HANDBUCH DER HAUT- UND GESCHLECHTSKRANKHEITEN

J. JADASSOHN

ERGÄNZUNGSWERK

BEARBEITET VON

J. ALKIEWICZ · R. ANDRADE · R. D. AZULAY · H.-J. BANDMANN · L. M. BECHELLI · M. BETETTO H. H. BIBERSTEIN · R. M. BOHNSTEDT · G. BONSE · S. BORELLI · W. BORN · O. BRAUN-FALCO W. BURCKHARDT · J. CABRÉ · F. T. CALLOMON · C. CARRIÉ · H. CHIARI · G. B. COTTINI · R. DOEPFMER · CHR. EBERHARTINGER · H. EBNER · G. EHRMANN · F. FEGELER · E. FISCHER H. FLEISCHHACKER · H. FRITZ-NIGGLI · H. GÄRTNER · O. GANS · M. GARZA TOBA · P. E. GEHRELS · H. GÖTZ · L. GOLDMAN · H. GOLDSCHMIDT · A. GREITHER · H. GRIMMER · P. GROSS TH. GRÜNEBERG · J. HÄMEL · D. HARDER · W. HAUSER · E. HEERD · E. HEINKE · H.-J. HEITE · S. HELLERSTRÖM · A. HENSCHLER-GREIFELT · J. J. HERZBERG · J. HEWITT · G. VON DER HEYDT G. E. HEYDT · H. HILMER · H. HOBITZ · H. HOFF · G. HOPF · O. HORNSTEIN · L. ILLIG · W. JADASSOHN · M. JÄNNER · E. G. JUNG · R. KADEN · K. H. KÄRCHER · FR. KAIL · K. W. KALKOFF · W. D. KEIDEL · PH. KELLER · J. KIMMIG · G. KLINGMÜLLER · N. KLÜKEN · A. G. KOCHS† · FR. KOGOJ · G. W. KORTING · E. KRÜGER-THIEMER · H. KUSKE · F. LATAPI · H. LAUSECKER† · P. LAVALLE · A. LEINBROCK · K. LENNERT · G. LEONHARDI · W. F. LEVER P. G. LIEBALDT · W. LINDEMAYR · K. LINSER · H. LÖHE† · L. J. A. LOEWENTHAL · A. LUGER E. MACHER · F. D. MALKINSON · J. T. McCARTHY · K. MEINICKE · W. MEISTERERNST · N. MELCZER · A. M. MEMMESHEIMER · J. MEYER-ROHN · G. MIESCHER† · P. MIESCHER · A. MUSGER TH. NASEMANN · FR. NEUWALD · G. NIEBAUER · H. NIERMANN · W. NIKOLOWSKI · F. NÖDL H. OLLENDORFF-CURTH · B. OSTERTAG · F. PASCHER · R. PFISTER · K. PHILIPP · A. PILLAT H. PINKUS · W. POHLIT · H. PORTUGAL · M. I. QUIROGA · W. RAAB · R. V. RAJAM · B. RAJEWSKY J. RAMOS E SILVA · H. REICH · R. RICHTER · G. RIEHL · H. RIETH · H. RÖCKL · ST. ROTHMAN† T. SALAMON · S. A. P. SAMPAIO · R. SANTLER · E. SCHEICHER-GOTTRON · C. SCHIRREN C. G. SCHIRREN · H. SCHLIACK · W. SCHMIDT · R. SCHMITZ · W. SCHNEIDER · U. W. SCHNYDER · H. E. SCHREINER · H. SCHUERMANN† · K.-H. SCHULZ · R. SCHUPPLI · J. SCHWARZ · M. SCHWARZ-SPECK · H.-P.-R. SEELIGER · R. D. G. PH. SIMONS · J. SÖLTZ'SZÖTS C. E. SONCK · E. SOHER · H. W. SPIER · R. SPITZER · D. STARCK · Z. STARY · G. K. STEIGLEDER H. STORCK · G. STÜTTGEN · M. B. SULZBERGER · A. SZAKALL† · J. TAPPEINER · J. THEUNE W. THIES · G. VELTMAN · J. VONKENNEL† · F. WACHSMANN · G. WAGNER · W. H. WAGNER E. WALCH · G. WEBER · R. WEHRMANN · K. WEINGARTEN · G. G. WENDT · A. WIEDMANN H. WILDE · A. WINKLER · D. WISE · A. WISKEMANN · P. WODNIANSKY · KH. WOEBER H. WÜST · K. WULF · J. ZEITLHOFER · J. ZELGER · P. ZIERZ · M. ZINGSHEIM · L. ZIPRKOWSKI

HERAUSGEGEBEN GEMEINSAM MIT

R. DOEPFMER · O. GANS · H. GÖTZ · H. A. GOTTRON · J. KIMMIG · A. LEINBROCK · G. MIESCHER† · TH. NASEMANN · C. G. SCHIRREN · U. W. SCHNYDER H. SCHUERMANN† · H. W. SPIER · G. K. STEIGLEDER · H. STORCK A. WIEDMANN

VON

A. MARCHIONINI

SECHSTER BAND · ERSTER TEIL

SPRINGER-VERLAG
BERLIN · GÖTTINGEN · HEIDELBERG
1964

GESCHLECHTSKRANKHEITEN

BEARBEITET VON

R. M. BOHNSTEDT · W. BURCKHARDT · H. GRIMMER · J. HÄMEL
S. HELLERSTRÖM · A. HENSCHLER-GREIFELT · G. HOPF · J. KIMMIG
A. LEINBROCK · H. LÖHE † · N. MELCZER · A. M. MEMMESHEIMER
W. NIKOLOWSKI · A. PILLAT · C. SCHIRREN · W. SCHMIDT
W. SCHNEIDER · H. SCHUERMANN † · R. D. G. PH. SIMONS
C. E. SONCK · J. TAPPEINER · G. VELTMAN · E. WALCH · H. WILDE
A. WINKLER · P. WODNIANSKY · J. ZELGER

HERAUSGEGEBEN VON

H. SCHUERMANN† UND A. LEINBROCK

MIT 152 TEILS FARBIGEN ABBILDUNGEN

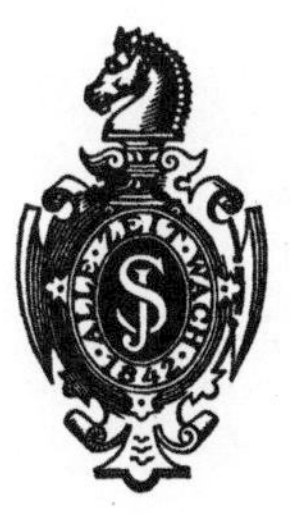

SPRINGER-VERLAG
BERLIN · GÖTTINGEN · HEIDELBERG
1964

Library of Congress Catalog Card Number 28-17078

Softcover reprint of the hardcover 1st edition 1963

ISBN-13: 978-3-642-94893-0 e-ISBN-13: 978-3-642-94892-3

DOI: 10.1007/ 978-3-642-94892-3

Druck der Universitätsdruckerei H. Stürtz AG, Würzburg

Vorwort

Der vorliegende Band ergänzt die in den Jahren um 1930 von J. JADASSOHN herausgegebenen Teilbände des Handbuchwerkes über die nichtluischen Geschlechtskrankheiten. Er erscheint zu einer Zeit, in der in vielen Ländern der Erde ein neues Ansteigen der Zahl der venerischen Infektionen verzeichnet wird. Die Hoffnung, diese Geißel des Menschengeschlechtes durch die bedeutenden Fortschritte der Chemotherapie und der antibiotischen Behandlung endgültig beseitigen zu können, hat sich jedoch noch nicht erfüllt.

Daher wird das Erscheinen eines Handbuches, das die gesamten Erfahrungen in den vergangenen 35 Jahren auswertet, uns besonders willkommen sein. Sein Ziel war es, die Vielzahl neuer Erkenntnisse auf dem Gebiete der nichtluischen Geschlechtskrankheiten hinsichtlich ihrer Immunität, Serologie, allgemeinen Diagnostik, Chemotherapie und antibiotischen Behandlungsweise, ihrer Klinik sowie Prophylaxe, Morbidität und der sie betreffenden gesetzlichen Bestimmungen von berufenen Sachkennern darstellen zu lassen.

Entsprechend ihrer Verbreitung nimmt die Schilderung der Gonorrhoe den weitesten Raum ein. Ihr schließt sich an die Abhandlung über das Lymphogranuloma inguinale sowie das Granuloma venereum. Die weiteren Beiträge haben nichtvenerische Erkrankungen des Genitales wie die Induratio penis plastica, das Ulcus vulvae acutum, die verschiedenen Balanitiden und die nichtgonorrhoischen Urethritiden zum Gegenstand, deren Therapie wesentliche Fortschritte aufzuweisen hat, schließlich den Morbus Reiter.

Da der Hauptakzent des vorliegenden Bandes auf die infektiösen Geschlechtskrankheiten gesetzt werden sollte, war der Gesamtherausgeber dem Bonner Ordinarius unseres Faches, Prof. HANS SCHUERMANN, besonders dankbar, weil er als Bandherausgeber seine bedeutenden Erfahrungen auf diesem Gebiete zur Verfügung stellen konnte. SCHUERMANN hat sich mit der ihm eigenen Gründlichkeit und Sorgfalt um dieses Werk bemüht und durch geschickte Unterteilung und Hinzuziehung weiterer erfahrener Sachbearbeiter entscheidend zum Gelingen des Bandes beigetragen. Zu unser aller schmerzlichem Bedauern war es ihm nicht vergönnt, den Tag seines Erscheinens selbst zu erleben. Er erlag — auf der Höhe seines Schaffens — im September 1962 einer Lungenembolie auf der Rückfahrt vom XII. Internationalen Dermatologenkongreß in Washington. Mit der internationalen Dermatologie beklagen wir den Verlust dieses hervorragenden Forschers, der sich mit dem vorliegenden Bande unseres Ergänzungswerkes ein literarisches Denkmal gesetzt hat. Sein früherer Mitarbeiter, Prof. A. LEINBROCK, Würzburg, der mit den Auffassungen SCHUERMANNs aus jahrelanger gemeinsamer Arbeit vertraut war, hat diesen Band nun vollendet, wofür ihm Herausgeber und Verlag Dank wissen.

München, im November 1963.

ALFRED MARCHIONINI

Inhaltsverzeichnis

Gonorrhoe

Allgemeine Diagnostik, Immunität, Serologie Hautreaktionen

Von

Arthur Leinbrock-Würzburg

Einleitung

Die Bemühungen um die Erforschung der Gonorrhoe haben vor 1930 in zahlreichen Arbeiten, die sich mit der Entstehung, den Infektionswegen und -arten, mit den vielfältigen klinischen Erscheinungsbildern und Komplikationen und den Schwierigkeiten ihrer Diagnostik von Beginn bis zur Heilung der Krankheit befaßten, ihren Niederschlag gefunden. Die gelösten wie die ungelösten Probleme wurden im Gonorrhoe-Band des Jadassohnschen Handbuches von 1934 zusammenfassend aufgezeigt und abgehandelt.

Die damalige, oft unzureichende Therapie war mitbestimmend für die Intensität, mit der viele Autoren die klinischen Probleme immer wieder aufgriffen und einer Klärung näherzubringen versuchten. Die Arbeiten nach 1934, die sich mit gonorrhoischen Fragestellungen befaßten, brachten zum klinischen Bilde und dem Verlauf der Gonorrhoe kaum neue Erkenntnisse. Die bakteriologische und serologische Diagnostik dieser Krankheit wurde noch weiter verbessert. Mit Beginn der Sulfonamidära und noch stärker der Penicillinära nahmen die klinisch-morphologischen Arbeiten über die Gonorrhoe immer mehr an Zahl ab zugunsten einer rapide ansteigenden Zahl von Veröffentlichungen über die Chemotherapie der Gonorrhoe.

Die Aufgabe der folgenden Abhandlung ist es, die früheren Erkenntnisse durch die erarbeiteten Ergebnisse der letzten 25 Jahre zu ergänzen.

A. Bakteriologie der Gonorrhoe

I. Morphologie des Gonococcus

Die schon von Neisser gegebenen genauen Beschreibungen über die Form, Größe und Lagerung der Gonokokken haben auch heute noch ihre volle Gültigkeit. Die früher oft diskutierte „Eigenbewegung“ des Gonococcus besteht auch nach neuerlichen Untersuchungen nicht, es handelt sich vielmehr um eine *Molekularbewegung* des Gonococcus, wie sie von Zierl in frischen, mit p-Phenylendiamin gemischten Sekreten bestätigt werden konnte:

Nach 20 min Stehen bei Bruttemperatur in der feuchten Kammer leuchten die schwarz gefärbten Gonokokken im Dunkelfeld hell auf und lassen Molekularbewegung erkennen.

Die *Größe* des Gonococcus in *Lebendkulturen* bestimmten Haselmann und Kappel mit dem Phasenkontrastverfahren mit 0,8—2 μ (Mittelwert 1,4 μ). Die vorher in üblicher Weise fixierten und gefärbten Gonokokken wiesen dagegen etwa die Hälfte des Durchmessers auf. Die Lebendkultur-Gonokokken waren nicht immer in Diploform angeordnet, ihre gegenüberliegenden Flächen nicht immer abgeplattet. Im unphysiologischen Milieu und bei Unter- oder Übertemperaturen wurde eine Quellung der Gonokokken bei gleichzeitiger Abnahme ihres Lichtbrechungsvermögens beobachtet.

Der schon von Neisser genau beschriebene *Teilungsmodus* der Gonokokken wurde mittels des Phasenkontrastverfahrens durch die Beobachtung ergänzt, daß die Kokken vor der Teilung unter dauernder Formveränderung unruhig werden und sich von außen her bis zur völligen Durchtrennung einschnüren. Die Durchschnürung dauert einige Minuten, der gesamte Teilungsvorgang 15 min.

Die schon von Bumm beschriebene *Kapsel* des Gonococcus wurde von Bernstein nach Anfärbung mit Wrights Farbe als rötlicher Hof mit elastisch erscheinender, lilarötlicher Membran und blauem Inhalt dargestellt. Almaden kultivierte auf Nährsubstrat aus hydrolysiertem Eiweiß und Dextrose muköse Gonokokken-Kolonien und färbte ihre Kapseln nach Vorbeize mit Bailys Reagens mit Carbolfuchsin rot an.

In diesem Zusammenhang dürfte die Beobachtung Parkers interessieren, daß sulfonamid- und penicillinresistente Gonokokken von einer unfärbbaren Kapsel umgeben sein können. Gegenteilige Beobachtungen von Reyn besagen, daß niemals Kapselschwellungen des Gonococcus beobachtet wurden, weil Gonokokken überhaupt keine Kapseln besäßen.

Über die umstrittene färberische *Darstellung vitaler Gonokokken* nach dem Struggerschen Acridinorange-Verfahren wird unter den „Gonokokken-Färbungen“ eingegangen werden.

II. Gonokokken-Färbungen

1. Einfarbe-Färbungen, Kontrastfärbungen, Fluorescenzfärbungen, Vitalfärbungen

Der mikroskopische Nachweis der Gonokokken in den Eiterzellen der verschiedenen gonorrhoischen Substrate oder in Präparaten, die bei der Gonokokken-Züchtung aus reinen Gonokokken- oder mit anderen Keimen durchsetzten Mischkulturen stammen, wird nach wie vor in trocken fixierten, mit Anilinfarben gefärbten Präparaten geführt. Für die praktische Gonokokken-Diagnostik sind die für morphologische Studien wertvollen Beobachtungen der Gonokokken im Dunkelfeld (Zierl) oder im Phasenkontrastbild (Haselmann und Kappel) unwesentlich geblieben.

Die diagnostisch allgemein angewandten und dominierenden Färbemethoden zur Darstellung der Gonokokken sind nach wie vor die *Methylenblau*- und die *Gram*-Färbung. Daneben sind in den letzten beiden Dezennien einige wenige neue Färbeverfahren entwickelt worden, die sich aber in keiner Weise durchzusetzen vermochten. Sie sollen zunächst besprochen werden.

Eine *amerikanische Vorschrift* (s. Basnuevo): Färbung mit sodaalkalisierter Methylviolettlösung 2 min; Abschleudern der Flüssigkeit; Beizen mit Lugolscher Lösung 2 min; danach mit Aceton entfärben, mit Aqua destillata waschen. Nachfärben mit 1%iger wäßriger basischer Fuchsinlösung. Gonokokken rot gefärbt.

Schnellfärbung nach Pick und Jacobsohn (zit. Basnuevo): Mit Carbolfuchsin (Zierl), 15 Tropfen, gesättigter alkoholischer Thioninlösung, 2 Tropfen, Aqua dest. 20 ml 10 sec färben, mit Aqua dest. abwaschen. Gonokokken erscheinen dunkelblau, die Zellkerne hellblau, das Protoplasma rosa.

Als *Schnellfärbung* für *Routine*-Untersuchungen empfiehlt WALTON eine Modifikation der Pappenheim-Saathofschen Methode: Folgende Farbmischung bleibt 20—50 sec auf dem angewärmten Ausstrich-Präparat:

Farbmischung aus Methylgrün (60%) 1,0 g; bläuliches Pyronin 0,2 g; Methylalkohol absol. 10,0 ml; 0,2%ige wäßrige Phenollösung 100,0 ml; Glycerin 20,0 ml. — Zunächst werden unter täglich 2stündigem Schütteln die Farbstoffe in Alkohol und Phenol 2 Tage lang gelöst, dann filtriert, nach Glycerinzusatz nochmals filtriert. Die Gonokokken erscheinen tiefrot, alle anderen Bakterien blaßrosa oder nicht gefärbt. Die Leukocytenkerne imponieren grün, das Cytoplasma rot oder rosa.

Folgendes *Kontrastverfahren* für Gonokokken und Meningokokken empfiehlt SANDIFORD:

1. Farblösung: Kristallviolett 1,0 g; Alkohol (98%) 20,0 ml; 1%ige wäßrige Ammoniumoxalatlösung 30,0 ml.

2. Farblösung: Malachitgrün 0,05 g; Pyronin (GRÜBLER) 0,15 g; Aqua dest. ad 100,0 ml.

Der hitzefixierte Abstrich wird $^1/_2$ min mit Lösung 1, danach $^1/_2$ min mit Lugolscher Lösung gefärbt. Nach Abgießen, Trocknen mit Filtrierpapier, Entfärbung mit Aceton (3—4 sec). Abspülen mit Wasser. 2 min Kontrastfärbung mit Lösung 2, danach Übergießen mit Wasser und trocknen. Gonokokken erscheinen rot, grampositive Bakterien tief purpur, Zellen und Zellkerne bläulichgrün.

Erwähnt sei noch eine einfache Färbung mit der *Thimschen Probe* (s. LIPP): Eine Mischung von 1 Teil Carbolgentianaviolett und 2 Teilen LÖFFLERS Methylenblau wird 5—10 sec auf das hitzefixierte Präparat gebracht: Gonokokken erscheinen schwarzviolett, Kerne der Leukocyten und Epithelien dunkelblau, das Protoplasma blaß rötlichviolett.

Vitalfärbungsmethoden der Gonokokken mit Neutralrot nach PLATO (s. BASNUEVO) oder Acridinorange nach STRUGGER und HILBRICH (zit. nach MEYER ZU SCHWEICHELN) erlauben nicht nur die Erkennung der Gonokokken, sondern auch Aussagen über die Lagerung der vitalen Gonokokken intracellulär und die Unterscheidung lebender von toten Gonokokken durch Färbungsunterschiede.

Die *Neutralrotfärbung* PLATOS stellt intracellulär gelagerte Gonokokken rot dar, während extracellulär gelegene Gonokokken wie sonstige Bakterien und Leukocyten ungefärbt bleiben (Farbmischung: 1 ml gesättigte wäßrige Neutralrotlösung und 100 ml physiologische NaCl-Lösung).

Für die *fluorescenzmikroskopische* Betrachtung des Gonococcus ist nach HAITINGER und SCHWERTNER das „*Acridingelb extra*“ in Verdünnung 1:500 mit 0,5% Phenolrotzusatz geeignet. Die hitzefixierten Präparate werden nach 30 sec Färbedauer mit Aqua dest. abgespült, mit Salzsäure-Alkohol 10—15 sec differenziert und wieder mit Aqua dest. abgespült. Die fluorochromierten, farblos erscheinenden Präparate lassen die Gonokokken als intensiv goldgelb leuchtend erkennen. Die Kerne der Leukocyten sind grüngelb, das Plasma dunkelgrün gefärbt.

Nach der *Struggerschen Vitalfärbungsmethode* werden die Präparate mit *Acridinorange* (1:5000 bis 1:10000) in physiologischer NaCl-Lösung (Hollborn u. Söhne, Leipzig), p_H 6—7 $^1/_2$—1 min gefärbt: Die lebenden Gonokokken erscheinen leuchtend grün, die toten kupferrot (MEYER ZU SCHWEICHELN). Widersprechende Meinungen wurden laut. So bestreitet ZIERZ den Vorteil dieses gegenüber anderen Verfahren für die Kontrolle von Gonokokken-Reinkulturen und diagnostischen Eiter-Untersuchungen, weil Acridinorange bereits in Verdünnungen von 1:10000 derart toxisch wirke, daß lebende Gonokokken in kürzester

Zeit abgetötet würden und damit Rotfluorescenz zeigten. Dieses Verfahren wäre deshalb zur Beurteilung des Lebenszustandes der Gonokokken ungeeignet.

Von einer größeren Anzahl von Farbstoffen, die Nitta in vivo (weiße Maus) und in vitro auf ihre Bactericidie gegenüber Gonokokken überprüfte, erreichte keiner die Wirkung der Acridinfarbstoffe.

Die Färbung der Ausstriche mit 1%igem Löfflerschen *Methylenblau* ist für die Schnellorientierung und Diagnostik so unkompliziert und zuverlässig, daß keine Änderungs- oder Verbesserungsversuche dieser Methode vorgenommen wurden. Lediglich für stark schleimige Ausstriche empfahl Zieler eine 2 min lange Vorbehandlung mit 1%iger Essigsäure.

Während für die Diagnostik der akuten gonorrhoischen Urethralinfektionen die Methylenblaufärbung der Präparate meistens ausreicht, ist für die Untersuchung des Cervixsekretes, eines Rectalabstriches und vor allem aller chronischer Gonorrhoen eine Differenzierung aller vorkommenden Kokken zur Identifizierung des Gonococcus unerläßlich. Hier ist nach wie vor die *Gram-Färbung* die beherrschende, durch kein anderes Färbeverfahren verdrängte Methode. Münsterer verweist nochmals ausführlich darauf, daß die vielfach mitgeteilten, aufgetretenen Schwierigkeiten bei der Anwendung dieser Färbung, die bis zu Zweifeln an der unbedingt gramnegativen Anfärbbarkeit der Gonokokken gingen, wohl in erster Linie auf eine unsachgemäße Durchführung der Gram-Färbung zu beziehen wären. Es wird dabei nochmals gefordert, daß nur nach Levinthal „gereifte", d.h. länger abgestandene Carbolgentianaviolett-Lösungen verwandt, störende Niederschläge vor der Färbung abfiltriert werden und nach der Beizung mit Lugolscher Lösung mit ausreichend hochprozentigem (nicht unter 96%) Alkohol bis zu blaßgrauer, fast grauweißer Tönung des Präparates entfärbt wird. De Giorgio glaubt mit absolutem Alkohol eindeutiger entfärbte Präparate erhalten zu haben. Ein geringer Zusatz an Methylalkohol von 2,5% soll keine Störung der Entfärbung bedingen (Schütz). Die Nachfärbung mit Carbolfuchsin bereitet dagegen keine Schwierigkeiten.

Modifikationen der Farblösungen sind erfolgt.

So verwandte Varsanyi zwei Lösungen: A. Carbolgentianaviolett 2,0; Anilinöl 9,0 in 33 ml Alkohol; B. Gentianaviolett 2,0 in 100 ml Aqua dest. Vor Gebrauch werden 1 Teil A zu 9 Teilen B gegeben. Die Entfärbung erfolgt mit 30%igem Acetonalkohol.

Zieler, der sich scharf gegen die Auffassung wandte, daß bei der Diagnostik der männlichen wie weiblichen Gonorrhoe nur das Methylenblaupräparat angewandt würde, forderte, ebenso Hämel, für die eindeutige Diagnostizierung einer Gonorrhoe die unbedingte Anwendung der Gram-Färbung. Sie erkannten wie andere vor ihnen die *Grenzen des Wertes der Gram-Färbung*, wenn es sich darum handelte, gonokokkenähnliche gramnegative Diplokokken, wie sie selbst mit intracellulärer Lagerung in Eiterabstrichen und in gesunden wie schleimhauterkrankten männlichen und weiblichen Genitalien vorkommen, zu diagnostizieren. So wies Hämel auf das Versagen der Gram-Färbung beim mitunter beobachteten Vorkommen von gramnegativen kokkoiden Coli-Formen in den Abstrichen hin. Deshalb empfiehlt er das schon früher bekannte Färbeverfahren von Jensen mit Methylviolett-Neutralrot.

Proteus- und Colibakterien in Diplokokkenform sind in Urogenitalabstrichen eine seltene, dagegen gramnegative Staphylo- und Streptokokken (von diesen am häufigsten Enterokokken) eine häufigere Fehlerquelle (Barbellion, A. Beck, Schubert u. Mitarb.). In solchen Fällen fehlen aber meistens die typischen Größen- und Gestaltsmerkmale der Gonokokken. Eine einwandfreie Erkennung dieser Keimarten, die als „Pseudogonokokken" bezeichnet werden, ist nur durch das Kulturverfahren unter eventueller zusätzlicher Anwendung von Zuckervergärungs- oder anderen biochemischen Proben möglich (Hämel, Zieler, Hoede). Nur durch das Kulturverfahren bestimmte Storck unter 280 gonokokkenverdächtigen Stämmen 12 Stämme aus der Neisseria-Gattung (N. subflava, N. flava, N. fulva sicca, N. sicca), die bei alleiniger mikroskopischer Untersuchung zu Fehldiagnosen geführt hätten.

Die *Frage*, ob der *Gonococcus auch* als *grampositiver Diplococcus* existieren kann, war in der Zeit nach 1930 weiterhin umstritten. Die gramnegative Anfärbbarkeit als konstantes Merkmal der Gonokokken verteidigten Barbellion, Janet, Semmola und Gabriel u. Mitarb. und führten eine Änderung dieser Färbeeigenschaft auf degenerative Veränderungen der Gonokokken zurück, während Zündel, Obtschinnikow, Volk, Varga, Polony, Timochina sich für das Vorkommen gramnegativer wie grampositiver Gonokokken bei gonorrhoischen Infektionen aussprachen.

2. Degenerations- und Involutionsformen des Gonococcus

Die *tinktorielle Gram-Labilität* des *Gonococcus* scheint aber unter Änderung wesentlicher Lebenseigenschaften, vielleicht besonderer Stoffwechselvorgänge, des vollvitalen Gonococcus möglich zu sein und zwar dann, wenn auch morphologische Veränderungen unter wesentlicher Verschlechterung der Lebens- und Umweltbedingungen eintreten. Diese Gram-Labilität des Gonococcus wurde beobachtet

1. bei Auftreten *atypischer Gonokokken* (Involutions-, Degenerationsformen) in vivo wie in vitro;

2. nach *vorausgegangenen therapeutischen Maßnahmen*, besonders unter der Sulfonamid- und später Penicillintherapie.

Daß es sich dabei keinesfalls um echte Mutationen handelt, erwiesen die Beobachtungen über die *Rückverwandlungsfähigkeit* dieser grampositiven Diplokokken in gramnegative Formen unter günstigen Lebensbedingungen, vor allem mehrfachen Kulturpassagen auf ausreichenden, serumhaltigen Nährmedien.

Die *Degenerations- und Involutionsformen* des *Gonococcus* sind vom Standpunkt des Bakteriologen aus gesehen im allgemeinen der Ausdruck herabgesetzter vitaler Energie. Sie entstehen demnach meistens unter ungünstigen Wachstums- und Lebensbedingungen. Involutionsformen können aber auch durch ein erhöhtes Wachstum zustande kommen, mit dem die Teilungsvorgänge nicht Schritt halten (Gundel).

Göhring fordert für Gonokokken die *strenge Unterscheidung* zwischen *Degenerationsformen* (schlecht färbbaren, undeutlichen, zerfallenen Formen) und *Variationsformen* (alle typischen Stämme), die wachstums- und vermehrungsfähig sind.

Atypische, degenerierte Gonokokken-Formen beobachtete Asch selbst bei gesunden Personen, besonders aber bei chronischen Gonorrhoen ohne Ausfluß; hier hielten sich die Gonokokken auf der Urethralschleimhaut, im Collum uteri, im Cervixkanal, in den Bartholinischen Drüsen, in den Skeneschen Drüsen der Frau, in den Littréschen Drüsen des Mannes, in Prostata und Samenblasen. Bei fünf von 70 Gonokokken-Trägern gelang ihm der Nachweis atypischer Gonokokken (Mikroformen im Beginn der Gonorrhoe, Makroformen bei klinisch kaum merklichen chronischen Gonorrhoefällen) durch Ausschabung des vorderen Urethralabschnittes und Überimpfung auf Menschenblutserumagar. Solche Gonokokken-Formen waren im Patienten nach subcutanen oder intraglutäalen

Gonokokken-Vaccine-Injektionen nach 2—7 Tagen in normale Gonokokken-Formen rückverwandelbar.

Nach Asch spricht das Auffinden von Makro-Gonokokken bei Erstinfektionen der Männer für eine abklingende Gonorrhoe der Partnerin. Grampositive Gonokokken sollen nach Herrold auftreten, wenn sich die Erkrankung der Heilung nähert. Mikro- und Makro-Gonokokken sahen Lewin und Fink im Verlaufe der gewöhnlichen Gonorrhoe im Urethralsekret, nach Zieler bei nicht geheilter Gonorrhoe und postgonorrhoischen Entzündungen. Casper sah bei chronischen Gonorrhoen ähnliche Gonokokken-Veränderungen wie Asch.

Die von Blaich mitgeteilte Beobachtung über das Auftreten gramlabiler und grampositiver Degenerationsprodukte der Gonokokken in der Urethra wurde von Zieler und Hämel unter Hinweis auf das Auftreten ähnlicher Erscheinungen bei anderen, nichtgonorrhoischen Entzündungen abgelehnt.

Ähnliche Involutionsformen, wie sie Asch bei Gonokokken beobachtete, sah Skomorovskaja auch bei Staphylokokken; sie verhielten sich gramnegativ, stammten aus dem Urethralsekret und waren längere Zeit in Urin und Blutserum aufbewahrt worden.

Involutions- und Degenerationsformen der Gonokokken wurden *in alternden Kulturen* beobachtet. Miloschewitsch sah sie spontan auftreten, Uroma in Ascitesbouillon schon nach 24 Std, Lewin und Fink in Gonokokken-Reinkulturen am 3. Tag, besonders nach 1 Monat (Mikro-, Makro-, Halbmond-, sphärische Formen und Kokken in Ketten); sie traten besonders schnell in Mischkulturen auf. Der Zusatz von Gonokokken-Kulturfiltraten beschleunigt ihre Entstehung. Solche „Entartungsformen" sind in Kulturpassagen von nährsubstratreichen Medien in Gonokokken-Normalformen mit normaler Färbbarkeit rückverwandelbar (Zieler, Herrold).

Eine solche Gonokokken-Dissoziation sah Raven bei alternden Kulturen unter Immunserumzusatz. In Subkulturen habe er drei Gonokokkentypen erzielt; ob es sich aber hierbei bei seinen Typen II und III, die färberische, vergärungschemische und andere Abweichungen von Normal-Gonokokken aufwiesen, gehandelt hat, muß bezweifelt werden.

Über *Evolutionsformen* der Gonokokken als große grampositive Diplokokken berichtete Miloschewitsch. Sie traten bei Einwirkung sterilen Gonokokken-Kulturfiltrates, bei Zusatz 20—50% frischer Ascitesbouillon und Beimpfung mit Gonokokken-Laborstämmen auf. Sie wuchsen in Reinkultur auf Ascitesagar als undurchsichtige muköse Kolonien und unterschieden sich von Normal-Gonokokken durch Änderung bestimmter biochemischer Eigenschaften (z. B. durch Vergärung verschiedener Zuckerarten, erhöhte thermische und chemische Resistenz und Abschwächung der Agglutinierbarkeit). Nach 5—6maliger Ascitesbouillon-Passage waren sie in normale, gramnegative Gonokokken rückverwandelbar. Desgleichen konnten solche grampositive Diplokokken von gonorrhoischen Urethritiden kulturell gezüchtet und wieder in gramnegative Gonokokken transformiert werden.

Nach Asch sind die Gonokokken bezüglich ihrer Form, Größe, Färbbarkeit und Virulenz sehr variabel.

Die „erfolgreichen" Umzüchtungsversuche Göhrings gramnegativer in grampositive Gonokokken blieben aber unbestätigt. In gleichsinnigen, ausgedehnten Versuchen von Lentz und Schäfer gelang niemals diese Umwandlung.

Unbestätigt blieben die Mitteilungen von Varsanyi über das Auftreten grampositiver Diplokokken (teils als gedunsene Monokokken), die nach Sulfonamidtherapie beobachtet wurden. Ein Grampositivwerden der Gonokokken soll nach Semenov und Demskaja bei den von ihnen unterschiedenen, bei chronischer

Gonorrhoe beobachteten 3. Gonokokkentyp durch Anpassung an die saure Reaktion der Umgebung möglich sein; deshalb verlören sie ihr grampositives Verhalten nach 6—7maliger Kulturpassage wieder.

Abschließend sei noch eine Empfehlung von COHN angeführt, der ein Gram-negativwerden grampositiver Mikroorganismen unter der Gram-Färbung durch Vorbehandlung der unfixierten Abstrichpräparate vor der Routine-Gram-Färbung mit 20%iger Trichloressigsäure ($^1/_2$ min) verhindern will.

Gonokokken-Involutionsformen (Makro- oder Mikroformen) *nach* durchgeführter *Therapie* (CARLE u. LEBEUF; BLEIER und KAPLAN), speziell nach Vaccine-Therapie (FRANCK) mit eingehender Gram-Labilität der Gonokokken wurden mitgeteilt.

Eine obligat anaerob wachsende Gonokokken-Variante mit grampositiver Anfärbbarkeit der Gonokokken, mit Unterschieden in der Zuckervergärung, aber keinem Wachstum auf gewöhnlichem Agar bei Sulfonamid- und Penicillin-Resistenz sah LODENKÄMPER. Monoforme Gonokokken nach Sulfonamidtherapie, die wieder in Diploformen überführt werden konnten, beschrieb CASPER. Unter Penicillintherapie kommen solche noch ausgeprägtere Veränderungen der Gonokokken vor (DITTRICH, KOCH, LEINBROCK, SCHUERMANN, GROSCH, MAHN, URAKAMI). Schon 15 min nach der ersten Penicillin-Injektion treten atypische Formveränderungen der Gonokokken auf (Verquellung der Gonokokken, Hantel-, große Kugel- und Schattenformen). Sie blieben gramnegativ und wurden als Degenerationsformen aufgefaßt. Diese Riesenformen, allerdings in geringerem Ausmaße, wurden nach DITTRICH schon in der „Silberzeit“ der Sulfonamidära beobachtet. Sie können längere Zeit, eventuell wochenlang im Urethralsekret einer penicillinbehandelten Gonorrhoe zu finden sein und verschwinden eines Tages von selbst. Nach F. KOCH und LEINBROCK deutet ihr Wiederauftreten nach vorausgegangenem Verschwinden nach Chemotherapie auf ein bevorstehendes Rezidiv.

Diese degenerierten Gonokokken treten zunächst als *Diplo-*, später als *Mono-Riesenformen* und noch später unter wahrscheinlichem Zerfall als *Mikroformen* auf (SCHUERMANN, LEINBROCK). Spätere Phasenkontraststudien der Gonokokken-Veränderungen unter der Penicillintherapie (nach einmaliger Gabe von 200000 E) ergaben (WALCH):

Nach 1 Std kaum noch paarige Lagerung der völlig runden, gequollenen Formen, die nach 2 Std doppelte Normalgröße haben. Daneben treten schattenhafte Blähformen auf, die später an Menge zunehmen und schließlich in unregelmäßig geformte Gonokokkenformen zerfielen. In der Kultur beobachteten ähnliche Vorgänge unter Penicillineinwirkung HASELMANN und KAPPEL, WALCH.

In diesem Zusammenhang sei noch auf eigenartige Beobachtungen von VONKENNEL, BRILL, MONCORPS sowie MONCORPS u. HERFELD verwiesen, die längere Zeit nach abgeschlossener Sulfonamidbehandlung den Gonokokken morphologisch gleichende gramnegative Diplokokken in den Abstrichen sahen bzw. später kulturell züchten konnten, die keine gonorrhoischen Erscheinungen verursachten und völlig therapieresistent waren.

III. Zur Biologie des Gonococcus

1. Physikalische und physikalisch-chemische Einflüsse

a) Der Einfluß der Temperatur

Die optimalen Wachstums-Temperaturen des Gonococcus liegen, wie schon früher bekannt war, zwischen 36—37° C. Dieses Temperatur-Optimum ist aber abhängig von der Art und dem Alter der Stämme, von ihrer Widerstandsfähigkeit gegen Temperatureinflüsse, vom Nährmedium und anderen Züchtungsvorbedingungen. Deshalb ist ein Vergleich der von verschiedenen Untersuchern erhaltenen, einschlägigen Ergebnisse meistens nicht möglich.

CARPENTER untersuchte acht 10 Jahre alte und sieben junge Gonokokken-Stämme auf ihre Temperaturempfindlichkeit zwischen 39—42° C auf Glucose-Ascites-Blutagar bzw. in einer Glucose (1%)-Ascites(25%)-Bouillon. Das optimale Gonokokken-Wachstum lag hierbei bei 37° C; bei 39° C trat bereits Hemmung ein. Gegen höhere Temperatureinwirkungen waren die alten, angepaßten Gonokokken-Stämme resistenter als die jüngeren Stämme. So waren tot bei

40° C nach 10 Std 99,7% der Gonokokken,
41° C nach 23 Std alle alten Gonokokken-Stämme,
41,5° C nach 20 Std alle alten Gonokokken-Stämme,
41,5° C nach 7—12 Std alle jüngeren Gonokokken-Stämme,
42° C nach 2 Std 99,9% aller Gonokokken.
Bei 41—42° C trat Gonokokken-Autolyse ein.

CARPENTER schloß daraus, daß die unterschiedliche Wirkung der Fiebertherapie bei Gonorrhoikern vielleicht von der unterschiedlichen Resistenz der Gonokokken-Stämme abhängt. Unter gleichen Kulturbedingungen stellte er mit seinen Mitarbeitern BOAK und WARREN die Wärmetotzeit von 250 aus Cervix, Urethra, Vagina, Urin, Prostata, Gelenken und Augen gezüchteten Gonokokkenstämmen, die teils bis zu fünf Generationen gezüchtet worden waren, bei 41,5° C mit 6—34 Std (Mittel 16,1 Std) fest. Nur 0,4% der Stämme lebten länger als 24 Std. Nach GOLDBERG vertrugen zehn von 42 Gonokokken-Stämmen ein einmaliges Erhitzen 42—43° C 6—8 Std unter aeroben Bedingungen; anaerob dagegen noch Temperaturen von 44—45° C. Eine Veränderung der morphologischen, tinktoriellen Eigenschaften und ihres Wachstums trat auf festen und flüssigen Nährmedien nach mehrmaligem Erhitzen auf hohe Temperatur ein. Es änderten sich dabei die biologischen Eigenschaften des Gonococcus nicht; wohl aber kam es zur Steigerung ihrer antigenen, agglutinierenden und komplementbindenden Fähigkeiten. Diese letzte Beobachtung entspricht der bekannten gesteigerten Sensibilität der sog. Kokkenantigene bei Erwärmung auf 100° C.

Nach VAN PUTTEs Angaben sollen Gonokokken auf guten flüssigen Nährmedien Temperaturen von 50, 45 und 41,5° C ebenso gut wie schlecht vertragen wie auf festen Nährböden.

Lebensfähige Gonokokken in physiologischer NaCl-Lösung oder in menschlichem Urin sah TAKEUCHI bei *Zimmertemperatur* 6—14 Std lang, in Nährbouillon länger (21—30 Std). Bei 45° C waren die Gonokokken nach 10 min, in Kulturausstrichen nach 20—40 min tot.

Im *gonorrhoischen Eiter* blieben die Gonokokken wenigstens 2 Std am Leben.

Temperaturschädigungen der Gonokokken im *menschlichen Organismus* bei Erhitzung auf 40° C (durch Fieber erzeugende Milch-Injektion) konnte von DJAKOW nicht beobachtet werden. Die gegenteilige Ansicht vertritt NIZETIĆ und begründet sie damit, daß die Conjunctivitis gonorrhoica in warmen Ländern wie Ägypten chronisch oder subakut verliefe und selbst die relativ seltener beobachteten akuten Formen weniger bösartig verliefen als in anderen Ländern. Die Gonokokken verhielten sich in warmen Ländern anders als in gemäßigteren, ebenso in der heißen Jahreszeit anders als im Winter. Nach MORAX, der der gleichen Ansicht ist, spräche auch die bekannte Tatsache des Nachlassens, ja sogar der Abheilung einer Gonorrhoe beim fiebernden Kranken im selben Sinne.

Im *Urin* blieben *Gonokokken bei Zimmertemperatur* 20—43 Std lebensfähig (CH'IN), im *Eiter*, auf *Bettlaken* und in *warmen Kleidungsstücken* 18—24 Std intakt. *Vollständige Austrocknung* zerstört die Gonokokken (HECKEL und CHRISTIANSEN). Ein Luftfeuchtigkeitsgehalt von 60—80% fördere die Lebensfähigkeit der Gonokokken.

Die Frage des Verhaltens der Gonokokken bei *absinkenden Temperaturen* bis zu 0° C und tiefer war wie früher Gegenstand von Untersuchungen und hatte praktische Bedeutung für den Versand abgeimpfter, gonorrhoischer Sekrete für die kulturelle Untersuchung.

Während HECKEL von der absolut tödlichen Temperatur von 0° C für Gonokokken spricht — im Gegensatz zu früheren Beobachtungen (s. JADASSOHNs Handbuch, Bd. XX/1), daß Gonokokken bei tiefen Temperaturen noch lebens- und vermehrungsfähig bleiben —, berichten ENGLESON und LARRE lediglich von Verschlechterung der gonokokkenpositiven Kulturbefunde bei abnehmender Temperatur. Nach WILDE bleiben die Gonokokken zwischen —3° und +5° C wachstumsfähig.

Verschiedene Methoden für den *Transport gonokokkenhaltigen Abimpfmaterials* wurden entwickelt und empfohlen:

Untersuchungen von ENGLESON und LARRE ergaben, daß der Versand abgeimpfter gonokokkenhaltiger Sekrete mit dem *einfachen Wattetupfer* bei einer Versanddauer von 21—30 Std etwa 50% Transportverluste ergab. Dieser Prozentsatz war geringer, wenn das Sekret vorher auf einen Schrägagar verimpft wurde. Kälte bedingt Brüchigwerden und Feuchtigkeitsverlust des Nährbodens und damit erhebliche Verschlechterung der Wachstumsbedingungen.

MÜHLENS empfiehlt einen Versand von Gonokokken-Material *in* mit *halbstarrem Agargemisch,* ohne Nährlösung, unter Vitamin C-Zusatz *bedeckten Röhrchen,* in die die *sekrethaltigen hölzernen Watteträger* eingesteckt werden. Hierin beträgt die Gonokokken-Haltbarkeit bei 20—30° C Außentemperatur 24 Std und mehr.

CHRISTIANSEN rät zu einem Versand von *Sekretproben auf kleinen Objektträgern,* die in calciumchloridpapierhaltige Röhrchen (Feuchtigkeitsgehalt 60—80%) gebracht werden. Hierin wären die Gonokokken bei üblicher Außentemperatur 2—5 Tage lebensfähig.

Über gute Ergebnisse von 8 km weit transportierten Urethral- und Cervixsekret-Abstrichen *ohne besonderen Schutz* bei einer Transportzeit von 3/4 Std mit öffentlichen Verkehrsmitteln und weiterem Zeitverlust von 2—4 Std bis zur Überimpfung auf geeignetes Nährsubstrat berichten HAC, HESSELTINE, ADAIR, HIBBS.

Zimmertemperaturen sind zur Aufbewahrung gonokokkenhaltigen Sekrets günstiger als tiefere Temperaturen. Gut sei für einen Transport eine Temperatur von +4 bis +8° C. Niedrige Temperatur bei hohem Feuchtigkeitsgehalt eines optimalen Nährbodens sei für die Züchtung von Gonokokken aus transportierten Sekreten günstig. Die Ausbeute an positiven Befunden nimmt ab mit der Zeit nach Materialentnahme (von 2—12 Std um 50%, nach 3—4 Tagen um 100%). Zur Hemmung von Begleitbakterien (B. proteus, B. mesentericus, grampositiven Kokken) wird Gentianaviolett oder Nilblau empfohlen (LAGERGREN und OUCHTERHONY). Cystin-HCl führt zur Vergrößerung der Kolonien auf MacLeod-Reymann-Substrat. Unter gleichzeitigem Zusatz von Gentianaviolett wird die Ausbeute an positiven Befunden gegenüber dem unveränderten Nährboden geringer.

WILDE empfiehlt eine *Transport-Kaltbewahrungstechnik* für gonokokkenhaltige Sekrete, die mit einem mit Aqua dest. oder physiologischer NaCl-Lösung *angefeuchteten Watte-Holztupfer* (nicht Kupfer-Stäbchen!) in ein Reagensglas mit feuchtem Wattebausch am Boden versandt werden. Die Gonokokken blieben hierbei bei —3/+5° C 5 Tage lang wachstumsfähig. WILDE und WILDE u. KUHLMANN erhielten mit diesem Verfahren in der Praxis 92,5% positive Resultate aus gonokokkenhaltigen Sekreten. Das Verhältnis von mikroskopischen: Kaltbewahrungs-Verfahrens-Befunden = 14:49. ZIELER hielt dieses Verfahren für gut, für den Praktiker aber ungeeignet, weil „es nicht für die Versendung durch die Post geeignet wäre".

Geeigneter für die Praxis wäre nach ZIELER das *Postversandverfahren* gonokokkenhaltigen Materials von BRÄUER: Mit der Platinöse entnommenes, verdächtiges Sekret wird in ein kleines, kurzes, mit Leitungswasser und Standard I-Bouillon Merck beschicktes, mit Kork oder Gummistopfen verschlossenes Röhrchen gebracht. So wäre der Postversand möglich. Eingeimpfte Gonokokken hielten sich hierin 3—4, ja selbst noch 10 Tage lang kultivierungsfähig.

Eine *Verbesserung des Verfahrens* von WILDE würde nach HÜLLSTRUNG durch Zusatz eines linsengroßen Stückchens *Kohlensäureschnees zum Röhrchen* erreicht. Dagegen hätte eine über 48 Std lange Aufbewahrung der Abstriche im Eisschrank eine Verminderung der kulturellen Ausbeute zur Folge.

Für den Transport gonokokkenhaltigen Materials werden weiter empfohlen: *Serum- und ascitesgetränkte Wattetupfer* in zuparaffinierten Röhrchen (GREENE und BREAZEALE); mit Tierkohle präparierte Wattetupfer für Sekretentnahme und Einbringung in *mit Thioglykolat-Agar* gefüllte, geschlossene Gefäße (darin wären die Gonokokken 24 Std lebensfähig: die Tierkohle binde einen gonokokkenschädigenden Stoff des Agars, der Agar schütze vor Austrocknung, das Thioglykolat halte Sauerstoff fern) (STUART, TOSHACH u. PATSULA). WILKINSON bestätigte die besseren Ergebnisse mit dem Stuart-Verfahren gegenüber der Direktbeimpfung der Ascitesagarplatte vor dem Transport.

Ein *nährstoffreiches Konservierungs- und Transportmedium* verwandte CASPER: 15 mg p-Aminobenzoesäure in 150 ml Aqua dest. gelöst, sterilisiert; dazu 1 ml wäßrige Kristallviolett- (besser Thalliumacetat-) Lösung. Vor Verwendung mit gleichem Teil defibrinierten oder Citrat-Kaninchenblutes versetzen; der Abstrichtupfer kommt in 1 ml dieses Gemisches in schmale Röhrchen.

Einen modifizierten MacLeod-Schokoladenagar mit 7,5% Menschenblut und 10% Hefeextrakt in besonderem Behälter verwandten SANDERS und HULLINGHORST und erhielten 75% positive Ergebnisse.

MISLOWITZER empfahl einen mit Gonokokkensekret beimpften Serumagar, der in einem *Aktentaschen-Mikrobrutschrank* von 1 kg Gewicht zu transportieren wäre.

Einen originellen, aber für die Praxis doch ungeeigneten Weg für den Sekrettransport empfiehlt GRASSL: Zur Aufrechterhaltung einer *konstanten Temperatur von 36° C/5 Tage* lang wird die *Kristallisationswärme von* $Zn(NO_3)_2 \cdot 6H_2O$ (Schmelzpunkt 36° C) ausgenutzt: In eine Thermosflasche wird ein mit dem Sekretabstrich beschicktes Reagenzglas eingebracht, das in die obige, durch einen Tauchsieder bewirkte Salzschmelze eintaucht. Die Versuchsdauer kann 48 Std betragen; noch nach 72 Std gingen die Kulturen an.

Da Mucin vor Austrocknung schützen soll, empfiehlt MACCABE ein flüssiges Nährsubstrat aus Pferdeblut, Mucin und Kristallviolett. Die Gonokokken blieben hierin 48 Std lebensfähig.

Als letztes sei ein Transportmedium von R. LE MINOR u. Mitarb. und L. LE MINOR u. Mitarb. erwähnt: 0,3% Agar in 190 ml Aqua dest.; 0,2 ml Thioglykolsäure, p_H 7,2; 10 ml 20%iges Na-glycerophosphat in Aqua dest. Zur Mischung 2 ml 1%iger Calciumchlorid-Lösung und 1%iges Methylenblau (20 min/108° C sterilisieren) zugeben. Thioglykolsäure kann durch Ascorbinsäure ersetzt werden.

b) Strahlen-Einwirkungen

Mitogenetische Strahlen hatten nach BACKOFEN keinen nachweisbaren Einfluß auf das Gonokokken-Wachstum.

CH'IN setzte Kultur-Gonokokken in verschieden hohen Verdünnungen in Methylenblau, Eosin, Trypaflavin und anderen Farbstoffen einmal *ungefiltertem*, zum anderen *durch Filter unterschiedlicher Wellenlängen gefiltertem Licht* aus; danach legte er Plattenkulturen an. Eine Abtötung von Gonokokken war mit gefiltertem Licht in der Hälfte der Zeit wie mit ungefiltertem Licht zu erzielen; es soll sich hierbei um einen photodynamischen Effekt der verschiedenen Farbstoffe handeln.

2. Chemie der Gonokokken

Chemische Untersuchungen über den Aufbau der Gonokokken-Substanz sind seit 1930 vereinzelt durchgeführt worden. Sie galten weniger dem Studium der biochemischen Reaktionen des Gonococcus als der Isolierung antigenspezifischer Stoffe für eine Typeneinteilung der Gonokokken (Polysaccharide) und zur Gewinnung weniger toxischer Stoffe für Hauttestungen.

Dem Gonococcus fehlt die *innere Atmung* (CUTINELLI), weswegen er nach Waschen und Suspendierung in physiologischer NaCl-Lösung schnell abstirbt.

Die *glucosespaltenden Enzyme* des Gonococcus oxydieren unter Sauerstoffzufuhr Glucose in drei Stufen (BARRON und MILLER jr.):

$$\text{Glucose} \xrightarrow{\text{1. Stufe}} \text{Milchsäure} \xrightarrow{\text{2. Stufe}} \text{Brenztraubensäure} \xrightarrow{\text{3. Stufe}} \text{Essigsäure} + CO_2$$

α-Hydroxydase (2. Stufe) α-Ketonoxydase (3. Stufe)

Die Oxydationen der 2. und 3. Stufe erfolgen bei p_H 9 oder durch 24stündiges Stehenlassen der Gonokokken-Suspension im Eisschrank.

Eine praktische Probe zur Prüfung der *Zucker-Vergärbarkeit* durch Gonokokken empfahlen GABRIEL, HELIGE und JANKE: mit einem geeigneten Indikator und entsprechender Zuckerlösung getränkte Filterplättchen auf die gewachsenen Kolonien legen und den Reaktionsumschlag prüfen.

Während eine Oxydation von *Fett- und Aminosäuren* durch Gonokokken von BARRON und MILLER jr. abgelehnt wird, konnten TONHAZY und PELCZAR im Warburg-Apparat durch den Gonokokken-Stamm ATCC 9827 *Glutaminsäure* über die üblichen Intermediär-Stoffwechselprodukte des Krebscyclus zu Essigsäure *oxydieren*. Andere Aminosäuren wurden nicht angegriffen außer l-Histidin, das desaminiert wurde. Dieselben Autoren stellten noch eine Glutamin-Asparaginsäure-Transaminase fest.

Eine *Phosphatase-Aktivität* konnte von LEAHY und STOCKINGER bei allen untersuchten Gonokokken-Stämmen festgestellt werden. Sie prüften die Phenolabspaltung durch Gonokokken-Phosphatase mit GIBBS Reagens in einer 0,005 mol-Dinatriumphosphatlösung von p_H 4—9 bei 37° C und 24stündiger Bebrütung.

Eine Förderung des Gonokokken-Wachstums durch Phosphatase bei Glucose-Gegenwart beobachtete CUTINELLI.

Gonokokken-Polysaccharide mit einem 4,2%igen Stickstoffgehalt, die eiweißfrei und im Tierversuch ungiftig waren, isolierten MILLER und BOOR; ebenso wurde von den Russen DMITRIEV und DEMIDOVA in Anlehnung an Arbeiten von CASPERS ein proteinfreies Polysaccharid aus Gonokokken dargestellt:

Eine Suspension von Gonokokken in physiologischer Kochsalzlösung einer Ascites-Kultur wurde bei 56° C abgetötet, scharf zentrifugiert und mehrfach mit essigsaurem Natrium + Alkohol gefällt, mehrfach gereinigt und mit einer bestimmten Menge HCl auf Eis behandelt, dialysiert, die Lösung verdampft und mit Aceton ein Polysaccharid gefällt, das ein weißes, leicht flockiges Pulver war. Es wurde in physiologischer NaCl-Lösung 1:1000 gelöst zu Intracutan-Reaktionen verwendet.

CASPER gelang es allerdings nicht, aus den Gonokokken-Typen I und II völlig proteinfreie Polysaccharide herzustellen, die seiner Meinung nach die Voraussetzung für die Herstellung von Standardpräparaten typenspezifischer Kohlenhydrate und für die Klärung des Gonokokken-Typenproblems seien. Der von UROMA isolierte Gonokokken-Polysaccharidanteil wies bei seinen unterschiedenen vier verschiedenen serologischen Typen keinen Unterschied im C- (etwa 40%), H- (etwa 7%), und N- (etwa 3—3,5%) Gehalt auf.

PINETTI führte mit isolierten Gonokokken-Polysacchariden Haut-Testreaktionen durch und maß ihnen spezifischen Charakter bei. Der dabei vorher anfallende Polysaccharid-Fettkomplex (nach dem Verfahren von BOIVIN und MESROBEANU zit. nach PINETTI) hatte antigene, spezifische und toxische Eigenschaften; der danach abgespaltene Fettsäure-Komplex hatte aber keine antigene Natur.

Eine chromatographische Abtrennung der Gonokokken-Polysaccharide von Proteinen und Aminosäuren versuchte CLAUSEN. Nucleoproteine der Gonokokken konnten durch Extraktionen mit Aceton nicht von ihren toxischen Eigenschaften befreit werden (BOOR).

Auf die beim Gonococcus fehlenden, noch durchzuführenden Grundlagenforschungen verweisen in einer Arbeit HILL und PITTS.

IV. Die kulturelle Züchtung von Gonokokken

1. Nährböden und Gonokokken-Kultivierungsverfahren, Gonokokken-Kultur auf lebendem oder überlebendem Gewebe

Der Gonococcus stellt nach früheren, vielseitigen Untersuchungen primär hohe Anforderungen an das Nährmedium, auf dem er leben und sich vermehren kann. Auf festen wie flüssigen Nährmedien gedeiht er nur dann, wenn ihm menschliches wie tierisches Eiweiß in Form von Blut, Blutserum oder serösen Substraten, ferner Extrakten verschiedener Organe u. a. in ausreichender Menge angeboten werden. Auf reinem Bouillonagar bzw. Agar gedeiht er allgemein nicht, wenn es auch vereinzelt gelang, Gonokokkenstämme über Subkulturen mit progressiv anfallendem Eiweißgehalt, schließlich auf eiweißfreiem Agar kurzzeitig zu kultivieren. Die p_H, der Feuchtigkeits- und Kohlensäuregehalt, die optimale Wachstumstemperatur und Zusätze akzessorischer Nährstoffe zum Nährmedium sind schon früher oft untersuchte, teils wesentliche Faktoren.

Nach 1930 wurden immer wieder Untersuchungen mit Variationen der proteinhaltigen Nährsubstrate mit dem Ziele verbesserter Wachstumsbedingungen für die Gonokokken durchgeführt. Dieses Bemühen wurde besonders gefördert durch die öfter auftretenden Schwierigkeiten bei nur mikroskopischer Diagnostik chronischer, besonders latenter Gonorrhoen oder bei nicht erkrankten Gonokokken-Trägern und den zwischen 1930—1940 entflammten Auseinandersetzungen über die Überlegenheit der mikroskopischen (ZIELER, HÄMEL) oder der kulturellen Gonokokken-Diagnostik. Allmählich setzte sich mit der Erkenntnis der Amerikaner MACLEOD, COATES, HAPPOLD, PRIESTERLY und WHEATLY über den wachstumsfördernden Wert einer bestimmten CO_2-Atmosphäre und der Verbesserung der Gonokokken-Kultivierung nach dem Neumann-Verfahren unter aeroben und anaeroben Bedingungen die Anerkennung des Kulturverfahrens neben der mikroskopischen Gonokokken-Diagnostik durch, ja vielfach erwies sich das Kulturverfahren als überlegen.

Aufbauend auf der Wertheimschen Methode der Gonokokken-Kultivierung auf Nährböden mit Zusatz menschlichen Eiweißes in Form von Serum, Ascites usw. und den Versuchen von M. L. Koch und Cohn, menschliches durch tierisches Eiweiß zu ersetzen, wurden erneute vielseitige Verbesserungsversuche solcher Nährböden durchgeführt:

Engleson legte einen aus Kalbsbouillonagar (1,8% Agar) und 20% *frischem, defibrinierten Menschenblut* aufgebauten, 30 min inaktivierten und im Wasserbad bei 80° C geschüttelten Schrägagar in Wa.R.-Röhrchen an. Materialmenge: 3 ml; Haltbarkeit bei Zimmertemperatur: über 1 Jahr. Das Resultat soll meistens nach 6, sicher nach 18 Std vorliegen. Der Kultur-Effekt (positive Kultur zu positivem mikroskopischem Befund) betrug bei 4800 angelegten Kulturen im Mittel 2,2, d. h. es wurden also über doppelt so häufig positive Resultate im Vergleich zum mikroskopischen Befund erhalten. Dieser Wert lag bei der männlichen Gonorrhoe bei 1,3, bei der weiblichen Gonorrhoe der Urethra bei 1,9, der Cervix bei 4,9.

Für *Demonstrationszwecke* empfahlen Brown und Koch einen durchsichtigen, schwach rosa gefärbten Nährboden: *Menschliches Blut* wird mit 30% *Blutkonservierungslösung* (1,66% Citrat, 0,59% Acid. citric., 2,5% Glucose in Aqua dest.) 1:4 in sterilem Wasser gelöst und nach Zentrifugieren im Wasserbad bei 80° C bis zur Koagulation erhitzt. Ein Teil dieser rosafarbenen Lösung wird mit vier Teilen *Pankreas-Agar* (p_H 7,4) gemischt.

Einen *Schokoladenblutagar*, kombiniert mit Difco-Proteose Nr. 3 und Zusatz von 5% *menschlichen Serums* und 0,2% steriler Glucoselösung verwandten Camaron und Casles. Pollak kombinierte den Levinthal-*Kochblutagar* vor Gebrauch mit 10% *Blutzusatz.* Auf beiden Medien sollen Gonokokken gut wachsen.

Die *Überlegenheit der Kultur* erwies sich bei Untersuchungen von 2000 männlichen und vor allem weiblichen Gonorrhoen mit folgendem *Kochblutagar* (MacLeod): 10% Kochblutagar + 1% Pepton, 0,2% Na_2HPO_4 (36° C/16 Std/ bei 8% CO_2-Atmosphäre, später 24 Std in Luft gezüchtet).

Einen *koagulierten Blut-Gelatine-Agar* (nach Hirschberg) zur Verschickung geeignet, empfahl Saint-Martin.

Pferdeblutagar (Carle und Lebeuf), Fischblutagar mit *Pferdeblut-Citratplasma* und *Pferde-Hämoglobin-Zusatz* (Peizer) und *Pferdeblutwasseragar* nach Caspar-Bieling (Neumann) ergaben sehr gute Gonokokken-Züchtungsergebnisse. Gutes Gonokokken-Wachstum nach 24 Std sah C. H. E. Beck auf einem Bacto-North. Gelatineagar (nach Spray) mit 10% *Rindercitratblutzusatz.*

Über ein gutes Gonokokken-Wachstum auf Felkes *Blutcitratbouillonagar* bei feuchtigkeitsgesättigter Brutschrankluft berichtete Schreus. Er bevorzugte Menschenblutzusatz gegenüber Tierblut. Natriumcitrat hemmt bei 1% Zusatz zum Blut nicht die Gonokokken-Vermehrung (Grimberg und Mutermilch).

Für die Oxydase-Reaktion zur Gonokokken-Kolonie-Differenzierung empfahlen Donald, Kendell und Simpson einen halbdurchsichtigen, gelben, 1%igen *Kalbsplasmaagar.*

Kaninchenblut soll nach Morimoto das Gonokokken-Wachstum begünstigende Faktoren enthalten, die bei Erhitzung des Serums nicht zerstört würden. Auch das Augen-Vorderkammerwasser der Kaninchen soll für eine Gonokokken-Züchtung sehr geeignet sein. Cooper verwandte ein Kulturmedium aus Rinderbouillon + Proteose mit Difco-Bacto-Agar mit 40% *Kaninchencitratblut-* und

0,5% *p-Aminobenzoesäure*-Zusatz. Die Bebrütung bei 36° C erfolgte in CO_2-Atmosphäre.

Zur Kultivierung und Differenzierung von Gonokokken und Meningokokken stellte Bailey einen Fleischwasser-Pepton-*Rinder- (bzw. Schaf-) Serum-Schrägagar* mit Zusatz von 1% Glucose und 0,1% Bromthymolblaulösung her, der 1 Jahr gebrauchsfähig zu halten wäre. Unter Luftabschluß gediehen die Gonokokken dabei besser.

Trypsinabgebautes Eiweiß soll eine besonders gute Gonokokken-Kultivierung ermöglichen. Ein *Schweineblut-Trypsinagar* zur Erst- und Massenkultivierung (Kalbfleisch u. Mitarb. und Nitsche) mit Hinweis auf eine Temperatur-Unempfindlichkeit darauf wachsender Gonokokken (Nitsche) oder eine *tryptisch verdaute Rinderfleischbouillon mit Pferdeserum-Penicillinase-Zusatz* als gelber, fester Nährboden (Roiron-Ratner) oder *tryptisch abgebaute Caseinhydrolysat-Nährbrühe* zur Gonokokken-Züchtung (Morales Villazón, Margni und Ruff) wurden entwickelt.

Ein Zusatz von *Extrakten tierischer Organe* zur Verbesserung der Gonokokken-Züchtung wurde in verschiedenen Nährböden versucht: Takeuchi verwandte einen *Kalbfleisch*-Hammelblutagar; Almaden erreichte nach mehrmaligen Passagen von Gonokokken über einen *Kalbfleisch*agar mit 0,2% KNO_3-, 0,2% Dextrose- und 30% hydrolysiertem *Eiereiweiß*-Zusatz *muköse Gonokokken-Kolonien*. Fiorio erzielte mit manchen Gonokokken-Stämmen ein üppiges Wachstum durch Zugabe von *Pferdeherz-* und *Penis-Extrakten*, teils unter Zusatz von Vegetabilien; andere Stämme wuchsen unter Entwicklung atypischer Kolonien, die an R-Varianten anderer Mikroben erinnerten. Nährböden mit Extraktbestandteilen von *Rinderherz, getrockneter Thymusdrüse* und *Heringrogen* (p_H 7,2) (Clements und Oliver), oder *Milz*gewebe von *Mäusen* (Li) oder ein flüssiges Nährsubstrat mit *Milzextrakt* u. a. zum Studium der Alterungserscheinungen der Gonokokken (Derkatsch und Golotina), ein Nährboden mit *Schilddrüsen-Extrakt junger Wiederkäuer* (Boari) kamen zur Anwendung, setzten sich aber als häufiger verwandte Nährböden nicht durch.

Ein gutes Gonokokken-Wachstum soll nach Miravent und Blanchard durch Zusatz eines durch Berkefeld-Filter sterilisierten, 2 Jahre haltbaren Pepsin-HCl-verdauten *Stierhodenextraktes* (2 ml) zu *Kochblutagar* (10 ml) und Bebrütung unter CO_2-Atmosphäre (bis 10%) bei 36° C mit einem Optimum nach 48 Std zu erreichen sein. Pitts verbesserte einen Kochblutagar durch *Schafhodenextrakt* und *Hydrocelenflüssigkeit*.

Ein üppiges Wachstum erzielte Price auf einem *eiereiweiß*haltigen Nährboden. Serum-, Ascites- und Hydrocelenflüssigkeit als Zusatz erübrigte sich.

Eiereiweiß (als Eiklar, Eiereiweißflocken oder -puder) wird mit Aqua dest. verdünnt bei 37,5° C über Nacht stehen gelassen, danach mit Natronlauge alkalisiert, für 2—3 Std im Dampftopf das Eiweiß gelöst. Nach Filtration auf p_H 7,3 einstellen. Zusatz zum Nähragar. Nährboden ist blaß strohfarben. Gonokokken-Wachstum in durchsichtigen Kolonien.

Nachprüfungen von Thomas, Boring und Bayne-Jones bestätigten die Ergebnisse von Price.

Einen Nähragar aus Fleischextrakt-*Eiklar* mit 1% Pepton-, 0,5% Casein- und 0,5% NaCl-Zugabe von p_H 7,8 gibt Guevara an.

Über die bereits bekannten Ergebnisse der Gonokokken-Kultivierung auf *Ascites-Agar* hinaus fanden sich lediglich noch Angaben über die Durchführung von Blutuntersuchungen auf Gonokokken mit der *Blutkultur* bei Gonorrhoikern verschiedener Stadien (Petzold): a) *Blut-Ascitesagar:* 2 ml Blut aus der Armvene auf 10 ml Ascitesagar, oder b) 8—10 ml Blut auf 200,0 ml Ascitesbouillon.

Die relativ große Blutmenge soll für die Erzielung positiver Resultate erforderlich sein.

Etwas ausgefallen sind die Ascitesnährböden von HRUSZEK mit Saftzusätzen von Gurken, Kürbis u. a., die wachstumsförderlich sein sollen. Es war aber nur ein mittelstarkes Gonokokken-Wachstum zu erreichen.

Einige Autoren versuchten, meist auf unzulängliche Weise, den fördernden Einfluß der *Vitamine* auf das Gonokokken-Wachstum zu prüfen. WYSS-CHODAT glaubte eine bessere Gonokokken-Vermehrung durch *Hefeextrakt*-Zugabe (Vitamin BB) zu erzielen: Die Gonokokkenrasen waren nach 12—18 Std voll entwickelt.

SHEVCHENKO und KARPOVA verwandten hierzu Bierhefe-Lysat (25%ige Zugabe von Fleischpeptonagar). Für Gonokokken-Ausgangskulturen ist dieses Nährsubstrat dem Ascitesagar und Pferdeserumagar von BAILY unterlegen.

Zur *Kultivierung reichlicher Gonokokken-Rasen* zur Vaccine-Herstellung empfiehlt TIMOCHINA einen Fleischpepton-Leberextrakt-Zusatz zum Ascitesagar; eine Massenkultur könnte nach CH'IN in einem Nährsubstrat aus vier Teilen Tyrode-Lösung und einem Teil Pferde- oder Menschenserum von p_H 7,8 mit maximalem Wachstum nach einer Woche erreicht werden. In fest verschlossenen Kolben bei 37° C blieben die Gonokokken $2^1/_2$ Monate lebensfähig.

Der *Zeitfaktor* spielt für das Angehen einer Gonokokken-Kultur eine wesentliche Rolle. So fanden MUELLER und NELL eine Überlegenheit der 48stündigen gegenüber der 24stündigen Kultur. (Bei männlicher Gonorrhoe waren nach 24 Std noch 13,8%, bei weiblicher Gonorrhoe noch 53,9% Kulturen negativ, die nach 48 Std doch mit Gonokokken-Kolonien bewachsen waren.) In diesem Zusammenhang sei erwähnt, daß SAVINO zweifelt, ob es möglich sei, eine sichtbare Gonokokken-Kolonie mit einer entsprechenden Gonokokken-Zahl nach 60 min Bebrütung zu erzielen.

Das *Gonokokken-Wachstum kann indirekt gefördert werden* durch Zugabe von *Anti-Mikrobenserum* zu Gonokokken-Nährböden, z. B. Kulturfiltrate von Staphylococcus aureus, citreus, albus (CANUTO), Staphylo- und Streptokokken (BALSAMELLI, RIGGIO), B. coli, B. mesentericus (CANUTO). Diese Bakterienfiltrate hätten keinen gonokokkenhemmenden Einfluß (CANUTO, BALSAMELLI).

Zur Unterdrückung des Wachstums anderer Mikroorganismen auf Gonokokken-Kulturen werden folgende Zusätze empfohlen: Gentianaviolett (1:250000) (LAGERGREN und OUCHTERHONY), Kristallviolett (1:500000) (KUMASAWA) und Nilblau A (1:8000) (GARDNER; SCHÜMMER und HUBBES). Nilblau B wäre ungeeignet.

Ein „rapides" Gonokokken-Wachstum konnten A. SATORY, R. SATORY, J. MEYER und B. SAUTER bei Zugabe von *Kulturfiltraten* verschiedener *Pilzstämme* (Mucor Koji, Mucor spinosus, Schizosaccharomyces) in Pferdeleber-Peptonbouillon erzielen.

Zur *Adsorbierung toxischer oder Stoffwechselprodukte der Gonokokken in Kulturen* empfahlen GLASS und KENNETT als am besten geeignet Zuckerkohle- und Graphit-Zusatz zum Nähragar. Das Gonokokken-Wachstum würde dadurch verbessert.

Förderlich für das Gonokokken-Wachstum sei nach MACCABE ein *Mucin-Zusatz* von Schweinemagen zum Nährsubstrat. *Cystein*-Beigabe zum eiweißhaltigen Nährmedium steigere den Gonokokken-Ertrag um 50% (REYN).

Über *hemmende* Faktoren des *Gonokokken-Wachstums*, die nicht auf Abweichungen von den optimalen Bedingungen einiger physikalischer Faktoren wie Feuchtigkeitsgehalt, CO_2-Spannung, Temperatur zu beziehen sind, liegen Beobachtungen vor. KISCH sah Wachstumshemmung auf Eigenblutkulturen der

Patienten. In 79% der untersuchten Fälle blieben die Kulturen wegen des *Gonokokken-Antikörpergehaltes* des *Blutes* negativ, nur in 21% der Fälle — wo keine Antikörper nachzuweisen waren — trat Gonokokken-Wachstum ein. Ähnliche Hemmung beobachtete MÁLEK.

Gallensaure Salze haben nach PRICE und MAINO eine lytische Wirkung auf Gonokokken. MAINO will dies auch am Patienten festgestellt haben. *Natriumricinolat* hat ebenfalls einen gonokokkenhemmenden Effekt in 0,1—1%iger Lösung. Es führt zur Auflösung der Gonokokken, damit zum Freiwerden ihrer Endotoxine, zu der zusätzlich die eigentoxische Wirkung des Natriumricinolats kommt. Den Beweis dafür erbrachten entsprechende Mäuse-Tierversuche (MILLER und CASTLES). Dadurch unbeeinflußt blieb die antigene Wirkung der Gonokokken.

Auf Ascitesagar trat eine *Entwicklungshemmung der Gonokokken* auf durch Zusatz an *Harnstoff* (0,07% wenig; 3% vollständige Hemmung), von *Kreatinin* (1—3%), *Hippursäure* (0,3%), *Harnsäure* (0,07—1%). Nichthemmende Konzentrationen dieser Stoffe bedingten reversible morphologische Veränderungen (besonders Kettenbildungen) der Gonokokken (MORIMOTO). Die optimale Salzkonzentration für das Gonokokken-Wachstum lag nach Versuchen von MILLER und HASTING auf einem 25%igen Eiereiweiß-Digest-Glucose- (1%) Agar (2%) bei 150—550 Millimol/l. Kalium- und Natrium-Ionen vertraten sich gegenseitig und waren selbst in höheren Konzentrationen nicht toxisch; von Calcium- und Magnesium-Ionen — die fehlen durften — wurden toxische Wirkungen über 30 Millimol/l gesehen; die Chloride waren durch Sulfate und Nitrate ersetzbar.

Eiweißarme Nährböden verschlechtern, wie bekannt, die Wachstums- und Lebensbedingungen der Gonokokken und führen zu morphologischen und tinktoriellen Gonokokken-Veränderungen (SPANNAUS). Für die *längere Konservierung* bzw. für *Dauerkulturen* von *Gonokokken* wurden schon früher die verschiedensten Methoden angegeben (BUSCHKE und LANGER, COHN, GIESZCZYKIEWICZ, KRANTZ, SECHI, UNGERMANN, UTIONKOFF). Die Konservierungszeiten lagen bei 3—6 Monaten, nach HAC, MORAX und SZILVASI bei 10—12 Monaten. SINGH empfahl einen halbstarren Taubenblutagar und erreichte eine Gonokokken-Konservierung bis zu 3 Monaten. Für halbfesten Agar plädierte NEGRO. Eine Gonokokken-Konservierung über 4 Monate ohne Umzüchtung erreichten KIRSTEIN und FLEISCHER auf 25—30% Ascites-Schrägagar von p_H 7,4 mit Überschichtung der nach 48 Std gewachsenen Kultur durch Paraffinum liquidum. HAC überschichtete mit sterilisiertem Mineralöl. Die Unmöglichkeit einer Konservierung von Gonokokken auf getrocknetem Hydrocelen- und Ascitesagar bestätigte LIONETTI.

PAETZOLD gab neuerdings ein *modifiziertes Blaurock-Verfahren* an, mit dem ihm eine 2jährige Gonokokken-Konservierung gelang:

In sterile Reagensgläser bringt man bis zu einem Drittel Casper-Bielingschen Blutwasseragar und bebrütet ihn 24 Std/36° C zur Prüfung auf Verunreinigungen. Danach Stich-Beimpfung mit Gonokokken 48 Std alter Subkulturen, 24 Std Bebrütung (Kolonien um Einstichstelle). Überschichtung auf $^2/_3$-Höhe mit einem Blutwassergemisch 1:5, darüber sterilisiertes Paraffinöl geschichtet und die mit Stopfen verschlossenen Röhrchen bei 29—30° C aufbewahrt. Dieses Verfahren hat sich ausgezeichnet bewährt, Keimentnahme ist jederzeit möglich.

Ein früher wiederholt empfohlener Weg zur Gonokokken-Auffindung bei chronischen, klinisch symptomlosen männlichen Gonorrhoen ist die *Sperma-Kultur*, die nach CARLE und LEBEUF das Gonokokken-Wachstum steigert, nach ASCH weitere 10% positive Resultate gegenüber anderen Verfahren liefert und nach NEGRO noch positive Befunde ergibt, wenn andere Nachweisverfahren versagen. SACCONE verwandte dafür ein monatelang haltbares Nährmedium:

Ochsenhirn-Infus 250 g, Kalbfleisch-Infus 375 g, NaH_2PO_4 1,25 g, NaCl 3,75 g, Pepton 10 g, Aqua dest., 15 ml, pH 7,5. — Von diesem von der Firma Difco in Detroit gelieferten Material werden 53 g/l Liter Wasser einige Minuten gekocht, auf Röhrchen verteilt 10—15 min bei 15 atü sterilisiert. Die Spermakultur mit diesem Nährsubstrat gab von allen diagnostischen Methoden die besten Resultate.

Gute Ergebnisse erhielt NOTO mit der Sperma-Kultur im Olitzky-Medium (1% Glucose-Fleischbrühe, 5% Pferdeserum).

Die Kultivierung der Gonokokken auf diesen erwähnten Nährmedien erfolgte fast ausnahmslos unter *aeroben* Versuchsbedingungen. Die notwendige Veränderung der Kultivierungs-Atmosphäre, besonders im Hinblick auf den CO_2-Gehalt, erwiesen die Versuche verschiedener Autoren (MACLEOD, COATES, HAPPOLD, PRIESTERLY und WHEATLY; COOPER). Dabei wirkt CO_2 ungleich auf alte Gonokokken-Stämme und auf Primärkulturen. Alte Stämme wachsen dabei mit und ohne CO_2 gut, Primärstämme werden in ihrem Wachstum durch CO_2 begünstigt. Die Kultivierung der Gonokokken außerhalb des Körpers mit 10%igem CO_2-Zusatz soll deswegen besonders gut sein, weil dieser CO_2-Gehalt dem des Gewebes entspricht.

MACLEOD züchtete Gonokokken auf Kochblutagar bei 8% CO_2-Gehalt der Luft, NEUMANN (s. u.) auf seiner D-Platte bei 10%, KRIJANOWSKAJA bei 8—10%. Das Gonokokken-Züchtungsergebnis konnte auf 5%igem Hammelblutagar bzw. 33%igem Ascitesagar von BONNEFOI, GRABER und LE MINOR unter CO_2-Atmosphäre von 45,6 auf 83,9% erhöht werden. Die CO_2-Zufuhr aus Flaschen soll nachteiliger sein als die unmittelbare Entwicklung aus $NaHCO_3$ und H_2SO_4 oder HCl (REYN, NICHOLS).

Über die Lieferung von CO_2 aus der Kultur berichteten GRIFFIN und RACKER: Bei Ersatz von Hefeextrakt im Nährmedium durch Hypoxanthin, Uracil und Oxalacetat entwickelten diese Stoffe das für das Gonokokken-Wachstum erforderliche CO_2. Die Deckung des CO_2-Bedarfes der kultivierten Gonokokken erreichte HUSSELS auf Levinthal-Ascitesagar durch *Abbrennen einer Kerze* unter Weckgläsern, die über die Platten gestülpt und mit einem Gummiring abgedichtet worden waren. RICHTER bestätigte diese Ergebnisse und stellte ein reichlicheres Gonokokken-Wachstum auf der K-Platte (Kerzen-Plattenkultur) gegenüber der C- und D-Plattenkultur NEUMANNs fest. Auf letzterem versagte die Gonokokken-Kultivierung öfter als auf der K-Platte.

Die langjährigen Bemühungen um die besten Kultivierungsbedingungen für Gonokokken führten über eine Vielzahl von unterschiedlich aufgebauten Substraten, von denen die in der Vergangenheit am meisten angewandten Nährböden sind: der Wertheimsche Ascitesagar, der Kochblutagar LEVINTHALs, der Pferdeblutagar nach Casper-Bieling. Vor etwa 2 Jahrzehnten setzte sich dann unter Berücksichtigung der teils fakultativ anaeroben Lebensbedürfnisse des Gonococcus in Deutschland der *Pferdeblutwasseragar* nach Casper-Bieling in der *Modifikation* von NEUMANN neben dem Ascitesagar in der Würzburger Abwandlung am meisten durch. Im Ausland dagegen dürfte der gebräuchlichste Gonokokken-Nährboden der Kochblutagar in der Modifikation von MACLEOD sein.

NEUMANN entwickelte ein Kultivierungsverfahren der Gonokokken auf *drei verschiedenen Platten:* Die *A-Platte* wird unter gewöhnlichen *atmosphärischen Bedingungen* bebrütet; die *C-Platte* unter *Luftabschluß* (durch Verschluß der Platte mit Plastilin) und die *D-Platte* in einer *10%igen CO_2-Atmosphäre* durch

Beigabe eines erbsgroßen Stückchens CO_2-Schnees unter den Plastilinabschluß wie bei der C-Platte.

Es gibt *danach drei Arten von Gonokokken-Stämmen* — die aber nicht, wie ursprünglich angenommen, drei verschiedene, eventuell morphologisch differente Typen darstellen —, welche *unterschiedliches Wachstum auf den drei Neumann-Platten* aufweisen. Die *A-Stämme* wachsen auf A-, C- und D-Platten; die *C-Stämme* auf C- und D-Platten, die *D-Stämme* nur auf der D-Platte. Der prozentuale Anteil des Gonokokken-Wachstums auf den drei Platten ist abhängig vom jeweiligen Nährmedium. Je besser der Nährboden ist, um so mehr positive Ergebnisse ergaben die A- und C-Platten, je weniger günstige Lebensbedingungen der Gonococcus antrifft, um so mehr positive Ergebnisse weist die D-Platte auf. ZIELER betrachtete diese prozentual unterschiedlichen Wachstumsmöglichkeiten auf den A-, C- und D-Platten als Prüfstein für die Qualität der angewandten Kulturmedien.

Die *Herstellung* des *Casper-Bielingschen Pferdeblutwasseragars* nach NEUMANN wird wie folgt vorgenommen:

Pferdeblut wird in sterilen, verschließbaren Glasflaschen aufgefangen und durch darin befindliche Glasperlen unter Schütteln defibriniert. Abguß in eine zweite sterile Flasche und Weiterverarbeitung am gleichen Tage; zwei Teile defibriniertes Pferdeblut werden mit einem Teil destillierten Wassers versetzt und leicht geschüttelt. In einem 500 ml-Glaskolben werden 150 ml Blutwasser unter zeitweise leichtem Schütteln im Wasserbad von 58° C 30—40 min lang inaktiviert. Diese Temperatur ist streng einzuhalten; denn bei 60° C muß nach CASPER mit dem schokoladenfarbenen Ausfallen des Hämoglobins gerechnet werden. — Aufbewahrung des auf Zimmertemperatur abgekühlten Kolbens zur Vollendung der Hämolyse bei + 8° C im Kühlschrank. (Dieses Blutwasser bleibt 2 Wochen verwendungsfähig.)

Der Nähragar enthält 2,3% Pferde-, Rinder- oder Kalbfleischbouillon und ist auf p_H 7,5—7,6 eingestellt.

Ein Teil des auf 58° C erwärmten Blutwassers wird mit drei Teilen auf 58° C abgekühlten Nähragars im Kolben gemischt und mit 1 ml Schichtdicke in Platten von etwa 10 cm Durchmesser gegossen. Der fertige Blutwasseragar muß rubinrot, klar und durchsichtig und von weicher Konsistenz sein.

Die für C- und D-Kulturen bestimmten Platten müssen eine Nacht lang bei 37° C im Brutschrank, mit dem Deckel nach oben vorgetrocknet werden.

Fertige Platten sind eine Woche verwendbar.

Nach NEUMANN wuchsen unter Verwendung obigen Nährmediums auf den A-Platten 72%, den C-Platten 19% und den D-Platten 9% der Gonokokkenstämme von 487 untersuchten Personen. Dieses Verhältnis wird nach WEZEL auf NEUMANN-Nährboden mit diseptalhaltigem Menschenblutwasser zugunsten der C- und D-Platten verschoben (A:C:D = 46,1:37,9:12,6). Er konnte die Angaben R. WINKLERs nicht bestätigen, der von dreierlei Arten von Gonokokkenstämmen sprach: von aerophilen, die nur auf A-Platten und Ascitesagar, von aerophoben, die nur auf C- und D-Platten und aerolabilen Gonokokkenstämmen, die auf A-, C- und D-Platten wüchsen. Optimales Gonokokkenwachstum sah R. WINKLER auf A- und D-Platten.

TAUBER bestätigte den Wert des Neumannschen Verfahrens bei chronischer Gonorrhoe; POSTORINO empfahl für wissenschaftliche Untersuchungen als am besten geeignet die D-Platten.

Nach NEUMANN ist der Citratbouillonagar FELKEs für diese Art der Gonokokkenkultivierung ungeeignet. Eine Hemmung des Gonokokkenwachstums nach dem Neumann-Verfahren trat bei Verwendung von Blut von stark positiven Gonorrhoikern ein.

Eine *Verbesserung der kulturellen Resultate* auf den Blutwasseragarplatten A und D erreichte SCHMITT durch *p-Aminobenzoesäurezusatz* (6% mehr positive Gonokokken-Kulturen). Die fördernde Wirkung dieses Wuchsfaktors für Gonokokken bestätigte COOPER bei Anwendung eines anderen Nährmediums aus Rinderbouillon-Proteose, Difco-Bactoagar, Kaninchencitratblut und p-Aminobenzoesäure.

Im *Ausland* wurde für die Gonokokken-Kultivierung der *Koch-Frischblutagar* von MACLEOD angewandt, der später von REYMANN zu einem sehr weichen, feuchten coagulierten Blutagar, dem sog. *Schokoladenblutagar*, gemengt *mit Ascites* und *Bouillon verbessert* wurde. Die Bebrütung erfolgt in 10% CO_2-Atmosphäre.

Die Vorschrift für den von REYMANN verwandten *Nähragar* als Ausgangsmaterial für den Schokoladen-Ascitesagar ist folgende: 1000 g fett- und sehnenfreies, feingehacktes Fleisch werden mit 1 Liter Wasser über Nacht stehen gelassen, dann 2 Std gekocht. Abpressen der Bouillon. Nochmaliges Auskochen mit 1 Liter Wasser. Beide Bouillon-Portionen mischen. Zugabe von 20 g Wittepepton, 6 g NaCl, 4 g Na_2HPO_4, Einstellen auf p_H 7,6—7,8. Darin 36 g Fadenagar mit 100 ml Wasserzusatz erhitzt und gelöst, nach Abkühlen nochmaliges Aufkochen, Filtrieren. Der geklärte Nähragar soll auf p_H 7,4—7,5 eingestellt sein.

Kochblutagar: Zu 50 ml defibriniertem Pferdeblut gibt man 450 ml auf 50—70° C abgekühlten Nähragar, nach Mischen und Durchschütteln langsames Erwärmen im Wasserbad auf 80° C (30 min). Das Blut muß vorher auf Zimmertemperatur, besser auf etwas über 37° C angewärmt sein, damit es im Agar nicht flockt. Man erhält eine gleichförmig schokoladenbraune Masse.

Kulturplatten (REYMANN): Ascites und Bouillon, auf p_H 7,4 eingestellt, werden auf 60° C erwärmt. Gemischt werden 500 ml Schokoladenblutagar + 75 ml Ascites + 25—75 ml Bouillon. Der Nährboden soll so weich sein, daß er mit der Öse bei vorsichtiger Technik gerade noch beimpfbar ist. Die Endagarkonzentration soll 1,2% betragen.

Die beimpften Platten kommen zur Bebrütung in einen 8—10% CO_2 enthaltenden Behälter.

Nach Untersuchungen von MÜHLENS soll der Reymann-Nährboden der zur Zeit beste sein; er erlaube eine größere Mehrausbeute an Gonorrhoe-Fällen als alle vorherigen Nährmedien.

Vergleichende Eignungsprüfungen verschiedener Nährböden zur *Gonokokken-Kultivierung* mit dem Ziele der Ermittlung des bestgeeigneten Nährmediums wurden von PHILADELPHY, MUROO, MAK, JACOBSON und MANSON, THOMAS u. Mitarb., CARPENTER, MÜHLENS und ROIRON-RATNER durchgeführt. Aus diesen und weiteren Prüfungen von R. WINKLER, KRÜCKEBERG, WITT, LENTZ und SCHÄFER, REYMANN ergibt sich eine *Bevorzugung* des *Pferdeblutwasseragars nach* NEUMANN, des *MacLeod-Schokoladenblutagars* in der Reymannschen Modifikation und des *Ascitesagars* (HÄMEL, ZIELER, BRÄUER zit. nach ZIELER). Die übrigen angewandten Nährmedien dürften kaum von wesentlicher Bedeutung sein.

Interessant ist z. B. die Angabe von MAK, der bei akuten und chronischen Gonorrhoen unter gleichen Züchtungsbedingungen mit dem Blutwasseragar 52%, mit dem Ascitesagar 32%, mit einem Hirnagar 24%, mit anderen Nährmedien unter 10% positive Resultate erzielte.

Eine völlige Übereinstimmung der Gonokokken-Züchtung nach dem *Neumann-* wie dem *Reymann-Verfahren* stellte KEUER fest.

In Ergänzung zu früheren Mitteilungen über das Aussehen und die Identifizierung der gewachsenen *Gonokokken-Kolonien* sind noch folgende Beobachtungen erwähnenswert:

Auf dem *Pferdeblutwasseragar* nach Neumann sind die Gonokokken-Kolonien wesentlich kleiner, aber zahlreicher. Sie sehen tautropfenartig aus, sind durchsichtig, eventuell leicht getrübt, anfänglich gelblich, nach 48 Std gelbbräunlich gefärbt, von spermaähnlichem Geruch. Eine Radiärzeichnung zeigt bisweilen die Randzone der Kolonien.

Auf dem frischen Reymannschen *Schokoladenblut-Ascites-Bouillonagar* beträgt nach Mühlens die Gonokokken-Koloniegröße nach 24 Std 0,2—1 mm Durchmesser; die Kolonien sind rund, glasklar, bis grüngelb. Nach 48 Std sind die gelblich bis grau gefärbten Kolonien nicht mehr rund und glatt. Nach 48—72 Std werden sie auf bluthaltigen Nährböden hart und lassen sich mit der Platinöse nicht mehr vom Agar abstreifen.

Die Bedeutung der *Oxydase-Reaktion* für die Identifizierung der frisch gewachsenen Gonokokken-Kolonien, vor allem in Mischkulturen mit anderen Bakterien, wurde von Spohr und Landy, Christiansen und Becker, Zieler, Hämel, Münsterer, Mühlens erneut unterstrichen. Durch das Dimethyl-p-Phenylendiamin tritt nach Rose, Kendell und Simpson zwar eine kontrastreichere und länger anhaltende Färbung ein, ihr Nachteil ist aber die sofortige Abtötung der Gonokokken, so daß eine weitere Untersuchung nicht möglich ist (Reymann). Die früher empfohlene Tetramethyl-Verbindung tötet dagegen die Gonokokken erst 35 min nach der Anfärbung.

Atypisches Kolonie-Wachstum beobachteten:

Fiorio: Bei manchen Gonokokken-Stämmen entwickelten sich R-Varianten auf Nährböden mit Pferdeherz- und Penisextrakt-Zusätzen; andere Gonokokken-Stämme wuchsen darauf sehr üppig.

Derkatsch und Golotina: Sie züchteten auf einem flüssigen, Milzextrakt, Gonofiltrat, Protargol enthaltenden Nährmedium zwei Hauptstämme (Typen), die auf Gelose-Ascitesagar knopfartige, wallartige Zwergkolonien bilden. Angeblich soll jeder dieser beiden Stämme je fünf Wachstums-Varianten aufweisen.

Almaden: Er erhielt muköse Kolonien nach mehrmaliger Passage der Gonokokken über ein kalbfleischhydrolysiertes Eiereiweiß-Dextroseagar.

Dienes: Er sah unter den sich entwickelnden Gonokokken-Kolonien auf bestimmten Nährböden nach 2 Tagen unter Aufbewahrung bei 25—30° C ein sekundäres Wachstum, das dem L-Typ der Influenza-Kolonien gleichkam (feine Körnchen und Fäden, die in 24 Std degenerieren).

Die Gonokokken-Kultur auf lebendem und überlebendem Gewebe

Bradford und Titsler verimpften 1936 Gonokokken in den Dottersack 12—23tägiger Hühnerembryonen und bebrüteten danach die Eier weiter. Bei Herausnahme der toten Embryonen aus der Eischale waren Gonokokken im Herzblut, in einem Fall auch in der Leber, in zwei Fällen in der Bauchwand nachweisbar.

Die Gonokokken-Züchtung auf der Serosa von Hühnerembryonen wurde 1938 von Münsterer erfolgreich durchgeführt. Münsterer erzielte ein ausgezeichnetes Gonokokken-Wachstum auf der Chorionallantois, allerdings nur bei Beimpfung mit reinem Gonokokken-Ausgangsmaterial. Zur Diagnosestellung wäre dieses Verfahren ungeeignet. Praktische Bedeutung käme diesem Verfahren eventuell zur Züchtung sehr anspruchsvoller oder avirulent gewordener Gonokokkenstämme zu.

HILL und PITTS gelang in gleicher Weise die Züchtung von 15 Gonokokkenstämmen in zehn Passagen von Ei zu Ei. Die dabei auftretende, entzündliche Reaktion auf der Allantois mit Gonokokkenphagozytierung durch polynucleäre Leukocyten töte die Gonokokken nicht ab. Bei oberflächlicher Beimpfung des Amnions 14—15tägiger Embryonen mit Gonokokken (fünf Stämme) trat nach F. BANG eine lokalisierte Infektion auf, während bei intraamniotischer Beimpfung Entzündungen auf Pleura und in der Bauchhöhle, ferner Sinusitis, Bronchitis auftraten. Durch mehrere Membranpassagen konnte die Virulenz eines Gonokokkenstammes derart gesteigert werden, daß eine größere Zahl von Hühnerembryonen als vorher abgetötet wurde.

In einer Tyrode-Serum-Lösung mit Zusatz embryonaler Gewebsexplantate (Mäuseembryonalbrei, Milzgewebe) gelang LI eine ausreichende Gonokokken-Kultivierung.

Diese Versuche einer Gonokokken-Kultivierung auf lebendem Gewebe haben deshalb besonderen Wert, weil sie auf die früher oftmals vergeblich versuchte experimentelle Gonokokken-Infektion von Versuchstieren, die später (s. u.) doch gelang, hinweisen.

2. Der diagnostische Wert des Gonokokken-Nachweises durch das Kulturverfahren gegenüber der mikroskopischen Untersuchung

Die Weiterentwicklung und damit die wesentliche Verbesserung des Gonokokken-Kultivierungsverfahrens hat sehr bald bei Gonorrhoikern zu Vergleichsuntersuchungen zwischen dem mikroskopischen Abstrich- und dem Kulturverfahren geführt. Von praktischem Interesse waren bisher weniger die akuten Gonorrhoen des Mannes, schon eher der Frau, bei denen die Diagnose aus dem mikroskopischen Bild verhältnismäßig leicht zu stellen ist, als die chronischen gonorrhoischen Erkrankungen, besonders der Frau (Cervix- und Rectal-Gonorrhoe) und die Vulvovaginitis infanfum. Ein besonderes Kriterium für die Leistungsfähigkeit der Kultur waren die Versagerfälle der mikroskopischen Diagnostik; die alten Gonorrhoefälle, die Gonokokken-Träger, die Prostituierten-Gonorrhoe, und schließlich die behandelten Gonorrhoen und die Beurteilung ihrer Ausheilung.

Das *Gonokokken-Kulturverfahren* wurde vor etwa 35 Jahren auf Grund der Behauptung der Breslauer Klinik, daß die Kultur den mikroskopischen Verfahren überlegen wäre, erneut aufgegriffen (KONRAD; FISCHER u. JORDAN). Anderer Ansicht waren besonders ZIELER und HÄMEL. Die nach ihrer Auffassung scheinbare Überlegenheit des Kulturverfahrens beruhe auf der zu wenig sorgfältigen und oft nur einmaligen mikroskopischen Untersuchung der Abstrichpräparate, was besonders bei chronischen Gonorrhoen, besonders der Frau, von wesentlicher Bedeutung sei. HÄMEL betont, daß in Fällen mit positiver Kultur, aber negativem mikroskopischem Nachweis bei 2—3 Tagen später wiederholten Abstrich-Untersuchungen die Gonokokken auch mikroskopisch gefunden werden konnten. Seine und auch ZIELERs Ansicht war, daß das Kulturverfahren eine wertvolle Ergänzung für die Gonokokken-Diagnostik darstelle, die mikroskopische Untersuchung aber keineswegs überflüssig mache. Die Überlegenheit des Kulturverfahrens bestehe tatsächlich nur bei einmaliger Untersuchung der weiblichen Gonorrhoe (auch FELKE; ERLER und SCHMITZ; GÖHRING; PFEFFERL). In einer ganzen Reihe von Fällen fanden sie, wie auch SCHLIRF, TAKALA, KOVÁCS bei positivem mikroskopischem einen negativen Kulturbefund. Bei frischen Gonorrhoe-Fällen könne die Abstrich-Diagnostik sofort die Gonokokken nachweisen, die Kultur dagegen benötige zu viel Zeit; bei chronischen Fällen dagegen liege der Vorteil der Kultur auf der raschen Erkennung der Gonokokken, nicht aber in der größeren Zahl der Erfaßten (HÄMEL; ERLER und SCHMITZ; GÖHRING).

Die Bedeutung der Kultur läge in der Beurteilung veralteter chronischer Gonorrhoe-Fälle, bei der einmaligen Untersuchung gonorrhoeverdächtiger Frauen und bei der Beurteilung des therapeutischen Heilungserfolges. PFEFFERL spricht sogar, wohl als einziger, von einer Überlegenheit der mikroskopischen Gonorrhoe-Diagnostik gegenüber dem Kulturverfahren.

Bei der Auswertung der mikroskopischen Befunde und der Kulturergebnisse gibt ZIELER eine Versagerquote der Kultur gegenüber der Mikroskopie von 20% an. HÄMEL gab 1932 für frische Gonorrhoen 100% positive mikroskopische und nur 55% positive Kulturbefunde an, für Rezidive dagegen 77% positive mikroskopische und 94% positive Kulturergebnisse.

Alle anderen Autoren aus dieser Zeit und später treten auf Grund von mehr oder minder umfangreichen Untersuchungen für die eindeutige Überlegenheit des Kulturverfahrens gegenüber der mikroskopischen Methode bei chronischen, verdächtigen und nicht ausgeheilten Gonorrhoen ein.

Dabei muß zweifellos berücksichtigt werden, daß die Wachstumsbedingungen für Gonokokken in den verbesserten Nährmedien günstiger geworden waren und deshalb das Kulturverfahren mehr positive Gonokokken-Befunde lieferte als ehedem; und ferner, daß die erhaltenen Ergebnisse der verschiedenen Autoren nur bedingt miteinander vergleichbar sind, weil die angewandten Nährmedien zur Gonokokken-Kultivierung doch sehr unterschiedlich waren.

Die *Überlegenheit des Kulturverfahrens* stellten MACLEOD, LEAHY u. Mitarb. auf Schokoladenblutagar, KEUER und REYMANN auf Reymann-Agar, FELKE besonders für die weibliche Cervical- und Urethral-Gonorrhoe auf seinem modifizierten Blutascitesagar fest. Das Neumann-Verfahren bestätigte ebenfalls die Kultur-Überlegenheit (NEUMANN, KRÜCKEBERG): bei Gonokokken-Nachweis im Menstrualblut (COPPOLINO), bei Untersuchungen von Pflichtuntersuchten und Prostituierten (WITT); FELKE und WILDE gaben eine Kultur-Überlegenheit mit dem Neumann-Verfahren von 20—30%, NEUMANN auf der A- und D-Platte von 5—7%, VELTMAN von 6,5% an. Ähnlich liegen die Befunde von W. SCHUBERT bei chronischen weiblichen und männlichen Gonorrhoe-Fällen mit 7,42%, von VOIGT mit 14,4 bzw. 17,5% auf Ascitesagar. Das Mehr an positiven Kulturbefunden gaben für die chronische weibliche Gonorrhoe an: SOMMER und RÜTHER mit 8% (unter dem Heilungsverlauf mit 12,5%); MOFFET, YOUNG und STUART mit 10% ZORN und MICHOT mit 21%. Bei einmaliger Untersuchung sah SPIETHOFF eine 30%ige Kultur-Überlegenheit. Nach über 7000 Kultur-Untersuchungen von ZEITLMANN bei der chronischen weiblichen Gonorrhoe auf der Kochfrischblutplatte von POLLAK, modifiziert nach HETTCHE war der kulturelle Nutzeffekt bei stationären Patienten 8,7%, bei ambulanten 16,5%. Vielleicht ist die höhere ambulante Quote auf die von ZIELER und HÄMEL erwähnten, flüchtigeren Sekret-Abstrichuntersuchungen zu beziehen.

Mehr positive Gonokokken-Befunde erhob HOFFMANN bei der Rectal-Gonorrhoe und betont, daß das latente Gonorrhoe-Stadium (ohne klinische Symptome) nach Chemotherapie ebenso wie chemotherapeutische Rezidive oft nur kulturell zu erfassen sind. Die positive Kultur kann nach Chemotherapie 2—12 Monate das mikroskopisch positive Ergebnis überdauern (MONCORPS und HERFELD). Die Bedeutung und Überlegenheit des Kulturverfahrens unterstrichen KAPLUN, DIECKHOFF, HAC u. Mitarb. und SULKIN u. GOTTLIEB; bei veralteten Fällen SHAW und MCALLISTER; nach abgeheilter, symptomloser Gonorrhoe CHRISTIANSEN; für die Auffindung von Gonokokken-Trägern CARPENTER und WEST-

PHAL; für die Infektionsquellenforschung und für die Bekämpfung der Geschlechtskrankheiten FELKE.

Die Kulturüberlegenheit bei chronischer und latenter weiblicher Gonorrhoe mit einer größeren Nutzungsquote bei der Cervix- gegenüber der Urethral-Gonorrhoe beobachtete ALBRECHT.

Sehr große Differenzen gibt WALTHER zwischen der Kulturdiagnose auf Schokoladenblutagar bei latenten Gonorrhoe-Formen wie nach Penicillintherapie an:

Tabelle 1

	Kultur +	Mikroskopie +
Bei Razzia-Patientinnen	95,5%	47,5%
Bei gonorrhoeverdächtigen, stationären Patienten	96,0%	24,0%
Bei Nachuntersuchungen nach Penicillintherapie	97%	11,0%

Ein anschauliches Bild über die stärkere Erfassung, vor allem chronisch gonorrhoischer Erkrankungen durch das Kulturverfahren gibt folgende, von MÜHLENS und WALTHER zusammengestellte Übersicht:

Tabelle 2

	HÄMEL 1932 frische Fälle	HÄMEL 1932 Rezidiv	MACLEOD 1931—1934	FELKE 1932—1935	WINKLER 1936	KRÜCKEBERG 1937
+-Kultur	55%	94%	80%	90,5%	96%	94%
+-Abstrich	100%	77%	64%	60%	26%	20%
	NEUMANN 1937	ERLER u. SCHMITZ 1938	ALBRECHT 1938	LEAHY u. WILSON 1938	GÖHRING aerob 1939	GÖHRING Neumann-Technik 1940
+-Kultur	95%	80%	97%	91,5%	65%	89%
+-Abstrich	37%	70%	57%	48%	61%	49%
	ENGLESON 1940	REYMANN 1941	MÜLHENS 1946/47			
+-Kultur	96%	96%	90%			
+-Abstrich	17%	62%	75%			

Daraus resultiert eindeutig die *Überlegenheit des Gonokokken-Kulturverfahrens gegenüber der mikroskopischen Abstrich-Diagnostik* bei den *chronischen Gonorrhoe-Erkrankungen*; die Nährbodenverhältnisse waren dabei unterschiedliche. Aus den sehr unterschiedlichen positiven Abstrich-Prozentzahlen dürfte der von ZIELER und HÄMEL besonders hervorgehobene Einwand einer mehr oder minder sorgfältigen Färbemethodik und Durchmusterung der Sekretabstriche als sehr wahrscheinlich berechtigt abzulesen sein.

Versuche dieser Art sind nach 1947, wahrscheinlich unter dem Eindruck der großen Erfolge der Chemotherapie der Gonorrhoe, nicht mehr durchgeführt worden.

B. Die Immunität bei der Gonorrhoe

Die im Handbuch von JADASSOHN von BRUCK geäußerte Ansicht, daß eine Infektiosität der Gonokokken nur für den Menschen besteht und Tiere eine angeborene Immunität gegenüber Gonokokken besitzen, ist nach den späteren, erfolgreichen experimentellen Versuchen über die Erzeugung einer Gonorrhoe-Infektion bei der weißen Maus (KIMMIG und WEISE) nicht mehr aufrechtzuerhalten. Die natürliche Immunitätslage der Tiere gegen Gonokokken-Infektionen ist auch durch neuere Versuche nochmals bestätigt worden. Sie erschwert das Angehen einer experimentellen Gonokokken-Infektion beim Versuchstier erheblich, macht sie aber nicht unmöglich. Das menschliche Serum dagegen verfügt über keinen angeborenen, ausreichenden Gehalt an spezifischen Gonokokken-Antikörpern und muß solche erst durch das Überstehen einer Gonorrhoe erwerben (erworbene Immunität). Einige Autoren nehmen auf Grund ihrer Beobachtungen doch eine bactericide Kraft gegen Gonokokken und damit eine natürliche Immunität des menschlichen Serums an (SAIG-RAJ-EFF, CROSTI, WIRKBERG). Wegen der geringen Zahl der Beobachtungen haben die geäußerten Ansichten wenig Beweiskraft.

SAIG-RAJ-EFF führt als Beispiel einen 27jährigen Mann an, der trotz wiederholten Verkehrs mit einer gonorrhoekranken Frau, die einen Freund infiziert hatte, in 8 Monaten nicht erkrankte.

CROSTI berichtet über eine vom Ehemann infizierte Ehefrau, in deren spärlichem, schleimigem Urethral- und Cervixsekret typische Gonokokken nachgewiesen wurden. Sie blieb unbehandelt (durch Behandlungsentzug); einen Monat später wurde sie nachuntersucht und weder klinisch noch mikroskopisch Zeichen einer Gonorrhoe entdeckt. Der von einer Gonorrhoe geheilte Mann nahm mit der Ehefrau den Verkehr wieder auf, ohne sich zu infizieren.

WIRKBERG fand bei fünf Personen, die klinisch, bakteriologisch und serologisch keine Gonorrhoe aufwiesen, eine ausgesprochene Bactericidie des Serums gegen Gonokokken. Auch NORGAARD berichtet über eine schwache, gonokokkentötende Wirkung des menschlichen Serums Gesunder, schon bei Kindern. Sie nehme bei bestehender Gonorrhoe schon nach 1—2 Wochen erheblich zu. SPINK und KEEFER (zit. nach NORGAARD) fanden im *Serum* bzw. *Plasma* des *gesunden Menschen* eine an das *Komplement gebundene, antigonokokkocide Kraft*, die kaum mehr nachzuweisen ist, wenn das Serum bzw. Plasma vorher erhitzt wurde oder Immunserum ohne Komplement zur Anwendung kam. Andere lehnten eine natürliche Immunität des Menschen gegen Gonokokken ab (SPITZER und ABDOOSH).

Nach WANIEK liegt bei der *Gonorrhoe* eine *immunologisch zweiphasige Erkrankung* vor. Die akute Gonorrhoe weise keine Antikörper im Serum auf, diese erscheine erst durch Reaktion des RHS-Systems ab 3./4. Woche. Zeitlich zusammen fällt damit das Auftreten von Leberfunktionsstörungen, die auch bei Gesunden durch parenterale Applikation von Gonokokken-Impfstoffen provozierbar seien.

Eine *lokale Immunität* bei der Gonorrhoe nahm W. R. JONES an, der durch histologische und bakteriologische Untersuchungen von Gonokokken verschonte, *lokale Immunisationszonen* nachweisen konnte.

Im Gegensatz dazu sei nach RANDALL und ORR jedes Gewebe durch Gonokokken befallbar; es bestehe *keine Gewebsimmunität*. Die Gonorrhoe sei keine lokale, sondern eine System-Erkrankung.

Die früheren Feststellungen, daß die empfänglichen Teile des Urogenitalapparates keine fixe Immunität gegen Gonokokken besitzen, bestätigte PELOUZE. Er bejahte ferner die Möglichkeit einer Superinfektion bei Gonorrhoe und führte folgendes Beispiel an:

Ein Gonorrhoiker infizierte seine Ehefrau. Auf ihren Schleimhäuten wären die biologischen Merkmale der Gonokokken so verändert worden, daß beim männlichen Partner wieder eine Super-Infektion erzeugt wurde.

Wiederholte Infektionen durch dieselben Gonokokken-Typen führten als Ergebnis hin- und herpendelnder Infektionen zwischen Ehepartnern bisweilen zu einem Keimträger-Zustand ohne alle Symptome. Eine solche, von einem Keimträger erworbene Gonorrhoe unterscheide sich gar nicht von einer Gonorrhoe, die von einem Kranken mit aktiver Infektion erworben wird.

Eine *passive Immunisierung* mit menschlichem *Anti-Gonokokken-Serum* hatte nach SZÉP keinen Einfluß auf die eitrige Sekretion bei komplizierten Gonorrhoen, sie erscheint aber bei akuten, fieberhaften Gonorrhoen mit mangelnder Immunitätslage angezeigt.

Die bactericide, speziell *gonokokkocide Wirkung* der *normalen Tierseren* ist bekannt. Sie wurde erneut für normales Meerschweinchen- und Kaninchenserum bestätigt (GORDON und HOYLE). Durch Serum-Inaktivierung bei 55° C verlieren diese Seren nicht nur ihre Komplementeigenschaft, sondern auch die bactericide Fähigkeit. Letztere sei gramnegativen Kokken gegenüber bestimmt durch das Zusammenwirken von Komplement und einem thermolabilen Faktor. Eine hohe in vitro-Bactericidie gegen Gonokokken hätten nach ABDOOSH, HAXTHAUSEN die normalen Sera vom Pferd, Schaf, Affen, Kaninchen und von Ziege, Katze und Ratte, nicht dagegen von der Maus. Mäuseserum verhielt sich wie Menschenserum.

Auf eine Mitteilung von SEGAWA sei noch verwiesen: er beobachtete bei normalen Kaninchenseren oft eine *Gonokokken* stark *agglutinierende Fähigkeit.*

C. Gonotoxin und Tierversuche

Über die *Endotoxine der Gonokokken* und *ihre Wirkungen auf Versuchstiere* (weiße Mäuse, Ratten, Meerschweinchen, Kaninchen) sind in der Vorsulfonamidära vielseitige und zahlreiche Versuche angestellt worden. Es interessierte vor allem die Frage, ob die an Tieren beobachteten Wirkungen als Ausdruck einer echten, angegangenen Infektion oder als reine Toxinwirkungen zu deuten sind. Die Allgemeinreaktionen, wie Temperaturabfall, Gewichtsverluste u. a., bis zum Exitus der Tiere, wie besonders die Lokalreaktionen nach Injizierung von Gonokokken-Suspensionen in das Peritonaeum weißer Mäuse (unter anderem Fieber, Milzschwellung), an Kaninchen (mit derben Schwellungen, Ödemen, Eiterungen, Abszedierungen), an Meerschweinchen (mit hämorrhagischer, eitriger Peritonitis), am Kaninchenauge (mit Conjunctivitiden, Eiterungen in der vorderen Kammer, Geschwürsbildungen, Hornhauttrübungen) hatten sich als Endotoxinwirkungen erwiesen. Echte Harnröhren-Infektionen bei Versuchstieren mit Gonokokken blieben stets erfolglos (s. JADASSOHN). Weitere Infektionsversuche an Hunden, Affen verliefen negativ (s. LUSZTIG).

Die Suche nach dem geeigneten Versuchstier wie nach den experimentellen Voraussetzungen für das Angehen einer Gonokokken-Infektion bei Tieren wurde nach 1930 fortgesetzt und mit der Entwicklung der Sulfonamid- und später der Antibiotica-Therapie zur Testung dieser Medikamente in vivo immer aktueller.

Erneute Versuche, Gonokokken-Blenorrhoen an Kaninchen durch Gonokokken-Überimpfung auf die Conjunctiva zu erzeugen, verliefen negativ (BELLO; CATULLO und RE; MILLER; SCHÄFER und WALTHER) auch nach vorbereitender Behandlung durch Scarifizierung (ALLISOV und FAIBITSCH), mit Galle (ROMANOW; RETZLAFF; E. M. LEWIN und M. J. FINK). Lediglich SCHERESCHEWSKY berichtet über Kaninchenerkrankungen (Lidschwellungen, Cornea-Trübungen) nach Vorbehandlung der Conjunctiva mit 25%iger Rindergalle und Infizierung mit einer Gonokokken-Aufschwemmung.

Conjunctivale wie vaginale Gonokokken-Infektionsversuche an Kühen, Schafen, Ziegen, Pferden (TRUSSELL u. MCNUTT) verliefen negativ. Lediglich bei Schafen entwickelt sich eine bilaterale, purulente Conjunctivitis, Gonokokken waren aber nicht nachweisbar. Bei den übrigen Tieren trat ein leichter, schnell abklingender, vaginaler Fluor — ohne Gonokokken — auf, wahrscheinlich durch Speculum-Reizung bedingt (TRUSSELL u. MCNUTT, STOCKMAYER u. SCHMITZ). Wurde bei Vaginal-Infizierungen dieser Tiere Gonokokken-Eiter älterer Gonorrhoe-Fälle benutzt, so kam es zu keinerlei Entzündungsreaktionen.

Am Meerschweinchen erzielten GRIMBERG und MUTERMILCH bei Injektion von Gonokokken-Reinkulturen und -Eiter in die Samenblasen eine Gonokokken-Urethritis und -Orchitis.

Alle erwähnten Autoren stellten eine *mehr oder minder ausgeprägte Immunitätslage der Versuchstiere* fest.

Die weiße Maus sollte nach TRUSSELL u. MCNUTT ein geeignetes Versuchstier für Gonokokken-Versuche, aber nur bei intraperitonealer Beimpfung sein. Hierbei scheint aber eine Endotoxinwirkung die krankhaften Erscheinungen zu bedingen, eventuell zum Exitus zu führen (SCHÄFER u. Mitarb.). Mit Keton vorbehandelte Gonokokken sollen nach BOOR und MILLER bei der Gonokokken-Infektion den Tod der Mäuse und Kaninchen verhindern. Diese Acetylierung mit Keton führe zur Gonokokken-Entgiftung.

Bei allen erwähnten Tier-Infektionen wären nicht die Gonokokken wirksam, sondern die *Endotoxine*; es käme nicht zur Infektion. STORER lehnt eine Endotoxinbildung der Gonokokken ab, während bei erfolgreichen i.p. Gonokokken-Infektionen bei der Ratte für die tödliche Allgemeinerkrankung mit Gonokokken in Leber, Milz, Bauchhöhle und im Herzblut Endo- wie Ektotoxine die Ursache bilden sollen (LUSZTIG). MORIMOTO konnte dagegen keine Endotoxine der Gonokokken nachweisen. Mit dem thermostabilen Endotoxin in Gonokokken-Filtraten konnte er ein positives Sanarelli-Schwartzmann-Phänomen auslösen.

Mit einem klar löslichen, durch Gonokokken-Autolyse dargestellten Gonokokken-Toxin konnte TALAT VASFI ÖZ an weißen Mäusen und Kaninchen lokale Nekrosen und zum Tode führende Intoxikationen erreichen; beim Menschen ergab eine i.c. applizierte Menge von 5 mg eine Quaddelbildung.

LENTZ und SCHÄFER erreichten bei weißen Mäusen und weißen Ratten mit keinem einzigen von 40 Gonokokken-Stämmen verschiedener Herkunft eine echte Infektion. Die mit 24stündigen Kulturen beimpften Tiere erkrankten und wurden getötet, sowohl durch eine Aufschwemmung lebender Gonokokken wie durch eine $^1/_2$ Std auf 60° C erhitzten abgetöteten Gonokokken-Suspension. Damit war erwiesen, daß die Tötung der Tiere nicht durch die Gonokokken, sondern wahrscheinlich durch Toxine eintrat. Schon wenige Stunden nach der i.p. oder i.v. Infektion der Tiere waren die Gonokokken noch nachweisbar.

Eine versuchte Herabsetzung der tierischen Abwehrkräfte durch Ausschaltung oder Schädigung des RES durch i.v. Injektion von kolloidalem Kupfer, durch Röntgenbestrahlung (LENTZ und SCHÄFER) oder durch vitaminfreie Ernährung (SCHÄFER und WALTHER) führte nach Gonokokken-Infizierung trotzdem zu keiner echten Infektion. Ebensowenig erfolgreich waren Gonokokken-Verimpfungen auf Hoden von Mäusen, Einträufelungen in die Conjunctiva und Nase. Bei den toten Tieren fanden sich keine mikro- und makroskopischen Organveränderungen.

Nach i.p. Gonokokken-Verimpfung an weißen Mäusen und weißen Ratten verschwinden die Gonokokken rasch; nach 24 Std findet man ein charakteristisches Zellbild mit wenigen, intraleukocytären Gonokokken und starker Aufblähung der Histiocyten des Gewebes.

Die *erste erfolgreiche Gonokokken-Infektion der weißen Maus* mit Tod der Tiere erzielten LEVADITI und VAISMAN durch ein *Mucin-Gonokokken-Gemisch* — es handelte sich um *amerikanisches Granularmucin* —, das i.p. verimpft wurde. Zu einem ähnlichen Resultat führten analoge Versuche von COHN und PEIZER mit bestimmten Gonokokken-Stämmen, die nach einer i.p. Applikation einer Gonokokken-Suspension mit Zusatz von 1% Glucose und 5% Mucin nach 24—48 Std zum Mäusetod führten. In der Bauchhöhle der getöteten Tiere konnten intra- und extracelluläre Gonokokken nachgewiesen werden. Durch vorherige Prontosil-Gaben war der Tod der Tiere zu verhindern.

Diese erfolgreichen Versuche führten zu Versuchen von HÄMEL mit *deutschem Mucin* bei *Meerschweinchen*, die durch vorausgegangene Vitamin A-freie Ernährung existenzgeschwächt waren. Alle Infektionsversuche mit A- und D-Gonokokken, Gonokokken-Eiter auf Conjunctiva, Vagina, Rectum, intraperitoneal, in die Lunge führten zu einem vollständigen *Mißerfolg*, wahrscheinlich durch das angewendete, andersartige Mucin bedingt.

Nach SCALTRITTI besitzt das Serum der meisten Laboratoriumstiere eine bei 57° C zerstörbare bactericide Wirkung auf Gonokokken. In dieser Tatsache sieht SCALTRITTI eine Erklärung für die langjährigen, mißlungenen Tierversuche. Die gonokokkociden Eigenschaften des Mäuseserums werden nach LANGE und SACHAROW bei i.p. Verimpfung einer Gonokokken-Mucin-Suspension durch das Mucin so deutlich gehemmt, daß eine gonorrhoische Erkrankung der Tiere möglich wird. Dagegen ist eine Mucinwirkung auf Kaninchen- und Meerschweinchenseren nicht nachzuweisen gewesen.

Einen weiteren Weg zur experimentellen Provozierung einer Gonokokken-Infektion der weißen Maus wies die von GOETERS und von KAPUSTO und KUZIN bei der Meningokokken-Infektion der weißen Maus angewandte *Eigelb-Aktivierungsmethode*. Das Erreger-Eigelbgemisch i.p. verimpft ließ nach kurzer Zeit massenhaft Meningokokken in der Peritonealhöhle, im Herz- und Schwanzblut auffinden.

Diese Methode wandten KIMMIG und WEISE für die *Provozierung* einer *echten Gonokokken-Infektion der weißen Maus* an. Benutzt wurde eine Mischung aus einem Eigelb, 5 ml Ascitesbouillon und 1 ml 10%iger Glucoselösung; diese Emulsion wurde vor der Verimpfung mit einer Aufschwemmung von Gonokokken in physiologischer NaCl-Lösung gemischt. Die geimpften Tiere starben zu 60—80% binnen 3 Tagen. Die Gonokokken waren bei der toten Maus in Bauchhöhle, Herzblut, Leber und Milz nachzuweisen, bei der lebenden, infizierten Maus nur in der Bauchhöhle und im Schwanzblut, nicht dagegen in der Blutbahn, in der Leber und Milz. Jüngere Gonokokken-Stämme erwiesen sich dabei virulenter als alte.

Wurde den infizierten Tieren innerhalb 6 Std Penicillin gespritzt, so wurden sie gerettet; später war der Tod durch Penicillingabe nicht mehr aufzuhalten. Daraus wurde der Schluß gezogen, daß der Tod der weißen Mäuse durch Endotoxine erfolgt, die beim Absterben der Gonokokken frei werden.

Mit diesen erfolgreichen Überimpfungen von Gonokokken auf Versuchstiere wurde die bis dahin allgemein vertretene *Auffassung von der obligaten Menschenpathogenität der Gonokokken* erschüttert und *widerlegt*.

Die Bedeutung dieses Überimpfungserfolges lag in der Eröffnung experimenteller Möglichkeiten für die Erprobung gonokokkostatischer bzw. gonokokkocider Chemotherapeutica in vivo.

D. Serologie der Gonorrhoe

Mit der Kenntnis von der Antikörperbildung des menschlichen und tierischen Organismus gegen Erreger von Infektionskrankheiten und mit zunehmender Erfahrung über die Vorgänge der Immunisierung bemühte man sich seit der Jahrhundertwende auch um die Erforschung der bei Gonorrhoikern im Blut auftretenden Gegenstoffe gegen die Gonokokken.

Die entwickelten serologischen Verfahren galten in erster Linie dem Nachweis dieser Antikörper und damit der diagnostischen Erkennung oder Bestätigung einer gonorrhoischen Infektion; in zweiter Linie der Beweisführung, daß diese Antikörper spezifischer oder doch weitgehend spezifischer Natur sind, was nur durch Isolierung oder Erkennung der spezifischen Gonokokken-Antigene möglich war. So kam es zur Entwicklung von Agglutinations- und Präcipitationsverfahren, die aber diagnostisch keine praktische Bedeutung erlangten, und der Komplement-Ablenkungsverfahren.

Nach 1930 ging es bei den Bemühungen darum, die Gonokokken-Antigene zu isolieren, spezifische Immunseren zur Diagnostik gonokokkenverdächtiger gewachsener Kolonien herzustellen, die Antigene aller Gonokokkenstämme, also aller eventuell vorhandener Gonokokken-Typen zu erfassen, um dadurch alle Voraussetzungen für eine breite serologische Erfassung aller, spezifische Antikörper bildenden Gonokokken-Erkrankungen zu haben. Es wurde versucht, einmal die Spezifität, zum anderen die Sensibilität der serologischen Nachweisverfahren zu steigern. Aber es war bald ersichtlich, daß das eine nur auf Kosten des anderen zu erreichen war, d. h. mit steigender Spezifität der Reaktion wurde ihre Sensibilität geringer, mit steigender Sensibilität nahmen die unspezifischen Reaktionsausfälle zu.

Die wesentlichen serologischen Reaktionen wie die Komplementbindungsreaktion, die Meinicke-Trübungs- oder -Klärungsreaktion, die Müller-Ballungs- oder die Müller-Oppenheim-Reaktion konnten zwar technisch verbessert werden, sie erlangten aber nicht die in allen Phasen der gonorrhoischen Erkrankung erhoffte Spezifität. Aus der vorliegenden Literatur ist ersichtlich, daß nach der erfolgreichen Behandlung der Gonorrhoe durch Sulfonamide und später Antibiotica alle diese serologischen Bemühungen zunächst ein Ende fanden.

I. Die Gonokokken-Antigene, die Präcipitation und Agglutination

Von früheren Versuchen, eine unterschiedliche Gonokokken-Antigenstruktur serologisch zu erfassen, seien erwähnt: die von JÖTTEN u. FRESE, die vier Gruppen (A, B, C, D) unterschieden, von denen A und B toxischer als C und D zu sein schienen, und die zwei Hauptgruppen von COOPER, die 71% der untersuchten 125 Gonokokken-Stämme akuter und chronischer Gonorrhoen ausmachten. Die Klassifizierung der Gonokokkenstämme aus chronischen Gonorrhoe-Fällen machten hierbei wegen der häufigen Degeneration der Gonokokken Schwierigkeiten. Durch übergreifende Reaktionen kann es bei der Typenbestimmung zu Irrtümern kommen. Im selben Sinne äußert sich REYN, die bei längeren Kulturpassagen oder längerer Aufbewahrung von Gonokokken-Stämmen eine Änderung ihrer Antigenformel beobachtet hatte. Das Antigen aller Gonokokken sei thermostabil, demnach sicherlich von Kohlenhydrat-, vielleicht auch von Lipoidnatur. Das typenspezifische, thermolabile Antigen wäre wahrscheinlich ein Protein.

Nur ganz frische Gonokokkenstämme seien zur *Herstellung typenspezifischer Sera* und der *typenspezifischen Substanz,* die bei Weiterzüchtung leicht verlorenginge, geeignet. Nur eine art- und gruppenspezifische Substanz bleibe erhalten (SCHMIDT). Nach LISOVSKAJA ist die Reaktion mit Gonokokken-Antigen keine rein spezifische, sondern eine Gruppen-Reaktion.

Frühere Befunde von CASPER und MUTERMILCH u. GRIMBERG, die aus *Gonokokken typenspezifische Polysaccharide von Haptennatur* isolierten, wurden von BOOR und MILLER bestätigt und ergänzt. Sie isolierten aus Gonokokken eine eiweißhaltige Fraktion P und ein Kohlenhydrat K, behandelten Kaninchen mit Gonokokken oder den P-Substanzen und erhielten *präcipitierende Sera.* Die P-Substanz der Gonokokken wurde von Anti-Gonokokken-, Anti-Meningokokken- und Anti-Pneumokokken-Serum präcipitiert, nicht dagegen von Anti-Catarrhalis-Serum.

Gruppenspezifische Reaktionen, die auf die proteinhaltige K-Substanz zu beziehen sein dürften, erhielten BOOR und MILLER, RAKE und SHERP.

UROMA gewann nach dem Verfahren CASPERs aus 30 verschiedenen Gonokokken-Stämmen typenspezifische Polysaccharide, von denen er auch Antisera vom Kaninchen durch Immunisierung mit Gonokokken herstellte. Durch die Komplementbindungsreaktion dieser Antisera mit den Polysaccharidlösungen als Antigen teilte er die 30 Gonokokken-Stämme in vier Typen ein: 60% vom Typus A, 23,3% vom Typus B, 10% vom Typus C und 6,7% vom Typus D.

Beziehungen zwischen den *Antigen-Eigenschaften der Gonokokken* und den *Blutgruppen* der *Gonorrhoiker* wollen KASAKOFF und TSCHUGUJEWA festgestellt haben. Zur Komplementbindungsreaktion mit Gonokokken-Lipoid-Extrakten als Antigenen verwandten sie Sera der Blutgruppen 0, A, B, AB. Demzufolge unterscheiden sie vier Gonokokken-Typen.

Gonokokken-Präcipitationsreaktionen mit einem thermostabilen, alkoholischen Gonokokken-Extrakt und Kaninchen-Anti-Immunserum erhielt HIRANO.

MAZEPORÁ erhielt mit einem nur gegen Gonokokken gerichteten Antigen aus Gonokokken-Filtrat einer Gonokokken-Bouillonkultur unter 3082 Seren von Gonorrhoikern oder gonorrhoeverdächtigen Personen in 443 Fällen nur eine Präcipitation und in 1332 Fällen eine Präcipitation und einen Komplementbindungsreaktionsausfall.

Bakteriologisch-diagnostisch interessant, aber praktisch ohne Bedeutung, war die Beobachtung von CASPER, daß *Gonokokkenkolonien typenspezifischer,* auf künstlichen Nährböden *gezüchteter Stämme* mittels der *Objektträger-Agglutination* unter Verwendung konzentrierter Sera zuweilen als *gemischtphasige Kolonien* erkannt werden konnten.

Über eine *Veränderung der Gonokokken durch Antiformin* berichtete KURODA. Danach agglutinierten sie mit dem eigenen Immunserum so deutlich, daß es wie eine Gonokokken-Agglutination aussah (grobkörnige, flockige Agglutination wie bei geißellosen oder begeißelten Stäbchenbakterien). Aus diesen Versuchen schließt KURODA, daß es nicht nur zwei immunisatorische, sondern überhaupt zwei Gonokokken-Typen gäbe.

Erwähnt sei noch ein besonderer klinischer Fall von akuter Urethral-Gonorrhoe mit drei Tage später folgender Gonokokken-Meningitis und Gonokokken im Liquor. Die Gonokokken agglutinierten nicht mit Anti-Meningokokkenserum, wohl aber mit Gonokokken-Rekonvaleszentenserum (MARWIN und WILKINSON).

Abschließend sei noch auf die von BORGEN beobachtete antikomplementäre Wirkung mancher Gonokokken-Antigene verwiesen. Er gibt ein Verfahren zur Gewinnung eines antikomplementärfreien Antigens an.

II. Die Komplementbindungsreaktion (KBR) bei der Gonorrhoe

Das Phänomen der *Komplementablenkung* (BORDET und GENGOU, zit. nach E. M. LEWIN) in menschlichen und tierischen Seren wurde nach seiner praktisch-diagnostischen Erprobung, vor allem bei der Lues (WASSERMANN und BRUCK), über den Nachweis komplementbindender Stoffe im Serum von mit abgetöteten Gonokokken aktiv immunisierten Tieren (BRUCK) auch für die Gonorrhoe-Diagnostik und damit für den Nachweis spezifischer Gonokokken-Antikörper im menschlichen Serum entwickelt. Im Laufe der Jahre wurde versucht, durch vielfache Modifikationen und Stabilisierung der antigenen Stoffe, durch Arbeiten mit aktivem bzw. inaktivem Serum, durch serologisch titrimetrische Auswertung des Komplements die Technik der Komplementbindungsreaktion (KBR) zu verbessern und dadurch die Reaktion spezifischer und empfindlicher zu gestalten. Es gelang aber nicht, öfter zu beobachtende, positive Reaktionsausfälle bei gesunden, und niemals bei gonorrhoisch erkrankt gewesenen Personen, bei anderen Erkrankungen, wie der Lues oder bei Anwesenheit des Mikrococcus catarrhalis in den Genitalsekreten auszuschließen.

Die vielen Arbeiten über diese Reaktion ergaben eindeutig, daß aus dem positiven Ausfall der KBR lediglich auf die Anwesenheit spezifischer Gonokokken-Antikörper im Serum des betreffenden Individuums geschlossen werden darf. Das sagt aber noch nichts aus über das Vorliegen einer akuten oder chronischen gonorrhoischen Erkrankung.

Die *Fällungsreaktionen*, wie die Meinicke-Klärungs-Reaktion (MKR) und die Müller-Ballungsreaktion (MBR), waren nach 1930 Gegenstand von Untersuchungen mit dem Ziel, sie empfindlicher und spezifischer zu gestalten. Ein entschiedener Fortschritt konnte nicht erzielt werden. Die Bedeutung dieser Reaktionen für die Gonorrhoe-Diagnostik ist kein größerer als die der KBR. Viele diesbezügliche offene Fragen sind unbeantwortet geblieben. Das Bemühen darum ließ mit dem Erfolg der Chemotherapie der Gonorrhoe allmählich nach.

1. Zur Technik der Komplementbindungsreaktion (KBR)

Die KBR WASSERMANNs ist durch die Arbeiten, vor allem von MÜLLER u. OPPENHEIM, BRUCK, COHN so modifiziert worden, daß sie unter bestimmten Voraussetzungen in manchen Stadien und für bestimmte Formen gonorrhoischer Erkrankungen zwar keinen diagnostisch beweisenden, aber doch einen hinweisenden Wert erlangt hat. Neben den *Inaktivverfahren* (Verwendung inaktiven Serums) wurden noch *Aktivverfahren* (Verwendung unvorbehandelten Serums und Fortfalles des Meerschweinchen-Komplements und Hammelblutamboceptors) entwickelt. Die Inaktivtechnik soll spezifischer, aber weniger empfindlich, die Aktivtechnik dagegen empfindlicher sein. Ihre unspezifischen Reaktionsausfälle, die öfter bestritten wurden, entsprechen dem der Inaktivtechnik (BRUCK).

Wesentlich für einen möglichst spezifischen Reaktionsausfall blieb die schon früher erkannte Forderung nach möglichst stabilen, einwandfreien Antigenen.

2. Antigene für die Komplementbindungsreaktion (KBR)

Für die Bereitung *spezifischer Antigene* nachteilig hält MARUYAMA ein zu langes Kochen der Gonokokken-Suspension; dadurch würde ihre komplementäre Wirkung abgeschwächt. Dagegen würde die Antigenität der Gonokokken-

Suspension für das Krankenserum erhöht. SCALTRITTI empfiehlt als vorteilhaft ein 10—15 min langes Kochen der Gonokokken-Suspension.

Wegen der ungenügenden Stabilität käuflicher Antigene verwandten DEBAINS und SCALTRITTI *selbstbereitete Antigene,* mit denen sie zuverlässigere und sichere positive Komplementbindungs-Reaktionen beobachtet haben wollen.

Die Mehrzahl der neueren Arbeiten unterstrichen die schon früher erhobene Forderung nach *polyvalenten Gonokokken-Antigenen* für die KBR. Lediglich VAN DER HOEDEN arbeitete mit einem *monovalenten Antigen,* mit dem er konstante und spezifische Reaktionsausfälle gesehen haben will. Mit *polyvalenten Antigenen* wurde die Spezifität der KBR gesteigert und die Zahl der positiven Reaktionen betrug 95—100% (BILBAO; BRUHNS; GOTO; WEISS und LLOYD). Die Anwendung einer polyvalenten Gonokokken-Suspension ohne konservierende Zusätze für die KBR soll eine größere Reichweite bei der Erfassung von Gonorrhoefällen haben (OLBRICH). Mit konservierenden Mitteln versetzte polyvalente Antigene verwandten GOLDSCHMID (Antiformin) und POPCHRISTOFF (Carbolsäure).

Aufbauend auf den Gonokokken-Kultivierungserfahrungen NEUMANNs verwandte WEZEL ein polyvalentes Antigen von A-, C- und D-Gonokokken-Stämmen im Verhältnis 10:10:3, das an 172 Gonorrhoe-Fällen geprüft bezüglich Reichweite und Spezifität dem Compligon und Cohn-Antigen überlegen gewesen wäre. Eine Ergänzung dazu teilten NEUMANN und ALTMEYER mit, daß bei Verwendung von A-Antigen die KBR bei D-Gonokokken-Infizierten in einem höheren Prozentsatz negativ ausfällt. Bei Frauen, die mehrere Gonorrhoe-Infektionen durchgemacht hätten, wäre der KBR-Ausfall weniger von der infizierenden Stammart abhängig.

Gonokokken-Extrakte als *polyvalente Antigene* wurden mehrfach angewendet und sollen gute Reaktionsausfälle der KBR ergeben haben: PRICE löste den HCl-fällbaren antigenen Anteil einer Gonokokken-Suspension in NaOH und konservierte durch Formolzusatz. Die positiven Resultate wären dadurch wesentlich verbessert worden. Analog dazu verwandte MINOR ein Gonokokken-Autolysat von 12 Stämmen als Antigen. SZÉP empfahl eine völlige Zerstörung der Gonokokkenleiber und isolierte ein *Polysaccharid-Antigen,* das dem Compligon überlegen gewesen wäre. Über geringe hohe Spezfiität und Empfindlichkeit der KBR mit einem Glucidolipido-Polypeptid-Antigen berichtet SAINT-PRIX. Gute Ergebnisse des KBR-Ausfalles mit einem Nucleoprotein-Antigen bei akuten und chronischen Gonorrhoen mit positivem bzw. negativem mikroskopischen Gonokokken-Befund sah LIN.

Von den käuflichen Antigenen ist nach PIEPER und WOLFFENSTEIN das *Compligon* dadurch von erheblicher Stabilität, weil es nur die hitzebeständigen Endo- und Ektotoxine und keine sonstigen Leibessubstanzen der Gonokokken enthält. Selbst nach 25monatiger Aufbewahrung sei es für die Durchführung der KBR ohne Beeinträchtigung seiner Spezifität noch verwendbar. Diese wurde geprüft durch i.c. Injektionen am Gonorrhoiker und durch die KBR bei Kaninchen.

Eine *Verstärkung der Empfindlichkeit* der *Gonokokken-KBR* erreichte BALBI durch die Kombination von *Compligon* mit *Lipoid* und *Phenolzusatz.*

Die schon früher durchgeführte Sensibilisierung des Gonokokken-Antigens nach GÜNSBERGER und FISCHER durch *Ricinusöl* bestätigten BRANDT, ZELLWEGER und NAGY: Durch Zusatz alkohollöslichen Ricinusöls zum Compligon konnte spezifisches Antigen eingespart und die Reichweite der KBR wie auch der Müller-Oppenheim-Reaktion erreicht werden (BRANDT). Dieses Verfahren wurde durch NAGY dadurch gering modifiziert, daß das Antigen mit Ricinusöl verdünnt wurde:

1 ml Compligon wurde mit 1 ml 0,2%iger Ricinusöllösung und nach 30 sec langem Stehen mit physiologischer NaCl-Lösung versetzt. Die Prüfung bei 700

Gonorrhoikern bestätigte lediglich die Verbesserung des in dieser Weise sensibilisierten Antigens. Dieses Antigen übertrifft weit das Cohn-Antigen (Hensellek).

Die Erhöhung der Empfindlichkeit der KBR durch Ricinusöl sensibilisiertes Compligon bestätigte erneut Zellweger. Fälle aller Komplikationen ergaben positiven Reaktionsausfall; bei reinen Schleimhauterkrankungen wäre aber die Reaktion wegen ihres zu häufigen negativen Ausfalls unbrauchbar. Parallel dazu nehme dagegen die Zahl der unspezifischen Reaktionsausfälle zu (mit Compligon alleine: 2,81%; mit Compligon + Ricinusöl 3,09% zweifelhafte oder schwach positive Reaktionen; die stark positiven Ausfälle verhielten sich wie 0,89:1,62).

Ein weiterer Weg zur *Steigerung der Sensibilität* des *Gonokokken-Antigens* wurde durch Zusatz von *Carbolglycerin* erreicht (Schmiemann).

Vergleichende Untersuchungen zur Herausfindung des für die Gonokokken-KBR geeignetsten Antigens wurden auch weiterhin mehrfach angestellt: Das *Compligon* wäre als Antigen überlegen dem Behring-Antigen (Krehnke), dem Cohnschen *Labopharma-Antigen* (Scheer; Jentsch und Zündel); gleichzeitig soll aber der Prozentsatz der unspezifischen Reaktionen beim Compligon größer sein als beim Cohn-Antigen (16,6:3,8%). Umgekehrt ergebe die KBR mit Cohn-Antigen nach Wezel mehr positive Reaktionsausfälle als mit Compligon (69,3 zu 35,9%). Nach Rosner wären das Oversche und das Crosti-Antigen spezifischer als das Compligon. Im Gegensatz zu Krehnke ergaben die Untersuchungen von Ruge und Reike bei der männlichen Gonorrhoe aller Stadien eine größere Breite der Gonorrhoe-Erfassung bei Verwendung von Behring-Antigen gegenüber Compligon bei fast gleich hoher Unspezifität (0,63:0,58%).

Übereinstimmende Ergebnisse in Höhe von etwa 70% bei *Anwendung von drei verschiedenen polyvalenten Gonokokken-Antigenen* (Compligon von Schering, von Dr. Laboschin, Berlin und Behring-Antigen) sahen Jötten und Frese. In 30% der Fälle waren die Reaktionsausfälle der KBR unterschiedliche. Deshalb wurde nochmals die Anwendung polyvalenter Antigene verschiedener Gonokokken-Typen gefordert.

Während Emanuel in 90% von 1200 geprüften Seren Übereinstimmung der KBR bei Verwendung von *Cutivaccine* nach Samberger-Feierabend als Antigen mit den Antigenen von Pasteur, Cohn, Crosti, Compligon beobachtete, hält Celiščeva eine Gonokokken-Vaccine als Antigen für völlig ungeeignet; letzterer erhielt mit einer wäßrigen Gonokokken-Suspension und Urotropin-Vaccine schon bessere Ergebnisse. Das von ihm geprüfte *Antiformin-Antigen* von Finkelstein in der Modifikation von Jaskalko ergab die besten Resultate (bei Gonorrhoe-Komplikationen 97/98% positive KBR-Ausfälle).

Das *Witebsky-Antigen* teilt nach Schmidt mit vielen anderen Gonokokken-Antigenen der KBR alle Vor- und Nachteile.

Torrey preist als beständig, hochempfindlich, sofort verwendbar und den *Antigenen von* Cohn, Kreuger und McNeil überlegen das gelöste formol-sensibilisierte Gonokokken-Antigen von Price.

Unspezifische Antigene für die Gonokokken-KBR wurden vereinzelt angewendet (Balbi, Ravkins). Balbi benutzte einen *Herzmuskelextrakt*, aus dem durch Adsorption an Aluminiumhydroxyd die mit Lues-Seren reagierende Substanz entfernt worden war. Dieses Antigen wäre dem Compligon kaum unterlegen und dem Fischer-Günsbergerschem, mit alkoholischen Olivenölextrakt sensibilisierten Compligon überlegen. Das von Ravkins aus Stierblutkuchen isolierte unspezifische Gonokokken-Antigen soll den sonstigen spezifischen Gonokokken-Antigenen gleichwertig sein.

Über vereinzelt gebliebene Versuche zum Nachweis des *Gonokokken-Antigens* in den *Ex- und Sekreten des Gonorrhoikers* berichteten SIENKIEWICZ (im Urin nach der Methode von LISOVSKAJA) und SCHAPIRO (im Urin und in den Genitalsekreten). Da der *Urin* oft antikomplementär wirkt, empfiehlt SIENKIEWICZ die Hämolyse-Hemmung durch 3%igen Sodalösungszusatz zu verringern. Als die bessere Methode empfehlen beide Autoren, ferner GAWALOWSKI und ČUPIK *Urethra* bzw. *Vagina* mit physiologischer NaCl-Lösung auszuspülen und in dieser Spülflüssigkeit den Gonokokken-Antigennachweis zu führen; man erhielte gute Ergebnisse.

FIORIO hält den Antigen-Nachweis im Urin für zu wenig spezifisch, ebenso im Genitalsekret, gut dagegen im Urethralsekret und *Sperma*.

Die Heranziehung *gonokokkenhaltiger Sekrete* zur *Antigen-Gewinnung* wurde in neueren Arbeiten mehrfach angeraten. Diese Antigene sollen spezifischere und feinere Ausschläge geben als die Antigenbereitungen aus Kulturgonokokken. So verwandten SEINMANN und AŠAVSKAJA *Eiter* der männlichen Urethra, FEYGEL und DOBROV *Cervixsekret*, das in einem sterilen Kölbchen, das für 24 Std der Portio übergestülpt wird, aufgefangen wurde.

Weiterverarbeitung dieses Cervixsekrets: Verdünnung des Sekrets mit Aqua destillata bis zur milchigen Trübung (1:20). Zu je 20 ml der Mischung werden 1—1,5 ml Antiformin zugegeben, danach 30—40 Min im Wasserbad auf 56 bis 60° C erhitzt. Nach 12—24 Std Kühlschrankaufenthalt Erhitzung zur Chloroform-Entfernung, deren letzte Reste nach erneuter mehrtägiger Kühlschrankaufbewahrung durch je 1 Tropfen 2%ige Hyposufitlösung auf 2 ml Emulsion entfernt werden. Einstellung auf p_H 7—7,2 mit Schwefelsäure.

Dieses Antigen hemmt erst bei 0,5 ml oder mehr und ruft keine Hämolyse hervor. Die Wirkungsdosis lag stets bei 0,02—0,01 in 5 ml physiologischer NaCl-Lösung.

Zusammengefaßt besteht nach wie vor die Forderung nach einem einheitlich gut befundenen, spezifischen polyvalenten Gonokokken-Antigen von hoher Stabilität, Spezifität und Empfindlichkeit für die Gonorrhoe-Komplementbindungsreaktion (KBR). Alle Sensibilisierungsversuche der verschiedenen Antigene steigerten zwar die Empfindlichkeit, steigerten aber meistens gleichzeitig den Grad der unspezifischen Reaktionsausfälle. Ein Vergleich zwischen den einzelnen Antigenen hätte nur dann Aussicht auf Herausfindung des bestgeeigneten Antigens, wenn die Technik der KBR einheitlich wäre und nicht dauernd Modifikationen der Methodik vorgenommen würden.

3. Die Gonokokken-Antikörper des Blutes

Die Fraktionierung der Serumproteine durch CO_2-Sättigung oder Salzfällung, z. B. mit Ammoniumsulfat, ergab, daß die spezifischen Gonokokken-Antikörper nicht in der Albuminfraktion, sondern *in der Pseudoglobulinfraktion* des *Serums* enthalten sind (REGINATO).

Da der Antikörpergehalt eines Gonorrhoiker-Serums wechselnd hoch sein kann, empfehlen WEISS und LLOYD unterschiedliche Mengen zwischen 0,1—2,0 ml als inaktives Serum für die Gonorrhoe-KBR anzuwenden. Auch bei den höheren Serumkonzentrationen wäre, besonders bei den Gonorrhoe-Komplikationen, die Spezifität der Reaktion sehr hoch, die Versagerquote klein, allerdings stiege dabei auch der Prozentsatz der Eigenhemmungen.

Die Verwendung von *Blut-Plasma* statt Serum *für die KBR* empfahl OBRTEL; er setzte die Reaktion mit Hirudinplasma und zwei Antigenen von COHN bzw. dem Pasteur-Institut in Paris an. Die Reaktionsausfälle ergaben mit aktivem

Plasma zu 30% stärkere positive Reaktionen als mit Aktiv-Serum, mit inaktivem Plasma in 25% stärkere positive Reaktionen als mit Inaktiv-Serum.

Zum Schluß sei noch ein Vorschlag CAPPELLIs erwähnt, der eine Steigerung der Spezifität, der Empfindlichkeit und Ausschaltung unspezifischer Reaktionsausfälle durch HCl-Fällung und Abzentrifugierung einer die KBR störenden Serumfraktion erreicht.

Weitere Autoren hielten *quantitative Auswertungsverfahren* für erforderlich. SÄUFERLIN empfahl steigende Serumdosen anzuwenden, HUHS riet zur *Komplementauswertung*, die z. B. bei Gonorrhoe-Verdächtigen ein feinerer Indikator wäre als die Original-KBR. SACHS forderte zur Steigerung der Schärfe der KBR bei Gonorrhoe eine Komplement-Titration und die Verwendung minimaler Komplementmengen; die Empfindlichkeitssteigerung der Reaktion könne durch Abänderung der Antigene erreicht werden. GIOLA sah einen Rückgang der Eigenhemmungen und der unspezifischen Reaktionsausfälle der Gonorrhoe-KBR durch Komplementbindung bei Eisschrank-Temperaturen (6 Std erforderlich), während SCHLIRF neben der Komplement-Austitrierung im Vorversuch und Einschaltung positiver und negativer Kontrollen eine Kälte-Wärmebindung des Komplements mit verlängerter Bindungszeit im Hauptversuch ausarbeitete und empfahl.

Eine erhöhte Sensibilität ohne Einbuße der Spezifität der KBR bei der Gonorrhoe konnten MILINSKA-SZWOJNICKA und RASZKES durch Verlängerung der Bindungszeiten des Serum-Antigengemisches von 1 auf 2 Std bei 37° C im Wasserbad erreichen. Die Sensibilitäts-Steigerung betrug mit Crosti-Antigen 38%, mit Over-Antigen 46,8%.

Auf einige *Besonderheiten des Reaktionsverlaufes der KBR* sei noch verwiesen:

1. Nach WITEBSKY und KLINGENSTEIN können *Gonorrhoe* und *Lues gleichzeitig* auftreten. Zum Nachweis ihrer spezifischen Antikörper im Serum ist *Kreuzabsättigung* der *entsprechenden Antikörper* durch die zugehörigen Antigene erforderlich.

2. Unter der Gonorrhoe-*Penicillintherapie* wird der *Gehalt des Serums* an *komplementbindenden Antikörpern* vorübergehend oder bleibend *verändert.* HENNEBERG sieht in der Überschwemmung des Körpers mit Gonokokken-Antigen im Beginn der Penicillinwirkung die Ursache für die je nach der Ausgangslage eintretende Verminderung (Neutralisation) oder Vermehrung (Stimulation) der nachweisbaren Antikörper.

3. Nicht Cubitalvenen- sondern *Cervixblut* für die Durchührung der Gonokokken-KBR empfehlen GRINER, JAKUBOWITSCH und WARFOLOMEJEWA. Der Reaktionsausfall wäre eindeutiger, trete früher auf und ergebe länger positive Resultate. Ein höherer Prozentsatz der Fälle wurde erfaßt. Eine Erklärung dafür könne wahrscheinlich in dem ausgiebigeren und ausgeprägteren Antikörpergehalt des infizierten Gewebes am Ort der Infektion gesucht werden.

Einen Nachweis der Gonokokken-Antikörper im Nabelblut von 12 Neugeborenen mit positiver KBR von Müttern mit positiver KBR führten GADRAT, GUILHELM und TAMALET.

4. Zur Aktiv-Technik

Trotz der Einfachheit der Reaktion hat sich dieses Verfahren gegenüber der KBR nicht durchgesetzt. Nach KOROL hat sie nur orientierenden Charakter.

Mit dem Aktivverfahren der Komplementbindungsreaktion führten KABELIK und ZDRAŽIL Untersuchungen bei Gonorrhoikern durch. Sie arbeiteten mit Kältebindung (sog. Eisschrankmodifikation) unter Verwendung von Komplement und Hämolysin der Kranken. Das benutzte Antigen war ein mit Phenolalkohol sensibilisiertes Cohn-Antigen. Dieses Verfahren soll sich für alle auf Eis arbeitenden Antigene eignen, die nur minimale antikomplementäre Eigenschaften haben.

Das Aktivverfahren gibt nach BACHMANN auch bei nicht komplizierten und frischen Gonorrhoefällen positive Reaktionsausfälle der KBR. Eine negative KBR beobachtete er überwiegend bei oberflächlicher, frischer Gonorrhoe. Bei 79 Gonorrhoikern aller Stadien mit 143 Blutproben fiel die Aktiv-KBR in 70% positiv aus.

Die KBR mit aktivem Serum in der Modifikation von BARBELLION und LEBERT ergab bei 238 Seren in 91,6% Übereinstimmung mit der klinischen Diagnose, bei den nicht an Gonorrhoe Erkrankten in 86% der Fälle.

Bei Vergleichsuntersuchungen des Inaktivverfahrens mit der Aktivmethode fand KOROL eine 87,3%ige Übereinstimmung, bei der Aktivmethode einen höheren Prozentsatz an positiver KBR. Er bezweifelt aber eine darin vielleicht anzunehmende größere Empfindlichkeit des Aktivverfahrens. Von einer größeren Empfindlichkeit der KBR mit aktivem Serum berichten VOJTA und STOLZOVÁ.

5. Die Eigenart der Komplementbindungsreaktion (KBR) bei der Gonorrhoe und wesentliche, den Reaktionsausfall bestimmende Faktoren im Verlaufe gonorrhoischer Erkrankungen

Die KBR bei der Gonorrhoe ist nach BRUCK eine weitgehend spezifische, nur mit spezifischen Gonokokken-Antigenen durchführbare Reaktion. Die Wa.R. bei der Lues ist dagegen eine unspezifischere Reaktion, da sie vor allem mit Lipoidextrakten luetischer wie normaler Organe als Antigenkomponente angesetzt wird. Der heute angewandte Nelson-Test, der mit neuen syphilitischen Antigenen durchgeführt wird, ist dadurch spezifisch und entspricht seiner Natur nach eher der Gonorrhoe-KBR.

Der variierende Komplementgehalt des Meerschweinchenserums beeinflußt wesentlich den Reaktionsablauf. Deshalb ist eine vorausgehende Komplementtitration erforderlich (THOMSON, HAMANN und PARK).

Der *Eigenkomplementgehalt* des *Gonorrhoikerserums* wird unter der Gonorrhoe vorübergehend gesteigert; er wird um den 14. Tag nach der Infektion nachweisbar und sinkt dann wieder ab (MARQUARDT). Dabei soll er auf unternormale Werte (MARQUARDT), dagegen nicht unter die Norm absinken (WENDLBERGER und VOLAVSEK). In diesem Zusammenhang stellten die beiden letzten Autoren fest, daß der serologisch austitrierte, normale Komplementgehalt des Erwachsenenblutes zwischen 0,025—0,037 ml liegt, bei verschiedenen Dermatosen keine Änderung erfährt, dagegen bei rheumatischen Arthritiden sehr niedrig sein soll. Leider gaben sie keine Vergleichszahlen zur gonorrhoischen Arthritis an. Leichte Komplementänderungen des Blutes sahen sie bei Einzelfällen von Malaria, Leukämie, Psoriasis vulgaris und einigen Luesfällen. Eine Bestätigung dieser Beobachtungen gaben SZÉP und AROKHÁTY. Ein negativer bzw. schwach positiver Komplementtiter ging bei ganz frischen Gonorrhoe-Fällen mit negativer bzw. schwach positiver KBR parallel. Normale oder verminderte Komplementwerte des Serums, wie sie auch nach Sulfonamidtherapie vorkommen können, gingen mit Positivwerden der KBR einher; blieb sie unverändert, so deutete dies auf einen chemotherapeutischen Mißerfolg hin. Bei zwei Fällen von Gonorrhoe-Arthritis wurden normale Komplementhöhen festgestellt.

Bei einer größeren Untersuchungsreihe konnte auch OLIN keine Herabsetzung des Serum-Komplementgehaltes bei weiblicher Gonorrhoe sehen, ferner daß die

Höhe des Komplementgehaltes des Blutserums den Krankheitsablauf nicht beeinflußt.

Eine *Steigerung der Empfindlichkeit der Gonorrhoe-KBR ohne Änderung der Spezifität* erreichten PERNET und SCHAAF mit einer abgeänderten Methodik durch genaue Abstimmung des hämolytischen Systems, durch Ermittlung der Reaktionszeit auf Grund des Verhaltens von Mischseren mit abgestuftem und bekanntem Hemmungsgrad und mit einem konstanten, lange haltbaren, aus frischen Gonokokken-Kulturen hergestellten Gonokokken-Antigen. Die Zahl der fraglich positiven KBR-Ausfälle war geringer als bei anderen Verfahren.

Bei komplizierten Gonorrhoe-Erkrankungen fanden KUNEWÄLDER und OPPENHEIM 97,5% richtige Resultate.

Nach den Untersuchungen der letzten 25 Jahre wird die *Spezifität* der *Gonorrhoe-KBR* wie folgt beurteilt:

Befriedigend (DÖRFFEL); von großem Wert (SPICCA); nahezu spezifisch, nur fraglich, wieweit die positive Reaktion noch vorhandenen, aktiven Gonorrhoe-Prozeß beweist (SCHOLZ, v. HEINER); von hoher spezifischer Bedeutung (LOMBARD und MAUBERT); streng spezifisch, besonders bei abgeschlossenen, gonorrhoischen Prozessen (KWIATKOWSKI und LEGEZYŃSKI); so empfindlich und so spezifisch, daß sie für die klinische Diagnostik bei Prostituierten-Untersuchungen empfehlenswert ist (JONA); in unklaren Fällen wertvoll, besonders bei Arthritis, Epididymitis, Iritis (SMOLKA und BREKENFELD); wertvoll, mit guter Sensibilität (90% positive KBR bei Gonorrhoe-Komplikationen) und guter Spezifität (95% negative KBR bei Nicht-Gonorrhoe-Erkrankten) (BONCINELLI); gut, wo die Diagnose negativ oder die Anamnese zweifelhaft ist, differentialdiagnostisch wertvoll bei Orchitiden, Adnex- und Gelenkerkrankungen (GERGELY); von größerer Spezifität als die Wa.R. bei der Lues (JOHN); die *Gonorrhoe-KBR* sei *keine spezifische*, sondern eine *Gruppen-Reaktion* (BIRNBAUM, OLIVER), weil positive KBR-Ausfälle auch mit unspezifischen Antigenen (von Meningo-, Mund-, Staphylokokken) und bei Meningitis epidemica im Blut wie Liquor, negative KBR auch nach Gonokokken-Vaccinebehandlung möglich seien.

Über die *Unspezifität der KBR* liegen folgende Ansichten vor:

Falsche positive KBR-Resultate in der Gravidität, bei seropositiver Lues, bei Infektionskrankheiten (LOMBARD und MAUBERT); bei Typhus (vier Fälle) und wenigen Pneumoniekranken, nicht aber bei nichtgonorrhoischen Erkrankungen der Gelenke, Epididymitis, Tumoren, Lebercirrhose, Herz- und Nierenkrankheiten, eitrigen Prozessen (GIGANTE); bei gesunden Erwachsenen mit negativem Wa.R. 7,5%, mit positiver Wa.R. 14% (SPICCA), 13,4—15,5% (JACOBY, WISHENGRAD u. KOOPMAN); Dagegen berichten über stets negative KBR bei Gesunden MEERSEMANN, bei gonorrhoefreien Personen KWIATKOWSKI und LEGEZYŃSKI. Letztere sahen bei Lues niemals *unspezifische Hemmungen der KBR* (!). Dagegen berichtet über solche NEUBERG, und zwar bei unkomplizierter Gonorrhoe 13%, bei komplizierter Gonorrhoe 2,5%, bei Nicht-Gonorrhoe-Kranken 4,3%, bei Lues 9% und bei Ulcus molle 7%; ferner SMOLKA und BREKENFELD in 3—5% von 1550 gonorrhoekranken Männern. Für einen hohen Grad der Unspezifität der KBR sprechen die Befunde von FRANCK, der etwa 50% negative KBR-Ausfälle bei männlichen und weiblichen Gonokokken-Trägern sah, die keine klinischen Symptome aufwiesen, ihre Partner aber infiziert hatten.

Nach KRUMEICH ergibt die *sensibilisierte KBR* nach SCHREUS und FÖRSTER, mit der weit *mehr Gonorrhoiker erfaßt* werden als mit der KBR, bei der Gonorrhoe *aber auch häufiger unspezifische Reaktionen.*

6. Die praktische Verwendung der Komplementbindungsreaktion (KBR)

Diagnostisch, prognostisch, therapeutisch und für die Beurteilung der Heilung

Die Komplementbindungsreaktion ist von *hoher Spezifität* und *Empfindlichkeit* und vor allem in den Fällen von Bedeutung, in denen nach dem vorliegenden klinischen Befund eine Gonorrhoe vorliegt oder in manchen Fällen auch klinisch nicht erkennbar ist, ferner wo die Anamnese und der bakteriologische Gonokokken-Befund versagen. In diesen Fällen ist die KBR diagnostisch wertvoll, hinweisend, aber nicht beweisend.

In den ersten Tagen einer frischen Gonorrhoe ist die KBR stets negativ. Die früheren Feststellungen über das erste Positivwerden der KBR bei der Gonorrhoe ab 3. Woche p.i., mit einer präserologisch negativen Phase von 3—14 Tagen, konnten später wiederholt bestätigt werden (KWIATKOWSKI und LEGEZYŃSKI; DÖRFFEL; SMOLKA und BREKENFELD; MARQUARDT; JOHN; JACOBY, WISHENGRAD und KOOPMAN; GERGELY). Nach ST. L. WARREN können bis zu 20 Wochen vergehen, ehe die KBR positiv wird.

Bei der örtlichen, oberflächlichen Schleimhaut-Gonorrhoe werden selten spezifische Antikörper gebildet, die KBR ist dann negativ (HECHT, ZOLLSCHAN). Für die Gonorrhoe, einschließlich der Komplikationen geben OSMOND und OLIVER einen positiven KBR-Ausfall von 50—100%, WALDEYER 80—90% an. Bei den unkomplizierten, akuten gonorrhoischen Prozessen werden Häufigkeitswerte der positiven KBR von 30—50% (KWIATKOWSKI und LEGEZYŃSKI, LWOW, BUDLOVSKY), für oberflächliche Gonorrhoen 50% (SMOLKA und BREKENFELD), 63% (MITANI), 60—70% (DÖRFFEL) und für die akute weibliche Urethral- und Cervix-Gonorrhoe 70% (BUDLOVSKY) angegeben. Für die einfache Schleimhaut-Gonorrhoe liegen nach JOHN diese Zahlen wesentlich niedriger als bei den chronischen Formen. Die geschlossenen gonorrhoischen Krankheiten, bei denen nach PRICE kaum eine oder gar keine Drainage, dagegen eine erhebliche Toxin-Resorption besteht, weisen meist eine stark positive KBR auf. Sichere offene Gonorrhoe-Fälle haben wegen guter Drainage und kaum oder keiner Toxin-Resorption eine negative KBR. Während MATHAR für akute, komplizierte Gonorrhoe-Formen nur 46,1% positive KBR-Ausfälle anführen, liegen die prozentualen Häufigkeitswerte bei den geschlossenen gonorrhoischen Krankheiten bei 70—80% (DÖRFFEL; HULL u. Mitarb.; JACOBY u. Mitarb.; VOJTA und STOLZOVÁ), teils über 80% (BUDLOVSKY, MITANI, RUEMPLER). Bei Reaktivierung kommt es bei latenter, KBR-positiver Gonorrhoe zu plötzlichem Anstieg der positiven KBR-Häufigkeitswerte (von 46,5—87,5%; VOJTA u. STOLZOVA). Die Tiefen-Gonorrhoe ging nach DÖRFFEL in 80—100% der Fälle mit positiver KBR einher. Bei gonorrhoischen Komplikationen (Epidymitis, Prostatitis, Spermatocystitis, Adnexitis) werden teils Zahlen um 80% (MATHAR), meist 90—100% (KWIATKOWSKI und LEGEZYŃSKI; BUDLOVSKY; DÖRFFEL; LWOW), bei der gonorrhoischen Arthritis bis fast 100% angegeben (KWIATKOWSKI und LEGEZYŃSKI; SMOLKA und BREKENFELD; MARQUARDT; LOMBARD und MAUBERT; JOHN; JACOBY u. Mitarb.; HEDÉN; GERGELY; BONCINELLI; SZWOJNICKA und ZAWODZIŃSKI; CH. WARREN u. Mitarb.).

Das Positivwerden einer vorher KBR negativ gewesenen, komplizierten Gonorrhoe oder die Verstärkung der positiven KBR setzt nach KWIATKOWSKI und LEGEZYŃSKI 6—8 Tage nach Komplikationsbeginn ein. Die positive KBR kann Monate, ja Jahre bestehen bleiben (GERGELY), kann allmählich schwächer werden (COHN). Bei gonorrhoischen Adnexitiden sahen SZWOJNICKA und

Zawodziński nach 6 Monaten 96,5%, bis zu 5 Jahren noch 73,8% und zwischen 5—10 Jahren noch 50% positive KBR-Ausfälle.

Positive, teils stark positive *KBR-Ausfälle wurden beobachtet:* bei einer Gonokokkämie mit maculopapulösem Exanthem (Rubinstone und Israel), bei Prostata- und Samenblasen-Gonorrhoe (v. Heiner), bei einer 15 Jahre nach Erstinfektion folgenden Pleuritis gonorrhoica mit positivem Gonokokken-Befund im Punktat (Meurer, Weiler und Kunz), bei Einzelfällen von tarsometatarsaler Arthralgie mit beginnender Arthritis gonorrhoica (Sanz Beneded), nach Arthritis gonorrhoica (Holböll) — hierbei war die KBR nach 7 Jahren positiv —, bei einer 19 Jahre später auf eine Vulvovaginitis gonorrhoica folgenden Arthritis gonorrhoica (Petersen), bei gonorrhoischen Panaritien mit spezifischer Lymphangitis und akuter Arthritis (Genner und Schultze), bei akuter, fieberhafter Arthritis gonorrhoica mit Endokarditis und Ulcerationen an den Pulmonalklappen (Berner), bei Gonorrhoe, teils mit Arthritis der Mutter und gonorrhoischer Ophthalmie der Neugeborenen (MacLennan: hier war auf der Höhe der gonorrhoischen Arthritis die KBR negativ, nach Besserung positiv) (Belland und Clements); häufig war die KBR positiv bei akuter und chronischer Polyarthritis gonorrhoica (Teisinger). Die Zahl der Fälle an gonorrhoischer Arthritis unter rheumatischen Gelenkaffektionen stieg in der Preßburger Klinik auf das Dreifache nach ihrer Diagnostizierung durch den positiven Ausfall der angestellten KBR (Tréger und Kutka).

Bei komplizierter Gonorrhoe ist nach Gadrat in 66%, bei alter Gonorrhoe in 83% der Fälle auch die *Liquor-KBR* positiv und kann es länger bleiben als die des Blutes (Lombard und Maubert). Dabei finden sich im Liquor keine cytologischen und chemischen Veränderungen.

In der *Urethral-Spülflüssigkeit* wiesen Gawalowski und Čupik die gonorrhoischen Antikörper mit der verfeinerten Calmette-Massalschen KBR nach. Die sehr spezifische und empfindliche Reaktion gestatte darin bei beginnender Gonorrhoe einen besseren Einblick in die Immunvorgänge als das Serum. Es wird eine lokale Bildung von Antikörpern in Schleimhaut und Lakunen angenommen.

Im *Cevix-Sekret* gonorrhoekranker Frauen konnten mit der KBR Gonokokken-Antikörper nachgewiesen werden, im *Prostata-Sekret* älterer Gonorrhoe-Fälle in 50% der Untersuchten (Schönfeld).

Im allgemeinen bleibt die einmal positiv gewordene Gonorrhoe-KBR während des ganzen Krankheitsverlaufes positiv. Nach Héden kann bei gonorrhoischen Komplikationen die positive KBR im weiteren Krankheitsverlaufe negativ werden und später wieder positiv umschlagen. Die Ursache sieht Héden in einer so starken Toxinbildung der Gonokokken, daß alle Antikörper vorübergehend gebunden und erst später, bei nachlassender Toxinbildung, wieder nachweisbar werden.

Bei *Persistieren der positiven KBR nach Schwinden der klinischen Erscheinungen* über 3 Monate hinaus (Kwiatkowski und Legezyński; Neuberg), länger als 1 Jahr (Cohn) muß ein *latenter Gonokokken-Herd* im Körper angenommen werden, nach Meersemann auch ein Rezidiv. Fröhlich und Jordan empfehlen dabei häufige serologische Untersuchungen und klinische und bakteriologische Sekret- bzw. Adnex-Untersuchungen. Auch Petschnikow und Zelischtschewa sind für lange Beobachtungen der KBR. Dörffel lehnt jedoch die positive KBR als beweisend für eine latente Gonorrhoe ab. Die KBR ist nach Price unbedingt dann anzuwenden, wenn unklare abdominelle Beschwerden, Gelenk-, Sehnenscheiden- und Iritis-Erkrankungen vorliegen.

Einen besonderen, sehr spezifischen Wert hat die KBR zur Erfassung *latent kranker Prostituierter.* Bei 74 Fällen unklarer Adnexerkrankungen fanden sich positive bzw. negative KBR-Ausfälle in 73% der Fälle in Übereinstimmung mit der Anamnese (JONA). JAUBERT konnte bei 144 Prostituierten 49 positive KBR-Ausfälle (25 schwach positiv, 24 positiv) feststellen, unter denen 14 Frauen seit mindestens 6 Monaten eine latente, bakteriologisch und klinisch nicht festzustellende Gonorrhoea cervicis hatten.

Für die *Beurteilung einer Ansteckungsfähigkeit* ist nach CHIAROTTI die *KBR wertlos*. Als Beweis führt er 98 Prostituierte an, von denen 52 eine positive KBR (18 mit positivem Gonokokken-Befund), dagegen 46 eine negative KBR (davon 17 mit positivem Gonokokken-Befund) aufwiesen.

Untersuchungen über den positiven Ausfall der KBR bei entzündlichen Genitalprozessen beobachtete KLAMARTSIK, der unter anderem bei 14 fiebernden *Wöchnerinnen 3*, bei 27 fieberhaften Fehlgeburten 6 positive KBR-Ausfälle sah. Über eine Abschwächung bzw. Unterdrückung der KBR im *Puerperium* wurde schon früher berichtet. Nach TAVELLA (zit. nach MÜNSTERER) soll die Gonorrhoe-KBR im Wochenbett diagnostische Beweiskraft haben. Er fand bei normalem Wochenbett 23%, bei subfebrilen 26% und bei pathologischen Fällen 52% positive KBR-Ausfälle.

Die Beurteilung eines gonorrhoischen Krankheitsverlaufes an Hand der Ausfälle der *KBR bei mit Gonokokken-Vaccine behandelten* Gonorrhoikern ist kaum möglich. Die positive KBR im Blutserum des Gonorrhoikers bleibt unter dem Vaccine-Einfluß länger positiv (LOMBARD und MAUBERT; RUMMO), Monate bis Jahre (GERGELY). Eine nach Gonorrhoe-Behandlung bereits wieder negativ gewordene KBR kann wieder positiv werden. Eine einzige, intramuskuläre Vaccine-Injektion kann nach KWIATKOWSKI und LEGEZYŃSKI zu einer 4—12 Wochen anhaltenden positiven KBR führen; nach SPICCA kann bei 1—10 Jahren vorher an Gonorrhoe erkrankt gewesenen Personen, die jetzt mikroskopisch und in der KBR negativ waren, in 50% der Fälle eine positive KBR beobachtet werden. Dieses Reaktivwerden der KBR ist an die vermehrte Anwesenheit spezifischer Serum-Antikörper gebunden, die 7—12 Tage nach einer Vaccine-Injektion auftreten (JOHN) und nach MITANI stets eine positive KBR auslösen. Wenn Vaccine-Vorbehandelte jedoch eine negative KBR und auch etwas später keine positive KBR aufweisen, dann ist auf eine mangelnde Gewebsreaktion und Antikörperbildung zu schließen; eine Gonorrhoe ist aber nicht auszuschließen (PRICE). Serologisch längere Zeit positiv bleibende Gonorrhoe-Fälle erfordern nach F. K. WALTER eine Vaccine-Therapie.

In diesem Zusammenhang sei auf Beobachtungen von GÖHRING verwiesen, der *nach Injektion von Staphylokokken-Vaccinen bei Menschen* ebenfalls eine positive Gonorrhoe-KBR des Serums sah.

Auch *Tierseren* können eine positive KBR aufweisen, wie sie nach i.p. Beimpfung von Ratten mit Gonokokken, Meningokokken, Mikrococcus catarrhalis, Staphylokokken und B. Coli auftrat (GÖHRING, BIRNBAUM). Die KBR blieb bei diesen Tierversuchen negativ, wenn Aolan zur unspezifischen Reizkörpertherapie injiziert wurde.

Mit den *biologischen Zusammenhängen* bei der KBR setzt sich EGERVÁRY auseinander. Seiner Meinung nach bedingen die Gonokokken-Zerfallsprodukte das Positivwerden der KBR. Beweisend für diese Auffassung sei der Umschlag der negativen KBR in eine positive Reaktion nach einer einzgen i.m. Injektion des Filtrates abgetöteter Gonokokken. Der *positive KBR-Ausfall* sei jedoch *an einen Schwellenwert des Gonokokken-Zerfalls gebunden*; bei unterschwelligen Mengen, wie sie für eine Urethritis gonorrhoica anterior, teils auch posterior angenommen wird, bliebe die KBR negativ. Demzufolge besage eine negative KBR, daß entweder keine Gonorrhoe vorliege, eine solche abgeklungen sei oder daß doch eine unterschwellige Gonorrhoe vorliegen könne. Auch NIKOLOWSKI berichtet über eine Abhängigkeit der positiven KBR von der Menge der zerfallenen Gonokokken bei gonorrhoischen Prozessen.

Der *Einfluß der Sulfonamid-Therapie auf* den Ausfall der *KBR* bei Gonorrhoikern war Gegenstand von Untersuchungen. Zwischen Therapieerfolg und Antikörperbildung soll kein Zusammenhang bestehen (Krehnke, Schaefer). Nach Marquardt ist der Komplementgehalt 3 Tage nach der Sulfonamid-Therapie kaum verändert, bisweilen sogar vermindert; er steige um den 14. Tag und sinke dann allmählich zur Norm ab. Diese Bewegungen des Serum-Komplementgehaltes sind durch Sulfonamide nicht zu beeinflussen. Eine frische, seronegative Gonorrhoe weise nach einer bis zwei Uliron-Kuren eine positive KBR auf, während bei länger bestehender Gonorrhoe der negative oder positive KBR-Ausfall therapeutisch von geringer Bedeutung sei. Eine unter der Uliron-Therapie bestehende positive KBR bleibe auch nach Absetzen des Mittels noch länger positiv (Marquardt). Das Positiv- oder Negativwerden der KBR unter einer Uliron-Behandlung sage nichts über Heilung oder Nichtheilung aus (Marquardt, Schaefer).

Ein *Mitgehen der Gonorrhoe-KBR bei Luetikern* mit *positiver Serum-Wa.R.* wurde in neuen Arbeiten bestätigt. Dies bedeute ein Hindernis für die Beurteilung der Gonorrhoe-KBR (Brandt). Durch Adsorption der Luesantikörper (nach d'Alessandro und Sofia) sei die Ausführung der Gonorrhoe-Immuno-Reaktion möglich. Durch Kreuzabsättigung mit Gonokokken- bzw. Lues-Antigen sei eine Identifizierung der Antikörper und damit eine differentialdiagnostische Deutung des positiven KBR-Ausfalles nach Walter und Warczewski, denen eine solche Antikörper-Trennung in 51 Fällen gelang, möglich.

Meneghini will bei unspezifisch positiven Resultaten der Wa.R. im Blut von Gonorrhoikern mit einem *Lipoidantigen aus Gonokokken* stets negative Ausfälle der KBR erhalten haben.

Der KBR-Ausfall bei 1000 Seren von Luetikern, Gonorrhoikern und Tuberkulose-Kranken mit der spezifisch sensibilisierten KBR nach Foerster-Schreus wurde von Schreus überprüft. Bei allen drei Infektionen kommt es zu einem schwachen Mitreagieren der KBR mit nicht spezifischen Antigenen. Bei gleichzeitg positivem Ausfall der Lues- und Gonorrhoe-KBR bleibt der Verdacht der Spezifität dann erhalten, wenn beide Reaktionen stark positiv ausfallen. Fällt dagegen die eine Reaktion stärker als die andere aus, so besteht Verdacht des *unspezifischen Mitreagierens.* Bei bestehender Lues gehe die Gonorrhoe-KBR leichter unspezifisch mit als umgekehrt.

Der Spezifitätsgrad der KBR bei der Gonorrhoe sei größer als der der Wa.R. bei der Lues (John). Unspezifische positive Gonorrhoe-KBR-Ausfälle bestimmte Packalén in 7,4% der Fälle. Nach Boncinelli ist die Gonorrhoe-KBR häufiger negativ bei positiver Wa.R. als umgekehrt.

Wichtig dürfte noch eine Beobachtung von Lombard und Maubert sein, die bei komplizierter Gonorrhoe *kein Mitreagieren* der *Lues-Wa.R. im Liquor* sahen. Fielen aber beide Reaktionen positiv aus, so läge gleichzeitig eine Gonorrhoe und Lues vor.

Bei der Frage nach dem *diagnostischen Wert der Gonorrhoe-KBR* muß man sich vergegenwärtigen, daß der positive Ausfall der Reaktion lediglich die Anwesenheit gonokokkenspezifischer Antikörper im Serum oder in einem anderen untersuchten menschlichen Substrat beweist. Sie ist jedoch kein Beweis für das Bestehen einer klinisch in irgendeiner Form verifizierbaren aktiven oder latenten Gonorrhoe. Sie ergibt, wie gezeigt werden konnte, Mitreaktionen mit anderen bakteriellen Antigenen bei anderen Infektionskrankheiten. Sie ist ferner noch eine Zeitlang positiv nach Ausheilung einer Gonorrhoe. Die *positive KBR hat lediglich diagnostisch hinweisenden, aber keinen beweisenden Wert.* Die negative KBR ist diagnostisch bedeutungslos.

Bei ganz frischen, unkomplizierten Oberflächen-Gonorrhoen ist die KBR meistens negativ. Dagegen weist ein mehr oder minder hoher Prozentsatz chronischer, besonders mit Komplikationen einhergehender Erkrankungsfälle eine positive KBR auf. In erster Linie handelt es sich um die gonorrhoischen Arthritiden, Adnexerkrankungen, Epididymitiden und Prostatitiden (Bestätigungen von HECHT, BARBELLION, POEHLMANN, BIANCHI, MITANI, GÖHRING und SCHAAF u. BURCKHARDT), daneben auch um unkomplizierte subakute und chronische gonorrhoische Genital-Urethral-Erkrankungen der Frau, seltener des Mannes. Bei darniederliegender Abwehrlage mit verminderter Antikörperbildung kann in manchen schweren, selbst komplizierten Gonorrhoe-Fällen die KBR negativ ausfallen. Einen diagnostisch wertvollen Hinweis liefert die nach klinischer Heilung über Wochen und Monate positiv bleibende KBR, die auf eine latente Gonorrhoe hindeutet.

Für die Untersuchung von Prostituierten hat die positive KBR Wert für die Erfassung latenter Infektionsquellen.

Die Ansichten über den *prognostischen Wert* der *Gonorrhoe-KBR* sind weiterhin geteilte. MITANI erkennt der KBR gar keinen, JOHN quoad sanationem nur einen geringen Wert zu. SMOLKA und BREKENFELD dagegen verweisen auf die günstige Prognose einer frühzeitig mit positiver KBR reagierenden Gonorrhoe. Ebenso sei das Schwächerwerden der positiven KBR bis zu negativen Werten nach klinischer Heilung prognostisch günstig (F. K. WALTER), ebenso wie eine nach klinischer Heilung nicht allzu lange anhaltende positive KBR mit negativem Gonokokken-Befund (SZÉP und AROKHÁTY). Ein Wiederpositivwerden einer bereits negativ gewordenen KBR während des Krankheitsverlaufes deutet auf eine bevorstehende Exacerbation der Gonorrhoe und ist ein prognostisch ungünstiges Zeichen (F. K. WALTER). Eine schlechte Prognose und schlechte Heilungstendenz haben nach DÖRFFEL länger bestehende Gonorrhoen und ihre Komplikationen mit negativer oder schwach positiver KBR.

Für die *Beurteilung der Heilung* einer *Gonorrhoe* hat die *KBR nur einen bedingten Wert.* Ein allmählicher Abfall einer vorher positiven KBR bis zu anhaltendem negativen KBR-Ausfall ist eine Bestätigung für eine klinisch bereits erfolgte Heilung (DÖRFFEL). Da aber in vielen Fällen die KBR noch Wochen positiv — 6 Wochen und mehr (MEERSEMANN; LOMBARD und MAUBERT), bis zu 3 Monaten und länger (SPICCA, SCHOLZ, COHN), ja selbst Jahre (ZOLLSCHAN; OSMOND und OLIVER; ST. L. WARREN) nach klinischer Heilung positiv bleiben kann, ist die Beurteilung einer latenten Gonorrhoe in Form eines schlummernden Herdes schwierig (NEUBERG). PRICE steht auf dem Standpunkt, daß eine länger als 2 Monate nach klinischer Heilung positiv bleibende KBR auf eine latente Gonorrhoe hinweise.

Als *Heilungstest* ist die *KBR unbrauchbar* (SMOLKA und BREKENFELD, MARQUARDT). Lediglich GERGELY steht auf dem Standpunkt, daß mit dem Schwinden der klinischen Symptome auch die KBR negativ wird. Bei geheilter Gonorrhoe ist nach KWIATKOWSKI und LEGEZYŃSKI nur in 69% der Fälle eine negative KBR zu beobachten.

Erschwert wird die Beurteilung des KBR-Ausfalles besonders dann, wenn 4—6 Wochen vorher eine Vaccine-Therapie erfolgte (WALDEYER).

Fest dürfte stehen, daß eine *negative KBR kein Beweis* für eine Gonorrhoe-*Heilung* ist (KWIATKOWSKI und LEGEZYŃSKI; F. K. WALTER) und daß eine *positive KBR nicht gegen* eine kurz vorher eingetretene oder noch ablaufende Gonorrhoe-*Heilung* spricht.

III. Die serologischen Flockungsreaktionen bei der Gonorrhoe (MKR II und MBR)

Vergleich ihres diagnostischen Wertes gegenüber der Gonorrhoe-Komplementbindungsreaktion (KBR)

Die *Meinicke-Klärungsreaktion (MKR II)* stellt nach BRUCK „eine wertvolle Ergänzung der KBR" dar. Nach VARALDO hat sie sich bei den tiefen lokalen Prozessen der Gonorrhoe oder ihren Komplikationen sehr gut bewährt und spricht oft an, wenn die klinisch-bakteriologischen Untersuchungsverfahren versagen. Bei akuter, oberflächlicher Gonorrhoe ist sie dagegen den klinischen und bakteriologischen Verfahren unterlegen.

Den Grad der *Unspezifität* gibt VARALDO mit 8,6% für die MKR II an, später ARISTOWA mit 1,33%. Nach BRONZINI hat die MKR II keinen übermäßigen diagnostischen Wert. Ein gleiches Urteil fällt DE PIETRI über die *Müller-Ballungsreaktion (MBR)*, die nach seinen Untersuchungen bei gonorrhoischen, aber auch serumbehandelten Kindern 80% positive Reaktionen, bei chronischen und latenten Blenorrhoen aber keinen sicheren Aufschluß gibt. FISCHER unterstreicht die besonderen Werte der Reaktion, die sehr empfindlich, aber auch spezifisch und leicht durchführbar sei. Die Konglobate wären im Serum wie im Liquor leicht zu erkennen.

Vergleichende Untersuchungen über *Empfindlichkeit* und *Spezifität* der *KBR, MKR II* und *MBR bei Gonorrhoe* sind öfter durchgeführt worden. Eine *weitgehende Übereinstimmung der KBR* und der *MBR*, auch mit dem klinischen Befund (NICOLETTI), bei akuter und chronischer Gonorrhoe in 87,7% (WEI-TING SUN), bei Einbeziehung auch der MKR II, besonders bei komplizierten Fällen in 97% (SCHRÖPL, ARISTOWA), konnte beobachtet werden.

VOGELSANG sah die KBR und MKR II bei 600 untersuchten Gonorrhoiker-Seren gleich spezifisch ansprechen; NICOLETTI beobachtete gleiche Empfindlichkeit zwischen KBR und MBR. FIORIO, SOSCIA sprachen sogar von einer Überlegenheit der KBR gegenüber der MBR, dagegen berichteten VOLAVSEK und HRAD von einer Überlegenheit der KBR gegenüber der MBR bei weiblicher Gonorrhoe und Gonorrhoe-Komplikationen, während es bei der männlichen Gonorrhoe umgekehrt gewesen sei.

Die *Mehrzahl der Untersucher* stellte jedoch Unterschiede fest, und zwar allgemein eine *größere Empfindlichkeit* der *Flockungsreaktionen bei gleichzeitig verminderter Spezifität* (SOLANA u. RUIZ-OCAÑA; HAAG, LOMINAGO, SCHLEIFF, SCHRÖPL, LEIPNER, AMBROGIO, BENDIXEN). Während BOAS und AMBROGIO in der größeren Empfindlichkeit der Flockungsreaktionen gegenüber der KBR übereinstimmen, hält BOAS die Flockungsreaktionen für ebenso spezifisch, AMBROGIO für gelegentlich unspezifischer als die KBR.

Eine Überlegenheit der MKR II gegenüber der KBR läßt HAAG nur für die unkomplizierten Gonorrhoen gelten; dagegen ist die Überlegenheit der MKR II und MBR bei akuter und chronischer Gonorrhoe (LOMINAGO), besonders bei Komplikationen wie einer gonorrhoischen Arthritis, Adnexitis und verborgenen Herden (SOLANA und RUIZ-OCAÑA) und eine große Überlegenheit der MKR II, besonders bei tiefergreifenden gonorrhoischen Prozessen (SCHLEIFF) festzustellen. Nach AMBROGIO sollen die MKR II und die Schlesmann-Reaktion bei deutlich lokalen und allgemeinen Erscheinungen versagen. Auf einen zeitlichen Unterschied in der Ansprechbarkeit der Reaktionen verweist ARISTOWA. Nach ihm gehen die positive MKR II und die positive MBR dem Positivwerden der KBR bei der Gonorrhoe voraus. Teilweise sind die Flockungsreaktionen positiv, die KBR negativ oder umgekehrt (FIORIO, BOAS, BENDIXEN).

Durch gleichzeitiges Anstellen mehrerer Seroreaktionen bei der Gonorrhoe werden mehr Gonorrhoe-Fälle erfaßt und die unspezifischen Reaktionen weitgehend ausgeschaltet (SCHRÖPL). Die MBR wäre in einem höheren Prozentsatz positiv und hätte den Vorzug, daß sie bei akuter Gonorrhoe keine unspezifischen Reaktionsausfälle aufweise (WEI-TING SUN).

Während nach LOMINAGO die MKR II und die MBR bei Gonorrhoe gleich gut ansprechen, der KBR aber überlegen sind, stellte SCHRÖPL fest, daß die Empfindlichkeit und Unspezifität der MBR größer sei als die der KBR; die der MKR II größer als die der MBR, aber erheblich größer als die der KBR.

Nach SCHLEIFF sind bei der Gonorrhoe-MKR II nur die stark positiven Reaktionsausfälle verwertbar; sie versagen aber vollständig bei gleichzeitig nebeneinander bestehender Gonorrhoe und Lues (SCHLEIFF, BRÜCKNER).

Abschließend sei noch auf Beobachtungen von HENSELLEK verwiesen. Danach besitzt die KBR — mit Ricinusöl sensibilisiertem Gonokokken-Antigen ausgeführt (*Modifikation* BRANDT) — eine höhere Empfindlichkeit, aber auch Unspezifität, besonders bei Gonorrhoe-Komplikationen, als die *Müller-Oppenheim-Reaktion*.

Zusammenfassend ergaben die *Vergleichsuntersuchungen*:

1. eine *größere Empfindlichkeit der Flockungsreaktionen* (MKR II, MBR) *bei* von der Mehrzahl der Untersucher festgestellten, *größeren Unspezifität der Reaktionsausfälle gegenüber der KBR.*

2. Die *KBR* ist *spezifischer als die Flockungsreaktionen*, und ihr praktischer Wert ist erheblicher als der der Flockungsreaktionen.

3. Die *serologische Erfassung* der *Gonorrhoe-Kranken* ist *um so größer, je mehr Seroreaktionen angestellt* werden; dadurch ist auch, weil nicht alle gleichzeitig unspezifische Reaktionen ergeben, der Prozentsatz der unspezifischen Reaktionen herabzudrücken.

4. Die *Seroreaktionen* sind bei den *tiefergreifenden Gonorrhoen,* besonders den *gonorrhoischen Komplikationen, in einem hohen Prozentsatz positiv* und haben hier diagnostischen, eventuell differentialdiagnostischen Wert.

E. Hautreaktionen bei der Gonorrhoe

Die *Cutisreaktion* (Intradermoreaktion = IDR) mit *Gonokokken-Antigenen* aus abgetöteten Gonokokken oder mit Gonokokken-Bouillonfiltraten wurde früher auf ihre diagnostische und prognostische Bedeutung untersucht. Trotz Verwendung polyvalenter Gonokokken-Impfstoffe waren die von den verschiedenen Autoren erhaltenen Ergebnisse so unterschiedlich und der Grad der Unspezifität der Reaktion so groß, daß BRUCK im entsprechenden Kapitel des Handbuches von JADASSOHN von 1934 den praktischen Wert dieser Methode bezweifelte. Eine besondere Empfindlichkeit der Haut gegenüber Gonokokken-Antigenen kann im Verlaufe gonorrhoischer Prozesse entstehen, aber auch gegenüber unspezifischen Stoffen. Ferner könnten auch bei einem hohen Prozentsatz von Gesunden positive Cuti-Reaktionen ausgelöst werden, was den Wert des Verfahrens einschränkt.

Über den Ablauf der IDR berichtete KŘEČEK. Mit einem Gonokokken-Antigen (200 Millionen Gonokokken/ml) beginne eine Rötung der Injektionsstelle nach 6—12 Std, erreiche ihr Maximum nach 24 Std und verschwinde bei negativen Fällen nach 48 Std, bei Vorliegen einer Gonorrhoe nach 3—4 Tagen. Eine mit Compligon durchgeführte IDR werde durch Grenzstrahlen verstärkt. Eine weitere Steigerung werde durch Kalium-, eine Abschwächung durch Calcium-Ionen erreicht.

Die *Urteile* über die *Brauchbarkeit der Cutireaktion* auf Grund späterer Untersuchungen sind folgende:

Eine „brauchbare Cuti-Reaktion für die Gonorrhoe sei nicht zu erwarten“ (VOHWINKEL); die IDR habe keinen (THOMAS und WALDEYER, BERTOLOTY und HERRAIZ) oder keinen sehr hohen diagnostischen Wert (DOMANSKI, ICHIKAWA); sie sei nicht spezifisch (VOHWINKEL; E. M. LEWIN und FINK; WISHENGRAD; JELINEK; KŘEČEK), als Kriterium für die Heilung unbrauchbar (WISHENGRAD). Von Bedeutung wären nur stark positive IDR-Ausfälle (DOMANSKI). Nach DMITRIEW wäre die IDR für die Praxis brauchbar, da sie bei fast allen Gonorrhoen und davon Genesenen positive Reaktionen ergebe; sie wäre nicht ohne Wert (KŘEČEK); für diagnostisch schwierige Gonorrhoe-Fälle von großem Wert (LIEBMANN), in der Compligon-Cuti-Reaktion anerkennt WERNSDÖRFER ein selten versagendes diagnostisches Hilfsmittel, das öfter positiv ausfiele als die Gonorrhoe-Sero-Reaktionen. Dagegen sah HOSCHEK mit Arthigon als Antigen bei Gonorrhoe eine positive IDR nur dort, wo vor Jahren eine Gonokokken-Vaccine gespritzt worden war. Nach BARBELLION und FELD stimme die IDR nach MUTERMILCH und GRIMBERG bei der Gonorrhoe mit der Klinik, Serologie und dem mikroskopischen Befund überein. Die erhaltenen Reaktionsausfälle bei der Compligon-IDR sind nur bei denselben Individuen während des Krankheitsverlaufes vergleichbar (ENGEL und VIGLIANI). Dagegen berichtet VOHWINKEL über einen fehlenden Zusammenhang mit der Klinik der Fälle bei Verwendung von *Gonokokken-Lebendvaccine* und von wahllosen positiven und negativen Resultaten bei Gonorrhoikern und Gesunden, wie sie von E. M. LEWIN und FINK auch mit *toxischen Gonokokkenfiltraten* beobachtet wurden. TSUCHIYA berichtet dagegen über eine 84,8%ige positive IDR bei Verimpfung von 0,1 ml eines 10- bzw. 25%igen *Ascites-bouillon-Gonokokken-Filtrates* bei Gonorrhoikern mit stärkstem Ausfall bei akuter Gonorrhoe zwischen dem 10.—15. Tage. Mit *Gonotoxin*-Verimpfungen bei akuten, chronischen und komplizierten Gonorrhoe-Fällen erhielt HABUTO mit positivem Gonokokkenbefund 66—85%, ohne Gonokokkenbefund 16—50% positive IDR.

Ein hoher Prozentsatz der Gonorrhoiker zeige eine positive Cuti-Reaktion; mit Compligon 93,5% positive (LIEBMANN; THOMAS u. BORING), 94,6% (WERNSDÖRFER); 75% (KŘEČEK); 62% (PROPPE und THURN). Für Nicht-Gonorrhoe-Kranke lagen die negativen Ergebnisse bei 92—94% (LIEBMANN; WERNSDÖRFER; THOMAS u. BORING). Dagegen will JELINEK, allerdings mit einer Mischvaccine aus Gonokokken, Staphylokokken, Bact. coli, Pseudo-Diphtheriebakterien bei gonorrhoefreien Fällen 40% positive ID-Reaktionen gesehen haben.

Bestätigt wurden frühere Befunde, daß durch die Verwendung von Compligon als Gonokokken-Antigen mehr positive ID-Reaktionen bei Gonorrhoikern ausgelöst werden als mit Gonokokken-Lebend- oder allgemeiner Gonokokken-Vaccine. IDR-Ausfälle mit *Gonokokken-Polysacchariden* ergaben bei Anwendung von 0,15 ml einer 1:1000 verdünnten Lösung keinen Fortschritt in der Spezifität der Cuti-Reaktion (DMITRIEV und DEMIDOVA; BARBELLION und FELD; PINETTI; ROSSETT).

In diesem Zusammenhang sei nebenbei erwähnt, daß von CASPER der Hauttest zur Reinheitsprüfung typenspezifischer Gonokokken-Polysaccharide mit besserem Ergebnis angewandt wurde als das chemische Verfahren.

Noch ungeeigneter als die *Gonokokken-Polysaccharide* zur Durchführung der *IDR* ist *Gonoprotein*, das noch mehr unspezifische Reaktionsausfälle auslöst (DMITRIEV). Der Versuch WANDERERS, eine spezifischere IDR mit bestimmten, biologisch aktiven Proteinen der Milch (Bonoprotein) zu erhalten, verlief negativ. Lediglich das Ausbleiben jeglicher Reaktion spräche gegen eine Gonorrhoe. Bei

Anwendung von *Nucleoprotein der Gonokokken* statt der intakten Gonokokken war der Reaktionsausfall der IDR nicht verändert.

Auch die Versuche von MAUELSHAGEN, eine Spezifitätssteigerung der IDR durch Verwendung von *Gonokokken-Extrakten* der *A-*, *C-* und *D-Stämme* im Sinne NEUMANNs zu erreichen, hatten wenig Erfolg. Die Anwendung von A- oder D-Vaccine zur IDR ließ keinen Spezifitätsunterschied im Reaktionsausfall erkennen. Bei *akuter Gonorrhoe* sprachen sie in 95,8% der Fälle an. Eine positive IDR mit A-Vaccine überdauerte die Heilungsphase, mit D-Vaccine wurde sie mit der Heilung negativ (82,2%); eine positive IDR mit A-Vaccine während der Beobachtungszeit weist auf ein Rezidiv.

Bei *Gonorrhoe-Komplikationen* soll die *IDR häufiger positiv* ausfallen als bei einfachen Gonorrhoen (KŘEČEK). Dabei kann die Hyperergie einer Anergie Platz machen, die nach Aklingen der akuten Erscheinungen wieder in eine Hyperergie zurückwechselt.

Einige Autoren interessierte noch die Frage über das *Wertverhältnis* der *IDR zur KBR*. Nach PROPPE u. Mitarb. und SCHREUS, WERNSDÖRFER ist die IDR der KBR überlegen; nach GUARDALI integrieren sich beide Reaktionen. Von Gleichwertigkeit der IDR und KBR bei der Gonorrhoe spricht DMITRIJEV. Durch die Umstimmung der Haut im Verlaufe einer Gonorrhoe sei es nach E. M. LEWIN, J. LEWIN, M. LEWIN und M. J. FINK erklärbar, daß die IDR oft positiv ausfalle, wenn die Seroreaktionen positiv wären.

Prognostischen Wert erkennen BERTOLOTY und HERRAIZ der IDR zu, besonders im Verlauf von gonorrhoischen Komplikationen.

Zusammenfassung

Die Cuti-Reaktion (Intradermoreaktion = IDR) hat weder durch die Anwendung von Gonokokken-Extrakten (statt Gonokokken), wie Compligon, noch Gonokokken-Polysacchariden, Gonokokken-Nucleoprotein, Gonokokken-Toxin eine solche Spezifitäts-Steigerung erfahren, daß eine wesentliche Verbesserung im Sinne einer weitreichenden diagnostischen Zuverlässigkeit bei Gonorrhoen aller Stadien und ihr stets negativer Ausfall bei nicht gonorrhoischen Krankheiten oder bei Gesunden erreicht wurde. Die *IDR hat lediglich* als integrierende Untersuchungsmethode *bei Gonorrhoe einen hinweisenden*, aber keinen beweisenden *Charakter*.

Literatur

ABDOOSH, Y. B.: Natural and immune bactericidins for the gonococcus. J. Hyg. (Lond.) **36**, 355 (1936). — ABESHOUSE, B. S.: Infections of the male urethra by gram negative cocci following abnormal sexual practices. Urol. cutan. Rev. **42**, 325—334 (1938). — ABRAMSON: Vergleichende Untersuchungen über die Blutsenkungsgeschwindigkeit und der K.B.R. bei Gonorrhoe. Zbl. Haut- u. Geschl.-Kr. **41**, 34 (1932). — ALBRECHT, E.: Die Gonokokkenkultur in ihrer Bedeutung für die Diagnose und für die Feststellung der Heilung. Veröff. Heeres-San.-Wes. H. **105**, 551—562 (1938). Zbl. Bakt., Ref. **129**, 371 (1938). — ALLISOV, P., u. M. FAIBITSCH: Experimentelle Blenorrhoe. Wratschebnoj Delo. Nr. 13—14 (1928). Zbl. Bakt., Ref. **96**, 145 (1930). — ALMADEN, P. J.: The mucoid phase in dissociation of the gonococcus. J. infect. Dis. **62**, 36—39 (1938). — ALMKVIST, J.: Beitrag zur Kenntnis der Möglichkeit einer langen Lebensdauer der Gonokokken im Organismus. Acta derm.-venereol. (Stockh.) **23**, 55 (1943). — AMBROGIO, A.: Alcune indagini sperimentali di confronto della seconda reazione di chiarificazione di Meinicke e della reazione di Schlessmann per la diagnosi della gonococcosi. Pathologica **28**, 544—553 (1936). — ANKER, C.: The clinical value of gonococcal culture for the diagnosis and control of gonorrhoea in woman. Acta derm.-venereol. (Stockh.) **27** (5), 439 (1947). — D'ANTONA, D.: Primi risultati con un nuovo terreno di coltura del gonococco, meningococco ed altri germi fragili. G. Batt. Virol. **21**, 664—667 (1938). — ARISTOWA, W.: Die Serodiagnostik der Gonorrhoe nach den Ausflokkungsmethoden. Sovet. Vestn. Vener. Derm. **3**, 642—648 (1934). Ref. Zbl. Haut- u. Geschl.-Kr. **49**, 642 (1935). — ASCH, P.: (a) L'importance de porteurs de gonocoques dégénérés dans la transmission de la blenorragie. Ann. Mal. vénér. **29**, 279 —283 (1934). — (b) Qu'est-ce que le gonocoque ? Ann. Mal. vénér. **30**, 721—726 (1935). — (c) Die Diagnose der Gonorrhoe und die atypischen Gonokokken. Schweiz. med. Wschr. **1938**, 934—937.

Bachmann, W.: Über die Brauchbarkeit der Hämagglutinationsreaktion bei der Serodiagnose der Syphilis und Gonorrhoe. Zbl. Bakt., I. Orig. **127**, 191 (1933). — Backofen, O.: Wirkung mitogenetischer Strahlen auf Bakterien ? Zbl. Bakt., I. Orig. **129**, 366 (1933). — Bailey, S. F.: A differential medium for the meningococcus and gonococcus. J. Bact. **34**, 645—656 (1937). — Balbi, E.: Richerche intorno ad alcuni metodi recenti per l'esecuzione della gonodeviazione. G. Batt. Virol. **22**, 131—143 (1939). — Balsamelli, Ph.: Milieux de culture vaccines pour l'isolement et la culture du gonocoque. Ann. Inst. Pasteur **55**, 249—254 (1935). — Bang, F.: Experimental gonococcus infection of chick embryo. J. exp. Med. **74**, 387—395 (1941). — Bang, O.: Myocarditis gonorrhoica. Ugeskr. Laeg. **1939**, 1285—1288 u. engl. Zus.fass. 1287—1288. Ref. Zbl. Haut- u. Geschl.-Kr. **66**, 65 (1941). — Barbellion, P.: (a) Valeur de la gono-réaction. Presse méd. **1934**, 1745. — (b) Stabilité morphologique du gonocoque. Procés. verb. ect. 35, Congr. franç. Urol. 819, 823 (1935). — Ref. Zbl. Haut- u. Geschl.-Kr. **55**, 597—598 (1937). — (c) Qu'est-ce que le gonocoque ? Ann. Mal. vénér. **30**, 241—257 (1935). — Barbellion, P., u. L. Feld: Intradermoreaktion nach Mutermilch und Grimberg mit den Gonokokkenpolysacchariden. C. R. Soc. Biol. (Paris) **121**, No 15, 1578 (1936). — Barbellion, P., et Lebert: Valeur actuelle de la gonoréaction. J. d'Urol. **35**, 97—107 (1933). Ref. Zbl. Haut- u. Geschl.-Kr. **45**, 664—665 (1933). — Barron, E. S. G., and C. Ph. Miller: Studies of biological oxidations. J. biol. Chem. **97**, 691—715 (1932). — Basnuevo, G. J.: Entnahme und Färbung des Materials zum Nachweis des Neißerschen Diplokokkus. Cron. med.-quir. Habana **58**, 410—415 (1932). Zbl. Bakt., Ref. 111, 442 (1933). — Beck, A.: Kulturelle Untersuchungen über die gramfreierscheinenden, gonokokkenähnlichen Bakterien in Abstrichen aus dem Urogenitaltrakt. Zbl. Bakt., I. Orig. **130**, 281 (1933/34). — Beck, C. H. E.: A new chocolate agar for culture of gonococcus. J. Lab. clin. Med. **23**, 415—416 (1938). — Becker: Pseudogonokokken. Thüringsche Dermatologen-Tagung in Jena 3.—4. Mai 1947. Ref. Derm. Wschr. **119**, 437 (1947). — Beek, C. H.: Über die spontane Heilung der Gonorrhoe beim Manne. Dermatologica (Basel) **87**, 307 (1943). — Belland, A. D. C., and P. A. Clements: Gonococcal polyarthritis in a new-born child. Lancet **1931 I**, 1349. — Bello, D.: Richerche sperimentali sull'immunitá naturale istogena della congiuntiva del coniglio contro lo pneumococco, il gonococco, il bacillo difterico. Boll. ocul. **17**, 816—840 (1938). Ref. Zbl. Haut- u. Geschl.-Kr. **62**, 178 (1939). — Bendixen, K.: A comparison of the Meinicke clarification reaction and the Müller conglobation reaction for gonorrhoea with the complement fixation test for gonorrhoea. Acta derm.-venereol. (Stockh.) **21**, 524—529 (1940). Ref. Zbl. Haut- u. Geschl.-Kr. **66**, 233 (1941). — Bergamasco, A.: Nuova reazione multipla, specifica per la sifilide, per la gonorrea e per la tubercolosi, in cui come mezzo indicatore viene usata la relocità di sedimentazione delle emazie. Dermatologica (Basel) **94**, No 5/6, 265 (1947). — Bernstein, L. H. T.: Capsulation of neisseria gonorrhoeae. Proc. Soc. exp. Biol. (N.Y.) **46**, 700—703 (1941). — Beron, B.: Über entferntere Komplikationen der Gonorrhoe. Bulg. Klin. **5**, 257—276 (1933). Ref. Derm. Wschr. **98**, 43—44 (1934). — Bertoloty, R., u. L. Herraiz: Gleichlaufen von Schwankungen der Hautempfindlichkeit. Antikörpergehalt und Immunität beim Verlaufe eines Trippers. Act. dermo-sifiliogr. (Madr.) No 6, 551 (1936). Ref. Derm. Wschr. **103**, 1004 (1936). — Bianchi, G.: La gonoreazione quantitativa. G. Batt. Virol. **15**, 553—570 (1935). — Bilbao, R.: Die Komplementbindungsreaktion mit Gonokokkenantigen. Ars. Med. (Barcelona) **6**, 133—136 (1930). Ref. Zbl. Haut- u. Geschl.-Kr. **36**, 101 (1931). — Birnbaum, G.: Zur Frage der Spezifität der Komplementbindungsreaktion bei Tripper. Derm. Wschr. **101**, 1503—1506 (1935). — Blaich, W.: Reaktive Vorgänge im Harnröhrenepithel als Partialfunktion immunbiologischen Geschehens. Arch. Derm. Syph. (Berl.) **183**, 396—413 (1942). — Bleier, A., u. M. Kaplan: Beitrag zur Methodik der Provokation bei der weiblichen Gonorrhoe (nebst Bemerkung zur Biologie des Gonokokkus). Derm. Wschr. **106**, 471—476 (1938). — Boari, D.: Su di un nuovo terreno di cultura per Neißeria gonorrhoea. Arch. ital. Derm. **15**, 133—137 (1939). — Boas, H.: Untersuchungen über die Meinicke-Klärungsreaktion und die Müller-Ballungsreaktion bei Gonorrhoe. Hospitals tidende **1936**, 533—536 . Ref. Zbl. Haut- u. Geschl.-Kr. **54**, 705 (1937). — Böhmig, R.: Unspezifische chronische Meningitis oder Meningitis gonorrhoica. Beitr. path. Anat. **102**, 522—529 (1939). — Boncinelli, U.: Osservazioni sulla reazione di deviazione del complemento nella blenorragia. Dermosifilografo **9**, 473—492 (1934). — Bonnefoi, A., I. Graber et L. le Minor: Vaccinotherapie et sérotherapie antigonococciques. Ann. Inst. Pasteur **3**, 286 (1947). — Boor, A. K.: Astudy on bacterial proteins with special consideration of gonococcus and meningococcus. J. exp. Med. **59**, 63—74 (1934). — Boor, A. K., and C. Ph. Miller: Action of ketene on gonococcus and meningococcus. Proc. Soc. exp. Biol. (N.Y.) **40**, 512—514 (1939). — Borgen, L. O.: Gonococcus antigen possessing excessive anticomplementary activity. Acta path. microbiol. scand. XXXVII, 1, 14, (1955). Zbl. Bakt., Ref. **162**, 156 (1957). — Borisoowskij: Über die Dauer der Inkubationszeit beim Tripper. Derm. Wschr. **90**, 524 (1930). — Bradford, W. L., and R. Titsler: Experimental gonococcal infection in the chick embryo. Proc. Soc. exp. Biol. (N.Y.) **34**, 241—242 (1936). — Brandt, R.: (a) Rizinusöl als Verstärkungsmittel serologischer Reaktionen, besonders der Komplementbindung bei Gonorrhoe. Klin. Wschr. **1935**, 1212—1213. — (b) Die serologische Diagnose von Gonorrhoe und Tuberkulose bei bestehender seropositiver Lues. Wien. klin. Wschr. **1936**, 775—777. — Branham, S. E.: Gonococci meningitis. J. Amer. med. Ass. **110**, 1804 (1938). — Brill, E. H.: Beobachtungen und Erfahrungen bei Urethritis non gonorrhoica. Derm. Wschr. **114**, 369—376 (1942). — Bronzini, M.: Contributo alla diagnosi sierologica della infezione gonococceia con la Go. M.K.R. II. Rif. med. **1935**, 1063—1067. — Brown, J. H., and M. L. Koch: A transport agar medium for growing Neißeria gonorrhoeae. J. Bact. **57**, 574 (1949). — Bruck, C.: (a) Immunität bei Gonorrhoe. In Handbuch der Haut- und Geschlechtskrankheiten von J. Jadassohn, Bd. XX/1, S. 163—177. Berlin 1934. — (b) Serodiagnose der Gonorrhoe. In Handbuch der Haut- und Geschlechtskrankheiten von J. Jadassohn, Bd. XX/1, S. 172—180. Berlin 1934. — (c) Hautreaktionen bei Gonorrhoe. In Handbuch der Haut- und Geschlechtskrankheiten von J. Jadassohn, Bd. XX/1, S. 195—199. Berlin 1934. — Brückner, M.: Beitrag zur Müllerschen Ballungsreaktion auf Tripper und Tuberculose. Derm. Wschr. **101**, 995—1001 (1935). — Bruens, E.: Schaffung sulfonamidresistenter Trippererkrankungen durch positive Auslese der Gonokokken? Med. Klin. **1946**, H. 46, 187. — Bruhns, C.: Was ist von der modernen Gonorrhoe-Komplementbindungsreaktion in theoretischer und praktischer Beziehung zu halten? Z. ärztl. Fortbild. **30**, 438—439 (1933). — Bucura, C.: Ein Beitrag zur Serologie der Gonorrhoe. Wien. klin. Wschr. **1930**, 1405—1406. Budlovsky, G.: Die klinische Verwertbarkeit der Komplementbindungsreaktion für Gonorrhoe. Med. Klin. **1933**, 1716—1718. — Burger, W.: (a) Zur Erfassung der Ansteckungsquellen und zur Frage der Feststellung der Heilung beim Tripper des Weibes. Derm. Wschr. **1938 II**, 1005—1016. — (b) Über Gonokokkenträger. Arch. Derm. Syph. (Berl.) **178**, 562—569 (1939). — Burkardt, H.: Über das Vorkommen von Agressinen bei Gono- und Meningokokken. Z. Immun-Forsch. **83**, 297—303 (1934). — Buschke, A., u. E. Langer: Über die Lebensdauer und anaerobe Züchtung der Gonokokken. Dtsch. med. Wschr. **1921**, Nr 3, 65—67.

Camaron, G. M., and R. Casles: Techniques aiding efficiency and speed in gonococcus culture work. Amer. J. Syph. **30**, 381 (1946). — Campos Martin, R.: La reaccion de fijacion del complemento en la blenorragia y sus complicaciones. Ars Med. (Barcelona) 8, No 80 (1932). Zbl. Bakt., Ref. **109**, 484 (1933). — Canuto, A.: A zione della microflora concomitante sulla Neisseria gonorrhoeae. G. Batt. Virol. **24**, 35—62 (1940). — Cappelli, E.: Applicazione della tecnica di Auguste alla reazione di deviazione del complemento per la blenorrhagia. Diagn. e Tecn. Labor. **11**, 343—350 (1940). Zbl. Bakt., Ref. **140**, 386—387 (1941). — Carle u. Lebeuf: Klinische und bakteriologische Erwägungen über den Gonokokkus. Ann. Mal. vénér. **30**, No 12, 881 (1935). — Carpenter, C. M.: (a) Studies on the physiologic effects of fever temperatures. The thermal death time of Neisseria gonorrhoeae in vitro. With special reference to fever temperatures. J. Lab. clin. Med. **18**, 981—990 (1933). — (b) The diagnosis of gonococcic infection in the male. J. Amer. med. Ass. **109**, 1428 (1937). — (c) A comparison of the results of the smear and cultural methods for the diagnosis of gonococcal infections in adult females. Amer. J. Syph. **22**, 55—58 (1938). — Carpenter, C. M., R. A. Boak and S. L. Warren: The thermal death time of the gonococcus at fever temperatures. Amer. J. Syph. **22**, 279—285 (1938). — Carpenter, C. M., and R. S. Westphal: The problem of the gonococcus carrier. Amer. J. publ. Hlth **30**, 537—541 (1940). — Carpenter, C. M., et al.: Evaluation of twelve (12) media for the isolation of the gonococcus. Amer. J. Syph. **33**, 164 (1949). — Casper, W. A.: (a) The preparation of the typespecific carbohydrates of gonococci. J. Immunol. **32**, 421—439 (1937). — (b) The serological classification of gonococci by comparative agglutination. J. Bact. **34**, 353—379 (1937). — (c) Degeneration and variation of gonococci. J. Bact. **36**, 111—131 (1939). — (d) Morphologic and cultural behavior of the gonococcus in the "carrier". Amer. J. Syph. **26** (5), 614—628 (1942). — Catullo, F., e C. Re: L'allergia gonococcica. Recerche sperimentali. G. Batt. Virol. **21**, 724—740 (1938). — Celisceva, A.: Vergleichsbewertung der Antigene in der Reaktion bei Gonorrhoe. Sovet. Vestn. Vener. Derm. **2**, 212—216 (1933). Ref. Zbl. Haut- u. Geschl.-Kr. **46**, 263 (1933). — Chatavner, A. I.: Über den Antagonismus der Gram-positiven Diplokokken und der Gonokokken in vitro. Urologiya **17**, No 2, 89—93 (1940). Ref. Zbl. Haut- u. Geschl.-Kr. **67**, 201—202 (1941). — Chiarotti, C.: Gonodeviazione e contagiositá della donna. G. Batt. Virol. **21**, 419—430 (1938). — Ch'in, T. L.: (a) Influence of color filters on photodynamic action of fluorescent dyes on gonococcus. Proc. Soc. exp. Biol. (N.Y.) **38**, 697—700 (1938). Zbl. Bakt., Ref. **131**, 502 (1938). — (b) Cultivation of gonococcus in tyrodeserum mixtures. Proc. Soc. exp. Biol. (N.Y.) **41**, 150—151 (1939). — (c) Cultivation of gonococcus from urinary sediment of patients with acute and chronic gonorrhea. Chin. med. J. **53**, 227—232 (1938). Ref. Zbl. Haut- u. Geschl.-Kr. **59**, 700 (1938). — Christiansen, W.: (a) Der Versand gonorrhoe-verdächtiger Sekretproben für das Kulturverfahren auf Gonokokken. Derm. Wschr.

116, 114—120 (1943). — (b) Die Notwendigkeit des Kulturverfahrens für den Gonokokkennachweis. Klin. Wschr. **1938 II**, 1165—1166. — CHRISTIANSEN, W., u. H. BECKER: Die grundsätzliche Anwendung des Kulturverfahrens für den Nachweis von Gonokokken. Münch. med. Wschr. **1938 I**, 990—993. — CLAUSEN, O. G.: Paper chromatographic investigations of the two gonococcic antigen preparations, the one alcoholcontaining, the other aqueous. Münch. med. Wschr. **1938 I**, 18—20. — CLEMENTS, P. A.: Need for repeated microscopical test in gonorrhoea. Brit. med. J. **1955**, No 4955, 1540—1541. — CLEMENTS, P. A., and J. O. OLIVER: A new method for the management of gonorrhoea. Brit. J. vener. Dis. **9**, 147—172 (1933). — COHN, A.: (a) The importance of bacteriologic cultures for the diagnosis of gonococcal vulvovaginitis and proctitis in children. Amer. J. Syph. **20**, 623—629 (1936). — (b) The gonococcus complement fixation test. J. Lab. clin. Med. **22**, 627—637 (1937). — (c) Notes on the microscopic diagnosis and cultural differentiation of the gonococcus. J. Lab. clin. Med. **24**, 986—988 (1939). — COOPER, K. E.: Laboratory examinations for gonococcal infection in the female. Brit. J. vener. Dis. **26**, 16—22 (1950). — COPPOLINO, A.: La cultura del gonococco dal sangue mestruale sulle piastre A-C-D di Neumann. G. ital. Derm. **80**, 785—798 (1939). — CORBUS, B. C.: (a) Intradermal immunization in gonorrhea, an experimental and clinical report. J. Amer. med. Ass. **98**, 532—537 (1932). — (b) A skun test for diagnosis of gonococcus infections. J. Urol. (Baltimore) **35**, 112—125 (1936). — CRAMPON, P.: La gono-réaction au sérum frais. C. R. Soc. Biol. (Paris) **118**, 1533 (1935). — CROSTI, A.: Portatori do gonococco ed immuni da blenorrhagia. Boll. Sec. region. Soc. ital. Derm. No 3, 331—332 (1937). — CUTINELLI, C.: Ricerche sul metabolismo del gonococco. Boll. Ist. sieroter. milan. **20**, 391—396 (1941). Ref. Zbl. Haut- u. Geschl.-Kr. **69**, 42—43 (1943).

D'ALESSANDRO, G., u. F. SOFIA: Beitrag zur Kenntnis der Witebsykschen Bestätigungsreaktion bei Syphilis. Z. Immun.-Forsch. **83**, 478—489 (1934). — DEAKIN, R.: The Corbus-Ferry gonococcus bouillon-filtrate. J. Amer. med. Ass. **107**, 954—956 (1936). — DEBAINS, E.: Gono-réaction. Antigêne. Technique. Résultats. Procesverb. etc. **34**. Congr. franç. Urol. 1934, p. 428—431. Ref. Zbl. Haut- u. Geschl.-Kr. **52**, 395 (1936). — DEGAN, E.: Ein Fall von Gonokokkenseptikämie nach Verletzung der Haut. Clujul. med. **17**, 28—31 u. dtsch. Zus.fas 51 (1936). Ref. Zbl. Haut- u. Geschl.-Kr. **53**, 577 (1936). — DELBECK, K.: Über gonorrhoische Myelitis. Derm. Z. **76**, 86—96 (1937). — DELBOVE, P.: Note sur un neisseriacée isolée par hémoculture au cours d'états infectieux post-partum. C. R. Soc. Biol. (Paris) **131**, 51—53 (1939). — DEMSKAJA, V. E.: Resultate der Laboratoriumsuntersuchungen bei der antigonorrhoischen Chemotherapie. Urologija (Moskau) **17**, Nr 3, 52—57 (1940). Ref. Zbl. Haut- u. Geschl.-Kr. **67**, 203—204 (1941). — DERKATSCH, W. S., u. Z. S. GOLOTINA: Die Dissoziation des Gonococcus. I. Mitt. Éksp. Med. No 9, 15—27 u. franz. Zus.fass. 29—31 (1935). Ref. Zbl. Haut- u. Geschl.-Kr. **54**, 137 (1937). — DIECKHOFF, P.: Vergleichende Untersuchungen über das Wachstum der Gonokokken auf verschiedenen Nährböden unter besonderer Berücksichtigung von Temperatureinschlüssen. Inaug.-Diss. Marburg 1939. Ref. Derm. Wschr. **113**, 756 (1941). — DIEFENBACH, W. C. L.: Gonorrhoische Parotitis. Oral. Surg. **6**, 974—975 (1953). — DIENES, L.: L type of growth in gonococcus cultures. Proc. Soc. exp. Biol. (N.Y.) **44**, 470—471 (1940). — DIETEL, F.: Bedeutung der positiven Gono-Komplementbindungsreaktion. Dtsch. med. Wschr. **1943**, 137. — DITTRICH, O.: Über den Einfluß von Medikamenten auf die Färbbarkeit von Mikroorganismen. Z. Haut- u. Geschl.-Kr. **11**, 91 (1951). — DJAKOW: Über den Einfluß von hohen Körpertemperaturen auf die Gonorrhoe. Venerologia u. Dermatologia No 8, 1931. Ref. Derm. Wschr. **94**, 177 (1932). — DMITRIEV, A.: (a) Über das Gonoprotein. Sovetsk. Vestn. Vener. Derm. **4**, 588—590 (1935). Ref. Zbl. Haut- u. Geschl.-Kr. **52**, 120 (1936). — (b) Cuti-Reaktion bei Gonorrhoe. Sovetsk. Vestn. Vener. Derm. No 8/9, 817—825 (1936). Ref. Zbl. Haut- u. Geschl.-Kr. **55**, 399 (1937). — (c) Hautreaktionen bei Gonorhoikern. Ann. Mal. vénér. **32**, No 9, 604 (1937). Ref. Derm. Wschr. **106**, 143 (1938). — DMITRIEV, A., u. M. DEMIDOVA: Versuch der Herstellung und Anwendung eines „Gonopolysaccharids". Sovetsk. Vestn. Vener. Derm. No 4 (1935). Ref. Derm. Wschr. **101**, 931 (1935). — DÖRFFEL, J.: (a) über die Bedeutung der Komplementfixationsmethode für die Diagnose der Gonorrhoe. Zbl. Haut- u. Geschl.-Kr. **30**, 294 (1929). — (b) Über den Wert serologischer Untersuchungsmethoden bei Gonorrhoe, insbesondere zur Feststellung der Heilung. Arch. Derm. Syph. (Berl.) **169**, 421—430 (1930). — (c) Dreijährige Untersuchungen mit der Komplementbindungsreaktion bei Gonorrhoe an der Universitäts-Hautklinik Königsberg. Arch. Derm. Syph. (Berl.) **160**, 286—289 (1930). — DOHI, J.: Über Provokation bei Gonorrhoe. Jap. J. Derm. **40**, No 2, 87 (1936). Ref. Derm. Wschr. **104**, 36 (1937). — DOHMEN, A.: Über eine geheilte Gonokokkenendocarditis. Med. Welt **14**, 793 (1940). — DOMANSKI, M. A.: Valeur diagnostique des intradermo-réactions aux vaccins antigonococciques. Ann. Mal. vénér. **29**, 1—17 (1934). — DONALD, L. R., H. V. KENDELL and V. M. SIMPSON: A plasma-agar medium for cultivation of the gonococcus. Amer. J. clin. Path., Suppl. **4**, 59—62 (1940). — DUREL, P.: Infektionsquellenforschung in Bordellen. Münch. med. Wschr. **89**, 366 (1942). — DUVERNE, J.: Encéphalite mortelle consécutive à un choc par vaccin antigonococcique intraveineux. Bull. Soc. franç. Derm. Syph. **56**, 378—379 (1949).

ECKERT, W.: Beobachtungen an Gonokokken im Kulturversuch unter Einfluß von baktericid, bakteristatisch und antibiotisch wirkenden Stoffen. Diss. Heidelberg, Hautklinik 1948. — EGERVÁRY, T.: (a) Bakteriologie, Biologie und Biochemie des Gonococcus. Tagg der Ungar. Dermat. Ges. v. 10.—12. 6. 1932. Zbl. Haut- u. Geschl.-Kr. **44**, 516 (1933). — (b) Die biologische und pathologische Bedeutung der gonorrhoischen Komplementbindungsreaktion. Verh. 9. internat. Kongr. Dermat. **2**, 980—982 (1936). Ref. Zbl. Haut- u. Geschl.-Kr. **54**, 630 (1937). — EHLERS, H.: (a) Positive gonococcal complement-fixation reaction in some patients with ocular disease. Acta ophthal. (Kbh.) **8**, 64—70 (1930). Ref. Zbl. Haut- u. Geschl.-Kr. **34**, 767 (1930). — (b) Augenkranke mit positiver Gonokokken-Komplementbindungsreaktion. Verh. ophthal. Ges. 1930, S. 39—47. Hospitalstidende **1930 II**. Ref. Zbl. Haut- u. Geschl.-Kr. **38**, 418 (1931). — EINBECK, E.: Die Bedeutung des weißen Blutbildes für die Diagnostik der Gonorrhoe des weiblichen Genitalapparates. Arch. Gynäk. **146**, 78 (1931). — EMANUEL, L.: Die Verwendung der Kutivaccine nach Samberger-Feierabend als Antigen bei der Gonoreaktion. Čs. Derm. **1938**, 89. Zbl. Bakt., Ref. **132**, 454—455 (1939). — ENGEL, C., u. M. R. VIGLIANI: (a) Die Gonorrhoe-Cutisreaktion als zweizeitige Immunreaktion. III. Mitt. Klin. Wschr. **1934**, 1362—1363. — (b) Die Gonorrhoe als Testkrankheit bakteriell-allergischer Vorgänge. Wien. klin. Wschr. **1935**, 48—51. — ENGLESON, H.: Ein Schnellverfahren bei Gonokokkenkultur. Acta derm.-venereol. (Stockh.) **26**, 10 (1946). — ENGLESON, H., u. G. ENGLESON: Über Kulturverfahren zur Diagnose der Gonorrhoe. Acta derm. venereol. (Stockh.) **21**, 123—132 (1940). — ENGLESON, H., u. E. LARRE: Über Gonokokkenkultur bei Gonorrhoe. Acta derm.-venereol. (Stockh.) **25**, 243—263 (1945). — EPSTEIN, E.: Differential diagnosis of keratosis blenorrhagica and psoriasis arthropathica. Arch. Derm. Syph. (Berl.) **40**, 547—559 (1939). — ERLER, CH., u. J. SCHMITZ: Die Bedeutung des Kulturverfahrens neben einmaliger mikroskopischer Untersuchung für die Feststellung des Trippers beim Weibe. Arch. Derm. Syph. (Berl.) **176**, 570—574 (1938).

FABIAN, A.: Provokation der Gonorrhoe durch intravenöse Alkoholinjektionen. Čas. Lék. Čes. **1940**, 1109—1112. Ref. Zbl. Haut- u. Geschl.-Kr. **67**, 417 (1941). — FELD, E.: Über einen Fall von tödlicher Allgemeininfektion nach Gonorrhoe. Münch. med. Wschr. **1933 II**, 1379. — FELKE, H.: (a) Das Kulturverfahren zur Diagnostik der Cervixgonorrhoe, eine Verbesserung der Infektionsquellenerfassung. Münch. med. Wschr. **1935**, 699—700. — (b) Die Gonokokkenkultur und ihre Rolle in der Bekämpfung der Gonorrhoe. Derm. Wschr. **107**, 1109—1115 (1938). — FERGUSON, A. J.: Keratosis blenorrhagica: some further observations as to aetiology. Brit. J. Derm. **55**, 125—129 (1943). — FEYGEL, S., et B. DOBROV: Préparation de 1 antigène gonococcique de la sécution du col utérin. Akush. i Ginek. Nr 5, 25—28 (1941). Ref. Zbl. Haut- u. Geschl.-Kr. **68**, 185—186 (1942). — FINKELSTEIN, J.: Über Antigonokokkensera und ihre Herstellung. Sow. Wratschebn. Gaşeta **1933**, No 22. Zbl. Bakt., Ref. **113**, 440 (1934). — FINUCCI, V.: Diagnosi sierologica dell'infezione blennorrhagica. G. Batt. Virol. **7**, 471—476 (1931). — FIORIO, C.: (a) Fenomeni di dissociazione della Neisseria gonorrhoeae. Mailand Ind. graf. ital. Stuchi p. 253—254 (1932). — (b) Ricerche sulla gonorezzione. G. Batt. Virol. **12**, 289—307 (1934). — (c) La immunreazione di appallattolamento di Müller per la gonococcosi. G. Batt. Virol. **18**, 472—487 (1937). — (d) La immunreazione di chiarificazione di Meinicke per la gonococcosi. G. Batt. Virol. **18**, 624 (1937). — (e) La ricerca dell'antigeno gonococcico in materiali umani con la reazione di deviezione del complemento. G. Batt. Virol. **21**, 177—197 (1938). — (f) Il compartomento dell'antigeno gonococcico nel trasporto passivo alla Prausnitz-Kuestner. G. Batt. Virol. **21**, 529—544 (1938). — (g) L'allergia gonococcica. Ricerche sperimentale. G. Batt. Virol. **21**, 724—740 (1938). — FISCHER, M., u. P. JORDAN: Zur Diagnose der männlichen Gonorrhoe mit Hilfe des Kulturverfahrens. Klin. Wschr. **1931 I**, 259—263. — FISCHER, R.: Über die Verwendbarkeit der Ballungsreaktion nach R. Müller für die Diagnose der Syphilis und Gonorrhoe. Liječn. Vjesn. **55**, 360—362 u. engl. Zus.fass. 362 (1933). Ref. Zbl. Haut- u. Geschl.-Kr. **46**, 760 (1933). — FLEISCHHACKER, H.: Über einen Fall von Gonokokkensepsis. Med. Klin. **1937**, 466—467. — FLOCK, H.: Über einen seltenen Fall von Gonokokken-Meningitis. Presse méd. **1952**, 1161—1162. — FÖRSTER, R.: Zur Serodiagnostik der Gonorrhoe und ihrer Verwendbarkeit in der Praxis. Münch. med. Wschr. **1930**, 1877—1879. — FOX jr., C. P.: Gonorrheal prostatic abscess in four year old boy. J. Amer. med. Ass. **103**, 748 (1934). — FRANCK, G.: (a) Nouvelles recherches concernat les porteurs de germes gonococciques et autres, et les formes dites involutives du gonocoques. Ann. Mal. vénér. **29**, 506—511 (1934). — (b) Étude comparative de la réaction de Wassermann et de la séro-réaction. Ann. Mal. vénér. **29**, 830—838 (1934). — (c) La réaction sérologiqué de la blennorragie. Schweiz. med. Wschr. **1935**, 115—117. — (d) Untersuchungen über die Involutionsformen des Gonokokkus. XX. Jahresversl. der schweiz. Ges. für Derm. und Vener. 3.—4. 10. 1936. Ref. Derm. Wschr. **104**, 128 (1937). — FREUDENTAL, W.: Zur Komplementbindung bei Gonorrhoe. II. Mitt. Arch. Derm. Syph. (Berl.) **159**, 468—481 (1930). — FRIEDMANN, L.: Einseitige Uretergonorrhoe bei kongenitaler Ostiumstenose. Schweiz. med. Wschr. **1937**, 625—626. — FITZ-HUGH jr., TH.: Acute gonococcic peritonitis of the right upper quadrant in woman. J. Amer. med. Ass.

102, 2094—2096 (1934). — FRÖHLICH, H., u. P. JORDAN: (a) Persistierende Komplementbindung und Heilung der Gonorrhoe. Arch. Derm. Syph. (Berl.) **165**, 542—551 (1932). — (b) Die Überlegenheit des kulturellen über den mikroskopischen Nachweis der Gonokokken. Med. Klin. **1932**, 1163—1164. — FRÜHWALD, R.: Nachweis des Trippers bei Frauen und Mädchen und die Feststellung seiner Heilung. Dtsch. Gesundh.-Wes. **1946**, 202. — FUKUMA, M.: Über die Impedinerscheinung bei der Volumination. IV. Mitt. Arch. jap. Chir. (Kvoto) **12**, 474—486 u. dtsch. Zus.fass. 474—476 (1935). Ref. Zbl. Haut- u. Geschl.-Kr. **51**, 689 (1935).

GABRIEL, H., H. HELIGE u. R. JANKE: Kritik der mikroskopischen und kulturellen Gonorrhoe-Diagnose. Z. Haut- u. Geschl.-Kr. **12**, 462—468 (1952). — GADRAT, J.: (a) Über die Gonorrhoeseroreaktion im Liquor cerebrospinalis. Ann. Derm. Syph. (Paris) **5**, No 6, 576 (1934). — (b) Sur la seroréaction blennorrhagique dans le liquide céphalo-rachidien (deuxième note d'après 102 observations). Bull. Soc. franç. Derm. Syph. **40**, No 8, 1431—1432 (1934). — GADRAT, J. GUILHELM et TAMALET: Transmission diaplacentaire de la séroréaction blennorrhagique. Bull. Soc. franç. Derm. Syph. **41**, No 9, 1974—1976 (1934). — GALVEZ, I.: Müller-Oppenheimsche und Wassermannsche Reaktion. Rev. argent. Urol. **5**, 211—214 (1936). Ref. Zbl. Haut- u. Geschl.-Kr. **55**, 82—83 (1937). — GAN-KOEN-HAN: A method for obtaining gonococci in pure culture. Med. Maandbl. **10**, 181—182 (1947). Ref. Excerpta med. (Amst.), Sect. XIII **2**, 388 (1948). — GANS, O., u. G. K. STEIGLEDER: Histologie der Hautkrankheiten, 1. Bd. Berlin-Göttingen-Heidelberg: Springer 1955. — GARDNER, L. W.: Nile blue a medium for the culture of the gonococcus. Amer. J. Syph. **24**, 737—742 (1940). — GAUSS, C. J.: Der mikroskopische Nachweis der Trippererreger und dessen Fehlerquellen. Münch. med. Wschr. **1939**, 609—610. — GAWALOWSKI, K., u. J. ČUPIK: Die Antikörperreaktion in der Urethralspülflüssigkeit bei der Gonorrhoe. Acta derm.-venereol. (Stockh.) **21**, 133 (1940). — GELMAN, G.: (a) La gonoréaction et sa valeur clinique. Bull. Soc. franç. Derm. Syph. **35**, 456—458 (1929). — (b) Komplementbindungsreaktion mit Gonokokkenantigen zur Diagnose der Gonorrhoe und ihrer Komplikationen. Med. dosw. Mikrobiol. **12**, 24—37 u. franz. Zus.fass. 37—38 (1930). Ref. Zbl. Haut- u. Geschl.-Kr. **35**, 577 (1931). — GENNER, V., u. P. SCHULTZE: Ein Fall von primärer gonorrhoischer Cutaninfektion (Panaritium mit nachfolgender gonorrhoischer Lymphangitis, Allgemeininfektion und Gelenkerkrankung). Hospitalstidende **1929 II**, 764—771. Ref. Zbl. Haut- u. Geschl.-Kr. **32**, 388 (1930). — GERGELY, J.: Serodiagnostik bei Gonorrhoe. Clujul med. **17**, 84—89 (1936). Ref. Zbl. Haut- u. Geschl.-Kr. **53**, 575 (1936). — GIESZCZYKIEWICZ, M.: Über die Methodik und Bedeutung der bakteriologischen Untersuchungen bei Gonorrhoe. Polska gaz. lek. **6**, 660—663 (1927). Ref. Zbl. Haut- u. Geschl.-Kr. **26**, 200—201 (1928). — GIGANTE, D.: Über das Vorkommen unspezifischer Lues- und Gonorrhoe-Komplementbindungsreaktionen bei inneren Erkrankungen. Klin. Wschr. **20**, Nr 5, 123 (1941, I). — GIOLA, A.: Gonococcus complement fixation test. J. Lab. clin. Med. **26**, 391—393 (1940). — GIORGIO, A. DE: Il comportamento dei gonococchi del pus di coltura di fronte al metodo del gram modificato. Atti Soc. ital. Derm. Sif. **3**, 218—221 (1940). — GIROND, J.: Inconnues de l'endémie gonococcique. Arch. mex. Vener. Derm. **13**, 9 (1954). Ref. Zbl. Haut- u. Geschl.-Kr. **98**, 173 (1957). — GLASS, V., and S. J. KENNETT: The effect of various forms of particulate carbon on the growth of the gonococcus and meningococcus. J. Path. Bact. **49**, 125—133 (1939). — GLOUKHENKY: Sur la période d'incubation dans les cas de gonorrhoée. Ann. Mal. vénér. **33**, 429—435 (1938). — GÖHRING, G.: (a) Zur Frage der „Degenerationsformen" der Gonokokken. Arch. Hyg. (Berl.) **114**, 313—314 (1935). — (b) Untersuchungen zur Kultur des Gonokokkus. Zbl. Bakt., I. Orig. **144**, 480 (1939). — (c) Die Bedeutung der Komplementbindungsreaktion für die Diagnose und Prognose der Gonorrhoe. Dtsch. med. Wschr. **1939**, 1467—1469. — (d) Experimentelle Untersuchungen zur Komplementbindungsreaktion bei Gonorrhoe. Derm. Wschr. **111**, 625—628 (1940). — GOETERS, W.: (a) Experimentelle Meningokokken-Meningitis der weißen Maus durch Protoplasmaaktivierung. Z. Hyg. Infekt.-Kr. **128**, 130—147 (1948). — (b) Die experimentelle Meningokokkeninfektion der weißen Maus. Z. Hyg. Infekt.-Kr. **128**, 13—21 (1948). — GOLDBERG, S.: Über den Einfluß hoher Temperaturen auf die biologischen Eigenschaften des Gonococcus. Sovetsk. Vrach. Zz. **3**, 1338—1342 (1934). Ref. Zbl. Haut- u. Geschl.-Kr. **50**, 347 (1935). — GOLDSCHMID, K. L.: Der Wert der Bordet-Gengou-Reaktion für die Gonorrhoediagnostik. Arch. Derm. Syph. (Berl.) **162**, 1—8 (1930). — GOLDSTEIN, L. Z.: Gonococcal infection in teen-aged girls and mature woman. Brit. J. vener. Dis. **33**, 34 (1957). — GORDON, J., and L. HOYLE: The bactericidal action of serum against meningococcus, gonococcus and micrococcus catarrhalis. J. Path. Bact. **43**, 537—544 (1936). — GOTO, SH.: Über die Komplementbindungsreaktion bei Gonorrhoe. Jap. J. Derm. **38**, 93 (1935). Ref. Zbl. Haut- u. Geschl.-Kr. **53**, 353 (1936). — GOUGEROT, H.: Essais infructueux de réproduction expérimentale de la Kératose cloutée gonococcique. Bull. Soc. franç. Derm. Syph. **42**, No 3, 444 (1935). — GOUVEA, J.: Gonokokken-Infektion einer karzinomatösen Niere. Mem. Inst. Osw. Cruz **34**, 447—455 (1939). Zbl. Bakt., Ref. **139**, 355 (1941). — GRASSL: Über Lebenderhaltung während des Versandes von Gonokokken. Münch. Dermat. Ges. v. 15. XII. 1939. Zbl. Haut- u. Geschl.-Kr. **64**, 575 (1940). — GREENE, R. A., and E. L. BREAZEALE: The use of swabs impregnated with ascites fluid in the laboratory diagnosis of gonorrhoea. J. Lab. clin. Med. **23**, 1211—1213 (1938). — GRIFFIN, P. I., and E. RACKER: The carbon dioxide requirement of Neisseria gonorrhoeae. Zbl. Bakt., Ref. **163**, 19 (1957). — GRIMBERG, A., et S. MUTERMILCH: (a) Infection gonococcique expérimentale chez le cobaye. Presse méd. **1936**, 807. — (b) Sur les techniques d'hémocultures destinées à déceler les septicémies à gonocoques ou à meningocoques. C.R. Soc. Biol. (Paris) **128**, 269 (1938). Zbl. Bakt., Ref. **131**, 501—502 (1938). — GRINER, S., S. JAKUBOWITSCH u. A. WARFOLOMEJEWA: Über die Reaktion von Bordet-Gengou mit dem Blute aus der Vene und aus der Cervix. Akust. i. Ginek. No 9, 1090—1095 (1936). Ref. Zbl. Haut- u. Geschl.-Kr. **56**, 217 (1937). — GROSCH, W.: Über die Wirksamkeit des Penicillins auf Gonorrhoe. Z. Haut- u. Geschl.-Kr. **3**, 107 (1947). — GUARDALI, G.: Il valore della intradermoreazione e della gonodeviazione nell'infezione gonococcica. Boll. Soc. med.-chir. Catania **4**, 670—676 (1936). — GUÉPIN, A.: Recherches personelles pour servir de la gonococcie. Bd. XII. Paris: Les presses univ. de France **1933**, 218 p. — GÜNSBERGER, O. D., u. O. FISCHER: Die Technik der Seroreaktion mit Compligon und ihre klinische Verwertbarkeit. Liječn. Vjesn. **55**, 576—578 u. dtsch. Zus.fass. 578—579 (1933). Ref. Zbl. Haut- u. Geschl.-Kr. **48**, 81 (1934). — GUNDEL, M.: Die ansteckenden Krankheiten, ihre Epidemiologie und spezifische Therapie. Leipzig: Georg Thieme 1935. — GUEVARA, F.: Medio de culivo especial para gonococco. Bol. Inst. Hig. Mexiko **3**, Nr 1 (1937). Zbl. Bakt., Ref. **130**, 377 (1938).

HAAG, F. E.: Das Zentrifugierverfahren der MKR. II bei der Tuberkulose, Syphilis und Gonorrhoediagnostik. Z. Immun-Forsch. **81**, 101—120 (1933). — HABUTO, O.: Die Hautreaktion für männliche Gonorrhoiker. Hitu-to-Hitunyo **5**, 1—9 (1937). Zbl. Bakt., Ref. **128**, 340 (1938). — HAC, L.: Lebendbewahrung von Gonokokkenkulturen. Proc. Soc. exp. Biol. (N.Y.) **45**, 381 (1940). — HAC, R. L., H. C. HESSELTINE, F. L. ADAIR and D. K. HIBBS: Preliminary report on the transportation of materials for gonococcal cultures. Amer. J. Obstet. **41**, 98—105 (1941). — HÄMEL, J.: (a) Die Bedeutung des Kulturverfahrens für die Erkennung des Trippers. Klin. Wschr. **1932 II**, 1342—1345. — (b) Hindernisse bei der Erfassung einer Ansteckungsquelle für Tripper. 65. Tagg der Ver.igg südwestdtsch. Hautärzte, Würzburg v. 22.—23. 10. 1938. Ref. Derm. Wschr. **108**, 368 (1939). — HAGERMANN, G.: Die Bedeutung der Gonokokkenkultur für Diagnose und Behandlung der Gonorrhoe. Acta path. microbiol. scand. **20**, 495—529 (1943). Zbl. Bakt., Ref. **145**, 130 (1945). — HAITINGER, M., u. R. SCHWERTNER: Beiträge zur Fluoreszenzmikroskopie in der Bakteriologie. Zbl. Bakt., I. Orig. **145**, 141 (1940). — HARTUNG, J.: Über die Bedeutung der Mensespräparate für die Diagnose der weiblichen Gonorrhoe. Derm. Wschr. **105**, 1475—1483 (1937). — HASELMANN, H., u. W. KAPPEL: Über die Untersuchung lebender Gonokokken mit dem Phasenkontrastverfahren. Arch. Derm. Syph. (Berl.) **187**, 501 (1949). — HAXTHAUSEN, H.: (a) Über gonokokkentötende Körper im Serum. Kongr. d. Nord. Dermat. Vereins, Kopenhagen v. 10.—12. 6. 1935. Zbl. Haut- u. Geschl.-Kr. **52**, 481 (1936). — (b) On gonococcidal substances in the serum. Acta derm.-venereol. (Stockh.) **17**, 417—424 (1937). — HECHT, H.: (a) Serodiagnostik der Gonorrhoe. Derm. Wschr. **90**, 384 (1930). — (b) Konstitution bei Gonorrhoe. Derm. Wschr. **90**, 385 (1930). — (c) Kann die Komplementbindung mittels der Aktivmethode die Heilung einer Gonorrhoe feststellen? Arch. Derm. Syph. (Berl.) **160**, 246 (1930). — (d) Die Verhütung gonorrhoischer Komplikationen beim Manne. Wien. med. Wschr. **1936**, 613. — HECKEL, E. B.: Gonococcic purulent conjunctivitis. J. Amer. med. Ass. **92**, 1582—1584 (1929). — HEDÉN, K.: (a) Über die Gon-Reaktion, besonders bei gonorrhoischen Komplikationen. Dermat. Ges. Stockholm v. 10. 5. 1933. Zbl. Haut- u. Geschl.-Kr. **47**, 296—297 (1934). — (b) Über das Vorkommen von heterogenetischen Antikörpern (F-Antikörpern) bei der Gonorrhoe, über F-Antigen bei Gonokokken und über die aktivierende Einwirkung von Gonokokken auf F-Hapten. Acta derm.-venereol. (Stockh.) **19**, 263—315 (1938). Zbl. Bakt., Ref. **131**, 502 (1938). — HEIDENREICH, H.: Die Intrakutanreaktion bei Gonorrhoe und ihre Bedeutung für die Diagnose. Derm. Wschr. **99**, 1525—1532 (1934). — HEINER, L. v.: (a) Hat die Virulenz des Gonokokkus eine Änderung erfahren? Gyógyászat **1930 I**, 573—574. Ref. Zbl. Haut- u. Geschl.-Kr. **36**, 401—402 (1931). — (b) Wie weit ist die Komplementbindung bei Gonorrhoeheilung verwendbar? Derm. Wschr. **91**, 1308—1319 (1930). — (c) Über die sog. persistente Komplementbindung bei Gonorrhoe. Börgyögy. vener. Szle **13**, 1—7 (1935). Ref. Zbl. Haut- u. Geschl.-Kr. **50**, 708 (1935). — HENNEBERG, G.: Die Wirkung der Penicillintherapie auf den Gehalt an komplementbindenden Antikörpern bei der Gonorrhoe. Arch. Derm. Syph. (Berl.) **187**, 350 (1949). — HENSELLEK, R.: Vergleichende Untersuchung von Komplementbindungsreaktionen bei Gonorrhoe. Zbl. inn. Med. **62**, 649—656 (1941). — HERROLD, R. D.: Altered environmental gonococcal forms and the probable mechanism of cure in gonorrhea. Amer. J. Syph. **20**, 614—622 (1936). — HILL, J. H. Fundamental problems for laboratory research on Neisseria gonorrhoeae and gonococcal infection. Amer. J. Syph. **32**, 165 (1948). — HILL, J. H., and A. C. PITTS: The growth of neisseria gonorrhoeae on the chorioallantioc membrane of the chick embryo. J. Urol. (Baltimore) **41**, 81—83 (1939). — HIRANO, T.: On the precipation reaction of the substance extracted from gonococci. Jap. J. Urol. **25**,

375—382 (1936) u. engl. Zus.fass. 375—376. Ref. Zbl. Haut- u. Geschl.-Kr. **55**, 83 (1937). — HIRSH, H. L.: Gonococcal septicemia. Med. Ann. D.C. **20**, 81—82 (1951). Ref. Zbl. Haut- u. Geschl.-Kr. **81**, 102 (1952). — HOEDE, K.: Über Pseudogonokokken. Z. Haut- u. Geschl.-Kr. **1**, 133—137 (1946). — HOEDEN, J. VAN DER: Bemerkungen über die Technik der Komplementbindung bei Gonorrhoe. Klin. Wschr. **1929**, 1028—1029. — HOFFMANN, E.: (a) Die Bedeutung der Chemotherapie der Geschlechtskrankheiten, insbesondere der Gonorrhoe in Kriegszeiten. Klin. Wschr. **1940**, 786—789. — (b) Die Behandlung der Haut- und Geschlechtskrankheiten mit kurzer Diagnostik. Berlin 1948. — HOLBÖLL, S. A.: Über die Gonokokken-Komplementbindungsreaktion bei medizinischen Gelenkleiden. Acta path. scand. (Kobenh.) **7**, 317—326 (1930). Ref. Zbl. Haut- u. Geschl.-Kr. **37**, 547 (1931). — HOMBRIA, M.: Biologische Diagnostik. der Gonorrhoe. Act. dermo-sifiliogr. (Madr.) **58**, 70—81, 149—152 (1929). Ref. Zbl. Haut- u. Geschl.-Kr. **35**, 577 (1931). — HOPF, G.: Die Feststellung der endgültigen Heilung der männlichen Gonorrhoe insbesondere nach Chemotherapie. Münch. med. Wschr. **1943**, 284—287. — HOPPE, H. H.: Wird der kulturelle Gonokokkennachweis durch p-Aminobenzoesäure verbessert? Diss. Hamburg Hautklinik 1951. — HOSCHEK, R.: Beitrag zur Frage der Cutireaktion bei Gonorrhoe. Soc. zdrav. rev. **1937**, 155. Zbl. Bakt., Ref. **129**, 373 (1938). — HRUSZEK, H.: Bakterienkulturversuche auf neuen und vereinfachten Nährböden. Zbl. Bakt. I. Orig. **134**, 119 (1935). — HÜLLSTRUNG, H.: Über den Wert des „Kaltbewahrungsverfahrens" für die kulturelle Erkennung der Gonorrhoe. Derm. Wschr. **120**, H. 2, 33—45 (1949). — HUHS, E.: Die Bedeutung der ausgewerteten Komplementbindungsreaktion bei Gonorrhoe. Derm. Wschr. **98**, 781—783 (1934). — HULL, G. TH., CH. GARWOOD and N. HALL: Reliability of the gonococcus fixation test. J. Lab. clin. Med. **15**, 66—71 (1929). — HUSSELS, H.: Über ein vereinfachtes Gonokokkenkulturverfahren. Zbl. Bakt. ,I. Orig. **154**, 300 (1949). HYNIE, J.: Zur Technik der Gonokokkenfeststellung. Čas. Lék. čes. **1940**, 1112—1114. Ref. Zbl. Haut- u. Geschl.-Kr. **67**, 274 (1941).

IANCU, A.: Gonorrhoische Polyarthritis bei einem 8monatigen Knaben als Komplikation einer Bluttransfusion. Mschr. Kinderheilk. **80**, 166—173 (1939). — ICHIKAWA, TOKUJI: Über die Analogie der Gono- und Meningokokken in bezug auf die Hautreaktion (Intradermo-R.). Derm. Z. **74**, 20 (1937). — IWANOW, N. S.: Der paragenitale Weg der aszendierenden gonorrhoischen Infektion. Arch. Gynäk. **149**, 137 (1932).

JACOBSON, F., and H. C. MANSON: Laboratory diagnosis in chronic gonorrhea of the female. J. lab. clin. Med. **23**, 729—736 (1938). — JACOBY, A.,: Revised criteria of cure in gonorrhoea. Amer. J. Syph. **34**, 57—59 (1950). — JACOBY, A., M. WISHENGRAD and J. KOOPMAN: An evaluation of the complement fixation test for gonorrhoea. Amer. J. Syph. **22**, 32—38 (1938). — JADASSOHN, J.: Allgemeine Ätiologie, Pathologie und bakteriologische Diagnose der Gonorrhoe. In Handbuch der Haut- und Geschlechtskrankheiten von J. JADASSOHN, Bd. XX/1, S. 34—35. Berlin 1934. — JANET, J.: Morphologie du gonocoque, les porteurs de germes. Ann. Mal. vénér. **30**, 100—112 (1936). — JAUBERT, M.: Gono-réaction chez les prostituées. Bull. Soc. franç. Derm. Syph. **59**, 502—504 (1952). — JELINEK, K.: Über den Wert der Hautimpfung bei Gonorrhoe. Bratisl. lek. Pisty **1936**, **346**. Zbl. Bakt., Ref. **124**, 453 (1937). — JENTSCH, M., u. W. ZÜNDEL: Zur Beurteilung der Seroreaktionen der Gonorrhoe. Münch. med. Wschr. **1938**, 584—586. — JESSEN, J.: Studien über gramnegative Kokken. Zbl. Bakt., I. Orig. **133**, 75 (1934/35). — JOBST, P.: Unsere Erfahrungen mit dem Szilvásischen Antigonokokkenserum. Derm. Wschr. **98**, 647—651 (1934). — JÖTTEN, K. W., u. M. FRESE: Der Einfluß verschiedener Gonokokkenantigene auf den Ausfall der Komplementbindungsreaktion im Gonorrhoikerserum. Z. Immun.-Forsch. **96**, 172—183 (1939). — JOHANNSSON, E.: Zur Ätiologie der Gonoblennorrhoea neonatorum. Klin. Mbl. Augenheilk. **97**, 775—777 (1936). — JOHN, F.: (a) Erfahrungen mit der Komplementbindungsreaktion bei Gonorrhoe. Derm. Z. **70**, 19—30 (1934). — (b) Über die Bedeutung der Menstruationspräparate für den Nachweis der Gonokokken bei gonorrhoekranken Frauen. Arch. Derm. Syph. (Berl.) **174**, 96—104 (1936). — (c) Der Einfluß der Menstruation auf das bakteriologische Bild der Frauengonorrhoe. Derm. Z. **75**, 65—73 (1937). — JONA, A.: Sulla gonodeviazione. G. Batt. Virol. **12**, 963—974 (1934). — JONES, W. R.: (a) Comparative pathology of gonococcus infections in unusual locations. Urol. cutan. Rev. **39**, 459—463 (1935). — (b) Local immunity in the cure of gonorrhea, how promoted. Urol. cutan. Rev. **42**, 172—176 (1938).

KABELIK, J., u. H. R. ZDRAŽIL: Eine weitere Modifikation und Vervollkommnung aktiver Serumreaktionen auf Lues, Tuberculose und Gonorrhoe. Zbl. Bakt., I. Orig. **126**, 532 (1932). KALBFLEISCH, H. H., u. P. NITSCHE: Ein neuer Gonokokkennährboden. Dtsch. Gesundh.-Wes. **13**, 378 (1946). — KAPLAN, M.: Untersuchung über die Bedeutung des Kulturverfahrens bei gonorrhoischen Erkrankungen. Wien. klin. Wschr. **1935**, 711—714. — KAPLUN, E. M.: Die Provokation der latenten Formen der Cervixgonorrhoe mit zehnprozentiger Kochsalzlösung. Akush. i. Ginek. H. 1, 47—48 (1950). Ref. Zbl. Haut- u. Geschl.-Kr. **76**, 207 (1951). — KAPUSTO, M., and V. KUZIN: Experimental Meningococcic infection. I. Experimental Sepsis in Mice. Ž. Mikrobiol. **19**, 418—427 u. engl. Zzs.fass. 427—428 (1937). — Zbl. ges. Hyg. **44**, S. 139 (1939). — KASAKOFF, A., u. S. TSCHUGUJEWA: Die Beziehung zwischen den Blutgruppen und den antigenen Eigenschaften der Gonokokken. Derm. Z. **68**, 320—325 (1934). — KASAKOW, A.: (a) Über die Typen der Gonokokken. J. Epidemiol. i. Mikrobiol. **1933**, No 11. Zbl. Bakt., Ref. **114**, **434** (1934). — (b) Saprophytismus bei Gonorrhoe. Sovetsk. Vestn. Vener. Derm. No 1, 72—75 (1936). Ref. Zbl. Haut- u. Geschl.-Kr. 54, 139 (1937). — KAST, H.: Mutationen im Zellstaat. Lugano-Bosciorera: Verl. d. Bio-Physiol. Inst. **1939**. 8 S. Ref. Zbl. Haut- u. Geschl.-Kr. **62**, 326 (1939). — KAUFMANN, C.: Die Diagnose der Gonorrhoe bei der Frau. Dtsch. Gesundh.-Wes. **1946**, 19. — KERSTEN, H. E.: Über Gonokokkenvaccine und insbesondere Automischvaccine. Wien. klin. Wschr. **1933**, 140—141. — KEUER, H.: Züchtung von Gonokokken nach dem Kulturverfahren von Reymann, Kopenhagen. Diss. Kiel 1949. — KIENE, E.: Das Verhalten der Senkungsgeschwindigkeit der roten Blutkörperchen bei der Gonorrhoe. Wien. klin. Wschr. **1931**, 1023—1025. — KIMMIG, J., u. E. WEISE: Beitrag zur experimentellen Gonokokkeninfektion der weißen Maus. Hautarzt **3**, 111 (1952). — KING, A. J.: Feststellung der Heilung bei der Gonorrhoe des Mannes. J. Amer. med. Ass. **104**, No 3, 178 (1935). — KIRSTEIN, F., u. M. FLEISCHER: Eine einfache Methode zur längeren Konservierung von empfindlichen Bakterienkulturen, insbesondere von Gono- und Meningokokken. Zbl. Bakt., I. Orig. **141**, 201 (1938). — KISEL, J.: (a) Über den Einfluß von Antikörpern gegen Gonokokken auf das Wachstum von Gonokokkenkolonien. Derm. Wschr. **109**, 1023—1027 (1939). — (b) Erfahrungen bei der Züchtung von Gonokokken. Preßb. Ärztebl. **1939**, 217. Zbl. Bakt., Ref. **138**, 321 (1940). — KLAMARTSIK, A.: Die Komplementbindungsreaktion in der Diagnostik der weiblichen Gonorrhoe. Zbl. Gynäk. **1937**, 1181—1184. — KOCH, F.: Über Vorkommen von Pseudogonokokken nach Penicillinbehandlung. Z. Haut- u. Geschl.-Kr. **1**, 293 (1946). — KOCH, M. L.: Pancreatic digest chocolate blood agar for the isolation of the gonococcus. J. Bact. **56**, 83 (1948). — KOGOJ, FR.: Prilog citoloskoj slici kod gonoreje muskaraca. Liječn. Vjes. **59** (1937). Ref. Zbl. Haut- u. Geschl.-Kr. **57**, 67 (1938). — KOLLÁR, K.: Klinisch-serologische Wertung der Bruck-Behrmann-Rosenbergschen Gonoreaktion. Bratisl. lek. Listy **16**, 395—407 (1936). Ref. Zbl. Haut- u. Geschl.-Kr. **55**, 170 (1937). KONKOLEWSKI, L.: Tödlich verlaufende Sepsis auf Grundlage akuter Gonorrhoe. Przegl. derm. **28**, 259—267 u. dtsch. Zus.fass. 267 (1933). Ref. Zbl. Haut- u. Geschl.-Kr. **46**, 264 (1933). — KONRAD, E.: Zur Diagnose der weiblichen Gonorrhoe mit Hilfe des Kulturverfahrens. Klin. Wschr. **1928 I**, 594—598. — KOOPMAN, J., and I. FALKER: A more sensitive complement fixation test for gonorrhea. J. Lab. clin. Med. **21**, 308—312 (1935). — KOROL, S.: Die Serodiagnostik der Gonorrhoe nach der vereinfachten aktiven Bruckschen Methode. Sovetsk. Vestn. Vener. Derm. No 12, 1161—1162 (1936). Ref. Zbl. Haut- u. Geschl. Kr. **56**, 217 (1937). — KOVACS, E.: Über die Wichtigkeit der Züchtung in der Gonorrhoe-Diagnostik. Börgyogy. vener. Szle **6**, 184—187 u. dtsch. Zus.fass. 192 (1952). Ref. Zbl. Haut- u. Geschl.-Kr. **87**, 395 (1954). — KRANTZ, W.: Ein Verfahren zur Gewinnung von Gonokokken-Dauerkulturen. Derm. Wschr. **85**, 1252—1255 (1927). — KŘEČEK, J.: Die Bedeutung der intradermalen Reaktion für die Diagnose der Gonorrhoe. Čs. Derm. **19**, H. 5. Zbl. Bakt., Ref. **138**, 324 (1940). — KREHNKE, W.: (a) Ergebnisse der vergleichenden serologischen Untersuchungen bei Gonokokken-Komplementbindungsreaktionen. Zbl. Bakt., I. Orig. **144**, 263 (1939). — (b) Der diagnostische und prognostische Wert der Komplementbindungsreaktion bei der Gonorrhoe. Dtsch. Milit.-Arzt **1940**, 151—156. — KRENCEL, F.: Zur Frage des Zuckerstoffwechsels bei der weiblichen Gonorrhoe. Venerol. **7**, No 8/9, 43—52 u. dtsch. Zus.fass. 52—53 (1930). Ref. Zbl. Haut- u. Geschl.-Kr. **38**, 414 (1931). — KRIJANOWSKAJA, S.: Die Aussonderung des Gonococcus nach einer vervollständigten Methode. Akush. i. Ginik. No 5, 23—25 (1940). Ref. Zbl. Haut- u. Geschl.-Kr. **68**, 137 (1942). — KRÖBER, F.: Über ein eigenartiges Krankheitsbild bei afrikanischen Eingeborenen am Westufer des Viktoria-Sees. Arch. Schiffs- u. Tropenhyg. **43**, 160—167 (1939). — KRÜCKEBERG, B.: Die praktische Bedeutung des kulturellen Gonokokkennachweises. Derm. Wschr. **105**, 1525—1532 (1937). — KRUMEICH, R.: Spezifiische Sensibilisierung bei der Gonorrhoe-Komplement-Bindung. Derm. Z. **71**, 189 (1935). — KUMASAWA, M.: Über die Gonokokkenkultur auf Nährböden mit Krystallviolettzusatz. Hihu-to-Hitunyo **5**, 301—305 u. dtsch. Zus.fass. 18 (1937). Ref. Zbl. Haut- u. Geschl.-Kr. **58**, 232 (1938). — KUNEWÄLDER, E., u. M. OPPENHEIM: Komplikationen der männlichen Gonorrhoe und ihre serologische Diagnostik. Derm. Z. **78**, 185—198 (1938). — KUNEWÄLDER, E., u. J. SCHWARZ: Die Wichtigkeit des Komplementbindungsverfahrens (Müller-Oppenheim) für die Diagnose der weiblichen Gonorrhoe. Wien. klin. Wschr. **1929**, 387—391. — KURODA, Y.: Die Beeinflussung der Gonokokkenagglutination durch Antiformin. Z. Immun-Forsch. **89**, 244—248 (1936). — KWIATKOWSKI, ST. L., u. St. LEGEZYŃSKI: Die Komplementbindungsreaktion bei Gonorrhoe. Arch. Derm. Syph. (Berl.) **157**, 527—548 (1929).

LAGERGREN, B., u. Ö. OUCHTERHONY: Problem i bakteriologisk gonokock-diagnostik. Nord. Med. **40**, 2410 (1948). Zbl. Bakt., Ref. **147**, 388 (1950). — LANGE, L., u. B. SACHAROW: Über Meningokokken. Berliner mikrobiol. Ges. Sitzg v. 17. 1. 1938. Zbl. Bakt., Ref. **129**, 44—46 (1938). — LAUDANY: Gonorrhoe-Hauterscheinungen. Arch. Derm. **54**, 150 (1946). — LEAHY, A. D., and CH. M. CARPENTER: The diagnosis of gonococcal infections by the cultural method. Amer. J. Syph. **20**, 347—363 (1936). — LEAHY, H. W., and H. E. STOCKINGER:

The demonstration of phosphatase in Neisseria. J. Bakt. **40**, 435—440 (1940). — LEINBROCK, A.: Wirkung des Penicillins auf die Gonokokken. Dtsch. med. Wschr. **72**, 643—646 (1947). — LEIPNER, S.: Die Serodiagnose der Gonorrhoe mittels der Meinicke-Klärungsreaktion im Zentrifugierverfahren und der Komplementbindungsreaktion. Inaug.-Diss Marburg 1934. Ref. Derm. Wschr. **101**, 937 (1935). — LEITES, L. R.: Cytologie des Eiters bei männlicher Gonorrhoe, Z. Urol. **26**, 111—121 (1932). — LENTZ, O., u. W. SCHÄFER: Beiträge zur Gonokokkenfrage. Dtsch. med. Wschr. **63**, Nr 10, 388 (1937). — LEVADITI, C., et A. VAISMAN: La toxi-infection gonococcique expérimentale et son traitment chimiothérapique. Presse méd. **1937 II**, 1371—1373. Ref. Zbl. Haut- u. Geschl.-Kr. **58**, 591 (1938). — LEWIN, E. M.: (a) Zur Technik der Komplementbindungsreaktion nach Bordet-Gengou bei der Gonorrhoe. Arch. Derm. Syph. (Berl.) **163**, 177—180 (1931). — (b) Weißes Blutbild bei experimenteller Gonokokkeninfektion. Derm. Wschr. **79**, 1170—1173 (1933). — (c) Über die Wechselbeziehungen zwischen Gonokokken und Gonokokkenantivirus. Derm. Wschr. **96**, 129—131 (1933). — LEWIN, E. M., et M. J. FINK: (a) De l'importance diagnostique de l'intradermo-réaction à la gonotoxine. Ann. Mal. vénér. **28**, 730—739 (1933). — (b) Des formes involutives du gonocoque. Ann. Mal. vénér. **28**, 890—901 (1933). — LEWIN, E. M., J. LEWIN, M. LEWIN u. M. J. FINK: Weitere Beobachtungen der spezifischen Hautallergie bei Gonorrhoe. Ann. Mal. vénér. **30**, 503 (1935). — LEWIN, J. M., M. M. LEWIN u. M. J. FINK: Zur Diagnostik der Heilung der Gonorrhoe. Derm. Z. **73**, 201—203 (1936). — LEWITH, R.: Über einen Fall von Spondylarthritis atlanto-occipitalis gonorrhoica acuta. Derm. Z. **72**, 82—85 (1935). — LI, C. P.: Observations on gonococcus grown in tissue medium. Chin. med. J., Suppl. **3**, 329—333 (1940). Zbl. Bakt., Ref. **139**, 357—358 (1941). — LIEBMANN, G.: Über die Compligon-Kutireaktion bei Gonorrhoe. Derm. Wschr. **100**, 594—599 (1935). — LIN, F. C.: Further observations on complement fixation test with gonococcus nucleoprotein. Chin. med. J., Suppl. **1**, 288—292 (1936). Ref. Zbl. Haut- u. Geschl.-Kr. **54**, 557 (1937). — LIONETTI, G.: E possible conservare il gonococco allo stato di vita latente eol metodo del disseccamento ? Sonderdruck aus: Gazz. int. Med. Chir. 1936, 6 S. — LIPP, H.: Ersparnisse bei der Gonokokken- und Spirochätenfärbung. Münch. med. Wschr. **1940 II**, 888—889. — LISOVSKAJA, C. N.: (a) Über die Ursache falscher Ergebnisse bei den Reaktionen mit Gonokokken-Antigen. Mitt. Haut- u. Geschl.-Kr. **1948**, H. 5, 32. — (b) Über die Bedeutung der wiederholten Gonokokkenantigenreaktion für die Gonorrhoediagnostik. Sovetsk. Vestn. Vener. Derm. **3**, 906—911 (1934). Ref. Zbl. Haut- u. Geschl.-Kr. **50**, 434 (1935). — LODENKÄMPER, H.: Aufgaben und Voraussetzungen der Chemotherapie, zugleich ein Beitrag für das Auftreten von atypischen Gonokokkenstämmen. Dtsch. med. Wschr. **1946**, 310—313 . Ref. Zbl. Bakt., **146**, 336 (1949). LODIN, A.: (a) A study of penicillin and streptomycin in the treatment of acute gonorrhoea and an analysis of the incubation period. Acta derm.-venereol. (Stockh.) **36** (6), 505—508 (1956). Ref. Excerpta med. (Amst.) Sect. XIII **11**, H. 4, 185 (1957). — (b) Has the incubation period of gonorrhoea undergone a change ? Acta derm.-venereol. (Stockh.) **35**, 457 (1955). — LOHEL, H.: Gonokokkensepsis. Z. Haut- u. Geschl.-Kr. **2**, 169—174 (1947). — LOMBARD, M., et A. MAUBERT: Contribution à l'étude de la gonorréaction par l'emploi du complexe hémolytique anti-humain. Rev. Path. comp. **35**, 187—208 (1935). — LOMINAGO, A. F.: Bedeutung der Trübungsreaktion für die Diagnose der Gonorrhoe. Urologiya **16**, No 4, 74—76 (1939). Ref. Zbl. Haut- u. Geschl.-Kr. **66**, 701 (1941). — LUSZTIG, A.: Die Herstellung eines Gonokokkenimmunserums. Zbl. Bakt., I. Orig. **128**, 88 (1933). — LUTZ, W.: Erkrankungen der angrenzenden Schleimhäute. Dermatologica (Basel) **114**, 414 (1957). — LWOW, N. A.: Über die diagnostische Bedeutung der Reaktion Bordet-Gengou in der Klinik der weiblichen Gonorrhoe. Mschr. Geburtsh. Gynäk. **82**, 305—311 (1929).

MACCABE, A. F.: Hog's gastric mucin as an aid in the isolation of N. gonorrheae. Brit. J. vener. Dis. **32**, 258 (1956). — MACCALLAN: Role of the gonococcus in purulent ophthalmia in warm climates. Arch. Ophthal. **12**, 819—823 (1934). — MACLENNAN, J. M.: Gonococcal arthritis in the mother and newborn infant. Wien. klin. Wschr. **1936**, 883—885. — MACLEOD, J. W.: Smear and culture in gonorrhoea. Brit. J. vener. Dis. **23**, (2), 53—58 (1947). — MACLEOD, J. W., COATES, HAPPOLD, PRIESTERLY and WHEATLY: Cultivation of the gonococcus as a method in the diagnosis of gonorrhoea with special reference to the oxydase reaction and to the value of air-reinforced in its carbon dioxide content. J. Path. Bact. **39**, 221—231 (1934). — MADERNA, C.: Contagio gonococcico da amplesso orale. Rinasc. med. **14**, 731—732 (1937). Ref. Zbl. Haut- u. Geschl.-Kr. **58**, 702 (1938). — MAHN, G.: (a) Pseudogonokokken ? Z. Haut- u. Geschl.-Kr. **2**, 77—79 (1947). — (b) Noch einmal Pseudogonokokken. Z. Haut- u. Geschl.-Kr. **5**, III (1947). — (c) Zur Frage der „exakten“ Gonorrhoediagnose. Z. Haut- u. Geschl.-Kr. **5**, 152 (1948). — MAINO, M.: Azione litica di alcuni sali biliari sul gonococco. Boll. Soc. ital. Biol. sper. 8, 1289—1291 (1933). — MAK, K. C.: A comparison of various media for the isolation of gonococcus. Chin. med. J. Suppl. **1**, 153—158 (1936). Ref. Zbl. Haut- u. Geschl.-Kr. **54**, 373—374 (1937). — MALAWSKI, J.: Spezifische Hautreaktionen bei Gonorrhoe. Przegl. derm. **29**, 261—265 (1934). Ref. Zbl. Haut- u. Geschl.-Kr. **49**, 643 (1935). — MÁLEK, J.: Ein Fall von Endocarditis gonococcica mit positiver Hämokultur. Čas. Lék. čes. **1934**, 654. Zbl. Bakt., Ref. **116**, 385 (1935). — Manganotti, G.: Beitrag zum Studium der latenten Gonokokkeninfektion. Dermosifilografo **10**, H. 10, 617 (1935). — Marquardt, F.: (a) Die Komplementbindung als Gradmesser für den Beginn der Ulironbehandlung der männlichen und weiblichen Gonorrhoe. Derm. Wschr. **107**, 1064—1067 (1938). — (b) Beobachtungen über Komplementschwankungen beim Ablauf der gonorrhoischen Infektion. Derm. Wschr. **107**, 1457—1460 (1938). — Martin, C. L.: Rectal gonorrhea in women. J. Amer. med. Ass. **104**, 192—195 (1935). — Maruyama, Ch.: (a) Über die Komplementbindungsreaktion bei gonorrhoischen Erkrankungen. II. Mitt. Jap. J. Urol. **24**, 251—296 u. dtsch. Zus.fass. 251—253 (1935). Ref. Zbl. Haut- u. Geschl.-Kr. **53**, 699 (1936). — (b) Über die Komplementbindungsreaktion bei gonorrhoischen Erkrankungen. III. Mitt. Jap. J. Urol. **24**, 357—364 u. dtsch. Zus.fass. 357—358 (1935). Ref. Zbl. Haut- u. Geschl.-Kr. **54**, 557 (1937). — Marwin, H. P., and W. E. Wilkinson: Gonococcic meningitis. J. Amer. med. Ass. **110**, 800 (1938). — Mathar, B.: Die Komplementbindungsreaktion bei der Diagnose der weiblichen Gonorrhoe. Diss. Düsseldorf 1937. Ref. Zbl. Haut- u. Geschl.-Kr. **59**, 222—223 (1938). — Matras, A.: Zur Klinik der gonorrhoischen Späterkrankungen der Haut und des Gelenkapparates. Derm. Wschr. **110**, 45—49 (1940). — Mauelshagen, W.: Intradermoreaktion bei Gonorrhoe mit A- und D-Gonokokkenstämmen. Arch. Derm. Syph. (Berl.) **175**, 732—743 (1937). — Maulhardt, K.: Über 7 Todesfälle bei Gonorrhoe. Inaug.-Diss. Jena 1940. Ref. Derm. Wschr. **113**, 757 (1941). — Mauro, E.: Le syndrome abdominal droit supérier au cours des annexites gonococciques. Presse méd. **1938**, 1919—1921. — Maus, M.: Die Bedeutung der Untersuchung der Monatsblutung für die Erkennung und für die Feststellung der Heilung. Derm. Wschr. **108**, 437—444 (1939). — Mayer, G.: Zur Diagnostik der Gonorrhoe. Z. ärztl. Fortbild. **1935**, 226—227. — Mazeporá, N.: Filtrat gonoccocique comme antigéne dans la réaction de fluculation. Tror. Inst. Hyg. pub. ètat Adéco slov. **9**, 136—140 (1938). Ref. Zbl. Haut- u. Geschl.-Kr. **62**, 244—245 (1939). Meersemann, F. A. B.: La gono-réaction. Arch. Méd. Pharm. milit. **101**, 577—601 (1934). Ref. Zbl. Haut- u. Geschl.-Kr. **50**, 538 (1935). — Meneghini, C.: Ricerca dell'antigene lipoideo ubiquitario nel gonococco e nello streptobacillo di Ducrey. G. ital. Derm. **89**, 776—783 (1949). Menges, M. L.: Über einen Fall von Ulcera gonorrhoica. Z. Haut- u. Geschl.-Kr. **4/5—6**, 182—186 (1948). — Merlin, L.: Panaritium subacutum gonorrhoicum. Derm. Z. **76**, 141—142 (1937). — Meurer, H., P. Weiler u. O. Kunz: Pleuritis gonorrhoica mit gelungenem kulturellem Nachweis der Gonokokken. Med. Welt **13**, Nr 11, 370 (1939). — Meyer zu Schweicheln: Über Vitalfärbung von Gonokokken. Arch. Derm. Syph. (Berl.) **183**, 464—467 (1943). — Milinska-Szwojnicka, Z., u. B. Raszkes: Einfluß der Zeit der Komplementbindung auf die Empfindlichkeit der Gonokokkenreaktion. Med. dóswiadcz i spol. **22**, 73—82 u. franz. Zus.fass. 81 (1937). Ref. Zbl. Haut- u. Geschl.-Kr. **60**, 455 (1938). — Militrareff, M.: Die Bedeutung der Provokationsmethode bei der Feststellung der Heilung der Gonorrhoe. Sovest. Vest. Vener. Derm. No 12 (1936). Ref. Derm. Wschr. **105**, 1411—1412 (1937). — Miller, C. Ph.: Experimental gonococcal infection of the rabbits eye. Amer. J. Syph. **32**, 437 (1948). — Miller, C. Ph., and A. K. Boor: The carbohydrates of gonococcus and meningococcus. J. exp. Med. **59**, 75—82 (1934). — Miller, C. Ph., and R. Castles: (a) The effect of sodium ricinoleate on the gonococcus. J. Bact. **22**, 339—348 (1931). — (b) Some observations on the specifity of bacterial allergy to certain of the Neisseriae. J. exp. Med. **58**, 435—450 (1933). — Miller, C. Ph., and A. B. Hasting: The influence of inorganic salts on the multiplication of gonococcus. J. Bact. **24**, 439—455 (1932). — Miloschewitsch, S.: (a) Evolutionsformen der Gonokokken und ihre klinische Bedeutung. Glas. Centr. Hig. Zavoda. **1928**, 6, 7—9. Zbl. Bakt., Ref. **96**, 146 (1930). — (b) Bemerkungen zur Arbeit „Beiträge zur Morphologie und Biologie des Gonokokkus" des Herrn Gerhard Göring in dieser Z. **108**, 307—327 (1933). Arch. Hyg. (Berl.) **111**, 113—117 (1933). — Minioucheva, Z. C.: Die Diathermie als eine Provokationsmethode bei Kindergonorrhoe. Vestn. Vener. Derm. No 9/10, 961—963 (1937). Ref. Zbl. Haut- u. Geschl.-Kr. **59**, 229 (1938). — Minor, L. le: (a) Préparation d'un antigéne pour la pratique des gono-réactions. Ann. Inst. Pasteur **75**, 383 (1948). — (b) Modern techniques for the diagnosis of gonococcal infections. Rev. Path. comp. 54 (655), 286—293 (1954). — Minor, L. le, J. R. Debray, G. Gévaudan and R. Combes: A medium for the transport of samples for the culture of gonococci. Ann. Biol. clin. **7** (10—11—12), 455—458 (1949). — Minor, R. le, L. le Minor and R. Combes: The medium of Moffet, Young and Stuart used for the transport of samples for the cultivation of gonococci. Ann. Inst. Pasteur **77** (3), 327—329 (1949). — Miravent, J. J., u. O. Blanchard: Die Gonokokkenkultur in der Diagnose, besonders bei Infektionen der Frau. Ref. Inst. Bact. Dep. nac. Hig. **9**, 378—392 (1940). Zbl. Bakt., Ref. **140**, 386 (1941). — Mislowitzer, E.: Der kulturelle Gonokokkennachweis mittels des neuen transportablen Mikrobrutschrankes. Schweiz. med. Wschr. **1937**, 97—98. — Mitani, Y.: Über die Komplementbindungsreaktion der gonorrhoischen Erkrankungen der Frauen. Mitt. ap. Ges. Gynäk. **32**, Nr 5, 39—41 (1937). Ref. Zbl. Haut- u. Geschl.-Kr. **57**, 703 (1938). — Moffet, M., J. L. Young and R. D. Stuart: Centralized gonococcus culture for dispersed clinics. The value of the new transport medium for gonococci and trichomodas. Brit. med. J. **1948**, 28, 421. — MONCORPS, C.: 8. Tagg der Dermatol. Vereinigg Groß-Hamburg 2. u. 3. 11. 1940. Derm. Wschr. **112**, 250 (1941). — MONCORPS, C., u. A. HERFELD: Über die Bewertung des Kulturverfahrens bei Feststellung der Heilung sulfonamidbehandelter Frauengonorrhoe. Münch. med. Wschr. **1942 I**, 490. — MONTAG, C.: Pathergometrische Untersuchungen an der Haut nach v. Groer bei Gonorrhoe. Arch. Derm. Syph. (Berl.) **176**, 455—456 (1938). — MORALES VILLAZÓN, N., R. A. MARGNI and G. RUFF: Recent attempts of obtain cultures of Neisseria gonorrhoea in liquid media. Rev. Inst. Malbrán **15** (2), 121 (1950/53). Ref. Excerpta med. (Amst.) Sect. XIII **9**, 212 (1955). — MORAX, V.: A propos de la vitalité du gonocoque. Ann. Inst. Pasteur **32**, 471 (1918). — MORIMOTO, T.: (a) Über die Wirkung der wichtigsten organischen Bestandteile des Harns auf den Gonococcus und einige andere Kokken. Nagasaki Igakkwai Zassi **11**, 1136—1150 u. dtsch. Zus.fass. 1150—1151 (1933). Ref. Zbl. Haut- u. Geschl.-Kr. **46**, 776—777 (1933). — (b) Studies of the gonococcal toxin and the Shwartzman phenomen. Nagasaki Igakkwai Zassi **13**, 511—539 u. engl. Zus.fass. **539**—540 (1935). Ref. Zbl. Haut- u. Geschl.-Kr. **52**, 121 (1936). — (c) Further notes on the cultivation of the gonococcus and the preservation of the ascitic fluid. Nagasaki Igakkwai Zassi **13**, 894—900 u. engl. Zus.fass. 900—901 (1935). Ref. Zbl. Haut- u. Geschl.-Kr. **52**, 265 (1936). — MÜHLENS, K.: (a) Erfahrungen mit einer neuen Methode des kulturellen Gonokokkennachweises. Z. Haut- u. Geschl.-Kr. **3**, 513—525 (1947). — (b) Ein neues einfaches Medium zum Transport von Gonokokkeneiter. Hautarzt **1**, 143 (1950). — MUELLER, A. M., u. E. NELL: Ein Vergleich von 24std. mit 48std. Gonokokkenkulturen. Amer. J. Syph. **32**, (2) (1948). — MÜLLER, R., u. M. OPPENHEIM: Über den Nachweis von Antikörpern im Serum eines an Arthritis gonorrhoica Erkrankten mittels Komplementablenkung. Wien. klin. Wschr. **19**, 894 (1906). — MÜNSTERER, H. O.: Gonorrhoe-Probleme der Gegenwart. Stuttgart: Wiss. Verlagsges. m.b.H. **1947**. — MULZER, P.: Die Feststellung der endgültigen Heilung der Gonorrhoe und neue Gesichtspunkte für ihre Behandlung. Med. Welt **6**, 771, 947 (1932). — MUROO, S.: Über die Agglutination und Komplementbindungsreaktion der Gonokokken und die Serodiagnostik der Gonorrhoe. Mitt. med. Akad. Kioto **13**, 351—418 u. dtsch. Zus.fass. 549—551 (1935). Ref. Zbl. Haut- u. Geschl.-Kr. **51**, 598 (1935). — MUSIL, E.: (a) Über das Vorkommen von Epitheleinschlußkörperchen im weiblichen Harnröhrenepithel und ihre Beziehung zur weiblichen Gonorrhoe. Wien. klin. Wschr. **1938**, 740—742. — (b) Epitheleinschlüsse im Urethralsekret, insbesondere bei gonorrhoischen Komplikationen. Derm. Wschr. **111**, 895—898 (1940). — MUTERMILCH, S., et A. GRIMBERG: Recherches sur les polysaccharides gonococciques. C.R. Soc. Biol. (Paris) **120**, 587 (1935). Zbl. Bakt., Ref. **121**, 385 (1936).

NAGY, J.: Der klinische Wert der durch Rizinusöl sensibilisierten Komplementbindungsreaktion bei gonorrhoischen Kranken. Derm. Wschr. **111**, 787—792 (1940). Zbl. Bakt., Ref. **139**, 358 (1941). — NARAHARA: Ein Fall von Tendovaginitis gonorrhoica. Hifuto-Hitsunyo **2**, 32—33 (1934). Zbl. Bakt., Ref. **117**, 417 (1935). — NEGISHI, H.: Lokale Reaktivität für Gonovaccine und Gonokokkenkulturfiltrate. Jap. J. Derm. **38**, 92—93 (1935). Ref. Zbl. Haut- u. Geschl.-Kr. **53**, 352—353 (1936). — NEGRO, G.: (a) Spermoculture et gono-déviation. Boll. Soc. int. Micr. Sez. Ital. **9**, 393 (1937). Zbl. Bakt., Ref. **129**, 372 (1938). — (b) Terreno semi-solido la cultura della Neisseria gonorrhoeae. G. Batt. Virol. **19**, 160—163 (1937). Zbl. Bakt., Ref. **128**, 339 (1938). — NEMES, J. L.: Vitaminbedürfnisse der Neisseriastämme. J. infect. Dis. 88, 156—157 (1951). Ref. Zbl. Haut- u. Geschl.-Kr. **79**, 398 (1952). — NEUBERG, H.: Ein Beitrag zu der Lehre von der Komplementbindungsreaktion bei der Gonorrhoe. Derm. Z. **59**, 297—302 (1930). Zbl. Bakt., Ref. **100**, 483 (1931). — NEUMANN, H.: (a) Eine neue Gonokokken-Kulturmethode. Derm. Wschr. **101**, 883—890 (1935). Zbl. Bakt., Ref. **120**, 340 (1936). — (b) Neue Züchtungsmethoden für Gonokokken und Meningokokken. Klin. Wschr. **1936 I**, 58—59. Ref. Zbl. Haut- u. Geschl.-Kr. **53**, 574 (1936). — (c) Die Kultur der Gonokokken. Arch. Derm. Syph. (Berl.) **173**, 393—433 (1936). Zbl. Bakt., Ref. **122**, 387—388 (1936). — (d) Die kulturelle Diagnose der Gonorrhoe unter Berücksichtigung der A-, C- und D-Gonokokkenstämme. Derm. Z. **75**, 125—138 (1937). Zbl. Bakt., Ref. **126**, 451 (1937). — (e) Grundlagen für die Beurteilung des Gonokokkenwachstums auf den A-, C-, D-Platten. Derm. Wschr. **105**, 1497—1504 (1937). Zbl. Bakt., Ref. **129**, 371 (1938). — (f) Die Leistungsfähigkeit des Kulturverfahrens bei der Erfassung der weiblichen Infektionsquellen und die sich daraus ergebenden Folgerungen für den Kampf gegen die Gonorrhoe. Derm. Wschr. **106**, 325—330 (1938). — (g) Vergleichprüfungen verschiedener Gonokokkennährböden. Derm. Wschr. **116**, 177—181 (1943). — NEUMANN, H., u. J. ALTMEYER: Bestehen Beziehungen zwischen Verlauf und Heilbarkeit der Gonorrhoe und den A-, C- und D-Stämmen? Derm. Wschr. **111**, 706—709 (1940). — NEUMANN, H., u. E. BINGENHEIMER: Thrombotische Gonokokkenendocarditis und -sepsis mit Gelenkschwellungen und bullösen Hämorrhagien. Derm. Wschr. **105**, 1099—1101 (1937). — Zbl. Bakt., Ref. **128**, 337 (1938). — NICHOLS, J. C. W.: A simple apparatus for culturing Neisseria gonorrhoea under partial carbon dioxide tension. J. Lab. clin. Med. **32**, (5), 576—578 (1948). — NICOLETTI, V.: La sierodiagnosi della blenorragia mediante le reazioni di „fissazione di Lipoidi“. Boll. Sez. region. Soc. ital. Dermat. No 2,

173—174 (1933). — NIESSEN, M. v.: Beobachtungen der Gonokokkencyclogenie. Dresden: Selbstverl. 1934. 14 S. Ref. Zbl. Haut- u. Geschl.-Kr. **50**, 537 (1935). — NIEUVENHUYSE, J.: Einige Bemerkungen über Komplikationen bei der Gonorrhoe. Arch. Derm. Syph. (Berl.) **174**, 166—170 (1936). — NIKOLOWSKI, W.: Bewertung der Komplementbindungsreaktion bei Behandlung mit Penicillin. Med. Klin. **46**, 103—109 (1951). — NITSCHE, P.: Schweineblut-Trypsin-Agar-Gonokokkennährboden. Dtsch. Gesundh.-Wes. **4**, 452 (1949). — NITTA, Y.: (a) Über die Wirkung einiger ätherischer Öle auf Gonokokken im Reagenzglase und im Peritoneum der weißen Maus. Derm. Z. **59**, 12 (1930). — (b) Die Wirkung von Farbstoffen auf Gonokokken in vitro und in vivo. Z. Hyg. Infekt.-Kr. **111**, 68—78 (1930). — NIZETIČ, Z.: Die lokale Hitzeanwendung in der Behandlung der Ophthalmoblenorrhoe nebst einem Beitrag zur Frage der Übertragbarkeit der Gonokokken auf die Conjunctiva des Kaninchens. Arch. Augenheilk. **109**, 574—591 (1936). — NOBIS, L.: Über einen Fall von Ulcera gonorrhoica. Z. Haut- u. Geschl.-Kr. **6**, 26 (1949). — NORGAARD, O.: Untersuchungen über die gonokokkentötende Fähigkeit menschlichens Serums. Acta derm.-venereol. (Stockh.) **29**, 421—422 (1949). Ref. Zbl. Haut- u. Geschl.-Kr. **75**, 296 (1950/51). — NOTO, P.: Oblitsky-test for the isolation of gonococci from seminal fluid. Rass. Derm. Sif. **1** (5), 598—600 (1948). — NUKADA, S.: Über die Einflüsse einer minimalen Menge von Heterobakterien auf das Fieber durch Gonokokken. Z. Immun-Forsch. **93**, 12—17 (1938).

OBRTEL, J.: Die Gonokokkenreaktion im Blutplasma. Čs. Derm. 75 (1934). Zbl. Bakt., Ref. **116**, 388—389 (1935). — OBTSCHINNIKOW: Morphologische und tinktorielle Eigenschaften der Gonokokken im Ausstrichpräparat bei akuter Urethritis. Sovetsk. Vestn. Vener. Derm. No 7 (1934). Ref. Derm. Wschr. **99**, 1658 (1934). — OLBRICH, S.: Über die Verwendung von Gonokokkensuspensionen und -extrakten als Antigen zur Gonokokkenkomplementbindungsreaktion. Z. Hyg. Inf.-Kr. **120**, 258—266 (1937). — OLIN, T. E.: Über den Komplementgehalt des Serums bei weiblicher Gonorrhoe. Acta derm.-venereol. (Stockh.) **19**, 32—37 (1938). — OLIVER, J. O.: The complement fixation test in relation to the gonococcus and allied organism. J. Hyg. (Lond.) **29**, 259—272 (1929). — OPPENHEIM, M.: Zur Frage des „gonotoxischen Ikterus". Schweiz. med. Wschr. **1938**, 1299—1300. — ORLANDI, N.: Di alcuni reperti istopatologici in casi di infezione gonococcica dei genitali femminili nella prima infanzia. Arch. ital. Anat. Istol. pat. **6**, Suppl. 369—383 (1935). — ORPWOOD, P. L. N.: The gonococcal complement-fixation test. Brit. Med. J. **1931**, No 3665, 578. — OSMOND, T. E., and J. O. OLIVER: The value of the complement fixation test in gonorrhoea. Brit. J. vener. Dis. **5**, 281—301 (1929).

PACKALÉN, TH.: Hat eine positive Wassermannreaktion Einfluß auf die Komplementbindungsreaktion bei Gonorrhoe? Acta Soc. Med. "Duodecim" A **15**, Nr 18, 1—7 (1932). Ref. Zbl. Haut- u. Geschl.-Kr. **43**, 355 (1933). — PAETZOLD, O.-H.: Über Gonokokken-Dauerkulturen. Arch. Derm. Syph. (Berl.) **201**, 260 (1955). — PARKER, G.: Fatal gonococcal pyamia following internal urethrotomy. Brit. J. Urol. **6**, 363—364 (1934). — PARKER, W. S.: Resistant gonococci. Lancet **1946**, No 6432 (2), 850. — PASTORINO, V. M.: Richerche sulla modificationi culturali del gonococco dopo l'azione di preparati sulfamidici. Nota I. Boll. Ist. sieroter. milan. **19**, 115—140 (1940). — PAWLIK, H. J.: Der Wert der Provokationsmethode bei Gonorrhoe unter besonderen Berücksichtigungen der Länge der Nachbeobachtungszeit, d. h. der Zeitabschluß der geführten Therapie bis zur Entlassung aus klinischer Behandlung. Diss. Jena 1950. — PEIZER, L. R.: A method of employing horse plasma and hemoglobin as enrichments in primary gonococcus isolations. J. Lab. clin. Med. **25**, 299—303 (1939). — PELOUZE, P. S.: The immunologic aspects of gonococcic infection. J. Amer. med. Ass. **103**, 1819—1821 (1934). — PENA, S. DE LA: Über Spontanheilung und Behandlung des Trippers. Rev. esp. Urol. **2**, 297—309 (1935). Ref. Zbl. Haut- u. Geschl.-Kr. **52**, 267 (1936). — PÉRIN, L.: Latenter Tripper und klinisch gesunde Gonokokkenträgerinnen. Münch. med. Wschr. **89**, 364 (1942). — PERNET, J., u. F. SCHAAF: Eine verbesserte Methode zur Komplementbindungsreaktion bei Gonorrhoe. Arch. Derm. Syph. (Berl.) **174**, 599—624 (1936). — PESTEREV, A.: Fall eines gonorrhoischen Abszesses. Sovetsk. Vestn. Vener. Derm. **3**, No 1, 83—84 (1934). Ref. Zbl. Haut- u. Geschl.-Kr. **48**, 83 (1934). — PETERSEN, E.: Über die diagnostische Verwendung der Gonokokken-Komplementbindungsreaktion. Hospitalstidende **73**, 9, 268 (1930). Ref. Derm. Wschr. **91**, 1558 (1930). — PETSCHNIKOW, J. D. u. A. D. ZELISCHTSCHEWA: Die Bedeutung der Bordet-Gengou-Reaktion in der Klinik der Gonorrhoe. Derm. Z. **59**, 303 (1930). — PETZOLD, M.: Über den Nachweis von Gonokokken im Blute von Gonorrhoikern. Z. Mikrobiol. **21**, Nr 3, 135—137 u. engl. Zus.fass. **137** (1938). — PFEFFERL, H.: Die Bedeutung der mikroskopischen Untersuchung und des Kulturverfahrens für die Erkennung und Feststellung der Heilung des weiblichen Trippers nach Chemotherapie. Diss. Würzburg 1943. — PHILADELPHY, A.: Zur Gonokokkenkultur auf Blutwasseragar Wien. klin. Wschr. **1933**, 1052—1054. — PHOTINOS, P.: Sur la période d'incubation dans le cas de gonorrhée. Ann. Mal. vénér. **34**, 269—277 (1939). — PIEPER, E., u. W. WOLFFENSTEIN: Untersuchungen über die Spezifität des Compligons. Med. Welt **7**, 1140 (1933). — PIETRI, M. DE: Die Gono-Ballungsreaktion von Müller bei den kindlichen Vulvovaginitiden.

Pediatria Riv. **48**, 491—499 (1940). Ref. Zbl. Haut- u. Geschl.-Kr. **66**, 413 (1941). — PINETTI, P.: Untersuchungen über Hautreaktionen gonorrhoischer gegenüber spezifischer Bakterienprodukte. G. ital. Derm. **78**, 1203—1222 (1937). — PITTS, A.: Laboratory diagnosis of gonococcal infections. Amer. J. Syph. **24**, 184—200 (1940). — POEHLMANN, A.: Über die praktische Bedeutung der Serodiagnose der Gonorrhoe. Münch. med. Wschr. **82**, Nr 11, 405 (1935). — POLLAK, O. J.: Neuer Nährboden für Gonokokken. Zbl. Bakt., I. Orig. **134**, 459 (1935). — POLÓNY, P.: Beiträge zur mikroskopischen Diagnose der Gonorrhoe. Wien. med. Wschr. **1934**. 1237—1238. — POPCHRISTOFF, P.: (a) Fall von doppelseitiger Gonitis gonorrhoica bei einem 36jährigen Mann. Bulgarische Dermat. Gesellsch. v. 13. 2. 1934. Zbl. Haut- u. Geschl.-Kr. **50**, 194 (1935). — (b) Über den Wert der Komplementbindungsreaktion bei Gonorrhoe. Jb. Univ. Sofia, Med. Fak. **16**, 157—172 u. dtsch. Zus.fass. 169—171 (1937). Ref. Zbl. Haut- u. Geschl.-Kr. **61**, 597 (1939). — POPPER, H.: Über gonotoxischen Ikterus. Z. klin. Med. **131**, 258—284 (1937). — POSATTÍ, F.: Ulcus vulvae acutum und Gonorrhoe. Wien. klin. Wschr. **1939**, 617—618. — PRAKKEN, J. R.: Hautausschläge bei Gonorrhoe. Ned. T. Geneesk **1947**, 243—249. — PRAZIC, M.: Gingivitis gonorrhoica. Liječn. Vjesn. **60**, 618—619 (1938). — PREININGER, TH.: Pathologie der Gonorrhoe. Tagg der Ungar. Dermat. Ges., Budapest v. 14.—15. 10. 1938. — PRICE, I. N. O.: (a) The gonococcal complement-fixation test. Brit. J. med. **1931 I**, 578—580. — (b) The gonococcal fixation test: further improvements in technique resulting in increased sensitivity. J. Path. Bact. **35**, 635—636 (1932). — (c) Some observations on the action of certain sodium bile salts on the gonococcus. Brit. J. vener. Dis. **9**, 5054 (1933). — (d) The clinical application of the complement fixation test for gonorrhoea. Brit. J. vener. Dis. **10**, 249—267 (1934). — (e) A simple and efficient egg-albumen medium for the cultivation of the gonococcus. J. Path. Bact. **40**, 345—349 (1935). — (f) Über die Beziehungen der Gonokokkenkomplementbindunsgreaktion zur Diagnose und Therapie der Gonorrhoe. Brit. J. vener. Dis. **14**, No 3, 153 (1938). — PROPPE, A.: (a) Therapeutische Untersuchungen und Selbstheilungsvorgänge bei der Gonorrhoe. Derm. Z. **68**, 179—186 (1934). — (b) Spontanheilung der Gonorrhoe im Kindesalter. Derm. Z. **69**, 185—191 (1934). — PROPPE, A., u. H. THURN: (c) Über die Compligon-Hautreaktion bei Tripperkranken. Derm. Z. **71**, 11—16 (1935). — PUCKY, P. v.: Gonorrhoische Gelenkentzündung. Langenbecks Arch. klin. Chir. **192**, 729—740 (1938). — PUTTE, P. J. VAN: Über die Resistenzen von Gonokokken in vitro bei Temperaturen von 50° C, 45° C und etwa 41,5° C. Zbl. Bakt., I. Orig. **145**, 470 (1940).

RAKE, G.: Biological properties of "fresh" and "stock" strains of the meningococcus. Proc. Soc. exp. Biol. (N.Y.) **29**, 287—289 (1931). Zbl. Bakt., Ref. **105**, 510 (1932). — RAKE, G., and H. W. SHERP: Studies on meningococcus infection IV. The antigenic complex of the meningococcus-group specific carbohydrate and protein fractions. J. exp. Med. **58**, 361—374 (1933). Zbl. Bakt., Ref. **113**, 38 (1934). — RAMEL, E.: Eine neue Provokationsmethode weiblicher Gonorrhoe mittels Neogynergen. Schweiz. med. Wschr. **69**, 475 (1939). — RANDALL, O. S., and TH. G. ORR: Suppurative subcutaneous and subfascial gonococcus infections. Amer. J. Surg., N. S. **12**, 117—119 (1931). — RASZKES, B., u. T. EPSTEIN: Beitrag zur Kultur von Gonokokken in Abhängigkeit vom klinischen Bild. Przegl. derm. **33**, 86—99 u. franz. Zus.fass. 98—99 (1938). Ref. Zbl. Haut- u. Geschl.-Kr. **60**, 576 (1938). — RAVEN, C.: (a) Dissociation of the gonococcus. Proc. Soc. exp. Biol. (N.Y.) **31**, 899—901 (1934). — (b) Dissociations of the gonococcus. J. infect. Dis. **55**, 328—339 (1934). — RAVKINS, L. I.: Unspezifisches Antigen für die serologische Gonorrhoediagnose. Vestn. Vener. Derm. H. 4, 51—53 (1954). Ref. Zbl. Haut- u. Geschl.-Kr. **91**, 120 (1955). — REGINATO, E.: Die Albumin- u. Globulinfraktionen bei der Komplementablenkung der Gonorrhoe. Atti Soc. ital. Derm. Sif. **3**, 832—836 (1941). — REITZEL, R. J.: Die Identifizierung der Gonokokken bei gonorrhoischen Komplikationen. J. Amer. med. Ass. **110**, No 14, 1095 (1938). — RETZLAFF, K.: Zur Frage der gonorrhoischen Infektion bei Versuchstieren. Zbl. Bakt., I. Orig. **113**, 130—132 (1929). — REYMANN, F.: (a) Cultivation of gonococci as diagnostic method in gonorrhea in women. Acta derm.-venereol. (Stockh.) **24**, 130—167 (1944). — (b) Züchtung von Gonokokken als diagnostische Methode bei Gonorrhoe, besonders bei Frauen. Acta derm.-venereol. (Stockh.) **20**, 599—606 u. Forh. nord. derm. For. 599—606 (1939). Ref. Zbl. Haut- u. Geschl.-Kr. **64**, 294—295 (1940). — REYN, A.: (a) Demonstration of antigenic relationsship between Micrococcus catarrhalis and gonococci. Acta path. microbiol. scand. **20**, 257—271 (1943). Zbl. Bakt., Ref. **145**, 129—130 (1945). — (b) Serologische Untersuchung an Gonokokken. Kopenhagen: Munksgaard 1947. Ref. Derm. Wschr. **121**, 455 (1950). — (c) Serologische Studien über Gonokokken. II. Acta path. microbiol. scand. **26**, 243—251 (1949). Ref. Zbl. Haut- u. Geschl.-Kr. **73**, 263 (1949). — (d) Serologische Studien über Gonokokken. III. Acta path. microbiol. scand. **26**, 252—268 (1949). Ref. Zbl. Haut- u. Geschl.-Kr. **73**, 263 (1949). — (e) Experience with cultivation of gonococci as a diagnostic method. Acta derm.-venereol. (Stockh.) **31**, 34 (1951). — RICHTER, I.: Über ein vereinfachtes Verfahren der Gonokokkenzüchtung unter Luftabschluß mit einer Kerze. Diss. Jena 1952. — RICHTER, W.: Über Gelenkkrankheiten auf gonorrhoischer Grundlage. Münch. med. Wschr. **1942**, 951—953. — RIGGIO, T.: Resultati di esperimenti per la ricerca di un rerreno per l'isolamento biologico del gonococco. Riv. Sanit. sicil. **26**, 326—335 (1938). — ROIRON-RATNER, V.: (a) Trypsin digesting medium added with horse plasma for the culture of the gonococcus. Brit. vener. Dis. **30**, 101—102 (1954). — (b) Sur un nouveau milieu de culture pour l'isolement du gonoccoque. Presse méd. **1954**, 686. — ROMANOW, S.: Zur Frage der experimentellen Gonorrhoe. Arch. biol. Nauk **31**, No 4 (1931). Zbl. Bakt., Ref. **106**, 242 (1932). — ROSE, D. L., H. W. KENDELL and W. M. SIMPSON: A plasma-agar medium for cultivation of the gonococcus. Amer. J. clin. Path., techn. Suppl. **4**, 59—62 (1940). Ref. Zbl. Haut- u. Geschl.-Kr. **66**, 232 (1941). — ROSNER, J.: Serodiagnostik der Gonorrhoe. Przegl. derm. **32**, 28—49 u. dtsch. Zus.fass. 48 (1937). Ref. Zbl. Haut- u. Geschl.-Kr. **58**, 702 (1938). — ROSSETT, N.: Skin reactions to an extract prepared from a gonococcus bouillon filtrate. Yale. J. Biol. Med. **11**, 345—354 (1939) u. New Haven: Diss. 1938. Ref. Zbl. Haut- u. Geschl.-Kr. **62**, 602—603 (1939). — ROUSSET: Présence probable de gonocoques dans l'expectoration bronchique au début d'une blenorrhagie. Bull. Soc. franç. Derm. Syph. **40**, No 7, 1079—1081 (1933). — RUBINSTONE, A. I., and S. L. ISRAEL: Gonococcemia with recovery. J. Amer. med. Ass. **99**, 1684—1685 (1932). — RUEMPLER, A.: Beitrag zur Serodiagnose der Gonorrhoe mittels Compligon. Diss. Kiel 1934. Ref. Zbl. Haut- u. Geschl.-Kr. **50**, 92 (1935). — RUGE, R. H., u. H. REIKE: Ergebnisse der Komplementbindungsreaktion bei Gonorrhoe. Dtsch. Milit.-Arzt **1937**, 214—217. — RUMMO, R.: Sulla persistenza di anticorpi gonococcici nei blenorragici clinicamente guariti. Rif. med. **1938**, 1531—1534. — RUYS, A. CH.: Gonorrhoische ontsteking van het rectum bij vulvovaginitis gonorrhoica infantum. Ned. T. Geneesk **1933 I**, 894. Zbl. Bakt., Ref. **111**, 442 (1933).

SACCONE, A.: La spermocultura nelle infezioni croniche uretrali da gonococco. Rinasc. med. **13**, 587—588 (1936). — SACHS, H.: Die Gonokokken-Komplementbindung. Verh. 2. Internat. Kongr. Mikrobiol. 1937, S. 353. Ref. Zbl. Haut- u. Geschl.-Kr. **57**, 228 (1938). — SÄUFERLIN, H.: (a) Gewöhnungsfähigkeit der Gonokokken an Silberpräparat unter besonderer Berücksichtigung des Konzentrationswechsels. Arch. Derm. Syph. (Berl.) **172**, 170—172 (1935). — (b) Ein Beitrag zur Komplementbindungsreaktion bei der Gonorrhoe. Dtsch. med. Wschr. **1934**, 285—287. — SAIG-RAJ-EFF, M.: L'immunité dans la blennorragie. J. Urol. Néphrol. **28**, 465—475 (1929). — SAINT-MARTIN, M.: Two year's experience with delayed gonococcus cultures. Canad. J. publ. Hlth **40**, 78—81 (1949). — SAINT-PRIX, L.: A flocculation serum test for gonorrhoea. Ann. Biol. clin. 8 (1), 101—103 (1950). — SALCEDO, C.: Kriterium der Heilung von Gonorrhoe. Act. dermo-sifiliogr. (Madr.) **38**, 936—969 (1947). Ref. Zbl. Haut- u. Geschl.-Kr. **75**, 86 (1950/51). — SANDERS, A. C., and R. L. HULLINGHORST: A method for delayed cultural identification of Neisseria gonorrhoeae. Amer. J. publ. Hlth **41**, 1240—1243 (1951). — SANDIFORD, B. R.: Eine neue Kontrastfärbung für Gonokokken und Meningokokken. Brit. med. J. **1938**, No 4038, 1155. — SANZ BENEDED: Ein Fall von Trippertarsalgie. Acta derm.-sifiliogr. **23**, 427—432 (1931). Ref. Zbl. Haut- u. Geschl.-Kr. **39**, 361—362 (1932). — SATORY, A., R. SATORY, I. MEYER et B. SAUTER: L'influence des facteurs-activants spécifiques contenus dans les filtrats de champignons inférieurs, sur la croissance du «Micrococcus gonorrheae». Bull. Acad. Méd. (Paris) **114**, 134—138 (1935). — SAVINO, F. M.: Vital process of gonococci. Siglo méd. **115** (4748), 483 (1947). Ref. Excerpta med. (Amst.), Sect. XIII **2**, 388 (1948). — SAXL, O.: Seltene Komplikationen der Gonorrhoe im Säuglingsalter. Med. Klin. **1936**, 1534—1537. — SCALFI, A.: Sulle proprietáantiemolitiche dei filtrati gonococcici ed "antivirus". Boll. Ist. sieroter. milan. **14**, 1060—1066 (1935). — SCALTRITTI, A.: (a) Sur la bactériolyse du gonocoque. Ann. Inst. Pasteur **39**, 865—873 (1925). Ref. Zbl. Haut- u. Geschl.-Kr. **20**, 102—103 (1926). — (b) Über ein Verfahren der Komplementbindungsreaktion bei Tripper. Rev. argent. Dermatosif. **21**, 640—642 (1937). Ref. Zbl. Haut- u. Geschl.-Kr. **59**, 349 (1938). — (c) Über eine Technik der KBR bei Tripper. Rev. argent. Dermatosif. **21**, Teil 3, 640 (1937). Ref. Derm. Wschr. **107**, 939 (1938). — SCARPA, A.: La reazione del D'Amato nella sifilide e nella blenorragie G. Med. milit. **81**, 90—102 (1933). — SCHAAF, F., u. W. BURCKHARDT: Die praktische Bedeutung der Serodiagnose (Komplementablenkung) bei Gonorrhoe. Schweiz. med. Wschr. **1936**, 1101—1114. — SCHAEFER, F.: Besteht eine Abhängigkeit der Go.-K.B.R. von der Sulfonamiddarreichung (Uliron und Albucid)? Derm. Wschr. **110**, 337—341 (1940). — SCHÄFER, W., u. E. WALTHER: Untersuchungen über Gonokokken. II. Mitt. Z. Hyg. **121**, 517—528 (1939). — SCHAPIRO, A.: Zur Methodik der Bestimmung des Gonokokkenantigens im Harn und in den Ausscheidungen der Harn- und Geschlechtsorgane. Z. Immun-Forsch. **68**, 1—6 (1930). — SCHEER, P.: Die Komplementbindungsreaktion bei Gonorrhoe. Diss. Köln 1934. Ref. Zbl. Haut- u. Geschl.-Kr. **52**, 263 (1936). SCHERESCHEWSKY, J.: Experimentelle Kaninchenblenorrhoe. Arch. Derm. Syph. (Berl.) **160**, 299—300 (1930). — SCHLEIFF, P.: Erfahrungen mit der KBR und der Go.-MKR im Zentrifugierverfahren bei Gonorrhoe. Inaug.-Diss. Halle a. S. 1936. Ref. Derm. Wschr. **104**, 262 (1937). — SCHLIRF, K.: (a) Über die Bedeutung bakteriologischer serologischer Untersuchungen für die Erkennung und Bekämpfung des Trippers. III. Münch. med. Wschr. **1934 I**, 364—366. — (b) Über die Komplementbindung zum Syphilis- und Gonorrhoe-Nachweis. Zbl. Bakt., I. Orig. **133**, (1934/35) 373. — Schlüren, E.: Provokation bei der latenten Cervix-Gonorrhoe mittels Chloraethylspray. Zbl. Gynäk. **73**, H. 10, 964 (1951). — Schmidt, W. A.: Witebskys Gonokokkenantigen. Diss. Freiburg i. Breisgau 1934. Ref. Zbl. Haut- u. Geschl.-Kr. **53**, 59—60 (1936). — Schmidt-La Baume, F.: (a) Die Bedeutung der Menstruationspräparate für die Erfassung der Gonorrhoeinfektionsquellen. Arch. Derm. Syph. (Berl.) **172**, 173—175 (1935). — (b) Über die Bedeutung der Menstruationspräparate für die Erfassung der Gonorrhoeinfektionsquellen. Derm. Wschr. **101**, 811—814 (1935). — Schmidt-La Baume, F., u. H. Fonrobert: Über Versuche zur Erzeugung von Bakteriophagen gegen Gonokokken. Zbl. Bakt., I. Orig. **112**, 379—381 (1929). — Schmidt-La Baume, F., u. W. Lehmann: Der Wert submenstrueller Untersuchungen bei der Bekämpfung der Gonorrhoe. Derm. Wschr. **108**, 581—586 (1939). — Schmidt-La Baume, F., u. L. Wetzel: Zur Frage der Menstruationspräparate als Heilungskriterium der Frauengonorrhoe. Derm. Wschr. **105**, 1201—1204 (1934). — Schmiemann, R.: Zur Methodik der Serodiagnostik der Gonorrhoe. Klin. Wschr. **1936 II**, 1171—1172. — Schmitt, J.: (a) Über die Verwendung von para-Aminobenzoesäure in Gonokokkennährböden. Z. Haut- u. Geschl.-Kr. **5**, 388—393 (1948). (b) Über die Verwendung von para-Aminobenzoesäure in Gonokokkennährböden. Z. Haut- u. Geschl.-Kr. **5**, 9 (1948). — Schönfeld, W.: Über den Nachweis von Antikörpern beim Tripper im Zervixschleim und Vorsteherdrüsensekret. Derm. Wschr. **99**, 1101—1105 (1934). — Scholz, W.: Über die Bedeutung der bakteriologischen Forschung für die Entwicklung der Dermatologie. Dtsch. med. Wschr. **1932**, 774—776. — Schramm, W.: Unsere Beobachtungen über die Bedeutung der Gonokokkenkomplementbindungsreaktion für die Wirksamkeit von Sulfonamidpräparaten bei der Gonorrhoe der Frau. Klin. Wschr. **19**, 182—185 (1940). — Schreus, H. Th.: (a) Über das serologische Geschehen bei Lues, Gonorrhoe und Tuberculose nebst Auswertung an 1000 Seren in bezug auf die Übereinstimmung des klinischen und serologischen Befundes. Derm. Z. **73**, 61—65 (1936). — (b) Bemerkungen zur Gonokokkenkultur nach dem Verfahren Felkes. Derm. Wschr. **107**, 1421—1422 (1938). — (c) Untersuchungen über die Spezifität der Reagine bei der Komplementbindungsreaktion. Arch. Derm. Syph. (Berl.) **172**, 57—59 (1935). — Schröpl, E.: Vergleichende Untersuchungen über Komplementbindungsreaktionen bei Gonorrhoe. Arch. Derm. Syph. (Berl.) **170**, 162—172 (1934). — Schubert, M., u. A. Beck: Zur Frage der gramnegativen, gonokokkenähnlichen Bakterien im Genitaltrakt. Derm. Wschr. **97**, 1598—1603 (1933). — Schubert, M., u. Th. Toenges: Mikroskopische und kulturelle Untersuchungen über gramnegative, den Gonokokken ähnliche Diplokokken im weiblichen Urogenitaltrakt. Derm. Z. **62**, 362—367 (1931). — Schubert, W.: Der Wert der Kulturmethode bei der Diagnose der Gonorrhoe. Inaug. Diss. Breslau 1935. Ref. Derm. Wschr. **102**, 306 (1936). — Schümmer, H., u. A. Hubbes: Nilblau A, ein Mittel zur Hemmung des Wachstums der Begleitbakterien bei der Kultur der Gonokokken. Arch. Derm. Syph. (Berl.) **192**, 61 (1950/51). — Schuermann, H.: Untersuchungen der Gonokokken während der Penicillinbehandlung der Gonorrhoe. Dtsch. med. Wschr. Nr 25—26, 353 (1947). — Schüssler, D.: (a) Reizuntersuchungen nach Gonorrhoe beim Manne. Österr. Dermat. Ges. v. 20. 5. 1937. Ref. Derm. Wschr. **106**, 88 (1938). — (b) Zur Reizuntersuchung nach männlicher Gonorrhoe. Münch. med. Wschr. **1938**, 513—515. — Schütz, H.: Über Gonokokkenfärbung. Derm. Wschr. **111**, 811—814 (1940). — Schweizer, A.: Gonokokkensepsis nach chirurgischem Eingriff. Schweiz. med. Wschr. **1934**, 76—78. — Scolary, E.: Endokarditis und eitrige Myocarditis durch Gonokokken. G. ital. Derm. Sif. **77**, H. 2, 211 (1936). — Sechi, E.: Sulle reciproche influence dei comuni germi della flora uretrale e del gonococco. G. ital. Derm. **72**, 483—491 (1931). — Segawa, N.: Über die immunisatorische Beziehung der Gonokokken zu den Meningokokken. Zbl. Bakt., II. Abt. Orig. **124**, 266 (1932). — Seinmann, N., u. D. Ašavskaja: Eine neue Methode der Bereitung des Gonokokkenantigens für die Bordet-Gengousche Reaktion. Urologija (Moskau) **17**, Nr 3, 46—49 (1940). Ref. Zbl. Haut- u. Geschl.-Kr. **67**, 103 (1941). — Semenov, P. P.: Gonokokkenmutation unter Einfluß von Sulfidin. Urologija (Moskau) **17**, Nr 2, 82—84 (1940). Ref. Zbl. Haut- u. Geschl.-Kr. **67**, 367—368 (1941). — Semmola, L.: (a) Systematische Untersuchungen über die Variabilität des Gonococcus bei Herkunft von seinen gewöhnlichen Lokalisationen. Dermosifilografo **13**, 691—722 (1938). — (b) Systematische Untersuchungen über die allenfallsigen Variationen des Gonokokkus im Verlaufe seiner gewöhnlichen Ansiedlungen. 31. Sitzg der Societá Italiana di Derm. e. Sifilogr. Ref. Derm. Wschr. **110**, 246 (1940). — Serisorina, S. I.: Ein Gonokokken-Bakteriophag und seine Eigenschaften. Z. Mikrobiol. Epidemiol. Immunobiol. 8, 49—53 (1953). — Shaw, L. O., and M. M. McAllister: Details of a proved technique for the culture of the gonococcus and its clinical value. Urol. cutan. Rev. **44**, 429—430 (1940). — Shevchenko, F., u. L. Karpova: Nährboden zum Kultivieren der Gonokokken beim Anfertigen von Vaccinen. Z. Mikrobiol., No 11/12, 162—164 u. engl. Zus.fass. 164 (1939). Ref. Zbl. Haut- u. Geschl.-Kr. **65**, 315—316 (1940). — Siegert, E. J.: Zur klinischen und serologischen Diagnostik der gonorrhoischen Iritis. Albrecht v. Graefes Arch. Ophthal. **140**, 303—327 (1939). — Siegert, P.: Die Differentialdiagnose der gonorrhoischen Iritis. Med. Welt **13**, 917 (1939). — Sienkiewicz, E. M.: Zur diagnostischen

Bedeutung der Bestimmung des Gonokokkenantigens im Harn und in den Exkreten. Z. Urol. **24**, 647—658 (1930). — SIMKOVICS, G.: Die Provokation mit Nikotinsäure zur Feststellung der Heilung der Gonorrhoe. Klin. Med. **1**, 135 (1946). — SINGH, N.: Cultivation of the gonococcus for vaccine. J. med. Res. **21**, 769—773 (1934). — SKOMOROVSKAJA, A. G.: Über die Bedeutung der Involutionsformen des Staphylococcus für die Diagnose des Gonococcus. Ann. Mal. vénér. **32**, 188—195 (1937). — SMIRNOFF, N. A.: Die Provokationsmethoden der Gonorrhoe in den ambulatorischen Verhältnissen. Vop. Vener. Derm. No **1**, 100—109 (1934). Ref. Zbl. Haut- u. Geschl.-Kr. **52**, 703 (1936). — SMOLKA u. BREKENFELD: Zur Serologie der männlichen Gonorrhoe. Veröff. Heeres-San.-Wes. H. 92, 153—167 (1934). Ref. Zbl. Haut- u. Geschl.-Kr. **50**, 537 (1935). — SMORODINZEFF, A.: Beitrag zur Bordet-Gengou-Reaktion mit Gonokokkenantigen und ihre Bedeutung für die Diagnostik der Gonorrhoe bei Frauen. Sibir. Med. J. No 6—7 (1929). Zbl. Bakt., Ref. **97**, 244 (1930). — SOKOLOVA, L. B.: Beitrag zur Frage der diaplacentaren Übertragung der Gonorrhoe. Vestn. Vener. Derm. No 9/10, 952—954 (1937). Ref. Zbl. Haut- u. Geschl.-Kr. **58**, 702 (1938). — SOLANA, F., u. R. RUIZ-OCAÑA: Die Meinickesche Klärungsreaktion bei der Gonorrhoediagnose. Arch. Cardiol. **16**, 251—257 (1935). Ref. Zbl. Haut- u. Geschl.-Kr. **52**, 263 (1936). — SOMMER, K. H., u. H. RÜTHER: Die klinische Bedeutung der Gonokultur bei der chronischen Gonorrhoe der Frau. Dtsch. med. Wschr. **1939**, 90—92. — SOSCIA, E.: Studio comparativa fra alcune sierodiagnosis della blenorrhagica (gonodeviazione) del complemento col compligon, gonodeviazione del complemento con l'antigene di Witebsky, gono-Meinicke-M.K.R. II. Dermosifilografo **11**, 132—142 (1936). — SPANNAUS, W.: Wachstums- u. Resistenzerscheinungen bei Gonorrhoe unter Verwendung eiweißarmer Nährböden. Diss. Jena 1952. — SPICCA, G.: La deviazione del complemento nella blenorragia. Rif. med. **1935**, 667—679. Ref. Zbl. Haut- u. Geschl.-Kr. **52**, 121 (1936). — SPIEGLER, R.: Gonorrhoe und Schwangerschaft. Mschr. Geburtsheilk. Gynäk. **99**. 41—55 (1935). — SPIETHOFF, B.: Wissenschaftliche Unterlagen für die Erfassung von Geschlechtskrankheiten. Derm. Wschr. **105**, 1353—1354 (1937). — SPINK, E. W.: (a) Studies of gonococcal infection. I. A study of the mode of destruction of the gonococcus in vitro. J. clin. Invest. **16**, 169—176 (1937). — (b) Latent gonorrhoea as a cause of acute polyarticular arthritis. J. Amer. med. Ass. **109**, 325 (1937). — (c) Studies of gonococcal infection. III. A comparison of the bactericidal properties of the synovial fluid and blood in gonococcal arthritis. J. clin. Invest. **17**, 17—22 (1938). — SPITZER, E.: (a) Welches sind die bei der Heilung der Gonorrhoe wirksamen Kräfte und gibt es eine Spontanheilung? Wien. med. Wschr. **1930 I**, 830—832. — (b) Die Bedeutung der Epitheleinschlüsse für die weibliche Gonorrhoe. Wien. klin. Wschr. **1935 II**, 1382—1384. — (c) Die Rolle und Bedeutung der EEK (Epitheleinschlußkörperchen) für die weibliche Gonorrhoe, mit Berücksichtigung der atypischen Gonokokkenformen. Liječn. Vjesn. **60**, 203—209 (1938). Ref. Zbl. Haut- u. Geschl.-Kr. **60**, 280 (1938). — (d) Die Bedeutung der Epitheleinschlußkörperchen für die weibliche Gonorrhoe. Wien. klin. Wschr. **1938**, 1169—1171. — SPOHR, C. L., and M. A. LANDY: A cultural method for the diagnosis of gonorrhoea employing the direct reaction. J. Lab. clin. Med. **21**, 650—654 (1936). SSELKOW, E. A.: Die Beteiligung des reticulo-endothelialen Systems an dem akuten Gonorrhoeprozeß. Z. Urol. **25**, 48—60 (1931). — STEIN, R. O.: Zur Frage der „Gonokokkenträgerinnen". Hautarzt **3**, **143** (1950). — STERENBERG, L. I.: Zur Frage der Rückenmarkserkrankungen gonorrhoischer Ätiologie. Vestn. Vener. Derm. No 9/10, 967—970 (1937). Ref. Zbl. Haut- u. Geschl.-Kr. **58**, 703—704 (1938). — STIGLER, ST. L.: Gonokokkenmeningitis 15 Jahre nach Urethritis. J. Amer. med. Ass. **136**, 919 (1948). — STOCKMAYER, W., u. J. SCHMITZ: Versuche zur Übertragung der Gonorrhoe auf Kälber. Z. Immun.-Forsch. **84**, 371—380 (1935). — STORER, R. V.: Gonorrhoea. Med. J. Aust. **1929 II**, 541—542. — STORCK, H.: Beitrag zur Frage des kulturellen Gonokokkennachweises, der „Pseudogonokokken" und der Gonorrhoe-Penicillin-Resistenz. Dermatologica (Basel) **99**, 305—320 (1949). — STRAUSS, K.: Monarthritis gonorrhoica als ätiologisches Moment für Meniskusschäden. Langenbecks Arch. klin. Chir. **199**, 142—144 (1940). — STROMINGER, L.: Sur les boursites séreuses gonococciques. Ref. rom. Urol. **3**, 267—268 (1936). — STUART, R. D., S. R. TOSHACH and T. M. PATSULA: The problem of transport of specimens for culture of gonococci. Canad. J. publ. Hlth **45**, 73—83 (1954). — SU, T. F.: Gonococcus arthritis in childhood. China. med. J. **50**, 583—585 (1936). Zbl. Bakt., Ref. **123**, 385 (1936). — SULKIN, E. S., and E. GOTTLIEB: The use of an improved culture medium in the diagnosis of gonococcal infection in the adult female. Amer. J. Syph. **25**, 22 (1941). — SULLIVAN, S. J.: Gonorrhoeal wound infection following simple appendectomy. J. Amer. med. Ass. **110**, 1342 (1938). — SZÉP, E.: (a) Beiträge zum Antigenproblem der Gonorrhoekomplementbindungsreaktion nebst Bekanntgabe eines neuen Gonokokkenantigens. Derm. Wschr. **103**, 1691—1694 (1936). — (b) Versuche zur passiven Immunisierung mit menschlichem Antigonokokkenserum. Derm. Z. **76**, 262—272 (1937). — SZÉP, E., u. W. AROKHÁTY: (a) Verhalten und Bedeutung der spezifischen komplementbindenden Antikörper im Zusammenhang mit der modernen Chemotherapie der Gonorrhoe. Arch. Derm. Syph. (Berl.) **178**, 395—399 (1939). — (b) Über das Verhalten des Komplementgehaltes und der Komplementbindungsreaktion während der Sulfonamidbehandlung. Arch. Derm. Syph.

(Berl.) **181**, 294—298 (1940). — SZILVASI, J.: Dauerstämme von Gonokokken. Ungar. Dermat. Ges. v. 10. 3. 1933. Zbl. Haut- u. Geschl.-Kr. **46**, 150 (1933). — SZWOJNICKA, Z., u. T. ZAWODZIŃSKI: Die Komplementbindungsreaktion bei der Gonorrhoe der Frauen. Med. dós. Jspol. **12**, 232—247 u. franz. Zus.fass. **248**—249 (1930). Ref. Zbl. Haut- u. Geschl.-Kr. **36**, 263 (1931).

TAKALA, M. E.: Observations on culture of gonococci. Duodecim **64**, 47—55 (1948). Ref. Excerpta med. (Amst.), Sect. XIII **3**, 289 (1949). — TAKEUCHI, T.: Beiträge zu experimentellen Untersuchungen über die Gonokokken, besonders über die Nährböden und die Lebensfähigkeit der Kokken unter verschiedenen Bedingungen. Mitt. med. Ges. Chiba **19**, 90—136 u. dtsch. Zus.fass. 3—4 (1941). Ref. Zbl. Haut- u. Geschl.-Kr. **67**, 516 (1941). — TALAT VASFI ÖZ: Gonokokkentoxin und -antitoxin. Zbl. Bakt., I. Orig. **143**, 205 (1938/39). — TAMURA, H.: Über die Blutsenkungsgeschwindigkeit bei Gonorrhoe. Hihuto-Hitunyo **3**, 315—325 (1935). Zbl. Bakt., Ref. **119**, 494—495 (1935). — TAUBER, O. M.: Über die praktische Bedeutung der kulturellen Diagnose der weiblichen Gonorrrhoe. Wien. klin. Wschr. **1937**, 902—905. — TEISINGER, J.: Beitrag zur Diagnose des gonorrhoischen Pseudorheumatismus. Čas. Lék. čes. **1932**, 1489. Zbl. Bakt., Ref. **109**, 6 (1933). — TÉMIME, P.: Attempts to reactivate gonorrhoea in woman by inducing pseudomenstruation. Sud. méd. chir. **82** (2327), 254—260 (1950). — TERNOWENKO, K. M.: Zwei Fälle von Erkrankungen der peripheren Nerven bei Gonorrhoe. Derm. Wschr. **98**, 748—751 (1934). — THALER, H.: Zur Frage des sogenannten gonotoxischen Ikterus. Wien. klin. Wschr. **1949**, 953—955. — THIM, J. R.: Über die morphologische Verschiedenheit der Epitheleinschlüsse und Protozoen bei der Einschlußblenorrhoe und Urethritis protozoica. Klin. Mbl. Augenheilk. **89**, 189—193 (1932). — THOMAS and R. BORING: The gonococcus and gonococcal infections. Suppl. Nr 8, Vener. Disease Inform. Washington 1939. Zbl. Bakt., Ref. **134**, 450—451 (1939). — THOMAS, R. BORING and S. BAYNE-JONES: Report of the committee for survey of research on the gonococcus and gonococcal infections. Amer. J. Syph. **20**, Suppl., 1—179 (1936). — THOMAS, M., u. L. WALDEYER: Besitzt die Intradermoreaktion auf Gonorrhoe eine diagnostische Bedeutung Klin. Wschr. **1934**, 1572—1573. — THOMPSON, L.: Observations on McLeods method of culturing the gonococcus. J. infect. Dis. **61**, 129—133 (1937). — THOMSON, A. E., A. C. HAMANN and W. H. PARK: The gonococcus complement fixation test. The causes and solution of irregularities. J. Immunol. **29**, 249—254 (1935). — THORN, E.: Die diagnostische Verwertbarkeit der Komplementablenkungsreaktion der Gonorrhoe (Müller-Oppenheim-Reaktion). Med. Klin. **1930**, 318. — TIMOCHINA, M.: (a) Zur Frage über Gram-positive Diplokokken in Kulturen des Neisser-Gonokokkus. Vestn. Vener. Derm. No 7, 733—740 (1937). Ref. Zbl. Haut- u. Geschl.-Kr. **58**, 152 (1938). — (b) Nährboden zur Herstellung von Gonokokkenvaccine. Vestn. Vener. Derm. No 3, 72—74 (1938). Ref. Zbl. Haut- u. Geschl.-Kr. **61**, 154 (1939). — TONHAZY, N. E., and M. J. PELCZAR: Oxidation of amino acids and compounds associated with the tricarboxylic acid cycle by Neisseria gonorrhoeae. J. Bact. **65**, 368 (1953). — TORRES PEREIRA, A.: The behaviour of bacteria in the presence of antibiotics. Gaz. med. port. **6** (1), 1—21 (1953). Ref. Excerpta med. (Amst.), Sect. XIII **11**, 242 (1957). — TORREY, J.: A comparative study of antigens for the gonococcal complement fixation test. J. Immunol. **38**, 413—430 (1940). — TRÉGER, J.: (a) Der Einfluß des Kaliums und Calciums auf die allergischen Hautreaktionen bei Gonorrhoikern. Bratisl. lek. Listy, 283 (1934). Zbl. Bakt., Ref. **116**, 388 (1935). — (b) Einfluß von Kalium und Calcium auf die Kutireaktion. Čs. Derm. **15**, No 9 (1935). Ref. Derm. Wschr. **101**, 1590—1591 (1935). TRÉGER, J., u. V. KUTKA: Die Bedeutung der Seroreaktion auf Gonorrhoe für die Klinik. Bratisl. lek. Listy **1**, 482 (1936). Zbl. Bakt., Ref. **125**, 453 (1937). — TRUSSELL, R. E., and S. H. MCNUTT: Non-pathogenicity of gonococci for larger animals. Proc. Soc. exp. Biol. (N.Y.) **46**, 547—549 (1941). Ref. Zbl. Haut- u. Geschl.-Kr. **67**, 613 (1941). — TSUCHIYA, F.: Cutisreaktion der Gonorrhoe. Jap. J. Derm. **42**, 292—294 (1937). Ref. Zbl. Haut- u. Geschl.-Kr. **59**, 97 (1938).

UNGERMANN, E.: Eine einfache Methode zur Gewinnung von Dauerkulturen empfindlicher Bakterienarten und zur Erhaltung der Virulenz tierpathogener Keime. Arb. Reichsgesundh.-Amt **51**, 180 (1919). — URABE, H.: Über die Inkubationszeit der Gonorrhoe. Acta derm. (Kyoto) **22**, 119—132 (1933). Zbl. Bakt., Ref. **116**, 386—387 (1935). — URAKAMI, T.: Morphological changes of gonococci following intrathecal administration of penicillin. Hirosaki. med. J. **5** (1), 71 (1954). Ref. Excerpta med. (Amst.) ,Sect. XIII **9**, 92 (1955). — UTIONKOFF, M. D.: Ein anaerober Gonokokkus. Zur Methodik der Dauerkultur der Gonokokken. Moskowski Med. J. Nr 1, 9 (1924). Ref. Zbl. Haut- u. Geschl.-Kr. **12**, 86 (1924).

VARALDO, A.: Ulteriori osservazioni sulla reazione di Meinicke (M.K.R. II) nella blenorragia. Boll. Sez. region. Soc. ital. Derm. No 2, 183—185 (1935). — VARGA, F.: Sur la mutation des gonocoques. Verh. 9. internat. Kongr. Dermat. **2**, 957—960 (1936). Ref. Zbl. Haut- u. Geschl.-Kr. **54**, 630 (1937). — VARSANYI, F.: Sulfonamidresistente Gonokokkenstämme. Derm. Wschr. **119**, 627—628 (1949). — VASQUEZ, B.: Endogene gonorrhoische Bindehaut- und Hornhautentzündung. Arch. Oftal. hisp.-amer. **35**, 15—25 (1935). Ref. Zbl. Haut- u. Geschl.-Kr. **51**, 460 (1935). — VELHAGEN, C.: Eitrige Iridocylitis mit Gonokokken im Augeninnern.

Klin. Mbl. Augenheilk. **98**, 20—23 (1937). — VELTMAN, G.: Beiträge zur Bedeutung der Gonokokkenkultur unter Berücksichtigung der Penicillinbehandlung. Z. Haut- u. Geschl.-Kr. **2**, 203 (1947). — VOGELSANG, TH. M.: The Müller conglobation reaction for gonorrhoea. Acta derm.-venereol. (Stockh.) **16**, 471—475 (1935). Ref. Zbl. Haut- u. Geschl.-Kr. **53**, 575 (1936). — VOHWINKEL, H. K.: Zur Frage der Go-Kutireaktion. Arch. Derm. Syph. (Berl.) **169**, 216—219 (1933). — VOIGT, H.: Die Bedeutung des Kulturverfahrens im Vergleich mit der mikroskopischen Diagnose zur Erkennung der Gonorrhoe. Diss. Köln 1938. Ref. Zbl. Haut- u. Geschl.-Kr. **64**, 293 (1940). — VOJTA, M., u. M. STOLZOVÁ: Die diagnostische Bedeutung der Gonoreaktion durch Komplementbindung (GoR) bei Adnexitiden. Čas. Lék. čes. **1937**, 391. Zbl. Bakt., Ref. **128**, 340—341 (1938). — VOLAVSEK, W., u. O. HRAD: Zur Serodiagnostik der Gonorrhoe. Arch. Derm. Syph. (Berl.) **178**, 406—413 (1939). — VOLK, B.: Zur Biologie des Gonokokkus. Derm. Z. **71**, 181, 188 (1935). — VONKENNEL, J.: Zum Problem der sulfonamid-resistenten Gonorrhoe . Klin. Wschr. **22**, 302 (1943).

WAALER, E.: Gonokokken-Bauchfellentzündung bei einem neunjährigen Mädchen. Norsk. Mag. Loegevidensk **96**, 1056—1060 u. engl. Zus.fass. 1059—1060 (1935). Ref. Zbl. Haut- u. Geschl.-Kr. **53**, 354 (1936). — WALCH, E.: Phasenkontrastmikroskopische Darstellung der Veränderungen von Gonokokken durch Penicillin. Klin. Wschr. **28**, 776—779 (1950). — WALDEYER, L.: Zur Diagnostik der weiblichen Gonorrhoe, insbesondere über die Komplementbindungsreaktion. Dtsch. med. Wschr. **1935**, 301—304, 343—345. — WALTER, F., u. Z. WARCZEWSKI: Über Spezifität und Empfindlichkeit serologischer Lues- und Gonorrhoe-Reaktionen. Przegl. derm. **32**, 367—376 (1937). Ref. Zbl. Haut- u. Geschl.-Kr. **60**, 68 (1938). — WALTER, F. K.: Weitere Beiträge zur Frage der serologischen Gonorrhoediagnose, insbesondere ihrer Verwertbarkeit für Prognose und Therapie der gonorrhoischen Erkrankungen. Derm. Wschr. **99**, 1428—1437 (1934). — WALTHER, E.: (a) Vorteile des Kulturverfahrens zur Erkennung der weiblichen Gonorrhoe bei Anwendung des Schokoladenblutagars. Derm. Wschr. **124**, 840 (1951). — (b) Vergleichende Betrachtung über den Wert des kulturellen und mikroskopischen Verfahrens zur Diagnose der weiblichen Gonorrhoe. Diss. Gießen 1950. — WALTON, S. T.: A quick and reliable method for staining gonococcus smears. J. Lab. clin. Med. **24**, 1308—1309 (1939). — WANDERER, E.: Ein Beitrag zur biologischen Reizung in der Gonorrhoebehandlung. Wien. med. Wschr. **1936**, 475—476. — WANIEK, H.: (a) Funktionsstörungen der Leber im Verlauf der Gonorrhoe. Med. Klin. **1939**, 639—640. — (b) Experimentelle Untersuchungen über die Beeinflussung der Lebertätigkeit durch Gonokokken-Impfstoffe. Z. Immun.-Forsch. **98**, 186—195 (1940). — (c) Klinische und experimentelle Studien über die Immunitätsverhältnisse bei der Gonorrhoe. Klin. Wschr. **20**, 1145—1149 (1941). — WAREMBOURG: Poliomyélite antérieure aigue á gonocoques. Presse méd. **1935**, 2039—2040. — WARREN, CH., W. H. HINTON and W. BAUER: Significance of gonococcus complement fixation as a diagnostic aid in the study of arthritis. J. Amer. med. Ass. **108**, 1241 (1937). — WARREN, ST. L.: Differential diagnosis of gonococcal arthritis. J. Lab. clin. Med. **22**, 44—47 (1936). — WASSILIEFF-TCHEBOTARÉFF, A.: Untersuchungen der Vorgänge, die durch die Provokation der weiblichen und kindlichen Gonorrhoe hervorgerufen werden. Vest. Vener. Derm. No 2/3, 60—70 (1939). Ref. Zbl. Haut- u. Geschl.-Kr. **62**, 692 (1939). — WEI-TING, S.: Vergleichende Studien über die Go-Komplementbindungsreaktion nach WITEBSKY und Müller-Ballungsreaktion auf Go. Derm. Wschr. **100**, 539—541 (1935). — WEISS, E., and A. LLOYD: Complement fixation test for gonorrhoea with increased antibody content. Amer. J. Syph. **22**, 310—326 (1938). — WENDEBORN, H.: Über die Bedeutung der Menstruationspräparate für die Sicherung der Diagnose bei Gonorrhoeverdacht. Derm. Wschr. **101**, 814—817 (1935). — WENDLBERGER, J., u. E. DOLEGA: Zum Erregernachweis bei weiblicher Gonorrhoe. Derm. Z. **75**, 8 (1937). — WENDLBERGER, J., u. W. VOLAVSEK: Über vergleichende Komplementuntersuchungen bei gonorrhoischen und rheumatischen Affektionen. Wien. med. Wschr. **1934**, 967. — WERNSDÖRFER, R.: Über Hautreaktionen mit Compligon als diagnostisches Hilfsmittel bei der Gonorrhoe. Inaug.-Diss. Erlangen 1936. Ref. Derm. Wschr. **104**, 687 (1937). — WESENER, G.: Hat sich die Inkubationszeit der Gonorrhoe unter dem Einfluß der Sulfonamid- und Penicillinbehandlung gewandelt? Z. Haut- u. Geschl.-Kr. **15**, 326 (1953). — WEZEL, H.: (a) Wachstum von Gonokokken auf Neumann-Nährböden und ihre Beeinflussung durch Verwendung diseptalhaltigen Menschenblutwassers. Münch. med. Wschr. **85**, 1897—1899 (1938). — (b) Über Untersuchungen mit der Komplementbindungsreaktion bei Gonorrhoe. Z. Immun.-Forsch. **92**, 496—509 (1938). — (c) Über die Komplementbindungsreaktion bei der Gonorrhoe mit einem selbsthergestellten Antigen. Derm. Wschr. **109**, 1145—1148 (1939). — WILDE, H.: Die Verwertbarkeit des „Kaltbewahrungsverfahrens“ zur Aufdeckung einer Gonorrhoe in der Allgemeinpraxis. Münch. med. Wschr. **1941**, 1087—1088. — WILDE, H., u. F. KROHNE: Der Wert der Go-Kultur bei einmaliger Untersuchung Unbehandelter und nach Sulfonamidbehandlung. Arch. Derm. Syph. (Berl.) **182**, 198—206 (1941). — WILDE, H., u. H. KUHLMANN: Die Durchführbarkeit der Gonokokkenkultur in der Praxis durch das „Kaltbewahrungsverfahren“. Arch. Derm. Syph. (Berl.) **182**, 246—258 (1941). — WILENIUS, R.: Über isolierte gonorrhoische Tendovaginitiden. Acta chir. scand. 81, 195—212 (1939). Zbl. Bakt., Ref. **140**, 385 (1941). — WILKINSON, A. E.: A note on the use of stuart's transport medium for the isolation of the gonococcus. Brit. J. vener. Dis. **27**, 200—201 (1951). — WINKLER, A.: Zur Biologie der Gonorrhoe. Diss. Göttingen 1934. Ref. Zbl. Haut- u. Geschl.-Kr. **51**, 379 (1935). — WINKLER, R.: Vergleichende Untersuchungen über das Wachstum von Gonokokkenkulturen auf den Neumannschen A-, C-, D-Platten und auf der Ascitesagarplatte. Derm. Wschr. **105**, 845—852 (1937). — WIRKBERG, R.: Baktericidieversuche mit Gonokokken. Acta derm.-venereol. (Stockh.) **20**, H. 5, 607 (1939). Ref. Derm. Wschr. **110**, 534 (1940). — WISHENGRAD, M.: Gonococcus filtrate test for gonorrhea. Urol. cutan. Rev. **43**, 386—389 (1939). — WITEBSKY, E., u. R. KLINGENSTEIN: Zur serologischen Differentialdiagnose zwischen Syphilis, Gonorrhoe und Tuberkulose. Klin. Wschr. **1932 I**, 194—196. — WITT, A.: Über die Bedeutung der Gonokokkenkultur für die Gonorrhoediagnose. 2. Tagg der Dermat. Ver.igg Groß-Hamburg v. 6.—7. 2. 1937. Zbl. Haut- u. Geschl.-Kr. **57**, 576 (1938). — WU, C. J.: Gonococcal ophthalmia. China med. J. **50**, 59—69 (1936). Zbl. Bakt., Ref. **123**, 385 (1936). — WYBAUW, L.: Adénite gonococcique inguinale suppurée. Presse méd. **1936**, 440. — WYSS-CHODAT, F.: Les conditions biologiques de la culture du gonocoque. Schweiz. med. Wschr. **1934**, 854—855.

ZEITLMANN, R.: Über den praktischen Wert der Gonokokkenkultur. Med. Klin. **1950**, 590—594. — ZELLWEGER, H.: Über die Komplementbindungsreaktion bei Gonorrhoe. G. Batt. Virol. **17**, 753—787 (1936). — ZIELER, K.: (a) Zur Reizuntersuchung beim Tripper. 65. (Herbst-) Tagg der Ver.igg Südwestdtsch. Hautärzte Würzburg vom 22.—23. 10. 1938. Ref. Derm. Wschr. **108**, 368—369 (1939). — (b) Der mikroskopische Nachweis der Tripper-erreger und dessen Fehlerquellen. Münch. med. Wschr. **1939**, 607—609. — (c) Erfolgreiche Spätkulturen (Bräuersches Verfahren) nach Postversand. Arch. Derm. Syph. (Berl.) **183**, 365—387 (1942). — ZIERL, R.: Darstellung der Gonokokken im Dunkelfeld. Z. Haut- u. Geschl.-Kr. **3**, 457 (1947). — ZIERZ, P.: Fluorescenzmikroskopische Untersuchungen der Kultur-Gonokokken. Arch. Derm. Syph. (Berl.) **199**, 47—55 (1954). — ZIMMERMANN-MEINZINGEN, O.: Zur Pathogenese der Gonokokkenarthritis, -endocarditis und -sepsis. Klin. Wschr. **1936**, 1518—1522. — ZOLLSCHAN, J.: Praktische Bedeutung der Komplementbindung des gonorrhoischen Blutserums. Börgyögy. vener. Szle **16**, 149—157 (1938). Ref. Zbl. Haut- u. Geschl.-Kr. **61**, 430 (1939). — ZORN, R., et M. MICHOT: A propos de la culture du gonocoque. Intérêt pratique. Strasbourg méd. **2**, 670—673 (1951). — ZÜNDEL, W.: Zur mikroskopischen Diagnose der Gonorrhoe. Münch. med. Wschr. **1936**, 1630—1632.

Chemotherapie und antibiotische Therapie der Gonorrhoe. Allgemeine Grundlagen

Von

Josef Kimmig und Carl Schirren-Hamburg

Mit 26 Abbildungen

A. Die Sulfonamide

I. Historische Entwicklung und Begriffsbestimmung

Das Zeitalter einer Chemotherapie der Gonorrhoe wurde durch die Sulfonamide eingeleitet, nachdem bereits in den zwanziger Jahren dieses Jahrhunderts Patzschke und Wassermann, sowie Bruck mit Argoflavin, einem Silbersalz des Trypaflavins, eine chemische Behandlung der Gonorrhoe versucht hatten; Argoflavin war in vitro nur sehr schwach wirksam und büßte in vivo seine Wirksamkeit völlig ein, zumal sie in Gegenwart von Eiweiß inaktiviert wurde. — Man hat mit dieser Verbindung und ähnlichen Verbindungen (Gonarcin, Acriflavin, Gonoflavin, Pyridum, Neotropin) zum Teil günstige Resultate erzielen können (vgl. Kimmig); Vonkennel wies allerdings damals darauf hin, daß eine Acridinbehandlung der Gonorrhoe kein aussichtsreicher Weg sein könne.

Die entscheidende Wende kam dann, als aus den Untersuchungen von Domagk zur Chemotherapie der Kokkenerkrankungen auch die Chemotherapie der Gonorrhoe hervorging. Die wirksamen Substanzen waren die sulfanilamidhaltigen Azofarbstoffe, die bereits im Jahre 1911 von Hörlein in die Textilchemie eingeführt worden waren. Aus dieser Farbstoffgruppe ist vor allem das Prontosil rubrum zu nennen, mit dem Schreus im Jahre 1935 die ersten Behandlungen bei gonorrhoischer Adnexitis erfolgreich durchführen konnte. Die Wirksamkeit dieser Substanz geht allein auf den *Sulfanilamidanteil* zurück, wie von Tréfouel, Nitti und Bovet überzeugend nachgewiesen wurde; dabei wird das Prontosil reduktiv im Organismus in Aminophenylendiamin und Sulfanilamid gespalten. Das wirksame Prinzip dieser chemotherapeutischen Verbindung geht damit nicht auf den roten Farbstoff zurück, wie man lange Zeit geglaubt hatte. Aus dem Prontosil rubrum wurde daher das Prontosil album entwickelt. Ein Patentschutz für diese Substanz mußte entfallen, da das p-Sulfanilsäureamid bereits im Jahre 1908 durch Gelmo in Wien synthetisiert worden war.

Die nachstehende Tabelle gibt einen Überblick der vornehmlich in der Gonorrhoe-Therapie eingesetzten Sulfonamide und Sulfone.

Nachdem die vergangenen Jahrzehnte gezeigt haben, daß eine wirksame Behandlung der Gonorrhoe nur während der Jahre 1935—1947 möglich gewesen ist, erscheint es heute — 15 Jahre später — nicht mehr ratsam, die in diesem Zeitraum gemachten Beobachtungen und Untersuchungsergebnisse im einzelnen zu besprechen. Es würde nicht dem Charakter dieses Handbuches entsprechen, wollten wir einen bis ins Detail gehenden „historischen Überblick" geben. Denn mehr würde eine solche Darstellung nicht sein können. Wir verweisen daher

Tabelle 1. *Übersicht der wichtigsten in der Gonorrhoebehandlung eingesetzten Sulfonamide und Sulfone mit ihren chemischen Formeln*

Formel	Bezeichnung
NH_2—$C_6H_3(NH_2)$—N=N—C_6H_4—$S(=O)_2$—NH_2	*Prontosil rubrum*
NH_2—$C_6H_3(NH_2)$—NH_2 + NH_2—C_6H_4—$S(=O)_2$—NH_2 *Aminophenylendiamin* *Sulfanilamid*	
$CH_3 \cdot CON$, $NaSO_3$, OH, —N=N—C_6H_4—$S(=O)_2$—NH_2, —SO_3Na	*Prontosil S*
NH_2—C_6H_4—SO_2—NH—C_6H_4—$SO_2 \cdot NH_2$	*Diseptal*
NH_2—C_6H_4—SO_2—NH—C_6H_4—$S(=O)_2$—$N(CH_3)_2$	*Uliron* (Dimethylsulfanilamid)
NH_2—C_6H_4—SO_2—NH—(Pyridyl, N)	*Sulfapyridin*
NH_2—C_6H_4—SO_2—NH—(Pyrimidinyl, N, N)	*Sulfadiazin*
NH_2—C_6H_4—SO_2—NH—(Pyrimidinyl, N, N, CH_3)	*Sulfamerazin*
NH_2—C_6H_4—SO_2—NH—C(=N—N=)C—$CH_2 \cdot CH_3$ (S)	*Sulfaäthylthiodiazol* (Globucid)
NH_2—C_6H_4—SO_2—NH—CO—CH_3	*Acetylsulfanilamid* (Albucid)
NH_2—C_6H_4—SO_2—NH—(Thiazolyl, N, S)	*Sulfathiazol* (Eleudron, Cibazol)
NH_2—C_6H_4—$S(=O)_2$—C_6H_4—NH_2	*p-Diaminodiphenylsulfon*
NH_2—C_6H_4—$S(=O)$—C_6H_4—NO_2	*Diphenylsulfoxyd*

auf die bereits zu diesem Thema „*Sulfonamidbehandlung der Gonorrhoe*" erschienenen Monographien, Lehrbücher usw. (vgl. SCHÖNFELD u. KIMMIG: Sulfonamide und Penicilline 1948). Im Rahmen der vorliegenden Darstellung soll daher ausschließlich zur allgemeinen Orientierung auf die Sulfonamide eingegangen werden.

II. Wirkungsweise der Sulfonamide

1. Allgemeine Grundlagen

Für die Beurteilung der Sulfonamidwirkung bei bakteriellen Infektionen des Menschen ist nach DOMAGK der *Tierversuch* von ausschlaggebender Bedeutung; die übrigen Tests stehen demgegenüber an Wert deutlich zurück, ohne daß man damit auf sie vollkommen verzichten könnte. WOODS hat in grundlegenden experimentellen Untersuchungen zur Wirkungsweise der Sulfonamide zeigen können, daß für die Sulfonamidwirkung offenbar Antagonismen gegenüber einigen für die Bakterien notwendigen Wirkstoffen in Frage kommen (z. B. p-Aminobenzoesäure). Damit war die *Theorie der direkten Einwirkung* der Sulfonamide postuliert, die einen direkten Eingriff des Chemotherapeuticums in den intermediären Stoffwechsel des Bacteriums zur Grundlage hat, so daß auf diese Weise das Leben der Bakterien durch Ausschaltung wichtiger Stoffwechselvorgänge erlöschen muß. Die *Theorie der indirekten Wirkung* besagt demgegenüber, daß das Chemotherapeuticum die spezifischen Abwehrfunktionen des RES bzw. des aktiven Mesenchyms aktiviert.

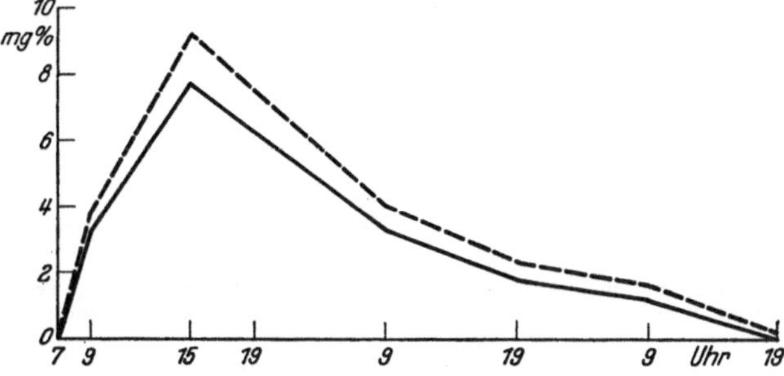

Abb. 1. Sulfonamidblutspiegelwerte nach einmaliger peroraler Gabe von 2,0 g Sulfathiodiazol. — — — entacetyliert; ——— frei

Für das Verständnis der Wirkung der Sulfonamide erscheint es notwendig, den *Antagonismus Wirkstoff:Hemmstoff* und seine physiologisch-chemischen Grundlagen kurz zu erläutern.

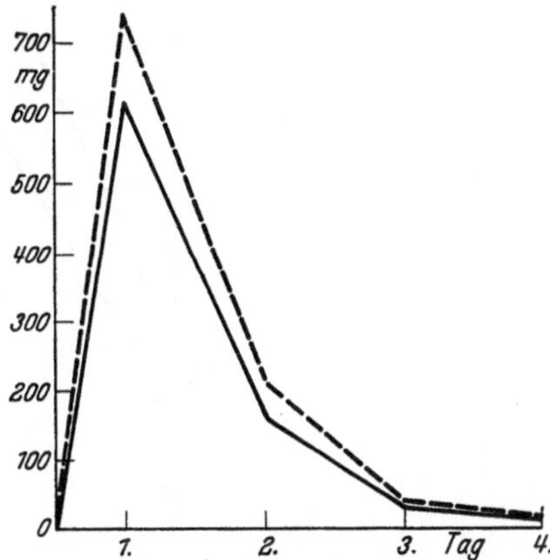

Abb. 2. Sulfonamidausscheidung im Urin nach einmaliger peroraler Gabe von 2,0 g Sulfathiodiazol. — — — entacetyliert; ——— frei

Es ist bekannt, daß alle den Nebenerscheinungen zugrunde liegenden Stoffwechselvorgänge nicht allein durch die zeitliche Aufeinanderfolge chemischer Prozesse bedingt sind, sondern ebenso durch die innerhalb der Zelle in einer bestimmten, gesetzmäßig festgelegten räumlichen Anordnung nebeneinander lokalisierten Vorgänge. Als eine unbedingte Voraussetzung für diesen Zeit-Raum-Effekt muß eine spezifische Oberflächenentfaltung der katalytisch wirkenden Enzymproteide angesehen werden; damit würde dann gewährleistet sein, daß die Enzymproteide lückenlos in das Bausteinmuster des „multi-encyme-Systems" eingeordnet werden. Für den

Kontakt zwischen Ferment und Substrat ist daher neben einer spezifischen Oberflächenbeschaffenheit des Substratmoleküls in gleicher Weise ein sog. „aktiver Bezirk" am Fermentmolekül notwendig, damit die Oberflächen beider Moleküle wie Schlüssel und Schloß ineinander passen können. Wenn die Ober-

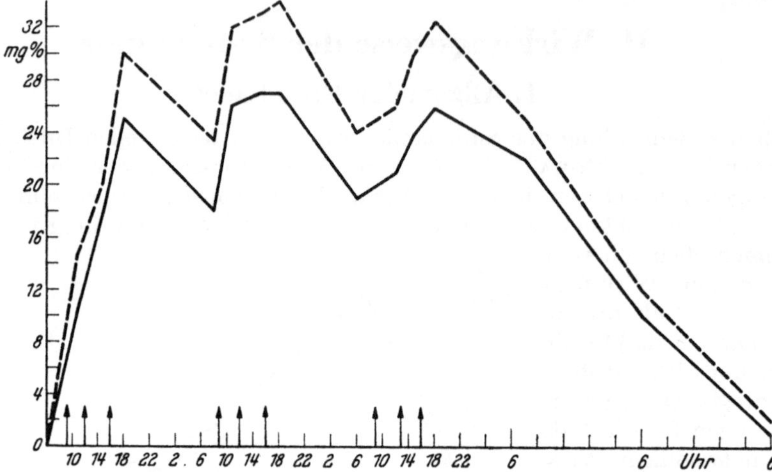

Abb. 3. Sulfonamidblutspiegelwerte nach täglichen Gaben von dreimal 2,0 g Sulfathiodiazol (3 Tage lang — Gesamtdosis 18,0 g) = 2,0 g Sulfathiodiazol peroral. — — — entacetyliert; ——— frei; ↑ 2 g Sulfathiodiazol

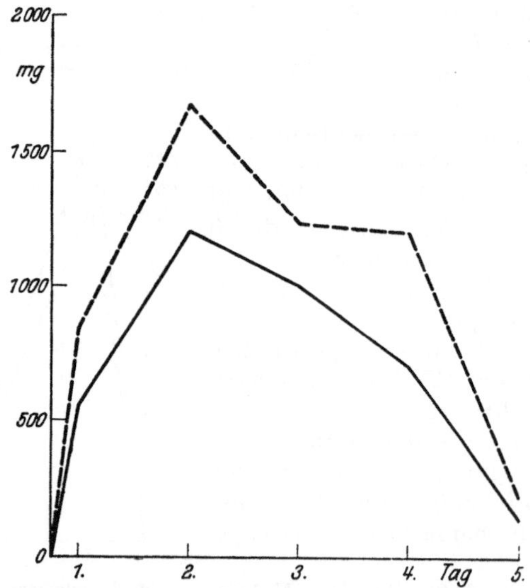

Abb. 4. Sulfonamidausscheidung im Urin nach täglichen Gaben von zweimal 1,5 g Sulfathiodiazol peroral (3 Tage lang — Gesamtdosis 9,0 g). — — — entacetyliert; ——— frei

flächenstruktur aber eine so bedeutsame Rolle bei allen Stoffwechselvorgängen spielt, dann muß jede Änderung dieser Struktur — sei sie auch nur kleinsten Ausmaßes — sich nachteilig auf die Reaktion Ferment: Substrat auswirken (vgl. hierzu KÜHNAU 1952).

Aber auch der umgekehrte Vorgang ist möglich, daß nämlich die Oberflächenstruktur von Ferment und Substrat unverändert ist, daß aber chemische Veränderungen am Molekül des Substrates eine Reaktionsfähigkeit ausschließen.

Das würde bedeuten, daß zwar eine Verankerung zwischen Ferment und Substrat erfolgen kann; eine Reaktion muß jedoch ausbleiben, da das Substrat gewissermaßen ein „funktionsunfähiger Fremdkörper“ durch die genannten chemischen Vorgänge geworden ist. Dieser sog. „Antimetabolit“ wird zum biologischen Antagonisten, dessen Wirkungen denen des Metaboliten (Enzymsubstrat) entgegengesetzt sind, so daß es also zur Fermenthemmung kommen kann; auf der gleichen Grundlage können eine Blockierung von Wachstumsvorgängen und Avitaminosen beruhen.

Diese theoretischen Ausführungen seien am Beispiel der p-Aminobenzoesäure erläutert, die später noch eingehend zu behandeln sein wird: Man hatte in den Jahren 1939/40 festgestellt, daß die Wirkung der Sulfonamide auf einer Ver-

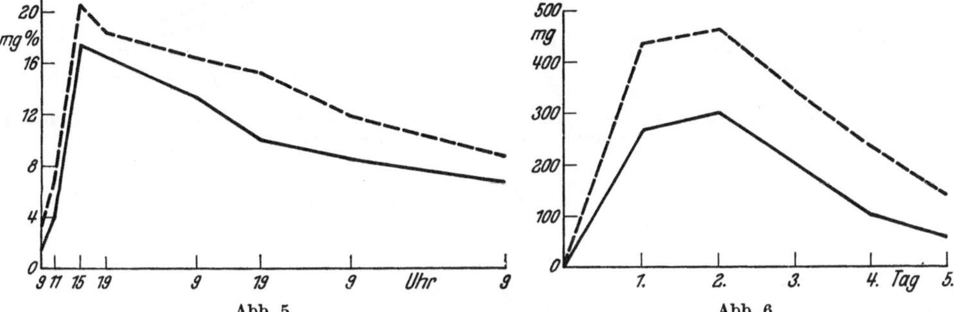

Abb. 5 Abb. 6

Abb. 5. Sulfonamidblutspiegelwerte nach einmaliger Gabe von 2,0 g 5-Äthylsulfadiazin ((peroral), — — — gesamt; ——— frei

Abb. 6. Sulfonamidausscheidung im Urin nach einmaliger peroraler Gabe von 2,0 g 5-Äthylsulfadiazin. — — — gesamt; ——— frei

drängung des für Bakterien und Hefepilze notwendigen Wuchsstoffes (p-Aminobenzoesäure) beruht (Fildes; Kuhn und Schwarz; Woods u. a.).

$$NH_2-C_6H_4-C{\genfrac{}{}{0pt}{}{\nearrow O}{\searrow OH}}$$

Formel von *p-Aminobenzoesäure*

Die p-Aminobenzoesäure wird also durch die Sulfonamide aus ihrer Verbindung mit einem Trägerprotein verdrängt, so daß nun ein *Sulfonamid-Eiweiß-Komplex* entsteht, der als Hemmstoff auf das Bakterienwachstum wirkt.

Auf diesem Prinzip beruht die Wirkung der Sulfonamide, aber auch die Antibiotica-Wirkung geht auf derartige Vorgänge zurück.

2. Spezielle Wirkungsweise der Sulfonamide auf Gonokokken

Um die *Wirkungsweise der Sulfonamide* auf Bakterien deuten zu können, muß man die sulfonamidhaltigen Azofarbstoffe von der Gruppe der eigentlichen Sulfonamide abtrennen. So konnte Lockwood bereits im Jahre 1938 feststellen, daß mit Extrakten aus Pepton eine Aufhebung der chemotherapeutischen Wirksamkeit der Sulfanilamide erfolgt, während Stamp ähnliche Effekte mit Streptokokkenextrakten und Green (1940) mit Extrakten aus Brucella abortus-Kulturen erzielen konnten.

Die bereits oben genannten in vitro gewonnenen experimentellen Ergebnisse von Woods konnten tierexperimentell durch Selbie bestätigt werden; Selbie gab gleichzeitig Sulfanilamid und p-Aminobenzoesäure peroral bei der Streptokokken (Strept. haemolyticus)-Sepsis der weißen Maus und konnte auf diese Weise die Sulfanilamidwirkung verhindern. In vitro konnte von Kimmig bei

Neisseria gonorrhoeae-Kulturen die chemotherapeutische Wirkung des Sulfanilamidothiodiazol durch p-Aminobenzoesäure ebenfalls aufgehoben werden (vgl. Schönfeld u. Kimmig 1948).

Auf der Suche nach der Funktion der p-Aminobenzoesäure im Stoffwechsel der Bakterien wurde von Tschesche eine Hypothese aufgestellt, die folgende Zusammenhänge zur Grundlage hat: Die als wachstumsfördernder Faktor bei Bakterien vorhandene Folsäure ist im Molekül der p-Aminobenzoesäure enthalten; auf Grund dieser Tatsache glaubt Tschesche, daß die antagonistische Wirkung

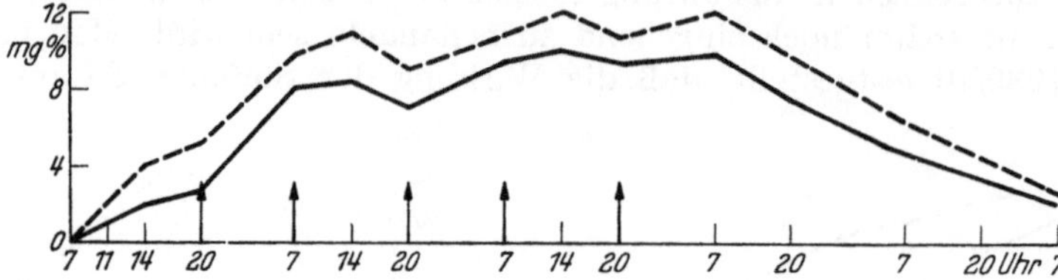

Abb. 7. Sulfonamidblutspiegelwerte nach peroraler Applikation von 5-Methylsulfadiazin ↑ = 1,0 g Methylsulfadiazin. — — — gesamt; ——— frei

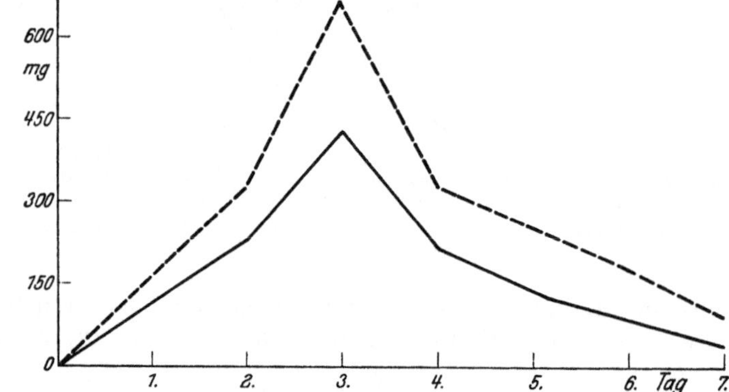

Abb. 8. Sulfonamidausscheidung im Urin nach täglichen Gaben von zweimal 1,0 g 5-Methylsulfadiazin peroral (3 Tage lang — Gesamtdosis 6,0 g), — — — gesamt; ——— frei

der Sulfanilamide gegenüber der p-Aminobenzoesäure auf eine Hemmung der Folsäuresynthese durch die Sulfanilamide zurückgeht.

Folinsäure

Kimmig hat im Experiment versucht, diese Hypothese nachzuprüfen. Er prüfte an Gonokokkenkulturen die Wirkung von Sulfaäthylthiodiazol und Sulfadiazin bei gleichzeitigem Zusatz von Folsäure und konnte dabei keinerlei Effekt erzielen; in Parallelversuchen gelang ihm dagegen eine Hemmung der bakteriostatischen Wirkung der Sulfonamide durch p-Aminobenzoesäure (1949a u. 1943a).

Besonders aus Tabelle 3, in der die p-Aminobenzoesäurewirkung am Sulfonamidtest deutlich gemacht wird, geht hervor, daß erst bei Verdünnung von etwa 1:30000 p-Aminobenzoesäure eine Abnahme der sulfonamidinhibierenden Wirkung festzustellen ist. Diese Tabelle zeigt ganz klar, daß es ohne weiteres möglich ist, auch in vitro die Sulfonamidwirkung durch p-Aminobenzoesäuregaben aufzuheben. Auch in vivo bei der Aronson-Sepsis der weißen Maus konnten diese Ergebnisse bestätigt werden. Damit muß die Auffassung von TSCHESCHE als widerlegt angesehen werden. Es hat sich damit weiterhin ergeben, daß die Sulfanilamide *direkt* auf die Gonokokken einwirken und daß dem RES und den übrigen sog. Abwehrkräften des Organismus nur eine untergeordnete Bedeutung bei der chemotherapeutischen Wirkung zukommen kann.

Tabelle 2. *Wirksamkeit verschiedener Sulfanilamide auf N. gonorrhoeae in vitro. (Der untersuchte Gonokokkenstamm wurde von einer Sulfathiazol-(Eleudron-)resistenten Gonorrhoe gezüchtet.* (Nach SCHÖNFELD u. KIMMIG)

Substanz	Konzentrationen in millimol/ml			
	1/10	1/20	1/40	1/50
Sulfanilamid	Ø	+	+++	+++
Dimethylbenzoylsulfanilamid	Ø	Ø	Ø	++
Sulfapyridin	Ø	Ø	++	+++
Sulfaäthylthiodiazol	Ø	+	+++	+++
Sulfathiazol.	+	+	+++	+++
Sulfametadiazin	Ø	Ø	+++	+++
Sulfadimethylmetadiazin . .	+	+	+++	+++

Ø Kein Wachstum (totale Hemmung); + geringes Wachstum (starke Hemmung); ++ stärkeres Wachstum (schwache Hemmung); +++ normales Wachstum (keine Hemmung).

Die p-Aminobenzoesäure ist auf Grund der Untersuchungen von KIMMIG am Stoffwechsel der Gonokokken beteiligt und für das Leben dieser Bakterien unbedingt notwendig. Bei einer Aufhebung der Sulfonamidwirkung auf die Gonokokken durch p-Aminobenzoesäure wird die chemotherapeutische Wirksamkeit von etwa 20 Molekülen Sulfonamid durch ein Molekül p-Aminobenzoesäure ausgeglichen (vgl. auch LÖHE u. BRETT).

Für den Kliniker ist bei diesen experimentellen Untersuchungsergebnissen besonders bedeutungsvoll gewesen, daß sich das Wachstum, das Aussehen und das Verhalten der Gonokokkenkulturen auf einem gleichzeitig p-Aminobenzoesäure- und Sulfonamid-haltigen Nährboden in keiner Weise von den zusatzfreien Kontrollkulturen unterscheidet. Der Pathogenitätsverlust dieser so behandelten Gonokokkenstämme läßt sich allerdings durch Zusatz von p-Aminobenzoesäure nicht aufheben, wie bei in vivo-Versuchen gezeigt werden konnte (KIMMIG 1943a).

Tabelle 3. *Übersicht des Effektes von p-Aminobenzoesäurezusatz bei der Sensibilitätsprüfung von Neisseria gonorrhoeae (Plattentest) gegenüber verschiedenen Sulfonamiden.* (Nach SCHÖNFELD u. KIMMIG)

Sulfonamidverbindung	p-Aminobenzoesäure									
	1:7300	1:14600	1:21900	1:29000	1:43800	1:58400	1:73000	1:87000	1:116800	1:146000
Sulfaäthylthiodiazol 1×10^{-3} Mol/1000; 1:4000	+++	+++	+++	++	++	++	++	++	Ø	Ø
Sulfathiazol 1×10^{-3} Mol/1000; 1:4000	+++	++	++	++	Ø	Ø	Ø	Ø	Ø	Ø
Sulfametadiazin 1×10^{-3} Mol/1000 1:4000	+++	+++	+++	+++	+++	++	++	++	Ø	Ø

Die *Spezifität der Wirkung* der Sulfanilamide ist lange Zeit ein beherrschendes Moment gewesen, als man die Frage klären wollte, ob die Sulfanilamide sich nicht nur quantitativ, sondern auch qualitativ in ihrer chemotherapeutischen Wirksamkeit unterscheiden. Hierzu wurden von K. SCHMITT umfangreiche Versuche an Gonokokken, Meningokokken, hämolytischen Streptokokken,

Pneumokokken und Coli-Bakterien durchgeführt, und er verglich dabei die Wirkung von Sulfathiazol mit der von Sulfapyridin; es zeigte sich stets, daß Sulfathiazol viermal stärker wirksam war als Sulfapyridin (vgl. hierzu auch GREEN und PARKIN). Weiterhin ergab sich, daß die bakteriostatische Wirkung eines bestimmten Sulfonamids niemals von der Bakterienart, sondern immer nur von der Struktur der chemischen Verbindung abhängig war. Damit erfolgt der Wirkungsmechanismus aller wirksamen Sulfanilamide und der heterocyclischen Verbin-

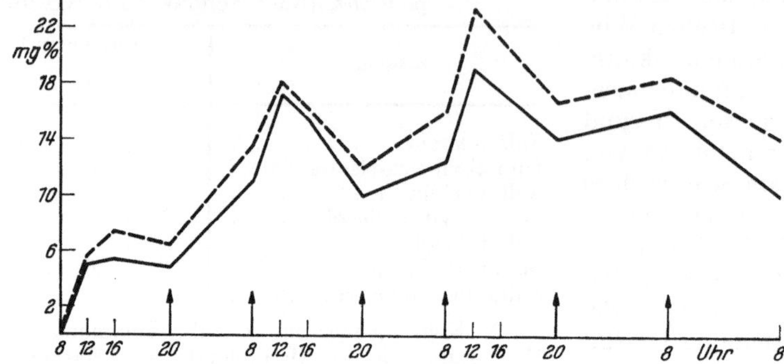

Abb. 9. Sulfonamidblutspiegelwerte nach täglichen Gaben von 1,0 g Sulfamethoxypyridazin (3 Tage lang — Gesamtdosis 3,0 g), — — — entacetyliert; ——— frei

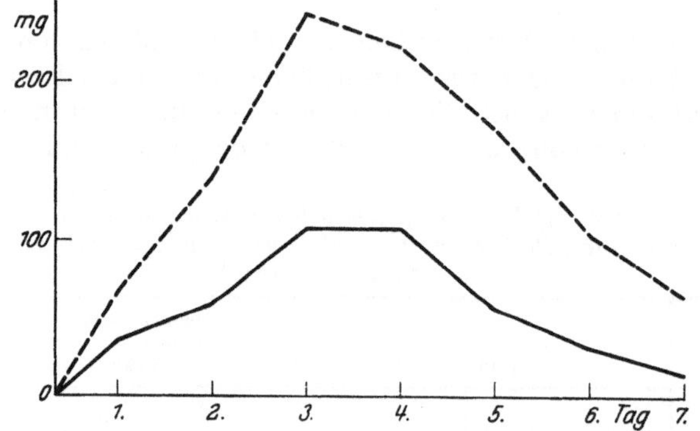

Abb. 10. Sulfonamidausscheidung im Urin nach peroraler Gabe von Sulfamethoxypyridazin (3 Tage lang — täglich 1,0 g — Gesamtdosis 3,0 g), — — — entacetyliert; ——— frei

dungen gleich und besteht in einer Verdrängung der p-Aminobenzoesäure mit konsekutiver Bakterien-Wachstumsschädigung (KIMMIG 1941a u. 1943a).

Für eine wirksame Therapie der Gonorrhoe sind die Sulfonamide nicht mehr diskutabel, nachdem sich in zunehmendem Maße eine Resistenz von Neisseria gonorrhoeae gegenüber allen Sulfonamiden ergeben hatte. Während in den Anfängen der Sulfonamidära 3,0—5,0 g Tagesdosis eines Sulfonamids für eine wirksame Beeinflussung der Gonorrhoe ausreichend waren, stieg diese Dosis im Laufe der Jahre in zunehmendem Maße (vgl. VELTMAN und SCHUERMANN, S. 123). Für die Deutung dieses Phänomens sind vor allem zwei Hypothesen herangezogen worden: 1. die sog. *Auslesetheorie*, nach der die sulfanilamidsensiblen Stämme von Neisseria gonorrhoeae allmählich vernichtet würden durch die Chemotherapie, während die sulfonamidresistenten Stämme in diesem Ausleseverfahren übrigbleiben würden; 2. die sog. *Gewöhnungstheorie*, die ihre Erklärung in experimentellen Untersuchungen findet. Danach gelingt es in vitro ohne weiteres, Neisseria gonorrhoeae allmählich an steigende Konzentrationen von Sulfonamiden zu gewöhnen, so daß die Gonokokken dann schließlich sulfonamidresistent sind (vgl. auch FELKE, HAGERMANN, HÜLLSTRUNG u. a.). Etwas Derartiges kann sich auch in vivo beim Menschen abgespielt haben; KIMMIG glaubt in diesem Zusammenhang, daß die Dosierung der Sulfonamide bei der Gonorrhoebehandlung anfangs zu niedrig gewählt war, so daß die Voraussetzungen für eine Gewöhnung der Gonokokken an die Sulfonamide in vivo besonders günstig waren. SCHUERMANN hat auf die Abhängigkeit der Therapieresistenz von den regionalen Verhältnissen im Sinne einer Resistenzabnahme von Westeuropa nach Osteuropa hingewiesen; in Westeuropa waren z. B. mehr Sulfanilamide zur Verfügung, die im wesentlichen ohne ärztliche Kontrolle abgegeben wurden (1946b).

Von besonderem Interesse ist in diesem Zusammenhang eine Übersicht, die wir einer Arbeit von ALICE REYN (1961) entnommen haben. Darin gibt sie die prozentuale Resistenz von vielen Hunderten von Gonokokken-Stämmen gegenüber Sulfathiazol wieder; sämtliche Untersuchungen wurden in jeweils flüssigem Medium in den Jahren 1939—1961 in Dänemark, Schweden und England durchgeführt (vgl. Tabelle 4). Es ergibt sich aus dieser Zusammenstellung die bereits diskutierte Zunahme der Sulfonamidresistenz von Gonokokken von 1939—1945; darüber hinaus zeigt sich 12—16 Jahre später (1957—1961) eine Sulfonamidresistenz von nur 1—3%, wie sie den Anfängen der Sulfonamidära entsprechen dürfte. Man könnte nun versucht sein, aus diesen Befunden die Möglichkeit einer neuerlichen Sulfonamidbehandlung der Gonorrhoe abzuleiten; es muß aber nachdrücklichst davor gewarnt werden, denn innerhalb kürzester Zeit würden erneut die Verhältnisse vor uns stehen, wie wir sie in den 40er Jahren bereits einmal erlebt haben. Außerdem ist das Penicillin als Mittel der Wahl noch immer unumstritten.

Tabelle 4. *Die Sensibilität von N. gonorrhoeae gegenüber Sulfathiazol in den Jahren 1939—1961* (nach A. REYN 1961)

Autoren (Land)	Jahr	Zahl der Stämme	Resistenz gegen Sulfathiazol (in %)
NØRGAARD (Dänemark)	1939/40	479	22
MARCUSSEN (Dänemark)	1944	511	27
LINDNER (Schweden)	1944/45	89	76
CRADOCK-WATSON (England)	1957	200	1
REYN (Dänemark)	1961	265	3

Nach SCHÖNFELD und KIMMIG beruht die allmählich zunehmende Sulfonamid-Resistenz der Gonokokken auf folgenden Vorgängen: „Die p-Aminobenzoesäure ist als Co-Ferment an eine hochmolekulare Verbindung gebunden, wodurch ein funktionstüchtiges Holo-Ferment entsteht. Wenn nun die p-Aminobenzoesäure durch die Sulfanilamide verdrängt wird, dann muß dabei die Affinität der p-Aminobenzoesäure zum Apo-Ferment überwunden werden. Es läßt sich nun leicht die Vorstellung entwickeln, daß die Zelle durch relativ geringfügige Strukturänderungen an der Oberflächenstruktur des Apo-Fermentes die Affinität zur p-Aminobenzoesäure so zu steigern vermag, daß die Sulfanilsäure und ihre Derivate sie nicht mehr zu verdrängen vermögen. Der genannte Vorgang würde als eine Art von Mutation aufzufassen sein, wobei sich von sämtlichen Eigenschaften der Bakterienzelle nichts ändert als ihr ursprüngliches Verhalten gegenüber der Sulfanilsäure und ihren Derivaten."

B. Die Antibiotica

I. Historische Entwicklung und Begriffsbestimmung

Bereits im 19. Jahrhundert hatte man mehrfach die Beobachtung gemacht, daß Mikroorganismen sich in ihrem Wachstum wechselseitig beeinflussen können,

Tabelle 5. *Sensibilitätsprüfung von Neisseria gonorrhoeae gegenüber verschiedenen Antibiotica* (nach Meyer-Rohn; ergänzt)

Antibioticum	1.	2.	3.	4.	5.	6.	7.	8.	9.	10.	Grenzkonzentration
Penicillin (IE)	4	0,4	0,2	0,1	0,05	0,025	0,0125	0,00625			0,025 E/ml
	—	—	—	—	—	—	+	+++			
Neomycin/Bacitracin (γ)	10	1	0,5	0,25	0,125	0,062	0,031	0,016			0,125 γ/ml
	—	—	—	—	—	+++	+++	+++			
Tetracyclin (γ)	—	—	—	—	—	—	+++	+++			0,062 γ/ml
Erythromycin (γ) . . .	—	—	—	—	—	—	—	+++			0,031 γ/ml
Chlortetracyclin (γ) . .	100	10	5	2,5	1,25	0,625	0,312	0,16			0,312 γ/ml
	—	—	—	—	—	—	—	+++			
Streptomycin (γ) . . .	—	—	—	—	—	+	+++	+++			0,80 γ/ml
Oxytetracyclin (γ) . . .									0,08	0,04	0,08 γ/ml
	—	—	—	—	—	—	—	—	—	+++	
Polymyxin B (γ). . . .	—	—	(+)	++	+++	+++	+++				4 γ/ml
Viomycin (γ)	—	—	+	+++	+++	+++	+++	+++			10 γ/ml
Magnamycin (γ)	—	—	—	++	+++	+++	+++	+++			5 γ/ml

Gonokokkenstamm 4474; Testlösung 15% Ascites-Traubenzucker-Indicatorbouillon; Bebrütung 48 Std im Vakuumbrutschrank 38° C; Torr 500 mm bei starker Feuchtigkeit.

— Kein Wachstum von N. gonorrhoeae; + geringes Wachstum, beginnende Einschränkung der Sensibilität; +++ volles Wachstum; keine Hemmzone, Resistenz.

so daß unter Umständen hieraus eine echte Hemmung resultieren kann. Es sei an Pasteur u. Joubert, de Bary, Vuillemin, v. Freudenreich, Ward u. a. erinnert. Aber auch der von 1883—1928 am Pathologischen Institut in Kiel tätige Paul Doehle soll an dieser Stelle nicht vergessen sein (vgl. auch Jansen), da von ihm in seiner Habilitationsschrift „Beobachtungen über einen Antagonisten des Milzbrandes" (1889) die *Antibiose* beschrieben wurde. Doehle beobachtete eine apathogene Streptokokkenart, deren Stoffwechselprodukte in vitro eindeutig das Wachstum der darum befindlichen Milzbrandbakterien hemmten. Dieser Befund wurde von ihm photographisch festgehalten; seine bedeutende Arbeit schloß mit den beziehungsvollen Worten: „Die Hoffnungen, in dieser Kokkenart einen Pilz gefunden zu haben, mit Hilfe dessen bei sonstiger Ungefährlichkeit eine Heilung des Milzbrandes erzielt werden könnte, haben sich zwar nicht ganz bestätigt, die bis jetzt gemachten Erfahrungen fordern jedoch auf, die Versuche noch weiter zu verfolgen".

Unter einem *Antibioticum* wird ein Stoff verstanden, der von einem Mikroorganismus produziert wird und die Entwicklung anderer Mikroorganismen verhindert bzw. sehr erheblich einschränkt.

Im Rahmen des nachfolgenden Beitrages über die Grundlagen einer antibiotischen Behandlung der Gonorrhoe finden folgende *gegen Neisseria gonorrhoeae wirksamen Antibiotica* Berücksichtigung: Penicillin, Streptomycin, Chloramphenicol, Tetracycline, Erythromycin, Oleandomycin.

Für eine Entscheidung der Frage, ob ein Antibioticum zur Behandlung einer gonorrhoischen Erkrankung geeignet ist, muß eine Sensibilitätsprüfung vorausgehen. Hierfür kommen sowohl der *Stanzlochtest* als auch der *Blättchentest* in Betracht, wobei es mit Hilfe des Blättchentests möglich ist, durch Ausmessung der Hemmzonen mit dem Stechzirkel eine halbquantitative Sensibilitätsanalyse durchzuführen. Nachstehende Abbildungen (Abb. 11 u. 12) vermitteln einen Eindruck der genannten Möglichkeiten bei der Resistenzanalyse.

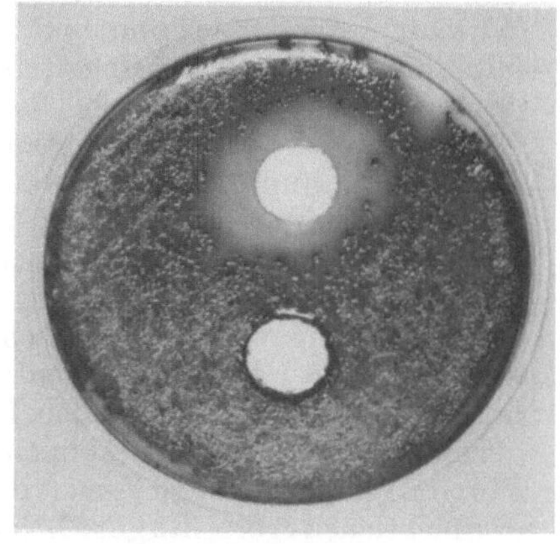

Abb. 11. Gonokokken - Penicillin - Stanzlochtest. Oben: Stanzloch mit Penicillin; unten: Stanzloch mit Penicillin und Staphylokokkenfiltrat. Man erkennt deutlich die Aufhebung der Penicillinwirkung durch die Penicillinase der Staphylokokken

Tabelle 5 gibt die Ergebnisse einer solchen Sensibilitätsprüfung von zehn verschiedenen Antibiotica gegenüber Neisseria gonorrhoeae wieder. Es geht daraus der überlegene Effekt von Penicillin, Erythromycin und von den Tetracyclinen hervor.

Die *Antibiotica-Ära* wurde eingeleitet mit der *Entdeckung des Penicillins*. Wenn-

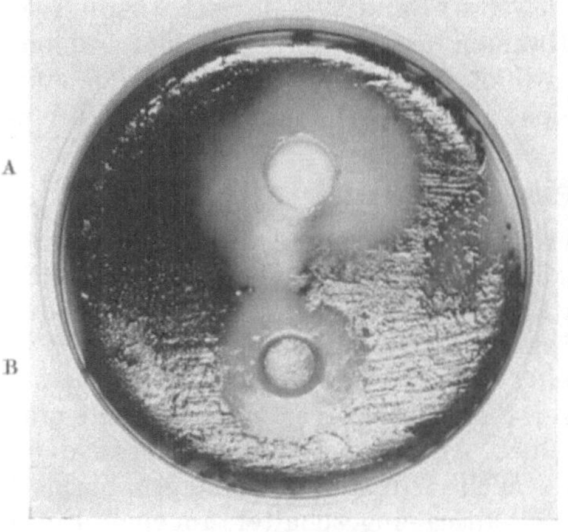

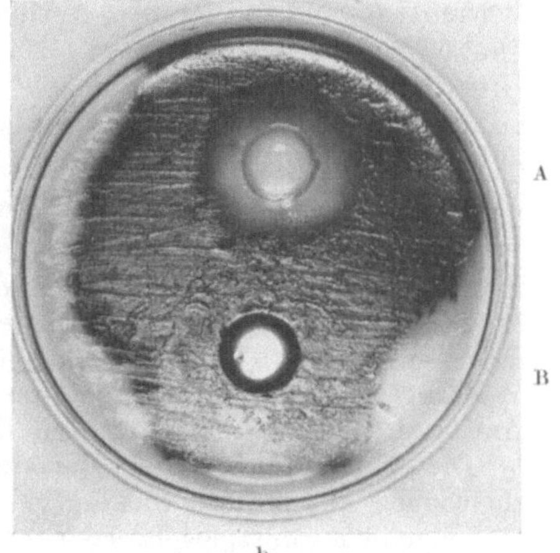

Abb. 12a u. b. Gonokokken-Penicillin-Plattentest. A Stanzlochtest, B Blättchentest. a Stamm 7376 Th. Neuer Gonokokken-Fall. Penicillin-Sensibilität: 0,012 E/ml; Stanzlochtest: 46 mm Durchmesser Hemmz.; Blättchentest: 29 mm Durchmesser Hemmz. b Stamm 7364 J. Gonokokken-Rezidiv-Fall. Penicillin-Sensibilität: 0,05 E/ml; Stanzlochtest: 31 mm Durchmesser; Blättchentest: 20 mm Durchmesser

gleich die Kenntnis der geschichtlichen Vorgänge im einzelnen fast Allgemeingut geworden ist, so sei doch kurz auf die wichtigsten Zusammenhänge eingegangen.

Sir ALEXANDER FLEMING hatte bereits im Jahre 1929 die wachstumshemmende Wirkung von Penicillium notatum gegenüber Staphylokokken beobachtet, nachdem schon im Jahre 1893 C. WEHMER in seiner Arbeit „Beiträge zur Kenntnis einheimischer Pilze" auf die antibiotische Wirkung von Penicillium luteum hinweisen konnte. Aber auch die Entdeckung von FLEMING sollte zunächst von rein theoretischer Bedeutung sein. RAISTRICK, CLUTTERBUCK u. LOVELL arbeiteten auf Grund einer Anregung von FLEMING an der Isolierung des wirksamen Prinzips aus dem Pilzkulturfiltrat und legten ihr Ergebnis im Jahre 1932 vor; zu einem Zeitpunkt also, als in Deutschland von DOMAGK, MIETZSCH und KLARER die ersten Arbeiten über die sulfonamidhaltigen Farbstoffe erschienen. 1935 bestätigte REID die Beobachtungen von FLEMING über die „Antibioticum-Wirkung" von Penicillium notatum und FLOREY griff 1938 die Flemingschen Mitteilungen auf und beschäftigte sich in langjährigen Arbeiten im Rahmen des *Oxforder Kreises* mit dem „Penicillin", wie FLEMING es bereits genannt hatte. 1940 erschien die erste Publikation im Lancet über das Verfahren zur Gewinnung des Penicillins und bereits ein Jahr später konnte eine Mitteilung über die erfolgreiche Anwendung von Penicillin bei zehn Fällen erfolgen. Damit war die Grundlage geschaffen für eine Produktion und die Einführung des Penicillins auf breitester Basis in die praktische Medizin.

Unabhängig von dem englischen Forscherteam hat die Arbeitsgemeinschaft an der Kieler Universitäts-Hautklinik mit VONKENNEL, KIMMIG und LEMBKE im Jahre 1943 Penicillin in den Laboratorien der Kieler Dermatologischen Universitäts-Klinik gewinnen können. Die von ihnen isolierte Wirkstoffgruppe aus Pilzen nannten sie die *Mycoine*; die lokale therapeutische Anwendung bei Sekundärinfektionen erbrachte gute Behandlungsresultate. Die Untersuchungen wurden in Leipzig fortgeführt, wo die Mycoine dann auch erfolgreich bei der Behandlung der Gonorrhoe eingesetzt werden konnten. Die Mycoine ließen sich nicht nur aus Penicillium notatum, sondern auch aus anderen Schimmeln isolieren.

Hinsichtlich der chemischen, physikalischen, pharmakologischen und mikrobiologischen Daten über Penicillin und die weiteren Antibiotica sei auf den Beitrag von MEYER-ROHN „Antibiotica" in Band V/1 des Ergänzungswerkes dieses Handbuches verwiesen. Im Rahmen eines Beitrages über Allgemeine Grundlagen der Chemotherapie und Antibiotica-Therapie der Gonorrhoe erschien es nicht notwendig und nicht erforderlich, diese Angaben im einzelnen zu wiederholen.

II. Wirkungsweise der Antibiotica

In dem folgenden Abschnitt „Wirkungsweise der Antibiotica" wird ausschließlich auf den Wirkungsmechanismus eingegangen, wie er aus den bisherigen experimentellen Untersuchungen deutlich geworden ist. Da Penicillin die am längsten bekannte antibiotische Substanz ist, nimmt die Darstellung seiner Wirkungsweise den größten Raum ein, während die Abschnitte der anderen Antibiotica entsprechend der Zeit ihrer Kenntnis kürzer gehalten sein müssen.

Die chemischen Formeln der einzelnen Antibiotica sind jeweils in den verschiedenen Abschnitten wiedergegeben. Weiterhin sind einzelne graphische Darstellungen von Blutspiegelwerten der Antibiotica eingeschaltet, um einen Eindruck von der Konzentration der Antibiotica nach peroraler bzw. parenteraler Applikation über einen längeren Zeitraum im Blutserum zu vermitteln.

1. Wirkungsweise des Penicillins

Über den Wirkungsmechanismus des Penicillins liegen umfangreiche experimentelle Arbeiten verschiedener Forschergruppen vor, ohne daß es bisher gelungen ist, diesen Mechanismus bis ins einzelne aufklären zu können. Es ging dabei vor allem um die Frage, ob die festgestellten Änderungen des Nucleinsäure- und Proteinstoffwechsels, sowie die Störungen aktiver Transportvorgänge ganz spezifisch an die Penicillinwirkung gebunden sind oder ob sie vielmehr Ausdruck von allgemeinen Stoffwechselvorgängen an der zugrunde gehenden Zelle sind (vgl. hierzu ETTLINGER).

Krampitz und Werkman, sowie Gros und Macheboeuf haben eine Hemmung des Nucleinsäureabbaues nachweisen können; letzteren gelang es weiterhin, diesen Befund auf eine Unterdrückung der Synthese eines Fermentes zurückzuführen. Die von Gale u. Mitarb. beobachteten Störungen des Proteinstoffwechsels, die von ihnen bis zur selektiven Unterdrückung bestimmter Enzyme verfolgt werden konnten, ohne daß andere Fermente beeinträchtigt wurden,

Tabelle 6. *Chemie der Penicilline*

CH_3—CH_3—C—CH—COOH; S; N; CH; C=O; CH; NH—C(=O)—R*

R* = Seitenkette

Grundgerüst des Penicillins

Seitenkette bei natürlichen Penicillinen:

Penicillin F (Δ^2-Pentenyl-)	R = —CH_2—CH=CH—CH_2—CH_3
Penicillin G (Benzyl-)	—CH_2—C_6H_5
Penicillin X (p-Oxybenzyl-)	—CH_2—C_6H_4—OH
Penicillin K (n-Heptyl-)	—CH_2—$(CH_2)_5$—CH_3
(n-Amyl-)	—CH_2—$(CH_2)_3$—CH_3

Seitenkette der synthetischen Penicilline:

p-Fluorbenzylpenicillin	—CH_2—C_6H_4—F
p-Methoxy-benzylpenicillin	—CH_2—C_6H_4—O · CH_3
Allylmercaptomethylpenicillin	—CH_2—S—CH_2—CH=CH_2
Penicillin S	—CH_2—S—CH_2—CH=C(CH_3)(Cl)
Phenoxymethylpenicillin (Penicillin V)	—CH_2—O—C_6H_5
Dibenzyl-äthylendiamin-di-penicillin	—CH_2—C_6H_4—NH—CH_2—CH_2—NH—C_6H_4—CH_2—
2,6 dimethoxybenzamidopenicillin	—C_6H_3(O—CH_3)(O—CH_3)

können nach ETTLINGER bisher nicht mit der antibiotischen Wirkung des Penicillins identifiziert werden.

Sehr viel spezifischer sind dagegen die mit radioaktivem S_{35} durchgeführten Untersuchungen, wobei der Schwefel biosynthetisch eingeführt wurde (vgl. COOPER, POLLOCK, EAGLE). Dabei konnte festgestellt werden, daß sensible Bakterien eine bestimmte Menge radioaktiven Penicillins so fest binden, daß es nicht mehr ausgewaschen usw. werden kann. Wenn eine bestimmte Sättigung erreicht ist, erfolgt keine weitere Bindung von Penicillin. Man hat weiterhin enge Beziehungen zwischen der Penicillinbindung und der Penicillinsensibilität der Bakterien feststellen können (ROWLEY, COOPER, ROBERTS u. SMITH).

Diese Befunde hat man unter anderem als sehr wesentlichen Anhaltspunkt für die enge Verknüpfung von spezifischer Penicillinbindung und antibiotischer Wirkung angesehen. Als weitere Begründung für diese Auffassung kann angeführt werden, daß bei einer Außenkonzentration von 0,1 IE/ml und sensiblen Bakterien unmittelbar eine Sättigung eintritt, während bei niedrigen Konzentrationen die

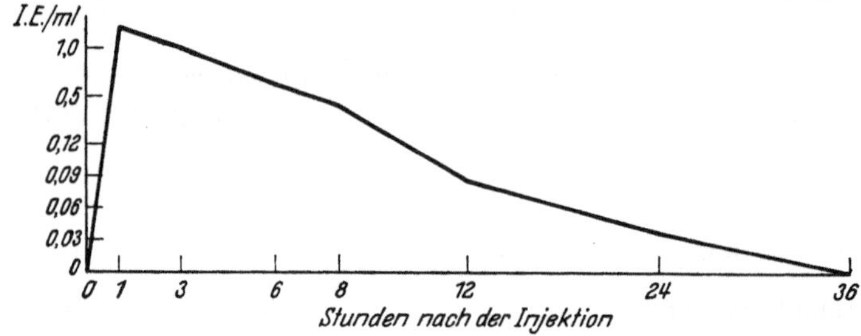

Abb. 13. Penicillinblutspiegelwerte nach 300000 IE Procain-Penicillin-G intramuskulär

Zeit bis zur erreichten Sättigung zu messen ist (vgl. COOPER). Die Zellen der Bakterien müssen demnach eine bestimmte Menge einer penicillinbindenden Komponente besitzen (PBC) (ETTLINGER). MAASS und JOHNSON haben auf Grund der Zusammenhänge zwischen Außenkonzentration und Sättigung die Hypothese aufgestellt, daß die minimale wachstumshemmende Penicillinkonzentration diejenige sei, bei der sich die Geschwindigkeit der Neusynthese von PBC und die Geschwindigkeit der Penicillinbindung das Gleichgewicht halten. Offenbar ist PBC in der Zell*wand* der Bakterien zu suchen, wie die bisherigen Untersuchungen ergeben haben (COOPER, MITCHELL und MOYLE). Es gelang unter anderem aus der Zellwand einen Polyglycerophosphatkomplex zu isolieren, der von MITCHELL und MOYLE für die osmotische Grenze gehalten wird und der quantitativ mit der Penicillinempfindlichkeit zusammenhängt; die Bildung dieses Polyglycerophosphatkomplexes wird durch Penicillin gehemmt. Die Cytoplasmamembran enthält nach MITCHELL und MOYLE außerdem Cytochrome und andere Fermente; es wird somit verständlich, daß gerade die mit diesen Fermenten zusammenhängenden Transportfunktionen zeitlich am ehesten bei Penicillineinwirkung zu beobachten sind.

COOPER hat seine Auffassung über die Bedeutung von PBC im Stoffwechsel der Bakterien und ihre Inaktivierung durch Penicillin in folgenden Gedankengängen zusammengefaßt, die eine Erklärung für die ausschließlich bactericide Wirkung des Penicillins nur auf wachsende Bakterien darstellen können: Bei wachsenden Bakterien war festgestellt worden, daß die Menge des gebundenen Penicillins nach dem Augenblick der Sättigung innerhalb von 30 min noch bis auf das Doppelte ansteigt. Da PBC in der ruhenden Zelle zu etwa 50% in einer für das Penicillin nicht zugänglichen Form vorhanden ist — man hat aus zertrümmerten Bakterienzellen mehr PBC freisetzen können als aus intakten Zellen — könnte man einen derartigen Befund mit einer Impermeabilität der Zellwand oder aber damit erklären, daß PBC nach Daniel und Johnson nur in oxydiertem Zustand Penicillin binden kann. Möglicherweise ist das Produkt der unter dem Einfluß von PBC stehenden Reaktion für eine Zellteilung erforderlich; der Umsatz könnte dabei nur im Stadium der Vermehrung erfolgen; damit wäre es denkbar, daß bei diesem Prozeß das Penicillin in fester Bindung an die Zelle herantritt, sobald ein Molekül PBC freigeworden ist. Cooper hat zudem aus der Geschwindigkeit der zusätzlich erfolgenden Penicillinbindung die Umsatzgeschwindigkeit für PBC berechnet.

Die Bakterienzelle muß also den gesamten Gehalt an PBC abgeben, wenn sie eine Sterilität erreichen will; durch die Bindung von Penicillin wird ihr Stoffwechsel aber außerdem so sehr geschädigt (s. oben), daß PBC nicht erneut in dem erforderlichen Ausmaß synthetisiert werden kann. Da die Vermehrungsfähigkeit der Zelle aber von den Reserven an PBC abhängig ist, kann sie sich mit zunehmender Penicillinaufnahme nicht weiter vermehren. Aus diesen Befunden geht weiterhin klar hervor, warum die bactericide Wirkung von Penicillin erst 30 min nach der erfolgten Sättigung einsetzen kann.

2. Wirkungsweise des Streptomycins

Über den Wirkungsmechanismus des Streptomycins liegen umfangreiche experimentelle Untersuchungen von Umbreit, Fitzgerald u. Mitarb., Lichtstein u. Mitarb., sowie Wyss u. Mitarb. vor. Danach greift Streptomycin offenbar in den Stoffwechsel der Nucleoproteine ein und ist dabei an der Bildung von

Tabelle 7. *Chemie des Streptomycins*

Strukturformel des Streptomycins

Streptobiosamin

Streptidin	Streptose	N-Methyl-l-glucosamin
NH_2		CH
HN=C	CH	$CH_3 \cdot NH \cdot CH$
NH	O HC	HCOH
OH	O=C—COH	OHCH
NH_2—C—N(H)— —OH	H CH	CH
NH OH	CH_3	CH_2OH

stabilen Absorptionskomplexen aus den freien Guanidinresten und den Ribonucleoproteinen beteiligt. Nach Lichtstein und Gilfillan wird die Pantothensäure-Synthese unter Streptomycineinwirkung erheblich gehemmt. Von Umbreit stammen die Untersuchungen über eine Hemmung des Citronensäurecyclus und der daraus abgeleitete Begriff der „Pyruvat-Oxalacetat-Reaktion"; dabei soll Streptomycin die Oxydation von Pyruvat hemmen. Diese Auffassung ist aber nicht unwidersprochen geblieben (vgl. Rosanoff und Sevag).

Die *Wirkungsgrenzkonzentration* von Streptomycin für Neisseria gonorrhoeae beträgt 0,8 γ/ml.

Nach neueren Ergebnissen kann die bactericide Wirkung des Streptomycins nicht als eine Oxydationshemmung erklärt werden (vgl. ETTLINGER); die bactericide Wirkung scheint jedoch mit der Oxydation und der Zellatmung verbunden zu sein, so daß zur Zeit die Oxydation eines bestimmten Substrates als Voraussetzung für eine Streptomycinwirksamkeit angesehen werden kann. So haben z. B. PAINE und CLARK sowie auch WASSERMAN eine Förderung der Sauerstoffaufnahme unter Streptomycineinwirkung beobachten können. LIGHTBOWN konnte darüber hinaus den Einfluß eines *Streptomycinantagonisten* bei Pseudomonas aeruginosa wahrscheinlich machen, der dann später in kristalliner Form isoliert als ein Gemisch mehrerer 2-n-Alkyl-4-Oxychinolin-N-Oxyde identifiziert werden konnte. Eine endgültige Stellungnahme über diesen Streptomycin-Antagonismus und seine Entstehung ist im jetzigen Stadium der Entwicklung nicht möglich.

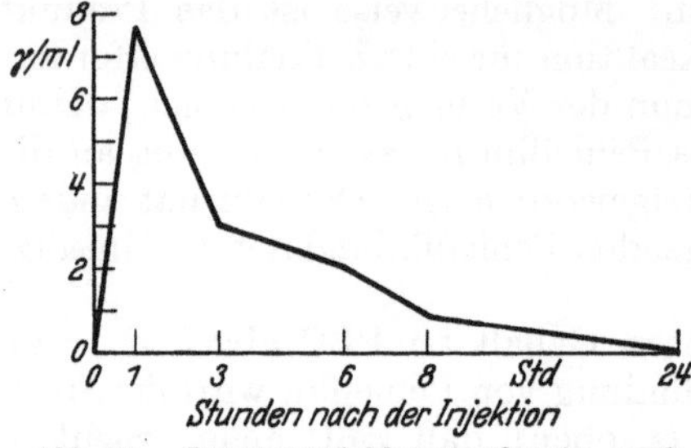

Abb. 14. Streptomycinblutspiegelwerte nach 0,5 g Dihydrostreptomycinsulfat intramuskulär

3. Wirkungsweise des Chloramphenicols

Chloramphenicol greift bei seiner Einwirkung auf die Bakterienzelle offenbar in die Nucleinsäuresynthese ein, wie aus den Untersuchungen von GALE hervorgeht. Dies wird besonders deutlich, da man im Experiment nach Chloramphenicolzusatz die Proteinsynthesehemmung sofort beobachten kann, während andere Stoffwechselvorgänge der Zelle zunächst noch unverändert vor sich gehen (vgl. HAHN und WISSEMANN, sowie WYSS u. Mitarb.). HAHN und WISSEMANN konnten weiterhin zeigen, daß der Wirkungsmechanismus des Chloramphenicols nicht etwa mit dem Einbau von einzelnen, bestimmten Aminosäuren, sondern mit dem allgemeinen Vorgang der Proteinsynthese in Zusammenhang steht. Chloramphenicol ist aber nicht als reiner Hemmstoff der Peptidsynthese anzusehen, wie SAMUELS nachweisen konnte; es gelang nicht, die Synthese von Glutathion durch zellfreie Extrakte von E. coli unter Chloramphenicolzusatz zu hemmen. Der vollständige Wirkungsmechanismus des Chloramphenicols ist jedoch noch nicht aufgeklärt worden.

Tabelle 8. *Chemie des Chloramphenicols*

Struktur des Chloramphenicols

$$NO_2-C_6H_4-\underset{OH}{CH}-\underset{CH_2OH}{CH}-NH-\underset{O}{\overset{\|}{C}}-CHCl_2$$

Die *Wirkungsgrenzkonzentration* von Chloramphenicol für Neisseria gonorrhoeae beträgt 0,6 γ/ml.

4. Wirkungsweise der Tetracycline

Die Wirkungsweise der Tetracycline ähnelt der Wirkungsweise des Chloramphenicols hinsichtlich einer allgemeinen Hemmwirkung auf die Proteinsynthese. Die Stoffwechseländerungen lassen sich jedoch nicht so übersichtlich wie beim

Chloramphenicol verfolgen, da bei den Tetracyclinen zusätzlich sog. Seiteneffekte mit Hemmung von Gärung, Hemmung des Transportes der Glutaminsäure und Hemmung der Nucleinsäuresynthese auftreten, die eine exakte Beurteilung kaum zulassen (GALE). Die Tetracycline weisen außerdem eine hohe Affinität zu Schwermetallionen auf; die Bedeutung dieser Komplexbildung für die antibakterielle Aktivität der Tetracycline ist jedoch sehr fraglich (ETTLINGER; SAZ, BROWNELL u. SLIE). Von MULLI, UHLENBROOK und LUDWIG konnte in der Warburg-Apparatur gezeigt werden, daß Chlortetracyclin eine Oxydation der Citronensäure im Citronensäurecyclus und einiger der Citronensäure nahestehenden Säuren (Essigsäure, Brenztraubensäure) bewirkt. MACHT und HOFFMASTER wiesen eine Beeinträchtigung der oxydierenden und reduzierenden Fermente durch Chlortetracyclin nach.

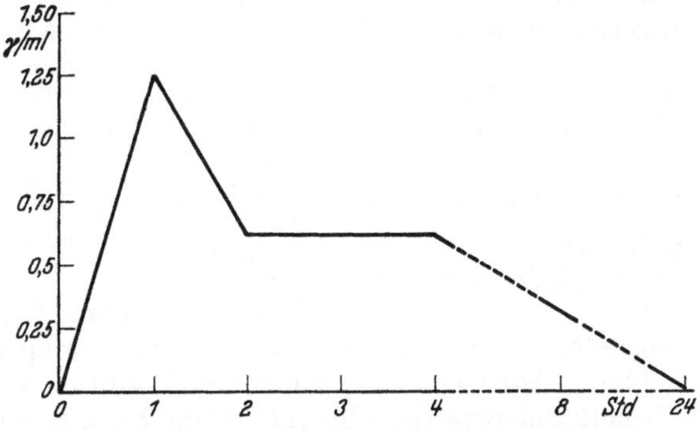

Abb. 15. Tetracyclin-Blutspiegel nach 250 mg Tetracyclin (Achromycin) intramuskulär (Teststamm: Bac. cereus)

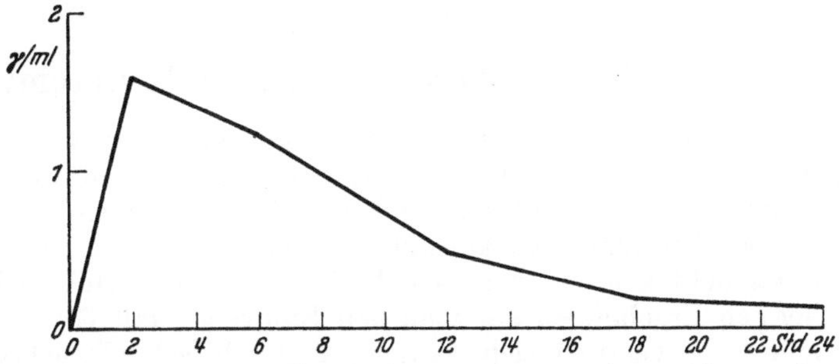

Abb. 16. Aureomycinblutspiegelwerte nach 500 mg Aureomycin peroral

Als neue Substanz aus der Gruppe der Tetracycline liegt das Demethylchlortetracyclin vor, dessen Wirkungsweise wohl den anderen Tetracyclinen

Tabelle 9. *Chemie der Tetracycline*

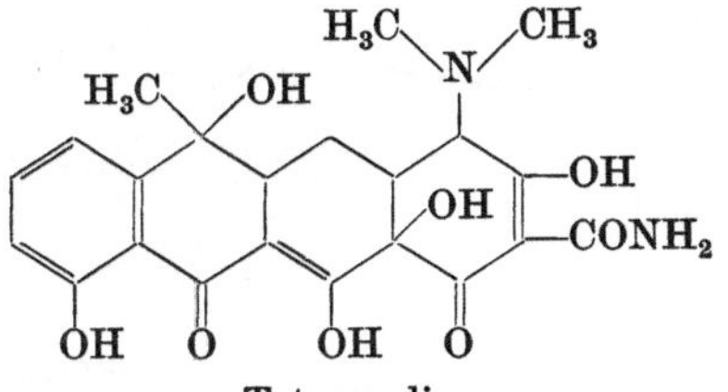

Tetracyclin

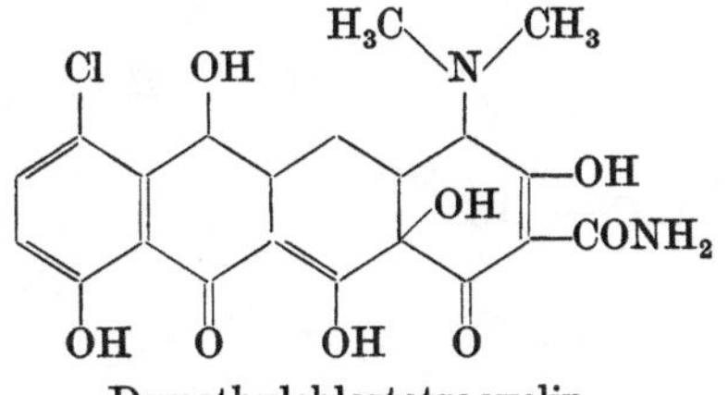

Demethylchlortetracyclin

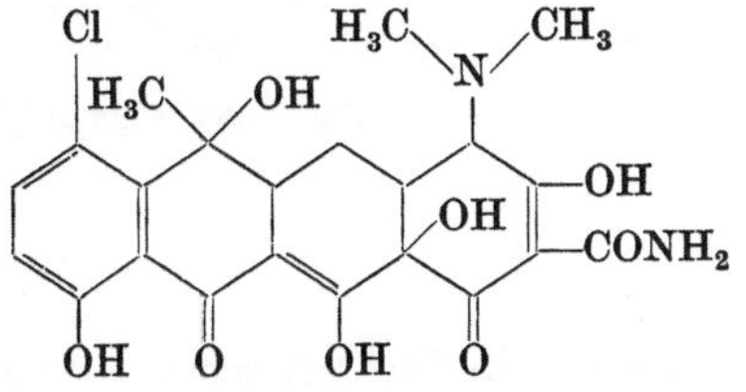

Chlortetracyclin

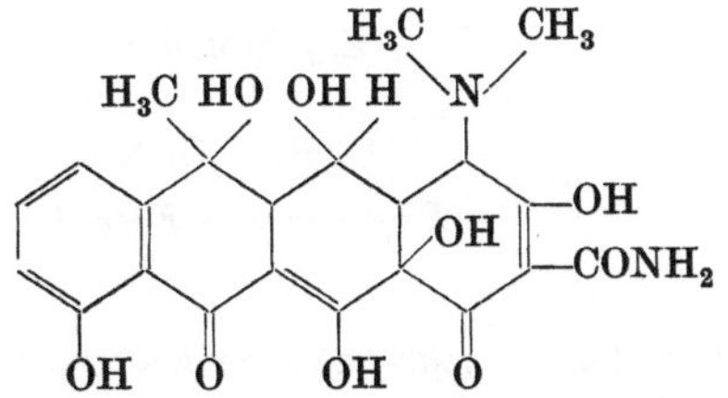

Oxytetracyclin

gleichzusetzen ist (vgl. GILL). Das Besondere dieses Antibioticums muß in seiner enormen langen Verweildauer im Organismus bei Herabsetzung aller Nebenwirkungen erblickt werden (vgl. GILL, KNOTHE, POCHI u. STRAUSS, sowie SIEGENTHALER, BROVELLI u. WIESMANN). Diese lange Verweildauer wird durch eine geringe Ausscheidung über die Niere und den Darm bedingt. Ein Vergleich der Plasmabindung der verschiedenen Tetracycline zeigt besonders hohe Werte für Demethylchlortetracyclin (41%) und Chlortetracyclin (47%) gegenüber 20% für Oxytetracyclin und reines Tetracyclin. Die Gewebspassage dieser Substanz wurde sehr eingehend von KNOTHE in tierexperimentellen Untersuchungen aufgeklärt. Auf Grund der günstigen Resultate war es möglich, die Dosierung von Demethylchlortetracyclin auf 600 mg beim Erwachsenen herabzusetzen (vgl. auch DOUJAK u. SPITZY, SHAPIRO u. PHILIPS).

Tabelle 10. *Wirkungskonzentration der Tetracycline für Neisseria gonorrhoeae*

Chlortetracyclin	0,312 γ/ml
Oxytetracyclin	0,312 γ/ml
Tetracyclin	0,156 γ/ml
Demethylchlortetracyclin	0,06 γ/ml

5. Wirkungsweise des Erythromycins

Erythromycin gehört zu den *Mittelspektrum-Antibiotica*; seine Wirkungsbreite geht demnach über die von Penicillin und Bacitracin hinaus, erreicht jedoch nicht die der Tetracycline und des Chloramphenicols.

Der Wirkungsmechanismus des Erythromycins ist nicht annähernd so weit untersucht worden, wie es z. B. bei Penicillin erfolgen konnte. Nach den bisherigen Ergebnissen hat man den Eindruck, daß Erythromycin seine Wirksamkeit vorwiegend auf sich stark vermehrende, schnellwachsende Bakterien entfaltet (HAIGHT u. FINLAND, BENINGO, BERTI und CIMA). Auf Grund der Arbeiten von WILEY u. Mitarb. konnte folgende Strukturformel für Erythromycin ermittelt werden:

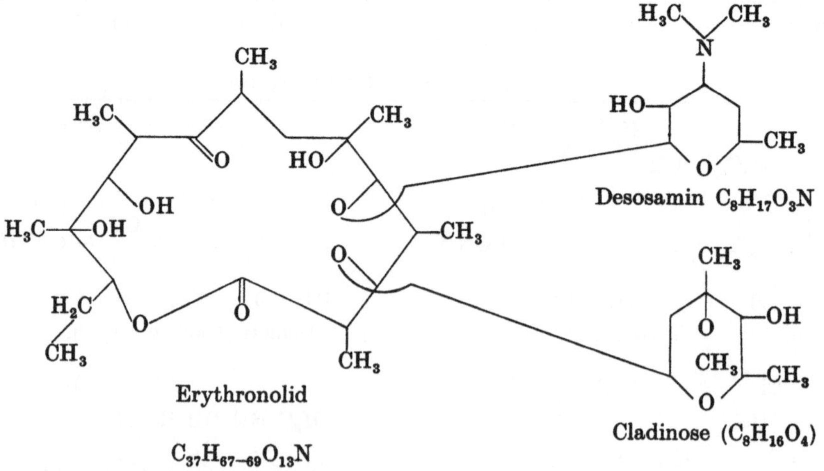

Erythronolid

Desosamin $C_8H_{17}O_3N$

Cladinose ($C_8H_{16}O_4$)

$C_{37}H_{67-69}O_{13}N$

Erythromycin-Formel

Die *Wirkungsgrenzkonzentration* von Erythromycin für Neisseria gonorrhoeae beträgt 0,1 γ/ml.

Die *Eiweißbindung* des Erythromycins ist sehr gering, so daß nur eine geringe Einbuße an Wirkungsintensität erfolgt, wie aus den Untersuchungen von Sous, Krüpe, Osterloh und Mückter hervorgeht. In Abb. 17 sind die Eiweißbindungsversuche für Erythromycin und Novobiocin einander gegenübergestellt; es zeigt sich dabei, daß Erythromycin durch steigende Serumkonzentrationen praktisch

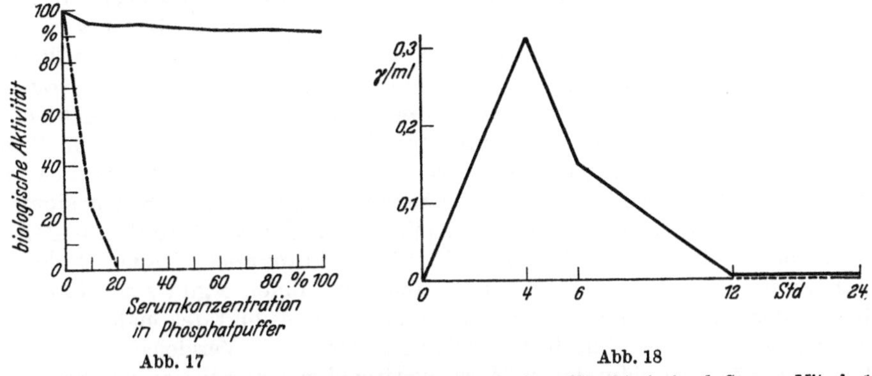

Abb. 17. Eiweiß-Bindungsversuch mit Erythromycin im Vergleich zu Novobiocin (nach Sous u. Mitarb. 1958). ——— Erythromycin; —·—·— Novobiocin

Abb. 18. Erythromycinblutspiegel nach 100 mg Erythromycin intramuskulär (Teststamm: Staph. aureus haem. Oxford)

nicht beeinflußt wird in seiner biologischen Aktivität, während die Hemmwirkung von Novobiocin bereits durch geringe Serumkonzentrationen vollständig aufgehoben wird.

6. Wirkungsweise des Oleandomycins

Über die Wirkungsweise dieser aus Streptomyces antibiotus isolierten Substanz liegen bisher nur wenige Mitteilungen vor. Danach besteht die Wirkung bei 1,0—3,0 g täglich in einem ausgesprochen bakteriostatischen Effekt. Im Experiment gelang es bei gleichzeitigen Gaben von Penicillin, Tetracyclin, Oxytetracyclin und Erythromycin einen synergistischen Effekt auszulösen, so daß es zu einer Potenzierung der Wirkung kam. Das Antibioticum zeichnet sich durch Säurestabilität aus, die eine gleichmäßige Resorption aus dem Magen-Darmtrakt gewährleistet.

Neben der reinen Applikation von Oleandomycin spielt vor allem die Kombination mit Tetracyclin, die im Sigmamycin vorliegt, für die Behandlung eine besondere Rolle (vgl. English, McBride, Halsema und Carlozzi).

Oleandomycin-Summenformel: $C_{35}H_{63}NO_{12}$.

Die *Wirkungsgrenzkonzentration* von Oleandomycin für Neisseria gonorrhoeae beträgt 0,4 γ/ml (Sigmamycin: 0,3 γ/ml).

III. Antibiotica-Resistenz

Die Antibiotica-Resistenz von Neisseria gonorrhoeae stellt ein besonderes Problem bei der antibiotischen Behandlung der Gonorrhoe dar und muß daher ausführlicher besprochen werden. Die Resistenz von Staphylokokken, Streptokokken usw. gegenüber den verschiedenen Antibiotica ist ja durchaus bekannt und wird von der Klinik sehr ernst genommen (vgl. Meyer-Rohn, Band V/1 dieses Handbuches). Eine *echte totale Penicillin-Resistenz der Gonokokken*, bei welcher diese auch in der Kultur nachzuweisen war, ist bisher weder in vivo noch in vitro mit Sicherheit festzustellen gewesen (vgl. SCHÖNFELD und KIMMIG, BIGGER, ABRAHAM, RAMMELKAMP, SCHUERMANN, MARCHIONINI und RÖCKL, MEYER-ROHN, HÄMEL u. a.). Wir verwenden im folgenden daher ausschließlich die Bezeichnung „sog. Penicillin-Resistenz" für alle Fälle von Penicillin-Versagen bei der Gonorrhoebehandlung. Aus Rumänien liegt eine kürzlich erschienene Arbeit von UJVARY, LASZLO, PENTEK, DOMOKOS, KISS u. BOTH vor, in der sowohl in vivo als auch in vitro eine Penicillin-Resistenz in 16 von 39 Fällen nachgewiesen werden konnte; in zwei weiteren Fällen bestand eine „sog. Penicillin-Resistenz", die sich in vitro nicht bestätigte. Weiterhin hat sich im September 1960 ein internationales Symposium in Krakau (Polen) mit dem Problem der Gonorrhoe und ihrer Therapie sowie der Sensibilität der Antibiotica gegenüber Gonokokken beschäftigt. Die einzelnen Referate dieses Symposiums sind im British Journal of Venereal Diseases (Vol. XXXVII Nr. 2, 1961) mit Beiträgen aus Bulgarien, Dänemark, England, Finnland, Frankreich, Italien, Polen, Portugal, Tunis, Ungarn veröffentlicht worden. Aus ihnen ergibt sich, daß in allen Ländern der Welt eine mehr oder weniger starke Sensibilitätsabnahme der Gonokokken gegenüber Penicillin festzustellen ist. Um einen Vergleich der in den verschiedenen Ländern gefundenen Wirkungsgrenzkonzentrationen zu ermöglichen, wird ein internationaler Standard gefordert, der von der World Health Organization (WHO) ausgearbeitet werden soll. Es wurde empfohlen, die Penicillin-Dosis für die Behandlung der Gonorrhoe des Mannes einheitlich auf 1,8 Mega heraufzusetzen und für die Therapie Penicillinpräparate zu verwenden, die eine Mischung aus Procain-Penicillin und einem langsamer zur Resorption kommenden Depotpenicillin enthalten; nur so sei ein kontinuierlicher Gewebsspiegel garantiert.

FRANCK hat neben vielen anderen Autoren über einen Fall von sog. penicillinresistenter Gonorrhoe berichten können; die Auswertung dieser Beobachtung — wie auch der anderen — ist jedoch erschwert bzw. unmöglich, da sie nicht kulturell geprüft worden sind; dieser Gesichtspunkt — *der kulturelle Nachweis von Neisseria gonorrhoeae* — muß aber als unbedingte Forderung bei der Bearbeitung des Resistenzproblems gelten (vgl. KIMMIG, MARCHIONINI u. RÖCKL, MEYER-ROHN, SCHUERMANN, STORCK, RINDERKNECHT und FRIES u. a. m.). Er darf auch bei dem in freier Praxis tätigen Dermatologen nicht vernachlässigt werden, wie aus den weiteren Ausführungen ersichtlich wird, wenn Forschung und Praxis im Interesse einer wirklichen Aufklärung aller sich aus der „sog. Penicillin-Resistenz" ergebenden Fragestellungen zusammenarbeiten wollen. Als besonders zweckmäßig hat es sich erwiesen, wenn der vorwiegend venerologisch tätige Dermatologe sich der Zusammenarbeit eines versierten Laboratoriums versichert.

1. Klinische Beobachtungen

Die ersten Beobachtungen einer *Antibiotica-Resistenz* von Neisseria gonorrhoeae kamen verständlicherweise von klinischer Seite. Denn in der praktischen Therapie der Gonorrhoe mit Antibiotica mußten die ersten Mißerfolge dieser Behandlung besonders auffallen. Hier waren es vor allem die Mißerfolge der antibiotischen Therapie mit Penicillin und mit Streptomycin, da diese beiden Medikamente die ersten Antibiotica gewesen waren, die für die Gonorrhoebehandlung eingesetzt worden waren. Es sei in diesem Zusammenhang auf die Mitteilungen von FRÜHWALD, BJÖRNSTAD und NOREIK, ALERGANT, BURCKHARDT und DIRR, CHIARENZA, DALLAS, DAVEY, GJESSING, HOFFMANN, KING, KNIGHT, LEHMANN, MARK, MARTRES u. Mitarb., PIGUET, RYAN, SCHÜMMER und HUBBES, STUHLERT, UJVARY u. Mitarb., ZIERZ u. JACOB, GRIMM u. Mitarb., GROSCH, MARCHIONINI und RÖCKL, KIMMIG, MEAD, MOON u. BEAN, SCHMALHAUS u. FISCHER, SCHNABL, SCHREUS u. Mitarb., SCHUERMANN, SCHIRREN sen., WEISE, KLASCHKA u. HANNEMANN u. a. verwiesen. So hatten z. B. SCHREUS, SCHÜMMER, GAHLEN und JAECKEL festgestellt, daß bei einem Vergleich der Penicillinempfindlichkeit von je 100 Gonokokken-Stämmen aus den Jahren 1949/50, 1950/51 und 1951/52 eine ständige Abnahme der Empfindlichkeit der ausgetesteten Stämme zu beobachten war; sie glaubten, daß die „sog. Penicillin-Resistenz" auf eine Selektionierung zurückgeführt werden muß. Einzelheiten zu dieser Fragestellung werden unter klinischen Gesichtspunkten in den folgenden Beiträgen von BURCKHARDT, sowie VELTMAN und SCHUERMANN behandelt (S. 103 und 123).

2. Experimentelle Untersuchungen

Nach den Literaturangaben schwanken die Penicillinkonzentrationen hinsichtlich der Hemmwirkung auf Stämme von Neisseria gonorrhoeae zwischen 1:50000 und 1:50000000 (KIMMIG 1952b). Die nachstehende Tabelle vermittelt einen orientierenden Eindruck der von einigen Autoren angegebenen Sensibilitätswerte.

Tabelle 11. *Übersicht der Wirkungsgrenzkonzentration für Penicillin auf Grund der Literaturangaben*

Autoren	Sensibilitätskonzentration in E/ml
COHN (1944)	0,004—0,04
STORCK, RINDERKNECHT u. FRIES (1949)	0,008—0,016
THAYER u. Mitarb. (1957)	0,005—0,2
LOVE u. FINLAND (1945—1954)	0,005—0,008
GARTMANN (1954)	0,001—0,04
GRANITS-THURNER (1958)	0,004—0,256
SCHREUS u. Mitarb. (1949, 1952) . . .	0,0135—0,0201
MEYER-ROHN (1958, 1960)	0,003—0,025
RÖCKL (1956, 1958)	0,0058—0,0150
HUSSELS u. RUNGE (1947)	0,002—0,008

Es ist nicht ohne weiteres möglich, diese Einzelangaben miteinander zu vergleichen, da z. B. SCHREUS u. Mitarb., sowie GRANITS-THURNER mit festen Nährmedien gearbeitet haben, während demgegenüber STORCK u. Mitarb., MEYER-ROHN, sowie RÖCKL mit flüssigem Nährmedium die entsprechende Sensibilitätsprüfung vornahmen. Man kann aber dennoch — auch im Zusammenhang mit den vorher besprochenen klinischen Berichten — von einer langsam zunehmenden Sensibilitätsabnahme der Gonokokken gegenüber Penicillin sprechen, ohne diese Befunde etwa mit einer Penicillin-Resistenz in Beziehung setzen zu wollen (Tabelle 11 und 12).

Tabelle 12. *Übersicht der unteren und oberen Wachstumsgrenze von Neisseria gonorrhoeae gegenüber Penicillin (in IE/ml) an Hand der Untersuchungsergebnisse von* RÖCKL *in den Jahren 1956—1962*

Jahr	Zahl der Stämme	Untere und obere Wachstumsgrenze in IE/ml
1956	52	0,004—0,1
1958	51	0,004—0,3
1959/60	130	0,002—1,4
1961/62	120	0,01 —1,0

Vergleicht man einmal die Sensibilitätskonzentrationen der Autoren, die mit flüssigen Medien gearbeitet haben, dann ergibt sich 1949 bei STORCK, RINDERKNECHT und FRIES eine Sensibilität im Bereich zwischen 0,008—0,016 E/ml, während MEYER-ROHN 1958 Werte zwischen 0,008—0,03 E/ml ermitteln konnte; RÖCKL findet 1962 bereits Sensibilitätskonzentrationen von 0,01—1,0 E/ml bei einer Untersuchungsserie an insgesamt 120 Go.-Stämmen. Tabelle 12 zeigt am Untersuchungsmaterial der Münchener Dermatologischen Klinik aus den Jahren 1956—1962 charakteristisch die kontinuierliche Sensibilitätsabnahme der Gonorrhoestämme gegenüber Penicillin. Diese Ergebnisse gehen auf den gleichen Untersucher und die gleiche Untersuchungstechnik zurück und sind aus diesen Gründen besonders interessant.

Es ist eine logische Schlußfolgerung aus diesen experimentellen Ergebnissen, daß die Dosierung bei der Penicillinbehandlung der Gonorrhoe des Mannes und auch der Frau erheblich höher gewählt werden muß (vgl. Meyer-Rohn, Röckl). C. G. Schirren hat im Anschluß an die grundlegenden Ausführungen von Meyer-Rohn auf der Tagung der Südwestdeutschen Dermatologen in Frankfurt (1962) die Frage aufgeworfen, ob man unter Berücksichtigung der jetzigen Gonorrhoe-Therapie-Situation mit erhöhten Penicillindosen nicht auch der gleichzeitig möglichen Doppelinfektion mit Syphilis Rechnung tragen solle; es sei besser, an Stelle der z. Z. geforderten Penicillindosis von 1—1,5 Mega, sogleich 2—3 Mega Penicillin zu applizieren, da man mit dieser Dosis eine gleichzeitig erworbene Lues mit Sicherheit kurieren könne, was bei niedrigeren Dosen nicht der Fall wäre.

Kimmig (1959) hat erst kürzlich die Auffassung vertreten, daß eine Penicillin-Resistenz der Gonokokken von dem Vorhandensein der drei asymmetrischen Kohlenstoffatome des Penicillins abhängig sein muß. Da vom Penicillin chemisch acht Isomere möglich sind, wäre es notwendig, daß eine theoretisch denkbare resistente Mutante von Neisseria gonorrhoeae sich in acht verschiedenen Eigenschaften von der Ausgangsform unterscheidet. Die Wahrscheinlichkeit einer derartigen Mutationsform wird jedoch von ihm für sehr gering angesehen.

Tabelle 13. *Übersicht der Penicillinempfindlichkeit verschiedener Gonokokkenstämme in den Jahren 1948—1950.* (Nach Storck, Rinderknecht und Flury 1951)

Jahrgang (Zahl der Stämme)	Penicillinempfindlichkeit in E/ml				
	0,002	0,004	0,008	0,016	0,032
1948 (29)	7%	17%	45%	31%	—
1949 (78)	1%	8%	38%	50%	3%
1950 (18)	—	—	50%	45%	5%

Einen Sensibilitätsabfall der Gonokokken gegenüber Penicillin konnten Miller und Bohnhoff durch Züchtung von N. gonorrhoeae auf penicillinhaltigen Nährböden feststellen; diese sog. *relative Penicillinresistenz* klang auf penicillinfreien Nährböden jedoch alsbald wieder ab. Es sei in diesem Zusammenhang auch auf die Untersuchungen von Schuermann u. Cramer hingewiesen, die nachweisen konnten, daß für einen Einfluß der Erregerstämme und für ein Anwachsen einer sog. Penicillin-Resistenz keinerlei Anhaltspunkte vorliegen.

Die an unserem eigenen Krankengut gemachten Erfahrungen sprechen gegen eine echte, totale Penicillinresistenz der Gonokokken. Es wird darauf später noch ausführlicher einzugehen sein im Zusammenhang mit den bisherigen experimentellen Untersuchungsergebnissen (vgl. Hämel, Marcuse u. Hussels, Meyer-Rohn und Lehmann, Meyer-Rohn u. Rohde, Röckl u. a.). Während Hämel den Nährboden durch allmähliche Herabsetzung der Eiweißbestandteile veränderte und damit vorher normal empfindliche Gonokokken an einen anspruchslosen Nährboden gewöhnte — wobei eine Schädigung von Neisseria gonorrhoeae auf Grund der anormalen Zuckervergärung zu diskutieren ist — wählten Marcuse u. Hussels sowie Meyer-Rohn unter gleichbleibenden Nährbodenbedingungen den direkten Weg der Adaptation von N. gonorrhoeae an verschiedene Antibiotica. Meyer-Rohn prüfte die Antibiotica-Resistenz von zahlreichen Gonorrhoestämmen gegenüber Penicillin, Streptomycin, Erythromycin, Tetracyclin, Oleandomycin und Sigmamycin, sowie außerdem gegenüber Penicillin bei nachgewiesener Streptomycinresistenz. Dabei konnte er feststellen, daß in den sich über Monate erstreckenden Passageversuchen kein Gonokokkenstamm an Penicillin gewöhnt werden konnte; es fand sich bei 100 Passagen lediglich eine geringe Abnahme der Empfindlichkeit, ohne daß man daraus bereits eine Penicillin-

Resistenz ableiten konnte. Einzelheiten dieser Befunde gehen aus den Abb. 19—25 hervor, die bei MEYER-ROHN entnommen wurden. Beim Streptomycin, Erythromycin und Oleandomycin gelang es dagegen, in relativ kurzer Zeit die Gonokokken an das Antibioticum zu adaptieren. Bei Tetracyclin und Oleandomycin ließ sich eine völlige Resistenz von N. gonorrhoeae in vitro nicht erreichen, dagegen fanden sich sehr erhebliche Einbußen der Sensibilität gegenüber Tetracyclin

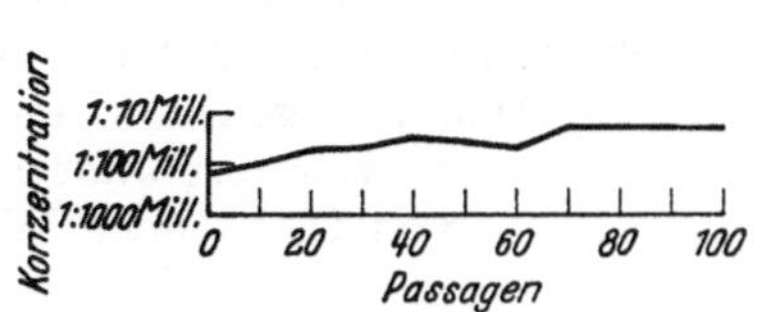

Abb. 19. Versuch der Gewöhnung von N. gonorrhoeae an Penicillin

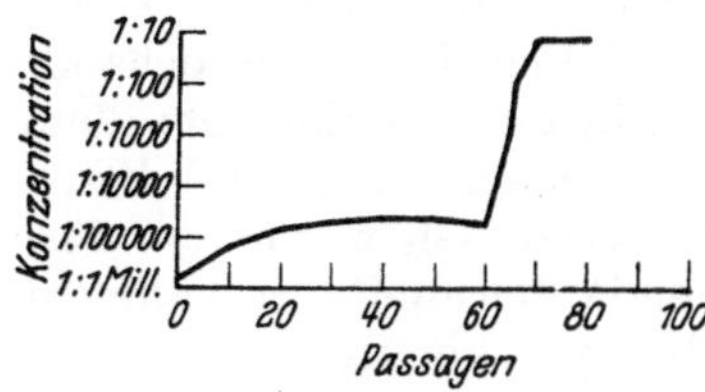

Abb. 20. Versuch der Gewöhnung von N. gonorrhoeae an Oleandomycin

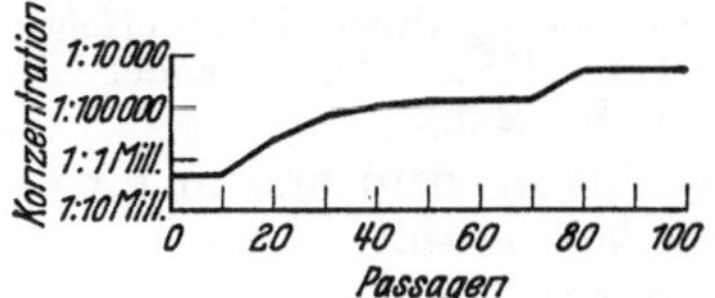

Abb. 21. Versuch der Gewöhnung von N. gonorrhoeae an Sigmamycin

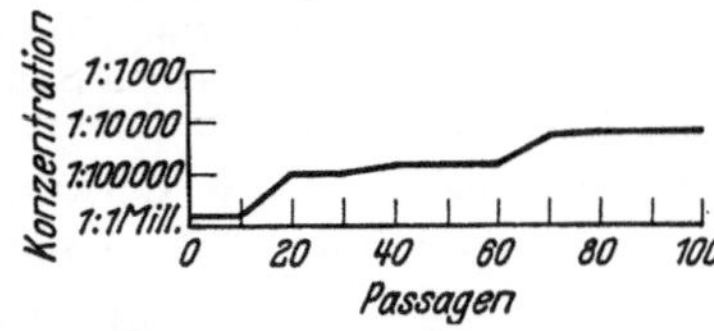

Abb. 22. Versuch der Gewöhnung von N. gonorrhoeae an Tetracyclin

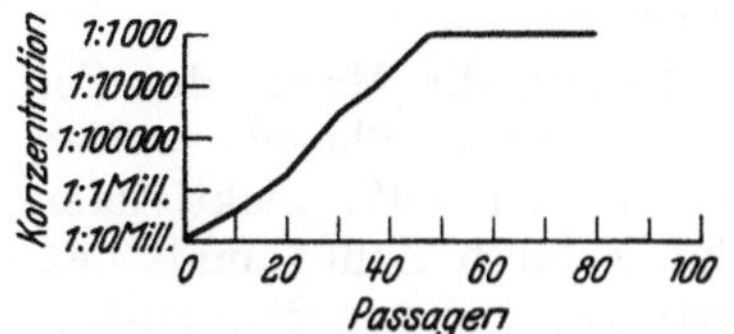

Abb. 23. Versuch der Gewöhnung von N. gonorrhoeae an Erythromycin

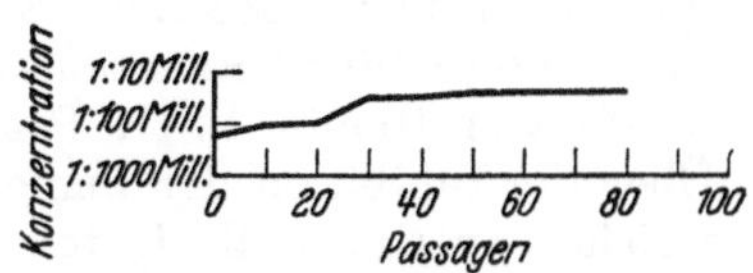

Abb. 24. Versuch der Gewöhnung von N. gonorrhoeae (streptomycinresistent) an Penicillin

von 1:800000 auf 1:30000 und bei Sigmamycin von 1:3 Mill. auf 1:30000; diese Befunde können nach MEYER-ROHN fast einer Resistenz gleichgesetzt werden.

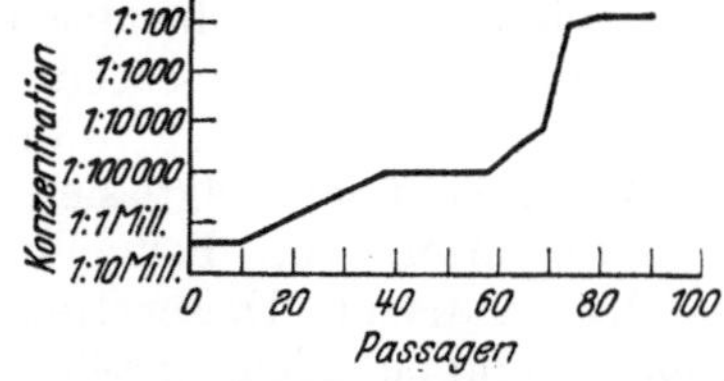

Abb. 25. Versuch der Gewöhnung von N. gonorrhoeae an Streptomycin

ALICE REYN (1961) hat in einer sehr gründlichen und ausführlichen experimentellen Arbeit über die Isolierung von 950 Gonokokkenstämmen in den Jahren 1958—1960 am Statens Seruminstitut in Kopenhagen (Dänemark) berichtet und dabei festgestellt, daß bei einer Resistenz der Gonokokkenstämme gegenüber Streptomycin ($>2000\,\mu$ g/ml) immer noch eine ausreichende Sensibilität gegenüber Penicillin (etwa 1,0 I E/ml) vorhanden ist.

Sie bestätigt des weiteren die Befunde von MEYER-ROHN.

Es ergibt sich aus diesen Befunden, daß eine *echte totale Penicillinresistenz von N. gonorrhoeae bisher* im Experiment und in vivo *nicht nachzuweisen* gewesen ist. Penicillin ist damit nach den in vitro-Ergebnissen und den klinischen Erfahrungen bei entsprechender Dosierung immer noch das Mittel der Wahl zur Behandlung einer Gonorrhoe.

3. Penicillinase

Es mehren sich in letzter Zeit in zunehmendem Ausmaß Stimmen, die von sog. *Behandlungsversagern* bei ausreichend dosierten Penicillingaben in Fällen von exakt nachgewiesener Gonorrhoe sprechen (vgl. Röckl, Meyer-Rohn, Schirren sen. u. a.).

Bjørnstad und Noreik berichteten kürzlich in einer kasuistischen Mitteilung, daß die aus dem Fernen Osten stammenden Gonorrhoen offenbar mit sehr viel höheren Penicillingaben behandelt werden müssen, als es z. B. für die Gonorrhoe in Europa erforderlich ist; diese Fragestellung wurde in ähnlicher Weise bereits im Sulfonamidteil (S. 73) besprochen, als auf die Ausführungen von Schuermann verwiesen wurde, der für die Sulfonamidära in den vierziger Jahren eine laufende Sensibilitätsabnahme der Gonokokkenstämme von Osten nach Westen beobachten konnte.

Das Ferment Penicillinase war bereits im Jahre 1940 von Abraham und Duthie entdeckt worden. In späteren Arbeiten wurde dann über die besonderen Eigenschaften dieses Enzyms und über Inhibitoren der Penicillinase berichtet (vgl. Meleny, Balbina, Pulaski u. Colonna, Gilson u. Parker, Dietz u. Bondi sowie viele andere). Dabei erfolgten auch die ersten Mitteilungen über einen Synergismus von Penicillin und Sulfonamiden (Dowling Husey, Hirsh u. Wilhelm, Gottlieb u. Forsyth, Kolmer).

Penicillinase hebt die Wirkung des Penicillins in vitro und in vivo auf; es baut dabei Penicillin zu dem inaktiven *Penicillamin* ab.

$$\begin{array}{l} CH_3\text{—}CH_3\text{—}C\text{—}CH\text{—}COOH \\ \qquad\qquad\quad | \qquad | \\ \qquad\qquad\; HS \quad NH_2 \end{array}$$

Penicillamin ($C_5H_{11}O_2NS$)

Als eine Penicillinase-Einheit wird nach Rothe die Menge des Fermentes definiert, die in 1,0 ml Reaktionsansatz bei p_H 7,8 (m/15 Phosphatpuffer), 25° C innerhalb von 10 min 10 IE Penicillin (Na-Salz) um 50% inaktivieren kann.

Über die Inhibition der Penicillinasewirkung durch Sulfonamide liegen umfangreiche experimentelle Untersuchungsergebnisse vor von Meyer-Rohn, der eine deutliche Hemmung der Penicillinaseaktivität durch verschiedene Sulfonamide im Lochplattentest und im Tierversuch feststellen konnte. Diese Inhibierung der Penicillinasewirkung gelingt auch mit den neuen Depotsulfonamiden, wie aus nebenstehender Tabelle (Tabelle 14) ersichtlich wird. Die Überlebensrate der mit Streptococcus Aronson infizierten weißen Mäuse ist z. B. bei Penicillingaben enorm hoch, während Penicillinzusatz nur eine Maus überleben läßt. Demgegenüber zeigt sich ein deutlicher Penicillinase-Hemmeffekt bei der Kombination von Penicillin/Penicillinase mit Sulfadiazin, Pallidin und Sulfaäthylthiodiazol. Dieser Hemmeffekt auf die Penicillinase ist nicht auf die Sulfonamidgruppe allein beschränkt; Meyer-Rohn konnte z. B. das gleiche Phänomen auch auf Conteben, Isonicotinsäurehydrazid und Paraaminobenzoesäure feststellen, nicht dagegen mit Paraaminosalicylsäure und Mandelsäure.

Die Untersuchungen zeigen, daß auch im Tierexperiment ein Nachweis der im Lochplattentest gefundenen Ergebnisse möglich ist. Da zu dieser Fragestellung auch bereits zahlreiche klinische Beobachtungen vorliegen, bei denen Penicillininjektionen in Kombination mit Sulfonamiden gegeben wurden, um die Heilungsquote bei der Gonorrhoe zu verbessern und die sog. Penicillinversager auszuschalten (vgl. hierzu Fine 1958, Knight 1958, Sakurane u. Tanimura 1953; sowie Wright u. Metzger 1953), erscheint eine weitere Verfolgung des Problems der sog. Penicillinresistenz der Gonorrhoe unter diesen Gesichtspunkten notwendig. Man wird allerdings in vermehrtem Maße wieder den *Gonorrhoenachweis durch die Kultur* fordern müssen, wenn diese Frage exakt beantwortet

Tabelle 14. *Inhibierung der Penicillinase durch Sulfonamide*

Lfd. Nr.	Präparat	Dosierung in E bzw. mg pro 20 gMaus				Zahl der Tiere	Es leben nach der Infektion am Tage:									
		1. Tag	2. Tag	3. Tag	Gesamtdosis		1.	2.	3.	4.	5.	6.	7.	8.	9.	10.
1	Penicillin	1000 E	1000 E	1000 E	3000 E	10	10	10	10	10	10	10	9	9	9	9
2	Penicillin Penicillinase	1000 E 25 E	1000 E 25 E	1000 E 25 E	3000 E 75 E	10	10	9	6	6	1	1	1	1	1	1
3	Davosin (Sulfamethoxypyridazin)	1 mg	1 mg	1 mg	3 mg	10	10	2	1	1	1	0				
4	Davosin Penicillin Penicillinase	1 mg 1000 E 25 E	1 mg 1000 E 25 E	1 mg 1000 E 25 E	3 mg 3000 E 75 E	10	10	1	0							
5	Pallidin	1 mg	1 mg	1 mg	3 mg	10	10	8	7	5	3	3	0			
6	Pallidin Penicillin Penicillinase	1 mg 1000 E 25 E	1 mg 1000 E 25 E	1 mg 1000 E 25 E	3 mg 3000 E 75 E	10	10	10	10	9	9	9	7	7	7	7
7	Sulfadiazin	1 mg	1 mg	1 mg	3 mg	10	10	10	9	6	4	2	1	0		
8	Sulfadiazin Penicillin Penicillinase	1 mg 1000 E 25 E	1 mg 1000 E 25 E	1 mg 1000 E 25 E	3 mg 3000 E 75 E	10	10	10	10	10	10	9	9	8	7	7
9	Sulfaäthylthiodiazol	4 mg	4 mg	—	8 mg	10	10	10	6	2	0	0	0	0	0	0
10	Sulfaäthylthiodiazol Penicillin Penicillinase	4 mg 1000 E 25 E	4 mg 1000 E 25 E	4 mg 1000 E 25 E	12 mg 3000 E 75 E	10	10	10	10	10	10	10	10	10	9	9
11	Aronson-Kontrolle 10^{-6}	—	—	—	—	10	10	4	0							

und das Problem im Interesse einer wirksamen Gonorrhoetherapie gelöst werden soll (vgl. auch Lengyel, Papai u. Fernbach, Kimmig, Marchionini u. Röckl, Schuermann, Storck u. a.).

In einer neueren experimentellen Arbeit setzen Meyer-Rohn und Lehmann sich mit der sog. Penicillinresistenz bei einigen Gonorrhoefällen auseinander. Sie können dabei nachweisen, daß die Therapieresistenz bei den von ihnen untersuchten Seeleuten nicht etwa auf einer mangelhaften Penicillinresorption beruht, wie es theoretisch ja denkbar wäre; die Blutspiegeluntersuchungen derartiger Patienten haben stets einen vollkommen normalen Befund ergeben (Abb. 26). Kulturell war auffällig, daß neben den charakteristischen Kolonien von Neisseria gonorrhoeae massenhaft Staphylokokken vorhanden waren; von diesen — als Begleitflora anwesenden — Keimen ist bekannt, daß sie *Penicillinase* bilden. Wurde diese Begleitflora nun durch eine gezielte antibiotische Behandlung ausgeschaltet, dann war eine anschließende Penicillinbehandlung der Gonorrhoe erfolgreich. Diese Beobachtungen zeigen also, daß die oben angeführten in vitro-Versuche unter entsprechenden Voraussetzungen auch auf den Menschen übertragen werden können. Sie beweisen weiterhin, daß dem Vorkommen von penicillinasebildenden Bakterien bei der Gonorrhoetherapie stärkere Beachtung geschenkt werden sollte.

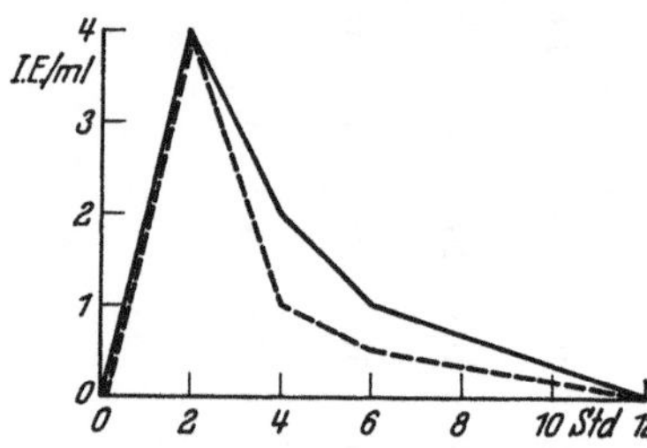

Abb. 26. Penicillinblutspiegelwerte bei „sog. penicillin-resistenter Gonorrhoe" zum Ausschluß mangelnder Penicillin-Resorption (500000 E Aquacillin intramuskulär — Teststamm: Staph. aureus Oxford). ——— Pat. T.; – – – Pat. S.

Diesen Gegebenheiten trägt weitgehend das teilsynthetische *Dimethoxyphenyl-Penicillin* Rechnung, das über das gleiche Wirkungsspektrum wie Penicillin G verfügt, zusätzlich jedoch im Gegensatz zu Penicillin G und Penicillin V fast unempfindlich gegen die von Staphylokokken und Bac. cereus gebildete Penicillinase ist. Zur Erzielung einer Wachstumshemmung sind höhere Konzentrationen erforderlich, als es für die bisher üblichen Penicilline der Fall war (vgl. Brown u. Acred, Douthwaite u. Trafford, Grönroos, Hugo u. Russell, White u. Varga). Es sind allerdings auch bereits Stimmen laut geworden, die über Dimethoxyphenyl-resistente Staphylokokken berichtet haben (vgl. Barber, Daikos, Kourkoumeli-Kontomichalou u. Paradelis, Knox, Stewart).

4. Sogenannte „Penicillin-Versager"

Im Rahmen der *sog. Penicillinversager* einer Gonorrhoebehandlung müssen außerdem folgende Faktoren berücksichtigt werden: a) diagnostische Fehler, b) sog. Konstitutionsversager, c) Dosierungsfehler, d) Phagocytose der Gonokokken.

a) Diagnostische Fehler — „Pseudogonokokken"

Die von klinischer Seite gemachten Beobachtungen zur Penicillinresistenz der Gonorrhoe sprechen besonders die diagnostischen Fehler an. Storck, Rinderknecht u. Flury konnten gerade auf diese Gesichtspunkte aufmerksam machen; von 280 Gonorrhoefällen isolierten sie 114 verschiedene Stämme und fanden außerdem in großer Zahl auch *Pseudogonokokken* (Neisseria flava, N. fulva sicca und N. sicca), die man mikroskopisch kaum von Neisseria gonorrhoeae differenzieren kann. Es ist daher ohne weiteres verständlich, wie bedeutsam der *kulturelle Nachweis* von Neisseria gonorrhoeae für die Diagnose einer Gonorrhoe ist. Ein Teil der sog. Penicillinversager dürfte zweifellos auf derartige diagnostische Irrtümer zurückgehen; die nachstehende — bei STORCK, RINDERKNECHT u. FLURY entnommene — Tabelle zeigt überzeugend die Penicillinempfindlichkeit von N. gonorrhoeae im Vergleich zu den „Pseudogonokokken“ mit einer erheblich gesteigerten Penicillinsensibilität (Tabelle 15). Danach liegt das Gros der Pseudogonokokkenstämme mit seiner Penicillinsensibilität zwischen 0,16—4,0 E/ml, also um eine Zehnerpotenz niedriger wie bei N. gonorrhoeae; die übliche Penicillinbehandlung — möglicherweise noch unterdosiert — kann also nicht zum Ziel führen.

Tabelle 15. *Übersicht der Penicillinempfindlichkeit (in E/ml) von Neisseria gonorrhoeae und verschiedenen „Pseudo-Gonokokken“.* (Nach STORCK, RINDERKNECHT u. FLURY 1951)

Stamm	Anzahl	0,002	0,004	0,008	0,016	0,032	0,16	0,8	4,0
N. gonorrhoeae	130	2	17	53	55	3	—	—	—
N. subflava	1	—	—	—	—	—	1	—	—
N. fulva	15	—	—	—	—	—	1	9	5
N. fulva sicca	3	—	—	—	—	—	3	—	—
N. sicca	8	—	—	—	—	—	1	1	6
N. perflava	4	—	—	—	—	—	2	1	1
N. catarrhalis	1	—	—	—	—	1	—	—	—
N. gigantea	3	—	—	—	1	2	—	—	—
Sarcina pseudogonorrhoeae	4	—	—	—	—	3	1	—	—

Ein sehr bedeutungsvolles Experiment unternahm PARKHURST, nachdem er 2821 Gonorrhoefälle erfolgreich mit Penicillin behandelt hatte. Die Mitteilungen über die sog. Penicillinresistenz erschienen ihm nämlich auf Grund seiner eigenen Erfahrungen kaum glaubhaft. Er legte daher drei angesehenen, diagnostisch besonders erfahrenen Ärzten eine größere Anzahl von mikroskopischen Präparaten vor, deren negativer bzw. positiver Befund in jedem einzelnen Falle durch die Kultur bestätigt worden war. Von 140 kulturell-positiven Präparaten wurden von den drei Untersuchern 88 — 47 — 140 als negativ und von 524 kulturell-negativen Präparaten wurden 76 — 13 — 4 für positiv erklärt. Diese Arbeit von PARKHURST kann gar nicht ernst genug genommen werden, da sie zeigt, wie schwierig auch für den Erfahrenen die Diagnose einer Gonorrhoe sein kann und wie wichtig für derartige Fälle die Züchtung der Gonokokken in der Kultur ist (vgl. SCHÖNFELD und KIMMIG).

b) Sogenannte „Konstitutionsversager“

K. HOEDE und M. HOEDE haben sich eingehend mit der Frage der sog. Konstitutionsversager beschäftigt und kommen auf Grund ihrer Ergebnisse zu der Feststellung, daß bei den sog. Konstitutionsversagern das Versagen der ausreichend dosierten Behandlung auf eine konstitutionelle, möglicherweise zeitlich begrenzte Minderung der Abwehr des Organismus zurückgeht. KIMMIG lehnt diesen Standpunkt ab, da eine Beteiligung des reticulo-endothelialen Systems an der Ausheilung der Gonorrhoe durch Penicillin nicht bewiesen ist.

RICHTER und RÖSCHL glauben, daß es sich bei den sog. Konstitutionsversagern zum großen Teil um Patienten handelt, bei denen gleichzeitig eine andere infektiöse Allgemeinerkrankung besteht; sie betonen damit die Mitverantwortung der Schwere des klinischen Bildes für den Erfolg einer Behandlung. In diesem Zusammenhang ist eine Beobachtung von SCHUERMANN von Bedeutung, der feststellen konnte, daß gleichzeitige, entzündliche Erkrankungen und Ödeme ein schlechteres Ansprechen der Penicillinbehandlung bedingen können.

c) Dosierungsfehler

Die Fehler in der Dosierung des Penicillins sind besonders in der Anfangszeit des Penicillins besonders groß gewesen, wenn man auf die Mitteilungen von K. HOEDE und M. HOEDE, sowie RICHTER und RÖSCHL zurückgreift. Aber auch im Jahre 1960 begegnet man einer Unterdosierung bei der Gonorrhoebehandlung nicht zu selten (KIMMIG) (MARCHIONINI u. RÖCKL). Wir haben daher stets besonderen Wert auf eine ausreichende Penicillindosierung gelegt, nicht zuletzt, um einer Resistenzentwicklung entgegenwirken zu können. Auch eine *perorale Penicillinbehandlung* der Gonorrhoe ist *abzulehnen*, da ein ausreichender Penicillinspiegel am Infektionsort in den meisten Fällen infolge Unterdosierung nicht erreicht wird. Außerdem birgt eine orale Penicillintherapie die besondere „Gefahr einer kritiklosen Selbstbehandlung" (RÖCKL) und damit auch die Möglichkeit einer laufenden prophylaktischen Anwendung in sich; diese beiden Gesichtspunkte bieten aber die besten Voraussetzungen dafür, daß die Sensibilitätsabnahme der Gonokokken durch Gewöhnung und Selektion vorangetrieben wird. Das gleiche Problem lag bereits bei den Sulfonamiden vor (vgl. KIMMIG, SCHÖNFELD u. KIMMIG, SCHUERMANN 1950a).

Wir messen den *Neuansteckungen* eine große, nicht zu unterschätzende Bedeutung zu. Auch eine gründliche endoskopische Untersuchung zum Ausschluß von paraurethralen Gängen, Krypten usw. ist zu beachten, wenn man die Ursache eines scheinbaren Penicillinversagens aufklären will. FELKE hat diese anatomischen Besonderheiten und die durch sie bedingten Veränderungen unter dem Begriff des *Hohlraumeffektes* zusammengefaßt (vgl. auch KLEINE-NATROP).

d) Phagocytose der Gonokokken

THAYER, PERRY, MAGNUSON und GARSON (1957) konnten vor einigen Jahren am He-La-Carcinom-Stamm zeigen, daß in den von den Carcinomzellen phagocytierten Gonokokken eine Blockierung der Penicillinwirkung erfolgt. MEYER-ROHN und ROHDE haben diese Beobachtungen aufgegriffen, um einen Beitrag zur Klärung der sog. Penicillinversager zu leisten. Sie wiesen im Experiment nach, daß phagocytierte Gonokokken in Fibroblasten-Leukocyten-Mischkulturen gegen Penicillineinflüsse absolut geschützt sind. Wurden die Zellen zertrümmert und waren die Gonokokken somit wieder freigesetzt, dann ließen sich die Gonokokken in der Kultur erneut nachweisen; sie waren mit dem Freisetzen einer Penicillinwirkung zugänglich.

Es wäre denkbar, daß die nach ausreichender Penicillinbehandlung der Gonorrhoe gehäuft auftretenden Rezidive wenigstens zum Teil auf einen solchen Befund zurückgehen können, wenn man unter anderem Penicillinasebildung ausgeschlossen hat. Unberücksichtigt bliebe bei einer solchen hypothetischen Überlegung allerdings, aus welchen Gründen dieser Phagocytoseeffekt erst 15 Jahre nach Beginn der Penicillinbehandlung der Gonorrhoe zum Tragen kommt. Man wird zur Frage der sog. Penicillinversager daher sicher noch weitere experimentelle Untersuchungen erwarten dürfen, bevor dieses für die Praxis so bedeutsame Problem endgültig als geklärt angesehen werden kann.

Literatur

ABRAHAM, E. P.: The action of antibiotics on bacteria, Chapt. 47. In: Antibiotics, vol. II. New York: Oxford University Press 1949. — ALERGANT, C. D.: Residual non-gonococcal urethritis: P.A.M. and sulphathiazole in the treatment of gonorrhoea. Brit. J. vener. Dis. **29**, 34—35 (1953). — Streptomycin resistant gonorrhoea. Brit. J. vener. Dis. **34**, 36—37 (1958). — ANDERSON, D. G., and C. S. KEEFER: The therapeutic value of penicillin; a study of 10000 cases. Ann Arbor, Mich.: J. W. Edwards Publ. 1948. —

AUHAGEN, H.: Die Errichtung deutscher Standarde für die Antibiotica Penicillin und Aureomycin. Arzneimittel-Forsch. **6**, 519 (1956).

BACHMANN, H.: Blutspiegelwerte nach peroraler Gabe von Penicillin und der Hemmsubstanz p-Carboxybenzolsulfo-di-n-butylamid. Z. Haut- u. Geschl.-Kr. **18**, 153 (1955). — BARBER, M.: „Celbenin"-resistant staphylococci. Brit. med. J. **1960**, No 5203, 939. — BARR, F. S., and P. C. CARMAN: Streptomyces kentuckensis, a new species, the producer Raisnomycin. Antibiot. and Chemother. **6**, 286 (1956). — BARRETT jr., C. D., and M. E. BURTON: Chloromycetin treatment of gonorrhea. Evaluation of a single oral dose administered to patients with acute gonorrheal urethritis. Amer. J. Syph. **37**, 165—176 (1953). — BARTZ, Q. R.: Isolation and characterization of chloromycetin. J. biol. Chem. **172**, 445 (1948). — BARY, DE: Die Erscheinungen der Symbiose. Straßburg 1879. Zit. nach SCHÖNFELD u. KIMMIG l. c. — BENINGO, P., T. BERTI and L. CIMA: Action of erythromycin alone and associated with oxytetracycline and penicillin on staphylococcus aureus. Antibiot. and Chemother. **4**, 1143—1154 (1954). — BERDE, K.: Aktuelle Probleme der Gonorrhoebehandlung. Börgyögy. vener. Szle 8, 36—42 (1954). — BIGGER, J. W.: Lancet **1944 I**, 427. Zit. nach SCHÖNFELD u. KIMMIG l. c. — BJØRNSTAD, R., and K. NOREIK: Gonorrhoea caused by a strain resistant to penicillin and streptomycin. T. norske Laegeforen. **79**, 1167—1169, 1172 (1959). — BLAICH, W.: Chemotherapie und Gonococcenwachstum. Arch. Derm. Syph. (Berl.) **180**, 105—109 (1940). — BORSKI, A. A., E. J. PULASKI, J. C. KIMBROUGH and M. H. FUSILLO: Prostatic fluid, semen and prostatic tissue concentrations of the major antibiotics following intravenous administration. Antibiot. and Chemother. **4**, 905 (1954). — BOUR, H.: Un cas de blenorrhagie sulfamido et penicillino-resistante. Apparition d'un rhumatisme gonococcique en cours de traitement. Pathol. gén. **52**, 519—525 (1952). — BOXER, G. E., and V. C. JELINEK: A chemical method for the determination of streptomycin in blood and spinal fluid. J. biol. Chem. **170**, 491 (1947). — BRANDL, E., M. GIOVANNINI u. H. MARGREITER: Untersuchungen über das säurestabile, oral wirksame Phenoxymethylpenicillin (Penicillin V). Wien. med. Wschr. **1953**, 602—607. — BRETT, R.: Zur Behandlung der Gonorrhoe unter Berücksichtigung des peroral verabreichbaren Mittels Leukomycin. Derm. Wschr. **128**, 1141—1144 (1953). — BROWN, D. M., and P. ACRED: Chemotherapeutic studies on a new antibiotic-BRL 1241. Lancet **1960 II**, 568—569. — BRUCK, C.: Zur intravenösen Behandlung gonorrhoischer Prozesse mit Trypaflavin und Silberfarbstoffverbindungen. Derm. Wschr. **71**, 908 (1920). — Immunotherapie bei Gonorrhoe. In JADASSOHNS Handbuch der Haut- und Geschlechtskrankheiten, Bd. XX/1, S. 201. Berlin: Springer 1934. — BRUENS, E.: Studie zur Frage der Zunahme der Sulfonamid-Resistenz bei der Gonorrhoe. In: Ergebnisse aus Forschung und Praxis, H. 1. Berliner Med. Verlags-Anstalt 1947. — Zur Technik der kurzfristigen Voraussage von Resistenzkurven. Z. Haut- u. Geschl.-Kr. **5**, 154—158 (1948). — BURCKHARDT, W., u. A. DIRR: Die Änderung des klinischen Bildes der Gonorrhoe. Dermatologica (Basel) **111**, 223—228 (1955). — BURKHOLDER, P. R., J. EHRLICH, Q. R. BARTZ, R. M. SMITH and D. A. JOSLYN: Chloromycetin, a new antibiotic from a soil actinomycete. Science **106**, 417 (1947). — BUSHBY, S. R. M.: The present status of the chemotherapeutic drugs. J. Pharm. Pharmacol. **10**, 673 (1954). — BUSTINZA-LACHIONDO, F.: Les antibiotiques antimikrobiens et la Penicilline. La Presse française et étrangère. Paris: Oreste Zeluck.

CARPENTIER, E.: La penicilline en dermato-syphilographie. Arch. méd. belges **5**, 186 (1950). — CARTER, H. E., D. GOTTLIEB and H. W. ANDERSON: Chloromycetin and Streptothricin. Science **107**, 113 (1948). — CHAIN, E. B., E. S. DUTHIE and D. CALLOW: Bactericidal and bacteriolytic action of penicillin on Staphylococcus. Lancet **1945 I**, 652—657. — CHIARENZA, A.: Ulteriori osservazioni sulla terapia streptomicinica nell'infezione gonococcica. G. ital. Derm. **95**, 381—384 (1954). — CLUTTERBUCK, P. W., R. LOVELL and H. RAISTRICK: Biochem. J. **26**, 1907 (1932). Zit. nach J. KIMMIG u. R. WEHRMANN l. c. p. 1597. — COHN, S.: J. Amer. med. Ass. **124**, 1125 (1944). Zit. nach SCHÖNFELD u. KIMMIG l. c. — COOPER, P. D.: Site of action of radiopenicillin. Bact. Rev. **20**, 28 (1956). — COTTINI, G. B.: Dalla penicillina già alle streptomicina nella lotta contro il gonococco. Ter. Antibiot. Chemioter. **1**, 166—171 (1951). — CRONHEIM, G., M. E. BAIRD and W. N. DANNENBERG: Studies with penicillinase in presence of sulfonamides. Arch. Biochem. **23**, 394 (1949). — CURTIS, F. R., and A. E. WILKINSON: A comparison of the in vitro sensitivity of gonococci to penicillin with the results of treatment. Brit. J. vener. Dis. **34**, 70—82 (1958).

DAESCHLEIN, G., u. M. SKRZIPEK: Streptomycinbehandlung bei Gonorrhoe und unspezifischem Fluor des männlichen und weiblichen Genitale. Derm. Wschr. **125**, 131—134 (1952). — DAIKOS, G. K., P. KOURKOUMELI-KONTOMICHALOU and A. PARADELIS: „Celbenin"-resistant staphylococci. Brit. med. J. **1960 II**, No 5213, 1668. — DALLAS, N. L.: Penicillin treatment failures in male gonorrhoea. Brit. J. vener. Dis. **34**, 194—195 (1958). — DANDA, J., J. LOCHOVSKY, F. VYMOLA and M. STEINER: A contribution on the problem of the L-form of gonococci. Čs. Derm. **34**, 229—305 mit engl. Zus.fass. (1959). Ref. Zbl. Haut- u. Geschl.-Kr. **106**, 267 (1960). — DANIEL, J. W., and M. J. JOHNSON: Properties of penicillin binding component of Micrococcus pyogenes. J. Bact. **67**, 321—328 (1954). — DARUVALA, B. A.:

Treatment of acute gonococcal urethritis in the male with chloramphenicol. Indian J. vener. Dis. **19**, 63—66 (1953). — Davey, A. C. C.: Streptomycin-resistant gonorrhoea in the female. Brit. J. vener. Dis. **33**, 179 (1957). — Derouaux, G.: Contribution à l'étude expérimentale des bases rationelles de la sulfonamidothérapie. Rev. belge Path. **20**, Suppl. 5 (1950). — Dietz, C., and A. Bondi: Penicillinase producing organisms. Proc. Soc. exp. Biol. (N.Y.) **56**, 132 (1948). — Doehle, P.: Beobachtungen über einen Antagonisten des Milzbrandes. Habil.-Schr. Univ. Kiel 1889. — Domagk, G.: Pathologische Anatomie und Chemotherapie der Infektionskrankheiten. Stuttgart: Georg Thieme **1947**. — Experimentelle Grundlagen in der Chemotherapie mit den Sulfonamiden. Antibiot. and Chemother. **4**, 1—45 (1957). — Dornbush, A. C., and E. J. Pelcak: The determination of aureomycin in serum and other fluids. Ann. N. Y. Acad. Sci. **51**, 218 (1948). — Dorner, G., u. T. Lammers: Der Reihenverdünnungstest zur Penicillinwertbestimmung. Med. Klin. **46**, 522 (1951). — Doujak, P. H., u. K. H. Spitzy: Demethylchlortetracyclin. Ein neues Tetracyclin mit längerer Verweildauer. Wien. klin. Wschr. **1961**, 433. — Douthwaite, A. H., and J. A. P. Trafford: A new synthetic penicillin. Brit. med. J. **1960 II**, No 5200, 687. — Dowling, H. F.: Die Antibioticatherapie und ihre Probleme. Therapiewoche **46**, 522 (1955). — Dowling, H. F., H. H. Husey, H. L. Hirsh and F. Wilhelm: Penicillin and sulfadiazine, compared with sulfadiazine alone, in treatment of pneumococcic pneumonia. Ann. intern. Med. **25**, 950 (1946). — Dressler, H., u. G. Gumpesberger: Zur Penicillintherapie der Gonorrhoe. Z. Haut.- u. Geschl.-Kr. **19**, 242—249 (1955). — Dube, A. H.: Kanamycin in der Behandlung chronischer Harnwegsinfektionen. Ann. N. Y. Acad. Sci. **76**, 265 (1958). — Ducourtioux, M., et R. Sissmann: Le chloramphénicol dans le traitement de la blennorragie féminine. Bull. Soc. franç. Derm. Syph. **61**, 370—372 (1954). — Dulbecco, R., and M. Vogt: Plaques formation and isolation of pure lines with poliomyelitis viruses. J. exp. Med. **99**, 167 (1954). — Durel, P.: La morbidité gonococcique persiste. Nécessité de prévenir les réinfections. Presse méd. **1957**, 829—831.

Eagle, H., R. Fleischman and M. Levy: Development of increased bacterial resistance to antibiotics. I. Continous spectrum of resistance to penicillin, chloramphenicol and streptomycin. J. Bact. **63**, 623 (1952). — Eagle, H., R. Fleischman and A. D. Musselman: The bactericidal action of penicillin in vivo: the participation of the host, and the slow recovery of the surviving organisms. Ann. intern. Med. **33**, 544 (1950). — Eagle, H., and A. D. Musselman: The rate of bactericidal action of penicillin in vitro as a function of its concentration and its paradoxically reduced activity in high concentrations against certain organisms. J. exp. Med. **88**, 99 (1948). — Endres, R.: Antibiotica in der Dermatologie. Med. Welt (Berl.) **1951**, 526. — Neue Gesichtspunkte in der Gonorrhoeforschung. Z. Haut.- u. Geschl.-Kr. **12**, 133—140 (1952). — English, A. R., T. J. McBride, G. van Halsema and M. Carlozzi: Biologic studies on PA 775, a combination of tetracycline and oleandomycin with synergistic activity. Antibiot. and Chemother. **6**, 511 (1956). — English, A. R., S. Y. P'an, T. J. McBride, J. F. Gardocki, G. van Halsema and W. A. Wright: Tetracycline-microbiologic, pharmacologic and clinical evaluation. Antibiot. and Chemother. **4**, 411 (1954). — Esartiya, T. P.: Experimental and clinical studies on the action of tetracycline in gonorrhea. Vestn. Derm. Vener. **32**, H. 3, 49—52 (1958). — Ettlinger, L.: Wirkungsmechanismus der Antibiotica. Antibiot. and Chemother. **4**, 46—68 (1957).

Felke, J.: Wirkung der Sulfonamidverbindungen auf den Erreger der Gonorrhoe. Klin. Wschr. **1938**, 13. — Go-Kultur und ihre Rolle in der Bekämpfung der Gonorrhoe. Derm. Wschr. **107**, 1109 (1938). — Chemotherapie der Gonorrhoe mit Sulfonamidverbindungen, insbesondere mit Diseptal. Arch. Derm. Syph. (Berl.) **178**, 45 (1939a). — Über den Wirkungsmechanismus der antibacteriellen Chemotherapie bei der Gonorrhoe. Arch. Derm. Syph. (Berl.) **178**, 152 (1939b). — Chemotherapieresistente Gonokokken. Derm. Wschr. **116**, 321 (1943). — Der Gang der Chemoresistenz der Gonokokken von 1937—1944 und seine Ursachen. Derm. Wschr. **119**, 106 (1947). — Fildes, P.: Mechanism of antibacterial action of mercury. Brit. J. exp. Path. **21**, 67 (1940). — Fine, A. E.: Results of treatment of acute gonorrhea in accordance with existing regulations and schemes. Vestn. Derm. Vener. **32**, Nr 4, 50—53 (1958). — Finland, M., E. M. Purcell, S. S. Wright, B. D. Love, T. W. Mon and E. H. Kass: Clinical and laboratory observations of a new antibiotic, tetracycline. J. Amer. med. Ass. **154**, 561 (1954). — Finlay, A. C., G. L. Hobby, S. Y. P'an, P. P. Regna, J. B. Routien, D. B. Seeley, G. M. Shull, B. A. Sobin, J. A. Solomons, J. W. Vinson and J. H. Kane: Terramycin, a new antibiotic. Science **111**, 85 (1950). — Fitzgerald, R. J., F. Bernstein and D. B. Fitzgerald: Inhibition by streptomycin of adaptive enzyme formation in Mycobacteria. J. biol. Chem. **175**, 195 (1948). — Fleming, A.: History and development of penicillin. Philadelphia: Blakiston & Co. 1946a. — Penicillin: its practical application. London: Butterworth & Co. 1946b. — Penicillin und seine praktische Anwendung. Dtsch. Übersetzung von E. Gross u. H. Ch. Meyer. Kempen, Ndrh.: Thomas 1950. — Florey, H. W.: Zit. nach Schönfeld u. Kimmig l. c. — Flynn, E. H., R. Monahan, K. Gerzon, O. Weaver, P. F. Wiley, M. V. Sigal jr. and U. C. Ruarck:

Chem. Eng. News **34**, 5138 (1956). — FLYNN, E. H., M. V. SIGAL jr., P. F. WILEY and K. GERZON: Erythromycin. I. Properties and degradation studies. Amer. Soc. **76**, 3121 (1954). — FORFAR, J. O., and A. F. MACCABE: Erythromycin — a review. Antibiot. and Chemother. **4**, 115—157 (1957). — FRANCK, G.: A propos de quelques échecs de la penicillinothérapie concernant la gonococcie. Schweiz. med. Wschr. **1947**, 1035—1036. — FREUDENREICH, E. DE: Antagonism des bacteries. Ann. de Micrographic 1889. In: Jahresbericht über Mikroorganismen von P. BAUMGARTEN, S. 530. Braunschweig: H. Bruhn 1890. — FRISK, A. R., and G. TUNEVALL: Absorption and excretion of aureomycin. Scand. J. clin. Lab. Invest. **2**, 26—31 (1950). — FRÜHWALD, R.: Rückfälle nach Penicillinbehandlung der Gonorrhoe. Z. Haut.- u. Geschl.-Kr. **16**, 278—281 (1954). — FUSILLO, M. H., H. E. NOYES, E. J. PULASKI and J. Y. S. TOM: Antimicrobial spectrum and cross resistance studies of erythromycin and carbomycin. Antibiot. and Chemother. **3**, 581 (1953).

GABLE, G. R., M. J. ROMANSKY and S. R. TAGGART: Treatment of gonorrhoea with erythromycin. Amer. J. Syph. **37**, 377—378 (1953). — GABRIEL, H., H. HELIGE u. R. JANKE: Kritik der mikroskopischen und kulturellen Gonorrhoe-Diagnose. Z. Haut- u.. Geschl.-Kr. **12**, 462—468 (1952). — GALE, E. F.: Correlation between penicillin resistance and assimilation affinity in Staphylococcus aureus. Nature (Lond.) **160**, 407—408 (1947). — Assimilation of amino acids by gram-positive bacteria and some actions of antibiotics thereon. Advanc. Protein Chem. **8**, 285 (1953). — The nature of the selective toxicity of antibiotics. Brit. med. Bull. **16**, 11—15 (1960). — GARROD, L. P.: The erythromycin group of antibiotics. Brit. med. J. **1957 II**, 57. — GARTMANN, H., u. A. KNAPP: Zur Frage der Empfindlichkeitsabnahme der Gonokokken gegenüber Penicillin in vivo und in vitro. Derm. Wschr. **129**, 833—837 (1954). — GAY-PRIETO, J., G. JAQUETI-DEL POZO, J. A. ALVAREZ y T. P. HERNANDEZ: La dihidroestreptomicina en el tratamiento de la blenorrhagia masculina. Medicamenta (Madr.) **9**, No 209, 337—341 (1951). — GERTLER, H.: Beitrag zum Problem der Penicillinresistenz der Gonokokken. Z. ärztl. Fortbild. **53**, 169—172 (1959). — GERTLER, W.: Untersuchungen über die Höhe des Albucidblut- und Harnspiegels nach Albucidverabreichung bei Gonorrhoe und deren Bedeutung für den Heilerfolg. Klin. Wschr. **1939**, 1089. — Experimentelle Untersuchungen über den Sulfonamidgehalt in Körperflüssigkeiten bei Gonorrhoebehandlung. Dtsch. Gesundh.-Wes. **1949**, 577—584. — GILL, E.: Dimethylchlortetracyclin. Dtsch. med. Wschr. **1962**, 1353. — GILSON, B., and R. PARKER: Extraction of penicillinase. J. Bact. **55**, 801 (1948). — GINSBERGER, O.: Die spezifische Immunisierung als Methode zur Verstärkung der Sulfonamid- und Penicillinwirkung in der Gonorrhoetherapie. Z. Haut- u. Geschl.-Kr. **15**, 329—331 (1953). — GJESSING, H. C.: Zunehmende Rezidivhäufigkeit nach Penicillinbehandlung (gleiches Präparat und gleiche Dosis) bei Gonorrhoe. T. norske Laegeforen. **79**, 829—831 (1959). — Increasing failure rate after using the same preparation and dosage of penicillin in the treatment of gonorrhoea. Brit. J. vener. Dis. **35**, 256—257 (1960). — GLAZKO, A. J., L. N. WOLF and W. A. DILL: Biochemical studies on chloramphenicol. I. Colorimetric methods for the determination of chloramphenicol and related nitro compounds. Arch. Biochem. **23**, 411 (1949). — GOCKE, TH., C. WILCOX and M. FINLAND: Antibiotic spectrum of the gonococcus. Amer. J. Syph. **34**, 265—272 (1950). — GOOD, M. G.: General theory of bacteriostasis and its application to sulpha drugs. To the memory of PAUL EHRLICH. Indian J. med. Sci. **5**, 401—412 (1951). — GOTTLIEB, B., and C. C. FORSYTH: Haemophilus influenzae meningitis in infants. Lancet **1947 II**, 164. — GRANITS-THURNER, J.: Über die derzeitige Penicillinempfindlichkeit der Neisseria gonorrhoeae. Hautarzt **9**, 414—417 (1958). — GREEN, H. N., and T. PARKIN: Local treatment of infected wounds with sulfathiazole. Lancet **1942 II**, 205—210. — GRIBSBY, M. E., J. B. JOHNSON and G. W. SIMMONS: Some laboratory and clinical experiences with erythromycin. Antibiot. and Chemother. **10**, 1029 (1953). — GRIMM, W.: Vergleichende Behandlung der Gonorrhoe mit Penicillin V und G im Blindversuch. Derm. Wschr. **138**, 1037—1041 (1958). — GRIMM, W., L. BIRCH-HIRSCHFELD u. G. HANNEMANN: Kasuistischer Beitrag zur Frage der Penicillinresistenz bei Neisseria gonorrhoeae. Hautarzt **11**, 37 (1960). — GRÖNROOS, J. A.: Tva nya halvsyntetiska penicillanderivat. Nord. Med. **65**, 1 (1961). — GROS, F., et M. MACHEBOEUF: Action de la penicilline sur le metabolism glucidique de Clostridium sporogenes. C. R. Acad. Sci. (Paris) **224**, 858 (1947). — In: Symposion sur le mode d'action des antibiotiques. II. Congr. Internat. Biochem. Paris 1952, p. 101. — GROSCH, W.: Über die Wirksamkeit des Penicillins auf Gonokokken. Z. Haut.- u. Geschl.-Kr. **3**, 107—114 (1947). — Zur Penicillin-Resistenz der Gonorrhoe. Z. Haut.- u. Geschl.-Kr. **5**, 421—429 (1948). — GRÜNINGER, W.: Penicillin. Bern: H. Huber 1946. — GRÜTZ, O.: Neue Grundlagen für die Gonorrhoebehandlung. Münch. med. Wschr. **1937**, 1201—1205. — Überblick über den gegenwärtigen Stand der Chemotherapie der Gonorrhoe. Jkurse ärztl. Fortbild. **1939**, 37—52. — GRUMBACH, T., B. SURREAU et F. BOYER: Le pénicillinase. Ann. Inst. Pasteur **74**, 12 (1948).

HÄMEL, J.: Beobachtungen über Resistenzerscheinungen bei Sulfonamiden und Penicillin. Med. Klin. **1955**, 24. — HAGERMANN, G.: Studien zur Chemoresistenz der Gonokokken.

Kopenhagen: Ejnar Munksgaard 1942. — Penicillin in dermatology. Acta dermato-venereol. (Stockh.) **28**, 95 (1948). — The action of penicillin on the gonococcus at temperatures above 37° C. Acta derm.-venereol. (Stockh.) **30**, 286 (1950). — Hahn, F. E., C. L. Wissemann and H. E. Hopps: Mode of action of chloramphenicol; action of chloramphenicol on bacterial energy metabolism. J. Bact. **69**, 215—223 (1955). — Haight, T. H., and M. Finland: The antibacterial action of erythromycin. Proc. Soc. exp. Biol. (N. Y.) **81**, 175 (1952). — Haukenes, G., u. O. Tønder: Oleandomycin. Ein neues Antibioticum. T. norske Laegeforen. **77**, 627—629 (1957). — Havilland, J.: Advances in antibiotic therapy. Ann. intern. Med. **39**, 307 (1953). — Heilman, F. R., W. E. Herrell, W. E. Wellman and J. E. Geraci: Some laboratory and clinical observations on the new antibiotic: erythromycin (ilotycin). Proc. Mayo Clin. **27**, 285 (1952). — Herrell, W. E.: Penicillin and other antibiotic agents. Philadelphia and London: W. B. Saunders Company 1946. — Herrell, W. E., D. H. Heilman and H. L. Williams: Clinical use of penicillin. Proc. Mayo Clin. **17**, 609 (1942). — Hirsch, H. A., M. Finland and Cl. Wilcox: Susceptibility of gonoccoci to antibiotics and sulfadiazine. A study of strains isolated at Boston City Hospital from cases of acute gonorrheal urethritis in males, August 1958 to February 1959. Amer. J. med. Sci. **239**, 41—50 (1960). — Hitzenberger, G., u. K. H. Spitzy: Die Verteilung von Novobiocin. im Körper. Arzneimittel-Forsch. **7**, 291 (1957). — Hobby, G. L., and M. H. Dawson: Effect of rate of growth of bacteria on action of penicillin. Proc. Soc. exp. Biol. (N. Y.) **56**, 181—184 (1944). — Hoede, K.: Anregungen für die neuzeitliche Tripperbehandlung aus alten Lehren. Med. Klin. **41**, 24 (1946). — Hoede, K., u. M. Hoede: Penicillin-Versager? Z. Haut.- u. Geschl.-Kr. **2**, 12 (1947). — Höfer, W.: Über den Wert der Oral-Penicillin-Behandlung bei der Gonorrhoe. Dtsch. Gesundh.-Wes. **1954**, 246—248. — Hoffmann, E.: Über die Wandlung der Gonorrhoe unter dem Einfluß der Sulfonamid- und Penicillinbehandlung. Derm. Wschr. **127**, 342—343 (1953). — Hookings, C. E., and L. M. Graves: Benzathine penicillin G in the control of gonorrhoe. Brit. J. vener. Dis. **33**, 40—42 (1957). — Hopf, G.: Über Gonorrhoebehandlung. Z. Haut.- u. Geschl.-Kr. **10**, 131 (1951). — Hsie, Jen-Yah, W. Nusser, S. Epstein, H. van Maren and S. Ozog: Staphylococcal resistance to ristocetin, oleandomycin and novobiocin. Antibiot. and. Chemother. **8**, 607 (1958). — Hubmann, R.: Neue Sulfonamide, therapeutische Wirkung und Indikationen. Urologe **1**,17 (1962). — Hudemann, H.: Über Versuche, sulfonamidfeste Gonokokken zu resensibilisieren. Z. Immun.-Forsch. **107**, 324—332 (1950). — Hüllstrung, H.: Zur Frage der Ursache der zunehmenden Sulfonamidresistenz der Gonokokken und Wege zu seiner Beseitigung. Med. Klin. **1946**, 234—236. — Hüllstrung, H., u. R. Behm: Klinische und experimentelle Untersuchungen zur Sulfonamid-Resistenz der Gonokokken. Derm. Wschr. **1947**, 225—235. — Über Strukturänderungen der Gonokokken als Ursache der Sulfonamidresistenz und deren Beseitigung durch Lactoflavin. Derm. Wschr. **1949**, 161—176. — Hugo, W. B., and A. D. Russell: Mode of action of „Celbenin". Brit. med. J. **1960 II**, No 5205, 1085. — Huriez, Cl., R. Dumont, G. Patoir et J. Leborque: Les gonococcies sulfonamidorésistantes. Paris: Masson & Cie. 1945. — Hussels, F., u. W. Runge: Gonorrhoebehandlung der Kinder mit Penicillin. Arch. Derm. Syph. (Berl.) **186**, 207 (1947).

Inoue, Y.: The metabolism of streptomyces griseus. I. The respiration of streptomyces griseus at various stages. J. Antibiot. (Tokyo) **11**, 57—61 (1958). — II. The respiration of mycelium of streptomyces griseus free from extraneous matter. J. Antibiot. (Tokyo) **11**, 62—65 (1958). — III. The respiration of streptomyces griseus K-I strain in soybean and casein media. J. Antibiot. (Tokyo) **11**, 66—69 (1958).

Jacoby, A., J. Pollock and V. Boghosian: Oral penicillin with and without benemid in the treatment of gonorrhea. Amer. J. Syph. **38**, 478—479 (1954). — Jakaplan, M., u. F. I. Stechun: Die Gonorrhoe-Behandlung bei Männern mit in Öl gelöstem Penicillin. Vestn. Vener. Derm. **1951**, H. 5, 32—33. — Jansen, H. H.: Paul Doehle (1855—1928). Zur 75. Jährung der ersten Beschreibung der Aortensyphilis. Neue Z. ärztl. Fortbild. **49**, 791 (1960). — Janson, Ph.: Penicillinanwendung in der Dermatologie. Dtsch. med. Rdsch. **1949**, 734. — Ist die moderne Penicillintherapie problemlos geworden? Hippokrates (Stuttg.) **22**, 505—507 (1951). — Jennings, M. A.: The activity of penicillin against microorganisms. Chapt. 31. In: Antibiotics, vol. II (H. W. Florey et al.). New York: Oxford University Press 1949. — Johnson, P. B., J. H. Seabury and D. M. Dumville: The use of oral penicillin in buffered sulfonamide mixture in the treatment of acute gonorrheal urethritis. Amer. J. Syph. **35**, 83—87 (1951). — Jordan, P.: Die Überlegenheit des kulturellen über den mikroskopischen Nachweis der Gonokokken. Med. Klin. **1931**, 259. — Die Gonokokkenkultur aus eingesandtem Sekret. Dtsch. med. Wschr. **1932**, 1128. — Joubert: Zit. nach Schönfeld u. Kimmig l. c.

Karyseva, K. A.: Die Streptomycintherapie bei Gonorrhoepatienten. Vestn. Vener. Derm. **1951**, H. 6, 35—36. — Kayser, H. W.: Der diaplacentare Übertritt von radioaktivem Penicillin. Arch. Gynäk. **185**, 140 (1954). — Kimmig, J.: Zur Chemotherapie der Gonorrhoe. Arch. Derm. Syph. (Berl.) **176**, 722 (1938). — Der Einfluß der p-Aminobenzoesäure auf die gonocide Wirkung der Sulfonamide im Kulturversuch. Klin. Wschr. **1941** a, 235. — Die Chemotherapie der Kokkenerkrankungen mit Sulfonamiden. Ergebn. Hyg. Bakt. **44**, 396—462 (1941 b). — Die p-Aminobenzoesäure und die Wirkung der Sulfonamide. Klin. Wschr. **1943** a, 31. — Die quantitative Bestimmung der p-Aminobenzoesäure. Dtsch. med. Wschr. **1943**, 531. — Beziehungen zwischen chemischer Konstitution und chemotherapeutischer Wirkung. Arch. Derm. Syph. (Berl.) **186**, 156 (1947). — Antibiotica in der Behandlung der Haut- und Geschlechtskrankheiten. Arch. Derm. Syph. (Berl.) **191**, 213 (1949). — Therapie der Gonorrhoe der Frau und der Vulvovaginitis gonorrhoica infantum. In: Fortschritte der praktischen Dermatologie von A. MARCHIONINI, S. 233—240. Berlin-Göttingen Heidelberg: Springer 1952 a. — Die Behandlung der Gonorrhoe der Frau. In: Biologie und Pathologie des Weibes. Ein Handbuch der Frauenheilkunde und der Geburtshilfe, II. Aufl, Bd. V. Berlin-Innsbruck-München-Wien: Urban & Schwarzenberg 1952 b. — Neuzeitliche Behandlung mit Antibiotica und Sulfonamiden. Geburtsh. u. Frauenheilk. **13**, 673 (1953). — Kritische Stellungnahme zu den modernen Behandlungsmethoden in der Dermato-Venerologie. In: Heutiger Stand der Therapie der Hautkrankheiten von E. LANDES. Berlin-Göttingen-Heidelberg: Springer 1956. — Die Gonorrhoe. In GRUMBACH-KIKUTH, Die Infektionskrankheiten des Menschen und ihre Erreger, Bd. II. Stuttgart: Georg Thieme 1958. — Diskussionsbemerkung zum Vortrag J. MEYER-ROHN. Zbl. Haut.- u. Geschl.-Kr. **103**, 272 (1959). — KIMMIG, J., H. ÖPPINGER, F. WEYGAND u. A. WACKER: Antibiotica. In ULLMANN, Enzyklopädie der technischen Chemie, 3. Aufl., Bd. III. München u. Berlin: Urban & Schwarzenberg 1953. — KIMMIG, J., u. R. WEHRMANN: In HOPPE-SEYLER/THIERFELDER, Handbuch der physiologischen und pathologisch-chemischen Analyse, 10. Aufl., Bd. IV, 2. Bandteil, S. 1548—1646. Berlin-Göttingen-Heidelberg: Springer 1960. — KIMMIG, J., u. H.-J. WEISE: Beitrag zur experimentellen Gonokokkeninfektion der weißen Maus. Hautarzt **3**, 111—114 (1952). — KING, A. J.: Penicillin resistance in gonorrhoea. Brit. J. vener. Dis. **36**, 34—35 (1960). — KIRBY, W. M., and J. J. AHERN: Changing pattern of resistance of staphylococci to antibiotics. Antibiot. and Chemother. **3**, 831 (1953). — KIRBY, W.M., F.M. MAPLE and B. O'LEARY: Erythromycin serum concentrations following administration in acid-resistant tablets. Antibiot. and Chemother. **5**, 473 (1953). — KLEE, P.: Entwicklungslinien chemotherapeutischer Forschung vom klinischen Standpunkt. Klin. Wschr. **1951**, 125—134. — KLEINE-NATROP, H. E.: Erfahrungen mit der Penicillinbehandlung der Gonorrhoe in Schleswig-Holstein. Med. Klin. **1947**, 3. — KLOSE, F., u. H. KNOTHE: Zur Wirkungsweise des Chloromycetins (Chloramphenicol). Ärztl. Wschr. **1951**, 558—561. — KNIGHT, G.: Results of the treatment of gonorrhoea in the Birmingham clinic. Brit. J. vener. Dis. **34**, 223—226 (1958). — KNÖLL, H.: Zur Wertbestimmung des Penicillins. Pharmazie **2**, 392 (1947). — Über Penicillingewinnung und Penicillinwertbestimmung. Zbl. Bakt., I. Abt. Orig. **155**, 99 (1950). — KNOTHE, H.: Demethylchlortetracyclin. Chemotherapia **3**, 35 (1961). — KNOX, R.: „Celbenin"-resistant staphylococci. Brit. med. J. **1960 II**, No 5205, 1085. — KOLMER, J. A.: Synergistic or additive activity of chemotherapeutic compounds. Amer. J. med. Sci. **215**, 136 (1948). — KOVACS, E.: Über die Wichtigkeit der Züchtung in der Gonorrhoe-Diagnostik. Börgyögy. vener. Szle **6**, 184—187 (1952). — KOVLEV, V. S. J., u. A. F. SEVLJAKOV: Die Penicillintherapie der Gonorrhoe. Vestn. Vener. Derm. **1951**, H. 5, 33—35. — KRAMPITZ, L. O., and C. H. WERKMAN: On mode of action of penicillin. Arch. Biochem. **12**, 57—67 (1947). — KÜHNAU, J.: Die Biochemie der Wirkstoff-Hemmstoff-Antagonismen. Verh. dtsch. Ges. inn. Med. **58**, 30—48 (1952). — KÜSTERMANN, V.: Die Bedeutung der Penicillinase und Untersuchungen zu ihrer Inhibierung. Inaug.-Diss. Hamburg 1955. — KUHN, R., u. K. SCHWARZ: Isolierung des Wuchsstoffes H' auf Hefe. Ber. dtsch. chem. Ges. **74**, 1617 (1941). — KYLIN, O., u. B. LÖW: Bakterienflora und Resistenzverhältnisse bei positiven Gonokokkenzüchtungen. Svenska Läk.-Tidn. **1954**, 1470—1475.

LANGER, E.: Die Gonorrhoebehandlung mit Penicillin. Z. Haut- u. Geschl.-Kr. **1**, 12, (1946). — Probleme der Gonorrhoediagnose und -therapie. Z. Haut- u. Geschl.-Kr. **3**, 264 (1947). — Ergebnisse der Penicillinbehandlung der Gonorrhoe. Z. Haut- u. Geschl.-Kr. **5**, 256 (1948). — LEHMANN, H.: Neue Gonorrhoeprobleme. Münch. med. Wschr. **1961**, 1303. — LEINBROCK, A.: Wirkung des Penicillins auf die Gonokokken. Dtsch. med. Wschr. **1947**, 634—646. — Bakteriostasewirkung der Sulfonamide als p_H-Effekt. Z. ges. inn. Med. **5**, 129—135 (1950). — LEJMAN, K.: The bacteriostatic phenomena observed during penicillin therapy of gonorrhoea. Przegl. derm. 8, 297—304 (1958). — LENGYEL, B., D. PAPAI u. J. FERNBACH: Die Verwendung von Gonorrhoezüchtungsverfahren in der Komitats-Fürsorgestation für Geschlechtskrankheiten in Szolnok. Börgyögy. vener. Szle **13**, 91—94 (1959). Ref. Zbl. Haut- u. Geschl.-Kr. **105**, 69 (1959). — LEVADITI, C.: La pénicilline et ses applications therapeutiques. Paris: Masson & Cie. 1945. — LICHTSTEIN, H. C., and R. F. GILFILLAN: Inhibition of pantothenate synthesis by streptomycin. Proc. Soc. exp. Biol. (N. Y.) **77**, 459 (1951). — LIGHTBOWN, J. W.: Antagonist of dihydrostreptomycin and streptomycin produced by Pseudomonas pyocyanea. Nature (Lond.) **166**, 356 (1950). — LIGHTBOWN, J. W., and F. L. JACKSON: Inhibition of cytochrome systems of heart muscle and certain bacteria by antagonists of dihydrostreptomycin: 2-alkyl-4-hydroxyquinoline N-oxides. Biochem. J. **63**, 130—137 (1956). — LOCKWOOD, J. S.: J. Immunol. **35**, 155 (1938). Zit. nach SCHÖNFELD u. KIMMIG l. c. — LODIN, A.: Has the incubation period of gonorrhoea undergone a change? Acta derm.-venereol. (Stockh.) **35**, 457—462 (1955). — Weitere Untersuchungen über Penicillinbehandlung bei akuter Gonorrhoe. Svenska Läk.-Tidn. **1956**, 16—24. — LÖHE, H.: Chemotherapie des Trippers. Arch. Derm. Syph. (Berl.) **184**, 357—379 (1943). — Die Behandlung der Gonorrhoe bei der Frau. Dtsch. Gesundh.-Wes. **1**, 20 (1946). — LÖHE, H., u. R. BRETT: Neuzeitliche Behandlung der Gonorrhoe. Dtsch. med. Wschr. **1941**, 971. — Versuche zur Frage der Hemmung der Sulfonamidwirkung durch para-Aminobenzoesäure bei Go. Derm. Wschr. **115**, 981 (1942). — LÖHE, H., u. R. WAWERSIG: Vergleichende Untersuchungen über die Wirksamkeit der verschiedenen Diseptale bei der Behandlung der Gonorrhoe. Dtsch. med. Wschr. **1940**, **283**. — LONGHIN, S., T. TEODOSIEN u. V. VINTICI: Cortison in der Behandlung der gegenüber Antibiotica resistenten Urethritis gonorrhoica. Derm.-Vener. (Buc.) **3**, 507—512 (1958). — Cortisonbehandlung der Urethritis gonorrhoica und Urethritis simplex. Derm.-Vener. (Buc.) **4**, 385—394 (1959). — LOVE jr., B. D., and M. FINLAND: Susceptibility of Neisseria gonorrhoeae to eleven antibiotics and sulfadiazine. Comparison of susceptibility of recently isolated strains with results obtained in previous years in the same laboratory. Arch. intern. Med. **95**, 66—73 (1955). — LOWBURY, E. J. L., and L. HURST: The sensitivity of staphylococci and other wound bacteria to erythromycin, oleandomycin and spiramycin. J. clin. Path. **12**, 163 (1959).

MAASS, E. A., and M. J. JOHNSON: Relations between gound penicillin and growth in Staphylococcus aureus. J. Bact. **58**, 361—366 (1949). — MACHT, D. J., and T. E. HOFFMASTER: The action of antibiotics on oxidation-reduction enzymes of lupinus seeds. Arch. int. Pharmacodyn. **83**, 207 (1950). — MANNING, P. R., P. N. JONES and R. S. BIGHAM jr.: Erythromycin in the treatment of gonorrhea. Amer. J. Syph. **38**, 110—112 (1954). — MARCHIONINI, A.: Antibiotics in dermatology. Symposion XI. Internat. Dermat. Kongr., Stockholm 2. 8. 1957. — MARCHIONINI, A., u. H. GÖTZ: Penicillinbehandlung der Hautkrankheiten. Berlin-Göttingen-Heidelberg: Springer 1950. — MARCHIONINI, A., u. H. RÖCKL: Moderne Antibiotica in der dermatologischen Praxis. In: Fortschritte der praktischen Dermatologie und Venerologie. Berlin-Göttingen-Heidelberg: Springer 1955. — Antibiotica in der Dermatologie. Münch. med. Wschr. **1956**, 449, 486. — Ätiologie, Diagnose, Therapie der gonorrhoischen und nichtgonorrhoischen Urethritiden. Münch. med. Wschr. **1957**, 173. — MARCUSE, K., u. H. HUSSELS: Zur Frage der Penicillinempfindlichkeit der Gonokokken. Derm. Wschr. **130**, 1031—1044 (1954). — Untersuchungen zur Penicillintherapie der Gonorrhoe. Dtsch. med. J. **6**, 163—165 (1955). — MARK, M.: Rückfälle nach Penicillinbehandlung der Gonorrhoe in der Praxis. Derm. Wschr. **129**, 644—645 (1954). — MARKIEWICZ, G.: Analysis of the causes of high incidence of gonorrheal infection. Przegl. derm. **2**, 419—430 (1952). — MARMELL, M., and A. PRIGOT: Intramuscular tetracyclin (Achromycin) in the treatment of acute gonorrhoea in the male. Brit. J. vener. Dis. **31**, 188—189 (1955). — MARTIN, W. J., D. R. NICHOLS and J. E. GERACI: The present of erythromycin. Proc Mayo Clin. 28, 609 (1953). — MARTIN, W. J., D. R. NICHOLS and F. R. HEILMAN: Observations on clinical use of phenoxymethyl-penicillin (Penicillin V). J. Amer. med. Ass. **160**, 928 (1956). — MARTRES, M., M. BONJEAN et H. PHILIP: Sur un cas gonococcie streptomycinorésistante . Bull. Soc. franç. Derm. Syph. **66**, 418 (1959). — MCCOWEN, M., M. E. CALLENDER, J. F. LAWLIS and M. C. BRANDT: The effects of erythromycin against certain parasitic organisms. Amer. J. trop. Med. Hyg. **2**, 212 (1953). — MEAD, R. K., N. F. MOON and L. L. BEAN: Penicillin-resistant gonorrhoeal urethritis in male personnel. U.S. armed Forces med. J. **11**, 1117—1123 (1960). — MELENY, F. L., A. J. BALBINA, E. PULASKI and F. COLONNA: Treatment of mixed infections with penicillin. J. Amer. med. Ass. **130**, 121 (1946). — MEYER-ROHN, J.: Der Wert der Resistenzbestimmung von Bakterien gegen Antibiotica und Sulfonamide für die Therapie. Arzneimittel-Forsch. **3**, 362 (1953). — Über Penicillinase und ihre Inhibitoren. Hautarzt **5**, 264 (1954). — Experimentelle Untersuchungen über Tetracycline. Arzneimittel-Forsch. **5**, 446 (1955). — Experimentelle Untersuchungen zur Antibiotica-Resistenz von Neisseria gonorrhoeae. Hautarzt **9**, 81—84 (1958). — MEYER-ROHN, J., u. H. LEHMANN: „Penicillinreistente" Gonorrhoe durch Penicillinasebildner. Derm. Wschr. **142**, 1084 (1960). — MEYER-ROHN, J., u. B. ROHDE: Phagocytierte Gonokokken in der Gewebekultur und ihr Verhalten gegenüber Penicillin. Hautarzt **12**, 466 (1961). — MIESCHER, G.: Der heutige Stand der peroralen Chemotherapie der Gonorrhoe auf Grund eigener Erfahrungen (964 Fälle), zugleich Mitteilung über Erfolge mit den Schweizer Präparaten „Ciba 3714" und Cilagen 4". Schweiz. med. Wschr. **21**, 621—627 (1940). — Zur Cibazol-(Eleudron-)therapie der Gonorrhoe. Derm. Wschr. **114**, 1—9 (1942). — Neuere in- und ausländische Ergebnisse auf dem Gebiet der Therapie der Haut- und Geschlechtskrankheiten. Arch. Derm. Syph. (Berl.) **189**, 14 (1949). — MIESCHER, G., u. C. BOHM: Zur Toxikologie des Penicillins. Schweiz. med. Wschr. **77**, 821 (1947). — MIETZSCH, F.: Entwicklungslinien der Chemotherapie. Klin. Wschr. **1951**, 125—134. — MIETZSCH, F., u. J. KLARER: Zit. nach J. KIMMIG, Ergebn. Hyg. Bakt. **24**,

398 (1949). — MILLER, C. P., and M. BOHNHOFF: Development of streptomycin-resistant and streptomycin-dependent bacteria, Chapt. 10. In: Streptomycin, nature and practical applications (S. A. WAKSMAN edit.). Baltimore: Williams & Wilkins Company 1949. — MITCHELL, P., and J. MOYLE: Occurrence of phosphoric ester in certain bacteria; its relation to gram staining and penicillin sensitivity. Nature (Lond.) **166**, 218—220 (1950). — The cytochrome system in the plasma membrane of Staphylococcus aureus. Biochem. J. **64**, 19 P (1956). — MOORE, J. E.: Recent advances in the study of veneral diseases. Brit. J. vener. Dis. **25**, 169 (1949). — MORCH-LUND, E.: Determination of bacterial resistance to penicillin, sulfathiazole and streptomycin. Acta path. microbiol. scand. **26**, 821 (1950). — MÜNSTERER, H. O.: Gonorrhoeprobleme der Gegenwart. Stuttgart: Wissenschaftliche Verlagsanstalt 1947. — MUKHERJEE, C.: Gonococcal vulvovaginitis in infants and children: a study of 240 cases. Arch. Dis. Childh. **25**, 262—272 (1950). — MULLI, K., K. UHLENBROOK u. L. LUDWIG: Zum Wirkungsmechanismus des Aureomycins. Arzneimittel-Forsch. **3**, 559 (1953). — MULZER, P., u. G. HOPF: Behandlung der Gonorrhoe mit Uliron und Diseptal. Med. Klin. **1938**, 49—50. — MUSSELMAN, M. M.: Terramycin (oxytetracyclin). Antibiotic monographs No. 6. New York: Medical Encyklopedia 1956.

NAGELL, H., u. H. BACHMANN: Zur peroralen Penicillintherapie beim Erwachsenen. Hautarzt **2**, 157—162 (1951). — NAPP, J. H., u. J. CLAUSS: Die Häufigkeit resistenter Stämme gegen Antibiotica und Sulfonamide. Geburtsh. u. Frauenheilk. **10**, 799 (1950). — NYUNIKOVA, O. J.: Concentration of synthomycin and levomycetin in the blood, in the secretion of the urethra and the prostate gland. Methods of treatment of gonorrhea patients with the above antibiotics. Vestn. Derm. Vener. **32**, No 5, 44—47 (1958). Ref. Zbl. Haut- u. Geschl.-Kr. **103**, 95—96 (1959).

ORTEL, S., H. D. JUNG u. H. JENNE: Oralpenicilline bei der Behandlung der Gonorrhoe. Arch. Derm. Syph. (Berl.) **197**, 422—435 (1954). — OSTOJA, A.: Studio teorico-practico sulle cause della sulfamido-resistenza e della antibiotico-resistenza nella blenorragia. Dermatologia (Napoli) **4**, 271—279 (1953).

PAETZOLD, O.-H.: Untersuchungen über den Virulenzverlust bei Kulturgonokokken. Arch. klin. exp. Derm. **207**, 302—311 (1958). — PAINE, T. F., and L. S. CLARK: Effect of streptomycin on oxygen uptake and viability of resting suspensions of Escherichia coli. Science **118**, 73—74 (1953). — Effect of streptomycin on resting suspensions of Escherichia coli grown on 3 carbon sources. Antibiot. and Chemother. **4**, 262—265 (1954). — PARKHURST, G. E., F. W. HARB and G. R. CANNEFAX: Penicillin-resistant gonorrhea vs. nonspecific urethritis. J. vener. Dis. Inform. **28**, 211—214 (1947). — PASTEUR, L.: Zit. nach SCHÖNFELD u. KIMMIG l. c. — PATZSCHKE, A., u. E. WASSERMANN: Über die intravenöse Anwendung des Argoflavins bei Komplikationen der männlichen Gonorrhoe. Derm. Wschr. **71**, 579 (1920). — PERKINS, H. A., R. A. KOCH, G. GARA, W. W. STEPHENS and W. D. DAVID: Treatment of gonorrhea with intramuscular tetracycline. Antibiot. Med. **1**, 504—506 (1955). — PIGUET, B.: Treatment of gonorrhoea with kanamycin sulphate by intramuscular injection. Brit. J. vener. Dis. **37**, 244 (1961). — POCHI, P. E., and J. S. STRAUSS: The single dose treatment of acute gonococcal urethritis with demethylchlortetracycline. Antibiot. Med. **8**, 75 (1961). — POLLOCK, M. R.: Penicillinase adaption in Bacillus cereus: adaptive enzyme formation in absence of free substrate. Brit. J. exp. Path. **31**, 739—753 (1950). — Penicillinase adaption in Bacillus cereus: An analysis of three phases in the response of logarithmically growing cultures to induction of penicillinase formation by penicillin. Brit. J. exp. Path. **33**, 587 (1953a). — Effect of oxygen lack on penicillin-induced penicillinase formation by Bacillus cereus. Brit. J. exp. Path. **34**, 251—262 (1953b). — PRATT, R., J. DUFRENOY and L. A. STRAIT: Cytochemical mechanism of penicillin action. VI. The influence of cobalt on the optimal bacteriostatic concentration of penicillin. J. Bact. **55**, 727 (1948). — PRIVIZHKIN, I. G.: The effect of antibiotics of gonococci in clinic and experiment. Vestn. Vener. Derm. **33**, No 3, 70—74 (1959). Ref. Zbl. Haut- u. Geschl.-Kr. **105**, 247 (1960). — PUTKONEN, T.: Die Zerstörung der Gonokokken während der Penicillinbehandlung. Duodecim (Helsinki) **63**, 860—865 (1947).

RAISTRICK, H., P. W. CLUTTERBUCK and R. LOVELL: Zit. nach W. SCHÖNFELD u. J. KIMMIG l. c. — RAMMELKAMP, C. H., and W. M. M. KIRBY: Bull. N. Y. Acad. Med. **21**, 656—672 (1945). Zit. nach SCHÖNFELD u. KIMMIG l. c. — RAPOPORT, S. G., Z. S. GOLOTINA u. A. I. REZNIKOVA: Die Blockierung des Penicillins durch verschiedene Inhibitoren und die Bedeutung dieses Faktors in der Therapie der resistenten Gonorrhoe. Vestn. Vener. Derm. H. **1**, 38—43 (1951). — REEDY, R. J., W. A. RANDALL and H. WELCH: Variations in the antimicrobial activity of the tetracyclines. II. Antibiot. and Chemother. **5**, 115 (1955). — REGNA, P. P.: The chemistry of antibiotics of clinical importance. Amer. J. Med. **18**, 686 (1955). — REID, R. D.: Zit. nach W. SCHÖNFELD u. J. KIMMIG l. c. — REYN, A.: Sensitivity of N. gonorrhoeae to antibiotics. Brit. J. vener. Dis. **37**, 145 (1961). — RICHTER, R., u. K. RÖSCHL: Erfahrungen in der Penicillintherapie der Gonorrhoe. Ärztl. Wschr. **1947**, 396. — RITZERFELD, W.: Untersuchungen über das antibiotische Spektrum von Spiramycin. Zbl. Bakt., I. Abt. Orig. **166**, 54 (1956). — ROBINSON, R. C. V.: Oral terramycin in the treatment of gonorrhoea in the male. Amer. J. Syph. **34**, 587—589 (1950). — ROBINSON, R. C. V., and W. P. GALEN: Aureomycin in the treatment of gonorrhea in the male: further observations Amer. J. Syph. **35**, 488—489 (1951). — RÖCKL, H.: Nimmt die Penicillinempfindlichkeit der Gonokokken ab? Münch. med. Wschr. **1959**, 708—712. — Diskussionsbemerkung. Derm. Wschr. **144**, 1063 (1961). — Welche therapeutischen Konsequenzen ergeben sich aus der abnehmenden Penicillinempfindlichkeit der Gonokokken? Münch. med. Wschr. **1962**, 1169—1174. — ROMANSKY, M. J.: The current status of calcium penicillin in beeswax and peanut oil. Data from a study of 600 cases and clinical observation of 4000 patients given 60000 injections. Amer. J. Med. **1**, 395 (1946). — ROSANOFF, E. I., and M. G. SEVAG: Alternate metabolic pathways in streptomycin sensitive and resistent strains of Escherichia coli. Antibiot. and Chemother. **3**, 495—504 (1953). — ROWLANDS, S., D. ROWLEY and H. C. STEWART: Absorption and excretion studies with radioactive penicillin. Lancet **1948 II**, 493. — ROWLEY, D., P. D. COOPER, P. W. ROBERTS and L. E. SMITH: Site of action of penicillin; uptake of penicillin on bacteria. Biochem. J. **46**, 157—161 (1950). — RUBIN, A., N. L. SOMERSON, P. F. SMITH and H. E. MORTON: The effects of the administration of erythromycin upon Neisseria gonorrhoeae and pleuropneumonialike organisms in the uterine cervix. Amer. J. Syph. **38**, 472—477 (1954). — RYAN, W. J.: Acute gonorrhoea due to a streptomycin-resistant gonococcus. Brit. J. vener. Dis. **28**, 209 (1952).

SAKURANE, Y., and Y. TANIMURA: Combined effect of antibiotics and sulfadrugs on cultivated gonococcus. Osaka Shiritsu Ikadaigaku Zasshi **2**, 180—184 (1953). — SALTZMANN, A.: Fluorometric estimation of aureomycin in blood and urin. J. Lab. clin. Med. **35**, 123 (1950). — SAMUELS, P. J.: Assimilation of amino acids by bacteria; synthesis of glutathione by extracts of Escherichia coli. Biochem. J. **55**, 441—444 (1953). — SANDERS, A. C., and R. L. HULLINGHORST: A method for delayed cultural identification of Neisseria gonorrhoeae. Amer. J. publ. Hlth **41**, 1240—1243 (1951). — SAZ, A. K., W. BROWNELL and R. B. SLIE: Aureomycin-resistant cell-free nitro reductase from aureomycin-resistant Escherichia coli. J. Bact. **71**, 421—424 (1956). — SCHATZ, A., E. BUGIE and S. A. WAKSMAN: Streptomycin, a substance exhibiting antibiotic activity against grampositive and gramnegative bacteria. Proc. Soc. exp. Biol. (N. Y.) **55**, 66 (1944). — SCHIRREN, C. G.: Disk.-Bemerkung zum Vortrag J. MEYER-ROHN auf der Tagg Südwestdtsch. Dermatologen Frühjahr 1962 in Frankfurt a. M. — SCHIRREN sen., C. G.: Diskussionsbemerkung zum Vortrag von J. MEYER-ROHN auf der Herbsttagg der Hamburger Dermatolog. Ges. 26. 11. 1960. — SCHMALHAUS, K., u. M. FISCHER: Kasuistischer Beitrag zur Frage der „relativen" Penicillinresistenz der Gonokokken in vitro und in vivo. Z. Haut- u. Geschl.-Kr. **30**, 257 (1961). — SCHNABL, E.: Das Verhalten der Gonokokken gegenüber Penicillin in vitro. Klin. Med. (Wien) **5**, 371—375 (1950). — SCHÖNFELD, W.: Die früher übliche innere Behandlung des Trippers. Derm. Wschr. **113**, 761 (1941). — Die Entwicklung des Penicillins. Dtsch. med. Wschr. **1946** a, 283. — Die neuzeitliche Behandlung des Trippers und das Versagen der Sulfonamide. Dtsch. med. Wschr. **1946** b, 15. — Die Entwicklung der Penicillinbehandlung des Trippers und die Penicillinbehandlung des Trippers der kleinen Mädchen. Arch. Kinderheilk. **134** (1947). — Lehrbuch der Haut- und Geschlechtskrankheiten. Stuttgart: Georg Thieme 1959. — SCHÖNFELD, W., u. J. KIMMIG: Sulfonamide und Penicilline. Stuttgart: Ferdinand Enke 1948. — SCHREUS, H. TH.: Chemotherapie des Erysipels und anderer Infektionen mit Prontosil. Dtsch. med. Wschr. **1935**, 255. — SCHREUS, H. TH., H. SCHÜMMER, W. GAHLEN u. A. JAECKEL: Ändert sich die Penicillinempfindlichkeit der Gonokokken? II. Mitt. Z. Haut- u. Geschl.-Kr. **14**, 373 (1953). — SCHREUS, H. TH., H. SCHÜMMER, A. HUBBES u. A. JAECKEL: Ändert sich die Penicillinempfindlichkeit der Gonokokken? I. Mitt. Z. Haut- u. Geschl.-Kr. **11**, 229 (1951). — SCHÜMMER, H., u. A. HUBBES: Die Penicillin- und Streptomycinresistenz der Gonokokken in vitro. (Unter Berücksichtigung statistischer Betrachtungsweise.) Hautarzt **2**, 500—504 (1951). — SCHÜMMER, H., u. A. JAECKEL: Resistenzkorrelation der Gonokokken. Z. Haut- u. Geschl.-Kr. **12**, 318—321 (1952). — SCHUERMANN, H.: Liegt die unterschiedliche Beeinflußbarkeit des Harnröhrentrippers im Gonokokkenstamm begründet? Med. Klin. **1943**, 215. — Ergebnisse der Chemotherapie des Harnröhrentrippers bei wiederholter Ansteckung. Med. Klin. **1943**, 642. — Zur ursächlichen Bedeutung örtlicher Komplikationen des Harnröhrentrippers für die Entstehung chemotherapeutischer Versager. Med. Klin. **1943**, 827. — Werden die Erfolge der Chemotherapie des Trippers zunehmend geringer? (Zugleich ein Beitrag zur Frage der regionär verschiedenen Sulfonamiderfolge und der jahreszeitlichen Einflüsse auf die Sulfonamidwirkung.) Med. Klin. **1944**, 221. — Behandlung der Gonorrhoe mit Sulfonamiden und Penicillin. Med. Klin. **1946** a, 97. — Gibt es eine regionäre Verschiedenheit der Sulfonamiderfolge bei Gonorrhoe? Med. Klin. **1946** b, 471. — Die Behandlung der Gonorrhoe mit Sulfonamiden und Penicillin. Med. Klin. **41**, 97 (1946 c). — Über die Sulfonamidbehandlung der Gonorrhoe in Deutschland 1946/47. Ergebnisse einer Umfrage. Med. Klin. **1947** a, 265—270. — Untersuchungen an Gonokokken während der Penicillinbehandlung der Gonorrhoe. Dtsch. med. Wschr. **1947** b, 353. — Immunität bei Gonorrhoe, „latente" Gonorrhoe, Gonokokkenträger, Rezidive, postgonorrhoischer Katarrh. Med. Klin. **1947**, 35. — Antibiotische und Chemotherapie der Gonorrhoe. Regensb. Jb. ärztl. Fortbild. **1**, 126 (1949). —

Sulfonamide und Antibiotica bei Gonorrhoe. Arch. Derm. Syph. (Berl.) **191**, 292 (1950a). — Sulfonamide und Antibiotica bei Gonorrhoe. (Klinischer Teil.) Zbl. Haut.- u. Geschl.-Kr. **74**, 11 (1950b). — Zur Therapie der Gonorrhoe. Münch. med. Wschr. **1951**, 1153. — SCHUERMANN, H., u. H. CRAMER: Gruppenmedizinische Untersuchungen über Penicillinversager. Med. Klin. **1946**, 600. — SEID, B.: Oxytetracycline intramuscular in the treatment of gonorrhea. Antibiot. and Chemother. **4**, 330—332 (1954). — SELBIE, F. R.: Inhibition of action of sulphanil-amide in mice by p-aminobenzoic acid. Brit. J. exp. Path. **21**, 90—93 (1940). — SEMENOV, P. P.: Zum Problem der Biologie des Gonococcus. Vestn. Vener. Derm. **1955**, H. 4, 27—31. — SENECA, H., and D. IDES: The effect of antibiotics on human spermatozoa. J. Urol. (Baltimore) **70**, 306 (1953). — SHAPIRO, J. L., and F. M. PHILIPS: Demethylchlortetracycline in clinical practice. J. Amer. med. Ass. **176**, 596 (1961). — SHINTANI, H.: Studies on gonococcal and non-gonococcal urethritis. Report III: clinical and experimental studies on gonorrhoea to several antibiotics. Acta urol. (Kyoto) **3**, 301—315 (1957). — SIBOULET, A., and P. DUREL: A new „one-minute" treatment of gonorrhoea. Brit. J. vener. Dis. **37**, 240 (1960). — SIEGENTHALER, W., L. BROVELLI, R. STUTZ u. E. WIESMANN: Klinische und experimentelle Untersuchungen mit Demethyltetracyklin, einem neuen Breitspektrum-Antibiotikum. Schweiz. med. Wschr. **1960**, 1315. — SMITH, K.: Ugeskr. Laeg. **1942**, 848—849. Ref. Zbl. ges. Hyg. **70**, 91 (1943). — SMITH, R. M., D. A. JOSLYN, O. M. GRUHZIT, J. W. MACLEAN, M. A. PENNER and J. EHRLICH: Chloromycetin: biological studies. J. Bact. **55**, 425 (1948). — SOUS, H., W. KRÜPE, G. OSTERLOH u. H. MÜCKTER: Die Mittelspektrum-Antibiotica Erythromycin, Oleandomycin, Novobiocin und Spiramycin unter experimentellen Bedingungen. Arzneimittel-Forsch. **8**, 386 (1958). — SPECTOR, W. S. (Editor): Handbook of toxicology, vol. II: Antibiotics, p. 91—222. Philadelphia and London: W. B. Saunders Company 1957. — STAMP: Lancet **1939**, 10. Zit. nach SCHÖNFELD u. KIMMIG l. c. — STEKHUN, F. I.: Immediate and remote results of treatment of gonorrhea in man with levomycetin. Vestn. Derm. Vener. **31**, 45—47 (1957). — STEWART, G. T.: „Celbenin"-resistant staphylococci. Brit. med. J. **1960 II**, No. 5205, 1085. — STORCK, H., u. G. DRACK: Experimentelle und gruppenmedizinische Untersuchungen zur Frage der chemoresistenten Gonorrhoe. Dermatologica (Basel) **1943**, 88. — STORCK, H., P. RINDERKNECHT u. E. FLURY: Über Penicillinresistenz von Gonokokken, „Pseudogonokokken" und Staphylokokken. Dermatologica (Basel) **103**, 243—258 (1951). — STORCK, H., P. RINDERKNECHT u. K. FRIES: Beitrag zur Frage des kulturellen Gonokokkennachweises, der „Pseudogonokokken" und der Gonorrhoe-Penicillin-Resistenz. Dermatologica (Basel) **99**, 305 (1949). — STUHLERT, H.: Zur Behandlung der penicillinresistenten Gonorrhoe. Z. Haut- u. Geschl.-Kr. **22**, 189—191 (1957). — SWEENEY, W. M., S. M. HARDY, A. C. DORNBUSH and J. M. RUESEGGER: Demethylchlortetracycline. A clinical comparison of a new antibiotic compound with chlortetracycline and tetracycline. Antibiot. Med. **9**, 13—22 (1959). — *Symposium*: Gonorrhoea and non-gonococcal genito-urinary infections. September 1960 in Krakau (Polen). Brit. J. vener. Dis. **37**, 89—186 (1961).

TAKOS, M. J., L. W. ELGIN and T. E. CATO: Long-acting penicillin in gonorrhea control. Publ. Hlth Rep. (Wash.) **72**, 976—980 (1957). — TANI, T., and M. TASHIRO: Embryonated eggs for the chemotherapeutic study of gonococcal infection. Jap. J. med. Sci. Biol. **8**, 295—301 (1955). — THAYER, J. D., F. W. FIELD and W. GARSON: In vitro susceptibility of Neisseria gonorrhoeae to the action of sulfamethoxypyridazine (Kynex) and sulfadiazine. Antibiot. and Chemother. **9**, 176—179 (1959). — THAYER, J. D., F. W. FIELD, H. J. MAGNUSON and W. GARSON: The sensitivity of gonococci to penicillin and its relationship to "penicillin-failures". Antibiot. and Chemother. **7**, 306—310 (1957). — THAYER, J. D., M. J. PERRY, H. J. MAGNUSON and W. GARSON: Failure of penicillin to kill phagocytized Neisseria gonorrhoeae in tissue culture. Antibiot. and Chemother. **7**, 311 (1957). — TRÉFOUEL, J., F. NITTI et D. BOVET: Activité du p-aminophénylsulfamide sur les infections streptococciques expérimentales de la souris et du lapin. C. R. Soc. Biol. (Paris) **120**, 756—758 (1935). — TSCHESCHE, R.: Eine neue Deutung des antibakteriellen Wirkungsmechanismus der Sulfonamide. Z. Naturforsch. **1947**, IIb, 10. — TUNEVALL, G., and P. HEDENIUS: Laboratory and clinical studies with erythromycin. Antibiot. and Chemother. **4**, 678 (1954). — TURANOVA, E. N.: Streptomycin in der Gonorrhoetherapie bei Frauen und Mädchen. Vestn. Vener. Derm. **1953**, H. 3, 47—49.

UJVARY, I., J. LASZLO, J. PENTEK, L. DOMOKOS, B. KISS and J. BOTH: Bakteriologische Untersuchungen bei Urethritis. Klinische und experimentelle Beobachtungen über die Resistenz der Neisseria gonorrhoeae gegenüber Penicillin. Derm.-Vener. (Buc.) **4**, 355—363 (1959). — UMBREIT, W. W.: Site of action of streptomycin. J. biol. Chem. **177**, 703 (1949). — Metabolic action of streptomycin. Ann. N. Y. Acad. Sci. **53**, 6 (1950). — Mechanism of antibacterial action. Pharmacol. Rev. **5**, 275 (1953). — Symposion on newer aspects of antibiotics mode of action of antibiotics. Amer. J. Med. **18**, 717—722 (1955).

VOGEL, H.: Die Antibiotica. Nürnberg: Hans Carl 1951. — VONDERBANK, H.: Die Antibiotica außer Penicillin. Arzneimittel-Forsch. **2**, 433—442 (1952). — Aureomycin und Achromycin. Klinische Wirkung und deren experimentelle Grundlagen. Arzneimittel-

Forsch., 6. Beih. (1956). — Vonkennel, J.: Theoretische und klinische Beiträge zur Chemotherapie mit Sulfonamidderivaten. Zbl. Haut- u. Geschl.-Kr. 67, 281—282 (1941). —Die Wirkung und die Anwendung der Sulfonamide. Dtsch. med. Wschr. 1942, 953—957, 985 bis 987. — Ein neues Depot-Antihistamin-Penicillin „Neo-Penyl". Dtsch. med. Wschr. 1955, 308. — Vonkennel, J., u. J. Kimmig: Versuche und Untersuchungen mit neuen Sulfonamiden. Klin. Wschr. 1941, 2—8. — Zum Problem der sulfanilresistenten Gonorrhoe. Klin. Wschr. 1943, 302. — Vonkennel, J., J. Kimmig u. B. Korth: Versuche und Untersuchungen mit neuen Sulfonamiden. Z. klin. Med. 138, 695—743 (1940). — Vonkennel, J., J. Kimmig u. A. Lembke: Die Myocine, eine neue Gruppe therapeutisch wirksamer Substanzen aus Pilzen. Klin. Wschr. 1943, 321. — Vuillemin: Zit. nach Schönfeld u. Kimmig l. c.

Waksman, S. A.: Streptomycin, nature and practical applications. Baltimore: Williams & Wilkins Company 1949. — Streptomycin isolation, properties and utilization. J. Hist. Med. allied Sci. 6, 318 (1951). — The literature on streptomycin 1944—1952. New Brunswick, N. Y.: Rutgers University Press 1952. — Neomycin. Nature, formation, isolation and practical application. New Brunswick, N. Y.: Rutgers University Press 1953. — Wallenfels, K.: Symbiose und Antibiose. Chemie 58, 1—6 (1945). — Walter, A. M.: Neue Antibiotica. Dtsch. med. Wschr. 1956, 1992. — Walter, A. M., u. L. Heilmeyer: Antibiotica-Fibel, Indikation und Anwendung der Chemotherapeutica und Antibiotica. Stuttgart: Georg Thieme 1954. — Ward: Zit. nach Schönfeld u. Kimmig l. c. — Wasserman, A.: Effect of streptomycin on oxidative assimilation of Escherichia coli. Antibiot. and Chemother. 3, 977—981 (1953). — Wehmer, C.: Beiträge zur Kenntnis einheimischer Pilze. I. Zwei neue Schimmelpilze als Erreger einer Zitronensäuregärung. Hannover u. Leipzig: Hahn'sche Buchhandlung 1893. — Weise, H. J., F. Klaschka u. G. Hannemann: Mitteilungen über 3 Gonorrhoefälle mit„effektiver" Penicillinresistenz. Z. Haut- u. Geschl.-Kr. 29, 369 (1960). — Welch, H., C. N. Lewis and C. S. Keefer: Antibiotic therapy. New York, N. Y.: Medical Encyclopedia 1953. — Wesener, G., Th. Panschow u. A. Zimmermann: Hat sich die Inkubationszeit der Gonorrhoe unter dem Einfluß der Sulfonamid- und Penicillinbehandlung gewandelt? Z. Haut- u. Geschl.-Kr. 15, 326—328 (1953). — Wettstein, A., u. C. Adams: Penicillin. Experiment und Klinik; eine Gesamtübersicht über das neueste Schrifttum. Schweiz. med. Wschr. 1945, 613—625. — Wezel, H.: Die Bekämpfung der Geschlechtskrankheiten in Württemberg-Baden und die Erfolge der Penicillinbehandlung bei der Gonorrhoe. Med. Wschr. 1947, 198—203. — White, A. C., and D. T. Varga: Antistaphylococcal activity of penicillin X-1497 (staphcillin). S. Afr. Practit 7, No 5, A 25 (1960). — Wiedmann, A.: Die Gonorrhoe des Mannes. Ihre Pathologie und Therapie. (Wiener Beitrag z. Dermatologie. Hrsg. von L. Kumer, Bd. 37.) Wien: Wilhelm Maudrich 1949. — Wilde, H.: Kritik der Hormonbehandlung der Vulvovaginitis gonorrhoica infantum. Z. Haut- u. Geschl.-Kr 8, 293—296 (1950). — Wiley, P. F., K. Gerzon, E. H. Flynn, M. V. Sigal, O. Weaver, U. C. Quark, R. R. Chauvette and R. Monahan: Amer. Soc. 79, 6062 (1957). Zit. nach J. Kimmig u. R. Wehrmann 1960 l. c. — Willcox, R. R.: Treatment of gonorrhoea with streptomycin. Brit. J. vener. Dis. 27, 92—94 (1951). — Treatment of gonorrhoea with terramycin. A comparison with penicillin. Brit. J. vener. Dis. 29, 179—182 (1953). — The treatment of gonorrhoea with erythromycin. Med. Press 1955, No 6046, 278—280. — Streptomycin for gonorrhoea in London in 1956. Acta derm.-venereol. (Stockh.) 37, 332—337 (1957). — Clinical problems in the antibiotic treatment of gonorrhoea. Bull. Wld Hlth Org. 19, 503—517 (1958a). — Recent advances in the antibiotic therapy. Fifth annual symposium on antibiotics. Brit. J. vener. Dis. 34, 205—209 (1958b). — Woods, D. D.: Relation of p-aminobenzoic acid to mechanism of action of sulphanilamide. Brit. J. exp. Path. 21, 74—90 (1940). Zit. nach G. Domagk 1957. — Work, T. S.: The biochemistry of antibiotics. Ann. Rev. Biochem. 21, 431 (1952). — Wright, L. T., and W. I. Metzger: The treatment of acute gonorrhea in male patients with an aureomycin-triple sulfonamide combination. Amer. J. Syph. 37, 259—263 (1953). — Wyss, O., G. N. Smith, G. L. Hobby, E. L. Oginsky and R. Pratt: Symposium on the mode of action of antibiotics. Bact. Rev. 17, 17 (1953).

Zierz, P., u. W. Eckert: Gonokokkenkulturen unter der Einwirkung von Penicillin. Arch. Derm. Syph. (Berl.) 187, 590 (1949). — Zierz, P., u. R. Jacob: Zur Behandlung der Gonorrhoe mit Streptomycin. Hautarzt 5, 223—227 (1954). — Zierz, P., u. O. H. Paetzold: Untersuchungen an Kulturgonokokken zur Frage des Bestehens eines Paraaminosalicylsäure-Sulfonamid-Antagonismus. Hautarzt 5, 363—367 (1954). — Zinzius, J.: Die Antibiotica und ihre Schattenseiten. Stuttgart: Hippokrates-Verlag 1954. — Zoon, J. J., u. J. W. H. Mali: Die Gonorrhoebehandlung in der Universitätsklinik für Haut- und Geschlechtskrankheiten in Utrecht während und nach dem Kriege. Ned. T. Geneesk. 1947, 2727—2736. — Zorn, R., et M. Michot: Soixante cas de blennorrhagie traités par le streptomycine. Bull. Soc. franç. Derm. Syph. 57, 485—486 (1950). — Les avantages de la streptomycine dans les blennorrhagie. Strasbourg méd. 2, 667—669 (1951).

Die Klinik der Gonorrhoe des Mannes. Die hämatogenen Komplikationen der Gonorrhoe
(Unter Ausschluß der Haut und des Auges)

von

Walter Burckhardt-Zürich

Einleitung

Seit dem Jahre 1934, der Drucklegung der Handbuchartikel über die Gonorrhoe, deren Ergänzung diese Zeilen dienen, ist auf dem Gebiete der Trippererkrankung eine große Wandlung eingetreten. Sie wurde durch die Sulfonamidtherapie eingeleitet und durch die Penicillinbehandlung vollendet. Die Gonorrhoe war früher durch ihren langwierigen Verlauf, die Schwierigkeiten und die ungenügende Wirkung der Behandlung, die zahlreichen und oft schwerwiegenden Komplikationen, ein großes menschliches, soziales und ärztliches Problem. Die Promptheit der Wirkung einer oder einiger weniger Penicillininjektionen haben sie zu einer relativ harmlosen Angelegenheit gemacht. Das Bild venerologischer Krankenabteilungen, welche mit Patienten, die an gonorrhoischen Komplikationen oder chronischen Urethritiden litten, angefüllt waren, kennen wir nicht mehr. Die akuten Symptome der männlichen Urethritis gonorrhoica mit ödematös geschwollenem Penis, mit einer röhrenartig verhärteten Urethra, mit blutigem Fluor, mit spastischen Erscheinungen der Harnverhaltung, sind zur Seltenheit geworden. Die Komplikationen, wie Epididymitis, Semivesiculitis, Arthritis, gehören fast zu den medizinischen Raritäten und sind in ihrem Verlauf viel milder, als wir das früher gesehen haben (G. Hopf).

Die Literatur des Gebietes seit 1934 läßt sich deutlich in drei Abschnitte einteilen: 1. in die wenigen Jahre 1934—1937 bis zur Entdeckung der antigonorrhoischen Wirkung der Sulfonamide. Die Arbeiten dieser Zeit spiegeln noch das alte schwere Bild der Gonorrhoe wider; 2. die Periode der Sulfonamidbehandlung, während welcher Zeit die Mitteilungen über schwerwiegende Komplikationen durch die Freude über die gute Wirkung der neuen Heilmittel übertönt wurden und endlich 3. die Ära der Penicillintherapie, welche Zeit durch ein Dahinsterben von Mitteilungen über den klinischen Verlauf der Gonorrhoe charakteristisch ist, da es scheinbar über denselben nichts Neues oder Wesentliches mehr zu berichten gibt.

Eine Reihe früherer, aus praktischen Gründen wichtige Nebenfragen, wie die Differenzierung zwischen der Gonorrhoe, der vorderen und der hinteren Harnröhre, sind heute fast nur noch von rein akademischem Interesse, und die früher lebhaften Diskussionen hierüber sind verstummt. Ebenso fehlen in der Literatur der letzten 10 Jahre Mitteilungen über die Ursachen der Chronizität einer gonorrhoischen Urethritis, wie die paraurethralen Gänge, die Entzündungen der Littréschen und der Cowperschen Drüsen, welche Organe ja alle von der Penicillinbehandlung in gleich guter Weise erreicht werden.

Ich werde deshalb in folgenden Kapiteln die Gonorrhoe des männlichen Genitales und die hämatogenen gonorrhoischen Komplikationen im wesentlichen so schildern, wie wir sie heute sehen. Die Literatur der Vorpenicillinära, welche seit 1934 erschienen ist, werde ich kurz erwähnen. Wer eine ausführliche Schilderung der alten klassischen Gonorrhoe lesen will, sei in erster Linie auf die Handbuchartikel von SCHOLTZ und DÖRFFEL, sowie auf die monographischen Darstellungen von A. BUSCHKE und E. LANGER, A. WIEDMANN, P. DUREL verwiesen. Die beiden letzteren Werke sind in den Jahren 1948 und 1950 erschienen.

Sie stützen sich nach meinem Eindruck jedoch hauptsächlich auf die Erfahrungen der Autoren in der Vorpenicillinära. Auch WIEDMANN und speziell DUREL betonen bei der Schilderung der schwereren Verlaufsformen der Urethritis gonorrhoica und der Gonorrhoe-Komplikationen, daß diese Bilder in der Penicillinära zu den Seltenheiten gehören.

Auf eine Darstellung der Kapitel der Gonorrhoe der Mundhöhle und der Nasenschleimhaut habe ich verzichtet. Schon aus den Darstellungen im alten Handbuchartikel geht hervor, daß es sich dabei um außerordentlich seltene Fälle handelt. Ich selbst habe in 28jähriger Tätigkeit als Dermato-Venerologe, wobei ich jedes Jahr einige hundert Fälle von Gonorrhoe beobachtete, nie eine solche Lokalisation gesehen. Die vereinzelten Mitteilungen aus der Literatur (DIEFENBACH: Parotis gonorrhoica bei einem Homosexuellen) stammen meist aus der Zeit vor der Sulfonamid- und Penicillinbehandlung. Einige Fälle von Gonorrhoe der Nasenschleimhaut sind im Kapitel II, 7 „der Verlauf der Gonorrhoe beim Knaben“ erwähnt.

A. Die Klinik der Gonorrhoe des Mannes

1. Die Inkubationszeit der Gonorrhoe des Mannes

Als Inkubationszeit bezeichnet man die Zeitspanne, welche vom Moment der Ansteckung bis zum Auftreten der ersten Symptome der Krankheit verstreicht. Mit Recht weist WIEDMANN darauf hin, daß es sich dabei um einen immunbiologischen Vorgang handelt. Es ist die Zeit, die der Körper braucht, um gegen den Gonococcus Antikörper zu bilden, welche über eine leukocytäre Entzündung zur Elimination des Erregers führen. Es ist verständlich, daß die Inkubationszeit gewissen individuellen Schwankungen unterworfen ist, welche sowohl von der Virulenz der Gonokokken als auch von der individuellen Reaktionsweise des Patienten abhängt. HÄRÖ und PÄTIÄLÄ unterscheiden eine subjektive von einer objektiven Inkubationszeit, wobei sie als subjektive Inkubationszeit diejenige Periode bezeichnen, nach welcher der Patient die ersten subjektiven Symptome der Krankheit angibt. Als objektive Inkubationszeit betrachten sie die Zeitspanne, die zwischen der Ansteckung und dem Besuch des Arztes verstreicht. Die subjektive Unter- und Überempfindlichkeit der Menschen ist nach meiner Erfahrung wohl der Hauptgrund der starken Schwankungen in den Mitteilungen über die Inkubationszeit. WIEDMANN spricht von 1—8 Tagen mit einem Durchschnitt von 3—5 Tagen. Der eine Mensch wird schon durch ein geringes Kitzeln in der Harnröhre und eine geringe Spur schleimigen Ausflusses beunruhigt und zum Arzt getrieben, ein anderer, der als Infektionsquelle zum Arzt zitiert wird, erklärt überzeugend, daß er keine Beschwerden habe und hat bei der Untersuchung eine eitrige Urethritis.

In den letzten Jahren hat sich eine Diskussion entwickelt, ob die Inkubationszeit der Gonorrhoe unter dem Einfluß der Penicillinbehandlung länger geworden sei. SCHÖLZKE hatte den Eindruck, daß schon unter der Sulfonamidbehandlung eine Verlängerung auf durchschnittlich 9 Tage eingetreten sei, die sich durch eine Abnahme der Virulenz der Gonokokken unter der Wirkung der Heilmittel entwickelt habe. Buchwald und Wilde, sowie Stangenberg berichten im Jahre 1953 über eine Verlängerung von 3 auf 8 Tage, welche sie auf Penicillinbehandlung zurückführen. Diese Informationen wurden von E. Hoffmann gesammelt und mitgeteilt. Den gleichen Eindruck haben Lodin sowie Floden und Totti. Eine gegensätzliche Meinung nehmen Wesener, Panschow und Zimmermann ein. Nach ihrer Erfahrung aus der Hautklinik in Gera beträgt die Inkubationszeit noch immer 4,5 bis 5,3 Tage. Die gleiche Auffassung haben Härö und Pätiälä, welche an einer Patientenzahl von über 1000 Gonorrhoikern in Helsinki gegenüber der Vorpenicillinbehandlung keine Verlängerung feststellen konnten. Der 1955 gefundene Mittelwert der objektiven Inkubationszeit betrug 7,0 Tage gegenüber 7,2 Tage im Jahre 1956 (Sulfonamidperiode). Eine Zusammenstellung in meiner Poliklinik bei 636 männlichen Gonorrhoefällen, welche ich mit Dirr vorgenommen habe, ergab keine Änderung gegenüber früheren Verhältnissen. In 92% fiel die Inkubationsdauer zwischen den 1. und 7. Tag, am häufigsten begannen die ersten klinischen Symptome am 3. Tag.

Die Diskrepanz der Auffassungen kann vielleicht folgendermaßen verstanden werden: die subjektiven Symptome der Urethritis gonorrhoica sind milder geworden. Indolente Patienten spüren sie dadurch später, obwohl sie objektiv zur gleichen Zeit wie früher auftreten und von empfindlichen Menschen zur gleichen Zeit wie früher registriert werden. Je nachdem ob sich das Patientengut mehr aus empfindlichen oder mehr aus indolenten Menschen zusammensetzt, hat sich die Inkubationszeit nicht verändert oder scheinbar verlängert.

2. Die Urethritis gonorrhoica anterior und ihre Komplikationen

Am Ende der Inkubationszeit entsteht in der vorderen Harnröhre ein leichtes Brennen, verbunden mit einem zuerst mehr wäßrigen bald grünlich-eitrigem Ausfluß. Der Patient verspürt nach meiner Erfahrung heute nicht mehr das gleiche, heftige Brennen in der Harnröhre wie früher, und akute Schwellungen des ganzen Gliedes mit einer palpablen Verdickung der Harnröhre habe ich schon lange nicht mehr gesehen. Die Lymphadenitis dorsalis des Penis (eine abszedierende Form wird 1935 von Grinewitsch beschrieben) wird nicht mehr beobachtet und eine Schwellung der inguinalen Lymphdrüsen, die Giradino 1943 noch in 70% der Fälle fand, gehört heute zu den Ausnahmen (Dirr und Burckhardt in 0,5% der Fälle).

Unbehandelt treten die entzündlichen Erscheinungen im Laufe einiger Wochen zurück. Der eitrige Ausfluß zeigt sich nur noch morgens, nachdem die Harnröhre während einiger Stunden durch den Urinstrahl nicht gespült wurde. Solche Fälle von Urethritis gonorrhoica kommen heute besonders dann zur Beobachtung des Arztes, wenn indolente Patienten den geringen Symptomen keine Beachtung schenken und manchmal erst die Ansteckung der Partnerin oder anderer Geschlechtspartner zu einer Untersuchung Anlaß gegeben haben. Der früher so häufige Fall, der trotz aller ärztlicher Behandlung nicht heilenden Urethritis anterior, kommt nach meiner Erfahrung heute kaum mehr vor. Die Ursache des chronischen Verlaufes oder der Rückfälle war früher oft eine Cowperitis, welche Harkness in 16% der Urethritis fand, oder andere urethroskopisch feststellbare, umschriebene Entzündungsherde in der Harnröhre (L. Heiner, A. Glingar) sowie die in der Arbeit von Gjessing beschriebenen Blindgänge, Morgagnatische Lagunen, Guérinische Falten, Littrésche Drüsen, paraurethrale Gänge, die an der Oberfläche des Penis münden und als Ursachen der Chronizität angesehen werden. Sehr richtig weist Tuchschnid 1935 darauf hin, daß Verletzungen durch therapeutische Eingriffe mit Instrumenten oder Ätzmittel die Ursache von Komplikationen wie Periurethritis und Cavernitis gewesen sind. Das gleiche gilt für die sog. gonorrhoische Harnröhrenstriktur, welche wohl mehr die Folge stark ätzender Lokalbehandlungen mit Argentum nitricum als der gonorrhoischen Schleimhautentzündung war. Schon unter Anwendung milderer Mittel, wie Protargol und anderer organischer Silberpräparate, wurden sie seltener; seit der Zeit der Chemotherapie und antibiotischen Behandlungen ist die Harnröhrenstriktur aus der venerologischen Praxis fast ganz verschwunden. Die Mitteilung von TEMPORAL aus dem Jahre 1938 erinnert an diese unerfreulichen früheren Zustände. Er berichtet über 438 Harnröhrenstrikturen, welche 3—10 Jahre nach der Trippererkrankung auftraten, oft mit Periurethritis verbunden, und deren Komplikationen zweimal zum Tode führten.

3. Die Urethritis gonorrhoica posterior sive totalis

Nach 2—3 Wochen wird auch der hintere Teil der Harnröhre oberhalb des Sphincter externus von der gonorrhoischen Infektion und Entzündung befallen. Beim Vorhandensein einer akuten Entzündung war dieser Übergang mit spastischen Erscheinungen beim Wasserlösen und mit zeitweisem Harndrang verbunden. Es kam vor, daß totale Harnverhaltung eintrat, so daß der Arzt zum Katheter greifen mußte. Solche Situationen sieht man heute kaum mehr. Der Übergang von der Urethritis anterior zur Urethritis posterior geht heute ganz undramatisch, oft kaum merklich, vor sich. Er ist in der Zwei-Gläser-Probe sichtbar. Die Zwei-Gläser-Probe wird im Anschluß an den Handbuchartikel von SCHOLTZ und DÖRFFEL, von FRÜHWALD noch einmal diskutiert, ebenso von FRANKL. Sie ist speziell im Buche von DUREL nochmals ausführlich dargestellt, wobei auch die Varianten der Drei- und Fünf-Gläser-Probe diskutiert werden. Sie hat für die Differentialdiagnose einer Urethritis anterior, welche nur die erste Urinportion trübt, von der Urethritis posterior, bei welcher auch die zweite Urinportion Trübungen aufweist, noch immer ihre Bedeutung. Für die Differentialdiagnose der Cystitis ist die Drei-Gläser-Probe praktisch, indem bei dieser Affektion besonders der dritte Urin durch den zuletzt entleerten, am Blasengrund sedimentierten Eiter, besonders getrübt ist. Für die Praxis der Gonorrhoe sind diese Proben heute weniger wichtig, da die Behandlung sich nicht ändert, wenn die Harnröhrenentzündung über den Sphincter hinaus weiterschreitet, während früher in diesem Moment die viel kompliziertere Lokalbehandlung der Pars posterior durch den Arzt, der Selbstbehandlung der Pars anterior durch den Patienten, zugefügt werden mußte.

Eine wesentliche Bedeutung der Urethritis posterior liegt in der Gefahr des Mitergriffenwerdens der Prostata und des Vas deferens mit der Samenblase und den Nebenhoden.

4. Die Prostatitis gonorrhoica

Die Prostatitis gonorrhoica hat früher oft sehr dramatische Formen angenommen. Der Patient spürte in der Dammgegend einen dumpfen, oft krampfartigen Schmerz, welcher nach dem Rücken und nach der Harnröhre ausstrahlte. Die Affektion war oft mit hohem Fieber verbunden und konnte einige Wochen andauern. Bei der Rectaluntersuchung stieß man schon nach 1—2 cm oberhalb des Sphincters wie gegen eine Wand. Ein faustgroßer Tumor verlegte den Weg und führte zur Stuhlverhaltung, welche sich zu einer zeitweisen Urinverhaltung hinzugesellte. Der schwerkranke Patient erhielt manchmal durch einen spontanen Durchbruch des abszedierenden Eiters in das Rectum Erleichterung. Solche

Situationen habe ich in der Penicillinära keine mehr gesehen. Bei den heutigen Prostatitiden ist man oft schon bei der Palpation im Zweifel, ob die Prostata vergrößert sei. Man sieht somit Bilder, die mehr dem Krankheitsbilde der früheren chronischen Prostatitis entsprechen. Ein deutliches, objektives Zeichen ist der Eitergehalt des Prostatasekretes. Man kann das Sekret durch Massieren der Prostata bei leerer Blase gewinnen, indem man es an der Harnröhrenöffnung auffängt, oder bei leicht gefüllter Blase durch Massieren in die Blase fließen lassen und es durch Zentrifugieren des Urins erhalten. Eine andere Methode ist das Einfüllen von sterilem Borwasser in die geleerte Blase, anschließend Massage und Untersuchung des durch Wasser-Lösen-Lassen wiedergewonnenen Instillates. Zentrifugiert man das Prostatasekret, so erhält man normalerweise keine Eiterkuppe auf dem Grunde des Zentrifugenröhrchens. Nur beim Bestehen einer Vermehrung der Leukocyten kommt eine deutlich gelbe Eiterkuppe zustande, die man nach Abschütten der darüberliegenden Flüssigkeit ausstreichen und nach GRAM färben kann. Bei einer gonorrhoischen Prostatitis findet man im Sekret Gonokokken.

Die Gewinnung des Prostatasekretes ist beim Bestehen akuter und heftig entzündlicher Erscheinungen nicht angezeigt.

Die seit 1934 erschienenen Arbeiten über die Prostatitis stammen fast alle aus der Vorpenicillinzeit. So berichtet GOLDSTEIN über sechs gonorrhoische Prostatitiden, die er durch chirurgische Eingriffe, Incisionen und Exstirpationen behandelt hat. TABAYASHI stellt durch urethroskopische Untersuchungen fest, daß in 96% der Urethritis posterior eine Prostatitis bestehe. ROTENBERG findet mit der gleichen Methode Divertikel der Prostata als Ursache chronischer Prostatitiden. HEITZ-BOJER findet die Prostatadivertikel mit der röntgenologischen Urethrographie. Aus neuerer Zeit stammt die Mitteilung von OSTOJA, der bei 40 Fällen von gonorrhoischer Prostatitis eine prompte Wirkung der Penicillinbehandlung feststellt, welche mit dem langwierigen Verlauf dieses Leidens mit den alten Behandlungsmethoden in deutlichem Kontrast steht.

Früher vermutete man mit Recht, daß die Prostata oft ungeheilte gonorrhoische Herde enthalte, welche nach Monaten oder Jahren wieder erneut ausbrachen und zu Rückfällen und Neuansteckungen Anlaß gaben. Die alte Behandlung erreichte eben dieses drüsige Organ nicht, so daß sich hier nur eine Spontanheilung, welche durch indirekte Maßnahmen, wie Prostatadiathermie, Massage, Vaccinebehandlung unterstützt wurde, auswirken konnte. Die Prostata spielt bei der heutigen Behandlung wohl kaum mehr diese Rolle. Bei häufigen sog. Rückfällen einer urethritischen Gonorrhoe kann man meistens eine eindeutige Reininfektion als Ursache feststellen, eine Ursache, die wohl auch früher häufiger im Spiele war als eine chronische Prostatitis.

5. Die Semivesiculitis gonorrhoica

Ausgehend von der gonorrhoischen Entzündung der hinteren Harnröhre und der Prostata können auch die Samenblasen vom Tripper erfaßt werden. Dies war früher wohl sehr häufig der Fall, man sprach von einer oberflächlichen, von einer tiefen und von einer abszedierenden Form der Semivesiculitis. Die subjektiven Symptome gleichen denjenigen bei der Prostatitis, es können jedoch auch peritonale abdominelle Reizsymptome auftreten, worauf DUREL in seinem Buche hinweist. Die akute Semivesiculitis kann mit hohen septischen Temperaturen verbunden sein.

Bei der Palpation muß man mit dem Finger möglichst hoch über die Prostata hinauskommen, um die entzündlich verdickten Samenblasen zu palpieren. Man läßt dazu den Patienten in leicht hockender Stellung auf die untersuchende Hand absitzen, wie auf einen Fahrradsattel. Durch eine Massage der Samenblasen kann auf ähnliche Weise, wie bei der Prostatitis beschrieben, das Sekret der Samenblasen untersucht werden. Auch hier liefert der Nachweis der Gonokokken allein den Beweis der gonorrhoischen Ätiologie. Seit der ausführlichen Beschreibung von Dörffel ist in bezug auf Klinik und Untersuchungstechnik nichts wesentlich Neues mitgeteilt worden. Valverde weist auf die toxischen Allgemeinsymptome, die schmerzhafte Ejaculation und das oft blutige Sekret hin, und Asteriades beschreibt die Methode zur differenzierten Gewinnung des Sekretes der Prostata und der rechten und linken Samenblase durch dreimalige Massage, indem zuerst die Vorsteherdrüse, dann die rechte und zuletzt die linke Samenblase ausgestrichen wird. Die Blase wird jedesmal mit einer sauberen sterilen Flüssigkeit gefüllt, und das Sekret aus der nachher entleerten Blasenflüssigkeit gewonnen. Von 20 auf diese Weise untersuchten Fällen fand er neunmal Gonokokken im Samenblasensekret.

Auch hier ist bei Symptomen einer akuten Entzündung von einer Massage der Samenblasen, die außerordentlich schmerzhaft sein kann, abzusehen.

Seit der Penicillinära ist das Bild der akuten, schweren Semivesiculitis nach meiner Erfahrung verschwunden, und in der neuesten Literatur fehlen Arbeiten darüber.

6. Epididymitis und Funiculitis gonorrhoica

Durch die Samenleiter wandern die Gonokokken in das Vas deferens und den Funiculus spermaticus in die Nebenhoden und verursachen schmerzhafte Entzündungen. Die Samenleiter schwellen zu bleistiftdicken Gebilden an, und die Nebenhoden werden in faustgroße, derbelastische, sehr druckempfindliche Gebilde verwandelt. Gleichzeitig besteht hohes Fieber und Krankheitsgefühl. Sowohl bei der fieberhaften Prostatitis als auch bei der fiebrigen Epididymitis verschwinden die Symptome der Urethritis spontan, so daß man Mühe haben kann, die Gonokokken nachzuweisen. Die Epididymitis, deren Symptome im Laufe von Tagen und Wochen langsam zurückgehen, hat oft die Spontanheilung des Trippers eingeleitet. Besonders unangenehm waren die doppelseitigen Epididymitiden.

Die durch die Epididymitis duplex entstehende Azoospermie und Zeugungsunfähigkeit war nach Werner Schmidt nicht immer von Dauer. Er fand bei 57 Fällen von Epididymitis gonorrhoica duplex nach Jahren bei 31 Fällen wieder Spermien im Ejaculat und nur bei 26 Fällen eine dauernde Azoospermie. Ich selbst habe auch Fälle beobachtet, die nach einer Epididymitis duplex wieder zeugungsfähig geworden sind.

Die Epididymitis kann von einer entzündlichen Hydrocele begleitet sein, was deren Schmerzhaftigkeit lindert. Die abszedierende Form ist die große Ausnahme. De Amicis sah drei solcher Fälle, Ronzani nacht auf die Möglichkeit peritonealer Symptome bei Epididymitis und Funiculitis aufmerksam. Chirurgische Eingriffe, wie Epididyektomie und Epididytomie, über welche Goldstein berichtet, sind kaum je nötig, da eine spontane Rückbildung der entzündlichen Infiltrate erfolgt.

Durch den günstigen Einfluß schon der Sulfonamidbehandlung, auf die Löhe hinweist, wurde der Verlauf dieser Affektion milder. Seit der Penicillinära ist sie sehr selten geworden, und ihre Symptome sind auch vor Einsetzen der Behandlung, welche sehr rasch wirkt, viel milder als früher.

Eine interessante Mitteilung macht B. Kaiser. In sechs Fällen von Epididymitis bei Urethritis gonorrhoica entstand diese Komplikation erst während bzw. im Anschluß an die Penicillinbehandlung. Er hatte den Eindruck, daß die

Epididymitis durch das Penicillin provoziert wurde. Ich kann aus meiner Erfahrung solche Beobachtungen bestätigen. Wir werden solche paragonorrhoische Komplikationen bei der Arthritis wiederfinden. Die Urethritis heilt in solchen Fällen prompt ab. Man kann sich fragen, ob die Epididymitis schon im Entstehen war und durch die Penicillinbehandlung, welche die schon im Nebenhoden sitzende Gonokokken zerstört, zum Aufflammen gebracht wird, oder aber, daß andere Erreger durch die Gonorrhoe und die Penicillinbehandlung auf biotropischem Wege zur Vermehrung gebracht wurden.

7. Der Verlauf der Gonorrhoe beim Knaben

Gelegentlich kommt es vor, daß die Tripperkrankheit auf Säuglinge oder Knaben im noch nicht geschlechtsreifen Alter übertragen wird. Die Infektion geschieht bei Neugeborenen während der Geburt durch die kranke Mutter, bei älteren Kindern durch infizierte Eltern oder Pflegepersonen, indem durch Unreinlichkeit frischer Trippereiter auf die Schleimhäute der Kinder übertragen wird. Die Empfindlichkeit der Schleimhäute ist im Kindesalter größer, so daß Erkrankungen der Augenbindehaut, der Nasenschleimhaut, und beim weiblichen Geschlecht der Vulva und Vagina, viel häufiger sind. Die Erkrankungen des Auges („Die gonorrhoischen Erkrankungen des Auges" von A. Pillat) und die Vulvo-Vaginitis gonorrhoica („Vulvo-Vaginitis infantum" von W. Schneider) werden in speziellen Kapiteln beschrieben. Hier möchte ich nur auf einige Besonderheiten und einige kasuistische Mitteilungen hinweisen, welche das Gebiet der Gonorrhoe von Knaben betreffen.

Sorrentino berichtet von einer Urethritis und Epididymitis bei einem Neugeborenen, der durch die kranke Mutter angesteckt wurde. Hunter sowie Somorodinzeff teilen Fälle von unkomplizierter Urethritis gonorrhoica bei Neugeborenen mit, wobei jedenfalls die Eltern die Infektionsquellen waren.

Polyarthritis mit Absceßbildung bei einem einen Monat alten Säugling sah Pincherle. Bei sechs Kindern mit Conjunctivitis gonorrhoica griff die Krankheit auf die Nasenschleimhaut über, so daß Koryseva Gonokokken im Nasensekret feststellen konnte. Bei weiteren sechs Kindern aus der gleichen Publikation ging die gonorrhoische Rhinitis von der Genitalgonorrhoe aus. Die relative Wehrlosigkeit des kindlichen Organismus gegenüber der gonorrhoischen Infektion wird durch eine Mitteilung von Nicoloff demonstriert, welcher zehn Beobachtungen Meningitis gonorrhoica bei Säuglingen zusammenstellt, die von einer Conjunctivitis ihren Ausgangspunkt nahmen. Drei davon verliefen tödlich.

8. Die Rolle der Immunität für den klinischen Verlauf der Gonorrhoe

Schon die einfache klinische Beobachtung der unkomplizierten männlichen Gonorrhoe sowie deren Komplikationen läßt immunbiologische Vorgänge erkennen, auf welche ich hier kurz hinweise, da sie für das Verständnis des klinischen Verlaufes von Bedeutung sind. Ausführlich werden diese im speziellen Kapitel „Allgemeine Diagnostik, Immunität" von A. Leinbrock behandelt.

Nach der Inkubationszeit, welche den Zeitraum bis zum Auftreten der ersten entzündungserregenden Antikörper darstellt, tritt die akute eitrige Urethritis auf, welche nach 2—3 Wochen langsam an Intensität abnimmt, da nun offenbar sich langsam immunisierende Antikörper entwickeln. In diesem Moment kann im Serum bei einem Teil der Menschen das Auftreten komplementbildender Antikörper festgestellt werden. Nach Beobachtungen von Nikolowski und Fischer tritt bei der Penicillinbehandlung der Gonorrhoe der komplementbildende Antikörper in vermehrtem Maße auf. Argenziano machte eine ähnliche Beobachtung in bezug auf die Blutsenkung, die bei der Penicillinbehandlung der Gonorrhoe höher war als bei der Sulfonamidbehandlung. Bei einer Anzahl Menschen gehen diese immunbiologischen Vorgänge so weit, daß die Krankheit im Stadium der Urethritis spontan ausheilt. Ich habe zur Zeit der Lokalbehandlung eine Reihe von Fällen beobachtet, die sich sehr bald der Behandlung entzogen und erst nach Wochen durch den Gesundheitsdienst wieder aufgefunden werden konnten. Obwohl sie zugegebenermaßen keine Behandlung durchgeführt hatten, konnten wir auch mit Provokation keine Gonorrhoe mehr nachweisen. Der Mensch besitzt schon natürlicherweise unspezifische gonococcicide Antikörper im Blut (Haxthausen, Schnetz, Abdoosh), welche individuell differieren und für den klinischen Verlauf der Krankheit von Bedeutung sind. Durch das wiederholte Überstehen eines Trippers, insbesondere eines komplizierten Trippers, und durch eine Vaccinebehandlung (Wiedmann 1948, Belkin und Broches) wird die immunbiologische Lage zusätzlich verbessert. Die Beobachtung der besonderen Wirksamkeit der ersten Sulfonamidpräparate in der 5.—6. Woche der Tripperinfektion (Felke, Putkonen) und bei der komplizierten Gonorrhoe zeigt, daß die immunbiologischen Vorgänge oft sehr nahe an die Spontanheilung heranreichten, so daß relativ wenig wirksame Chemotherapeutica genügten, die Krankheit zu heilen. Als dann infolge der Ausrottung der sulfonamidempfindlichen Stämme und der gleichzeitigen Zunahme der resistenten Keime die Wirksamkeit der Sulfonamide sank, genügte dieses Zusammenwirken für die Heilung nicht mehr (Schuermann, Reymann, Schmidt, Burckhardt, Wiederkehr, Miescher, Storck u. Drack).

Die Rolle der Virulenz der Gonokokkenstämme für den Verlauf der Gonorrhoe ist durch die allgemeine Beobachtung einer milderen Verlaufsform in der heutigen Zeit und der Seltenheit der Komplikationen, auch bei den spontan verlaufenden Fällen, klar geworden. Vor der Sulfonamid- und Penicillinzeit bestand der allgemeine Eindruck, daß es in Rußland besonders virulente Gonokokkenstämme gäbe. Man bezeichnete deshalb den perakuten Verlauf der Gonorrhoe als „russischen" Tripper. Schönfeld verweist diese Auffassung in das Reich der Fabel, indem keinerlei exakte Beobachtungen vorliegen, daß der Tripper in Rußland anders verliefe als in Westeuropa. Abraham konnte jedoch feststellen, daß in London die in überseeischen Ländern erworbenen Gonorrhoen einen akuteren Verlauf zeigten als die in England akquirierten.

Das Zusammenwirken immunbiologischer Vorgänge und der Abnahme der Virulenz der Gonokokkenstämme kann zu einem saprophytischen Zustand führen, indem die Patienten symptomlos, ohne Zeichen einer Entzündung, z.B. in der Harnröhre Gonokokken beherbergen (Bittiner und Horne, Kasakow). Solche Fälle werden als Gonokokkenträger bezeichnet und sind wohl eine der Ursachen, weshalb die Gonorrhoe noch immer nicht ausgestorben ist.

B. Die hämatogenen Komplikationen der Gonorrhoe (Mit Ausschluß der Erkrankungen der Haut und des Auges)

1. Die Arthritis gonorrhoica

Von den hämatogenen Fernkomplikationen des Trippers ist die Arthritis die häufigste. Von der dritten Woche des Krankheitsverlaufes an in welcher Zeit auch die Invasion der hinteren Harnröhre durch die Gonorrhoe stattfindet, kann diese Komplikation auftreten. In Verbindung mit septischen Temperaturen und schwerem Krankheitsgefühl treten Gelenkschmerzen, oft verbunden mit Gelenkschwellungen, auf. Der septische Charakter dieser Krankheitsphase konnte durch den bakteriologischen Nachweis von Gonokokken im Blut (WIEDMANN) festgestellt werden. Auch in der Gelenkflüssigkeit gelingt es nicht selten, die Gonokokken durch Abstrich und Kultur zu finden. Weshalb es in einzelnen Fällen zur septischen Ausbreitung der gonorrhoischen Infektion kommt, ist wohl in den im Einzelfall verschiedenen Virulenz-Resistenzverhältnissen begründet. Die allgemeine Abnahme der gonorrhoischen Komplikationen und damit auch der Arthritis seit der Penicillinära spiegelt die Rolle der Virulenz der Erreger wider, deren Abnahme mit dem viel selteneren Auftreten der Arthritis verbunden ist. Es ist darüber diskutiert worden, ob die Arthritis gonorrhoica, wie viele andere Arthritiden, eine allergische Erscheinung auf Gonokokkentoxin sein könnte, oder ob das Darniederliegen, bzw. die Schwäche der individuellen Abwehrkräfte die Ursache dieser Komplikationen sein könnten. Mit Recht hat WIEDMANN darauf hingewiesen, daß eine zu massive Behandlung der Genitalgonorrhoe mit konzentrierten Silberlösungen, eine unvorsichtige Massage einer Prostatitis, oder eine zu massive frühzeitige Vaccinebehandlung, das Entstehen einer Arthritis fördern könne.

Nach einer ersten polyarthritischen Phase entwickelt sich in der Hälfte der Fälle ein monoarthritisches Stadium, wobei am häufigsten das Kniegelenk oder das obere Sprunggelenk ergriffen wird. Die polyarthritischen Schübe befallen am häufigsten die kleinen Finger- und Zehengelenke.

Klinisch kann die Arthritis folgende vier Formen annehmen: 1. den Hydrops der Gelenke, 2. eine serofibrinöse Entzündung mit Schwellung der Gelenkkapsel, 3. den Pyarthros und 4. eine phlegmonöse Entzündung des Gelenkes und der Gelenkkapsel.

Besonders bei der zweiten und dritten Form, die mit heftigen Schmerzen bei der geringsten Bewegung einhergehen, entstehen im Röntgenbild in der Gelenknähe fleckförmige Aufhellungen durch Osteoporose, eine Verschmälerung des Gelenkspaltes durch Zerstörung des Knorpels, sowie reaktive Randwülste. Solche Befunde sind wohl auf Gonorrhoe verdächtig, können jedoch auch bei anderen septischen Arthritiden gesehen werden.

Steht der Patient schon vor Beginn der Arthritis wegen seiner Gonorrhoe in ärztlicher Behandlung, so bietet die Diagnose meist keine Schwierigkeiten. Häufig stellt sich jedoch die Frage, ob eine bestehende Arthritis gonorrhoischer oder anderer Natur sei. Wie bei anderen fieberhaften Komplikationen verschwinden auch bei der Arthritis die Gonokokken oft aus den Genitalsekreten oder werden zumindest schwerer nachweisbar. Hier kann die serologische Methode der Komplementablenkung auf Gonorrhoe helfen. Ich verweise auf das Kapitel „Allgemeine Diagnostik, Immunität“ von LEINBROCK. Diese serologische Methode zeigt 2—4 Wochen nach dem Eintreten einer Komplikation ein positives Resultat. Manchmal ist dieser positive Ausfall nur von kurzer Dauer (SCHAAF und BURCKHARDT). W. KJELD bringt einen Vergleich der Resultate der Komplementablenkung und des mikroskopischen Nachweises der Gonokokken in den Genitalabstrichen. Bei 234 Fällen von gonorrhoischer Arthritis waren 173mal sowohl die Ablenkung als auch die Abstriche positiv. 52mal zeigte die Ablenkung eine Gonorrhoe an, während die Abstriche negativ waren und nur neunmal war bei positivem Abstrich die Komplementablenkung negativ. Eine Behandlung mit Gonokokkenvaccine führt zu einer positiven Gonokokkenablenkungsreaktion, was bei der Beurteilung dieser Methode zu berücksichtigen ist. In einer Arbeit über 54 Fälle von Arthritis gonorrhoica weist WANDERER darauf hin. Die Seltenheit und der günstige Verlauf sowie die leichte Heilbarkeit der gonorrhoischen Komplikationen und speziell der Arthritis gonorrhoica hat dazu geführt, daß die früher viel geübte Methode der Komplementablenkung, auch Müller-Oppenheimsche Reaktion genannt, heute nur noch in wenigen Laboratorien durchgeführt wird. Die Differentialdiagnose einer Arthritis kann in bezug auf Gonorrhoe heute beim Versagen des Gonokokkennachweises wohl am besten ex juvantibus durch eine Penicillinbehandlung gelöst werden, indem wohl kaum eine andere Arthritis so prompt auf die Penicillintherapie anspricht (Hagemann, Hendin).

Die Verhältnisse sind somit einfacher geworden, als Woods 1935 sie darstellt, obwohl man auch heute noch oft für die Diagnose, die Vorgeschichte, das Röntgenbild, die Komplementablenkung auf Gonorrhoe und die Genitalabstriche herbeiziehen muß.

Der Verlauf speziell der monarthritischen, serofibrinösen oder pyarthritischen Fälle war vor der Sulfonamid- und Penicillinzeit meist ein schwerer (Cottini) und führte, wie Kuperman 1940 mitteilt, in 20% seiner 40 nachuntersuchten Fälle, zu einer Ankylose. H. Sterz beobachtete bei 104 gonorrhoischen Arthritiden der Breslauer Klinik in 30% dauernde Störungen. Eine Reihe von Arbeiten aus der Vorkriegszeit teilen Krankengeschichten besonderer Verlaufsformen oder seltener Lokalisationen der Gonorrhoe mit, welche von dem üblichen Schema abweichen, Liakhovitski beobachtete neun Fälle von Spondyloarthritis. Ein Teil dieser Fälle hatte neben einer früheren Gonorrhoe mit Polyarthritis auch rheumatische Gelenkaffektionen in der Anamnese, so daß es schwierig war zu beurteilen, inwieweit die Gonorrhoe allein und inwieweit die rheumatische Erkrankung an dierer Arthritis beteiligt waren. Das gleiche Problem stellt sich bei Fällen von Lewith und Jaros, die unter 388 gonorrhoischen Arthritiden dreimal Erkrankungen der Wirbelsäule sahen. Ein 25jähriger Chauffeur hatte schon vor der gonorrhoischen Erkrankung oft an rheumatischen Nackenschmerzen gelitten, welche nach einer gonorrhoischen Prostatitis wiederum akut auftraten und nach einer Gonokokkenvaccine eine Herdreaktion zeigten. Ganz unwahrscheinlich kommt mir ein Fall von Buske vor, welcher 1944 bei der Sektion eines Tabetikers eine Spondylitis des 2. Lendenwirbels mit einem Senkungsabsceß fand, in welchem sich Gonokokken nachweisen ließen. Er führt diesen Befund auf eine 44 Jahre früher erworbene Gonorrhoe zurück. Auch Manganotti denkt an ein jahrzehntelanges Verweilen der Gonokokken im Organismus bei einem Patienten, der an einer chronischen Polyarthritis und an einer Iritis litt, und bei welchem er schließlich nach einer Olobinthinprovokation Gonokokken fand.

Die Arbeiten von Weber sowie von Toledo bringen Mitteilungen über den schweren Verlauf der gonorrhoischen Arthritis des Hüftgelenkes, wobei es zum Verschwinden des Schenkelhalskopfes, zur Knochenusurierung kommen kann. Bei der Bewegungstherapie kann es dabei zu einer Fraktur des Schenkelhalses kommen.

Schwere gonorrhoische Arthritiden können nach Tuchel durch eine Phlebitis der Unterschenkelvenen kompliziert sein.

Die therapeutischen Erfolge der Sulfonamidbehandlung (Sylvester) und der Penicillintherapie (Spitzer und Steinbrocker, Robinson, Hirsh, Dowling) sind im allgemeinen frappant. Es ist dies bei der hohen Empfindlichkeit der Gonokokken speziell gegenüber Penicillin auch ohne weiteres verständlich. Um so mehr geben die wenigen Versager dieser Behandlung zu Überlegungen Anlaß. Eine Reihe von Autoren, Robinson u. Mitarb., Spitzer u. Mitarb., Bour, Ford, Burckhardt, sahen Fälle von Arthritis bei Gonorrhoe, die nicht auf Penicillin ansprachen. Pfisterer sowie Weissenbach berichten aus der frühen Sulfonamidzeit über ähnliche Versager mit dem damals bei den Trippererkrankungen noch sehr wirksamen Medikament.

Ich habe Fälle beobachtet, bei welchen eine Arthritis sich erst nach einigen Tagen an eine erfolgreiche Penicillinbehandlung einer Urethritis gonorrhoica anschloß. Die Penicillinbehandlung wurde fortgesetzt, ohne daß die Arthritis beeinflußt wurde. Erst der Übergang zu einer antirheumatischen Therapie mit Cortison und Salicylpräparaten führte zur Heilung der Arthritis. Einer dieser Patienten hatte schon in früheren Jahren an Polyarthritis rheumatica gelitten. Der Befund kann als ein Wieder-Aufwecken der alten Polyarthritis durch die Gonorrhoe betrachtet werden. Möglicherweise spielt auch die Kombination Gonorrhoe-Penicillin, bzw. Sulfonamidtherapie die Rolle des auslösenden Momentes. Man kann solche gonorrhoischen Komplikationen als para-gonorrhoisch bezeichnen. Ich habe nicht nur *paragonorrhoische Arthritiden*, sondern auch paragonorrhoische Nebenhodenentzündungen beobachtet. Auch die postgonorrhoischen, sog. unspezifischen Urethritiden, die sowohl nach Sulfonamid- wie nach Penicillinbehandlung beobachtet wurden (ALERGANT), gehören in dieses Kapitel. Bei Entstehung dieser paragonorrhoischen Komplikationen muß man an folgende Möglichkeit denken: 1. es handelt sich um Auswirkungen der Gonokokkentoxine, welche auch nach Verschwinden der lebenden Gonokokken eine längere Zeitspanne im Organismus vorhanden sein könnten. 2. Die gonorrhoische Infektion löst eine bionegative Phase aus, so daß schlummernde Infektionen (z.B. ein alter Rheumatismus) zum Aufflammen kommen, ähnlich wie ein Herpes simplex durch einen Schnupfen, eine Tuberkulose durch Masern provoziert werden können. 3. Es handelt sich um eine gleichzeitig mit der Gonorrhoe akquirierten, unbekannten venerischen Begleitinfektion. An eine solche Möglichkeit denkt FORD, der von einer venerischen Arthritis eigener Art spricht, welche speziell die Gelenke der unteren Extremitäten und der Wirbelsäule befallen soll und in 6 Monaten spontan abheilt [s. Kapitel „Nicht gonorrhoische Harnröhrenentzündung einschließlich Pseudogonorrhoe“ (A. MEMMESHEIMER)].

2. Die Tendovaginitis gonorrhoica

Die Tendovaginitis gonorrhoica wird schon in den Arbeiten der Jahre 1934 bis 1946 relativ wenig erwähnt. In der Monographie von WIEDMANN 1948 kommt sie gar nicht vor. Andererseits schreibt WILENIUS, daß er in 1—2% seiner Tripperfälle Sehnenscheidenentzündungen in Verbindung mit Arthritis und Periarthritis gesehen habe. Isolierte Sehnenscheidenentzündungen beobachtete auch er nur in 0,08% der Tripperarkrankung. Diese isolierten Entzündungen begannen 2—3 Wochen nach der Ansteckung mit Fieber und Schwellung der betroffenen Sehnenscheiden. Im Beginn der Erkrankung kann man im Sekret Gonokokken nachweisen. Die Diagnose ist bei bestehender, akuter Genitalgonorrhoe leicht. Sind die Symptome der Genitalgonorrhoe verborgen, so kann die meist positive Komplementbindungsreaktion helfen. Die Heilung der Tendovaginitis erfolgte schon zur Zeit vor der Chemotherapie relativ rasch. STERZ beobachtete unter 9151 Gonorrhoefällen der Breslauer Klinik dreimal eine Tendovaginitis. BIRNBAUM teilt zwei Fälle von Sehnenscheidenentzündungen mit und ZADEK fand bei einer gonorrhoischen Arthritis des Schultergelenkes eine Entzündung der Sehnenscheide des Caput longum des Bicepsmuskels, in welcher er Gonokokken nachweisen konnte. Ich selbst kann mich an eine Entzündung der Sehnenscheide des Tensor carpi radialis und des Policis longus bei einem Gonorrhoiker mit Epididymitis erinnern, die in 14 Tagen spontan abheilte. Aus der Zeit der Sulfanilamdi- und Penicillinbehandlung der Gonorrhoe fehlen Mitteilungen über Tendovaginitis gonorrhoica.

An dieser Stelle will ich die ganz vereinzelten Mitteilungen erwähnen, die über Bursitis gonorrhoica (STERZ), Myositis gonorrhoica (COTTINI) gemacht wordensind.

3. Die Gonokokkensepsis

In seltenen Fällen entwickelt sich aus der kurzdauernden fieberhaften Bakteriämie, wie sie bei Epididymitis, Salpingitis oder speziell Arthritis gonorrhoica auftritt, eine eigentliche Sepsis, bei welcher infolge einer Verschlechterung des Virulenz-Resistenzverhältnisses die Gonokokken dauernd in der Blutbahn kreisen, und die verschiedensten Organe, welche im allgemeinen gegenüber den Gonokokken resistent sind, ergreifen. Ich selbst kann mich an einen einzigen Fall einer Gonokokkensepsis erinnern, die von einer Salpingitis gonorrhoica mit Peritonitis ausging und zum Tode der Patientin führte. Sterz erwähnte diese Diagnose unter seinen 9151 Fällen dreimal, davon einmal mit tödlichem Ausgang. Neumann sah unter 5262 hospitalisierten Tripperkranken einmal eine septische Endokarditis. Die Häufigkeit betrug schon in den Zeiten vor der modernen Behandlung einen Bruchteil eines Promille. Liest man die Krankengeschichten, welche über solche septischen Fälle geschrieben werden, so geht die Sepsis meist von einer genitalen Komplikation einer Prostatitis, Semivesiculitis, Epididymitis oder Salpingitis aus. Meistens werden sekundär verschiedene Organe befallen, die Gelenke, sehr oft das Endokard, seltener die Meningen, die Lungen, die Pleura, die Nieren, das Nervensystem (Endokarditis, Meningitis, Pneumonie, Pleuritis, Nephritis, Myelitis gonorrhoica). Auch die Leber kann in Form eines gonotoxischen Ikterus bei der Sepsis mitmachen. Die Blutkulturen auf Gonokokken sind bei septischen Erkrankungen oft positiv. Die Haut zeigt nicht selten nodöse oder blasige Exantheme [s. Kapitel „Gonorrhoische Hautveränderungen" (J. Tappeiner, P. Wodniansky)]. Die Endokarditis kann sowohl die Aortenals auch die Mitral- oder Pulmonalklappen befallen und zur Perforation der Klappen sowie zu verrukösen Auflagerungen auf den Klappen führen. Dementsprechend werden systolische und diastolische Herzgeräusche gehört. Die Patienten sind in einem schweren Allgemeinzustand. Vor der Sulfonamid- und Penicillinbehandlung verliefen 80—90% der Fälle von Gonokokkensepsis mit Endokarditis tödlich. Folgende Autoren haben über dieses Gebiet kasuistische Mitteilungen gemacht; Bakst, Christiansen, Foley und Lamb, Friedberg, Fleischhacker, Gillespie, Keefer und Myers, Malek, Meurer, Weiler und Kunz, Okada, Pelle, Peters, Reitzel und Kohl, Rowlands und Simpson, Ruiz, Söderling, Zengeler.

Für das Zustandekommen dieser schweren Bilder bedarf es einer besonderen Resistenzlosigkeit des Individuums. Oft haben solche Patienten schon vor der gonorrhoischen Erkrankung rheumatische oder andere septische Endokarditiden durchgemacht. Es stellt sich deshalb in diesen Fällen die Frage, inwieweit die gonorrhoische Infektion eine alte latente Krankheit lediglich aufgeweckt hat (Nichol und Dobrin, Gukossian, Parker).

Einige Autoren sind der Auffassung, daß auch eine unkomplizierte Urethritis gonorrhoica oder eine Prostatitis oder Polyarthritis ohne ausgesprochen septischen Verlauf eine Schädigung des Myokards verursachen könne. So führt Jokl den Herztod eines Sportlers bei einem 18 km-Lauf, welcher bei der Sektion eine Myokarditis zeigte, auf eine unkomplizierte Urethritis gonorrhoica zurück, die der Patient 10 Wochen früher durchmachte. Ein häufiges Ereignis ist eine solche Herzschädigung bei der unkomplizierten Gonorrhoe sicher nicht. Ich kenne aus meiner persönlichen Erfahrung eine ganze Reihe erfolgreicher Radrennfahrer, welche teilweise wiederholt wegen Gonorrhoe in meiner Behandlung standen und ihre erfolgreiche Karriere noch jahrelang fortsetzten. Guldberg fand bei einem Patienten, der an einer Urethritis und Prostatitis gonorrhoica litt, die fieberfrei verliefen, eine Myokarditis mit Veränderungen des Elektrokardiogramms, welche nur langsam abheilt. GADRAT und MOREL stellten bei einer Polyarthritis gonorrhoica mit Keratodermie an der Glans mit Hilfe des Elektrokardiogramms einen Myokardschaden fest. Auch WIEDMANN (1948) weist in seiner Monographie auf leichte Myokardschädigungen bei Gonorrhoikern hin, welche mit dem EKG objektiviert werden können. Von der internistischen Seite aus machen SHAPIRO und LIPKIS die Ärzte darauf aufmerksam, daß man bei unklarer Sepsis mit Polyarthritis, Myokarditis (EKG-Veränderung) auch an Gonorrhoe denken muß unter Hinweis auf vier eigene Fälle, bei welchen die Gonorrhoe die Ursache der septischen Erkrankung war.

An dieser Stelle möchte ich zwei Publikationen erwähnen, in welchen von ungewöhnlichen Eintrittspforten der Infektion die Rede ist. DEGAN und SICHET schildern die Krankengeschichte einer Pflegeperson, welche sich bei der Behandlung eines Kindes mit Conjunctivitis gonorrhoica an einem verletzten Daumen infizierte und bei welcher sich eine Sepsis mit Polyarthritis entwickelte. JANCU und OPRISIU sahen ein 6 Monate altes Kind, bei welchem eine septische Polyarthritis gonorrhoica nach Bluttransfusion auftrat. Die Spenderin, die Mutter des Kindes, litt an einer Genitalgonorrhoe.

Die Prognose der septischen Gonorrhoe war schon in der Sulfonamidzeit besser geworden. DOHMEN heilte einen Fall mit Neouliron, DAVIS zwei Fälle mit Sulfonamidtherapie und FUTCHER und SCOTT ebenfalls ein Fall mit Sulfanamidbehandlung. Auf die noch bessere Wirkung der Penicillintherapie weisen DORSET, SPICKNALL und THERRY hin, die einen 20jährigen Matrosen mit 23,7 Millionen Penicillineinheiten heilten. HIRSH und KURLAND brauchten erfolgreich eine Kombination von Penicillin und Sulfadiazin.

4. Der gonotoxische Ikterus

Unter den verschiedenen Organen des menschlichen Körpers, welche durch die Endotoxine der Gonokokken geschädigt werden können, befindet sich auch die Leber, deren Erkrankung unter dem Bilde des katarrhalischen Ikterus verläuft. POPPER und WIEDMANN haben 1937 auf dieses Bild hingewiesen. Die Patienten klagen über Druckgefühl in der Magengegend, Appetitlosigkeit, Arbeitsunlust und Müdigkeit. Der Harn ist dunkel, der Stuhl lichter als gewöhnlich. Nach mehreren Tagen wird der Ikterus manifest. Die Gallenblasengegend ist druckschmerzhaft, der Schmerz im Bereiche der Gallenblase kann sogar kolikartigen Charakter haben. Ist der Ikterus voll entwickelt, kommt es zur Bildung einer Hauthyperaesthesie über der rechten Schulter und der rechten Thoraxhälfte. Die Leber ist vergrößert und druckempfindlich. Die Schwellung der Leber klingt meist nach relativ kurzer Zeit wieder ab.

Bilirubin im Harn wird in größeren Mengen ausgeschieden. Ebenso Urobilinogen. Die Galaktoseprobe zeigt in der Mehrzahl der Fälle eine schlechte Verwertung dieses Zuckers. Der Serumbilirubingehalt ist deutlich erhöht und kann 20 mg-% erreichen. Die Dauer der Erkrankung beträgt im Durchschnitt 2—3 Wochen. Es sind jedoch auch Fälle von akuter gelber Leberatrophie beobachtet worden. Die beiden Wiener Autoren sahen den gonotoxischen Ikterus 1937 in 4% der Fälle von Gonorrhoe. Er trat speziell bei komplizierten Fällen auf und wurde oft durch die in Wien viel geübte und unter den damaligen Verhältnissen erfolgreiche Gonokokkenvaccinebehandlung ausgelöst. PAUNESCU fand in drei von acht Gonorrhoefällen mit der Galaktoseprobe eine Leberschädigung und schließt daraus, daß die Gonorrhoe oft die Leberfunktion störe. Über das Auftreten eines Ikterus im Laufe einer gonorrhoischen Sepsis mit Endokarditis berichtet STEINER und WALTON. THALER wirft die Frage auf, ob es sich beim gonotoxischen Ikterus nicht um einen infektiösen Ikterus durch die ungewollte Infektion mit hormologem Serum handeln könnte, da das Krankheitsbild mit demjenigen des Serum-Ikterus übereinstimmt und er das gleichzeitige Vorkommen eines infektiösen Ikterus mit gonorrhoischem Ikterus in einer Spitalabteilung beobachten konnte.

Diese Frage ist wohl schwierig zu entscheiden. Eine ganze Reihe von Ikterusgruppen, wie z.B. der Salvarsanikterus, haben sich als sog. Spritzenikterus entpuppt und sind seit dem peinlichen Auskochen von Nadeln und Spritzen vor jedem Gebrauch verschwunden. Ob auch der gonorrhoische Ikterus zum Teil ein solcher Spritzenikterus war, ist möglich. Es scheint mir jedoch wahrscheinlich, daß die Ikterusfälle, die bei septischem Krankheitsverlauf oder massiver Vaccinebehandlung auftraten, tatsächlich durch die Endotoxine der Gonokokken verursacht waren.

5. Statistik der Komplikationen der männlichen Gonorrhoe und der hämatogenen Komplikationen der Gonorrhoe

Es ist schwierig, sich über die Häufigkeit der Komplikationen der männlichen Gonorrhoe in der Zeit vor der Einführung der Sulfonamid- und Penicillinbehandlung ein exaktes Bild zu machen. In der Tabelle sind einige Zahlen aus Statistiken aus dieser Periode zusammengestellt. Der Gefängnisarzt KNIERER sah bei 104 Patienten nur einmal eine Prostatitis. Etwas größer sind die Zahlen von MADSEN. Bei seinen 264 Privatpatienten zählte er folgende Komplikationen: Epididymitis 9%, Prostatitis 2,8%, Arthritis 2,8%, Lymphadenitis 1,5%, Cowperitis und Litritis 18,3%. An den Zürcher Kliniken und Polikliniken (BURCKHARDT und DIRR) kamen die Prostatitis in 19,3% der männlichen Gonorrhoe zur Beobachtung, die Epididymitis in 15,3% und die Arthritis in 2,8% vor, die Cowperitis nur in 0,5% der Fälle. Die Unterschiede ergeben sich wohl aus der Art des Patientenmaterials. Bei KNIERER hat keine Vorsortierung der Patienten stattgefunden, die überdies in für den Verlauf der Gonorrhoe günstigen, ruhigen Verhältnissen lebten. Die Praxis eines Spezialarztes beherbergt schon eine Auswahl von Fällen, in dem die rasch abheilenden, unkomplizierten Erkrankungen zum Teil von praktischen Ärzten behandelt werden, und der Spezialarzt die Fälle mit langwierigem Verlauf und deshalb häufigeren Komplikationen zugewiesen erhält. In vermehrtem Maße ist dies bei einer Klinik der Fall, in welcher sich die Fälle mit kompliziertem Verlauf aus einem größeren Einzugsgebiet sammeln. Es ist deshalb verständlich, daß ein klinisch-poliklinisches Material die relativ höchste Ziffer von Komplikationen aufweist. Daß auch Fragen der Rasse und des Lebensstandardes eine Rolle spielen, zeigen die Zahlen von NIEUVENHUYSE, welcher in Niederländisch-Indien bei den Eingeborenen einen höheren Prozentsatz von Komplikationen fand als bei Europäern. CLARKE teilt ohne Zahlenangaben mit, daß noch 1951 die gonorrhoischen Komplikationen bei den Negern in Westafrika sehr häufig waren.

Mit dem Eintritt in die Sulfonamidära entwickelte sich eine erste kräftige Senkung der Frequenz der Komplikationen, wie das aus den Zahlen von BURCKHARDT und DIRR hervorgeht. Die Prostatitis sank von 19 auf 5%, die Epididymitis von 15 auf 6% und die Arthritis von 2,8 auf 0,7%. Noch deutlicher wurde diese Besserung der Verhältnisse unter der Wirkung des Penicillins. Die drei verarbeiteten Statistiken von SCHIMPF, PONCET sowie BURCKHARDT und DIRR, welche zusammen über die Verhältnisse bei über 8000 Fällen berichten, stimmen weitgehend überein. Bei der Prostatitis sinkt der Prozentsatz auf 0,5% und darunter, bei der Epididymitis beträgt er maximal 2,2% und bei der Arthritis 0,06 bis 0,4%. Alle diese Komplikationen sind fast zur Rarität geworden.

Die unterschiedlichen Zahlen bei der Cowperitis und der Prostatitis hängen wohl von den unterschiedlichen Untersuchungsmethoden und der wechselnden

Bewertung der Befunde ab. In einzelnen Kliniken und von einem Teil der Ärzte werden regelmäßig Urethroskopien durchgeführt und dabei die sicher häufig vorkommenden Entzündungen der urethralen Drüsen festgestellt und notiert. Andere Ärzte messen dieser Untersuchungsmethode wenig Bedeutung zu und notieren nur massive Cowperitiden und Litritiden, welche sich durch die Palpation von außen feststellen lassen. Ähnlich verhält es sich mit der Prostatitis. Die rectale Untersuchung wird von einem Teil der Ärzte regelmäßig vorgenommen und schon eine geringgradige Vermehrung der Konsistenz und Empfindlichkeit der Prostata notiert, während andere Ärzte erst einen massiven Befund als Prostatitis diagnostizieren. Ähnliches ließe sich über die Semivesiculitis, die Funiculitis und die Lymphangitis und Lymphadenitis sagen. Eindeutiger sind die Befunde bei der Epididymitis und bei der Arthritis, auf welchem Gebiete denn auch die größeren Statistiken viel weniger differieren. Auf diese Weise ließe sich auch die Diskrepanz, die zwischen den übrigen Statistiken und der Mitteilung von HÖFER aus Zwickau besteht, erklären, welcher in der Penicillinära unter 2000 männlichen Gonorrhoefällen 30% Prostatitis und 5,8% Epididymitis zählte.

Bezeichnenderweise fehlen in allen diesen Statistiken die Diagnose Sepsis, Endokarditis, welche als Seltenheiten zu bezeichnen sind und nur im Rahmen eines viel größeren, wohl in die 10000 gehenden Patientenmaterials, beobachtet werden. Auch Angaben über die Stomatitis, Rhinitis oder Otitis gonorrhoica fehlen in diesen Statistiken; es scheint, daß diese seltenen Vorkommnisse, die mehr zu den Kuriositäten des Fachgebietes gehören, in den letzten Jahren nicht mehr beobachtet worden sind.

In den letzten Jahren mehren sich Zeichen für eine langsam zunehmende Penicillinresistenz der Gonokokken. Vereinzelt sind schon Tripperfälle beobachtet worden, welche durch wiederholte, hochdosierte Penicillininjektionen nicht mehr geheilt werden konnten. Da jedoch durch eine Behandlung mit Streptomycin oder Breitspektrumantibiotica (Tetracycline, Chloromycetin) in allen diesen Fällen ein rascher Erfolg eintrat, hat sich diese Penicillinresistenz auf das klinische Bild der Gonorrhoe und auf diese Zahl der Komplikationen bis jetzt nicht ausgewirkt. Es ist jedoch möglich, daß infolge der Penicillinresistenz in vermehrtem Maße von Patienten und Arzt unbemerkte Rezidive auftreten, welche eine Zunahme der Komplikationen zur Folge haben könnten. Möglicherweise wird dann die Penicillinära in der Behandlung der Gonorrhoe von der Ära der Breitspektrumantibiotica abgelöst (KAISER u. RINDERKNECHT, EPSTEIN, WEISE, KLASCHKA u. HANNEMANN, SCHMALHAUS).

Tabelle

Diagnosen	MADSEN 1939	NIEUVENHUYSE 1936		KNIEW	BURCKHARDT u. DIRR			SCHIMPF 1954	PONCET 1949
		Inder	Europäer		vor 1938	Sulfonamidzeit	Penicillinzeit		
	%	%	%	%	%	%	%	%	%
Paraurethritis					1,9		0,1		
Cowperitis, Litritis	18,3				0,5	0,5	0		
Prostatitis	2,8			1	19,2	5	0,05	0,17	0,4
Semivesiculitis	2,3				0,9	0,07	0	0,02	
Epididymitis	9	12	7	0	15,3	6,0	1,1	2,2	0,3
Funiculitis					3,5	1,5	0,1	0,15	
Lymphadenitis	1,5						0,5		
Arthritis	2,8	1,2	1	0	2,8	0,7	0,15	0,06	0,4
Zahl der Fälle	264	3200		104	1375	1363	1954	5188	1037

Literatur

Abdoosh, Y. B.: Natürliche und Immunbaktericidine gegen Gonokokken. J. Hyg. (Lond.) **36**, 355 (1936). — Abraham, J. J.: Die Prognose der männlichen Gonorrhoe. Lancet **1936 II**, 145. — Alergant, C. D.: Penicillin und Sulfathiazol in der Behandlung der Gonorrhoe. Brit. J. vener. Dis. **29**, 34 (1953). — Amicis, A. de: Eitrige gonorrhoische Nebenhodenentzündung und ihr Einfluß auf den Verlauf der Urethralgenorrhoe. Ann. Mal. vénér. **32**, 691 (1937). — Argenziano, G.: Über die Veränderung der Senkungsgeschwindigkeit der roten Blutkörperchen bei Gonorrhoekranken, die mit Sulfonamiden und Penicillin behandelt wurden. Ann. ital. Derm. Sif. **6**, 7 (1951). — Asteriades, M.: Der Tripper der Samenblasen. Derm. Wschr. **1935 II**, 1161.

Bakst, H. J., A. J. Foley u. E. Lamb: Gonokokkensepsis und Erythema nodosum. Ann. intern. Med. **9**, 790 (1935). — Belkin, A., u. J. O. Broches: Die frühe Immunisierung bei der Behandlung der akuten, nicht komplizierten, männlichen Gonorrhoe. Vop. Vener. Derm. **1**, 110 (1934) [Russisch]. Ref. Zbl. Haut- u. Geschl.-Kr. **52**, 701 (1936). — Birnbaum, G.: Erkrankung der Lymphgefäße und Lymphdrüsen. In Handbuch der Haut- und Geschlechtskrankheiten, Bd. XX/2. Bearbeitet von G. Birnbaum, H. Boeminghaus, O. Dittrich, O. Fehr, R. Habermann, A. Kollmann, E. Langer, A. Morgenstern, E. Schmidt. Berlin: Springer 1930. — Birnbaum, W., and C. L. Callander: Akute eitrige Sehnenscheidenentzündung gonorrhoischen Ursprungs. J. Amer. med. Ass. **105**, 1025 (1935). — Bittiner, J. B., and G. O. Horne: The male gonorrhoea "carrier". Report of seven cases. Brit. J. vener. Dis. **31**, 155 (1955). — Bour, H.: Ein Fall von sulfonamid- und penicillinresistenter Gonorrhoe mit Auftreten eines gonorrhoischen Gelenkrheumatismus im Verlauf der Behandlung. Path. gén. **52**, 519 (1952). — Buchwald, D.: Zit. bei E. Hoffmann, Zur Inkubationszeit der Gonorrhoe. Derm. Wschr. **1953**, 342. — Burckhardt, W.: Diskussionsbemerkung über Ursachen der Zunahme der Cibazolresistenz der Gonorrhoefälle. Schweiz. med. Wschr. **1943**, 1587. — Burckhardt, W., u. A. Dirr: Die Änderung des klinischen Bildes der Gonorrhoe. Dermatologica (Basel) **111**, 223 (1955). — Burckhardt, W., u. K. Enderlin: Arthritis paragonorrhoica. Dermatologica (Basel) 1958 (im Druck). — Buschke, A., u. E. Langer: Lehrbuch der Gonorrhoe nebst einem Anhang: Die Sterilität des Mannes. Berlin: Springer 1926. — Buske, W.: Chronisch gonorrhoische Spondylitis. Zbl. allg. Path. path. Anat. **91**, 471 (1954).

Chassin, M.: Zur Frage über die unbemerkte Anterior-Gonorrhoe bei Männern. Sovet. Vestn. Vener. Derm. **1**, 65 (1936) [Russisch]. Ref. Zbl. Haut- u. Geschl.-Kr. **54**, 139 (1937). — Christiansen, B.: Sepsis bei Gonorrhoe. Ugeskr. Laeg. **1937**, 734 [Dänisch]. Ref. Zbl. Haut- u. Geschl.-Kr. **58**, 154 (1938). — Clarke, G. H. V.: Einige Beobachtungen bei Gonorrhoe unter Westafrikanischen Negern. Brit. J. vener.Dis. **27**, 130 (1951). — Cottini, G. B.: Einige ungewöhnliche Resultate bei gonorrhoischer Arthritis. Arch. Radiol. (Napoli) **11**, 165 (1935).

Davis, J. St.: Diagnose und Behandlung der Gonokokkensepsis und Endocarditis gonorrhoica. Arch. intern. Med. **66**, 418 (1940). — Degan, E., u. P. Sichet: Ein Fall von Gonokokkensepticämie nach Verletzung der Haut. Clujul. med. **17**, 28 (1936) [Rumänisch]. Ref. Zbl. Haut- u. Geschl.-Kr. **53**, 577 (1936). — Diefenbach, W. C. L.: Gonorrhoische Parotitis. Oral Surg. **6**, 974 (1953). — Dirr, A.: Der Einfluß des Penicillins auf die Inkubationszeit der Gonorrhoe und der Wandel im klinischen Symptomenbild der Komplikationen bei der Gonorrhoe des Mannes und der Frau. Inaug.-Diss., Zürich 1955 (gedruckt: L. Speich, Reproduktionsanstalt, Brandschenkestr. 47). — Dohmen, A.: Über eine geheilte Gonokokkenendokarditis, kompliziert durch eine Malaria quartana, behandelt mit Diseptal-B (Neo-Uliron). Med. Welt **1940**, 793. — Dorset, A. J., G. Ch. Spicknall and L. Therry: Gonorrhoische Endokarditis der Penicillintherapie. Amer. Heart J. **38**, 610 (1949). Ref. Amer. J. Syph. **34**, 295 (1950). — Durel, P.: La Blennorragie. Paris: Masson & Cie. 1950.

Epstein, E.: Penicillinversager bei der Behandlung der Go. bei amerikanischen Truppen in Korea. J. Amer. med. Ass. **169**, 1055 (1959).

Felke, H.: Die Chemotherapie der Gonorrhoe. Dtsch. med. Wschr. **1937 II**, 1393. — Fleischhacker, H.: Über einen Fall von Gonokokkensepsis. Med. Klin. **1937 I**, 466. — Floden, C. H., u. M. Totti: Die Änderung der Inkubationszeit der Gonorrhoe. Svenska Läk.-Tidn. **52**, 2839 (1955). — Ford, D. K.: Der Verlauf einer Arthritis im Anschluß an eine „venereal urethritis". Ann. rheum. Dis. **12**, 177 (1953). — Frankl, J.: Über den Ursprung der Trübung der zweiten Harnpartie bei Gonorrhoe. Börgyögy. vener. Szle **14**, 143 (1936) [Ungarisch]. Ref. Zbl. Haut- u. Geschl.-Kr. **55**, 400 (1937). — Woher kommt die Trübung der zweiten Harnpartie bei Gonorrhoe. Derm. Wschr. **1937 I**, 124. — Friedberg, K.: Bericht über 4 Fälle von Gonokokkämie mit Genesung. Amer. J. med. Sci. 188, 271 (1934). — Fruehwald, R.: Die Trübung der zweiten Urinprobe bei Tripper. (Bemerkung zu der Arbeit von Scholtz und Dörffel: Gonorrhoea acuta et chronica anterior et posterior im Handbuch der Haut- und Geschlechtskrankheiten, Bd. XX/1. Berlin: Springer 1934.) Derm. Wschr.

1935 I, 533. — FUTCHER, P. H., PALMER, and V. C. SCOTT: Vier mit Sulfanilamid behandelte Fälle von gonorrhoischer Endokarditis und Heilung des einen. Bull. Johns Hopk. Hosp. **65**, 377 (1939).

GADRAT, J., et L. MOREL: Schwere Gonorrhoe mit multiplen Arthropathien einer Keratodermie der Glans und eines Herzmuskelschadens, der auch elektrokardiographisch nachweisbar war. Bull. Soc. franç. Derm. Syph. **42**, 1849 (1935). — GARDENGHI, G.: Beobachtungen über den Zusammenhang zwischen Konstitution und Entstehung der gonorrhoischen Arthritiden. Dermosifilografo **17**, 487 (1942). — GILLESPIE, J. O., and R. M. THOMPSON: Gonokokkenendokarditis. Milit. Surg. **80**, 418 (1937). — GIRADINO, G.: Über die Microadenitis inguinalis im Verlauf der akuten männlichen Gonorrhoe und ihre Entstehung durch Gonokokken. Rif. med. **1941**, 1485. — GJESSING, H. CHR.: Die Blindgänge der männlichen Harnröhre. Mit besonderer Besprechung der Morgagnischen Lacunen sowie der Untersuchung und Behandlung mit dem zweiblättrigen Urethralspeculum. Acta derm.-venereol. (Stockh.) **17**, 239 (1936). Ref. Zbl. Haut- u. Geschl.-Kr. **55**, 169 (1937). — GLINGAR, A.: Endoskopie und instrumentelle Behandlung des Harnröhrentrippers. Wien. klin. Wschr. **1940 I**, 77. — GOLDSTEIN, A.: Chirurgische Komplikationen bei der Behandlung der Gonorrhoe. Indikationen und Behandlungsmethoden. J. Amer. med. Ass. **104**, 800 (1935). — GOUGEROT, H., M. BURNIER et TISSOT: Die Gonorrhoe der unterhalb der Harnröhre gelegenen akzessorischen Gänge. Ann. Mal. vénér. **28**, 641 (1933). — GOUVEA, J. DE, et J. G. LACORTE: Gonokokkeninfektion in carcinomatöser Niere. Mem. Inst. Cruz. **34**, 447 (1939) [Portugiesisch]. Ref. Zbl. Haut- u. Geschl.-Kr. **69**, 107 (1943). — GRINEWITSCH, N.: Lymphangitis purulenta dorsi penis als Komplikation bei akuter Gonorrhoe. Sovet. Vestn. Vener. Derm. **4**, 598 (1935) [Russisch]. Ref. Zbl. Haut- u. Geschl.-Kr. **52**, 124 (1936). — GUKOSSIAN, A., u. K. BUMASCHNAJA: Zur Frage über die Symptomatologie der gonorrhoischen Endocarditis. Ter. Arkh. **13**, Nr 4, 37 (1935) [Russisch]. Ref. Zbl. Haut- u. Geschl.-Kr. **52**, 609 (1936). — GULDBERG, G.: Akute Myocarditis bei nichtseptischer Gonorrhoe. Norsk Mag. Laeg. evidensk. **96**, 576 (1935) [Norwegisch]. Ref. Zbl. Haut- u. Geschl.-Kr. **52**, 609 (1936).

HAEROE, S., et R. PÄTIÄLÄ: La periode de la blenorragie et ses changements observés en Finlande. Congr. internat. de UIPVT, Stockholm 1957 (im Druck). — HAGEMANN, P. O., A. HENDIN, H. H. LURIE u. M. STEIN: Behandlung der Gonokokkenarthritis. Ann. intern. Med. **36**, 77 (1952). — HARKNESS, A. H.: Infektionen der Glandulae bulbourethrales Cowperi. Brit. J. vener. Dis. **113**, 119 (1937). — HARKNESS, A. H., and R. G. WORCESTER: Gonorrhoische Pyonephrose. Lancet **1937 II**, 375. — HAXTHAUSEN, H.: Über Gonokokken tötende Körper im Serum. Zbl. Haut- u. Geschl.-Kr. **52**, 483 (1936). — HEINER, L. v.: Hartnäckige Form der Harnröhren-Gonorrhoe und deren Therapie. Börgyögy. vener. Szle **17**, 136 (1939) [Ungarisch]. Ref. Zbl. Haut- u. Geschl.-Kr. **64**, 361 (1940). — HEITZ-BOYER, M.: Divertikelbildungen in der Prostata und rezidivierende Orchitis (sogenannt „ohne Ursache") (Wichtigkeit der Urethrographie). J. d'Urol. **37**, 371 (1934). — HIRSH, L., and W. KURLAND: Gonokokkensepsis. Med. Ann. D. C. **20**, 81 (1951). — HOEFER, W.: Über gonorrhoische Komplikationen in der antibiotischen Aera. Derm. Wschr. **1954**, 297. — HOFFMANN, E.: Zur Inkubationszeit der Gonorrhoe. Derm. Wschr. **1953**, 342. — HOPF, G.: Über Gonorrhoebehandlung. Z. Haut- u. Geschl.-Kr. **10**, 131 (1951). — HUNTER, G. W.: Spezifische Urethritis bei einem männlichen Neugeborenen. Amer. J. Obstet. **38**, 520 (1939).

JANCU, A., C. OPRISIU u. N. DOMINCOVICI: Gonorrhoische Polyarthritis bei einem achtmonatigen Knaben als Komplikation einer Bluttransfusion. Mschr. Kinderheilk. **80**, 166 (1939). — JOKL, E.: Plötzlicher Sporttod durch Myocarditis bei Gonorrhoe. Z. Haut- u. Geschl.-Kr. **13**, 212 (1952).

KAISER, B.: Nebenhodenentzündung nach mit Penicillin behandelter Gonorrhoe. Z. Haut- u. Geschl.-Kr. **7**, 324 (1949). — KAISER, L., u. P. RINDERKNECHT: Diagnose und Therapie der Gonorrhoe mit besonderer Berücksichtigung der Penicillinresistenz. Praxis **50**, 931 (1961). — KAPO, P.: Röntgenbefunde bei Arthritisgonorrhoica. Amer. J. Roentgenol. **33**, 359 (1935). — KASAKOW, W.: Saprophytismus bei Gonorrhoe. Sovet. Vestn. Vener. Derm. **1**, 72 (1936) [Russisch]. Ref. Zbl. Haut- u. Geschl.-Kr. **54**, 139 (1937). — KEEFER, CH. S., u. K. W. MYERS: Klinische Studie von 69 Fällen von gonorrhoischer Gelenkentzündung. Ann. intern. Med. 8, 581 (1934). — KJELD, W.: Arthritis gonorrhoica. Ugeskr. Laeg. **1941**, 1068 [Dänisch]. Ref. Zbl. Haut- u. Geschl.-Kr. **68**, 495 (1942). — KNIERER, W.: Über die Häufigkeit von Gonorrhoekomplikationen bei Strafanstaltsgefangenen. Münch. med. Wschr. **1935 I**, 370. — KNUDTZON, T. G.: Metastatische gonorrhoische Entzündung in den Flexorscheiden der Finger. Ugeskr. Laeg. **1936**, 527 [Dänisch]. Ref. Zbl. Haut- u. Geschl.-Kr. **56**, 150 (1937). — KORYSEVA, K. A.: Erkrankung der Mundhöhle und der oberen Atmungswege bei der Gonorrhoe. Vestn. Oto. i t.d. Nr 5, 537 (1938) [Russisch]. Ref. Zbl. Haut- u. Geschl.-Kr. **65**, 260 (1940). — KUPERMAN, A.: Die späten Folgen der gonorrhoischen Gelenkentzündungen. Urologiya **16**, Nr 4, 84 (1939) [Russisch]. Ref. Zbl. Haut- u. Geschl.-Kr. **66**, 485 (1941).

LANA, N. F.: Die Behandlung der chronischen und hartnäckigen Gonorrhoe durch Injektion von Rekonvaleszentenserum. Med. esp. **3**, 176 (1940) [Spanisch]. Ref. Zbl. Haut- u. Geschl.-Kr. **69**, 398 (1943). — LEINBROCK, A.: Allgemeine Diagnostik, Immunität. In Handbuch der Haut- und Geschlechtskrankheiten, Erg.-W., Bd. VI/1. Berlin-Göttingen-Heidelberg: Springer 1962. — LEITES, L., L. LITWAK, I. MOTORNOV u. V. SURSCHIK: Die Vaccinebehandlung der akuten komplikationslosen Urethritis. Sovet. Vestn. Vener. Derm. **4**, 468 (1935) [Russisch]. Ref. Zbl. Haut- u. Geschl.-Kr. **51**, 602 (1935). — LEWITH, R., u. M. JAROS: Über einen Fall von Spondylarthritis atlanto-occipitalis gonorrhoica acuta. Derm. Z. **72**, 82 (1935). — LIAKHOVITSKI, N.: Die gonorrhoischen, versteifenden Wirbelsäule-Gelenkentzündungen. Chirurgija Nr 7, 123 (1939) [Russisch]. Ref. Zbl. Haut- u. Geschl.-Kr. **65**, 703 (1940). — LODIN, A.: Has the incubation period of gonorrhoea undergone a change? Acta derm.-venereol. (Stockh.) **35**, 457 (1955). — LOEHE, H., u. R. WAWERSIG: Vergleichende Untersuchungen über die Wirksamkeit der verschiedenen Diseptale bei der Behandlung der Gonorrhoe. Dtsch. med. Wschr. **1940 I**, 238.

MADSEN, A.: Über den Verlauf der Gonorrhoe des Mannes. Erfahrungen aus der Privatpraxis. Acta derm.-venereol. (Stockh.) **20**, 117 (1939). Ref. Zbl. Haut- u. Geschl.-Kr. **62**, 604 (1939). — MALEK, J.: Positive Blutkultur bei Gonokokkenendokarditis. Čas. Lék. čes. **1934**, 654 [Tschechisch]. Ref. Zbl. Haut- u. Geschl.-Kr. **49**, 377 (1935). — MANGANOTTI, B.: Beiträge zum Studium der latenten Gonokokkenerkrankung. Dermosifilografo **10**, 617 (1935). — MEMMESHEIMER, A.: Nichtgonorrhoische Harnröhrenentzündungen einschließlich „Pseudogonorrhoe". In Handbuch der Haut- und Geschlechtskrankheiten, Erg.-W., Bd. VI/1. Berlin-Göttingen-Heidelberg: Springer 1962. — MERLIN, L.: Panaritium subcutaneum gonorrhoicum. Derm. Z. **76**, 141 (1937). — MEURER, H., P. WEILER u. O. KUNZ: Pleuritis gonorrhoica mit gelungenem kulturellem Nachweis der Gonokokken. Med. Welt **1939**, 370. — MIESCHER, G.: Die Wandlung der Gonorrhoe-Therapie. Ärztl. Mh. **1**, 25 (1945). — MIESCHER, G., u. A. SCHNETZ: Der heutige Stand der peroralen Chemotherapie der Gonorrhoe auf Grund eigener Erfahrungen. Schweiz. med. Wschr. **1941 I**, 175.

NEUMANN, H., u. E. BINGENHEIMER: Thrombotische Gonokokken-Endokarditis und Sepsis mit Gelenkschwellungen und bullösen Hämorrhagien. Derm. Wschr. **1937 II**, 1099. — NICHOL, E., STERLING and M. DOBRIN: Aortitis gonorrhoica mit multilokulärem Aneurysma und kongenitaler bicuspidaler Aortenklappe. Kasuistische Mitteilung. Amer. Heart J. **12**, 740 (1936). — NICOLOFF, N.: Die gonorrhoische Meningitis, eine klinische und bakteriologische Studie. Diss. Paris 1934. Ref. Zbl. Haut- u. Geschl.-Kr. **50**, 93 (1935). — NIEUVENHUYSE, J.: Einige Bemerkungen über Komplikationen bei Gonorrhoe. Arch. Derm. Syph. (Berl.) **174**, 166 (1936). — NIKOLOWSKI, W., u. H. R. FISCHER: Bewertung der Komplementbildungsreaktion bei Behandlung mit Penicillin. Gonorrhoe non satis curata. Med. Klin. **1951**, 103.

OKADA, K.: Gonorrhoische Infektion der Niere. Bericht über 2 Fälle. J. orient. Med. **20**, No 1, 1 (1934). Ref. Zbl. Haut- u. Geschl.-Kr. **48**, 742 (1934). — Die gonorrhoische Prostatitis in der Aera der Antibiotica. Dermatologia (Napoli) **4**, 17 (1953).

PARKER, G. E.: Tödliche Gonokokkenpyämie nach Urethrotomia interna. Brit. J. Urol. **6**, 363 (1934). — PAUNESCU-PODEANU, A., AL. APOSTOL u. G. BEJAN: Über die gonorrhoische Hepatitis. Spitalul **61**, 286 (1941) [Rumänisch]. Ref. Zbl. Haut- u. Geschl.-Kr. **68**, 307 (1942). — PELLÉ, A., et TANNOU: Gonococcämie: Polyarticulärer Rheumatismus, Phlebitis, perniziöse Anämie, serofibrinöse Pleuritis und Lungeneiterung. Bull. Soc. méd. Hôp. Paris, III. s. **50**, 682 (1934). — PETERS, H. L., LE BARON and B. HORN: Maligne, ulcerative Gonokokkenendocarditis mit tödlichem Verlauf 5 Tage nach Beginn der Herzerkrankung. J. Amer. med. Ass. **102**, 1924 (1934). — PFISTERER, H.: Die ambulante Behandlung der unkomplizierten Gonorrhoe mit Cibazol mit dem 2 Tage-Stoß nach MIESCHER. Acta dermato-vener. (Stockh.) **22**, 455 (1941). Ref. Zbl. Haut- u. Geschl.-Kr. **69**, 297 (1943). — PILLAT, A.: Die gonorrhoischen Erkrankungen des Auges. In Handbuch der Haut- und Geschlechtskrankheiten, Erg.-Werk, Bd. VI/1. Berlin-Göttingen-Heidelberg: Springer 1962. — PINCHERLE, B.: Gonokokkenarthritis beim Säugling. Boll. Ass. med. triest. **26**, 247 (1935). — PONCET, R. v.: Die Häufigkeit der gonorrhoischen Komplikationen in der Penicillinaera. Therap. Gegenw. 88, 227 (1949). — POPPER, H., u. A. WEIDMANN: Über gonotoxischen Ikterus. Z. klin. Med. **131**, 258 (1937). — PUTKONEN, T.: Über die Ulironbehandlung der Gonorrhoe. Forh. nord. dermat. **1939**, 437. Ref. Zbl. Haut- u. Geschl.-Kr. **64**, 363 (1940).

REITZEL, R. L., and C. KOHL: Die Feststellung von Gonokokken bei gonorrhoischen Komplikationen. J. Amer. med. Ass. **110**, 1095 (1938). — REYMANN, F. E., and K. SCHMITH: Chemoresistenz der Gonokokken und Sulfathiazolbehandlung. Ugeskr. Laeg. **1942**, 1046 [Englisch]. Ref. Zbl. Haut- u. Geschl.-Kr. **70**, 282 (1943). — ROBINSON, J. A., H. L. HIRSH, M. WILLIAM and H. F. DOWLING: Eine Studie von 202 Patienten mit gonorrhoischer Arthritis, die mit Penicillin, Sulfonamiden und Fieber behandelt wurden. Ann. intern. Med. **30**, 1212 (1949). — Amer. J. Syph. **34**, 194 (1950). — RONZANI, M.: Peritonismus gonorrhoicus. Boll. Sez. region. Soc. ital. Derm. **2**, 252 (1937). — ROTENBERG, M. I.: Divertikel der Prostata als Ursache der larvierten Gonorrhoe. Urologiya **16**, Nr 1, 64 (1939) [Russisch]. Ref. Zbl. Haut-

u. Geschl.-Kr. **63**, 330 (1940). — ROWLANDS, R. A., and S. L. SIMPSON: Gonokokkenendokarditis. Brit. J. vener. Dis. **13**, 215 (1937). — RUBI, R.: Gonorrhoische Myositis. Semana méd. **1934 II**, 125 [Spanisch]. Ref. Zbl. Haut- u. Geschl.-Kr. **50**, 93 (1935). — RUIZ, F.: Gonokokken-Absceß des Myokards mit nachfolgender maligner Endocarditis. Rev. méd. lat.-amer. **20**, 285 (1935) (dtsch. Zus.fass.). Ref. Zbl. Haut- u. Geschl.-Kr. **51**, 308 (1935).

SCHAAF, F., u. W. BURCKHARDT: Die praktische Bedeutung der Serodiagnose (Komplementablenkung) bei Gonorrhoe. Schweiz. med. Wschr. **1936**, 1011. — SCHIMPF, A.: Zur Frage der Häufigkeit der Komplikationen der Gonorrhoe des Mannes unter Penicillinbehandlung. Derm. Wschr. **1954**, 858. — SCHMALHAUS, K., u. M. FISCHER: Kasuistischer Beitrag zur Frage der „relativen Penicillinresistenz der Gonokokken in vitro und in vivo". Z. Haut- u. Geschl.-Kr. **30**, 257 (1961). — SCHMIDT, E.: Gonorrhoe der Blase und der Niere. In Handbuch der Haut- und Geschlechtskrankheiten, 1. Aufl., Bd. XX/2, S. 14. Berlin: Springer 1930. — SCHMIDT, W.: Untersuchung über die Häufigkeit der Zeugungsunfähigkeit nach doppelseitiger, gonorrhoischer Nebenhodenentzündung. Derm. Wschr. **1938 I**, 8. — SCHNETZ, A.: Bakteriologische und serologische Untersuchungen zur Frage der Gonorrhoebehandlung durch Cibazol. Dermatologica (Basel) **85**, 377 (1942). — SCHOELZKE: Siehe E. HOFFMANN, Zur Inkubationszeit der Gonorrhoe. Derm. Wschr. **1953**, 342. — SCHOENFELD, W.: Der „schwarze" und „russische" Tripper. Derm. Wschr. **1940 I**, 213. — SCHOLTZ, W., u. J. DOERFFEL: Gonorrhoea acuta et chronica anterior et posterior. In Handbuch der Haut- u. Geschlechtskrankheiten, Bd. XX/1, S. 271. Berlin: Springer 1934. — SHAPIRO, E., M. L. LIPKIS, J. KAHN and I. B. HEID: Elektrokardiographische Veränderungen bei akuter Arthritis gonorrhoica und Myocarditis gonorrhoica. Amer. J. med. Sci. **217**, 300 (1950). — Amer. J. Syph. **34**, 596 (1950). — SOEDERLING, R.: Gonokokkensepsis beim Neugeborenen. Hygiea (Stockh.) **96**, 313 (1934) [Schwedisch]. Ref. Zbl. Haut- u. Geschl.-Kr. **49**, 287 (1935). — SOMORODINZEFF, N.: Über gonorrhoische Urethritis bei Knaben. Pediatriya **2**, 101 (1937) [Russisch]. Ref. Zbl. Haut- u. Geschl.-Kr. **56**, 711 (1937). — SORRENTINO, B.: Seltener Fall einer gonorrhoischen Epididymitis bei einem 5 Tage alten Neugeborenen. Monit. ostet.-ginec. **6**, 387 (1934). Ref. Zbl. Haut- u. Geschl.-Kr. **53**, 61 (1936). — SPITZER, N., and O. STEINBROCKER: Penicillinbehandlung der Arthritis gonorrhoica. Amer. J. Syph. **34**, 100 (1950). — SPRINZ, O.: Gonorrhoe des Mundes, der Nase und des Ohres. In Handbuch der Haut- und Geschlechtskrankheiten, Bd. XX/1, S. 780. Berlin: Springer 1934. — STANGENBERG: Siehe E. HOFFMANN, Über die Wandlung der Gonorrhoe unter dem Einfluß der Sulfonamid- und Penicillinbehandlung. Derm. Wschr. **1953**, 342. — STEINER, R., and L. L. WALTON: Endocarditis und Ikterus. Ann. intern. Med. **1938**, 1464. — STERZ, H.: Über die Beteiligung des Bewegungsapparates bei Gonorrhoe. Bleicherode a. H.: Carl Nieft 1939. Ref. Zbl. Haut- u. Geschl.-Kr. **64**, 360 (1940). — STORCK, H., u. G. DRACK: Experimentelle und gruppenmedizinische Untersuchungen zur Frage der chemoresistenten Gonorrhoe. Dermatologica (Basel) 88, 202 (1943). — SYLVESTR, L.: Moderne Behandlung der gonorrhoischen Arthritis. Un. méd. Can. **68**, 861 (1939).

TABAYASHI, T., u. S. TOMIITA: Über den Prostataabsceß gonorrhoischen Ursprungs. Jap. J. Urol. **28**, 297 (dtsch. Zus.fass. 297) (1939). Ref. Zbl. Haut- u. Geschl.-Kr. **65**, 504 (1940). — TAPPEINER, J., u. P. WODNIANSKY: Gonorrhoische Hautveränderungen. In Handbuch der Haut- und Geschlechtskrankheiten, Erg.-Werk Bd. VI/1. Berlin-Göttingen-Heidelberg: Springer 1962. — TEMPORAL, A.: Betrachtungen über 438 Fälle von Harnröhrenverengungen. Arch. bras. Cirurg. Ortop. **4**, 371 (1937) [Portugiesisch]. Ref. Zbl. Haut- u. Geschl.-Kr. **59**, 461 (1938). — THALER, H.: Zur Frage des sogenannten gonotoxischen Ikterus. Wien. klin. Wschr. **1949**, 953. — TOLEDO, R., T. DOMINGO u. T. MUSCOLO: Bemerkungen zu 6 Fällen von gonorrhoischer Gelenkentzündung des Hüftgelenkes. Rev. Ortop. **9**, 49 (1939) [Spanisch]. Ref. Zbl. Haut- u. Geschl.-Kr. **65**, 317 (1940). — TUCHEL, V.: Betrachtungen über 3 Fälle von gonorrhoischer Phlebitis an der unteren Gliedmaße. Rev. rom. Urol. **1936**, 310 [Rumänisch]. Ref. Zbl. Haut- u. Geschl.-Kr. **55**, 484 (1937). — TUCHSCHNID, D.: Pathogenese und Therapie der gonorrhoischen Perurethritiden und Kavernitiden. Sovet. Vestn. Vener. Derm. **4**, 970 (1939) [Russisch]. Ref. Zbl. Haut- u. Geschl.-Kr. **53**, 354 (1936).

VALVERDE, B.: Klinische Bedeutung der Samenblasenentzündung. Die Rolle der Samenbläschen bei Herdinfektion. Rev. Urol. (São Paulo) **3**, 141 (1935) [Portugiesisch]. Ref. Zbl. Haut- u. Geschl.-Kr. **56**, 149 (1937).

WANDERER, E.: Beitrag zur Klinik und Therapie der Arthritis gonorrhoica. Wien. klin. Wschr. **1937 II**, 1300. — WEBER, L. A.: Über gonorrhoische Hüftgelenkentzündung. Rev. Ortop. **5**, 293 (1936). [Spanisch]. Ref. Zbl. Haut- u. Geschl.-Kr. **55**, 251 (1397). — WEISE, H. J., F. KLASCHKA u. G. HANNEMANN: Mitteilungen über 3 Gonorrhoefälle mit „effektiver" Penicillinresistenz. Z. Haut- u. Geschl.-Kr. **29**, 369 (1960). — WEISSENBACH, R. J., et P. TÉMIME: Die Stellung der Sulfamide und ihrer Abkömmlinge bei der Behandlung des Tripperrheumatismus. Rev. Méd. (Paris) **56**, 240 (1939). — WESENER, G., TH. PANSCHOW u. A. ZIMMERMANN: Hat sich die Inkubationszeit der Gonorrhoe unter dem

Einfluß der Sulfonamid- und Penicillinbehandlung gewandelt? Z. Haut- u. Geschl.-Kr. **15**, 326 (1953). — WIEDERKEHR, J.: Die sulfonamidresistente Gonorrhoe. Praxis. Schweiz. Rdschau Med. **1944**, Nr 15. — WIEDMANN, A.: Die Arthritis gonorrhoica im Lichte der modernen Tripperbehandlung. Wien. klin. Wschr. **1935 I**, 189. — Die Gonorrhoe des Mannes. Wien. Beitr. Derm. **1949**, 3. — WILDE: Siehe E. HOFFMANN, Zur Inkubationszeit der Gonorrhoe. Derm. Wschr. **1953**, 342. — WILENIUS, R.: Über isolierte, gonorrhoische Tendovaginitiden. Acta chir. scand. (Stockh.) **81**, 194 (1938). Ref. Zbl. Haut- u. Geschl.-Kr. **61**, 431 (1939). — WILLIAMS, R. H.: Gonokokkenendocarditis. Studie von 12 Fällen mit 10 Sektionsbefunden. Arch. intern. Med. **61**, 26 (1938). — WOODS, ST. R.: Metastatische Komplikationen bei Gonorrhoe. Brit. J. vener. Dis. **11**, 157 (1935).

ZADEK, I.: Gonorrhoische Sehnenscheidenentzündung am langen Kopf des M. biceps brachii. Diagnose durch den Nachweis der Gonokokken in der Sehnenscheide. J. Amer. Ass. **104**, 2176 (1935). — ZENGELER, H.: Kasuistischer Beitrag zur Meningitis gonorrhoica unter Berücksichtigung der Myelitis. Diss. Jena 1933.

Die Behandlung der Gonorrhoe des Mannes

Von

Günther Veltman und Hans Schuermann†-Bonn

Mit 5 Abbildungen

Einleitung

Die stürmische Entwicklung in der Behandlung der Gonorrhoe, wie wir sie in den letzten Jahrzehnten erleben konnten, hat nicht nur für die Therapie der Geschlechtskrankheiten eine völlige Wandlung und Neuorientierung gebracht. Die Aufdeckung, Erkennung und teilweise auch Lösung der in ihrem Verlauf aufgetretenen vielfältigen Probleme einer Chemotherapie haben darüber hinaus in einer für die Medizin wohl einmaligen Weise für die gesamte Therapie außerordentlich befruchtend gewirkt. Gilt doch die Gonorrhoe nach Domagk als die betreffs der Sulfonamidwirkungen am meisten und exaktesten durchforschte Infektionskrankheit, deren Ergebnisse für die weitere Erforschung einer Chemotherapie von grundsätzlicher Bedeutung geworden sind. Wenn auch die Chemotherapie heute für die Gonorrhoe als vorläufig abgeschlossen gelten kann — die sog. Renaissance der Sulfonamide dürfte nach den bisherigen Erfahrungen hier kaum eine größere Bedeutung erlangen — so darf daher ihre Darstellung keineswegs nur unter dem Aspekt einer historisch lückenlosen Übersicht über die Behandlung der Gonorrhoe gesehen werden. Gerade die Kenntnis der vielen Probleme, die sich im Laufe der chemotherapeutischen Ära ergaben und deren Bedeutung weit über den Rahmen der Dermatologie hinausging, scheint uns nicht nur für das Verständnis jeder chemotherapeutischen Behandlung überhaupt, sondern auch für die nun einsetzende antibiotische Behandlung von besonderer Wichtigkeit zu sein. So übersehen wir heute einerseits die Chemotherapie der Gonorrhoe als ein abgeschlossenes und wohldurchforschtes Gebiet moderner Behandlungsmethoden, und stehen andererseits aufbauend auf den hierbei gewonnenen Erfahrungen mitten in der Entwicklung der antibiotischen Behandlung. Bezüglich der allgemeinen Grundlagen der Chemotherapie und der antibiotischen Therapie der Gonorrhoe sei auf die vorhergehenden Ausführungen von Kimmig und Schirren sowie auf das Kapitel „Antibiotica“ von Meyer-Rohn verwiesen. Wir werden uns daher im folgenden im wesentlichen auf die Übersicht über die klinischen Erfahrungen bei der Behandlung der Gonorrhoe mit diesen Medikamenten konzentrieren können.

I. Sulfonamide

1. Die Entwicklung der Chemotherapie der Gonorrhoe

Während die ersten Sulfonamide, das *Prontosil rubrum* und das *Prontosil album*, die sich in der Therapie der menschlichen Streptokokkeninfektionen bewährt hatten, bei ihrer klinischen Prüfung bei den Gonokokkeninfektionen nur eine unbefriedigende Wirkung (Schreus und Linser) gezeigt hatten, konnten bald darauf mit den von Mietzsch und Klarer entwickelten und von Domagk geprüften *Diseptalen (Diseptal A = Uliron, Diseptal B = Neo-Uliron, Diseptal C = Uliron C)* die ersten sicheren Heilerfolge erreicht werden (Grütz, Schreus, Felke (1938a) Löhe, Schubert). Bereits bei den ersten tastenden Versuchen mit einer alleinigen oralen Medikation konnte mit diesen Präparaten bei 50—60% der behandelten Patienten eine Heilung der Gonorrhoe erreicht werden. Vergleichende Untersuchungen mit diesen verschiedenen Diseptalen ergaben aber bald, daß das Uliron weniger wirksam war als die anderen beiden Präparate und da es außerdem erhebliche Nebenwirkungen — vor allem schwere motorische Neuritiden mit Paresen besonders des Peroneus- und Tibialisgebiets — hervorrief, wurde es bald zugunsten der beiden anderen und weiterer chemotherapeutischer Präparate verlassen. Noch 1938 wurden das gut verträgliche und gut wirksame *Sulfanilacetamid (= Albucid)* und etwa zur gleichen Zeit das vor allem in den angelsächsischen Ländern vielfach angewandte *Sulfapyridin (= Eubasin)* in die Behandlung eingeführt. Die besten Ergebnisse und gleichzeitig den Höhepunkt der Chemotherapie der Gonorrhoe mit den Sulfonamiden brachte jedoch die Behandlung mit den *Sulfathiazolen* (= *Cibazol, Eleudron* 1939/40), dem *Sulfamethylthiazol* (= *Ultraseptyl* 1940/41) und dem *Sulfaäthylthiadiazol* (= *Globucid* 1941). Die Sulfadiazine (*Debenal, Pyrimal* 1941), das *Sulfadimethylpyrimidin* (= *Elkosin* 1943) und das *Sulfanilcarbamid* (= *Euvernil* 1944) wurden bereits zu einer Zeit eingeführt, als die Heilerfolge bei der Gonorrhoe auf Grund der immer weiter zunehmenden Chemoresistenz wieder eine rückläufige Tendenz aufwiesen.

2. Besondere Probleme der Chemotherapie der Gonorrhoe

a) Stoßbehandlung oder kontinuierliche Kurbehandlung

Ehe wir nun im folgenden versuchen, auf Grund der sehr zahlreichen Arbeiten einen annähernden Überblick über die Leistungsfähigkeit der einzelnen Präparate zu gewinnen, seien zunächst einige grundsätzliche Probleme besprochen, die sich aus der Einführung der Chemotherapie zur Behandlung der Gonorrhoe ergeben.

Als Darreichungsform wurde von Anfang an die sog. *Stoßbehandlung* gewählt. Sie erhielt vor einer kontinuierlichen Kurbehandlung deswegen den Vorzug, weil sie am ehesten mit unseren Vorstellungen über die Wirkungsweise der Chemotherapie vereinbar ist. Durch die Einführung einer Behandlung mit mehreren Gramm pro Tag in mehr oder weniger großen Einzeldosen gelingt es in kurzer Zeit, die für die Erreichung eines therapeutischen Effektes notwendige Konzentration des Medikamentes im Blut zu erreichen und für die erforderliche Zeit — je nach Präparat 2—7 Tage — zu erhalten. Eine längere Behandlung mit gleich hohen Dosen oder die längere Anwendung verzettelter kleiner Dosen hat zu keiner entsprechenden Steigerung des therapeutischen Effektes, wohl aber zu einer erheblichen Zunahme der Nebenwirkungen geführt. Die Verabfolgung größerer Einzeldosen in einzelnen Stößen, bei denen sich die Behandlung jeweils über nur kurze Zeit erstreckt, wurde daher die Regel. Die Höhe der täglichen Einzeldosen, der Tagesdosen und der Gesamtmenge der jeweiligen Stöße sind für die einzelnen Medikamente verschieden. Ganz allgemein bestand aber mit der Zunahme der Wirksamkeit und der Verträglichkeit der neueren Präparate die Tendenz nach Möglichkeit unter einer Erhöhung der Tagesdosis die Zahl der Behandlungstage innerhalb der einzelnen Stöße (bis zur sog. Einschlagbehandlung) zu reduzieren. Ebenso wurden die anfänglichen Vorschläge, in jedem Falle gewissermaßen als Sicherheitsbehandlung einen zusätzlichen Stoß anzuschließen wegen der damit verbundenen Gefährdung des Kranken bald fallen gelassen, und die Durchführung eines 2., 3. oder 4. Stoßes auf die Behandlung echter Rezidive beschränkt. Die Pause zwischen den einzelnen Stößen richtete sich — um eine kumulative Wirkung zu vermeiden — nach der Zeit, die bis zur völligen Ausscheidung der bei dem vorhergehenden Stoß eingenommenen Medikamente notwendig ist (nach DÖLLKEN für das Uliron z. B. 7—9 Tage, nach BLAICH 4—5 Tage).

b) Zusätzliche lokale Behandlung

Ebenso bedurfte es nach Einführung der Chemotherapie der Klärung der weiteren Frage, inwieweit eine *lokale Behandlung* — etwa mit Kal. p.-Spülungen oder Silbersalzen noch weiterhin unentbehrlich, erforderlich, nützlich, überflüssig oder gar schädlich sein könnte. Als Ausnahme kann wohl die Ansicht von DESIDERIUS gelten, der trotz der Erfolge mit einer alleinigen peroralen Behandlung die Lokalbehandlung in jedem Falle auch weiterhin für *unentbehrlich* hält: Das Uliron sei zwar ein gutes Adiuvans, jedoch solle während der Behandlung genau so vorgegangen werden, als wenn das Präparat gar nicht vorhanden wäre (Prostata- und Samenblasenbehandlung, Urethrasondierungen), da die Stoßbehandlung selbst in Kombination mit Spülungen der Harnröhre keine ausreichende Gewähr für eine Heilung biete. Als *erforderlich* dagegen wurde eine örtliche Behandlung immer dann angesehen, wenn die Chemotherapie allein — sei es bei den weniger potenten Präparaten zu Beginn der Sulfonamidära, sei es in späteren Jahren, als bei Abnahme der Sulfonamidempfindlichkeit die Zahl der Versager wieder zunahm — nicht zum Ziele führte. Ebenso konnte sich auch bei erfolgreicher Chemotherapie die Lokalbehandlung als *nützlich* erweisen, um entweder die Dosen des Medikamentes und dadurch die Zahl der toxischen Nebenwirkungen herabzusetzen oder aber bei voller Dosierung eine weitere Steigerung der Erfolge zu erreichen (BERING, GENNERICH, MULZER, SCHUBERT, WAGNER). Von den meisten Autoren (SCHREUS, SCHMIDT-Stuttgart, LÖHE, FUHS u. VOLAVSEK) wurde eine örtliche Behandlung im allgemeinen sehr bald für *überflüssig* gehalten. Ja darüber hinaus stellte sich im Zusammenhang mit den weiter unten noch näher zu erörternden Problemen des günstigsten Zeitpunktes für die Anwendung der Chemotherapie die Frage, ob die Lokalbehandlung nicht sogar *schädlich* sein könne, da durch sie die Gonokokken zu schnell abgetötet würden, so daß eine ausreichende Antikörperbildung zur Stärkung der organismischen Abwehrkräfte verhindert werde, von deren Vorhandensein unter anderem die Wirkung der therapeutischen Behandlung mitabhänge. Dieser Standpunkt wurde jedoch bald korrigiert, in dem von den meisten Autoren ausdrücklich anerkannt wird, daß die Lokalbehandlung nicht die Wirkung des später gegebenen Chemotherapeuticums beeinträchtigt, was sich ja auch spätestens in der Zeit bestätigte, in der infolge des Nachlassens der chemotherapeutischen Wirkung die zusätzliche Lokalbehandlung zur Verbesserung der Heilergebnisse wieder angewandt wurde.

c) Zeitpunkt für den Beginn der Chemotherapie

Über den günstigsten zeitlichen *Termin für den Beginn* der Chemotherapie herrschte zunächst keine volle Einigkeit. Entgegen allen bisherigen Erfahrungen auf dem Gebiete der Infektionskrankheiten, nach denen jeder Tag, um den die Behandlung eher beginnen kann, eine Verbesserung der Erfolgsaussichten bedeutet, machten einige Autoren (SCHREUS, FELKE (1938b), STÜMPKE (1938a), FISCHER, SCHMIDT-LA BAUME) die Beobachtung, daß offenbar — wenigstens für den Bereich der Diseptale — die akute Gonorrhoe schlechter auf die chemotherapeutische Behandlung ansprach, als die subakute bzw. chronische Gonorrhoe. Dies wurde dahingehend gedeutet, daß die Gonorrhoe demnach nur in einem ganz bestimmten Stadium der Ulironbehandlung zugänglich sei, in anderen dagegen nicht (STÜMPKE 1938b), daß also das Vorhandensein oder Fehlen der organismischen Abwehrkräfte offenbar für die Wirkungsweise der Chemotherapie nicht ohne Bedeutung sei. Schlechtere Heilungsergebnisse in den allerersten Tagen nach der Infektion wären demnach dadurch bedingt, daß sich die Abwehrkräfte im Sinne einer spezifisch immunisatorischen Aktivierung des Körpers (FELKE) noch nicht ausreichend entwickelt haben und erst im Laufe einiger Tage nach der Infektion zu voller Auswirkung gelangen. SCHREUS riet daher in den ersten 10 Tagen (bis zu 3 Wochen) von einer chemotherapeutischen Behandlung ab, um eine Entfaltung der biologischen Abwehrkräfte des Organismus zu erreichen. In der Zwischenzeit sollte dann zu dem gleichen Zweck eine spezifische Vaccinisierung mit steigenden Vaccinedosen zusätzlich durchgeführt werden, um damit eine künstliche Alterung der Gonorrhoe zu erzielen. Um den geeignetsten Zeitpunkt für die Behandlung zu ermitteln, zu dem auch tatsächlich Antikörper im Körper vorhanden sind, schlug SCHMIDT-LA BAUME vor, die Behandlung erst nach dem positiven Ausfall der Cutireaktion mit Gonargin zu beginnen. Denn nach MULZER u. HOPF sind die mit der KBR serologisch faßbaren Antikörper nicht ohne weiteres mit den für den reinen Schleimhautprozeß maßgebenden lokalen Abwehrreaktionen identisch, sondern offenbar spielen hier mehr cutan-fixierte Allergievorgänge eine Rolle.

Für eine sofortige Behandlung der Gonorrhoe traten LÖHE, MULZER und HOPF, MEMMESHEIMER, MARTENSTEIN, FELKE (1938a), FRÜHWALD, SCHUBERT, LINDEMANN, TOEGEL und SALTNER, FUHS und VOLAVSEK, BOLDT u. a. ein. LÖHE hatte bei seinen Untersuchungen an 200 Patienten festgestellt, daß die Zahl der mit Gonokokken-Vaccine vorbehandelten und geheilten Patienten kaum größer war, als bei der Diseptal-Applikation allein. Er konnte ferner bei seinen Blutbildkontrollen in 76% der Fälle ein Absinken der Leukocyten nach Arthigon-Injektionen nachweisen, während man doch nach Zuführung der Vaccine als Ausdruck einer erhöhten Heilungsbereitschaft eine Leukocytose hätte erwarten sollen. Auf Grund dieser Ergebnisse glaubte er daher nicht, daß der Heileffekt bei den mit Vaccine vorbehandelten günstiger sei als bei den mit Diseptal allein behandelten. Außerdem mußte damit gerechnet werden, daß in der Wartezeit eher Komplikationen (Adnexitiden, Epididymitiden) entstehen oder angelegt würden, als wenn die Chemotherapie sofort einsetzt. Galt es doch gerade bei dieser Behandlung als ein besonderer Vorteil, daß die Zahl der während der Behandlung auftretenden Komplikationen auffallend gering blieb. Im übrigen konnte die Beobachtung, daß die chronische Gonorrhoe besser durch die Diseptale beeinflußt wird als die akute Gonorrhoe nicht von allen Untersuchern bestätigt und bei den später gebräuchlichen Präparaten überhaupt nicht mehr festgestellt werden, so daß sich sehr bald allgemein der Standpunkt der Zweckmäßigkeit und Notwendigkeit einer sofortigen Behandlung durchsetzte.

Auch für die *Feststellung der Heilung* der Gonorrhoe ergaben sich mit der Einführung der Chemotherapie wesentliche neue Probleme wie etwa die Frage der Dauer der Nachbeobachtungszeit oder die Notwendigkeit und Art der Provokation u. a. m. Wegen ihrer ausführlichen Besprechung sei auf den folgenden Beitrag von HÄMEL verwiesen.

3. Ergebnisse der Sulfonamidbehandlung

Wenn im folgenden die *Ergebnisse* der chemotherapeutischen Behandlung mit den einzelnen Präparaten besprochen werden sollen, so bezieht sich diese vergleichende Darstellung zunächst auf die Wirksamkeit und Erfolge der alleinigen Sulfonamidbehandlung zu der Zeit, in der ein Nachlassen der Empfindlichkeit der Erreger und damit eine Zunahme der Versager — über deren Auftreten und Ursache später noch im einzelnen zu berichten sein wird — noch nicht beobachtet worden war. Trotz der Tatsache, daß der Beginn der Behandlung, die Höhe der täglichen Dosis des einzelnen Stoßes, sowie dessen Dauer besonders in der ersten Zeit bei den einzelnen Untersuchern nicht einheitlich waren, ergibt sich doch aus den zahlreichen Angaben des übergroßen Schrifttums ein recht übereinstimmendes Bild über die ersten Erfolge der Chemotherapie und ihre zunehmende Potenz. Diese und nicht zuletzt auch die bessere Verträglichkeit der späteren Präparate erlaubten jene Entwicklung, die schließlich in der Empfehlung des Eintagstoßes, ja sogar der sog. Einschlagtherapie (MIESCHER) ihren Höhepunkt fand.

Die drei Diseptale, das Diseptal A (Uliron), das Diseptal B (Neo-Uliron) und das Diseptal C (Uliron C) gelangten etwa zur gleichen Zeit zur klinischen Erprobung. Die tägliche Dosis betrug meist 3mal 3 Tabletten zu 0,5 g, die Dauer des einzelnen Stoßes lag zwischen 4—7 Tagen. Es wurden — wenn erforderlich — bis zu 3 und 4 Behandlungsstöße durchgeführt. Die geringste Wirkung zeigte mit etwa 50—60% Heilungen nach dem 1. Stoß und bis zu 80% Erfolgen nach weiteren 2—3 Stößen das Diseptal A (Uliron) (GRÜTZ, FELKE (1938a) SCHREUS, LÖHE, DIETEL, DESIDERIUS, WEZEL, LÖHE u. BRETT, LÖHE, SCHÖLZKE u. ZÜRN, LINDEMANN, FELKE u. SCHLEIFF, SCHUBERT, GOTTRON, TOEGEL, LOOS), während mit dem Diseptal B (Neo-Uliron) und dem Diseptal C (Uliron C) in der gleichen Dosierung zu dieser Zeit durch einen Stoß schon 75—80% Heilerfolge erzielt werden konnten, die sich mit einem 2. und 3. Stoß noch auf 90—95% verbessern ließen. Von einer weiteren Verwendung des Diseptal A (Ulirons) wurde daher — auch in Anbetracht der erheblichen Nebenwirkungen (ENGELHARDT u. HÜLLSTRUNG, HÜLLSTRUNG u. KRAUSE) — abgesehen.

Mit dem Sulfanilacetamid *(Albucid)* kam ein weiteres Präparat zur Anwendung, das sich besonders durch seine gute Verträglichkeit auszeichnete (SCHREUS, GAHLEN, NÜRNBERGER). VONKENNEL und KORTH schlugen daher eine Erhöhung der täglichen Dosis auf 4,5 g und eine Behandlungsdauer von 7 Tagen für einen Stoß vor. Sie erzielten mit dieser Behandlungsmethode — allerdings bei vorausgehender Lokalbehandlung (Kal. per. $^1/_4$ ‰) und zusätzlicher Vaccinebehandlung (Arthigon 0,2—0,4—0,6 i.v.) — mit dem 1. Stoß einen Heilerfolg von 86,5% und nach einem 2. Stoß in 93% eine Heilung. Über ähnliche gute Ergebnisse berichtet auch WEZEL mit 94,2% Heilerfolgen nach 3 Stößen (1. Stoß 79,6%, 2. Stoß + 7,08%, 3. Stoß + 7,6%), während die Ergebnisse von LOOS (83,7% nach dem 2. Stoß), DAHLENBURG (85,25% nach 3 Stößen) und LÖHE u. BRETT (55% nach einem Stoß mit 45 Tabletten, 66% nach einem Stoß mit 63 Tabletten) nicht so günstig lauteten.

Zur gleichen Zeit erfolgte unabhängig voneinander in Frankreich, England und Amerika die Einführung des *Sulfapyridins* (Dagenan, M. und B. 693) in die Behandlung der Gonorrhoe. Die mit diesem allerdings nicht ganz so gut verträglichen Präparate erzielten sehr gute Behandlungsergebnisse (bei einer Dosierung von 15,0 g/5 Tage nach einer Zusammenstellung von KIMMIG durchschnittlich 83% Heilung), konnten nach Übernahme des Medikamentes als *Eubasin* auch in Deutschland bestätigt werden. Bei einer Dosierung von 3mal 2 Tabletten täglich über 5, gelegentlich auch 6 Tage, konnten mit dem 1. Stoß bei etwa 70—80% der Fälle (BOLDT 73,2%, LÖHE und BRETT 77,5%) eine Heilung erreicht werden und durch einen 2. Stoß die Heilungszahl auf 90% (LÖHE u. BRETT 89,2%, BOLDT 91,5%, BORCK 90%) erhöht werden.

Die besten Erfolge aber wurden zweifellos mit den *Sulfathiazolen (Cibazol, Eleudron)* erzielt, die in ihrer guten Verträglichkeit dem Albucid vergleichbar, dieses jedoch in ihrer ausgezeichneten Wirkung bei weitem übertrafen. Auf Grund dieser hervorragenden Eigenschaften versuchte MIESCHER, der mit seinen Schülern die experimentellen Grundlagen der Sulfathiazole und ihre Wirkungsweise festlegte, die Behandlung auf einen kurzen Zeitraum zu konzentrieren. Der Langstoß der Diseptal- und Albucidära (5—7 Tage täglich 3mal 2 Tabletten) wurde unter Erhöhung der täglichen Dosis auf 5 bzw. 7mal 2 Tabletten durch einen Kurzstoß von 1—3 Tagen ersetzt. MIESCHER fand als beste Dosierung die Gabe von 7mal 2 Tabletten täglich 2 Tage lang, d. i. eine Gesamtdosis von 14,0 g, die er aber aus praktischen Gründen bald auf 5mal 2 Tabletten/2 Tage = 10,0 g herabsetzte. Er erzielte sowohl mit einem Eintagstoß von 7mal 2 Tabletten, als auch mit einem Zweitagestoß mit 5mal 2 Tabletten, sowie durch eine 6tägige Behandlung ohne Lokalbehandlung 97—98% Erfolge. Darüber hinaus versuchte er, die Behandlung auf eine einzige Gabe des Medikamentes zu konzentrieren (Einschlagtherapie). Hierbei ergab sich folgende sehr wichtige Beobachtung. Schon mit 1,0 g (= 2 Tabletten) sind Heilungserfolge möglich, bei 2,0 g wächst die Heilungsziffer rasch an (7 von 9 Fällen) und erreicht mit 3,0 g ihr Maximum (34 von 38 Fällen = 89,5%). Bei weiterer Steigerung der Einzeldosis auf 5 g war keine weitere Verbesserung (31 von 35 Fällen = 88,5%) mehr zu erreichen. Damit war bewiesen, daß bei der hohen Potenz dieses Präparates schon mit sehr niedrigen Dosen (Einschlagbehandlung mit 2 Tabletten = 1,0 g) in vielen Fällen bereits eine Heilung zu erreichen war, ja daß sogar bei einer einmaligen Gabe des Mittels von 6 Tabletten = 3,0 g 90% Heilungen erzielt werden konnten, Erfolge, die mit den bisher benutzten Präparaten nur durch die Behandlung mit mindestens 2 Stößen erreicht worden waren. Wenn MIESCHER trotzdem eine fraktionierte Behandlung (Zweitagestoß) zur praktischen Anwendung empfahl, so deswegen, weil letztere Methode einer zeitlich ausgedehnteren Behandlung die größere Zuverlässigkeit und Erfolgssicherheit bot. Im übrigen konnten die sehr guten Resultate, die fast die absolute Heilungsziffer erreichten, zunächst von HÄMEL und LINK, später auch von vielen anderen Untersuchern (z. B. LÖHE: Heilung nach einem Stoß bei 89%, nach dem 2. Stoß bei 96,1% und nach dem 3. Stoß bei 98,9%; SCHREUS und SCHÖLZKE: 96,1%; MEIER, ALLEMANN und MERZ, GSELL, HEYN, HAMANN, KRÜCKEBERG und PIPER, PFISTERER, GATÉ und CUILLERET, LOOS, WILDE und KROHNE, SPIETHOFF u. a.) bestätigt werden.

Die in der Folgezeit noch angewandten weiteren Präparate brachten weder hinsichtlich der Wirksamkeit noch in bezug auf die Verträglichkeit eine wesentliche Verbesserung der Ergebnisse.

Das Sulfamethylthiazol *(Ultraseptyl)* wurde von VONKENNEL, KIMMIG und KORTH als eine therapeutische Verbesserung des Sulfathiazols angesehen, ohne diesem an Verträglichkeit nachzustehen, SCHREUS und SCHÖLZKE dagegen fanden, daß das Ultraseptyl bei gleich guter Verträglichkeit in der Eintagbehandlung dem Sulfathiazol mit 75,5% Heilerfolgen unterlegen ist, während es bei der Zweitagebehandlung in den Heilerfolgen an das Eleudron heranreicht (93,4%, nach dem 2. Stoß 94,7%). Noch weniger konnte sich das Sulfäthylthiadiazol *(Globucid)* durchsetzen. Gute Behandlungsergebnisse mit diesem Präparat werden von VONKENNEL, KIMMIG und KORTH mitgeteilt (nach 3tägiger Behandlung mit insgesamt 12 bzw. 15 g in 18 Fällen kein Versager). SCHREUS und SCHÖLZKE erzielten mit diesem Präparat in der bisher bei den Sulfathiazolen üblichen Dosierung bei der 2tägigen Behandlung 82,9% Heilungen nach dem 1., 87,2% nach dem 2. Stoß, und brachen die Eintagbehandlung ab, als bei 6 von 8 Fällen bereits Rezidive aufgetreten waren. Sie glaubten daher, daß das Globucid kaum die Wirksamkeit des Sulfathiazols erreiche. Bessere, der Wirkung des Sulfathiazols gleichzusetzende Ergebnisse konnten SCHREUS und SCHÖLZKE mit dem Sulfadiazin *(Pyrimal)* sowohl nach der Eintagbehandlung (92% bzw. 93,7% Heilungen) als auch bei der 2tägigen Behandlung (95,2 bzw. 95,8%) erreichen, so daß von den drei genannten Präparaten das letztere bei guter Verträglichkeit (SCHÖLZKE u. MUSSGNUG) wohl am ehesten die Potenz des Sulfathiazols erreichen dürfte.

4. Wirkungsweise der Sulfonamide

Die Ansichten über die *Wirkungsweise* der Sulfonamide waren zunächst nicht einheitlich. Es wurden eine direkte Einwirkung der Sulfonamide auf den Erreger, eine Stimulierung der körpereigenen Abwehrkräfte (reticulo-endotheliales System) und schließlich eine komplexe Wirkung (primäre Schädigung der Erreger, sekundärer Einsatz der natürlichen Abwehrkräfte des Organismus) diskutiert. Wir wissen heute, daß die Wirkung der Sulfonamide auf einer Verdrängung des für Bakterien notwendigen Wuchsstoffes (p-Aminobenzoesäure) aus ihrer Verbindung mit einem Trägerprotein beruht, so daß nun ein Sulfonamid-Eiweiß-Komplex entsteht, der als Hemmstoff auf das Bakterienwachstum wirkt. Dies gilt auch für die chemotherapeutische Wirkung aller (wirksamen) Sulfonamide auf Neisseria gonorrhoeae. *Die Sulfonamide wirken also direkt auf die Gonokokken ein*, während dem RES und den übrigen sog. Abwehrkräften des Organismus nur eine untergeordnete Bedeutung bei der chemotherapeutischen Wirkung zukommen kann. (Siehe Beitrag KIMMIG u. SCHIRREN: „Chemotherapie und antibiotische Therapie der Gonorrhoe".)

5. Nebenwirkungen der Sulfonamide

Eine ausführliche Darstellung der *Nebenwirkungen* der Sulfanilamide siehe VELTMAN (1948), SCHÖNFELD u. KIMMIG (1948) und ZINZIUS (1951) und dieses Handbuch, Erg.-Werk, Bd. V/1, KRÜGER-THIEMER: Sulfanilamide und verwandte Chemotherapeutica.

6. Nachlassen der Sulfonamidwirkung auf die Gonorrhoe

Trotz der außerordentlich guten Heilerfolge war aber doch nicht zu übersehen, daß je nach Wirksamkeit des Medikamentes — in der Diseptalära häufiger als bei den späteren Präparaten — immer ein bestimmter Prozentsatz ungeheilt blieb. Und zwar sprach man bei diesen Ungeheilten, wenn sie auf den 1. Stoß rezidivierten, von *relativen Versagern*. Gelang es jedoch auch durch weitere Stöße nicht, den Kranken zu heilen, so sprach man von *Totalversagern*.

Dieses Problem der *Sulfonamidversager* wurde in seiner Bedeutung für die Epidemiologie der Gonorrhoe schon sehr frühzeitig erkannt (FELKE 1938b), wenn auch seine ätiologische Deutung und die daraus abgeleiteten Schlußfolgerungen zunächst noch nicht befriedigten. Immerhin konnte FELKE (1938a u. b) bereits nachweisen, daß bei einem Teil der Gonokokkenstämme in dem Konzentrationsbereich, indem die in der Therapie der Gonorrhoe wirksamen Sulfonamidverbindungen das Wachstum in der Kultur deutlich beeinflussen, die Wachstumshemmung ausblieb und in der Regel erst durch eine sehr viel stärkere Zugabe von Sulfonamid zur Kultur zu erreichen war. Diese sulfonamidfesten Stämme rührten durchweg von solchen Patienten, die sich der Chemotherapie gegenüber resistent verhielten. Es gelang FELKE in der Kultur Gonokokkenstämme gegen Sulfonamidverbindungen zu festigen und er vermutete auch bereits, daß diese ihre Eigenschaft auf den Nährboden beibehalten.

Diese Untersuchungen gewannen an besonderer Bedeutung, als ganz im Gegensatz zu der bisherigen optimistischen Auffassung — zunächst gelegentlich — von einem Nachlassen der Erfolge und von einer Zunahme der Versager berichtet wurde. Und es stellte sich bald heraus, daß hier nicht irgendwelche belanglosen Zufälligkeiten, sondern eine mehr oder minder allgemeine Entwicklung vorlag. Schuermann konnte bereits für die Jahre 1942/43 eine kontinuierliche Abnahme der bisherigen Schnellheilungen (Sulfathiazolstoß 3 Tage zu je 5,0 g) nachweisen. Er fand bei einem einheitlichen Krankengut von rund 3000 männlichen Tripperkranken, die am gleichen Ort unter gleichen äußeren Bedingungen in gleicher Weise behandelt worden waren, im 1. Halbjahr 1942 75% Schnellheilungen, im 2. Halbjahr 1942 70%, im 1. Halbjahr 1943 66% und im 2. Halbjahr 1943 52%. Insgesamt belief sich der entsprechende Hundertsatz 1942 auf 72% und 1943 auf 50%. Er lag demnach im letzten Jahr um 13% tiefer als im Vorjahr. Es war also ein eindeutiges, erhebliches Absinken der Sulfonamidwirkung auf den Tripper des Mannes nachweisbar. Gleichzeitig fand Schuermann (1946b) in Bestätigung der Behandlungsergebnisse von Miescher und Löhe je nach den geographischen Räumen, in denen sich die Kranken infiziert hatten, auffallende Wirkungsunterschiede. Er schloß daraus, daß offenbar eine *Sulfonamidresistenzsteigerung im Gange war, die an verschiedenen Orten einen verschiedenen Grad erreicht* hatte. Das Nachlassen der Sulfonamidwirkung auf die Gonorrhoe konnte dann in vollem Umfange durch die Ergebnisse einer repräsentativen Umfrage auf Grund der Antworten von über 200 Dermatologen bestätigt werden (Schuermann 1947b). Danach lagen die höchsten durchschnittlichen Erfolgsziffern bis Mitte 1941 um 83%. Die allgemeine Verschlechterung trat Anfang 1943 ein und erreichte vielfach schon 1944/45 mit 26% bei durchschnittlich doppelt so hoher Dosis ihren Tiefpunkt. Auch hier fiel wieder eine regionäre Verschiedenheit insofern auf, als die Ergebnisse westlich einer Verbindungslinie Flensburg—München schlechter als die östlichen waren. Oder ein anderes Beispiel (Schuermann): Im Frühjahr 1944 betrug an der Westfront (Normandie) die Heilungsziffer 47%, unmittelbar darauf an der Ostfront in Lettland 84% nach einem Sulfathiazolstoß. Es nimmt daher nicht wunder, wenn bei im ganzen gesehen zunehmendem Rückgang der Heilerfolge hin und wieder von relativ hohen Erfolgsziffern berichtet wird, die noch in einzelnen Gebieten erreicht werden, wie die folgenden Beobachtungen zeigen: Seeberg 1941 85%, 1943 75%; Kellner und Kofler (Innsbruck) 1943 61%; Castanheira de Carvalho (Brasilien) 1944 91%; Campbell 1944 (England) 90%, Algier und Tunis 70—75%, Sizilien und Italien 25%; Janousek (Tschechoslowakei) 1945 1. Halbjahr 60%, 2. Halbjahr 44%; van Steenbergen (Holland) 1945 30% (bei doppelter Dosis 68%); Zoon und Mali (Holland) 1940 96%, 1945 50%; Irmish (England) 1946 58,6%; Nørgaard (skandinavische Länder) 1944—1946 60—65%; Bohnstedt 1946 20% (Albucid); Beek (Holland) 1943 84%, 1947 50%; Hussels 1947 68%; Hrubon (Tschechoslowakei) 1947 99%(!); Mauss (Calcutta) 1947 77%; Stam (Holland) 1947 40%.

7. Ursache der Sulfonamidversager

Warum reagiert nun die eine Gonorrhoe auf Sulfonamide so gut (Schnellheilung), die andere schlechter (relative Versager), eine weitere überhaupt nicht? (Totalversager.) Welches war die Ursache des bemerkenswerten Nachlassens der Wirkung der Sulfonamide bei der Gonorrhoe überhaupt? — Von Anfang an standen zwei Auffassungen gegenüber. Die eine vertrat den Standpunkt, daß die Ursache des Versagens überwiegend in individuellen Faktoren, also im menschlichen Organismus zu suchen sei. Die andere Auffassung erblickte die Ursache der Sulfonamidresistenz in der Eigenart der Gonokokken (Schreus, Felke 1939b). Wir wissen heute, daß sich letztere Deutung als richtig erwiesen hat.

a) Organismische Faktoren

Auf Grund der unterschiedlichen Heilerfolge bei der frischen und der chronischen Gonorrhoe, wie sie vorwiegend in der Diseptalära, gelegentlich — wenn auch in geringerem Umfang — bei späteren Präparaten (Cibazol, Miescher) gesehen wurden — wir erwähnten diese Angabe bereits bei der Diskussion um den günstigsten zeitlichen Einsatz der Sulfonamide — suchte man zunächst eine *immunbiologische Erklärung des Versagerproblems*. Die Behandlungsergebnisse bei der chronischen Gonorrhoe seien deswegen besser, weil zur Vervollständigung des Heileffektes eine Mitarbeit des Organismus notwendig sei, deren Entwicklung in der Regel eine gewisse Zeit erfordere (Felke 1939a). In dieser Zeit komme es zu einer Anreicherung und Aktivierung der organismischen Abwehrkräfte, mit deren Hilfe dann — je nach ihrer immunbiologischen Aktivität — gegebenenfalls die Vernichtung der durch die Chemotherapie vorgeschädigten Erreger erfolgen könne. So fanden Wilde und Krohne, Gertler, Schramm und Wezel, Hartung, daß die Heilungsquote derjenigen Patientengruppe besser war, bei der die Go-KBR vor Beginn der Behandlung bereits positiv war. Dies gilt nach Wilde und Krohne allerdings nur für die primär, nicht künstlich erzielte positive Gonorrhoe-KBR, da die durch Gonorrhoe-Vaccination erzielte positive Gonorrhoe-KBR für eine spezifische Steigerung der Abwehrkräfte nicht beweisend sei. Denn die positive Gonorrhoe-KBR eines nicht vaccinierten Gonorrhoikers sei mit der beim Gonorrhoiker durch Vaccination erzielten nicht vergleichbar. Allerdings konnten diese Relationen von den meisten anderen Untersuchern nicht gefunden werden (Bruder, Dahlenburg, Hämel und Link, Krehnke, Memmesheimer, Hopf, Schubert, Volavsek, Vonkennel, Wezel, Kisel). Die Bedeutung der mit der Komplementbindung nachweisbaren Stoffe kann indessen schon deswegen nicht allzugroß sein, weil die Gonorrhoe-KBR bei Schnellheilungen frischer Gonorrhoe ja überhaupt nicht positiv wird.

Auch die Frage, ob es durch die Sulfonamide zu einer *Steigerung des Phagocytosevorganges* komme, konnte nicht mit Sicherheit geklärt werden (Zenner u. v. Rom, Neufeld und Bär).

Die Untersuchungen über die *Beeinflussung der Blutkörperchensenkungsgeschwindigkeit und des Blutbildes* durch die Sulfonamidbehandlung erbrachten keine einheitlichen Ergebnisse über die Beziehungen zwischen diesen Veränderungen und den Ergebnissen der chemotherapeutischen Behandlung (Altmeyer, Geller, Grauert, Löhe und Wawersig, Wilde u. Krohne, Argenziano).

Auch die verschieden stark ausgebildete *gonocide Kraft des menschlichen Serums* — sie ist unabhängig von den Befunden bei der Gonorrhoe-KBR — könnte für die unterschiedlichen Behandlungsergebnisse von Bedeutung sein. Diese gonokokkentötende Wirkung ist im Serum normaler Menschen schwach, erhöht sich aber, wenn eine Gonorrhoe länger als 1—2 Wochen dauert und kann bis zu 9 Monaten nach Aufhören der Infektion andauern, (Giorgio 1938, Wirkberg 1939). Miescher fand sogar erhebliche Unterschiede zwischen den einzelnen Seren, und zwar fast durchweg einen erhöhten antibakteriellen Titer der Seren in Erfolgsfällen und eine zunehmende Seroresistenz der Gonokokkenstämme bei Versagern.

Daß die Zunahme der Sulfonamidversager bei Gonorrhoe durch *Nachlassen der Abwehrkräfte* bedingt sein sollte, wurde besonders während des Krieges mit der Mangelernährung usw. betont. Schon im Hinblick auf die Versagerzunahme in der Schweiz und in Schweden schien diese Auffassung abwegig. Immerhin berichtet SCHUERMANN, daß in einem Lazarett die gonorrhoekranken Soldaten mit Hühnchen gepäppelt wurden, um ihre Abwehrkraft zur Überwindung der hohen Versagerzahl zu heben. Ferner war, da die gehäufte Zahl der Rezidive in die Wintermonate fiel, in besonderem Maße an eine Verminderung des Vitamins C gedacht worden, die sich auch feststellen ließ (SCHREUS). Allein auch durch die gleichzeitige Verabfolgung von Vitamin C war eine Verbesserung der Resultate nicht herbeizuführen (LÖHE).

Auch die *Bedeutung des Sulfonamid-Blutspiegels* für die Entstehung der Versager wurde diskutiert. Seine Höhe hängt einerseits von den Resorptionsverhältnissen im Magen-Darmtrakt ab, die gerade beim Sulfathiazol noch mehr als bei den Sulfapyridin- und anderen Sulfonamidabkömmlingen eine größere Variabilität insofern zeigen, als bei gleichen peroral gegebenen Mengen die Höhe des Blutspiegels schwankt und nicht analog der eingenommenen Menge geht. Er ist andererseits durch die individuellen Ausscheidungsverhältnisse bei den einzelnen Präparaten und Patienten mitbestimmt, die nun zu einem verschieden schnellen Absinken des Blutspiegels führen. (Halbwertzeit nach DOST.) Ohne hier auf pharmakologische Einzelheiten einzugehen, kann ganz allgemein gesagt werden, daß einerseits Heilungen mit niedrigen Blutspiegelwerten erzielt werden können, andererseits Versager mit hohen Werten vorkommen, daß nach MIESCHER eine höhere Konzentration des Mittels im Blutspiegel nicht unbedingt eine bessere Wirkung bedeutet, im allgemeinen also keine Korrelation zwischen Blutspiegel und Erfolg oder Mißerfolg der Sulfonamidbehandlung der Gonorrhoe besteht.

Ebenso war erwogen worden, ob *örtliche Komplikationen* als Ursache der Versager in Frage kämen, wie dies von ELSNER, MORSCHHÄUSER, WAGNER, FISCHER u. a. angenommen wurde. FELKE hatte in diesem Zusammenhang auf den sog. Hohlraumeffekt hingewiesen (schlechtere Durchblutung, Vorkommen interferrierender p-Aminobenzoesäure im Eiter, in abgekapselten Herden, Pseudoabscessen und paraurethralen Gängen). SCHUERMANN konnte indessen zeigen, daß bei mit Sulfonamiden nicht vorbehandelten Gonorrhoe-Kranken die Epididymitis 1941—1943 ausgezeichnet auf Sulfonamide reagierte, daß die bei Sulfonamidversagern sich später einstellende Epididymitis auf erneute Sulfonamidbehandlung aber nicht ansprach. Offenbar ist nach seiner Ansicht der Fehler gemacht worden, *nach* gescheiterter Sulfonamidbehandlung bestehende Komplikationen als Ursache des Scheiterns anzusehen, anstatt von den komplizierten Fällen *vor* der Behandlung auszugehen. Auch die Tatsache des allgemeinen Absinkens der Sulfonamidwirkung auf den Tripper spricht gegen die überragende Bedeutung örtlicher Komplikationen für die Versagerentstehung, da dann ja der Tripper zunehmend komplizierter verlaufen müßte.

Ein gewisser Hinweis auf einen *organismischen (Teil-) Faktor* beim Nachlassen der Sulfonamidbehandlung ergibt sich aus dem von SCHREUS, LÖHE und BRETT, SCHUERMANN nachgewiesenen, jahreszeitlich bedingten Schwankungen (Gipfelbildung Juni/Juli — Tiefstand April/Oktober) des Prozentsatzes der Schnellheilungen. Hier wäre pathogenetisch in erster Linie an eine durch Klimafaktoren ausgelöste Änderung der peripheren Durchblutung (GOTTRON, GRÜTZ, VONKENNEL) als Ursache der veränderten Reaktionsweise und damit des wechselnden Erfolges der Chemotherapie zu denken.

Daß dagegen die *Gewöhnung des Organismus* an Sulfonamide zur Erklärung der Sulfonamidversager nicht in Frage kommt, konnte von SCHUERMANN an 200 Kranken mit wiederholter Tripperansteckung (bis zu 4mal) durch verschiedene Partnerinnen nachgewiesen werden. Er konnte — ebenso wie die Klinik Miescher — nachweisen, daß die 2., 3., 4. Gonorrhoe bei Sulfonamidbehandlung derselben Kranken keine höhere Versagerzahlen als bei der ersten sulfonamidbehandelten Gonorrhoe aufweist. Auch die statistische Auswertung des Patientengutes zusammen mit von SCHELLING ergab keinen Anhalt für die Existenz von Versagertypen auf Grund besonderer örtlicher oder allgemeiner Verhältnisse des menschlichen Organismus.

b) Empfindlichkeitsabnahme der Erreger

Die Zunahme der Sulfonamidversager bei der Gonorrhoe war also weder durch irgendwelche Immunitätsvorgänge noch durch irgendwelche sonstigen Besonderheiten des menschlichen Organismus zu erklären. Damit gewann die andere Möglichkeit, daß nämlich irgendwelche im Erreger selbst begründete Besonderheiten für die Versagerentstehung verantwortlich sein könnten an Wahrscheinlichkeit, zumal sich während der chemotherapeutischen Behandlung bestimmte Untersuchungsergebnisse fanden, die eigentlich nur durch im Erreger liegende Veränderungen bedingt sein konnten. Schon kurz nach Einführung der Sulfonamide hatte FELKE bei seinen kulturellen Untersuchungen auffällige Differenzen in der Empfindlichkeit der Gonokokken gegenüber Sulfonamiden und eine gewisse Übereinstimmung zwischen der Empfindlichkeit in vitro und dem klinischen Erfolg festgestellt. Er hatte sogar damals schon vorgeschlagen, die Testung der von den Patienten gewonnenen Gonokokkenstämme als Leitfaden für die einzuleitende Chemotherapie zu benutzen. Es sollten damit — besonders nach Ausarbeitung der Methodik durch HAGERMANN — auf Grund der bei der in vitro-Testung gefundenen Empfindlichkeit des Erregers die chemotherapeutische Prognose der Gonorrhoe und die dem Einzelfall angepaßte Dosierung ermittelt werden. Auch die späteren Ergebnisse der Testmethode sprachen für eine durch den Erreger bedingte Empfindlichkeitsänderung als Ursache der Versagerzunahme. Konnte er doch durch vergleichende kulturelle Untersuchungen der Chemoresistenz in den Jahren 1938 und 1944 nachweisen, daß in dieser Zeit die hochresistenten Gonokokkenstämme fünfmal häufiger geworden waren bzw. die empfindlichen Stämme ebenso stark abgenommen hatten (FELKE, SCHMIDT, HAXTHAUSEN, HAGERMANN, REYMANN, BRETT, MÜHLENS, KAI SHMITH).

Auch die *gruppenmedizinischen Untersuchungen*, die als erste von SCHUERMANN in größerem Umfang durchgeführt wurden, ließen erkennen, daß dem infizierenden Gonokokkenstamm für das Schicksal der Gonorrhoe bei der Sulfonamidbehandlung eine entscheidende Bedeutung zukommt. Er hatte an 100 derartigen Serien beobachtet, daß alle von derselben Partnerin infizierten Männer (bis zu sechs) in gleicher oder ähnlicher Weise reagierten, daß also dem betreffenden Partnergonokokkenstamm eine ihm weitgehend eigentümliche Sulfonamidansprechbarkeit zukommt. Zu den gleichen Ergebnissen kamen auch FELKE, STORCK und DRACK, ROSE und MIDANA. Die statistische Auswertung des Materials von SCHUERMANN durch VON SCHELLING bestätigte die wesentliche Bedeutung der Sulfonamidempfindlichkeit des erworbenen Gonokokkenstammes für das Behandlungsergebnis, da das Verhältnis Gonokokkenstamm zu Organismus bezüglich der Bedeutung für Erfolg oder Mißerfolg der Chemotherapie des Trippers auf 2—5:1 berechnet wurde. Umgekehrt fand SCHUERMANN, daß bei wiederholter Sulfonamidbehandlung des gleichen Individuums bei der 1., 2., 3., 4. usw. Gonorrhoe Versager und Schnellheilungen beim gleichen Menschen nacheinander zu beobachten waren. Es ergab sich somit, daß *bei Infektion verschiedener Individuen durch den gleichen Erregerstamm das Schicksal der Gonorrhoe das gleiche, bei mehrmaliger Infektion des gleichen Individuums durch verschiedene Stämme jeweils verschieden war.* Damit war bewiesen, daß der erworbene Gonokokkenstamm in seiner Sulfonamidempfindlichkeit für das Gelingen oder Versagen der

Chemotherapie von entscheidender Bedeutung war, daß also ganz überwiegend die Sulfonamidresistenz der Erreger für die Zunahme der Versager verantwortlich gemacht werden mußte.

In der gleichen Weise muß auch — wie SCHUERMANN auf Grund seiner ausgedehnten Erhebungen nachweisen konnte — die sog. *regionäre Verschiedenheit* der Sulfonamiderfolge (MIESCHER, LÖHE) gedeutet werden. Es war zunächst unverständlich, daß bei gleicher Behandlung die Ergebnisse an verschiedenen Orten so außerordentlich voneinander abwichen. Bei der Analyse eines großen Krankengutes fiel SCHUERMANN schon 1943 eine weit über dem eigenen Durchschnitt liegende Erfolgsziffer bei einer Gruppe von Kranken auf, die sich in einem anderen geographischen Raum angesteckt hatten und er vermutete schon damals, daß die entscheidende Ursache hierfür nur der erworbene Erreger sein könne, dessen Sulfonamidfestigung an verschiedenen Orten verschieden weit fortgeschritten sei. Diese Anschauung konnte SCHUERMANN an Hand von weiterem, aufschlußreichem Material ergänzen und bestätigen. Er fand unter anderem Januar—April 1944 in Westeuropa eine Heilungsziffer von 47%, in Osteuropa dagegen unter den gleichen Bedingungen vom Juni—August 1944 eine solche von 84%. Vergleichende Untersuchungen zwischen den Heilerfolgen in den Gebieten, in denen sich die betreffenden Patienten infiziert hatten und denen, in denen sie behandelt worden waren, ergaben, daß für die durchschnittliche Bewertung der Sulfonamidansprechbarkeit der Gonorrhoe nicht der Ort der Behandlung, sondern der Ort der Infektion entscheidend ist. Die „regionäre Verschiedenheit" wird somit nicht durch Klima, Ernährung und sonstige Umweltbedingungen des Kranken während der Sulfonamidbehandlung der Gonorrhoe hervorgerufen und kaum durch die Person des Kranken. Die regionäre Verschiedenheit liegt vorwiegend in der regionär verschiedenen Eigenart der erworbenen Gonokokken (Sulfonamidempfindlichkeit und -resistenz) begründet. Die empfindlichen Gonokokkenstämme wurden im Laufe der Jahre mehr und mehr ausgerottet, während die resistenten immer mehr zunahmen (Verschiebung des Gonokokkenspektrums nach MIESCHER).

In welcher Weise war nun die Änderung der Sulfonamidempfindlichkeit der Erreger als Ursache der Zunahme der Sulfonamidversager zu erklären? Beruhten diese auf einer Gewöhnung, also Anpassung der Gonokokken an Sulfonamide (= sekundäre Resistenz) und damit auf einer Vererbung dieser erworbenen Eigenschaften im Sinne LAMARCKs oder war sie durch eine Selektionierung resistenter Gonokokkenstämme (= primäre Resistenz) im Sinne DARWINs bedingt? Dieses im wesentlichen genetische Problem (LÜERS) ist bisher nicht mit Sicherheit gelöst, wenn auch die meisten Autoren heute wohl annehmen, daß bei der Sulfonamidversagerzunahme eine Selektionierung die Hauptrolle gespielt hat. Dafür sprechen einmal ähnliche Beispiele in der Biologie (Chemoresistenz gegenüber Insecticiden, Industriemelanismus der Schmetterlinge), bei denen eine unabhängig von der einwirkenden Noxe auftretende Mutante sich wegen ihres relativen Selektionsvorteils so stark vermehrt, daß der Ausgangstyp verdrängt wurde. Auf Grund dieser genetischen Parallelen, denen freilich keine unbedingte Beweiskraft zukommt, sowie der außerordentlich zahlreichen experimentellen Untersuchungen (FELKE, K. SHMITH: Nachweis primär resistenter Gonokokkenstämme; WILDFÜHR: Kulturelle Trennung verschieden resistenter Varianten aus der Gonokokkenpopulation eines Individuums) und klinische Beobachtungen (MIESCHER, LÖHE, BRUENS u. a.) kann als zutreffend unterstellt werden, daß jede Gonokokkenpopulation aus einem vermutlich durch ständige Spontanmutationen unterhaltenem Gemisch verschieden sulfonamidempfindlicher Gonokokken besteht. Dabei ist die Variationsbreite dieser Sulfonamidempfindlichkeit mit

1:< 10^3 außerordentlich groß. Ganz überwiegend dürfte nun unter der Sulfonamidbehandlung eine Selektionierung resistenter Gonokokken stattgefunden haben, die — was das Entscheidende ist — nicht durch körpereigene Abwehrkräfte vernichtet, sondern weitergegeben werden, so daß die schließlich erreichte Sulfonamidresistenz bei Übertragung auf ein anderes Individuum in der Regel erhalten bleibt. Hingegen scheint kein sicherer Anhalt dafür zu bestehen, daß durch Sulfonamide Mutationen bewirkt wurden oder daß das erörterte Phänomen durch Anpassung der Gonokokken zustande kam. Über die Vorgänge, die im Erreger selbst möglicherweise die Sulfonamidresistenz auslösen, siehe Beitrag KIMMIG und SCHIRREN (Unterschiedliche Affinität zur p-Aminobenzoesäure).

8. Therapeutische Maßnahmen zur Verbesserung der Heilerfolge

Welche *therapeutische Konsequenzen* ergaben sich nun aus der Zunahme der Sulfonamidversager? Als erste Maßnahme wurde zunächst versucht, die absinkenden Erfolgsziffern durch eine *Erhöhung der Dosis* zu kompensieren, was auch eine Zeitlang möglich war. So hat SCHUERMANN einige Zeit 80—100 Sulfathiazoltabletten in 4—5 Tagen mit gutem Erfolg geben können, bis auch diese Dosierung wieder zwecklos war. Es war gewissermaßen zu einem Wettlauf zwischen der Resistenzzunahme der Gonokokken und der notwendigen Erhöhung der Dosis gekommen. MIESCHER verordnete bald Zweitagestöße (zu je 19,0 = 38 Tabletten täglich) ohne dauerhaften Erfolg. Er ging dann zu einer sog. fraktionierten Langstoßtherapie über, um durch die dazwischen geschalteten Pausen eine bessere Verträglichkeit zu erreichen. Er gab täglich 15 Tabletten 3 Tage lang, dann folgte eine Pause von 3 Tagen usw. bis 135 Tabletten in 15 Tagen verabfolgt sind. Er erreichte damit 1945 immerhin noch 85% Heilung. SCHUERMANN konnte aus den Ergebnissen seiner Umfrage ermitteln, daß bei alleiniger Sulfonamidbehandlung der Gonorrhoe zur Heilung eines Kranken Mitte 1941 37,6 Tabletten, zur Zeit der Umfrage (Jahreswende 1944/45) jedoch schon 120,4 Tabletten erforderlich geworden waren. Es war leicht einzusehen, daß eine weitere Erhöhung der Dosis bzw. eine Verlängerung der Zeit der Verabfolgung *allein* für die Zukunft wenig aussichtsreich schien.

Ebenso brachte ein *Wechsel des Präparates* eine Besserung der Erfolge, da einmal der Wechsel vom stets zuerst angewandten Sulfathiazol zu einem anderen Sulfonamid in der Regel nur ein Wechsel auf ein weniger wirksames Sulfonamid sein konnte, und weil zum anderen — wie experimentelle Untersuchungen zeigten — die Abnahme der Empfindlichkeit sich offenbar auf die gesamte Gruppe der wirksamen Sulfonamide bezog (LINK: Die gegen Uliron C erworbene Festigung richtet sich auch gegen Albucid und Cibazol), da diesen allen ja auch der gleiche Wirkungsmechanismus auf die Gonokokken zugrunde lag.

Auch die *Kombinationsbehandlung* nach Art der *Sulfa-Addition* ist versucht worden. Hierbei handelt es sich um Kombinationen verschiedener Vertreter aus einer Verbindungsklasse, wobei eine additive Wirkung auf den Erreger und eine geringere Toxicität des Produktes erzielt werden können (PFLEGER, KNOBLOCH und SCHRAUFSTÄTTER: Prinzip der stärkeren Schädigung des Mikroorganismus durch gleichzeitigen Angriff an verschiedenen Verbindungen bei gleichzeitiger Verringerung der Toxicität durch die Anwendung geringerer Mengen). So stellten sie für die Ausscheidung durch die Niere sicher eine geringere Belastung dar, da jede Einzelkomponente in niedrigerer Sättigung vorhanden ist. Allerdings konnten auch mit diesen Präparaten z. B. Supronal = De Ma (Debenal-Marbadal) bei guter Verträglichkeit kaum bessere Ergebnisse erzielt werden (HAGERMANN, SIKORSKI, HEINKE, KRESSMANN). Daß selbstverständlich auch die *örtliche*

Behandlung, insbesondere bei ambulanten Patienten wieder zusätzlich aufgenommen wurde, ergibt sich aus den Antworten zu der Umfrage von SCHUERMANN, aus denen weiter hervorgeht, daß bei stationärer Behandlung ganz allgemein eine zusätzliche Fieberbehandlung gefordert wird. Diese kombinierte *Fieber-Sulfonamidbehandlung*, wie sie von LÖHE generell gefordert wurde, war zweifellos die sicherste Methode zur Verbesserung der absinkenden Heilerfolge. Als Fiebermittel wurden *Olobintin* 40% (1,0 i.m. mit vom 3. Tag an durchgeführter Sulfathiazolverabfolgung von 20 Tabletten täglich 4 Tage lang), *Pyrifer* (an fünf aufeinanderfolgenden Tagen möglichst täglich Pyrifer I—V) oder *sterilisierte Milch* (6,0—8,0 usw. und vom 2. Tage an gleichzeitig täglich 20 Tabletten Sulfathiazol, insgesamt also 80 Tabletten) in der genannten Reihenfolge am häufigsten benutzt. SCHUERMANN (1947b) konnte mit diesen Methoden unter Bevorzugung des 40%igen Olobintin immer noch über 80% Heilerfolge erzielen. Über ähnlich gute Ergebnisse gegenüber der alleinigen Sulfonamidbehandlung berichten BOHNSTEDT (Albucid allein 20%, mit zusätzlicher Fieberbehandlung 50%, Eleudron, Globucid und Pyrimal mit Fieberbehandlung 75—80%) KELLNER u. KOFLER (Sulfathiazol 1943 61%, mit zusätzlicher Fieberbehandlung — 12 cm^3 Milch oder 40% Olobintin — 90%), STAM (1945 30%, mit Fieberbehandlung 80,5%), SCHIRDUAN (1945 10%, mit Fieber 85,6%), WILDE (1944/45 81,2%, mit Fieber 94,5%), BERNIUS (92%), KRESSMANN (48,4%, mit Fieber 78,5%) u. a.

Auf welche Weise das künstliche Fieber, das Olobintin usw. wirken, war lange Zeit nicht sicher zu klären. Erst durch die Ergebnisse der neueren, endokrinologischen Forschung sind wir in der Lage, die aus den bisherigen Untersuchungsbefunden abgeleiteten Anschauungen über den Wirkungsmechanismus des Olobintin bzw. der gesamten Reizkörpertherapie unter einem gemeinsamen Gesichtspunkt zusammenzufassen. So konnten ZÖLLNER und FUCHS eine vermehrte Sekretion der Nebennierenrindenhormone unter einer Pyriferbehandlung nachweisen und auch BOHNSTEDT fand bei seinen tierexperimentellen Untersuchungen, daß das Olobintin die Tätigkeit der NNR stimuliert und eine progressive Transformation der NNR-Struktur hervorruft. Das Wesen der sog. Umstimmungstherapie beruht demnach auf einer Aktivierung des Reaktionsmechanismus Hypophyse—Nebennierenrinde, wobei zunächst noch die Frage offen bleiben muß, ob eine direkte Anregung der sekretorischen Aktivität der Nebennierenrinde erfolgt oder eine primäre Beeinflussung des HVL (KIEF), die ihrerseits eine Stimulierung der NNR auslöst. Es erscheint aber möglich, daß die fiebererzeugenden Mittel im Sinne eines Stress den Verbrauch von Rindenhormonen steigern und so zur vermehrten ACTH-Ausschüttung führen, wobei der pyrogene Faktor und der die Corticosteroidausscheidung hervorrufende nicht identisch zu sein brauchen. Auf diese Weise würden wohl alle bisher bekannt gewordenen und der Fiebertherapie zugeschriebenen Veränderungen wie die Beeinflussung des RES (KIMMIG, LEVADITI, LETTERER), die Leukocytose (JADASSOHN, LÖHE), die schnelle Beseitigung des eitrigen Charakters der gonorrhoischen Exsudate (FELKE), die mögliche Heilung auch ohne Fieber (SCHIRDUAN), das örtliche Kreislaufgeschehen und die Permeabilität (VONKENNEL, GRÜTZ, GOTTRON, GSELL u. EGGER, SMOLAREK, GERTLER, ROBERT), nervale Einflüsse (DRIESEN u. RUMMEL) sowie zentralnervöse Regulationszentren (MARX) erklärbar sein. Dagegen dürfte eine direkte Schädigung der temperaturempfindlichen Gonokokken durch das Fieber kaum in Frage kommen (WILDE, SCHIRDUAN).

Als weitere Methode zur Überwindung der ansteigenden Versagerquote wurde eine Verstärkung der Abwehrfunktionen des Körpers durch die *aktive Immunisierung* empfohlen (GINSBERGER), wobei nach Versagen der Vorbehandlung (40 bis 50 Tabletten Sulfathiazol) in Abständen von 3—4 Tagen ansteigend, 25, 50,

100, 200, 400 und 800 Millionen Keime intramuskulär verabfolgt wurden. GINSBERGER konnte in einer Anzahl von Fällen allein durch die Immunisierung die Ausheilung erreichen, ohne daß eine weitere Nachbehandlung (etwa ein oder mehrere Sulfonamidstöße) notwendig gewesen wären. Ebenso berichtet REUTER über gute Erfolge mit zusätzlichen (außer lokaler Behandlung mit Silbersalzen und i.m. 40% Terpentininjektion und Sulfonamidgaben), intravenösen Vaccineinjektionen und HOHLFELD empfiehlt eine 4tägige intravenöse Globucid-Tropfinfusion mit zusätzlichen steigenden Arthigondosen.

KRÜGER und LIPFERT schlugen eine kombinierte *Olobintin-Kollargol-Sulfonamidbehandlung* in der Weise vor, daß die Patienten am 1. Tag 2,0 Olobintin forte 40% i.m. erhielten, dann am 3., 4., 5., 6. und 7. Tag je 2, 4, 6, 8, 10 cm^3 Kollargol 2% i.v. und 8,0 Sulfathiazol. Sie erreichten mit dieser Behandlungsweise eine Heilungsziffer von über 95% nach dem 1. Behandlungsstoß (1949). Sie führen den Erfolg auf die Vorstellung zurück, daß die Ablagerung des Kollargols außer im chromaffinen Gewebe auch in den Entzündungsherden und Drüsen erfolge (KOLLER). Dort komme es zu einer Abspaltung von Silberionen. Diese töteten die durch die Olobintininjektion und die Sulfonamide geschädigten Gonokokken ab. Sie sehen den Vorteil ihrer Methode gegenüber einer kombinierten Behandlung mit Fiebermitteln in der enormen Schonung des Kreislaufes und damit des gesamten Organismus.

Über gute Erfolge durch eine zusätzliche Lokalbehandlung mit 2—30% Sulfonamidlösungen berichtet WYSS-CHODAT.

POPOV versuchte eine Steigerung der Abwehrkraft des Organismus durch eine Stimulierung der Schilddrüse, indem er die akuten und die sulfonamidresistenten Gonorrhoe-Fälle ohne Komplikationen 2—4 Tage mit Schilddrüsenpräparaten *(Thyroidin)* vorbehandelt und dann anschließend einen Sulfonamidstoß durchführt. SIRANY versuchte durch zusätzliche *Insulingaben* eine Änderung der Reaktionslage des Körpers (weißes Blutbild, Säurebasengleichgewicht des Blutes, Blutzuckerveränderung) und damit eine Besserung der Ergebnisse durch die Insulinumstimmungstherapie zu erreichen und CHARPY glaubt, die Sulfonamidwirkung bei der Gonorrhoe mit großen Dosen *Vitamin A* und *C* (5 Tage lang 6mal täglich 1—2 g Vitamin C oder 600000 bis 1,8 Mill. E Vitamin A per os durch 4—5 Tage) merklich unterstützen zu können.

HÜLLSTRUNG und BEHM gelang es elektronenoptisch nachgewiesene Strukturänderungen der sulfonamidresistenten Gonokokken in vitro durch Lactoflavin zu beseitigen. Sie versuchten daher, ebenso wie MÜLLER eine *Resensibilisierung der Gonokokken* zu erreichen, um diese wieder für die Sulfonamide ansprechbar zu machen. Sie glaubten, daß sich die Gonokokken, deren Eiweißstoffwechsel durch die Sulfonamide — in dem diese die p-Aminobenzoesäure verdrängen — gestört ist, auf den Zuckerstoffwechsel umgestellt haben und somit weiterhin lebensfähig und von den Sulfonamiden unbeeinflußbar seien. Durch zusätzliche oder vorausgehende Lactoflavingaben könne nun der Zuckerstoffwechsel der Bakterien ebenfalls gestört werden, so daß nach Ausschaltung beider Energiequellen die Bakterien sozusagen ausgehungert würden. Hierzu sei eine mindestens 3tägige Lactoflavinvorbehandlung erforderlich, bevor der Sulfonamidstoß gegeben werden sollte. Gleichzeitig prüften sie unter den gleichen Voraussetzungen die Wirkung des Insulins und erzielten damit ebenfalls gute Heilerfolge (Lactoflavinbehandlung 30%, Insulin 60% Dauerheilung nach Vorbehandlung mit 2 Sulfathiazolstößen und einer zusätzlichen Pyrifer-Cibazol-Kur).

HUDEMANN untersuchte das Verhalten der Sulfonamidempfindlichkeit klinisch resistenter Gonokokkenstämme bei Passagen über Nährböden mit verschiedenem Gehalt an p-Aminobenzoesäure. Es ergab sich, daß hohe p-Aminobenzoesäurekonzentrationen hemmend auf Wachstum und Überempfindlichkeit einwirken, daß aber nach einigen Passagen eine Gewöhnung an vorher schädigende p-Aminobenzoesäurekonzentrationen eintritt. Eine Änderung der Sulfonamidempfindlichkeit resistenter Gonokokken-Stämme konnte weder mit langer Fortzüchtung noch durch Passagen erzielt werden. Dem entsprechen die klinischen Ergebnisse von Mühlens und Wüsthoff, während Klimmer (1946a u. b) eine Erhöhung der Sulfonamidwirkung durch anfängliche Verabfolgung von p-Aminobenzoesäure erreichte.

Daß selbstverständlich auch die *in vitro-Testung* der Erreger des jeweiligen Kranken auf ihre Sulfonamidempfindlichkeit zur Wahl des geeigneten Sulfonamids mit herangezogen wurde, um durch eine gezielte Medikation die Heilerfolge zu verbessern, ist ein bewährtes Verfahren, das erst viel später, in der Ära der Antibiotica allgemein Eingang in die Medizin fand.

Die möglichst *gleichmäßige Verteilung der Sulfonamidgaben*, etwa 3—4stündlich über Tag und Nacht, hat sich als therapeutisch völlig überflüssig erwiesen, so daß die einfache Verabfolgung 3—4mal während des Tages als mindestens ebenbürtig (vielleicht sogar überlegen) gelten kann (Löhe, Gertler).

Insgesamt mag aber hier nochmals festgestellt werden, daß — bevor Penicillin zur Verfügung stand — die zusätzliche Behandlung mit Olobintin 40% und Fiebermitteln im Rahmen einer kombinierten Fieber-Sulfonamidbehandlung die Methode der Wahl war.

9. Feststellung der Heilung der Gonorrhoe

Zur Feststellung der Heilung (Nachbeobachtungszeit, Provokationsmethoden usw.) siehe Beitrag Hämel in diesem Band.

Zum Abschluß dieser Übersicht über die Therapie der Gonorrhoe mit den Sulfonamiden sei nochmals darauf hingewiesen, daß die Gonorrhoe die Infektionskrankheit ist, die weitaus am meisten, gründlichsten und systematischsten bezüglich der Sulfonamidprobleme durchforscht wurde. Daß uns dabei auch viele Einsichten grundsätzlicher Art vermittelt wurden, die der allgemeinen Medizin zugute kommen, dürfte bekannt sein. Damit haben wir Dermatologen unseren Beitrag zur Sulfonamidtherapie gegeben, was der Nobelpreisträger Domagk ja auch wiederholt anerkannt hat.

II. Antibiotica

1. Penicillin

Trotz aller zusätzlicher therapeutischer Maßnahmen ließ die Sulfonamidwirkung überall, vor allem aber in West- und Mitteleuropa immer weiter nach. Die ermutigenden Prognosen über die Möglichkeit einer baldigen restlosen Beseitigung der Gonorrhoe gehörten der Vergangenheit an. Die Behandlung der Gonorrhoe wurde zunehmend schwieriger, eine erfolgreiche Bekämpfung schien in Anbetracht der ansteigenden Morbidität kaum möglich. Da kam es zum zweiten Male innerhalb eines Jahrzehntes erneut zu einer grundlegenden Wandlung, als 1945/46 in diesen Bereichen erstmals das Penicillin zur Behandlung der Gonorrhoe angewandt werden konnte.

Penicillin ist ein Antibioticum, d. h. ein Stoffwechselprodukt von Mikroorganismen, das auf andere Mikroorganismen antagonistisch wirkt. Näheres zur historischen Entwicklung in dem vorhergehenden Beitrag von Kimmig und Schirren, zur Chemie, Pharmakologie und Mikrobiologie in dem Beitrag Meyer-Rohn, „Antibiotica" in Band V/1 dieses Handbuchs.

Die Wirkung des Penicillins auf die Gonorrhoe übertraf alle Erwartungen. Sie läßt sich, ohne zunächst auf nähere Einzelheiten einzugehen an einigen Erfolgszahlen demonstrieren, bei denen in der Übergangszeit die letzten Ergebnisse einer Sulfonamidbehandlung denen einer — in bezug auf die Dosierung noch tastenden Penicillinbehandlung gegenübergestellt sind, so z. B. bei MAUSS, der 1947 nach zwei und mehr Sulfathiazolstößen (22,0/5 Tage) nur 77% Heilerfolge, mit 150000 bis 300000 E Penicillin jedoch 100% Heilung erreichte, JANOUSEK, der 1945 mit Sulfonamiden 44% und anschließend mit 1mal 160000 E 96,25% und nach nochmaliger gleicher Dosis sogar in 99,25% Heilerfolge, HUSSELS, der 1947 mit Sulfonamiden 67% mit 100000 bzw. 200000 E Penicillin in 99,6% Heilung erzielte. Vereinzelt wurde auch — in der ersten Zeit mehr aus Penicillinmangel — eine *kombinierte Penicillin-Sulfonamidbehandlung* durchgeführt, wie etwa von WEBER, der mit einem Stoß von 100000 E Penicillin und 30 g Sulfonamiden 90,9% und einem zweiten gleichen Stoß 96,9% Heilerfolge erzielte, oder BERSANO, der einen kombinierten Zweitagestoß (1. Tag 16 Tabletten = 8 g, 2. Tag 8 Tabletten = 4 g und 100 000 E Penicillin) bei der Gonorrhoebehandlung empfiehlt. Gleichzeitig ergab sich in dieser Übergangszeit die Frage, ob die bisher sulfonamidresistenten Gonokokkenstämme schlechter auf eine Penicillinbehandlung ansprechen als die frischen oder älteren unbehandelten Gonorrhoefälle, da naturgemäß gerade die Sulfonamidversager zuerst einer Penicillinbehandlung zugeführt wurden. SCHUERMANN konnte an seinem Untersuchungsmaterial (4mal 50000 E/89% Heilerfolge) keinen Unterschied für die Penicillinwirkung zwischen frischen und älteren, komplizierten und unkomplizierten, vorbehandelten und nicht vorbehandelten Kranken feststellen, was ja auch nicht zu erwarten ist, da der Wirkungsmechanismus des Penicillins ein anderer als der bei den Sulfanilamiden sein dürfte. VAN STEENBERGEN (32% Sulfonamidversager seines Krankengutes heilten auf 5mal 20000 E = 100000 E zu 100% ab), DUVAL (bei 164 sulfonamidresistenten Fällen führten 5mal 20000 E = 100000 E in 92% der Fälle zum Ziel), FÜLÖP (in 10 sulfonamidresistenten Fällen nach 80000—200000 E 100% Heilung) konnten diese Angaben bestätigen, während allerdings SPERANSKIY von 76 chronischen und mit mehreren Sulfonamidstößen vorbehandelten Patienten nur 40% durch 200000—300000 E Penicillin heilen konnte und selbst nach drei Penicillin-Kuren noch 20 Fälle positiv fand.

a) Beziehungen zwischen Dosierung, Blutspiegelwerten und Heilerfolgen

Bei der Suche nach einer optimalen Behandlung der Gonorrhoe mit Penicillin standen besonders zwei Probleme im Vordergrund:

1. Welche Beziehungen bestehen zwischen der Wirkung des Penicillins und der Höhe der Dosis und damit der Höhe des Blutspiegels, der seinerseits zusätzlich von bestimmten äußeren Faktoren beeinflußt werden kann?

2. Durch welche Form der Dosierung lassen sich bei gleicher Dosis die besseren Erfolge erzielen? Soll die vorgesehene Penicillinmenge in mehreren großen bzw. sogar vielen kleinen Einzeldosen oder in einer einzigen Dosis injiziert werden?

Die Bedeutung der Höhe der Dosis und des Blutspiegels für die Wirkung des Penicillins bei der Gonorrhoe wurde durch die systematischen Untersuchungen von SCHUERMANN und SCHIRDUAN über die Höhe der Heilungsziffer in Abhängigkeit von der Menge eines bestimmten Heilmittels — wir werden bei der Erörterung der Ursache der sog. Penicillinversager nochmals ausführlich auf die Ergebnisse zurückkommen — grundlegend geklärt. Sie applizierten in Wasser gelöstes Penicillin 3stündlich geviertelt intramuskulär und gestalteten die Dosen in geometrischer Progression verschieden (jeweils halbiert oder verdoppelt). Von

100 männlichen Kranken erhielten je 20 Patienten 200000, 100000, 50000, 25000 und 12500 E als Gesamtdosen. Hierbei ergaben sich nun folgende Heilungsziffern:

mit 200000 OE	94%	mit 25000 OE	25%
mit 100000 OE	85%	mit 12500 OE	10%
mit 50000 OE	60%		

Das gleiche Verfahren wurde auf SCHUERMANNs Veranlassung von CZOPMIK durchgeführt, der sogar 400 Patientinnen auf diese Weise bis zur kleinsten Gesamtdosis von 6250 E (4mal 1562 E) behandeln konnte und zu grundsätzlich gleichen Ergebnissen kam. Bei der Eintragung dieser Werte auf logarithmisches Wahrscheinlichkeitspapier ergab die Verbindung der jeweiligen Punkte zwischen 10—94% eine fast gerade Linie, d. h. die Unterschiede zwischen den Kranken bezüglich ihrer Heilbarkeit durch Penicillin entsprechen einer sog. Normalverteilung. Aus diesen Ergebnissen geht einmal hervor, daß *sehr enge, quantitative Beziehungen zwischen der Menge des verabfolgten Penicillins und der Höhe der Heilungsziffer* bestehen. Weiter ergibt sich, daß auch mit sehr niedrigen Dosen, die keineswegs das Postulat eines bestimmten Minimalblutspiegels erfüllen, eine Gonorrhoe geheilt werden kann. Da außerdem entsprechend den Gesetzen der Normalverteilung die Abnahme der Heilungsziffer kontinuierlich erfolgt, ist nirgends ein Knick als Ausdruck eines nunmehr unterschwelligen („kritischen“) Blutspiegels mit plötzlichem Versagen nachweisbar. (Bei weiterer Verkleinerung der Dosis gelang sogar eine Heilung mit 4mal 781 E 3stündlich = 3125 E Gesamtdosis.)

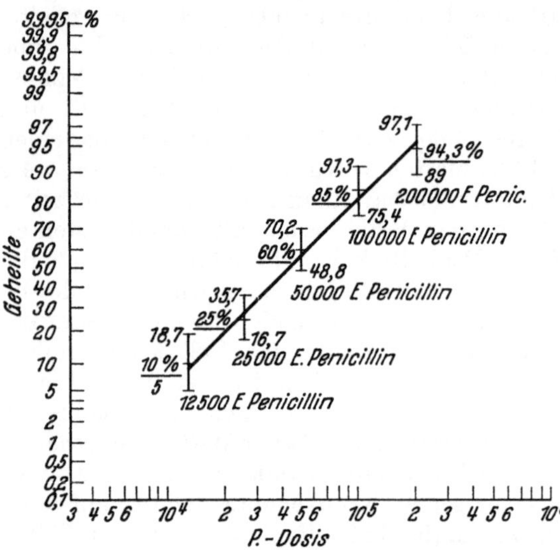

Abb. 1. Graphische Darstellung der quantitativen Beziehungen zwischen verabfolgter Penicillindosis und Höhe der Heilungsziffern. Die unterstrichenen Verhältniszahlen stellen die tatsächlich erzielten Werte dar. Senkrecht darüber und darunter sind die Fehlergrenzen für $K=1$ eingetragen nach den *Mk*-Formeln von R. PRIGGE. [Aus H. SCHUERMANN und M. SCHIRDUAN: Untersuchungen über Fragen der Penicillindosierung. Klin. Wschr. **26**, 526 (1948)]

Für jede Penicillindosis gibt es daher eine Anzahl von Kranken, für die diese Dosis „zu klein“, „angemessen“ oder „zu groß“ ist, d. h., daß es eine Standard-Penicillindosis und in Abhängigkeit davon einen Standard-Dauerpenicillinblutspiegel, deren Überschreiten keinen Vorteil mehr und deren Unterschreiten ein völliges Versagen bedeutet („kritischer Wert“), grundsätzlich nicht gibt. Jede Penicillindosis heilt also diejenigen Kranken, deren „jeweiliges therapeutisches Minimum“ gerade in der Höhe der angewandten Penicillindosis oder darunter liegt, nicht aber die Kranken mit einem höherliegenden therapeutischen Minimum. Das Ganze ist kein Reagensglasversuch nach dem Grundsatz „bestimmter Penicillinblutspiegel von bestimmter Dauer Heilung“, sondern ein Problem der Wahrscheinlichkeitstheorie (SCHUERMANN). Aus diesen Untersuchungen ergibt sich unter anderem, daß bei grundsätzlicher Anerkennung der Bedeutung der Höhe des Blutspiegels für die Erfolgsziffer in einer bestimmten Anzahl von Fällen mit einem von diesen Beziehungen abweichendem Behandlungsergebnis gerechnet werden muß. Die Blutspiegelwerte und die klinischen Heilerfolge werden daher oft nicht übereinstimmen können (Erfolge bei niedrigster Dosierung, Versager bei sehr hohen Dosen möglich), was mit den klinischen Erfahrungen von HENNEBERG, MARTIN u. ROST z. B. übereinstimmt, der bei sog. Penicillinversagern der Gonorrhoe die gleichen Blutspiegelwerte wie bei Geheilten fand und den Mitteilungen von SCHUERMANN (1946a), LANGER und SCHÖNFELD, nach denen bei kleinen Mädchen eine prompte Heilung der Conjunctivitis gonorrhoica eintrat, während die Vulvovaginitis ungeheilt blieb.

Die *Beurteilung der Beziehungen zwischen Dosis, Blutspiegel und Heilerfolg* wird noch dadurch erschwert, daß die Höhe und Dauer des Blutspiegels durch bestimmte, vorwiegend organismisch bedingte Faktoren mitbeeinflußt wird. So weisen z. B. SPRENGER und GOCKELL ausdrücklich darauf hin, daß bei gleichen Voraussetzungen allein schon von Person zu Person eine große und wechselnde Schwankungsbreite hinsichtlich der erzielten Höhe, aber auch bezüglich der Dauer eines wirksamen Blutspiegels gefunden wird. Sie stellten ferner fest, daß eine deutliche Abhängigkeit zwischen dem Lebensalter des Menschen und der Länge, sowie Höhe des Blutspiegels insofern besteht, als die Blutspiegelkurve bei jüngeren Menschen verkürzt erscheint und die Blutspiegelwerte in der 15. bis 24. Std bedeutend niedriger liegen als bei älteren Patienten. Die gleichen Autoren fanden außerdem, daß die Serumkonzentrationen des Penicillins während des Tages rascher absinken als im gleichen Zeitraum während der Nacht.

Sie führen dies auf die verschiedene vegetative Tonuslage des Organismus zwischen Tag und Nacht zurück und schlagen vor, das Penicillin abends zu verabreichen, um damit einen höheren Blutspiegel über längere Zeit zu gewährleisten. LANGE und SEMRAU weisen weiter darauf hin, daß sich die Blutspiegelwerte bei bettlägerigen Patienten anders verhalten als bei Patienten mit körperlicher Bewegung. Im Gegensatz zu bettlägerigen Patienten komme es bei gesunden Versuchspersonen nach einem steilen Anstieg des Penicillinspiegels zu einem fast ebenso steilen Abfall, da Resorption und Ausscheidung offenbar bei körperlicher Bewegung erheblich schneller vor sich gehen, während LANGER keinen Einfluß der körperlichen Anstrengung auf die Blutspiegelwerte fand. Er sah dagegen bei vegetativ Stigmatisierten unregelmäßig sprunghaft verlaufende Blutspiegelkurven. Zusammen mit DAESCHLEIN und WATERSTRAAT konnte er außerdem zeigen, daß der Penicillin-Blutspiegel bei Männern höher ansteigt als bei Frauen und daß selbstverständlich auch Körpergewicht und Größe, d. h. letzten Endes das Blutvolumen, die Penicillin-Blutspiegelkurve beeinflussen, während nach KRAUTWALD sowie LANGER der Penicillin-Blutspiegel und der Gehalt des Urins an Penicillin während eines Trink-Durstversuchs von der aufgenommenen und ausgeschiedenen Flüssigkeitsmenge völlig unabhängig sind.

Die Höhe der Dosis für die einzelne Behandlung schwankt in der Literatur zwischen 50000 E (DYAR: 83% Heilerfolge) und 2,4 Mill. E Benzathin-Penicillin G in einer einzigen Injektion (sog. antibiotische Quarantäne der Gonorrhoe nach SCHAMBERG, KALODNER und LENTZ), wobei die Erfolgsziffern — wie eben bewiesen — bestimmten Gesetzmäßigkeiten (Normalverteilung in Abhängigkeit vom Logarithmus der Dosis nach dem Prinzip der Wahrscheinlichkeitstheorie) unterliegen. Dem entspricht bei einer Penicillindosis von 400000 E eine Heilungsquote von 99,4%, so daß eine Gesamtmenge von 400000 E Penicillin heute noch zur Gonorrhoebehandlung am zweckmäßigsten erscheint, zumal — wie später noch zu besprechen sein wird — die vereinzelten Ungeheilten fast stets durch die zweite Behandlung mit gleicher (oder sogar geringerer!) Dosis geheilt werden.

Um die Bedeutung der Verteilung bestimmter Penicillindosen und damit die zweckmäßigste Dosierung zu klären, ließ SCHUERMANN in einer Serie von

100 Kranken 25000 E und in einer weiteren Serie von 100 Kranken 50000 E als Gesamtdosis, diese jeweils an 20 Kranken in 1, 2, 4, 8, 16 Einzeldosen 3stündlich applizieren.

Tabelle

25000 E Penicillin, Gesamtdosis 3stündlich in	50000 E Penicillin, Gesamtdosis 3stündlich in
1mal 25000 E = 20% Heilung	1mal 50000 E = 35% Heilung
2mal 12000 E = 50% Heilung	2mal 25000 E = 90% Heilung
4mal 6250 E = 80% Heilung	4mal 12500 E = 90% Heilung
8mal 3125 E = 60% Heilung	8mal 6250 E = 95% Heilung
16mal 1562 E = 25% Heilung	16mal 3125 E = 65% Heilung

Die Ergebnisse bestätigen einmal, daß die *Erfolgsziffer eine Funktion der Dosis ist,* da die Heilungsquoten sowohl nach Verabfolgung der Gesamtdosis als auch nach der Applikation mehrerer Einzeldosen bei der Dosis von 50000 E Penicillin höher liegen als bei 25000 E Penicillin. Dann aber geht aus ihnen hervor, daß bei den hier gewählten Mengen die *Verabfolgung in mehreren Einzeldosen günstigere Ergebnisse bringt als die entsprechende Gesamtdosis.* Hierbei spielt offensichtlich die Verteilung bei kleinen Dosen eine größere Rolle als bei höheren Dosen, allerdings führt eine allzu weitgehende Unterteilung jedoch wieder zu schlechteren Ergebnissen. Denn nach 2mal 12500 E und 8mal 3125 E sind die Ergebnisse besser als nach 1mal 25000 E und 16mal 1562 E, aber nicht so gut wie bei 4mal 6250 E. Von 50000 E als Gesamtdosis ist die Verabfolgung in 2, 4 oder 8 Einzeldosen 3stündlich schon annähernd gleichwertig im Endeffekt und besser als die Ergebnisse nach 1mal 50000 E und 16mal 3125 E. *Größe der Einzeldosis und Dauer der Behandlung können sich offenbar in diesem Bereich gegenseitig weitgehend ersetzen.* Diese Untersuchungen besagen, daß bei niedrigen Gesamtdosen etwa bis 200000 E die Applikation in mehreren Einzeldosen sinnvoll sein und zur Verbesserung der Heilergebnisse beitragen kann. Es seien im folgenden verschiedene Dosierungsschemen aufgeführt, wie sie von den einzelnen Autoren zur Behandlung der Gonorrhoe vorgeschlagen wurden:

12500—20000 E 3stündlich bis zu einer Gesamtmenge von 100000—300000 E; CERNY, 97% Heilerfolge.

15000 E 3stündlich bis zu 100000—200000 E; MONTANARO, GRIECO u. GRIMALDI.

5mal 20000 E = 100000 E; DUVAL 92%, KLEINE-NATROP (später 150000 bzw. 300000 E als 2. Stoß) 100%; SCHOLTZ u. DYAR 98%.

10mal 20000 E = 200000 E; TREGER und STEKLAC 99%.

20000 E 3stündlich = 200000 E; ALGORA 100%.

1mal 30000 E und 6mal 20000 E 2stündlich = 150000 E; FISCHER, GÜNTHER 92%.

5mal 30000 E 2stündlich = 150000 E; LLOYD JONES, MAITLAND und ALLEN 96,01%, FISCHER.

6 Injektionen 2stündlich insgesamt 200000 E; EGYEDI 93%.

10mal 30000 E = 300000 E (ebenso 1mal 300000 E); RAMANNS 100%.

50000 E + 25000 E + 25000 E = 100000 E; COHEN u. CORNBLITH.

3mal 33000 E = 100000 E; COHEN u. CORNBLITH.

5mal 40000 E = 200000 E; FROHN 100%; HADIDA und CHIAPPONI 100%; LAMBERT u. MICHEL, WILDE 95,5%.

3mal 50000 E 2stündlich = 150000 E; JACOBY, OLLSWANG, FREUND u. ROSENTHAL 86—88%.

4mal 50000 E 2 stündlich = 200000 E; Carney u. Barefield-Pendleton 98,9%; Grütz 90,2%; Ravnay 90,6%; Schuermann 91% (1946c); Szold und Zador 95%.

8mal 50000 E 3stündlich = 400000 E; Landysev.

50000 E + 50000 E + 100000 E = 200000 E; Heller 94%.

3mal 40000 E + 80000 E = 200000 E; Heller 96%.

6mal 200000 E 4stündlich = 1200000; Lancellotti 93,3%.

Sog. Zweiphasenbehandlung: 1. Tag 5mal 24000 E 3stündlich, 2. Tag 80000 E = 200000 E; Demjen 97%.

50000 E; Dyar 83%.

75000 E; Dyar 83%.

100000 E, später 6 Injektionen 3stündlich, insgesamt 200000 E; Hajos u. Müller 92,3%.

100000 E; Dyar 91%; Scholtz u. Dyar 71%.

120000 E (später auch 200000/240000 E); Hesse 92,73%.

200000 E; Allan 100%; Barbellion 90%; Beyrakh 96,9%; Fülöp u. Simkovicz 100%; Heller 92%; Polano u. Bonsel 94,5%; Rotter 88% (98,3% bei 2mal 200000 E); Ravnay 90,6% (Öl-Bienenwachs). Sannino 83 bis 85% (2mal 200000 E, 90—92%); Sturm 85,7% (91,1%). Thelen 94,6 % (99,6%).

160000—400000 E; Grieco, Montanaro u. Grimaldi 95%.

100000/300000 E; Konopik 97%.

300000 E; Allan 100%; Beyrakh 96,9%; O'Brien u. Smith 97%; Dallas 97%; Grütz 98%; Kaalund-Jörgensen, Lodin 100%; Ramanns 100%; Wilde 97%.

300000 E täglich 3 Tage lang; Mendell, Wornas u. Foxworthy 100%.

400000 E; Grütz 99,7%; Sannino 100%; Wilde 100%;

500000 E; O'Brien u. Smith 97%.

1000000 E; Lodin (1956b) 98,6%.

2400000 E; Schamberg, Kalodner, Lentz 95%.

b) Depotpenicilline

Aus der Verteilung des Penicillins und der Art seiner Organhaftung (Ercoli, Heite, Irrgang u. v. Fischer 1952a u. b) wie aus der Tatsache, daß das Antibioticum in den Nieren und vor allem in der Leber über einen längeren Zeitraum festgestellt werden kann als im Blut, ergibt sich die Vermutung, daß die therapeutische Wirkung und auch die Dauer der Möglichkeit seines Nachweises im Blut maßgeblich von der Organspeicherung abhängen (Ercoli). Diese ist aber allem Anschein nach abhängig von der zu Beginn der Penicillinzufuhr eintretenden Aufladung und sie gelingt mit anfänglich hohen Dosen und mit Depotpräparaten leichter als auf andere Weise. Eine solche Beeinflussung der Höhe und der Gleichmäßigkeit des Penicillinblutspiegels kann einmal durch die *Verzögerung der Ausscheidung des Penicillins* durch die Niere, dann aber vor allem durch den *Zusatz resorptionsverzögernder Mittel* zu dem zu injizierenden Penicillin versucht werden.

α) Verzögerung der Ausscheidung durch die Niere

Führen wir nach Dost zur Messung der Ausscheidungsverhältnisse den in der chemischen Kinetik gebräuchlichen Begriff der Halbwertzeit ein — der Zeit, innerhalb der nach einmaliger intravenöser Injektion der zu einer beliebigen Zeit bestimmbare Blutspiegel auf die Hälfte abgesunken ist —, so beträgt dieser für das Penicillin 30 min (Albucid 13 Std, Pyrimal 10 Std). Berücksichtigen wir außerdem, daß diese sehr schnelle Ausscheidung zu 60% durch die Niere (30% Galle, 10% Zerstörung im Körper) erfolgt, so ist zu verstehen, daß die — heute wohl nur noch in besonders gelagerten Fällen angewandte — Methode der Nierenblockade als willkommene Möglichkeit zur Erhaltung besonders hoher und langanhaltender Blutspiegelwerte angesehen und auch angewandt wurde.

Für den renalen Anteil der Penicillinausscheidung ist im wesentlichen der Tubulusapparat (aktive Sekretion der Nierentubuli) maßgebend. Eine Verzögerung dieser Ausscheidung kann einmal dadurch erreicht werden, daß gleichzeitig mit der Penicillinzufuhr eine Substanz gegeben wird, die ebenfalls durch die Tubuli ausgeschieden wird. Sie tritt dann, da die maximale Ausscheidung durch die Tubuli von der vorhandenen Gewebsmenge der letzteren abhängt, mit diesem in Konkurrenz und schränkt so die Penicillin-Ausscheidung ein. Hierher gehören z. B. das *Diodrast* (Rammelkamp u. Bradley) sowie die *Paraaminohippursäure* (Beyer), wobei allerdings die erstere Substanz für den klinischen Gebrauch zu toxisch war, während für die letztere die Zufuhr viel zu großer Tagesmengen erforderlich ist (Ragaz).

Das Caronamid (4-Carboxy-phenylmethansulfonamilid), das *Benemid* (p-Di-n-Propylsulphanylbenzoesäure) und schließlich das *Longacid* (p-Carboxy-benzolsulfo-di-u-butylamid) dagegen bewirken eine echte reversible Hemmung der Ausscheidung der durch den Tubulusapparat sezernierten Stoffe, die durch eine Hemmung unbekannter Enzymsysteme der Tubuli-Epithelien bedingt sein soll. Nach Wolf, Legler und Hohenner ist durch die Anwendung genügender Caronamidmengen (20—24 g pro die) eine Nivellierung der Schwankungen und eine Hebung des Gesamtspiegelniveaus um etwa das 4—8fache des ohne Caronamid Erreichbaren möglich. Sie konnten z. B. bei einer täglichen Applikation von 20 g Caronamid — über längere Zeit hinweg — den Penicillin-Spiegel um das 7fache erhöhen (bei 2,4 Mill. E täglich ohne Caronamid 3,84 E cm^3, mit Caronamid 19,2 E cm^3). Es besitzt aber den Nachteil einer schlechteren Verträglichkeit (Erbrechen, Appetitlosigkeit, Schwindel u. ä.) bei seiner klinischen Anwendung. Weniger Nebenwirkungen zeigt offenbar das Benemid, das ebenfalls in Abhängigkeit von der verwandten Dosis eine deutliche Verzögerung der Penicillin-Ausscheidung bei wesentlicher Erhöhung des Penicillin-Blutspiegels bewirkt (Siebert). So konnten Walker und Hunter noch nach 6stündlicher Einnahme von 0,5 über mehr als 40 Tage eine Penicillin-Blutspiegelerhöhung um das 2—4fache feststellen. Ebenso fanden Blaich, Böhmer und Gerlach eine Verzögerung der Ausscheidung und damit eine Erhöhung der Penicillin-Blutspiegelwerte um etwa 50% nach gleichzeitiger peroraler Longacid-Medikation.

β) Zusatz resorptionsverzögernder Mittel

Während die Nierenblockade zur Beeinflussung des Penicillin-Blutspiegels wenig und wohl nur im internen Indikationsbereich angewandt wurde, sind bei der Behandlung der Gonorrhoe mit Penicillin die verschiedensten zusätzlichen *resorptionsverzögernden Maßnahmen und Substanzen* erprobt worden, von denen sich in der Folgezeit einige immer mehr durchsetzen konnten und bis heute bewährt haben.

Schon frühzeitig versuchten Trumper und Thompson durch *Abkühlung der Injektionsstelle* und die dadurch hervorgerufene Verlangsamung der Durchblutung die Resorptionsempfindlichkeit des intramuskulär injizierten Penicillins so zu verzögern, daß bei einmaliger Injektion von 100000 E der Penicillin-Spiegel im Blut die erforderliche Zeit aufrecht erhalten wird. Sie verwendeten zu diesem Zweck einen Eisbeutel, der 2 Std vor der Injektion über der Injektionsstelle angelegt wird und der nach der Einspritzung für 12 Std liegen bleibt, wobei das Verfahren die Vorteile der völligen Schmerzlosigkeit und das Fehlen fremder Substanzen in der Injektionsflüssigkeit in sich vereinigt (GRÜNDIG, NAGELL). CARLINFANTI und MORRA versuchten die Resorption des Penicillins zu verzögern, indem sie proximal der Injektionsstelle für etwa 5 Std eine *Stauung* des Venen- und Lymphstromes empfehlen. Der Stauungsdruck soll sich nach dem Auftreten von schmerzhaften Sensationen in der betreffenden Extremität richten und soll vermindert werden, wenn Schmerzen auftreten. Durch diese Methode glauben die Verfasser die Zahl der Injektionen auf drei zu je 75000 E in 24 Std vermindern zu können. BOAS empfahl die von JENSEN u. KIAER inaugurierte Methode einer Mischung von *Adrenalin* und *Penicillin* zu verwenden. Er löste 200000 E Penicillin in 10 cm³ physiologischer Lösung, gab 0,5 cm³ einer 1‰-Lösung salzsauren Adrenalins hinzu und injizierte die Mischung tief subcutan auf die Vorderfläche des Femurs. Er erzielte mit dieser Methode 98% Heilerfolge. Auch KRÜGER konnte mit der gleichen Methode 94,2% Heilungen erzielen. PIRILÄ und KILPINEN erreichten in zwei vergleichenden Gruppen nach 200000 E Penicillin in einer Dosis ohne Adrenalinzusatz 85%, mit Adrenalinzusatz 93% und wenn die Penicillinmenge mit Adrenalinzusatz in zwei Injektionen zu je 100000 E verabfolgt wurde, sogar 95% Heilerfolge. HOHMANN und KINGMA fanden ebenso wie HAGERMANN nach Adrenalin-Penicillin einen konstanten, den individuellen Schwankungen wesentlich geringer unterworfenen und ausgeglichenen Verlauf des Blutspiegels. Die letzteren Autoren zogen auf Grund ihrer Untersuchungen und Ergebnisse diese Methode dem sog. *Öl-Wachs-Penicillingemisch* vor. Dieses Depotpräparat war das erste industriell hergestellte Depotpräparat und garantierte einen therapeutischen Blutspiegel von 6—12 Std. Es wurde von ROMANSKY und RITTMANN inauguriert und bestand aus einer Suspension aus Penicillinsalzen in Nuß- oder Getreideöl unter Zusatz von 4,8% Bienenwachs. Die meisten üblichen Handelspräparate enthielten in 1 cm³ Emulsion 300000 E suspendiert in Erdnußöl unter Zusatz von 4—6% Bienenwachs. Die Resorption des in der Suspension befindlichen Penicillins wird durch die Zusätze wesentlich verzögert, jedoch haben die Beimischungen den Nachteil, daß sie unerwünschte Nebenwirkungen zeigten, da das Wachs bekanntlich im Körper nicht resorbiert wird, während Ölsuspensionen ohne Bienenwachszusatz nicht den gleichen resorptionsverzögernden Effekt tätigten. Über eingehende klinische, z. T. auch vergleichende Untersuchungen berichten unter anderem BERGMANN, BERSANO BEGEY, DUENAS, HOWELL, MAIRE u. GRAEFLIN, POLANO und BONSEL, RECHTER, SCHREINER, TOSTI und WELLISCH. UROMA benutzte zur Behandlung eine Mischung aus Erdnußöl und Lanettewachs, KAPLAN und STECHUN setzten dem in physiologischer Lösung aufgelösten Penicillin ein aus gleichen Teilen *Lebertran* und *Pfirsichöl* bestehendes Öl zu. ERCOLI u. Mitarb. verwandten eine Aufschwemmung von 300000 E Kalium-Penicillin auf 0,3 mg Adrenalin je cm³ in Sesamöl — das sog. Intracillin — mit dem ESSELIER, KOSZEWSKY und GUNDERSEN einen über 14—24 Std anhaltenden eutherapeutischen Penicillin-Spiegel im Serum nachweisen konnten, während KARZANOW u. a. die Behandlung mit einer Lanolin-Öl-Emulsion durchführten, die mehrere Minuten bis zur Bildung einer gelblichen Cremeemulsion geschüttelt und vor Anwendung im Wasserbad angewärmt werden soll. Sie betonen, daß die protrahierte Penicillin-Anwesenheit im Blutserum bei den Depotpräparaten von der Konsistenz der Emulsion abhängig ist. LOEWE, SABEL u. ALTURE-WEBER, SCHWARTZ und BOGER berichten über ausgezeichnete experimentelle und klinische Ergebnisse bei der Kombination von Penicillin mit *Tween 80* (Sorbitanoleatpolyoxyäthyläther). BARBELLION und SIBOULET, sowie DUREL, RATNER und SIBOULET berichten über ihre

Ergebnisse der Gonorrhoebehandlung mit einer Mischung aus Penicillin mit einer 20—30%igen *Polyvinylpyrrolidone-Lösung*. Eine weitere Methode besteht in der Mischung von 1 cm³ wäßriger Natriumpenicillinlösung (200000 E) mit 1 cm³ reinstem, sterilem *Glycerin*, wovon 2mal täglich im Abstand von 7 Std je 1 cm³ tief subcutan injiziert wird. v. SALMINEN, der diese Behandlung empfiehlt, sieht ihren Vorteil in der Einfachheit, Billigkeit, guten Verträglichkeit und therapeutischen Wirksamkeit (95,4%), wonach die Erfolge ebensogut sind wie diejenigen mit 300000 E Calciumpenicillin in Öl und Bienenwachs (95,6%) bzw. Natriumpenicillin in Wasser mit Adrenalinzusatz (93,8%). MELZER und FRANKL erzielten 95,3% Heilerfolge, wenn sie mit drei intramuskulären Injektionen in 8stündigem Intervall 100000 E verabfolgten, die sie in 15%iger steriler und gereinigter *Gelatine* mit einem Phosphatpuffer (p_H um 4) lösten. GILLISSEN, CARLSON und SECKFORTH fanden, daß Stoffe aus der Gruppe der ionogenen Oberflächenaktiva z. B. das *Laurylalkoholfettsäuresulfonat* sehr gut geeignet sind, die Ausscheidungsgeschwindigkeit des Penicillins zu verringern. Während sich nach Gaben von 400000 E Novocain Penicillin 15—17 Std nach der Injektion im Blutserum noch 0,05—0,06 E Penicillin Procain fanden, ergab der Zusatz von 100 γ L.F. Blutspiegelwerte von 0,14 E pro cm³ 24 Std p.i., etwas über 0,09 27 Std und 0,05 30 Std p.i. Gelegentlich werden sogar eutherapeutische Penicillin-Serumspiegel noch 36 Std p.i. bei gleicher Injektionsdosis festgestellt. Da überdies ein L.F. enthaltendes Präparat leichter in Wasser suspendierbar ist, wird ein Verlust von Penicillin vermieden. PECERSKIJ u. a. erwies sich das *Campolon* als ein brauchbares resorptionsverzögerndes Vehikel für das Penicillin.

DAINOW behandelte 14 Gonorrhoe-Patienten, um eine Verzögerung der Penicillin-Resorption zu erhalten, mit in *Citratblut* gelöstem Penicillin und glaubt, aus der Heilung aller Kranken durch eine einmalige Injektion von 200000 bis 300000 E eine Verzögerung der Resorption des Penicillins unter diesen Lösungsverhältnissen nachweisen zu können. Ebenfalls setzt sich GABRIEL für eine Penicillin-Eigenblut-Depotbehandlung ein. Nach den Angaben von ESPIROSA und CORRIA wird die Tagesdosis (200000—400000 E kristallines Penicillin) in 5 cm³ einer 2%igen Natrium citricum- und 2,7%igen Procain hydrochloricum-Lösung aufgelöst und mit der gleichen Menge Eigenblut 2 min gut geschüttelt, bevor die intramuskuläre Injektion erfolgen soll. Während bei dieser intramuskulären Verabreichung die zeitliche Wirkungsbreite zwischen 5 und 6 Std beträgt, vergrößert sie sich bei der von CZIKELLI angegebenen subcutanen Applikation auf 10—15 Std. Dabei werden abends 200000 E kristallisiertes Penicillin in 2 cm³ einer 2%igen Novocainlösung aufgelöst und 18 cm³ Eigenblut dazu gegeben, 2 min gründlich durchgeschüttelt und an der Außenseite des Oberschenkels injiziert. Über ihre Ergebnisse mit einer Penicillin-Eigenblut-Depotbehandlung berichten unter anderem FROLOV, KAPLAN u. STECHUN, SEBASTIANI, SEFTEL, WIEDMANN. FELDMAN, ZBEROVSKAJA u. GOFMAN injizierten, um die Venenpunktion zu vermeiden, das in 1 cm³ physiologischer Lösung gelöste Penicillin in ein hämorrhagisches Hautgebiet, das durch Aufsetzen von Schröpfköpfen für 15 min hervorgerufen worden war (bei Gonorrhoe einmalige Injektion von 100000 E).

Weitere Untersuchungen zur resorptionsverzögernden Wirkung führte MÜHLENS (1948a) durch. Er verglich die Wirkung verschiedener Emulsionen wie z.B. das Ol. paraff. mit Cholesterin, Ol. paraff. mit Eucerin, Ol. olivarum mit Tylose-Schleim, Ol. jecoris aselli mit Tyloseschleim, Gelatina alba mit Glycerin und Aqua dest., wobei er Resorptionsverzögerungen von 3—8 Std erzielte. Die besten Ergebnisse wurden bei Verwendung einer Mischung von *Tyloseschleim mit pflanzlichen Ölen* gesehen. Bei Injektionen von 200000 E in Pflanzenöl und Tyloseschleim (8—10 cm^3) ließ sich eine Wirkungsdauer von etwa 8 Std erreichen. Eine weitere Entwicklung brachte dann das *Depomulgan*, ein Alkylester gradzahliger Fettsäuren in physiologisch indifferenten, öligen Lösungsmitteln. Hierbei wurden je 100000 E in 0,5 cm^3 Aqua bidest. gelöst. Dann wurden die Depomulgan-ampullen ein wenig erwärmt, das Depomulgan und die Penicillinlösung gut durchschüttelt und die hellgelbe Emulsion sofort injiziert (DORNER, JOHNE, HASSELMANN, JOHNE, LEGLER u. HEINRICH, BERGMANN), wobei allerdings oft eine erhebliche Schmerzhaftigkeit der gesamten Glutaealmuskeln, sowie länger anhaltende Infiltrate in der Gesäßmuskulatur auffielen (VELTMAN). Die fortschreitende Entwicklung und weitgehende Aufklärung der Penicillin-Konstitutionsformel führte zu einer Vielzahl von Produkten, die sich durch Komplexverbindungen (*Penicillin-Proteinkomplex* nach CHOW u. McKEE), Veresterungen (Methyl-, Äthyl-, K-Butyl- und Benzylester des Penicillins durch MEYER, HOBBY, CHAFFAE, DAWSON) und schwer lösliche Penicillin-Salze gewinnen ließen. Bei der bekannten Empfindlichkeit des Penicillin-Moleküls gegenüber Metallkatalysatoren war es bemerkenswert, daß Schwermetallsalze des Penicillins in ihrer antibiotischen Kraft voll wirksam sind (*Silbersalz:* MONASH; *Quecksilber-Penicillinat, Eisen-Penicillinat* „Ferricillin": ISLER, JADASSOHN, BOYMOND). Auch unlösliche, organische Penicillin-Salze wurden in vivo reaktiviert (*Brillantgrün-Penicillinat, organisches Chininsalz des Penicillins* in wäßriger Suspension: RÖCKL, DESTOUCHES, DECARIS, VELU, KARATCHENZEFF u. a.; *Ephedrinsalz des Penicillin G:* GRÜNBERG, RANDALL, SCHNITZER).

Einen entscheidenden Fortschritt bei der Herstellung von Penicillin-Depotpräparaten bedeutete die Versalzung des krystallinen Penicillin G mit dem Lokalanaestheticum Procain (= Novocain). Ausschlaggebend für die therapeutische Verwendung des *Procain-Penicillins* war neben der auffallend guten Resorptionsverzögerung seine geringe Toxicität. Es stellt heute das zumeist verwandte Depot-Penicillin dar, wobei sich die einzelnen Handelsformen im wesentlichen nur durch die Art ihrer Vehikel unterscheiden. Nach DORNER (1950a) lassen sich zwei große Gruppen von Depot-Penicillin unterscheiden. Bei der einen handelt es sich um das trockene Procain-Penicillin G-Salz, das erst vor der therapeutischen Anwendung mit Aqua bidest. zu suspendieren ist, während die andere Gruppe ein in Öl bereits suspendiertes spritzfertiges Produkt darstellt:

Wassersuspendierbare Depotpenicilline sind in zwei Ausfertigungsformen erhältlich:

1. Als weißes, trockenes krystallinisches Penicillin-Procainpulver, das erst vor der therapeutischen Anwendung in Wasser aufgeschwemmt wird.

2. Als spritzfertiges, bereits suspendiertes und fein dispergiertes Produkt.

Außerdem enthalten die heutigen Procain-Penicillin-Präparate einen hydrophilen Dispergator (z. B. Tylose), der teilweise auch in Form des sog. Lösungsmittels der Packung beigegeben wird. Fast alle Depot-Penicilline dieser Gruppe stellten ein Kombinationspräparat von Procain.-G. mit dem wasserlöslichen, leicht resorbierbaren Natrium-Kalium oder Calcium-Penicillinsalz im Verhältnis 1:3 oder 2,25:0,75 dar. Einem derartigen Penicillin-Gemisch wird deshalb der Vorzug gegeben, weil die rasche Resorption des ungebundenen Penicillins zu einer erwünschten hohen Penicillin-Anfangskonzentration führt. Die therapeutische Überlegenheit solcher Präparate gegenüber reinen Procain-Penicillinsalzen kann man wissenschaftlich wohl damit erklären, daß durch eine Konzentrationssteigerung die typische Latenzphase des Penicillins zwar nicht überbrückt, aber wesentlich verkürzt und dadurch der Wirkungseintritt des Antibioticums schneller herbeigeführt wird.

Bei der zweiten Gruppe enthält das Depot-Penicillin neben dem Penicillin eine Beimengung resorptionsverzögernd wirkender öliger Vehikel, sowie einen Zusatz von 2% Aluminiummonostearat. Außerdem spielt bei diesen öligen Penicillinen die Penicillin-Teilchengröße eine bedeutende Rolle für die Resorptionsverzögerung. Als ölige Vehikel kommen ausschließlich Sesam-, Oliven- und in letzter Zeit vor allem Arachisöle zur Verwendung. Das Aluminiummonostearat wird heute allen Präparaten in einer Konzentration von 2% zugesetzt. Die Partikelgröße des Penicillin besitzt nach ROMANSKY, DOWLING, SULLIVAN u. a. einen erheblichen Einfluß auf die Penicillin-Resorptionsverzögerung, da erst die Herabsetzung der Penicillin-Teilchengröße von etwa 50 μ auf 1—5 μ die erstrebte Resorptionsverzögerung von 3—4 Tagen herbeiführt. Zur Resorptionsverzögerung wassersuspendierbarer Depot-Penicilline kann gesagt werden, daß nach Verabreichung einer Einzeldosis von 300000—400000 E ein eutherapeutischer Penicillin-Serumspiegel mit Sicherheit über 12 Std vorhanden ist. Bei einzelnen Präparaten lassen sich auch noch nach 24 Std Werte von 0,03 E/cm^3 nachweisen. Die mit Kombinationspräparaten von Procain-Penicillin und ungebundenem Penicillin erreichte hohe Anfangskonzentration fällt bei einer Resorptionsverzögerung von 12—20 Std relativ rasch auf Werte zwischen 0,5—0,1 E/cm^3. Eine Dosierungssteigerung kommt vor allem in einer Erhöhung der Penicillin-Konzentration innerhalb der ersten 10 Std nach der Injektion zum Ausdruck. Alle sog. öligen Depot-Penicilline führen nach Injektion von 300000 E mit Sicherheit zu einem biologischen Blutspiegel von 24—36 Std. Bei einzelnen Präparaten sind noch nach 48 Std ausreichende therapeutische Werte im Serum vorhanden (DORNER 1950b). Ergänzende Einzelheiten und Behandlungsergebnisse hierzu siehe unter anderem bei DOWDESWELL (mit Eigenblutzusatz), JOHNE, SEMENOV (1956a) (0,25%ige Novocainlösung oder 10%ige Analginlösung + 0,5%ige Novocainlösung), TEMKIN (mit Citrat-Eigenblutzusatz), VONKENNEL und SIEBERT, YOUNG, ANDREWS u. MONTGOMERY, WELCH, RANDALL, PRICE und HENDRICKS (Zugabe eines pektinbehandelten kristallinen Kaliumpenicillins), SPRENGER u. GOCKELL, MICHOT (als zusätzliches Resorptionsverzögerungsmittel Subtosan), LÖSSL, JOHNE und LEGLER, HOGAN, JOHNWICK, HANCHETT, HARB und ADAR, GIORGIO, BONFELD, DIMMLING und STROMEYER.

Da sich aber auf Grund des positiven Ausfalls der epicutanen Läppchenteste herausstellte, daß die im Rahmen der Penicillin-Nebenwirkungen auftretenden allergischen Reaktionen (Allergiequote 5—7% bei injizierten, inhalierten oder instillierten Präparaten nach VONKENNEL) auf das Lokalanaestheticum Procain als Allergie auslösendes Agens (VONKENNEL, MARCHIONINI und RÖCKL) zurückgeführt werden mußten, wurde in neuerer Zeit als Depotpenicillin das procainfreie Benzathine-Penicillin (NN-Dibenzyläthylendiamin-Penicillin) eingeführt. Jedoch lagen die Blutspiegelwerte verglichen mit dem Procain-Penicillin wesentlich niedriger, wenn sie auch über einen bedeutend längeren Zeitraum (5—10 Tage) nachgewiesen werden konnten. Haltbarkeit und Toxicität zeigten keinen Unterschied gegenüber dem Procain-Penicillin (ELIAS, PRICE u. MERRION, HOOKINGS u. GRAVES), dagegen trat am Orte der i.m. Injektion mitunter eine bis zu mehreren Tagen dauernde Schmerzhaftigkeit auf, deren Milderung man durch den Zusatz halogenisierter Glucocorticoide zu erreichen suchte (SCHREIER, HOCKETT und SEAL). Die Kombination zwischen Procain-Penicillin und Dibenzyläthylendiamin-Penicillin G vereinigt in sich die Vorteile der schnelleren Herbeiführung eines therapeutisch wirksamen und außergewöhnlich lange Zeit anhaltenden Blutspiegels, sowie einer guten anaesthetischen Wirkung (THAESLER). Damit aber wurde gerade auf den Vorteil des procainfreien Penicillins — die geringere Sensibilisierungsquote (nach O'BRIEN u. SMITH) wieder verzichtet. Schon frühzeitig war daher von BRETT und DORNER (1951) vorgeschlagen worden, das Procain-Gemisch durch ein Antihistamin-Penicillin-Gemisch zu ersetzen, um durch Anwendung beider Medikamente eine bessere klinische Verträglichkeit zu erreichen, zumal die Antihistaminica sich auch hinsichtlich der Resorptionsverzögerung überlegen erwiesen. Es folgten die Untersuchungen von SIMON, der 1237 Patienten mit Penicillin G in Kombination mit 1% Pyribenzamin behandelte und auf diese Weise die allergischen Hautreaktionen auf 0,24% herabdrücken konnte (Hypoallergische Penicilline). MÜCKTER, JANSEN, SOUS KRÜPE, QUAST u. KELLER inangurierten dann 1954 ein echtes Antihistamin-Penicillin mit guten Depoteffekten, bei dem es sich um das Salz aus Penicillin G und dem Antihistaminicum 1-p-Chlorbenzyl-pyrrolidyl-methyl-benzimidazol (SCHULEMANN und FRIEBEL, KIMMIG, ZIERZ u. GREITHER) handelt und dessen erste klinische Erprobung durch VONKENNEL, SCHMIDT und WINTER, AHNEFELD, WALTHER, GOLLNICK (1957b) erfolgte. Danach ergaben die experimentelle und klinische Prüfung der procainfreien Antihistamin-Penicilline neben der Ausschaltung der Procain Allergie einen gegenüber Procain-Penicillin eindeutig überlegenen Depoteffekt, der bei den höher dosierten Präparaten (1 Mega) besonders ausgeprägt ist.

c) Applikationsformen

Als geeignetste *Applikationsform* hat sich im allgemeinen bei der Behandlung der Gonorrhoe die *intramuskuläre* Injektion durchgesetzt und bewährt. Es hat indessen, besonders in den ersten Jahren der Penicillinära, in denen das Penicillin in kurzen Zeitabständen mehrmals injiziert werden mußte, nicht an Versuchen gefehlt, die Injektionsbehandlung durch andere Behandlungsarten zu ersetzen. LOMUTO, COMEL (1948), BELLONE u. OLIVETTI schlugen statt der großen intramuskulären Dosen mehrere kleine *intracutane* Penicillingaben in einer Öl-Wachs-Mischung vor, mit denen sie die gleichen Ergebnisse zu erzielen glaubten. Über die Erfolge mit der *subcutanen* Injektion einer einzigen Dosis Penicillin von 300000 E in einer Erdnußöl-Emulsion berichten FROST, ALLENDE, KIRBY u. GINSBERG. Sie glaubten auf diese Weise eine Verlängerung des therapeutischen Blutspiegelwertes erreichen zu können. HINGSON u. Mitarb. stellten mit der *Hypospray-Anwendung* bei 150 Patienten die Gleichwertigkeit dieser Applikationsmethode mit einer intramuskulären Penicillininjektion unter Beweis. Bei diesem Verfahren besteht die Möglichkeit, wäßrige und ölige Lösungen (bis zu 1 cm^3) mit hohem Druck ohne Nadel nahezu schmerzlos subcutan oder in die Muskulatur zu applizieren. Auch die *Einatmung feinzerstäubten* Penicillins bei Gonorrhoe wurde empfohlen. TAPLIN und THOMPSON ließen 3stündlich je 50000 E bis zu einer Gesamtmenge von 150000—300000 E inhalieren. Sie erzielten für 20 Std einen „ausreichenden" Penicillin-Blutspiegel und konnten von 25 Kranken 18 heilen. Eine *lokale* Behandlung mit Globuli und Stäbchen (50000 E Penicillin enthaltend) wurde von ZAHRADNICEK empfohlen. Die *regionäre Verabreichung* von Penicillin (50000 E Einspritzung in die Urethra oder Cervix) bot — wie sich aus den Untersuchungen von GOLOTINA, GUCHMAN, REZNIKOVA u. EREMENKO ergab — obwohl am Orte der Einspritzung eine höhere Penicillin-Konzentration erreicht wird als bei der üblichen intramuskulären Verabreichung — keine therapeutischen Vorteile. Schließlich wurde auch noch die *perlinguale Behandlung* erörtert, bei der nach BEGEY das Penicillin tropfenweise auf die Zunge gebracht wird, so daß in 30 min etwa 5000—10000 E von der Mundschleimhaut resorbiert werden.

d) Die perorale Penicillinbehandlung

Eine größere Bedeutung hat aber wohl nur die *perorale Penicillinbehandlung* erreicht. Die Schwierigkeiten lagen nach BACHMANN in den besonderen Resorptionsbedingungen im Organismus und der Empfindlichkeit des Penicillinmoleküls chemischen Einflüssen gegenüber. Nennenswerte Mengen peroral verabfolgten Penicillins werden erst im oberen Dünndarm resorbiert, müssen also den Magen passieren und sind dessen Salzsäurewirkung ausgesetzt. Die günstigste Wasserstoffionenkonzentration für Penicillin in Lösung liegt bei einem Optimum von p_H 6. Außer bei Anaciditätsverhältnissen — wie sie z. B. bei Säuglingen und Perniciosakranken vorliegen — empfiehlt es sich daher, das Penicillinmolekül gegen die Salzsäure des Magens zu schützen.

Grundsätzlich gibt es hierfür drei Wege: Die *Instillation mittels Duodenalsonde* wurde mit gutem Erfolg von FLOREY, RAMMELKAMP u. HELM angewandt, die eine Resorption bis zu 60% feststellen konnten. Ferner wurde, da im Magen nur eine geringe Fettspaltung stattfindet, eine *Umhüllung des Penicillins* durch Substanzen, die im Magen nicht verdaut werden, versucht. So verabfolgten z. B. LIBBY, MCDERMOTT Penicillin in verschiedenen Ölen (Erdnußöl, Maisöl), Bienenwachs oder Eidotter (LITTLE und LUMB). Eine *Unterbringung in präparierten Kapseln* zum Schutz gegen die Magensäure war nur eine unvollkommene Aushilfe. Bei ihrer Verwendung kann Penicillin infolge Resorptionsverzögerung in den Dickdarm gelangen und dort durch Bakterienfermente inaktiviert werden. Und schließlich besteht ein weiterer Weg darin, das Penicillinmolekül durch *Puffersubstanzen* gegen die Salzsäure des Magens zu schützen. LITTLE und LUMB gaben zur Neutralisation der Magensalzsäure 4 cm^3 Natriumbicarbonat und Magnesiumtrisilikat in ungefähr 125 cm^3 Milch und konnten über mehrere Stunden einen wirksamen, bakteriostatischen Blutspiegel nachweisen. Auch BACHMANN, NAGELL u. BACHMANN, MCDERMOTT (Magnesiumtrisilikatpufferung) und KLAUSGRABER berichteten über gute Blutspiegelwerte und Erfolgsquoten mit gepuffertem Penicillin. Allerdings ist nach SHANER zur Aufrechterhaltung einer wirksamen Penicillin-Konzentration im Blut trotz Pufferung die durchschnittlich 5fache Menge der parenteralen Dosis notwendig. Den entscheidenden Fortschritt bedeutete daher die Entwicklung eines säurestabilen Phenoxymethyl-Penicillins (P.V.) durch BRANDL, GIOVANNINI und MARGREITER, nachdem die Überprüfung der oralen Verwendbarkeit schwerlöslicher Salze des Penicillin G (Kalium-Penicillin G, Procain-Penicillin G, Rivanol-Penicillin G, Dinopropylätherat des Penicillin G) gezeigt hatte, daß Penicillin G sich für die orale Therapie schlecht eignet. Sie konnten bei Stabilitätsprüfungen in verschiedenen p_H-Bereichen zeigen, daß Penicillin V und vor allem die Penicillin V-Säure in p_H-Bereichen stabil sind, in denen Penicillin G bereits inaktiviert ist. Bei jodometrischer Testung mit einer Salzsäurelösung betrug die Halbwertzeit des Penicillins G (Benzylpenicillin) in den p_H-Bereichen zwischen 1 und 3 (p_H des Magens) nur wenige Minuten, während Penicillin V (Phenoxymethylenpenicillin) eine solche von mehreren Stunden aufwies, somit etwa 70mal säurestabiler ist als Penicillin G und unzerstört den Magen passiert. Lösungsversuche mit Penicillin V in Pufferlösungen von verschiedenem p_H ergaben, daß in tieferen p_H-Bereichen nur kleine Mengen des Penicillins gelöst werden, während bereits bei p_H 4 die maximale Lösung erreicht wurde, d. h. also, daß das Penicillin während des p_H-Wechsels im Duodenum in Lösung geht und zur Resorption gelangen kann. Die Abnahme der Penicillinaktivität bei Einwirkung von Duodenalsaft war gering, wobei Penicillin V einen etwas stärkeren Abfall aufwies als Penicillin G. Tierversuche zeigten, daß beide Penicilline bei intraduodenaler Applikation aus dem Duodenum rasch resorbiert werden, und zwar nur wenig langsamer als nach intramuskulärer Injektion aus dem Gewebe. In tieferen Abschnitten des Dünndarms wurden beide Penicilline wesentlich langsamer resorbiert. Fand diese Applikationsart zunächst in der Pädiatrie Eingang (MURRAY u. CRAWFORD), so wurde es auch bald mit gutem Erfolg zur Behandlung der Gonorrhoe verwandt, wenn die hierfür erforderlichen Voraussetzungen einer ausreichenden Dosierung — die aber bei Einnahme *vor* den Mahlzeiten im wesentlichen den Werten entspricht, die auch bei parenteraler Applikation genommen werden — sowie einer streng nüchternen Medikation beachtet werden (SPITZY, DORNER, JUNSCHER und RAASCHOU, NYMAN und SVANBORG, HURIEZ, HENIGST, BACHMANN). Selbstverständlich wurde auch bei der peroralen Behandlung versucht, durch zusätzliche Maßnahmen einen besonderen Depoteffekt zu erzielen. Hierzu empfehlen CLARKE, MATHEWS, HESKETH u. EVERED eine Tabletteneinnahme bei oder kurz nach den Mahlzeiten. Denn die gegenüber den Nüchternwerten verringerte Penicillin-Ausscheidung im Urin nach Tablettengabe während der Mahlzeit deutet auf eine verlangsamte Penicillin-Resorption hin, obwohl unter diesen Bedingungen Penicillin fast ebenso rasch im Blut nachweisbar ist, wie bei der Einnahme auf leeren Magen. Auch die sog. Nierenblocker (p-di-n-propylsulfanylbenzoesäure = Benemid, Probenecid) und p-Carboxy-benzolsulfo-di-n-butylamid = Longacid) wurden bei der oralen Penicillinbehandlung zusätzlich angewandt (FRISK, DIDING u. WALLMARK, MARMELL u. PRIGOT, JACOBY, POLLOCK u. BOGHOSIAN, HELLSTRÖM) und schließlich wurde auch das NN-dibenzyläthylendiamin-dipenicillin zur peroralen Behandlung angewandt (GREEY, HENNESSY u. HOGARTH, WRIGHT u. WELCH, WILLCOX (1954b), FOLTZ u. SCHIMMEL). Die *sublinguale Verabreichung der Tabletten* erbrachte dagegen keine Verbesserung gegenüber der peroralen Applikation (LANGE, APPELHANS und GRIMM).

Die Dosis ist bei den einzelnen Untersuchern sehr unterschiedlich und schwankt von 100000 E bis zu mehreren Mega:

100000 und 200000 E, totale Versager; JACOBY und OLLSWANG.

6mal 1 Tablette, 40000 E, 3stündlich bis zu einer Gesamtmenge von 240000 E; BUSHBY; 97% Heilerfolge.

250000 E; ROBINSON (1950a), 80%.

400000 E; JACOBY und OLLSWANG, 82%.

500000 E; ROBINSON (1950c) 86%, JENNE und JUNG 100%.

12mal 1 Tablette 50000 = 600000 E; GJESSING, BARJAKTAROVIC u. GACIC 99%.

6mal 100000 = 600000 E; COHEN, CORNBLITH und GRUNSTEIN.

4mal 150000 E 2stündlich = 600000 E; BARJAKTAROVIC u. GACIC 99%.

4mal 150000 E 3stündlich = 600000 E; HÖFER 92,6%.

3mal 200000 E 2stündlich = 600000 E; JENSEN.

1mal 600000 E; PELLERAT, MADONNA, TERRIER 90%; JACOBY u. OLLSWANG 84%.

2mal 500000 E 4stündlich = 1000000 E; HORNE.

600000—1200000 E; CSERMELY.

1400000—2000000 E; GRIMM.

150000—2000000 E täglich bis 6000000; RUBIO SANCHEZ-GRANDE.

1200000—3600000 E; SHEIL 100%.

600000—4800000 E; WILLCOX (1954b) 78%.

8mal 500000 E 12stündlich = 4000000 E; HEBERT 100%.

Ganz allgemein wird aber — abgesehen davon, daß die Heilerfolge kaum an die nach intramuskulärer Applikation heranreichen — von vielen Autoren eine perorale Behandlung aus epidemiologischen Gründen (kritiklose Einnahme bei allen Beschwerden, Überwachung der Einnahme, Gefahr der Unterdosierung, unkontrollierbare Eigenbehandlung, Unwirtschaftlichkeit, Gefahr der Heranzüchtung resistenter Stämme) abgelehnt [HÖFER (1954b), GJESSING, GOLLNICK (1957a) u. a.].

e) Veränderungen der Gonokokken unter der Penicillinbehandlung

Untersuchungen über das Verhalten der Gonokokken während der Penicillinbehandlung wurden schon frühzeitig von SCHIRDUAN und SCHMIDT-LA BAUME, HOEDE u. HOEDE und in systematischer und ausführlicher Form von SCHUERMANN mitgeteilt. Die Gonokokken verschwinden demnach — wie die Ergebnisse an 70 halbstündlich mikroskopisch untersuchten, gonorrhoekranken und mit 4mal 50000 E = 200000 E in 3stündlichen Abständen behandelten Männern zeigen — $2^1/_2$—11 Std (höchste Zahl $4^1/_2$ Std) nach der ersten Penicillin-Injektion. Langes Persistieren der Gonokokken unter der Penicillinbehandlung erscheint hingegen verdächtig auf ein Versagen der Behandlung. Die kulturellen Untersuchungen erbrachten in etwa $^2/_3$ aller Fälle eine Überlegenheit der mikroskopischen Untersuchung, da der Nachweis der Gonokokken hierbei meist 1 Std (ausnahmsweise 2 Std und mehr) länger gelang als mit dem Kulturverfahren. Der Grund für diese Überlegenheit des mikroskopischen Gonokokkennachweises gegenüber dem Kulturverfahren während der Penicillin-Behandlung dürfte darin zu suchen sein, daß die mikroskopisch noch nachweisbaren Gonokokken von einem bestimmten Zeitpunkt an offenbar derart geschädigt sind, daß ihr Wachstum in der Kultur nicht mehr erfolgt.

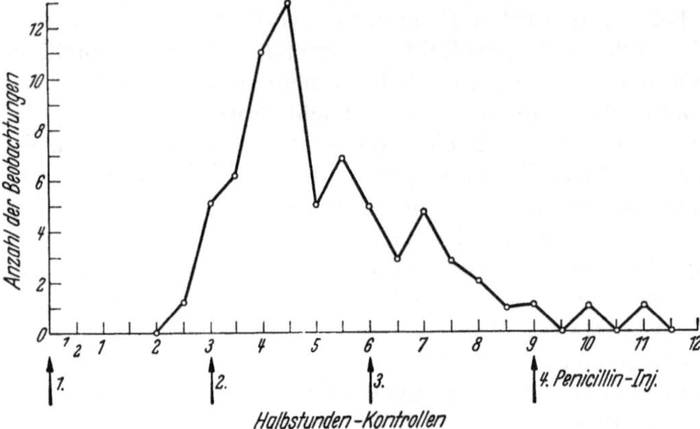

Abb. 2. Halbstündliche mikroskopische Untersuchungen an 70 gonorrhoekranken Männern während der Penicillinbehandlung (je 50000 OE i.m. nach 0, 3, 6, 9 Std). Häufigkeitskurve. Je Halbstunde wurde die Zahl der mit den ersten gonokokkenfreien Präparaten anfallenden Kranken eingetragen. [Aus SCHUERMANN, H.: Untersuchungen an Gonokokken während der Penicillinbehandlung der Gonorrhoe. Dtsch. med. Wschr. 72, 353 (1947)]

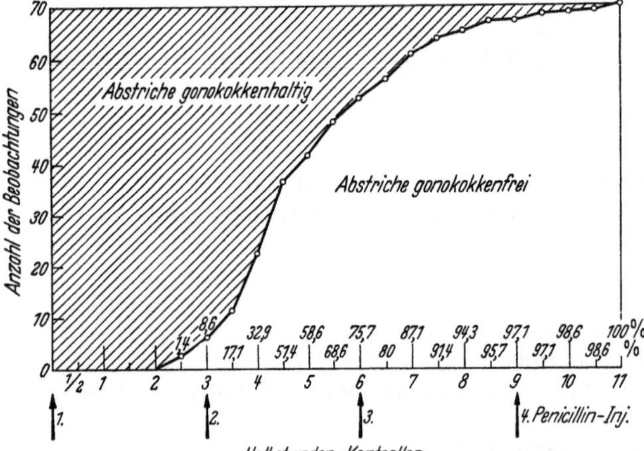

Abb. 3. Halbstündliche mikroskopische Untersuchungen an 70 gonorrhoekranken Männern während der Penicillinbehandlung (je 50000 OE i.m. nach 0, 3, 6, 9 Std). Summenkurve. Je Halbstunde wurde die Gesamtzahl der Kranken mit bis dahin gonokokkenfreien Präparaten eingetragen. [Aus SCHUERMANN, H.: Untersuchungen an Gonokokken während der Penicillinbehandlung der Gonorrhoe. Dtsch. med. Wschr. 72, 353 (1947)]

Die ersten Formveränderungen können nach SCHUERMANN (1947 a) bereits nach etwa 15 (20) min, bei einzelnen Kranken, nach 35—45 min häufiger und deutlicher auftreten und erreichen unter einer wesentlichen Verminderung der Zahl nach 2—3 Std ihren Höhepunkt. Als erstes sieht man häufig ein (zunächst leichtes) Aufquellen der Gonokokken und eine gewisse Unregelmäßigkeit und Vergröberung ihrer sonst so charakteristischen Form. Dabei kann die Diplo-Anordnung gut erhalten sein. Der Zwischenraum ist manchmal vergrößert, meist wohl verkleinert.

Es können kugelartige Bildungen entstehen. Diese „Kugeln“ sind von ganz verschiedener Größe, gelegentlich um ein Mehrfaches größer (aber auch kleiner) als ein Gonokokkenpaar. Sie liegen häufig in Gruppen. Wo sie einem Leukocytenkern aufliegen, sind sie von einem kapselartigen, hellen Hof umgeben, der deutlicher ist als normalerweise. Diese Kugeln färben sich mit Methylenblau meist tiefblau, ja schwarz. Man sieht unter ihnen aber auch — ebenso wie bei anderen, im übrigen normal geformten oder formveränderten Gonokokken — etwas blassere, bis ganz zarte, kaum noch gefärbte „Schatten“. Die interessantesten

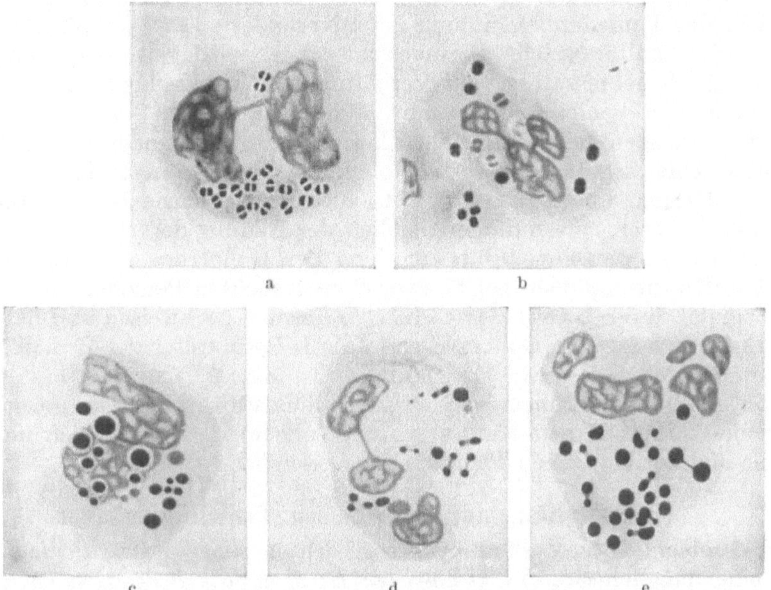

Abb. 4a—e. a Gonokokken im Urethralabstrich vor der Penicillinbehandlung bei 7 Tage alter Gonorrhoe eines Mannes. — LÖFFLERs Methylenblau. b Urethralabstrich von dem gleichen Kranken wie in a 1 Std nach der ersten Penicillininjektion (50000 OE i.m.). Gonokokken verquollen, unscharf begrenzt, zum Teil schwächer gefärbt (Gonokokken-„Schatten“) — LÖFFLERs Methylenblau. c Urethralabstrich eines anderen Kranken mit 11 Tage alter Gonorrhoe. 2 Std nach der ersten Penicillininjektion. Deutliche „Kugel“-Bildung — LÖFFLERs Methylenblau. d und e Urethralabstriche von zwei anderen Kranken mit 19 bzw. 28 Tage alter Gonorrhoe, 2 Std nach einer Injektion von 50000 OE Penicillin. Zahlreiche Formveränderungen der Gonokokken: „Kugeln“, „Hanteln“, „Kegel“, „Keulen“, „Kugelgewichte“ usw. — LÖFFLERs Methylenblau. [Aus SCHUERMANN, H.: Untersuchungen an Gonokokken während der Penicillinbehandlung der Gonorrhoe. Dtsch. med. Wschr. 72, 353 (1947)]

Gebilde stellen jene Formen dar, bei denen es offenbar nicht zu einer völligen Trennung der Gonokokken unter der Teilung gekommen ist. So entstehen z. B. etwas weiter als normalerweise auseinandergerückte Gonokokkenpaare, die durch eine mehr oder minder breite, meist etwas zarter gefärbte Verbindung auffallen. Sie ähneln einer Hantel (COHEN und CORNBLITH) oder — bei verschiedener Größe und Form der beiden Gonokokken — einem Kegel bzw einer Keule. Oder die beiden Gonokokken sind weit auseinander gerückt und gegebenenfalls nur durch einen ganz dünnen Faden miteinander verbunden. Sie sehen aus wie die Kugelgewichte der Schwerathleten. Manchmal entstehen durch das Auseinanderrücken der beiden Gonokokken ohne Andeutung einer Trennung plumpe, zum Teil elliptoide, stäbchenartige Formen mit abgerundeten Enden. Färben sich diese stärker als ihre Verbindungszone und hat das Ganze eine schlankere Form, so entstehen Bilder, die eine ausgesprochene „Polfärbbarkeit“ zeigen. Gleichartige Veränderungen konnten auch von BOSCO, CERNY u. VACATKO, COHEN u. CORNBLITH, DUREL u. DUFOUR, FRAZIER und FRIEDEN, GANDOLA, GROSCH, HOEDE und HOEDE, HOFFMANN, KOVLEV und SEVLJAKOV, LEINBROCK, LEJMAN, MIDANA, NAGELL und FABRICIUS, PUTKONEN, SIMKOVICS, URAKAMI, SATO, ABO, KAWAKAMI und INONE, LLOYD JONES, MAITLAND und ALLEN, FÜLÖP und SIMKOVICZ, HAJOS u MÜLLER, SCHIRDUAN, SCHLEIFFER, SCHMIDT-LA BAUME, SCHNELL, STURM, WALCH, ZAIGRAEV nachgewiesen werden. Diese ausgeprägten Form-Veränderungen sind — worauf SCHUERMANN bereits damals hinwies — bei den Penicillin-Rezidiven weder vorher, noch gleichzeitig, noch später nachweisbar. Diese ersten Gonokokken eines Gonorrhoe-Rezidivs weisen vielmehr in Form und Lagerung ein absolut typisches Bild auf. Das färberische Verhalten der Gonokokken während und nach der Penicillinbehandlung ist unverändert. Die Gonokokken blieben stets — gleichgültig welche Formveränderungen vorlagen — eindeutig gramnegativ. Die Ergebnisse über das Verhalten der Gonokokkenkulturen unter der Einwirkung von Penicillin (SEMENOV (1956b), FISCHER, SCHNABL, ZIERZ und ECKERT) bestätigen die vorliegenden Untersuchungsergebnisse. Ob das Penicillin der Initiator der sog. L.-Formen der Gonokokken sein kann, bedarf noch weiterer Klärung. DANDA, LOCHOVSKY, VYMOLA u. STEINER sowie DAUDA, LOCHOVSKY und VYMALA untersuchten die Möglichkeit der Bildung derartiger L.-Formen der Gonokokken bei der Penicillinbehandlung der Gonorrhoe. Sie konnten durch besondere Kulturmethoden bei 57 von 92 untersuchten Personen einen positiven Kulturbefund durch L-Organismen bzw. L-Formen nachweisen und halten daher eine Transformation von Gonokokken in die L-Form unter der Penicillinbehandlung für möglich, was auch von BARILE, VAN ZEE u. YAGUEHI bestätigt wird. Über die spezielle Wirkungsweise des Penicillins auf die Bakterien siehe die vorhergehende Arbeit KIMMIG-SCHIRREN über allgemeine Grundlagen der Chemotherapie und antibiotischen Therapie der Gonorrhoe.

f) Entstehung und Ursache sog. Penicillinversager

Die Probleme des Vorkommens sog. echter oder totaler *Penicillinversager* sowie einer möglicherweise *abnehmenden Empfindlichkeit der Gonokokken* gegenüber dem Penicillin einschließlich der sich daraus ergebenden Konsequenzen, bedürfen auch von klinischer Seite einer eingehenden Erörterung. Zum Verständnis der Entstehung der sog. Penicillinversager sei zunächst noch einmal auf die grundlegenden Untersuchungen SCHUERMANNs gemeinsam mit SCHIRDUAN zur Frage der Abhängigkeit der Wirkung von der Dosis des Penicillins hingewiesen. Er konnte — wie bereits erwähnt — an Hand der Dosiswirkungskurve zeigen, daß die Zahl der relativen Penicillinversager abhängig ist von der Größe der Penicillindosis nach bestimmten, im einzelnen erörterten statistischen Gesetzmäßigkeiten (Normalverteilung in Abhängigkeit vom Logarithmus der Dosis), da jede hierbei angewandte Penicillindosis für eine bestimmte Anzahl von Patienten (zu groß, angemessen) zu klein ist, was der durchschnittlichen Ziffer der Ungeheilten (Versagerzahl) entspricht. Auch die Versagerzahl ist somit ebenso wie die Erfolgsziffer unter sonst gleichen Versuchsbedingungen eine Funktion der Dosis und zu jeder praktisch vertretbaren Dosis — also auch 400000 E oder 800000 E — gehören entsprechende Fehlschläge, so daß also die beispielsweise 6% Versager nach 200000 E grundsätzlich nichts anderes sind als die 75% Versager nach 25000 E. Es ist daher ein grundsätzlicher Irrtum zu glauben, daß die Behandlung mit bestimmten Dosen eine Heilung aller Kranken ergeben müßte, Versager also grundsätzlich vermeidbar seien. Darüber hinaus konnte SCHUERMANN an Hand seiner Untersuchungen über Erfolgsziffern bei Penicillinversagern nach wiederholter Behandlung mit *gleichen* Penicillin-Dosen zeigen, daß z. B. ein Kranker 6mal erfolglos und beim 7. Mal durch die *gleiche* Dosis mit Erfolg behandelt wurde, d. h. ungeheilte Kranke auch nach wiederholter Penicillinbehandlung beobachtet wurden. Es ist daher auch nichts Besonderes darin zu finden, wenn einmal nach der 2. oder 3. Behandlung mit 200000 E ein Kranker zunächst ein Versager ist. Versager nach Penicillinbehandlung kommen also bei der Penicillinbehandlung vor. Sie können allerdings nicht im Sinne einer echten, totalen Resistenz gedeutet werden, wie wir es von der Definition dieses Begriffs bei den Sulfonamiden her kennen. Die Verhältnisse liegen hier insofern völlig anders, als die Dosis bei den Sulfonamiden ihre Grenze hatte, während sie beim Penicillin beliebig gesteigert werden kann. Nach einer sehr hohen Penicillindosis wird daher wohl immer eine Heilung zu erreichen sein, wobei die Ursachen der trotzdem mitgeteilten Versager noch einer näheren Erörterung — an anderer Stelle — bedürfen.

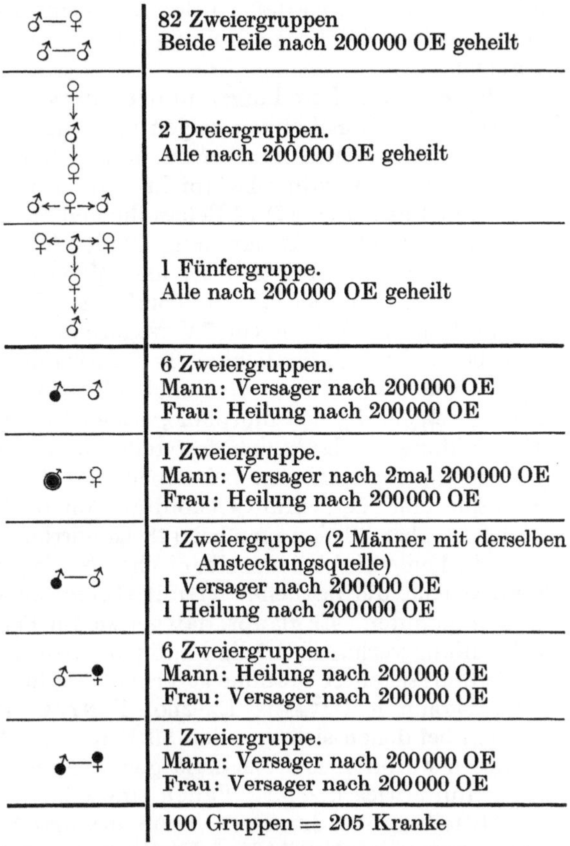

Die klinischen Beobachtungen über eine Abnahme der Empfindlichkeit der Gonokokken gegenüber Penicillin sind bis heute umstritten. In ähnlicher Weise, wie seinerzeit bei der Sulfonamidbehandlung, konnte SCHUERMANN (gemeinsam mit CRAMER) gruppenmedizinische Untersuchungen an Menschen vornehmen. Es stand hierzu ein Material von 100 Gruppeninfektionen mit 205 Kranken (95 Zweiergruppen, zwei Dreier- und einer Fünfergruppe) zur Verfügung. Danach reagierten 82 Zweiergruppen gleichsinnig gut: Heilung nach 200000 E Penicillin. Zwei Dreiergruppen und eine Fünfergruppe reagierten ebenfalls gleichsinnig gut: Heilung nach 200000 E Penicillin. 15 Zweiergruppen enthielten Versager, davon hatten 14 Zweiergruppen nur einen Versager, wobei bei einem Paar der Mann sogar nach zweimal 200000 E Versager war. In einer Zweiergruppe waren beide Teile Versager nach 200000 E Penicillin. Nach der statistischen Auswertung (Dr. v. SCHELLING) sind rein zufällig zu erwarten:

♂—♀ ♂—♂	82 Zweiergruppen Beide Teile nach 200000 OE geheilt
♀ ↓ ♂ ↓ ♀ ♂←♀→♂	2 Dreiergruppen. Alle nach 200000 OE geheilt
♀←♂→♀ ↓ ♀ ↓ ♂	1 Fünfergruppe. Alle nach 200000 OE geheilt
♂—♂	6 Zweiergruppen. Mann: Versager nach 200000 OE Frau: Heilung nach 200000 OE
♂—♀	1 Zweiergruppe. Mann: Versager nach 2mal 200000 OE Frau: Heilung nach 200000 OE
♂—♂	1 Zweiergruppe (2 Männer mit derselben Ansteckungsquelle) 1 Versager nach 200000 OE 1 Heilung nach 200000 OE
♂—♀	6 Zweiergruppen. Mann: Heilung nach 200000 OE Frau: Versager nach 200000 OE
♂—♀	1 Zweiergruppe. Mann: Versager nach 200000 OE Frau: Versager nach 200000 OE
	100 Gruppen = 205 Kranke

Abb. 5. Schematische Darstellung über die mit Penicillin behandelten gonorrhoischen Gruppenerkrankungen. ♂, ♀ = Heilung nach 200000 OE. ♂, ♀ = Versager nach 200000 OE. ♂ = Versager nach 2 mal 200000 OE. [Aus SCHUERMANN, H., u. H. CRAMER: Gruppenmedizinische Untersuchungen über Penicillinversager bei Gonorrhoe. Med. Klinik **41**, 600 (1946)]

$$E(x^0) = \frac{(2s-m)(2s-m-1)}{2(2s-1)} = 89{,}57 \pm 0{,}705;\ \text{beob. } x_0 = 90$$

$$E(x_1) = \frac{2m(2s-m)}{2(2s-1)} = 14{,}85 \pm 1{,}410;\ \text{beob. } x_1 = 14$$

$$E(x_2) = \frac{m(m-1)}{2(2s-1)} = 0{,}574 \pm 0{,}705;\ \text{beob. } x_2 = 1.$$

Dabei berechnen sich die Fehlerquadrate nach den Formeln:

$$\sigma^2(x_0) = \sigma^2(x_2) = E(x_2)\ \frac{(2s-m)(2s-m-1)}{(2s-1)(2s-3)};$$

$$\sigma^2(x_1) = 4\,\sigma^2(x_0).$$

Die Abweichungen der Beobachtungen von den Erwartungswerten, die nur den Organismus in Rechnung stellen, betrugen danach nur 60% des einfachen mittleren Fehlers, so daß zu der Zeit keine Anzeichen von Gonokokkenstammeinflüssen für die Frage Heilung oder Versager einer Gonorrhoe auf Penicillin vorlagen.

Die weiteren Mitteilungen in der Literatur zur Frage einer Empfindlichkeitsänderung der Gonokokken zeigen recht unterschiedliche Behandlungsergebnisse und sind im wesentlichen bereits in dem Beitrag KIMMIG u. SCHIRREN erwähnt.

Über weitere klinische (nicht bakteriologisch geprüfte) Penicillinversager berichten PRIETO (1947) (2 Behandlungen zu je 400000 E), PRIETO (1949) (1. Behandlung 200000, 2. Behandlung 400000 E), CORDERO (mit gleicher Dosierung), LAPORTE (insgesamt 7 Mill. E) und MUNUZURI (400000 E, 200000 E und 20,0 Sulfathiazol — 600000 E + 20,0 Sulfathiazol). Darüber hinaus berichten unter anderem BARILE u. Mitarb. von 7 Versagern unter 165 Patienten nach 600000 E 3 Tage lang bei einer Empfindlichkeitskonzentration von 0,125—0,50 E/ml. Er glaubt, daß gerade die resistenten Gonokokkenstämme gewisse morphologische Änderungen zeigen, die den morphologischen Bildern gleichen, die sie in vitro bei der Entwicklung der L-Formen feststellen konnten. Die gleichen Ergebnisse fanden CURTIS und WILKINSON, bei denen von 340 Patienten 19,5% bereits vor der Therapie eine Penicillin-Sensibilität von 0,125—0,5 E/ml aufwiesen. EPSTEIN berichtet über 30 Versager bei 148 Gonorrhoebehandlungen (5 Tage je 600000 E Procain-Penicillin) bei amerikanischen Soldaten in Korea, von denen 9 durch eine weitere Kur, die restlichen 21 mit Oxytetracyclin bzw. Chloramphenicol geheilt werden konnten. Er glaubt, daß gerade im Fernen Osten Versager der Penicillinbehandlung verhältnismäßig häufig gesehen werden, so daß mit der Entwicklung penicillinresistenter Stämme gerechnet werden muß. Eine noch höhere Resistenzquote konnten UJVARY, LASZLO, PENTEK, DOMOKOS, KISS und BOTH nachweisen, bei denen sich von den 39 Fällen mit klinisch und bakteriologisch nachgewiesener Gonorrhoe, Neisseria gonorrhoeae in 16 (!) Fällen als resistent gegen Penicillin erwies und in 2 Fällen eine relative Resistenz gefunden wurde. Oder die Mitteilung von LONGHIN, TEODOSIN und VINTICI, die einen 21jährigen Mann wegen einer gonorrhoischen Urethritis in 2 Jahren mit 23 Mega E Penicillin, 6 g Streptomycin, 8 g Chloromycetin und 24 g Terramycin behandelten, danach im eitrigen Ausfluß der Harnröhre immer noch Gonokokken fanden, und eine Ausheilung der antibioticaresistenten Urethritis gonorrhoica erst nach der Behandlung mit Cortison, ACTH, Streptomycin und Clorocid erreichten.

Andererseits konnten HOEDE und HOEDE auf Grund ihrer Erfahrungen eine derartige Empfindlichkeitsabnahme nicht mit Sicherheit bestätigen. LODIN behandelte 1952/53 367 Patienten mit jeweils 1 Mega Procain-Penicillin und erzielte eine Heilungsquote von 98,6%, während er 1954/55 bei 165 Patienten sogar mit 300000 E eine 100%ige Heilung erreichte. Auch GERTLER fand in seinem Krankengut seit 1953 eher einen Rückgang der Penicillinversager und THELEN berichtet für die Jahre 1946—1951 über gleichbleibend gute Ergebnisse. BABINI schließlich behandelte 1959 405 Patienten mit Penicillin allein und erreichte auch zu diesem Zeitpunkt noch bei 96,30% eine Heilung. Nach den experimentellen Untersuchungen (MEYER-ROHN und RÖCKL — dort auch weitere Literatur) scheint sich indessen mit einer gewissen Wahrscheinlichkeit eine langsame

Empfindlichkeitsabnahme anzubahnen. Doch dürften die Werte — abgesehen davon, daß die Ergebnisse der einzelnen Sensibilitätskonzentrationen aus äußeren Gründen (Konstanz der Nährböden usw.) nur mit Vorbehalt miteinander vergleichbar sind — nicht so erheblich gesteigert sein, daß sich hieraus schon heute allgemeine therapeutische Konsequenzen ergeben. Immerhin mag in einzelnen Fällen eine mäßige Erhöhung der Dosis etwa auf 600000 E bis 800000 E erforderlich sein. Hierbei kann aber in Anbetracht der fast beliebig erhöhbaren Penicillindosis in keinem Fall von einer Penicillinresistenz gesprochen werden. Waren dagegen — wie in der Literatur mehrfach mitgeteilt — zur Behandlung einer Gonorrhoe größere Dosen, etwa mehrere Mega erforderlich, um eine Heilung zu erreichen oder in anderen Fällen auch ohne überhaupt eine Heilung zu erzielen, so bedarf es einer kritischen Untersuchung, ob nicht noch andere Ursachen dieser sog. Penicillinversager in Frage kommen.

Zu den Einzelheiten über die Bedeutung einer Blockierung der Enzymsysteme durch die Penicillinase, über die diagnostischen Fehler, die sog. Konstitutionsversager, Dosierungsfehler und die Phagocytose der Gonokokken als mögliche *Ursache derartiger Penicillinversager* siehe bei KIMMIG u. SCHIRREN. Ergänzend hierzu sei auf die eben veröffentlichten Untersuchungen von SVIHUS, LUCERO, MIKOLAJCZYK und CARTER hingewiesen. Sie konnten bei 18 Patienten mit einer Urethritis nach sexuellem Kontakt, die auf eine Penicillinbehandlung nicht angesprochen hatte (sog. penicillinresistente Gonorrhoefälle), bestimmte Mimaarten nachweisen, die der Gattung Neisseria gleichen können, morphologisch jedoch eine Verwandtschaft mit den Brucellaarten aufweisen (früher als Tribus Mimeae bezeichnet). Bei diesen Patienten war eine Heilung nur durch die Behandlung mit einem Breitspektrumantibioticum zu erreichen. Ebenso konnten INO, NEUGEBAUER und LUCAS bei 2 Patienten mit einer penicillinresistenten Gonorrhoe eine Mimaart (Mima polymorpha var. oxidans) isolieren.

Während der Korrektur erschien von WILLCOX, Mitglied des Ausschusses für venerische Krankheiten und Trepanematosen der Weltgesundheitsorganisation eine Übersicht über die Weltliteratur, in der für die Gonorrhoe die Angaben über eine regionär verschiedene Abnahme der Empfindlichkeit der Erreger gegenüber Penicillin (Streptomycin, Tetracycline, andere Antibiotica und den Sulfonamiden) bestätigt und entsprechende Ergebnisse mitgeteilt werden. Gleichzeitig wird aber auch hier auf die diagnostischen Schwierigkeiten hingewiesen, die sich aus der differentialdiagnostischen Abtrennung der Neisseria gonorrhoeae (Nährböden, Vergärung, Wachstumsform) gegenüber den Pseudogonokokken und Mimea-Arten ergeben können [R. R. WILLCOX: Perspectives in Venereology — 1961. Bull. Hyg. (Lond.) 37, 7, 669—689 (1962), dort auch weitere Literatur].

g) Therapeutische Maßnahmen zur Verbesserung der Heilerfolge

Selbstverständlich wurden auch zur Verbesserung der Ergebnisse der Penicillinbehandlung die gleichen zusätzlichen unspezifischen und spezifischen Maßnahmen herangezogen, die bei der nachlassenden Wirkung der Sulfonamide bei der Gonorrhoebehandlung versucht worden waren und dort ausführlich besprochen wurden. So werden unter anderem die zusätzliche Lokalbehandlung mit Kaliumpermanganatlösung (v. KEERBERGEN, LANDYSEV), die Lösung des Penicillins in Pyramidon oder Eigenblut (LANDYSEV, PORUDOMINSKYI, KREYNGEL u. TARBEYEVSKYI), zusätzliche Milchinjektionen (EHRMANN u. GRANITS u. FRANCHI), eine Vaccine-Behandlung (DUVERNE, BONNAYME, MOUNIER und DELATTRE, BABINI), zusätzliche Verabreichung von *Kobalt* zur Verstärkung der Penicillinwirkung und damit Verringerung der Penicillindosis (FROST), PYRIFER u. OMNADIN

(GERICKE, LÖBE u. SCHADE, REPLOH u. CHEMNITZ, TELLER und FÜRSTE, MEYER-ROHN), zumal nach HAGERMANN sowie KLUDAS und STÖSS bei einer Temperatursteigerung um 2,5° C eine 2—4fache Zunahme der Penicillinempfindlichkeit besteht, während GEKS die unterstützende Wirkung gleichzeitig verabreichter unspezifischer Reizkörper tierexperimentell nicht nachweisen konnte sowie intravenöse Injektion von 5% para-Amminobenzoesäure zur Penicillinase-Hemmung (TRUC u. SCHILLIRO) und Vitamin A-Gaben (BABINI) empfohlen. Ferner wurde die Penicillin-Behandlung mit weiteren zusätzlich wirkenden Medikamenten, vor allem den Sulfonamiden (BACCANELLI, DEBRAY, FRANKS, GOCKELL, HAGERMANN, HARGREAVES, JANKE, JOHNSON, SEABURY und DUMVILLE, KUZNECOV, LIPSKIJ, JACHNIM, CHILKOV u. ANTIPOV, HORNE, BITTINER und BUCHANAN, MURET, SAKURANE u. TANIMURA, PALAZZOLI und DELAVILLE) mit Streptomycin (MOLINARI, REYNOLDS und ROWLEY) mit *Sulfonamiden* und einer 2%igen intravenösen Protargollösung (PALAZZOLI und DELAVILLE 1951a), mit Sulfonamiden und Streptomycin (PALAZZOLI und DELAVILLE), sowie Streptomycin, Cortison, ACTH (LONGHIN, TEODOSIN u. VINTICI) kombiniert, Verfahren, die sich jedoch bisher nicht allgemein eingeführt haben und die auf Grund des vorher Gesagten auch wohl nicht notwendig erscheinen.

Nebenwirkungen der Penicillinbehandlung: J. MEYER-ROHN, dieses Handbuch Band V/1, Bandteil B. *Feststellung der Heilung der Gonorrhoe:* J. HÄMEL und, *Verschleierung der Lues bei antibiotischer Behandlung der Gonorrhoe:* H. WILDE.

2. Streptomycin

Als besondere Vorteile einer Behandlung der Gonorrhoe mit Streptomycin wurden die mindestens gleich guten Behandlungserfolge wie mit der Penicillinbehandlung, das seltene Vorkommen postgonorrhoischer Urethritiden und die geringere Gefahr der Verschleierung einer gleichzeitig erworbenen Syphilis betont (ZIERZ und JACOB). Die Dosierung schwankt zwischen 0,1—5,0 g Streptomycin bzw. Dihydrostreptomycin bei entsprechend unterschiedlichen Heilerfolgen. CHINN, PUTNAM, TAGGART u. HERWICK führten ihre Behandlungsversuche mit Dosen von 0,1—0,2—0,3—0,4—0,5 g durch und erzielten mit letzterer Dosis in 100% der Fälle eine Heilung. TAGGART, PUTNAM, GREAVES und WATSON fanden das Dihydrostreptomycin ebenso wirksam wie das Streptomycin und erreichten mit 0,3—0,6 g Dihydrostreptomycin eine Heilungsquote von 90% (gegenüber 100% nach 0,3—0,6 g Streptomycin nach TAGGART, HIRSCH, HENDRICKS, GABLE, PUZAK und GREAVES). WILLCOX berichtet über 88,3% Heilerfolge nach 0,2—0,6 g Streptomycin und 92,5% Heilerfolge nach 1,0 g Streptomycin bzw. bei einem anderen Krankengut nach 0,5 g über 85,7% und nach 1,0 g über 89,9% Heilungen. Mit einer Dosierung von 2mal 0,25 g Dihydrostreptomycin i.m. sah COTTINI bei 440 Fällen gonorrhoischer Urethritis nur 2 Versager und auch DAESCHLEIN und SKRZIPEK fanden nach 0,25—0,5 g unter 51 Patienten nur einen Versager. Nach einer einzigen Behandlung mit 0,5 g Streptomycin bzw. Dihydrostreptomycin lagen die Heilungsziffern bei 96% (PORUDOMINSKIJ, DANSKIJ, KREJNGEL u. TARBEEVSKIJ), 100% (PUTNAM, HERWICK, TAGGART und CHINN), 98,2% (RAUHUT), 78% (NAHON und VIALA), 94,4% (GAY-PRIETO, JAQUETI DEL POZO, ALVAREZ u. HERNANDEZ), 2mal 0,5 g Streptomycin applizierten MICHAJLOV, BAGROV und KUZNECOV, DUREL u. NAHON und VIALA, ZIERZ und JACOBS glauben nach dem Verlauf der Blutspiegelkurve und dem Zeitpunkt des Schwindens der Gonokokken, daß diese Dosierung von 2mal 0,5 g im Abstand von 6 Std die beste Dosierung sei. Mit 1,0 g Streptomycin behandelten weiterhin ARTEMEV und GADZIEV (bei komplizierter Gonorrhoe auch 1,5—2,0 g), FONSECA und BASTO

(1,0—1,5 g), GAY-PRIETO, JAQUETI DEL POZO, ALVAREZ und HERNANDEZ (97,4% Heilerfolge), wobei letztere besonders darauf hinweisen, daß in ihrem Krankengut postgonorrhoische Urethritiden, die nach Penicillin in 80% der Fälle auftreten, nach Streptomycin nurmehr etwa 15% betragen. 1,0 g Streptomycin applizierten ferner GREGORIO und CISNEROS, RAPOPORT, KUZNECOV und MICHAILOV, VEDRINE (92,8%), WILLCOX (89,8%) und ZORN und MICHOT (bei 0,5—2,0 g insgesamt 95% Heilerfolge). Sehr hohe Dosen applizierten HRNJICIK (1,0 g bei akuter Gonorrhoe, bis zu 3,0 g bei chronischer und bis zu 5,0 g bei komplizierter Gonorrhoe) sowie MENDELL, WORNAS und FOXWORTHY (täglich 4 Tage lang 1,0 g).

Ein erheblicher Nachteil bei der Streptomycinbehandlung ist jedoch die außerordentlich schnelle Resistenzentwicklung gegenüber Streptomycin. So konnten ZIERZ und JAKOB am Versagerstamm „Kc" zeigen, daß sich innerhalb von 48 Std nach der Streptomycinbehandlung eine fast völlige Resistenz entwickelt hatte (Wachstum noch bei einer Konzentration von 1:200), die jedoch nicht gegen andere Antibiotica (Penicillin, Aureomycin) oder Sulfadiazin besteht. Diese Ergebnisse konnten in bezug auf das klinische Krankengut von ALERGANT (Ansteigen der Versagerquote von 2,3% 1955 über 4,9% 1956 auf 7,0% 1957) und von CHIARENZA bestätigt werden und MARTRES, BONJEAN u. PHILIP berichten sogar ebenso wie RYAN über echte streptomycinresistente Gonokokkenstämme, während WILLCOX (1957b) keine zunehmende Verschlechterung der Heilerfolge unter der Streptomycinbehandlung beobachten konnte und REYN, KORNER und BENTZON bei einem Vergleich der Gonokokkenstämme von 1944 und 1957 keinen Unterschied in der Streptomycinsensibilität finden konnten. Selbstverständlich wurden auch eine Kombination des Streptomycins mit Omnadin (TELLER und FÜRSTE), Sulfonamiden (PALAZZOLI und DELAVILLE 1951b) und anderen Antibiotica (SEID) beschrieben.

3. Chloramphenicol

Auch das Chloramphenicol (Leucomycin, Chloromycetin, Chloronitrin, Synthomycin) zeigt eine zuverlässige Wirkung auf die Gonokokken. Es wurde daher wiederholt — insbesondere bei angeblich penicillin- und streptomycinresistenten Fällen — angewandt. Die Dosis der einzelnen Untersucher schwankt bei den ersten Versuchen zwischen 250 mg und 15 g. Zur Erzielung einer optimalen Wirkung scheinen aber nach BRETT etwa 2—3 g auszureichen. Es liegen unter anderem folgende Ergebnisse vor: TOSTI konnte von 10 männlichen Patienten mit einer oralen Dosis von 250—500 mg *8* Patienten = 80% heilen. GRASREINER behandelte 40 Gonorrhoe-Patienten mit 2mal 250 mg Chloronitrin in 1stündigem Abstand insgesamt 500 mg in Form von Kapseln und erreichte in 39 Fällen (= 97,5%) Heilung. Über 96% Heilerfolge mit einer einzigen Gabe von 750 mg (100 Fälle) berichten GREAVES, MACDONALD, ROMANSKY und TAGGART, während ihre Ergebnisse mit den geringeren Dosen von 250—500 mg stark abfielen. BRETT fand, daß, wenn man 0,5 g Leucomycin im Abstand von einer 1 Std in einer Einzeldosis von 0,25 g mit einem Glas Wasser verabreicht, die Gonokokken meistens 3—4 Std nach der letzten Dosis verschwanden und nicht mehr auftauchten. Hierbei konnte er niemals Gonokokkenformen beobachten, wie sie als degenerative Blähformen unter Penicillineinfluß beschrieben worden sind. Er empfiehlt Dosen von 0,5, 0,75, 1,0, d. h. 2—4mal 1 Kapsel à 250 mg pro die. Diese Dosis von 4mal 250 mg = 1 g wandten auch SCHWENKE und MILDSCHLAG, BARRETT und BURTON (88,7% Heilerfolge) sowie ROBINSON und WELLS (86% Heilerfolge) an. NAZZARO u. PISTILLI erzielten mit 1,25 g bei 205 Patienten 99,1% Heilung. In verschieden aufgeteilten Gruppen behandelten SMADEL, BAILEY und MANKIKAR 48 Patienten sowohl mit dem biologisch hergestellten, als auch dem synthetischen

Chloromycetin in Gaben von 1—3,5 g. BARRETT und BURTON fanden bei einer Dosierung von 2,0 g Chloromycetin 93,3% (226 Patienten) negative Kulturen gegenüber 96,6% mit Penicillin behandelten Kranken, weswegen sie 2,0 g Chloromycetin als den gegebenen Ersatz für Penicillin in der Behandlung der akuten Gonorrhoe ansehen. BUTLER, BREWER, CONDIT und JOHNSTON verabreichten 3 g = 12 Kapseln auf einmal und erreichten damit eine 100%-Heilung. Ein geringer Nachteil dieser Chloromycetindosierung bestehe in dem bitteren Geschmack über 2—6 Std bei 50% und in milden Diarrhoen bei 5% der Patienten. 45 männliche Patienten mit einer akuten Gonorrhoe wurden von DARUVALA mit je 3 g Chloromycetin in verschiedenen Gruppen (3 g als Einzeldosis, 2mal 1,5 g und 3mal 1,0 g in $^1/_2$stündlichem Abstand) behandelt. Alle drei Anwendungsarten hatten den gleichen guten Erfolg. GRIMALDI schließlich hielt eine Gesamtdosis von 6 g (Anfangsdosis 2,5 g alle weiteren 6 Std 0,5 g — insgesamt nach 42 Std 6,0 g) notwendig. Eine grundsätzlich höhere Dosierung erfordert das synthetische *Synthomycin*, das aus zwei Isomeren, dem inaktiven Rechts- und dem aktiven Linksisomere = Chloramphenicol besteht. Hier sind in der Regel 10—15 g für eine Behandlung erforderlich (KICIKJAN, NYUNIKOVA, PORUDOMIERSKIJ, PORUDOMINSKIJ, ARTEMEV und TURANOVA, PRIDVIZHKIN und SHAGALOW).

4. Tetracycline

Aus der Reihe der Tetracycline wurden zur Gonorrhoebehandlung vor allem das Tetracyclin selbst (Achromycin, Tetracyn, Hostacyclin), das Oxytetracyclin (Terramycin) und das Chlortetracyclin (Aureomycin, Biomycin) angewandt. Bei allen drei Präparaten liegt die wirksame Dosis bei 2,0 g, wobei die verschiedensten Arten der Fraktionierung empfohlen wurden. An einzelnen Untersuchungsergebnissen seien hier angeführt:

a) Tetracyclin

Nach MARMELL und PRIGOT erwies sich eine Dosis von 100 oder 200 mg als unwirksam, jedoch konnten mit 400 mg Tetracyclin (je 200 mg i.m. an zwei aufeinanderfolgenden Tagen 28 (= 85%) von 33 männlichen Patienten geheilt werden (1955a). Die gleichen Autoren erzielten mit je 1,0 g Tetracyclin mit Glucosaminzusatz 94% (1959b) und mit je 1,0 g Tetracyclin-Phosphat-Komplex 90% Heilung und mit 1,5 g letzteren Präparates eine Heilungsquote von 100% (1959a). PERKINS, KOCH, GARA, STEPHENS und DAVID konnten eine wirksame Behandlung der akuten gonorrhoischen Urethritis erst nach einer Dosis von mindestens drei Injektionen von 200 mg in 12—24stündigen Abständen feststellen. BUCKINGER und HOOKINGS erreichten bei je 150 Patienten nach Einzeldosen von 1,0 g 84,7%, nach 1,5 g 92,7% und nach 2,0 g 97,3% Heilerfolge, während ESARTIYA eher eine Behandlung mit Tetracyclin in Einzeldosen von 0,25 g alle 6 Std bis zu einer Gesamtdosis von 2,0—2,5 g für zweckmäßig hält.

b) Oxytetracyclin

Während SEID von 50 männlichen Patienten mit akuter, chronischer und penicillinresistenter Gonorrhoe mit einer einmaligen intramuskulären Injektion von 100 mg 56% und einer zweiten Injektion von nochmals 100 mg sämtliche Patienten heilen konnte und auch MENDELL, WORNAS und FOXWORTHY für das Oxytetracyclin als optimale Dosis mit 100% Heilung 3 Tage täglich 250 mg angaben, halten die meisten anderen Autoren wie z. B. DUVALIER (2mal 1 g in 6stündigem Abstand), BEDNOVA (3 g, in komplizierten Fällen auch 5—6 g),

Hendricks, Greaves, Olansky, Taggart, Lewis, Landman, MacDonald u. Welch (1—2 g, 80—100% Heilerfolge), Robinson (1950a) (nach 1 g 50%, nach 2 g 77,8% Heilungen), Willcox (1951a u. b, 1953a, b u. e, 1954a) (6stündlich 250 mg bis zu einer Gesamtdosis von 2 g 71% Erfolge, nach einmaliger peroraler Verabfolgung von 2,0 g 79,3%, bei einem anderen Krankengut 87,1%), Marchese (250 mg 4—6stündlich bis zu einer Gesamtdosis von 4—8 g), Montilli (1,5—2,0 g = 100% Heilungsquote), Moroni (0,25 g 4stündlich oder 0,5 g 6stündlich bis zu einer Gesamtmenge von 1—2 g = 100% Heilung), Braff, David, Perkins, Koch, Gara und Stephens, Goodloe u. Roth u. a. Dosen von 2,0 g und mehr für eine ausreichende Behandlung erforderlich.

c) Chlortetracyclin

Die Dosierungsverhältnisse dürften hier ähnlich liegen. Über Behandlungsergebnisse mit diesem Präparat berichten unter anderem Mendell, Wornas u, Foxworth (3 Tage täglich 250 mg, 100 % Heilerfolge), Metzger, Marmell und Prigot [nach 1,0 g 88%, nach 1,5 g 100% Heilung (1955b)], Artemiev, Turanova und Kovaleva (0,2—0,4 g bis zu einer Gesamtdosis von 3,0 g, bei komplizierter Gonorrhoe des Mannes 4—6 g), Collins, Trousdale, Kaiser, Regan und Finland (2,5 g innerhalb 36 Std mit 87% Heilerfolge), Chen, Dienst und Greenblatt (3mal 1 g täglich nach 1tägiger und 2tägiger Behandlung jeweils 98% Heilungsquote), Golutvina, Ikonnikov, Avalova, Cernjatina (0,2 g alle 4 Std bis zu 2,0 g in 2 Tagen), Robinson (1,0 g 80% Heilerfolge 1950b), Robinson und Galen (1,0—1,5—2,0 g 79% Erfolge).

5. Erythromycin

Ähnliche Ergebnisse konnten auch bei der Behandlung der Gonorrhoe des Mannes mit *Erythromycin* erzielt werden. Gable, Romansky u. Taggart fanden nach der Behandlung mit einer Gesamtdosis von 1 g 50% Heilungen, während nach einer peroralen Dosis von 2 g in mehreren Einzeldosen oder in einer Gesamtmenge die Zahl der Geheilten auf 96% stieg. Über gleich gute Ergebnisse berichten Manning, Jones und Bigham. Sie behandelten 62 männliche Patienten mit 500 mg alle 6 Std für 2 Tage (= 4,0 g) oder auch nur 1 Tag (= 2,0 g) und fanden 90% Heilungen. Willcox behandelte zwei Gruppen akuter gonorrhoischer Urethitiden bei Männern mit insgesamt 2,4 g Erythromycin. In der einen Gruppe (50 Patienten) erhielt er bei Verteilung der Gesamtdosis auf 2 bis 3 Tage (am 1. Tag 1,2 g, Rest an dem nächsten oder den beiden darauffolgenden Tagen) 73,3% Heilungen, während in der anderen Gruppe (32 Patienten) bei Applikation der gesamten Dosis an einem Tage 89,3% Erfolge erreicht werden konnten.

6. Weitere Antibiotica

An weiteren Antibiotica wurden ferner erprobt das *Oleandomycin* (Mathurin, Schoch), *Novobiocin* (Willcox 1957a), *Spiromycin* (Willcox, Sylvestre und Ethier), *Carbomycin* (Gable, Romansky u. Taggart, Knothe und Elbing, Whitaker, Prigot, Marmell und Morgan), *Bacillin* (Shklyar).

III. Die Behandlung der Komplikationen der Gonorrhoe des Mannes

Zur Behandlung der *Komplikationen* der Gonorrhoe des Mannes, deren Zahl in der Penicillinära auf etwa 2—4% abgesunken ist (Burckhardt u. Dirr, Höfer, Schimpf, Kamenetsky und Godman) dürfte im allgemeinen — da die

Penicillinbehandlung die Krankheitsdauer der Gonorrhoe erheblich abkürzt und dadurch die Heilung noch vor Auftreten zu erwartender Komplikationen meistens erreicht ist —, eine höhere Penicillindosierung ausreichen. Nur in seltenen Fällen werden weitere unterstützende Maßnahmen (Umstimmungstherapie) erforderlich sein (BEYRAKH, BÖNNER, BOURGAULT DU COUDRAY, BRUNS, BURCKHARDT und DIRR, COHEN und CORNBLITH, DIEFENBACH, DUREL, EMERY und HELLWIG, EMMET, ENDRES, FRIDERICH und NIKOLOWSKI, FROST, FRÜHWALD, GRABER, SANFORD und ZIFF, GRÜTZ, HAGEMANN, HENDIN, LURIE u. STEIN, HESSE, HÖFER (1954a), HOPF, KAMENETSKY und GOLDMAN, KING, WILLIAMS, NICOL, LOUDON, LAIRD, LANDMAN, LANGER, LEDIG, LEVENT, MIESCHER, OSTOJA, PEÇERSKIJ, PELI DA PESARO, PELLERAT und OLLAGNIER, PIRILÄ und KILPINEN, PONCET, RAJAM, VASUDEVA, RANGIAH, ROBINSON, HIRSCH, ZELLER und DOWLING, SCHIMPF, SCHUERMANN, SHAH, SIMKOVICS und KOROSSY, SOLOMON, SPERANSKIJ, SPITZER und STEINBROCKER, STURM, TAMURA und FUJII, THELEN, TORRA BASSOLS, TRUC u. SCHILLIRO-LISBONNE, VAMOS und THOROCZKAY, ZAIGRAEV).

IV. Die prophylaktische Behandlung

Die *prophylaktische Behandlung der Gonorrhoe* bleibt ein umstrittenes Problem. Aber bei grundsätzlicher Ablehnung einer derartigen sog. prophylaktischen Behandlung, wird in Anbetracht der praktisch unschädlichen Behandlungsmethoden und der epidemiologischen Gesamtsituation unter bestimmten Bedingungen eine derartige vorsorgliche Behandlung empfohlen. Nach HÄMEL sollte eine prophylaktische Behandlung angewandt werden:

1. Bei Männern und Frauen, die als Infektionsquelle angegeben worden sind und den Ambulatorien als Personen mit häufig wechselnden Partnern bekannt sind,
2. bei Personen, die von mehreren Kranken als Infektionsquelle genannt worden sind,
3. bei Personen, die als Infektionsquelle gemeldet, klinisch verdächtig sind oder die selbst eine prophylaktische Behandlung wünschen.

Erste Erfahrungen lagen bereits in der Sulfonamidära vor (DERMON, REQUE und BERGSMA 3 g Sulfathiazol), EAGLE, GUDE, BECKMANN, MAST, SAPERO und SHINDLEDECKER konnten dann auf Grund ihrer Untersuchungen nachweisen, daß die Gefahr einer gonorrhoischen Infektion stark herabgemindert werden kann, wenn spätestens 2—6 Std nach einer möglichen Infektion eine Penicillin-Tablette zu 100000 bzw. 250000 E eingenommen wurde, Ergebnisse, die auch von CAMPBELL, DOUGHERTY und CURTIS bestätigt wurden. GANS schlägt vor, Zwangseingewiesenen, auf Gonorrhoe verdächtigen Frauen, sofort eine Depotpenicillininjektion zu verabreichen, statt sie mehrere Tage stationär zu beobachten. THOMSON berichtet sogar, daß z. B. in Hongkong alle Schwangeren in den letzten Wochen ihrer Gravidität zur venerischen Prophylaxe einen Penicillin-Stoß und die Prostituierten statt der wöchentlichen Kontrolluntersuchung jeweils eine Penicillin-Injektion erhalten. Weitere Mitteilungen zur Frage der prophylaktischen Behandlung siehe unter anderem MARCUSSEN und RENDAL, ACOSTA MARTINEZ, READER.

Literatur

ACOSTA MARTINEZ, A.: Estudio experimental sobre el valor de la aureomicina triplesulfas en la prevencion de la gonorrea. Rev. Policlin. Caracas **22** (128), 27—31 (1954). — AHNEFELD, F. W.: Neopenyl — ein procainfreies Depotpenicillin. Med. Klin. **49**, 1480—1481 (1954). — ALERGANT, C. D.: Streptomycin resistant gonorrhoea. Brit. J. vener. Dis. **34** (1), 36—37 (1958). — ALGORA, J.: La penicilina en venereologia. Med. práct. Zaragoza **5** (52),

512—519 (1947). — ALLAN, A.: Penicillin in gonorrhoea—the single injektion method. Brit. med. J. 4443, 314—315 (1946). — ALTMEYER, J.: Bestehen Beziehungen zwischen Blutkörperchensenkungsgeschwindigkeit, Leukocytenzahl und therapeutischer Ansprechbarkeit bei der Behandlung der Gonorrhoe mit Sulfonamiden? Arch. Derm. Syph. (Berl.) 179, 279—285 (1939). — ARGENZIANO, G.: Sulle variazioni della velocità die sedimentazione delle emazie in blenorragici sottoposti alle terapie sulfamidica e penicillinica. Ann. ital. Derm. Sif. 6, 7—18 (1951). — ARTEMEV, S. A., u. R. G. GADZIEV: Streptomycin in der Therapie der Gonorrhoe bei Männern. Sovetsk. Med. H. 7, 40—42 (1956). [Russisch.] Ref. Zbl. Haut- u. Geschl.-Kr. 97, 367 (1957). — ARTEMEV, S. A., E. N. TURANOVA u. V. V. KOVALEVA: Biomycin in der Therapie der gonorrhoischen und nichtgonorrhoischen Entzündung der Harn- und Geschlechtsorgane. Vestn. Vener. Derm. H. 6, 42—45 (1955) [Russisch]. Ref. Zbl. Haut- u. Geschl.-Kr. 95, 278 (1956).

BABINI, G.: Penicillina o streptomicina nella cura della blenorragia? Minerva med. 1, 1271—1272 (1952). — Sulla penicillino-terapia della blenorragia. Dermatologia (Napoli) 10 (8), 250—251 (1959). — BACCANELLI, F.: Risultati clinici sull'azione terapeutica di un preparato di associazone sulfonamidi-sulfone in alcuni casi di uretrite gonococcica e uretrite gonococco-negativa. Minerva Derm. 33 (8), 319—320 (1958). — BACHMANN, H.: Grundlagen und Bedeutung der peroralen Penicillinbehandlung für die Praxis. Münch. med. Wschr. 93, 1414—1415 (1951). — Blutspiegelwerte nach peroraler Gabe von Penicillin und der Hemmsubstanz p-Carboxy-benzolsulfo-di-n-butylamid. Z. Haut- u. Geschl.-Kr. 18, 153—156 (1955). — BARBELLION, P.: La blennorragie chez l'homme. Maroc méd. 29 (306), 1044—1045 (1950). — BARBELLION, P., et A. SIBOULET: Traitement de la blennorragie par la pénicilline-retard. J. Urol. 53 (8—9), 376—377 (1947). — BARILE, M. F., G. K. VAN ZEE and R. YAGUCHI: The occurrence of failures in penicillin-treated gonorrheal urethritis. I. The significance of L-form transformation of neisseria gonorrhoeae to penicillin resistance. Antibiot. Med. 6 (8), 470—479 (1959). — BARJAKTAROVIC, N. S., u. M. GACIC: Unsere Erfahrungen mit peroralem Penicillin bei der Behandlung der Gonorrhoe. Srpski Arkh. Aselok. Lek. 49, 423—427 (1951) [Serbisch]. Ref. Zbl. Haut- u. Geschl.-Kr. 82, 397 (1953). — BARRETT, C. D. jr., and M. E. BURTON: Chloromycetin treatment of gonorrhea. Evaluation of a single oral dose administered to patients with acute gonorrheal urethritis. Amer. J. Syph. 37, 165—176 (1953). — BAUFELD, H.: Erfahrungen mit Depotpenicillin. Dtsch. Gesundh.-Wes. 7, 536—538 (1952). — BEDNOVA, V. B.: Terramycin in der Behandlung der Gonorrhoe. Sovetsk. Med. 23 (10), 128—130 (1959) [Russisch]. Ref. Excerpta med. (Amst.), Sect. XIII, 14, 499 (1960). — BEEK, C. H.: Over het mislukken der chemotherapie bij gonorrhoe. Ned. T. Geneesk 86 (1—6), 303—309 (1942). — Resultaten der chemotherapie van gonorrhoe. Ned. T. Geneesk 87, 777 (1943). — BEGEY, A. B.: La penicillina per via perlinguale nella cura della blenorragia. G. Batt. Immun. 36 (4), 305—312 (1947). — BELLONE, A. G., e L. OLIVETTI: Esperienze comparative sull'efficacia delle piccole dosi di penicillina per via intradermica e per via intramuscolare nell'infezione gonococcica. G. ital. Derm. 90, 133—137 (1949). — BERGMANN, H. W.: Ambulante Behandlung der Gonorrhoe mit Depot-Penicillin. Dtsch. Gesundh.-Wes. 4, 540—544 (1949). — BERING, F.: Zur Frage der Hormonbehandlung der Vulvovaginitis infantum. Z. Haut- u. Geschl.-Kr. 6, 501—502 (1949). — BERNIUS, H.: Behandlungserfolge mit selbsthergestelltem 40prozentigen Terpentinöl in Kombination mit Sulfonamiden (Therapeutische Ratschläge). Z. Haut- u. Geschl.-Kr. 3, 253—260 (1947). — BERSANO BEGEY, A.: Cura della blenorragia con una sola iniezione di penicillina in sospensione (Nota preventiva). G. Batt. Immun. 36 (2), 190—191 (1947). — Terapia associata sulfamide e penicillina nella cura della infezione Neisseriana. G. Batt. Immun. 35 (6), 329—352 (1947). — BEYER, K. H., PH. D. H. FLIPPIN, W. F. VERWEY and B. S. R. WOODWORD: The effect of para-amminohippuric acid on plasma concentration of penicillin in man. J. Amer. med. Ass. 126, 1007—1009 (1944). — BEYRAKH, I. S.: Vergleichende Untersuchungen zwischen einer alleinigen Penicillinbehandlung und ihrer Kombination mit anderen Methoden bei der Behandlung der Gonorrhoe des Mannes. Vestn. Vener. Derm. 1, 50—52 (1951). Ref. Excerpta med. (Amst.), Sect. XIII, 6, 422 (1952). — BLAICH, W.: Über Wirksamkeit, Ausscheidung und Organhaftung von Uliron. Münch. med. Wschr. 86, 171—174 (1939). — BLAICH, W., E. BÖHMER u. U. GERLACH: Untersuchungen über die resorptions- und ausscheidungsverzögernde Wirkung bestimmter Substanzen bei der parenteralen Penicillin-Therapie. Z. Haut- u. Geschl.-Kr. 13, 149—153 (1952). — BOAS, H.: Die Resultate einer einmaligen Penicillin-Adrenalin-Injektion bei Gonorrhoe. Z. Haut- u. Geschl.-Kr. 6, 161—163 (1949). — Ergebnisse einer einmaligen Penicillin-Adrenalin-Injektion bei Gonorrhoe. Arch. Derm. Syph. (Berl. 189, 127 (1949). — BÖNNER, G.: Die Wirkung des Penicillins auf die Komplikationen der männlichen Gonorrhoe. Diskussionsbemerkung zum Verhandlungsthema: Neue Erfahrungen in der Behandlung der Gonorrhoe mit Penicillin. Med. Klin. 41, 581 (1946). — BOHNSTEDT, R. M.: Ergebnisse der Tripperbehandlung unter den Bedingungen der Nachkriegszeit. Z. Haut- u. Geschl.-Kr. 1, 357—366 (1946). — BOHNSTEDT, R. M., u. W. LANZ: Tierexperimentelle Untersuchungen über einen ACTH-Effekt des Terpentinöls. Naunyn-Schmiedeberg's Arch. exp. Path. Pharmak. **224**, 262 (1955). — Boldt, A.: Unsere Erfahrungen mit der Chemotherapie der Gonorrhoe. Dtsch. Militärarzt **6**, 365—369 (1941). — Borck, W.: Neuzeitliche Behandlung der akuten Gonorrhoe in der Wehrmacht. Münch. med. Wschr. **88**, 177—179 (1941). — Bosco, I.: Il contenuto citologico del secreto uretrale blenorragico durante l'infezione e sotto l'influenza della terapia sulfamidica e penicillinica. Ann. Med. nav. Roma **54** (5), 417—446 (1949). — Bourgault du Coudray, F. C.: Residual subacute and chronic prostatitis after penicillin and sulphonamide therapy in acute gonorrhoea. Brit. med. J. **1947**, No 4529, 651—654. — Boymond: Zit. bei G. Dorner, Hautarzt **1**, 346 bis 354 (1950). — Braff, E., W. David, H. Perkins, R. Koch, G. Gara and W. Stephens: Treatment of acute gonococcal urethritis in the male with single dosage of intramuscular oxytetracycline. Antibiot. Med. **2** (2), 110—112 (1956). — Brandl, E., M. Giovannini u. H. Margreiter: Untersuchungen über das säurestabile, oral wirksame Phenoxymethylpenicillin (Penicillin V). Wien. med. Wschr. **1953**, 602—607. — Brett, R.: Chemoresistenzbestimmungen und kombinierte Sulfonamid-Fieberbehandlung bei Gonorrhoe mit Olobintin 40%. Derm. Wschr. **120**, 69—74 (1949). — Zur Behandlung der Gonorrhoe unter Berücksichtigung des peroral verabreichbaren Mittels Leukomycin. Derm. Wschr. **128** (47), 1141—1144 (1953). — Brett, R., u. G. Dorner: Die Depotwirkung von Penicillin-Antihistamingemischen. Arzneimittel-Forsch. **1**, 215—217 (1951). — Bruder, K.: Klinische Beobachtungen über das Verhalten des Ulirons und der Diseptale B und C im Organismus von Tripperkranken. Arch. Derm. Syph. (Berl.) **179**, 183—208 (1939). — Bruens, E.: Studie zur Frage der Zunahme der Sulfonamidresistenz bei der Gonorrhoe, 1. Aufl. Berlin: Berliner medizinische Verlangsanstalt 1947. — Bruns, N. P.: The use of butazolidine in gonococcal arthritis. Med. J. Malaya **10** (4), 313—319 (1956). — Buckinger, R. H., and C. E. Hookings: Single-dose treatment of acute gonorrhoea with oral tetracycline. Proc. 2nd. Ann. Symp. Antibiot. Wash. D.C. Oct. 25—29, 1954 (Med. Encycl. Inc. New York p. 574—577). — Burckhardt, W., u. A. Dirr: Die Änderung des klinischen Bildes der Gonorrhoe. Dermatologica (Basel) **111**, 223—228 (1955). — Bushby, S. R. M., and A. H. Harkness: Oral penicillin in gonorrhoea. Lancet **251**, 711—713 (1946). — Butler, P. G., A. F. Brewer, Philip K. Condit and J. Johnston: Chloromycetin (chloramphenicol) and penicillin in gonorrheal urethritis. Two effective single dose plans. Amer. J. Syph. **36**, 269—271 (1952).

Campbell, D. I.: Gonorrhoea in North Afrika and the Central Mediterranean. Brit. med. J. **4357**, 44 (1944). — Campbell, V. W. H., W. J. Dougherty and C. E. Curtis: Delayed administration of oral penicillin as prophylaxis for gonorrhea. Amer. J. Syph. **33**, 437—443 (1949). — Carlinfanti, E., and F. Morra: Une simple méthode pour prolonger l'action de la pénicilline. Schweiz. med. Wschr. **77**, 1235—1236 (1947). — Carney, J. W., and T. J. Barefield-Pendleton: A report of 271 venereal disease cases treated with penicillin. J. nat. med. Ass. (N.Y.) **40** (5), 219—220 (1948). — Castanheira de Carvalho, A.: O sulfatiazol no tratamento da blenorragia masculina e seus efeitos no organismo. Folha méd. **25** (4), 29—31 (1944). — Cerny, E.: Erfahrungen mit der Penicillinbehandlung der Gonorrhoe. Čs. Derm. **22** (2), 54—55 (1946) [Tschechisch]. Ref. Excerpta Med. (Amst.), Sect. XIII, 1 563 (1947). — Cerny, E., and S. Vacatko: Ein- und zweimalige Injektionsbehandlung der männlichen Gonorrhoe mit großen Dosen wasserlöslichen Penicillins. Čs. Derm. **23** (5), 137—141 (1948) [Tschechisch]. Ref. Excerpta Med. (Amst.), Sect. XIII, 294 (1949). — Chaffae: Zit. bei G. Dorner, Hautarzt **1**, 346—354 (1950). — Charpy, J.: Vitamin A und C bei Schleimhautaffektionen, insbesondere bei akuter Gonorrhoe. Presse méd. **19** (1947). — Chen, C. H., R. B. Dienst and R. B. Greenblatt: Aureomycin in the treatment of gonorrhea. Study of one hundred cases. J. Amer. med. Ass. **143**, 724—726 (1950). — Chiarenza, A.: Risultati e osservazioni di due anni e mezzo di terapia ambulatoria dell'infezione gonococcica con streptomycina. Dermatologia (Napoli) **2** (6), 167—170 (1951). — Ulteriori osservazioni sulla terapia streptomicinica nell'infezione gonococcica. G. ital. Derm. **95**, 381—384 (1954). — Chinn, B. D., L. E. Putnam, S. R. Taggart and R. P. Herwick: The treatment of gonorrhea with streptomycin. Amer. J. Syph. **31** (3), 268—270 (1947). — Chow u. McKee: Zit. bei G. Dorner, Hautarzt **1**, 346—354 (1950). — Clarke, E. R. H., A. G. Mathews, N. D. Hesketh and M. G. Evered: The effect of food on the absorption of penicillin given by mouth. Med. J. Aust. **1**, 61—67 (1957). — Cohen, A., and B. A. Cornblith: Penicillin treatment of sulfonamide-resistant gonococci infections and associated complications in the male. Amer. J. Syph. **29** (3), 334—340 (1945). — Cohen, A., B. A. Cornblith and J. Grunstein: Oral penicillin treatment of gonorrhoea. Indian med. Gaz. **82** (10), 630 (1947). — Collins, H. S., H. Trousdale, Th. F. Kaiser, F. C. Regan and M. Finland: Aureomycin treatment of acute gonorrhea in males. Amer. J. Syph. **33**, 263—269 (1949). — Colm, A., B. A. Cornblith, I. H. Seijo and R. U. Fishman: Sulphonamide-resistant gonorrhoea in the male. Amer. J. Syph. **28**, 179—186 (1944). — Comel, M.: Acquisizioni con il metodo cura endermico nelle malattie veneree. Dermatologica (Basel) **96**, 377—381 (1948a). — Acquisizioni con il metodo di cura endermico nelle malattie veneree. Policlinico, Sez. Prat. **55** (15), 458—459 (1948b). — Cordero: Zit. bei V. Prieto. — Cottini, G. B.: Dalla penicillina già alla streptomicina nella lotta contro il gonococco. Ter. Antibiot. chemoter. **1**, 166—171 (1951). —

CSERMELY, E.: La penicillina „V" nel trattamento dell'uretrite gonococcica. Dermatologia (Napoli) 7, 206—208 (1956). — CURTIS, F. R., and A. E. WILKINSON: A comparison of the in vitro sensitivity of gonococci to penicillin with the results of treatment. Brit. J. vener. Dis. 34, 70—82 (1958). — CZIKELLI: Siehe bei GABRIEL, H. — CZOPMIK, K.: Untersuchungen zur Frage der Penicillindosierung bei Gonorrhoe. Diss. Marburg 1948..

DAESCHLEIN, G., u. M. SKRZIPEK: Streptomycinbehandlung bei Gonorrhoe und unspezifischem Fluor des männlichen und weiblichen Genitale. Derm. Wschr. 125, 131—134 (1952). — DAHLENBURG: Erfahrungen mit Albucidbehandlung bei Gonorrhoe. Arch. Derm. Syph. (Berl.) 179, 463—483 (1939). — DAINOW, I.: Recherches préliminaires sur l'emploi du sang comme excipient-retard pour la Pénicilline. Dermatologica (Basel) 97, 49—52 (1948). — DALLAS, N. L.: Penicillin treatment failures in male gonorrhoea. Brit. J. vener. Dis. 34, 194—195 (1958). — DANDA, J., J. LOCHOVSKY u. F. VYMOLA: Zum Problem des Auftretens von L.-Organismen und L.-Formen bei Gonorrhoe-Kranken, die mit Penicillin behandelt wurden. Čs. Derm. 33, 258—263 (1958) [Tschechisch]. Ref. Zbl. Haut- u. Geschl.-Kr. 102, 339 (1958). — DANDA, J., J. LOCHOVSKY, F. VYMOLA u. M. STEINER: Beitrag zum Problem der L.-Formen der Gonokokken. Čs. Derm. 34, 299—305 (1959) [Tschechisch]. Ref. Zbl. Haut- u. Geschl.-Kr. 106, 267 (1960). — DARUVALA, B. A.: Treatment of acute gonococcal urethritis in the male with chloramphenicol (chloromycetin). Indian J. vener. Dis. 19, 63—66 (1953). — DAWSON: Siehe bei G. DORNER, Hautarzt 1, 346—354 (1950). — DEBRAY, J. R.: Pénicilline et gonococcie. Presse méd. 55 (10), 119 (1947). — DECARIS: Siehe bei G. DORNER, Hautarzt 1, 346 (1950). — DEMJEN, J.: Zweiphasen-Penicillin-Behandlung in der Behandlung der Gonorrhoe. Börgyögy. vener. Szle 1 (4), 107—109 (1947). Ref. Excerpta med. (Amst.), Sect. XIII, 1, 563—564 (1947). — DERMON, H.: Sulfathiazole als eine „Geschlechtskrankheiten-Prophylaxe". Z. Haut- u. Geschl.-Kr. 1, 125 (1946). — DESIDERIUS, S.: Zur „Ulironfrage". Derm. Wschr. 106, 105—108 (1938). — DESTOUCHES: Siehe bei G. DORNER, Hautarzt 1, 346 (1950). — DIEFENBACH, W. C. L.: Gonorrhoische Parotitis. Oral Surg. 6, 974 (1953). Ref. Zbl. Haut- u. Geschl.-Kr. 103, 88 (1954). — DIETEL, F.: Verträglichkeit von Albucid. Dtsch. med. Wschr. 65, 801—802 (1939). — DIMMLING, TH., u. W. STROMEYER: Weitere Blutspiegelbestimmungen bei neuen deutschen Depotpenicillinen. Münch. med. Wschr. 92, 715—719 (1950). — DÖLLKEN, H.: Ausscheidung von Uliron durch den Urin. Derm. Wschr. 106, 208—212 (1938). — DOMAGK, G.: Ein Beitrag zur Chemotherapie der bakteriellen Infektionen. Dtsch. med. Wschr. 61, 250—253 (1935). — Weitere Untersuchungen über die chemotherapeutische Wirkung sulfonamidhaltiger Verbindungen bei bakteriellen Infektionen. Klin. Wschr. 16, 1412—1418 (1937). — Die Entdeckung und Entwicklung der Chemotherapie der Gonokokkeninfektionen. Arch. Derm. Syph. (Berl.) 184, 330—357 (1943). — Pathologische Anatomie und Chemotherapie der bakteriellen Infektionen. Stuttgart: Georg Thieme 1947. — DOMAGK, G., u. G. HEGLER: Chemotherapie bakterieller Infektionen. Leipzig: S. Hirzel 1940. — DORNER, G.: Resorptionsverzögernde Maßnahmen für Penicillin zur Gonorrhebehandlung. Dtsch. med. Rdsch. 3 (5), 125—133 (1949). — Richtlinien zur Anwendung von Depotpenicillinen. Hautarzt 1, 346—354 (1950a). — Ergebnisse unserer Untersuchungen mit dem neuen Depotpenicillin-Höchst. Med. Klin. 50, 757—761 (1950b). — Resorptionsverhältnisse für peroral verabreichtes Penicillin. Dtsch. med. Wschr. 76, 183—184 (1951). — DOST, F. H.: Die Clearance. Klin. Wschr. 27, 257—264 (1949). — DOWDESWELL, R. M.: Observations on single injections of penicillin with blood and its use in the treatment of acute gonorrhoea. E. Afr. med. J. 24 (5), 185—186 (1947). — DOWLING, G.: Siehe bei G. DORNER, Hautarzt 1, 346 (1950). — DRIESEN, W., u. W. RUMMEL: Der Einfluß vegetativ-nervös bedingter Permeabilitätänderungen auf die Sulfonamidverteilung. Dtsch. med. Wschr. 194, 965—967 (1949). — DUENAS, F. C.: Die Wirkung des Penicillins verzögernde Emulsionen bei Krankheiten unseres Fachgebiets. Actas dermo-sifiliogr. (Madr.) 32, 346—361 (1947). — DUREL, P.: Traitements généraux de la blennorragie. Prog. méd. (Paris) 23, 555—557 (1946). — Réflexions sur le traitement actuel des blennorragies. Gaz. méd. Fr. 60 (17), 895—907 (1953). — DUREL, P., et G. DUFOUR: Temps de négativation des cultures de gonocoques après traitements pénicilliniques ambulatoires. C. R. Soc. franç. Gynéc. 28 (3), 136—138 (1958). — DUREL, P., V. RATNER et A. SIBOULET: La pénicilline retardée par la polyvinylpyrrolidone. Ann. Derm. Syph. (Paris) 2, 22—24 (1947). — DUVAL, M.: A propos du traitement de la blennorragie par la pénicilline (quelques résultats thérapeutiques dans la blennorragie sulfamido-résistante). J. méd. Lyon 27, 613 (1946). — DUVALIER, F.: Sur un cas de sulfamido-pénicillino-résistance par la terramycine. Un. méd. Can. 80 (10), 1181—1182 (1951). — DUVERNE, J., R. BONNAYME, R. MOUNIER et DELATTRE: Encéphalite mortelle consécutive à un choc par vaccin antigonococcique intraveineux. Bull. Soc. franç. Derm. Syph. 56, 378—379 (1949). — DYAR, R.: Penicillin treatment of previously untreated acute gonorrhoea. Amer. J. Syph. 29 (5), 562—567 (1945).

EAGLE, H., A. V. GUDE, G. E. BECKMANN, G. MAST, J. J. SAPERO and J. B. SHINDLEDECKER: Prevention of gonorrhea with penicillin tables. Publ. Hlth Rep. (Lond.) 63 (44), 1411—1415 (1948). — EGGERT, W., u. E. EGGERT: Penicillin, Grundlagen und Therapie.

Berlin: Hermann Hübner 1947. — Egyedi, H.: Behandeling van gonorrhoe met penicilline. Ned. T. Geneesk **91** (37), 2607—2608 (1947). — Ehrmann, G., u. J. Granits: Über die perorale Penicillinbehandlung der Gonorrhoe mit Os-Pen. Z. Haut- u. Geschl.-Kr. **18**, 239—243 (1955). — Elias, W., A. H. Price and H. J. Merrion: N,N'-dibenzylethylenediamine penicillin: a new repository form of penicillin. Antibiot. and Chemother. **1**, 491—498 (1951). — Elsner, J.: Rückfälle und Reizung bei der Chemotherapie der Gonorrhoe. Derm. Wschr. **115**, 632—637 (1942). — Emery, F. A. C., and C. A. Hellwig: Isolated gonorrhoea of para-urethral ducts in the male. Urol. cutan. Rev. **45** (10), 623—626 (1941). — Emmet, R.: Keratosis blenorrhagica, its response to penicillin. Arch. Derm. Syph. (Chic.) **53** (3), 278—280 (1946). — Endres, R.: Neue Gesichtspunkte in der Gonorrhoeforschung. Z. Haut- u. Geschl.-Kr. **12**, 133—140 (1952). — Engelhardt, W., u. H. Hüllstrung: Die Verhütung lähmungsähnlicher Erscheinungen bei ulirongefütterten Tauben durch Vitamin B_1. Klin. Wschr. **18**, 774—775 (1939). — Epstein, E.: Failure of penicillin in treatment of acute gonorrhea in American troops in Korea. J. Amer. med. Ass. **169**, 1055—1059 (1959). — Ercoli, N.: Des problèmes de dosage en pénicillinthérapie. Schweiz. med. Wschr. **1949**, 378—382. — Ercoli, N., W. C. Hueper, L. Landis, B. S. Schwartz and F. J. Queally: A new vehicle for parenteral repository penicillin. J. Amer. med. Ass. **138**, 2, 115—117 (1948). — Erdmann, W.: Penicillin und andere Antibiotika im deutschen medizinischen Schrifttum. Med. Klin. **43**, 37—40 (1948). — Esartiya, T. P.: Experimentelle und klinische Beobachtungen über die Wirkung von Tetracyclin bei der Gonorrhoe. Vestn. Derm. Vener. **32**, H. 3, 49—52 (1958) [Russisch]. Ref. Zbl. Haut- u. Geschl.-Kr. **102**, 157 (1958). — Espirosa u. Corria: Siehe bei Gabriel, H. — Esselier, A. F., B. J. Koszewsky u. F. O. Gundersen: Untersuchungen über die Depotwirkung öliger Procainpenicillinsuspensionen. Schweiz. med. Wschr. **78**, 1001—1004 (1948).

Feldman, A. I., N. V. Zberovskaja u. E. M. Gofman: Die Verlängerung der Wirkung des Penicillins auf dem Wege seiner Injektion in die Zone der Gewebehämorrhagie. Klin. Med. (Moskau) **29**, H. 6, 37—40 (1951). Ref. Zbl. Haut- u. Geschl.-Kr. **93**, 83 (1953). — Felke, H.: Die Chemotherapie der Gonorrhoe mit Sulfonamidverbindungen, insbesondere mit Diseptal C (DB 32). Arch. Derm. Syph. **178** 45—53 (1938a). — Die Wirkung der Sulfonamidverbindungen auf die Erreger der Gonorrhoe. Klin. Wschr. **17**, 13—16 (1938b). — Über den Wirkungsmechanismus der antibakteriellen Chemotherapie bei der Gonorrhoe. Arch. Derm. Syph. (Berl.) **178**, 152—167 (1939a). — Das Verhalten der Gonokokken gegenüber der Chemotherapie. (Ein Beitrag zum Problem der sogenannten Versager.) Klin. Wschr. **18**, 568—569 (1939b). — Der Gang der Chemoresistenz der Gonokokken von 1937 bis 1944 und seine Ursachen. Derm. Wschr. **119** (2), 106—110 (1947). — Fischer, A.: Die ambulante Tripperbehandlung mit Penicillin. Inaug.-Diss. Zürich 1946. — Fischer, H.: Bemerkungen zur Ulirontherapie der Gonorrhoe. Derm. Wschr. **106**, 205—208 (1938). — Florey, H. W.: Siehe bei Nagell u. Bachmann. — Foltz, E. L., and N. H. Schimmel: Comparison of orally administered penicillins. I. N,N'-dibenzylethylenediamine dipenicillin G. II. Procaine penicillin G. III. Potassium penicillin G. Antibiot. and Chemother. **3**, 593—599 (1953). — Fonseca, A., y M. Basto: O tratamento da blenorragia pela estreptomicina. Comun. II Congr. luso-esp. Derm., Lisboa 1950, p. 61—65. — Franchi, F.: La proteinoterapia nella penicillinoresistenza incipiente. Minerva derm. Coll. monogr. Nr. 1, 91—92 (1951). — Franks, A. G.: Successfull combined treatment of penicillin-resistant gonorrhoea. Amer. J. med. Sci. **211**, 553 (1946). — Frazier, N., and E. H. Frieden: Action of penicillin, especially on treponema pallidum. J. Amer. med. Ass. **130**, 677—683 (1946). — Friderich, H., u. W. Nikolowski: Penicillinbehandlungsergebnisse bei wiederholt sulfonamidfieberresistenter Gonorrhoe. Derm. Wschr. **120**, 20—29 (1949). — Frisk, A. R., M. Diding and D. Wallmark: Influence of probenecid on serum penicillin concentration after oral administration of penicillin. Scand. J. clin. Lab. Invest. **4**, 83—88 (1952). — Frohn, W.: Über Erfahrungen mit Penicillin bei der Behandlung der Gonorrhoe. Arch. Derm. Syph. (Berl.) **186**, 87—92 (1946). — Frolov, F. F.: Penicillin in Eigenblut bei der Gonorrhoetherapie. Vestn. Vener. Derm. **4**, 48—50 (1950) [Russisch]. Ref. Zbl. Haut- u. Geschl.-Kr. **83**, 79 (1952). — Frost, D., M. F. Allende, W. M. M. Kirby and H. S. Ginsberg: Treatment of acute gonococcic urethritis with single subcutaneous injections of penicillin in beeswax peanut oil. Amer. J. Syph. **31** (3), 300—303 (1947). — Frost, G.: Über Cobaltyl bei der Behandlung der Gonorrhoe. Derm. Wschr. **134**, 1365—1368 (1956). — Frühwald, R.: Aussprache über die Behandlung der Gonorrhoe mit Uliron und Diseptal. Med. Klin. **34**, 1621 (1938). — Die kleine Urologie des Dermatologen. Z. ärztl. Fortbild. **46**, 594—596 (1952). — Rückfälle nach Penicillinbehandlung der Gonorrhoe. Z. Haut- u. Geschl.-Kr. **16**, 278 (1954). — Fülöp, J., u. G. Simkovicz: Bericht über zehn Fälle von mit Penicillin geheilter sulfonamidresistenter Gonorrhoe. Wien. klin. Wschr. **59** (29), 484 (1947). — Fuhs, H., u. W. Volavsek: Zur Chemotherapie der Gonorrhoe. Wien. klin. Wschr. **51**, 586 (1938). — Ergänzende Bemerkungen zur Chemotherapie der Gonorrhoe. (2. Mitt.) Derm. Wschr. **107**, 1057 (1938).

GABLE, G. R., M. J. ROMANSKY and S. R. TAGGART: Treatment of gonorrhoea with erythromycin. Amer. J. Syph. **37** (4), 377—378 (1953). — Treatment of gonorrhoea with tetracycline and carbomycin. Proc. 2nd. Ann. Symp. Antibiot., Wash. D. C. Oct. 25—29, 1954 (Med. Encycl. Inc. New York, p. 578—579). — GABRIEL, H.: Penicillin-Serum-Werte und mikroskopisches Verhalten der Gonorrhoe bei Penicillin-Eigenblut-Depot-Behandlung. Klin. Med. (Wien) **4**, 250 (1949). — GANDOLA, M.: Sul comportamento degli acidi nucleinici nel gonococco modificato in vivo per azione della penicillina. G. ital. Derm. **92**, 10—19 (1951). — GANS, O.: Reform der Zwangsbehandlung gonorrhoekranker Frauen. Neue med. Welt **1950**, 1217—1218. — GARTMANN, H., u. A. KNAPP: Zur Frage der Empfindlichkeitsabnahme der Gonokokken gegenüber Penicillin in vivo und in vitro. Derm. Wschr. **129**, 833—837 (1954). — GATÉ, J., et P. CUILLERET: A propos du traitement de la blennorragie par le para-amino-phényl-sulfamide et ses dérivés. Bull. Soc. franç. Derm. Syph. **45**, 726—735 (1938). — GAY-PRIETO, J., G. JAQUETI-DEL POZO, J. A. ALVAREZ y T. P. HERNÁNDEZ: La dihidroestreptomicina en el tratamiento de la blenorragia masculina. Medicamenta (Madr.) **9**, No 209, 337—341 (1951). — GEKS, F. J.: Tierexperimentelle Versuche über die Wirkungssteigerung des Penicillins durch unspezifische Reizmittel. Arzneimittel-Forsch. **3**, 445 (1953). — GELLER, F. CH.: Zur Gonorrhoebehandhlung bei der Frau. Zbl. Gynäk. **63**, 1451—1460 (1939). — GENNERICH, W., u. K. GENNERICH: Uliron bei der Gonorrhoebehandlung. Derm. Wschr. **106**, 541—548 (1938). — GERICKE, D.: Experimentelle Untersuchungen über die Wirkung von Penicillin und Omnadin-Penicillin auf den Antikörpertiter. Medizinische **1952**, 539—540. — GERTLER, H.: Beitrag zum Problem der Penicillinresistenz der Gonokokken. Z. ärztl. Fortbild. **53**, 169 (1959). — GERTLER, W.: Untersuchungen über die Höhe des Ulironblut- und Harnspiegels nach Ulironverabreichung bei Gonorrhoe und deren Bedeutung für den Heilerfolg. Klin. Wschr. **17**, 1401—1404 (1938). — Experimentelle Untersuchungen über den Sulfonamidgehalt in Körperflüssigkeiten bei Gonorrhoebehandlung. Dtsch. Gesundh.-Wes. **1949**, 577—584. — GILLISSEN, G., S. CARLSON u. H. SECKFORTH: Untersuchungen über die Wirksamkeit eines verbesserten Depotpenicillins. Münch. med. Wschr. **46**, 1741—1742 (1951). — GINSBERGER, O.: Die spezifische Immunisierung als Methode zur Verstärkung der Sulfonamid- und Penicillin-Wirkung in der Gonorrhoe-Therapie. Z. Haut- u. Geschl.-Kr. **15**, 329—331 (1953). — GIORGIO, A. DE: Solventi per allestimento estemporaneo di penicillina ritardo, tasso penicillinemico ed effetto terapeutico. Atti 37. Congr. Soc. ital. Dermat. Minerva derm., Coll. monogr. No 1, 89—90 (1951). — GIOVANNINI, M.: Vergleichende Untersuchungen von Penicillin G und Penicillin V nach oraler Verabreichung. Wien. med. Wschr. **1954**, 910—911. — GJESSING, H. C.: Penicillin treatment of gonorrhea at Oslo Public Health stations. Acta derm.-venereol. (Stockh.) **31**, 249—256 (1951). — Gonorrhoea in men treated with 300000 U. procain penicillin G. Acta derm.-venereol. (Stockh.) **36**, 122—127 (1956). — Zunehmende Rezidivhäufigkeit nach Penicillinbehandlung (gleiches Präparat und gleiche Dosis) bei Gonorrhoe. T. norske Lægeforen. **79**, 829—831 (1959a) [Norwegisch]. — Increasing failure rate after using the same preparation and dosage of penicillin in the treatment of gonorrhoea. Brit. J. vener. Dis. **35**, 256—257 (1959b). — GOCKELL, W.: Vergleichende Untersuchungen über die Wirkung peroral verabreichter Penicillin-Sulfonamid-Gemische bei der Gonorrhoe. Med. Klin. **50**, 1570—1572 (1955). — GOCKELL, W., u. F. SPRENGER: Zur Frage der Abhängigkeit des Penicillinblutspiegels vom Lebensalter. Medizinische **1952**, 901—903. — GOLLNICK, N.: Zur oralen Penicillintherapie. Ther. d. Gegenw. **96**, 68—69 (1957a). — Megacillin — ein Antihistamin-Penicillin mit verlängerter Depotwirkung. Z. Haut- u. Geschl.-Kr. **22**, 313—317 (1957b). — GOLOTINA, Z. S., E. L. GUCHMAN, A. I. REZNIKOVA u. E. P. EREMENKO: Über einige die therapeutische Aktivität des Penicillins herabsetzende Faktoren. Vestn. Vener. Derm. H. 6, 25—28 (1951) [Russisch]. Ref. Zbl. Haut- u. Geschl.-Kr. 81, 256 (1952). — GOLUTVINA, A. N., N. N. IKONNIKOV, Z. T. AVALOVA, A. N. CERNJATINA u. T. B. SOTRAPINSKAJA: Biomycin in der Therapie der Gonorrhoe und der nicht-gonorrhoischen Erkrankungen des Uro-Genitalapparates. Vestn. Vener. Derm. H. 6, 46—48 (1955) [Russisch]. Ref. Zbl. Haut- u. Geschl.-Kr. **95**, 278 (1956). — GOODLOE, O. M., and L. J. ROTH: The treatment of gonorrhoea with oxytetracycline intramuscular. Ohio St. med. J. **52** (1), 34 (1956). — GOTTRON, H. A.: Bericht über Erfahrung mit Ulironbehandlung bei Gonorrhoe. Zbl. Haut- u. Geschl.-Kr. **58**, 416 (1938). — GRABER, W. J., J. P. SANFORD and M. ZIFF: Sex incidence of gonococcal arthritis. Arthr. and Rheum. **3**, 309—313 (1960). — GRANITS-THURNER, J.: Über die derzeitige Penicillinempfindlichkeit der Neisseria gonorrhoea. Hautarzt **9**, 414—417 (1958). — GRASREINER, W.: Zur Behandlung der Gonorrhoe mit Chloronitrin. Dtsch. Gesundh.-Wes. **1954**, 1358—1361. — GRAUERT, H.: Die Einwirkung von Uliron und Neo-Uliron auf das Blutbild. Inaug.-Diss. Jena 1940. — GREAVES, A. B., G. R. MACDONALD, M. J. ROMANSKY and S. R. TAGGART: Treatment of gonorrhea with chloramphenicol (Chloromycetin). J. vener. Dis. Inform. **31**, 261—262 (1950). — GREEY, PH., J. HENNESSY and J. HOGARTH: Blood concentrations and clinical results following the oral administration of penicillin. Canad. med. Ass. J. **71**, 335—338 (1954). — GREGORIO, E. DE, y T. CISNEROS: Resultados en el empleo de la estreptomicina como terapeutica en la blenorragia aguda. Act. dermo-sifiliogr. (Madr.) **43**, 371—372 (1952). — GRIECO, P. P., H. MONTANARO y A. A. GRIMALDI: La penicillina en la blenorragia. Rev. Med. Cienc. afines. (B. Aires) **8** (6), 332—336 (1946). — GRIMALDI, A. A.: El cloramfenicol en la blenorragia aguda. Rev. argent. Urol. **21**, 229—231 (1952). — GRIMM, W.: Vergleichende Behandlung der Gonorrhoe mit Penicillin V und G im Blindversuch. Derm. Wschr. **138**, 1037—1041 (1958). — GROSCH, W.: Über Wirksamkeit des Penicillins auf Gonokokken. Z. Haut- u. Geschl.-Kr. **3**, 107—114 (1947). — Zur Penicillin-Resistenz der Gonorrhoe. Z. Haut- u. Geschl.-Kr. **5**, 421 (1948). — GRÜNBERG: Siehe bei G. DORNER, Hautarzt **1**, 346—354 (1950). — GRÜNDIG, H.: Penicillinbehandlung der Gonorrhoe bei gleichzeitig bestehender Schwangerschaft. Med. Klin. **41**, 580 (1946). — GRÜTZ, O.: Neue Grundlegung für die Gonorrhoebehandlung. Münch. med. Wschr. **84**, 1201—1209 (1937). — Klinische Erfahrungen über die Penicillinbehandlung der Gonorrhoe. Dtsch. med. Wschr. **72**, 467—470 (1947). — GSELL, O.: Chemotherapie akuter Infektionskrankheiten durch Ciba 3714 (Sulfanilamidothiazol). Schweiz. med. Wschr. **21**, 342—350 (1940). — GSELL, O., u. P. EGGER: Die Organverteilung der Pharmaka am Beispiel der Sulfonamide. Schweiz. med. Wschr. **76**, 1066—1068 (1946). — GÜNTHER, J.: Ambulante Gonorrhoebehandlung mit Penicillin. Dtsch. med. Wschr. **74**, 343—345 (1949).

HADIDA, E., et L. CHIAPPONI: La pénicilline dans le traitement de la blennorragie. Algérie méd. **1** (2), 117—119 (1948). — HÄMEL, J.: Ist eine vorsorgliche Behandlung bei Verdacht auf Gonorrhoe zulässig? Dtsch. Gesundh.-Wes. **5** (17), 515—519 (1950). — Zum Problem der Bakterienresistenz bei Sulfonamiden und Penicillin. Med. Klin. **50**, 24—26 (1955). — HÄMEL, J., u. TH. LINK: Über die Kurzbehandlung der Gonorrhoe mit Cibazol. Münch. med. Wschr. 88, 179 (1941). — HAGEMANN, P. O., A. HENDIN, H. H. LURIE and M. STEIN: Therapy of gonococcal arthritis. Ann. intern. Med. **36**, 77—89 (1952). — HAGERMANN, G.: Studie zur Chemoresistenz der Gonokokken. Lund: Hakan u. Ohlssons-Boktryckeri 1942. — Sulfaadicion y substancia urica en el tratamiento de la blenorragia quimio-resistente. Pren. méd. argent. **33** (25), 1269—1270 (1946). — Experiments with different types of prolonged action penicillin. Acta derm. venereol. (Helsingfors) **28**, 125—141 (1948). — Penicillinresistent gonorré. Nord. Med. **42** (34), 1409 (1949). — The action of penicillin on the gonococcus at temperatures above 37° C. Acta derm.-venereol. (Stockh.) **30**, 286—288 (1950). — HAJOS, E., u. E. MÜLLER: Tapasztalataink a penicillinnel végzett gonorrhoea-kezelésrol. Orv. Lapja **3** (3), 71—74 (1947) [Ungarisch]. Ref. Excerpta med. (Amst.), Sect. XIII **1**, 228 (1947). — HAMANN, H.: Eintagsbehandlung mit Sulfonamidpräparaten mit Thiazolring. Ther. d. Gegenw. **182**, 250—254 (1941). — HARGREAVES, E. R.: Synergic action of penicillin and sulphathiazole in gonorrhoeca. Brit. J. vener. Dis. **23** (2), 85—87 (1947). — HARTUNG, J.: Zur Frage der Hormonbehandlung der Vulvovaginitis infantum. Z. Haut- u. Geschl.-Kr. **6**, 501 (1949). — HASSELMANN, C. M., H. O. JOHNE, F. LEGLER u. S. HEINRICH: Experimentelle Untersuchungen über Blutspiegelkonzentration nach Depot-Penicillinen. Med. Klin. **45**, 361—366 (1950). — HEBERT, A.: The treatment of acute gonorrhoeal urethritis with a longacting penicillin tablet (Falapen). Canad. med. Ass. J. **80**, 293 (1959). — HEINKE, E.: Supronalum (De-Ma) in der Venerologie. Dtsch. med. Wschr. **74**, 249 (1949). — HEITE, H. J.: Beitrag zur Verteilung des Penicillins im Säugetierorganismus. Klin. Wschr. **30**, 174—175 (1952). — HELLER jr., J. R.: The adequate treatment of gonorrhoea. J. Amer. med. Ass. **131**, 1480—1482 (1946). — HELLSTRÖM, N. A.: Die Entwicklung der Oralpenicilline. Wien. med. Wschr. **67**, 648—651 (1955). — HENDRICKS, F. D., A. B. GREAVES, S. OLANSKY, S. R. TAGGART, C. N. LEWIS, G. S. LANDMAN, G. R. MACDONALD and H. WELCH: Terramycin in the treatment of veneral disease. A preliminary report. J. Amer. med. Ass. **143** (1), 4—5 (1950). — HENIGST, W.: Kritisches zur peroralen Penicillintherapie. Medizinische **1957**, 707—711. — HENNEBERG, G., G. MARTIN u. G. A. ROST: Über die Methodik des Penicillinnachweises im Blute und die Ergebnisse der Penicillinbehandlung bei Gonorrhoe. Arch. Derm. Syph. (Berlin) **186**, 192—207 (1948). — HESSE, P.: Über die Behandlung der Gonorrhoe mit deutschen Penicillinen. Dtsch. Gesundh.-Wes. **4**, 1098—1103 (1949). — HEYN, W.: Die chemotherapeutische Behandlung des männlichen Harnröhrentrippers. Erfahrungen an einem größeren Krankengut. Dtsch. Militärarzt **7**, 322—330 (1942). — HINGSON, EASLEY, GRAY, TÜCHER, KIESSELBACH, PARKHURST, USHER and DAVIDSON: Siehe bei R. ENDRES. — HOBBY: Siehe bei G. DORNER, Hautarzt **1**, 346—354 (1950). — HOEDE, K., u. M. HOEDE: Penicillin-Versager? Z. Haut- u. Geschl.-Kr. **2**, 12—25 (1947). — HÖFER, W.: Über gonorrhoische Komplikationen beim Manne in der antibiotischen Ära. Derm. Wschr. **129**, 297—300 (1954a). — Über den Wert der Oral-Penicillin-Behandlung bei der Gonorrhoe. Dtsch. Gesundh.-Wes. **9**, 246—248 (1954b). — HOFFMANN, E.: Zwei einfache Methoden zur Verfolgung der Schnell- und Blitzheilung der Gonorrhoe und Nebenwirkungen der Sulfonamidverbindungen. Münch med. Wschr. 88, 417—419 (1941). — HOGAN, R. B., E. B. JOHNWICK, L. J. HANCHETT, F. W. HARB and O. L. ADAR: Procaine penicillin G in the treatment of gonorrhea. J. vener. Dis. Inform. **31**, 96—104 (1950). — HOHLFELD, A.-A.: Intravenöse Globucid-Dauertropfinfusion als ultima Ratio bei einer sulfonamid- und penicillinresistenten Gonorrhoe. Derm. Wschr. **119**, 282—285 (1947). — Hohmann, W. J., u. H. Kingma: Policlinische behandeling van gonorrhoea met penicilline. Ned. T. Geneesk **90** (52), 1965—1968 (1946). — Hookings, C. E., and L. M. Graves: Benzathine penicillin G in the control of gonorrhoea. Brit. J. vener. Dis. **33**, 40—42 (1957). — Hopf, G.: Über Gonorrhoebehandlung. Z. Haut- u. Geschl.-Kr. **10**, 131—142 (1951). — Horne, G. O.: Oral penicillin in the treatment of gonococcal urethritis. Brit. J. vener. Dis. **26**, 23—28 (1950). — Horne, G. O., J. B. Bittiner and J. R. G. Buchanan: Results of treatment of gonorrhoea with penicillin alone and with penicillin and sulphonamide. Brit. J. vener. Dis. **28**, 189—196 (1952). — Howell, R. D.: Treatment of gonorrhoea in the male with penicillin. J. Indiana med. Ass. **40** (3), 225—228 (1947).—Hrnjicik, B.: Lecenje gonoreje streptomicinom. Vojnosanit. Pregl. **1** (2), 47—48 (1954). Ref. Excerpta med. (Amst.), Sect. XIII, **10**, 136 (1956). — Hrubon, J.: Léceni kapavky sulfothiazoly. Čs. Derm. **22** (4), 117 (1947). Ref. Excerpta med. (Amst.), Sect. XIII, **2**, 537 (1948). — Hudemann, H.: Über Versuche, sulfonamidfeste Gonokokken zu resensibilisieren. Z. Immun.-Forsch. **107**, 324—332 (1950). — Hüllstrung, H., u. R. Behm: Klinische und experimentelle Untersuchungen zur Sulfonamid-Resistenz der Gonokokken. Derm. Wschr. **119**, 225—235 (1947). — Über Strukturänderungen der Gonokokken als Ursache der Sulfonamidresistenz und deren Beseitigung durch Lactoflavin. Derm. Wschr. **120**, 161—176 (1949). — Hüllstrung, H., u. F. Krause: Polyneuritis nach sulfonamidhaltigen Verbindungen bei Menschen und Tauben. Dtsch. med. Wschr. **64**, 1213—1217 (1938). — Huriez, C., R. Dusausoy, P. Arquembourg et N. Darras: Etude comparative des concentrations sanguines obtenues par divers modes d'administration de la pénicilline. Bull. Soc. franç. Derm. Syph. **58**, 448—451 (1951). — Hussels, F.: Zum Stand der Gonorrhoebehandlung im amerikanischen Sektor Berlins. Arch. Derm. Syph. (Berl.) **186**, 428—437 (1948).

Ino, J., D. L. Neugebauer and R. N. Lucas: Isolation of mima polymorpha var. oxidans from two patients with urethritis and a clinical syndrome resembling gonorrhea. Amer. J. clin. Path. **32** (4), 364—366 (1959). — Irmish, G. W.: Penicillin therapy for sulphonamide resistant gonorrhoea. J. Urol. (Baltimore) **55** (3), 306—308 (1946). — Irrgang, K., u. I. v. Fischer: Experimente zur Frage einer Verminderung der Penicillin-Wirkung bei Penicillin-vorbehandelten Individuen. Arzneimittel-Forsch. **2**, 530—532 (1952a). — Über das Schicksal des Penicillins im Organismus. Arzneimittel-Forsch. **2**, 92—95 (1952b). — Isler: Siehe bei G. Dorner, Hautarzt **1**, 346—354 (1950).

Jacoby, A., and A. H. Ollswang: Single dose, one day treatment of gonorrhoea with sulphathiazole. Amer. J. Syph. **28**, 413—416 (1944). — Treatment of gonorrhea with oral penicillin. Amer. J. Syph. **34**, 60—61 (1950). — Jacoby, A., A. H. Ollswang, J. Freund and T. Rosenthal: Penicillin in gonorrhea; experiences with various preparations and technics. N.Y. St. J. Med. **48** (5), 517—519 (1948). — Jacoby, A., J. Pollock and V. Boghosian: Oral penicillin with and without benemid in the treatment of gonorrhea. Amer. J. Syph. **38**, 478—479 (1954). — Jadassohn, W.: Siehe bei G. Dorner, Hautarzt **1**, 346—354 (1950). — Jakaplan, M., u. F. I. Stechun: Die Go-Behandlung bei Männern mit in Öl gelöstem Penicillin. Vestn. Vener. Derm. H. 5, 32—33 (1951) [Russisch]. Ref. Zbl. Haut- u. Geschl.-Kr. **81**, 102—103 (1952). — Janke, R. G.: Über die gegenseitige Beeinflussung von Antibiotica und Chemotherapeutica bei ihrer keimschädigenden Wirkung. Arch. Derm. Syph. (Berl.) **200**, 352—353 (1955). — Janousek, B.: O vysledcich lecby kapavky penicillinem a sulfonamidy. Čs. Derm. **2** (22), 36—39 (1947). Ref. Excerpta med. (Amst.), Sect. XIII, **1**, 558 (1947). — Jenne, H., u. H. D. Jung: Zur Oral-Penicillinbehandlung der Gonorrhoe. Dtsch. Gesundh.-Wes. **2**, 1233—1236 (1952). — Jensen, K. A., and I. Kiaer: Studies on methods for protraction of the effect of penicillin. Acta path. microbiol. scand. **22** (2), 211—229 (1945). — Jensen, T.: Peroral behandling af mands-og kvindegonorrhoe med phenoxymethylenpenicillinkalium (rocilin in R.M.C.). Ugeskr. Laeg. **119** (20), 613—615 (1957). Ref. Zbl. Haut- u. Geschl.-Kr. **99**, 207 (1957/58). — Johne, H. O.: Klinische Ergebnisse bei Verwendung resorptionsverzögernder Beimengungen zu Penicillin bei Gonorrhoe. Arch. Derm. Syph. (Berl.) **189**, 150—152 (1949). — Johne, H. O., u. F. Legler: Über den Penicillinblutspiegel nach einer spritzfertigen wäßrigen Suspension von Procain-Penicillin. Münch. med. Wschr. **93**, 2420—2424 (1951). — Johnson, Ph. B., J. H. Seabury and D. M. Dumville: The use of oral penicillin in a buffered sulfonamide mixture in the treatment of acute gonorrheal urethritis. Amer. J. Syph. **35**, 83—87 (1951). — Juncher, H. O., u. F. Raaschou: Die Penicillinkonzentration im Plasma nach peroraler Zufuhr von Penicillin. Ugeskr. Læg. **1951**, 1221—1229 [Dänisch]. Ref. Zbl. Haut- u. Geschl.-Kr. **80**, 227 (1952).

Kaalund-Jörgensen, O.: Gonorrhoebehandling i praksis. Ugeskr. Læg. **110** (53), 1497—1500 (1948). Ref. Excerpta med. (Amst.), Sect. XIII, **3**, 294 (1949). — Kamenetsky, I. S., and M. J. Goldman: Gonorrhoeal complications in men in current methods of treatment. Vestn. Derm. Vener. **32**, No 6, 59—61 (1958) [Russisch]. Ref. Zbl. Haut- u. Geschl.-Kr. **103**, 272 (1959). — Kaplan, M. J., u. F. I. Stechun: Die Therapie der Gonorrhoe bei Männern mit Penicillin in Eigenblut. Vestn. Vener. Derm. H. 2, 56 (1952) [Russisch]. Ref.

Zbl. Haut- u. Geschl.-Kr. **82**, 398 (1953). — KARATCHENZEFF: Siehe bei G. DORNER, Hautarzt **1**, 346—354 (1950). — KARZANOW, V. A.: Die Wasser-Lanolin-Ölemulsion von Penicillin bei der Therapie der Gonorrhoeinfektion. Vestn. Vener. Derm. **1**, 18—20 (1949). Ref. Zbl. Haut- u. Geschl.-Kr. **76**, 206 (1951). — KEERBERGEN, G. VAN: Traitement de la blenorragie. Scalpel (Brux.) **100** (2), 23—32 (1947). — KELLNER, H., u. R. KOFLER: Über zeitgemäße Chemotherapie der Gonorrhoe. Wien. klin. Wschr. **58** (33), 527—529 (1946). — KICIKJAN, V. K.: Zum Problem der Therapie der Gonorrhoe mit Synthomycin. Vestn. Vener. Derm. H. 5, 55 (1954) [Russisch]. Ref. Zbl. Haut- u. Geschl.-Kr. **91**, 218 (1955). — KIEF, H.: Cytologische Veränderungen im Vorderlappen der Meerschweinchenhypophyse nach Belastungen durch Diphtherietoxin oder Pyrifer. Virchows Arch. path. Anat. **324**, 55 (1953). — KIMMIG, J.: Zur Chemotherapie der Gonorrhoe. Arch. Derm. Syph. (Berl.) **176**, 722—731 (1938). — Vergleichende experimentelle und klinische Untersuchungen mit neuen Antihistaminica aus der Reihe der Benzimidazole. Hautarzt **3**, 414—416 (1952). — KIMMIG, J., u. C. SCHIRREN: Chemotherapie und antibiotische Therapie der Gonorrhoe. Allgemeine Grundlagen. In Handbuch der Haut- und Geschlechtskrankheiten von J. JADASSOHN, Erg.-Bd. VI/1. — KING, A. J., D. I. WILLIAMS, C. S. NICOL and J. LOUDON: The treatment of nfective arthritis with special reference to hyperthermia. Brit. J. vener. Dis. **22** (1), 1—15 (1946). — KISEL, J.: Über den Einfluß von Antikörpern gegen Gonokokken auf das Wachstum von Gonokokkenkolonien. Derm. Wschr. **109**, 1023—1027 (1939). — KLAUSGRABER, F.: Zur oralen Penicillintherapie. Wien. med. Wschr. **103**, 593 (1953). — KLEINE-NATROP, H. E.: Erfahrungen mit der Penicillinbehandlung der Gonorrhoe in Schleswig-Holstein. Med. Klin. **42**, 100—102 (1947). — KLIMMER, R.: Die sulfonamidresistente Gonorrhoe. Dtsch. Gesundh.-Wes. **1**, 413—416 (1946a). — Die Resensibilisierung der sulfonamidresistenten Gonokokkenstämme. Dtsch. Gesundh.-Wes. **1**, 753—755 (1946b). — KLUDAS, M., u. B. STÖSS: Über die Wirkungssteigerung von Penicillin und Penicillin-Streptomycin durch Temperaturerhöhungen. Z. Hyg. Infekt.-Kr. **139**, 216 —221 (1954).— KNOTHE, H., u. E. ELBING: Über die Wirkungsbreite des Magnamycin. Dtsch. med. Wschr. **78**, 1711—1713 (1953). — KOLLER: Zit. bei W. KRÜGER u. I. LIPFERT. — KONOPIK, J.: Treatment with American penicillin in the skin department of the State Hospital in Kralovske Vinohrady. Čs. Derm. **22** (2), 49—52 (1946). Ref. Excerpta med. (Amst.), Sect. XIII, **1**, 562 (1947). — KOVLEV, V. S. JA., u. A. F. SEVLJAKOV: Die Penicillintherapie der Gonorrhoe. Vestn. Vener. Derm. H. 5, 33—35 (1951) [Russisch]. Ref. Zbl. Haut- u. Geschl.-Kr. **81**, 102 (1952). — KRANTZ, W.: Aussprache über die Behandlung der Gonorrhoe mit Uliron und Diseptal. Med. Klin. **34**, 1579—1582 (1938). — KRAUTWALD, A., H. MILLBERGER u. L. TAUSCHER: Zur Frage der Beeinflussung des Penicillin-Effektes durch gleichzeitige symptomatische Medikation. Ther. d. Gegenw. **88**, 33 (1949). — KREHNKE: Ergebnisse der vergleichenden serologischen Untersuchungen bei Gonokokken-Komplementbindungsreaktionen. Zbl. Bakt., I. Abt., Orig. **144** (1939), Beih. 263—267. — KRESSMANN, M.: Über die therapeutischen Wirkungsgrenzen von „De-Ma“ bei Gonorrhoe. Z. Haut- u. Geschl.-Kr. **4**, 374—382 (1948). — KRÜCKEBERG, B., u. H. G. PIPER: Klinische Erfahrungen mit Eleudron bei der Behandlung der Gonorrhoe. Derm. Wschr. **113**, 593—597 (1941). — KRÜGER, W.: Erfahrungen über die Einzeitbehandlung der Gonorrhoe mit einem Adrenalin-Penicillin-Gemisch nach Boas-Jensen. Dtsch. Gesundh.-Wes. **6**, 916 (1951). — KRÜGER, W., u. J. LIPFERT: Kombinierte Olobintin-Kollargol-Sulfonamid-Behandlung der Gonorrhoe. Derm. Wschr. **120**, 313—317 (1949). — KRÜGER-THIEMER, E.: Sulfanilamide und verwandte Chemotherapeutica. In Handbuch der Haut- und Geschlechtskrankheiten von J. JADASSOHN, Erg.-Bd. V/1, B, S. 962—1122. 1962. — KUZNECOV, I. D.: Die Behandlung der akuten Gonorrhoe bei Männern mit Novocain-Penicillin. Vestn. Vener. Derm. H. 3, 50—51 (1953) [Russisch]. Ref. Zbl. Haut- u. Geschl.-Kr. **88**, 331 (1954).

LAIRD, S. M.: Treatment of epididymitis. Lancet **6378**, 670—671 (1945). — LAMBERT, P. A., et J. MICHEL: La pénicilline dans le traitement de la blennorragie masculine. Paris méd. **37** (19), 222—224 (1947). — LANCELLOTTI, M.: La penicillina V nel trattamento della uretrite gonococcica. Dermatologia (Napoli) **7**, 245—248 (1956). — LANDMAN, G. S., L. V. PHILLIPS and L. FRIEND: Treatment of acute gonorrheal pelvic inflammatory disease: The use of benzathine penicillin G in the ambulatory patient. Sth. med. J. (Bgham, Ala.) **51** (7), 899—902 (1958). — LANDYSEV, N. M.: Ergebnisse der Penicillinbehandlung der akuten männlichen Gonorrhoe nach dem Schema von 1949 und der Vergleich mit anderen Methoden. Vestn. Vener. Derm. H. 2, 41—44 (1952) [Russisch]. Ref. Zbl. Haut- u. Geschl.-Kr. **82**, 397 (1953). — LANGE, J., M. APPELHANS u. K. GRIMM: Über das Verhalten des Penicillinblutspiegels nach peroraler Penicillin-Medikation. Ärztl. Wschr. **7**, 1027—1029 (1952). — LANGE, J., u. H. SEMRAU: Experimentelle Untersuchungen über den Penicillinblutspiegel nach Anwendung von Depot-Penicillin. Münch. med. Wschr. **93**, 671—676 (1951). — LANGER, E.: Die Gonorrhoebehandlung mit Penicillin. Z. Haut- u. Geschl.-Kr. **1**, 12—22 (1946), — LANGER, E., G. DAESCHLEIN u. W. WATERSTRAAT: Untersuchungen des Penicillin-Blutspiegels bei Gesunden. Z. Haut- u. Geschl.-Kr. **6**, 293—302 (1949). — LAPORTE: Siehe bei PRIETO. — LEDIG, R.: Vergleichende Serumspie el-Untersuchungen bei Behandlung Gonorrhoekranker mit Depotpenicillin. Dtsch. Gesundh.-Wes. **7**, 559 (1952a). — Die Penicillinbehandlung der Gonorrhoe. Derm. Wschr. **126**, 1170—1171 (1952b). — Leinbrock, A.: Wirkung des Penicillins auf die Gonokokken. Dtsch. med. Wschr. **72**, 643—649 (1947). — Lejman, K.: The bacteriostatic phenomena observed during penicillin therapy of gonorrhoea. Przegl. derm. **8**, 297—304 (1958) [Polnisch]. Ref. Zbl. Haut- u. Geschl.-Kr. **101**, 363 (1958). — Letterer, E.: Probleme der Speicherung und der Speicherkrankheiten. Ärztl. Forsch. **2**, 137—145 (1948). — Levaditi, C., et A. Vaisman: Relations entre l'efficacité thérapeutique antigonococcique expérimentale et le Pouvoir microbicide des Dérivées benzéniqués sulfures. C.R. Soc. Biol. (Paris) **127**, 1428 (1938). — Levent, R.: Rheumatisme blennorragique. Gaz. Hôp. (Paris) **123** (28—29), 393—396, (30), 409—412 (1950). — Libby, R. L.: Oral administration of penicillin in oil. Science, N.S. **101**, 178—180 (1945). — Lindemann, H.: Möglichkeiten der Lokalbehandlung mit Eubasinum und ihre Ergebnisse. Fortschr. Ther. **18**, 394—400 (1942). — Lindemann, H., H. Felke u. Schleiff: Über die durch Chemotherapie erreichbare Verkürzung der Behandlungsdauer der frischen Männergonorrhoe. Dtsch. med. Wschr. **66**, 401—404 (1940). — Link, Th.: Über die Wirkung der Sulfonamide bei der Gonorrhoe. Arch. Derm. Syph. (Berl.) **182**, 259—286 (1942). — Linser, K.: Über Gonorrhoetherapie unter besonderer Berücksichtigung der Prontosilbehandlung. Med. Klin. **32**, 1120—1121 (1936). — Lipskij, I. A., G. M. Jachnim, V. A. Chilkov u. V. Ja. Antipov: Die Therapie der Gonorrhoe mit Penicillin in Eigenblut des Patienten. Vestn. Vener. Derm., H. 2, 55—56 (1952) [Russisch]. Ref. Zbl. Haut- u. Geschl.-Kr. **82**, 397—398 (1953). — Little, C. J. H., and G. Lumb: Pencillin by mouth. Lancet **2**, 203 (1945). — Lloyd Jones, T. R., F. G. Maitland and S. J. Allen: Penicillin in gonorrhoea—suggested scheme of treatment. Lancet **1945 I**, 368—370. — Lodin, A.: A study of penicillin and streptomycin in the treatment of acute gonorrhoea and an analysis of the incubation period. Acta derm.-venereol. (Stockh.) **36** (6), 502—508 (1956a). — Weitere Untersuchungen über Penicillinbehandlung bei akuter Gonorrhoe. Svenska Läk.-Tidn. **1956**, 16—24 [Schwedisch]. Ref. Zbl. Haut- u. Geschl.-Kr. **95**, 52 (1956b). — Löbe, J., u. W. Schade: Untersuchungen zur „biologischen Pause" (nach Fuchs). Dtsch. Gesundh.-Wes. **3**, 117—119 (1948). — Löhe, H.: Chemotherapie des Trippers: Klinischer Teil. Arch. Derm. Syph. (Berl.) **184**, 357—379 (1943). — Löhe, H., u. R. Brett: Neuzeitliche Behandlung der Gonorrhoe. Dtsch. med. Wschr. **67**, 971—974 (1941). — Zur Frage der Rezidive bei Eleudronbehandlung der Gonorrhoe. Dermat. Wschr. **114**, 41—45 (1942). — Löhe, H., K. H. Schölzke u. D. Zürn: Neue Wege in der Gonorrhoebehandlung. Med. Klin. **34**, 11—14 (1938). — Löhe, H., u. R. Wawersig: Weitere Erfahrungen mit der chemotherapeutischen Gonorrhoebehandlung, unter besonderer Berücksichtigung des Blutbildes. Derm. Wschr. **107**, 1081—1089 (1938). — Lössl, H.-J.: Vergleichende Untersuchungen über die Wirksamkeit verschiedener Depot-Penicillin-Präparate (Aquacillin, Solucillin). Ther. d. Gegenw. **93**, 41—44 (1954). — Loewe, L., A. E. Sabel u. E. J. Alture-Weber: Neue Penicillinpräparate mit verlängerter Wirkung. Labor. Clin. Med. **34**, 67 (1949). — Lomuto, G.: Piccole dosi di penicillina intradermica nella cura della infezione gonoccica. Accad. med. **67** (10—12), 435—441 (1952). — Longhin, S., T. Teodosin u. V. Vintici: Cortison in der Behandlung der gegenüber Antibiotica resistenten Urethritis gonorrhoica. Derm.-vener. (Buc.) **7**, 507—512 (1958) [Rumänisch]. Ref. Zbl. Haut- u. Geschl.-Kr. **104**, 337 (1959). — Cortisonbehandlung der Urethritis gonorrhoica und Urethritis simplex. Derm.-Vener. (Buc.) **4**, 385—394 (1959) [Rumänisch]. Ref. Zbl. Haut- u. Geschl.-Kr. **106**, 175 (1960). — Loos, H. O.: Zur Frage der Ulirontherapie der Gonorrhoe. Derm. Wschr. **107**, 1193—1201 (1938). — Zur Frage der Chemotherapie der Gonorrhoe mit Albucid. Derm. Wschr. **108**, 509—516 (1939). — Lüers, H.: Zur Genetik der Resistenz bei Krankheitserregern. Die Ursachen der Sulfonamid- und Penicillinresistenz. Ärztl. Forsch. **1**, 261—265 (1947).

Maire, M., u. G. Graeflin: Resultate der Penicillintherapie an der Basler Klinik. Dermatologica (Basel) **96**, 288—289 (1948). — Manning, P. R., P. N. Jones and R. S. Bigham jr.: Erythromycin in the treatment of gonorrhea. Amer. J. Syph. **38**, 110—112 (1954). — Marchese, M.: Uso de la terramicina (Nota previa). Rev. Asoc. méd. argent. **65** (715—716, 717—719 (1951). — Marchionini, A., u. H. Röckl: Antibiotika in der Dermatologie. Münch. med. Wschr. **98**, 449—452, 486—489 (1956). — Marcussen, P. V., and J. Rendal: Udryddelse af gonorrhoe i et Grønlandsk laegedistrikt. Ugeskr. Læg. **114** (25), 819—820 (1952). Ref. Excerpta med. (Amst.), Sect. XIII, **7**, 81—82 (1953). — Marmell, M., and A. Prigot: Intramuscular tetracycline (Achromycin) in the treatment of acute gonorrhea in the male. Brit. J. vener. Dis. **31**, 188—189 (1955a). — Intramuscular oxytetracycline in the treatment of acute gonorrheal urethritis in the male. Int. Rec. Med. Gen. Practice Clin. **168** (4), 245—256 (1955b). — Oral potassium penicillin G combined with probenecid in the treatment of gonorrhea in the male. Amer. J. med. Sci. **233** (3), 256—258, 263 (1957). — Tetracycline phosphate complex in the treatment of acute gonococcal urethritis in Men. Antibiot. Med. **6** (2), 108—110 (1959a). — Tetracycline with glucosamine in the treatment of gonorrhea in the male. Antibiot. Med. **6** (2), 117—119 (1959b). — Martenstein, H.: Aussprache über die Behandlung der Gonorrhoe mit Uliron und Diseptal. Med. Klin. **34**,

1656 (1938). — Martres, M., M. Bonjean et H. Philip: Sur un cas de gonococcie streptomycinorésistante. Bull. Soc. franç. Derm. Syph. **66**, 418 (1959). — Marx, H.: Zit. bei Domagk-Hegler, Chemotherapie bakterieller Infektionen. — Mathurin: Expérimentation de l'oléandomycine dans le traitement de l'uréthrite gonococcique aigué. Gaz. Hôp. (Paris) **131** (36), 1287—1288 (1959). — Mauss, I. H.: Comparison of response of gonorrhoea to sulphathiazole and penicillin: analyses of 144 cases. Indian med. Gaz. **82** (10), 628 (1947). — McCrumb jr., F. R., H. M. Robinson sen. and H. M. Robinson jr.: Treatment of acute gonorrheal infection with oral penicillin. Bull. Sch. Med. Maryland **37** (2), 87—89 (1952). — McDermott, W., P. A. Bunn, M. Benoit, R. Dubois and M. E. Reynolds: The absorption, exkretion, and destruction of orally administered penicillin. J. clin. Invest. **25**, 190 (1946). — McDermatt, W., P. A. Buun, M. Benoit, R. Dubois and M. E. Reynolds:The absorption of orally administered penicillin. Science **103**, 359—361 (1946). — Meier, R., O. Allemann u. E. Merz: Ciba 3714, ein neues Chemotherapeutikum der Sulfonamid-Reihe. Schweiz. med. Wschr. **21**, 338—342 (1940). — Melczer, M., u. J. Frankl: Adatok az elnyujtott penicillin-hatoshoz. Börgyögy. vener. Szle **1** (4), 97—103 (1947). Ref. Excerpta med. (Amst.), Sect. XIII, **2**, 669 (1948). — A kanko haromadagos nappali kezelése elnyujtott hatasu penicillinnel. Orv. Lapja **3** (33), 1286—1288 (1947). Ref. Excerpta med. (Amst.), Sect. XIII, **2**, 299 (1948). — Memmesheimer, A.: Aussprache über die Behandlung der Gonorrhoe mit Uliron und Diseptal. Med. Klin. **34**, 1620—1621 (1938). — Mendell, H. E., C. G. Wornas and D. L. Foxworthy: Chemotherapy of gonorrhea. Text. St. J. Med. **50** (9), 649—651 (1954). — Metzger, W. I., M. Marmell and A. Prigot: Oral tetracycline hydrochloride for the treatment of acute gonorrhea in males. Amer. J. Syph. **38**, 480—482 (1954). — Meyer: Siehe bei G. Dorner, Hautarzt **1**, 346—354 (1950). — Meyer-Rohn, J.: Experimentelle Untersuchungen mit der Kombination Omnadin/Penicillin. Arzneimittel-Forsch. **4**, 335—338 (1954). — Experimentelle Untersuchungen zur Antibiotica-Resistenz von Neisseria gonorrhoeae. Hautarzt **9**, 81—84 (1958). — Die Antibiotica. In Handbuch der Haut- und Geschlechtskrankheiten von J. Jadassohn, Erg.-Bd. V/1, B, S. 772—961. Berlin-Göttingen-Heidelberg: Springer 1962. — Michajlov, A. N., N. A. Bagrov u. I. D. Kuznecov: Erfahrungen in der Anwendung von Streptomycin in der Gonorrhoetherapie bei Männern. Vestn. Vener. Derm. H. 1, 41—43 (1954) [Russisch]. Ref. Zbl. Haut- u. Geschl.-Kr. **90**, 63—64 (1954/55). — Michot, M.: Essai de traitement de la blennorragie par une nouvelle formule de pénicilline-retard. Bull. Soc. franç. Derm. Syph. **56**, 533—534 (1949). — Midana, A.: Sull'importanza del ceppo gonococcico nel fenomeno della sulfonamidoresistenza. Dermosifilografo **20—21** (7—8), 169—176 (1946). — Ricerche sulla penicillinoresistenza del gonococco. Dermosifilografo **22** (7—8), 171—176 (1947). — Miescher, G.: Der heutige Stand der peroralen Chemotherapie der Gonorrhoe. Dermatologica (Basel) **83**, 1—5 (1941). — Zur Cibazol- (Eleudron-) Therapie der Gonorrhoe. Derm. Wschr. **114**, 1—9 (1942). — Der heutige Stand der chemotherapeutischen Behandlung der Gonorrhoe des Mannes. Schweiz. med. Wschr. **73**, 633 (1943). — Mietzsch, F., u. J. Klarer s. Domagk, G., u. C. Hegler. — Molinari, R.: Sull'associazone penicillina-streptomicina nella terapia della gonorrea. Gaz. sanit. (Milano) **21** (6—7), 276—278 (1950). — Monash s. Dorner, G. (1950a). — Montanaro, H., P. P. Grieco y A. A. Grimaldi: La penicilina en la blenorragia. Rev. med. B. Aires **8** (6), 332—336 (1946). — Montilli, G.: La terramicina nella terapia delle uretriti gonococciche e non gonococciche. Dermatologia (Napoli) **4**, 75—82 (1953). — Moroni, P.: La terramicina nell'uretrite anteriore acuta gonococcica. Dermatologia (Napoli) **3**, 42—43 (1952). — Morschhäuser, B.: Fortschritte der chemotherapeutischen Behandlung der Gonorrhoe unter besonderer Berücksichtigung des Eleudron. Dtsch. Militärarzt **7**, 318—322 (1942). — Mückter, H., E. Jansen, H. Sous, W. Krüpe, A. Quast u. H. Keller: Darstellung und Eigenschaften eines neuen Depotpenicillins. Arzneimittel-Forsch. **4**, 487 (1954). — Mühlens, K.: Methoden der Resistenzbestimmung an Bakterien gegenüber Sulfonamiden und Penicillin unter besonderer Berücksichtigung der Gonokokkenprüfung. Ärztl. Wschr. **1** (2), 1116—1117 (1947). — Resorptionsverzögernde Beimengungen zur Penicillininjektion. Z. Haut- u. Geschl.-Kr. **5**, 110—111 (1948a). — Ein kurzer Beitrag zur externen Penicillintherapie. Z. Haut- u. Geschl.-Kr. **5**, 205—207 (1948b). — Mühlens, K., u. W. Wüsthoff: Resistenz der Gonokokken gegenüber Sulfonamiden. Dtsch. Gesundh.-Wes. **2**, 666—669 (1947). — Müller, W.: Zur Ursache und Beseitigung der Sulfonamidresistenz der Gonokokken. Z. Haut- u. Geschl.-Kr. **7**, 59—67 (1949). — Münsterer, H. O.: Gonorrhoe-Probleme der Gegenwart. Stuttgart: Wissenschaftliche Verlagsgesellschaft 1947. — Mulzer, P.: Reizkörpertherapie und maximale Fiebertherapie. Derm. Wschr. **113**, 965—970 (1941). — Mulzer, P., u. G. Hopf: Aussprache über die Behandlung der Gonorrhoe mit Uliron und Diseptal. Med. Klin. **34**, 1586—1587 (1938). — Munuzuri: Razas penicillinresistentes del Neisseria gonorrhoeae. Act. dermo-sifiliogr. (Madr.) **40** (3), 318—319 (1948). — Muret, P.: Traitement de la blennorragie masculine. Concours méd. **72** (7), 465—466 (1950). — Murray, J., and E. M. Crawford: Penicillin blood levels in babies. Procaine penicillin by injection compared with sodium penicillin by mouth. Lancet **1951 II**, 147—151.

NAGELL, H.: Diskussionsbemerkung zu GRÜNDIG: Steigerung der Penicillinwirkung durch flüssigkeitsbeschränkende und resorptionsverzögernde Maßnahmen. Med. Kli. **41**, 582 (1946). — NAGELL, H., u. H. BACHMANN: Zur peroralen Penicillintherapie beim Erwachsenen. Hautarzt **2**, 157—162 (1951). — NAGELL, H., u. G. FABRICIUS: Neun Monate Penicillinbehandlung. Rückblicke und Ausblicke. Ärztl. Wschr. **1**, 296—300 (1946). — NAHON, A. S., et P. J. VIALA: Traitement de la gonococcie aigue chez l'homme par la dihydrostreptomycine. Presse méd. **59** (6), 104 (1951). — NAZZARO, P., e G. PISTILLI: 250 casi di blenorragia maschile trattati col cloroamfenicolo. Minerva derm. **27**, No 1, **21** (1952). — NEUFELD, F., u. F. BÄR: Untersuchungen über die Wirkungsweise der Sulfonamide. Z. Hyg. Infekt.-Kr. **123**, H. 1, 116—125 (1940). — NØRGAARD, A.: Über die Zunahme der Chemoresistenz der Gonorrhoe. Acta derm.-venereol. (Stockh.) **27**, 123—129 (1946). — Om den stigende kemoresistens ved gonorrhoea. Ugeskr. Læg. **110** (27), 790—792 (1948). — NYMAN, E., u. A. SVANBORG: Über die Dosierung von Penicillinprocain in Tablettenorm. Erwiderung an B. HELLSTRÖM. Svenska Läk.-Tidn. **49**, 642—644 (1952) [Schwedisch]. Ref. Zbl. Haut- u. Geschl.-Kr. **82**, 28 (1953). — NYUNIKOVA, O. J.: Die Therapie der Gonorrhoe mit Synthomycin. Sovetsk. Med. H. 7, 36—39 (1956) [Russisch]. Ref. Zbl. Haut- u. Geschl.-Kr. **97**, 367—368 (1957). — Concentration of synthomycin and levomycetin in the blood, in the secretion of the urethra and the prostate gland. Methods of treatment of gonorrheal patients with the above antibiotics. Vestn. Vener. Derm. **32**, No 5, 44—47 mit engl. Zus.fass. (1958) [Russisch]. Ref. Zbl. Haut- u. Geschl.-Kr. **103**, 95—96 (1959).

O'BRIEN, J. F., and C. A. SMITH: Preliminary evaluation of N,N'-dibenzylethylenediamine dipenicillin G in acute gonorrhea in the male. Amer. J. Syph. **36**, 519—523 (1952). — OSTOJA, A.: La prostatite blenorragica in era di amtibiotici. Dermatologia (Napoli) **4** (1), 17—23 (1953).

PALAZZOLI, M., et G. DELAVILLE: Remarques sur le mode de traitement de la blennorragie par la pénicilline. Bull. Acad. nat. Méd. (Paris) **132** (15—16), 288—290 (1948). — Recherches sur l'action synergique des antibiotiques et des sulfamides au cours du traitement de la blennorragie masculine. Presse méd. **1951** (a), 1128—1129. — Traitement de la blennorragie par la streptomycine. Presse méd. **1** (7) (1951b). — PECERSKIJ, B. F.: Zur Therapie von Gonorrhoekomplikationen mit Penicillin. Vestn. Vener. Derm. **1**, 27—29 (1949) [Russisch]. Ref. Zbl. Haut- u. Geschl.-Kr. **74**, 442 (1950). — PECERSKIJ, B. F., L. E. JARUSTOVSKAJA, E. M. GOFMAN, A. S. LURJE, F. M. MONOSOVA, E. M. CHUBLAROV, G. S. INDENBAUM, V. M. POTOCKIJ u. M. D. KOROTKICH u.a.: Therapie der Gonorrhoe mit einer Penicillinlösung in Campolon. Vestn. Vener. Derm. H. 6, 31—35 (1951) [Russisch]. Ref. Zbl. Haut- u. Geschl.-Kr. **81**, 380 (1952). — PELI DA PESARO: Sulfamidici e antibiotici alla luce di alcuni dati statistici sull andamento della blennorragia e della sifilide nella Provincia di Pesaro urbino dal 1927 al 1949. Arch. ital. Derm. **23**, 453—471 (1950). — PELLERAT, J., G. MADONNA et H. TERRIER: Essai de traitement de la blennorragie masculine par la pénicilline buccale. Bull. Soc. franç. Derm. Syph. **1**, 73—74 (1949). — PELLERAT, J., et C. OLLAGNIER: Arthrite blennorragique pénicillino-sulfamido et pyrétorésistante. Ann. Derm. Syph. (Paris) **4**, 134 (1947). — PERKINS, H. A., R. A. KOCH, G. GARA, W. W. STEPHENS and W. D. DAVID: Treatment of gonorrhea with intramuscular tetracycline. Antibiot. Med. **1**, 504—506 (1955). — PFISTERER, H.: Die ambulante Behandlung der unkomplizierten Gonorrhoe mit Cibazol mit dem 2-Tage-Stoß nach Miescher. Acta derm.-venereol. (Stockh.) **22**, 455—471 (1941). — PFLEGER, R., H. KNOBLOCH u. E. SCHRAUFSTÄTTER: Über Kombinationen in der Chemotherapie. Pharmazie **5**, 145—158 (1950). — PIRILÄ, V., u. O. KILPINEN: Kokemuksia adrenaliini-pensilliinin käytöstä tippurin hoidossa. Duodecim, (Helsinki) **63** (6), 633—640 (1947). Ref. Excerpta med. (Amst.) Sect. XIII, **2**, 294—295 (1948). — POLANO, M. K., and J. BONSEL: The "one shot therapy" of gonorrhoea. Dermatologica (Basel) **96**, 24—29 (1948). — PONCET, R. v.: Erfahrungen mit Penicillin in der Gonorrhoebehandlung. Ther. d. Gegenw. **88**, 227—231 (1949). — POPOV, G. I.: Zum Problem der Oposulfonamidtherapie der sulforesistenten Gonorrhoe. Vestn. Vener. Derm. **1**, 23—24 (1949) [Russisch]. Ref. Zbl. Haut- u. Geschl.-Kr. **75**, 191 (1950/51). — PORUDOMIERSKIJ, I. M.: Synthomycin in der Therapie der Gonorrhoe. Vestn. Vener. Derm. H. 6, 37—41 (1955) [Russisch]. Ref. Zbl. Haut- u. Geschl.-Kr. **95**, 278 (1956). — PORUDOMINSKIJ, I. M., S. A. ARTEMIEV u. E. N. TURANOVA: Versuch der Therapie der Gonorrhoe mit Synthomycin. Vestn. Vener. Derm. H. 4, 40—41 (1952) [Russisch]. Ref. Zbl. Haut- u. Geschl.-Kr. **84**, 102—103 (1953). — PORUDOMINSKIJ, I. M., F. I. DANSKIJ, L. I. KREJNGEL u. S. N. TARBEEVSKIJ: Streptomycin in der Therapie der Gonorrhoe. Vestn. Vener. Derm. H. 5, 37—39 (1952) [Russisch]. Ref. Zbl. Haut- u. Geschl.-Kr. **86**, 82 (1953/54). — PORUDOMINSKYI, I. M., L. I. KREYNGEL and S. N. TARBEYEVSKYI: Simultaneous administration of penicillin and patient's blood in the treatment of gonorrhoea. Vestn. Venerol. **1**, 36—40 (1952) [Russisch] Ref. Excerpta med. (Amst.), Sect. XIII, **6**, 512 (1952). — PRIDVIZHKIN, I. G.: The effect of antibiotics of gonococci in clinic and experiment. Vestn. Vener. Derm. **33**, No 3, 70—74

(1959) [Russisch]. Ref. Zbl. Haut- u. Geschl.-Kr. **105**, 247 (1959/60). — PRIETO, V.: Penicilin-resistencia? Act. dermo-sifiliogr. (Madr.) **30**, 580—585 (1947). — PUTKONEN, T.: Gonokokkien tuhoutumisesta penisilliinihoidon aikana. Duodecim (Helsinki) **63** (11), 860—865 (1947). Ref. Excerpta med. (Amst.) Sect. XIII, **2**, 391 (1948). — PUTNAM, L. E., R. P. HERWICK, S. R. TAGGART and B. D. CHINN: The treatment of gonorrhoea with streptomycin. A preliminary report with cure of four cases. Med. Ann. D.C. **1** (1), 14—55 (1947).

RAGAZ, R.: Zur Pharmakologie der p-Aminosalicylsäure. Nachweis, Verteilung im Organismus und renale Elimination. Schweiz. med. Wschr. **78**, 1213—1219 (1948). — RAJAM, R. V., P. N. RANGIAH, C. N. SOWMINI and M. C. R. IYENGAR: Oral phenoxymethyl penicillin in the treatment of acute gonococcal infection. Antiseptic **55** (2), 125—128 (1958). — RAJAM, R. V., N. VASUDEVA RAO and P. N. RANGIAH: Gonococcal infection of the median raphe. Indian J. Surg. **15**, 88—91 (1953). — RAMMELKAMP, C. H., and ST. E. BRADLEY: Excretion of penicillin in man. Proc. Soc. exp. Biol. (N.Y.) **53**, 30—32 (1943). — RAMMELKAMP, C. H., and J. D. HELM jr.: Studies on the absorption of penicillin from the stomach. Proc. Soc. exp. Biol. (N.Y.) **54**, 324—327 (1943). — RANDALL: Siehe bei G. DORNER, Hautarzt **1**, 346—354 (1950). — RAPOPORT, S. G., I. D. KUZNECOV u. A. N. MICHAJLOV: Erfahrungen bei der Anwendung einiger neuer Antibioticapräparate bei der Therapie der Gonorrhoe der Männer. Vestn. Vener. Derm. H. 6, 35—38 (1954) [Russisch]. Ref. Zbl. Haut- u. Geschl.-Kr. **91**, 361 (1955). — RAUHUT, K.: Zur Streptomycin-Behandlung der Gonorrhoe und der unspezifischen Urethritis in der täglichen Sprechstunde. Z. Haut- u. Geschl.-Kr. **25**, 162—164 (1958). — RAVNAY, T.: The treatment of gonorrhoea with special reference to penicillin and the related problems. Börgyögy. vener. Szle **24**, 359 (1948). Ref. Excerpta med. (Amst.), Sect. XIII, **3**, 399 (1949). — READER, G., L. HEIMOFF u.a.: One-dose prophylaxis and three-day cure of gonorrhea. N.Y. St. J. Med. **53** (13), 1564—1572 (1953). — RECHTER, E.: Vergleichende Untersuchungen über die Wirkung von Penicillin in Öl und Wachs resp. in physiologischer Kochsalzlösung auf Gonokokken. Dermatologica (Basel) **97**, Suppl. 81—88 (1948). — REPLOH, H., u. H. CHEMNITZ: Versuche zur Wirkungssteigerung der Penicillinbehandlung durch Omnadin. Medizinische **1952**, 536—539. — REQUE, P. G., u. D. BERGSMA: Sulfathiazol zur Verhütung von Gonorrhoe. Bull. U.S. Army med., Dep. 1944. Ref. Z. Haut- u. Geschl.-Kr. **1**, 26 (1946). — REUTER, K.: Zur Behandlung der akuten und chronischen Gonorrhoe mit Vaccinen in Kombination mit Terpentinpräparaten und Sulfonamiden. Z. Haut- u. Geschl.-Kr. **5**, 207—212 (1948). — REYMANN: Zit. bei G. HAGERMANN. — REYN, A., B. KORNER and M. W. BENTZON: Effects of penicillin, streptomycin and tetracycline on N. gonorrhoeae isolated in **1944** and in **1957**. Brit. J. vener. Dis. **34** (4), 227—239 (1958). — REYNOLDS, B., and D. ROWLEY: Synergism between streptomycin and penicillin. Brit. J. exp. Path. **34**, 651—655 (1953). — ROBERT, P.: Die Anwendungsmöglichkeiten von Sulfanilamid-Derivaten in der Dermatologie. Schweiz. med. Wschr. **75**, 627—632 (1943). — ROBINSON, J. A., H. L. HIRSCH, W. W. ZELLER and H. F. DOWLING: Gonococcal arthritis: a study of 202 patients treated with penicillin, sulfonamides or fever therapy. Ann. intern. Med. **30**, 1212—1223 (1949). — ROBINSON, R. C. V.: Oral terramycin in the treatment of gonorrhea in the male. Amer. J. Syph. **34**, 587—589 (1950a). — Aureomycin in the treatment of gonorrhea in the male. Amer. J. Syph. **34**, 64—66 (1950b). — Oral penicillin in the treatment of gonorrhea. Amer. J. Syph. **34** (2), 187—188 (1950c). — ROBINSON, R. C. V., and W. P. GALEN: Aureomycin in the treatment of gonorrhea in the male; further observations. Amer. J. Syph. **35**, 488—489 (1951). — ROBINSON, R. C. V., and T. L. WELLS: Intramuscular chloramphenicol in the treatment of gonorrhea and granuloma inguinale. Amer. J. Syph. **36**, 264—268 (1952). — RÖCKL, H.: Penicillinblutspiegelbestimmungen nach Anwendung von Aqua-Peni-Quinyl „Roussel" comp. Münch. med. Wschr. **94**, 314—316 (1952). — Nimmt die Penicillin-Empfindlichkeit der Gonokokken ab? Münch. med. Wschr. **101**, 708—712 (1959). — Welche therapeutischen Konsequenzen ergeben sich aus der abnehmenden Penicillinempfindlichkeit der Gonokokken. Vortr. Frühjahrstagg Hamburg. dermat. Ges. 26./27. Mai 1962. — ROEMER, K. H.: Das Antibiotikum Penicillin. Berlin u. München: Urban & Schwarzenberg 1947. — ROMANSKY, M. I.: Siehe bei G. DORNER, Hautarzt **1**, 346—354 (1950). — ROMANSKY, M. I., u. G. F. RITTMANN: Siehe bei G. DORNER, Hautarzt **1**, 346—354 (1950). — ROMANUS, T.: Comparative investigations of gonorrhea treated with penicillin with single doses and multiple doses. Acta derm.-venerol. Helsingfors **28**, 597—600 (1948). — ROSE, K.: Über sulfonamidresistente Gonorrhoe. Derm. Wschr. **117**, 432—433 (1943). — ROTTER, H.: Penicillin und Gonorrhoe. Erfahrungen und Aussichten. Schweiz. med. Wschr. **79**, 142—144 (1949). — ROYL, A.: Wie lange wirken Penicillin und Penicillin enthaltende Depot-Präparate beim Menschen? Z. Haut- u. Geschl.-Kr. **22**, 152—158 (1957). — RUBIO SANCHEZ-GRANDE, A.: Penicilinoterapia por via oral en la blenorragia aguda masculina. Medicamenta (Madr.) **12** (260), 216 (1954). — RYAN, W. J.: Acute gonorrhoea due to a streptomycin-resistant gonococcus. Brit. J. vener. Dis. **28**, 209 (1952).

SAKURANE, Y., and Y. TANIMURA: Kombinierte Wirkung von Antibiotica und Sulfonamiden auf Kultur-Gonokokken. J. Osaka City Med. Center **2**, 180—184 (1953) [Japanisch].

Ref. Zbl. Haut- u. Geschl.-Kr. **90**, 64 (1954/55). — SALMINEN, Y. v.: Some experiences in the treatment of gonorrhea with aqueous solution of penicillin with glycerine in dispensary practice. Acta derm.-venereol. (Stockh.) **29**, 388—396 (1949). — SALTNER, L.: Die akute Gonorrhoe und Albucid. Derm. Wschr. **109**, 1363—1366 (1939). — SANNINO, M.: Considerazioni sui risultati della terapia penicillinica dell'in fezione blenorragica acuta maschile ottenuti negli ambulatori della clinica dermosifilopatica. Policlinico, Sez. med. **54** (35), 938—941 (1947). — SCHAMBERG, I. L., A. KALODNER and J. W. LENTZ: Antibiotic quarantine of gonorrhoea. Brit. J. vener. Dis. **34**, 24—30 (1958). — SCHELLING, H. v.: Zur Frage der unterschiedlichen chemotherapeutischen Beeinflußbarkeit von Gonokokkenstämmen. Med. Klin. **39**, 528—529 (1943). — SCHIMPF, A.: Zur Frage der Häufigkeit der Komplikationen der Gonorrhoe des Mannes unter Penicillinbehandlung. Derm. Wschr. **130**, 858—863 (1954). — SCHIRDUAN, M.: Mikroskopische Untersuchungen über das Verhalten der Gonokokken unter Penicillinbehandlung der Gonorrhoe. Z. Haut- u. Geschl.-Kr. **1**, 301—308 (1946). — Über den Wirkungsmechanismus des Olobintins 40%ig bei der Gonorrhoebehandlung mit Sulfonamiden unter besonderer Berücksichtigung der Fieberwirkung. Z. Haut- u. Geschl.-Kr. **2**, 82—87 (1947). — SCHLEIFFER, FR. I.: Mikroskopische und kulturelle Untersuchungen über das Verhalten der Gonokokken unter Penicillinbehandlung der Gonorrhoe. Diss. Marburg 1947. — SCHMIDT, P. W.: Der Wirkungsmechanismus des Albucids. Dtsch. med. Wschr. **66**, 210—213 (1940). — SCHMIDT, W., u. H. WINTER: Antihistamin-Penicillin. Ärztl. Wschr. **11**, 10—12 (1956). — SCHMIDT-LA BAUME, FR.: Aussprache: Behandlung der Gonorrhoe mit Uliron und Diseptal. Med. Klin. **34**, 1584—1586 (1938). — Die Penicillinbehandlung der Vulvovaginitis gonorrhoica der Kinder. Penicillin-Tagg Württemberg-Baden, Heidelberg 8. 12. 1946. Tagungsbericht S. 20. — SCHNABL, E.: Studie zur Chemoresistenz der Gonokokken. Das Verhalten der Gonokokken gegenüber Penicillin in vitro. Klin. Med. (Wien) **5**, 371—375 (1950). — SCHNELL, H.: Kulturelle und mikroskopische Untersuchungen an Gonokokken während der Penicillinbehandlung der Gonorrhoe. Diss. Marburg 1947. — SCHNITZER: Siehe bei G. DORNER, Hautarzt **1**, 346—354 (1950). — SCHOCH, A.: Erfahrungen mit dem neuen Antibioticum „Romicil" (Roche) in einer dermatologisch-venerologischen Praxis. Schweiz. med. Wschr. **88**, 742—743 (1958). — SCHÖLZKE, K. H., u. G. MUSSGNUG: Die Verträglichkeit des „Sulfapyrimidin"-Präparates Pyrimal. (Nachgewiesen durch Leberfunktionsprüfungen.) Derm. Wschr. **114**, 241—247 (1942). — SCHÖNFELD, W.: Neuzeitliche Behandlung des Trippers und das Versagen der Sulfonamide. Dtsch. med. Wschr. **71**, 15—18 (1946). — SCHÖNFELD, W., u. J. KIMMIG: Sulfonamide und Penicilline. Stuttgart: Ferdinand Enke 1948. — SCHOLTZ, J. R., and R. DYAR: Penicillin treatment of previously untreated acute gonorrhoea. Amer. J. Syph. **30** (3), 247—251 (1946). — SCHRAMM, W.: Unsere Beobachtungen über die Bedeutung der Gonokokkenkomplementbindungs-Reaktion für die Wirksamkeit von Sulfonamidpräparaten bei der Gonorrhoe der Frau. Klin. Wschr. **19**, 182—185 (1940). — SCHREIER, A. J., V. E. HOCKETT and J. R. SEAL: Amelioration of the local reaction following the injection of benzathine penicillin G. I. Effects of cortisone, fludrocortisone and chlorprophenpyridamine. Antibiot. Med. **5**, 445—454 (1958). — SCHREINER, C. H.: Penicillin-oljevoksbehandling av gonore. T. norske Lægeforen **67** (16), 427—428 (1947). — SCHREUS, H. TH.: Chemotherapie der Gonorrhoe. Derm. Z. **76**, 253—262 (1937). — SCHREUS, H. TH., W. GAHLEN u. R. NÜRNBERGER: Die Verträglichkeit von Sulfonamidpräparaten (Prontosil und Albucid) unter vermehrter körperlicher Anstrengung (nachgewiesen durch Leberfunktionsprüfungen). Arch. Derm. Syph. (Berl.) **182**, 64—68 (1942). — SCHREUS, H. TH., u. K. H. SCHÖLZKE: Erprobung der Gonorrhoebehandlung mit neueren Sulfonamiden. Derm. Wschr. **114**, 225—232 (1942). — SCHUBERT, M.: Zur Chemotherapie der Gonorrhoe mit Uliron (DB 90) und Diseptal B (DB 87). Derm. Wschr. **105**, 1549—1553 (1937). — Weitere Erfahrungen mit der Chemotherapie der Gonorrhoe. Derm. Wschr. **107**, 807—812 (1938). — SCHUERMANN, H.: Zur ursächlichen Bedeutung örtlicher Komplikationen des Harnröhrentrippers für die Entstehung chemotherapeutischer Versager. Med. Klin. **39**, 827—828 (1943). — Die Penicillinbehandlung der Conjunktivitis gonorrhoica. Med. Klin. **41**, 581 (1946a). — Gibt es eine „regionäre Verschiedenheit" der Sulfonamiderfolge bei Gonorrhoe? Med. Klin. **41**, 471—475 (1946b). — Behandlung der Gonorrhoe mit Sulfonamiden und Penicillin. Med. Klin. **41**, 97—103 (1946c). — Untersuchungen an Gonokokken während der Penicillinbehandlung der Gonorrhoe. Dtsch. med. Wschr. **72**, 353—357 (1947a). — Über die Sulfonamidbehandlung der Gonorrhoe in Deutschland 1946/47. Med. Klin. **42**, 265—270 (1947b). — Sulfonamide und Antibiotica bei Gonorrhoe (klinischer Teil). Arch. Derm. Syph. (Berl.) **191**, 292—323 (1950). — Zur Therapie der Gonorrhoe. Münch. med. Wschr. **93**, 1153—1162 (1951). — SCHUERMANN, H., u. K. H. BÖHLER: Chemotherapie der Gonorrhoe mit Penicillin. — Erfahrungen an einem größeren Krankengut. Med. Klin. **41**, 283—287 (1946). — SCHUERMANN, H., u. H. CRAMER: Gruppenmedizinische Untersuchungen über Penicillinversager bei Gonorrhoe. Med. Klin. **41**, 600—601 (1946). — SCHUERMANN, H., u. G. GREIPEL: Die Behandlung der Gonorrhoe mit Penicillin bei gleichzeitig bestehender Lues. Z. Haut- u. Geschl.-Kr. **2**, 7—12 (1947). — SCHUERMANN, H., u. M. SCHIRDUAN: Untersuchungen über Fragen der Penicillindosierung. Klin. Wschr. **26**, 526—528 (1948). — SCHULEMANN, W., u. H. FRIEBEL: Chemische und pharmakologische Untersuchungen über einen neuen Antihistaminkörper. Dtsch. med. Wschr. **78**, 540—549 (1953). — SCHWARTZ, W. H., u. N. H. BOGER: Siehe bei G. DORNER: Hautarzt **1**, 346—354 (1950). — SCHWENKE, W., u. G. MILDSCHLAG: Zur Therapie der Gonorrhoe. (Betrachtungen über die Vor- und Nachteile der beiden Antibiotika Penicillin und Chloronitrin.) Z. ärztl. Fortbild. **50**, 893—897 (1956). — SEBASTIANI, F.: Vantaggi ed inconvenienti della somministrazione di penicillina in autosangue in dose unica nella cura dell'uretrite gonococcica acuta e subacuta. (Risultati di tre anni di esperienza.) Dermatologia (Napoli) **2**, 76—78 (1951). — SEEBERG, G.: Local treatment of gonorrhea with sulfathiazole. Acta derm.-venereol. (Stockh.) **25**, 380—384 (1945). — SEFTEL, I. B.: Die Therapie der Gonorrhoe bei Männern mit Penicillin in Eigenblut. Vestn. Vener. Derm. H. 2, 56 (1952) [Russisch]. Ref. Zbl. Haut- u. Geschl.-Kr. **82**, 398 (1953). — SEID, B.: Dihydrostreptomycin treatment of gonorrhoea. Urol. cutan. Rev. **56** (2), 71—72 (1952). — Oxytetracycline intramuscular in the treatment of gonorrhea. Antibiotics a. Chemother. **4**, 330—332 (1954). — SEMENOV, P. P.: Drei Jahre Erfahrungen in der Therapie der akuten gonorrhoischen Urethritiden bei Männern durch einmalige Penicillininjektionen. Vestn. Vener. Derm. **30**, H. 4, 37—40 (1956a) [Russisch]. Ref. Zbl. Haut- u. Geschl.-Kr. **97**, 298 (1957). — Zum Problem der Biologie des Gonococcus. Vestn. Vener. Derm. H. 4, 27—31 (1955) [Russisch]. Ref. Zbl. Haut- u. Geschl.-Kr. **94**, 241 (1956b). — SHAGALOV, M. N.: Synthomycin therapy for gonorrhoea. Tr. Turkm. Kozhno-Vener. Inst. (Ashkhabad) **5**, 246—252 (1957). Ref. Excerpta med. (Amst.), Sect. XIII, **13**, 449 (1959). — SHAH, J. M.: Limitations of penicillin therapy in gonorrhoea. Medicus (Karachi) **2** (1), 12—14 (1951). Ref. Excerpta med. (Amst.), Sect. XIII, **6**, 39 (1952). — SHANER, R. D.: Orale Penicillin-Therapie. Schweiz. med. Wschr. **76**, 1302—1304 (1946). — SHEIL, L. P.: Oral phenoxymethyl penicillin in acute male gonorrhoea. Brit. J. vener. Dis. **32**, 251—252 (1956). — SHKLYAR, I. I.: The treatment of acute gonorrhoea with bacillin. Vestn. Vener. Derm. **34** (4), 69—70 (1960). — SHMITH, KAI: Zit. bei GÖSTA HAGERMANN. — SIEBERT, G.: Die Hemmung der Penicillinausscheidung durch „Benemid" [p-(di-n-propylsulfamin)benzoesäure]. Dtsch. med. Wschr. **77**, 394—397 (1952). — SIKORSKI, H.: Über die Gonorrhoebehandlung mit Supronalum (De-Ma). Dtsch. med. Wschr. **74**, 185—186 (1949). — SIMKOVICZ, G.: Die durch Penicillin bedingten Formveränderungen des Gonokokkus. Dermatologica (Basel) **93**, 183—188 1946). — SIMKOVICS, G., and A. KOROSSY: The combinde surgical and penicillin treatment of a postgonorrhoeic prostate abscess. Ed. University Clinic for Skin- and Venereal Disease at Debrecen, Hungary 133 (1946). Ref. Excerpta med. (Amst.), Sect. XIII, **2**, 299 (1948). — SIMON, S. W.: Hypoallergic penicillin V. (Pyribenzamin-penicillin.) Comparison of results and final conclusions from all studies. Ann. Allergy **11**, 218—221 (1953). — SIRANY, E.: Weitere Ergebnisse der Insulinumstimmungstherapie sulfonamidresistenter Gonorrhoeerkrankungen. Med. Klin. **37**, 843—844 (1941). — SMADEL, J. E., C. A. BAILEY and D. S. MANKIKAR: Preliminary report on the use of chloramphenicol (chloromycetin) in the treatment of acute gonorrheal urethritis. J. clin. Invest. **28**, 964—967 (1949). — SMOLAREK, W.: Zur Frage der Permeabilität des tuberkulösen Gewebes für Chemotherapeutika. Dtsch. med. Wschr. **74**, 1145—1147 (1949). — SOLOMON, S.: The treatment of gonococcal arthritis with sulphonamides and artificially induced high fever. Amer. J. Syph. **29** (5), 567—574 (1945). — SPERANSKIJ, V. A.: Die Penicillintherapie der sulfonamidresistenten Formen der Gonorrhoe. Vestn. vener. Derm. **1**, 25—27 (1949) [Russisch]. Ref. Zbl. Haut- u. Geschl.-Kr. **74**, 441—442 (1950). — SPIETHOFF, B.: Der Stand der Chemotherapie der Gonorrhoe. Dtsch. med. Wschr. **64**, 1097—1102 (1938). — Grundsätzliche Fragen bei der Chemotherapie der Gonorrhoe. Derm. Wschr. **109**, 985—987 (1939). — SPITZER, N., and O. STEINBROCKER: The treatment of gonorrheal arthritis with penicillin. Amer. J. med. Sci. **218**, 138—144 (1949). — SPITZY, K. H.: Die orale Penicillintherapie. Wien. klin. Wschr. **67**, 212—213 (1955). — SPRENGER, F., u. W. GOCKELL: Über ein neues wassersuspendiertes Depot-Penicillin-Präparat mit langfristiger Penicillin-Einwirkung. Dtsch. med. Wschr. **78**, 784—785 (1953). — Welchen Vorteil bietet die abendliche Injektion von Penicillin? Medizinische **1954**, 126—127. — STAM, A. C. M.: Second report on the treatment of gonorrhoea in the Military Hospital of Utrecht. Ned. T. Geneesk **91** (22), 1443—1445 (1947). — STEENBERGEN, E. P. VAN: First results of treatment with penicillin of cases of gonorrhoea in the Military Hospital at Utrecht. Dermatologica (Basel) **93** (5), 307 (1946). — STORCK, H., u. G. DRACK: Experimentelle und gruppenmedizinische Untersuchungen zur Frage der chemoresistenten Gonorrhoe. Dermatologica (Basel) 88, 202—216 (1943). — STÜMPKE, G.: Aussprache: Behandlung der Gonorrhoe mit Uliron und Diseptal. Med. Klin. **34**, 1582—1584 (1938a). — Nochmals zur Ulironfrage. Dtsch. med. Wschr. **64**, 785—786 (1938b). — STURM, W.: Erfahrungen bei der Behandlung der Gonorrhoe mit deutschem Penicillin. Derm. Wschr. **119**, 349—356 (1947). — SULLIVAN, M.: Siehe bei G. DORNER, Hautarzt **1**, 346—354 (1950). — SVIHUS, R. H., E. M. LUCERO, R. J. MIKOLAJCZYK and E. E. CARTER: Gonorrhea-like syndrome caused by penicillin-resistant mimeae. J. Amer. med. Ass. **177**, 121—124 (1961). — SYLVESTRE, L., and J. ETHIER: Rovamycin in the treatment of gonococcal urethritis. Un. méd. Can. **86** (6), 657—658 (1957). — SZOLD, E., and L. ZADOR: Therapias kiserletek nagymenny isegü penicillin rövid idö alatti adagolasaral. Orv. Lapja 3 (40), 1614—1615 (1947). Ref. Excerpta med. (Amst.), Sect. XIII, 2, 294 (1948).

TAGGART, S. R., H. L. HIRSCH, F. D. HENDRICKS, G. R. GABLE, M. A. PUZAK and A. B. GREAVES: The treatment of gonorrhea with streptomycin. Amer. J. Syph. 33, 177—179 (1949). — TAGGART, S. R., L. E. PUTNAM, A. B. GREAVES and J. A. WATSON: The use of dihydrostreptomycin in the treatment of gonorrhea. Amer. J. Syph. 34, 62—63 (1950). — TAMURA, M., and T. FUJII: Local treatment of chronic gonorrheal prostatitis with penicillin and hyaluronidase. Osaka Skiritsu Ikadaigaku Zasshi 2, 174—179 u. engl. Zus.fass. 239 (1953) [Japanisch]. Ref. Zbl. Haut- u. Geschl.-Kr. 90, 64 (1954/55). — TAPLIN u. THOMPSON: Siehe bei ENDRES. — TELLER, H., u. W. FÜRSTE: Zur unspezifischen Reizwirkung von Omnacillin und Omnamycin. Praxis 1955, 272—274. — TEMKIN, E. JA.: Die Therapie der akuten gonorrhoischen Urethritis bei Männern mit Penicillin im Gemisch von Citrat-Eigenblut mit Novocain. Vestn. Vener. Derm. H. 2, 56—57 (1952) [Russisch]. Ref. Zbl. Haut- u. Geschl.-Kr. 82, 398 (1953). — THAESLER, G.: Über ein neues Depotpenicillin mit langer Wirkungsdauer. Dtsch. med. Wschr. 80, 349—351 (1955). — THELEN, K.: Klinische Erfahrungen über die Penicillintherapie der Gonorrhoe. Arch. Derm. Syph. (Berl.) 186, 183—191 (1948). — Beobachtungen bei und nach der Behandlung von Geschlechtskrankheiten mit Penicillin. Z. Haut- u. Geschl.-Kr. 12, 355—368 (1952). — THOMSON, G. M.: Hongkong social Hygiene service. Brit. J. vener. Dis. 32, 82—85 (1956). — TOEGEL, FR.: Sofortbehandlung der Gonorrhoe mit Uliron und Albucid. Münch. med. Wschr. 86, 1659—1662 (1939). — TORRA BASSOLS, R.: La blenorragia, especialmente la cronica, y su tratamiento. An. Med. (Cir.) 22 (27), 157—163 (1947). — TOSTI, A.: La penicillina oleosa a piccole dosi nella cura della infezione gonococcica. G. Med. milit. 96 (4), 397—407 (1949). — La cloromicetina nell'infezione gonococcica. Ann. ital. Derm. Sif. 5 (1), 55—58 (1950). — TREGER, J., u. B. STEKLAC: O vysledach lecby kapavky penicillinem. Čs. Derm. 2 (22), 33—35 (1947). Ref. Excerpta med. (Amst.), Sect. XIII, 1, 558 (1947). — TRUC et SCHILLIRO: Essai thérapeutique des blennorragies pénicillino-résistantes par resensibilisation à l'acide para-aminobenzoique. J. Urol. méd. chir. 55 (5—6), 448—450 (1949). — TRUC et SCHILLIRO-LISBONNE: Thérapeutique de la blennorragie. Statistique depuis 1948. J. Urol. (Baltimore) 57 (3—4), 210—211 (1951). — TRUMPER, H., and I. THOMPSON: Prolonging the effects of penicillin by chilling. J. Amer. med. Ass. 130, 627—630 (1946).

UJVARY, I., J. LASZLO, J. PÉNTEK, L. DOMOKOS, B. KISS u. J. BOTH: Bakteriologische Untersuchungen bei Urethritis. Klinische und experimentelle Beobachtungen über die Resistenz der Neisseria gonorrhoeae gegenüber Penicillin. Derm.-Vener. (Buc.) 4, 355—363 mit franz., engl. u. dtsch. Zus.fass. (1959) [Rumänisch]. Ref. Zbl. Haut- u. Geschl.-Kr. 106, 175 (1960). — URAKAMI, T., G. SATO, S. ABO, K. KAWAKAMI and M. INOUE: Morphological changes of gonococci following intrathecal administration of penicillin. Hirosaki Med. J. 5 (1), 71—74 (1954). Ref. Excerpta med. (Amst.), Sect. XIII, 9, 92 (1955). — UROMA, E.: On the use of penicillin emulsion in the treatment of gonorrhoea. Ann. med. exp. Fenn. 25 (1), 53—60 (1947).

VAMOS, L., and N. THOROCZKAY: The treatment of the gonorrhoeal complications with X-rays. Ed. University Clinic for Skin- and Venereal Diseases, Budapest 1, 154 (1946). — VÉDRINE, A.: Le traitement de la blennorragie masculine par la streptomycine. Lyon 1952, 41 S. — VELTMAN, G.: Über die Klinik der Sulfonamidschäden. Med. Klin. 41, 607—610 (1946). — Klinik und Behandlung der Sulfonamidschäden. Med. Mschr. 1948, H. 10, 406—411. — Zur Depotbehandlung mit Penicillin. Derm. Wschr. 121, 152—156 (1950). — VELU: Siehe bei G. DORNER, Hautarzt 1, 346—354 (1950). — VOLAVSEK, W.: Zur Klinik und Pathogenese von Hautveränderungen als Neben- und Folgeerscheinungen der neueren Chemotherapie der Gonorrhoe. Derm. Wschr. 108, 1—7 (1939). — VONKENNEL, J.: Aussprache über die Behandlung der Gonorrhoe mit Uliron und Diseptal. Med. Klin. 34, 1616—1620 (1938). — Ärztlicher Verein München. Sitzung vom 16. 7. 1941. Klin. Wschr. 20, 1231—1232 (1941). — Ein neues Depot-Antihistamin-Penicillin „Neopenyl". Dtsch. med. Wschr. 80, 308—312 (1955). — VONKENNEL, J., J. KIMMIG u. B. KORTH: Versuche und Untersuchungen mit neuen Sulfonamiden. Z. klin. Med. 138, 695—743 (1940). — VONKENNEL, J., u. B. KORTH: Zur Chemotherapie der Gonorrhoe mit „Albucid". Münch. med. Wschr. 85, 2018—2021 (1938). — VONKENNEL, J., u. G. SIEBERT: Klinische Erfahrungen und Untersuchungen mit Praepacillin. Med. Welt 1951, 1035—1038.

WAGNER, W. H., u. J. KIMMIG: Vergleichende Untersuchungen über die Wirkung einiger Sulfone und Sulfonamide in vitro und vivo bei Streptokokken. Klin. Wschr. 24 (25), 12—14 (1946). — WALCH, E.: Phasenkontrastmikroskopische Darstellung der Veränderungen von Gonokokken durch Penicillin. Klin. Wschr. 28, 776—779 (1950). — WALKER, W. F., and R. B. HUNTER: Oral administration of procaine penicillin with and without benemid (p-(di-n-propyl-sulphamyl) benzoic acid. Lancet 1951 II, 104—106. — WALTHER, H.: Beitrag zur Anwendung des Depot-Antihistamin-Penicillins Neopenyl in der Dermato-Venerologie. Z. Haut- u. Geschl.-Kr. 19, 85—87 (1955). — WEBER, I.: Ergebnisse unserer Penicillinbehandlung von April 1947 bis Dezember 1948. Dtsch. Gesundh.-Wes. **4**, 628—631 (1949). — WELCH, H., W. A. RANDALL, C. W. PRICE and F. D. HENDRICKS: Procaine penicillin in oil with aluminium monostearate and pectin-treated potassium penicillin. Antibiot. and Chemother. **1**, 245—248 (1951). — WELLISCH, A.: Simplified penicillin treatment of gonorrhoea. Börgyögy. vener. Szle **2**, 54 (1948). Ref. Excerpta med. (Amst.), Sect. XIII, **3**, 295 (1949). — WEZEL, H.: Vergleichende Untersuchungen über die klinische Wirksamkeit einiger Sulfonamide bei der Behandlung der Gonorrhoe und Betrachtungen über den Wirkungsmechanismus der Präparate. Derm. Wschr. **110**, 153—161 (1940). — WHITAKER, J. C., A. PRIGOT, M. MARMELL and E. G. MORGAN: Magnamycin — a new antibiotic. A preliminary report on its use in gonorrhea, lympho-granuloma venereum, and donovanosis. Amer. J. Syph. **37**, 466—470 (1953). — WIEDMANN, A.: Moderne Behandlung der Geschlechtskrankheiten mit Antibiotica. Wien. med. Wschr. **1950**, 441—443. — WILDE, H.: Therapeutische Folgerungen aus den Erkenntnissen über die Wirkungsminderung der Sulfonamide beim Tripper. Arch. Derm. Syph. (Berl.) **186**, 80—86 (1946). — Zur Penicillinbehandlung der Gonorrhoe. Erfolgskontrolle und Auswirkungen im Hinblick auf die Lues. Ärztl. Wschr. **1** (2), 860—863 (1947). — WILDE, H., u. F. KROHNE: Ergebnisse der Sulfonamidbehandlung der Gonorrhoe bei besonderer Bewertung der Gonokokkenkomplementbindungsreaktion. Derm. Wschr. **113**, 881—888 (1941). Der Wert der Go.-Kultur bei einmaliger Untersuchung Unbehandelter und nach Sulfonamidbehandlung. Arch. Derm. Syph. (Berl.) **182**, 198—206 (1942). — WILDFÜHR, G.: Über die Sulfonamidresistenz der Gonokokken. Arch. Derm. Syph. (Berl.) **186**, 366—373 (1947). — WILLCOX, R. R.: Treatment of gonorrhoea with terramycin. Brit. med. J. No 4730, 527—529 (1951a). — Terramycin and venereology. Practitioner **167** (1002), 636—640 (1951b). — Treatment of gonorrhoea with streptomycin. Brit. J. vener. Dis. **27**, 92—94 (1951c). — The terramycin treatment of gonorrhoea with two grammes over forty-eight hours. S. Afr. med. J. **1952**, 688—689. — Treatment of gonorrhoea with terramycin. A comparison with penicillin. Brit. J. vener. Dis. **29**, 179—182 (1953a). — Treatment of gonorrhoea with terramycin in single oral doses of two grammes. Med. Press **229** (22), 535—536 (1953b). — Treatment of gonorrhoea with two grammes of terramycin in divided dosage over twenty-four hours. Med. J. Aust. **1**, 260—261 (1953c). — Treatment of gonorrhoea with two grammes of terramycin in unequal divided doses over twenty-four hours. J. roy. Army med. Cps **100** (1), 57—59 (1954a). — N,N'-dibenzylethylenediamine dipenicillin G given orally for the treatment of gonorrhea. Amer. J. Syph. **38**, 469—471 (1954b). — The treatment of gonorrhoea with erythromycin. Med. Press, Nr. 6046, 278—280 (1955), — Treatment of gonorrhoea with spiramycin. Brit. J. vener. Dis. **32**, 117—118 (1956). — Novobiocin in the treatment of acute gonorrhea. Antibiot. Med. **4** (10), 609—612 (1957a). — Streptomycin for gonorrhoea in London in 1956. Acta derm.-venereol. (Stockh.) **37**, 332—337 (1957b). — Oral penicillin for gonorrhoea. Some experiences with phenoxymethyl penicillin (penicillin V) in white and negro patients. Brit. J. vener. Dis. **34**, 118—121 (1958). — WIRKBERG, RUNAR: Baktericidieversuche mit Gonokokken. Acta derm. venereol. (Stockh.) **20**, 607—612 (1939). — WOLF, K. M., F. LEGLER u. R. HOHENNER: Die Penicillinspiegelbewegung im Blut bei Anwendung verschiedener Penicilline mit und ohne gleichzeitige Verabreichung von Caronamid (4'-carboxyphenylmethansulfonanilid). Med. Klin. **45**, 70—73 (1950). — WRIGHT, W. W., and H. WELCH: Oral potassium penicillin. V. Serum concentrations and urinary excretion. Antibiot. Med. **5**, 139—145 (1958). — WYSS-CHODAT, F.: Le traitement sulfamide-local des blennorragies sulfamide-résistantes. Dermatologica (Basel) **92**, 17—21 (1946).

YOUNG, M. Y., G. W. S. ANDREWS and D. M. MONTGOMERY: Procaine penicillin. Lancet **1949 I**, 863—865.

ZAHRADNICEK, O.: Léceni resistentnich kapavek penicillinovymi tycinkami a globulemi. Čs. Derm. **25** (2), 58—62 (1950). Ref. Excerpta med. (Amst.), Sect. XIII, **4**, 568 (1950). — ZAIGRAEV, M. A.: Penicillin bei chronischer sulfonamidresistenter Gonorrhoe bei Männern. Vestn. Vener. Derm. **1**, 29—32 (1949) [Russisch]. Ref. Zbl. Haut- u. Geschl.-Kr. **74**, 442 (1950). — ZENNER, B., u. G.-D. v. ROM: Wird durch Sulfanomide die Phagocytose unmittelbar beeinflußt? Ärztl. Forsch. **4** (1), 564—566 (1950). — ZIERZ, P., u. W. ECKERT: Gonokokkenkulturen unter der Einwirkung von Penicillin. Arch. Derm. Syph. (Berl.) **187**, 590—604 (1949). — ZIERZ, P., u. H. GREITHER: Klinische Erfahrungen mit Allercur, einem neuen Antihistaminicum. Ärztl. Wschr. **7**, 704—707 (1952). — ZIERZ, P., u. R. JACOB: Zur Behandlung der Gonorrhoe mit Streptomycin. Hautarzt **5**, 223—227 (1954). — ZINZIUS, J.: Über Nebenerscheinungen bei Penicillin- und Streptomycinbehandlung. Wien: Brüder Hollinek 1951. — ZÖLLNER, N., u. U. FUCHS: Über den Einfluß von Pyrifer auf die Corticoidausscheidung von Patienten mit chronischer Polyarthritis und Asthma. Ärztl. Forsch. **6** (II), 111—114 (1952). — ZOON, J. J., and J. W. H. MALI: De behandeling van gonorrhoe in de Universiteitskliniek vorr huid- en geslachtsziekten de Utrecht tijdens en na den oorlog. Ned. T. Geneesk **91** (39), 2727—2736 (1947). — ZORN, R., et M. MICHOT: Soixante cas blennorragie traités par la streptomycine. Bull. Soc. franç. Derm. Syph. **57**, 485—486 (1950). — Les avantages de la streptomycine dans la blennorragie. Strasbourg méd. **2**, 667—669 (1951).

Gonorrhoe der Frau.
Die Prophylaxe der Blennorrhoea neonatorum

Von

Eberhard Walch-Heidelberg

Mit 1 Abbildung

A. Gonorrhoe der Frau

Einleitung

Die heutige Lehre von den gonorrhoischen Erkrankungen bei der Frau fußt auf den Untersuchungen EMIL NOEGGERATHs, der schon 1871, also fast ein Jahrzehnt vor der Entdeckung des Gonococcus durch NEISSER, eine exakte Schilderung der Klinik der akuten und chronischen Gonorrhoe gab. Sein großes Verdienst ist die klare Erkennung der Ätiologie und Pathogenese der Erkrankung, obwohl der Erreger noch unbekannt war.

Die weiteren Namen, die aus dem Fachgebiet der Frauenheilkunde im Zusammenhang mit der Entwicklung der Krankheitslehre von der Gonorrhoe genannt werden müssen, sind in erster Linie BUMM, WERTHEIM, MENGE, DÖDERLEIN und R. SCHRÖDER, deren grundlegende Untersuchungen, die zur Vervollkommnung unserer heutigen Erkenntnisse führten, im Originalband dieses Handbuches von FRANZ und im Handbuch der Biologie und Pathologie des Weibes von RUNGE ausführlich beschrieben und gewürdigt werden.

Wenn wir heute das Kapitel „Gonorrhoe der Frau" in der letzten Ausgabe dieses Handbuches durchlesen, so wird uns offenbar, welche großen Fortschritte innerhalb der letzten Jahrzehnte gemacht worden sind. Wir finden in dem alten Band eine Fülle von klinischen Beobachtungen, von therapeutischen Problemen und von Behandlungsmethoden und -instrumenten, die heute dem jüngeren Kliniker völlig unbekannt sind. Marksteine auf dem Wege dieser Entwicklung sind die Entdeckung der Chemotherapeutica und vor allem die des Penicillins. Durch diese wertvollen Heilmittel hat die Gonorrhoe eine erhebliche Einbuße an Gefahren, vor allem der Spätfolgen, erhalten.

Bei richtiger und rechtzeitiger Erkennung stellt heute die Behandlung der Gonorrhoe kein Problem mehr dar. Hinzu kommt, daß ein großer Teil gonorrhoischer Infektionen auch ohne sichere Diagnose geheilt wird. Die Mehrzahl der Infektionen wird heute mit Antibiotica behandelt — z. T. leider auch oft in unsinniger Weise. Da fast alle diese Mittel eine ausgezeichnete Wirksamkeit gegen Gonokokken haben, wird u. U. auch eine gonorrhoische Infektion, die als solche nicht klar diagnostiziert worden ist, unbemerkt kuriert.

Somit kommt es nur noch selten zur Entstehung von Komplikationen im Bereich der oberen Genitalabschnitte und vor allem kaum noch zur Ausbildung chronischer Verlaufsformen (ROBERT), welche früher erhebliche therapeutische Schwierigkeiten bedeuteten, häufig eine restlose Ausheilung verhinderten, zu Reinfektionen führen und schwere Folgen hinsichtlich des Allgemeinzustandes und der Genitalfunktion hinterlassen konnten.

Während sich in vielen Fachgebieten der Medizin die einschlägigen Handbuchkapitel von Auflage zu Auflage vergrößern, läßt sich das vorliegende heute wesentlich kürzer fassen als im vorigen Band. Eine große Zahl früher beschriebener Verlaufsformen der Erkrankung und von Komplikationen kommt uns heute praktisch nicht mehr zu Gesicht. Entsprechend sind auch fast sämtliche lokalen Behandlungsmethoden — die einen sehr breiten Raum einnahmen — in Fortfall gekommen.

Wenn wir heute den gesamten Fragenkomplex der Gonorrhoe bei der Frau überblicken, so kristallisieren sich vor allem zwei Punkte heraus, die nach wie vor von entscheidender Bedeutung sind: 1. die einwandfreie Frühdiagnose und 2. die rechtzeitig eingeleitete korrekte Therapie.

Kommt die Patientin rechtzeitig zum Arzt und wendet dieser die notwendige Sorgfalt bei der Diagnostik und bei der Behandlung und Nachkontrolle auf, ist die Erkrankung heute rasch und sicher zu heilen.

Das Hauptproblem der Gonorrhoe, nämlich die Frage, wie sich die Häufigkeit der Erkrankung einschränken läßt bzw. wie die Erkrankung überhaupt ausrottbar ist, liegt also heute weniger auf medizinischem, als auf sozialem Gebiet (GAUSS, LANDES).

Dem nachfolgenden Kapitel liegt das 1952 erschienene Handbuchkapitel „Gonorrhoe der weiblichen Geschlechtsorgane" von H. RUNGE aus „Biologie und Pathologie des Weibes" von LUDWIG SEITZ zugrunde. Hinzugekommen sind die in den neueren gynäkologischen Lehrbüchern und den Publikationen des in- und ausländischen Schrifttums der letzten Jahre festgelegten Erfahrungen.

Auf detaillierte Schilderungen derjenigen Verlaufs- und Behandlungsformen, die heute in der Praxis keine Rolle mehr spielen, wurde bewußt verzichtet. Es wird hierfür auf das einschlägige Kapitel in der vorigen Auflage dieses Handbuches von R. FRANZ verwiesen.

Um Wiederholungen und Überschneidungen zu vermeiden, wurde im Kapitel „Therapie" nur das hervorgehoben, was von spezieller Bedeutung für die Frauenheilkunde erscheint. In gleicher Weise wurden die Kapitel „Bakteriologie", „Vulvo-Vaginitis infantum", „Gonorrhoe des Rectums" sehr kurz gefaßt, da sie in den anderen Abschnitten des Handbuches ausführlich abgehandelt worden sind, in gleicher Weise auch die wichtigen sozialen Probleme, die uns die Erkrankung heute noch aufgibt.

I. Allgemeiner Teil

1. Häufigkeit

Die großen Anfangserfolge der Penicillintherapie haben seinerzeit zu der optimistischen Auffassung geführt, daß die Gonorrhoe in einigen Jahre völlig erloschen sein könnte. Die Klinik beweist aber leider, daß sich diese Hoffnungen nicht bestätigt haben, denn auch heute noch müssen wir — wie die Publikationen und die täglichen klinischen Erfahrungen lehren — mit einer großen Zahl von gonorrhoischen Erkrankungen rechnen und dürfen unser diagnostisches und therapeutisches Rüstzeug nicht vernachlässigen.

Während die Lues nach dem Kriege bis 1955 schneller zurückging als die Gonorrhoe, steigt die Zahl der Neuerkrankungen an Gonorrhoe seit 1956 und vor allem in den letzten 2 Jahren schneller an als die an Lues (FIUMARA). Die Gonorrhoe ist heute nur dreimal seltener als vor dem Kriege (1937), die Lues dagegen 30mal (JANDA)..

Es ist heute praktisch unmöglich, sich auch nur ein annähernd genaues Bild von der tatsächlichen Häufigkeit der gonorrhoischen Erkrankungen bei der Frau zu machen. Ursache hierfür ist einerseits das sehr weit gelockerte Meldewesen, andererseits die Tatsache, daß eine sehr große Zahl von infizierten Personen zur „Selbstbehandlung" greift. Angesichts des „Nimbus um das Penicillin" (LEH-

MANN) und der daraus folgenden Bagatellisierung der Erkrankung ist eine weitere Verbreitung noch zu erwarten.

Während in früherer Zeit die Gonorrhoe nur mit ärztlicher Hilfe zu heilen war, wodurch zumindest der größte Teil der Patienten zur Registrierung kam, erlaubt heute die auch von Laienhand durchführbare Penicillinanwendung, daß eine große Zahl der Befallenen nicht zum Arzt und damit auch nicht zur Erfassung gelangt.

Viele abstrichnegative Spätfälle (Adnexitiden) werden daher in ihrer wahren Ätiologie nicht erkannt (ROBERT). Während STOYANOV unter 110 Fällen „chronischer Adnexitis" 47mal kulturell Gonokokken nachweisen konnte, fand SHAMINA in Frauenberatungsstellen unter 2639 Fällen 27 unerkannte Gonorrhoen. MAGYAR sah in einer Carcinom-Sprechstunde 7% und in einer Schwangeren-Ambulanz 4% positive Fälle.

Wie die Veröffentlichungen von DUREL, JANDA, KEIGHLEY, MARQUIEWICZ, MARCUSE u. a. zeigen, ist die Zahl der Erkrankungen auch heute noch zum Teil erschreckend hoch. Nach NICOL haben z. B. in England die Neuerkrankungen 1959 die Zahl der Meldungen im Jahre 1939 überschritten, während von 1951—1955 zusammen nur etwa die halbe Zahl von 1959 beobachtet wurde. Besonders dürften hierfür Promiskuität und Prostitution anzuschuldigen sein. Die Promiskuität wird abgesehen von der sozialen Gesamtsituation, besonders auch dadurch mitgefördert, daß die Angst vor der Erkrankung, die früher ein nicht unbedeutendes Hemmungsmoment darstellte, heute in Wegfall gekommen ist durch die allgemeine Kenntnis von der „leichten Heilbarkeit" der Erkrankung durch Penicillin. Die teilweise radikale Einschränkung der kontrollierten Prostitution, bei der seinerzeit eine weitgehende Ausschaltung der Infektionsquellen durch die ärztliche Kontrolle möglich war, hat zu einem Überhandnehmen der unkontrollierten Prostitution geführt, welche eine weite Ausbreitungsmöglichkeit für die Erkrankung gewährleistet. So zeigten unter anderem die Untersuchungen von KEIGHLEY, die 1958 am Londoner Haloway-Gefängnis durchgeführt wurden, daß von 12019 Frauen, die eingeliefert wurden, 11% eine Gonorrhoe hatten. Unter 464 Prostituierten hatten 33% eine Gonorrhoe. Am häufigsten war die Gonorrhoe unter den Teenager-Prostituierten, wobei von 169 Mädchen im Alter von unter 20 Jahren 48% eine Gonorrhoe hatten.

LEHMANN sah im Krankengut der Hamburger Seemannsfürsorge von 1957 bis 1960 eine Zunahme von 52,7%, während das seefahrende Personal selbst nur um 13,3% anstieg.

Als eine der wichtigsten Ursachen für den mangelhaften Rückgang der Gonorrhoe nimmt RUNGE die Schwierigkeit an, welche die Ausschaltung der in den weiblichen Partnern gelegenen Infektionsquellen bietet. Bei alleiniger mikroskopischer Untersuchung sah z. B. HEIMRATH unter 143 Fällen chronischer Adnexitiden, die ein sicher wesentliches Keimreservoir darstellen, in 3,5%, bei zusätzlicher Anwendung des Kulturverfahrens 21,7% gonorrhoepositive Kranke.

Neben den psychologischen Hemmungsmomenten bei der Auffindung der Infektionsquellen spielt vor allem auch die Symptomarmut der weiblichen Gonorrhoe eine entscheidende Rolle. Während früher schon der klinische Verlauf der Erkrankung die sexuelle Aktivität erheblich zu dämpfen vermochte, ist heute die Ausheilung einer frischen Gonorrhoe meist nur eine Frage von Tagen, so daß die geringe Einschätzung der Erkrankung neben den sozialen Faktoren die Promiskuität fördert. GOLDSTEIN sah nach suspektem Verkehr unter 538 Fällen 20,6% frische Gonorrhoen.

Die Einschränkung der Erkrankungshäufigkeit stellt somit heute in erster Linie ein soziales Problem dar, welches in dem Handbuchkapitel von G. HOPF ausführlich abgehandelt wird.

2. Übertragungsmodus

Hinsichtlich des Übertragungsmodus gilt nach wie vor die Tatsache, daß die Infektion fast ausschließlich durch den Geschlechtsverkehr erfolgt (Goldstein, Somerson, Rubin). Die Gonokokken siedeln sich auf der feuchten, zunächst noch gesunden Genitalschleimhaut an und rufen eine akute Entzündung mit den üblichen Symptomen hervor. Es ist dabei gleichgültig, ob der zu infizierende Partner schon einmal an einer Gonorrhoe erkrankt war oder nicht. Da eine einmal durchgemachte Infektion keinerlei Immunität hervorruft, setzen die übertragenen Gonokokken in jedem Falle auf der Genitalschleimhaut einen Infekt (Runge).

Die Übertragung der frischen Infektion erfolgt wohl in der Mehrzahl durch Frauen mit häufig wechselndem Geschlechtsverkehr (Landes). Beim Mann ist die Erkrankung im akuten Stadium meist schmerzhaft, außerdem auch von dem Betroffenen selbst leichter zu diagnostizieren. Bei der Frau verlaufen die akuten Erscheinungen oft ohne wesentliche Schmerzhaftigkeit. Außerdem haben Frauen auch häufig einen sog. „unspezifischen“ Fluor, so daß es vielfach erst zur Aufdeckung der eigenen Infektion kommt, nachdem ein oder mehrere Partner infiziert worden sind. Besonders häufig scheint ein gleichzeitiges Vorkommen von Gonokokken und Trichomonaden zu sein (Peter, Shamina).

Bei den wenigen indirekten Infektionsmöglichkeiten handelt es sich zumeist um Schmierinfektionen, von denen hauptsächlich Säuglinge und Kleinkinder betroffen werden können. Während des Geburtsaktes kann es durch Inoculation von Gonokokken in die Bindehautsäcke des Neugeborenen zu einer gonorrhoischen Blennorrhoe kommen. Die Vulvo-Vaginitis im Kleinkindalter kommt auch in der Hauptsache als Schmierinfektion zustande.

Bei Erwachsenen kann unter Umständen eine Übertragung durch gemeinsame Benutzung von Schwämmen, Waschlappen und Handtüchern und manchmal auch durch nicht genügend desinfizierte Ansatzstücke von Irrigatoren erfolgen, da sich nach den Untersuchungen Schönfelds Gonokokken in feuchten Medien längere Zeit (z. B. in feuchten Tüchern etwa 3 Std und in nassen Schwämmen bis zu 24 Std) halten und dann auf diesem indirekten Weg übertragen werden können.

Vergessen werden darf nicht, daß auch durch die ärztliche Untersuchung eine Übertragungsmöglichkeit gegeben ist, wenn es bei dieser an der notwendigen Sauberkeit und Asepsis mangelt.

Dies alles sind jedoch seltene Möglichkeiten . Zur Verhütung der Übertragung kann nur eine entsprechende persönliche Sexualhygiene und vor allem eine allgemeine Sozialhygiene, welche die Erfassung und Ausschaltung der Infektionsquelle zur Aufgabe haben muß, den wesentlichsten Beitrag leisten.

3. Inkubation

Die Frage, ob sich im Verlauf der letzten Jahre die Inkubationszeit der Gonorrhoe bei der Frau verändert hat, ist bisher auf Grund des vorliegenden Schrifttums noch nicht klar zu entscheiden.

Während einige Autoren auf Grund ihrer Untersuchungen annehmen, daß sich die Inkubationszeit nicht verlängert hat (Lodin, Burckhardt und Dirr), nehmen andere eine Verlängerung der Inkubationszeit bis zu maximal 17 Tagen an (Hoffmann, Wilde und Hüsgen). Als Ursachen für die von ihnen festgestellte Verlängerung der Inkubationszeit glauben sie eine durch Sulfonamide und Antibiotica bedingte Virulenzminderung der Gonokokken annehmen zu können, ferner eine mögliche Änderung des den Gonokokken gebotenen Wachstumsmilieus. BERLINGHOFF konnte bei seinen Untersuchungen Antibioticaspuren im Serum noch 12 Tage nach einer einmaligen Gabe von Depot-Penicillin nachweisen. Es wird daraus geschlossen, daß bei dem heute so häufigen Gebrauch der Antibiotica gelegentlich Gonokokken auf einen Boden inoculiert werden, der noch Antibioticaspuren enthält, wodurch sie in ihrer Vermehrungsgeschwindigkeit mehr oder weniger stark gehemmt werden können. So kommt es dazu, daß die Krankheitszeichen verzögert auftreten und somit eine Verlängerung der Inkubationszeit vortäuschen.

Überhaupt liegt wohl eine große Schwierigkeit in der sicheren Beurteilung der Situation darin, daß ein negativer Ausfall der Nachweismethoden innerhalb der ersten 6 Tage post inoculationem bei der Frau keinen sicheren Ausschluß einer Gonorrhoe erlaubt. Durch die Besonderheit der Lokalisationsmöglichkeiten können sich unter Umständen die erkennbaren Krankheitszeichen erst viel später manifestieren.

Am treffendsten wird die heutige Situation von LEHMANN so formuliert, daß das Krankheitsbild der Gonorrhoe eine Abschwächung der Symptomatik mit einer teilweisen Verlängerung der für den Ablauf bekannten Fristen erfahren hat und es erscheint daher zweckmäßig, von einer erweiterten „Inkubationsbreite" zu sprechen.

4. Immunität, Konstitution

Eine angeborene oder erworbene Immunität gegen eine gonorrhoische Infektion gibt es nicht. Wenn wir auch im älteren Schrifttum einige Veröffentlichungen finden, die für die Möglichkeit einer Immunität sprechen könnten (WELANDER, EPPSTEIN, BUCURA), so spricht sich doch die Mehrzahl der Autoren eindeutig gegen eine solche Möglichkeit aus (K. H. SOMMER).

Sicher erlauben einzelne Regionen des Genitaltraktes bei der Frau unter normalen Verhältnissen keine Ansiedelung der Gonokokken (Vagina der geschlechtsreifen Frau, Blasenschleimhaut). Hier handelt es sich aber nicht im eigentlichen Sinne um eine lokale Immunität, sondern die Ursache liegt in dem besonders gearteten histologischen Bau dieser Schleimhäute und im funktionellen Geschehen des Selbstreinigungsmechanismus der Scheide. Wenn sich diese normalen Voraussetzungen verändern, sei es durch Verletzung des Epithels oder Störung der Funktion, so können diese Organe gleichfalls erkranken, wie z. B. in der Gravidität (SOMMER, RUNGE).

Gegen die Möglichkeit einer erworbenen Immunität sprechen folgende klinische Erfahrungen:

1. Das Überstehen einer Gonorrhoe schützt niemals vor einer Neuinfektion.
2. Eine Schleimhautgonorrhoe kann von einer Metastasierung gefolgt sein.
3. Eine bestehende oder geheilte Gonokokken-Allgemeininfektion schützt nicht vor einer Neuerkrankung irgendeiner Schleimhaut.
4. Eine Neu-Infektion ist trotz einer noch bestehenden Gonorrhoe möglich. Diese Möglichkeit ist auch bei der Beurteilung der sog. „Penicillin-Versager" wichtig, da es sich hierbei oft um ambulante Reinfektionen handelt (GOLDSTEIN, GERTLER).

Es läßt sich also weder eine dauernde, noch eine temporär erworbene Immunität nach Überstehen oder im Verlauf der Erkrankung nachweisen (BRUCK, SOMMER).

Dies schließt allerdings die Möglichkeit nicht aus, daß im Verlaufe der Erkrankung gewisse immunisatorische Vorgänge auftreten können. Hierzu gehört z. B. die nicht selten zu beobachtende Spontanheilung der weiblichen Urethralgonorrhoe bei Weiterbestehen einer chronischen Cervixgonorrhoe bzw. einer gonorrhoischen Ascension. Es erscheint naheliegend, diesen partiellen Ausheilungsvorgang auf eine Virulenzabnahme der Erreger oder auf eine Gewöhnung der Schleimhaut an die Gonokokken zurückzuführen. Da sich aber im Blut komplementbindende Substanzen nachweisen lassen, muß in Betracht gezogen werden, daß gewisse Immunisierungsvorgänge zu einer partiellen Heilung geführt haben können. Für das Vorhandensein bestimmter lokaler Abwehrkräfte sprechen die Untersuchungen von BUCURA, der nachweisen konnte, daß die Komplementbindungsreaktion in dem aus unmittelbarer Nähe des Erkrankungsherdes entnommenen Blut wesentlich früher positiv ausfällt, als die Untersuchung z. B. des Armvenenblutes. Auch der gelegentlich beobachtete mildere Verlauf wiederholter Gonorrhoen mag für eine gewisse biologische Umstimmung sprechen (JADASSOHN).

Wenn auch eine Immunität gegenüber der Gonorrhoe abzulehnen ist, so lehrt doch die klinische Beobachtung, daß eine bestimmte individuelle Disposition gegenüber der Infektion besteht, die in der Verlaufsform der Infektion zum Ausdruck kommt. Hier ist z. B. die besonders häufig vorkommende Keimaszension bei Frauen mit hypoplastischem Genitale zu erwähnen. Bestimmte Konstitutionstypen zeigen einen besonders hartnäckigen und langwierigen Verlauf, unter Umständen mit Temperatursteigerung und besonderer Schmerzhaftigkeit. Es ist auch anzunehmen, daß bei den metastatischen Gonorrhoen die individuelle Disposition eine bedeutende Rolle spielt. Nach JADASSOHN findet sich ein metastasierender Ablauf der Erkrankung häufig wiederholt in gleicher oder ähnlicher Weise bei den gleichen Patienten.

Hinsichtlich der Ursachen für die unterschiedliche Disposition sind die Anschauungen im allgemeinen etwas hypothetisch. Neben anatomischen und funktionellen Momenten sowie Virulenzunterschieden bei den einzelnen Gonokokkenstämmen scheinen hier örtliche und allgemeine Konstitutionsfaktoren eine Rolle zu spielen. Es dürften ferner auch hormonale Faktoren eine wesentliche Rolle spielen, was z. B. dadurch zum Ausdruck kommt, daß die Wundheilung bei der Endometritis in erster Linie eine Funktion des oestrogenen Hormons ist (RUNGE).

5. Mischinfektionen

Die reiche Mischflora, die sich im weiblichen Genitaltrakt bei jeder Entzündung findet, zwingt zu einer besonderen Sorgfalt in der Diagnostik. Es sind einerseits die Gonokokken unter den meist quantitativ überwiegenden anderen Bakterien aufzufinden, andererseits dann gegenüber den anderen gramnegativen Bakterien der Neisseriagruppe zu differenzieren, die auch im Genitaltrakt gefunden werden können (N. flava).

Im Rahmen einer größeren Untersuchungsreihe fand WILKINSON in 3,4% nichtgonorrhoische Neisseriakeime: Neisseria catharrhalis, Neisseria flava und Neisseria sicca. Eine genaue Diagnose ist hier nur mit Hilfe des von R. SCHRÖDER in die Diagnostik der weiblichen Gonorrhoe eingeführten Kulturverfahrens und der Zuckervergärung möglich. Einzelheiten finden sich in dem entsprechenden bakteriologischen Kapitel des Handbuches.

Im Zusammenhang mit den besonders bei der Frau häufig vorkommenden Mischinfektionen sind die Untersuchungen von KYLIN und LÖW von Interesse. Sie wiesen nach, daß sich häufig eine Mischflora von Gonokokken, Staphylokokken und Colibakterien findet. Sie konnten durch Versuche nachweisen, daß die coliformen Bakterien eine destruierende Wirkung auf das Penicillin haben. Sie schließen daraus auf die theoretische Möglichkeit, daß eine Mischinfektion von Gonokokken und coliformen Bakterien auf Penicillin schlecht ansprechen kann.

Durch die von Begleitkeimen reichlich gebildete Penicillinase (ABRAHAM und DUTHIE) werden zahlreiche sog. „Penicillinversager" hervorgerufen, welche nach Ausschaltung der Mischflora durch ein Breitbandantibioticum prompt wieder auf Penicillin ansprechen (MEYER-ROHN).

Von ganz besonderer Bedeutung ist das gleichzeitige Bestehen einer Lues neben der gonorrhoischen Infektion. Hier ist die große Gefahr, daß durch eine Penicillinbehandlung der Gonorrhoe die Lues zunächst verschleiert werden kann (WIEMERS). GREITHER wendet sich daher gegen die „wilde" Gonorrhoebehandlung und unterstreicht, daß zu einer kunstgerechten Behandlung der Gonorrhoe nicht nur die Penicillinverabreichung gehört. sondern daß gleichzeitig die Abnahme von Blut zur Untersuchung auf Lues zu fordern ist. Die Blutuntersuchung muß nach 2—3 Monaten wiederholt werden. Nur so läßt sich eine mit der Gonorrhoe gleichzeitig erworbene, aber zunächst unerkannte Syphilis aufdecken.

Diese Forderung wird leider nur in den wenigsten Fällen erfüllt. Bei den früheren therapeutischen Möglichkeiten bestand die Gefahr der Verschleierung einer Lues durch die Behandlung nicht. Da das Penicillin aber sowohl gegen die Gonorrhoe als auch gegen die Lues das Mittel der Wahl ist, nur daß im letzteren Fall eine höhere Dosierung gewählt werden muß, kann es zum Übersehen und zur ungenügenden Behandlung der Lues kommen. Diese Gefahr ist besonders bei der Frau gegeben, da ein Primäraffekt auf Grund der anatomischen Gegebenheiten, besonders bei Lokalisation an der Portio, sehr häufig nicht festgestellt wird.

Es wird daher von verschiedenen Seiten in Erwägung gezogen, ob nicht jede Gonorrhoe gleich mit der für eine Syphilis nötigen curativen Dosis, also etwa 3 Mega-E Penicillin behandelt werden sollte. Dieses Vorgehen kann aber keineswegs alle Gefahren bannen. Wenn die syphilitische Infektion nicht gleichzeitig mit der Gonorrhoe, sondern einige Wochen zuvor erworben, aber noch seronegativ ist, so genügen 3 Mega-E Penicillin nicht für die sichere Ausheilung.

Zur korrekten Therapie der Gonorrhoe ist daher zu fordern, daß gleichzeitig mit der Erkennung der Erkrankung eine Blutuntersuchung auf Lues durchgeführt wird, welche in 2—3 Monaten wiederholt werden muß (GREITHER, GERTLER).

II. Nachweismethoden

1. Sekretentnahme

Nach STOECKEL gliedert sich die Diagnose der Gonorrhoe bei der Frau in drei Teile: Zunächst ist die Entzündung, dann ihre gonorrhoische Natur und schließlich ihre Ausbreitung nachzuweisen.

Grundbedingung hierfür ist eine einwandfreie Sekretentnahme, die genaue Kenntnis der Lokalisationsmöglichkeiten der Gonokokken voraussetzt.

Der Gonococcus siedelt sich als Oberflächenparasit vorzugsweise auf der Schleimhaut an, und somit ist diese der Hauptlokalisationsort der Entzündung. Die Keime breiten sich rasenförmig auf dem Zylinderepithel aus, durchdringen dieses und führen je nach dem anatomischen Bau der Schleimhaut zu mehr oder weniger starker Zerstörung. Das mehrschichtige Plattenepithel läßt eine Inoculation des Gonococcus im allgemeinen nicht zu. Ausnahme bilden hierbei die zarten und saftreichen Epithelien der Vagina und Vulva bei Kindern und Schwangeren. Auch erlaubt unter Umständen ein durch starke cervicale Sekretion maceriertes Epithel eine Ansiedelung von Gonokokken (RUNGE).

Die Hauptlokalisationsstellen der gonorrhoischen Infektion bei der Frau sind aus Abb. 1 ersichtlich. Am häufigsten sind Urethra und Cervix befallen, gelegentlich findet sich eine Infektion der Bartholinischen Drüse, der Vestibulardrüsen und der Skeneschen Gänge.

Im Bereich der unteren Genitalabschnitte ist die Diagnose bei richtiger Durchführung der Sekretentnahme und sorgfältiger Untersuchung der Sekrete relativ leicht. Kommt es dagegen zur Ascension in die oberen Genitalabschnitte, besonders in die Tuben, wird es häufig sehr schwierig sein, Gonokokken nachzuweisen. Hier ist das Kulturverfahren, eventuell nach vorangegangener Provokation, das Mittel der Wahl (LANGER, JANDA, HEIMRATH).

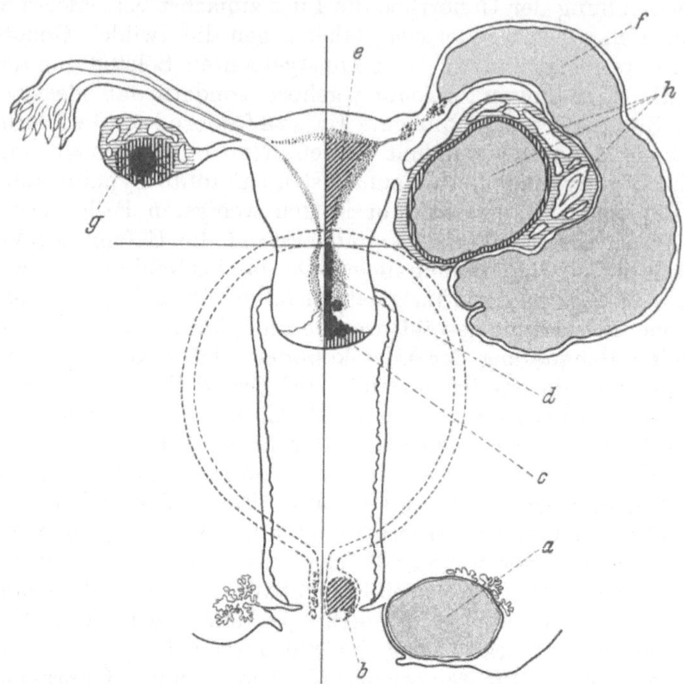

Abb. 1. Schema der gonorrhoischen Erkrankung des weiblichen Genitaltraktes. Links: normal; rechts Veränderungen der einzelnen Organabschnitte durch gonorrhoische Infektion. *a* Absceß des Ausführungsganges der Bartholinischen Drüse; *b* Urethritis gonorrhoica, paraurethraler Absceß; *c* Erosio; *d* Cervicitis gonorrh.; *e* Endometritis corporis gonorrh.; *f* Salpingitis isthmica nodosa, Pyosalpinx mit Einstülpung der Fimbrien; *g* Corpus luteum-Absceß; *h* Perimetritis, Perisalpingitis, Perioophoritis, Pelveoperitonitis

Zur Sekretentnahme müssen bei der Vielzahl von Keimen im unteren Genitalabschnitt der Frau die Lokalisationsstellen der Gonokokken dem Auge sichtbar gemacht werden, um möglichst eine Mitentnahme der reichen Mischflora zu vermeiden.

Zur Entnahme aus der Urethra werden die kleinen Labien gespreizt, dann wird zunächst die äußere Urethralöffnung desinfiziert, um eine Inoculation anderer Keime in die Urethra zu verhüten. Die Entnahme erfolgt entweder mit der Platinöse oder mit dem von ASCH beschriebenen Löffel. Mit Hilfe von letzterem ist es möglich, reichlicher Sekret aus der Urethra durch Abschabung der Oberfläche zu gewinnen, als mit Öse. Durch die Wandabschabung läßt sich meist auch nach kurz vorher erfolgter Miktion gonokokkenhaltiges Sekret gewinnen.

Für die Sekretgewinnung aus den Skeneschen Gängen ist es erforderlich, vor der Sekretentnahme von der vorderen Scheidenwand aus die Urethra nach außen auszustreichen. Hierbei läßt sich gleichzeitig durch Palpation von der Scheide her feststellen, ob eine Infiltration im Bereich der Skeneschen Gänge vorliegt, welche meist schon von vornherein auf Gonorrhoe verdächtig ist.

Für die Entnahme des Sekrets aus der Bartholinischen Drüse muß diese leicht zwischen Daumen und Zeigefinger ausgedrückt werden.

Die Entnahme aus dem Rectum geschieht am zweckmäßigsten nach GAUSS mit einem Löffel, wie er auch zur Gewinnung von Wurmeiern benutzt wird. Zur Sekretgewinnung aus dem Rectum wird von GLINGER und BUCURA empfohlen, den Darm mittels eines Gummikatheters mit lauwarmem Wasser auszuspülen (50—100 ml) und die aus der aufgefangenen Flüssigkeit gewonnenen Schleimfetzen zu untersuchen. Sicherer ist aber die Einstellung mit dem Rectoskop und die direkte Entnahme von Schleim aus verdächtigen Wandpartien.

Zur Gewinnung des Cervixsekretes muß zunächst die Portio uteri mittels Specula eingestellt wrden. Nach Reinigung des äußeren Muttermundes von anhaftendem Schleim wird dann mit der Platinöse oder mit einem watteumwickelten Holzstäbchen der Cervicalabstrich vorgenommen. Auch die Sekretzange nach ASCH wird hierfür empfohlen (GAUSS). Wichtig ist hierbei vor allem, daß das Entnahmeinstrument direkt in den Cervicalkanal eingeführt wird, ohne zuvor andere Partien des Genitaltraktes zu berühren. Es empfiehlt sich, die Portio nicht mit dem Selbsthaltespeculum einzustellen, sondern mit zwei losen Specula, mit denen es auch möglich ist, die Portio von hinten nach vorn vorsichtig auszudrücken (THOMSEN, THIERS).

Die Sekretentnahme hat mit besonderer Sorgfalt zu geschehen, um einerseits die Autoinoculation von Gonokokken in andere Abschnitte des Genitaltraktes (z. B. von der Urethra in den Cervicalkanal) zu vermeiden und andererseits, um zu verhüten, daß fremde Keime, die auf den entzündeten Schleimhäuten besonders günstige Wachstumsbedingungen finden, eingeimpft werden.

2. Bakteriologische Nachweismethoden, Serologie

Das Methylenblaupräparat erlaubt nur bei der frischen Infektion die bakteriologische Diagnose einer Gonorrhoe. In diesen Fällen wird das mikroskopische Bild beherrscht durch gelapptkernige Leukocyten, die intracellulär, in kleinen Haufen gelagerte, semmelförmige Diplokokken enthalten. Die Eiterzellen weisen große, wenig segmentierte Kerne auf und die Diplokokken besitzen eine besonders große Affinität zum Methylenblau. Es ist von Interesse, daß die typische sog. „Semmelform" der Gonokokken ein Färbe- bzw. Fixationsprodukt zu sein scheint. Wenn wir einen frischen gonokokkenhaltigen Eiter im Phasenkontrastmikroskop betrachten, haben die einzelnen Keime eine ovale Form ohne die typische Abplattung.

Wenn die gonorrhoische Infektion bereits einige Zeit besteht, findet sich im Direktausstrich besonders bei der Frau meist eine bunte Mischflora, da die Gonokokken Wegbereiter für andere Keime zu bilden pflegen, ohne eine echte Symbiose einzugehen (MARTIUS). In diesen Fällen muß ein Grampräparat zur genaueren Differenzierung angefertigt werden. Finden sich darin gramnegative Kokken, so kann nur das Kulturverfahren zur sicheren Artdiagnose verhelfen.

Das Kulturverfahren in Verbindung mit einer biochemischen Prüfung der gewachsenen Keime ist die sicherste Nachweismethode, durch die wesentlich mehr positive Fälle erfaßt werden können, als mit dem gefärbten Direktausstrich (MÜLHENS, JANDA, LANGER, HEIMRATH). Auf die einzelnen Kulturverfahren, auch auf ein neues Verfahren, bei dem die Gonokokken nach Vorbehandlung mit fluorescierenden Antikörpern nachgewiesen werden (DEACON), soll hier nicht im einzelnen eingegangen werden, es wird auf das einschlägige Kapitel des gleichen Handbuches verwiesen.

Die serologischen Methoden zum Nachweis einer Gonorrhoe (BORDET-GENGOU, CROSTI-COHN) besitzen als indirekte Nachweisverfahren nicht die Sicherheit, wie der direkte Erregernachweis. Sie sind nur zum Teil spezifisch, oft z. B. auch in der Schwangerschaft positiv und diagnostisch nur bedingt brauchbar (LANGER, ROBERT, SHAMINA, HEIMRATH, STOYANOV). Für den Nachweis der frischen gonorrhoischen Infektion haben diese Reaktionen keine praktische Bedeutung, da die Antikörperentwicklung etwa 3 Wochen braucht. Es ist also mit einer positiven Reaktion nicht vor einem mehrwöchigen Bestehen der Erkrankung zu rechnen. Da sich Antikörper offenbar nur dann bilden, wenn die Infektion von den Schleimhäuten aus in tiefere Gewebspartien eindringt, ist mit einem positiven Ausfall der Reaktion bei der reinen Schleimhautgonorrhoe überhaupt nicht zu rechnen. Lediglich bei chronischen Fällen kommt dem serologischen Verfahren ein gewisser Wert zu (Shamina) und bei den heute allerdings seltenen Fernkomplikationen. Vor allem bei der Differentialdiagnose der entzündlichen Adnextumoren soll sie von Bedeutung sein. Nach Bucura ist die Komplementbindungsreaktion in fast 100% der Fälle spezifisch. Damit besteht die Möglichkeit, die gonorrhoische Genese eines Adnextumors auch dann nachzuweisen, wenn sich weder mikroskopisch noch durch die Kultur Gonokokken in den zugänglichen Sekreten finden (Runge). Heimrath konnte unter 143 chronischen Adnexprozessen durch serologische Nachweisverfahren 11% als gonorrhoischer Genese aufklären.

3. Provokation

Die Besonderheiten der Lokalisationsmöglichkeiten und der Verlaufsform der Gonorrhoe im Bereich des weiblichen Genitale machen gerade hier zur sicheren Feststellung der Heilung die Provokation zur unerläßlichen Forderung.

Der Gesetzgeber führt Provokationen zur Feststellung der Heilung nicht namentlich an. In dem Abschnitt „Pflichten des Kranken“ im Gesetz zur Bekämpfung der Geschlechtskrankheiten wird lediglich auf die „anerkannte Notwendigkeit“ einer Nachuntersuchung nach der nächsten Menstruation hingewiesen (Hagen-Bernhardt: Gesetz zur Bekämpfung der Geschlechtskrankheiten, Kommentar).

Bei einer Rundfrage der Schriftleitung der Zeitschrift für Haut- und Geschlechtskrankheiten im Jahre 1954 zu dem Thema: „Nachuntersuchungen von Gonorrhoe-Patienten“ sprachen sich Hopf, Hartung und Wiedmann für chemische und biochemische Provokationen aus, Felke und Bohnstedt wandten sich dagegen. Diese Ablehnung wird von Felke dadurch begründet, daß er bereits 1952 berichten konnte, daß nach Provokationen die kulturellen Nachweismöglichkeiten der Gonokokken ungünstiger seien als ohne Provokation.

Ein anderes Bild ergeben aber die Untersuchungsergebnisse von Jedlovszky, Anygal und Aranyi aus dem Jahre 1957. Bei 3140 Untersuchungen auf Gonorrhoe, bei welchen nach einfachem Abstrich die Gramfärbung und die Kultur negativ ausgefallen waren, wurde die Wirkung verschiedener Provokationsverfahren geprüft. Nach Ätzung mit Höllenstein wurden 55,04%, nach Anwendung von Lugolscher Lösung 31,1% positiv.

Untersuchungen während der Menstruation ohne andere Provokationsverfahren zeigten in 25,4% der Fälle positive Resultate. Die Ergebnisse der innerlichen Provokationsverfahren ergaben mit Opsogen 30,2%, mit Typhusvaccine 29,03% und mit Gonokokkenvaccine 6,8% positive Befunde.

Zum korrekten Abschluß der Therapie sollte also in jedem Fall die Provokation gefordert werden. Das einfachste biologische Provokationsverfahren stellt die Menstruation dar. Martius empfiehlt für die Heilungsdiagnose Abstriche unmittelbar vor und nach der Menstruation zu entnehmen. Nach R. Schröder und K. H. Sommer wird der 2. Tag der Regel als günstigster Termin für den Nachweis angegeben.

Im Wochenbett bietet die bakteriologische Untersuchung des Lochialsekretes größte Sicherheit, da sich in den Lochien meist Gonokokken in reicher Zahl finden (Thomsen).

Unter den chemischen Provokationsverfahren haben sich vor allem die Ätzung mit Argentum nitricum und mit Lugolscher Lösung bewährt.

Die Provokation mit Gono-Yatren (Hopf, Hartung, Wiedmann, Zierz) mit Typhusvaccine und Opsogen (Jedlovszky u. Mitarb. 1957) ergeben gleichfalls gute Resultate.

Es ist eine Frage der persönlichen Erfahrung und der vorhandenen Möglichkeiten, welche der Methoden angewandt wird, Hauptsache ist aber, daß überhaupt provoziert wird, um einen sicheren Abschluß des Krankheitsgeschehens feststellen zu können. Da nach den Arbeiten von CURTIS und WILKINSON sowie von CRADOCK-WATSON und Mitarb. ein Zusammenhang zwischen Erregerempfindlichkeit und Rückfallhäufigkeit besteht, ist gerade heute, wo wir mit dem Auftreten von unterempfindlichen Stämmen rechnen müssen, die Provokation in besonderem Maße indiziert.

III. Klinik

Beim Vergleich mit früheren Lehrbüchern zeigt sich heute eine grundlegende Wandlung in der Klinik der Gonorrhoe. Die früheren Hauptprobleme, denen in den älteren Veröffentlichungen sehr breiter Raum gewidmet ist, wie z. B. die schweren chronischen Zustandsbilder und Komplikationen der Erkrankung sind völlig in den Hintergrund getreten. In der Praxis begegnet uns heute fast ausschließlich die Erkrankung im akuten Stadium der Infektion der unteren Genitalabschnitte. Es ist das Verdienst der lege artis ausgeführten antibiotischen Therapie, daß durch sie fast immer eine Ausheilung im akuten Anfangsstadium erreicht werden kann.

Trotzdem kommt es aber immer wieder zu ascendierenden Prozessen, die zwar auch, wenn sie rechtzeitig erkannt werden, rasch heilbar sind, aber doch Folgen hinterlassen können, die zumindest für die Fertilität bedenklich sind. BURCKHARDT und DIRR konnten durch ihre Untersuchungen einen signifikanten Rückgang der Adnexerkrankungen und der arthritischen Komplikationen feststellen. Während beide Verfasser an ihrer Klinik im Zeitalter der Lokalbehandlung noch 12% Adnexentzündungen und 5% Arthritiden beobachten konnten, ist deren Zahl seit Einsetzen der Penicillinbehandlung auf 1,2% bzw. auf 0,4% abgesunken. OLIN sah in seinem Krankengut die Zahl der sog. „Komplikationen“ in der vorantibiotischen Zeit von 28% (davon 14% Adnexitiden) auf 8% (davon 2% Adnexentzündungen) absinken.

Gleiche Feststellungen trifft auch MARTIUS in seinem Lehrbuch.

Im folgenden sollen die einzelnen Erkrankungsbilder kurz umrissen werden, insbesondere die des akuten Stadiums. Was die selten gewordenen komplizierten Verläufe und chronischen Prozesse betrifft, wird auf die entsprechenden Kapitel in der vorigen Auflage dieses Handbuches verwiesen.

1. Urethritis gonorrhoica

Bei frischen Infektionen wird meist die Harnröhre gleichzeitig mit dem Cervicalkanal befallen, die Ansteckung kann sich zunächst aber auch nur auf die Harnröhre oder nur auf den Cervicalkanal erstrecken (SCHÖNFELD). Die Symptome der Urethritis sind bei der Frau meist geringer als beim Mann. Jucken und Brennen während und nach der Miktion, die immer als klassische Symptome angegeben werden, sind häufig nicht sehr stark ausgeprägt, können andererseits aber auch bei unspezifischen Urethritiden vorkommen.

Die anatomischen Besonderheiten der weiblichen Urethra erklären, daß es gelegentlich sehr rasch zu einem Blasenkatarrh als Begleiterscheinung kommen kann. Dieser wird aber fast nie durch Gonokokken, sondern durch andere Bakterien, für die die Gonokokken nur als Wegbereiter fungieren, ausgelöst. So hält MARTIUS eine Ascension der Gonorrhoe in die Blase, also eine Cystitis oder sogar eine Pyelitis gonorrhoica, für seltene Vorkommnisse.

Eine gewisse Komplikation kann dadurch entstehen, daß zusammen mit der Urethra die paraurethralen Skeneschen Gänge miterkranken können, wodurch der Verlauf der Entzündung chronisch werden kann („Hohlraumeffekt“). In der Tiefe des verzweigten Epithels kommt es zu Infiltrationen, in welchen die Gonokokken lange Zeit persistieren können. Gelegentlich bilden sich auch kleine Wandabscesse, welche bei Druck von außen in das Lumen perforieren können (RUNGE). Klinisch zeigt sich hierbei eine Rötung im Bereich der Ausmündung der Gänge. Wird der Gang ausgedrückt, zeigen sich Tröpfchen eines eitrigen Sekrets.

Die Infektion der Skeneschen Gänge mit anderen Eitererregern ist ein seltenes Vorkommnis. Im Gegensatz zur häufigen unspezifischen Periurethritis ist daher die Periskenitis ein Symptom, das für eine Gonorrhoe spricht (RUNGE).

Weiterhin können auch die innerhalb der Urethra liegenden Morgagnischen Lacunen Schlupfwinkel für die Gonokokken bieten. Hier kann es nach einer Infektion zu Sekretstauungen und Sekundärinfektionen kommen. In seltenen Fällen perforieren diese zur Scheide hin und geben die Möglichkeit zur Entstehung von urethro-vaginalen Fisteln.

Im Rahmen der heutigen Therapie dürfte diesen Herdbildungen allerdings nur eine untergeordnete Bedeutung zukommen.

Differentialdiagnostisch sind gegenüber der Gonorrhoe die bei Frauen relativ häufigen Urethritiden abzugrenzen. Dies wird meist nur durch zahlreiche Abstriche bzw. Kulturen möglich sein. Meist findet sich bei diesen unspezifischen Urethritiden eine reiche Mischflora, die etwa der in der Vagina vorhandenen gleichkommt.

Vor allem bedarf auch die durch Trichomonaden hervorgerufene Urethritis, die in ihrem klinischen Bild der Gonorrhoe sehr ähnlich ist, der Abgrenzung gegenüber der Gonorrhoe. Wie SCHÖNFELD nachweisen konnte, ist diese auch infektiös und kann beim Geschlechtspartner gleichfalls zu einer akuten Urethritis führen.

2. Vulvitis, Vaginitis

Eine gonorrhoische Vulvitis oder Vaginitis bildet bei der erwachsenen geschlechtsreifen Frau eine seltene Ausnahme (SCHÖNFELD). Die bei einer Gonorrhoe sich an diesen Stellen gelegentlich findenden Entzündungserscheinungen sind in der Regel sekundär bedingt durch den Reiz des abfließenden Sekrets. In jedem Fall sollen aber Entzündungserscheinungen in dieser Region Anlaß zur Fahndung nach einer anderweitig lokalisierten Gonorrhoe geben.

Eine echte gonorrhoische Vulvitis oder Vaginitis kann unter Umständen bei einer Infektion während der Gravidität entstehen. Die schwangerschaftsbedingte Auflockerung und Durchsaftung des Gewebes kann dazu führen, daß sich hier ausnahmsweise die Gonokokken direkt ansiedeln können (RUNGE).

Die Vulvo-Vaginitis infantum, die in Beziehung zur hormonbiologischen Situation des Organismus steht, ist in einem gesonderten Kapitel dieses Handbuches ausführlich abgehandelt.

Differentialdiagnostisch kommen Infektionen mit Eitererregern, Diphtherie sowie Pilzinfektionen in Betracht.

3. Bartholinitis gonorrhoica

Die Infektion der Bartholinschen Drüsen, die einseitig oder doppelseitig erfolgen kann, entsteht selten gleichzeitig mit der Infektion der Urethra, sondern meist erst nach Wochen oder Monaten durch die aus der Harnröhre und dem Gebärmutterhalskanal abfließenden gonokokkenhaltigen Sekrete, wobei Hautreizungen des äußeren Genitale verschiedener Art hinzukommen (SCHÖNFELD). Bei der frischen Entzündung der Bartholinischen Drüse ist der Ausführungsgang leicht gerötet und geschwollen. Es entwickelt sich meist im hinteren Teil der großen Schamlippen eine schmerzhafte, ödematöse, rötliche, taubeneigroße Schwellung, in deren Mitte der Ausführungsgang sitzen kann. Bei fortgesetzter Absonderung des Drüsenkörpers bildet sich nach entzündlichem Verschluß des Ganges ein Pseudoabsceß. Dieser ist äußerst schmerzhaft und führt die Patientin meist bald zum Arzt. Gelegentlich erfolgt an der dünnsten Stelle der entzündlich veränderten Wand an der Innenseite der kleinen Labien eine Spontanperforation. Die klinischen Erscheinungen pflegen daraufhin meist rasch zurückzugehen. Da die Drüse selbst durch den Entzündungsprozeß meist gar nicht oder nur wenig angegriffen wird, kommt es dann häufig zu einer erneuten Sekretion in die Absceßhöhle hinein und zu einer Epithelisierung derselben. So entsteht das Bild der chronisch rezidivierenden Bartholinitis bzw. der Bartholinschen Cyste. Wenn es nicht zum Verschluß des Drüsenausführungsganges kommt, so pflegt die Entzündung einen chronischen Verlauf zu nehmen. Man findet dann um den Ausgang der Drüse herum einen flohstichartigen roten Hof (Macula gonorrhoica, Sengerscher Punkt).

Differentialdiagnose. Eine Bartholinitis wie ihre Folgeerscheinungen können auch durch andere Eitererreger hervorgerufen werden. Nach RUNGE beträgt der Anteil der Gonorrhoe an dieser Erkrankung etwa 70%. In den letzten Jahren scheinen die unspezifischen Entzündungen zugenommen zu haben.

Therapie. Durch eine im Anfangsstadium der Erkrankung sofort einsetzende intensive Antibioticabehandlung ist die Bartholinitis rasch heilbar. Kommt es zu einer Absceßbildung mit Ausbildung einer Absceßmembran, können die Antibiotica bei parenteraler Verabfolgung nicht mehr an den Keimherd gelangen. In diesen Fällen empfiehlt sich entweder eine Stichincision zur Entlastung, besonders bei größerer Schmerzhaftigkeit, sonst kann die Spontanperforation abgewartet werden (RUNGE).

Im anschließenden chronischen Stadium bildet sich meist eine Cyste. Häufig kommt es auch zu Rezidivbildungen. Da die Drüse ohnehin zerstört ist, empfiehlt sich nach Abklingen der entzündlichen Erscheinungen die chirurgische Therapie.

Die gebräuchlichste Methode ist hierbei die komplette Entfernung der Cyste. Dieser Eingriff ist nicht immer einfach, da die dünnwandigen Cysten bis tief in das paravaginale Gewebe hereinreichen können. Außerdem pflegt bei der Operation besonders bei größeren Cysten häufig die Wand zu perforieren, so daß dann die Entfernung des Cystenbalges erschwert ist. RUCH u. Mitarb. empfehlen deshalb, vor der Exstirpation die Cyste mit flüssigem Paraffin aufzufüllen, um sie dann leichter in toto exstirpieren zu können. Von anderer Seite wird empfohlen, bei Ruptur der Cyste den Cystenbalg zur Erleichterung des weiteren Vorgehens einfach mit einer Tamponade auszustopfen.

Von JACOBSON wird eine sog. Marsupialisationstechnik empfohlen. Hierbei wird auf Exstirpation des Cystenbalges verzichtet. Es wird die Cyste durch einen kleinen Schnitt eröffnet, entsprechend gereinigt und desinfiziert, dann wird der Cystenbalg mit den Wundrändern vernäht, so daß sich eine Schleimhautverbindung zwischen dem Cystenbalg und der Haut der Labien bildet. Nach der rasch eintretenden Schrumpfung resultiert dann ein Ersatz für den zerstörten Drüsengang, wodurch bei erhaltenem Drüsengewebe eine Sekretion in annähernd normaler Weise erhalten bleibt.

4. Condylomata acuminata

Die Condylomata acuminata, Feigwarzen oder spitze Kondylome, gehören nicht zum gonorrhoischen Krankheitsbild. Da sie aber häufig im Gefolge einer gonorrhoischen Infektion zu entstehen pflegen, wurden sie von MENGE als „paragonorrhoische Erkrankung“ bezeichnet und sollen hier kurz erwähnt werden.

Prädilektionsstellen für diese warzenförmigen Neubildungen, deren Größe von Stecknadelkopf- bis Hühnerei- oder Faustgröße schwanken kann, sind die feuchten, weichen Hautpartien in der unmittelbaren Umgebung des Hymens, der Urethra sowie des Anus. Sie können aber auch an allen anderen Teilen der Vulva vorkommen und das gesamte Gebiet des äußeren Genitale überziehen, so daß sich beiderseits im Bereich der großen und kleinen Labien blumenkohlartige Tumorflächen finden können. Es können sich auch gelegentlich innerhalb der Vagina Condylome finden. Wenn auch die Condylombildung nicht durch Gonokokken verursacht wird, so scheint es aber, daß die vermehrte Sekretion bei der Gonorrhoe die dadurch bedingte Maceration und Durchfeuchtung des Außenepithels ihre Bildung begünstigt. Dies ist vorzugsweise bei Schwangeren der Fall.

Differentialdiagnostisch ist die Abgrenzung gegenüber den durch Lues verursachten breiten Condylomen wichtig. Sie ist im allgemeinen auf Grund des äußeren Bildes leicht, in Zweifelsfällen muß die Untersuchung auf Spirochäten zu Hilfe gezogen werden.

Bei der *Behandlung* muß unbedingt zunächst die Fluorquelle ausgeschaltet werden. Gegenüber den alten Ätzpulvern hat sich in letzter Zeit nach eigener Erfahrung eine 5%ige Podophyllinlösung sehr gut bewährt. Hierbei ist nur auf eine sorgfältige Abdeckung der umgebenden gesunden Hautpartien durch Zinkpaste zu sorgen.

Bei größeren Condylombildungen, die wir heute nur verhältnismäßig selten finden, ist die chirurgische Therapie vorzuziehen (Thermokauter).

5. Gonorrhoe des Rectums

Nach MARTIUS ist bei Frauen mit einer Urethralgonorrhoe in etwa 10% das Rectum mitbefallen. BANG sah unter 428 Patientinnen in 24% Rectum-Mitinfektionen. Der oft nur niedrige und muldenförmige Damm ermöglicht relativ leicht einen Abfluß des gonokokkenhaltigen Sekrets aus der Scheide auf die Rectalschleimhaut (MZYK). Hinzu kann eine Reihe von Umständen kommen, die das Eindringen der Keime aus der Vagina in das Rectum erleichtern, wie Unreinlichkeit, Reinigungsmaßnahmen nach der Defäkation, Tanzen, Rad- und Motorradfahren, eng anliegende Unterwäsche, ferner unzulänglich gereinigter Fieberthermometer, Irrigatorenansätze und schließlich auch der Coitus per anum.

Die Rectalgonorrhoe kann oft symptomlos bestehen, aber auch Jucken und Brennen im After, Fissurbeschwerden und bei längerem Bestehen periproktitische Abscesse und Mastdarmfisteln hervorrufen (MARTIUS). Im einzelnen wird auf den entsprechenden Abschnitt dieses Handbuches verwiesen.

6. Cervicitis gonorrhoica

Die Cervicitis gonorrhoica entsteht meist dadurch, daß intra coitum gonokokkenhaltiges Sperma beim Orgasmus unmittelbar mit dem Cervicalschleim aspiriert wird (RUNGE). Es genügt aber auch das Eindringen von Gonokokken in die Vagina, um zu einer Cervicitis zu führen. Wenn auch das Epithel der Vagina eine direkte Besiedelung mit Gonokokken meist nicht zuläßt, so können aber Gonokokken im Sperma oder im Vaginalsekret längere Zeit überleben. Die besten Wachstumsbedingungen finden sie hier, wenn das Sekret durch Cervixschleim oder durch Sperma neutralisiert wird. So kommt es, daß nach einer anfänglich unter Umständen nur isoliert bestehenden Urethralgonorrhoe jederzeit die Cervix infiziert werden kann. SOMERSON und RUBIN sahen bei Cervicitis gonorrhoica in 47% sog. „pleuropneumonie-like organisms“ (PPLO), die sie als Dauerformen ansahen und die gegen Penicillin nicht empfindlich sind.

Bei frischer Infektion ist der Ausfluß zunächst eitrig, wird später schleimig-eitrig und schließlich vorwiegend schleimig, wenn das chronische Stadium der latenten Gonorrhoe erreicht ist, bei dem nur ab und zu Gonokokken mit oder ohne Zusammenhang mit der Periode ausgeschwemmt werden. Das ausfließende Sekret führt zu einer Maceration des Epithels in der Umgebung des äußeren Muttermundes und zur Bildung einer Erosio vera. Diesem Zustand folgt dann ein Auswachsen des Zylinderepithels über die Grenze des äußeren Muttermundes und die Bildung eines Ektropiums. Hierdurch wird die eitrig-schleimige Sekretion dann weiter vermehrt, und es wird auch die Vaginalwand durch das Sekret angegriffen. Es entsteht dann eine sekundäre Vaginitis, durch welche die Sekretbildung noch weiter vermehrt wird. Die Feststellung von Gonokokken ist in diesen Fällen meist sehr schwierig, da sich stets eine reiche Mischflora findet. In diesem Stadium wird die Diagnose meist nur mit Hilfe des Kulturverfahrens möglich sein.

Die primäre Cervicalgonorrhoe wird häufig von Frauen, zumal wenn sie ohnehin an Fluor leiden, zunächst gar nicht erkannt, da fast nie Allgemeinsymptome aufzutreten pflegen.

Erfolgt im akuten Stadium keine Therapie, so pflegen die Erscheinungen innerhalb einiger Wochen zurückzugehen. Der Fluor bleibt aber meist über längere Zeit verstärkt. Kommt es zu einer Besiedelung der Cervixdrüsen mit Gonokokken, so können nach scheinbarer äußerer Abheilung hier Herde bestehen bleiben, die jederzeit wieder Keime ausschwemmen können. Die häufigsten Ursachen der Aktivierung sind vor allem die Menstruation sowie die Geburt, der Abort und intrauterine Eingriffe, Sondierungen oder Dilatationen des Cervicalkanals zum Zweck einer Abrasio (Runge).

Der anatomische Bau des Cervicalkanals und die im Rahmen der Heilungsvorgänge auftretenden Überwachsungen und Umwachsungen des Cervixepithels durch Plattenepithel erklären, daß die Cervicalgonorrhoe einer lokalen Behandlung praktisch unzugänglich war, sofern nicht chirurgische Methoden zur Anwendung kamen, durch welche die Schleimdrüsen der Cervix restlos entfernt oder in anderer Weise zerstört wurden. Die Einführung der Antibiotica hat auch hier eine wesentliche Besserung gebracht. Trotzdem ist, wie Runge betont, eine gewisse Vorsicht angezeigt. Die latenten Herde liegen nicht an der Oberfläche, sondern bilden praktisch kleine Abscesse, die durch reaktive Bindegewebswucherung von der Umgebung so abgegrenzt werden können, daß ihre Blutversorgung gering ist und damit auch das Heranbringen der Antibiotica in genügender Konzentration unmöglich sein kann. So erklären sich auch die Fälle, bei denen im Anschluß an Geburten massenhaft Gonokokken im Lochialsekret nachweisbar waren, obwohl vorher eine korrekte Penicillintherapie durchgeführt worden war (Thomsen).

Für die früher gelegentlich beobachteten Narbenbildungen im Bereich des Cervicalkanals und Strikturen desselben dürften ätiologisch wohl weniger der Entzündungsprozeß als vielmehr die lokale Therapie, besonders die Kauterisation anzuschuldigen sein (Curtis).

Differentialdiagnostisch hat die Abgrenzung gegenüber cervicalem Fluor anderer Genese durch die bakteriologischen Untersuchungsmethoden zu erfolgen. Zum Nachweis der isolierten Cervixgonorrhoe empfiehlt ferner Birò die Autoinoculation des cervicalen Sekrets in die Urethra, in der dann 4—5 Tage nach der Einimpfung der Erreger meist leicht nachgewiesen werden kann. Die Epitheldefekte, die durch die Maceration in der Umgebung des äußeren Muttermundes entstehen können, müssen kolposkopisch und cytologisch sorgfältig untersucht werden, um ein beginnendes Portiocarcinom nicht zu übersehen.

Eine Lokaltherapie wird nur in den Fällen erforderlich sein, bei denen es — entweder bei zu spät begonnener, oder nicht sachgemäß durchgeführter Penicillintherapie — zur Bildung abgekapselter Herde gekommen ist. Die gebräuchlichsten Methoden sind hierfür die Konisation (Hyams) oder die Sturmdorfsche Operation. Bei beiden Methoden handelt es sich darum, daß das kranke Gewebe kegelförmig entfernt wird, bei der ersteren Methode mit einem konischen Spezialinstrument mit Hochfrequenzstrom, bei der zweiten Methode mittels des Messers. Eine Kombination beider Methoden ist von CROSSEN beschrieben. Die radikalste Behandlungsmethode wird von MEIGS vorgeschlagen, der in Fällen schwererer entzündlicher Veränderungen der Cervix die Totalexstirpation des Uterus vorschlägt, weil hiermit auch gleichzeitig noch die Möglichkeit der Carcinomentstehung am sichersten vermieden wird.

7. Endometritis gonorrhoica

Die Endometritis corporis uteri gonorrhoica stellt meist nur ein vorübergehendes, klinisch oft unerkanntes, aber für die Entstehung der Gonorrhoe in den höhergelegenen Abschnitten des Genitale notwendiges Zwischenstadium dar. Dieser erste Akt der Ascension steht in keinem bestimmten zeitlichen Verhältnis zur Dauer der Cervixgonorrhoe. Eine solche kann über lange Zeit bestehen und vom akuten ins chronische Stadium übergehen oder sogar ausheilen, ohne daß es zu einer Ascension kommen muß. Andererseits kann eine Ascension sowohl aus einem chronischen wie auch aus einem akuten Stadium entstehen (RUNGE). Der innere Muttermund stellt also eine gewisse Schranke für das Aufwachsen der Keime dar, deren Überschreitung bei rechtzeitiger Penicillintherapie heute eine Seltenheit darstellt (OLIN).

Die Endometritis kann unbemerkt oder nur sehr symptomarm verlaufen. Nach der Annahme RUNGEs besiedeln sich dann eventuell nur kleinere Teile der Endometriumoberfläche mit Gonokokken, die dann intra menstruationem wieder abgestoßen werden, so daß es zu einer Wundheilung kommen kann.

Wie die Menstruation einerseits heilend auf die Ascension wirken kann, so kann sie aber andererseits auch einen stark aktivierenden Einfluß auf die Entwicklung der Endometritis nehmen. In diesen Fällen bewirken die prämenstruelle Leukocytose und die Hyperämie zusammen den gleichen Vorgang, der physiologischerweise die Schleimhautauflösung intra menstruationem vorbereitet. Klinisch zeigt sich dann das Eintreten einer leichten Blutung einen oder mehrere Tage vor dem normalen Regelbeginn. Die Regel ist meist über das normale Maß hinaus verstärkt und dauert weitaus länger als die gewöhnliche Menstruation. Wie SCHRÖDER gezeigt hat, ist die Stärke der Blutung eine Funktion der entzündlichen Hyperämie. Ihre Dauer wird dadurch bestimmt, daß infolge der bestehenden Infektion die Epithelisation der Wunde verhindert wird. Ohne Beziehung zu den Ovarialhormonen kann diese entzündliche Blutung über den ganzen Cyclus andauern. Wenn dann die oestrogenen Kräfte des Ovariums wieder Einfluß gewinnen, kommt es zur Heilung der Schleimhautdefekte und zum Sistieren der Blutung. Dem Cyclus entsprechend baut sich dann erneut Endometrium auf, das aber meist noch niedriger als das normale ist und reichlicher von Rund- und Plasmazellen durchsetzt ist. Dieses chronisch entzündlich veränderte Endometrium folgt dann zwar schon den Menstruationsimpulsen, aber die Blutung pflegt meist noch immer stärker und verlängert zu sein (RUNGE).

Die Tatsache, daß die Heilung eng an die oestrogene Funktion gekoppelt ist, erklärt, daß bei hypoplastischen und infantilen Konstitutionstypen die Prognose bezüglich der Restitutio ad integrum eine wesentlich schlechtere ist als bei normalen Frauen. Ferner ist für die Heilung von Bedeutung, in welcher Gewebsschicht der Entzündungsprozeß lokalisiert ist. Sofern es sich nur um eine Oberflächen-Endometritis oder eine interstitielle Endometritis handelt, kann nach Abstoßung der Functionalis ein normaler Wiederaufbau des Endometriums erfolgen. Gelangt aber, was bei langen Blutungen meist zu befürchten ist, die Infektion in die Basalis hinein, so kann es zur vollständigen Zerstörung der Basalisdrüsen kommen, woraus dann eine atrophische drüsenlose Schleimhaut oder zumindest eine in ihrem Höhenwachstum stark reduzierte Schleimhaut resultiert (RUNGE).

Ein Fortschreiten der Infektion von den Basalisherden aus längst der Lymphgefäße in die Tiefe ist möglich. Hierdurch kann es dazu kommen, daß auf dem durch die Entzündung gebahnten Wege später Basalisdrüsen in die Muskulatur einwachsen, wodurch dann eine Endometriosis uteri interna entstehen kann. Schwere phlegmonöse Entzündungen der Uterusmuskulatur oder ein Uterusabsceß, wie ihn MENGE beschreibt, dürften heute kaum noch zur Beobachtung kommen.

Die *Differentialdiagnose* kann schwierig sein, da der Gonokokkennachweis im Endometrium oft nicht gelingt, TE LINDE konnte bei 50 gonorrhoisch erkrankten Frauen nur in acht Fällen Gonokokken im Cavum nachweisen.

Was die *Therapie* betrifft, so ist auch hier das Penicillin das Mittel der Wahl. Zweckmäßigerweise ist zusätzlich die Applikation einer Eisblase zur Verhütung der Ascension und außerdem zur Anregung der Wundheilung oestrogenes Hormon in Form von Injektionen von 1—5 mg der handelsüblichen Präparate im Abstand von jeweils 3 Tagen zu geben (RUNGE). Allerdings kann auch die alleinige Penicillintherapie, wie FINKBEINER zeigte, sehr rasch die Blutungsverhältnisse wieder normalisieren. Die lokale Behandlung, vor der früher zur Vermeidung einer Salpingitis gewarnt wurde, kommt heute wohl praktisch nicht mehr zur Anwendung.

8. Salpingitis

Die Salpingitis gonorrhoica stellt eine ernste Komplikation der Erkrankung dar, und es kommt ihr auch heute noch eine besondere Bedeutung zu. Im akuten Stadium verläuft sie häufig unter äußerst schmerzhaften Lokal- und Allgemeinsymptomen. Bei längerem Bestehen bietet sie auch heute der Antibioticatherapie erhebliche Schwierigkeiten. Das Wesentlichste sind vor allem die Folgezustände der Erkrankung hinsichtlich der Fertilität.

Die Salpingitis entsteht meist relativ schnell nach Entwicklung einer Endometritis corporis. Die Ausbreitung erfolgt gewöhnlich auf dem Schleimhautwege. Von SCHÖNFELD wird auch die Möglichkeit einer gelegentlichen Ausbreitung auf dem Lymphwege angenommen. In der Mehrzahl der Fälle entsteht die akute Salpingitis während oder im unmittelbaren Anschluß an eine Endometritisblutung. Nach RUNGE zeigt diese Tatsache, daß ein ursächlicher Zusammenhang zwischen Blutung und Entwicklung der Salpingitis besteht. Er nimmt an, daß sich der Übergang der Keime in die Tube nicht allein in der Weise vollzieht, daß der Bakterienrasen durch den interstitiellen Tubenteil hindurchwächst, sondern daß während der Blutung mit Gonokokken untermischtes Blut direkt in die Tuben übertritt. Das Cavum uteri enthält unter normalen Bedingungen keine Flüssigkeit, da die Sekretabsonderung der Uterusdrüsen sehr gering ist und nur eine Oberflächenfeuchtigkeit ergibt. Bei der diffusen Endometritis kann eitriges Sekret gebildet werden, und durch Uteruskontraktionen, wie sie unter den verschiedensten Ursachen auftreten können, retrograd in die Tuben gepreßt werden, ein Mechanismus, der auch für die klassische Theorie der Endometrioseentstehung und von amerikanischer Seite neuerdings auch für die extrauterine Implantation befruchteter Eier bei Spätovulation herangezogen wird. Der Flüssigkeitsübertritt aus dem Uterus ist, wie aus den Erfahrungen bei der Tubendurchblasung und der Uterosalpingographie bekannt ist, besonders in der Corpus luteum-Phase, also kurz vor der Menstruation begünstigt. Zudem kommt es im Verlauf einer Endometritis sehr häufig zu spastischen, schmerzhaften Uteruskontraktionen, so daß ante menstruationem die Gonokokken vom Endometrium aus leicht in die Tuben gelangen können. Begünstigend wirkt zusätzlich, wie MZYK annimmt, daß es während der Menstruation zu einer Flüssigkeitsverbindung der einzelnen Kanäle kommen soll, außerdem zu diesem Zeitpunkt die Ostien klaffen und ferner das während dieser Zeit vorhandene Plasma einen ausgezeichneten Bakteriennährboden abgibt.

Der Beginn der Salpingitis gonorrhoica ist meist mit starken Allgemeinsymptomen verbunden. Die innere Oberfläche der Tube ist durch die starke Fältelung der Schleimhaut (die im Schnitt als sog. Faltenbäume imponieren) im Verhältnis zur äußeren Größe des Organs sehr ausgedehnt. Kommt es zu einer Entzündung der Schleimhaut, bildet sich meist eitriges Exsudat in großer Menge. Hierdurch kommt es zu peritonealen Spannungserscheinungen. Dazu kommen spastische Kontraktionen, durch die sich die Tube des eitrigen Inhaltes zu entledigen versucht. Da der interstitielle Tubenanteil, der ohnehin schon sehr eng ist, meist rasch entzündlich verkleben kann, kommt es zu Austritt des Eiters in die Bauchhöhle, wo dann pelveoperitonitische Prozesse entstehen können.

Beim Übertritt auf das Peritoneum ändert sich die Form der Entzündung insofern, als hier eine stärkere Fibrinausscheidung zur raschen Bildung von peritonealen Verwachsungen führt. Die Tube verklebt meist rasch mit ihrem Fimbrienende mit dem Ovarium, mit dem Peritoneum parietale oder dem Darm, und es kommt zu einem Verschluß der Tube. Dieser Verschluß wird zusätzlich dadurch gefördert, daß der Peritonealrand des ampullären Endes unter der entzündlichen Infiltration zu schrumpfen beginnt (RUNGE). Hierdurch ist die Tube gegenüber der Bauchhöhle abgeschlossen, es erfolgt kein Nachfluß von Eiter mehr und der peritoneale Prozeß kommt im allgemeinen rasch zum Stillstand. Dies erklärt auch das relativ seltene Vorkommen einer generalisierten gonorrhoischen Peritonitis (s. dort). Gelegentlich kommt es bei stärkerer Eiterentwicklung und Senkung zu einem Douglasabsceß. Die Dauer des akuten Stadiums der Salpingitis wird im allgemeinen mit maximal 4—5 Tagen veranschlagt (RUNGE).

Nach Verschluß des abdominalen Tubenendes füllt sich die Tube mit eitrigem oder serösem Sekret an. Das ampulläre Ende wird am stärksten ausgedehnt, so daß eine keulen- oder posthornförmige Gestalt der Tube entsteht. Die Tubenverdickung erreicht im allgemeinen im frischen Stadium nicht mehr als Daumendicke. Die wesentlich stärkeren Vergrößerungen, wie sie bei Ausbildung einer Hydrosalpinx entstehen können, bilden sich erst allmählich im Verlauf von Monaten oder Jahren.

Der gonorrhoische Entzündungsprozeß führt in der Tube zu ausgedehnten Zerstörungen des Oberflächenepithels. Hieraus resultiert die Gefahr der Sterilität, einerseits dadurch, daß es zu einem völligen Verschluß der Tuben kommen kann, andererseits ist durch das zerstörte Epithel ein normaler Eitransport nicht mehr gewährleistet.

Bei nur teilweiser Verlegung des Lumens oder Zerstörung des Epithels besteht die große Gefahr einer Tubargravidität. Es kann zur Befruchtung des Eies kommen, aber das Ei gelangt möglicherweise bei Erreichung der Implantationsreife nicht mehr bis in das Uteruscavum.

Eine Frage von besonderem Interesse, vor allem bezüglich der Reinfektionen, ist die nach der Lebensdauer der Gonokokken in den Salpingen. Da frühere Autoren, wie MENGE, HYDE und ANDREWS, in durchschnittlich 20% der von ihnen exstirpierten Tuben Gonokokken nachweisen konnten, wurde allgemein angenommen, daß die Gonokokken in der Tube eine verhältnismäßig lange Lebensdauer haben und von dort aus immer wieder zu Reinfektionen der unteren Genitalabschnitte ursächlich in Frage kämen. Im Gegensatz zu diesen Autoren fand CURTIS 1921 nur noch in 9,89% Gonokokken in den Tuben. Nach seiner Auffassung geht die Lebensdauer der Gonokokken nicht über 10—14 Tage hinaus und ist nach Ablauf des akuten Stadiums nicht mehr im Tubeneiter nachzuweisen. Die unterschiedlichen Anschauungen erklären sich, wie RUNGE schreibt, wohl daraus, daß in der früheren Zeit die Indikation zur Operation im akuten Stadium wesentlich häufiger und vor allem früher gestellt wurde. In exstirpierten, chronisch entzündlichen Tuben nach abgelaufener Gonorrhoe finden sich zumeist keine Gonokokken mehr.

In jüngerer Zeit sind in diesem Zusammenhang besonders die Untersuchungen von HUNDLEY von Interesse. Seine Untersuchungen wurden an insgesamt 5619 Patientinnen vorgenommen, die in den Jahren von 1939—1949 im Maryland Hospital operiert wurden. Es handelte sich hierbei ausschließlich um Patientinnen, die vor der Operation weder mit Sulfonamiden noch mit Antibiotica behandelt wurden. Durch diese Untersuchungen, bei denen neben Abstrichen und Kulturen auch die Tuben in der Weise verarbeitet wurden, daß Kulturen von der Schleimhaut angelegt wurden und auch Tubengewebe direkt verimpft wurde, konnte eindeutig nachgewiesen werden, daß die Gonokokken in der Tube nur eine sehr kurze Lebensdauer haben. Sie verhalten sich somit völlig anders als in der Urethra oder Cervix. Nach Auffassung HUNDLEYs kommen daher die Tuben als Herde für eventuelle Reinfektion kaum in Frage. Rezidive einer Salpingitis sind nach seiner Auffassung im allgemeinen als Reinfektionen von der Cervix oder vom Endometrium her aufzufassen.

Eine mögliche Reinfektion der Tuben auf dem Lymphwege, wie sie von DAMMREUTHER angenommen wird, wird von HUNDLEY und von RUNGE abgelehnt.

Das histologische Bild der Salpingitis wird von RUNGE wie folgt beschrieben: Im akuten Stadium zeigt sich eine Schwellung der Zotten mit starker Infiltration durch polymorphkernige Leukocyten unter Bildung eines eitrigen Exsudates im Lumen. Schon nach kurzer Zeit sieht man, beginnend von den Faltenspitzen, eine Abstoßung der Epithelien und eine Bildung kleiner Ulcerationen. Mit der Zunahme des eitrigen Exsudates kommt es zur weiteren Zerstörung nicht nur des Tubenepithels, sondern der gesamten Zotte und zur Zottenreduktion. Auch die Muskelwand der Tube wird von Leukocyten und Plasmazellen durchsetzt. In der Pyosalpinx findet sich eine weitgehende Reduktion der Zotten, eine eitrige Infiltration der Wand und nicht selten auch kleinere Wandabscesse. Bei weniger schweren Fällen kommt es lediglich stellenweise zur Zerstörung des Epithels. Im Laufe des Heilungsvorganges kommt es nun zur Verklebung der epithelentblößten Falten miteinander und zur Bildung eines Faltenlabyrinthes. In den Faltenresten der Pyosalpinx sowie in der chronisch entzündeten Tube mit Faltenverwachsung finden sich weniger polymorphkernige Leukocyten und mehr Plasmazellen und Lymphocyten sowie eosinophile Zellen.

Auf die besondere Wichtigkeit und Schwierigkeit der *Differentialdiagnose* zwischen entzündlichem Prozeß und Tubargravidität soll in diesem Zusammenhang hingewiesen werden (WUNDERLICH und STOLL).

Seltene Komplikationen können dadurch entstehen, daß in die durch die Entzündung zerstörte Schleimhaut des Isthmus tubae Endometrium hineinwachsen und zu einer Endometriosis tubae führen kann. Von diesem Endometrium aus kann es dann zu Blutungen in die Hydrosalpinx kommen, wodurch dann eine Hämatosalpinx entsteht. Es können aber auch ohne Bestehen einer Endometriosis tubae Hämatosalpingen als Zeichen rezidivierender Salpingitiden vorkommen (RUNGE).

Der Verlauf einer Salpingitis läßt sich im allgemeinen nicht voraussagen. In früherer Zeit wurde die Möglichkeit einer Restitutio ad integrum in etwa 10% der Fälle angenommen. Bei rechtzeitigem Einsetzen einer Antibioticabehandlung darf der Prozentsatz der völligen Heilung aber wesentlich höher veranschlagt werden. HEDBERG sah bei Nachuntersuchungen nach rechtzeitiger Antibioticatherapie der Salpingitis gonorrhoica in 80% freie Tubenpassage. Die *Therapie* der entzündlichen Adnexprozesse stellt in der Gynäkologie heute noch ein erhebliches Problem dar (RUMMEL und WALCH). Da es sich meist um jüngere Frauen im geschlechtsreifen Alter handelt, muß zusätzlich zur klinischen Ausheilung des entzündlichen Prozesses danach getrachtet werden, daß die Fertilität keinerlei Einschränkung erleidet. Somit entfällt im Anfangsstadium eine chirurgische Behandlung.

Bei der Behandlung muß die Tatsache Berücksichtigung finden, daß sich neben den Gonokokken häufig auch andere Eitererreger als Begleitflora in den Tuben finden können. Da ein Großteil dieser Erreger penicillinunempfindlich ist, darf man sich in diesem Stadium der Erkrankung auf die Penicillinbehandlung allein keinesfalls verlassen. So wurde 1952 von RUNGE vorgeschlagen, die Behandlung mit Penicillin sofort mit Sulfonamiden zu kombinieren. In den letzten Jahren sind uns durch die verschiedenen Breitbandspektrumantibiotica Mittel in die Hand gegeben, die durch ihre Wirksamkeit sowohl den Gonokokken, als auch gegenüber den anderen Eitererregern erhöhte Sicherheit in der Therapie gewährleisten.

Im fortgeschrittenen Stadium wird der Antibioticatherapie häufig der Erfolg versagt bleiben. Kommt es zu einer Abkapselung der Eiterherde und einer damit verbundenen reaktiven Bindegewebswucherung um den Herd herum, so wird ein Kontakt des zugeführten Antibioticums mit den Keimen in genügender Dosis nicht mehr möglich sein. Im Prinzip kann dann nur noch die Kombination einer energischen, thermotherapeutischen Behandlung mit der Antibioticatherapie zu Erfolgen führen. Allerdings wird bei den chronischen Zuständen eine Restitutio ad integrum kaum möglich sein, da das zarte Tubenepithel durch den langwierigen Entzündungsprozeß meist teilweise oder ganz zerstört ist. Es kommt dann bestenfalls zu Defektheilungen, die entweder eine komplette Sterilität nach sich ziehen, oder die latente Gefahr einer möglichen Extrauteringravidität bzw. Tubargravidität zur Folge haben.

Hier hat die chirurgische Therapie einzusetzen, bei der eine radikale Entfernung der Eiterherde erfolgen soll. Allerdings muß hierbei danach getrachtet werden, zumindest größere Teile der Ovarialsubstanz zur Aufrechterhaltung der hormonalen Funktion zu erhalten. Es erscheint zweckmäßig, die Operation unter Antibioticaschutz vorzunehmen, um Einschwemmung von intra operationem mobilisierten Keimen in die Blutbahn oder das umgebende Gewebe rechtzeitig abfangen zu können.

Von vornherein sollte nur ein Breitbandspektrumantibioticum verwandt werden und zusätzlich eine Keimtestung intra operationem erfolgen, um gegebenenfalls — bei eventuellen Resistenzen — sofort das Mittel wechseln zu können.

9. Entzündung der Ovarien, Ovarialabsceß

Im akuten Stadium der gonorrhoischen Salpingitis können Gonokokken auch auf die Oberfläche des Ovariums gelangen. Ein Eindringen von hier in die Tiefe kann besonders leicht durch die Sprungstelle eines frischen Follikels oder eines Corpus luteum geschehen. In diesen präformierten Höhlen kann dann ein Ovarialabsceß entstehen. Neben der direkten Ascension von Keimen ins Ovar wird auch eine lymphogene Entstehung des gonorrhoischen Ovarialabscesses angenommen (RUNGE). Die Infektion des Ovars stellt eine besonders ernste Komplikation dar. Da die Infektion im akuten Stadium nicht von der Salpingitis zu unterscheiden ist, kommt es, wenn nicht sofort eine entsprechende Behandlung einsetzt, sehr rasch zur Absceßbildung. Da dieser Absceß einer Antibioticatherapie unzugänglich ist, erfolgt praktisch nie eine Ausheilung, sondern es bleibt ein Herd, der zu häufigen Rezidiven und dauernden Beschwerden Anlaß gibt. Eine Perforation in den Darm oder in die Scheide ist selten. Aber auch wenn es zu einer Perforation kommt, führt dies zu keiner Ausheilung, sondern die starrwandige Absceßhöhle infiziert sich mit anderen Keimen und gibt dann häufig Anlaß zu Fisteln.

Differentialdiagnostisch sind gegen Ovarialabscesse in erster Linie die Extrauteringraviditäten, stielgedrehte Adnextumoren und die Appendicitis bzw. ein perityphlitischer Absceß mit den entsprechenden Untersuchungsverfahren abzugrenzen.

Bei dem Bild des „akuten Abdomens" erscheint in jedem Falle eine sofortige Laparotomie als das sicherste Vorgehen. Bei Fehlen akuter Beschwerden und im Intervallstadium sind uns in den letzten Jahren durch die Culdoskopie und die Laparoskopie wertvolle diagnostische Untersuchungsverfahren in die Hand gegeben worden, durch die sich unter Umständen eine Probelaparotomie vermeiden läßt (Thomsen, Frangenheim, Walch).

Da die Erfolge der konservativen Therapie beim Ovarialabsceß in Grenzen liegen, wird in der Mehrzahl der Fälle eine chirurgische Therapie nicht zu umgehen sein, wobei auch hier nach Möglichkeit auf die Erhaltung von Ovarialsubstanz weitgehend Sorgfalt verwendet werden muß.

10. Peritonitis gonorrhoica

Die diffuse gonorrhoische Peritonitis, die schon früher zu den Seltenheiten gehörte, kommt heute praktisch nicht mehr zur Beobachtung. Wenn es im Anschluß an eine Salpingitis zur Besiedelung des Peritoneums mit Gonokokken kommt, so führen im allgemeinen Fibrinablagerungen, Bridenbildung und die geringe Menge des flüssigen Exsudates zu einer Lokalisation innerhalb des kleinen Beckens. Nur bei stärkerer Exsudation kommt es zur Bildung eines Douglasexsudates, welches sich aber durch die rasche Abkapselung nur in ganz seltenen Fällen über das ganze Peritoneum verteilt und zur Entwicklung einer diffusen gonorrhoischen Peritonitis führt.

Die Symptome gleichen denen bei Pelveoperitonitiden, die durch andere Eitererreger hervorgerufen werden: hohe Temperaturen, diffuse Bauchdeckenspannung, Verhaltung von Stuhl und Blähung, kurz das Krankheitsbild des akuten Abdomens. Die Prognose vor der Penicillinära wurde bei der gonorrhoischen Peritonitis auch bei Nicht-Operation als gut angegeben. Allerdings setzte der Verzicht auf eine Operation voraus, daß es sich mit Sicherheit um eine frisch ascendierte Gonorrhoe und nicht um die Perforation einer Pyosalpinx handelte.

Eine Verschleppung der gonorrhoischen Entzündung bis in den Oberbauch, wie sie früher auch gelegentlich beschrieben wurde, hat heute wohl nur insofern noch klinische Bedeutung, als wir bei älteren Patientinnen gelegentlich Adhäsionen finden können, die ihre Entstehungsursache in einem solchen Prozeß gehabt haben.

IV. Gonorrhoe und Gravidität

Die Hyperämie und die Gewebsauflockerung in der Schwangerschaft bringen es mit sich, daß eine frische gonorrhoische Infektion wesentlich heftiger verläuft als sonst. Hierzu kommt, daß Erweichung und Durchfeuchtung des Deckepithels dazu führen, daß auch Vulva und Vagina spezifisch erkranken können. Auch eine Einwanderung von Gonokokken in die Vestibulardrüsen kommt häufiger vor als unter normalen Verhältnissen. Gleichfalls findet sich in der Gravidität öfters eine spezifische Bartholinitis mit Absceßbildung. Bei längerem Bestehen kommt es gelegentlich auch zur Bildung von spitzen Condylomen im Bereich des äußeren Genitale (RUNGE).

Klinisch zeigen sich starker gelblich-grüner Fluor, starkes Brennen bei der Miktion, Reizerscheinungen am Scheideneingang, sowie hartnäckige Vaginitiden (MARTIUS).

Da in der Schwangerschaft meist die physiologische Scheidensekretion verstärkt ist und außerdem auch andere Keime und Pilzinfektionen verstärkten Fluor hervorrufen können, besteht hier besonders die Gefahr, daß eine gonorrhoische Infektion übersehen werden kann. Es ist deshalb gerade hier eine sorgfältige bakteriologische Untersuchung unbedingt indiziert. MAGYAR sah in der Schwangeren-Sprechstunde in 4% seiner Fälle positive Abstriche.

Für die Gravidität selbst bedeutet die frische gonorrhoische Infektion zumeist keine Gefährdung (RUNGE).

Zu einer Ascension der Gonokokken von den unteren Genitalabschnitten aus in den Uterus und die Adnexe kommt es während der Schwangerschaft praktisch nicht, da den Gonokokken der Weg nach oben durch die Verklebung der Decidua parietalis und capsularis verlegt ist (MARTIUS). Es sind allerdings im Schrifttum Fälle beschrieben, die auf seltene mögliche Ausnahmen schließen lassen. So konnte RUNGE im Laufe von 15 Jahren an der Heidelberger Frauenklinik zwei Beobachtungen verzeichnen, die dafür sprechen, daß eine Gonorrhoe gleichzeitig mit dem Schwangerschaftsbeginn ascendierte oder aber in den ersten Wochen der bestehenden Schwangerschaft.

Es handelte sich in beiden Fällen um Mehrgebärende, die bisher immer glatte Geburten und Wochenbetten durchgemacht hatten. Bei der einen Patientin fand sich eine einseitige, bei der anderen eine doppelseitige gonorrhoische Salpingitis mit starker Druckempfindlichkeit, aber sonst leichtem klinischen Verlauf mit nur subfebrilen Temperaturen. Auf eine intensive Sulfonamidbehandlung verschwanden in beiden Fällen die Gonokokken aus den Sekreten, und es kam zu einem Rückgang der Beschwerden. Beide Patientinnen trugen die Schwangerschaft normal aus und hatten völlig glatte Wochenbettsverläufe.

Eine gewisse Schwierigkeit in der Bewertung dieser Fälle liegt darin, daß die Diagnose nur auf Grund der klinischen Symptome gestellt und keine Laparotomie ausgeführt wurde. Für die Möglichkeit des Vorkommens spricht aber auch ein von EHRLICH beschriebener Fall, bei welchem im 3. Monat der Schwangerschaft wegen einer doppelseitigen gonorrhoischen Adnexerkrankung die Diagnose durch eine Laparotomie bestätigt werden konnte.

Die Kasuistik der Kombination von Gravidität mit einem gonorrhoischen Adnexprozeß ist nur klein. Ein bestehender gonorrhoischer Adnexprozeß verhindert zumeist den Eintritt einer Gravidität, da die gonorrhoische Salpingitis oft zum Tubenverschluß und damit zur Sterilität führt.

Während die Gonorrhoe in der Gravidität auf die unteren Genitalabschnitte beschränkt bleibt, besteht dagegen im Wochenbett die Ascensionsgefahr in erhöhtem Maße.

Bei einer nicht in der Schwangerschaft ausgeheilten Gonorrhoe hat der Geburtsvorgang eine provokatorische Wirkung (G. A. WAGNER) insofern, als durch maximale Auspressung der im Bereich der Vulva und Urethra liegenden Gänge tiefe inaktive Gonokokkenherde wieder in Verbindung mit der Oberfläche und Umgebung gebracht werden können. Als erster Schritt der Ascension kann sich zunächst eine Endometritis gonorrhoica ohne klinische Symptome ausbilden. Gelegentliche leichte Temperaturerhöhung, längeres Bestehen blutiger Lochien oder längerer eitriger Ausfluß unterscheiden sich nicht von den einfachen Störungen der leichten Endometritis puerperalis. Eine weitere Ascension in die

Tuben geschieht selten vor der 3. Woche. Voraussetzung für die Ascension ist die Rückbildung des Uterus zur normalen Größe und der Wiedereintritt der Vorgänge, welche zur Menstruation führen. Der intracanaliculäre Weg zur Aufwanderung ist während der starken Graviditäts- und anfänglichen Wochenbettshypertrophie des Uterus verschlossen. Erst nach Rückbildung zur normalen Größe des Organs werden diese Wege wieder freigegeben. Ein Vordringen der Keime in die Lymphbahnen und die Ausbildung einer Parametritis gonorrhoica ist nicht bekannt.

Obwohl die Ascension schon vor Einsetzen der Menstruation erfolgen kann, bildet die erste Regelblutung post partum einen besonders gefährlichen Zeitpunkt. Der Verlauf ist nur selten schleichend. Im allgemeinen erfolgt die Ascension nach plötzlichem Wohlbefinden mit stürmischen Symptomen, hohen Temperaturen, starker Schmerzhaftigkeit, Bauchdeckenspannung und der raschen Ausbildung großer doppelseitiger Adnextumoren.

Eine Ascension in die Tuben im Frühwochenbett stellt ein sehr seltenes Ereignis dar. Von THOMSEN sind zwei Fälle beschrieben, bei denen nach Curettage post partum wegen unvollständiger Placenta 24 Std nach dem Eingriff Temperaturen auftraten und dann innerhalb von 3—4 Tagen eine Salpingitis. Hier handelt es sich also um eine mechanische Einschleppung der Keime in die Salpingen.

Bei Patientinnen, die eine gonorrhoische Infektion schon in der Anamnese angeben, ist daher im Wochenbett eine besonders sorgfältige Kontrolle vorzunehmen. Der Gonokokkennachweis im Lochialsekret gelingt meist leicht, da dieses die Keime häufig in Reinkultur enthält.

Es wird auch empfohlen, grundsätzlich bei jeder Patientin mit einer Gonorrhoe in der Anamnese im Frühwochenbett eine prophylaktische Penicillinbehandlung im Hinblick auf die provokatorische Wirkung des Geburtsaktes durchzuführen (THOMSEN).

V. Therapie

Die allgemeinen Grundlagen der Therapie der Gonorrhoe sind in diesem Ergänzungsband in dem Kapitel von KIMMIG und SCHIRREN aufgezeichnet. Hier soll nur auf einige Richtlinien für die Behandlung der Gonorrhoe der Frau eingegangen werden. Hinweise auf spezielle Behandlungsmethoden sind bereits in den einzelnen Absätzen dieses Kapitels gegeben worden.

Die wichtigste Voraussetzung für eine korrekte Therapie ist die exakte Diagnose der Erkrankung. In jedem Falle muß ein genauer Erregernachweis versucht werden, keinesfalls darf auf bloßen Verdacht hin die spezifische Behandlung erfolgen. Die Lokaltherapie gehört praktisch der Vergangenheit an. Einige wenige, auch heute unter Umständen erforderliche, lokale Behandlungsmethoden sind in den einzelnen klinischen Kapiteln abgehandelt.

Für die Behandlung der Gonorrhoe kommen heute hauptsächlich die Antibiotica in Frage. Wichtig ist hierbei, daß die Therapie so früh wie möglich einsetzt, damit die Ascension vermieden werden kann. Wenn bei der Infektion die Schranke des inneren Muttermundes von den Keimen überwunden ist, sind die Erfolgsaussichten erheblich herabgesetzt (RUNGE).

Für die *frische* Infektion stellt nach wie vor Penicillin das Mittel der Wahl dar, wenn es auch im Laufe der Jahre eine gewisse Wirksamkeitsbeschränkung erfuhr, die in der Literatur häufig diskutiert wird.

Bis zum Jahre 1954 stellten auch im englischsprachigen Schrifttum penicillinunterempfindliche Gonokokkenstämme Seltenheiten dar:

CRADOCK-WATSON u. Mitarb. überprüften 1958 sechs Arbeiten aus den Jahren 1944 bis 1954, in denen 1052 Stämme erfaßt sind. Davon wiesen fünf Empfindlichkeiten über

0,125 E/ml auf, wobei die Hemmwerte bei drei Stämmen anfechtbar sind. 1958 teilten CURTIS und WILKINSON folgende Untersuchungsergebnisse mit: Unter 302 Stämmen wiesen 19,5 % Empfindlichkeiten zwischen 0,125 und 0,5 E/ml auf. CRADOCK-WATSON u. Mitarb. beobachteten unter 158 Stämmen 38 mit Empfindlichkeiten von 0,128 E/ml und höher, wobei fünf Stämme erst bei 0,5 E/ml völlig gehemmt wurden.

1959 beobachtete auch RÖCKL in München die Zunahme penicillin-unterempfindlicher Gonokokkenstämme.

Im 1. Halbjahr 1956 betrug von 52 frisch isolierten Stämmen der Medianwert der totalen Hemmung 0,0058 E/ml, im 2. Halbjahr 1958 bei 51 Stämmen bereits 0,015 E/ml. Während sich unter den Stämmen von 1956 zwei befanden, die erst bei 0,04 E/ml gehemmt wurden, waren es 1958 bereits drei Stämme, welche erst bei 0,2 E/ml und ein Stamm, der erst bei 0,3 E/ml total gehemmt wurde.

Die Empfindlichkeitswerte, welche GRANITS-THURNER 1958 in Wien ermittelte, nähern sich denen des englischen Schrifttums.

Sie fand bei 120 Gonokokken-Populationen, welche von freiwillig erschienenen männlichen und weiblichen Personen von März 1956 bis Juli 1957 gezüchtet worden waren, Hemmwerte zwischen 0,004 E/ml und 0,256 E/ml mit einem Mittelwert von 0,0358 E/ml. 56 Stämme von Prostituierten wiesen Empfindlichkeiten zwischen 0,032 und 0,256 E/ml mit einem Mittelwert von 0,0923 E/ml auf. Vor kurzem berichteten GRIMM u. Mitarb. (1960) aus Berlin über drei Gonokokkenstämme, welche durch mehrmalige Kontrollen erst von 0,8—1,6 E/ml Penicillin im Nährsubstrat komplett gehemmt wurden. 1956/57 züchteten sie unter 30 Stämmen zwei mit einer vollständigen Wachstumshemmung bei 0,24 E/ml.

Neben der Zunahme penicillin-unterempfindlicher Gonokokkenstämme spielt die *penicillinasebildende* Begleitflora in der Therapie der Gonorrhoe mit Penicillin eine Rolle. MEYER-ROHN und LEHMANN (1960) gelang bei vier als sog. ,,Penicillinversager" eingereihten Krankheitsfällen der Nachweis, daß die scheinbare Penicillinresistenz durch penicillinasebildende Staphylokokkenstämme verursacht worden war.

Schließlich wäre zur Frage der Penicillinresistenz noch eine Arbeit von SVIHUS u Mitarb. (1961) anzuführen, welche bei 37 Soldaten mit dem klinischen Bild eines Harnröhren-Trippers nach sexuellem Kontakt in 12 Fällen Neisseria gonorrhoeae und 22mal Keime aus dem Tribus „Mimeae" nachwiesen. Von diesen waren 18 resistent gegen Penicillin. In BERGEYS „Manual of Determinative Bacteriology (1957) wird die Bezeichnung „Mimeae" nicht geführt. Nach HENRIKSEN (1952) und BRISOU (1953) handelt es sich bei den von DE BORD (1939, 1942, 1943) in dem Tribus Mimeae zusammengefaßten Keimen um Angehörige der Familien Achromobacter und Enterobacteriaceae bzw. der Gattung Moraxella, welche nur in der Form, aber nicht nach ihren biochemischen Leistungen mit Gonokokken verwechselt werden können.

Der Zunahme penicillin-unterempfindlicher Stämme versucht man durch Erhöhung der Penicillindosen in der Therapie der Gonorrhoe Rechnung zu tragen.

1953 empfahl KIMMIG zur Therapie der ,,Penicillinversager" bei der weiblichen Gonorrhoe täglich 500000 E Depot-Penicillin über 6—10 Tage, während eine einfache gonorrhoische Urethritis bzw. Cervicitis durch einmalige Gabe von 200000 E Depot-Penicillin zweifellos ausgeheilt werden könne. 1957 gaben MARCHIONINI und RÖCKL zur Behandlung der akuten und der chronischen Gonorrhoe der Frau dreimal 400000 E Depot-Penicillin, für die Behandlung der Komplikationen (z. B. Salpingo-Oophoritis) schlugen sie 2—4 Mega E Penicillin bei täglichen Gaben von 400000 E vor. Obwohl RÖCKL 1959 über die Zunahme penicillinunterempfindlicher Gonokokkenstämme berichtet hatte, blieb er doch bei dem Behandlungsvorschlag von dreimal 400000 E Depot-Penicilln, da der Blutspiegel nach der Gabe von 400000 E Penicillin-Depot anfangs 4—6 γ/ml und nach 24 Std noch 0,04—0,05 γ/ml beträgt. CURTIS und WILKINSON fanden 1958 bei Therapie mit 300000 E wäßrigem Procain-Penicillin Rückfälle bei Patienten mit weniger empfindlichen Stämmen in der 1. Woche nach Behandlungsbeginn, niemals jedoch bei Stämmen mit Empfindlichkeiten unter 0,03 E/ml. Ähnliche Angaben finden sich bei CRADOCK-WATSON u. Mitarb. (1958). 34% ihrer Rückfälle wurden bei 38 Patienten mit weniger empfindlichen Stämmen, 7% bei den übrigen Patienten beobachtet, wobei zur Behandlung 300000 E benutzt wurden. Die Heilungsrate betrug insgesamt 87,5%. Sie empfehlen deshalb, 600000 E zu benutzen und Rückfälle mit Streptomycin und Sulfonamiden zu behandeln. CURTIS und WILKINSON schlagen 600000—1200000 E als Routinetherapie vor und betrachten einen Blutspiegel von 1 E/ml über 24 Std als optimal.

Findet sich bei einer Gonorrhoe eine penicillinasebildende Begleitflora, so sollte diese nach Resistenzanalyse gezielt antibiotisch behandelt werden. MEYER-ROHN u. LEHMANN (1960) empfehlen im Anschluß an diese Vorbehandlung bei der unkomplizierten Gonorrhoe 3 Tage lang je 600000 E Penicillin und Kontrollen nach Provokation über 10 Tage.

Das Vorkommen penicillinasebildender Begleitbakterien stellt ein therapeutisch schwierigeres Problem dar als das der weniger empfindlichen Gonokokkenstämme.

Die typische akute gonorrhoische Ascension wird sowohl klinisch als auch bakteriologisch von Neisseria gonorrhoeae beherrscht. Hier ist das Penicillin nach wie vor das Mittel der Wahl.

Entsprechend den Erfahrungen der Heidelberger Universitäts-Frauenklinik empfehlen wir für die Behandlung der akuten Gonorrhoe an drei aufeinanderfolgenden Tagen täglich 1000000 E Penicillin.

Wir berücksichtigen dabei eine Empfehlung des Expert-Commitee on venereal infections and Treponematosis aus dem Jahre 1960, die für 2 Tage 1,8 Mill. E Penicillin vorsieht und zwar 1,2 Mega E am 1. und 0,6 Mega E am 2. Tag. Mit dem 3. Behandlungstag versuchen wir, möglichen versteckten Gonokokken (THAYER u. Mitarb. 1957) Rechnung zu tragen.

Bei der Behandlung einer längere Zeit bestehenden Infektion oder bei einer Gonorrhoe der Cervix bzw. der Adnexe liegt dagegen meist eine Mischinfektion vor, wobei die Begleitkeime sehr häufig Penicillinasebildner sind. Da eine bakteriologische Diagnostik nicht immer möglich ist und die antibiotische Therapie zumeist mit den gegenüber N. gonorrhoeae ebenfalls wirksamen *Tetracyclinen* erfolgt, erscheint uns das schrittweise Vorgehen mit Penicillinanwendung nach Gabe eines Breitspektrumantibioticums zur Ausschaltung der Begleitflora in diesen Fällen überflüssig. Hier ist die alleinige Tetracyclin-Therapie ausreichend (LEHMANN).

Zur Therapie der Rezidive empfehlen wir wiederum das Penicillin, da nach der Behandlung mit einem Breitbandantibioticum zumeist nicht mehr mit penicillinasebildenden Begleitkeimen zu rechnen ist. Wir halten jedoch in diesen Fällen eine quantitative Bestimmung der Penicillinempfindlichkeit der kulturell nachgewiesenen Gonokokken als Basis der Therapie für erforderlich und empfehlen eine 6tägige Behandlung. Meist wird man mit 1 Mega E täglich ausreichend hohe Serumkonzentrationen erzielen. Wenn im Laufe einer Woche kein Therapieerfolg zu verzeichnen ist, muß damit gerechnet werden, daß sich eine Pyosalpinx oder ein Ovarialabsceß bilden (RUNGE).

Wenn sich von einer Bindegewebswand umgebene Abscesse oder Empyeme in Hohlorganen bilden, wie z. B. Pyosalpingen oder Bartholinische Pseudoabscesse, so ist eine Beeinflussung der Erreger durch die Antibiotica nicht mehr zu erwarten. Die Grenzen der Heilungsmöglichkeit liegen demnach bei der Antibioticabehandlung der Gonorrhoe dort, wo sie auch bei anderen bakteriellen Erkrankungen liegen.

Außer der Antibiotica-Therapie stehen uns noch zwei weitere Behandlungsmöglichkeiten der Komplikationen im Verlaufe der weiblichen Gonorrhoe zur Verfügung:

1. *Die Thermotherapie*

Die physikalische Behandlung mit Wärme soll für eine bessere Durchblutung und damit für höhere lokale Konzentration des Penicillins am Infektionsherd sorgen, d.h. sie sollte mit der Antibiotica-Therapie kombiniert werden. Sie besteht bei akut entzündlichen Prozessen zunächst in der Applikation einer Eisblase, die einmal subjektiv angenehm empfunden wird und zum anderen die Ausbreitung des Prozesses verhüten soll. Nach Abklingen der akuten entzündlichen Erscheinungen verabreichen wir Prießnitzsche Umschläge, um nach völliger Entfieberung und Normalisierung von Blutkörperchensenkungsgeschwindigkeit und Leukocytenzahl eine längere Kurzwellenbestrahlung anzuschließen. Außerdem kommt eine zusätzliche medikamentöse Behandlung mit verschiedenen Adjuvantien zur unspezifischen Reiztherapie (Adnexol, Euflamin) und weiteren Resorptionsförderung (Ichthobellol, Ichthophen) in Frage, sowie Antiphlogistica vom Typ des Phenylbutazons (Butazolidin, Tanderil), außerdem Cyren bei der meist gleichzeitig bestehenden Endometritis und zur Durchblutungsförderung nach Abklingen der akut entzündlichen Erscheinungen. Die Anwendung der Corticosteroide erschien uns angesichts der möglichen Reinflammation selten angezeigt, nur bei therapieresistentem Verlauf als letztem Versuch zur Vermeidung der sonst erforderlichen Operation wurden unter antibiotischem Schutz Nebennierenrindenhormone in Form des Hydrocortisons angewandt. Die klinischen Erfolge waren in Übereinstimmung mit anderen Autoren (HÜTER und HARTMANN, GÜNTHER) in allen Fällen bei zurückhaltender Indikationsstellung befriedigend. Besondere Bedeutung kommt hier den Calciumsalzen der niedrig-molekularen Sulfonsäuren (Ichthobellol, Ichthophen) zu, die neben einer experimentell nachgewiesenen langfristigen Durchblutungssteigerung am isolierten Muskel (WITZLEB) eine moderne Form der alten Schwefeltherapie (PANTKE) in Verbindung mit den bereits seit langem als wirksam erkannten intravenösen Calciumgaben darstellen (LEINZINGER, VON FLOTOW, VON FEKETE). Neben der reinen physikalischen Behandlung stellt diese Zusatztherapie insbesondere bei chronischen Verlaufsformen das Hauptprinzip der Behandlung dar (WALCH und RUMMEL).

2. Die operative Therapie

Die chirurgische Behandlung hat die Aufgabe, entweder den Abceßherd zu eröffnen oder das eitergefüllte Hohlorgan zu exstirpieren; dies sollte grundsätzlich erst in Erwägung gezogen werden, wenn mit den konservativen Methoden kein Erfolg erzielt werden konnte. Eine vitale Indikation zum operativen Vorgehen ist äußerst selten und dann auch meist nicht durch die Gonorrhoe bedingt, sondern zumeist durch eine diffuse Peritonitis, bei der häufig noch andere septische Keime ätiologisch bedeutsam sind. Sonst sollte eine Operation im akuten Stadium nach Möglichkeit vermieden werden, da hier die Situation häufig zu radikalem Vorgehen zwingt und schwere Verstümmelungen mit körperlichen und seelischen Traumen nach sich zieht (SOMMER). Auf die Erhaltung funktionsfähiger Ovarialsubstanz ist jedoch bei den meist jungen Frauen größter Wert zu legen (WALCH und RUMMEL). Man soll im allgemeinen das Abklingen der akut entzündlichen Erscheinungen abwarten; muß dann wegen chronischer therapieresistenter Adnextumoren oder Adhäsionsbeschwerden doch operiert werden, so sollten diese Eingriffe unter antibiotischer Abschirmung zu einem Zeitpunkt erfolgen, wo jedes akut entzündliche Symptom fehlt, da dann die günstigste Voraussetzung für genügend konservatives Vorgehen vorliegt (SOMMER).

Die von FLASSKAMP angegebene Röntgentherapie chronisch entzündlicher Adnexprozesse („Temporäre Kastration", G. A. WAGNER) wird heute praktisch nicht mehr angewandt, da von den Gefahren der Strahlenschädigung abgesehen durch Ausschaltung der Ovarialfunktion ein wichtiger Heilungsfaktor wegfällt und erhebliche Ausfallserscheinungen eintreten können.

Die Behandlung der Gonorrhoe mit *oral* wirksamen Penicillinen, z. B. Phenoxy-Methyl-Penicillin (Penicillin V) ist theoretisch möglich. WILLCOX sah jedoch 1958 hierbei mehrere

Rückfälle auftreten. Insbesondere erscheint uns eine andauernde korrekte Zufuhr des Medikaments und die Erhaltung ausreichender Blutspiegel bei dieser Darreichungsform nicht immer gewährleistet. Es besteht auch die Gefahr, daß die Erkrankung bagatellisiert und ihre Behandlung der Hand des Arztes entgleitet. Wir lehnen deshalb im Verein mit LEHMANN diese Form der Behandlung entschieden ab.

B. Die Prophylaxe der Blennorrhoea neonatorum

I. Geschichtliches

Die Bindehautentzündung der Neugeborenen ist bereits seit dem Altertum bekannt und als relativ häufige Erkrankung gefürchtet. So finden sich darüber Angaben bei AETIUS und SORANUS VON EPHESUS, die auch schon Vorschläge zur Verhütung dieser Erkrankung angeben. Es wird z. B. die gründliche Reinigung der Augen nach dem Bade mit anschließender Einträufelung von Öl empfohlen.

Eine der ersten ausführlichen Darstellungen der Blennorrhoe bei Neugeborenen gibt EUCHARIUS RÖSSLIN im „Rosengarten" (1512), und ORTHOFF VON BAYERLAND empfiehlt das Bedecken der Augen des Neugeborenen, „daß es nicht kranke Augen bekomme".

Die Genese der Krankheit lag aber lange im Dunkeln. Erst zu Beginn der Neuzeit tauchten im Schrifttum Vermutungen hierüber auf, und es werden die verschiedensten Ursachen angenommen. So werden zu hohe oder zu niedrige Temperaturen, grelles Licht, Rauch, Staub, Schmutz und sogar Muttermilch als auslösende Faktoren vermutet.

In der Mitte des 18. Jahrhunderts stellte QUELLMALZ einen Zusammenhang zwischen der Augenentzündung des Kindes und dem „weißen Fluß" der Mutter fest, nahm aber einen Infektionsweg über das Blut an. Erst anfangs des 19. Jahrhunderts kam GIBSON zu der Annahme, daß die Infektion während der Geburt erfolge. 1881 äußerte CREDÉ die Vermutung, daß die Infektion nur durch direkte Übertragung mittels des Vaginalsekretes während der Geburt stattfinden könnte. In einer weiteren Veröffentlichung vertrat er dann 1883 die Meinung, daß nur die innerhalb der ersten 5 Lebenstage auftretenden Entzündungen auf eine Infektion im Geburtskanal zurückzuführen seien, und hält, wie auch verschiedene andere Autoren, eine Infektion post partum durch Unsauberkeit für möglich.

Die Klärung der ätiologischen Zusammenhänge gelang erst 1897 NEISSER. Er konnte den gramnegativen Diplococcus als Erreger der Gonorrhoe ermitteln, und es gelang ihm gleichzeitig der Nachweis dieses Erregers im Augensekret von an Blennorrhoe erkrankten Säuglingen gonorrhoischer Mütter.

Hinsichtlich der Übertragungsgefahr sub partu hält er die Dauer der Geburt für ausschlaggebend. Nach seinen Beobachtungen fand sich in 50% der Fälle eine verlängerte Austreibungszeit und in 25% ein vorzeitiger Blasensprung. In letzteren Fällen hält er die lange Berührung des kindlichen Kopfes mit dem Vaginalsekret und die Reizung der Conjunctiven durch mechanische Traumen für begünstigende Momente.

Von dieser Zeit an wurde zunächst jede Blennorrhoe als gonorrhoisch bedingt angesehen. Erst 40 Jahre später konnte von BLARCOM nachweisen, daß nicht alle schweren Conjunctivitiden bei Neugeborenen gonorrhoischen Ursprungs waren, sondern auch andere Erreger eine Blennorrhoe auszulösen vermochten. So machte auch SCHROEDER den Unterschied zwischen „gutartigen Blennorrhoen" und „bösartigen Gono-Blennorrhoen". Daß aber der klinische Verlauf durchaus nicht immer für die Erreger spezifisch ist, beschreibt 1871 SCHMIDT-RIMPLER, der einerseits leicht verlaufende gonorrhoische Conjunctivitiden, andererseits schwerste Entzündungen ohne Anwesenheit von Gonokokken feststellen konnte.

Allerdings wird der besonders schwere Verlauf mit Hornhautulcerationen fast ausschließlich bei der durch Gonokokken verursachten Form der Erkrankung gefunden.

Die ersten klinischen Verhütungsmaßnahmen für die Augenerkrankungen Neugeborener sind in der ersten Hälfte des 19. Jahrhunderts beschrieben. So führt HAASE 1829 eine Lidreinigung beim Kinde mit erwärmter Chlorkalklösung zweimal täglich in den ersten Tagen nach der Geburt durch. SONNEMEYER gibt 1839 als entsprechendes Mittel schwache Sublimat- oder Chlorlösung an.

Vielfach wurden zur Vorbeugung auch Vaginalspülungen vor und während der Geburt ausgeführt. BISCHOFF benutzte hierfür schwachprozentige Karbollösungen und reinigte zusätzlich die Augen des Kindes post partum mit Salicylsäure. Nach seinen Angaben trat hierauf ein Absinken der Erkrankung von 5,6 auf 2,6% auf.

1879 führte HAUSSMANN Vaginalspülungen mit 2%iger Carbolsäurelösung vor der Geburt durch und reinigte die Lider des Kindes sofort nach Durchschneiden des Kopfes mit 1%igem Carbol. OHLSHAUSEN erzielte mit dieser Methode ein Absinken der Erkrankung von 12,5 auf 6% innerhalb von 2 Jahren.

NEBEL verwandte zur mehrfachen Desinfektion des Geburtskanales vor und während der Austreibung 0,03%iges Sublimat und wusch die Augen mit destilliertem Wasser aus. Bei 330 Geburten verzeichnet er keine Blennorrhoe, nur drei ganz leichte Conjunctivitiden. CREDÉ unternahm seine ersten Versuche zur Blennorrhoe-Prophylaxe in Form von Vaginalspülungen mit 2%igem Carbol oder Salicyl, wobei er zwar ein erhebliches Absinken der Erkrankungsziffer erzielte, aber trotzdem noch eine große Zahl von Erkrankungen zu verzeichnen hatte. So hatten z. B. 1879 noch 14 Kinder von insgesamt 60 an Gonorrhoe erkrankten Müttern eine Blennorrhoe.

1879 führte CREDÉ erstmalig bei Neugeborenen eine Einträufelung von Boraxlösung (1:60) in die Augen durch.

Die Erfolge waren unbefriedigend. Deshalb verwandte er dann nach weiteren Versuchen Argentum nitricum in einer Verdünnung von 1:40. Es wurden zu dieser Zeit aber ausschließlich nur die Kinder von Müttern behandelt, die eine einwandfrei nachgewiesene Gonorrhoe hatten. Die Diagnostik war (und ist) offenbar teilweise noch recht unzureichend und erfaßte auch leider nicht die Frauen, die sub partu zur Aufnahme kamen. So traten auch trotz der Prophylaxe immer noch sehr häufig Augenerkrankungen auf.

Der entscheidende Schritt wurde nun 1880 von CREDÉ getan, indem er an seiner Klinik die generelle Augenprophylaxe mit 2%iger Argentum nitricum-Lösung einführte. Die bisher üblichen Vaginalspülungen unterblieben.

Die Erfolge waren ausgezeichnet, und er konnte 1881 über 600 Geburten berichten, unter denen nur ein einziger Fall einer gonorrhoischen Blennorrhoe aufgetreten war. Bei diesem war aber angeblich aus Nachlässigkeit eine Prophylaxe unterblieben.

1883 veröffentlichte CREDÉ dann eine Dreijahresstatistik, nach der die Zahl der eitrigen Bindehauterkrankungen der Neugeborenen von 10 auf 0,2% abgesunken war. In der gleichen Veröffentlichung gibt er auch die endgültige Anweisung für die Durchführung der Prophylaxe: „Die Augen werden mittels eines reinen Läppchens gereinigt und in jedes, ein wenig geöffnete Auge, ein einziger Tropfen einer 2%igen Lösung von Silbernitrat eingeträufelt, d. h. mitten auf die Cornea fallen gelassen. Jede weitere Berührung der Augen unterbleibt.“

Gleichzeitig weist er auch darauf hin, daß gelegentliche Reizerscheinungen auftreten können, die aber im Laufe von 3 Tagen abzuklingen pflegen und keiner Behandlung bedürfen.

Diese Form der Prophylaxe wurde dann von mehreren größeren Kliniken übernommen, die über sehr gute Resultate berichten konnten.

II. Allgemeines

Es soll gleich eingangs ausdrücklich darauf hingewiesen werden, daß die hier besprochene Form der Augenprophylaxe post partum nur einen *Teilfaktor* der Vorbeugung gegen die Augenerkrankungen Neugeborener überhaupt darstellt.

Nach Möglichkeit hat die Prophylaxe bereits ante partum in der Form einzusetzen, daß für Sauberkeit und Keimfreiheit der mütterlichen Geburtswege Sorge zu tragen ist. Die Infektion erfolgt fast ausschließlich im Geburtskanal. Die Untersuchungen von KOGAN u. Mitarb. haben ergeben, daß in 87% der Fälle eine weitgehende Übereinstimmung in bezug auf den Verunreinigungsgrad und auf die Flora zwischen mütterlicher Vagina und Conjunctivalsack des Neugeborenen besteht. Im gleichen Sinne sprechen die Untersuchungen von ALLEN und BARRERE.

Es hat daher auch im Rahmen der Schwangerenfürsorge eine gründliche Kontrolle und notfalls eine sorgfältige Behandlung zu erfolgen, so daß es überhaupt nicht zu einer Infektion kommen kann.

Wie die Erfahrungen aus der Literatur und aus mündlichen Diskussionen gelehrt haben, bestehen teilweise gewisse unterschiedliche Auffassungen über die Begriffe „Blennorrhoea neonatorum“ und „Credésche Prophylaxe“. Diese, zunächst als Belanglosigkeit erscheinende Tatsache führt in der Literatur bei der Bewertung von Statistiken und in mündlichen Auseinandersetzungen teilweise zu erheblichen Mißverständnissen, und es soll daher hier für das Folgende eine kurze Begriffsdefinition gegeben werden. Unter dem Namen „Blennorrhoea neonatorum“ (*βλέννα* = Schleim und *ῥοή* von *ῥέω* = fließe) werden sämtliche eitrigen Bindehautentzündungen des Neugeborenen, die innerhalb der ersten Lebenstage auftreten, verstanden. Die Art des Erregers bleibt hierbei unberücksichtigt. Als „Credésche Prophylaxe“ wird die 1883 von CREDÉ beschriebene und im § 31 des Hebammengesetzes festgelegte Einträufelung einer 1%igen Argentum nitricum-Lösung in die Bindehautsäcke des Neugeborenen direkt post partum bezeichnet.

III. Pathologie, Klinik und Verbreitung der Blennorrhoea neonatorum

Unter dem Krankheitsbild der Blennorrhoea neonatorum verstehen wir heute sämtliche eitrigen Bindehautentzündungen bei Neugeborenen, die innerhalb der ersten Lebenstage auftreten.

Als Erreger kommen neben den Gonokokken vor allem hämolysierende Staphylokokken, Pneumokokken, Streptokokken, Mikrococcus catarrhalis und gelegentlich auch Diphtheriebacillen in Betracht.

Auf die Einschlußkörperchen-Blennorrhoe soll im Rahmen dieser Ausführungen mangels eigener klinischer Erfahrungen (unter 16887 Geburten nur zwei Fälle) und auch wegen der teilweise noch nicht restlos geklärten Zusammenhänge nicht näher eingegangen werden.

Die Infektion erfolgt in der Mehrzahl der Fälle unter der Geburt und zwar beim Durchtreten des kindlichen Kopfes durch die Weichteile. Nach Wagner findet die Inoculation der Keime beim ersten Lidschlag statt, da das Kind bis zur Geburt die Augen geschlossen hält. Aber auch eine intrauterine Infektion ist unter gewissen Umständen möglich. Wenn die Blase bereits längere Zeit vor der Geburt gesprungen ist und wenn durch innere Untersuchungen eine Keimascension begünstigt ist, besteht diese Infektionsmöglichkeit durchaus, wie Blennorrhoen bei Kindern, welche durch Kaiserschnitt entbunden wurden, beweisen (Nieden, Terson, Neumann zitiert nach Runge).

Die Inkubationszeit schwankt je nach Art der Erreger und deren Virulenz zwischen 2—3 Tagen. Eine gewisse Schwierigkeit der Beurteilung, ob es sich bei den Blennorrhoen der ersten Lebenstage um primäre oder sekundäre Infektionen handelt, ist dadurch bedingt, daß in praxi (außer bei bestimmten Versuchsreihen) wohl nie direkt post partum eine bakteriologische Augenuntersuchung durchgeführt wird. Eine primäre Infektion ist grundsätzlich dann erwiesen, wenn die Erreger der Blennorrhoe auch in der mütterlichen Vagina festgestellt werden.

Als Faustregel gilt im allgemeinen, daß Blennorrhoen, die innerhalb der ersten 3 Tage auftreten, als Primärinfektionen und solche, die nach dem 4. und 5. Tage auftreten, als Sekundärinfektionen anzusprechen sind.

Die klinisch und besonders hinsichtlich der möglichen Folgen bedeutungsvollste Form der Erkrankung ist die durch Gonokokken hervorgerufene.

Ihr *klinisches Bild* ist folgendes:

Die Erkrankung verläuft zunächst unter dem Bilde einer schweren Conjunctivitis: Lichtscheu, Sekretion von zunächst klarem, dann eitrig-schleimigem Sekret, Schwellung der Lider, Rötung der Conjunctiva palpaebrarum et bulbi. Die Lidschwellung läßt nach 2—3 Tagen nach, die Augen können geöffnet werden. Nunmehr erfolgt die Sekretion eines reichlichen, eitrigen Sekrets. Nicht selten kommt es zu kleinen Hämorrhagien, wodurch das Sekret eine bräunliche Farbe annimmt. Unter der früheren lokalen Behandlung dauerte die Erkrankung 2—6 Wochen. Metastasen bei der Erkrankung werden beobachtet: Lidabsceß mit anschließender Meningitis (Muratz, Brunn, Stevens).

Arthritiden, Gonokokkensepsis, Rhinitis und Stomatitis gonorrhoica bei Neugeborenen sind extrem selten. Die schwerwiegendste Komplikation ist die Beteiligung der Hornhaut mit dem Auftreten eines Ulcus corneae und nachfolgender Erblindung.

Der Verlauf der Blennorrhoen anderer Genese ist im wesentlichen leichter, vor allem auch hinsichtlich der Gefahren für die Sehkraft.

Es soll in diesem Zusammenhang darauf hingewiesen werden, daß diese Blennorrhoen auch bei leichtestem Verlauf eine mögliche Infektionsquelle für Mastitiden bilden können, weswegen sie in jedem Fall einer gründlichen Behandlung bedürfen.

Bis zur Einführung einer generellen Prophylaxe war die Blennorrhoe eine weit verbreitete Erkrankung der Neugeborenen. Allein in dem seinerzeit veröffentlichten klinischen Material sind die Zahlen erschreckend hoch. Hier einige Beispiele aus den größeren Kliniken (nach Krause).

Eine klare Beurteilung dieser Zahlen unter den heutigen Gesichtspunkten ist allerdings nur bedingt möglich, da zu dieser Zeit die Diagnose der rein klinischen Beurteilung des Untersuchers unterlag und nicht bakteriologisch verifizierbar war. (Hinzu kommt noch die Unklarheit über die Art des Erregers.)

Hierdurch sind die teilweise erheblichen Zahlendifferenzen offenbar bedingt.

Jedenfalls beweisen diese Zahlen zusammengefaßt die enorme Häufigkeit der Blennorrhoea neonatorum zu dieser Zeit. Die katastrophalen Folgen kommen in den Statistiken der Blindenanstalten zum Ausdruck, die unter anderem von MAGNUS und STIELER veröffentlicht wurden, und vor allem durch die auf dem zweiten Blindenkongreß in Dresden (1876) von REINHARD publizierte Zusammenstellung, nach der die Zahl der durch die Blennorrhoea neonatorum Erblindeten allein in den deutschen Blindenanstalten durchschnittlich 30% betrug.

Tabelle 1

Universität	Zahl der Geburten	Erkrankungen in %
München (HECKER 1881) . .	18451	2,4
Wien (KÖNIGSTEIN 1883) . .	1092	4,76
Hamburg (AHLFELD 1888) .	2131	5,2
Leipzig (CREDÉ 1883) . . .	2079	10,5
Halle (1846).	—	20,0
Berlin (Charité 1836)	—	21,3
Dresden (1875)	—	25,3
Bonn (1830).	—	50,0

Sehr eindrucksvoll ist dann die schlagartige Verbesserung der Verhältnisse nach Einführung der Credéschen Prophylaxe, die in der hier wiedergegebenen Aufstellung von SIEBECK und WALCH aufgezeigt ist.

Mit der weiteren Ausdehnung der Vorbeugungsmaßnahmen besserten sich die Verhältnisse noch mehr, und so weist die 14-Jahres-Statistik von STOECKEL (1928—1941) nur noch eine Erkrankungsziffer von 0,08% auf.

Tabelle 2

Klinik	% Blennorrhoen vor	( ) Anzahl der Geburten nach
	Einführung der Credéschen Prophylaxe	
Leipzig	10 (2266)	0,2 (1724)
Berlin (Charité)	21,3	0,45 (1110)
Wien	4,76 (1092)	0,5 (1300)
Bonn	50,0	0,56 (703)
Stuttgart (Hebammenschule)	11,3 (750)	0,1 (978)

Hand in Hand mit dieser Besserung ging gleichzeitig das Absinken der Zahl von durch Gonorrhoe erblindeten Kindern. Nach den Erhebungen von COHN sank diese bereits bis 1896 auf 13% ab, bis 1912 konnten CREDÉ und HÖRDER ein weiteres Absinken bis auf 12,3% feststellen. Nach dem neueren Stand (STOECKEL) sind es nur noch 4%.

IV. Die verschiedenen Prophylaxeformen und ihre Resultate

Hier sollen nun die wesentlichsten Formen der Vorbeugungsmaßnahmen und ihre Ergebnisse umrissen und kritisch beurteilt werden. Es sind dies die Methoden, bei denen folgende Mittel zur Anwendung kamen:

1. Argentum nitricum,
2. Sulfonamide,
3. Penicillin,
4. Aureomycin.

1. Argentum nitricum

Wie eingangs erwähnt, verstehen wir unter dem Begriff „Credésche Prophylaxe“ die Einträufelung einer 1%igen Argentum nitricum-Lösung in die Bindehautsäcke des Neugeborenen direkt im Anschluß an die Geburt.

Das Silbernitrat gehört in die pharmakologische Gruppe der mineralischen Adstringentien. Es führt in geringerer Konzentration zu oberflächlicher Eiweißfällung und zu einer Gewebsschrumpfung.

Der Wirkungsmechanismus der unmittelbaren Keimabtötung kommt folgendermaßen zustande: Nach Einträufelung der Lösung wird das Silber bald als

Chlorid und Proteinat gefällt. Die Bakterien absorbieren das Silber, wodurch sich dessen Konzentration im Bakterienleib erhöht, so daß die Keime gewissermaßen vergiftet werden. Außerdem entfalten die in Lösung gehenden Ag^{+}-Ionen oligodynamische Wirkung, wodurch eine Baktericidie zustandekommt (EICHHOLZ, GADDUM).

Was die adstringierende Wirkung und die oberflächliche Eiweißfällung angeht, so wird dies von einigen Autoren insofern als günstig angesehen, als die gewissermaßen „gegerbte" Oberfläche einen schlechten Nährboden für Bakterien abgibt (EICHHOLZ). Von anderer Seite (THOMAS u. Mitarb.) wird dagegen die Auffassung vertreten, daß sich viele Keime, bei Augeninfektionen besonders der Staphylococcus aureus, bevorzugt auf toten epithelialen Zellen ansiedeln, wodurch mit der Silbernitratanwendung eine Basis für Sekundärinfektionen geschaffen würde. Was nun die Praxis angeht, so hat sich das Argentum nitricum zur Verhütung bakterieller Augeninfektionen, besonders der gonorrhoischen Form im Verlauf von etwa 70 Jahren so ausgezeichnet bewährt, daß es keiner besonderen Unterstreichung bedarf. Die Morbiditätszahl, die im heutigen Schrifttum mit rund 0,1% angegeben ist, stellt ein Optimum dessen dar, was mit einer in dieser Form durchgeführten Allgemein-Prophylaxe erreicht werden kann. Ein besonders eindrucksvoller Wertbeweis der Methode ist unter anderem auch die von WAGNER beschriebene Tatsache, daß selbst in Jahren wesentlich erhöhter Infektionsgefährdung, wie beispielsweise im Jahre 1919, in welchem die Gonorrhoe der Schwangeren um das Dreifache zunahm, kein Ansteigen der Erkrankungsziffer gonorrhoischer Blennorrhoen Neugeborener zu verzeichnen war.

Zu den trotz prophylaktischer Behandlung auftretenden Erkrankungsfällen, die im allgemeinen unter dem Namen „Versager" zusammengefaßt werden, ist folgendes zu sagen:

Fraglos besteht die Möglichkeit, daß gewisse Keime der Einwirkung eines Desinficiens widerstehen und ihre Virulenz behalten können. Bei den hochwirksamen Silbersalzen kann aber in der Regel angenommen werden, daß nur durch ungenügenden Kontakt der Mittel mit den Keimen eine mangelhafte Desinfektionswirkung zustande kommt. Dies ist einerseits durch Mangel an Sorgfalt bei der Durchführung der Prophylaxe möglich. Das einwandfreie Einbringen der Tropfen in den Bindehautsack des Kindes ist in der Tat schwierig. Das Kind kneift reflektorisch das Auge fest zu, die Lider sind meist mit Vernix bedeckt und glatt, so daß es oft Mühe und Geduld erfordert, das Auge schonend zu öffnen und die Lösung einzubringen. Dies wird in Praxis und Klinik gelegentlich nicht nur aus Nachlässigkeit, sondern wegen gleichzeitig anfallender dringlicher Situationen unterlassen. Andererseits kann aber auch eine verstärkte Tränensekretion verschiedener Ursache zu einer zu raschen Ausschwemmung oder Verdünnung des Mittels führen und somit seine Wirksamkeit beeinträchtigen. Ein wesentlicher Teil der Versager ist offenbar auf diese Umstände und nicht auf die Unwirksamkeit des Mittels selbst zurückzuführen.

Der wesentliche Nachteil der Behandlungsform ist die Tatsache, daß durch das Silbernitrat in einer großen Zahl von Fällen, die im internationalen Schrifttum zwischen 30 und 50% angegeben werden, eine Reizwirkung auf die Bindehäute ausgeübt wird, die unter Umständen im Anfang klinisch erheblich imponieren kann. Es handelt sich hierbei in der Mehrzahl aber nur um eine Hyperämie mit wäßriger Sekretion. Bakterien sind primär nur selten nachweisbar, und eine Behandlung erübrigt sich im allgemeinen. Allerdings können unter Umständen nach Abklingen der Desinfektionswirkung Sekundärinfektionen auf den abgestorbenen Epithelien, besonders solche durch Staphylokokken, entstehen.

Bleibende Schäden sind bei sorgfältiger Durchführung der Prophylaxe mit einwandfreien Lösungen nicht zu befürchten. Zu den vielfach beschriebenen schweren Schädigungen nach Anwendung von falsch angesetzten, verdorbenen oder überhaupt verwechselten Lösungen ist zu bemerken, daß wir eine Unzahl von wesentlich differenteren Mitteln im täglichen klinischen Gebrauch haben, deren falsche Anwendung zu äußerst schwerwiegenden Folgen führen kann und die deswegen keinesfalls verworfen werden können. Die beschriebenen schweren Argentumschäden sind ausnahmslos Beweise für grobe Mißstände und Nachlässigkeit, die dort Platz zu greifen pflegen, wo diese wesentliche Vorbeugungsmaßnahme nur als symbolische Handlung vorgenommen wird. Selbstverständlich soll von einem Prophylakticum gefordert werden, daß es auch bei routinemäßiger Anwendung ein Maximum an Sicherheit bei einem Minimum an Gefahr bietet.

Das Silbernitrat erfüllt diese Forderung zwar in der bisher besten, aber durchaus nicht vollkommenen Weise, so daß alle Versuche, es durch ein anderes gleich wirksames, aber von Nebenerscheinungen und Gefahren in der Praxis freies Mittel zu ersetzen, voll und ganz berechtigt sind.

Die ersten entsprechenden Versuche datieren bereits auf das Jahr 1888 zurück, wo AHLFELD das Silbernitrat durch schwachprozentige Sublimatlösungen zu ersetzen versuchte.

Es soll hier nicht im einzelnen auf die große Zahl der Erprobungen anderer Mittel wie unter anderem Protargol, Colargol, Albargin, Merkurochrom usw. eingegangen werden. Wesentliche Erfolge wurden jedenfalls mit keinem erzielt. Sie kamen auch nie in größerem Rahmen zur Anwendung.

2. Sulfonamide

Die anfangs ausgezeichneten Erfolge der Sulfonamide in der Gonorrhoebehandlung gaben verschiedenen Untersuchern Anlaß zur Erprobung dieser Mittel im Rahmen der Blennorrhoebehandlung. MCEVOY konnte ein Ansteigen der absoluten Heilungsziffer durch diese Behandlungsform von 72 auf 93% registrieren. Gleichgute Ergebnisse berichtet BRUENS, der zur Behandlung der Neugeborenen-Blennorrhoe 30%iges Albucid und 20%iges Cibazol verwandte. SAPHIR führte 1950 bei 3600 Neugeborenen eine Prophylaxe mit 30%igem Sulfacetamid durch. Er beobachtete hierbei nur bei 33 Kindern (0,9%) conjunctivale Reizungen und hielt Sulfacetamid für einen sicheren und guten Ersatz für das Argentum nitricum.

BICKEL untersuchte 1907 Neugeborene einer vergleichenden Prophylaxe mit Silbernitrat und Albucid. Er beschreibt nach Argentum-Anwendung in 5,4% der Fälle Reizerscheinungen, die angeblich nach Albucideinträufelung nur selten auftraten.

Die Zunahme der sulfonamidresistenten Erreger führte aber bald zu einem Absinken der Heilungsziffer gonorrhoischer Erkrankungen von 90 auf 30% (GUTZEIT) und damit auch zur Aufgabe dieser Behandlungs- und Prophylaxeform der Blennorrhoe.

Daneben waren auch allgemeine Sensibilisierungserscheinungen und lokale Reizungen bei der örtlichen Sulfonamidanwendung, worüber unter anderen CORDES 1947 berichtete, für die Aufgabe dieser Anwendungsform der Sulfonamide maßgeblich.

3. Penicillin

Die Wirkung des Penicillins auf das Cornea-Epithel war von STRUBLE und BELLOWS (1944) geprüft worden. Es hatte sich hierbei gezeigt, daß selbst Konzentrationen bis zu 10000 E/ml in isotonischer Kochsalzlösung keinerlei Schädigung des Epithels verursachen. Auch die Versuche von LEOPOLD, WILLIAM und LA MOTTE hatten erwiesen, daß die intakte Cornea eine sichere Schranke gegen das Einbringen von Penicillin in das Kammerwasser bildet. Erst bei entzündeter oder verletzter Cornea war auch intraocular Penicillin nachweisbar. Daß aber auch hierdurch keinerlei Schaden verursacht werden kann, wurde von v. SALLMANN nachgewiesen, der Lösungen von 10—100 E/ml Penicillin in den Glaskörper des Kaninchenauges injizierte.

1945 berichtete SORSBY über seine ersten Behandlungserfolge mit Penicillin bei 47 Kindern mit einer Blennorrhoea neonatorum. Er instillierte mehrmals Konzentrationen von 500, 1000, 1500 und 2500 E/ml in isotonischer NaCl-Lösung und konnte die besten Ergebnisse bei Verwendung der höchsten Konzentration verzeichnen.

Bei Behandlung von 22 Kindern mit 2500 E/ml enthaltenden Lösungen erzielte er 21 unmittelbare Heilungen, und zwar 13 innerhalb von 48 Std, bei den übrigen in 100 Std. Bei dem durch diese Therapie nicht geheilten Fall waren die Erreger Diphtherie-Bakterien. In den geheilten Fällen waren als Erreger fünfmal Gonokokken, neunmal Staphylokokken, dreimal Staphylokokken in Verbindung mit anderen Keimen und zweimal Einschlußkörperchen nachgewiesen worden.

In einer späteren Veröffentlichung beschreibt SORSBY dann noch die Behandlung von weiteren 38 Fällen mit einer unmittelbaren Heilung in 95%.

Die Resultate der lokalen Behandlung der bereits manifesten Blennorrhoe mit Penicillin gaben FRANKLIN Anlaß zur Verwendung des Mittels für die Prophylaxe, über die er 1947 berichtete. Er führte bei 961 Kindern eine Penicillinprophylaxe und vergleichsweise bei 749 Neugeborenen die alte Argentumprophylaxe aus. Bei der ersteren verwandte er eine Lösung von 2500 E/ml in steriler isotonischer Kochsalzlösung, die nicht länger als eine Woche bei 15° C aufbewahrt wurde. Innerhalb der ersten Stunde post partum wurden die Augen gereinigt und mit physiologischer Kochsalzlösung ausgespült. Dann wurde in jedes Auge ein Tropfen der Penicillin-Lösung instilliert. Die Einträufelung wurde dann während der ersten Lebenstage täglich einmal wiederholt. Bei der Silbernitratprophylaxe wurden die Augen post partum in gleicher Weise gereinigt, dann wurde nur einmal ein Tropfen einer 1%igen Lösung in Aqua dest. appliziert. Die Lösung wurde täglich frisch in einer neuen Tropfflasche hergestellt.

Die Resultate waren folgende:

Tabelle 3

Befunde	Penicillin 961 Kinder	$AgNO_3$ 749 Kinder
Gonoblennorrhoe	—	1 Kind
Eiter in einem oder zwei Augen während der ersten Tage	2,1%	6,0%
Lidschwellung	31,0%	58,0%
Conjunctivale Rötung	42,0%	72,0%
Wäßrige Sekretion	2,0%	10,0%
Nach Entlassung erneute Klinikeinweisung wegen unspezifischer Augeneiterung	4 Kinder	2 Kinder

Die conjunctivalen Reizerscheinungen beim Penicillin führt FRANKLIN nicht auf das Penicillin zurück, da sie meist noch vor Abschluß der Prophylaxe schwanden. Er nimmt mechanische Ursachen bei der Geburt als ursächlich an.

HALBRON, LEPAGE und LECOMTE berichteten über die Ergebnisse der Penicillinprophylaxe bei 326 Neugeborenen. Hierbei trat kein Fall von gonorrhoischer

Blennorrhoe auf, aber vier stärkere Conjunctivitiden, bei denen in einem Fall Pneumokokken nachgewiesen werden konnten.

In der Folgezeit mehren sich nun die Berichte über die Resultate der Penicillinprophylaxe, die hier nur kurz in der 1951 von Darup veröffentlichten Übersichtstabelle wiedergegeben sein sollen.

Tabelle 4

Autor	Zahl der Kinder	Go.-Fälle	Unspezifische Entzündungen
Franklin (1947)	2138	—	1,1—2,9%
Halbron et al. (1948)	326	—	1,2%
Schuermann u. Schmincke (1949)	680	—	3,5%
Allen u. Barrere (1949)	1034	—	
Lehrfeld (1949)	1400	—	
Linn (1949)	2233	—	1,0%
Watts u. Gleich (1950)	4565	—	
Berwind (1950)	1090	1	11,01%
Davidson et al. (1951)	12036	—	10,6—13,8%
Darup (1951)	2667	—	0,9%
Insgesamt	28169	1	

4. Aureomycin

Von den anderen Antibiotica liegen nur über das Aureomycin ophthalmologische Untersuchungen vor. Die ersten Berichte stammen von Braley und Sanders, die das Antibioticum in Form einer 0,5%igen Lösung des Boratsalzes lokal verwandten. Die Erfolge waren gut. Neben den meisten bakteriellen Infektionen sprachen auch solche an, die durch virusähnliche Erreger verursacht waren. Rais wandte Aureomycin bei einer schweren Conjunctivitis-Epidemie in Tunis erfolgreich an. Er empfiehlt dieses Mittel auch bei Trachom, Koch-Weeks-Conjunctivitis und gonorrhoischer Blennorrhoe.

Nach Auffassung von Sztrilich und Ching ist das Medikament selbst nicht in der Lage, ein Trachom unmittelbar zu sanieren, es tötet aber die Begleitflora der Infektion innerhalb kürzester Zeit ab und hat auch einen destruktiven Effekt auf das Trachom-Virus selbst.

Weitere einschlägige Untersuchungen mit guten Resultaten wurden von Naccache, Diab, Zeller und von Ormsby u. Mitarb. veröffentlicht.

1950 führten erstmals Clark und Culler bei 1000 Kindern die Blennorrhoe-Prophylaxe mit 0,5%igem Aureomycin-Hydrochlorid durch. Zur Kontrolle wurden gleichzeitig 442 Kinder mit 1%igem Silbernitrat behandelt. Bei 26% der mit Argentum nitricum behandelten Kinder trat eine Reizconjunctivitis von verschiedener Stärke auf. In der Hälfte der Fälle wurde ein Bakterienwachstum nachgewiesen, wobei es sich in 75% um Staphylokokken handelte. Unter den 1000 mit Aureomycin behandelten Kindern wiesen nur 23 (= 2,3%) eine eitrige Sekretion auf. Auf 61% der angelegten Kulturen wuchsen Bakterien, wobei es sich gleichfalls in der Mehrzahl der Fälle um Staphylokokken handelte.

Ein Jahr später berichteten die gleichen Autoren über weitere 1957 Fälle, in denen die Aureomycin-Prophylaxe zur Anwendung kam. Hier zeigten 1,2% der Kinder eine Blennorrhoe. Ein Fall einer gonorrhoischen Blennorrhoe wurde außerdem verzeichnet.

Clark und Culler empfehlen die Aureomycinprophylaxe nur in Kliniken, wo eine gründliche bakteriologische Überwachung möglich ist.

Was die teilweise sehr günstigen Resultate einzelner Untersucher mit den (verschiedenen) Mitteln angeht, so ist hier zu bedenken, daß im allgemeinen neuere

Erprobungen und Versuchsreihen immer mit besonderer Sorgfalt durchgeführt werden, so daß die erwähnten Versager-Ursachen z. T. ausgeschaltet sind. Außerdem bedingen die beschriebenen Unstimmigkeiten bezüglich der Diagnose „Blennorrhoe", die in das subjektive Ermessen des Untersuchers gestellt ist, Schwierigkeiten bei der Beurteilung dieser Resultate. Was die Statistiken außerdem fast ausnahmslos vermissen lassen, ist die Bezugnahme auf die tatsächliche Zahl an sub partu bestehenden Gonorrhoen der Mütter, die wohl auch sehr oft nicht genau zu ermitteln war. Ganz klar ist, daß die ausgezeichneten Resultate in Ländern, wo dank der guten öffentlichen Hygiene die Gonorrhoe zu den seltenen Erkrankungen zählt, auch die Zahl der gonorrhoischen Blenorrhoen minimal ist, was nicht als Kriterium für die Qualität der Prophylaxe gewertet werden kann.

V. Die Notwendigkeit der Prophylaxe überhaupt

Eine Frage, die in den letzten Jahren vielfach gestellt wurde, ist die: Muß heute überhaupt noch eine generelle Blennorrhoe-Prophylaxe ausgeführt werden?

Die Gegner der Prophylaxe führen die Tatsache an, daß es z. B. im Jahre 1950 nur 0,004% Augeninfektionen bei Neugeborenen gab, im Gegensatz zu den 10% im Jahre 1880, als Credé die Silbernitratprophylaxe einführte. Bei dieser kleinen Zahl würde es genügen, bei Erkrankungsbeginn sofort eine wirksame Therapie einzuleiten. Es habe daher keinen Sinn, nach Gesetz und Brauch eine nunmehr anachronistisch gewordene, prophylaktische Methode, die selbst nicht frei von schädlichen Wirkungen ist, weiter anzuwenden. Dieser Vorschlag müßte aber zur Voraussetzung haben, daß praktisch sämtliche Neugeborenen während der Inkubationszeit unter ärztlicher Kontrolle stehen. Da aber heute noch eine große Zahl von Hausgeburten (∼48%) in der Bundesrepublik stattfinden, andererseits aber auch die räumlichen Verhältnisse oft nur einen kurzen Aufenthalt der Neugeborenen in der Klinik zulassen, ist diese Kontrollmöglichkeit nicht in allen Fällen gewährleistet. Vor allem besteht dadurch die Gefahr, daß ein infiziertes Kind unter Umständen erst zu einem sehr späten Zeitpunkt in ophthalmologische Behandlung kommt, wenn der rasche Ablauf des gonorrhoischen Zerstörungsprozesses schon fortgeschritten ist.

Wir finden im Schrifttum mehrere Berichte über klinische Versuche, ohne eine Prophylaxe auszukommen.

Cretius berichtet über den schon 1953/54 an der Universitäts-Frauenklinik in Mainz unternommenen Versuch, ohne Prophylaxe auszukommen. Für den Zeitraum eines halben Jahres wurden dort jegliche prophylaktische Maßnahmen unterlassen. Bei 417 in diesem Zeitraum geborenen Kindern wurden über mehrere Tage hinweg bakteriologische Untersuchungen der Bindehautsäcke vorgenommen. Im Laufe der 1. Lebenswoche konnte auf diese Weise bei fünf Neugeborenen eine gonorrhoische Blennorrhoe mit Sicherheit diagnostiziert werden. In diesem Bericht fehlen leider Angaben über unspezifische Augenerkrankungen, die zusätzlich in dieser Zeit auftraten.

Zimmer und Kremser haben die Erfahrungen veröffentlicht, die an der Universitäts-Frauenklinik Frankfurt a. M. direkt im Anschluß an das Mainzer Experiment in gleicher Weise während eines halben Jahres gesammelt wurden. Die Autoren nahmen bei den Müttern vor der Geburt einen Vaginalabstrich und bei den Kindern am 3. und 4. Tage post partum einen Abstrich aus dem Conjunctivalsack vor. Diese wurden mikroskopisch und zum Teil auch mit dem Kulturverfahren untersucht. Es wurden insgesamt 665 Mütter und Kinder untersucht. Bei diesen Versuchen fand sich kein Fall einer gonorrhoischen Infektion.

Im Verlaufe des Experimentes traten aber in hohem Maße unspezifische Erkrankungen der Bindehäute bei den Kindern auf. Bei 176 Kindern kam es zu eitrigen und langwierigen, therapieresistenten Entzündungen. Mikroskopisch wurden hierbei vorwiegend Kokken gefunden. In 120 Fällen traten weniger starke Reizerscheinungen auf, deren klinisches Bild dem sog. „Argentumkatarrh" entsprach. In den Abstrichen fanden sich nur Leukocyten und wenig Bakterien. Es entstanden somit ohne Prophylaxe bei 44,5% der Kinder Augenerkrankungen, von denen über die Hälfte als schwer zu bezeichnen sind. An der gleichen Klinik sind nach Angaben der Autoren bei Verwendung der üblichen Credéschen Augenprophylaxe nur in 20% conjunctivale Reizerscheinungen einschließlich der leichtesten, gesehen worden.

Allen und Barrere berichten über einen Versuch, bei welchem sie jegliche prophylaktische Maßnahme am kindlichen Auge unterließen, dagegen aber den Müttern vor der Geburt (bei längerem Geburtsverlauf sogar mehrfach) 600000 IE Depot-Penicillin intramuskulär gaben. Hierbei traten fünf unspezifische Blennorrhoen und acht Bindehautkatarrhe mit bakterienhaltigem Sekret unter 100 Kindern auf.

Ähnliche Versuche sind von Taylor und Calman unternommen worden. Die Resultate waren nach ihren Angaben so gut, daß sie glauben, die Prophylaxe als überflüssig erklären zu können.

Auch nach der Meinung von Toth erscheint die Credésche Augenprophylaxe nicht mehr nötig. Der Verfasser vertritt die Auffassung, daß eine bakteriologische Untersuchung der Geburtswege vor dem Partus und eine bakteriologische Kontrolle des kindlichen Auges post partum ausreichend wären. Hierbei wird übersehen, daß dies in der Hausgeburtshilfe illusorisch sein dürfte.

Auffallend ist, daß bei all diesen Untersuchungen ein Umstand keine Beachtung findet, der aber doch von Bedeutung zu sein scheint: Es können unter Umständen pathogene Keime im Auge des Kindes, die selbst nicht unbedingt eine Blennorrhoe auslösen müssen, beim Stillen zu einer Infektion der mütterlichen Brust führen und eine Mastitis auslösen. Es kommt somit der Blennorrhoe-Prophylaxe gewissermaßen auch zusätzlich die Bedeutung einer indirekten Mastitisprophylaxe zu.

Wenn wir die derzeitigen, im Schrifttum festgelegten Erfahrungen zusammenfassend beurteilen und hierbei vor allem auch in Betracht ziehen, daß in der Bundesrepublik eine sehr große Zahl von Geburten außerhalb der Klinik stattfindet, so kommen wir wie auch Schultze und Hartmann und Guldin zu der Auffassung, daß einer generellen Beibehaltung der Augenprophylaxe zugestimmt werden muß.

VI. Verbesserungsmöglichkeiten der Prophylaxe

In den letzten Jahren wurde auf Grund zunächst günstig erscheinender Untersuchungsergebnisse von verschiedener Seite der Vorschlag gemacht, die bisherige Credésche Prophylaxe mit Silbernitratlösung durch eine Antibiotica-Prophylaxe zu ersetzen und eine entsprechende Abänderung des geltenden Gesetzes zu veranlassen. 1953 wurde die Universitäts-Frauenklinik Erlangen vom Bayerischen Staatsministerium des Inneren aufgefordert, entsprechende Versuche durchzuführen, um die bisher in nur relativ geringem Ausmaß vorliegenden Erfahrungen auf diesem Gebiet auf eine breitere Basis zu stellen. Die von dieser Seite gewonnenen Ergebnisse (Thomas und Legler) sollten die Einführung einer generellen Penicillin-Prophylaxe befürworten. Ähnliche Vorschläge wurden auch von Breuning und von Wolfram gemacht.

Dieser Empfehlung wurde aus verschiedenen Gründen widersprochen (Siebeck und Walch, Walch, Guldin). Eine sehr ausführliche Darstellung dieses ganzen Fragenkomplexes findet sich bei Guldin.

Die grundsätzlichen Einwände, die gegen eine Antibiotica-Prophylaxe gemacht werden, sind die, daß die Augenprophylaxe eine reine Desinfektionsmaßnahme darstellt und die Antibiotica, die hochwertige Therapeutica sind, keinesfalls als Desinfektionsmittel angewandt werden sollten.

Vielfach wird übersehen, daß es sich bei der Blennorrhoe-Prophylaxe nicht nur um eine Vorbeugungsmaßnahme gegen eine gonorrhoische Infektion handelt, sondern daß jede Form der bakteriellen Augeninfektion verhütet werden soll.

Wie unter anderem durch die Untersuchungen von Franklin und von Ormsby ermittelt, sind die weitaus häufigsten Blennorrhoe-Erreger Staphylokokken, und im Schrifttum ist die Resistenz dieser Erreger bis zu 90% veranschlagt. Die Wirksamkeit des Penicillins als Prophylakticum gegen alle Blennorrhoeformen ist der des $AgNO_3$ also in keiner Weise überlegen.

Bei der Beurteilung des Penicillins als generelles Blennorrhoe-Prophylakticum sind aber nun nicht nur die klinischen, auf die Blennorrhoe selbst bezogenen Erwägungen ausschlaggebend, sondern es sind darüber hinaus zwei wesentliche allgemeine Faktoren zu berücksichtigen:

a) Die Vermehrung der penicillinresistenten Bakterienstämme und

b) die Sensibilisierung gegen das Mittel.

Innerhalb des relativ kurzen Zeitraumes der praktischen Antibiotica-Medikation, den wir überblicken, hat sich die Zahl der resistenten Bakterienstämme rapide vermehrt. Es liegt außerhalb des Rahmens dieser Abhandlung, auf die teilweise noch nicht eindeutig beantwortete Frage nach den Ursachen der Resistenzentwicklung einzugehen. Es soll hier nur auf die Zusammenfassung der neueren Anschauung hierüber in der Arbeit von Bosse hingewiesen werden. Es steht jedenfalls fest, daß die Vermehrung der resistenten Bakterienstämme proportional der Antibiotica-Medikation fortschreitet.

Je mehr wir Antibiotica anwenden, desto mehr Möglichkeiten für eine Resistenzentwicklung schaffen wir auch. Ganz besonders ist es auch die Anwendung von nur geringen Dosen für kurze Zeit. Dieser ganze Fragenkomplex ist ja bereits in der Sulfonamid-Ära, wo die Verhältnisse nicht unähnlich lagen, mehrfach diskutiert worden und besteht heute in der Frage der antibioticaresistenten Bakterien in verstärktem Maße. Als Beispiel seien hier nur die Aufstellungen von Napp und Clauss, Hesse, Lemoine, Cairns und Summers, Voureka, Rountree und Thomson und von Martin und Whitehead erwähnt.

So wurde beispielsweise die Resistenz von Staphylokokken gegen Penicillin 1946 mit 14% veranschlagt; 1948 waren es bereits 59%. Napp und Clauss an der Hamburger Universitäts-Frauenklinik konnten bei Patientinnen, die früher schon einmal mit Penicillin behandelt waren, 75% resistente Erreger feststellen, wogegen bei Frauen, die keine Antibiotica-Behandlung erfahren hatten, nur in 15% resistente Keime gefunden wurden. Nach den Untersuchungen von Noack wurde 1958 auch die Mastitis in 95% der Fälle durch penicillinresistente Staphylokokken hervorgerufen. Dies ist später noch in anderem Zusammenhang zu diskutieren.

Ortels Untersuchungen sprechen in ähnlichem Sinne, weswegen von ihm auch auf die Bedeutung penicillinresistenter Staphylokokken für Kontakt- und Kreuzinfektionen in Krankenanstalten hingewiesen wird. Er konnte z. B. unter 45 Angehörigen des Pflegepersonals einer Klinik 16 Personen als Träger penicillinresistenter Staphylokokken ermitteln. Auch berichten Rountree und Thomson über vergleichende Untersuchungen an Krankenhauspersonal und Personen außerhalb der Klinik, wobei unter ersteren in 32% Keimträger resistenter Stämme gegenüber 4% im letzteren Falle festgestellt wurden. NAPP und CLAUSS testeten bei 38,5% der Ärzte und bei 75% der Stationsschwestern penicillinresistente Staphylokokken.

Besonders bedeutungsvoll im vorliegenden Zusammenhang sind die Mitteilungen von BARBER, HAYHOE und WHITEHEAD. Diese fanden in einer Entbindungsanstalt in den Nasen-Rachenabstrichen des Pflegepersonals in 70—80% der Fälle penicillinresistente Staphylokokkenstämme und ermittelten bei 14% der Neugeborenen Haut- und Augeninfektionen, die durch diese Stämme verursacht waren. Eine ähnliche Hausepidemie wird auch von COLBECK beschrieben.

Auch auf die Untersuchungen von ALTRICHNAM soll hier hingewiesen werden, der auf einer geburtshilflichen Station feststellen konnte, daß die bei Pflegepersonal, Ärzten und Müttern gefundenen, penicillinresistenten Staphylokokken mit den bei den Kindern vorwiegend im Nasen-Rachenraum nachgewiesenen Keimen identisch waren und in mehreren Fällen zur Auslösung von Conjunctivitiden geführt hatten.

Die erhobenen Befunde über die Resistenz beziehen sich vorwiegend auf Staphylokokken und sind nur in geringerem Ausmaß für andere Keimarten gültig. Es sind aber auch hauptsächlich, wie bereits erwähnt, gerade diese Keime die häufigsten Blennorrhoe-Erreger.

Wie auch auf den letzten größeren deutschen und ausländischen Kongressen immer wieder betont wurde, wird als Ursache für die Resistenzbildung der „Antibiotica-Mißbrauch", d. h. die kritiklose und unkontrollierte Verabreichung dieser Mittel, ganz besonders noch in minimalen Dosen (wie z. B. im Penicillin-Kaugummi, bei Tamponaden und bei Pudern) angeschuldigt. Faßt man die Kritiken an diesem Abusus zusammen, so läßt sich etwa folgende Formulierung aufstellen: Die Antibiotica sind hervorragende Therapeutica, die aber ausschließlich in die Hand des Arztes gehören und von diesem nur dann in ausreichender Dosis zu verabreichen sind, wenn ermittelt ist, daß zumindest in vitro eine Wirkung gegen die Erreger der Erkrankung besteht. Nur so können wir uns die hervorragende Wirksamkeit dieser Mittel gegen bestimmte Erkrankungen erhalten.

Auf die Blennorrhoe-Prophylaxe bezogen, verhält es sich nun folgendermaßen:

Nach Auffassung verschiedener Autoren gibt es bisher keine oder nur eine praktisch unbedeutende Zahl von penicillinresistenten Gonokokkenstämmen. Es würde hier zu weit führen, im einzelnen auf die diesbezüglichen Untersuchungen, die noch im Fluß sind (im englischen Schrifttum finden sich Angaben, daß bis zu 17% der Gonokokkenstämme nur in ganz geringem Maße gegen Penicillin empfindlich sind), einzugehen. Es sprechen aber die Untersuchungsergebnisse von STORCK, RINDERKNECHT und FLURY und gleichfalls die von SCHREUS und SCHÜMMER dafür, daß sich eine langsam aber stetig zunehmende Penicillinresistenz bei Gonokokken anbahnen *kann*, wenn auch diese vorerst noch keine wesentliche praktische Bedeutung offenbart.

Fest steht jedenfalls, daß wir auch heute noch mit dem Penicillin ein ausgezeichnetes Mittel zur *Behandlung* der Gonorrhoe haben und somit auch eine wirksame Handhabe zur Bekämpfung der Blennorrhoeform, die durch Gonokokken verursacht ist. Hierzu kommt noch der wesentliche Vorteil der Reizlosigkeit des Präparates und die Tatsache, daß wir selbst bei Anwendung einer abgestandenen oder in falscher Konzentration angesetzten Lösung keine Schädigung setzen können, sondern schlimmsten Falles nur einen Mißerfolg erleben, der durch eine anschließende korrekte Therapie wettgemacht werden kann.

Ein großer Teil der nicht gonorrhoischen Blennorrhoen wird aber durch Keime verursacht, von denen es bereits jetzt schon eine erhebliche Zahl resistenter

Formen gibt. So sind z. B. nach Franklin, Ormsby u. a. die Staphylokokken die weitaus häufigsten Blennorrhoe-Erreger. Ein sehr großer Teil dieser Erkrankungen bleibt also durch das Penicillin unbeeinflußt. In einer Publikation der jüngsten Zeit wird gesagt, daß man z. B. bei Zunahme der Resistenz gegen Penicillin einfach auf andere Antibiotica übergehen könnte. Offenbar wird aber bei diesem Vorschlag übersehen, daß wohl auch hier bald eine ähnliche Entwicklung zur Resistenzbildung statthaben könnte.

Der wesentlichste Punkt ist der, daß mit einer generellen Einführung einer Blennorrhoe-Prophylaxe mit Antibiotica, d. h. also mit der Verabreichung niedriger Dosen eines derartigen Mittels auf breitester Ebene überhaupt eine geradezu ideale Basis zur Entstehung resistenter Bakterienformen geschaffen würde. Es handelt sich hierbei nicht um die Blennorrhoe-Erreger selbst, sondern um pathogene Keime überhaupt, die anderweitig zu Erkrankungen auf unmittelbarem (z. B. beim Stillen) oder mittelbarem Wege führen können.

Bei der Durchführung der Penicillin-Prophylaxe ist stets mit der Möglichkeit einer Sensibilisierung zu rechnen, die bei einer erneuten Medikation schwere allergische Erscheinungen auszulösen vermag.

In der mittlerweile sehr umfangreichen Literatur über Überempfindlichkeitsreaktionen auf Penicillin sind mehrere Fälle berichtet, in denen nach früherer Penicillin-Behandlung einer Augeninfektion eine wiederholte Anwendung des Mittels zu allergischen Reaktionen führte.

Egan sah bei einem Patienten, der wegen einer ernsten Blepharoconjunctivitis mit Penicillin behandelt worden war, nach 24 Std die typischen Erscheinungen einer Penicillin-Überempfindlichkeit am erkrankten linken Auge. Der Patient war sicher, noch nie mit Penicillin in irgendeiner Form in Berührung gekommen zu sein. 2 Monate später nach diesem Ereignis erkrankte der Patient an einer heftigen Erkrankung der Atmungsorgane; eine Injektion von 300000 IE Penicillin intramuskulär brachte innerhalb von 24 Std am linken Auge die gleichen Erscheinungen wie vor 2 Monaten, in einer etwas schwereren Form.

Wilson erlebte bei einem Patienten, der wegen einer Conjunctivitis mit Penicillin behandelt wurde, ein ähnliches Krankheitsbild. Auch hier veranlaßte eine allergische Reaktion der Binde- und Lidhaut eine sofortige Unterbrechung der Penicillinbehandlung. Ein Jahr später löste eine parenterale Penicillingabe, die wegen einer Infektion des Harnapparates indiziert war, die gleichen Erscheinungen wie im Vorjahr an dem damals erkrankten Auge aus. Neben der außergewöhnlich intensiven Reaktion am Auge trat auch als Allgemeinsymptom ein heftiger Juckreiz an beiden Beinen auf. Die allergischen Reaktionen bei einem zweiten, von Wilson beschriebenen Patienten verliefen fast genauso. Auch hier zeigte ein Patient nach parenteraler Penicillingabe eine Rötung und Anschwellung der Lider eines etwas früher mit Penicillin behandelten Auges. Als Allgemeinsymptom trat hier noch ein Ausschlag mit intensivem Juckreiz am ganzen Körper auf.

Dunphy und Lemoine berichten ähnliche Ergebnisse. Nach Cordes sollte Penicillin wegen dieser Gefahr der Sensibilisierung überhaupt nur bei strengster Indikation gegeben werden.

Auch die zusammenfassende Arbeit von Hansel spricht eindeutig im gleichen Sinne.

Wenn auch die Nebenerscheinungen bei Kindern verhältnismäßig selten aufzutreten pflegen, so sind in der Literatur doch etliche Fälle beschrieben.

Nach den Untersuchungen von Christie und Peterson setzt die Reaktion auf durch Antigene gesetzte Reize nicht unbedingt eine bestimmte Reifung des menschlichen Organismus voraus und es ist eine Antikörperbildung auch beim jungen Säugling möglich.

GOLTMAN konnte feststellen, daß eine Sensibilisierung bereits in utero möglich ist, wenn nämlich die Mutter während der Gravidität mit Penicillin behandelt wurde.

MARTIUS hat bei der Durchführung der Penicillin-Prophylaxe mit Ophtopen vereinzelte Fälle von Überempfindlichkeitsreaktionen beobachtet. Bei weiterer Behandlung der nach einmaliger Prophylaxe aufgetretenen entzündlichen Erscheinungen mit Ophtopen führte dies zu einer Verschlimmerung.

PROFITLICH gibt an, daß bei einem Neugeborenen, das mit Supracillin-Augentropfen behandelt wurde, am 2. Tag eine starke urticarielle Schwellung der Augenlider auftrat.

SCHULTZE und HARTMANN behandelten 1000 Kinder mit zwei Tropfen Ophtopen und sahen in einem Fall eine schwere allergische Dermatitis.

DAVIDSON, HILL und EASTMAN wandten vorbeugend eine intramuskuläre Injektion von 50000 IE Penicillin an. Es traten hierbei drei ungeklärte Todesfälle bei neugeborenen syphilitischen Kindern auf, und es wurden zwei Fälle von Penicillin-Dermatitis beobachtet.

ROTTER und WAGNER beschreiben einen Fall einer tödlichen Purpura cerebri bei penicillinbehandelter connataler Syphilis.

EGAN, WILSON, DUNPHY wie auch LEMOINE berichten über Fälle, bei welchen es entweder schon bei einer ersten Penicillinanwendung zu allergischen Reaktionen kam oder nach einer erstmalig komplikationslosen Applikation die Wiederverwendung eine allergische Reaktion der Bindehäute zur Folge hatte.

Zu erwähnen ist in diesem Zusammenhang, daß der amerikanische Pädiater GLASER als wichtigste Aufgabe des Kinderarztes die Allergie-Prophylaxe betrachtet und den Beginn einer solchen Fürsorge schon im Neugeborenenalter fordert.

Im gleichen Sinne gibt auch COLLINS zu bedenken, daß eine ausgedehnte Penicillin-Anwendung in der kinderärztlichen Praxis von heute zu einer großen Zahl allergischer Reaktionen bei den Erwachsenen von morgen zu führen vermag.

Im Rahmen der allgemeinen Bekämpfung bakterieller Infektionen würde also die Penicillin-Anwendung in Form einer generellen obligatorischen Blennorrhoe-Prophylaxe insofern ein Gefahrenmoment darstellen, als hierdurch die Züchtung und Ausbreitung resistenter Bakterienstämme weitgehend begünstigt würde und außerdem eine Sensibilisierung gegen spätere therapeutische Penicillingaben erfolgen kann.

Für die Brauchbarkeit des Achromycins für eine generelle Prophylaxe der Blennorrhoea neonatorum muß im Prinzip das gleiche gelten, was über das Penicillin für diesen Verwendungszweck gesagt wurde.

Nach dem derzeitigen Stand der Dinge kommen also die Antibiotica für die Prophylaxe der Blennorrhoea neonatorum auf gesetzlicher Basis nicht in Betracht.

Die gewisse Unzulänglichkeit der Credéschen Silbernitratprophylaxe und die Ablehnung der generellen Anwendung der Antibiotica für diesen Zweck geben Anlaß zur weiteren Suche nach besseren Prophylaxemitteln, die hinsichtlich ihres Wirkungsgrades dem Argentum nitricum gleich, aber frei von unerwünschten Nebenwirkungen sind und zudem noch größere Sicherheit bei der routinemäßigen Anwendung bieten.

Ein Prophylakticum gegen die Blennorrhoea neonatorum soll nach RINTELEN folgenden Anforderungen genügen:

1. Gute Wirkung auf die in Frage kommenden Erreger,
2. keine Resistenzzüchtung,
3. keine Reizwirkung und
4. keine nachteiligen Nebeneffekte.

Diese Anforderungen können nur durch ein entsprechendes Desinfektionsmittel erfüllt werden, das nach GADDUM folgende Eigenschaften aufweisen soll:

1. Hohe Wirksamkeit gegen alle Mikroorganismen, die auch durch Verdünnung nicht zu rasch abnehmen darf,
2. rasche Wirksamkeit,
3. geringe Giftigkeit für menschliche Gewebe,
4. Wirksamkeit in Gegenwart organischer Substanzen,
5. Eindringungsvermögen in feinste Gewebsspalten,
6. gute Löslichkeit in Körpersäften und
7. lange Haltbarkeit.

Im Rahmen des hier besprochenen Verwendungszweckes ist zusätzlich noch die Anforderung zu stellen, daß keine Resistenzzüchtung und keine Sensibilisierung möglich ist.

Nach diesen Gesichtspunkten wurden aus der Vielzahl der Desinfektionsmittel verschiedene ausgewählt, über die bereits aus der Ophthalmologie günstige Ergebnisse bekannt waren, oder die auf Grund klinischer Erfahrungen den Vorteil der guten Baktericidie mit dem der Gewebsschonung zu verbinden schienen. Entsprechende Versuche wurden mit quartären Ammoniumverbindungen von RINTELEN und HOTZ und von SIEBECK und WALCH vorgenommen.

Die bisherigen Resultate sind günstig, lassen aber auf Grund der bisher noch relativ kleinen Zahl keine endgültigen Schlüsse zu. Sie geben aber Anlaß, die Forschung in dieser Richtung weiterzutreiben, um zu klären, ob Desinfektionsmittel aus der Reihe der quartären Ammoniumverbindungen als Ersatz der Silbernitratlösung tatsächlich geeignet sind, oder ob andere neu entwickelte Mittel diesem Zweck besser gerecht zu werden vermögen.

VII. Zusammenfassung

Zusammengefaßt erlauben die derzeitigen Untersuchungsergebnisse über den Fragenkomplex der Blennorrhoe-Prophylaxe folgende Schlußfolgerungen:

1. Die Notwendigkeit einer prophylaktischen Maßnahme zur Verhütung schwerer infektiöser Erkrankungen des Auges beim Neugeborenen wird auch für die Zukunft uneingeschränkt bejaht. Die Technik der *lokalen* Desinfektion des Bindehautsackes, wie sie CREDÉ eingeführt hat, soll beibehalten werden.

2. Die derzeitige Form der Augenprophylaxe mit 1%iger Silbernitratlösung weist fraglos gewisse Nachteile auf und eine weitere Verbesserung der Prophylaxe ist anzustreben.

3. Der Ersatz des Argentum nitricum durch Antibiotica ist abzulehnen, da hierbei nur geringe Vorteile erheblichen Nachteilen gegenüberstehen; abgesehen davon, daß die Anwendung von Antibiotica als Desinfektionsmittel überhaupt unzweckmäßig erscheint.

4. Die Untersuchungen mit neueren Pharmaka zur Augenprophylaxe sind noch nicht soweit gediehen, daß diese Mittel für eine generelle Prophylaxe auf gesetzlicher Basis empfohlen werden können. Eine Intensivierung der Forschung in dieser Richtung ist wünschenswert.

5. Die kritische Auswertung des vorliegenden Schrifttums spricht dafür, daß die derzeitige, gesetzlich festgelegte Form der Augenprophylaxe beim Neugeborenen beibehalten werden muß, bis es gelingt, ein wirksames und gefahrloses Ersatzmittel für das Argentum nitricum zu finden, das sich im Rahmen größerer Untersuchungsreihen als sicher erwiesen haben muß.

Literatur

A. Gonorrhoe der Frau

ANDREWS: Bacteriological studies in salpingitis with special reference to gonococcal viability. Zit. nach J. M. HUNDLEY, K. W. DIEHL u. J. W. BAGGOTT: Amer. J. Obstet. Gynec. **60**, 977 (1950). — ASCH, R.: Zur Behandlung der Gonorrhoe. Verh. dtsch. Ges. Gynäk. **5**, 443 (1893). — Diagnostische und therapeutische Ratschläge für den gynäkologischen Praktiker. Beih. zur Med. Klinik **10** (6) (1914). — Über die durch Gonokokkeninvasion hervorgerufenen Erkrankungen der weiblichen Geschlechtsorgane und deren Behandlung. Wien. med. Bl. **15**, 181 (1891), — Die Behandlung der Gonokokkeninfektion des Weibes. Berlin: S. Karger 1917.

BANG, J.: Thalliumacetat im Nährboden zusätzlich gebraucht zur bakteriologischen Diagnose der Gonorrhoe. Acta dermat.-venereol. (Stockh.) **32**, Suppl. 29, 34—42 (1952). — *Bergey's Manual* of Determinative Bacteriology, herausg. von R. S. BREED, E. G. D. MURRAY u. N. R. SMITH, 7. Aufl. Baltimore: Williams & Wilkins Company 1957. — BERLINGHOFF, W.: Die Behandlung der Hautkrankheiten mit inneren Mitteln. Z. ärztl. Fortbild. **51**, 245—249 (1957). — BIRÒ, S.: Über eine neue Untersuchungsmethode der cervicalen Gonorrhoe. Börgyögy. vener. Szle 8, 78—89 (1954). — BORD, G. G. DE: Organisms invalidating the diagnosis of gonorrhoea by the smear method. J. Bact. **38**, 119 (1939). — Descriptions of mimeae trib. nov. with three genera and three species and two new species of Neisseria from conjunctivitis and vaginitis. Iowa St. Coll. J. Sci. **16**, 471 (1942). — Studies on the tribes Mimeae, Neisseriae and Streptococcaceae which confuse diagnosis of gonorrhoea by smears. J. Lab. clin. Med. **28**, 710 (1943). — BRISOU, J., J. MORICHAU-BEAUCHANT et J. GIMENEZ: Mimeae et formes courtes des bactéries. Ann. Inst. Pasteur **84**, 814 (1953). — BRUCK, C.: Die Gonorrhoe. Immunität bei Gonorrhoe. Serodiagnose der Gonorrhoe. Hautreaktionen bei Gonorrhoe. Allgemeinbehandlung bei Gonorrhoe. In JADASSOHNS Handbuch der Haut- und Geschlechtskrankheiten. Berlin: Springer 1934. — BUCURA, C.: Die gonorrhoische Infektion der Genitalorgane. Handbuch der Gynäkologie von STOECKEL. München 1934. — BUCURA, K. J.: Die Gonorrhoe des Weibes. Wien. klin. Wschr. **1920**. — Die gonorrhoische Infektion der Genitalorgane. München: J. F. Bergmann 1934. — Die weibliche Gonorrhoe. (Eine Zusammenfassung.) Ber. ges. Gynäk. Geburtsh. **22** (10) (1932). — BUMM, E.: Die gonorrhoischen Erkrankungen der weiblichen Geschlechtsorgane. VEITS Handbuch der Gynäkologie, 2. Aufl., Bd. II, S. 1. Wiesbaden: J. F. Baumann 1907. — Der Mikro-Organismus der gonorrhoischen Schleimhaut-Erkrankungen. Gonococcus-Neisser, 2. Aufl. Wiesbaden 1887. — BURCKHARDT, W., u. A. DIRR: Die Veränderung des klinischen Bildes der Gonorrhoe. Dermatologica (Basel) **111** (4), 233 (1955).

CRADOCK-WATSON, J. E., R. A. SHOOTER and C. S. NICOL: Sensitivity of strains of gonococci to penicillin, sulphathiazole and streptomycin. Brit. med. J. **1958**, No 5079, 1091. — CROSSEN, R. J.: Wide conization of cervix. Amer. J. Obstet. **57** (1), 187 (1949). — CURTIS, A.: A textbook of gynecology. Philadelphia and London: W. B. Saunders Company 1947. — CURTIS, F. R., and A. E. WILKINSON: A comparison of the in vitro sensitivity of gonococci to penicillin with the results of treatment. Brit. J. vener. Dis. **34**, 70 (1958).

DAMMREUTHER: Gonorrhoe der weiblichen Geschlechtsorgane. Zit. nach H. RUNGE, Biologie und Pathologie des Weibes von L. SEITZ. 1952. — DEACON, W. E., W. L. PEACOCK jr., E. M. FREEMANN, A. HARRIS and W. L. BUNCH jr.: Fluorescent antibody tests for detection of the gonococcus in women. Publ. Hlth. Rep. (Wash.) **75**, 125 (1960). — DÖDERLEIN, A.: Die gonorrhoischen Erkrankungen der Geschlechtsorgane. Die Krankheiten der Tuben. In KÜSTNERS Lehrbuch der Gynäkologie, 3. Aufl. Jena 1908. — Gonorrhoische Erkrankungen der Adnexe. In DÖDERLEIN-KROENIG, Operative Gynäkologie, 4. Aufl., S. 356. — DUREL, P.: Die Gonokokkenerkrankung besteht weiter. Die Notwendigkeit den Reinfektionen vorzubeugen. Presse méd. **1957**, 829—831.

EHRLICH, S.: Urol. cutan. Rev. **28**, 648 (1924). — *Expert Committee on Venereal Infections and Treponematosis.* Wld Hlth Org. techn. Rep. Ser. No **190**, 26 (1960).

FINKBEINER, H.: Die Behandlung der gonorrhoischen Endometritis und aszendierenden Adnexerkrankung mit Penicillin. Zbl. Gynäk. **1950**, 1402—1406. — FIUMARA, N.: New Engl. J. Med. **260**, 863 (1959). Ber. 69, 299. — FRANZ, R.: Gonorrhoe der Frau. In JADASSOHNS Handbuch der Haut- und Geschlechtskrankheiten. Berlin: Springer 1934.

GAUSS, C. J.: Altes und Neues über die Behandlung der weiblichen Gonorrhoe. Zbl. Gynäk. 8 (1939). — Wandlungen in der Erkennung und Behandlung der weiblichen Gonorrhoe. Wien. klin. Wschr. **45** (1938). — GERTLER, C.: Beobachtungen bei ambulanter Gonorrhoe-Behandlung hinsichtlich Doppelinfektion. Derm. Wschr. **134**, 798—800 (1956). — GLINGAR, A.: Zur Diagnose der weiblichen Gonorrhoe. Med. Klin. **20** (35), 1208 (1924). — GOLDSTEIN, L. Z.: Gonorrhoe bei weiblichen Geschlechtspartnern. Obstet. Gynec. **6** (II), 193 (1955) Ber. 57, 274. — GRANITS-THURNER, J.: Über die derzeitige Penicillinempfindlichkeit der N. gonorrhoeae. Hautarzt **9**, 414 (1958). — GREITHER, A.: Früherkennung und Verhütung der

Geschlechtskrankheiten. In FIEBIG, Vorbeugende Gesundheitspflege in der täglichen Praxis, S. 347—350, 1960. — GRIMM, W., L. BIRCH-HIRSCHFELD u. G. HANNEMANN: Kasuistischer Beitrag zur Frage der Penicillinresistenz der N. gonorrhoeae. Hautarzt 11, 37 (1960).

HAGEN, W., u. F. BERNHARDT: Gesetz zur Bekämpfung der Geschlechtskrankheiten vom 23. 7. 1953. Kommentar. Berlin u. Frankfurt: Franz Vahlent 1954. — HEIMRATH, TH.: Die Gonorrhoe als ätiologischer Faktor der chronischen Adnexitiden. Pol. Tyg. lek. 1958, 1159. Ber. 68, 19. — HENRIKSEN, S. D.: Moraxella: Classification and taxonomy. J. gen. Microbiol. 6, 318 (1952). — HOFFMANN, E.: Über die Wandlung der Gonorrhoe unter dem Einfluß der Sulfonamid- und Penicillinbehandlung. Derm. Wschr. 127, 15, 342 (1953). — HOPF, G., J. HARTUNG, A. WIEDMANN, J. FELKE u. BOHNSTEDT: Zur Frage der Nachuntersuchung von Gonorrhoe-Patienten. Z. Haut- u. Geschl.-Kr. 17, 244—248 (1954). — HUNDLEY, J. M., J. W. DIEHL and J. W. BAGGOTT: Bacteriological studies in salpingitis with special reference to gonococcal viability. Amer. J. Obstet. Gynec. 60, 977 (1950). — HYAMS, M.: Chronic cervicitis. In Progress in gynecology. New York: Meigs and Sturges 1946. — HYDE: Bacteriological studies in salpingitis with special reference to gonococcal viability. Zit. nach J. M. HUNDLEY.

JACOBSON, PH.: Marsupialisation of vulvo-vaginal (Bartholin) cysts. Amer. J. Obstet. Gynec. 79 (1), 73—78 (1960). — JADASSOHN, J.: Handbuch der Haut- u. Geschlechtskrankheiten, Bd. 20 u. 21. Berlin: Springer 1934. — JANDA, J.: Die poliklinischen Methoden in der Bekämpfung der Gonorrhoe. Čs. Gynek. 19, 377—380 (1954). — JEDLOVSZKY, P., J. ANYGAL u. D. ARANYI: Bewertung der verschiedenen Provokationsverfahren bei der Diagnose der weiblichen Gonorrhoe. Orv. Hetil. 1957, 1297. Ref. in Ber. ges. Gynäk. Geburtsh. 65, 295 (1958).

KEIGHLEY, E.: Veneral disease among women prisoners. Lancet 1960, 253—254. — KIMMIG, J.: Neuzeitliche Behandlung mit Antibiotica und Sulfonamiden. Geburtsh. u. Frauenheilk. 13, 673 (1953). — KYLIN, O., u. B. LÖW: Bakterienflora und Resistenzverhältnisse bei positiven Gonokokkenzüchtungen. Svenska Läk.-Tidn. 1954, 1470—1475.

LANGER, J.: Übersicht über die modernen diagnostischen Methoden bei der Gonorrhoe. Čs. Gynek. 19, 381 (1954). Ber. 57, 35. — LEHMANN, H.: Neue Gonorrhoeprobleme. Münch. med. Wschr. 26, 1303—1308 (1961). — LODIN, A.: Hat sich die Inkubationszeit der Gonorrhoe geändert? Acta der.-venereol. (Stockh.) 35 (6), 457 (1955).

MAGYAR, D.: Erfahrungen bei der Erfassung der chronischen weiblichen Gonorrhoe in der Praxis. Börgyögy. vener. Szle 9, 1 (1955). Ber. 56, 26. — MARCHIONINI, A., u. H. RÖCKL: Ätiologie, Diagnose, Therapie der gonorrhoischen und nichtgonorrhoischen Urethritiden. Münch. med. Wschr. 99, 173 (1957). — MARCUSE, K., u. H. HUSSELS: Untersuchungen zur Penicillintherapie der Gonorrhoe. Dtsch. med. J. 1955, 163—165. — MARQUIEWICZ, G.: Analyse der Gründe für das erhöhte Auftreten der Gonorrhoe. Przegl. derm. 2, 419—430 (1952). — MARTIUS, G.: Gonoblennorrhoeprophylaxe mit Penicillinöl. Klin. Mbl. Augenheilk. 119 (6), 611 (1951). — MARTIUS, H.: Lehrbuch der Gynäkologie, 6. Aufl. Stuttgart: Georg Thieme 1960. — MEIGS, J. V.: Progress in gynecology. New York 1946. — MENGE, K.: Die Gonorrhoe des Weibes. In Handbuch der Geschlechtskrankheiten. Wien: A. Hölder 1910. — MEYER-ROHN, J., u. H. LEHMANN: Penicillinresistente Gonokokken durch Penicillinasebildner. Derm. Wschr. 142, 1084—1088 (1960). — MÜLHENS: Über die Gonokokkenkultur und ihre Bedeutung für die Klinik der Go. Med. Klin. 9, 298 (1948). — MZYK, W.: Betrachtungen zum Problem der aszendierenden weiblichen Gonorrhoe. Inaug.-Diss. München 1950.

NEISSER, A.: Über eine der Gonorrhoe eigentliche Micrococcus-Form. Zbl. med. Wiss. 28, 497 (1879). — NICOL, C. S.: Neue Gonorrhoeprobleme. Zit. nach H. LEHMANN. Münch. med. Wschr. 26, 1303—1308 (1961). — NOEGGERATH, E.: Die latente Gonorrhoe im weiblichen Geschlecht. New York 1872.

OLIN, T. E.: The incidence of gonorrhoeal complications. Ann. Chir. Gynaec. Fenn. 43, 297 (1954). Ber. 55, 155.

PETER, R.: Richtlinien für den Kampf gegen die Gonorrhoe in den verschiedenen Lebensaltern der Frau. Čs. Gynek. 19, 370 (1954). Ber. 56, 269.

RÖCKL, H.: Nimmt die Penicillin-Empfindlichkeit der Gonokokken ab? Münch. med. Wschr. 101, 708 (1959). — RUCH, R. M., and E. M. CLAYTON jr.: Bartholin cystectomy, paraffin-technic. Amer. J. Obstet. Gynec. 75 (4), 1055—1058 (1958). — RUNGE, H.: Ophthalmoblennorrhoe. In SEITZ-AMREICH, Biologie und Pathologie des Weibes, Bd. 5, S. 472. 1952. — Gonorrhoe der weiblichen Geschlechtsorgane. In SEITZ-AMREICH, Biologie und Pathológie des Weibes, Bd. 5, S. 413. 1952.

SCHÖNFELD, W.: Von der Pathologie, dem Sitz und der Behandlung des Trippers beim Weibe bis Emil Noeggerath. Med. Welt) 1842, 683—686. — Lehrbuch der Haut- und Geschlechtskrankheiten, 8. Aufl. Stuttgart: Georg Thieme 1959. — SCHRÖDER, R.: Lehrbuch der Gynäkologie. Berlin 1948. — SHAMINA, M. S.: Die Entdeckung der Gonorrhoe in Frauenberatungsstellen. Akush. i. Ginek. 33, 78 (1957). Ber. 62, 302. — SOMMER, K. H.: Die Gonorrhoe der Frau, 2. Aufl. Stuttgart: Georg Thieme 1949. — Die Gonorrhoe der Frau. Wiss. Z. Karl-Marx-Univ. Leipzig, math.-nat. Reihe 3, Festschrift Schröder, 33—38 (1954). — STOECKEL, W.: Lehrbuch der Gynäkologie, 13. Aufl. Leipzig: S. Hirzel 1955. — STOYANOV, ST.: Die Bedeutung der chronischen Gonorrhoe der Frau für die Bekämpfung dieser Krankheit. Izv. Inst. klin. obsc. Med. (Sofiya) 3, 285 (1959). Ber. 70, 315. — SVIHUS, R. H., E. M. LUCERO, R. J. MIKOLAJZYK and E. E. CARTER: Gonorrhoea-like syndrome caused by penicillin-resistant mimeae. J. Amer. med.Ass. **177**, 121 (1961).

TE LINDE, R. W.: Operative gynecology, 1sted.: J. B. Lippincott Company 1946. — THAYER, J. D., F. W. FIELD, H. J. MAGNUSON and W. GARSON: The sensitivity of gonococci to penicillin and its relationship to penicillin failures. Antibiot. and Chemother. **7**, 306 (1957). — THAYER, J. D., M. J. PERRY, H. J. MAGNUSON and W. GARSON: Antibiot. and Chemother. **7**, 311 (1957). — THIERS, H.: L'atteinte latente des sarcoiliaque au cors de l'infection gonococcique prolongée. Rev. Rhum. **15** (7), 219—220 (1948). — THOMSEN, K.: Über den Nachweis von Gonokokken im Wochenbett. Zbl. Gynäk. **11**, 682 (1950).

WAGNER, G. A.: Gonorrhoe des weiblichen Geschlechtsapparates. In HALBAN-SEITZ, Handbuch Biologie und Pathologie des Weibes, Bd. V/1, S. 391. 1926. — WELANDER, E.: Insonte oberflächliche Genitalgeschwüre bei Frauen. Arch. Derm. Syph. (Berl.) **68**, 403. — WERTHEIM, E.: Die ascendierende Gonorrhoe beim Weibe. Bakteriologische und klinische Studien zur Biologie des Gonokokkus Neisser. Arch. Gynäk. **42**, 1 (1892). — WILDE, H., u. C. HÜSGEN: Derm. Wschr. **139** (3), 59 (1959). — WILKINSON, J.: Das Auftreten von anderen Neisserien als Gonokokken im Genitaltrakt. Brit. J. vener. Dis. **28**, 24—27 (1952). — WILLCOX, R. R.: Oral penicillin for gonorrhoea: some experiences with phenoxy-methyl penicillin (penicillin V) in white and Negro patients. Brit. J. vener. Dis. **34**, 118 (1958). — WUNDERLICH, E., u. P. STOLL: Die Diagnose der Extrauteringravidität in der Praxis. Medizinische **31/32** (1954).

B. Die Prophylaxe der Blennorrhoea neonatorum

AETIUS: Tetrabiblos. Basiliae 1542, IV. sermo, L IX, P 180. — AHLFELD, F.: Die Verhütung der infektiösen Augenerkrankungen in der ersten Lebenswoche. Z. Geburtsh. Gynäk. **14**, 435 (1888). — ALLEN, J. H., and L. E. BARRERE: Prophylaxis of gonorrheal ophthalmia of the newborn. V. Comparison of effectiveness of penicillin and silver nitrate. J. Amer. med. Ass. **141**, 522—527 (1949).

BARBER, M., F. G. J. HAYHOE and I. E. M. WHITEHEAD: Penicillin — resistant staphylococcal infection in maternity hospital. Lancet **1949**, 1120—1125. — BARBER, M., B. D. WILSON, J. E. RIPPON and R. E. WILLIAMS: Spread of staphylococcus aureus in a maternity department in the absence of severe sepsis. J. Obstet. Gynaec. Brit. Emp. **60**, 476—482 (1953). — BICKEL, J. E.: Sodium sulfacetamide for the prophylaxis of gonorrheal ophthalmia neonatorum. Preliminary report. J. Pediat. **37** (6), 854—857 (1950). — BISCHOFF, C. W.: Zur Frage des Argentum-Katarrhs der Neugeborenen. Zbl. Gynäk. **27**, 293 (1903). — BOSSE, W.: Das Objektträger-Mikro-Kulturverfahren in der bakteriologischen Tuberculose-Diagnostik. Inaug.-Diss. Göttingen 1953. — BRAINERD, H. D.: The indications for antibiotic therapy in obstetrics and gynecology. West. J. Surg. **60**, 353—362 (1952). — BRALEY, A. E., and M. SANDERS: Aureomycin in ocular infections. Study of its spectrum. Amer. J. Ophthal. **32**, 119—126 (1949). — BREUNING, M.: Penicillin-Augenprophylaxe und Neugeborenenkonjunktivitis. Geburtsh. u. Frauenheilk. **17**, 454—462 (1957). — BRUENS, E.: Über den sichtbaren Einfluß hochprozentiger Sulfonamidinstillationen auf die Gewebe des Neugeborenen bei Gonoblennorrhoe. Klin. Mbl. Augenheilk. **112**, 251—255 (1947). — Zur Frage der Behandlung der Gonoblennorrhoe mit chemotherapeutischen und antibiotischen Mitteln. Klin. Mbl. Augenheilk. **112**, 327—332 (1947).

CAIRNS, H. J. F., and G. A. C. SUMMERS: Penicillin-resistant staphylococci; Incidence in relation to length of stay in Hospital. Lancet **1950**, 446. — CHING, R.: Aureomycin in treatment of trachoma. Arch. Ophthal. **45**, 657—665 (1951). — CHRIST, A.: Klinische Erfahrungen mit dem neuen Desinfektionsmittel Desogen. Schweiz. med. Wschr. **72**, 441—442 (1942). — CHRISTIE, A., and J. C. PETERSON: Immunization in young infant; response to combined vaccines. Amer. J. Dis. Child. **81**, 483—500, 501—517, 518—529 (1951). — CLARK, S. C., and A. M. CULLER: Aureomycin as prophylaxis against ophthalmia neonatorum. Amer. J. Ophthal. **34**, 840—847 (1951). — Aureomycin as prophylaxis against ophthalmia neonatorum; second series. Amer. J. Ophthal. **34**, 982—984 (1951). — COHN, H.: Zur Verhütung der Augeneiterung der Neugeborenen. Zbl. prakt. Augenheilk. April/Mai 1895. — COLBECK, J. C.: Extensive outbreak of staphylococcal infections in maternity units (use of bacteriophage typing in investigation and control). Canad. med. Ass. J. **61**, 567—568 (1949). — COLLINS-WILLIAMS, C., and J. VINCENT: Sensitivity reactions to penicillin in children. Ann. Allergy **11**, 4, 454—469 (1943). — CORDES, F. G.: Sensitivity from topical use of sulfonamides and penicillin: A warning. Amer. J. Ophthal. **30**, 6, 768—769 (1947). — CREDÉ, C. S. F.: Die Verhütung der Augenentzündung der Neugeborenen. Arch. Gynäk. **17**, 50 (1881). — Die Verhütung der Augenentzündung der Neugeborenen. Arch. Gynäk. **18**, 367 (1881). — Die Verhütung der Augenentzündung der Neugeborenen. Arch. Gynäk. **21**, 179 (1883). — Credé, C. S. F., and Hörder: Die Augeneiterung der Neugeborenen. Berlin 1913. — Cretius, K.: Ergänzende Bemerkung zu dem im Dezemberheft (1954) dieser Zeitschrift erschienenen Arbeiten über die Credésche Prophylaxe. Geburtsh. u. Frauenheilk. **15**, 626—627 (1955).

Darup, E.: Zur Penicillin-Prophylaxe der Blennorrhoea neonatorum. Med. Klin. **44**, 1156—1159 (1951). — Davidson, H. H., J. H. Hill and M. J. Eastman: Penicillin in the prophylaxis of ophthalmia neonatorum. J. Amer. med. Ass. **145**, 14, 1052—1055 (1951). — Diab, A. E., and C. N. Abu-Jauden: Aureomycin in Trachoma. Amer. J. Ophthal. 8, 1187—1190 (1952). — Dunphy, E. B.: Localized sensitivity to penicillin. Amer. J. Ophthal. **34** (6), 915—916 (1952).

Egan, J. A.: Localized sensitivity of eye to penicillin. Amer. J. Ophthal. **34** (2), 1, 289—290 (1951). — Eichholz, F.: Lehrbuch der Pharmakologie, 7. Aufl. Berlin-Göttingen-Heidelberg: Springer 1951.

Feinberg, S. M.: Drug allergy — some clinical and immunological aspects. Ann. Allergy **10**, 260—269 (1952). — Franklin, H. C.: Prophylaxis against ophthalmia neonatorum. Clinical comparison of penicillin and silver nitrate: A preliminary report. J. Amer. med. Ass. **134**, 1230—1235 (1947).

Gaddum: Pharmakologie. Darmstadt: Dr. Dietrich Steinkopff. — Glaser, J., and D. E. Johnstone: Prophylaxis of allergic desease in newborn. J. Amer. med. Ass. **153**, 620—622 (1953). — Goltman, J. S.: Mechanisms of penicillin reaction. Ann. Allergy **10**, 278—281 (1952). — Guldin, H.: Soll die Credésche Augenprophylaxe beibehalten oder abgeändert werden? Prüfungsarbeit für den ärztl. Staatsdienst 1955 beim Ministerium d. Inneren Rheinland-Pfalz in Mainz. — Gutzeit, R.: Über die Behandlung der Gonoblennorrhoe. Ärztl. Wschr. **1947**, 596.

Haase: Gemeinsame dtsch. Z. Geburtskunde **5**, 636 (1829). — Halbron, P., E. Lepage, C. Lecomte et H. Mawas: Substitution de la pénicilline au nitrate d'argent dans la méthode de Credé. Bull. Soc. Ophthal. Paris **2**, 185—190 (1947). — Hansel, F. K.: Allergic and other untoward reactions to antibiotics and drugs. Trans. Acad. Ophthal. Otolaryng. **58**, 73—88 (1954). — Haussmann, D.: Zur Entstehung und Verhütung der Ophthalmia neonatorum. Zbl. Gynäk. **5**, 76 (1881). — Zur prophylaktischen Behandlung der während der Geburt eintretenden Infektionen der Augen des Kindes. Dtsch. med. Wschr. **1879**, 35. — Hesse, Wg.: Die Bedeutung der Sensibilitätsteste für die gezielte antibiotische Therapie. Therapiewoche **3**, 494 (1952).

Köstlein, R.: Werth der Credéschen Methode zur Verhütung der Ophthalmoblennorrhoea neonatorum und ihre allgemeine Einführbarkeit. Arch. Gynäk. **50**, 257 (1896). — Kogan, Manulkin u. Giljyzuldinnva: Die prophylaktische Behandlung der Ophthalmoblennorrhoe der Neugeborenen mit Penicillin. Akush. i. Ginek. **2**, 18—21 (1953). Ref. Gyn. Nr 29979. — Krause, K.: Die Prophylaxe der Blennorrhoea neonatorum. Inaug.-Diss. Heidelberg 1953.

Lemoine, P.: Complications in the use of penicillin drops and aintment. Ann. Oculist. (Paris) **185**, 170—175 (1952). — Leopold, I. H., and W. O. La Motte jr.: Influence of penicillin on course of ocular lesions due to toxic agent. Amer. J. Ophthal. **30**, 41—48 (1947).

Magnus: Die Blindheit, ihre Entstehung und ihre Verhütung. Breslau 1883. — Martin, T. D. M., and J. E. M. Whitehead: Carriage of penicillin-resistant Staph.-pyogenes in healthy adults. Brit. med. **1949**, 175. — Martius, G.: Gonoblennorroeprophylaxe mit Penicillinoel. Klin. Mbl. Augenheilk. **119** (6), 611 (1951). — Erfahrungen mit einem haltbaren Penicillinpräparat bei der Prophylaxe der Gonoblennorrhoea neonatorum. Geburtsh. u. Frauenheilk. **12**, 1128 (1952). — McEvoy, I. P.: Ophthalmia neonatorum and gonococcal conjunctivitis. Eye, Ear, Nose Thr. Monthly **28**, 25—29 (1949).

Naccache, R.: Clinical trial of aureomycin in trachoma. Amer. J. Ophthal. **34** (11), 1591—1593 (1951). — Napp, J. H., u. J. Clauss: Resistenzwechsel von Keimen während der klinischen Behandlung mit antibakteriellen Mitteln. Medl Klin. **47** (21), 709—711 (1952). — Die Häufigkeit resistenter Keime gegen Antibiotika und Sulfonamide. Geburtsh. u. Frauenheilk. **11**, 799 (1950). — Nebel: Zur Prophylaxe der Ophthalmoblennorrhoea neonatorum. Z. Geburtsh. Gynäk. **14**, 185 (1888). — Neisser, A.: Über eine der Gonorrhoe eigentliche Micrococcus-Form. Zbl. med. Wiss. **28**, 497 (1879). — Noack, H.: Die Mastitis puerperalis in der Penicillinaera. Beobachtungen an 1100 Fällen aus der Stadt Leipzig. Geburtsh. u. Frauenheilk. **15**, 224—244 (1955).

Ohlshausen, R.: Zur Prophylaxe der Conjunctivalblennorrhoe Neugeborener. Zbl. Gynäk. **1881**, 33. — Ormsby, H. L., G. A. Thompson, G. G. Cousineau, L. A. Lloyd and J. Hassard: Topical therapy in inclusion conjunctivitis. Amer. J. Ophthal. **35** (12), 1811—1814 (1952). — Ortel, S.: Ergebnisse und Beobachtungen über die Penicillin-Empfindlichkeit von Krankheitserregern aus menschlichem Untersuchungsmaterial. Zbl. Bakt., Abt. **157**, 443 (1951).

PROFITLICH, H.: Über die Augen-Prophylaxe beim Neugeborenen mit einer Penicillin-Sulfonamid-Augensalbe. Ther. d. Gegenw. **90** (11), 423—425 (1951). — Über die Augenprophylaxe beim Neugeborenen mit Supracillinaugentropfen. Zbl. Gynäk. **74**, 712—715 (1952).

QUELLMALZ: Panegyris medica de laecitate infantum fluoris albi materni eiusque viridenti pedisseque. Lipsiae 1750.

RAIS, H. TUNIS.: Auréomycine et conjonctivite gonococcique aureomycin and gonococcal conjunctivitis. Rev. int. Trachome **28** (2), 165—170 (1952). — RINTELEN, F.: Ist die Go.-Prophylaxe nach Credé heute noch gerechtfertigt? Medizinische **1953**, **47**. — RINTELEN, F., u. G. HOTZ: Die Prophylaxe der Neugeborenenblennorrhoe. Desogen als neues Prophylaktikum. Schweiz. med. Wschr. **87**, 1198—1201 (1957). — RÖSSLIN, E.: Rosengarten. 1513. — ROTTER, WG., u. L. WAGNER: Über eine tödliche Purpura cerebri bei einem Fall penicillinbehandelter konnataler Syphilis. Münch. med. Wschr. **94**, 346 (1952). — ROUNTREE, P. M., and E. F. THOMSON: Incidence of penicillin resistant and streptomycin resistant staphylococci in hospital. Lancet **1949**, 501—504. — RUNGE, H.: Ophthalmoblennorrhoe. In SEITZ-AMREICH, Biologie und Pathologie des Weibes, Bd. 5, S. 472. 1952. — Gonorrhoe der weiblichen Geschlechtsorgane. In SEITZ-AMREICH, Biologie und Pathologie des Weibes, Bd. 5. 1952.

SALLMANN, L. v.: Penetration of penicillin into eye; further studies. Arch. Ophthal. **34**, 195—201 (1945). — SAPHIR, I. M.: Sulphacetamide in the prophylaxis of ophthalmia neonatorum. Vestn. Oftal. **30** (6), 28—31 (1951). — SCHREUS, H. TH., u. H. SCHÜMMER: Ändert sich die Penicillinempfindlichkeit der Gonokokken. Z. Haut- u. Geschl.-Kr. **40**, 229 (1932). — SCHRÖDER, R.: Lehrbuch der Geburtshülfe mit Einschluß der Pathologie der Schwangerschaft und des Wochenbettes. Bonn: M. Cohen u. Sohn 1870. — SCHULTZE, K. W., u. A. HARTMANN: Kritisches zur Penicillin-Blennorrhoeprophylaxe der Neugeborenen. Dtsch. med. Wschr. **79**, 1631—1633 (1954). — SIEBECK, R., u. E. WALCH: Die Prophylaxe der Neugeborenenblennorrhoe mit quartären Ammoniumverbindungen. Dtsch. med. Wschr. **81**, 70—72 (1956). — SONNEMEYER: Die Augenkrankheit der Neugeborenen. Gelnhausen 1838. — SORANUS v. EPHESUS: De mulieribus affectionibus. Trig. ad Rhenum 1869, L.XXIV, XXVI, XXVII. — SORSBY, A.: Local penicillin therapy in ophthalmia neonatorum. Brit. med. J. **1945**, 903—906. — SORSBY, A., and E. HOFFA: Local penicillin therapy in ophthalmia neonatorum. Brit. med. J. **1945**, 114—115. — STOECKEL, W.: Lehrbuch der Geburtshilfe. Jena: Gustav Fischer 1948. — Lehrbuch der Geburtshilfe, 12. Aufl. Jena 1956. — STORCK, H., P. RINDERKNECHT u. E. FLURY: Über Penicillinresistenz von Gonokokken, Pseudogonokokken und Staphylokokken. Dermatologica (Basel) **103**, 243—258 (1951). — STRUBLE, G. C., and J. G. BELLOWS: Studies on distribution of penicillin in eye and its clinical application. J. Amer. med. Ass. **125**, 685—690 (1944). — SZTRILICH, L.: Über die praktische Anwendung des Aureomycins in der Augenheilkunde mit besonderer Rücksicht der Trachombehandlung. Klin. Mbl. Augenheilk. **123**, 351—356 (1953).

TAYLOR, M. D., and R. M. CALMAN: Care of eyes at birth. J. Obstet. Gynaec. Brit. Emp. **55**, 642 (1948). — THOMAS, I., F. LEGLER u. E. LEUXNER: Klinische und bakteriologisch-kulturelle Untersuchungen an Neugeborenenkonjunktiven unter besonderer Berücksichtigung der gonorrhoischen Prophylaxe. Arch. Gynäk. **182** (6), 705—727 (1953). — TOTH, V. Z.: Ist das Credésche Verfahren gegen die Ophthalmogonorrhoe der Neugeborenen unzeitgemäß und überflüssig. Klin. Mbl. Augenheilk. **6** (613), 118 (1951).

VOUREKA, A., and W. H. HUGHES: Frequency of penicillin-resistant staphylococci. Brit. med. J. **1949**, 395.

WAGNER, G. A.: Gonorrhoe des weiblichen Geschlechtsapparates. In HALBAN-SEITZ, Handbuch Biologie und Pathologie des Weibes, Bd. V/1, S. 391. 1926. — WALCH, E.: Soll die Credésche Blennorrhoe-Prophylaxe abgeändert werden? Geburtsh. u. Frauenheilk. **14**, 389 (1954). — Darf Penicillin für die gesetzliche Blennorrhoeprophylaxe empfohlen werden? Münch. med. Wschr. **97** (4), 115—116 (1955). — Bemerkungen zu der Arbeit von M. BREUNING: Penicillinprophylaxe und Neugeborenenkonjunktivitis. Geburtsh. u. Frauenheilk. **18**, 256—258 (1958). — WALCH, E., u. L. RIEHM: Zur Frage der Mastitisprophylaxe. Zbl. Gynäk. **52**, 2003 (1957). — WILSON, J. E.: Allergic reaction of previously sensitized eye to parenteral penicillin. Amer. J. Ophthal. **31** (11), 1490—1491 (1948). — WOLFRAM, E.: Lokalbehandlung der abszedierten Mastitis puerperalis mit Penicillin. Zbl. Gynäk. **75**, 940—949 (1953).

ZELLER, W. R., and E. F. O'CONNER: Treatment of dendritic keratitis with aureomycin. Amer. J. Ophthal. **33** (4), 619 (1950). — ZIMMER, K., u. R. KREMSER: Hat die Credésche Blennorrhoe-Prophylaxe noch ihre Berechtigung? Geburtsh. u. Frauenheilk. **15**, 628—633 (1955).

Vulvovaginitis gonorrhoica infantum. Gonorrhoe des Rectums

Von

Wilhelm Schneider-Tübingen

A. Vulvovaginitis gonorrhoica infantum

Eine Darstellung unseres heutigen Wissens über die Vulvovaginitis gonorrhoica infantum, in Ergänzung des Beitrages von ROSCHER zu diesem Handbuch, muß einerseits die historische Entwicklung von der früher geübten Lokalbehandlung über die Hormon- und Sulfonamidbehandlung beinhalten und andererseits die heutige Therapie mit Penicillin, deren Erfolge und Konsequenzen wie Provokation, Dauer der Behandlung und Nachbeobachtung. Es muß also neben dem historischen Überblick auf die heute geltende Therapie eingegangen werden. Die Entwicklung der Therapie seit 1934 hat uns aber auch neue Einblicke in die Pathogenese gebracht. Bis zu einem gewissen Grade hat sich sogar das ganze Krankheitsbild verschoben insofern, als die flächenhaften Entzündungen im Bereich des äußeren Genitales und dessen Umgebung ebenso vermieden werden können wie Komplikationen (Aszension), die nach LANGER kaum noch beobachtet werden. Da es sich bei den vorliegenden Ausführungen um eine Ergänzung des Beitrages von ROSCHER handelt, ist es wohl zweckmäßig, diese Ergänzungen geordnet nach der bereits von ROSCHER gegebenen Einteilung zu bringen.

I. Zur Anatomie, pathologischen Anatomie und Physiologie des kindlichen weiblichen Genitales

Zunächst erscheint es wesentlich, daß Vulva und Vagina im Kindesalter ein Übergangsepithel tragen, dessen zellige Elemente noch nicht zu einer festen Decke vereinigt sind. Diese anatomischen Voraussetzungen bedingen offenbar das außerordentlich tiefe Eindringen der Gonokokken in das subepitheliale Gewebe. Histologische Untersuchungen von IWANOW der Genitalien von 14 verstorbenen gonorrhoekranken kleinen Mädchen zeigen, daß die krankhaften Veränderungen fleck- und streifenförmig, niemals diffus angeordnet und vorwiegend im subepithelialen Gewebe zu finden sind. Gelegentlich wird selbst die Muskulatur der Vagina erreicht. Die entzündlichen Veränderungen finden sich am häufigsten und am hochgradigsten ausgeprägt im hinteren Scheidengewölbe, seltener an der Portio, niemals an der Cervix. Auch in den beiden von GERZENBERG und GRINER histologisch untersuchten Fällen brach die Entzündung am Eingang zur Cervix uteri plötzlich ab. Es fand sich eine Vestibulitis mit geringer Affektion des Ausführungsganges der Bartholinschen Drüsen. Mit den wichtigsten Affektionsstellen der Vulvovaginitis gonorrhoica infantum hat sich auch SANTALOW an Hand eines Sektionsmaterials von neun verstorbenen Mädchen auseinandergesetzt. Auch er fand krankhafte Veränderungen, vorwiegend im Vestibulum, im äußeren Teil der Urethra, in der Vagina, besonders deutlich aber im hinteren Scheidengewölbe, sowie in der Portio, ferner am Haut-Schleimhautübergang des Rectums. Die Veränderungen bieten sich dar bei subakuter Gonorrhoe (3—6 Monate alte) in Form einer Auflockerung und Desquamation der Epitheldecke und einer Infiltration von beinahe ausschließlich lymphoidem Charakter im subepithelialen Gewebe. Bei chronischer Gonorrhoe ($^1/_2$—$1^1/_2$ Jahre) fanden sich neben unbedeutenden Veränderungen in der Urethra und im Vestibulum hauptsächlich Veränderungen in Form eines Ödems, einer Auflockerung und Desquamation der Epitheldecke mit lymphoider Infiltration der Mucosa, im Gebiet des Gewölbes und der Portio. Nur in zwei Fällen fand SANTALOW geringere Entzündungsprozesse im vorderen Abschnitt der Cervix in Form einer ausgesprochenen Degeneration des Zylinderepithels. Nach dem Sektionsbefund von BENSON, STEER und SPEER und ADLER war bei einem $3^1/_2$ Jahre alten Mädchen mit Vulvovaginitis gonorrhoica infantum, das an einer tuberkulösen Meningitis ad exitum gekommen war, der äußere Teil des Cervicalkanals entzündlich verändert und geschädigt, während die mittlere Cervixpartie völlig frei geblieben war. Entsprechende Ergebnisse brachten histologische Untersuchungen von N. ORLANDI. Die von ihm beobachteten Komplikationen waren in 60% der Fälle paravaginal ascendiert, nachdem das Scheidenepithel passiert war. Es kam zu Entzündungen des Mesovariums, Mesosalpinx und zu Peritonitis im Bereich des Beckens. Offenbar ist also das oft subepitheliale Eindringen der Gonokokken mit Passage des Scheidenepithels die Voraussetzung für die paravaginale Aszension, die zu ganz bestimmten Komplikationen führt, vor allem — wie seit langem bekannt — zur Peritonitis.

BLAICH hat sich mit den von anderen Autoren (SPITZER, MUSIL, DOSA) als Epitheleinschlußkörperchen, von ihm als globuläre Reaktion bezeichneten Veränderungen in den Epithelzellen der Urethralschleimhaut beschäftigt. Das spontane Auftreten der globulären Reaktion in den Abheilungsphasen einer bestehenden Gonorrhoe, die Möglichkeit, sie experimentell nur bei subakuten, sich der Ausheilung nähernden gonorrhoischen Erkrankungen zu erzeugen und schließlich der gleichzeitig auftretende positive Ausfall der Komplementbindungsreaktion ließen bestimmte Korrelationen mit einer im infizierten Organismus auftretenden Vermehrung der Abwehrkräfte vermuten. Die globuläre Reaktion kann unter der Sulfonamidbehandlung verstärkt werden. Nach den BLAICHschen Untersuchungen ist die globuläre Reaktion bei Kindern sehr selten und läßt sich experimentell mit Penicillin auch nur andeutungsweise hervorrufen. Hierin scheint das Fehlen zellständiger Abwehrkräfte zum Ausdruck zu kommen.

Anatomie und Physiologie des kindlichen Genitales erbringen aber noch eine weitere Voraussetzung des besonderen Ablaufes der Vulvovaginitis gonorrhoica infantum, und zwar ist dies die von SCHUERMANN immer wieder herausgestellte Ischämie (peristatische Hyperämie) des kindlichen Genitales, deren Kenntnis zum Verständnis des Krankheitsverlaufes und der Behandlungsmöglichkeiten beiträgt. Dies gilt auch noch im Zeitalter der heutigen Penicillinbehandlung der Vulvovaginitis gonorrhoica infantum.

In vielen älteren Arbeiten wird der Hauptunterschied zwischen dem Genitale des Kindes und dem der erwachsenen Frau in den Verschiedenheiten des Glykogengehaltes (bzw. des glykogenabbauenden Fermentes; v. DOBSZAY und VARÁDY), der Wasserstoffionenkonzentration und der Besiedelung mit Döderlein-Stäbchen gesehen. Schon ROSCHER hat dieser Auffassung widersprochen und darauf hingewiesen, daß diese Unterschiede nur beim Vergleich des kranken Kindes mit der geschlechtsreifen Frau zutage treten. Dagegen erreicht das Vaginalsekret gesunder Kinder nie die Grenze der Alkalität. Es sind zwar Unterschiede vorhanden, aber wohl kaum prinzipielle, sondern nur gradmäßige, die für die Besonderheiten des Krankheitsverlaufes und der therapeutischen Ansprechbarkeit nicht entscheidend sind. 1947 hat SCHÖNFELD in seinem Lehrbuch den gleichen

Standpunkt vertreten. „Im übrigen verhält sich die Scheide von gesunden Säuglingen und Kleinkindern aber bezüglich der Glykogenreaktion und Döderlein-Scheidenbacillen wohl genauso wie die der erwachsenen geschlechtsreifen Frau. Wohl erfolgt bei kranken Kindern eine Umstimmung nach der alkalischen Seite hin und so eine Minderung der Abwehrkräfte gegen die Gonokokken. Aus diesen physiologischen Gründen läßt sich also der Unterschied gegenüber dem gewöhnlichen Verschontbleiben der Scheidenschleimhaut von Tripper bei der geschlechtskranken Frau nicht erklären.“ Andererseits unterliegt es keinem Zweifel, daß der Epithelumbau in der Pubertät oder durch Hormonbehandlung lokal günstigere Verhältnisse schafft, zumal nach dem oben über die paravaginale Aszension Gesagten.

Andere Autoren, wie LEWIS u. a., hielten in erster Linie die Wasserstoffionenkonzentration für ausschlaggebend im Hinblick auf Krankheitsverlauf und therapeutische Ansprechbarkeit. Demgegenüber hat jüngst R. O. STEIN auf die seines Erachtens bactericide, ja geradezu antibiotische Wirksamkeit der Döderlein-Stäbchen hingewiesen.

Heute kann als gesichert gelten, daß neben den oben genannten Besonderheiten des lockeren Scheidenepithels die Ischämie des kindlichen Genitales (SCHUERMANN) den entscheidenden Faktor im Hinblick auf Krankheitsverlauf und Heilungsmöglichkeiten darstellt. Diese Auffassung hat sich durch die Therapie ex iuvantibus unter Beweis stellen lassen. Wenn die Ischämie des kindlichen Genitales durch einmalige Hormongaben, aber auch durch physikalische Maßnahmen, wie Sitzbäder, beseitigt wurde und einer fluxionären Hyperämie (SCHUERMANN) Platz machte, dann verhält sich die Vulvovaginitis gonorrhoica infantum in ihrer therapeutischen Beeinflußbarkeit praktisch ganz ähnlich wie die Gonorrhoe der geschlechtskranken Frau.

Zusammenfassend kann man also sagen, daß über die anatomischen Besonderheiten des kindlichen Genitales hinaus — eine ungeschützte klaffende Vulva, lockerer Epithelaufbau und ruhende Drüsen — vor allem die Ischämie als Ursache des besonderen Ablaufes und der mangelnden therapeutischen Beeinflußbarkeit der Vulvovaginitis gonorrhoica infantum zu gelten hat. Der lockere Epithelaufbau begünstigt insbesondere die paravaginale Aszension mit entsprechenden konsekutiven Komplikationen. Gegenüber diesen anatomischen und physiologischen Besonderheiten des kindlichen Genitales treten Immunitätsvorgänge, d. h. eine eventuell geringere Antikörperbildung, in den Hintergrund.

II. Symptomatologie

Eine Vulvovaginitis gonorrhoica infantum kann — zumal wenn sie längere Zeit nicht erkannt ist — heute unter demselben Symptomenbild in die Klinik oder zum Arzt kommen wie früher. Wir können uns deshalb im allgemeinen durchaus an die Ausführungen von ROSCHER halten. Die Abkürzung des Verlaufes durch die heutige Therapie wird aber doch wohl wesentlich seltener zu hochgradigen, flächenhaften Entzündungen im Rahmen der Vulvitis oder zu einem ein- oder beidseitigen Befall der Leistendrüsen führen. Papillome und Kondylome sind offenbar heute noch seltener als früher, wenn sie auch in den letzten Jahren gelegentlich mitgeteilt wurden (THELEN). Die von OPPENHEIM und FESSLER frühzeitig beschriebene Entwicklung von Crines wird heute kaum noch beobachtet. Sie hängt also offenbar mit der Bestandsdauer der Erkrankung und vielleicht sogar mit den Eigenheiten der früheren Lokaltherapie zusammen. Wenn GATÉ, CUILLERET und CHANIAL (1937) plattenartige Lichenifikationen neben der großen Labie nach 1jährigem Pruritus bei Vulvovaginitis gonorrhoica infantum als

Seltenheit mitteilten, so wird man derartige Veränderungen heute kaum noch zu sehen bekommen.

Die Beteiligung der Cervix wird von der Mehrzahl der (klinischen) Autoren (ROSCHER, KUMER u. a.) als mehr oder weniger regelmäßig angegeben und ihre Bedeutung als Rezidivquelle unterstrichen. LANGER vertritt diesen Standpunkt unter Berufung auf die Befunde VALENTINS und die Untersuchungen von SCOMAZZONI, TOMMASI und BARBIERI. Im Gegensatz dazu und im Einklang mit den oben genannten pathologisch-anatomischen Befunden vertritt v. DOBSZAY den Standpunkt, daß die Entzündungserscheinungen mit scharfer Grenze am Orificium aufhören. In vier Fällen beobachtete v. DOBSZAY trotz negativer Abstriche an Portio und Cervix Adnexerkrankungen. Der Autor hat in der Cervix überhaupt nie Gonokokken gefunden. Auch diese Beobachtungen sprechen für die Bedeutung der paravaginalen Aszension. Auch MAZER und SHECHTER fanden niemals eine Cervixbeteiligung. Nach SCHAUFFLER u. a. spielt die Endo-Cervix selten eine Rolle. Sie ist zum mindesten bei jüngeren Kindern nicht beteiligt. Bei älteren Kindern kann die beginnende Geschlechtsreife andere Verhältnisse schaffen. Dies ist allerdings auch bei jüngeren Kindern über die Hormonbehandlung möglich.

Als Komplikation der Vulvovaginitis gonorrhoica infantum sind Peritonitiden und Adnexerkrankungen seit langem bekannt. Während LANGER seit der Einführung der Penicillin-Therapie keine einzige Adnexitis mehr beobachten konnte, fand er vorher in den ersten Nachkriegsjahren unter 129 Fällen fünf Adnexerkrankungen. Aus völligem Gesundheitsgefühl heraus zeigten sich plötzlicher Temperaturanstieg, Bauchdeckenspannung, Druckschmerz in der Adnexgegend bei gleichzeitiger Eiterabsonderung aus der Vagina. Die Schwierigkeiten der Differentialdiagnose gegenüber akuter Appendicitis sind zuweilen recht erheblich. So nahmen LANGER und der zugezogene Chirurg in einem Falle eine Appendicitis an; es fand sich jedoch unter der Operation nur ein sekundär gereizter Appendix, dafür aber im rechten Unterbauch ein großer Konglomerattumor von Tube und Ovarium, von zahlreichen Abscessen durchsetzt. Auf der linken Seite zeigte sich eine typische Pyosalpinx unter Mitbeteiligung des Ovariums. Ebenfalls wegen Verdacht auf Appendicitis und wegen akuter Peritonitis wurde ein 6jähriges Mädchen in England operiert (MOORE, LYNCH, REYNALL und DONALD). In diesem Falle war die Appendix sogar klinisch und histologisch völlig gesund. Beide Tuben waren entzündet. Abstriche vom Peritoneum waren mikroskopisch und kulturell positiv, ebenso wie der Vaginalabstrich. Es wurde Penicillin intraperitoneal und 3stündlich intramuskulär gegeben. Nach 2 Tagen entwickelte sich eine Meningitis mit 14000 Leuko/mm^3 Liquor. Auch in diesem waren massenhaft Gonokokken nachweisbar, die kulturell einwandfrei (Vergärung) als solche gesichert werden konnten. Daß die Gonokokken-Peritonitis bei Mädchen „vor der Pubertät" nicht so selten war wie angenommen, zeigte NOTES (1938) an zwei eigenen und 55 weiteren Fällen aus der zugänglichen Literatur. Die Gonokokken-Peritonitis wird nach NOTES meist fälschlich als Appendicitis angesprochen.

Einen breiten Raum im neueren Schrifttum nimmt die Rectalbeteiligung bei Vulvovaginitis gonorrhoica infantum ein. Die im Schrifttum angegebenen Zahlen schwanken zwischen 2 und 100%. Dies mag einerseits am Zeitpunkt der Untersuchung und andererseits an der Untersuchungsmethode liegen. Mit Recht sagen JULLIEN wie SCHÖNFELD über die gonorrhoische Proktitis: „Ein Leiden, das man nur findet, wenn man darnach sucht." Immerhin scheint es Unterschiede in der Rectalbeteiligung zu geben. So fanden LANGER und SKRZIPEK zwischen Kriegsende und 1946 mit Hilfe des Spülverfahrens nach GLINGAR (s. Gonorrhoe des Rectums) 42,5% Proktitis gegenüber 30% bei früheren Untersuchungen LANGERS, mit Hilfe der gleichen Untersuchungstechnik. Bei Frauen wurden jedoch neuerdings nur 11,43% Rectalbeteiligung nachgewiesen. Die Bedeutung der Proktitis bei der Vulvovaginitis gonorrhoica infantum wird weiterhin durch Untersuchungen von PIRILÄ unterstrichen, der mit dem gleichen Untersuchungsverfahren bei Kindern 27% und bei Frauen nur 5% Rectalbeteiligung nachweisen konnte. Auf gonorrhoische Ulcerationen wird im Abschnitt Gonorrhoe des Rectums noch einzugehen sein.

Die im Schrifttum niedergelegten Untersuchungsbefunde und Auffassungen über die Cervicalbeteiligung bei Vulvovaginitis gonorrhoica infantum sind uneinheitlich. Während manche Autoren die Cervixbeteiligung in den Vordergrund stellen, messen andere der paravaginalen Aszension besondere Bedeutung bei. Vielleicht liegen die Dinge so, daß eine generelle Beteiligung der Portio und unteren Cervixabschnitte bei der Vulvovaginitis gonorrhoica infantum keineswegs selten und dann als Rezidivquelle anzusehen ist, während Komplikationen, wie Peritonitis und Adnexerkrankungen über die paravaginale Aszension zustande kommt. Fraglos ist in der etwa 15 Jahre anhaltenden Ära der Hormon-Therapie die Cervicitis bzw. die cervicale Aszension begünstigt worden. Die Bedeutung der gonorrhoischen Proktitis als Rezidivquelle ist heute umstritten (s. Verlauf).

III. Allgemeinerkrankungen und Metastasenbildungen

Allgemeinerkrankungen und Metastasenbildungen sind — zumal bei unerkannten Fällen — auch heute noch prinzipiell möglich, im Verlauf der antibiotischen Therapie jedoch kaum noch zu beobachten. Daß eine Meningitis selbst nach einer 2tägigen Penicillin-Behandlung unter besonderen Umständen heute noch auftreten kann, zeigt der oben genannte Fall von MOORE u. a. Gelenk- und Knochenveränderungen (Polyarthritis, Periostitis, Osteomyelitis) wurden hauptsächlich in den 30er Jahren zur Zeit der Lokalbehandlung gelegentlich beobachtet (GALDI, SAXL u. a.).

Wenn ROSCHER die Ophthalmoblennorrhoe als auffallend seltene Komplikation der Vulvovaginitis gonorrhoica infantum (1,5%) ansieht, so entspricht das auch den Erfahrungen der Nachkriegsjahre. Man hat immer wieder den Eindruck, daß die Ophthalmoblennorrhoe von der Vulvovaginitis gonorrhoica infantum unabhängig auftritt insofern, als zahlreiche Fälle von Ophthalmoblennorrhoe ohne Vulvovaginitis gonorrhoica infantum und umgekehrt die Mehrzahl der Vulvovaginitis gonorrhoica infantum-Fälle ohne eine Ophthalmoblennorrhoe verlaufen. So fand LANGER bei 129 Fällen nur 4mal Ophthalmoblennorrhoe, davon eine ohne Zusammenhang mit der Vulvovaginitis gonorrhoica infantum. KUMER weist ausdrücklich darauf hin, daß in seinem gesamten großen Krankengut — selbst bei sehr verwahrlost in Behandlung gekommenen Kindern — gegen alle Erwartung die Ophthalmoblennorrhoe nur ein einziges Mal gemeinsam mit Vulvovaginitis gonorrhoica infantum aufgetreten sei. Häufiger jedoch dürfte die Rhinitis gonorrhoica zu beobachten sein. So berichtete GERSCHKOVIC über fünf und KORYSEVA über sechs Fälle. Nach KUMER sollte bei der Vulvovaginitis gonorrhoica infantum jeder gleichzeitige sog. Schnupfen einer bakteriologischen Untersuchung unterzogen werden.

Während die Ophthalmoblennorrhoe nur als gelegentliche und keineswegs häufige Komplikation bzw. Metastasenbildung beobachtet wird, ist die gonorrhoische Rhinitis in Zusammenhang mit der Vulvovaginitis gonorrhoica infantum kein allzu seltenes Ereignis. Vielleicht ist das gleichzeitige Auftreten von Ophthalmoblennorrhoe und Vulvovaginitis gonorrhoica infantum bei Säuglingen als multiloculäre Infektion unter der Geburt etwas weniger selten (z. B. Fälle von SAXL u. a.).

IV. Subjektive und allgemeine Krankheitserscheinungen

Subjektiv steht nach ROSCHER der Entzündungszustand der äußeren Genitalien im Vordergrund. Auch hier ist heute insofern Wandel geschaffen worden, als es mit Hilfe der modernen antibiotischen Therapie relativ leicht möglich ist, derartige Entzündungszustände allgemein und lokal zu bekämpfen, soweit ihre Entwicklung nicht überhaupt verhindert wird. Die Proktitis verläuft im allgemeinen symptomlos, wenn sie auch gelegentlich recht bemerkenswerte Erscheinungen verursachen kann, wie aus der sehr beachtenswerten Beschreibung und Stadieneinteilung von STÜHMER (in diesem Handbuch) zu ersehen ist.

V. Verlauf

Der Verlauf unterscheidet sich auch heute noch recht deutlich gegenüber dem bei Erwachsenen, wie schon aus den anatomisch-physiologischen Voraussetzungen zu erwarten ist. Der Krankheitsverlauf zeichnet sich an Vulva und Vagina im Gegensatz zur geschlechtsreifen Frau in klinisch wahrnehmbarer Weise ab.

Während nach der Auffassung von ROSCHER sowie TOURAINE und MESLIN Körper- und Ernährungszustand auf Dauer und Schwere der Vulvovaginitis gonorrhoica infantum einen merkbaren Einfluß nicht ausüben, vertreten BUCURA sowie KUMER, LEMSER, eine englische Literaturübersicht von 1938 u. a. eine gegenteilige Auffassung. So schreibt KUMER: „1945 war die Ernährung ganz ungenügend und es besteht nach unserer Erfahrung kein Zweifel, daß dadurch auch die Heilungsbereitschaft der Vulvovaginitis gonorrhoica infantum ungünstig beeinflußt wurde. Dafür spricht schon ein wesentliches Ansteigen der Erfolge mit besseren Lebensbedingungen durch die verschiedenen ausländischen Hilfsaktionen für Kinder im Jahre 1946.“ Auch PETERSON sowie GABRIELOVA fügten Maßnahmen zur Hebung des allgemeinen Ernährungs- und Kräftezustandes in ihren Behandlungsplan ein. KUMER ist weiter der Auffassung, daß ein schlechter Abwehr- und Kräftezustand auch durch fieberhafte Infektionskrankheiten für die Heilung einer Vulvovaginitis gonorrhoica infantum ungünstig sei. LEMSER führt die Therapieresistenz bei 46 kleinen Mädchen auf begleitende andere Krankheiten, wie Tuberkulose, Typhus u. a. zurück. Über die Beeinflussung der Vulvovaginitis gonorrhoica infantum durch Masern und Mumps berichteten JURUKOFF und SACHARIEFF. Ein 6jähriges Mädchen mit Vulvovaginitis gonorrhoica infantum, das nach einer interkurrenten Masernerkrankung Ausfluß und Gonokokken verloren hatte, zeigte 4 Monate später ein Rezidiv im Anschluß an Mumps.

Mit der Frage der Spontanheilung der Vulvovaginitis gonorrhoica infantum hat sich eine Reihe von Autoren beschäftigt. So hat PROPPE in sieben Fällen nach strenger Bettruhe und 2mal täglichen Seifensitzbädern nach 4—15 Monaten Dauerheilung erzielt. LEWIS gibt für New York die Quote der Spontanheilungen mit 78,8% an. Es handelt sich aber nach LEWIS offenbar nicht um echte Heilungen, sondern vielmehr um ein Zurückschlüpfen in die latente Phase. Bei sog. Neuansteckungen handelt es sich also offenbar um Rezidive. Die Annahme, daß viele der früher (zur Zeit der Lokalbehandlung) als Behandlungserfolge angesehenen Heilungen spontan eingetreten sind, ist nicht ganz fernliegend (KUMER). Bei Ansteckung unter der Geburt bleibt die Erkrankung bei Kindern besonders häufig und lange latent (MACLEOD, LEWIS, GIL TURNER sowie LEVIN und KORANSKY). Nach KUMER können manche Mädchen nach durchgemachter Vulvovaginitis gonorrhoica infantum für Jahre, ja bis zum Erreichen der Pubertät „Gonokokkenträgerinnen“ bleiben. Über solche Gonokokkenträgerinnen nach Vulvovaginitis gonorrhoica infantum haben TOURAINE und MESLIN sowie R. O. STEIN berichtet.

Als Folge der modernen Behandlungsmethoden wurde auch die Frage einer Änderung der Inkubationszeit diskutiert. Roscher hat als Inkubationszeit 3—4 Tage angegeben. Nach dem Kriege hat E. Hoffmann eine Verlängerung auf 8 Tage mitgeteilt unter Berufung auf Buchwald, Stangenberg, Wilde und Schölzke. Diese Ansicht wird aber von vielen einschlägigen Autoren (Schuermann u. a.) abgelehnt. Auch Wesener, Panschow und Zimmermann bestreiten eine Änderung der Inkubationszeit. Diese dürfte für die Vulvovaginitis gonorrhoica infantum heute wie früher 3—4 Tage betragen.

In der Ära der Lokalbehandlung war mit dem Schwinden der Akuität innerhalb 2—5 Wochen zu rechnen. Oft blieb ein hartnäckiger postgonorrhoischer Katarrh bei schwächlichen oder masturbierenden Kindern, aber auch bei Mischinfektionen oder nach stark reizenden Mitteln zurück. Heute ist unter der antibiotischen Behandlung die Akuität meist schlagartig behoben. Es wird aber von der Mehrzahl der Autoren darauf hingewiesen, daß die Penicillinbehandlung auch heute einen postgonorrhoischen Katarrh zurücklassen kann (Schönfeld und Kimmig, Thelen, Daeschlein und Skrzipek, Teller und Pohl u. a.).

Die früher geforderte strenge Bettruhe (Roscher, Wasiljew-Tschebotarew u. a.) dürfte heute für die Bestandsdauer der Erkrankung nicht mehr von großer Bedeutung sein. Dem früher angegebenen Minimum der Behandlungsdauer von 4 Monaten und der nicht selten beobachteten Bestandsdauer von einem Jahr und mehr steht heute die von Schuermann geforderte klinische Behandlungs- und Beobachtungszeit von 4 Wochen gegenüber. Thelen gibt als durchschnittliche stationäre Behandlung 42,5 Tage an, Brambach 16,6 Tage. Die altbekannte Neigung der Vulvovaginitis gonorrhoica infantum zu Exacerbationen und Rückfällen wurde immer wieder auf Proktitis und Endocervicitis zurückgeführt. Die Rolle der Proktitis als Rezidivquelle wird aber offenbar überschätzt. Bang fand bei Vulvovaginitis gonorrhoica infantum-Fällen mit Rectumbeteiligung in 7% Rezidive und bei solchen ohne Proktitis 4,8%. Thelen hat eine erhöhte Zahl von Rectalgonorrhoe bei Rückfällen nicht festgestellt (Spülmethode). Rein anatomisch ist ein Ablaufen des Eiters von der Vulva zum Anus sicher leichter möglich als umgekehrt. Andererseits ist ein Verschmieren des kaum wahrnehmbaren Sekrets bei der Aftertoilette — zumal bei Kindern — möglich und somit kommt eine Proktitis gelegentlich als Rezidivquelle in Frage. Die Bedeutung der Cervix als Ausgangspunkt von Rezidiven ist — wie schon gesagt — umstritten. Vielleicht spielen hier im allgemeinen die äußeren Anteile der Cervix (Portio) eine Rolle, soweit nicht bei älteren Kindern oder infolge der früher doch auf breiter Basis geübten Hormonbehandlung besondere Verhältnisse vorliegen. Es ist jedenfalls auffallend, daß die Masse der pathologisch-anatomischen Befunde gegen eine Beteiligung der Endocervix sprechen.

Nach Schuermann und Wagner treten die Rezidive meist zwischen dem 6. und 10. Tag auf. Die größte Rezidivzahl zeigt die 1. Woche. 100% aller Rezidive wurden im Laufe von 4 Wochen erkannt, weshalb eine stationäre Behandlungs- und Beobachtungszeit von 4 Wochen als ausreichend angesehen wird (für Frauen 6, für Männer 2 Wochen). Auch Thelen fand „Spontanrezidive" meist nach dem 10. Tag nach Provokation, vorwiegend in der 4. und 5. Woche. Bereits vor dem Auftreten bzw. dem Nachweis der Gonokokken soll sich der Ausfluß verstärken. In etwaiger Übereinstimmung mit Schuermann trat die Masse der von Altmann beobachteten Rezidive zwischen dem 2. und 6. (und 12.) Tag auf. Da die Rezidivkurve von Schmidt-La Baume eine Gipfelbildung in der 2. Woche aufweist, wird ein stationäres Verbleiben von 3 Wochen gefordert. Hussels und Runge betonen, daß die Rezidivbereitschaft älterer Krankheitsfälle — von 3—4 Wochen bis zu $^1/_2$ Jahr — größer ist als bei frischen Erkrankungen. „Die Rezidive beherrschen nach ROTTERs Wahrscheinlichkeitsberechnungen im 1. Vierteljahr mit 90% die 10% der Reinfektionen, während sie im 2. Vierteljahr heute keine Rolle mehr spielen" (SCHUERMANN).

VI. Diagnose

Entscheidend für die Feststellung einer Vulvovaginitis gonorrhoica infantum ist zunächst einmal, daß deren Vorhandensein überhaupt erwogen wird. In dem großen Krankengut von WASILJEW-TSCHEBOTAREW kam die Erkrankung für 79% der Eltern völlig unerwartet und NOACK teilte mit, daß von 40 Fällen in Kinderheimen 21 eine Zufallsdiagnose darstellten. Es werden daher regelmäßige Abstrichkontrollen in Heimen verlangt.

Die Diagnose der Vulvovaginitis gonorrhoica infantum durch den Erregernachweis bietet sicher größere Schwierigkeiten als die der Gonorrhoe bei Erwachsenen, weshalb seit langem von der Mehrzahl der Autoren für alle Fälle neben dem Abstrichverfahren (Gram-Färbung) dem Kulturverfahren der Vorzug gegeben wird (RUYS, LEWIS, MONCORPS, COHN, STEER und ADLER, E. WALTHER, ENDRES). Nach LEWIS werden häufig Kinder mit negativen Abstrichen als „geheilt" entlassen, während die Kultur das Gegenteil bewiesen hätte. HUFSCHMITT konnte zwei für das Nichterlöschen einer Haus-Endemie verantwortliche Fälle erst mit Hilfe des Kulturverfahrens aufdecken und ausschalten. Er stellte daher in Frankreich Antrag auf gesetzliche Einführung des Kulturverfahrens bei derartigen Untersuchungen. Die mikroskopische und kulturelle Diagnostik können sich gut ergänzen, zum mindesten im Auffinden der Gonokokken, jedoch ist im Falle eines positiven Kulturnachweises, zumal mit Hilfe des Lingelsheimschen Nährbodens (Vergärung) jeder Zweifel ausgeschlossen. Der Gonokokkennachweis gelingt oft erst nach mehreren Abstrichen und gelegentlich sogar erst auf Provokation. Selbst bei hochgradiger Vulvitis und starkem Fluor kann der Gonokokkennachweis schwierig sein. Bei 17 Kindern benötigte LEMSER mehr als drei Abstsiche zur Diagnosestellung, bei 15 mehr als fünf und bei acht mehr als zehn Abstriche. In einzelnen Fällen war die Vulvovaginitis gonorrhoica infantum deshalb nicht erkannt worden, weil 2—3 frühere Abstriche negativ gewesen waren.

Die Schwierigkeiten der mikroskopischen Diagnose der Vulvovaginitis gonorrhoica infantum wurden erst jüngst von ENDRES wieder unterstrichen, der auf die Bedeutung der Pseudogonokokken der Neisseria-Gruppe (N. subflava fulva, fulva sicca) hinwies. Auch nach MONCORPS ist eine Vulvo-vaginitis gonorrhoica infantum mit gramnegativen Diplokokken nicht unbedingt als Gonorrhoe anzusprechen, da diese Erreger sich häufig kulturell als Pseudo-Gonokokken erweisen. E. WALTHER vertritt auf Grund seiner Untersuchungen ebenfalls den Standpunkt, daß die Kultur für die endgültige Entscheidung eindeutig überlegen sei, insbesondere bei Anwendung des Schokoladen-Blut-Agars.

Nach HERFELD und NASE können Schwierigkeiten der mikroskopischen Gonorrhoe-Diagnostik, vor allem unter der Penicillin-Behandlung auftreten. Die Autoren beobachteten grampositive und gramlabile intra- und extracellulär gelagerte Kokken (Mikrokokken), die sich nach einigen Tagen in formenmäßig typische und auch tinkturiell (Gram-Färbung) eindeutige Gonokokken umwandelten. Durch Nachweis derartiger grampositiver und gramlabiler atypischer Kokken sollen Rezidive schon Tage vorher erkannt worden sein. Auch SCHÖNFELD beobachtete unmittelbar vor Rezidiven gelegentlich große aufgeblähte gonokokkenähnliche Formen im mikroskopischen Bild. Diese verhielten sich der Gram-Färbung gegenüber ebenfalls verschieden, wobei sich grampositive und gramnegative Formen nebeneinander fanden, um dann nach einiger Zeit in deutliche Gonokokken mit eindeutiger Gram-Färbung überzugehen. HERFELD und NASE berichten jedoch auch über grampositive Diplokokken, die diese Entwicklung zu typischen Gonokokken nicht durchmachten. SCHUERMANN vertrat dagegen bereits 1947 den Standpunkt, daß die klassischen Forderungen für den Nachweis der Gonokokken unangetastet bestehen bleiben und bestreitet entschieden eine Gram-Labilität der Gonokokken unter dem Einfluß des Penicillins.

TSCHERNOBULJSKIJ fand bei floriden Fällen von Vulvovaginitis gonorrhoica infantum Erhöhung der p_H-Werte des Scheidensekretes und Eosinophilie in Blut- und Vaginalabstrichen. Bei vielen anscheinend geheilten Fällen zeigte eine neuerliche Erhöhung der p_H-Werte und Vermehrung der Eosinophilen frühzeitig ein Rezidiv an, wobei jeweils kurze Zeit später Gonokokken wieder nachgewiesen werden konnten.

Da die mikroskopischen Präparate häufig forensisch wichtig sind, wird von SCHÖNFELD empfohlen, das erste positive Präparat aufzuheben, sorgfältig zu beschriften und mit einem Datum zu versehen. Gleichzeitig soll im Krankenblatt ein entsprechender Vermerk eingetragen werden, der auch den Zustand des Hymens berücksichtigt.

Für die Sekret- bzw. Materialentnahme aus dem Rectum ist nach ROSCHER der Salbenlöffel geeignet, aber auch die bekannte Spülmethode nach GLINGAR. Eventuell können Schleimhautbeläge auch mit Hilfe des Endoskopes oder von Spezialinstrumenten entnommen werden. Die mikroskopische Diagnose der gonorrhoischen Proktitis ist gelegentlich schwierig. Nach H. WALTHER sollen Verwechslungen mit jungen Coli-Bacillen möglich sein. Das Problem der bakteriologischen Diagnose der Proktitis liegt nach G. IONA in den häufig vorkommenden Degenerationsformen, wobei auch in der Kultur mit technischen Schwierigkeiten zu rechnen ist. Die bakteriologische Diagnose wird daher mehr als eine solche der Wahrscheinlichkeit betrachtet, weshalb man sich mehr oder weniger an den Befund im Vaginalsekret halten müsse.

Zusammenfassend darf gesagt werden, daß für das Auffinden der Gonokokken bei Vulvovaginitis gonorrhoica infantum das mikroskopische (Gramfärbung) und das Kulturverfahren brauchbar sind, daß aber die Kultur, insbesondere mit Lingelsheimschen Nährböden für die eindeutige Diagnosestellung überlegen ist. Mit den genannten Untersuchungsmethoden ist die Diagnosestellung wohl immer — auch unter Penicillinbehandlung — möglich. Für den Gonokokkennachweis bei Gonorrhoe des Rectums ist die Art der Materialentnahme entscheidend. Die Vornahme eines gewöhnlichen Abstriches ist völlig unzureichend. Entsprechend der Mehrzahl der Nachkriegsmitteilungen konnte die Ausbeute an positiven Abstrichen in der Tübinger Klinik mit Hilfe des Glingarschen Spülverfahrens ganz erheblich gesteigert werden. Bedenken hinsichtlich Infektionsgefahr können wir auf Grund umfangreicher einschlägiger Beobachtungen nicht teilen.

Die mitgeteilten Erfahrungen über die Bedeutung der Komplementbindungsreaktion für die Diagnostik sind widersprechend. Die Komplementbindungsreaktion liefert nach ROSCHER oft zweifelhafte Resultate, insbesondere spricht ein negatives Ergebnis nicht gegen Gonorrhoe. Auch Negativwerden bedeutet nach ROSCHER noch nicht Heilung, während umgekehrt auch Positivbleiben nach Heilung beobachtet wurde. CATULLO (1941) sieht in der serologischen Untersuchung nicht nur die Möglichkeit einer retrospektiven Diagnose, sondern bei Beharren über 3—4 Wochen auch die einer frühzeitigen Erkennung des Rezidivs. WHARTON bejaht ebenfalls die Komplementbindungsreaktion als diagnostisches Hilfsmittel. Neuerdings haben sich NIKOLOWSKI und FISCHER für die Komplementbindungsreaktion eingesetzt, da diese Einblick in den Heilungsverlauf vermitteln soll. Vaccinezufuhr verursacht einen positiven Ausfall nur für begrenzte Zeit (44 Tage). Nach einer englischen Literaturübersicht bereits aus dem Jahre 1938 war die Komplementbindungsreaktion schon damals weder im akuten noch im chronischen Stadium überzeugend. Beachtenswert sind auch zwei Beobachtungen von SAXL. Im ersten Falle war trotz Knochen- und Gelenkbeteiligung die Komplementbindungsreaktion negativ, im zweiten Falle einer 5 Tage alten Frühgeburt mit Vulvovaginitis gonorrhoica infantum, Omphalitis und Ophthalmoblennorrhoe zeigte sich bei Mutter und Kind ebenfalls ein völlig negatives Ergebnis. COOPER u. Mitarb. sowie ENDRES sprechen der Komplementbindungsreaktion heute jede entscheidende diagnostische oder prognostische Bedeutung ab. Nach ihrer Meinung soll durch die schnelle Vernichtung der Gonokokken mit Penicillin kaum mehr Antikörperbildung möglich sein. DE PIETRI lehnt auf Grund umfassender Untersuchungen in Oberitalien an den von der Fürsorge betreuten Mädchen die Gonoballungsreaktion für die Praxis ab. Nach den eingehenden Untersuchungen von KUMER an seinem recht umfangreichen Krankengut ist die Komplementbindungsreaktion „in ungefähr 40% auch bei sehr langdauernden Fällen negativ“. Damit ist der Wert dieser Reaktion nach FESSLER und KUMER noch umstrittener als bei der Kontrolluntersuchung Erwachsener (5—6% unspezifische Reaktionen).

VII. Differentialdiagnose

Im Schrifttum, so auch bei ROSCHER, wird immer wieder auf endogen bedingte schleimig-eitrige Ausflüsse hingewiesen. Derartige Vulvovaginitiden sollen bei konstitutionellen Störungen, exsudativer Diathese, Stoffwechselstörungen, Skrofulose, endogener Fettsucht, Anämie und Asthenie sowie bei Psychopathie als Sekretionsneurosen auftreten. Über die „Vulvovaginitis essentialis“ hat VECHET in den letzten Jahren wieder berichtet und als hauptsächliche Ursache vegetative Dystonie, endokrine Störungen — meist Hypofollikulinämie — genannt. Zur Therapie werden Argentum nitricum (!), Hormone und tonisierende Medikamente einschließlich Vitamine und Diät empfohlen. Mit Recht weist KUMER darauf hin, daß derartige Fälle dem Dermatologen fast nie unter die Hand kommen. „Es scheint also doch die endogene Ätiologie viel zu häufig angeschuldigt zu werden, dafür sprechen auch die oft raschen und guten Heilerfolge bei örtlicher Behandlung sog. endogener Fluores.“ Dagegen sind eruptive Vulvitiden bei Hautkrankheiten immer wieder zu beobachten (Varicellen, Variola, Vaccine, typhöse oder dysenterische Ulcerationen, Herpes simplex genitalis, Vulvitis aphthosa).

Häufiger sind exogene Faktoren als Ursache in Betracht zu ziehen, wie ungenügende Sauberkeit, Ungeziefer, Fremdkörper, Masturbation, Oxyuren und Trichomonaden. Bei Oxyuren kann die Eosinophilie einen Hinweis geben. Bei rein mechanischer Auslösung — Traumen, Verletzungen, Reiten auf Treppengeländer, Reiben von Kleidungsstücken, Stuprum und Coitusversuche von Kindern untereinander, Vulvovaginitis masturbatorica — finden sich reichlich Epithelien, dagegen wenig Bakterien und Leukocyten. Neuerdings sind noch weitere exogene Ursachen für Vulvovaginitiden hinzugekommen. So beschrieb der schwedische Arzt LINDERFELDT Vulvovaginitiden bei erwachsenen Frauen. Sie waren ausgelöst durch Kontakt und Scheuern der Wäsche, die mit einem bestimmten hochoberflächenaktiven Waschmittel gewaschen worden war. Von SCHNEIDER wurde diskutiert, inwieweit Schleimhautirritationen durch mit sog. optischen Aufhellern imprägnierte Textilien entstehen können. Derartige Vulvovaginitiden sind natürlich bei Kindern ebenso, wenn nicht eher möglich. Die moderne antibiotische Behandlung, vor allem die mit Breitbandantibiotica, kann klinisch Vulvovaginitiden durch Candida albicans hervorrufen bzw. verschlimmern. Entsprechende Beobachtungen wurden von SCHERF, BJØRO,

ANDERSON sowie FRISK, MELÉN und ODEBLAD mitgeteilt. Im Zeitalter der Antibiotica ist diese differential-diagnostische Möglichkeit bei Kindern häufiger gegeben. Eine wohl seltenere Beobachtung ist die von PFISTER. Bei einem 9jährigen Mädchen war eine Vulvovaginitis durch Pediculoides ventricosus (Ernte- oder Gerstenkrätze) hervorgerufen worden.

Bakterielle Vulvovaginitiden durch Streptokokken, Staphylokokken, grampositive und gramnegative Diplokokken (Mikrococcus catarrhalis), Coli- und andere Bakterien, diphtheroide Bakterien werden gelegentlich beobachtet. Klinisch liegt bei einer bakteriellen Colpitis nach KUMER meist ein geringerer und mehr wäßriger weißer Ausfluß vor. Urethra und Mastdarm bleiben oft unbeteiligt, auch die Vulva zeigt fast nie eine schwere Entzündung. Die Pneumokokken-Vulvovaginitis soll entweder symptomenarm oder ganz unter dem Bild einer akuten Gonorrhoe mit reichlich wäßrigem Ausfluß auftreten, häufig ascendieren und dann zu ernsterer Peritonitis führen. Gelegentlich kann eine Vulvovaginitis diphtherica als alleinige Ortsinfektion gonorrhoeähnliche Erscheinungen hervorrufen. Die blaurote Verfärbung der Schleimhaut und ein beträchtliches Ödem der äußeren Geschlechtsteile werden von KUMER besonders hervorgehoben. Die Kinder sollen Bacillenträger werden können. Eine fusospirilläre Vulvovaginitis durch pleuropneumoniaähnliche Organismen (G-Stamm) haben RUITER und WENTHOLT (1953) beschrieben.

VIII. Übertragungsart

Die direkte Übertragung ist auch heute bei Kindern eine Ausnahme geblieben. Übertragung durch Vergewaltigung — normalerweise selten — wird in Zeiten sittlicher Verwahrlosung, wie nach dem ersten und zweiten Weltkrieg, etwas häufiger beobachtet. Die Wohnungs- und Raumnot mit gemeinsamen Schlafstätten für Kinder und Erwachsene hat sich nach dem zweiten Weltkrieg (Flüchtlingslager) noch wesentlich ungünstiger ausgewirkt als nach dem ersten. Unter diesen Bedingungen wird selbst Inzest gelegentlich beobachtet. Geschlechtsverkehr zwischen Kindern und mit Erwachsenen war nach dem zweiten Weltkrieg keineswegs ganz selten. So haben wir in der Tübinger Klinik zwischen 1945 und 1947 wiederholt Kinder behandelt, deren Erkrankung durch Geschlechtsverkehr zustande gekommen war. In einem Falle hatte ein 10jähriger Junge mit der 12jährigen und der 8jährigen Schwester den Coitus durchgeführt bzw. versucht. Alle drei Kinder waren infiziert. Auf Vorhalten der Klinikschwestern wurde geantwortet, daß es „die Mutti mit dem Onkel“ auch so mache. Diese Hintergründe vieler Fälle von Vulvovaginitis gonorrhoica infantum beleuchten eines der trübsten Kapitel der Nachkriegsgeschichte. MARCEL berichtete 1950 aus Marokko über die Vulvovaginitis gonorrhoica infantum eines 8jährigen Mädchens, das einen 6jährigen Jungen infiziert hatte, im Rahmen eines „rencontre de cinéma“. CSERMELY teilte im gleichen Jahre aus Italien den Coitusversuch eines 5jährigen Jungen mit einem 9jährigen Mädchen mit, bei dem eine Vulvovaginitis gonorrhoica infantum nachgewiesen werden konnte. Auch ohne Geschlechtsverkehr können zufällige direkte Erkrankungen durch gemeinsame Benutzung eines Bettes zustande kommen.

Der gewöhnliche Infektionsmodus ist jedoch der indirekte. Im älteren Schrifttum ist die Bedeutung des gemeinsamen Bettes, der Wäsche, der Waschlappen und feuchten Handtücher, gemeinsam benutzte Badewannen u. a. ausreichend gewürdigt worden. Bekanntlich halten sich Gonokokken im feuchtwarmen Milieu am längsten. Aber auch über Anstaltsepidemien und Familienendemien liegt ein großes älteres Schrifttum, insbesondere aus Amerika und Canada vor.

Zu dieser letzteren Frage haben TOURAINE und MESLIN 1940 Stellung genommen. In einem Kinderspital an der Südküste Frankreichs mit einer Belegung von 240—250 Betten war innerhalb von 2 Jahren allein in 114 Fällen Vulvovaginitis aufgetreten. Um der „Epidemie“ Herr zu werden, wurden neben den damals üblichen gründlichen Behandlungsmethoden die Kranken isoliert und die Neuankömmlinge sofort peinlichst auf Gonorrhoe untersucht, sowie zunächst gleichfalls isoliert. Auf diese Weise gelang es bald, der sog. Anstaltsinfektion Herr zu werden. Ganz überraschend zeigte sich, daß 41 der Mädchen (36%), die überwiegend aus Paris, und zwar aus guten sozialen Verhältnissen kamen, bereits mit ihrer Vulvovaginitis gonorrhoica infantum infiziert eintrafen und daß viele andere bald nach ihrer Ankunft die ersten klinischen Zeichen erkennen ließen. Nur bei 19 Mädchen konnte mit Sicherheit eine interne Ansteckung angenommen werden. Von einer Epidemie kann also nach TOURAINE und MESLIN nicht gesprochen werden. Die beiden Autoren entschlossen sich daher für die Kennzeichnung als „endemischen Zustand, der durch ständige Neuzufuhr infizierter Fälle von außen und durch Rückfälle alter Vulvitiden unterhalten wurde“.

Im gleichen Jahr berichtete WASILJEW-TSCHEBOTAREW über die Häufigkeit der verschiedenen Infektionsarten. An erster Stelle steht die eigene Mutter als häufigste Infektionsquelle. Es folgen andere Frauen in der Familie, Familienmitglieder, Hausangestellte u. a. Erst an letzter Stelle kommen andere Kinder in Betracht. LEMSER kommt bei seinen Untersuchungen 1949 zu etwas anderen Schlüssen. Von 46 Vulvovaginitis gonorrhoica infantum-Fällen waren 34 im Rahmen von kleinen Krankenhausendemien durch direkten oder indirekten Kontakt (gemeinsames Bett, Bettwäsche, Waschlappen, Handtücher, Badewanne usw.) infiziert worden. Es handelte sich um drei kleine Hausendemien mit 18, 11 und 5 Kindern. Ausgangspunkt war jeweils ein Mädchen mit latenter Gonorrhoe. Lediglich in sechs weiteren Fällen wurde die eigene Mutter anläßlich der Untersuchung als Infektionsquelle festgestellt. In 6 Fällen konnte eine Infektionsquelle nicht nachgewiesen werden. Als begünstigende Faktoren werden enge Belegung, Knappheit an Seife und Wäsche genannt. Von 45 Müttern waren nur sechs krank, in einem Falle wurde das Kind unter der Geburt infiziert.

Die etwas divergierenden Angaben über die Infektionsquelle — eigene Mutter bzw. Erwachsene oder andere Kinder — erklären sich wohl aus dem verschiedenen Milieu, in dem die Kinder lebten. In Flüchtlingslagern, in Anstalten und Heimen werden Übertragungen durch andere Kinder indirekt oder direkt häufiger sein als im häuslichen Milieu und in geordneten Zeitläuften. In diesen dürfte doch wohl die eigene Mutter oder erwachsene Hausangestellte im allgemeinen die Infektionsquelle darstellen, wie dies aus den Untersuchungen, insbesondere von TOURAINE, von WASILJEW-TSCHEBOTAREW, aber auch von vielen anderen hervorgeht. Bezüglich der sog. Anstaltsepidemien muß man wohl der Auffassung von TOURAINE und MESLIN zustimmen, die diese als endemische Zustände bezeichnen, die durch ständige Neuzufuhr infizierter Fälle von außen und durch Rückfälle alter Vulvovaginitiden unterhalten werden. Ein gegebener Krankenstand in Anstalten und Kinderheimen kann bei entsprechender ärztlicher Betreuung ohne die genannte Neuzufuhr infizierter Fälle heute mit Sicherheit in nicht allzu langer Zeit beherrscht werden.

IX. Häufigkeit

Die Häufigkeit der Vulvovaginitis gonorrhoica infantum im Rahmen der gonorrhoischen Erkrankungen überhaupt war schon immer schwer zu eruieren. Das Verhältnis der Gonorrhoe der Kinder zu der der Erwachsenen wurde früher von WIRZ und HIRSCH mit 2,8% angegeben. Nach den statistischen Erhebungen von HARTUNG läuft die kindliche Gonorrhoe immer parallel zu der Gonorrhoe der Frauen. JACOBY fand für das Jahr 1948 Vulvovaginitis gonorrhoica infantum in 4,96% der Frauen-Gonorrhoe. Diese Zahl unterstreicht in doppelter Hinsicht die sozialmedizinische Bedeutung der Vulvovaginitis, denn die Nachkriegsjahre brachten nicht nur eine Erhöhung der Erkrankungen an Gonorrhoe überhaupt, sondern im Vergleich zu den früheren Zahlen von WIRZ und HIRSCH auch eine höhere prozentuale Beteiligung.

Vor dem letzten Weltkrieg waren auch im Ausland die Erkrankungszahlen der Vulvovaginitis gonorrhoica infantum, wie die Statistiken von PELI aus dem Hospital von Pesaro (Italien) zeigen, von 1934—1940 erheblich zurückgegangen. Auch die Statistik von SILVESTRI (Bologna) aus dem Jahre 1940 (insgesamt 713 Fälle) zeigt in den letzten Vorkriegsjahren ein entscheidendes Absinken der Häufigkeitskurve. Gegenüber dem Rückgang der Vulvovaginitis gonorrhoica infantum war die Häufigkeit der nichtgonorrhoischen Vulvovaginitiden relativ konstant geblieben. In der Nachkriegszeit erreichten die Erkrankungen an Vulvovaginitis gonorrhoica infantum in Deutschland vom Herbst 1945 sprunghaft ansteigend einen Höhepunkt etwa Mitte des Jahres 1946. Nach MONCORPS fällt die Häufigkeitskurve bereits ab Herbst 1946 wieder ab und liegt 1947 schon nicht mehr wesentlich über dem Friedensniveau. 1948 ist die Vulvovaginitis gonorrhoica infantum wieder eine ausgesprochen seltene Krankheit. Von der Mehrzahl der Autoren wird der Rückgang der Vulvovaginitis gonorrhoica infantum erst auf das Jahr 1948, gelegentlich auf das Jahr 1947 verlegt (LANGER, P. W. SCHMIDT, BASTERT-MESCHEDE, SCHMIDT-LA BAUME). Etwa den gleichen Nachkriegsverlauf zeigt auch die italienische Statistik von PELI für die Jahre 1945—1949.

SCHUERMANN hat auf der Heidelberger Tagung 1949 darauf hingewiesen, daß sich der gewaltige Fortschritt der Penicillin-Behandlung der Gonorrhoe nicht unbedingt epidemiologisch auswirken müsse, da der Kranke so lange infektiös sei, bis er diagnostisch erfaßt werde. In der Tat bedurfte es neben der neu gewonnenen „Therapia sterilisans magna" umfassender und durchgreifender Maßnahmen in der Gonorrhoe-Bekämpfung. Die neue glänzende Waffe gegen die Gonorrhoe führte erst in Verbindung mit einer straffen Organisation der Geschlechtskrankheitenbekämpfung zu einem wesentlichen und relativ schnellen Absinken der Gonorrhoe und parallel damit auch zu einem Rückgang der Erkrankungszahlen an Vulvovaginitis gonorrhoica infantum in Deutschland seit 1948.

Als Durchschnittsalter der erkrankten Kinder wird von BRAMBACH 6,6 Jahre, von HERFELD und NASE $6^1/_4$ Jahre, von HUSSELS 5 Jahre und von PETERSON $4^1/_2$ Jahre angegeben. Nach GIL TURNER liegt die größte Häufigkeit der Vulvovaginitis gonorrhoica infantum zwischen dem 2. und 7. Lebensjahr, während diese vom 10. Jahr ab kaum noch beobachtet wird, dann lediglich in der Schwangerschaft und im Greisenalter. Nach der Geburt besteht vom hormonellen Einfluß der Mutter her zunächst ein gewisser Schutz, so daß die Vulvovaginitis gonorrhoica infantum in diesem Alter selten ist oder länger latent bleibt.

X. Prognose

Die Prognose wurde früher quoad vitam im allgemeinen gut, quoad sanationem mit größter Vorsicht gestellt und zwar so weitgehend, daß ROSCHER vorschlug, nur von einer „anscheinenden Heilung" zu sprechen. Die Heilungserwartung wurde in der Sulfonamid-Ära letzten Endes wenig, seit Einführung des Penicillins jedoch entscheidend gebessert.

Die Sulfonamidbehandlung brachte, abgesehen von der Prognose, nach KUMER auch keine wesentliche Verkürzung der Behandlungsdauer. Günstiger erwiesen sich die Sulfonamide jedoch im Hinblick auf die gonorrhoische Proktitis (ALTMANN, KUMER). In der Ära der reinen Sulfonamid-Behandlung heilte die Proktitis nach ALTMANN in 7—8 Tagen, während die Vulvovaginitis selbst häufig nach 4—5 Wochen noch positiv war. Nach Kombination mit der Hormonbehandlung oder mit Olobintin (LÖHE und WAWERSIG) wurden die Heilerfolge und die Prognose wesentlich verbessert, so daß ALTMANN nunmehr häufig die Vulvovaginitis schon am 4. Tag, d. h. vor der Proktitis abgeheilt fand. Neben der Olobintin-Behandlung wurden die Heilungsaussichten auch durch die sog. maximale Pyrifer-Behandlung (VONKENNEL, LÖHE) wesentlich verbessert.

Die entscheidende Wendung kam aber erst mit der Einführung der Penicillin-Behandlung. Auch jetzt blieb die Vulvovaginitis gonorrhoica infantum das Sorgen- und Schmerzenskind der Gonorrhoe-Behandlung, so daß, wie in der Sulfonamid-Ära, auch jetzt noch alle möglichen Therapiekombinationen versucht wurden (Fieber, Olobintin, Hormon und Sulfonamide). Es zeichneten sich jedoch von Anfang an, und zwar mit heute als unterschwellig erkannten Dosen, Erfolge ab, wie sie bis dahin mit keiner Behandlungsmethode erzielt werden konnten. Durch Kombination mit Hormonen, vor allem der einmaligen Hormongabe nach der Schuermannschen Konzeption der fluxionären Hyperämie, konnten die Heilungsaussichten auch bei geringerer Penicillindosierung auf 100% ansteigen. Wenn ROSCHER die Heilungsaussichten der alten Lokalbehandlung mit 94% anspricht, dann dürfen die der antibiotischen Therapie getrost mit 100% angesetzt werden, wobei aber noch nicht zum Ausdruck kommt, daß auch die Bestandsdauer auf ein Minimum herabgedrückt wurde. Die günstige Prognose drückt sich auch in der Beantwortung der Rundfrage Nr. XII von G. STÜMPKE in der Zeitschrift für Haut- und Geschlechtskrankheiten aus. Fast alle beteiligten Autoren lehnten die Kombination mit Fieber, Olobintin oder Vaccine als überflüssig ab. Das gleiche gilt für die protrahierte Hormonbehandlung mit dem Ziel der Epithelumwandlung (s. u.). Nur die einmalige Hormongabe zur Verbesserung der Penicillinwirkung durch die fluxionäre Hyperämie (SCHUERMANN und BASTERT-MESCHEDE) wird von einer Reihe von Autoren empfohlen. Gerade die Beantwortung der Rundfrage als repräsentativer Querschnitt zeigte, daß man nunmehr im Penicillin ein Mittel gefunden hatte, das bei richtiger Anwendung, d. h. Erzeugung einer fluxionären Hyperämie, einzeitig durch Hormon oder durch physikalische Maßnahmen, aber auch bei ausreichend hoher Dosierung unter Verzicht auf jede andere zusätzliche Therapie (Kombination) heilen kann. Immerhin war zu Beginn der Penicillin-Ära (unterschwellige Dosen) die Prognose bei älteren, chronischen oder wiederholt rückfälligen Vulvovaginitiden schlechter als bei frischen Fällen (HUSSELS und RUNGE, MARCEL).

Hinsichtlich eventueller Spätfolgen, insbesondere der potentia coeundi et generandi wurde die Prognose von ROSCHER zur Zeit der Lokalbehandlung mit hoher Bestandsdauer der Vulvovaginitis gonorrhoica infantum keineswegs schlecht gestellt und die Verhältnisse dürften sich heute eher verbessert als verschlechtert haben. 1935, d. h. zur Zeit der reinen Lokalbehandlung, hat allerdings ORLANDI die Möglichkeit von Spätfolgen wie Infantilismus, Hypoplasien, Dysmenorrhoen durchaus bejaht. Durch die paravaginale Aszension komme es nicht nur zu Entzündungen des Mesovariums, der Mesosalpinx und zur Beckenperitonitis, sondern auch zur Beteiligung bzw. Erkrankung der Nervengeflechte und Ganglienknoten im Becken. Infantilismus, Hypoplasien und Dysmenorrhoen können nach ORLANDI auf diese Weise entstehen.

BESPROZVANNAYA und BERENSTEIN haben sich der Mühe unterzogen, 216 Mädchen und Frauen, die in den Jahren 1917—1932 wegen Vulvovaginitis gonorrhoica infantum behandelt worden waren, zur Nachuntersuchung vorzuladen. Die 78 erschienenen Mädchen und Frauen wurden in drei Gruppen eingeteilt. Die erste Gruppe umfaßte 49 Mädchen, die noch nicht menstruierten; sie waren vorwiegend örtlich, zum Teil zusätzlich mit Vaccine behandelt worden. In dieser Gruppe wurde keine Abweichung von einer normalen körperlichen oder geistigen Entwicklung gefunden. Bei der zweiten Gruppe handelte es sich um 17 menstruierende Virgines mit entsprechender früherer Behandlung. Auch diese zeigten keine Abweichungen von einer normalen körperlichen und geistigen Entwicklung. Nur in drei Fällen fanden sich dysmenorrhoische Zustände. Die dritte Gruppe betraf zwölf geschlechtsreife Frauen, von denen zehn bis zu zehnmal gravid gewesen waren. KOZLOVA konnte an 44 Mädchen, die 3—10 Jahre vorher behandelt worden waren, ebenfalls Spätschäden gynäkologisch nicht nachweisen. Auch KUMER bewertet die Spätfolgen nicht so hoch wie andere Autoren (KJELLBERG und FRANK). „Es liegen keine Beweise vor, daß Infantilismus des Genitales und Hypoplasien auf eine seinerzeitige Vulvovaginitis zurückzuführen sind.“

Auch die Beeinträchtigung der potentia coeundi durch Verwachsungen und Verklebungen im Genitalbereich nach Ulcerationen wird von KUMER negiert und nicht mehr auf die Gonorrhoe zurückgeführt. Für die Beeinflussung der potentia generandi durch eine vorangegangene Vulvovaginitis gonorrhoica infantum ist es schwer, beweiskräftiges Material zu erbringen. Nach dem älteren Schrifttum, sowie nach neueren Mitteilungen von KUMER u. a. scheint die Sterilität nach früher mitgemachter Vulvovaginitis gonorrhoica infantum nicht häufiger vorzukommen als es der Norm entspricht (s. o.). Eine gegenteilige Ansicht wurde jedoch von ARTOM 1939 vertreten. Von seinen 65 nachuntersuchten Vulvovaginitis gonorrhoica infantum-Fällen lebten unter 40 verheirateten Frauen 18 in steriler Ehe. 49 früher an Vulvovaginitis gonorrhoica infantum erkrankte Frauen hatten 92 Kinder. Da in der Provinz Verona durchschnittlich vier Kinder auf eine verheiratete Frau fallen, bezieht ARTOM den Unterschied auf die als Kind durchgemachte Gonorrhoe. Vielleicht dürften hier aber auch psychologische und sozialethische Momente eine Rolle spielen.

Heute kann man die Prognose gerade hinsichtlich der Spätfolgen durch Aszension sicher noch günstiger stellen, da entsprechende Komplikationen früher meist erst im Verlauf auftraten, nicht selten unter unsachgemäßer Behandlung (hohe Konzentration der Mittel, Druckspülungen u. a.). Aber selbst eine vor der Diagnose und Behandlung erfolgte Aszension kann heute durch Penicillin und Antibiotica von der Blutbahn aus erfaßt und zur Rückbildung gebracht werden, während die frühere Behandlung die Möglichkeit einer solchen direkten Einwirkung auf die Beckenorgane nicht hatte. Wenn also früher mögliche Spätfolgen, wie Impotentia coeundi et generandi sicher überschätzt wurden und vielleicht gelegentlich einmal eine Dysmenorrhoe zurückblieb, so haben die oben genannten Spätfolgen fraglos heute noch wesentlich weniger Bedeutung als in der Ära der Lokalbehandlung.

XI. Therapie

Von der in diesem Handbuch durch ROSCHER dargestellten Therapie, im wesentlichen also der Lokaltherapie, bis zur heutigen antibiotischen Therapie, haben sich grundsätzliche umwälzende Änderungen in der Auffassung und in der Durchführung ergeben. Der letzte Impuls der reinen Lokalbehandlung, bei der innerlich verabfolgte Mittel praktisch nicht in Frage kamen, war die Einführung der gallensauren Salze (CISI 1932). Es folgte — allein der Vulvovaginitis gonorrhoica infantum vorbehalten — die Hormontherapie von LEWIS (1933), die Sulfonamid-Therapie und schließlich die heutige antibiotische Therapie, vorwiegend mit Penicillin. Wenn auch die Sulfonamid-Behandlung ebenso wie die protrahierte (alleinige) Hormon-Therapie heute verlassen sind, so haben sie uns doch neue Erkenntnisse und Einblicke nicht nur in das Krankheitsgeschehen selbst, sondern auch in die Physiologie des kindlichen Genitales vermittelt. Entsprechend dem geschichtlichen Ablauf ist es zweckmäßig, die Entwicklung der letzten 20 Jahre in vier Abschnitte einzuteilen, die sich zum Teil überschneiden:

1. Die letzten Jahre der Lokalbehandlung,
2. die alleinige protrahierte Hormonbehandlung nach LEWIS,
3. die Sulfonamidbehandlung, bei der ob der schlechten Erfolge bei Vulvovaginitis gonorrhoica infantum die Lokalbehandlung meist noch mit beibehalten wurde und
4. die Ära der antibiotischen Behandlung, vorwiegend mit Penicillin.

1. Lokaltherapie

Die Entwicklung in der letzten Zeit der reinen Lokaltherapie ging zum Teil dahin, an Stelle der Spülungen oder getränkten Tampons besser haftende und zähflüssigere bzw. gelartige Arzneiträger zu benutzen. Hierher gehört das von PAPENDIECK und DELBANCO (1933) zur Behandlung der Vulvovaginitis gonorrhoica infantum empfohlene Chlorsilbersäure-Gel „Silargel". Das Präparat wies offenbar osmotische bzw. adsorbierende und desinfizierende Eigenschaften auf. Die Anwendung erfolgte zweimal täglich mittels Pulverbläser, vor allem in der ambulanten Praxis. Wegen der besseren und — ob der Haftung — nachhaltigeren Wirkung wurden im angloamerikanischen Schrifttum (HOLMES, JONES und GILDERSLEEVE) die von KOBAK und FRANKENTHAL empfohlenen Boroglycerid- (bzw. Silberpikrat-) Stäbchen besonders herausgestellt. Die Dosierung eines Boroglycerid-Stäbchens entsprach 1 cm^3 einer 10%igen Silberprotein-Lösung oder 3 cm^3 einer 1%igen Silbernitrat-Lösung. Auch diese Stäbchen wurden insbesondere zur ambulanten Behandlung empfohlen und dem Kinde jeweils am Abend eingeführt.

Von 30 farbigen, auf diese Weise behandelten Mädchen hatten 18 nach einer Woche ihren ersten negativen Abstrich, 5 weitere nach 2 Wochen. Im Durchschnitt wurde der erste negative Abstrich nach 2—3 Wochen festgestellt. Von sechs innerhalb der ersten 6 Monate auftretenden Rezidive — wobei Reinfektionen nicht ausgeschlossen werden konnten — wurden fünf nach einer Woche gonokokkenfrei, drei erwiesen sich dieser Therapie gegenüber resistent.

Zur Abkürzung der Behandlung und zur Vermeidung der bei Silbernitrat so lästigen Wäscheflecken wurde von SURJANINOW (UdSSR, 1937) Liquor arg. chlor. ammoniati, seu Liquor Kopp empfohlen. Die Lösung wurde zu Spülungen der Blase, der Urethra oder Vagina bei Kindern in Verdünnungen von 1:80000 bis 1:60000 angewendet (bei Frauen 1:40000 bis 1:20000). Für Vaginaltampons wurde eine Konzentration von 1:10000 benutzt.

Ein völlig neues Verfahren der Lokalbehandlung, nämlich die Dauerberieselung der erkrankten Vagina mit Trypaflavin, wurde 1936 von MIESCHER angegeben. Ein weicher Gummikatheter wurde in die Vagina eingeführt, durch welchen das Trypaflavin (1:20000 bis 1:50000) eintropfte. Aus der Vulva floß die Spülflüssigkeit über eine Gummivorlage durch ein Loch in der Matratze ab. Die Spülung wurde zweimal täglich einige Stunden durchgeführt. Rectum und Urethra wurden mit Trypaflavin und Protargol-gelanth behandelt. Auf diese Weise erfolgte in der Mehrzahl der Fälle Heilung in 2—3 Monaten. HÄBERLIN führte die Berieselung aus einem Irrigator mit Nelaton-Katheter zweimal 3 Std. täglich durch. Die Behandlung wurde nach Verschwinden der Gonokokken für weitere 4 Wochen fortgesetzt. — Auch das damals für die Behandlung der Cervicitis der Frau verwendete Flavadin wurde zur Therapie der Vulvovaginitis gonorrhoica infantum und der Rectal-Gonorrhoe (Lösung und Injektionen in die Schleimhaut) herangezogen.

Eine ganze Folge von lokalen Methoden brachte S. C. PETERSON in einem kanadischen Hospital bei 40 Zugängen an Vulvovaginitis gonorrhoica infantum zur Anwendung. Es wurden zunächst Injektionen von Acriflavin 1:1000 in die Urethra sowie Vulvapinselungen mit Mercurochrom 2%ig vorgenommen. Die Vagina wurde mit einer Mischung von Lanolin und Vaseline zu gleichen Teilen, der ebenfalls 1% Mercurochrom zugesetzt war, gefüllt. Auch hier wieder erkennt man das damalige Bestreben, zu Mitteln mit guter Haftung und nachhaltiger Wirkung überzugehen. Kombiniert wurde diese Behandlung mit täglichen heißen Sitzbädern von etwa 20 min Dauer bzw. Glühlichtbädern von $^1/_2$—1 Std. Bei heftigem Ausfluß wurden Spülungen mit Kaliumpermanganat-Lösungen 1:10000 vorgenommen. Nach einem Monat ging PETERSON dann auf die Silbernitrat-Behandlung der Urethra und Vagina — jedoch nur zweimal wöchentlich — über. Weiterhin wurden später Vaccine-Behandlungen angeschlossen. In den Wintermonaten wurde dreimal täglich Lebertran verabfolgt. Die durchschnittliche Behandlungsdauer betrug 74 Tage; die kürzeste 43, die längste 113 Tage. In Ergänzung der Lokalbehandlung gab auch GABRIELOVA zusätzlich eine besondere Diät, reich an Kohlehydraten und Butter sowie Lebertran. In chronischen, ergebnislos vorbehandelten Fällen verordnete sie, wie PETERSON, ebenfalls heiße Sitzbäder. Die Behandlung wurde unter Kontrolle des Ohrenspiegels und der Kilian-Spiegel durchgeführt, mit denen die Kolposkopie ebenfalls leicht durchführbar war. Weiterhin wurde ein besonderer Ansatz für die Harnröhreninstillation benutzt. Mit diesem sollte eine maximale Erweiterung der Harnröhre erzielt werden und das Medikament lokal voll ausgenützt werden. Bei hochgradiger Vulvitis wurden warme, niedrig konzentrierte Kaliumpermanganat-Sitzbäder und Vulva-Umschläge mit 0,5%iger Resorcinlösung oder verdünnter essigsaurer Tonerde durchgeführt. Erst dann wurde mit der eigentlichen Lokalbehandlung begonnen. Nach Vaginalspülungen mit einer schwachen Oxycyanatlösung unter niedrigem Druck wurde mit gebogenem Péan ein Stück Mull eingeführt, das mit 0,5%iger Resorcinlösung getränkt war. Dabei wurde die Vagina leicht gedehnt. Sobald die Vulvitis in ihrer Akuität abnahm, wurde die Temperatur der Bäder auf 30° und die Irrigation von $^1/_2$ auf 2 Liter erhöht. Nunmehr wurde an Stelle des Resorcins 20%iges Ammoniumsulfoichthyol-Glycerin früh und abends mit Hilfe von Mull eingelegt. Gelegentlich wurde zur Unterstützung der Lokaltherapie auch Gonoyellon intravenös (12,5—125 Mill. Keime) gegeben. Für die Harnröhre werden tägliche Instillationen mit 0,5%igem Resorcin in der 1. Woche und Cholecynal 0,02:100 in der 2. Woche verwendet; an deren Ende war die Harnröhre gewöhnlich gonokokkenfrei. Daher wurde die urethrale Behandlung jetzt beendet und in der 4. Woche in der Vagina „spezifisch" mit 5—10%igen Protargol-Glycerintampons und Protargol-Stäbchen behandelt. Die mikroskopischen Befunde waren in dieser Zeit im allgemeinen vaginal ebenfalls bereits negativ.

Nachdem von HEROLD 1932 die guten Erfolge mit Druckspülungen der Vagina (HÜBNER und STOLZENBERG) nach der Modifikation von NOHLEN besonders herausgestellt worden waren, konnten diese in späteren Arbeiten (PONGRATZ 1937 u. a.) nicht bestätigt werden. SILVESTRI (1941) führte nach zweimal täglichen Sitzbädern in Kaliumpermanganat-Lösung 3—4mal täglich Vaginalspülungen mit desinfizierenden Lösungen mit Hilfe des Nelaton-Katheters, allerdings nur unter mäßigem Druck, durch.

Ausgehend von der Beobachtung, daß der bakterielle Reinheitsgrad der Vagina mit der Wasserstoffionenkonzentration des Sekretes parallel geht und daß bei saurer Reaktion der Scheide mit einem p_H von 6 und < 6 Gonokokken nicht existieren können, hat A. A. LITTLE jr. 1937 in den USA den Versuch unternommen, das Scheidenmilieu auf chemischem Wege mit Dextrose in günstiger Weise zu beeinflussen. Die Dextrose wird durch die Scheidenbakterien in Milchsäure umgewandelt, wodurch ein saures Milieu in dem erkrankten Schleimhautbereich hervorgerufen wird. LITTLE benutzte ein Präparat, das neben Borsäure und minimalen Mengen von Arsen ein speziell vorbehandeltes Kohlehydrat enthält. Das Präparat wurde in Tablettenform morgens und abends so tief wie möglich in die Vagina eingeführt. Die Erfolge waren von Anfang an nicht sehr überzeugend; von 39 Fällen wurden 19 geheilt. Die durchschnittliche Behandlungsdauer betrug 98,5 Tage gegenüber 250 bei der früheren Behandlungsart. Ein prinzipiell ähnliches Verfahren wurde von K. J. KARNAKY (ebenfalls in den USA, 1937) zur Anwendung gebracht. Der Autor benutzte angesäuerte Traubenzuckertabletten mit einem p_H von 3—3,3. Die Tabletten wurden dreimal täglich, 30 Tage lang, von der Mutter eingeführt. Anschließend an diese Behandlung wurden noch weitere 30 Tage dreimal täglich Scheidenspülungen mit schwacher Essigsäurelösung durchgeführt. KARNAKY berichtete über gute Erfolge bei 200 Fällen. In Deutschland wurden ähnliche Präparate, wie Dextrovagin und Dextromon ebenfalls verwendet, jedoch mehr zur Behandlung unspezifischen Fluors. BREITKREUZ gab Dextrovagin nur dann, wenn Gonorrhoe und Trichomonaden als Gegenindikationen vorher ausgeschlossen worden waren. Da durch gelegentliches Ablaufen des Dextrovagins eine Vulvitis entstehen könne, wurde empfohlen, diese durch Abdichten der Vagina mit Wattekugeln und durch Einfetten der Vulva zu vermeiden. Auch aus diesem Grunde erscheint das Dextrose-Milchsäure-Prinzip nicht überzeugend; der mangelnde therapeutische Effekt ist verbunden mit Irritationsmöglichkeiten im Bereich der Vulva. Bei Vulvovaginitis gonorrhoica infantum wurde aber doch gerade das Gegenteil, nämlich die Abheilung der recht erheblichen und schmerzhaften Entzündungserscheinungen, angestrebt.

Zusammenfassend und rückschauend kann man heute sagen, daß die letzten Jahre der Lokalbehandlung der Vulvovaginitis gonorrhoica infantum bzw. der Gonorrhoe der Frau überhaupt, gewisse neue Impulse brachten, wie die Verwendung besser haftender gelartiger Zubereitungen, zum Teil unter Verwendung der neuen gallensauren Salze oder des Dextrose-Milchsäure-Prinzips, daß aber über eine eventuelle bescheidene Verkürzung der Behandlungszeit hinaus kein entscheidender Fortschritt erzielt wurde. Dies wird auch deutlich in der Vielzahl der gleichzeitig verwendeten Methoden bzw. an der Polypragmasie vieler Autoren (s. o.). Die Bedeutung der zusätzlich gegebenen Diät ist nach wie vor umstritten. Wesentlich größere Bedeutung haben die in den dreißiger Jahren immer häufiger gegebenen Sitzbäder als ausgesprochene Maßnahme zur Erzielung einer heilenden Hyperämie. Während man in Europa zu diesem Zwecke häufig die Fieberbehandlung heranzog, benutzte man in Amerika vorwiegend physikalische Methoden, wie feuchtheiße Luft, strahlende Hitze, Kurzwellen und Diathermie (CLARKE).

2. Die Hormonbehandlung

Die unbefriedigenden Erfolge der reinen Lokaltherapie der Vulvovaginitis gonorrhoica infantum hatten also bereits dazu geführt, Versuche zur Säuerung des Vaginalmilieus zu unternehmen. Da aber weder Pufferlösungen noch die Umwandlung der Dextrose in Milchsäure ein konstant saures Milieu mit p_H-Werten < 6 herbeiführen konnten, waren die Erfolge unbefriedigend, weshalb man weiter nach neuen Wegen suchte. Die auf ähnlichen Überlegungen basierende Follikel-Hormontherapie brachte eine gewisse Verbesserung der Situation, wenigstens im Therapeutischen, wenn auch die Kritik hinsichtlich unerwünschter Nebenwirkungen sehr schnell laut wurde.

Die Hormontherapie wurde anfangs als eigene Methode zur Anwendung gebracht ohne jede weitere zusätzliche Maßnahme. Sie wurde später aber sowohl mit der Lokalbehandlung als auch mit der Sulfonamidbehandlung kombiniert. Die Hormone wurden protrahiert und in großen Dosen zur Erzielung eines Epithelumbaus und eines konstant sauren Milieus verabreicht. Selbst zu Beginn der Penicillin-Ära wurde die Hormonbehandlung noch als zusätzliche bzw. vorbereitende Therapie herangezogen, wenn man auch sehr bald auf die von SCHUERMANN inaugurierte einzeitige Hormonbehandlung mit kleiner Dosis überging. Bei dieser einzeitigen Hormonbehandlung war weder an einen Epithelumbau noch an eine konstante Säuerung des vaginalen Milieus gedacht, sondern allein an eine vorübergehende fluxionäre Hyperämie, etwa für die Dauer der Penicillin-

Behandlung. Die Bedeutung, die Erfolge wie die Schäden der Hormonbehandlung müssen also im Rahmen der geschichtlichen Entwicklung gesehen und gewürdigt werden.

a) Voraussetzungen und Grundlagen der Hormontherapie

Da im folgenden über experimentelle Untersuchungen und klinische Erfahrungen der verschiedensten Autoren in verschiedenen Ländern mit der Hormontherapie berichtet werden soll, erscheint es notwendig, vorher auf die Frage der Standardisierung der Hormonpräparate kurz einzugehen. Die häufig widersprechenden Angaben über therapeutische Wirkungen und Nebenwirkungen der Hormon- (und Stilben-) Präparate werden verständlich, wenn man die durch die chemische Zusammensetzung und die durch die experimentelle Technik bedingten Unterschiede berücksichtigt. Für die Behandlung der Vulvovaginitis gonorrhoica infantum wurden hauptsächlich Oestron und Oestradiol sowie dessen Derivat Oestradiol-monobenzoat und später das Äthinyloestradiol verwendet. Für eine retrospektive Betrachtung der weiter unten mitgeteilten Therapie-Ergebnisse ist es bedeutsam, daß man anfangs mit sog. „unreinen" Präparaten aus Harn gearbeitet hat, später aber zu immer mehr gereinigten und schließlich halbsynthetischen und synthetischen Präparaten überging. In den ersten Präparaten aus Harn dürften neben Oestron noch andere unbeachtete, aber wirksame Verbindungen enthalten gewesen sein wie z. B. das Oestriol. Dieses ist heute aktuell geworden, da es einerseits besonders intensive Wirkungen auf die Vagina hat (Proliferation und Durchblutung), andererseits aber jede Beeinflussung der Uterusschleimhaut vermissen läßt. Infolgedessen dürften für das Oestriol gerade die so häufig angeschuldigten Nebenwirkungen (Systemwirkung) mehr oder weniger in Wegfall kommen, zum mindesten ganz entschieden geringer sein trotz höherer therapeutischer Wirkung (vaginal).

Die zuerst im Harn gefundene Verbindung Oestron, auch α-Follikelhormon, Theelin oder Menformon genannt, ist ein Umwandlungsprodukt des Oestradiols und chemisch ein Oestratrien-3-ol-17-on von der Formel:

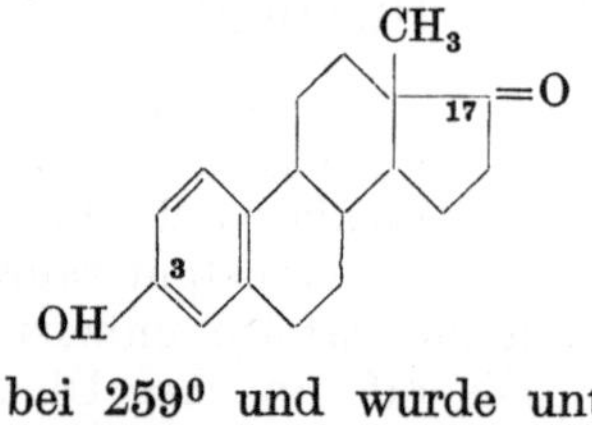

Die Verbindung schmilzt bei 259° und wurde unter dem Namen Follikulin-Menformon als erstes standardisiertes Hormon der Welt 1926 in den Handel gebracht. Die bekanntesten in Amerika verwendeten Präparate waren seinerzeit Theelin (reines Oestron) und Amniotin, ein Konzentrat aus dem Harn trächtiger Stuten, das hauptsächlich Oestron neben anderen Oestrogenen (Oestriol. Equilin, Equilenin und Hippulin) enthält.

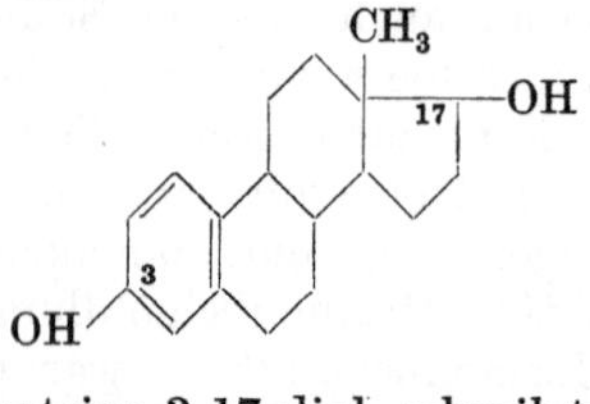

Oestradiol ist chemisch Oestratrien-3-17-diol, schmilzt bei 176° und wird im Ovar als das eigentliche weibliche Follikelhormon gefunden. Es kann durch Reduktion von Oestron künstlich hergestellt werden, im Tierversuch (Allen-Doisy-Test) wirkt es (5—8mal) stärker als Oestron. Handelspräparate, die seinerzeit für die Behandlung der Vulvovaginitis gonorrhoica infantum in Europa hauptsächlich verwendet wurden, waren Menformon und Progynon.

Oestradiol-monobenzoat ist der 3-Monobenzoesäureester des Oestradiol mit der Formel:

CH_3
17 —OH
3
C_6H_5—COO

Es ist neben Oestron und Oestradiol ein für die Therapie sehr wichtiger oestrogener Stoff. Er wirkt als Ester protrahiert, so daß die Injektionen nicht allzu häufig gegeben werden müssen und infolge der guten Löslichkeit auch hohe Dosen in kleinem Volumen auf einmal injiziert werden können. Die Stärke der Oestradiol-monobenzoat-Präparate wird seit 1950 in mg ausgedrückt. Handelspräparate sind Menformon, Progynon.

Das oben genannte Oestriol ist ein Oestratrien-3-16-17-triol. Oestriol tritt im Blut in der letzten Schwangerschaftsperiode und kurz vor der Menstruation in erhöhter Konzentration auf, ferner im Harn. Oestriol ist neuerdings unter dem Namen Ovestin im Handel. Es hat die Formel:

CH_3
—OH
---OH
HO

Äthinyl-Oestradiol ist ein halbsynthetischer oestrogener Stoff (17-Äthinyloestratrien-3-17-diol), der auch per os sehr stark wirkt, da er von den Fermenten der Leber nicht angegriffen wird.

CH
|||
C
CH_3
17 —OH
3
OH

Geeicht werden oestrogene Stoffe nach dem Allen-Doisy-Test. Diese von E. Allen und A. Doisy 1923 angegebene Testmethode hat sich zur quantitativen Bestimmung der Oestrogene allgemein eingeführt. Die zu prüfende Substanz wird kastrierten Mäusen oder Ratten subcutan injiziert. Die *kleinste* Menge eines Stoffes, die bei 50% der Versuchstiere einen Oestrus hervorruft, wird als Mäuse- bzw. Ratteneinheit bezeichnet. Die Größe solcher Einheiten ist von mannigfachen Faktoren abhängig, wie Art des benutzten Lösungsmittels (Öl oder Wasser), einmalige Verabfolgung einer Gesamtmenge oder Unterteilung dieser Dosis, sowie Art und Empfindlichkeit der Versuchstiere. Ohne genaue Kenntnis der jeweiligen Versuchsbedingungen lassen sich also die Versuchsergebnisse der verschiedenen Autoren nicht miteinander vergleichen.

Die biologische Eichung hat heute nur noch für neu zu untersuchende, nicht kristallisierte Verbindungen mit oestrogener Wirkung Bedeutung. Es gibt zwei internationale Standard-Präparate und daher auch zwei internationale Einheiten, nämlich $^1/_{10\,000}$ mg Oestron = 1 IE und $^1/_{10\,000}$ mg Oestradiol-benzoat = 1 IBenzE (festgelegt London 1932). Um ein zu untersuchendes Präparat mit einem der Standardpräparate zu vergleichen (Kreuztest), gebraucht man in der Regel den Allen-Doisy-Test. Die biologische Eichung natürlicher kristallisierter oestrogener Stoffe, die synthetisch oder halbsynthetisch hergestellt werden können und deren Eigenschaften man daher physikalisch-chemisch bestimmen kann, ist überflüssig geworden (WHO, Genf 1950). Solche Verbindungen werden heute in Gewichtseinheiten deklariert.

Die kleinsten Oestrogenmengen, die im Allen-Doisy-Test *subcutan* noch wirksam sind, betragen bei Oestradiol 0,3 γ, bei Oestron 0,7 γ, bei Oestradiolbenzoat 0,75 γ und für Äthinyloestradiol 0,1—0,2 γ.

Von den *oral* wirksamen Präparaten mit Oestradiol, die anfänglich nach Mäuseeinheiten standardisiert waren, entsprechen 1000 Mäuseeinheiten 0,1 mg Hormon; desgleichen wurden anfangs auch Oestradiolbenzoat-Präparate in Mäuseeinheiten angegeben, später aber 1 mg dieser Stoffe 10000 Mäuseeinheiten (= 10000 IBE) gleichgesetzt.

Die hohe orale Wirksamkeit von Äthinyloestradiol beweist der Allen-Doisy-Test. Die kleinste *oral* noch wirksame Menge beträgt für Oestradiol 20—30 γ, bei Äthinyloestradiol dagegen nur 2,5 γ. Die Wirksamkeit entsprechender Präparate mit Äthinyloestradiol, wie Progynon C oder Lynoral ist klinisch per os etwa 20—40mal stärker als die der bekannten oestrogen wirksamen Präparate mit Oestradiol als Wirkstoff.

Diese kurze Einführung mag zeigen, wie schwierig es ist, die Angaben klinisch arbeitender Autoren zu vergleichen, da dies noch nicht einmal bei den in der Forschung und Hormonherstellung tätigen Autoren ohne weiteres möglich ist. Vor allem darf es heute wohl in Frage gezogen werden, ob die fortschreitende Reinigung der Präparate für die Therapie der Vulvovaginitis gonorrhoica infantum ein wirklicher Fortschritt war. Verbindungen, die seinerzeit der Reinigung zum Opfer fielen, wie das Oestriol, gewinnen heute ob ihrer günstigen therapeutischen Effekte unter weitgehender Vermeidung von Nebenwirkungen immer mehr an Bedeutung.

Die grundlegenden Untersuchungen für die Hormontherapie der Vulvovaginitis gonorrhoica infantum wurden von Allen durchgeführt. Dieser konnte bereits 1922 an infantilen Mäusen und 1928 an juvenilen Affen zeigen, daß durch ausreichende Follikel-Hormongaben eine Umwandlung des juvenilen Scheidenepithels im Sinne einer Annäherung an das Epithel geschlechtsreifer Tiere durch Epithelproliferation herbeigeführt wird. Entsprechende Mitteilungen erschienen, ebenfalls in Amerika, von Long und Evans (1922) und in Deutschland von Dierks (1927, 1929). Lewis (1933) machte diese Beobachtungen zur Grundlage der von ihm inaugurierten Hormontherapie, von dem Gedanken ausgehend, daß bei dem festen Plattenepithel der erwachsenen Frau gonorrhoische Vulvovaginitiden nicht auftreten. Insbesondere sollte auch dem tiefen Eindringen durch Schaffung einer festen Epithelschranke Einhalt geboten werden. Der Versuch einer solchen Therapie schien Lewis gerechtfertigt, nachdem Hartmann bereits 1930 festgestellt hatte, daß die inneren Genitalien unreifer Affen nur geringe und vor allem vorübergehende Reifungs- und Reizerscheinungen durchmachten und somit eine kumulative Wirkung der Hormone offenbar nicht zu befürchten sei.

Behandelt wurden von Lewis zunächst acht Fälle von akuter Vulvovaginitis gonorrhoica infantum, und zwar vier unbehandelte frische und vier bereits 6 bis

20 Monate lang vorbehandelte Vulvovaginitiden. Verwendet wurde bei Unterlassung jeder Lokaltherapie das Ovarialhormon-Präparat Theelin mit täglich ein-, zwei- oder dreimaligen subcutanen Injektionen von je 50 Ratteneinheiten. Die vier älteren Fälle wurden in relativ kurzer Zeit erscheinungsfrei, wobei zwei allerdings rezidivierten. Die Rezidive heilten nach einer Behandlungszeit von 21 Tagen (zweimal täglich 50 Ratteneinheiten) ab. Auffallenderweise waren bei den vier frischen Fällen größere Dosen und längere Behandlungszeit erforderlich. Als Gesamtdosis wurden 2800 Ratteneinheiten subcutan in 98 Tagen verabfolgt. Nur eine dieser vier Vulvovaginitiden zeigte bei einer Nachbeobachtungszeit von 7—8 Monaten ein Rezidiv nach 5 Monaten. Die zusätzliche Verabfolgung von Theelin-Vaginal-Suppos. wurde nach vorübergehender Anwendung zunächst als überflüssig erachtet und wieder eingestellt.

Örtliche Reiz- und ungünstige Allgemeinerscheinungen wurden nicht beobachtet. Lediglich bei einem Kinde traten am 12. Tag der Behandlung Temperaturanstieg auf 40^{0} und Bauchschmerzen auf, die nach 24 Std jedoch wieder schwanden. Bei diesem Kind zeigte sich auch gegen Ende der Behandlung eine geringe Hypertrophie der rechten Brust. Bei den Mädchen, die größere Mengen von Theelin erhalten hatten, wurde eine vorübergehende, bei der Nachbehandlung wieder schwindende Hypertrophie der Labien und des Introitus festgestellt. Uterusblutungen kamen nicht zur Beobachtung. Der Ausfluß sistierte in der Regel 1—3 Wochen nach Behandlungsbeginn. Vom 7. Tage ab entwickelte sich eine mächtige Epitheldesquamation, die einige Male so stark wurde, daß ganze aus Epithelzellen bestehende Pfröpfe ausgeschieden wurden. Histologische Untersuchungen ergaben vom 10. Tag an eine ausgesprochen hochgradige Epithelwucherung. Die bei den Affenversuchen ALLENs beobachtete Rückkehr zur Norm trat nach Aussetzen der Therapie auch bei den Kindern ein. Dies konnte durch histologische Untersuchungen bei einem der Kinder 6 Wochen nach Behandlungsende bestätigt werden.

1936/37 führten LEWIS und WEINSTEIN bzw. ADLER weitere Untersuchungen durch, um die Wirkungsweise ihrer Therapie genauer zu analysieren. Sie untersuchten zu diesem Zweck die Wasserstoffionenkonzentration der vaginalen Spülflüssigkeit bei Kindern mit Vulvovaginitis gonorrhoica infantum und stellten p_H-Zahlen von 7,2—8,0 fest. Anschließend wurden Amniotin-Kapseln in die Scheide eingeführt und die Spülflüssigkeit später wieder untersucht (LEWIS war inzwischen zu der ursprünglich abgelehnten Therapie mit Suppositorien zurückgekehrt). Nach einer derartigen Behandlung von 6 Tagen bis zu 5 Wochen fanden sich p_H-Werte von 4,8—7,2, die auch nach Aussetzen der Behandlung für die Dauer von 4 Wochen nachweisbar waren. Die Berechtigung seiner Therapie fand LEWIS vor allem in der Tatsache, daß in keinem seiner Fälle mit einem Scheiden-p_H von 6- und $<$ 6-Gonokokken nachgewiesen werden konnten. Die Döderlein-Stäbchen sind für die Säuerung und damit auch für den Heilungsvorgang nachweislich deshalb nicht verantwortlich, weil sie trotz saurer Reaktion nur in wenigen Fällen vorhanden waren. Da die Gonokokken auch in vitro bei p_H 6 und <6 zugrunde gehen, ist der wichtigste Wirkungsfaktor bei der Follikelhormonbehandlung die Erzeugung eines sauren Scheidensekretes und nicht das Vorhandensein von Döderlein-Stäbchen. Hiermit steht LEWIS in einem gewissen Gegensatz zu v. DOBSZAY und VARÁDY, SZENTKIRALYI und HAJNAL sowie zu R. O. STEIN, die den Döderlein-Stäbchen eine entscheidende Bedeutung für den Heilungsprozeß zusprechen. R. O. STEIN spricht geradezu von einer bactericiden, wenn nicht gar antibiotischen Wirkung. Therapeutische Versuche mit Überimpfung von Döderlein-Stäbchen auf die erkrankte Schleimhaut (v. DOBSZAY und VARÁDY, SZENTKIRALYI und HAJNAL) blieben vereinzelt.

Da die damals gegebenen Hormondosen rein empirisch gewonnen waren und systematische Untersuchungen über den Aufbau der Vaginalschleimhaut während der Kindheit und Pubertät nicht vorlagen, bedeuteten die Untersuchungen von HERRNBERGER (1938) eine entscheidende Erweiterung und Vertiefung des Wissens über die therapeutische Wirkung und Dosierung des Proliferationshormons der Keimdrüsen. HERRNBERGER ging von der Fragestellung aus, welche minimale Follikelhormondosis mit Sicherheit und ohne schädliche Nebenwirkungen die kindliche Vaginalschleimhaut zur vollkommenen Höhe aufbaue und in diesem Zustand für die Dauer der Behandlung erhalte. Er studierte mit Hilfe der Methode von PAPANICOLAOU eingehend den Vaginalepithelaufbau vor, während und nach Follikelhormongaben. Vor der Behandlung wurden 82 Kinder im Alter von $^1/_2$—12 Jahren untersucht. Die für das gesamte Kindesalter nahezu einheitlichen Befunde ergaben einen äußerst niedrigen Aufbau der Vaginalschleimhaut ohne cyclische Veränderungen und nach der geringen Sekretmenge, den zahlreichen Protoplasmastücken, den vielfach freien Kernen und Kerntrümmern sowie der schlechten Färbbarkeit beurteilt, einen wenig lebhaften Desquamationsprozeß. In etwa 70% der Fälle wurden Leukocyten gefunden. Aus der Präpubertätszeit wurden neun Mädchen zwischen 12 und 17 Jahren untersucht, deren Vaginalepithel entweder im Aufbau begriffen oder bereits aufgebaut war. Dementsprechend fanden sich nur wenige oder keine Leukocyten.

Hormonal behandelt wurden 62 Kinder in den verschiedensten Altersstufen. Nach Auswertung der Gesamtergebnisse wird die für die Behandlung der Vulvovaginitis gonorrhoica infantum so wichtige Dosierungsfrage folgendermaßen beantwortet: Die niedrige kindliche Vaginalschleimhaut erreicht die Schichthöhe einer normal entwickelten Scheidenschleimhaut mit Sicherheit und in der kürzesten Zeit mit einer einzigen intramuskularen Injektion von 10000 IBE Oestradiolbenzoat. In diesem Zustand hält sie sich bei weiterer täglicher peroraler Gabe von 1000 IBE. Die optimale Dosierung, d. h. die Therapie mit der niedrigsten Hormonmenge, die mit Sicherheit und ohne schädliche Nebenwirkungen die kindliche Vaginalschleimhaut zur vollkommenen Höhe aufbaut und in diesem Zustand für die Dauer der Behandlung hält, liegt bei täglich 1000 IBE Oestradiolbenzoat peroral. Hierbei beträgt die Zeit bis zum vollkommenen Aufbau der Schleimhaut ungefähr 17 Tage. Nach Absetzen der Therapie erfolgt der Abbau ungefähr 2—3 Wochen später.

b) Die praktischen Ergebnisse der Hormontherapie

Angeregt durch die Mitteilungen und die ersten Erfolge von LEWIS wurde die Hormontherapie zunächst in USA und später in aller Welt durchgeführt und erprobt. B geisterte Zustimmungen folgten, aber schon früh auch die Kritik sowohl im Hinblick auf die therapeutische Zuverlässigkeit als auch auf schädliche, nicht beabsichtigte Nebenwirkungen.

Zustimmung erhielt LEWIS schon bald (1934) in den USA selbst durch HUBERMAN und ISRAELOFF, die an Stelle von Theelin das Amniotin verwendeten. Fünf erkrankte Kinder erhielten 6—9 Wochen lang dreimal wöchentlich subcutane Injektionen von 300 Ratteneinheiten. Bei einem Kind wurde Amniotin peroral verabreicht (insgesamt 6000 Ratteneinheiten). Bei einer Nachbeobachtung von 3—8 Monaten wurde kein Rückfall festgestellt. Histologische Kontrollen der Schleimhaut bestätigten die Angaben von ALLEN, LEWIS u. a. Nach Aussetzen der Behandlung trat prompt Rückführung zum infantilen Typus ein. Unerwünschte Nebenwirkungen wurden nicht beobachtet. 1935 berichtete RAVALICO aus Italien über gleich günstige Erfahrungen mit Follikulin-Menformon.

In Deutschland führten HOHORST und GASSMANN 1936 weitere Untersuchungen über die Wirkung der Hormontherapie durch. Unter Berufung auf L. v. DOBSZAY gingen die beiden Autoren von folgenden Voraussetzungen aus:

1. daß nach geeigneter Hormondosierung die gut färblichen Scheidenepithelzellen an Zahl reichlich zunehmen,
2. daß die Wasserstoffionenkonzentration des Scheidensekretes zunimmt (abnehmende p_H-Zahl) und
3. daß sich die Döderlein-Stäbchen außerordentlich vermehren, wenn Säuglinge mit Follikelhormonpräparaten behandelt werden.

Die Autoren gingen also, wie bereits LEWIS, von der Vorstellung aus, daß sich die Gonokokken in einem stark sauren Scheidensekret nicht vermehren, wenn auch bezüglich der Bedeutung und der Präsenz der Döderlein-Stäbchen Unterschiede der Auffassungen zutage traten. HOHORST und GASSMANN verabreichten neben der damals üblichen Lokalbehandlung am 1. Tag 10000 E Follikulin-Menformon, an den folgenden Tagen, bis zum Negativwerden der Abstrich-Präparate, je 4000 E. Die erste Dosis wurde als intramuskuläre Injektion verabfolgt, die übrige Behandlung per os in vier Tagesgaben zu 1000 E durchgeführt. Nach der Erzielung negativer Abstrichpräparate wurden weitere 14 Tage bis zu 4 Wochen 3000 E pro die in drei Tagesgaben, nunmehr ohne Lokalbehandlung, verabfolgt. Im gleichen Jahr sprach sich von kinderärztlicher Seite auch M. JESS für die Hormontherapie aus. 19 Kindern im Alter von 2—10 Jahren waren tägliche intramuskuläre Injektionen von 2500 Mäuseeinheiten Progynon B oleosum verabreicht worden. Selbst bei kleinen Kindern wurden in einer Zeit von 2 Wochen bis zu 3 Monaten Gesamtdosen von 10000—25000 Mäuseeinheiten gegeben. Bei einer Behandlungsdauer von 20—118, durchschnittlich 60 Tagen, wurden gute Erfolge erzielt. Auf Nebenwirkungen wurde besonders geachtet. So fand sich Schwellung der Brüste auch bei 2—3jährigen Mädchen sowie Andeutung einer Schambehaarung in fast allen Fällen. Bei zwei 8—9jährigen Mädchen traten während der Behandlung in 3—4wöchigen Abständen starke Schmerzen im Unterleib auf (vgl. LEWIS), die jedoch unter Wärmebehandlung schnell zurückgingen. Nur in einem Falle kam es am Ende der Kur zu einer geringgradigen menstruellen Blutung. Die beobachteten Nebenerscheinungen werden in Übereinstimmung mit HOHORST und GASSMANN für unbedenklich, da vorübergehend, angesehen.

Die Hormontherapie fand in diesen Jahren zustimmende Publikationen und überzeugte Vertreter in vielen Ländern und Erdteilen, so TAVARES DE SOUZA in Brasilien 1936, GATÉ u. Mitarb. sowie LIÈVRE und DUPERRAT in Frankreich (1936/37), BUHMANN in Schweden (1937), PONGRATZ in Deutschland (1937), FUHS und VOLAVSEK (1938), BURPEE, ROBINOW und LESLIE (1939) sowie GIL TURNER (1940), ebenfalls in USA, LIN, HAZEL AI-CH'UN in China (1941) sowie ARANGÜENA und COLMEIRO (1941) in Spanien. Noch 1939 bezeichnet MARCHI die Hormontherapie als Mittel der Wahl und BURPEE, ROBINOW und LESLIE fanden mit dieser bessere Ergebnisse als mit Fieber und Sulfanilamid. Nach GATÉ, MICHEL und DELBOS war die Hormontherapie 1937 bei einigen sulfonamidresistenten Fällen eindeutig überlegen. ESCARDO (Argentinien) bejaht die Therapie ebenfalls, weist aber auf eventuelle Mißerfolge bei ausgebildeten paravaginalen Drüsen, Urethrocystitis und Proktitis hin. In Übereinstimmung mit LEWIS heilten ältere Fälle schneller aus als frische.

Zustimmung erhielt anfangs auch die Depotbehandlung mit Follikelhormon, die neben M. JESS sowie BUHMANN, von FERRARI, von v. FELSENBRUNN u. a. mit Erfolg geübt wurde. Bei der Depotbehandlung verwendete man Oestrinbenzoat, in Öl gelöst. So wurden von BUHMANN Dosen von 15000 bis zu 50000 IE intramuskulär injiziert, d. h. solange die Abstrichbefunde positiv waren. FERRARI verwendete Benzoatdehydrofollikulin in Öllösung, wovon er als Höchstdosis 1000000E (!) injizierte, und zwar 5000—10000 E alle 4—5 Tage. v. FELSENBRUNN gab Progynon B oleosum (Schering). Er benötigte je nach Ansprechen auf die Therapie Gesamtdosen von 20000—166000 Mäuseeinheiten intramuskulär. Während FERRARI trotz oder wegen seiner sehr hohen Dosen bei prinzipieller Bejahung der Therapie zur Vorsicht rät, teilt v. FELSENBRUNN einen progynonresistenten Fall mit und weist ausdrücklich auf das Versagen der Therapie in der Harnröhre — wenigstens bei den meisten Fällen — hin. HOLMES, JONES, EINHORN und WIKLER bezeichneten die Depotbehandlung 1941 als Methode der Wahl. Sie implantierten eine sterile Tablette mit 90000 IE Oestradiolbenzoat.

Bereits 1935 hatte GOLDBERG in den USA die Frage aufgeworfen, ob die parenterale oder die orale Verabreichung von Follikelhormon (Amniotin) wirkungsvoller sei. Bei 88% Gesamtheilungen sistierte der Ausfluß nach oraler Verabreichung in 8—55 Tagen, nach subcutaner Injektion — allerdings nur der halben Dosis — nach 38—106 Tagen. Die Abstrichpräparate wurden bei peroraler Verabfolgung nach 7—63 Tagen, bei subcutaner nach 17—107 Tagen negativ. Darnach sind also beide Medikationen wirksam, wobei die subcutane längere Behandlungszeiten benötigt. K. BROWN fand die perorale Verabreichung ebenso wirkungsvoll wie die subcutane. Zu ähnlichen Schlüssen wie die Engländerin gelangt 1937 STREITMANN, der die perorale Behandlung (mit Menformon) für mindestens gleich wirksam hält. Bis zum Negativwerden der Vaginalabstriche vergingen durchschnittlich 2—3 Wochen. Die Menformon-Applikation — 3000 E pro die in Tablettenform — wurde noch 2—3 Wochen nach negativem Gonokokkenbefund fortgesetzt. Rezidive wurden nicht festgestellt. Im Gegensatz zu den oben genannten Autoren war nach MENNA (1936) nur die parenterale Hormondarreichung wirksam. MAZER und SHECHTER fanden bei drei Kindern die perorale Behandlung mit täglich 1500 Ratteneinheiten Progynon (DH) ohne jede Wirkung. Abschließend darf man heute nach dem anfangs über die Standardisierung der Präparate Gesagten mit Recht annehmen, daß die sich widersprechenden Erfahrungen ganz offenbar auf Unterschieden der Dosierung und der verschiedenen Wirksamkeit der Präparate beruhte. Auch im Rahmen der Kombinationsbehandlung mit Sulfonamiden und Penicillin haben sich die Hormone (wie die Stilbene) sowohl bei der parenteralen wie bei der oralen Behandlung durchaus als wirksam erwiesen.

Schon bald nach Einführung der Hormontherapie ging man zu Versuchen der lokalen Behandlung in Form von Vaginal-Suppositorien über. Man wollte offenbar auf diesem Wege die gewünschte lokale Wirkung erzielen und resorptive Allgemeinwirkungen verhindern oder zum mindesten abschwächen. Unter diesen Voraussetzungen waren LEWIS und ADLER bzw. LEWIS und WEINSTEIN in den Jahren 1936/37 auf die Lokalbehandlung mit Suppositorien übergegangen, die LEWIS selbst anfangs abgelehnt hatte. Ein weiterer Vorteil dieser Behandlungsart war die Möglichkeit der ambulanten Durchführung durch die eigene Mutter. Verwendet wurden Gelatinekapseln mit 25 Ratteneinheiten Amniotin (entsprechend 1000 IE). Der Ausfluß soll bereits nach 14—18 Tagen nachgelassen haben, wobei sich der p_H-Wert nach der sauren Seite verschob. Nach LEWIS und ADLER war durch Messung des p_H-Wertes des Scheidensekretes festzustellen, ob die bereits gegebene Dosis ausreiche. TE LINDE verwendete bei 175 Kindern Vaginalzäpfchen mit einem Follikelhormongehalt von 1000 IE und erzielte damit ausgezeichnete Erfolge. MAZER und SHECHTER gaben Suppositorien zu je 200 Ratteneinheiten Oestradiolbenzoat (Progynon B) für die Dauer von 8 Wochen mit gutem Erfolg (täglich ein Zäpfchen). JACOBY, MADONIA, TILL und WOOD (1939) konnten mit intravaginalen Amniotin-Kapseln bei einer durchschnittlichen Behandlungsdauer von 150 Tagen in 85% Heilung erzielen. In einem knappen Viertel der Fälle kam es jedoch nach durchschnittlich 109 Tagen zu einem Rückfall. In 16 Fällen versagte die Therapie. Im Gegensatz zu den Mitteilungen von LEWIS u. Mitarb. konnten für positive Abstrichpräparate einheitliche bzw. eindeutige p_H-Werte der Vagina nicht gefunden werden. LEVIN und KORANSKY (1941, USA) gingen von der Voraussetzung aus, daß im Vaginalmilieu des Neugeborenen vom oestrogenen Einfluß der Mutter her ein niedriger p_H-Wert von 4,0—5,0 vorherrsche, der Gonorrhoe-Infektion verhindere. Mit Oestrogenen in Zäpfchenform zu 1000 E täglich bis zu 28 Tagen wurde in 79% Heilung erzielt, in der Hälfte der Fälle bereits nach 1—2 Wochen mit 10000 bis 20000 IE. Parallel mit der Heilung war jeweils ein niedriger p_H-Wert von 4,5—5,5 erreicht worden. An Stelle von Zäpfchen verwendete NAGELL bereits 1939 Follikelhormonsalben, denen zum Teil Argentum nitricum in einer Verdünnung von 1:2000 zugesetzt war. NAGELL vermochte der enthusiastischen Beurteilung TE LINDES nicht zuzustimmen. SZENTKIRALYI und HAJNAL (1941) verwendeten eine Salbe, die pro Gramm 0,2 mg Oestradiol-17-monopropianat enthielt und mit einem Spritzenansatz tief in die Vagina eingedrückt wurde. Als vorbereitende Maßnahme wurden Milchsäurespülungen durchgeführt.

Nach Einführung synthetischer Verbindungen mit oestrogener Wirkung in Form der veresterten synthetischen Stilbene wurden diese auch an Stelle der echten Steroidhormone in die Therapie der Vulvovaginitis gonorrhoica infantum eingeführt. In Deutschland wurde vor allem das Cyren B bis weit in die Nachkriegsjahre hinein verwendet. Die Mehrzahl der Autoren benutzte Cyren B ebenso wie echtes Follikelhormon, wobei offenbar keine Wirkungsunterschiede gefunden wurden (BÀSTERT-MESCHEDE, ALTMANN, ZOON und MALI, P. W. SCHMIDT, SCHMIDT-LA BAUME, JANSON, HERFELD und NASE, BLUT sowie BRAMBACH). Demgegenüber brachten schon recht frühzeitig v. DOBSZAY und VARÁDY Bedenken im Hinblick auf die therapeutische Wirkung der Stilbene vor. Nach Mitteilung der beiden Autoren gelang es ihnen nicht, in Dosen von 6—8mal 1,25 mg (= 150000—200000 IBE) eine Umstimmung des Genitalmilieus oder gar eine Heilung der Gonorrhoe herbeizuführen, die durch die gleichen Dosen natürlicher Hormone mit Sicherheit erreicht wurde. Heute darf man wohl auf Grund der umfangreichen Nachkriegserfahrungen vieler Autoren sagen, daß entsprechende Dosen von Stilbenen im Hinblick auf die Behandlung der Vulvovaginitis gonorrhoica infantum von gleicher Wirkung waren.

Die subcutanen Implantationen von Stilben-Präparaten, z. B. Cyren A, führte nach eigenen Beobachtungen zu Reifungserscheinungen, wie sie auch mit Hilfe von Hormonen nicht hochgradiger ausgelöst werden können. Bei zwei kleinen Mädchen im Alter von 4 und 9 Jahren wurden wegen therapieresistenter Vulvovaginitis gonorrhoica infantum mangels Penicillin 10 mg Cyren A implantiert. Nach etwa 3 Wochen entwickelte sich eine stärkere Pigmentierung im Bereich der Mamillen und des Warzenhofes. Nach $3^1/_2$ Wochen war der Drüsenkörper etwa kirschgroß und es zeigte sich eine deutliche Entwicklung des Fettgewebes in der Umgebung. Gleichzeitig stellte sich eine erhebliche Schwellung der großen Labien mit beginnender Pigmentierung ein. Bereits nach 6—7 Wochen hatten die Labien, nach Rückgang der Schwellung, fast wieder die ursprüngliche Form und Größe erreicht, waren jedoch noch deutlich sattbraun pigmentiert. Von der 8. auf die 9. Woche trat bei dem 4jährigen Kind eine regelrechte Periodenblutung von mäßiger Stärke für die Dauer von 7 Tagen ein. Nach 10—11 Wochen gingen die verschiedenen Pigmentierungen im Rahmen einer stärkeren Schuppung zurück. Danach fanden sich äußerlich keine Zeichen einer bleibenden

Veränderung mehr. Bei dem älteren der beiden Mädchen trat keine Blutung ein, es entwickelte sich jedoch nach 8—9 Wochen eine feine Behaarung der großen Labien. Da die Veränderungen auch im Bereich des Vaginalepithels mit der übrigen Umstellung parallel verliefen, ist unseres Erachtens kein Zweifel an der therapeutischen Wirkung der Cyren- bzw. Stilben-Präparate möglich. Es wurde aber seinerzeit ausdrücklichst vor der Verwendung von Implantationen gewarnt, da hier eine protrahierte und daher besonders hochgradige, kaum zu unterbrechende pharmakologische Wirkung gegeben ist, die sicher als unphysiologisch angesehen werden muß.

Während die Hormonbehandlung nach LEWIS als alleinige Therapie gedacht war, wurde sie in der gesamten Ära der Sulfonamide und zu Beginn der Penicillin-Ära als zusätzliche Behandlungsmethode von vielen Autoren weitergeführt. Es handelte sich bis lange nach dem Kriege auch weiterhin um die protrahierte Hormonbehandlung im Sinne von LEWIS, HERRNBERGER, v. DOBSZAY und VARÁDY sowie HOHORST und GASSMANN (NOEGGERATH, DÖLLE, KIESSLING, ELLERBROECK, ZOON und MALI, KÄRGEL u. a.). Erst im Jahre 1949 wurde die protrahierte Hormonbehandlung durch die von SCHUERMANN inaugurierte und durch BASTERT-MESCHEDE mitgeteilte einzeitige Hormonbehandlung — 3 Std vor der ersten Penicillin-Injektion — abgelöst. Die nachfolgende Kritik der Hormonbehandlung bezieht sich also zunächst allein auf die protrahierte Therapie zum Zwecke des Epithelumbaus der Vagina.

Die kritischen und warnenden Stimmen zur Hormontherapie wurden schon recht früh laut, und zwar nicht nur im Hinblick auf die Schädigungen bzw. unerwünschten Reifungserscheinungen, sondern auch auf die Versagerquote.

Bereits 1935 gab WITHERSPOON ein vernichtendes Urteil hinsichtlich der therapeutischen Wirkung ab. Trotz täglicher subcutaner Verabreichung von Amniotin in einer Dosis von 50—100 Ratteneinheiten für 42—92 Tage wurde „in keinem einzigen Falle" eine endgültige Heilung erreicht. Der mangelnde Erfolg und die Ungeduld der Eltern und der Kinder zwangen zum Abbrechen der Therapie und zum Übergang auf andere Behandlungsmethoden. Im selben Jahre nahm auch BROWN in England gegen die Hormontherapie Stellung. Die Abstriche blieben nur so lange negativ, als Hormon gegeben wurde, um nachträglich wieder positiv zu werden. Von neun Fällen berichtet die Autorin über nur drei therapeutische Erfolge. Bereits in den Jahren 1935—1937 wurde die Hormontherapie sowohl im Sinne von LEWIS und ADLER (mit Suppositorien) als auch nach der Methode von HOHORST und GASSMANN (intramuskulär und oral) von einer ganzen Reihe von Autoren (NABARRO, MENNA, SCHMIDT-LA BAUME und BRILLINGER, FISCHER, BELTRAMINI, MARCOLLO, SCHIRNER, WILDE und WOLF, VALERIO, UCHIDA, MONTANARO) abgelehnt. MENNA setzte bereits 1936 ernsthafte Zweifel in die therapeutische Wirksamkeit überhaupt. Insbesondere die italienischen Autoren BELTRAMINI und MARCOLLO berichteten über völliges Versagen der Hormontherapie. Als eindeutig und gewissermaßen abschließend hinsichtlich der Kritik der therapeutischen Wirkung darf man wohl die Stellungnahme des Vaters der Methode vom Jahre 1941 ansehen. LEWIS stellte damals fest, daß die von ihm inaugurierte Hormontherapie seinerzeit eine Umwälzung bedeutet habe, daß sie aber — ganz abgesehen von verfrühten Reifungserscheinungen — wegen der vielen Rezidive inzwischen durch die weit besseren Sulfonamiderfolge (Sulfanilamid, Sulfapyridin, Sulfathiazol) überholt seien. Immerhin ist es bemerkenswert, daß selbst in der Sulfonamid-Ära noch eine Reihe von Autoren in aller Welt an der Hormonbehandlung festhielten (GATÉ, MICHEL und DELBOS, BURPEE, ROBINOW und LESLIE, ARANGÜENA, LIN, HAZEL AI-CH'UN).

Die warnenden Stimmen bezogen sich jedoch hinsichtlich der Hormonbehandlung vor allem auf unerwünschte schädliche Nebenwirkungen bzw. Reifungserscheinungen (WITHERSPOON, BROWN, MILLER, MENNA, MARCEL, SCHIRNER, MONTANARO, PETERS, FERRARI). BROWN berichtete bereits 1935 über unerwünschte Reifungserscheinungen und Masturbation, die praktisch den ganzen Tag getrieben wurde und nach Absetzen der Hormontherapie wieder aufhörte. Wie andere Autoren, teilte NABARRO 1935 auch akute Veränderungen, wie häufige Leibkrämpfe mit Temperaturanstieg, einmal sogar mit hochgradiger Cyanose, mit. Eine entschiedene Stellungnahme gegen die Hormontherapie in Deutschland wurde 1937 von WILDE und WOLF gegeben.

Nachdem das Anschwellen der Gonorrhoe-Erkrankungen und damit auch die Zunahme der Vulvovaginitis gonorrhoica infantum in den Nachkriegsjahren die Hormontherapie wieder erneut in den Vordergrund gerückt hatte, brachte ROSENKRANZ 1948 durch seine scharfe Stellungnahme die Diskussion erneut in Gang, nachdem KOCH bereits 2 Jahre vorher ernsthafte Bedenken geäußert hatte, den kindlichen Organismus dem starken Einfluß der Hormonbehandlung zu unterziehen. Die von STÜMPKE auf Anregung von ROSENKRANZ in der Zeitschrift für Haut- und Geschlechtskrankheiten herausgegebene Rundfrage (Nr. XII) zur Hormonbehandlung der Vulvovaginitis gonorrhoica infantum wurde von einer Reihe von Autoren beantwortet und stellt so einen gewissen repräsentativen Querschnitt und einen beachtenswerten Erfahrungsaustausch dar. Von allen Autoren (LÖHE, MONCORPS, ALTMANN, SCHMIDT-LA BAUME, JACOBY, ELLERBROECK, BERING, HARTUNG, P. W. SCHMIDT, LEIPOLD, LAUGER sowie BASTERT-MESCHEDE) wurde die alleinige protrahierte Hormonbehandlung abgelehnt. Nur LÖHE sowie BERING hatten bei der vorbereitenden protrahierten Hormonbehandlung in je einem Falle gonokokkenfreie Abstriche erzielt. Entscheidend für die Ablehnung der Therapie waren auch hier die Nebenwirkungen. Von der Mehrzahl der Autoren (LÖHE, MONCORPS, SCHMIDT-LA BAUME, JACOBY, ELLERBROECK, HARTUNG, LEIPOLD sowie SCHNEIDER) wurden Begleiterscheinungen der Hormonbehandlung wie Vergrößerung der Brustwarzen und vermehrte Pigmentierung am äußeren Genitale sowie gelegentlich verfrühte Menstruation beobachtet. Ernsthafte Dauerschäden, insbesondere in der psychischen Sphäre, waren im Krankengut der Autoren nicht aufgetreten. Mit Recht weist LEIPOLD auf die Dosierung als Grundlage der Beurteilung hin. Dies gilt insbesondere für die einzeitige Hormontherapie, die von der Mehrzahl der Autoren grundsätzlich bejaht und als unbedenklich angesehen wird. Lediglich MONCORPS sowie JACOBY lehnten jede Hormonbehandlung grundsätzlich ab.

Im Anschluß an die Rundfrage Nr. XII nahm HELMKE erneut Stellung gegen die Hormontherapie, vor allem auf Grund unerwünschter psychischer Veränderungen. Er hatte 64 Kinder zwischen 1 und 14 Jahren mit Dosen von 120000 bis 200000 E Progynon B oder 2—4 cm^3 Cyren B in 3—4 Wochen behandelt. Während körperliche Veränderungen wie Menstruation in zwei Drittel und Brustdrüsenschwellung in der Mehrzahl aller Fälle bereits bei den 4—5jährigen auftraten, kamen vom 9. Lebensjahr ab sehr häufig psychische Veränderungen im Sinne vorzeitigen Eintritts der Geschlechtsreife hinzu. Die Kinder zeigten Unruhe, Schamgefühl, frühzeitiges Backfischwesen und Eitelkeit. Gelegentlich wurden aber schwere sexuelle Entgleisungen beobachtet. HELMKE sieht die größte Gefahr der Hormontherapie in der Beeinflussung der psychischen Entwicklung der Kinder. Sehr häufig wurde mutuelle Onanie und Zeichnung von pornographischen Bildern bei den älteren Kindern vom 9. Lebensjahr ab beobachtet. Der mit den psychischen Veränderungen gezahlte Preis ist nach HELMKE zu hoch.

WILDE beruft sich 1950 auf die experimentellen Ergebnisse der endokrinologischen Forschung (ZONDEK, GOORMAGTIGH und BÜNGER, CLAUBERG und MAURIZIO). Auf die Beschleunigung des Schilddrüsenwachstums und die thyreotrope Wirkung des Follikulins (PINCUS und WERTHESSEN sowie AMILIBIA und BOTELLA-LLUSIA) wird hingewiesen. Wiederum betont auch WILDE insbesondere die Störung der psychischen Entwicklung. Da nach KALLAS, ZONDEK sowie CLAUBERG der infantile Eierstock einen hemmenden Einfluß auf die sexuelle Reife ausübe, werde die korrelative Tätigkeit der endokrinen Drüsen durch die Hormonbehandlung gestört. Die innersekretorische Beeinflussung nehme den Weg über den Hypophysenvorderlappen, dessen Hormongehalt durch Follikelhormon deutlich herabgedrückt werde. Dementsprechend waren insbesondere die psychischen Veränderungen durch die Hormontherapie keineswegs vorübergehend, sie bedeuteten vielmehr eine schwere psychische Schädigung, deren Auswirkungen auf die seelische und geistige Entwicklung der Kinder nicht absehbar sind. Die Kritik WILDEs gilt allerdings im wesentlichen der protrahierten Hormonbehandlung,deren hohe Dosierung er der einzeitigen Hormonbehandlung mit kleinen Dosen (bei der kombinierten Penicillin-Hormontherapie) gegenübergestellt.

Diese einzeitige Hormontherapie (SCHUERMANN, BASTERT-MESCHEDE 1947 sowie SCHUERMANN und BOEHLER 1946) hat nicht mehr den Epithelumbau und die Säuerung der Vagina zum Ziel, sondern „die Auslösung einer gewaltigen Hyperämie, und zwar einer fluxionären Hyperämie“ mit dem Zweck, das Penicillin in erhöhter Menge an den Ort der Wirkung heranzubringen. Es ist vor allem die peristatische Hyperämie bzw. Ischämie des kindlichen Genitales, die durch eine derartige vorbereitende therapeutische Maßnahme beseitigt wird. Diese therapeutische Konzeption stützt sich unter anderem auf die Untersuchungen von OTFR. MÜLLER, BERNHARDT, CAFFIER u. a. Auf Gaben von Follikelhormon war Erweiterung und Vermehrung der Capillaren im Bereich des Genitales, eine erhöhte Strömungsgeschwindigkeit und eine Erhöhung des Hautgefäßdruckes um 15—25 mm/Hg nachgewiesen worden. RUPP hatte im Tierversuch eine Erhöhung der Vaginaltemperatur um 1,3° unter Einsetzen einer fluxionären Hyperämie beobachtet, wobei die Temperatur der Außenhaut um 1° zurückblieb. Die Vaginaltemperatur erreichte innerhalb von 9 Std nach der Hormonbehandlung ihren Höchststand und war nach 12 Std noch nicht zur Norm zurückgekehrt. v. CLAUBERG beobachtete die maximale Hyperämie des Ovars nach 6 Std und die des Uterus nach 30 min. BASTERT-MESCHEDE fand nach Follikelhormoninjektion (10000 E) eine ansteigende Vaginaltemperatur um mehrere Dezigrade. Die erreichte Temperatur hielt 7—10 Std an und war selbst nach 18 Std noch nicht zur Norm zurückgekehrt. Damit war eine nach Stärke und Bestandsdauer ausreichende fluxionäre Hyperämie gegeben, die für den gesamten Ablauf einer nachfolgenden Penicillinbehandlung anhielt.

Es werden jetzt also nicht mehr größere Gesamtdosen protrahiert gegeben, sondern es wird 3 Std vor Beginn der Penicillinbehandlung einmalig eine Dosis von 10000 E Follikelhormon verabreicht. Nach den systematischen Untersuchungen von BASTERT-MESCHEDE waren die therapeutischen Ergebnisse um so besser, je mehr die vorbereitende Hormoninjektion an die erste Penicillininjektion herangerückt wurde. Was die Methode wirklich zu leisten vermag, soll in dem Kapitel über die (kombinierte) Penicillinbehandlung der Vulvovaginitis gonorrhoica infantum noch im einzelnen gezeigt werden.

Zusammenfassend kann man über die Hormonbehandlung der Vulvovaginitis gonorrhoica infantum heute wohl folgendes sagen:

1. Die alleinige protrahierte Hormonbehandlung ist im Hinblick auf die mangelnden therapeutischen Erfolge ebenso wie auf unerwünschte Begleit-

erscheinungen nicht mehr zu vertreten. Selbst LEWIS, der Vater der Methode, hat diese aus den genannten Gründen verlassen müssen.

2. Im Hinblick auf unerwünschte Nebenerscheinungen gilt das oben Gesagte auch für die Kombination der protrahierten Hormonbehandlung mit Sulfonamiden und Penicillin.

3. Die sich in vielen Punkten widersprechenden Therapieergebnisse der Autoren finden im Hinblick auf das eingangs über Standardisierung und biologische Wirkung Gesagte zum Teil eine Erklärung. Manche Präparate zeigen peroral eine hochgradigere Wirkung wie z. B. Äthinyl-Oestradiol (kleinste oral wirksame Menge von Oestradiol 20—30 γ, Äthinyl-Oestradiol 2,5 γ). Im übrigen ist es bis zu einem gewissen Grade verständlich, daß die Anfangserfolge mit sog. „unreinen" Präparaten ob deren Gehalt an Oestriol und anderen oestrogenen Verbindungen größer waren als die späteren mit sog. gereinigten Präparaten. So ist mit einem Wirkungsunterschied — nach unseren heutigen Erkenntnissen über Oestriol — schon bei den beiden seinerzeitigen amerikanischen Standard-Präparaten Theelin (reines Oestron) und Amniotin (Konzentrat aus Stutenharn) zu rechnen. Überhaupt sind die verschiedenen Präparate und die angegebenen Dosen wegen der außerordentlich unterschiedlichen Versuchsbedingungen, wie schon oben gesagt, nicht vergleichbar.

4. Im Rahmen der einzeitigen Hormonvorbehandlung (SCHUERMANN u. Mitarb.) mit kleinen Dosen (einmal 10000 IE) sind bis heute Schädigungen nicht beobachtet worden.

5. Die Durchführung der einzeitigen Hormonbehandlung hat uns wertvolle Einblicke in die Besonderheiten des Krankheitsgeschehens und der therapeutischen Ansprechbarkeit der Vulvovaginitis gonorrhoica infantum vermittelt. So kann heute als gesichert gelten, daß der therapeutische Effekt der einzeitigen Hormontherapie auf der Beseitigung der Ischämie (peristatischen Hyperämie) des kindlichen Genitales beruht, die von einer zeitlich und gradmäßig für die heutige Penicillinbehandlung voll ausreichenden fluxionären Hyperämie abgelöst wird. Diese kann auch auf physikalischem Wege (z. B. Sitzbäder) erreicht werden.

6. Da die Gonorrhoe der kleinen Mädchen auf die Penicillintherapie schlechter anspricht als die der erwachsenen Frau, so ist die einzeitige Hormonbehandlung für manche Fälle fraglos auch heute noch ein Aktivposten und ein beruhigender Rückhalt im therapeutischen Repertoire, wenn auch die fluxionäre Hyperämie durch physikalische Methoden herbeigeführt werden kann, bzw. wenn höhere Penicillindosen jede zusätzliche Hyperämiebehandlung überflüssig machen können. Dazu kommt, daß neuerdings mit Hilfe des Oestriols eine gezielte Einwirkung lediglich auf die Vaginalschleimhaut möglich ist. Es wäre sicher eine ebenso lohnende wie interessante Aufgabe, die einzeitige Hormon-Vorbehandlung mit Hilfe des Oestriols durchzuführen, wobei ein Optimum an therapeutischer Wirkung und ein Minimum an Nebenwirkungen gegeben wäre.

3. Sulfonamidtherapie

Die Einführung der Sulfonamide brachte einen gewissen Fortschritt in der Therapie der Vulvovaginitis gonorrhoica infantum. Anfangs wurde das Sulfonilamid (Prontalbin, das französische Präparat 1162 F, das Streptosil u. a.) verwendet. Während in Deutschland anschließend die Diseptale, insbesondere das Diseptal A bzw. das Uliron (Dimethylsulfanilsulfanilamid) Verwendung fand und das Sulfapyridin erst nach dem Albucid (Acetylsulfanilamid) in den Handel kam, liegen die Verhältnisse in England umgekehrt, da dort das Sulfapyridin unter der Bezeichnung M & B 693 relativ früh (1937) zur Verfügung stand. Wie bei der Gonorrhoe der Erwachsenen folgten auch bei der Therapie der Vulvovaginitis gonorrhoica infantum später die Sulfathiazole (Cibazol, Eleudron) 1939/40, das Globucid (Sulfaäthylthiodiazol) 1941 sowie Pyrimal und Elkosin, womit praktisch der Anschluß an die heutigen Sulfonamide erreicht wurde.

MARTIN und DELANOY berichteten bereits 1938 aus Frankreich über die Behandlung der Vulvovaginitis gonorrhoica infantum mit Sulfanilamid (1162 F). Sie verabreichten 2 Tage lang 2 g peroral, anschließend 2 Tage lang 1,5 g und am letzten Tag 1 g. Lokal wurden lediglich Kaliumpermanganat-Spülungen durchgeführt. Die Erfolge waren voll befriedigend. Ein Rezidiv wurde nicht beobachtet. Etwa zur gleichen Zeit teilten auch GATÉ und CUILLERET ausgezeichnete Erfolge mit 1162 F mit und bezeichneten diese Behandlungsmethode als elektiv für die Vulvovaginitis gonorrhoica infantum. Sie gaben etwas höhere Dosen, nämlich eine Woche lang 4—5mal täglich 0,5 g. Um Rückfällen vorzubeugen, wurde die Therapie noch 1—2 weitere Wochen mit täglich 1,5 g fortgesetzt. Entsprechend gut waren auch die Behandlungsresultate von A. VANNI (1939) mit Streptosil (Sulfanilamid), dessen gute Verträglichkeit hervorgehoben wird. VANNI gab sog. „Langstöße“. 10 Tage lang wurde 1 g, auf 4 Gaben verteilt, gegeben und diese Behandlung nach 5tägigen Pausen 1—2mal wiederholt. Die Heilungsquote betrug 58%. Andere Autoren, wie ADLER, hatten noch 1939 überraschend gute Erfolge mit Sulfanilamid. Dieses versagte bei 22 Vulvovaginitis gonorrhoica infantum-Fällen nur einmal. Demgegenüber konnte jedoch BROWN befriedigende Ergebnisse nur mit höheren Dosen erreichen, die jedoch nicht selten zu Nebenerscheinungen, mitunter toxischer Art, führten. Nach LEWIS betrugen die Heilungsziffern seiner sulfanilamidbehandelten Vulvovaginitis gonorrhoica infantum-Fälle 30—50%.

Sehr umfangreiche Untersuchungen über die Wirksamkeit weiterer Sulfonamide bei Vulvovaginitis gonorrhoica infantum wurden 1939 in England von K. BROWN durchgeführt. Verwendet wurde hauptsächlich das Präparat M&B 693 (Sulfanil-2-Amino-Pyridin). Die von BROWN verabreichte Gesamtdosis lag zwischen 2 und 8 g. Die Mehrzahl der Kinder erhielt 4mal täglich 0,25 g 4 Tage lang (Gesamtdosis 4 g). Die Lokalbehandlung bestand lediglich in Waschungen der Vulva mit Acriflavin 1:1000 in Glycerin und anschließendem Einpudern. Unter dieser Behandlung wurden bei 27 Kindern im Alter zwischen 3 und 10 Jahren gute Erfolge erzielt; nur in einem Falle mußten noch zwei weitere Kuren wegen Rezidivs angeschlossen werden.

Die Nebenerscheinungen, mit welchen vor allem zu Beginn der Sulfonamid-Ära gerechnet werden mußte, waren die Ursache dafür, daß sich die Sulfonamidtherapie der Vulvovaginitis gonorrhoica infantum bis 1939 nicht recht einbürgerte (LOOS). Damals berichtete KYSER über hochgradige Cyanoseerscheinungen bei einigen Kindern, welche mit Diseptal C behandelt worden waren. In einem Fall trat ein schwerer Kollaps auf. Auch nach der Sulfapyridinbehandlung (693 F) eines 5jährigen Mädchens (MICHEL, PELLERAT und LUGAND) kam es zu einem Ikterus mit einer schweren vorübergehenden Störung des Blutbildes, ohne daß eine Heilung erfolgte. Der Anteil der Nebenerscheinungen soll nach DÖLLKEN bis zu 50% erreicht haben.

In Deutschland konnte AMMERMANN 1939 die kindliche Gonorrhoe recht erfolgreich mit Uliron behandeln. Mit der Uliron-Behandlung der kindlichen Gonorrhoe befaßten sich weiterhin OPITZ, NAGELL, LÖHE, SCHÖLZKE und ZÜRN sowie FELKE u. a. Die Erfolge dieser Behandlung werden von den Autoren aber durchaus nicht einheitlich beurteilt. OPITZ hat von 13 Kindern nur drei geheilt. NAGELL betrachtete einen 50%igen Heilungserfolg mit ein oder zwei Stößen bei der Vulvovaginitis gonorrhoica infantum als günstig, berichtete aber selbst über 60% Rezidive. OPPENHEIM und WANDERER hatten bei neun Fällen vier Versager. In England fand K. BROWN mit Tagesdosen von 1,5—2,0 g in drei von sechs Fällen Heilung durch die Uliron-Behandlung. A. SMITH behandelte mit Uliron völlig vergeblich. SUTORIUS schrieb dem Dagenan (französisches Sulfapyridin) eine wesentlich höhere therapeutische Wirkung zu als dem Uliron. NAGELL ging schon 1939 von der Uliron- zur Albucidbehandlung über.

Eine weitere Verbesserung in der Sulfonamidtherapie der Vulvovaginitis gonorrhoica infantum, vor allem hinsichtlich der Verträglichkeit, brachte die Einführung der Sulfathiazole (Cibazol, Eleudron). LÖHE und BRETT berichteten 1941 über die Sulfathiazolbehandlung von elf Kindern, die mit 4mal 2 Tabletten für 2 Tage behandelt wurden. Darnach waren acht Kinder erscheinungsfrei, nach einem zweiten Stoß zwei weitere. Die Erfolgsquoten der Sulfonamidbehandlung der Vulvovaginitis gonorrhoica infantum gaben LÖHE und BRETT damals für Sulfapyridin (Eubasin) mit 83,4% und für das Sulfathiazol mit 99,9% an (!). Die Mitteilungen amerikanischer Autoren (LONG, CARROLL, KAPPEL und LEWIS) über Exantheme, Hämaturien, Leukopenien, Anurie und Azotämie, die bereits nach geringen Gaben von Sulfathiazol (dreimal täglich 1,0 g) aufgetreten sein sollen, konnten von LÖHE und BRETT nicht bestätigt werden. Das gleiche gilt für die von GSELL beschriebenen Nebenwirkungen in Form von Exanthemen und Fieber. 1942 nimmt LÖHE nochmals zur Sulfathiazol-Behandlung der Vulvovaginitis gonorrhoica infantum Stellung. Von 23 Kindern wurden 18 nach dem ersten Sulfathiazolstoß geheilt, von den Rückfälligen vier nach dem zweiten Stoß, der fünfte Rückfall erst nach einer Kombination mit einer Pyriferkur. Etwa um die gleiche Zeit erzielten in Belgien DECOUX und LEQUIME bemerkenswerte Erfolge mit Sulfathiazolen. CANNATA berichtete 1942 sogar über eine 100%ige Heilungsquote bei 20 Kindern zwischen 2 und 8 Jahren, die mit Streptosilthiazol (2-p-Aminophenylsulfamid-r-methyl-thiazol) behandelt worden waren. LEWIS rechnete 1941 für die Sulfathiazole mit einer Heilungsquote von etwa 90%. Die Überlegenheit gegenüber dem Sulfapyridin lag weniger in der Erfolgsquote, als in der besseren Verträglichkeit. W. GÖSSER hat 1944 über die damaligen mäßigen Resultate der Sulfonamidbehandlung der Heidelberger Klinik berichtet. Die Erfolge besserten sich nach Anwendung intravenöser Globucidgaben (sechsmalige Einspritzungen von je 2 g auf 10 cm³, insgesamt 12 g), die der innerlichen Verabreichung des Globucids eindeutig überlegen waren.

Schon von allem Anfang stand fest, daß die Vulvovaginitis gonorrhoica infantum auch in der Sulfonamid-Ära das Sorgenkind der Therapie bleiben würde (AMMERMANN, BELTRAMINI, BROWN, HOFFMAN, SCHNEIDER, BLATT und HERROLD, LÖHE, SCHÖLZKE und ZÜRN, MIESCHER, MOFFETT, NAGELL, OPITZ, G. D. SCHAUFFLER, R. KANZLER und CAROLINE SCHAUFFLER, SCHÖNFELD, VOLAVSEK u. a.). NAGELL gab 1939 eine durchschnittliche Behandlungsdauer von fast 7 Wochen bis zur Heilung an. Es ist daher verständlich, daß man zusätzliche, unterstützende Behandlungsmethoden heranzog.

Damals wurde überhaupt die Frage ventiliert, ob eine akute Gonorrhoe bereits für die Sulfonamid-Behandlung geeignet sei (GOTTRON, FELKE), und so wollte man gerade bei der so wenig ansprechbaren Vulvovaginitis gonorrhoica infantum günstigere Vorbedingungen für die Sulfonamidbehandlung schaffen. Hierfür schien insbesondere die Hormontherapie geeignet. Unter diesen Voraussetzungen kombinierte NAGELL seine Albucid-Behandlung mit der lokalen Anwendung von Menformon- bzw. Oestroglandol-Salbe. FUHS und VOLAVSEK führten neben der Ulironbehandlung die protrahierte Hormontherapie durch. Eine Steigerung der Heilungsbereitschaft wurde mit Hilfe der Hormontherapie bis zu einem gewissen Grade erreicht, und es wurden damals Heilungsquoten bis zu 100% angegeben.

Die vorbereitende Hormonbehandlung wurde so lange durchgeführt, bis die Leukocyten in den Abstrichpräparaten zurückgingen und Epithelien an ihre Stelle traten (NAGELL, NOEGGERATH, SCHUERMANN u. a.). Diese kombinierte Hormon-Sulfonamidbehandlung wurde bis lange nach Kriegsende in vielen Kliniken und Behandlungsstätten geübt. So behandelte NOACK 1947 40 Fälle von Vulvovaginitis gonorrhoica infantum nach Vorbereitung durch die protrahierte Hormonbehandlung und nach Umstimmung mittels unspezifischer Reiztherapie mit einer Sulfonamid-Pyrifer-Kur. An vier aufeinanderfolgenden Tagen wurde bei gleichzeitiger Sulfonamidverabfolgung je eine Fieberreaktion ausgelöst. Zur Lokalbehandlung wurden sowohl Sulfonamidpinselungen wie Protargolspülungen alter Art durchgeführt. Auch LEMSER bediente sich der kombinierten Sulfonamid-Hormonbehandlung, da er bei alleiniger Sulfonamidgabe eine hohe Rezidivzahl hatte. Durch Kombination mit Olobintin konnten die Erfolge kaum, durch zusätzliche Gaben von Follikelhormon jedoch wesentlich verbessert werden. Die kombinierte Sulfonamid-Hormonbehandlung wurde noch 1948 von NOEGGERATH und DÖLLE ziemlich erfolgreich durchgeführt und empfohlen.

Von anderen Autoren, wie MIESCHER, wurde die Sulfonamidtherapie mit Cibazol und Elkosin lediglich durch zusätzliche Fieberzacken in ihrer Wirkung gesteigert. Zur Fiebererzeugung gab MIESCHER sterilisierte Milch (2—3 cm^3) und bei Mädchen über 5 Jahren auch Pyrifer. LANGER und SKRZIPEK und eine Reihe von anderen Autoren verwendeten für den gleichen Zweck Olobintin. VONKENNEL, LÖHE u. a. übten die sog. maximale Pyrifer-Behandlung.

Die Dosierung der Sulfonamide war je nach Alter des Kindes und Art des Präparates verschieden. Von der Mehrzahl der Autoren wurde in diesem Zusammenhang betont, daß Kinder die Sulfonamide meist besser als Erwachsene vertragen (VANNI, CANNATA, OPITZ, COZZANI, KUMER, SALINAS und LUÑO, LÖHE und BRETT). So betrug die Uliron-Dosierung von AMMERMANN dreimal 0,5 g pro die, eventuell in mehrwöchiger Behandlung mit Intervallen. NAGELL gab bei Kindern über 3 Jahre 7 Tage lang dreimal täglich je eine Tablette Albucid und beispielsweise bei einem 2jährigen Kind jeweils nur $^1/_2$ Tablette. ZOON und MALI verordneten Sulfapyridin oder Sulfathiazol 50 mg/kg Körpergewicht an vier aufeinanderfolgenden Tagen. LEMSER arbeitete mit der gleichen Tagesdosis. KUMER empfiehlt im Hinblick auf die gute Verträglichkeit bei Kindern und die Versager bei kleinen Dosen als Gesamtmenge eines Stoßes bei Erwachsenen „ungefähr so viele halbgrammige Tabletten zu verabreichen, als das Körpergewicht in Kilogramm beträgt, d. h. mindestens 50—70 Tabletten in 5—6 Tagen. Bei Kindern steigerte er jedoch diese Dosis auf das $1^1/_2$fache, wiederum verteilt auf 5—6 Tage. Die Tagesdosis wurde mit 5—6 gleichmäßigen Zwischenräumen über 24 Std, d. h. auch während der Nacht verabfolgt. MIESCHER, der mit zwei Sulfonamiden (Cibazol und Elkosin) gleichzeitig arbeitete, gab je nach Alter des Kindes täglich sechsmal $^1/_2$—$1^1/_2$ Tabletten Cibazol. Auch unter diesen Voraussetzungen hat MIESCHER Schädigungen seitens der Nieren oder Nerven nie gesehen und Erytheme, Exantheme und Hämorrhagien nur selten beobachtet. Auf die Notwendigkeit hoher Sulfonamiddosen (Sulfathiazol) ob der schlechteren Ansprechbarkeit der Kinder hat auch PIRILÄ hingewiesen.

Recht bemerkenswert im Sinne der Auffassung von SCHUERMANN und MIESCHER über die Entwicklung der Sulfonamidresistenz ist, daß noch in den Jahren 1948—1950, sowohl aus Amerika (COMPTON, BIEREN u. a.) als auch aus Südostasien (MUKHERJEE) über ausgezeichnete Sulfonamiderfolge bei Vulvovaginitis gonorrhoica infantum berichtet wurde. Nach der Statistik von MUKHERJEE waren die damaligen Sulfonamiderfolge den Penicillinerfolgen gleichwertig.

Ebenso bemerkenswert aber ist, daß man im damaligen Deutschland, wo Penicillin nur mit Schwierigkeiten und auf besondere Anforderung von den Besatzungsbehörden zugewiesen wurde, bereits 1947 überwiegend von der Sulfonamidbehandlung, auch der kombinierten, zugunsten der Penicillinbehandlung abgekommen war. Dies geht unter anderem aus der Rundfrage Nr. XII von STÜMPKE aus dem Jahre 1949 hervor. Vereinzelt wurde die Sulfonamidbehandlung mit der Penicillintherapie kombiniert (JANSON).

Der Versuch einer Lokalbehandlung der Vulvovaginitis gonorrhoica infantum mit Sulfonamid-Präparaten hat im allgemeinen nicht zu Erfolgen geführt und ist vereinzelt geblieben (STIEGLER, FLAGG und B. KÖNIG, MENEGHELLI, CANNATA sowie BOLZ). Verwendet wurden sulfonamidhaltige Pasten, Stäbchen und Suppositorien. Nach KUMER versagen die Sulfonamide bei der lokalen Vaginalbehandlung völlig.

Die Verbesserung und Entgiftung der Sulfonamidpräparate vom Sulfanilamid über Uliron, Albucid und Sulfapyridin bis zu den Sulfathiazolen hat fraglos — wenn auch vorübergehend — bessere Therapieerfolge gebracht. Dies gilt vor allem für das schnelle Schwinden der Akuität des gesamten Krankheitsbildes an Haut und Schleimhäuten. Insbesondere bildeten sich die für die Kinder recht schmerzhaften flächenhaften Entzündungen des äußeren Genitales wesentlich schneller zurück als zur Zeit der Lokalbehandlung. Die Verbesserung der therapeutischen Situation war aber nicht von Dauer und führte auch nicht zu einer Verkürzung der Behandlungszeiten, wie sie später durch das Penicillin erreicht wurde. Das spätere Versagen der Sulfonamidtherapie ist an dem seinerzeit wieder aufkommenden Bestreben nach Kombination mit anderen Behandlungsmethoden — Hormon, Fieber, ja sogar Lokalbehandlung — deutlich zu erkennen.

In einer Beziehung brachte die Sulfonamid-Ära jedoch auch einen wesentlichen und ernsthaften Fortschritt, nämlich in der Behandlung der Proktitis gonorrhoica. Diese bildete sich nach Angaben von ALTMANN bereits in etwa 7 Tagen zurück, während die Vulvovaginitis selbst noch nach 4—5 Wochen positive Abstriche zeigte. Hier dürfte die Sulfonamidausscheidung durch den Darm eine Rolle spielen, ob sie nun relativ hoch ist — wie beim Uliron — oder ob sie geringer ist, wie dies die Mehrzahl der Autoren für die späteren Sulfonamide annimmt. Die therapeutische Wirkung auf das Rectum ist offenbar so eindeutig, daß selbst Autoren, die die Hormontherapie übten, wie SZENTKIRÁLYI und HAJNAL sowie FUHS bei Rectalbeteiligung Sulfonamide empfahlen. LANGER hat diese sogar lokal zur Anwendung gebracht, mit Hilfe einer in der Wärme flüssig gemachten Sulfonamidsalbe.

4. Penicillintherapie

Nach dem Versagen der Sulfonamidtherapie der Gonorrhoe überhaupt und der Vulvovaginitis gonorrhoica infantum insbesondere brachte das Penicillin eine beachtenswerte Wendung. Die Vulvovaginitis gonorrhoica infantum war nach SCHÖNFELD und KIMMIG auch weiterhin das Stiefkind der Gonorrhoe-Therapie. „Immerhin überragen die Penicillinerfolge das, was wir bei den anderen Behandlungsverfahren des Trippers der kleinen Mädchen zu sehen gewohnt sind.“

Die ersten amerikanischen Mitteilungen über Penicillinerfolge bei Vulvovaginitis gonorrhoica infantum aus den Jahren 1945—1947 (SWEET und PUTNAM, SAKO, TILBURY und COLLEY sowie CLARKE und EISENBERG) waren sehr ermutigend. Auffallend sind die geringen Dosen, mit denen damals in Amerika gearbeitet wurde. Sie liegen zwischen 50000 und zweimal 100000 E, wobei die höheren Dosen von CLARKE und EISENBERG erst später, im Jahre 1947 verabfolgt wurden.

SAKO u. Mitarb. sowie CLARKE und EISENBERG bedienten sich bereits der einmaligen intramuskulären Injektion (Depot-Behandlung nach ROMANSKY und RITTMANN). Sie verwendeten das Penicillin gelöst in Bienenwachs und Erdnußöl. Die Depot-Penicillinbehandlung hat sich inzwischen — ob ihrer einfachen und bequemen Handhabung — auch in Deutschland weitgehend durchgesetzt. Ein wesentlicher Fortschritt in der therapeutischen Wirkung gegenüber der fraktionierten Verabfolgung der wäßrigen Lösung von Penicillin G-Natrium besteht nach den allerorts gemachten Erfahrungen nicht (SCHÖNFELD und KIMMIG, SCHUERMANN).

Von einigen Seiten (HUSSELS und RUNGE, HOEDE und HOEDE, HOEDE und EBBINGHAUS sowie NAGELL) wurden schon zu Beginn der Penicillin-Ära 100%ige Heilerfolge angegeben, während gleichzeitig von der Mehrzahl der Autoren wesentlich geringere Heilungsquoten, von 40% an aufwärts, mitgeteilt wurden. Beachtet werden muß in diesem Zusammenhang, daß bei Knappheit an Penicillin in der ersten Nachkriegszeit und den hieraus resultierenden Dosierungsvorschriften der Besatzungsbehörden (100000 E, gelegentlich bis zu 200000 E) bei der Vulvovaginitis gonorrhoica infantum im allgemeinen ganz wesentlich unterdosiert wurde. Die therapeutischen Resultate wurden jedoch in der folgenden Zeit einerseits durch die Erzielung einer fluxionären Hyperämie nach SCHUERMANN im Rahmen der einzeitigen Hormon-Vorbehandlung und andererseits durch die Erhöhung der Dosis ganz wesentlich verbessert und auf einen Stand gebracht, der selbst in der besten Zeit der Sulfonamidbehandlung nicht erreicht worden war.

Die ersten Penicillinergebnisse der Nachkriegszeit lassen gerade bei der Vulvovaginitis gonorrhoica infantum sehr viel zu wünschen übrig. So wurde die Rezidivquote von GRÜTZ mit 42,2% angegeben und erst nach der 4. Penicillinbehandlung wurden 93% Heilungen erzielt. SCHUERMANN und BOEHLER teilten zunächst 59% Heilungen mit, später wurde nach neuerlicher Überprüfung von SCHUERMANN ein Prozentsatz von 47 (nach Zweitstoß 74) angegeben gegenüber 90% (bzw. 98%) bei Männern und 81% (bzw. 95%) bei Frauen. SCHÖNFELD erzielte 65% Heilungen, die sich nach einer zweiten Penicillinkur auf 74% steigern ließen. THELEN sah 71% Heilungen, die sich nach einer zweiten Kur auf 94,8% erhöhten. LANGER und SKRZIPEK erzielten 43,3% Heilungen nach der ersten, 79,9% nach der zweiten Kur. WEZEL und SCHMIDT-LA BAUME hatten bei 515 Fällen, also einem recht großen Krankengut, 69,7% Erfolge nach der ersten und 88,8% nach der zweiten Behandlung. Über entsprechende Ergebnisse der alleinigen Penicillinbehandlung berichteten weiterhin ALTMANN, ARZT, GABRIEL und HOFBAUER, BRAMBACH, BUSTAMENTE, DARTSCH, HENNEBERG, MARTIN und ROST, JANSON, KLEINE-NATROP, KOCH, LANGER, LEMSER, MIESCHER, ZOON und MALI.

Die Penicillinbehandlung der Vulvovaginitis gonorrhoica infantum wurde, wie schon gesagt, anfangs mit unterschwelligen Dosen von 100000—200000 E bei der ersten Kur und 200000 bis höchstens 300000 bei der zweiten Kur durchgeführt. Diese Gesamtdosen wurden in 4—5 Einzelinjektionen mit 3stündigem Abstand verabfolgt. Die relativ schlechten therapeutischen Ergebnisse besserten sich jedoch schlagartig und rasch nach Einführung der einzeitigen Hormonbehandlung zur Erzeugung einer fluxionären Hyperämie (SCHUERMANN, BASTERT-MESCHEDE, SCHUERMANN und BOEHLER). Die fluxionäre Hyperämie sollte die peristatische Hyperämie für die Dauer der Penicillinbehandlung ablösen. Die Hormon- oder Stilbeninjektion wurde mit einer einmaligen Dosis von 10000 E 3 Std vor der ersten Penicillin-Injektion gegeben. Die von BASTERT-MESCHEDE und vielen anderen Autoren (JANSON, BLUT, BRAUNER, LANGER, ALTMANN, BRAMBACH, LEMSER, LÖHE, SCHMIDT-LA BAUME, BERING, HARTUNG, TELLER, DOHT, FRIDERICH und NIKOLOWSKI) erzielten Erfolge entsprachen etwa denen bei Erwachsenen und gaben der Schuermannschen Arbeitshypothese recht. Entscheidend für die therapeutische Wirkung der zusätzlichen Hormontherapie war also nicht die komplexe Einwirkung auf das Genitale, sondern lediglich die auf hormonellem Wege erzielte Hyperämie. Diese konnte — in Bestätigung der Schuermannschen Konzeption — auch auf physikalischem Wege mit Hilfe von Sitzbädern ausgelöst werden (LÖHE sowie LANGER, auf Vorschlag von SCHUERMANN und HOEDE). Die entsprechenden therapeutischen Erfolge LANGERS konnten bald darauf von DOHT u. a. bestätigt werden. Die heißen Sitzbäder von etwa 20 min wurden vor der 1., 3. und 5. Penicillin-Injektion verabfolgt. Die Leistungsfähigkeit der einzeitigen Hormon-Vorbehandlung zeigt die Mitteilung LEMSERS, wonach nach einer alleinigen Penicillinbehandlung von 300000 E nur 70% Erfolge erzielt wurden. Nach einzeitiger Hormon-Vorbehandlung genügten jedoch bereits 200000 E Penicillin, um die Erfolgsquote auf 100% ansteigen und einer 6 Monate langen Nachkontrolle standhalten zu lassen. TELLER benötigte bei der alleinigen Penicillinbehandlung sogar 500000 E, nach einzeitiger Hormon-Vorbehandlung bei etwa gleichen Erfolgen jedoch nur 200000 E Penicillin.

Daß die einzeitige Hormon-Vorbehandlung mit 10000 E im Hinblick auf eventuelle Schäden und vor allem Spätschäden mit der protrahierten Hormonbehandlung nicht vergleichbar ist, liegt auf der Hand. Mit zahlreichen Autoren (C. KAUFMANN, LINNEWEH und vielen anderen) sind wir der Auffassung, daß ernstere Schäden hier nicht zu befürchten sind und daß zum mindesten im Falle von Rezidiven diese Behandlungsmethode auch heute gegebenenfalls vertretbar ist. Wir haben uns ihrer, selbst bei Anwendung hoher Penicillindosen von 500000 und 600000 E noch in den beiden letzten Jahren in zwei Fällen mit Erfolg bedienen können und müssen. Auch der Einwand der Hormon-Gegner, diese Behandlung wirke nur auf die Vagina ein und nicht auf Urethra und Rectum, kann sich nicht auf die einzeitige Hormonbehandlung nach SCHUERMANN beziehen, da hier eine organspezifische Epithelumwandlung nicht angestrebt wird, sondern lediglich die Anfachung einer gewaltigen Hyperämie im Bereich der Beckenorgane und des Urogenitalsystems (s. u. Oestriol im Kapitel Hormone).

Der zweite Weg, die Behandlungserfolge zu verbessern, wurde schon recht frühzeitig (1946) von SCHUERMANN und BOEHLER, fußend auf dem amerikanischen Schrifttum, angedeutet. Bei Penicillingaben von 200000 E waren die Erfolge außerordentlich gering (47%), obwohl die Dosis von 200000 E einer solchen von 600000 E beim Erwachsenen entsprechen würde. Schon damals bestätigte SCHUERMANN die amerikanischen Angaben über ansteigende Erfolge bei Erhöhung der Dosis unter Hinweis darauf, daß die bisherige Penicillin-Behandlung der Vulvovaginitis gonorrhoica infantum relativ unterdosiert war. Im Jahre darauf nimmt KOCH auf Grund seiner inzwischen gemachten Erfahrungen die gleiche Stellungnahme ein. Die schlechten Erfolge der Penicillin-Behandlung der Vulvovaginitis gonorrhoica infantum haben ihre Ursache nicht in einer mangelnden Mitwirkung des Organismus oder gar in der Entwicklung einer Penicillin-Resistenz, sondern in den anatomischen Verhältnissen des kindlichen Genitales, da bei der ungenügenden Durchblutung und Dosierungen von 200000—300000 E nicht genügend Penicillin an den Krankheitsherd herangebracht wird. Auch KOCH spricht von einer relativen Unterdosierung. Erst bei Gesamtdosen von 500000 E Penicillin, auf 30 Std verteilt — d. h. alle 3 Std 50000 E —, werden Heilungsquoten von fast 100% erzielt.

Bei Durchsicht des Schrifttums fällt immer wieder auf, daß an allen Behandlungsstellen, an denen hochdosiert behandelt wurde bzw. behandelt werden konnte, die alleinige Penicillin-Therapie im allgemeinen genügte und zu hohen Erfolgsziffern führte. So behandelte MONCORPS erfolgreich mit Dosen von 300000 bis 500000 E. Auch BERING vertrat den Standpunkt, daß Gesamtdosen von 500000 E jede zusätzliche Maßnahme entbehrlich mache und die früheren Dosierungen von 200000 E zu niedrig gewesen seien. An der Innsbrucker Klinik war PEER mit einer Gesamtdosis von 500000 E (10mal 50000 E 3stündlich) immer erfolgreich, bei Nachkontrollen von $^1/_2$ Jahr. Für eine hohe Dosierung sprachen sich auch ARZT, GABRIEL und HOFBAUER sowie HELLERSTRÖM, PIRILÄ, THELEN u. a. aus. P. W. SCHMIDT erhöhte die Dosis ebenfalls auf 500000 E (verteilt auf 3 Tage), kombinierte jedoch erfolgreich mit der einzeitigen Hormon-Vorbehandlung. HOPF hat bei der gleichen Dosis von 500000 E die einzeitige Progynon-Vorbehandlung nur auf die Rezidive beschränkt und gibt daneben — wie LANGER und LÖHE — heiße Sitzbäder.

In jüngster Zeit hat SCHÖNFELD die Vulvovaginitis gonorrhoica infantum als Domäne der Depot-Penicillinbehandlung mit hohen Dosen von 400000—800000 E an vier aufeinanderfolgenden Tagen angesprochen. BURCKHARDT gibt 2 Tage lang je 600000 E. Die Bedeutung der Dosisfrage geht auch aus den Mitteilungen von SCHÖNFELD und KIMMIG mit aller Klarheit hervor. Die Erfolge einer ersten und zweiten Kur von 200000 E Penicillin mit 62,5 bzw. 81,8% konnte durch Verdoppelung der Dosis (400000 E) auf 95,4% gesteigert werden.

Eine Reihe von Autoren geht von der Voraussetzung aus, daß die kindliche Gonorrhoe mit Erwachsenen-Dosen behandelt werden müsse. POLANO und BONSEL geben bereits „mindestens" Erwachsenen-Dosen. Demgegenüber hat SCHUERMANN im Hinblick auf die schlechten Durchblutungsverhältnisse des Genitales kleiner Mädchen bereits 1946 eine wesentlich höhere Dosierung als bei Erwachsenen gefordert. Über die Dosierung von Depot-Penicillin im Kindesalter haben DOST und WEINGÄRTNER sehr aufschlußreiche Untersuchungen durchgeführt mit dem Ergebnis, daß sich die notwendigen Mindestmengen im Kindesalter zu denen beim Erwachsenen etwa wie 5:1 verhalten. Der Grund hierfür liegt nach Ansicht der beiden Autoren in der — vor allem beim Säugling — geringeren Neigung des Penicillins, vom Blut in das Gewebe überzutreten, während sich in der Höhe der Eliminationsgeschwindigkeit keine größeren Unterschiede ergeben. Es wird daher zur Erreichung des therapeutisch wirksamen Mindestspiegels von 0,03 E/cm³ Serum für 24 Std bei Säuglingen eine Dosis von 30000 E/kg Körpergewicht und bei kleinen Kindern und Schulkindern eine solche von 20000 E/kg Körpergewicht gefordert. Der Nachweis des Mindestblutspiegels von 0,03 E Penicillin mit der hierfür notwendigen Dosierung hat allerdings heute im Hinblick auf die empirisch als notwendig erkannten, wesentlich höheren Dosen nur noch theoretisches bzw. historisches Interesse. Aber auch nach diesen Untersuchungen muß die Dosis bei den kleinsten Kindern am höchsten bemessen werden, worauf auch die Mitteilungen von PIRILÄ hinweisen. Mithin liegen gewichtige Gründe vor, die Penicillindosierung bei der Vulvovaginitis gonorrhoica infantum im aufgezeigten Rahmen möglichst hoch zu halten, im Hinblick auf die Durchblutung (Ischämie) bzw. die nachgewiesenen ungünstigeren Permeabilitätsverhältnisse.

Die orale Penicillin-Behandlung von Kleinstkindern wurde bereits 1946 von HENDERSON und MCADAM empfohlen wegen der besseren Resorption vom Jejunum aus, das weniger penicillinasebildende Keime enthalte. Heute stehen eine Reihe von oralen Penicillin-Präparaten, wie beispielsweise das Tardocillin zur Verfügung. Um den Kindern das wiederholte Trauma der Injektion zu ersparen, empfiehlt DUREL an Stelle der Injektion von 100000—200000 E Depot-Penicillin an 3 Tagen nunmehr 200000 E per os ebenfalls an 3 Tagen. Bei größeren Kindern wird eine Gesamtdosierung von 800000 E für notwendig gehalten. Zur Neutralisierung der Magensäure werden zusätzlich Alkalien gegeben. MURRAY und CRAWFORD empfehlen für Säuglinge in den ersten beiden Lebenstagen — um Erbrechen zu verhindern — 12stündlich 100000 E Procain-Penicillin und erst später für 1—2 Wochen 100000 E Natrium-Penicillin oral 4stündlich. Während 100000 E Procain-Penicillin (intramuskulär) Blutspiegelwerte von über 0,5 E/cm³ für 12—24 Std erbrachten, lagen diese nach der gleichen Dosis, oral verabreicht, nur für etwa 6 Std bei 0,5 E/cm³. Die orale Penicillin-Medikation muß also wesentlich (etwa 3—5mal) höher dosiert werden als die parenterale. Darüber hinaus bereitet die orale Penicillin-Dosierung zumindest bei Säuglingen und Kleinkindern sicher gewisse Schwierigkeiten.

Auch der Versuch einer lokalen Penicillinbehandlung wurde unternommen (KUMER). Die anfangs schlechten Heilergebnisse der Penicillinbehandlung führten BRENNECKE und JUNG zu dem Versuch einer zusätzlichen lokalen Penicillin-Applikation. Bei diesem Vorgehen wurde ein 1—2 cm breiter und 20 cm langer Gazestreifen mittels einer stumpfen Kanüle, die auf einer Rekordspritze sitzt, in die kindliche Vagina eingeführt. Dann wurde der Gazestreifen mit 4—5 cm³ einer Penicillin-Lösung von 1000 E/cm³ getränkt. Diese Behandlung wurde 3 Tage lang täglich einmal, anschließend 2 Tage täglich zweimal durchgeführt. Am 5. Tag erfolgte gleichzeitig die Verabfolgung von viermal 50000 E Penicillin intramuskulär. Auf diese Weise wurden 13 Fälle voll geheilt und blieben 4 Wochen rezidivfrei. Eine Lokalbehandlung mit Penicillin wurde von IZAR und GASPERIE noch 1951 für die gonorrhoische Proktitis und Urethritis vorgeschlagen. Es wurden bei zwei Fällen Suppositorien mit 0,3 Mega Penicillin alle 6—8 Std 7 Tage lang rectal eingeführt. Mit der Lokalbehandlung des Rectums mit Hilfe von Penicillin-Suppositorien wird ein Problem angeschnitten, das auch bei der parenteralen Penicillinbehandlung, praktisch seit Beginn der Penicillin-Ära überhaupt, zur Diskussion stand.

Bereits im Jahre 1940 hatten ABRAHAM und CHAIN einen Stoff entdeckt, der von den Coli-Bacillen abgesondert wurde und die bakterienhemmende Wirkung des Penicillins aufhob — die Penicillinase. Diese baut das Penicillin zum Penicillinamin ab. Inzwischen wurde bekannt, daß neben den Coli-Bacillen die große Gruppe der anaeroben, nicht sporenbildenden, gramnegativen Keime — insbesondere Proteus und das Bact. pyocyaneum —, die gleiche Eigenschaft aufweist. Die rectale Zuführung des Penicillins ist heute völlig aufgegeben, weil dieses durch die Penicillinase der Dickdarmbakterien unwirksam gemacht wird (SCHÖNFELD und KIMMIG). Die Hemmung der Penicillinwirkung durch Penicillinase ist nach HELLERSTRÖM die Ursache dafür, daß die gonorrhoische Proktitis in 60% der Fälle trotz hoher Dosen von 300000—600000 E rezidiviert. Auch nach HOPF kann bei der Rectal-Gonorrhoe wie der Vulvovaginitis gonorrhoica infantum die Anwesenheit von Penicillinasebildnern (Staphylokokken und Streptokokken) eine Rolle spielen. Im Gegensatz zu der Auffassung von HELLERSTRÖM und PIRILÄ wird nach BANG die (parenterale) Penicillinbehandlung durch die Penicillinasebildner des Rectums nicht gehemmt. Nach seiner Meinung wird die Bedeutung der im Rectum befindlichen penicillinasebildenden Bakterien überschätzt. Seine Statistik aus zwei Krankenhäusern (Rectumbeteiligung von 20,1 bzw. 28,7%) zeigt, daß nach Penicillingaben von 300000 E sich bei Rectalbeteiligung 7% und ohne eine solche 4,8% Rezidive einstellen. Auch JENSEN, der eine zusätzliche Gonorrhoe des Rectums in 31% seiner Vulvovaginitis gonorrhoica infantum-Fälle feststellte, konnte mit 300000 E Procain-Penicillin sowohl die Urogenital- als auch die Rectal-Gonorrhoe zur Abheilung bringen. THELEN fand ebenfalls — unter Anwendung der Glingarschen Spülmethode — unter seinen Rückfällen keine erhöhte Beteiligung des Rectums.

Zusammenfassend darf man wohl heute sagen, daß die lokale Penicillinbehandlung vor allem des Rectums sich nicht durchgesetzt hat, wohl ob der im Dickdarm vorhandenen Penicillinasebildner. Andererseits dürfte es durch die parenterale Penicillinbehandlung bei ausreichender Dosis schließlich doch in jedem Falle gelingen, auch rectal der gonorrhoischen Infektion Herr zu werden. Der Kontakt des Penicillins mit der Penicillinase ist bei der parenteralen Applikation und bis zu einem gewissen Grade auch bei der oralen sicher wesentlich geringer als bei der lokalen Anwendung, so daß die eventuelle kleine Einbuße an therapeutischer Wirksamkeit durch entsprechende Dosierung wohl ausgeglichen werden kann.

Vor allem in der ersten Zeit der Penicillinbehandlung der Vulvovaginitis gonorrhoica infantum wurde von mehreren Autoren (Kumer, Teller und Pohl, Daeschlein und Skrzipek sowie Thelen) auf restierende postgonorrhoische Katarrhe mit dauernden negativen Abstrichen hingewiesen. In solchen Fällen soll sich das Streptomycin besonders bewährt haben. Daeschlein und Skrzipek verwendeten neben Streptomycinsulfat das Dihydrostreptomycin und das gelöste Streptosol. Sie fanden nach Streptomycinbehandlung bei Frauen Schwinden der Döderlein-Stäbchen und ansteigende p_H-Werte bis zu 7,8. Die Reinigung der Vagina von pathogener Keimbesiedlung (Abakterie) durch eine kurzfristige Streptomycinbehandlung soll eine Voraussetzung zur Wiederbesiedelung mit Döderlein-Stäbchen sein. Der postgonorrhoische Katarrh insbesondere wird als lohnende Indikation für Streptomycin angesehen.

Für die Vulvovaginitis gonorrhoica infantum selbst ist trotz der mitgeteilten Erfolge von Marcel, Jacoby u. Mitarb. sowie Willcox die Streptomycinbehandlung weder empfehlenswert noch notwendig. Zierz und Jacob bezeichnen die Streptomycinbehandlung der Gonorrhoe zwar als erfolgreich, wegen der schnellen Resistenzentwicklung jedoch als unangebracht.

XII. Feststellung der Heilung

Wie im Kapitel V bereits festgestellt, hat sich die Inkubationszeit der Vulvovaginitis gonorrhoica infantum unter der modernen Behandlung offenbar nicht geändert. Dagegen hat sie die Situation im Hinblick auf die hochgradigen flächenhaften Entzündungen, insbesondere im Bereich der Vulva, sowie auf Behandlungsdauer und Behandlungserfolge ganz entscheidend verbessert. Immerhin bietet die Behandlung der Vulvovaginitis gonorrhoica infantum auch heute noch so viele Schwierigkeiten in diagnostischer wie in therapeutischer Hinsicht, daß unbedingt eine klinische Behandlungszeit von mindestens 4 Wochen (Schuermann) gefordert werden muß.

Die eindeutige Verbesserung der therapeutischen Situation muß Veranlassung geben, die Frage der Feststellung der Heilung zu überprüfen. Im Jahre 1939 hatte Fuss bei der Vulvovaginitis gonorrhoica infantum noch eine Nachbeobachtungszeit von 4 Monaten entsprechend den Richtlinien der DGBG gefordert. Da bei den Kindern die biologische Provokation durch den Cyclus fehlt, wurde die bei den Frauen auf 3 Monate angesetzte Nachbeobachtungszeit um einen weiteren Monat erhöht. In den USA wurde sogar eine Nachbeobachtungszeit von 6 Monaten verlangt. Eine heutige Stellungnahme ist schwierig, da die Angaben des Schrifttums ganz außerordentlich differieren und diese Angaben noch dazu meist aus einer Zeit stammen, da die Entwicklung noch im Fluß war. Für die Feststellung der Heilung verlangen Frühwald wie Hussels das Vorliegen von 20 negativen Abstrichen nach der Penicillinbehandlung und Kontrolle über mehrere Monate. Frühwald spricht von einer Nachbeobachtung von 6—7 Monaten. Peer, Lemser u. a. fordern eine Nachkontrolle von $^1/_2$ Jahr und Hussels weist in diesem Zusammenhang auf die bis zur Dauer eines halben Jahres möglichen Rezidive hin. Eine Reihe von weiteren Autoren wie Langer, Kärgel, Brambach,

Teller, Koch sowie Hellerström fordern eine Nachbeobachtung, die zwischen $1^1/_2$—4 Monaten liegt. Schuermann verlangte 1947 nach einer stationären Behandlungs- und Beobachtungszeit von 4 Wochen weitere 4 Wochen zur ambulanten Nachbeobachtung. Er betonte jedoch, daß es sich hier um Mindestzeiten handle, die nur bei sorgfältiger mikroskopischer und kultureller Kontrolle möglich seien und unter Umständen auf Grund weiterer Erfahrungen in Zukunft verlängert werden müßten. Der oben geschilderte Verlauf der Vulvovaginitis gonorrhoica infantum läßt es ratsam erscheinen, trotz aller Verbesserungen der Erfolge auch heute noch eine Nachbeobachtung von 3 Monaten im Anschluß an die Penicillin-Therapie durchzuführen (1 Monat stationär und 2 Monate ambulant).

Zu überprüfen ist auch die Frage der Provokation. Gegen die Durchführung der alten Provokationsverfahren haben sich eine Reihe von Autoren, wie Schuermann, Kumer, Pirilä, Burckhardt gewandt, ebenso die Mehrzahl der amerikanischen Autoren. Von anderer Seite (Kumer, Langer, Thelen, Brambach, Grosch) wird nach wie vor die Durchführung zweier üblicher Provokationsverfahren gefordert, von Kumer sogar sechs Reizcyclen mit örtlicher und biologischer Provokation. Während Brambach die Provokation 3 Tage nach der Penicillinbehandlung begann, führte Thelen die beiden Provokationen jeweils am 18. und am 24. Tag nach der Penicillinbehandlung durch. Grosch weist insbesondere auf die Wirksamkeit physikalischer, entzündungssteigernder Maßnahmen (heiße Sitzbäder, Diathermie) als Provokationsverfahren hin. Minioucheva bezeichnet die Diathermie (15—45 min an 3 Tagen) schon 1937 als die beste Provokation bei Vulvovaginitis gonorrhoica infantum. Vielleicht darf man heute sagen, daß auch bei der Vulvovaginitis gonorrhoica infantum die Provokationsverfahren im allgemeinen entbehrlich sind, daß man aber die von Grosch empfohlenen physikalischen Provokationsverfahren wie Sitzbäder, Diathermie und Kurzwellen durchaus anwenden kann, da ihnen gleichermaßen heilende wie provokatorische Effekte eigen sind.

Unseres Erachtens ist für die Feststellung der Heilung das Kulturverfahren doch wohl das entscheidende. Man sollte sich daher nicht allein mit einer gewissen Zeitspanne und einer gewissen Zahl von negativen Abstrichen (10—20) begnügen, sondern in jedem Falle am Ende der Behandlung nach Möglichkeit eine Kulturuntersuchung durchführen. Mit Recht hat Lewis darauf hingewiesen, daß sicher eine ganze Reihe von Kindern, die auf Grund negativer Abstriche entlassen wurden, mit Hilfe der Kultur als noch krank erkannt worden wären.

Obwohl es heute, wo die Vulvovaginitis gonorrhoica infantum eine wirklich seltene Krankheit geworden ist und die vorliegenden Erfahrungen noch aus einer Zeit stammen, in der die Dinge noch im Fluß waren — schwer ist, eine abschließende Stellungnahme hinsichtlich der Feststellung der Heilung zu geben, soll zusammenfassend gesagt werden, daß im allgemeinen nach 4wöchiger Klinikbehandlung eine 2(—3)monatige Nachbeobachtungszeit mit dem Abschluß eines Kulturverfahrens ausreicht. Die Provokationsverfahren sind im allgemeinen entbehrlich, soweit nicht gegebenenfalls zu physikalischen Provokationsmethoden gegriffen wird.

B. Gonorrhoe des Rectums

Während die Vulvovaginitis bis in die Anfänge der Penicillin-Ära hinein mit Recht als Crux medicorum bezeichnet wurde, haben sich die Behandlungserfolge bei der gonorrhoischen Proktitis bereits mit der Einführung der Sulfonamide entscheidend verbessert. Die gonorrhoische Proktitis kann in seltenen Fällen als unilokuläre Infektion — z. B. nach perversem Geschlechtsverkehr, meist bei Männern — auftreten; vorwiegend handelt es sich jedoch um

Begleiterscheinungen bzw. um eine besondere Lokalisation im Rahmen der Urogenital-Gonorrhoe der Frau bzw. der kleinen Mädchen. Eine Ergänzung zu dem entsprechenden Kapitel von B. PEISER im alten Handbuch wird sich — wiederum im Gegensatz zur Vulvovaginitis — weniger mit neuen Erkenntnissen bezüglich der Pathogenese als mit den therapeutischen Problemen beschäftigen müssen. Die Abschnitte über Pathogenese, Klinik und pathologische Anatomie können daher im Hinblick auf das sehr geringe Schrifttum entsprechend kurz gehalten werden.

1. Pathogenese und Häufigkeit

Die gonorrhoische Proktitis kann, wie schon gesagt, als eigenes Krankheitsbild auftreten, meist bei Männern. In diesem Fall muß an Infektion infolge widernatürlichen Verkehrs gedacht werden (SCHÖNFELD). Über diese Frage haben KANEE und HUNT 1951 berichtet. 1947 fiel den Verfassern auf, daß es in Britisch-Columbien wenig Erkrankungen an Gonorrhoe, dafür aber um so mehr Rezidive und Reinfektionen gab. Während sie 1949 drei Fälle von Geschlechtskrankheiten infolge von Homosexualität feststellten, waren es 1950 20 Fälle, und zwar elf von Frühsyphilis und neun von Gonorrhoe. Es hat sich meistens um ledige Männer gehandelt. Die gonorrhoische Proktitis als Folge von Homosexualität spielt heute — ob der Seltenheit der Gonorrhoe — keine große Rolle mehr und ist nur noch in Großstädten oder in tropischen Ländern gelegentlich zu erwarten. Auch nach PUGH und GUSEWA kommt dieser Infektionsmodus heute praktisch kaum mehr in Frage.

Wesentlich häufiger als Ursache sind bei Urogenital-Gonorrhoe der Frau Unsauberkeit sowie das Tragen von enger Wäsche (HAUCK, GUSEWA, PUGH u. a.). Nach PUGH ist vor allem bei gutem Stuhlgang die Möglichkeit der Infektion gering, zumal die Gegend des Sphincters mit Plattenepithel bedeckt und daher relativ widerstandsfähig gegen Gonokokken ist. Die Entwicklung einer gonorrhoischen Proktitis beim Mann infolge Durchbruchs eines Prostataabscesses (HAUCK, SCHÖNFELD u. a.) dürfte heute wohl bereits zu den Seltenheiten gehören.

Die größte Rolle spielt die gonorrhoische Proktitis wohl im Rahmen der Urogenital-Gonorrhoe, insbesondere der Vulvovaginitis (Vulvovaginitis gonorrhoica infantum). So fand PIRILÄ bei Kindern in 27% Rectalbeteiligung, bei Frauen jedoch nur in 5%. Das Verhältnis der Rectalbeteiligung bei Kindern und bei Frauen wird von LANGER mit 42,5:11,43% und von RUYS mit 100:60% (für die akuten Fälle) angegeben. Vielleicht spricht gerade dieser Unterschied für die Rolle der Schmierinfektionen bzw. der Verunreinigung. Die von den verschiedenen Autoren mitgeteilte prozentuale Beteiligung des Rectums wird vor allem seit Anwendung des Spülverfahrens nach GLINGAR gegenüber der älteren Literatur mit hohen Prozentzahlen bis zu 60, ja 100% angegeben. Leider ist in den verschiedenen Statistiken die Kinder-Gonorrhoe nicht immer exakt von der Frauen-Gonorrhoe getrennt, wie dies bei PIRILÄ, LANGER, RUYS u. a. der Fall ist. RUYS nimmt bei akuten Fällen von Vulvovaginitis gonorrhoica infantum eine regelmäßige 100%ige Beteiligung des Rectums an, auf Grund von subtilen Untersuchungen, vor allem mit Hilfe des Kulturverfahrens (s. u.).

In dem sehr großen Material von KAGANOVITCH (1220 Fälle), der sein besonderes Augenmerk auf die bei der Spülung nach GLINGAR gewonnenen Schleimflocken richtete, wurde in 21% der Fälle eine gonorrhoische Proktitis nachgewiesen. In 15% dieser Fälle lag ein isolierter Mastdarm-Tripper vor. Die Rectalbeteiligung bei Frauen-Gonorrhoe wird von JENSEN mit 31%, von SCHÖNFELD mit 35%, von BRUNET und SALBERG mit 38%, von CLEMENTS und HUGHES mit

33,7%, von GUSEWA mit 34,6%, von KOOIJ und RUYS mit 60% angegeben. Beachtlich ist in diesem Zusammenhang auch, daß DAHMEN 1932 bei den Patientinnen der geschlossenen Station eine rectale Beteiligung von 41% der Fälle nachweisen konnte, bei denen der allgemeinen Station jedoch nur von 25%.

Wenn die Untersuchungsbefunde über die Rectalbeteiligung bei der Gonorrhoe von Frauen und Kindern (soweit solche getrennt vorliegen) ganz außerordentlich schwanken, so liegt dies offenbar nicht nur an den verschiedenen mehr oder weniger zweckmäßigen Untersuchungsmethoden, sondern auch an der Eigenart der Fälle und dem Zeitraum der Untersuchung. So scheint die Rectalbeteiligung bei akuten Fällen von Vulvovaginitis gonorrhoica infantum höher zu sein als bei chronischen (LIONETTI, RUYS). Andererseits sind in verschiedenen Zeiträumen, selbst bei Verwendung der gleichen Untersuchungsmethode zahlenmäßige Unterschiede im rectalen Befall gegeben. So fanden LANGER und SKRZIPEK zwischen Kriegsende und 1946 mit Hilfe des Spülverfahrens nach GLINGAR 42,5% Rectalbeteiligung gegenüber nur 30% bei früheren Untersuchungen LANGERs mit Hilfe der gleichen Untersuchungstechnik. Auch PELI stellte in verschiedenen Zeiträumen bei seinem großen Krankengut eine unterschiedliche Rectalbeteiligung fest. Diese war sowohl zur Zeit der Sulfonamid- wie der Penicillin-Behandlung jeweils erheblich zurückgegangen. Daß auch die Eigenart des Krankengutes in diesem Zusammenhang von Bedeutung ist, zeigen die oben genannten Untersuchungen von DAHMEN.

Während, wie schon gesagt, bei Frauen eine direkte Infektion des Rectums zu den großen Seltenheiten gehört, spielen Schmierinfektionen eine wesentlich größere Rolle. Eine solche kann durch zu enge Wäsche, aber auch durch das Verschmieren bei der Aftertoilette oder durch den Finger zustande kommen. Erwachsene Frauen mit kurzem Damm, die geboren haben und an Verstopfung leiden, sollen nach SCHÖNFELD eher erkranken. Auch ein Dammriß kann als Leitrinne für die Infektion in Frage kommen.

2. Klinik und Pathologie

Sitz der krankhaften Veränderungen im Rahmen der Gonorrhoe des Rectums ist der distale Anteil in der Nähe der Haut-Schleimhautgrenze. Dies zeigen sowohl pathologisch-anatomische Untersuchungen (SANTALOW, PUGH) wie klinische (KOOIJ und RUYS sowie PUGH). KOOIJ und RUYS verlegen die gonorrhoische Entzündung in den unteren Teil des Rectums bzw. in die 2—3 cm vor dem Anus. Wie schon im älteren Schrifttum immer wieder dargelegt wurde, bietet das klinische Bild bei frischen Fällen als ersten Hinweis Jucken und Rötung im Bereich des Afters, blutig-eitrigen Ausfluß, Schmerzen beim Stuhlgang, später unter Umständen Condylomata acuminata. Die Rectoskopie zeigt meist eine rote ödematöse, mit Eiter belegte Schleimhaut (SCHÖNFELD). Hierbei sind die Analfalten gelegentlich wulstig verdickt, oberflächlich erodiert und manchmal perforiert. Kleinste Lücken, die so entstanden sein können, führen dann in tiefer gelegene kleine Absceßhöhlen, wie sie MUSGER in seinem Falle eines 13jährigen Patienten mitgeteilt hat. In seltenen Fällen verursacht die Mastdarm-Gonorrhoe jedoch auch sehr markante Veränderungen, wie sie von STÜHMER im ersten Weltkrieg beobachtet und stadienmäßig eingeteilt wurden.

Die Entzündung soll, wie vor allem in den neueren Publikationen immer wieder hervorgehoben wird, in der Regel sehr oberflächlich verlaufen. Übereinstimmend betonen alle Autoren, daß die klinischen Erscheinungen im allgemeinen gering sind (PUGH, KOOIJ und RUYS, GUSEWA, KAGANOVITCH u. Mitarb., BRUNET und SALBERG). KAGANOVITCH, KATSENELENBAUM und TRACHTENBERG fanden in 66,6% ihres großen Krankengutes einen symptomlosen Verlauf. Bei den Fällen von GUSEWA zeigte sich in 50% lediglich eine mehr oder weniger hyperämische Schleimhaut und nur in vier Fällen eine hochgradigere Rötung mit mäßigem Ödem sowie geringen Blutungen und lediglich in zwei Fällen Ulcerationen. PUGH hält Ausfluß von schmutzig-gelblicher Farbe für charakteristisch und empfiehlt, auf diesen zu achten. Auch GUTMANN und BEAUGEARD fanden häufiger eitrig-serösen Ausfluß, Geschwüre und subjektiv Tenesmen. Die letzteren werden als mehr oder weniger charakteristisch für die gonorrhoische Proktitis auch von GIROLAMI, PUGH u. a. angegeben. In dem Krankengut von CLEMENTS und HUGHES brachten von 69 Frauen mit Proktitis nur zwei Beschwerden vor und nur bei acht Frauen fand sich eine Eiterabsonderung.

Nach JULLIEN gehört das (gonorrhoische) Ulcus zu den drei Charakteristika der gonorrhoischen Proktitis: «la goutte, la fissure ulcéreuse et le condylome». Nach der besseren Kenntnis des Lymphogranuloma inguinale (NICOLAS-FAVRE) wird das Ulcus, vor allem aber die Rectumstriktur fast ausschließlich dieser Krankheit als Folgeerscheinung zugeschrieben, so auch von PEISER in diesem Handbuch sowie von STRAUSS u. a. Daß in seltenen Fällen auch Ulcerationen auftreten können, zeigt der Fall WAWERSIG. Ein Ulcus am Damm bei gleichzeitiger akuter Gonorrhoe wurde durch den Erreger-Nachweis eindeutig als Ulcus gonorrhoicum gesichert. Spirochäten sowie Streptobacillen konnten nicht nachgewiesen werden und die serologischen Reaktionen auf Lues waren ebenfalls negativ. BRUNET und SALBERG — die im übrigen auf die Geringfügigkeit des klinischen Bildes hinwiesen — fanden in drei Fällen Fisteln und nur ganz selten Geschwüre. KAGANOVITCH u. Mitarb. konnten bei genauer rectoskopischer Untersuchung nicht allzu selten Rhagaden und kleine Ulcera nachweisen. Nach PUGH sind Fissuren und Geschwüre rectal sogar viel häufiger als allgemein angenommen wird. GUSEWA hat in ihrem Krankengut von 162 Frauen mit einer Rectalbeteiligung von 34,6% nur einmal eine Periproktitis mit Fistelbildung und nur in zwei Fällen Geschwüre beobachtet. Auch KUMER hält prinzipiell an der Möglichkeit gonorrhoischer Ulcerationen fest. Bereits im älteren Schrifttum wurden trotz berechtigter Zweifel an der Häufigkeit gonorrhoischer Ulcera die von MOUTIER beschriebenen kokardenförmigen Geschwüre der Rectumschleimhaut, die kulturell gesichert worden waren, in ihrer gonorrhoischen Natur anerkannt.

Während Rectumstrikturen seit langem nicht mehr mit der Gonorrhoe selbst in Verbindung gebracht werden, hat GIROLAMI 1942 nochmals über eine glatte fibröse Stenose im unteren Rectum mit Lumenverengerung berichtet und diese auf eine Gonorrhoe mit 1jähriger Bestandsdauer zurückgeführt. Allerdings hatte der Patient gleichzeitig an einer Amöbenruhr gelitten. Nach deren Abheilung blieben jedoch — abgesehen von den Gonokokkenbefunden — schleimhaltige Stühle mit Spuren von Blut sowie unverändert die Tenesmen bestehen.

Zusammenfassend kann man bezüglich des klinischen Bildes sagen, daß entscheidende neue Erkenntnisse seit der Herausgabe des alten Handbuches nicht gewonnen wurden. Der Verlauf ist häufig symptomlos, kann aber gelegentlich zu akuten und unter Umständen tiefer gehenden Veränderungen führen. Während man nach der Kenntnis des Lymphogranuloma inguinale und seiner anorectalen Beteiligung zunächst offenbar geneigt war, das früher als Folgeerscheinung der Gonorrhoe angesehene Ulcus mehr oder weniger ausschließlich der neu erkannten Krankheit zuzuschreiben, haben inzwischen publizierte Mitteilungen jedoch gezeigt, daß es bakteriologisch gesicherte gonorrhoische Ulcerationen gelegentlich gibt und daß mit deren Auftreten, wenn auch in seltenen Fällen, gerechnet werden muß.

3. Diagnose (Nachweis der Gonokokken)

Über den Nachweis der Gonokokken bei gonorrhoischer Proktitis sind seit den Ausführungen von PEISER zahlreiche Untersuchungen durchgeführt und publiziert worden. Wesentlich, sowohl für die mikroskopische Untersuchung eines Abstriches als auch die kulturelle Untersuchung, ist die Abnahme des Untersuchungsmaterials aus dem Rectum. Nach ROSCHER sowie HAUCK haben auch andere Autoren sowohl den Salbenlöffel bzw. Aschschen Löffel wie die Spülmethode nach GLINGAR angewandt und beide für brauchbar erachtet.

Nach der Spülmethode von GLINGAR werden 2 Std nach der letzten Defäkation mit Hilfe eines Katheters 100 cm³ angewärmtes Wasser in das Rectum eingeführt, das sofort wieder abläuft. Am besten bewährt hat sich ein doppelläufiges Ansatzrohr, aus dem die Flüssigkeit in gleichmäßigem Strom wieder ausströmen kann. Die Schleimhautfetzen bzw. das eitrige Zentrifugat werden nach GRAM gefärbt und mikroskopisch untersucht bzw. der Kulturuntersuchung unterworfen. Dieses diagnostische Vorgehen muß täglich wiederholt werden, da nicht selten erst nach sechs und mehr Untersuchungen (Spülungen) ein positives Ergebnis zu erhalten ist.

Eine sehr schöne Analyse der diagnostischen Leistungsfähigkeit im Hinblick auf die verschiedenen Arten der Materialentnahme zeigen die Untersuchungen von NIKOLAEWSKAJA (71 Fälle von Frauen-Gonorrhoe). Bei reinen Abstrichpräparaten wurden keine Gonokokken gefunden, bei Entnahme von Geschabsel bereits in 5%, im Sediment des Spülwassers jedoch in 17%. In welchem Umfange die Spülmethode nach GLINGAR die diagnostische Ausbeute verbesserte, zeigte auch die Dissertation von B. KRÜGER (Jena 1940), wonach die Mastdarmbeteiligung bei Gonorrhoe, die früher 1,4—5,1% betragen hatte, nach Einführung systematischer Untersuchungen (Spülverfahren) 1936 mit 35,5%, 1937 mit 55,4% und 1938 mit 51,9% gefunden wurde. Auch hier wird, wie bei anderen Autoren hervorgehoben, daß ein positiver Befund nicht selten erst nach wiederholten Untersuchungen gewonnen werden konnte.

Für die Spülmethode nach GLINGAR haben sich LANGER, KAGANOVITCH u. Mitarb., KRÜGER, THELEN, H. WALTHER u. a. ausgesprochen. GUSEWA benützte sowohl den Löffel von ASCH oder GAUSS als auch die Spülmethode nach GLINGAR. Diese hat sich auch in der Nachkriegszeit bei eigenen Untersuchungen bewährt. Gegen die Spülmethode haben sich vor allem KUMER sowie RUYS bzw. KOOIJ und RUYS ausgesprochen. Die letztere benutzte eine Nadel, gegebenenfalls mit Hilfe des Rectoskops, betont aber, daß die Rectoskopie für Routineuntersuchungen nicht erforderlich sei. Die Spülmethode wird mit dem Hinweis abgelehnt, daß mit Hilfe des Spülverfahrens das Untersuchungsmaterial gewöhnlich in der Kultur durch Fäkalkeime überwuchert werde (RUYS und JENS). KUMER lehnt das Glingarsche Spülverfahren wegen Infektionsgefahr ab.

Für den Nachweis der Gonokokken im Rectum ist das Kulturverfahren zweifellos überlegen (COHN, RUYS u. a.). So fanden CLEMENTS und HUGHES bei gonorrhoischer Proktitis mit Hilfe des Ausstrich- und des Kulturverfahrens in 33,7% positive Resultate, mit der Kulturmethode allein 29,2%, nur mit Ausstrich 22%. RUYS konnte mit Hilfe der Kulturmethode bei Frauen in 60% der Fälle Rectal-Gonorrhoe nachweisen. Die Problematik des Gonokokken-Nachweises im Rectum hat G. IONA besonders herausgestellt. Nach seiner Auffassung liegt die Schwierigkeit der bakteriologischen Diagnose darin, daß die Gonokokken im Rectum oft in Degenerationsformen vorkommen. So habe man auch bei der Kultur mit technischen Schwierigkeiten zu rechnen. IONA betrachtet die bakteriologische Diagnose daher mehr als eine Wahrscheinlichkeitsdiagnose und hält sich — z. B. im Falle einer Vulvovaginitis gonorrhoica infantum — an den gleichzeitigen

Befund im Vaginalsekret. H. Walther hat auf die Verwechslung mit jungen Colibacillen im Rectum hingewiesen.

Zusammenfassend darf man sagen, daß die Diagnose der gonorrhoischen Proktitis sowohl im Hinblick auf die Materialentnahme als auch auf die bakteriologische Untersuchung (Abstrich wie Kultur) besondere Anforderungen stellt. Der gewöhnliche Abstrich, zumal ohne Hilfe des Rectoskops, ist völlig unzureichend. Das verdächtige Material (Schleim bzw. Eiterpartikelchen, sowie Schleimhautteile) muß entweder direkt unter Führung des Auges mit Hilfe des Rectoskops oder aber mit Hilfe des Glingarschen Spülverfahrens gewonnen werden. Das letztere möchten wir wegen seiner besseren Eignung als Routineverfahren vorziehen. Jedenfalls haben sich die diagnostischen Ergebnisse seit Einführung des Spülverfahrens nach der Mehrzahl der Schrifttumsmitteilungen wie auch nach eigenen Erfahrungen wesentlich verbessert. Bedenken hinsichtlich Infektionsgefahr können wir auf Grund des Schrifttums und eigener umfangreicher Nachkriegserfahrungen nicht teilen.

4. Therapie

Im Rahmen der Therapie der Frauen- und Kinder-Gonorrhoe sind gewisse *prophylaktische Maßnahmen* früher immer wieder empfohlen worden. Nach jeder Defäkation soll die Analgegend peinlich gereinigt werden, und zwar durch Abwischen vom Rectum nach dem Damm zu, nicht umgekehrt. Kneucker hat zur Zeit der Lokalbehandlung noch zusätzlich nach jeder Defäkation Einreiben mit einer 10%igen Sulfosalicyl-Eucerin-Salbe empfohlen. Das gleiche Verfahren sollte vor Spülungen und vor Manipulationen am Genitale in der Ordination, aber auch als Schutzmaßnahme vor dem Schlafengehen zur Anwendung kommen.

Bei der eigentlichen Therapie der Mastdarm-Gonorrhoe war in der letzten Zeit der *Lokalbehandlung* das gleiche Prinzip zu erkennen wie bei der Behandlung der Gonorrhoe überhaupt, d. h. die Anwendung von zähflüssigeren und besser haftenden Mitteln (s. auch bei Vulvovaginitis). So empfahlen Papendieck und Delbanco bei Rectal-Gonorrhoe eine 5%ige Targesin-Gelatine und Popp (1937) 1—2mal tägliche Einläufe bis zu 10 cm^3 von Patentex-Intradux. Gutmann und Beaugeard hatten mit Einläufen von Mucilago, Methylenblau, Kalipermanganat und Silbersalzen keinen Erfolg. Schönfeld hat noch zu Beginn der Penicillin-Behandlung als zusätzliche Lokalbehandlung warme Spülungen und anschließende Lokalbehandlung mit gonokokkentötenden Mitteln verordnet. 100 bis 200 cm^3 1‰iger Höllensteinlösung wurde als Einlauf gegeben und sollten $^1/_4$ bis $^1/_2$ Std im Liegen gehalten werden. Auch Einläufe mit 5—20%iger, auf 25° erwärmter Protargol-Vaseline zweimal täglich und — insbesondere bei kleinen Mädchen — 10%igen Targesin-Stuhlzäpfchen wurden empfohlen. Einige Autoren (Simons und Eindhoven, Jacos) setzten sich für die Flavadin-Behandlung der Rectal-Gonorrhoe ein. Nach Clements und Hughes waren Spülungen mit Acriflavin am wirksamsten.

Wie immer, wenn eine wirksame Therapie nicht existiert, wurden z. Z. der Lokalbehandlung auch bei der Rectal-Gonorrhoe die verschiedensten Kombinationen versucht, wie die unspezifische und spezifische Fiebertherapie, die schon Stühmer enttäuscht hatte. Kaganovitch u. Mitarb. haben in hartnäckigen Fällen sogar Injektionen einer Mischung von Eigenblut und Gonokokken-Vaccinen unter die Schleimhaut vorgenommen, insbesondere im Bereich von Ulcerationen.

Die Therapie der Ulcera muß seinerzeit ein besonderes Problem gewesen sein. So geben Gutmann und Beaugard an, daß die damalige, zum Teil „spezifische“ Behandlung mit Mucilago, Methylenblau, Kali per. und Silbersalzen, sowie

Vaccination versagt habe, während Öleinläufe mit Karotenzusatz rasche Besserung herbeigeführt hätten, die Geschwüre zeigten nach der Behandlung ein granitartiges Äußere und sezernierten nicht mehr.

Einen deutlichen Fortschritt in der Behandlung der Rectal-Gonorrhoe brachten die *Sulfonamide* (PELLERAT, ALTMANN, LANGER und SKRZIPEK, PELI u. a.). Nach ALTMANN heilte die Rectal-Gonorrhoe im Rahmen der Vulvovaginitis gonorrhoica infantum nach einem Sulfonamidstoß bereits in 7—8 Tagen ab, während die Vulvovaginitis gonorrhoica infantum selbst im Rahmen der damals kombinierten Hormon-Sulfonamid-Behandlung nach 4—5 Wochen erst negative Abstriche zeigte. Andererseits betonten LANGER und SKRZIPEK, daß unter der Hormonbehandlung nach dem üblichen Schema negative Abstriche in Urethra und Vagina häufig zu verzeichnen waren, dagegen nicht im Rectum. LANGER und SKRZIPEK gingen sogar zur lokalen Sulfonamid-Behandlung über und benützten eine in der Wärme flüssig gemachte Sulfonamidsalbe, die in das Rectum eingeführt wurde.

Die im Rahmen der allgemeinen Gonorrhoe-Behandlung mit Sulfonamiden erzielten Erfolge bei der Proktitis wurden auf die Tatsache zurückgeführt, daß die Sulfonamide zu einem wesentlichen Prozentsatz über den Darm ausgeschieden werden. So soll vor allem das Uliron infolge seiner Galle-Affinität vermehrt im Darm ausgeschieden werden (LUTZ, MANCKE, PLOETNER und SIEDE u. a.). Nach MARQUARDT werden sogar zwei Drittel des innerlich zugeführten Ulirons im Kot und ein Drittel im Urin ausgeschieden. Primär vollständig resorbierte Sulfonamide, z. B. nach Injektion sollen nur zu einem geringen Teil im Stuhl erscheinen (HAWKING, HUBBARD, BUTSCH und AARON, MARSHALL, EMERSON und CUTTING u. a.). Am Beispiel des Sulfaguanidins konnte HAWKING zeigen, daß das gleiche Präparat, das bei subcutaner Zuführung nur in kleinen Mengen im Kot erschien, nach oralen Gaben zu einem hohen Prozentsatz im Stuhl nachweisbar war. Diese Versuchsergebnisse erscheinen bedeutsam, da die Sulfonamid-Medikation fast ausschließlich oral durchgeführt wurde. Jedenfalls ist die therapeutische Wirkung auf das Rectum so eindeutig gewesen, daß selbst Autoren, die auf die alleinige Hormon-Therapie der Vulvovaginitis gonorrhoica infantum eingeschworen waren, wie SZENTKIRALYJ und HAJNAL, aber auch FUHS, bei Rectalbeteiligung Sulfonamide empfahlen.

Heute dürfte die Rectal-Gonorrhoe kein ernsthaftes therapeutisches Problem mehr bedeuten. Zu Beginn der *Penicillin-Ära* müssen jedoch noch erhebliche Bedenken hinsichtlich der Wirksamkeit des Penicillins im Darm bestanden haben. Diese Bedenken basierten einerseits auf der Empirie, d. h. die damals gegebenen Dosen waren nicht nur unterschwellig für die Vulvovaginitis gonorrhoica infantum, sondern offenbar auch für die Rectal-Gonorrhoe, und andererseits auf experimentell-theoretischen Überlegungen. So wurde vor allem von HELLERSTRÖM und von MIESCHER den Penicillinase-Bildnern des Rectums besondere Bedeutung beigemessen. HELLERSTRÖM empfahl bei Frauen und Kindern laufende Kontrollen von Urethra, Cervix und Rectum und stellte die rectale Kontrolluntersuchung besonders heraus, da die Mastdarm-Gonorrhoe in 60% seiner Fälle rezidivierte. MIESCHER betonte, daß die Penicillinerfolge bei Frauen geringer seien als bei Männern, wofür die Penicillinase-Bildner (Coli) des Rectums verantwortlich seien. Unter 15 Rezidiven MIESCHERs waren fünf Rectal-Rezidive. Auch von PIRILÄ sowie HOPF kann die Penicillin-Behandlung der Rectal-Gonorrhoe durch Penicillinase-Bildner ungünstig beeinflußt werden (s. auch unter Vulvovaginitis gonorrhoica infantum).

Eine Reihe von Autoren, die insgesamt über ein großes Krankengut verfügte, konnte eine erhöhte Rectalbeteiligung im Falle von Rückfällen bzw. ein Nichtansprechen auf die (parenterale) Penicillinbehandlung bei Rectal-Gonorrhoe nicht feststellen (BANG, JENSEN, THELEN, PELI, FELDREICH, HUSSELS). BANG fand nach Penicillingaben von 300000 E bei Rectalbeteiligung 7% und ohne solche 4,8% Rezidive. THELEN konnte unter seinen Rückfällen bei Frauen- und Kinder-Gonorrhoe keine erhöhte Rectalbeteiligung feststellen. Die Penicillintherapie bewährte sich bei Mastdarm-Gonorrhoe sogar so weitgehend, daß in der Mannheimer Klinik kein rectales Rezidiv zu verzeichnen war. Nach THELEN heilte unter Verwendung von 300000 E Penicillin die Rectal-Gonorrhoe ebenso ab wie die Cervix- und Urethral-Gonorrhoe. FELDREICH fand bei 20 Rezidiv-Fällen sechsmal eine Rectalbeteiligung; vier von diesen Fällen wurden jedoch bei erneuter Behandlung mit Penicillin negativ.

Die Frage der lokalen Gonorrhoe-Behandlung im Rectum mit Hilfe von Penicillin wurde von MANDEL und THAYER systematisch geprüft. Dabei bewährten sich bei darmgesunden, männlichen Patienten Klistiere mit wäßrigen Penicillin-Lösungen nicht. Diese wurden durch die Penicillinase der Darmbakterien, in Verbindung mit der geringeren Absorptionsfähigkeit der proximalen Colonabschnitte unwirksam gemacht. Günstigere Resorptionsverhältnisse finden sich für Penicillin-Kakaobutter-Suppositorien im unteren Rectum im Bereich des Hämorrhoidalvenenplexus. Nach MANDEL und THAYER kann die Penicillinase das Penicillin in diesem öligen Medium nicht angreifen. Als Nachteil muß eine Resorptionsverzögerung in Kauf genommen werden. Völlig unbrauchbar war die Verwendung von Gelatine-Kapseln. Günstigere Absorptionsverhältnisse liegen bei Insufflation des reinen trockenen Penicillins vor. Die Dosierung kann jedoch nicht exakt erfolgen (z. B. Verluste durch Haftung am Rectoskop usw.). Der Absorptionskoeffizient rectal applizierten Penicillins beträgt nach den Autoren etwa $^1/_5$ desjenigen bei injiziertem Penicillin, so daß Verluste eintreten etwa wie bei der oralen Penicillinverabreichung. Die klinische Verwendbarkeit soll von der Brauchbarkeit des passenden Vehikels abhängen.

Speziell für die gonorrhoische Proktitis wurde von IZAR und GASPERIE noch 1951 die lokale Penicillinbehandlung mit Suppositorien zu 0,3 Mega Penicillin alle 6—8 Std empfohlen.

Heute wird die lokale Penicillinbehandlung des Rectums nicht mehr geübt. Sie wurde schon 1947 von SCHÖNFELD und KIMMIG als überholt bezeichnet. Die Bedeutung der Penicillinasebildner des Rectums darf weder unter- noch überschätzt werden. So ist es sicher unzweckmäßig, Penicillin zur Lokalbehandlung der Rectal-Gonorrhoe mit den Penicillinasebildnern direkt in Berührung zu bringen. Andererseits ist die Einbuße an Penicillinwirkung bei der parenteralen Therapie offenbar so unbedeutend, daß sie bei den heute üblichen Dosierungen keine Rolle mehr spielt und gegebenenfalls durch geringe Dosiserhöhungen auf 500000—600000 E ausgeglichen werden könnte. Schließlich ist hier nicht zu vergessen, daß ein Versagen des Penicillins im Rectum auch einmal andere Ursachen haben kann.

Die *Feststellung* der *Heilung* bei der gonorrhoischen Proktitis bietet keine Besonderheiten und muß gegebenenfalls im Rahmen der Urogenital-Gonorrhoe getroffen werden. Die Schwierigkeiten des Gonokokken-Nachweises sind natürlich die gleichen wie bei der Diagnosestellung überhaupt (s. dort). Sie dürften sich bei einer isolierten Mastdarm-Gonorrhoe besonders auswirken, da hier der Vergleich mit den Befunden in Urethra, Cervix und Vagina, wie ihn IONA empfohlen hat, nicht möglich ist. Mit Recht forderte HELLERSTRÖM bei Frauen und Kindern neben laufenden Nachkontrollen von Urethra, Cervix bzw. Vagina auch solche des Rectums, die sicher häufig vernachlässigt wurden.

Literatur

A. Vulvovaginitis gonorrhoica infantum

ABRAHAM, E. P., and E. CHAIN: An enzyme from bacteria able to destroy penicillin. Nature (Lond.) **146**, 837 (1940). — ADLER, E. L.: Treatment of gonococcic infections in children with sulfanilamide. Amer. J. Dis. Child. **56**, 1242 (1938). — ALLEN, E.: Reactions of immature monkeys (Macacus rhesus) to injection of ovarian hormone. J. Morph. Physiol. **1928**, 479. — ALTMANN, K.: Penicillin-Behandlung der Vulvovaginitis gon. infantum. Z. Haut- u. Geschl.-Kr. **3**, 5 (1947). — Zur Frage der Hormonbehandlung der Vulvovaginitis infantum. Z. Haut- u. Geschl.-Kr. **6**, 460 (1949). — ALTMANN, K., u. E. HUF: Klinische Erfahrungen mit der Penicillinbehandlung der Gonorrhoe. Dtsch. med. Wschr. **1946**, 178. — AMILIBIA, DE E., M. M. MENDIZÁBAL u. J. BOTELLA-LLUSIÁ: Ovarialhormone und Schilddrüsenfunktion. Klin. Wschr. **1936**, 1001. — AMMERMANN, O.: Ulironbehandlung der kindlichen Gonorrhoe. Kinderärztl. Prax. **10**, 66 (1939). — ANDERSON, E. F.: Monilia vaginitis. West. J. Surg. **60**, 224 (1952). — ARANGÜENA, D. J., u. D. C. COLMEIRO: Die Behandlung der infantilen gonorrhoischen Vulvovaginitiden mit Oestrus-Hormonen. Act. dermo-sifiliogr. (Madr.) **30**, 480 (1939). Ref. Zbl. Haut- u. Geschl.-Kr. **63**, 605 (1940). — ARTOM, M.: Il danno demografico determinato dalle vulvovaginiti gonococciche infantili. Atti Soc. ital. Derm. Sif. **1937**, 455. — ARZT, L., H. GABRIEL u. W. HOFBAUER: Die bisherigen Behandlungserfolge bei Gonorrhoe mit Penicillin. Wien. klin. Wschr. **1947**, 245.

BANG, J.: Demonstration of gonococci in rectal cultures. Acta derm.-venereol. (Stockh.) **34**, 4 (1954). — BASTERT-MESCHEDE, A.: Beitrag zur Behandlung der Vulvovaginitis gonorrhoica mit Penicillin und Follikelhormon. Med. Klin. **1947**, 423. — Zur Frage der Hormonbehandlung der Vulvovaginitis infantum. Z. Haut- u. Geschl.-Kr. **6**, 547 (1949). — BENSON, R. A., A. STEER and F. D. SPEER: Gonorrheal vaginitis of children with report of an autopsy. Amer. J. Dis. Child. **57**, 291 (1939). — BELTRAMINI, A.: Sulla terapia della vulvovaginite gonococcica delle bambine mediante ormone follicolare. G. ital. Derm. **77**, 1037 (1936). — BERING, F.: Zur Frage der Hormonbehandlung der Vulvovaginitis infantum. Z. Haut- u. Geschl.-Kr. **6**, 500 (1949). — BERNHARDT, H.: Beobachtungen bei der Verwendung des weiblichen Sexualhormons in der internen Therapie. Zbl. Gynäk. **1940**, 2090. — BESPROZVANNAYA, B., u. E. BERENSTEIN: Spätfolgen der kindlichen Gonorrhöe. Akuš. Ginek. **12**, 76 (1937). Ref. Zbl. Haut- u. Geschl.-Kr. **60**, 81 (1938). — BJORO, K.: Vulvovaginitis as a complication following antibiotic therapy. T. norske Laegeforen. **76**, 479 (1956). Ref. Zbl. Haut- u. Geschl.-Kr. **96**, 107 (1956). — BLAICH, W.: Die globuläre Reaktion des Harnröhren- und kindlichen Vulvovaginalepithels während der Penicillinbehandlung. Derm. Wschr. **120**, 801 (1949). — BLATT, M. L., u. HERROLD: Zit. bei W. SCHÖNFELD u. J. KIMMIG, Sulfonamide und Penicilline, S. 131. Stuttgart: Georg Thieme 1948. — BLUT, F.: Ein Beitrag zur kombinierten Hormon-Penicillinbehandlung der Vulvovaginitis gon. infantum. Z. Haut- u. Geschl.-Kr. **4**, 91 (1948). — BOLZ, M.: Über Sulfonamide als Suppositorien. Zbl. inn. Med. **1942**, 673. — BRAMBACH, H.: Die Behandlung der Vulvovaginitis gonorrhoica mit Penicillin. Z. Haut- u. Geschl.-Kr. **6**, 108 (1949). — BRAUNER, H.: Die Penicillin-Progynon-Behandlung bei Vulvovaginitis gonorrhoica infantum. Dtsch. med. Wschr. **1949**, 23. — BREITKREUZ, H.: Zur Behandlung des vaginalen Fluors mit Dextrovagin. Münch. med. Wschr. **1934 II**, 1025. — BRENNECKE, H. H., u. W. JUNG: Lokale Penicillin-Applikation bei Vulvovaginitis gonorrhoica. Ther. d. Gegenw. **1948**, 55. — BROWN, D. K.: Management of vulvovaginitis in children. Brit. J. vener. Dis. **11**, 207 (1935). — Chemotherapy of gonococcal vulvovaginitis. Brit. med. J. **1939 I**, No 4076, 320. — BUCHWALD, H.: Zit. bei E. HOFFMANN, Über die Wandlung der Gonorrhoe unter dem Einfluß der Sulfonamid- und Penicillinbehandlung. Derm. Wschr. **127**, 342 (1953). — BUCURA, K. J.: Der Tripper des Weibes. In L. ARZT u. K. ZIELER, Die Haut- und Geschlechtskrankheiten, Bd. 5, S. 275. Wien: Urban & Schwarzenberg 1935. — BÜNGER, E.: Über die Erzeugung einer Dauerbrunst und die Veränderungen am Genitalapparat der infantilen, kastrierten, geschlechtsreifen Maus bei Dauerzufuhr großer Dosen Follikulin. Diss. Marburg 1954. — BUHMANN, A.: Treatment of gonococcal vulvovaginitis with oestrin. Acta derm.-venereol. (Stockh.) **18**, 229 (1957). Ref. Zbl. Haut- u. Geschl.-Kr. **57**, 475 (1938). — BURPEE, C. M., M. ROBINOW and J. T. LESLIE: Gonorrheal vaginitis in girls treated with estrone (theelin), fever and sulfanilamide. Amer. J. Dis. Child. **57**, 1 (1939). — BUSTAMENTE, E. W.: Vulvovaginitis gonococcicas tratadas con penicilina. Rev. chil. Pediat. **16**, 1071 (1945).

CAFFIER, P.: Über die hormonale Beeinflussung der menschlichen Tubenschleimhaut und ihre therapeutische Ausnutzung. Zbl. Gynäk. **1938**, 1024. — CANNATA, C.: La terapia sulfamidica della vulvovaginite gonococcica. Rilievi sulle modificazioni cito-batterioscopiche del pus gonococcico. Rapporti con l'andamento clinico. Studio collaterale sul comportamento della crasi ematica. Dermosifilografo **17**, 607 (1942). — La terapia sulfamidica della vulvovaginite gonococcica. Atti Soc. ital. Dermat. Sif. **4**, 133 (1941). — CARROLL, G., L. KAPPEL and B. LEWIS: Sulfathiazole. A report on clinical investigations. J. Amer. med. Ass. **115**,

1350 (1940). — CATULLO, F.: Rilievi sierodiagnostici nella vulvovaginite gonococcica delle bambine. G. Batt. Immun. **27**, 71 (1941). — CISI, C.: Il taurocolato sodico nella cura della vulvovaginite gonococcica delle bambine. Prat. pediat. **9**, 323 (1931). — CLARKE, CH. W.: Newer research findings for dealing with syphilis and gonorrhea. Amer. J. publ. Hlth **29**, 761 (1939). — CLAUBERG, C.: Zur Physiologie und Pathologie der Sexualhormone, im besonderen des Hormons des Corpus luteum. Zbl. Gynäk. **1931**, 459. — COHN, A., A. STEER and E. L. ADLER: Further observations on gonococcal vulvovaginits. Amer. J. Syph. **25**, 329 (1941). — COMPTON, B. C., R. G. BIEREN, B. G. JONES, B. H. JULOES, TH. KARDASH u. J. M. HUNDLEY: Behandlung der gonorrhoischen Vulvovaginitis. J. Amer. Med. Assoc., Jan. 1945. — COOPER, MAYR-HARTING u. MCSACHLAN: Zit. bei R. ENDRES, Neue Gesichtspunkte in der Gonorrhoeforschung. Z. Haut- u. Geschl.-Kr. **12**, 133 (1952). — COZZANI, G.: Rilievi comparativi sull'impiego dei preparati sulfamidopiridinici e sulfamidometiltiazolici nella cura della gonorrea e delle uretriti batteriche non gonococciche. Atti Soc. ital. Derm. Sif. **4**, 119 (1941). — CSERMELY, E.: Rilievi clinico-statistici sulla blenorragia dei bambini. Dermosifilografo **25**, 408 (1950).

DAESCHLEIN, G., u. M. SKRZIPEK: Streptomycinbehandlung bei Gonorrhoe und unspezifischem Fluor des männlichen und weiblichen Genitale. Derm. Wschr. **125**, 131 (1952). — DARTSCH: Vulvovaginitis gonorrhoica infantum. Tagungsbericht über die wissenschaftliche Penicillintagung am 8. Dez. 1946 in Heidelberg, S. 49. — DECOUX, J., et P. LEQUIME: Le traitement rapide de la vulvovaginite gonococcique des petites filles par le sulfathiazol (27 cas). Arch. méd. belges **95**, 196 (1942). — DIERKS, K.: Der normale mensuelle Zyklus der menschlichen Vaginalschleimhaut. Arch. Gynäk. **1927**, 46. — DOBSZAY, L. v.: Klinische Beiträge zur Kenntnis der kindlichen Gonorrhöe. I. Mitt.: Epidemiologische Beobachtungen. Arch. Kinderheilk. **99**, 102 (1933). — II. Mitt.: Klinikum der genitalen und paragenitalen Prozesse. Arch. Kinderheilk. **99**, 171 (1933). — III. Mitteilung: Autoskopisches Verfahren in der Diagnostik der kindlichen Gonorrhöe. Arch. Kinderheilk. **100**, 37 (1933). — IV. Mitt.: Beurteilung der Heilungsresultate. Arch. Kinderheilk. **100**, 106 (1933). — V. Mitt.: Über ein neues Verfahren zur Heilung des Trippers. Arch. Kinderheilk. **100**, 210 (1933). — Über die experimentelle Erzeugung des physiologischen Genitalmilieus. Dtsch. med. Wschr. **1935**, 111. — DOBSZAY, L. v., u. M. VARADY: Über die Wirkung synthetischer oestrogener Stoffe bei der kindlichen Gonorrhöe. Arch. Kinderheilk. **122**, 6 (1941). — Hormonbehandlung der Gonorrhöe im Kindesalter. Orv. Hetil. **1940**, 78. Ref. Zbl. Haut- u. Geschl.-Kr. **65**, 377 (1940). — DÖLLE, K. A.: Über die Behandlung der Vulvovaginitis gonorrhoica infantum mit Eleudron (Cibazol) und Progynon. Mschr. Kinderheilk. **96**, 8 (1948). — DÖLLKEN, H.: Nebenwirkung des Ulirons bei der Gonorrhoebehandlung. Derm. Wschr. **107**, 1273 (1938). — DOHT, W.: Über eine kombinierte Behandlung der Vulvovaginitis gonorrhoica infantum mit Penicillin, Progynon und heißen Sitzbädern. Dtsch. Gesundh.-Wes. **1949**, 109. — DÓSA, A.: Herkunft und Bedeutung der im katarrhalischen Urethralsekret befindlichen Epitheleinschlüsse. Dermatologica (Basel) **89**, 313 (1944). — DOST, F. H., u. L. WEINGÄRTNER: Zur Frage der Dosierung von Penicillin G und wäßrigem Novocain-Penicillin im Kindesalter. Schweiz. med. Wschr. **1952**, 1310. — DUREL, P.: Raccourci thérapeutique de la blennorragie féminine. Maroc. méd. **306**, 1039 (1950).

ENDRES, R.: Neue Gesichtspunkte in der Gonorrhoeforschung. Z. Haut- u. Geschl.-Kr. **12**, 133 (1952). — ELLERBROEK, U.: Zur Frage der Hormonbehandlung der Vulvovaginitis infantum. Z. Haut- u. Geschl.-Kr. **6**, 499 (1949). — ESCARDÓ, F., u. J. SALZMAN: Das Eierstockhormon in der Behandlung der gonorrhoischen Vulvovaginitis der Kinder. Arch. argent. Pediat. **7**, 460 (1936). — Ref. Zbl. Haut- u. Geschl.-Kr. **55**, 693 (1937).

FELKE, H.: Die Chemotherapie der Gonorrhoe. Dtsch. med. Wschr. **1937 II**, 1393. — Über den Wirkungsmechanismus der antibakteriellen Chemotherapie bei der Gonorrhöe. Arch. Derm. Syph. (Berl.) **178**, 152 (1938). — Der Gang der Chemoresistenz der Gonokokken von 1937 bis 1944 und seine Ursachen. Derm. Wschr. **119**, 106 (1947). — FELSENBRUNN, E. v.: Erfahrungen mit Follikelhormon bei der Behandlung der Vulvovaginitis gonorrhoica infantum. Sitzg der Münch. Dermat. Ges. 6. 12. 38. Ref. Zbl. Haut- u. Geschl.-Kr. **61**, 545 (1939). — FERRARI, A. V.: Il trattamento follicolinico delle vulvovaginiti gonococciche delle bambine. G. ital. Derm. **82**, 142 (1941). — FESSLER, A.: Zur Diagnose und Therapie der Vulvovaginitis gonorrhoica infantum. Wien. klin. Wschr. **1932 II**, 1064. — FISCHER, C.: Über Eigenblut-, Eigenserum-, Fremdblut- und Fremdserumbehandlung. Med. Welt **1936**, 1659. — FLAGG, J., u. B. KÖNIG: La sulfamidothérapie locale en gynécologie. Schweiz. med. Wschr. **1941**, 220. — FRANK, A.: Über das Schicksal der gonorrhoisch infizierten Kinder. Mschr. Kinderheilk. **36**, 483 (1927). — FRIDERICH, H., u. W. NIKOLOWSKI: Penicillinbehandlungsergebnisse bei wiederholt sulfonamid-fieberresistenter Gonorrhoe. Derm. Wschr. **120**, 20 (1949). — FRISK, A., B. MELÉN u. E. ODEBLAD: Vulvovaginitis bei Aureomycinbehandlung. Svenska Läkartidn. **1952**, 274. Ref. Zbl. Haut- u. Geschl.-Kr. **82**, 102 (1953). — FRÜHWALD, R.: Wann ist der Tripper geheilt? Z. Haut- u. Geschl.-Kr. **4**, 365 (1948). — FUHS, H.: Feststellung der Heilung der Geschlechtskrankheiten. Wien. klin. Wschr. **1939 II**, 745. — FUHS, H.,

u. W. VOLAVSEK: Ergänzende Bemerkungen zur Chemotherapie der Gonorrhoe. Derm. Wschr. **107**, 1057 (1938).

GABRIELOVA, Z.: Behandlung der kindlichen Gonorrhöe. Čas. Lék. česk. **1939**, 29. Ref. Zbl. Haut- u. Geschl.-Kr. **63**, 180 (1940). — GALDI, F., u. A. GAMBIRASSI: Gonorrhoische Polyarthritis bei einem schwächlichen Säugling. Rev. Asoc. méd. argent. **46**, 1592 (1932). — GATÉ, J., et P. CUILLERET: A propos du traitement de la blennorragie par le paraaminophényl-sulfamide et ses dérivés. Résultats obtenus dans le service de dermato-syphiligraphie de l'Antiquaillle de septembre 1937 à février 1938. Bull. Soc. franç. Derm. Syph. **45**, 726 (1938). — Le traitement des vulvo-vaginites gonococciques infantiles par le 1162 F. Rev. franç. Gynéc. **33**, 746 (1938). — GATÉ, J., P. CUILLERET et G. CHANIAL: Prurit vulvaire avec lichénification unilatérale chez une fillette atteinte de vulvite gonococcique. Bull. Soc. franç. Derm. Syph. **43**, 1425 (1936). — GATÉ, J., et P. J. MICHEL: Note préliminaire sur le traitement des vulvites gonococciques des fillettes par le benzo-gynoestryl. Bull. Soc. franç. Derm. Syph. **43**, 1444 (1936). — GATÉ, J., P. J. MICHEL et J. DELBOS: A propos du traitement hormonal des vulvovaginites infantiles. Rev. franç. Gynéc. **33**, 759 (1938). — Les vulvovaginites infantiles; leur traitement hormonal. Ann. Mal. vénér. **32**, 657 (1937). — GERSCHKOVIČ, J.: Zur Klinik der gonorrhoischen Rhinitis. Sovet. Vestn. Venerol. Dermat. **3**, 649 (1934). Ref. Zbl. Haut- u. Geschl.-Kr. **49**, 645 (1935). — GERZENBERG, E., u. S. GRINER: Pathologische Anatomie der Gonorrhöe bei Kindern (Mädchen). Sovet. Vestn. Venerol. Dermat. **3**, 168 (1934). Ref. Zbl. Haut- u. Geschl.-Kr. **50**, 622 (1935). — Pathologische Anatomie der Gonorrhöe bei Kindern (Mädchen). Ginek. **1**, 1 (1934). Ref. Zbl. Haut- u. Geschl.-Kr. **48**, 348 (1934). — GIL TURNER, G.: Die Behandlung der gonorrhoischen Vulvovaginitis des Kindes mit Follikelhormon. Rev. españ. Farmacol. Terapeut. **1**, 640 (1940). Ref. Zbl. Haut- u. Geschl.-Kr. **67**, 371 (1941). — GÖSSER, W.: Die Sulfonamid-Behandlung der Vulvovaginitis gonorrhoica kleiner Mädchen. Diss. Heidelberg 1944. — GOLDBERG, L. E., C. L. MINIER and E. L. SMITH: Estrogenic treatment of gonorrheal vaginitis. Report of 17 cases. J. Pediat. **7**, 401 (1935). — GOORMAGTIGH, N.: Observations faites au cours de l'administration prolongée de folliculine à la souris. Bull. Acad. méd. Belg. **9**, 445 (1929). — GOTTRON, H.: Zit. bei DAHLENBURG, Erfahrungen mit Albucidbehandlung bei Gonorrhöe. Arch. Derm. Syph. (Berl.) **179**, 463 (1939). — GROSCH, W.: Zur Penicillinresistenz der Gonorrhoe. Z. Haut- u. Geschl.-Kr. **5**, 421 (1948). — GRÜTZ, O.: Klinische Erfahrungen über die Penicillinbehandlung der Gonorrhöe. Dtsch. med. Wschr. **1947**, 467. — GSELL, O.: Chemotherapie akuter Infektionskrankheiten durch Ciba 3714 (Sulfanilamidothiazol). Schweiz. med. Wschr. **1940**, 342.

HÄBERLIN, L.: Zur Behandlung der Vulvovaginitis gonorrhoica mit Dauerspülung. Schweiz. med. Wschr. **1937 I**, 119. — HARTUNG, J.: Zur Frage der Hormonbehandlung der Vulvovaginitis infantum. Z. Haut- u. Geschl.-Kr. **6**, 501 (1949). — HELLERSTRÖM, S.: Die Behandlung venerischer Erkrankungen mit Antibiotika. Svenska Läk.-Tidn. **1951**, 2, 69. Ref. Derm. Wschr. **124**, 781 (1951). — HELMKE, R.: Über unbeabsichtigte Nebenwirkungen der Progynonbehandlung der Vulvovaginitis gonorrhoica kleiner Mädchen. Dtsch. Gesundh.-Wes. **4**, 1205 (1949). — HENDERSON, J. L., and J. W. J. MCADAM: Oral administration of penicillin to infants. Lancet **1946 I**, 922. — HENNEBERG, G., G. MARTIN u. G. A. ROST: Über die Methodik des Penicillinnachweises im Blute und die Ergebnisse der Penicillinbehandlung bei Gonorrhöe. Arch. Derm. Syph. (Berl.) **186**, 192 (1948). — HERFELD, A., u. M. NASE: Die Behandlung der Vulvovaginitis gonorrhoica infantum mit Penicillin und Follikelhormon. Z. Haut- u. Geschl.-Kr. **6**, 510 (1949). — HEROLD, L.: Erfahrungen über die Behandlung der Vulvovaginitis gonorrhoica infantum. Kinderärztl. Prax. **3**, 103 (1932). — HERRNBERGER, K.: Untersuchungen über zweckmäßige Dosierung des Follikelhormons bei der Behandlung der gonorrhoischen Vaginitis der Kinder. Arch. Gynäk. **167**, 506 (1938). — HOEDE, K., E. BAYER u. K. D. EBBINGHAUS: Ergebnisse der Tripperbehandlung mit Penicillin. Med. Klin. **1946**, 443. — HOEDE, K., u. M. HOEDE: Penicillinversager? Z. Haut- u. Geschl.-Kr. **2**, 12 (1947). — HOFFMANN, E.: Über die Wandlung der Gonorrhoe unter dem Einfluß der Sulfonamid- und Penicillinbehandlung. Derm. Wschr. **127**, 342 (1953). — HOFFMAN, S. J., M. SCHNEIDER, M. L. BLATT and R. D. HERROLD: Sulfanilamide in the treatment of gonorrheal vulvovaginitis. J. Amer. med. Ass. **110**, 1541 (1938). — HOHORST, W., u. G. GASSMANN: Follikelhormon bei der Behandlung der kindlichen Gonorrhoe. Derm. Wschr. **102**, 9 (1936). — HOLMES, J. W., J. A. JONES, N. H. EINHORN and L. A. WIKLER: The treatment of gonococcal vulvovaginitis in children. A report of 18 cases treated by the implantation of estradiol benzoate. J. Pediat. **19**, 70 (1941). — HOLMES, J. W., J. A. JONES and N. GILDERSLEEVE: The treatment of gonorrheal vulvovaginitis in children with silver picrate suppositories. J. Pediat. **15**, 86 (1939). — The use of sulfanilamide in gonococcal infections in children. J. Pediat. **12**, 610 (1938). — HOPF, G.: Die Feststellung der endgültigen Heilung der männlichen Gonorrhoe, insbesondere nach Chemotherapie. Münch. med. Wschr. **1943**, 284. Über Gonorrhoebehandlung. Z. Haut- u. Geschl.-Kr. **10**, 131 (1951). — HUBER, J., J. A. LIÈVRE et R. DUPERRAT: Le traitement de la vulvovaginite gonococcique des petites filles par le benzoate de di-hydro-folliculine en injections sous-cutanées. Bull. Soc. Pédiat. **36**, 277 (1938). — HUBERMAN, J., and H. H. ISRAELOFF: Therapeutic value and effects of amniotin in gonorrheal vaginitis in children. J. Amer. med. Ass. **103**, 18 (1934). — HÜBNER, H., u. H. STOLZENBERG: Behandlung der Vulvovaginitis gonorrhoica infantum mittels eines Druckdauerspülapparates. Dtsch. med. Wschr. **1928**, 1205. — HUFSCHMITT, G.: Epidémies de vulvovaginites. Moyens prophylactiques. Bull. Soc. franç. Derm. Syph. **46**, 1364 (1939). — HUSSELS, F.: Erfahrungen bei der Penicillinbehandlung der Frauen unter besonderer Berücksichtigung von Fehlerquellen bei der Behandlung. Arch. Derm. Syph. (Berl.) **186**, 63 (1948). — Zum Stand der Gonorrhöebehandlung im amerikanischen Sektor Berlins. Arch. Derm. Syph. (Berl.) **186**, 428 (1948). — HUSSELS, F., u. W. RUNGE: Gonorrhöebehandlung der Kinder mit Penicillin. Arch. Derm. Syph. (Berl.) **186**, 208 (1948).

IWANOW, N. S.: Über Lokalisation und Charakter der entzündlichen Prozesse bei der gonorrhoischen Vulvovaginitis kleiner Mädchen. Arch. Gynäk. **155**, 605 (1934).

JACOBY, A., D. E. MADONIA, S. M. TILL and T. H. WOOD: The treatment of gonococcal vaginitis by estrogenic hormone. Amer. J. Obstet. Gynec. **38**, 140 (1939). — JACOBY, G.: Zur Frage der Hormonbehandlung der Vulvovaginitis. Z. Haut- u. Geschl.-Kr. **6**, 498 (1949). — JANSON, PH.: Vulvovaginitis gon. infantum und Penicillin. Z. Haut- u. Geschl.-Kr. **4**, 186 (1948). — Welche Therapie ist als die derzeit optimale der Vulvovaginitis gonorrhoica infantum anzusehen? Z. Haut- u. Geschl.-Kr. **5**, 300 (1948). — JENSEN, T.: Rectal gonorrhoea in women. Brit. J. vener. Dis. **29**, 222 (1953). — JESS, M.: Behandlung der kindlichen Gonorrhöe mit Ovarialhormon. Kinderärztl. Prax. **7**, 247 (1936). — JONA, H.: Sezione Piemontese, Turin 15-7-36. Boll. delle Sezioni regionali della Societá ital. di dermat e sif. — JULLIEN, L.: Zit. bei PELSER, Gonorrhöe des Rectums. In Handbuch der Haut- und Geschlechtskrankheiten, herausgeg. v. JADASSOHN, Bd. XX/1, S. 820. Berlin 1934. — JURUKOFF, B. u. B. SACHARIEFF: Beeinflussung von Vulvovaginitis gonorrhoica durch Masern und Mumps. Dtsch. med. Wschr. **1938 II**, 1516.

KÄRGEL: Die Gonorrhoebehandlung in der ambulanten Praxis. Z. Haut- u. Geschl.-Kr. **3**, 260 (1947). —KALLAS, H.: Zur Frage nach der innersekretorischen Tätigkeit des in-infantilen Eierstocks. Klin. Wschr. **1930**, 1345. — KARNAKY, K. J.: Gonorrheal vulvovaginitis of children. Arch. Pediat. **54**, 34 (1937). — KARYSEVA, K. A.: Die Streptomycintherapie bei Gonorrhoepatienten. Sovet. Vestn. Venerol. **1951**, 35. Ref. Zbl. Haut- u. Geschl.-Kr. **81**, 381 (1952). — KAUFMANN, C.: Penicillinbehandlung der Gonorrhoe bei gleichzeitig bestehender Schwangerschaft. Med. Klin. **1946**, 580. Zit. bei W. SCHÖNFELD u. J. KIMMIG, Sulfonamide und Penicilline. Stuttgart 1948. — KIESSLING, W.: Penicillin-Follikelhormonbehandlung der Vulvovaginitis gonorrhoica infantum. Med. Klin. **1949 II**, 1318. — KJELLBERG, G.: Examens ultérieurs de la vulvovaginite blennorragique. Acta derm.-venereol. (Stockh.) **2**, 293 (1921) u. 473 (1922). Ref. Zbl. Haut- u. Geschl.-Kr. **6**, 400 (1923). — KLEINE-NATROP, H. E.: Erfahrungen mit der Penicillinbehandlung der Gonorrhoe in Schleswig-Holstein. Med. Klin. **1947**, 100. — KOCH, F.: Zur Penicillinbehandlung der Vulvovaginitis infantum. Derm. Wschr. **119**, 235 (1947). — KOZLOVA, R. F.: Les résultats éloignés de blenorragie chez les fillettes. Sovet. Vestn. Venerol. Derm. **10**, 40 (1940). Ref. Zbl. Haut- u. Geschl.-Kr. **67**, 372 (1941). — KUMER, L.: Neuere Gonorrhoetherapie. Wien. klin. Wschr. **1937 I**, 739. — Die Vulvovaginitis gonorrhoica infantum und ihre Behandlung. Wien 1947. — KYSER, R.: Behandlung der Gonorrhoe mit Diseptal C. Derm. Wschr. **108**, 297 (1939).

LANGER, E.: Die Gonorrhoe der Kinder. In A. BUSCHKE u. E. LANGER, Lehrbuch der Gonorrhoe. Berlin 1926. — Probleme der Gonorrhoe — Diagnostik und Therapie. Derm. Wschr. **119**, 436 (1947). — Probleme der Gonorrhoe — Diagnose und Therapie. Z. Haut- u. Geschl.-Kr. **3**, 264 (1947). — Ergebnisse der Penicillinbehandlung der Gonorrhoe. Z. Haut- u. Geschl.-Kr. **5**, 256 (1948). — LANGER, E., u. M. SKRZIPEK: Zur Behandlung der Gonorrhoe der Kinder. Z. Haut- u. Geschl.-Kr. **1**, 294 (1946). — LEIPOLD, W.: Zur Frage der Hormonbehandlung der Vulvovaginitis. Z. Haut- u. Geschl.-Kr. **6**, 508 (1949). — LEMSER, H.: Über den heutigen Stand der Therapie bei der Vulvovaginitis gonorrhoica infantum. Ars Med. 8, 489 (1948). — Über Infektionsquellen und Behandlungsergebnisse bei Vulvovaginitis gonorrhoica infantum. Derm. Wschr. **120**, 213 (1949). — LEVIN, J. M., and D. S. KORANSKY: Gonorrheal vulvovaginitis in children. Urol. Rev. **45**, 100 (1941). — LEWIS, R. M.: A study of the effects of theelin on gonorrheal vaginitis in children. Amer. J. Obstet. Gynec. **26**, 593 (1953). — The present status of the gonorrheal vaginitis problem (abbreviated). Amer. J. Syph. **25**, 496 (1941). — LEWIS, R. M., and E. L. ADLER: Gonorrheal vaginitis. Results of treatment with different preparations and amounts of estrogenic substance. J. Amer. med. Ass. **106**, 2054 (1936). — Endocrine treatment of vaginitis of children and of women after the menopause. J. Amer. med. Ass. **109**, 1873, 1877 (1937). — LEWIS, R. M., and L. WEINSTEIN: The production of vaginal acidity by estrin. Its importance in the treatment of gonorrheal vaginitis. Surgery **63**, 640 (1936). — LIN, HAZEL AI-CH'UN: The treatment of gonococcal vulvo-vaginitis by estrogenic suppositories. Chin. med. J. **58**, 527

(1940). Ref. Zbl. Haut- u. Geschl.-Kr. **67**, 371 (1941). — LINDERFELDT, G.: Svenska Läk.-Tidn. **1954**, 1140. — LINNEWEH, F.: Die Behandlung der Vulvovaginitis gonorrhoica mit Penicillin. Med. Klin. **1946**, 581. — LITTLE jr., A. A.: The treatment of gonorrheal vulvovaginitis with a special tablet. Prelim. rep. J. Pediat. **10**, 202 (1937). — LÖHE, H.: Neuzeitliche Behandlung der kindlichen Vulvovaginitis gonorrhoica. Arch. Kinderheilk. **125**, 161 (1942). — Chemotherapie des Trippers. — Klinischer Teil. Arch. Derm. Syph. (Berl.) **184**, 357 (1943). — Zur Frage der Hormonbehandlung der Vulvovaginitis infantum. Z. Haut- u. Geschl.-Kr. **6**, 454 (1949). — LÖHE, H., u. R. BRETT: Zur Frage der Rezidive bei Eleudronbehandlung der Gonorrhoe. Derm. Wschr. **114**, 41 (1942). — Klinische Versuche zur Frage der Hemmung der Sulfonamidwirkung durch para-Aminobenzoesäure bei Gonorrhoe. Derm. Wschr. **115**, 981 (1942). — Weitere Untersuchungen zur Frage der Bakterienwuchsstoffe und der Vitaminzufuhr bei der Sulfonamid-Behandlung des Trippers. Derm. Wschr. **118**, 27 (1944). — LÖHE, H., K. H. SCHÖLZKE u. D. ZÜRN: Neue Wege in der Gonorrhoebehandlung. Med. Klin. **1938I**, 11. — LONG, J. E., and H. M. EVANS: Memoirs Univ. Calif. Nr 6, 1922. — LOOS, H. O.: Chemotherapie der Gonorrhöe (Uliron — Albuzid). Med. Klin. **1939II**, 1313.

MACLEOD, C. M.: Chemotherapy of pneumococcic pneumonia. J. Amer. med. Ass. **113**, 1405 (1939). — MANDEL, E. E., and J. D. THAYER: Rectal absorption of penicillin. J. Lab. clin. Med. **33**, 135 (1948). — MARCEL, J. E.: La vulvo-vaginite gonococcique des petites filles et son traitement. Rev. franç. Gynéc. **33**, 396 (1938). — Propos sur la gonorrhée infantile. Maroc. méd. **306**, 1046 (1950). Ref. Zbl. Haut- u. Geschl.-Kr. **81**, 102 (1952). — MARCHI, C.: La terapia follicolinica delle vulvovaginiti gonococciche infantili. Atti Soc. ital. Derm. Sif. **1**, 1059 (1939). — MARTIN, R., et A. DELANOY: Action favorable du sulfamide (1162 F) associé à un traitement local dans les vulvo-vaginites gonococciques des petites filles. Bull. Soc. Pédiat. **36**, 112 (1938). — MARZOLLO, E.: Contributo allo studio della terapia con la follicolina della gonorrea delle bambine. Boll. Sez. regiona. Soc. ital. derm. **3**, 233 (1936). — MAZER, CH., and F. R. SHECHTER: Treatment of vulvovaginitis with estrogen. J. Amer. med. Ass. **112**, 1925 (1939). — MENEGHELLI, P. L.: Terapia e profilassi della blenorragia feminile con sulfamide applicata localmente. Atti Soc. ital. Derm. Sif. **4**, 128 (1941). — MENNA, F.: L'ormone follicolare nella cura della vulvovaginite gonococcica infantile. Pediat. Riv. **44**, 332 (1936). Ref. Zbl. Haut- u. Geschl.-Kr. **54**, 380 (1937). — MICHEL, P. J., J. PELLERAT et A. LUGAND: Un cas d'ictère avec profondes perturbations sanguines au cours de la thérapeutique par le dagenan chez une fillette atteinte de vulvite gonococcique. Bull. Soc. franç. Derm. Syph. **46**, 235 (1939). — MIESCHER, G.: Dauerbehandlung der Vulvovaginitis infantum mit Trypaflavin-Berieselung. Schweiz. med. Wschr. **1936II**, 922. — Der heutige Stand der chemo-therapeutischen Behandlung der Gonorrhoe des Mannes. Schweiz. med. Wschr. **1943**, 633. — Die Krise in der Sulfonamidtherapie der Gonorrhoe. Schweiz. med. Wschr. **1944**, 684. — MILLER, J. R.: Two years' experience with theelin treatment of gonorrheal vaginitis. Amer. J. Obstet. Gynec. **29**, 553 (1935). — MINIOUCHEVA, Z. C.: Die Diathermie als eine Provokationsmethode bei Kindergonorrhöe. Sovet. Vestn. Venerol. Dermat. **9/10**, 961 (1937). Ref. Zbl. Haut- u. Geschl.-Kr. **59**, 229 (1938). — MOFFETT, M.: Chemotherapy of gonococcal infections in women and children. Brit. med. J. **1940**, No. 4148, 8. — MONCORPS, G.: Zur Frage der Hormonbehandlung der Vulvovaginitis infantum. Z. Haut- u. Geschl.-Kr. **6**, 459 (1949). — MONTANARO, E.: La follicolina ad alte dosi nella cura della blenorragia delle bambine (ricerche cliniche e sperimentali). Atti Soc. ital. Dermat. Sif. **1**, 527 (1938). — Risultati di ricerche cliniche e sperimentali sull'uso della follicolina nella blenorragia delle bambine Bull. Soc. med.-chir. Modena **38**, 25 (1938). MOORE, B. P., M. J. LYNCH, P. C. REYNELL and W. H. DONALD: Gonococcal meningitis treated with penicillin and sulphamezathine. Lancet **1948I**, 476. — MÜLLER, O.: Die feinsten Blutgefäße des Menschen, Bd. I, S. 456. Stuttgart: Ferdinand Enke 1937. — MUKHERJEE, CH.: Gonococcal vulvovaginitis in infants and children: a study of 240 cases. Arch. Dis. Childh. **25**, 262 (1950). — MURRAY, J., and E. M. CRAWFORD: Penicillin blood levels in babies. Procaine penicillin by injection compared with sodium penicillin by mouth. Lancet **1951II**, 147. — MUSIL, E.: Epitheleinschlüsse im Urethralsekret, insbesondere bei gonorrhoischen Komplikationen. Derm. Wschr. **111**, 895 (1940). — MUSIL, E., u. S. N. SKAMNAKIS: Über das Vorkommen von Epitheleinschlußkörperchen im weiblichen Harnröhrenepithel und ihre Beziehung zur weiblichen Gonorrhoe. Wien. klin. Wschr. **1938II**, 740.

NABARRO, D., and A. G. SIGNY: Treatment of vulvovaginitis with oestrin. Lancet **1935I**, 604. — NAGELL, H.: Über ältere und neuere Behandlungsmethoden der kindlichen Vulvovaginitis gonorrhoica. Arch. Kinderheilk. **118**, 133 (1939). — Zur Frage der Chemotherapie der Gonorrhoe, zugleich ein Beitrag über die Wirksamkeit einer neuen Sulfonamidverbindung. Med. Welt **1939**, 221. — NIKOLOWSKI, W., u. H. R. FISCHER: Gonorrhoea non satis curata. Med. Klin. **1951**, 103. — NOACK, M.: Die kindliche Vulvovaginitis gonorrhoica und ihre Behandlung. Dtsch. Gesundh.-Wes. **2**, 250 (1947). — NOEGGERATH, C.: Behandlung der kindlichen Vulvovaginitis gonorrhoica. Med. Klin. **1946**, 263. — NOTES, B.: Gonococcic peritonitis in prepubescent females. Amer. J. Obstet. Gynec. **35**, 331 (1938).

Opitz, H.: Die chemische Behandlung infektiöser Erkrankungen (Aussprache). Med. Klin. **1940**, 151. — Oppenheim, M., u. A. Fessler: Zit. bei K. Roscher, Vulvovaginitis infantum. Im Handbuch der Haut- und Geschlechtskrankheiten, herausgeg. v. Jadassohn, Bd. XX/1, S. 699. Berlin: Springer 1934. — Oppenheim, M., u. E. Wanderer: Über die Behandlung der kindlichen Vulvovaginitis mit Uliron. Act. dermo-sifiliogr. (Madr.) **30**, 71 (1938). — Orlandi, N.: Di alcuni reperti istopatologici in casi di infezione gonococcica dei genitali femminili nella prima infanzia. Arch. ital. Anat. Istol. pat. **6**, Suppl. 369 (1935).

Papendieck, A., u. E. Delbanco: Beitrag zur Behandlung der Vulvovaginitis gonorrhoica infantum. Derm. Wschr. **97**, 1635 (1933). — Peer, H.: Zur Penicillinbehandlung der Vulvovaginitis gonorrhoica. Wien. klin. Wschr. **1951**, 261. — Peli, G.: Die Sulfonamide und Antibiotizis im Lichte verschiedener statistischer Ergebnisse über den Verlauf der Gonorrhoe und Syphilis in der Provinz Pesaro-Urbino von 1927 bis 1949. Arch. ital. Derm. **23**, 453 (1950). — Peters, L.: Unsere Erfahrungen in der Behandlung der Vulvovaginitis gonorrhoica mit Hormonpräparaten und Chemotherapeutica. Kinderärztl. Prax. **11**, 347 (1940). — Peterson, S. C.: The treatment of vulvovaginitis in children. Canad. publ. Hlth J. **24**, 577 (1933). — Pfister, R.: Vulvitis und Cystitis, hervorgerufen durch die Milbe Pediculoides ventricosus, eine bisher in Deutschland nicht beobachtete und nachgewiesene Milbenart. Hautarzt **4**, 375 (1953). — Pietri, de M.: La reazione di appallottamento di Mueller nelle vulvovaginiti infantili. Pediat. Riv. **48**, 491 (1940). Ref. Zbl. Haut- u. Geschl.-Kr. **66**, 413 (1941). — Pincus, G., and N. Werthessen: Continued injection of oestrin into young rats. Amer. J. Physiol. **103**, 631 (1933). — Pirilä, V.: Über die Ergebnisse der Sulfathiazol- und Penicillinbehandlung bei gonorrhoischer Vulvovaginitis, verglichen mit den entsprechenden Resultaten bei Erwachsenen. Ann. Med. intern. Fenn. **39**, 39 (1950). — Ref. Zbl. Haut- u. Geschl.-Kr. **77**, 83 (1951/52). — Polano, M. K., and J. Bonsel: The "one shot therapy" of gonorrhoea. Dermatologica (Basel) **96**, 24 (1948). — Pongratz, R.: Beitrag zur Hormonbehandlung der Vulvovaginitis gonorrhoica. Med. Klin. **1937 I**, 93. — Proppe, A.: Spontanheilung der Gonorrhoe im Kindesalter. Derm. Z. **69**, 185 (1934).

Ravalico, M.: Trattamento della vulvovaginite delle bambine con estrina. Boll. Ass. med. trieste **26**, 325 (1935). — Roscher, K.: Vulvovaginitis infantum. Im Handbuch der Haut- und Geschlechtskrankheiten, herausgeg. v. Jadassohn, Bd. XX/1, S. 699. Berlin 1934. — Rosenkranz, H.: Zur Frage der Hormonbehandlung bei Vulvovaginitis infantum. Z. Haut- u. Geschl.-Kr. **5**, 345 (1948). — Rotter, H.: Zit. bei H. Schuermann, Sulfonamide und Antibiotica bei Gonorrhöe. Arch. Derm. Syph. (Berl.) **191**, 292 (1950). — Ruiter, M., and H. M. M. Wentholt: Isolation of a pleuropneumonia-like organism (G-strain) in a case of fusospirillary vulvovaginitis. Acta derm.-venereol. (Stockh.) **33**, 123 (1953). — Rupp: Zit. bei A. Bastert-Meschede, Beitrag zur Behandlung der Vulvovaginitis gonorrhoica mit Penicillin und Follikelhormon. Med. Klin. **1947**, 423. — Ruys, A. Ch.: The etiology of vulvovaginitis infantum. J. Amer. med. Ass. **105**, 862 (1935). — Ruys, A. Ch., u. P. A. Jens: Kulturelle Untersuchung des Rektalschleims bei Kindern mit Vulvo-vaginitis gonorrhoica. Münch. med. Wschr. **1933 I**, 846.

Sako, W., R. Tilbury and J. Colley: One dose penicillin treatment of chronic gonorrheal vaginitis in children. J. Amer. med. Ass. **128**, 508 (1945). — Salinas, M., u. Luño: Die Sulfamidbehandlung (Technik von Durel) bei der kindlichen Vulvovaginitis. Act. dermo-sifiliogr. (Madr.) **32**, 234 (1940). Ref. Zbl. Haut- u. Geschl.-Kr. **67**, 152 (1941). — Santalow, N. W., u. O. W. Nowotelnowa: Die pathologische Anatomie der Kindergonorrhoe. Arch. Derm. Syph. (Berl.) **174**, 259 (1936). — Saxl, O.: Seltene Komplikationen der Gonorrhoe im Säuglingsalter. Med. Klin. **1936 II**, 1534. — Schauffler, G. C., R. Kanzler and C. Schauffler: Management of 256 cases of infection of the immature vagina. Practical deductions with a study of the use of sulfanilamide in treatment. J. Amer. med. Ass. **112**, 411 (1939). — Scherf, M.: Vulvovaginitis als Nebenwirkung von Aureomycin. Münch. med. Wschr. **1952**, 1869. — Schirner, G.: Zur Behandlung der Vulvovaginitis gonorrhoica mit Follikelhormon. Arch. Derm. Syph. (Berl.) **176**, 331 (1937). — Schmidt, P. W.: Zur Frage der Hormonbehandlung der Vulvovaginitis infantum. Z. Haut- u. Geschl.-Kr. **6**, 508 (1949). — Schmidt-La Baume, F.: Zur Frage der Hormonbehandlung der Vulvovaginitis infantum. Z. Haut- u. Geschl.-Kr. **6**, 461 (1949). — Schmidt-La Baume, F., u. G. Brillinger: Über die Behandlung der kindlichen und weiblichen Gonorrhoe mit Follikelhormon. Derm. Wschr. **103**, 1249 (1936). — Schneider, W.: Zur Frage der Hormonbehandlung der Vulvovaginitis infantum. Z. Haut- u. Geschl.-Kr. **6**, 545 (1949). — Schneider, W., u. R. Mirus: Über die medizinische Bedeutung von optischen Aufhellern in modernen Waschpulvern. Arch. Derm. Syph. (Berl.) **199**, 401 (1955). — Schönfeld, W.: Von der Pathologie, dem Sitz und der Behandlung des Trippers beim Weibe bis Emil Noeggerath. Med. Welt. **1942**, 683. — Neuzeitliche Behandlung des Trippers und das Versagen der Sulfonamide. Dtsch. med. Wschr. **1946**, 15. — Die Entwicklung der Penicillinbehandlung des Trippers und die Penicillinbehandlung des Trippers der kleinen Mädchen. Arch. Kinderheilk. **134**, 193 (1948). — Lehrbuch der Haut- und Geschlechtskrankheiten. Stuttgart: Georg Thieme 1953. — Schön-

FELD, W., u. J. KIMMIG: Sulfonamide und Penicilline. Stuttgart: Georg Thieme 1948. — SCHUERMANN, H.: Liegt die unterschiedliche chemotherapeutische Beeinflußbarkeit des Harnröhrentrippers im Gonokokkenstamm begründet? Med. Klin. **1943I**, 215. — Behandlung der Gonorrhoe mit Sulfonamiden und Penicillin. Med. Klin. **1946**, 97. — Untersuchungen an Gonokokken während der Penicillinbehandlung der Gonorrhöe. Dtsch. med. Wschr. **1947**, 353. — Sulfonamide und Antibiotica bei Gonorrhöe. Arch. Derm. Syph. (Berl.) **191**, 292 (1950). — Zur Therapie der Gonorrhöe. Münch. med. Wschr. **1951**, 1153. — SCHUERMANN, H., u. K. H. BOEHLER: Chemotherapie der Gonorrhoe mit Penicillin — Erfahrungen an einem größeren Krankengut. Med. Klin. **1946**, 283. — SCHUERMANN, H., u. J. WAGNER: Wann kann bei einer penicillinbehandelten Gonorrhöe Heilung angenommen werden? Dtsch. med. Wschr. **1947**, 319. — SCOMAZZONI, T.: La blenorragia dei genitali nelle bambine. Studio clinico-istologico. Giorn. ital. Mal. vener. **63**, H. 1 (1922). — SILVESTRI, U.: Profilassi et terapia delle vulvovaginiti delle bambine. Atti Soc. ital. Derm. Sif. **4**, 137 (1941). — SIROTA, L. S., and S. W. TSCHERNOBULSKI: The diagnostic value of a cytological examination of blood and pus, and of the p_H determination in pus, in the treatment of gonorrhea in children. Urol. cutan. Rev. **38**, 798 (1934). — SMITH, A.: Fall von Vulvovaginitis gonorrhoica infantum mit M & B 693 behandelt. Nord. Med. **1939**, 3880. — SOUZA, T. DE, u. H. DA ROCHA PITTA: Follikulin in der Behandlung der infantilen Vaginitis. Ann. brasil. Gynec. **2**, 471 (1936). Ref. Zbl. Haut- u. Geschl.-Kr. **56**, 584 (1937). — SPITZER, M.: Die Bedeutung der Epitheleinschlüsse für die weibliche Gonorrhoe. Wien. klin. Wschr. **1935II**, 1382. — SSIROTA, L., u. S. W. TSCHERNOBULJSKIJ: Diagnostische Bedeutung der Cytologie von Blut und Eiter, sowie des p_H im Eiter bei Gonorrhöe von Mädchen. Sovet. Vestn. Venerol. Dermat. **1**, 69 (1936). Ref. Zbl. Haut- u. Geschl.-Kr. **54**, 138 (1937). — STANGENBERG, J.: Zit. bei E. HOFFMANN, Über die Wandlung der Gonorrhoe unter dem Einfluß der Sulfonamid- und Penicillinbehandlung. Derm. Wschr. **127**, 342 (1953). — STEIN, R. O.: Zur Frage der Gonokokkenträgerinnen. Arch. Derm. Syph. (Berl.) **191**, 625 (1950). — STIEGLER, S. J.: Ein neues Verfahren zur Behandlung von Vaginitis und Cervicitis. Amer. J. Obstet. Gynec. **52**, 1 (1946). — STREITMANN, B.: Die Behandlung der Vulvovaginitis gonorrhoica infantum mit Follikelhormon. Wien. klin. Wschr. **1937II**, 1231. — STÜMPKE, G.: Zur Frage der Hormonbehandlung der Vulvovaginitis infantum. Z. Haut- u. Geschl.-Kr. **6**, 453ff. (1949). — SURJANINOW, W. F.: Behandlung der Gonorrhöe der Frauen und Kinder mit Ammoniumsilbersalzen (Liquor von Kopp). Sovet. Vestn. Venerol. Dermat. **2**, 214 (1937). Ref. Zbl. Haut- u. Geschl.-Kr. **57**, 153 (1938). — SUTORIUS, J.: Chemotherapie der Gonorrhöe. Ned. T. Geneesk. **1939**, 5108. Ref. Zbl. Haut- u. Geschl.-Kr. **65**, 263 (1940). — SWEET, L. K., and L. E. PUTNAM: The treatment of gonococcal vaginitis in children with penicillin. Med. Ann. D.C. **14**, 4 (1945). — SZENTKIRALYI, Z., u. M. HAJNAL: Behandlung des Trippers von Mädchen im Säuglings- und Kindesalter. Orv. Hetil. **1940**, 672. Ref. Zbl. Haut- u. Geschl.-Kr. **67**, 420 (1941). — Behandlung der Gonorrhoe der weiblichen Säuglinge und kleinen Mädchen. Derm. Wschr. **113**, 802 (1941).

TE LINDE, R. W.: The treatment of gonococcic vaginitis with the estrogenic hormone. Further studies. J. Amer. med. Ass. **110**, 1633 (1938). — Gonococcal vaginitis. A new and simple method of treatment for the practitioner. Urol. cutan. Rev. **42**, 817 (1938). — TELLER, H.: Die derzeitige Behandlung der kindlichen Vulvovaginitis gonorrhoica. Arch. Kinderheilk. **137**, 231 (1949). — Epidemiologische Beobachtungen zur Bewegung der Geschlechtskrankheiten in der Bevölkerung der sowjetischen Besatzungszone. Derm. Wschr. **120**, 221 (1949). — Die Penicillinbehandlung der Geschlechtskrankheiten. Z. ärztl. Fortbild. **43**, 573 (1949). — TELLER, H., u. L. POHL: Die Antibiotica in der Dermatologie. Derm. Wschr. **131**, 313 (1955). — THELEN, K.: Klinische Erfahrungen über die Penicillintherapie der Gonorrhöe. Arch. Derm. Syph. (Berl.) **186**, 183 (1948). — TOMMASI, L., e BARBIERI: Contributo alla conoscenza della anatomia patologica delle vulvo-vaginiti blenorragiche (Studio endoscopico di vari casi a mezzo del "Vaginoscopio infantile Tommasi" e necroscopia di un caso. XVII. riunione d. Soc. ital. di dermat. e sifilo., Bologna, 5—7. 6. 1920, S. 569 (1921). Ref. Zbl. Haut- u. Geschl.-Kr. **5**, 414 (1922). — TOURAINE, A., et H. MESLIN: Traitement de la vulvo-vaginite des petites filles par la sulfamide-pyridine et les topiques locaux. Bull. Soc. franç. Derm. Syph. **46**, 354 (1939). — Une „épidémie" de vulvo-vaginite des petites filles. Bull. Soc. franç. Derm. Syph. **46**, 699 (1939). — Quelques signes de la vulvo-vaginite gonococcique chronique chez la petite fille. Bull. Soc. franç. Derm. Syph. **46**, 1360 (1939).

UCHIDA, G.: Eine Kritik über die Follikelhormontherapie bei Vulvovaginitis gonorrhoica infantum. Jap. J. Urol. **27**, 12 (1938). Ref. Zbl. Haut- u. Geschl.-Kr. **60**, 283 (1938).

VALENTIN, I. E.: Untersuchungen bei kindlicher Gonorrhoe. Dtsch. med. Wschr. **47**, 594 (1921). — VALERIO, A.: Nouveau traitement de la vulvo-vaginite blennorragique infantile. Bull. Soc. sexol. **3**, 552 (1937). — VANNI, A.: Osservazioni sul trattamento delle vulvovaginiti con preparati solfamidici. Atti Soc. ital. Derm. Sif. **1**, 1079 (1939). — VASILIEV-TSCHEBOTAREV, A. A.: Diagnostik latenter Formen der Kindergonorrhoe. Sovet. Vestn. Venerol. Dermat. **10**, 959 (1936). Ref. Zbl. Haut- u. Geschl.-Kr. **56**, 347 (1937). — Les particularités de l'épidémiologie de la blennorragie infantile (blennorragie des petites filles). Sovet. Vestn. Venerol. Derm. **4**, 27 (1940). Ref. Zbl. Haut- u. Geschl.-Kr. **66**, 187 (1941). — Sur la nécessité d'employer la méthode rectale-manuelle pour l'investigation des malades lors de la blennorragie infantile. Sovet. Vestn. Venerol. Dermat. **12**, 31 (1940). Ref. Zbl. Haut- u. Geschl.-Kr. **67**, 152 (1941). — VECHET, R.: A contribution to the diagnosis and treatment of essential vulvovaginitis. Lék. Listy 8, 253 (1953). — VOLAVSEK, W.: Über die „Einschlußfärberei". Derm. Wschr. **106**, 410 (1938). — VONKENNEL, J.: Klinische und experimentelle Beiträge zur Chemotherapie der Gonorrhöe. Geburtsh. u. Frauenheilk. **2**, 113 (1940). — VONKENNEL, J., u. J. KIMMIG: Zum Problem der Sulfanilamid-resistenten Gonorrhöe. Klin. Wschr. **1943 I**, 302.

WALTHER, E.: Vorteile des Kulturverfahrens zur Erkennung der weiblichen Gonorrhoe bei Anwendung des Schokoladenblutagars. Derm. Wschr. **124**, 840 (1951). — WALTHER, H.: Der Mastdarmtripper bei Frauen und Kindern in seiner Feststellung und Bedeutung. Z. Haut- u. Geschl.-Kr. **4**, 291 (1948). — WAWERSIG, R.: Frische Gonorrhoe mit einem gonorrhoischen Ulcus. Derm. Wschr. **128**, 1029 (1953). — WESENER, G., TH. PANSCHOW u. A. ZIMMERMANN: Hat sich die Inkubationszeit der Gonorrhoe unter dem Einfluß der Sulfonamid- und Penicillinbehandlung gewandelt? Z. Haut- u. Geschl.-Kr. **15**, 326 (1953). — WEZEL, H.: Die Bekämpfung der Geschlechtskrankheiten in Württemberg-Baden und die Erfolge der Penicillinbehandlung. Med. Mschr. **1**, 198 (1947). — WHARTON, L. R.: The criteria of cure of gonococcal infections in women. Amer. J. Syph. **21**, 593 (1937). — WILDE, H.: Zur Penicillinbehandlung der Gonorrhöe. Ärztl. Wschr. **1/2**, 860 (1946/47). — WILDE, H., u. K. H. SCHÖLZKE: Zit. bei E. HOFFMANN, Über die Wandlung der Gonorrhoe unter dem Einfluß der Sulfonamid- und Penicillinbehandlung. Derm. Wschr. **127**, 342 (1953). — WILDE, H., u. B. WOLF: Zur Hormonbehandlung der Vulvovaginitis gonorrhoica infantum. Med. Klin. **1937 I**, 122. — WILLCOX, R. R.: Brit. J. vener. Dis. **27**, 92 (1951). Zit. bei P. ZIERZ u. R. JACOB, Zur Behandlung der Gonorrhoe mit Streptomycin. Hautarzt **5**, 223 (1954). — WITHERSPOON, T. J.: Treatment of gonorrheal vulvovaginitis in childhood with the ovarian follicular hormone: Series of cases in which treatment was unsuccessful. Amer. J. Dis. Child. **50**, 913 (1935). — WIRZ, FR., u. M. HIRSCH: Zit. bei K. ROSCHER, Vulvovaginitis infantum, im Handbuch der Haut- u. Geschlechtskrankheiten, herausgeg. v. JADASSOHN, Bd. XX/1, S. 699. Berlin: Springer 1934.

ZIERZ, P., u. R. JACOB: Zur Behandlung der Gonorrhoe mit Streptomycin. Hautarzt **5**, 223 (1954). — ZONDEK, B., u. S. ASCHHEIM: Der Scheidenzyklus der weißen Maus als Testobjekt zum Nachweis des Ovarialhormons. Klin. Wschr. **1926**, 979. — ZOON, J. J., u. J. W. H. MALI: Die Gonorrhoebehandlung in der Universitätsklinik für Haut- und Geschlechtskrankheiten in Utrecht während und nach dem Kriege. Ned. T. Geneesk. **1947**, 2727. Ref. Zbl. Haut- u. Geschl.-Kr. **73**, 137 (1949).

B. Rectalgonorrhoe

ALTMANN, K.: Penicillinbehandlung der Vulvovaginitis gon. infantum. Z. Haut- u. Geschl.-Kr. **3**, 5 (1947).

BANG, J.: Demonstration of gonococci in rectal cultures. Acta derm.-venereol. (Stockh.) **34**, 4 (1954). Ref. Zbl. Haut- u. Geschl.-Kr. **90**, 275 (1955). — BRUNET, W. M., and J. B. SALBERG: Gonococcus infection of the anus and rectum in women: Its importance, frequency, and treatment. Amer. J. Syph. **20**, 37 (1936).

CLEMENTS, P. A., and K. E. A. HUGHES: The incidence of proctitis in gonorrhoea of females. Lancet **1935 II**, 18. — COHN, A.: The importance of bacteriologic cultures for the diagnosis of gonococcal vulvovaginitis and proctitis in children. Amer. J. Syph. **20**, 623 (1936).

DAHMEN, O.: Über die Beteiligung des Rectums bei der Gonorrhöe der Frau. Arch. Derm. Syph. (Berl.) **165**. 743 (1932).

FELDREICH, H.: Penicillinbehandlung weiblicher Gonorrhoe in offener Praxis. Svenska Läk.-Tidn. **1949**, 160. Ref. Zbl. Haut- u. Geschl.-Kr. **73**, 265 (1949). — FUHS, H.: Feststellung der Heilung der Geschlechtskrankheiten. Wien. klin. Wschr. **1939 II**, 745.

GIROLAMI, M.: Proctite blenorragica e amebiasi. Arch. ital. Sci. med. colon. **23**, 23 (1942).— GUSEWA, E. B.: Häufigkeit und Gründe der Entstehung gonorrhoischer Proktitis. Sovet. Vestn. Venereol. Dermat. **1937**, 207. Ref. Zbl. Haut- u. Geschl.-Kr. **57**, 154 (1938). — GUTMANN, R. A., et BEAUGEARD: Traitement d'un cas de rectite gonococcique par le carotène. Verh. 1. internat. Kongr. Gastroenterol, 1099 (1935).

HAUCK, L.: Beitrag: Tripper der Mundschleimhaut der Nase, der Ohren, des Mastdarms, des Auges, Allgemeinkrankheiten bei Tripper. In L. ARZT u. K. ZIELER, Die Haut- und Geschlechtskrankheiten, Bd. 5, S. 352. Wien 1935. — HAWKING, F.: Local concentration of sulphonamide compounds inserted into wounds. Lancet **1941 I**, 786. — HELLERSTRÖM, S.: Die Behandlung venerischer Erkrankungen mit Antibiotika. Svenska Läk.-Tidn. **1951**, 69. Ref. Derm. Wschr. **124**, 781 (1951). — HOPF, G.: Über Gonorrhoebehandlung. Z. Haut- u. Geschl.-Kr. **10**, 131 (1951). — HUBBARD, R. S., W. BUTSCH and A. AARON: Excretion of sulfanilylguanidine in material drained from human biliary tract. Proc. Soc. exp. Biol. (N.Y.) **47**, 132 (1941). — HUSSELS, F.: Erfahrungen bei der Penicillinbehandlung der Frauen unter besonderer Berücksichtigung von Fehlerquellen bei der Behandlung. Arch. Derm. Syph. (Berl.) **186**, 63 (1948).

IONA, G.: Sezione Piemontese, Turin 15-7-36. Boll. delle Sezioni regionali della Soc. ital. di dermat. e sif. — IZAR, G., e A. GASPERIE: Sulla terapia penicillinica per via rettale. Ter. Antibiot. Chemioter. **1**, 129 (1951). Ref. Zbl. Haut- u. Geschl.-Kr. **81**, 380 (1952).

JACOBS, H.: Zur Gonorrhöebehandlung mit Flavadin. Klin. Wschr. **1937 I**, 344. — JENSEN, T.: Rectal gonorrhoea in women. Brit. J. vener. Dis. **29**, 222 (1953). — JULLIEN,. L.: Zit. bei B. PEISER, Gonorrhöe des Rectums. Im Handbuch der Haut- und Geschlechtskrankheiten, herausgeg. v. JADASSOHN, Bd. XX/1, S. 820. Berlin: Springer 1934.

KAGANOVITCH, J. J., L. I. KATSENELENBAUM et S. V. TRACHTENBERG: Gonorrhée rectale et son traitement. Akush. i Ginek. **10**, 24 (1939). Ref. Zbl. Haut- u. Geschl.-Kr. **66**, 235 (1941). — KANEE, B., and C. L. HUNT: Homosexuality as a source of venereal disease. Canad. med. Ass. J. **65**, 138 (1951). — KNEUCKER, A. W.: Zur Prophylaxe der Mastdarmgonorrhoe. Wien. klin. Wschr. **1933 II**, 1153. — KOOIJ, R., u. A. CH. RUYS: Rektoskopische und bakteriologische Untersuchung bei gonorrhöekranken Frauen. Ned. T. Geneesk. **1938**, 272. Ref. Zbl. Haut- u. Geschl.-Kr. **58**, 594 (1938). — KUMER, L.: Die Vulvovaginitis gonorrhoica infantum und ihre Behandlung. Wien **1947**.

LANGER, E.: Ergebnisse der Penicillinbehandlung der Gonorrhoe. Z. Haut- u. Geschl.-Kr. **5**, 256 (1948). — LANGER, E., u. M. SKRZIPEK: Zur Behandlung der Gonorrhoe der Kinder. Z. Haut- u. Geschl.-Kr. **1**, 294 (1946). — LIONETTI, G.: La blenorragia ano-rettale nelle bambine affette da vulvovaginiti blennorragiche. Gazz. int. Med. Chir. 1936 (Sonderdruck). — LUTZ, W.: Über die Bedeutung der Galle für Resorption und Ausscheidung von Uliron. Klin. Wschr. **1939**, 967.

MANCKE: Zit. in W. SCHÖNFELD u. J. KIMMIG, Sulfonamide und Penicilline. Stuttgart 1948. — MANDEL, E. E., and J. D. THAYER: Rectal absorption of penicillin. J. Lab. clin. Med. **33**, 135 (1948). — MARQUARDT, F.: Über die Ulironausscheidung in den Faeces. Klin. Wschr. **1938 II**, 1518. — MARSHALL jr., E. K., K. EMERSON jr. and W. C. CUTTING: Para-aminobenzenesulfonamide — Absorption and excretion: method of determination in urine and blood. J. Amer. med. Ass. **108**, 953 (1937). — MIESCHER, G.: Neuere in- und ausländische Ergebnisse auf dem Gebiet der Therapie der Haut- und Geschlechtskrankheiten. Arch. Derm. Syph. (Berl.) **189**, 14 (1949). — MOUTIER, F.: Zit. in Handbuch der Haut- und Geschlechtskrankheiten, herausgeg. v. JADASSOHN, Bd. XX/1. Berlin: Springer **1934**. — MUSGER, A.: Urethritis gonorrhoica totalis und Rectalgonorrhöe. Österr. Dermat. Ges. Wien 8. 11. 1934. Ref. Zbl. Haut- u. Geschl.-Kr. **50**, 554 (1935).

NIKOLAEWSKAJA, M.: Zur Diagnostik der Rectumgonorrhöe. Sovet. Vrac. Gaz. **1935**, 1512. Ref. Zbl. Haut- u. Geschl.-Kr. **53**, 284 (1936).

PAPENDIECK, A., u. E. DELBANCO: Beitrag zur Behandlung der Vulvovaginitis gonorrhoica infantum. Derm. Wschr. **97**, 1635 (1933). — PEISER, B.: Beitrag: Gonorrhöe des Rectum. Im Handbuch der Haut- und Geschlechtskrankheiten, herausgeg. v. JADASSOHN, Bd. XX/1, S. 820. Berlin: Springer **1934**. — PELI, G.: Die Sulfonamide und Antibioticis im Lichte verschiedener statistischer Ergebnisse über den Verlauf der Gonorrhoe und Syphilis in der Provinz Pesaro-Urbino von 1927 bis **1949**. Arch. ital. Derm. **23**, 453 (1950). — PELLERAT, J.: La sulfamidothérapie dans le traitement de la blennorragie féminine. Bull. méd. (Paris) **1939**, 749, — PIRILÄ, V.: Über die Ergebnisse der Sulfathiazol- und Penicillinbehandlung bei gonorrhoischer Vulvovaginitis, verglichen mit den entsprechenden Resultaten bei Erwachsenen. Ann. Med. intern. Fenn. **39**, 39 (1950). Ref. Zbl. Haut- u. Geschl.-Kr. **77**, 83 (1951/52). — PLOETNER u. SIEDE: In W. SCHÖNFELD u. J. KIMMIG, Sulfonamide und Penicilline. Stuttgart: Georg Thieme 1948. — POPP, L.: Zur Lokalbehandlung der weiblichen Gonorrhoe. Mschr. Geburtsh. Gynäk. **107**, 10 (1937). — PUGH, W. S.: Gonococcal proctitis. Urol. cutan. Rev. **42**, 758 (1938).

ROSCHER, K.: Vulvovaginitis infantum. Im Handbuch der Haut- und Geschlechtskrankheiten, herausgeg. v. JADASSOHN, Bd. XX/1, S. 699. Berlin: Springer 1934.— RUYS, A. CH.: Der Wert der Kulturprobe für die Diagnose der gonorrhoischen Entzündung des Rectums bei der Frau. Ned. T. Geneesk. **1934**, 5533. Ref. Zbl. Haut- u. Geschl.-Kr. **51**, 156 (1935). — The etiology of vulvovaginitis infantum. J. Amer. med. Ass. **105**, 862 (1935). — RUYS, A. CH., u. P. A. JENS: Kulturelle Untersuchung des Rektalschleims bei Kindern mit Vulvovaginitis gonorrhoica. Münch. med. Wschr. **1933 I**, 846.

SANTALOW, N. W., u. O. W. NOWOTELNOWA: Die pathologische Anatomie der Kindergonorrhöe. Arch. Derm. Syph. (Berl.) **174**, 259 (1936). — SCHÖNFELD, W.: Lehrbuch der Haut- und Geschlechtskrankheiten. Stuttgart 1953. — SCHÖNFELD, W., u. J. KIMMIG: Sulfonamide und Penicilline. Stuttgart 1948. — SIMONS, R., u. C. A. EINDHOVEN: Die Flavidinbehandlung von Gonorrhöe bei Frauen. Ned. T. Geneesk. **1938**, 1713. Ref. Zbl. Haut- u. Geschl.-Kr. **61**, 84 (1939). — STRAUSS, H.: Zur Frage der Ätiologie der „venerischen" Rektalstrikturen. Derm. Wschr. **96**, 235 (1933). — SZENTKIRALYI, Z., u. M. HAJNAL: Behandlung der Gonorrhoe der weiblichen Säuglinge und kleinen Mädchen. Derm. Wschr. **113**, 802 (1941).

THELEN, K.: Klinische Erfahrungen über die Penicillintherapie der Gonorrhöe. Arch. Derm. Syph. (Berl.) **186**, 183 (1948). — Beobachtungen bei und nach der Behandlung von Geschlechtskrankheiten mit Penicillin. Z. Haut- u. Geschl.-Kr. **12**, 355 (1952).

WALTHER, H.: Der Mastdarmtripper bei Frauen und Kindern. Z. Haut- u. Geschl.-Kr. **4**, 291 (1948). — WAWERSIG, R.: Frische Gonorrhoe mit einem gonorrhoischen Ulcus am Damm. Derm. Wschr. **128**, 1029 (1953).

Hautveränderungen bei Gonorrhoe

Von

Josef Tappeiner und Peter Wodniansky-Wien

Einleitung

Auch in Zeiten weitgehender Durchseuchung der Bevölkerung mit Gonorrhoe zählten dadurch bedingte pathologische Hautveränderungen zu den seltenen Beobachtungen. Seit Einführung der antibiotischen Therapie hat die Zahl der einschlägigen Veröffentlichungen weiter abgenommen. Es darf wohl angenommen werden, daß diese Dermatosen in einigen Jahren nur mehr theoretisches Interesse beanspruchen werden.

Basierend auf dem gleichnamigen Beitrag von E. LANGER in JADASSOHNs Handbuch der Haut- und Geschlechtskrankheiten soll die folgende Darstellung im Rahmen des Ergänzungsbandes eine Weiterführung dieses Fragenkomplexes darstellen.

Die bewährte Einteilung wird mit geringfügigen Änderungen beibehalten. Obwohl die Literatur der letzten 25 Jahre sehr umfangreich ist, sind weder in morphologisch-deskriptiver, noch in ätiologisch-pathogenetischer Hinsicht wesentlich neue Erkenntnisse erarbeitet worden. Vorwiegend wurde schon Bekanntes durch weitere Beobachtungen ergänzt und untermauert.

Als neu erscheinen die von amerikanischen und französischen Autoren beobachteten „primären, cutanen Absceßbildungen“ und die von REDEWILL mitgeteilte gonorrhoische Acne. Die keratotischen Veränderungen grenzen sich nach dem derzeitigen Wissen als scharf profiliertes und selbständiges Krankheitsbild ab. Man muß wieder auf BUSCHKEs erste Anschauung aus dem Jahre 1899 zurückgreifen und die Keratosis blennorrhagica von den übrigen gonorrhoischen Exanthemen abtrennen.

Einteilung

Die anschließende Besprechung wird daher folgende gonorrhoische Hauterkrankungen zu erörtern haben:

A. Durch *lokale Infektion* bedingte, meist in der Genitalregion lokalisierte Veränderungen: 1. Follikulitiden, 2. Ulcera, 3. Abscesse.

B. *Hämatogen* entstandene Hautveränderungen: 1. Abscesse, 2. Acne, 3. Exantheme a) erythematös, b) Erythema nodosum-artig, c) hämorrhagisch-bullös.

C. Keratodermia blennorrhagica.

A. Durch lokale Infektion bedingte Hautveränderungen

1. Folliculitis gonorrhoica

Die gonorrhoische Follikulitis ist eine sehr seltene Erkrankung, selbst unter der Voraussetzung, daß sie wegen ihres banalen Erscheinungsbildes nicht immer erkannt und beschrieben wird. Während LANGER sechs Beobachtungen zusammenstellen konnte, scheint in der uns zugänglichen Literatur der letzten 25 Jahre nur die Arbeit LEIBFREUNDs auf. Der Autor sah bei vier Patienten gonorrhoische

Follikulitiden der Haut und der Urethralschleimhaut. In histologischen Untersuchungen fand er Gonokokken im Eiter. Aus dem Referat geht jedoch nicht hervor, ob diese Ätiologie durch das Kulturverfahren gesichert wurde.

Zur eindeutigen Diagnose einer gonorrhoischen Follikulitis muß der kulturelle Nachweis der Gonokokken neben der histologischen Untersuchung gefordert werden. Ein nach Gram gefärbter Abstrich mag zur Feststellung einer gonorrhoischen Urethritis genügen, nicht aber zur Diagnose der seltenen Hauterkrankungen. Die histologische Untersuchung ist zur Differenzierung der Follikulitis von extrafollikulären Absceßbildungen notwendig.

Als beste Therapie empfahl Leibfreund die totale Excision oder die Elektrokoagulation. Heutzutage wird man einer antibiotischen Therapie den Vorzug geben müssen.

2. Ulcera gonorrhoica

Hier stehen nur jene primären Ulcera zur Diskussion, die durch exogene cutane Infektion entstehen, während die sekundären Geschwüre, die sich im Verlauf einer chronischen Gonorrhoe durch Maceration überwiegend bei Frauen bilden oder die nach Perforation oder Incision eines Abscesses auftreten, nicht berücksichtigt werden sollen.

Obwohl Farber und auch Nobis darauf hinweisen, daß bei entsprechender Beachtung ulceröser Prozesse bei Tripperkranken gonorrhoische Geschwüre viel häufiger diagnostiziert werden könnten, ist die Zahl der in den letzten 25 Jahren über diese Komplikation erschienenen Veröffentlichungen verschwindend klein.

Dazu kommt noch, daß fast in keinem Fall die gonorrhoische Ätiologie durch die Kultur sichergestellt wurde. Auch hier muß der Grundsatz gelten, daß der bloße Nachweis gramnegativer Diplokokken im Geschwürssekret die gonorrhoische Genese zwar wahrscheinlich macht, sie jedoch nicht endgültig beweist. Mit Recht forderte Langer neben dem Abstrich vom Geschwürsgrund die Kultur und möglichst auch den Gonokokkennachweis im Gewebe. Ganz abwegig erscheint es jedoch, ein gonorrhoisches Ulcus aus der bloßen Tatsache zu diagnostizieren, daß bei gleichzeitiger Urethritis ein Geschwür am Genitale vorhanden ist, für das sich keine andere spezifische Ätiologie nachweisen läßt.

Zunächst beschrieb Aravijski multiple einfache Ulcera bei einem 40jährigen Patienten am Penisschaft, am Scrotum und im Sulcus coronarius. Die gonorrhoische Ätiologie muß jedoch bezweifelt werden, da sich im Abstrich nur grampositive Kokken fanden und die Kultur negativ war. Die Diagnose fußt hier auf den klinischen recht uncharakteristischen Erscheinungen, auf der Tatsache, daß Lues und Ulcera mollia ausgeschlossen werden konnten, und auf der raschen Heilung nach Verabreichung von Uliron, Kriterien, die auch per exclusionem keineswegs die Diagnose Ulcus gonorrhoicum gestatten.

Weitere Beobachtungen wurden von Farber und von Belgodere veröffentlicht. Aus dem Referat ist nicht ersichtlich, ob die Ätiologie gesichert wurde. Dasselbe gilt für den Fall von Gysberti und Hodenpyl, in welchem sich Ulcera an der Haut des Halses fanden.

Bei Danjuschewskijs 33jährigem Patienten wurde die Diagnose durch einen positiven Abstrich und eine positive Kultur erhärtet. Das Ulcus bildete sich aus einer kleinen Eiterpustel am Glied, die 2 Tage nach dem verdächtigen Geschlechtsverkehr entstand und am 13. Tag geschwürig zerfiel. Gleichzeitig bestand eine Urethritis gonorrhoica posterior.

Menges beschrieb Chancres blennorrhagiques bei einer 22jährigen Frau mit chronischer Urethritis und Cervicitis gonorrhoica. Die Ulcera fanden sich an den großen Labien. In Abstrichen waren gramnegative Diplokokken zu sehen, während die Kultur negativ blieb. Die Heilung ging trotz Penicillin nur sehr langsam vor sich. NOBIS sah gonorrhoische Ulcera an der hinteren Commissur und an den kleinen Labien einer 17jährigen Frau, die an Urethritis gonorrhoica litt. Die Geschwüre traten erst 5 Wochen nach dem Verkehr auf, als schon 4 Wochen lang starker Fluor bestand. Man wird hier eher an eine sekundäre Entstehung denken müssen, wofür auch die rasche Heilung unter Penicillin spricht. Das kulturelle Verfahren fehlt.

Schließlich konnte MARMELL in einem Ulcus am Penisschaft, das sich aus einer kleinen Pustel entwickelt hatte, Gonokokken nachweisen und verifizieren. Der Fall ist besonders interessant, weil bei dem Patienten keine gonorrhoische Urethritis bestand und das Geschwür die einzige Manifestation einer gonorrhoischen Infektion blieb. Nach Penicillin schwanden die Gonokokken, das Ulcus bestand jedoch noch 4 Monate und heilte erst nach Aureomycin in wenigen Tagen ab.

Ein serpiginöses gonorrhoisches Ulcus wurde von UGALDE UROSA bei einem Mann beobachtet. Tuberkulöses Geschwür und Ulcus molle wurden ausgeschlossen. Nach Uliron trat Heilung ein. Aus dem Referat geht nicht hervor, ob eine kulturelle Sicherstellung erfolgte.

Prinzipiell sind zwei Verlaufsformen zu unterscheiden: die einfachen gonorrhoischen Ulcera, auch Chancre blennorrhagique genannt, und die serpiginösen Geschwüre. Einfache Ulcera sind häufiger. Sie liegen oberflächlicher als die serpiginösen und die „Charakterlosigkeit“ ihres Aussehens ist typisch. Zumeist finden sie sich am Genitale, doch wurde auch extragenitale Lokalisation beschrieben. Sie haben runde, ovale oder unregelmäßige Form, zeigen meist ausgezackte und unterminierte, seltener glatte und flache Ränder, sind schmierig belegt und mehr oder weniger schmerzhaft. Meist bluten sie leicht. Der weiche Grund zeigt kleinste Erhabenheiten und Vertiefungen. Die Umgebung kann entzündlich gerötet oder reaktionslos sein. Mehrere Ulcera sind manchmal durch lymphangitische Stränge verbunden.

Serpiginöse Geschwüre sind sehr selten. Sie liegen offenbar etwas tiefer und zeigen Tendenz zu raschem peripheren Fortschreiten. Eine andere Einteilung wurde von BELGODERE aufgestellt; danach werden in Fissuren auftretende, erosive, ulceröse, serpiginöse und phagedänische Chancres blennorrhagiques unterschieden.

Nach FARBER entsteht das einfache Ulcus aus einem Knötchen, das serpiginöse aus einem Bläschen.

Die primären blennorrhagischen Geschwüre können mit einer Gonorrhoe des Urogenitaltraktes zusammen auftreten, oder die einzige Manifestation dieser Erkrankung darstellen. Es liegt dabei eine von außen eingebrachte primäre Infektion der Haut vor. Die Epidermis stellt dem Eindringen von Gonokokken keine absolute Barriere entgegen. CHASSIN hat experimentell nachgewiesen, daß die intradermale Inoculation von gonorrhoischem Eiter bis zu 80% ein positives Resultat zeitigt. Während in 60% der Fälle papulo-pustulöse Efflorescenzen entstehen, treten in 20% Ulcera auf, die nur spärlich Gonokokken enthalten.

FARBER glaubt jedoch, daß primäre Ulcera durch Infektion sog. Ductus cutanei entstehen, die mit Haut ausgekleidet sind und in denen sich die Gonokokken wegen der höheren Temperatur einnisten können.

Gonorrhoische Geschwüre werden wohl nie auf den ersten Blick diagnostiziert, da ihr klinisches Bild zu uncharakteristisch ist. Diese Möglichkeit wird erst in Erwägung gezogen, wenn andere Untersuchungen negativ ausgefallen sind, oder wenn sich in einem Abstrich intracelluläre gramnegative Diplokokken finden.

Die Sicherung wird nur durch das exakte Kulturverfahren ermöglicht. Die Unterscheidung von sekundären Geschwürsbildungen wird sich durch die genaue Anamnese erzielen lassen.

Differentialdiagnostisch müssen andere venerische Erkrankungen ausgeschlossen werden. Ferner ist die Abgrenzung von tuberkulösen, eventuell auch von diphtherischen und schließlich von banalen Geschwüren erforderlich.

Therapeutisch kommt neben den alten Behandlungsmethoden die lokale Applikation von Gonokokken-Vaccine durch häufig gewechselte Kompressen in Frage. Farber hält diese Methode für das Mittel der Wahl. Moderner ist die Sulfonamidtherapie, vor allem aber die *Verabreichung von Penicillin und Aureomycin.* Doch scheinen gonorrhoische Ulcera auch gegen die antibiotische Therapie sehr resistent zu sein; das beweisen die Beobachtungen von Menges und Marmell, bei denen die Geschwüre trotz Penicillin, Sulfonamiden und lokaler Behandlung monatelang bestehen blieben.

B. Hämatogen entstandene Hautveränderungen

1. Gonorrhoische Abscesse

Die primären Abscesse entstehen durch *lokale* Infektion des cutanen bzw. subcutanen Gewebes oder *hämatogen-metastatisch,* wobei nicht unbedingt eine schwere gonorrhoische Allgemeinerkrankung bestehen muß.

Die Gonokokken können in Hautläsionen eindringen oder durch Einreibung in das intakte Integument inoculiert werden. Naturgemäß wird eine derartige lokale Infektion zumeist im Bereich des Genitales erfolgen. Nicht unbedingt muß gleichzeitig eine Urethritis gonorrhoica bestehen oder akquiriert werden. In der amerikanischen Literatur wurden mehrere derartige Fälle unter der Bezeichnung Primary Gonorrheal Cutaneous Infection geschildert.

Absceßbildung im Anschluß an eine Verletzung sahen zunächst Genner und Schultze. Ein Arzt wurde von einem Tripperkranken am Daumen gekratzt. Es kam zu Abscedierung mit anschließender schwerer Lymphangitis und Lymphadenitis. Später trat eine Polyarthritis hinzu. In Abstrichen wurden gramnegative Diplokokken gefunden und im Verlauf der Erkrankung wurde die Komplementbindungsreaktion positiv. Der kulturelle Nachweis fehlt. Ein ähnlicher Fall wurde von Sears beschrieben. Ein Laborant verletzte sich mit den Splittern eines Gonokokkenkulturröhrchens. Die oberflächliche Schnittwunde an der Basis des Mittelfingers wurde sofort gereinigt und desinfiziert. Trotzdem begann nach 48 Std leichtes Nässen und nach 65 Std bildete sich eine kleine Eiterblase, in deren Inhalt kulturell verifizierte Gonokokken vorhanden waren. Obwohl am nächsten Tag eine Lymphangitis mit starker Schwellung am Handrücken, Vorderarm und Oberarm sowie eine Lymphadenitis in Cubita und Axilla auftraten, hatte der Patient nur geringe Temperaturen und fast keine Schmerzen. Die Senkung war erhöht, die Leukocytenzahl betrug 25000, davon 36% Lymphocyten. Nach Penicillin trat in 3 Tagen Heilung ein. Van Camp beobachtete ein sonst gesundes zehnjähriges Kind, bei dem nach einer Schürfverletzung am Fuß eine eitrige Läsion mit regionärer Lymphknotenschwellung aufgetreten war. Im Abstrich fanden sich gramnegative Diplokokken, hingegen ist die kulturelle Bestätigung ausständig. Das Kind hatte keinerlei Kontakt mit Gonorrhoikern. Möglicherweise hat es sich hier um einen Infekt mit Meningokokken oder anderen Neisserien gehandelt. Vohwinkel impfte sich im Selbstversuch mit Gonokokken-Lebendvaccine. Der Absceß ähnelte anfänglich einem Milzbrandkarbunkel und löste eine positive Komplementbindungsreaktion aus.

Bei MERLINs Patientin, die an Urethritis und Cervicitis gonorrhoica mit starkem Fluor und Pruritus vulvae litt, bildete sich am linken Mittelfinger ein Panaritium, vermutlich durch Kratzen. Im Eiter fanden sich gramnegative Diplokokken. In der Kultur kein Wachstum. Ähnliches beobachtete TEIXEIRA bei einem Mann mit chronischer Gonorrhoe. Er fand gramnegative Diplokokken im Eiter einer Paronychie am rechten Mittelfinger. Aus dem Referat ist nicht zu entnehmen, ob eine Kultur angelegt wurde.

Interessant ist SULLIVANs Fall mit Wundinfektion nach Appendektomie bei einer Gonorrhoikerin. Die Einschleppung der Keime erfolgte offenbar vom Peritonaeum her, das schon wenige Tage nach der Infektion von Urethra und Cervix Gonokokken enthielt.

LOUSTE, LÉVY-FRANCKEL und MÉZARD, sowie KROLL und COHART beschrieben Absceßbildung am Penis durch lokale Infektion der anscheinend intakten Haut bei gleichzeitig bestehender Urethritis gonorrhoica, während ROUSSET, SOBEL, HARNER und KELLY, LOWRY und FRANKS, KROLL und COHART, SCOTT und THOMSEN und schließlich BYERS und BRADLEY ähnliche Erscheinungen als einzige Manifestation einer Gonorrhoe beobachten konnten. Nur in den Arbeiten von LOUSTE, LÉVY-FRANCKEL und MÉZARD und von HARNER und KELLY fehlt der eindeutige kulturelle Nachweis der Gonokokken, der sonst überall erbracht wurde. Bei ROUSSETs Patienten könnte man allerdings auch an eine Infektion auf dem Boden eines rezidivierenden Herpes progenitalis denken.

Die Abscesse entwickeln sich 5—14 Tage nach dem infizierenden Geschlechtsverkehr. Im Fall von LOWRY und FRANKS betrug die Inkubationszeit sogar 35 Tage. Es kommt an der Haut des Penisschaftes, im Sulcus coronarius oder nahe dem Frenulum zur Bildung von Knötchen oder Pusteln, aus denen sich linsen- bis nußgroße mehr oder weniger schmerzhafte Abscesse entwickeln. Die Knoten sind scharf begrenzt und über der Tunica albuginea verschieblich. Die Haut darüber ist entzündlich gerötet. Nach der Einschmelzung kommt es zur spontanen Perforation und Entleerung mit folgender Nachfüllung, Fistelbildung oder Exulceration. Der Eiter ist eher dickflüssig, gelblich bis grünbraun und enthält reichlich Gonokokken, so daß Kulturen verhältnismäßig leicht angehen. Meist tritt eine Lymphangitis, eventuell sogar mit Abscedierung, und eine Lymphadenitis hinzu. Histologisch fanden BYERS und BRADLEY, sowie KROLL und COHART unter einer verdünnten Epidermis Granulationsgewebe mit zahlreichen kleinen Gefäßen und einem dichten Infiltrat aus Makrophagen, Leukocyten, Plasmazellen und wenigen Lymphocyten. In der Färbung nach BROWN-BRENN schienen zahllose intracelluläre Gonokokken auf.

Gonorrhoe des Nabels wurde von TEMPLETON beobachtet. Bei einem jungen Mann mit akuter Urethritis gonorrhoica bildete sich eine Nabelentzündung mit dickem, rahmigem, reichlich Gonokokken enthaltendem Eiter.

PUGH; WEISSENBACH, BASCH, FEGE, MARTINEAU und BRISSET, ferner SULLIVAN; PERACCHIA; PESTEREV und schließlich TUCHSNID beschrieben *metastatische Abscesse.* Bei keinem Patienten konnte die gonorrhoische Ätiologie durch die Kultur endgültig bewiesen werden, obwohl sich im Eiter reichlich gramnegative Diplokokken vorfanden. Der Fall von WEISSENBACH u. Mitarb. ist interessant, weil keine Urogenitalgonorrhoe nachgewiesen werden konnte. Die Autoren halten ein kleines Ulcus ad anum für die Eintrittspforte der Blennorrhagie. In den übrigen Fällen wurden multiple Abscesse bzw. Absceßbildungen am Nabel und am Scrotum beobachtet. Bei SULLIVANs Patienten, der später an gonorrhoischer Sepsis mit Endokarditis und Erythema nodosum-artigen Hauterscheinungen ad exitum kam, traten die Abscesse mit Lymphangitis und Lymphadenitis suppurativa nach Bougierung einer alten Striktur auf.

Die Diagnose dieser Veränderungen wird nicht immer leicht sein und sorgfältigste kulturelle Beweisführung erfordern.

Meist ist zur Behandlung die Incision notwendig. Die Erfolge der Sulfonamid- und Penicillintherapie sind verschiedenartig. Neben Heilungen in wenigen Tagen wurden auch sehr langwierige Prozesse beschrieben. Am sichersten scheint die Zerstörung mit dem Thermokauter zum Erfolg zu führen.

2. Acne gonorrhoica

REDEWILLs Beschreibung der gonorrhoischen Acne scheint die erste und einzige Veröffentlichung über diese Erkrankung zu sein. Weder in LANGERs Abhandlung noch in der uns zugänglichen neueren Literatur sind ähnliche Beobachtungen zu finden.

REDEWILL sah zunächst einen 24jährigen Mann, der vor 5 Jahren eine Gonorrhoe akquiriert hatte und seit $4^1/_2$ Jahren an einer völlig therapieresistenten Acne an beiden Oberschenkeln litt. In den Pusteln fanden sich Gonokokken. Die Erscheinungen bildeten sich erst zurück, als Urethritis und Spermatocystitis unter Vaccinebehandlung zur Abheilung kamen. Die zweite Beobachtung betrifft eine 28jährige Frau, die 6 Jahre früher wegen gonorrhoischer Peritonitis. Oophoritis und Salpingitis behandelt, aber nicht ausgeheilt worden war. Sie hatte eine Acne am Kinn und an beiden Wangen. Auch hier konnten in den Pusteln mikroskopisch und kulturell Gonokokken nachgewiesen werden. Abheilung trat erst nach Beseitigung der chronischen Gonorrhoe durch Vaccinebehandlung, Diathermie und Merkurochrom-Injektionen ein.

REDEWILL ist der Meinung, daß diese Veränderungen im Verlauf einer chronischen Urogenitalgonorrhoe auf hämatogenem Wege entstehen und für das langjährige Bestehen einer derartigen Erkrankung charakteristisch sind. Sie bilden sich bei Abheilung der Blennorrhagie zurück. Auf Grund der exzessiven Seltenheit scheint das Krankheitsbild nicht absolut gesichert.

3. Gonorrhoische Exantheme

Im folgenden Abschnitt werden jene Exantheme besprochen, deren gonorrhoisch-septische Genese eindeutig erwiesen ist. Die Keratosen hingegen sind gesondert zu behandeln. Man kann die alte Einteilung in erythematöse, nodöse und hämorrhagisch-vesiculöse Formen beibehalten, obwohl die Übergänge fließend sind und meist mehrere Efflorescenzentypen neben oder nacheinander auftreten, so daß eine exakte Einordnung auf Schwierigkeiten stößt.

Die Exantheme sind Symptome, eventuell sogar das einzige Zeichen einer Gonokokken-Septicämie und die Erreger wurden wiederholt im Blut und in den Hautveränderungen nachgewiesen. Sie entstehen hämatogen-metastatisch durch Einschleppung von Gonokokken-Embolien. Bei den erythematösen Exanthemen und den Purpuraformen muß auch an die Möglichkeit einer gono-toxischen Genese gedacht werden.

Die Erkrankung betrifft beide Geschlechter in etwa gleich hohem Prozentsatz.

Die Erscheinungen treten disseminiert am Stamm und an den Extremitäten, seltener am Schädel und an den Schleimhäuten auf. Die Ausbrüche erfolgen schubweise, meist mit anderen septischen Exacerbationen kombiniert.

a) Erythematöse Formen

Rein erythematöse Exantheme wurden nur von BOTTOLI und von REDEWILL beschrieben. In einem Fall handelte es sich um scarlatiniforme Erscheinungen, die bei jeder Verschlechterung der Gonorrhoe auftraten. REDEWILL hingegen sah Erytheme bei einem 22jährigen Patienten, der erst vor kurzem eine Gonorrhoe akquiriert hatte und hoch fieberte. Die Veränderungen traten schubweise zuerst an Füßen und Händen, später an Unterschenkeln und Vorderarmen, zuletzt am Stamm auf und heilten unter Vaccinebehandlung gleichzeitig mit der Urogenitalgonorrhoe ab. Nach REDEWILL zeigen gonorrhoische Erytheme ein ganz charakteristisches Erscheinungsbild. Sie sind maculös, wegdrückbar und die einheitlich aufgebauten Flecken treten schubweise zunächst an Händen und Füßen, später an Vorderarmen und Unterschenkeln, zuletzt am Stamm auf. Arzneimittelexantheme auf Copaivabalsam, Sandelöl und Salicylate erscheinen hingegen gleichzeitig am ganzen Körper. Die Flecken sind hier aus kleinsten Tüpfelchen aufgebaut und die Erscheinungen klingen nach Absetzen des Medikaments sofort ab.

NITTO und YOSHIHIRO fanden bei einem Patienten, der an Urethritis und Arthritis gonorrhoica litt, im Gewebssaft eines rötlichen Exanthems gramnegative Diplokokken. In der Übersetzung fehlen weitere Angaben.

Etwas häufiger wurden Erytheme als Begleiterscheinungen oder Vorstadien anderer Exanthemformen beobachtet. So sahen GARLOCK; RUBINSTONE und ISRAEL; ICHIKAWA und OHMORI sowie REDEWILL maculöse Veränderungen im Rahmen eines Erythema exsudativum-artigen Exanthems, während FILLER; WHEELER und CORNELL; KITAMURA und MA, ferner FRIEDBERG; REITZEL und KOHL und schließlich MARGOLIN Erytheme bei papulo-vesiculo-pustulös-hämorrhagischen Exanthemen beobachtet haben. In diesen Fällen sind die Erytheme als primäre entzündliche Reaktion des Gewebes auf die Einschleppung der Gonokokken zu betrachten. Eine eigenartige Beobachtung wurde von URBACH veröffentlicht. Eine Patientin litt durch Wochen an malariaartigen Fieberanfällen. Gleichzeitig bestand eine Cervicalgonorrhoe. Mit jedem Fieberschub trat ein kleinfleckiges, hellrotes, maculöses, stellenweise auch papulo-vesiculöses Exanthem auf. Weder aus dem Blut noch aus den Efflorescenzen konnten Gonokokken gezüchtet werden, so daß URBACH selbst den ätiologischen Zusammenhang mit der Gonorrhoe bezweifelt hat.

b) Erythema nodosum-artige Formen

Obwohl SONCK in jüngster Zeit die gonorrhoische Ätiologie Erythema nodosum-artiger Eruptionen bezweifelt hat, findet man in der Literatur doch einige Fälle, in denen der Zusammenhang mit schweren blennorrhagischen Allgemeinerkrankungen nicht geleugnet werden kann.

So beobachteten ALEXANDRESCO-DERSCA und JONESCO eine 27jährige Frau mit Urogenitalgonorrhoe, Polyarthritis, Schilddrüsenabsceß und kulturell gesicherter Gonokokkensepsis, bei der sich entzündlich schmerzhafte Knoten an den Beinen gebildet hatten. Die Abheilung erfolgte gemeinsam mit den übrigen Erscheinungen. Ähnlich erscheint SULLIVANs Fall mit letalem Ausgang. Hier kam es nach Bougierung einer alten Striktur zur Polyarthritis und Sepsis mit multiplen Abscessen, Endokarditis und entzündlicher Knotenbildung über den Gelenken. Eine weitere derartige Beobachtung wurde von BAKST, FOLEY und LAMB beschrieben.

YAMAMOTO und OCHIAI sahen bei einem 39jährigen Gonorrhoiker nodöse Veränderungen an den Extremitäten. Daneben fanden sich papulo-pustulöse Erscheinungen, in deren Eiter gramnegative Diplokokken bei negativer Kultur nachgewiesen wurden. Blutkulturen blieben steril, obwohl neben der Urethritis eine Polyarthritis und Tendovaginitis vorhanden war.

Treten hingegen Erythema nodosum-artige Exantheme bei Patienten mit einfacher Urogenitalgonorrhoe auf, so wird der genetische Zusammenhang sehr in Frage gestellt. SONCK konnte zweimal nodöse Veränderungen beobachten, deren gonorrhoische Ätiologie zweifelhaft erscheint. Bei einer Patientin traten sie knapp nach einer Angina auf, bei einer anderen konnte eine Entstehung auf tuberkulöser Basis nicht ausgeschlossen werden.

c) Hämorrhagische und bullöse Exantheme

Die Veränderungen dieser Gruppe sind typische Symptome einer Gonokokkensepticämie. Die Erscheinungen sind zwar vielgestaltig, doch recht charakteristisch. Als septische Exantheme zeigen sie ausgesprochene Neigung zur Hämorrhagie und zur hämorrhagischen Entzündung. Sie können in jedem Stadium der Sepsis auftreten und bilden sich in wenigen Tagen zurück.

Reine Purpuraformen scheinen in der neueren Literatur nur selten auf. So beschrieben REDEWILL; STONE; PETERS und HORN und HOFFMAN und FOGGART Fälle mit Hautblutungen, während COHN und FRIEDBERG Petechien an den Conjunctiven und am Gaumen beobachten konnten.

Weit häufiger finden sich Hautblutungen im Rahmen jener polymorphen gonorrhoischen Exantheme, bei denen sämtliche Primärefflorescenzen neben und nacheinander auftreten können. Die Erscheinungen beginnen mit entzündlichen oder hämorrhagischen Flecken und Papeln. Bald entstehen zentrale Bläschen oder Blasen, die zunächst serösen, später sanguinolenten Inhalt aufweisen. Die Bläschen platzen unter Krustenbildung oder gehen in Pusteln über.

Die spärlichen Efflorescenzen treten in rezidivierenden Schüben, disseminiert, selten gruppiert, vorwiegend an den Extremitäten distal, seltener am Stamm und im Gesicht auf. Neigung zur Konfluenz besteht kaum. Einschlägige Beobachtungen wurden von ICHIKAWA und OHMORI; LEVIN; WIEDMANN; FRIEDBERG; REDEWILL; KEIL; KERL; KITAMURA und MA; MARGOLIN; NIEUWENHUYSE und VAN PUTTE; STROMINGER; SULLIVAN und WOLFRAM veröffentlicht. REITZEL und KOHL beobachteten Blutungen an den Schleimhäuten, während NEUMANN und BINGENHEIMER bei einem Fall mit letalem Ausgang Ekchymosen an den serösen Häuten feststellten.

Obwohl die Bildung hämorrhagischer Blasen im Mittelpunkt der polymorphen Erscheinungen steht, ist das Bild außerordentlich vielgestaltet. Allerdings wurden auch einige Fälle mit größerer Einheitlichkeit beschrieben. So sahen GARLOCK; RUBINSTONE und ISRAEL; WHEELER und CORNELL, sowie LEVIN maculo-papulöse hämorrhagische Exantheme, während FILLER; HENNING und MARGOLIN papulöse und bullöse Veränderungen mit serösem Inhalt beobachten konnten.

Histologisch beschrieben KERL sowie ICHIKAWA und OHMORI ein leichtes Ödem der Epidermis und geringe Acanthose. In der Cutis waren ebenfalls ein geringgradiges Ödem und mäßige perivasculäre Infiltration zu sehen. Rundzellen herrschten vor, während nur wenige Leukocyten und Mastzellen vorhanden waren. In den Infiltraten, in den Capillaren und in der ödematösen Epidermis lagen Gonokokken. KERL und WIEDMANN fanden in einem anderen Fall auch Thrombosierung tieferer Gefäße mit umgebender leukocytärer Infiltration und Hämorrhagie.

Fast immer treten mit den Exanthemen als Symptome einer schweren gonorrhoischen Allgemeinerkrankung hohe septische Temperaturen sowie erhöhte Leukocyten- und Senkungswerte auf. Vielfach sind Gelenkerscheinungen, Sehnenscheidenentzündungen, Endokarditiden und Absceßbildungen, mitunter Herdnephritis und Ikterus vorhanden. Die Exantheme können jedoch auch das einzige Zeichen einer Gonokokkensepsis sein, was die Fälle von ICHIKAWA und OHMORI; REDEWILL und KEIL beweisen.

Fast regelmäßig gelingt der Erregernachweis in den Sekreten des Urogenitaltraktes. Meist handelt es sich um alte rezidivierende gonorrhoische Erkrankungen.

Weniger konstant lassen sich Gonokokken aus dem Blut oder aus dem Pustelinhalt kultivieren. Die Lebensdauer der Erreger ist außerhalb des Schleimhautmilieus nur kurz und die Züchtung ist nicht einfach. Blutkulturen müssen auf dem Höhepunkt septischer Fieberschübe, Hautkulturen möglichst frühzeitig angelegt werden.

Cohn; Stone; Filler; Garlock; Rubinstone und Israel; Wiedmann; Peters und Horn; Levin; Wheeler und Cornell; Reitzel und Kohl; Friedberg; Neumann und Bingenheimer; Keil und Kerl erhielten positive Blutkulturen. In den Efflorescenzen gelang der kulturelle Gonokokkennachweis Henning; Reitzel und Kohl; Keil; Kerl; Margolin; Nieuwenhuyse und van Putte und schließlich Strominger. Wolfram fand nur mikroskopisch gramnegative Diplokokken. Filler; Reitzel und Kohl; Keil und Nieuwenhuyse und van Putte gelang auch die Züchtung der Erreger aus gleichzeitig vorhandenen Gelenkergüssen, Keil aus einem Bursitispunktat. Bei einer Patientin Levins, die ad exitum kam, fanden sich gramnegative, intracelluläre Diplokokken in verrukösen, endokarditischen Auflagerungen, obwohl die Blutkultur steril geblieben war.

Die wenigen, flüchtigen Efflorescenzen können leicht der Beobachtung entgehen. Liegt der Verdacht auf eine Gonokokkensepsis nahe, so muß mit größter Sorgfalt nach Hautveränderungen gesucht werden, die als schwerwiegendes diagnostisches Zeichen zu werten sind.

In Differentialdiagnose kommen Exantheme anderer Septicämien, Arzneimittelexantheme, Erythema multiforme und hämorrhagische Eruptionen.

Die Prognose hängt von der zugrunde liegenden Gonokokkensepsis und dem Auftreten einer Endokarditis ab.

Seit der Einführung der modernen Therapie wurden keine Exantheme beschrieben. Es fehlen daher entsprechende therapeutische Erfahrungen, doch wäre anzunehmen, daß mit Antibioticis, entsprechend der septischen Natur dieser Erkrankung und der Empfindlichkeit der Gonokokken schlagartige Heilungen zu erzielen wären.

C. Die Keratodermia blennorrhagica

Synonyma: Keratosis blennorrhagica, Keratodermia blennorrhagica, gonorrhoische Hyperkeratosen, Gonorrheal Keratosis, Gonorrheal Keratoderma, Syndrome de Vidal, Dermatite gonococcique, Dermatitis blennorrhagica, Dermatitis rupioides arthritica, Keratodermia arthritica (Löfgren), Parakeratosis gonorrhoica (Haase), Dermatitis papillaris parakeratotica (Behrman), Keratodermatitis gonorrhoica (Downing).

In dem hier zugänglichen Schrifttum der letzten 25 Jahre finden sich rund 150 Arbeiten über die Keratodermia blennorrhagica.

Langer hat zwar die Keratosen auf Grund älterer Beschreibungen unter die gonorrhoischen Exantheme eingereiht, zu denen fließende Übergänge bestehen sollen, doch können wir uns dieser Auffassung nach eingehendem Studium der modernen Literatur nicht anschließen.

Die Keratosis blennorrhagica erscheint als einheitliches Krankheitsbild und zeigt makroskopisch und auch histologisch eine ganz andere Morphologie als die gonorrhoisch-septischen Veränderungen. Sie entwickelt sich in eigenartiger Weise, es werden andere Prädilektionsstellen bevorzugt und es fehlt die Neigung zur Hämorrhagie und zur Bildung hämorrhagischer Blasen. Es treten Nagelveränderungen auf, die bei den septischen Exanthemen nicht beobachtet werden. Die Keratodermie betrifft nahezu ausschließlich das männliche Geschlecht, sie ist regelmäßig mit einer Polyarthritis oder sonstigen Allgemeinsymptomen kombiniert und der Verlauf ist ungemein chronisch.

Vor allem sind die gonorrhoisch-septischen Exantheme metastatisch entstandene Symptome einer Gonokokken-Septicämie, während der Erregernachweis bei der Keratosis blennorrhagica auf größte Schwierigkeiten stößt und man hier an eine allergische Genese denken muß. *Es erscheint überhaupt fraglich, ob die Keratodermie eine spezifisch gonorrhoische Erkrankung ist.* In typischen Fällen wird ein Zusammenhang mit der Blennorrhagie augenscheinlich, aber dieselben Veränderungen finden sich bei der Reiterschen Erkrankung und die Differenzierung von der Psoriasis pustulosa arthropathica ist eine bis heute nicht restlos geklärte Streitfrage.

Aus diesen Gründen glauben wir, daß man die blennorrhagische Keratodermie von den gonorrhoischen Exanthemen abtrennen muß. Durch die Einordnung dieser ätiologisch und pathogenetisch ungeklärten Hautveränderungen unter sicher gonorrhoisch-septische Krankheitsbilder wird ein Präjudiz geschaffen, das der zukünftigen Forschung nur hinderlich sein kann.

Da eine ätiologische Beweisführung nicht möglich ist, muß die Diagnose auf anamnestisch und klinisch eindeutige Bilder beschränkt bleiben. Atypische Fälle sind mit großer Skepsis zu betrachten.

Man stößt in der Literatur vielfach auf unklare Beschreibungen Es soll daher zunächst eine Definition des typischen Krankheitsbildes folgen:

Die Keratosis „blennorrhagica" zeigt folgende Kardinalsymptome: 1. Typische Hautveränderungen. 2. Nachweis einer bestehenden oder durchgemachten Gonorrhoe. 3. Polyarthritis. 4. Schwere, an septische Zustandsbilder erinnernde Allgemeinstörungen. (Sie fehlen bei leichteren und abortiven Formen.)

Stellt man die 142 seit 1930 als blennorrhagische Keratodermien publizierten Beobachtungen nach diesen Gesichtspunkten zusammen, so ergibt sich folgender Überblick:

99 schweren Erkrankungen stehen 43 leichtere und abortive Fälle gegenüber. Bei 57 bzw. 19 Patienten konnte eine gleichzeitig bestehende Gonorrhoe nachgewiesen werden. Bei 29 bzw. 6 Patienten fand sich nur anamnestisch eine Tripperinfektion und bei 13 bzw. 18 Patienten erscheint die Diagnose fraglich. da die gonorrhoische Infektion oder die Polyarthritis nicht vorhanden waren.

Die Keratosis „blennorrhagica" muß als eine seltene gonorrhoische Komplikation bezeichnet werden. COMBES und DIETRICH berechneten, daß auf 5000 bis 7000 Trippererkrankungen jeweils eine Keratodermie entfällt, während ALLEN einen höheren Prozentsatz annimmt. KEEFER und SPINK sahen unter 150 gonorrhoischen Arthritiden vier Hyperkeratosen. An der Klinik für Haut- und Geschlechtskrankheiten wurden in Wien in den letzten 25 Jahren rund 30000 Gonorrhoiker behandelt; dabei gelangten zwei Keratodermien zur Beobachtung (FUHS, MATRAS).

Die Erkrankung betrifft fast ausschließlich das männliche Geschlecht. Die meisten Publikationen berichten über Patienten zwischen 20 und 40 Jahren.

Es wurden 12 Beobachtungen bei Frauen veröffentlicht, doch entspricht nur SHALLARDs und KANEEs Fall den gestellten diagnostischen Bedingungen. Bei COUNTERs Patientin fehlte die gonorrhoische Infektion und die Arthritis, die Nagelveränderungen erinnerten an Psoriasis und die Blutserumreaktionen auf Syphilis waren positiv. MACCORMAC sah eine Frau mit typischen Keratosen, bei der weder eine Arthritis noch eine Blennorrhagie vorhanden war. Fraglich scheinen auch die Fälle von FINLAY, GADRAT, LEVER u. CRAWFORD und von RILLE, bei denen eine Gonorrhoe nicht nachgewiesen werden konnte. GADRATs Patientin war eine Virgo intacta, so daß man den anamnestischen Angaben

Glauben schenken kann. FALK; GAY JAQUETI-DEL POZO u. FORNS sowie LOUSTE u. LEVY-FRANCKEL und schließlich SPENCER fanden zwar eine Urogenitalgonorrhoe, doch trat in diesen Fällen keine Arthritis auf. LOUSTEs Patientin war $5^1/_2$, GAYs Patientin 9 Jahre alt. Nach den Beschreibungen von LOUSTE und LEVY-FRANCKEL; FINLAY; LEVER u. CRAWFORD und SPENCER scheinen die Hautveränderungen nicht besonders charakteristisch gewesen zu sein. In WAYSONs Publikation fehlen nähere Angaben, so daß eine kritische Beurteilung nicht möglich ist.

Bei der Besprechung des klinischen Bildes wird mit wenigen Ausnahmen auf Literaturangaben verzichtet und auf das ausführliche Literaturverzeichnis verwiesen, da das Schrifttum sehr umfangreich und die Symptomatologie weitgehend abgeklärt ist.

1. Veränderungen der Haut, der Nägel und der Schleimhäute

a) Makroskopische Morphologie

Die Keratosen treten entweder generalisiert oder an den Prädilektionsstellen herdförmig auf. Die Lokalisation erfolgt symmetrisch, wobei eine Seite stärker in Mitleidenschaft gezogen werden kann. Die Prädilektionsstellen sind Handflächen, Fußsohlen, Finger, Zehen, sowie die Haut über erkrankten Gelenken. Häufig finden sich auch Veränderungen an den Streckseiten der Extremitäten, über dem Sternum und in der Lumbalregion, seltener auf der Kopfhaut, im Gesicht und am Genitale.

Die Entwicklung der Keratosen erfolgt in charakteristischer Weise. Die Primärefflorescenzen sind mikroskopisch kleine oder stecknadelspitz- bis linsengroße straffe, von einem entzündlichen Hof umgebene Bläschen. Ebenso häufig werden gelbliche, rötlich-braune oder kupferfarbene, harte flach erhabene Papeln beschrieben. Selten finden sich Erythemflecke und nur fünfmal wurden hämorrhagische Erscheinungen beobachtet (DOWNING; HIEHLE und HAMP; LADANY und HUGHES; STEWART).

Diese Veränderungen entgehen leicht der Beobachtung, da sie sich in kurzer Zeit (nach HIEHLE in 24 Std) in Pusteln mit käsig-krümeligem, gelblich-weißem, aus Zelldedritus bestehendem Inhalt umwandeln.

Die Keratosen gehen aus diesen Pusteln vorwiegend durch Austrocknung hervor. Sie haben grüngelbes, braungelbes, schmutzig-graues oder mehr kupferfarbenes Kolorit. Viele Autoren bezeichnen die konischen Auflagerungen vergleichsweise als „tapezierernagelartig". Hebt man sie ab, was mehr oder minder leicht und schmerzlos gelingt, so liegt eine entzündlich gerötete, geringgradig infiltrierte und nässende oder glänzende Fläche zutage.

Durch peripheres Wachstum kommt es zur Größenzunahme. Die Keratosen zeigen eine schmale erythematöse und eine graugelbliche Randzone, die dem papulo-vesiculösen bzw. dem pustulösen Stadium entspricht. Durch Konfluenz der bis handtellergroßen Herde entstehen landkarten- und reliefartige Figuren.

An den Handflächen und Sohlen bilden sich infolge der starken Verhornung dicke, austernschalenartige Auflagerungen. An den Fingern und Zehen näßt mitunter die diffus gerötete Haut, Bläschen und Pusteln beherrschen das Bild. Auch an der Kopfhaut und an Intertrigostellen neigen die Veränderungen zu Maceration und Exsudation.

Die Erscheinungen an der Glans und am Praeputium werden als Balanitis circinata beschrieben, da die grauroten, scharf begrenzten, eventuell mit gelbbraunen Krusten bedeckten Herde zu gyrierten Arealen konfluieren. Bei starker Maceration tritt die Keratosenbildung in den Hintergrund. Es finden sich dann entzündlich gerötete, mehr oder weniger infiltrierte, trockene oder nässende, mitunter stärker erodierte circinäre Herde. Die Balanitis circinata kann allein mit der Polyarthritis auftreten, wie dies von GADRAT und MOREL und von SHERMAN, BLUMENTHAL u. HEIDENREICH bei schweren, von BLUMENTHAL u. SHERMAN; HEROLD u. SMITH; REISS und von SHERMAN, BLUMENTHAL u. HEIDENREICH bei abortiven Erkrankungen beschrieben wurde.

Sehr charakteristisch sind die Nagelveränderungen. Da die Keratosenbildung auch subungual erfolgt, werden die Nägel von bröckeligen Detritusmassen allmählich emporgehoben und abgestoßen. Die Nagelplatte wird nach CEDERBERGS exakter Beschreibung besonders im Bereich der Matrix in Mitleidenschaft gezogen. Die brüchigen, aufgesplitterten, lufthaltigen und mißfarbenen Partien werden durch das weitere Wachstum vorgeschoben. Kommt es zwischen den Erkrankungsschüben zu Pausen, so können normale und zerstörte Nagelgebiete streifenförmig aufeinander folgen. Zehen- und Fingernägel werden gleich häufig befallen.

In einzelnen Fällen wurden Veränderungen an der Wangenschleimhaut, am Gaumen und an der Zunge in Form von stecknadelkopf- bis linsengroßen, maculösen oder flach-papulösen, zentral leicht gedellten, mitunter konfluierten, entzündlich geröteten oder grauweißlichen Plaques beobachtet. Auch Erosionen und Ulcera wurden beschrieben.

Im Rahmen der Keratodermie tritt manchmal eine wohl toxische Conjunctivitis auf. In schweren Fällen mit starker Sekretion kann eine Keratitis hinzutreten. EPSTEIN u. CHAMBERS glauben, daß die Hornhautveränderungen in gleicher Weise wie die Hauterscheinungen aus kleinsten Bläschen und Infiltraten entstehen.

b) Mikroskopische Morphologie

Eingehende histologische Untersuchungen wurden von BARRETT; CHAMBERS u. KOETTER; EPSTEIN; LEES u. PERCIVAL und von LADANY u. HUGHES veröffentlicht.

Die Veränderungen beginnen mit inter- und intracellulärem Ödem an der oberen Grenze des Stratum spinosum. Die Spongiose nimmt zu und kleinste, zunächst fibrinerfüllte Hohlräume treten auf. In den umgebenden Zellen bilden sich Vacuolen, die Kerne werden pyknotisch, sie färben sich schlecht und verfallen der Nekrose. Der Verhornungsvorgang über diesen Veränderungen ist gestört. Das Stratum granulosum ist selten verbreitert, meist fehlt es, so daß auf das Stratum germinativum parakeratotische Zellen folgen. Zunächst sind die Veränderungen noch von normal verhornenden Schichten umgeben. Die Retezapfen werden acanthotisch, in der leicht ödematösen Basalis zeigen sich zahlreiche Mitosen. Lymphocyten, Plasmazellen und wenige Leukocyten wandern in die Epidermis ein. Sie durchsetzen die Bläschen und die nekrotischen und parakeratotischen Areale. Die Absceßbildung kann auch direkt durch Infiltration und Auflösung nekrotischer Zellbezirke erfolgen. Die Exsudation erreicht in beiden Fällen nur geringe Grade, so daß die bröcklige Konsistenz des Pustelinhaltes verständlich wird.

Die Horndecke wird später abgestoßen oder von neu gebildeten parakeratotischen Zellen emporgehoben. Die Absceßbildung tritt zurück. Die typische Keratose besteht aus einer dicken Schuppenkruste, die sich aus parakeratotischen und einzelnen normal verhornten Zellen, Detritusmassen, Fibrinresten und zahlreichen Rundzellen zusammensetzt. Klingt die Erkrankung ab, so werden nach dem Einsetzen einer normalen Verhornung die parakeratotischen Auflagerungen abgestoßen.

In den elongierten Papillen tritt leichtes Ödem und vorwiegend perivasculäre Infiltration aus Lymphocyten, Plasmazellen, Bindegewebszellen und wenigen polymorphkernigen Leukocyten auf. Die Capillaren sind erweitert. BARRETT u. STEWART konnten Blutaustritte beobachten, während MIALE u. SINGLETARY periglanduläre Infiltration um Schweißdrüsenendstücke beschrieben haben.

Die Schleimhautveränderungen zeigen ähnliche, in entsprechender Weise modifizierte histologische Bilder.

2. Der Nachweis einer bestehenden oder einer durchgemachten Gonorrhoe

Der Nachweis einer gonorrhoischen Infektion ist eine Conditio sine qua non, die zur Diagnose einer Keratosis blennorrhagica unbedingt gefordert werden muß. Er ist jenes Kriterium, das die Annahme einer gonorrhoischen Ätiologie rechtfertigt, da die exakte experimentelle Beweisführung noch niemals gelungen ist.

In den meisten Fällen sind es chronisch verlaufende und ungenügend oder gar nicht behandelte gonorrhoische Erkrankungen des Urogenitaltraktes. Seltener tritt die Keratodermie bereits nach der ersten akuten Attacke auf. Meist liegt die Erstinfektion Jahre zurück, und es ist in der Zwischenzeit zu Rezidiven oder Reinfektionen mit arthritischen oder anderen Komplikationen gekommen. Tage, Wochen oder Monate vor dem Ausbruch der Hautveränderungen stellt sich nach Exzessen in Baccho et Venere oder nach einem grippalen Infekt neuerlich eine Urethritis ein.

Die Gonokokken können in etwa 66% der Fälle im Urethralsekret nachgewiesen werden. Mitunter finden sie sich erst nach wiederholter Suche und Provokation in Exprimaten aus Prostata und Samenblasen, obwohl diese bei der Palpation nicht pathologisch verändert scheinen. Bei anderen Patienten sind deutliche Zeichen einer chronischen Prostatitis, Spermatocystitis oder Epididymitis vorhanden.

Kann man trotz sorgfältiger Fahndung keine Gonokokken finden, so muß man sich mit einer anamnestisch gesicherten blennorrhagischen Infektion als Grundlage der Diagnose begnügen.

3. Polyarthritis gonorrhoica

Die Keratodermie ist regelmäßig mit Gelenkbeschwerden im Sinne einer Polyarthritis gonorrhoica kombiniert und manche Autoren betrachten sie geradezu als eine Komplikation des blennorrhagischen Gelenkrheumatismus. Das Zusammentreffen ist so konstant, daß man die Diagnose gonorrhoischer Keratosen bezweifeln muß, wenn die Gelenkserscheinungen fehlen. Die Beschwerden beginnen einige Tage oder Wochen vor dem Ausbruch der Hautveränderungen. Die Artikulationen werden in verschiedener Reihenfolge ergriffen. Am häufigsten erkranken die Kniegelenke, dann folgen die Sprung-, Hand-, Schulter-, Ellbogen-, Finger- und Zehen-, Hüft-, Intervertebral-, Intertarsal-, Sternoclavicular-, Kiefer- und Intercarpalgelenke. In leichten Fällen beschränkt sich die Erkrankung auf einzelne Artikulationen, von denen manche nur vorübergehend ergriffen werden. In schweren Fällen werden fast alle Gelenke in Mitleidenschaft gezogen, so daß die Patienten völlig bewegungsunfähig werden und die Nahrungsaufnahme auf große Schwierigkeiten stößt. Meist sind es Arthralgien oder leichtere serofibrinöse Veränderungen, bei denen funktionelle, schmerzbedingte Symptome mit mäßiger periartikulärer Schwellung und Rötung im Vordergrund stehen. In größeren Gelenken treten mitunter seröse oder serofibrinöse Ergüsse auf. Septisch-metastatische purulente oder phlegmonöse Arthritiden gelangen nicht zur Beobachtung. Die Punktate sind steril und nur SCHWARZ u. KINGMA konnten kulturell Gonokokken nachweisen.

Die röntgenologischen Befunde sind spärlich und uncharakteristisch. Sie entsprechen der Weichteilschwellung oder dem Hydrops, während die Gelenkflächen keine Veränderungen aufweisen. Auffällig ist die fleckförmige Entkalkung gelenknaher Knochenabschnitte im Sinne der Sudeckschen Atrophie, die sich mit großer Regelmäßigkeit nachweisen läßt.

Die Arthritiden treten schubweise mit gelegentlichen Exacerbationen auf und begleiten die Keratodermie während ihres monatelangen chronischen Verlaufes.

Die Prognose ist in funktioneller Hinsicht günstig zu stellen. Es kommt höchst selten zu Versteifungen oder bleibender Bewegungseinschränkung. In der überwiegenden Mehrzahl der Fälle tritt Restitutio ad integrum ein.

4. Allgemeinstörungen, Miterkrankung innerer Organe, Laborbefunde

Während bei leichteren abortiven Erkrankungen das Allgemeinbefinden nicht wesentlich beeinträchtigt wird, tritt in schweren Fällen ein toxisches Zustandsbild auf. Die Patienten werden besonders nachts von heftigsten Gelenk- und Muskelschmerzen gequält, die ihre Beweglichkeit auf ein Mindestmaß einschränken. Häufig stellen sich typische blennorrhagische Fersenschmerzen ein. Die subfebrilen oder hochfebrilen Temperaturen erreichen in den Abendstunden Spitzenwerte. Das Fieber zeigt remittierenden, seltener intermittierenden Charakter und ist von Schüttelfrösten und Schweißausbrüchen begleitet. Der Puls ist frequent, der Blutdruck erniedrigt. Die Kranken sind blaß und völlig appetitlos; sie leiden unter starkem Krankheitsgefühl und toxisch bedingten Depressionszuständen. Durch hochgradige Abmagerung mit Gewichtsverlusten bis zu 25 kg kommt es in kurzer Zeit zur Kachexie. Die Muskulatur verfällt der Atrophie. In schwersten Fällen tritt völlige Gleichgültigkeit und Somnolenz auf und die Kranken erreichen einen moribunden Zustand.

Komplikationen durch Miterkrankung innerer Organe sind selten. BEESON u. EBERT; BERARDI; LEES u. PERCIVAL; NEIDERS und auch TAYLOR haben Erkrankungen des Endokards beschrieben, und GADRAT u. MOREL glauben, daß bei ihrem Patienten neben einer Tendovaginitis der Achillessehne vorübergehend eine Myokarditis auftrat. LE COULANT, L'EPÉE u. TEXIER beobachteten schwere Diarrhoen, REISS eine Pseudoneuritis nervi optici, COMBES, DIETRICH u. COHEN sowie HARD konnten bei ihren Patienten generalisierte Lymphknotenschwellungen feststellen.

In tabula fand BUREAU eine Hepatitis und Nephritis sowie endokarditische Auflagerungen an der Mitralis. OHASHI konnte eine Pneumonie, fettige Degeneration von Leber, Niere und Herz, submuköse Darmblutungen, eine subakute Nephritis und Atrophie der Hoden, der Schilddrüse und der Prostata feststellen.

In schweren Fällen zeigt das Blutbild eine hypochrome oder normochrome Anämie leichten Grades, doch kann die Zahl der Erythrocyten unter 3 Millionen absinken. Die Leukocyten sind vermehrt, die Werte schwanken zwischen 8000 und 20000. Man findet oft eine Lymphocytose oder Monocytose. Die Blutkörperchensenkungsgeschwindigkeit ist stark beschleunigt. Die Serumkomplementbindungsreaktion auf Gonorrhoe ergibt positive oder negative Resultate, während die wenigen diesbezüglichen Untersuchungen von Gelenkpunktaten positiv ausfielen. Percutane und intracutane Proben mit Gonokokken-Vaccine zeigen verschiedene positive und negative Ergebnisse. Der Liquor ist nicht pathologisch verändert.

5. Verlauf und Prognose

Vielfach manifestieren sich Wochen oder Monate vor dem Ausbruch der Keratodermie Symptome einer chronischen Gonorrhoe. Bei anderen Patienten fehlen sie, doch stößt man in der Anamnese auf eine eventuell schon vor Jahren durchgemachte Tripperinfektion. Die Gelenkbeschwerden beginnen regelmäßig einige Tage oder Wochen vor den Hautveränderungen. Nach Belastungen treten Schmerzen auf, die Patienten fühlen sich nicht wohl, sie klagen über Frostgefühl und Muskelschmerzen. Schließlich erscheinen an den Prädilektionsstellen einzelne Keratosen.

Der Krankheitsverlauf ist chronisch und verläuft in Schüben. Bei abortiven Formen wird das Allgemeinbefinden nicht wesentlich beeinträchtigt.

Nach CHAMBERS u. KOETTER steigt in schweren Fällen die Temperatur etwa 8 Std vor den Eruptionen auf 40° an, um 6 Std nachher unter Schweißausbrüchen wieder abzufallen. 24 Std vor dem Ausbruch verstärkt sich die eventuell vorhandene Urethritis. Fast gleichzeitig mit dem Auftreten neuer Keratosen stellt sich eine Conjunctivitis ein und werden weitere Gelenke befallen. Die Patienten liegen darnieder und werden allmählich kachektisch.

Die Prognose ist bei schweren Erkrankungen ernst, aber keineswegs infaust. Nach Monaten tritt plötzlich Besserung und allmähliche Abheilung, meist mit Restitutio ad integrum, ein. In vielen Fällen wird die Dauer der Erkrankung durch therapeutische Maßnahmen verkürzt. Man hat jedoch den Eindruck, daß die Keratodermie nach vielen Monaten auch von selbst zur Abheilung kommt.

Der letale Ausgang wird durch interkurrente Erkrankungen oder durch völlige Erschöpfung herbeigeführt (BUREAU; FREIRICH, SCHWARTZ u. STEINBROCKER; LEES u. PERCIVAL; OHASHI; WEISSENBACH, FERNET, MARTINEAU u. FOURESTIER).

Nicht selten treten nach Monaten oder Jahren Rezidive auf, die unabhängig von früheren Attacken leicht oder schwer verlaufen können.

6. Diagnose und Differentialdiagnose

Obwohl die Keratodermie ein sehr charakteristisches Bild bietet, kann die Differentialdiagnose auf erhebliche Schwierigkeiten stoßen. Zunächst können im Rahmen des Reiterschen Symptomenkomplexes Hautveränderungen auftreten, die sich weder makroskopisch noch histologisch von den gonorrhoischen Hyperkeratosen unterscheiden. Da auch die Klinik beider Krankheitsbilder größte Ähnlichkeit aufweist, wird man sich zur Feststellung einer gonorrhoischen Keratodermie nur dann entschließen dürfen, wenn man eine bestehende oder durchgemachte Gonorrhoe nachweisen kann und die Reitersche Krankheit in Erwägung ziehen, wenn dieses Symptom fehlt. Da man zum Teil auf Angaben des Patienten angewiesen ist, und sich auch in der Anamnese der Reiterschen Trias Urethritiden finden, wird die Differenzierung mitunter unmöglich. Es ist auch noch keineswegs geklärt, ob die blennorrhagische Keratodermie von der beim Morbus Reiter beobachteten, in ätiologisch-pathogenetischer Hinsicht tatsächlich abzugrenzen ist. Aus diesem Grund werden im Literaturverzeichnis hinter der Literatur zu Abschnitt C auch alle Arbeiten über Reitersche Erkrankungen mit Keratosen und Balanitis circinata angeführt.

Auch die Differentialdiagnose von pustulösen Formen der Psoriasis arthropathica ist schwierig und aufs engste mit theoretischen Problemen verknüpft. EPSTEIN hat in einer groß angelegten Arbeit folgende Unterschiede aufgezeigt: Die Keratodermia blennorrhagica entsteht offenbar auf gonorrhoischer Basis, sie betrifft fast ausschließlich Männer und zeigt keinerlei Heredität. Die Arthritis erscheint vor den Hautläsionen, bevorzugt große Gelenke und führt nur selten zu Deformitäten. Die Erkrankung setzt akut ein, verläuft unter hohem Fieber mit schwerer Störung des Allgemeinbefindens und klingt nach Monaten auch von selbst ab. Die Psoriasis pustulosa arthropathica hingegen betrifft Psoriatiker beiderlei Geschlechts und zeigt in 25% der Fälle Heredität. Die Psoriasis besteht schon jahrelang vor den Gelenkveränderungen, die zu Ankylosen und Deformierungen neigen und vorwiegend die kleinen Gelenke zerstören. Die Schleimhäute sind immer frei und eine gonorrhoische Urethritis kann nur als zufälliger Nebenbefund gewertet werden. Die Psoriasis arthropathica verläuft als lebenslängliches, eminent chronisches Leiden mit einzelnen akuten schweren Exacerbationen. Die keratotischen Efflorescenzen beider Krankheitsbilder sind makroskopisch und histologisch sehr ähnlich. Im Beginn der Keratodermie entwickeln sich Bläschen, während beim Abheben psoriatischer Schuppenkrusten kleinste Blutungen entstehen. Die Erscheinungen der Keratodermie sollen mehr Plasmazellen enthalten. Differentialdiagnostisch wertvoll sind die verschiedenartigen Prädilektionsstellen und Nagelveränderungen.

Auch generalisierte Formen der Acrodermatitis continua Hallopeau kommen in Differentialdiagnose. FUHS konnte einen Patienten beobachten, bei dem eine exakte Abgrenzung unmöglich war. Die Erkrankung wurde während des jahrelangen Verlaufes abwechselnd als gonorrhoische Keratodermie und als Morbus Hallopeau aufgefaßt. Obwohl die Haut- und Nagelveränderungen sehr ähnlich sein können, glauben wir doch, daß hier wesentliche Unterschiede bestehen. Vor allem zeigt die Acrodermatitis continua einen jahrzehntelangen chronischen Verlauf und Heilung wird äußerst selten, Restitutio ad integrum nie beobachtet. Es kommt zu atrophisch-pseudosklerodermatischen Veränderungen, Weichteilrarefizierung, Schrumpfung und Flexionskontraktur der Endphalangen. Polyarthritische Gelenksbeschwerden fehlen bei dieser Erkrankung und das Allgemeinbefinden ist auch bei generalisierten Formen kaum beeinträchtigt. Die typischen Eitersugillationen der Acrodermatitis continua treten zuerst an Zehen und Fingern auf und erst nach jahrelangem Verlauf erfolgt die Generalisation.

MISKJIANS Fall, der zuerst als gonorrhoische Keratodermie angesehen, später aber als luisches Exanthem erkannt und mit Neosalvarsan geheilt wurde, beweist, daß auch die Abgrenzung gegen syphilitische Erscheinungen äußerst schwierig sein kann.

Eine Verwechslung der plantaren und palmaren Veränderungen mit angeborenen Keratosen, Arsenschäden und der von KRETSCHMER beschriebenen Palmitis und Plantitis gravidarum scheint kaum möglich zu sein.

Tritt die Balanitis circinata allein auf, so können die Erscheinungen mit einer Erythroplasia glandis Queyrat verwechselt werden, wobei auch die histologische Untersuchung zunächst versagt. Hingegen wird die Abgrenzung von einem Herpes progenitalis kaum auf Schwierigkeiten stoßen.

Sind Nagelveränderungen vorhanden, so müssen Onychomykosen durch entsprechende Untersuchungen ausgeschlossen werden.

7. Therapie

Im Laufe der therapeutischen Epochen ist die gonorrhoische Keratodermie mit allen möglichen Medikamenten behandelt worden, doch hat bisher keine Methode regelmäßig zum Erfolg geführt.

Neben lokalen Maßnahmen, der Behandlung der Gelenkbeschwerden, der Sanierung chronisch gonorrhoischer Herde und allgemein eingreifenden therapeutischen Maßnahmen ist die sorgfältigste Pflege und unspezifische Allgemeinbehandlung der schwerkranken Patienten erforderlich. Die Kost muß calorien-, eiweiß- und vitaminreich sein. Herz und Kreislauf müssen gestützt und Vitamine auch parenteral zugeführt werden. Das Auftreten interkurrenter Infekte ist durch zeitgerechte und antibiotische Therapie zu verhindern und in schwersten Fällen sind Blut- und Plasmatransfusionen erforderlich.

Die lokale Behandlung wird sich auf Salbenapplikation und reinigende Maßnahmen beschränken. TAYLOR, sowie HIEHLE und HAMP beobachteten, daß Keratosen unter Elastoplast-Verbänden, die wegen der Gelenkbeschwerden angelegt worden waren, im Laufe einer Woche abheilten.

Die Arthritiden erweisen sich gegen Salicylmedikation völlig refraktär. Wärmeapplikation wird von vielen Patienten lindernd empfunden. Sobald es der Allgemeinzustand zuläßt, wird mit der Kurzwellen- oder Diathermiebehandlung, später mit Massagen und entsprechender Bewegungstherapie begonnen.

Von wesentlicher Bedeutung ist die Sanierung gonorrhoischer Fokalherde. Man hat in früheren Jahren durch sorgfältige Lokaltherapie beachtliche Erfolge erzielt. Seit der Einführung der Sulfonamide und Antibiotica wird diese Behandlungsmethode kaum mehr angewendet, doch sollte man beim Versagen moderner Medikamente unbedingt auf die Lokaltherapie zurückgreifen. Auch operative Maßnahmen kommen in Frage. DOWNING sah schlagartige Besserungen nach Vesiculotomie, Prostataincision und Vasektomie, STRANDBERG nach Incision einer Cowperitis.

Die Erfolge mit Sulfonamiden und Antibioticis sind verschieden. Heilungen durch Sulfonamide beobachteten CAÑADAS; LADANY u. HUGHES; STEWART; CHAMBERS, ANDERSON u. ROSENBERG u. a., durch Penicillin EMMET; HIEHLE u. HAMP; MIALE u. SINGLETARY; COMBES; FREIRICH; LADANY u. HUGHES; SATULSKY u. a. durch Streptomycin, COMBES u. THOMPSON, WHITE u. HAILEY und durch Terramycin COMBES. BERARDI; COMBES; SATULSKY; LE COULANT, L'EPÉE u. TEXIER; EPSTEIN; FREIRICH; HARD u. a. berichteten über Sulfonamid- und Penicillinversager, LE COULANT u. Mitarb. sowie SHALLARD u. KANEE über Mißerfolge mit Streptomycin. Wahrscheinlich sind alte gonorrhoische Herde mitunter auch bei Männern so abgekapselt und induriert, daß diese Medikamente trotz höchster Dosierung nicht in Konzentrationen einwirken können, die zur Sanierung erforderlich sind.

Auch die Behandlung mit Gonokokken-Vaccine wurde mit unterschiedlichen Erfolgen angewendet. HARD und STROMINGER sahen schlagartige Heilungen, andere Autoren berichteten über allmähliche Besserungen oder über Versager. Nach den Injektionen kommt es zu Herdreaktionen, verstärkten Gelenkbeschwerden und Fieberschüben. Es ist nicht zu entscheiden, ob die Erfolge dieser Therapie der Vaccination oder den Temperatursteigerungen zuzuschreiben sind.

Sehr gute Ergebnisse erzielt man mit der Fiebertherapie. COMBES; COMBES, DIETRICH u. COHEN; EPSTEIN und EPSTEIN u. CHAMBERS sahen bereits nach wenigen Fieberstößen weitgehende Remissionen. Sie erzielten die Temperatursteigerungen mit dem Induktotherm, während EPSTEIN; HÅRD; SHERMAN, BLUMENTHAL u. HEIDENREICH; CHAMBERS u. KOETTER; HEISEL u. FREEMAN sowie GADRAT Typhus-Vaccine und Milchinjektionen anwandten. Es scheint vor allem darauf anzukommen, daß die Temperaturen durch mehrere Stunden über 40^0 gehalten werden, was man am zweckmäßigsten mit Hyperthermie-Geräten erreicht. Es ist verständlich, daß eine derart eingreifende Therapie mit einem gewissen Risiko verbunden ist, das aber durch sorgfältige Kreislaufunterstützung und Überwachung auf ein Minimum eingeschränkt werden kann.

EPSTEIN, COMBES u. BEHRMAN sowie LÖWENFISH berichteten über Heilungen nach hohen Dosen von Vitamin A. Sehr interessant ist SULZBERGERs Beobachtung. Von der Überlegung ausgehend, daß die Keratodermie bei Frauen ungemein selten ist, verabreichte der Autor Stilboestrol, wonach schlagartige Besserung eintrat.

In jüngster Zeit unternahmen MYERSON und KATZENSTEIN sowie SHALLARD und KANEE therapeutische Versuche mit ACTH. MYERSON gab zunächst sechsstündlich 25 mg, später sechsstündlich 15 und 5 mg, dann zwölfstündlich 5 mg und schließlich täglich 5 mg ACTH. Nach dem ersten Stoß trat ein Rezidiv auf, nach dem zweiten kam es zur Abheilung. SHALLARD und KANEE infundierten als Dauertropf durch 10 Tage täglich 20 E ACTH. Die Erscheinungen klangen ab. Nach dem Absetzen trat eine vorübergehende Temperatursteigerung auf.

SCHWARZ und KINGMA behandelten einen Patienten, bei dem alle anderen therapeutischen Maßnahmen erfolglos geblieben waren, durch 3 Monate mit Cortison. Zuerst schwanden Temperatur und Urethritis, später besserten sich die Gelenkbeschwerden und zuletzt heilten die Keratosen ab. Es traten keine Rezidive auf.

Die wenigen Versuche erlauben keine weitgehenden Schlüsse, doch scheinen diese Hormone bei der Keratodermie eine hervorragende therapeutische Wirkung zu haben, so daß man ex juvantibus mit Vorsicht auf eine allergische Genese schließen könnte.

8. Ätiologie und Pathogenese

Überblickt man die Literatur der letzten 30 Jahre, so kann man es als erwiesen annehmen, daß die Keratodermia blennorrhagica ein selbständiges, von der Psoriasis pustulosa abzugrenzendes Krankheitsbild ist. Wir verweisen in diesem Zusammenhang auf EPSTEINs ausgezeichnete Arbeit, in der die Unterscheidungsmerkmale, die wir schon bei der Differentialdiagnose besprochen haben, klar zusammengestellt sind.

Hingegen bleibt die Frage zu beantworten, ob die Veränderungen der Keratosis blennorrhagica spezifisch durch Gonokokken hervorgerufen werden, oder ob noch andere bakterielle, virusbedingte oder toxische Momente für die Entstehung verantwortlich gemacht werden können. Ebenso ungeklärt ist die Rolle, die konstitutionelle oder hormonelle Faktoren dabei spielen.

Zahlreiche Autoren sind von einem Zusammenhang mit der Gonorrhoe überzeugt und in typischen Fällen scheint diese Annahme auch gerechtfertigt zu sein. Man findet eine bestehende oder in der Anamnese eine durchgemachte gonorrhoische Infektion, die Gelenkbeschwerden gleichen weitgehend der Polyarthritis blennorrhagica und die Erkrankung exacerbiert bei Verschlechterung und bessert sich nach Abheilung gonorrhoischer Fokalherde. SCHWARZ und KINGMA gelang der Nachweis einer gonorrhoischen Systemerkrankung durch Züchtung der Erreger aus dem Gelenkpunktat. Hingegen ist eine unanfechtbare ätiologische Beweisführung noch ausständig. Sie ist aufs engste mit pathogenetischen Überlegungen verknüpft und müßte nicht unbedingt, wie KUSKE meint, durch das kulturelle Verfahren erbracht werden, das ja nur im Falle einer septischen Entstehung gelingen kann.

Schwerwiegende Gründe sprechen gegen diese pathogenetische Möglichkeit. Zunächst zeigen sicher gonorrhoisch-metastatische Exantheme eine ganz andere Morphologie. Das Bild der Keratodermia blennorrhagica hat keine Parallelen zu septischen Hautveränderungen im allgemeinen und die Entstehung der Keratosen könnte durch lokale bakterielle Einwirkung nicht zwanglos erklärt werden. Trotz zahlreicher Versuche konnten noch nie Gonokokken in den Efflorescenzen verifiziert werden. BARRETT; CANNON; COLE u. DRIVER; COMBES u. BEHRMAN;

Combes, Dietrich u. Cohen; Gateley; Miale u. Singletary; Photinos u. Rélias; Satulsky und schließlich Schwarz u. Kingma fanden zwar gramnegative Diplokokken in Abstrichen, abgeschabten Partikelchen oder in histologischen Schnitten, aber das kulturelle Verfahren ergab durchwegs negative Resultate. Nur Hodara konnte 1912 aus dem Blut Gonokokken züchten und nur Schwarz u. Kingma gelang die Kultur aus dem Gelenkpunktat. Diese Befunde stehen in klarem Gegensatz zu den zahlreichen positiven Ergebnissen bei den gonorrhoisch-septischen Exanthemen. Bei der Keratodermie fehlen auch zumeist jene schweren, lebensbedrohlichen Veränderungen innerer Organe, die durch eine Gonokokkensepsis hervorgerufen werden. Schließlich müßten bei einer metastatischen Genese mit lokaler Therapie bessere Erfolge und mit Antibioticis schlagartige Heilungen zu erzielen sein.

Manche Autoren erwägen die Möglichkeit einer toxischen Entstehung. So denken Cederberg u. Epstein an eine Gonokokkentoxikämie aus Fokalherden, die einerseits die Keratosenbildung, andererseits die Conjunctivitis, die Arthritis und das toxische Zustandsbild bewirken soll. Goldschmid zieht wegen der Lokalisation um befallene Gelenke eine lymphogene Toxinverbreitung in Erwägung. Die Giftstoffe könnten auch in der Blutbahn durch raschen Zerfall von eingedrungenen Gonokokken entstehen. Auch Kleine-Natrop hält die Erscheinungen für toxisch bedingt, glaubt aber, daß nicht nur Gonokokkengifte, sondern auch Toxine anderer Erreger bei entsprechender Disposition eine Keratodermie hervorrufen können. Neiders; Epstein; Berson u. Matuskow und auch Cederberg diskutieren die Möglichkeit, daß die Veränderungen nicht durch Bakterientoxine, sondern durch Stoffe hervorgerufen werden, die in erkrankten Schleimhäuten oder in befallenen Gelenken gebildet werden. Vor allem käme eine Vermehrung der Chondroitinschwefelsäure in Frage, die eine Keratosenbildung veranlassen soll. Lees und Percival halten eine bakteriell oder toxisch bedingte trophische Störung für möglich.

Die meisten modernen Autoren vertreten jedoch die Meinung, daß *allergische Vorgänge* von Bedeutung sind. Wenn gonorrhoische Fokalherde jahrelang bestehen, so kommt es allmählich zu einer Sensibilisierung der Haut und der Synovialis der Gelenke, die schließlich so stark wird, daß weitere Bakterien- oder Toxinausschwemmungen Keratosenbildung als Folge lokaler Antigen-Antikörperreaktionen auslösen. Scomazzoni; Allen; Bejarano u. Orbaneja; Ebert u. Slepyan sowie Ladany u. Hughes halten eine echte Toxinallergie für wahrscheinlich, wobei Scomazzoni und Ladany u. Hughes an eine primäre toxische Störung des neurovegetativen Systems des gesamten Organismus denken, die eine Sensibilisierung auslösen soll. Cannon; Combes; Combes, Dietrich u. Cohen; Myerson u. Katzenstein; Shallard u. Kanee; Blumenthal u. Heidenreich; Tobias; Weissenbach, Fernet, Martineau u. Fourestier sowie Blumenthal u. Sherman stellen sich hingegen die Entstehung im Sinne einer „-id-reaction“ vor, halten die Keratosis blennorrhagica also für ein Gonococcid. Die Erreger gelangen auf hämatogenem Wege aus Fokalherden in die Haut. Die sofort ablaufende Antigen-Antikörperreaktion veranlaßt die Keratosenbildung. Ähnlich wie bei den Mykiden versagt der Erregernachweis in Blut und Efflorescenzen wegen der raschen Zerstörung der Keime.

Gegen diese Hypothese spricht die Tatsache, daß der Gonococcus im Gegensatz zu den Hyphomyceten kein dermatotroper Keim ist. Hingegen wird sie durch die experimentellen Untersuchungen von Weissenbach u. Mitarb. bekräftigt. Diese Autoren konnten bei einem Patienten mit einer Keratodermie durch intracutane Injektion von Gonokokken-Vaccine Keratosenbildung hervorrufen. Der Versuch gelang nur bei intracutaner Applikation von Vaccinesorten, die abgetötete Gonokokken enthielten, während bei subcutaner Injektion und bei Verwendung von filtrierten Chargen, Staphylokokken-Vaccine und physiologischer NaCl keine Veränderungen auftraten. Auch andere Autoren beobachteten nach intracutaner Injektion von Gonokokken-Vaccine starke, allerdings nicht keratotische Reaktionen. PHOTINOS u. RÉLIAS hingegen konnten weder durch intradermale Vaccine-Einspritzung, noch durch Einreibung mit Efflorescenzengeschabsel und aus der Urethra kultivierten Gonokokken in scarifizierte Hautstellen irgendwelche Veränderungen hervorrufen.

Die lokale Entstehung der Keratosen läßt sich in folgender Weise erklären. BEJARANO u. ORBANEJA sind der Meinung, daß es durch allergische Vorgänge primär zu einer Erweiterung der Capillaren im Papillarkörper mit Flüssigkeitsaustritt ins Gewebe kommt. Es folgt Ödematisation der Epidermis, die erst später die Epithelzellen in ihrer normalen Entwicklung stört. Der allmähliche Untergang der Kerne verhindert die völlige Verhornung.

Hingegen glauben LADANY u. HUGHES sowie LEES u. PERCIVAL, daß toxische oder allergische Reaktionen primär Exsudation und Blasenbildung im Stratum spinosum auslösen und daß sich die weiteren Veränderungen erst später, teilweise als Folge von Sekundärinfektionen entwickeln.

Man kann nicht annehmen, daß die Keratodermie obligat durch eine Gonokokkentoxikämie oder -septicämie ausgelöst wird. Sie müßte in diesem Falle beide Geschlechter weit häufiger befallen. Ungeklärte konstitutionelle oder prädisponierende Momente scheinen bei der Entstehung dieser Krankheit eine wesentliche Rolle zu spielen. Man fragt sich im Hinblick auf die pathogenetischen Überlegungen, ob die Keratodermia blennorrhagica vorwiegend Allergiker betrifft, findet aber in der Literatur keine Anhaltspunkte dafür. BEJARANO u. ORBANEJA; STRANDBERG; PHOTINOS u. RÉLIAS; FALK; GADRAT u. MOREL; LÖFGREN; KLEINE-NATROP u. NEIDERS erwägen eine sog. parakeratotische und arthritische Disposition. Die Hautveränderungen müßten nicht unbedingt durch Gonokokken ausgelöst werden.

Diese Vorstellung wird durch einen Versuch von PHOTINOS und RÉLIAS bis zu einem gewissen Grade verständlich gemacht, während die Versuche von GOUGEROT u. MEYER-HEINE scheinbar dagegen sprechen. PHOTINOS u. RÉLIAS konnten bei einem Patienten, der an Keratodermie litt, durch tägliche Applikation von feuchten Kompressen an der Wade in 10 Tagen Keratosenbildung provozieren. GOUGEROT u. Mitarb. injizierten zwei Psoriatikern und fünf Patienten mit akuter Gonorrhoe an den Handflächen intradermal Gonokokken-Vaccine; es trat keine Reaktion auf.

Die Tatsache, daß die Keratodermie fast ausschließlich Männer befällt, legt den Gedanken an eine hormonell bedingte Disposition nahe. Auch der therapeutische Erfolg mit Stilboestrol scheint in diese Richtung zu deuten. OHASHI stellte autoptisch atrophische Veränderungen von Hoden, Prostata und Thyreoidea fest und zog daher eine endokrine Dysfunktion als Grundlage für die Entstehung der Keratodermie in Erwägung.

COMBES u. BEHRMAN halten eine Prädisposition durch Mangel an Vitamin A für möglich. Tatsächlich konnten sie durch Verabreichung dieses Vitamins wesentliche Besserungen erzielen. In anderen Fällen versagte jedoch diese Therapie.

Wir haben bis jetzt nur die Möglichkeit einer gonorrhoischen Ätiologie in Erwägung gezogen, die für jenes klar profilierte Krankheitsbild, das in den vorangegangenen Abschnitten ausführlich besprochen wurde, nicht unwahrscheinlich ist. Wie verhält es sich aber mit jenen Krankheitsbildern, die in Ermangelung einer anderen systematischen Einordnung als „gonorrhoische Keratosen ohne Gonorrhoe“ beschrieben wurden, und mit jenen Hautveränderungen, die beim Morbus Reiter beobachtet werden und die den Erscheinungen der Keratosis blennorrhagica völlig gleichen? Welche Beziehungen bestehen hier und welche Folgerungen ergeben sich für die Ätiologie der Keratodermie?

Zunächst könnten in allen Fällen in Wirklichkeit gonorrhoische Hyperkeratosen bestanden haben. Es wäre immerhin denkbar, daß stattgehabte Tripperinfektionen aus Unkenntnis oder mit Absicht geleugnet werden und trotz sorgfältigster Befragung in der Anamnese nicht aufscheinen.

Weiter besteht die Möglichkeit, daß die Keratodermie ein unspezifisches Krankheitsbild ist und bei entsprechender Disposition sowohl durch Gonokokken wie auch durch andere Erreger hervorgerufen werden kann. Die Ätiologie des Reiterschen Symptomenkomplexes ist ungeklärt. Manche Autoren glauben, daß die Erscheinungen auf allergischer Basis durch Enterokokken, Ruhrbakterien, vielleicht auch durch Gonokokken hervorgerufen werden (CIMBAL, KUSKE, SCHUERMANN u. HAUSER, PFLEGER, PASTINSZKY, SCHÖNEICH u. a.). Die Hautveränderungen beim Morbus Reiter wären dann ebenfalls als Bakteriid aufzufassen und die Keratodermie wäre eine unpezifische Erkrankung, die unter anderem auch durch Gonokokken ausgelöst werden kann. COMBES geht noch weiter und erwägt die Möglichkeit, daß nicht nur die gonorrhoischen Keratosen und die Hautveränderungen bei der Reiterschen Krankheit, sondern auch die Psoriasis durch verschiedene Erreger bedingte „id-"Reaktionen sind und infolge ihrer parallelen Pathogenese so große Ähnlichkeit aufweisen.

Andere Autoren halten die Reitersche Erkrankung für eine vorwiegend beim Geschlechtsverkehr übertragene Virusinfektion. COLLIER, DIENES u. SMITH und FINDLAY, KLIENEBERGER, WALLERSTEIN, VALLEE u. THURNER denken an pleuropneumonieartige L-Organismen, die sich im Vaginalsekret nachweisen lassen. Diese Erreger finden sich nur bei 10% gesunder Frauen, hingegen bei 60% an Gonorrhoe erkrankter Frauen und regelmäßig bei gleichzeitiger Trichomonadeninfektion. Sie sollen bei Frauen geringgradigen Fluor, bei disponierten Männern die Reitersche Erkrankung auslösen.

Von dieser Überlegung ausgehend, erscheint es möglich daß die Keratodermie in Wirklichkeit überhaupt nicht auf gonorrhoischer Basis entsteht. Dieses Krankheitsbild und auch ein Teil der gonorrhoischen Polyarthritiden könnten durch pleuropneumonieartige L-Organismen hervorgerufen werden. Da sich dieser Virus bei gonorrhoisch infizierten Frauen besonders häufig vorfindet, wird meist gleichzeitig eine Gonorrhoe akquiriert und der ätiologische Zusammenhang mit dieser Erkrankung nur vorgetäuscht. Die vollkommene klinische und morphologische Übereinstimmung zwischen Keratodermie und Reiterscher Erkrankung mit Keratosen, die weitgehende Ähnlichkeit des Morbus Reiter mit bestimmten Formen der gonorrhoischen Arthritis, die vergeblichen Versuche Gonokokken nachzuweisen, und die Fehlschläge der antibiotischen Therapie bei der Keratosis blennorrhagica würden so eine plausible Erklärung finden.

Wir halten die Keratodermie auf Grund dieser Überlegungen für ein Krankheitsbild, das entweder nur in einem Teil der Fälle oder überhaupt nicht durch Gonokokken hervorgerufen wird. Da es sich jedoch nur um Hypothesen handelt, sehen wir vorläufig davon ab, diese Erkrankung in einem eigenen Abschnitt zu behandeln, trennen sie aber scharf von den sicher gonorrhoischen Hauterkrankungen ab und fügen sie diesem Kapitel sozusagen in Parenthese an.

Literatur

A. und B. Follikulitis, Ulcera, Abscesse, Acne und Exantheme

ALEXANDRESCO-DERSCA, C., et D. JONESCO: Thyroidite suppurée gonococcique à la suite d'une gonococcémie avec rhumatisme polyarticulaire et erytheme gonococcique. Paris méd.

83, 188 (1932). — ARAVIJSKI, A.: Zur Kasuistik der venerischen Geschwüre. Sibirskij archiv teoreticeskoj **2**, 751 (1927). Ref. Zbl. Haut- u. Geschl.-Kr. **26**, 849 (1928).

BAKST, H. J., A. J. FOLEY and M. E. LAMB: Gonorrheal septicemia and erythema nodosum. Ann. intern. Med. **9**, 970 (1935). — BELGODERE, G.: Les chancres blennorrhagiques. Paris méd. **75**, 431 (1930). — BISE, E.: Deux observations de chancre blennorrhagique. Rev. méd. Suisse rom. **57**, 47 (1937). — BOTTOLI, A.: Esantema scarlattiniforme recidivante in blenorragico. Boll. Sez. region. Soc. ital. Derm. **1**, 68 (1936). — BYERS, J. L., and D. F. BRADLEY: Primary pustular gonorrhea of the skin. Arch. Derm. **68**, 503 (1953).

CHASSIN, M.: Intradermale Inokulation des gonorrhoischen Eiters. Sovet. Vestn. Vener. Derm. **6**, 579 (1936). Ref. Zbl. Haut- u. Geschl.-Kr. **54**, 705 (1937). — COHN, J.: Gonokokkensepsis. J. Amer. med. Ass. **107**, 1630 (1936).

DANJUSCHEWSKIJ, S.: Über gonorrhoische Ulcera. Sovet. Vestn. Vener. Derm. **4**, 183 (1935).

FARBER, M.: Zur Frage der gonorrhoischen Geschwüre. Venerol. **7**, 24 (1930), dtsch. Zus.fass. S. 34. Ref. Zbl. Haut- u. Geschl.-Kr. **38**, 410 (1931). — FILLER, W.: Ein Fall von Gonokokkensepsis. J. Amer. med. Ass. **100**, 1149 (1931). — FRIEDBERG, C. K.: Gonococcemia with recovery. Report of 4 cases. Amer. J. med. Sci. **188**, 271 (1934).

GARLOCK, J. H.: Gonorrhoische Sepsis. J. Amer. med. Ass. **97**, 999 (1931). — GEIGER, R.: Über seltene gonorrhoische Komplikationen. Derm. Z. **59**, 223 (1930). — GENNER, V., et P. SCHULTZE: Un cas d'infection cutanée primaire à gonocoque. Ann. Derm. Syph. (Paris) **10**, 856 (1929). — GYSBERTI, F., u. J. HODENPYL: Gonorrhoische Geschwüre am Hals. Geneesk. T. Ned.-Ind. **74**, 616 (1934). Ref. Zbl. Haut- u. Geschl.-Kr. **49**, 645 (1935).

HARNER, C. E., and R. E. KELLY: Extra-urethral penile gonococcal infection. U. S. nav. med. Bull. **41**, 197 (1934). Zit. KROLL. — HENNING, L.: Gonorrhoische Hautaffektion beim Säugling. Derm. Wschr. **92**, 96 (1931). — HOFFMAN, A. M., and F. C. FOGGART: Gonorrheal septicemia. Ann. intern. Med. **5**, 1397 (1932). — HUET, L.: Un cas «probable» de panaris double gonococcique metastatique. Ann. Mal. vénér. **25**, 655 (1939).

ICHIKAWA, T., u. S. OHMORI: Beiträge zur Kenntnis des Gonokokkenexanthems. Jap. J. Derm. **34**, 98 (1933). — IKEDA, T.: Ein gonorrhoischer Absceß auf Grund einer angeborenen Ohrfistel bei einem an gonorrhoischer Arthritis Erkrankten. Jap. J. Derm. **33**, 97 (1933).

KEIL, H.: A type of gonococcal bacteriaemia with characteristic haemorrhagic vesiculopustular and bullous skin lesions. Quart. J. Med. **31**, 1 (1938). — KERL, W.: Über gonorrhoische Exantheme. Arch. Derm. Syph. (Berl.) **161**, 247 (1930). — Ein Fall von Gonokokkensepsis. Zbl. Haut- u. Geschl.-Kr. **46**, 414 (1933). — KITAMURA, K., u. Y. L. MA: Über die Tendovaginitis gonorrhoica. Hihu to Hitsunyo **1**, 207 (1933). Ref. Zbl. Haut- u. Geschl.-Kr. **46**, 639 (1933). — KLEIN, H. M.: Hitherto undemonstrated antitoxins in man. J. infect. Dis. **52**, 312 (1933). — KROLL, M. M., and E. M. COHART: Primary cutaneous gonococcal lesions of the external male genitals. Amer. J. Syph. **28**, 320 (1944).

LEIBFREUND, D.: Les folliculites gonorrhéiques de la peau et de la muqueuse du canal urinaire. Vestn. Vener. Derm. **8**, 40 (1939). Ref. Zbl. Haut- u. Geschl.-Kr. **64**, 502 (1940). — LEVIN, O. L., and S. H. SILVERS: Cutaneous eruptions in gonorrhea. N. Y. St. J. Med. **37**, 1712 (1937). — LOUSTE, A., A. LÉVY-FRANCKEL et A. MÉZARD: Abcés folliculaires et lymphangite du fourreau de la verge à gonocoques. Bull. Soc. franç Derm. Syph. **40**, 401 (1933). — LOWRY, E. C., and A. G. FRANKS: Primary gonorrheal cutaneous infection. Amer. J. Syph. **27**, 428 (1943).

MARGOLIN, E. S.: Gonorrheal dermatitis as part of systemic disease. Urol. cutan. Rev. **47**, 512 (1943). — MARMELL, M.: Primary cutaneous infection with Neisseria gonorrheae. Amer. J. Syph. **36**, 88 (1952). — MENGES, M. L.: Über einen Fall von Ulcera gonorrhoica. Z. Haut- u. Geschl.-Kr. **4**, 182 (1948). — MERLIN, L.: Panaritium sucbutaneum gonorrhoicum. Derm. Z. **76**, 141 (1937).

NEUMANN, H., u. E. BINGENHEIMER: Thrombotische gonorrhoische Endocarditis und Sepsis mit Gelenkschwellungen und bullösen Hämorrhagien. Derm. Wschr. **105**, 1099 (1937). — NICOLAS, J., J. ROUSSET u. J. COLAS: Großfleckige Urticaria vom Typus eines Erythema annulare im Verlauf einer mit Balsamica behandelten Gonorrhoe. Bull. Soc. franç. Derm. Syph. **43**, 21 (1936). — NIEUWENHUYSE, G., u. P. J. VAN PUTTE: Ein Fall von Urethritis gonorrhoica anterior mit Pyodermie und gonorrhoischer Arthritis durch Septikämie. Ned. T. Geneesk. **1936**, 4631. — Ann. Mal. vénér. **34**, 594 (1939). — NITTO, S., u. J. YOSHIHIRO: Ein Fall von Gonokokkenexanthem. Jap. J. Derm. **41**, 111 (1937). — NOBIS, L.: Über einen Fall von Ulcera gonorrhoica. Z. Haut- u. Geschl.-Kr. **6**, 26 (1949).

PERACCHIA, L.: Ascessi multipli metastatici dovuti al gonococco di Neisser. Boll. Spezial. med. Chir. **6**, 21 (1932). — PESTEREV, A.: Fall eines extragenitalen gonorrhoischen Abszesses. Sovet. Vestn. Vener. Derm. **3**, 83 (1934). Ref. Zbl. Haut- u. Geschl.-Kr. **48**, 83 (1934). — PETERS, H. L., u. B. HORN: Gonokokkensepsis. J. Amer. med. Ass. **102**, 1924 (1934). — PRAKKEN, J. R.: Hautausschläge bei Gonorrhoe. Ned. T. Geneesk **1947**, 243. Ref. Zbl. Haut- u. Geschl.-Kr. **73**, 63 (1949). — PUGH, W. S.: Skin complications of gonorrhea. Amer.

Med. (Philad.) 36, 126 (1930). — Cutaneous complications of gonorrhea. Clin. Med. and Surg. 42, 125 (1935). Zit. LOWRY. — PUTTE, P. J. VAN: Fall von Urethritis gonorrhoica mit gonorrhoischer Pyodermie und Arthritis durch Septikämie. Ned. T. Geneesk 1935, 2931. Ref. Zbl. Haut- u. Geschl.-Kr. 51, 690 (1935).

REDEWILL, F. H.: Gonorrheal skin lesions. Urol. cutan. Rev. 41, 781 (1937). — REITZEL, R. L., and C. KOHL: The identification of gonococci in complications of gonorrhea. J. Amer. med. Ass. 110, 1095 (1938). — ROUSSET, J.: Kleiner, oberflächlicher Abszeß der Penishaut ohne Begleiturethritis. Folgende Lymphangitis. Bull. Soc. franç. Derm. Syph. 46, 580 (1939). — RUBINSTONE, A. J., and S. L. ISRAEL: Gonococcal septicemia. J. Amer. med. Ass. 99, 1684 (1932).

SCOTT, M. J., and J. THOMSEN: Primary cutaneous Neisseria gonorrheae infection. Amer. J. Syph. 34, 262 (1950). — SEARS, H. J.: Eine Hautinfektion durch Neissersche Gonokokken mit anschließender Lymphangitis. Amer. J. Syph. 31, 60 (1947). — SOBEL, N.: Abscess of the prepuce; later resembling a chancre. Arch. Derm. 45, 623 (1942). — SONCK, C. E.: On the occurrence of erythema nodosum in association with gonorrhea. Acta derm.-venereol. (Stockh.) 33, 188 (1953). — SPINK, E. W., and C. S. KEEFER: The renal and dermatologic complications of gonococcal infections. New Engl. J. Med. 217, 241 (1937). — STONE, E.: Gonorrhoische Sepsis. J. Urol. (Baltimore) 31, 869 (1934). — STROMINGER, L.: Sur les exanthèmes gonococciques. Rev. rom. Urol. 3, 504 (1936). — SULLIVAN, S. J.: Cutaneous eruptions accompanying gonorrhea. Report of a case of haemorrhagic exanthema. Urol. cutan. Rev. 38, 93 (1934). — Gonorrheal wound infection following simple appendectomy. J. Amer. med. Ass. 110, 1342 (1938).

TEIXEIRA, R.: Gonorrhoische Hauterkrankungen. Rev. méd. lat.-amer. 26, 1295 (1941). Ref. Zbl. Haut- u. Geschl.-Kr. 69, 43 (1943). — TEMPLETON, H. J.: Gonorrhea of the skin. Arch. Derm. 49, 436 (1944). — TUCHSNID, I.: Ein gonorrhoischer subdermaler Scrotumabsceß. Vrač. Delo 15, 452 (1932). Ref. Zbl. Haut- u. Geschl.-Kr. 44, 599 (1933).

UGALDE UROSA, A.: Serpiginöse gonorrhoische Ulcera und Sulfonamide. Act. dermosifiliogr. (Madr.) 32, 378 (1941). — URBACH, J.: Malaria-ähnliches Fieber mit Exanthem bei einer Gonorrhoekranken. Derm. Wschr. 98, 13 (1934).

VAN CAMP, E.: Report of skin abrasion infected by gonococcus. J. Mich. med. Soc. 36, 104 (1937). Zit. SEARS. — VOHWINKEL, K. H.: Beobachtungen bei Gonokokken-Impfabszessen. Verh. 9. Internat. Kongr. Dermat. 1, 790 (1935).

WEISSENBACH, R. J., G. BASCH, A. FÈGE, J. MARTINEAU et J. P. BRISSET: Abcés souscutané gonococcique de l'avant-bras cliniquement primitif, à evolution subaiguë. Bull. Soc. franç. Derm. Syph. 38, 1347 (1931). — WHEELER, G. W., and N. W. CORNELL: Gonococcal bacteriemia in a woman with apparent cure by surgical intervention. J. Amer. med. Ass. 94, 1568 (1930). — WIEDMANN, A.: Beiträge zur Pathologie der Gefäßerkrankungen der Haut. Derm. Wschr. 98, 541 (1934). — WOLFRAM, S.: Vesico-pustulös-hämorrhagisches Gonokokkenexanthem. Zbl. Haut.- u Geschl.-Kr. 59, 381 (1938).

YAMAMOTO, K., u. K. OCHIAI: Ein Fall von Gonokokkenexanthem. Jap. J. Derm. 47, 60 (1940).

C. Keratodermie

ALLEN, A. C.: Survey of pathologic studies of cutaneous diseases during World War II; keratosis blennorrhagica. Arch. Derm. 57, 25 (1948). — ANDREWS, G. C.: A case for diagnosis (keratosis blennorrhagica ?). Arch. Derm. 52, 206 (1945). — ARIAS, C. O., y M. A. MAZZINI: Queratodermia blennorrhagica. Rev. Asoc. méd. argent. 55, 50 (1941). Zit. SATULSKY.

BARRETT, C. C.: Keratosis blennorrhagica. Report of 2 cases; gonococcus in the local lesions in 1 case. Arch. Derm. 22, 627 (1930). — BEESON, B. B., u. M. H. EBERT: Keratoderma blennorrhagicum (2 Fälle). Arch. Derm. 31, 739—740 (1935). — BEJARANO, J., et J. G. ORBANEJA: Contribution à l'etude des syndromes cutanés-articulaires. Ann. Derm. Syph. (Paris) 6, 994 (1935). — BERARDI, J. B.: Gonorrheal keratosis; report of a case. Urol. cutan. Rev. 45, 768 (1941). — BERON, B.: Zu den Fernkomplikationen bei Gonorrhoe. Clin. bulgara 5, 257 (1933); franz. Zus.fass. S. 274. — BERSON, W. B., u. S. I. MATUSKOW: Zur Frage der „gonorrhoischen Keratosen". Derm. Wschr. 92, 909 (1931). — BETHUN, C. W.: Keratoderma blennorrhagicum, with report of case treated with penicillin. Urol. cutan. Rev. 51, 349 (1947). — BLOEMEN, J. J.: Ein Fall von Keratodermia gonorrhoica. Ned. T. Geneesk 1938, 5818. Ref. Zbl. Haut- u. Geschl.-Kr. 62, 606 (1939). — BLUMENTHAL, F., and W. L. SHERMAN: Penile blennorrhagic keratoderma with abortive course. Amer. J. Syph. 22, 176 (1938). — BOAS, H., u. V. GENNER: „Gonorrhoische" Keratosen ohne Gonorrhoe. Zbl. Haut- u. Geschl.-K;. 32, 321 (1930). — BUREAU, G., et Y. BUREAU: Kératodermie généralisée à la période terminale d'un rheumatisme blennorrhagique récidivant et mortel. Bull. Soc. franç. Derm. Syph. 38, 466 (1931).

CAÑADAS, J.: Ein Fall von Keratodermia gonorrhoica im Verlaufe der Sulfonamidbehandlung. Act. dermo-sifiliogr. (Madr.) 32, 5 (1940). — CANNON, A. B.: Keratoderma blennorrhagicum. Arch. Derm. **46**, 331 (1942). — Carr, J. L., and M. Friedman: Keratoderma blennorrhagicum: report of a case with autopsy. Amer. J. Path. **20**, 709 (1944). — Cederberg, A.: Beitrag zur Kenntnis der Abortivformen der gonorrhoischen Keratodermien. Acta derm.-venereol. (Stockh.) **13**, 43 (1932a). — Über Abortivformen der gonorrhoischen Keratodermie. Duodecim (Helsinki) **48**, 263 (1932b), dtsch. Zus.fass. 271. Ref. Zbl. Haut- u. Geschl.-Kr. **42**, 429 (1932). — Chambers, S., S. Anderson and M. N. Rosenberg: Keratoderma blennorrhagicum. Arch. Derm. **37**, 1065 (1938). — Chambers, S., and P. E. Koetter: Keratosis blennorrhagica. Arch. Derm. **27**, 411 (1933). — Cole, H. N., and J. R. Driver: Keratoderma blennorrhagicum. Arch. Derm. **19**, 836, 1025 (1929). — Combes, F. C.: Keratoderma blennorrhagicum. Arch. Derm. **44**, 110 (1941). — Keratosis blennorrhagica. Arch. Derm. **45**, 1007 (1942); **50**, 280 (1944); **67**, 107 (1953). — Combes, F. C., and H. T. Behrman: Use of vitamin A in keratosis blennorrhagica: successful treatment with massive doses. Arch. Derm. **46**, 728 (1942). — Combes, F. C., C. Dietrich and J. A. Cohen: Keratosis blennorrhagica: a brief review and report on the effects of hyperpyrexia in its treatment. J. Amer. med. Ass. **114**, 2078 (1940). — Connor, W. H.: Keratoderma blennorrhagicum. Arch. Derm. **29**, 963 (1934). — Cornbleet, T., and E. R. Pace: Keratoderma blennorrhagicum. Arch. Derm. **30**, 291 (1934). — Le Coulant, P., P. L'Epée and L. Texier: Kératodermie blennorrhagique. Bull. Soc. franç. Derm. Syph. **55**, 378 (1948). — Counter, C. E.: Keratosis blennorrhagica. Arch. Derm. **44**, 928 (1941). — Crane, T. P.: Keratodermia blennorrhagica. Med. Bull. Veterans' Adm. (Wash.) **12**, 319 (1936). Ref. Zbl. Haut- u. Geschl.-Kr. **55**, 82 (1937). — Curtz, F. R.: Balanitis metastatica gonorrhoica e sulfathiazole. Acta derm.-venereol. (Stockh.) **29**, 199 (1949).

Desaux, A., et A. Boutelier: La gonococcie cutanée. In: Manuel pratique de Dermatologie, p. 582. Paris: Masson & Cie. 1932. — Downing, J. G.: Keratoderma blenorrhagicum. Report of a case. Arch. Derm. **23**, 760, 785 (1931); **32**, 134 (1935). — Keratoderma blennorrhagicum. Report of a case. J. Amer. med. Ass. **102**, 829 (1934).

Ebert, M. H., and A. Slepyan: A case for diagnosis (keratosis blennorrhagica ?). Arch. Derm. **37**, 106 (1938). — Ellman, P., and J. E. M. Wigley: Polyarthritis with dermatitis, keratoderma blennorrhagicum ? Brit. J. Derm. **61**, 19 (1949). — Emmet, R.: Keratosis blennorrhagica: its response to penicillin. Arch. Derm. **53**, 278 (1946). — Endres, R.: Neue Gesichtspunkte der Gonorrhoe-Forschung. Z. Haut- u. Geschl.-Kr. **12**, 133 (1952). — Epstein, E.: Hyperpyrexia in the treatment of keratoderma blennorrhagicum. Amer. J. Syph. **21**, 148 (1937). — Differential diagnosis of keratosis blennorrhagica and psoriasis arthropathica. Arch. Derm. **40**, 547 (1939a). — Pathogenesis of keratosis blennorrhagica. Brit. J. Derm. **51**, 428 (1939b). — Reiter'sche Erkrankung; ein Vergleich mit der Keratosis blennorrhagica und der Psoriasis arthropathica. Arch. Derm. **56**, 191 (1947). — Epstein, E., and S. O. Chambers: Keratosis blennorrhagica with corneal lesions. Further observations on the therapeutic effect of hyperpyrexia. Arch. Derm. **36**, 1044 (1937).

Falk, C. A.: Cas interessént de kératodermie blennorrhagique observé à la clinique de dermato-syphilographie de l'hôpital Saint Goerau à Stockholm. Acta derm.-venereol. (Stockh.) **18**, 119 (1937). — Feldman, S.: Keratoderma blennorrhagicum. Arch. Derm. **27**, 889 (1933); **32**, 172 (1935). — Finlay, D. E.: Keratodermia blennorrhagica. Brit. med. J. **1931 I**, 979. — Foster, R. C.: Über Keratodermia blennorrhagica. Ann. intern. Med. **16**, 1018 (1942). Zit. Margolin. — Freeman, H. E., and J. E. Engeler: Keratosis blennorrhagica. Arch. Derm. **43**, 585 (1941). — Freirich, A. W., S. Schwartz and O. Steinbrocker: Penicilline in the treatment of keratosis blennorrhagica with polyarthritis. Arch. intern. Med. **79**, 239 (1947). — Fuhs, H.: Über Akrodermatitis continua (Hallopeau) mit besonderer Berücksichtigung eines Grenzfalles. Wien. klin. Wschr. **48**, 185 (1935).

Gadrat, J.: Kératose symmétrique et polyarthrite soi-disant blennorrhagique (syndrome de Vidal) hors de tout gonococcie. Ann. Derm. Syph. (Paris) **4**, 1040 (1933). — Gadrat, J., et L. Morel: Gonococcie sévère avec arthropathies multiples, kératodermie du gland et troubles myocardiques révélés par l'électrocardiographie. Bull. Soc. franç. Derm. Syph. **42**, 1849 (1935). — Gateley, J. R.: Case of keratodermia blennorrhagica (gonorrheal dermatitis). U. S. nav. med. Bull. **45**, 1159 (1945). — Gay, P., G. Jaqueti-del Pozo y M. Forns: Keratodermia blennorrhagica. Acta dermo-sifiliogr. (Madr.) **41**, 416 (1950). — Genner, V., and H. Boas: A case of gonorrheal hyperkeratosis without gonorrhea. Urol. cutan. Rev. **34**, 365 (1930). — Gibson, W. C.: Keratoderma blennorrhagicum. Med. Bull. Veterans' Adm. (Wash.) **10**, 234 (1934). Zit. Satulsky. — Godal, J., A. Bellone et L. Duchet-Suchaux: Kératodermie blennorrhagique. Ann. Derm. Syph. (Paris) 201 (1945). — Goldman, B. A.: Penn. med. J. **37**, 299 (1934). Zit. Ladany, Hughes. — Golschmid, K. L.: Gonorrhoische Hyperkeratose. Acta derm.-venereol. (Stockh.) **12**, 129 (1931). — Gottron, H. A.: Gonorrhoische Sepsis mit Hautexanthem. Zbl. Haut- u. Geschl.-Kr. **59**, 2 (1938). — Gougerot, H., Le Blaye, J. R. Debraye, C. Mikol u. B. Duperrat: Palmoplantare Porokeratose Mantoux mit Diplokokken (Gonokokken ?) in den Schuppen. Bull.

Soc. franç. Derm. Syph. 58, 6 (1951). — GOUGEROT, H., et A. MEYER-HEINE: Essais infructueux de reproduction expérimentale de la kératose cloutée gonococcique. Bull. Soc. franç. Derm. Syph. **42**, 444 (1935). — GUY and JACOB: Keratoderma blennorrhagicum. Arch. Derm. **21**, 703 (1930).

HARD, S.: A case of keratosis blennorrhagica. Acta derm.-venereol. (Stockh.) **30** 453 (1950). — HAUCK, L.: Enantheme und Exantheme beim Tripper. In Handbuch der Haut- und Geschlechtskrankheiten von ARZT-ZIELER, Bd. V/380. Berlin: Urban & Schwarzenberg 1935. — HEISEL, E. B., and H. E. FREEMAN: Keratosis blennorrhagica. Arch. Derm. **45**, 204 (1942). — HEROLD, W. C., and D. C. SMITH: Keratosis blennorrhagica. Report of 2 cases. Arch. Derm. **44**, 398 (1941). — HIEHLE, W. W., and A. K. HAMP: Response of keratosis blennorrhagica to penicillin. Milit. Surg. **105**, 211 (1949).

KEEFER, C. S., and E. W. SPINK: Gonococcic arthritis pathogenesis, mechanism of recovery and treatment. J. Amer. med. Ass. **109**, 1448 (1937). — KOSOV, A. S.: Zum Problem der Gonorrhoe als Erkrankung des gesamten Organismus. Vestn. Vener. Derm. 32, (1953). Ref. Zbl. Haut- u. Geschl.-Kr. **85**, 224 (1953). — KRETSCHMER, R.: Die Palmitis et Plantitis keratosa gravidarum — ein neues Krankheitsbild. Z. Haut- u. Geschl.-Kr. **4**, 107 (1948).

LADANY, E., and J. D. HUGHES: Etiologic considerations of keratosis blennorrhagica. Report of a case in which penicillin was used. Arch. Derm. **54**, 115 (1946). — LEES, F. D., and A. D. FERGUSSON: Keratosis blennorrhagica. Some further observations as to etiology. Brit. J. Derm. **55**, 125 (1943). — LEES, F. D., and G. H. PERCIVAL: Keratoderma blennorrhagicum. Its histology, clinical characteristics and treatment, with report of 8 cases. Lancet **1931 I**, 1116. — LEVER, W. F., and G. M. CRAWFORD: Keratosis blennorrhagica without gonorrhea (Reiter's diasese ?). Arch Derm. **49**, 389 (1944). — LEVIN, O. L., and S. H. SILVERS: Cutaneous eruptions in gonorrhea. N. Y. St. J. Med. **37**, 1712 (1937). — LÖFGREN, S.: Ein Fall von rezidivierender Keratodermia arthritica. Acta derm.-venereol. (Stockh.) **21**, 489 (1940). — LÖWENFISH, F. P.: Keratosis blennorrhagica. Arch. Derm. **63**, 782 (1951). — LOJANDER, W.: Eine beim selben Individuum zum zweitenmal im Anschluß an eine gonorrhoische Gelenkaffektion auftretende Keratodermie. Acta derm.-venereol. (Stockh.) **11**, 527 (1930). — LOUBET, J.: L'hyperkératose soi-disant blennorrhagique de Vidal et Jacquet. Thèse Toulouse 1933: Basuyan de Cie. éditeurs. Zit. WEISSENBACH, FERNET, MARTINEAU et FOURESTIER. — LOUSTE, A., et A. LEVY-FRANCKEL: Kératose blennorrhagique chez une filette de cinq ans. Bull. Soc. franç. Derm. Syph. **37**, 362 (1930).

MACCORMAC, H.: Keratodermia blennorrhagica. Proc. roy. Soc. Med. **29**, 287 (1936). — MANCA-PASTORINO, V.: Dermatitis blennorrhagica del glande ? Boll. Sez. region. Soc. ital. Derm. **3**, 312 (1935). — MATRAS, A.: Zur Klinik der gonorrhoischen Späterkrankungen der Haut und des Gelenkapparates. Derm. Wschr. **1940 I**, 45. — MASTROIANNI, D.: Contributo allo studio della poliarthrite ipercheratosa infettiva (pseudosindrome di Vidal-Jacquet). Arch. ital. Derm. **12**, 105 (1936). — MESTRE: Blennorrhagische Keratodermie. Bol. Soc. cuba. Derm. Sif. **1**, 294 (1929). Ref. Zbl. Haut- u. Geschl.-Kr. **36**, 103 (1931). — MIALE, J. B., and W. V. SINGLETARY: Cutaneous manifestations of gonococcic infection. Keratosis blennorrhagica treated with penicillin. Arch. Derm. **57**, 151 (1948). — MISKJIAN, H. G.: Keratosis blennorrhagica (questionable). Arch. Derm. **36**, 1103 (1937). — MORITA, S.: Ein Fall von Keratoma plantare symmetricum bei einem Gonorrhoiker. Jap. J. Derm. **36**, 31 (1934). — MURDOCH, J. G.: A case of keratoderma blennorrhagicum. Brit. J. vener. Dis. **12**, 242 (1936). — MYERSON, R., and L. KATZENSTEIN: Keratosis blennorrhagica successfully treated with corticitropin (ACTH). Report of a case. J. Amer. med. Ass. **149**, 838 (1952).

NEIDERS, K.: Ein Fall von Keratodermia gonorrhoica. Derm. Wschr. **98**, 751 (1934). — NÉNON, J.: Un cas de kétarose blennorrhagique. Quelques considérations cliniques, pathogéniques et diagnostiques. Bull. Soc. franç. Derm. Syph. **40** (III), 470 (1933). — La kératose blennorrhagique. Arch. Méd. mil. **101**, 23 (1934).

OHASHI, K.: Beitrag zur Keratosis gonorrhoica. Jap. J. Derm. **33**, 169 (1933). — OROL, A. C.: Gonorrhoische Keratome vergesellschaftet mit Läsionen vom Charakter der Psoriasis, plantaren Hauthörnern und Schwielen. Rev. argent. Dermatosif. **14**, 212 (1931).

PAWLOW, S., u. B. SCHINDELKROIT: Über sogenannte gonorrhoische Keratodermien. Sovet. Vestn. Vener. Derm. **4**, 359 (1935). Ref. Zbl. Haut- u. Geschl.-Kr. **51**, 599 (1936). — PÉRIN, L.: Complications cutanées de la blennorrhagie. In: Nouvelle pratique dermatologique, vol. IV, p. 153. Paris: Masson & Cie. 1936. — PHOTINOS, G., et A. RÉLIAS: Kératodermie blennorrhagique. Reproduction expérimentale des lésions kératodermiques. Bull. Soc. franç. Derm. Syph. **44**, 1775 (1937). — PHOTINOS, P.: Kératose blennorrhagique. Verh. 9. Internat. Kongr. Dermat. **2**, 955 (1936). Ref. Zbl. Haut- u. Geschl.-Kr. **54**, 631 (1937). — PORTUGAL, H., A. CUNHA y P. MACHADO: Keratodermia blennorrhagica. Ann. brsail. Derm. **13**, 55 (1938). — PRAKKEN, J. R.: Hautausschläge bei Gonorrhoe. Ned. T. Geneesk **1947**, 243. Ref. Zbl. Haut- u. Geschl.-Kr. **73**, 63 (1949).

Rajam, R. V., and P. N. Rangiah: Keratodermia blennorrhagica. Indian med. Gaz. 1, 468 (1941). Zit. Ladany u. Hughes. — Raschewskaja, A.: Zur Klinik der Polyarthritis enterica; Allergisches und Infektiöses ihrer Genese. Dtsch. Arch. klin. Med. **178**, 136 (1936). — Reiss: Ein Fall mit Gonokokken-Sepsis, Arthritis, Endocarditis, Pseudoneuritis und gonorrhoischen Hyperkeratosen der Fußsohlen. Zbl. Haut- u. Geschl.-Kr. **37**, 580 (1931). — Riley, A.: Keratoderma blennorrhagicum. New Engl. J. Med. **212**, 417 (1935). — Rille, J. H.: Hautveränderungen bei Gonorrhoe. Münch. med. Wschr. **1936 II**, 1347. — Ronchese, F.: Keratodermia blennorrhagica. Report of a case. Urol. cutan. Rev. **34**, 591 (1930).— Ruikka, I.: Relationship between Reiter's syndrome and gonorrhea, reflected in some cutaneous symptoms. Nord. Med. **50**, 976 (1953). Ref. Zbl. Haut- u. Geschl.-Kr. **86**, 377 (1953).

Satulsky, E. M.: Keratoderma blennorrhagicum: brief review and report of a case treated with penicillin. Amer. J. Syph. **29**, 361 (1945). — Sayer, A,: Keratodermia blennorrhagica. Arch. Derm. **27**, 894 (1933). — Scholtz, M.: A syndrome of blennorrhagic keratoderma. Arch. Derm. **21**, 961 (1930). — Schwarz, H., and H. Kingma: Keratodermia blennorrhagica treated with cortisone. Brit. J. Derm. **64**, 388 (1952). — Scomazzoni, T.: Cheratodermia blennorrhagica. Boll. Sez. region. Soc. ital. Derm. **1**, 36 (1931). — Condiserazioni sulla patogenesi della cheratodermia blennorrhagica. G. ital. Derm. **72**, 716 (1931). — Shallard, B., and B. Kanee: ACTH in the treatment of keratodermia blennorrhagica. Canad. med. Ass. J. **68**, 561 (1953). — Sherman, W. L., F. Blumenthal and J. Heidenreich: Blennorrhagic balanitiform keratoderma. Report of 3 additional cases including one of buccal involvement. Arch. Derm. **39**, 422 (1939). — Smith-Sivertsen, Ch.: Ein Fall von gonorrhoischer Keratodermie. Med. Rev. (Edinb.) **47**, 545 (1930). — Spencer, G. A.: Keratosis blennorrhagica. Arch. Derm. **54**, 455 (1946). — Stewart, W. M.: A propos d'un cas de kératose gonococcique. Bull. Soc. franç. Derm. Syph. **47**, 160 (1940). — Strandberg, J.: May a keratodermia appearing in connection with joint affections of gonorrhoic or non-gonorrhoic origin be regarded as an expression of a parakeratosic diathesis? Acta dem.-venereol. (Stockh.) **11**, 70 (1930). — Strominger, L.: Quelques considérations sur la kératose blennorrhagique avec un cas personnel. J. d'Urol. **31**, 251 (1931). Stryker, G. V., and A. W. Ham: Keratodermia blennorrhagica. Arch. Derm. **26**, 284 (1932). — Sullivan, S. J., H. C. Rolnick and C. J. White: A case of keratodermia blennorrhagica. Illinois med. J. **59**, 45 (1931). Zit. Ladany u. Hughes. — Sulzberger, M.: A case for diagnosis. (Keratosis blennorrhagica?) Arch. Derm. **60**, 975 (1949). — Sulzberger, M., and R. L. Baer: Yearbook of Dermatology. p. 202. Chicago 1944, — Sweitzer, S. E.: Keratodermia blennorrhagica. Arch. Derm. **54**, 583 (1946).

Taylor, N. S.: Keratodermia blennorrhagicum. A review of the condition, its clinical features and its treatment with a report of 3 cases and a new method of treating the skin lesions. Brit. J. Derm. **51**, 418 (1939). — Thompson, R. G., C. B. White and H. Hailey: Keratosis blennorrhagica. Response to streptomycin, report of a case. Arch. Derm. **59**, 284 (1949). — Tobias, N.: Keratodermia blennorrhagica. Report of a case. Urol. cutan. Rev. **38**, 99 (1934). — Dermatitis rupioides arthritica. Arch. Derm. **40**, 148 (1939).

Wayson, J. T.: Keratodermia blennorrhagicum. Report of 3 cases. Arch. Derm. **24**, 291 (1931). — Weissenbach, R. J., P. Fernet, J. Martineau et M. Fourestier: Polyarthrite progressive blennorrhagique avec kératodermie généralisée. Reproduction expérimentelle de la kératodermie. Bull. Soc. franç. Derm. Syph. **41**, 1935 (1934).

Zoltan-Goldstein: Dermatite gonococcique. Ann. Mal. vénér. **33**, 537 (1938). Ref. Zbl. Haut- u. Geschl.-Kr. **61**, 694 (1939).

Reitersche Erkrankungen mit Keratosen

Baxter, C. R.: Reiter's disease. Brit. J. med. **1946 II**, 858. — Beck, F.: Ein Beitrag zu der sogenannten Spirochaetosis arthritica Reiter. Med. Klin. **33**, 1162 (1937).

Cimbal, O.: Die Reiter'sche Trias. Albrecht v. Graefes Arch. Ophthal. **145**, 142 (1943). — Collier, W. A.: Genesk. T. Ned.-Ind. **78**, 2845 (1938). Zit. Orlowski.

Dienes, L., and W. E. Smith: Proc. Soc. exp. Biol. (N. Y.) **50**, 99 (1942). Zit. Reich.

Evang, E.: Cortison bei Reiter's Syndrom. Nord. Med. **47**, 123 (1952).

Feiring, W.: Reiter's disease with prolonged auriculo-ventricular conduction. Ann. intern. Med. **25**, 498 (1946). — Findlay, F. M.: Ann. rheum. Dis. **5**, 153 (1946). Zit. Reich.

Goldeck, H., u. K. Donat: ACTH-Effekt bei Reiter's Syndrom. Ärztl. Wschr. **7**, 672 (1952). — Gottron, H.-A.: Reitersches Syndrom nach Ruhr. Derm. Wschr. **116**, 338 (1943).

Hollander, J. L., C. W. Fogarty jr., N. R. Abrams and D. M. Kydd: Arthritis, resembling Reiter's syndrom; observations on 25 cases. J. Amer. med. Ass. **129**, 593 (1945).

Kleine-Natrop, H. E.: Reitersche Krankheit und gonorrhoische Allgemeininfektionen. Eine differential-diagnostische und ätiologische Betrachtung. Arch. Derm. Syph. (Berl.)

187, 431 (1941). — KLIENEBERGER, E.: J. Hyg. (Lond.) **40**, 204 (1940). Zit. REICH. — KLIENEBERGER, E., and J. SMILES: J. Hyg. (Lond.) **42**, 110 (1942). Zit. REICH. — KLIENEBERGER-NOBL, E.: Lancet **1945 I**, 46. Zit. REICH. — KUSKE, H.: Über die Hauterscheinungen beim Morbus Reiter. Ein Beitrag zur Differentialdiagnose der sogenannten gonorrhoischen Keratosen. Arch. Derm. Syph. (Berl.) **179**, 58 (1939).

LÖVGREN, O., u. N. MASRELIEZ: Morbus Reiter — eine Geschlechtskrankheit? Z. Rheumaforsch. **8**, 234 (1949). — LUCAS, R. L., and H. WEISS: Gonorrheal syndrome without gonorrhea Reiter's diasese. Arch. Ophthal. **34**, 97 (1945). — LUTZ, W.: Ein Fall von Morbus Reiter. Dermatologica (Basel) **97**, 132 (1948).

MADSEN, A.: Maladie de Reiter avec manifestations cutanées. Acta derm.-venereol. (Stockh.) **24**, 351 (1944). — MORRISON, R. J. G., and M. THOMPSON: Reiter's syndrome. Report on 9 cases. Lancet **1948 I**, 636. — MUSUMECI, V.: Studio clinico-interpretivo sulla sindrome di Reiter. J. ital. Derm. **89**, 391 (1948).

NAEGELI, O.: Ein Fall von Reiterscher Erkrankung. Schweiz. med. Wschr. **67**, 63 (1937).— Ein Fall von Morbus Reiter. Schweiz. med. Wschr. **68**, 794 (1938).

OGRYZLO, M. A., and W. GRAHAM: Reiter's syndrome: effect of adrenocorticotropic hormone (ACTH) and cortisone. J. Amer. med. Ass. **144**, 1239 (1950). — ORLOWSKI, K. A., Zur Symptomatik und Ätiologie der Reiterschen Krankheit. Z. Haut- u. Geschl.-Kr. **6**: 345 (1949).

PASTINSZKY, E.: Recherches sur l'etiologie de la maladie de Reiter ou «syndrôme conjonctivo-urétro-synovial». Acta derm.-venereol. (Stockh.) **27**, 417 (1947). — PETERS, J. H.: Reiter's syndrome with keratotic dermatitis. Arch. Derm. **54**, 217 (1949). — PFLEGER, R.: Zur Ätiologie der Reiterschen Erkrankung. Med. Klin. **1937 I**, 465. — PINCK, B. D.: Reiter's syndrome. Amer. J. med. Sci. **214**, 76 (1947). — POSTMA, C.: A case of Reiter's disease. Acta derm.-venereol. (Stockh.) **18**, 691 (1937).

QUINTIN, T. J., and A. WHITE: Reiter's disease. Canad. med. Ass. J. **58**, 191 (1948).

REICH, H.: Balanitis circinata bei Reiterscher Krankheit. Arch. Derm. Syph. (Berl.) **94**, 1 (1952). — ROBINSON, H. M., and F. R. MCCRUMB: Comparative analysis of the mucocutaneous-ocular syndromes. Review of literature and report of 11 cases. Arch. Derm. **61**, 539 (1950).

SARGENT, J. C.: Reiter's syndrome. J. Urol. **54**, 556 (1945). — SCHÖNEICH, P.: Zur Symptomatik und Ätiologie der Reiterschen Krankheit. Z. Haut- u. Geschl.-Kr. 8, 48 (1950). — SCHUERMANN, H.: Reitersche Krankheit mit Hauterscheinungen. Derm. Wschr. **111**, 932 (1940). — Reitersche Krankheit mit Endocarditis und Myocarditis. Med. Klin. **1943**, 237. — SCHUERMANN, H., u. W. HAUSER: Reitersche Krankheit. Med. Klin. **44**, 1269 (1949). — STORM-MATHISEN, A.: Cutaneous tests for Reiter's disease. A preliminary report. Acta derm.-venereol. (Stockh.) **26**, 547 (1946).

TOURAINE, M. A., et A. RUEL: La pseudo-gonococcie entéritique. Ann. Derm. Syph. (Paris) **2**, 61 (1946). — TRIER, M.: On Reiter's syndrome, with special reference to cardiao complications and familial occurrence of the syndrome. Acta med. scand. **138**, Suppl. 239, 123 (1950). — TWISS, J. R., and A. H. R. DOUGLAS: Reiter's disease. Report of 2 cases. Ann. intern. Med. **24**, 1043 (1946).

WALLERSTEIN, R., B. VALLEE and L. THURNER: The possible relationship of the pleuropneumonialike organismus to Reiter's disease, rheumatoid arthritis and ulcerative colitis, J. infect. Dis. **79**, 134 (1946). — WARTHIN, T. A.: Reiter's syndrome. A report on 4 cases treated with streptomycine. Amer. J. Med. **4**, 827 (1948). — WIEDMANN, A.: Reitersche Erkrankung. Derm. Wschr. **99**, 1596 (1934). — WILLCOX, R. R., G. M. FINDLAY and A. HENDERSON-BEGG: Treatment of Reiter's syndrome by gold-salts. Brit. med. J. **1947 I**, 483.

YORDAN, E., and L. EMMET: Severe keratosis blennorrhagica complicating Reiter's disease. Milit. Surg. **105**, 466 (1949).

Die Gonorrhoe des Auges

Von

Arnold Pillat-Wien

Mit 2 Abbildungen

Allgemeines

Seit dem Erscheinen dieses Kapitels in der ersten Auflage des Handbuches im Jahre 1930, das von FEHR bearbeitet wurde, hat die Häufigkeit der gonorrhoischen Erkrankungen des Auges stark abgenommen, und zwar in einem solchen Ausmaße, daß der akademische Lehrer in unseren Breitegraden jährlich kaum mehr einen Fall von ausgeprägter Conjunctivitis gonorrhoica seinen Hörern zeigen kann, und daß viele Ärzte die Erkrankung des Auges nur aus den Lehrbüchern und den darin enthaltenen Abbildungen, aber nicht mehr aus eigener Anschauung kennen. Während der letzten 14 Jahre konnte ich an meiner Klinik in Wien meinen Studenten nur zehn Fälle von Gonoblennorrhoea neonatorum und nur vier Fälle von Gonoblennorrhoea adultorum in der Vorlesung zeigen. Vor, aber auch noch nach dem ersten Weltkriege hatte es in Wien und wohl an allen größeren Augenkliniken des europäischen Kontinentes „Blennorrhoestationen" gegeben, in denen Erwachsene und Kinder mit gonorrhoischer Conjunctivitis abgesondert von den übrigen Augenkranken behandelt wurden. Eigene „Blennorrhoe-Schwestern", die in allen nötigen Handgriffen der Behandlung geschult waren, standen den Ärzten zur Seite. Dies alles gehört in unseren Breitengraden der Vergangenheit und eigentlich schon der Geschichte der Medizin an.

Die Abnahme der gonorrhoischen Augenerkrankungen ist im wesentlichen bedingt 1. durch die Abnahme der Genitalgonorrhoe, 2. durch die verbesserte Hygiene der Schwangeren, 3. durch regelmäßige Untersuchungen der Schwangeren in bezug auf Geschlechtskrankheiten, 4. durch die Abnahme der Hausgeburten, 5. durch die gesetzlich geregelte Credésche Prophylaxe und 6. ganz besonders durch die Fortschritte in der Therapie der Gonorrhoe im allgemeinen wie besonders der Gonoblennorrhoe des Auges.

Geändert hat sich in der Berichtszeit seit 1930 aber nicht nur die *Häufigkeit der Augengonorrhoe*, sondern auch das klinische Bild, die *Zahl der Komplikationen* und in den nächsten Dezennien wird sich vor allem der *Prozentsatz der Gonoblennorrhoe in der Blindenstatistik* ändern. Es hat sich nicht nur die Prognose der gonorrhoischen Augenerkrankungen, sondern auch die Zahl jener Erkrankungen am Auge geändert, welche durch eine allgemeine Infektion des Körpers mit Gonokokken bedingt sind, besonders die Iritis gonorrhoica.

Gleichgeblieben ist aber die Notwendigkeit der Prophylaxe des Auges der Neugeborenen gegen die mögliche Gonokokkeninfektion von seiten der Mutter. Hier stehen wir mitten in der Auseinandersetzung, ob die alte Credésche Prophylaxe mit Silbernitrat durch eine solche mit Sulfonamiden oder Antibioticis zu ersetzen ist.

Weil der Zeitraum seit 1930 bis heute in der Frage der gonorrhoischen Augenerkrankungen mit den alten und neuen Behandlungsmethoden ausgefüllt ist, wird die Darstellung dieses Kapitels etwas Uneinheitliches und Zerrissenes haben. Der Leser möge daher die Darstellung mit Nachsicht aufnehmen.

Die Einteilung ergibt sich aus der Sache und umfaßt wie schon bei FEHR A) die gonorrhoischen Infektionen der Bindehaut und B) die metastatischen gonorrhoischen Erkrankungen des Auges.

Zuerst sei eine Bemerkung zur *Namengebung* gestattet: Der Engländer spricht von gonorrheal conjunctivitis und gonorrheal ophthalmia, der Franzose von Conjunctivite gonococcique, Blennorrhoe oculaire, Blennorrhagie, Ophthalmie blennorrhagique, wenn er die Infektion der Bindehaut mit dem Gonococcus NEISSER kennzeichnen will, der Deutsche spricht von Conjunctivitis gonorrhoica, Ophthalmia gonorrhoica, von Conjunctivitis gonoblennorrhoica, von Gonoblennorrhoe, auch kurz von Blennorrhoe. ELSCHNIG schlug den Namen Gonorrhoea conjunctivae vor. Man kann alle Namen gutheißen, soweit sie nur das Wort Gono führen. Immerhin erscheint das Wort „Ophthalmia" nicht mehr ganz korrekt. Vor etwa 100 Jahren hat man eine große Zahl entzündlicher Augenerkrankungen mit Ophthalmie bezeichnet. Heute bedeutet der Name Ophthalmie eine entzündliche Erkrankung, welche hauptsächlich das Innere des Auges betrifft, z. B. Ophthalmia metastatica, und nicht mehr Erkrankungen, welche nur die Bindehaut betreffen. Ungenau sind auf jeden Fall die allgemeinen Ausdrücke wie Blennorrhoe, Conjunctivitis blennorrhoica, Augenblennorrhoe, Blennorrhagie, Augenentzündung der Neugeborenen usw., weil der Eiterfluß ätiologisch auch ganz anderen Erkrankungen eigen sein kann. Tatsächlich hat das Wort viele Autoren bewogen, z. B. einfach über die Blennorrhoe neonatorum zu berichten, ohne z.B. die Gonoblennorrhoe und die Einschlußblennorrhoe auseinanderzuhalten. Für das deutsche Schrifttum würde ich daher vorschlagen, von Conjunctivitis gonorrhoica, von Gonorrhoea conjunctivae oder Gonoblennorrhoe zu sprechen. Der Nachweis der Gonokokken muß unter allen Umständen gefordert werden (s. Klinisches Bild).

Einteilung der Gonorrhoea conjunctivae

Wenn auch die Bindehaut des Auges in jedem Lebensalter mit Gonokokken infiziert werden kann, so sind es doch hauptsächlich zwei Perioden, in denen die Erkrankung am häufigsten vorkommt: 1. beim Neugeborenen durch gonorrhoische Infektion während des Geburtsaktes, die Gonnorrhoea conjunctivae neonatorum und 2. im geschlechtsreifen Alter, die Gonorrhoea conjunctivae adultorum (Gonoblennorrhoea neonatorum und adultorum). Daneben ist die dritte Gruppe, welche Kinder zwischen dem ersten Lebensjahr und der Pubertät betrifft, also die Gonorrhoea conjunctivae infantum von geringerer Bedeutung, weil sie selten vorkommt.

A. Die Gonorrhoea conjunctivae neonatorum

Geschichtliches

Zur geschichtlichen Einleitung im Kapitel von FEHR sei eine Ergänzung von CARDELL gebracht: 1545 riet THOMAS RAYNALDE in der englischen Ausgabe des „Rosengarten" gleich nach der Geburt des Kindes die Augen vorsichtig und wiederholt mit warmem Wasser auszuwaschen. Diese Angabe aus der beginnenden Neuzeit ist auch in der geschichtlichen Zusammenstellung der Augeneiterung der Neugeborenen von HIRSCHFELD (Handbuch für die gesamte Augenheilkunde von GRAEFE-SAEMISCH, Geschichte der Augenheilkunde von HIRSCHBERG, Band 14, § 420, S. 203ff., 1911) nicht enthalten.

I. Pathogenese und Diagnostik

1. Art der Infektion

Darüber ist alles Wesentliche bei FEHR (S. 77—80) gesagt: Die Infektion der Bindehaut des Neugeborenen tritt während der Geburt ein und ist durch gonokokkenhaltiges Sekret der mütterlichen Geburtswege oder der Urethra bedingt. Die Gonokokken gelangen entweder beim ersten spontanen Öffnen der kindlichen Augen in den Bindehautsack oder durch Reiben und Verschiebung der Lider beim Durchtritt des kindlichen Kopfes durch die Geburtswege. Aber auch der zur Untersuchung eingeführte Finger des Arztes oder in die Geburtswege eingeführte Instrumente können das Auge des Kindes treffen und die Lidspalte öffnen. Die Infektionsgefahr beginnt mit dem Blasensprung. Daher sind Kinder bei vorzeitigem Blasensprung und langdauernder Geburt besonders gefährdet. Daher ist auch der Prozentsatz der Gonoblennorrhoe bei Erstgebärenden höher als bei Mehrgebärenden, bei denen der kindliche Kopf schnell durch die Geburtswege durchtritt.

Die *Inkubationszeit* für gonorrhoische Erkrankungen des Auges beträgt wie für die Genitalgonorrhoe 1—3 Tage. Sie hängt von der Virulenz der Gonokokken und von der Widerstandskraft des Gewebes der Bindehaut ab. Der klinische Krankheitsbeginn wird daher oft zwischen dem 2. und 4. Tage angegeben, was die Statistiken (COHN, UPPENKAMP, HECKER, FEHR u.a.) bestätigen. Längere Inkubationszeiten sind zwar möglich und werden auf die Virulenzschwäche der Gonokokken nach der Credéschen Prophylaxe oder auf antiseptische Scheidenspülungen der Mutter zurückgeführt. Doch sind alle Angaben vom späteren Beginn einer Gonoblennorrhoe von seiten der Mutter oder der Begleitpersonen mit großer Vorsicht zu werten. Entweder handelt es sich um den vom Laien übersehenen Krankheitsbeginn oder häufig um unwahre Angaben, um das späte Aufsuchen ärztlicher Hilfe zu rechtfertigen.

Dennoch verzeichnen die Statistiken in einem gewissen Prozentsatz den Beginn der Gonoblennorrhoe der Neugeborenen nach dem 5. Tag bis zur 6. Woche. Theoretisch kann es sich um eine sog. *Spätinfektion* handeln; darunter versteht man die Tatsache, daß Gonokokken in den Bindehautsack des Neugeborenen nicht während des Geburtsaktes, sondern nachträglich eingebracht werden, z.B. durch unsaubere Pflege, durch Hände oder Gegenstände, welche mit Gonokokken verunreinigt sind, z.B. durch Waschbecken, Schwämme, Windeln, durch das an Gonokokken besonders angereicherte Lochialsekret (BUMM), dadurch daß die Neugeborenen mit der Mutter in einem Bett schlafen, durch Infektion von Kind zu Kind in schlecht geleiteten Anstalten, durch eine Rhinitis oder Vulvovaginitis gonorrhoica der Neugeborenen usw. Auch eine Stomatitis gonorrhoica soll vorkommen sowie eine Mastitis der Mutter, welche beim Saugen des Neugeborenen zur Infektion des Auges führen könne.

Diese Fälle sind heute seltener als früher. Sie können nur dann als sicher angesehen werden, wenn der Gonokokkenbefund durch den Epithelabstrich oder durch die Kultur vorliegt. Dies ist z.B. leider nicht in der Mitteilung von JOHANSSON der Fall, der 14 Tage nach der Geburt eine Blennorrhoe beider Augen mit positivem Gonokokkenbefund (Sekretuntersuchung) mitteilt, bei dem bereits 3 Tage nach der Geburt ein eitriger Schnupfen mit positivem Gonokokkenbefund vorhanden gewesen war. Der Autor nimmt an, daß in diesem Falle die Augen des Kindes durch die eigenen Hände oder durch das Säubern der Nase infiziert wurden.

FRAMM läßt die Möglichkeit offen, ob die Nase von der Conjunctiva oder Nase und Bindehaut zu gleicher Zeit infiziert werden. ELSCHNIG hält die Spätinfektion der Bindehaut mit Gonokokken für sehr unwahrscheinlich, weil in den Fällen des Schrifttums der kulturelle Nachweis der Keime fehlt, und weil der Gonococcus ein viel zu empfindlicher Keim ist, um an den in Betracht kommenden Gegenständen die Virulenz bewahren zu können.

Unter *Früh-* oder *ante partum-Infektion* versteht man jene Fälle, wo Kinder bereits mit Gonoblennorrhoe, ja mit gonorrhoischen Hornhautgeschwüren geboren werden. Man nimmt an, daß in diesen Fällen ein vorzeitiger Fruchtwasserabfluß bzw. ein früher Blasensprung die Ursache für die Infektion der Bindehaut mit Gonokokken darstellt. Wenn ELSCHNIG auch diese Infektionsmöglichkeit zugibt, so ist er doch der Ansicht, daß kaum zehn Fälle in der Weltliteratur der Kritik standhalten (frühere Literatur s. FEHR, S. 79). Die Seltenheit dieser Fälle wird dadurch bewiesen, daß der letzte einschlägige Fall von SÜCHTING 1930 berichtet wurde: 4 Std nach der Geburt war beim Neugeborenen Lidschwellung und Sekretion beider Augen, nach 19 Std eine schwere eitrige Conjunctivitis mit Gonokokkenbefund und einer Hornhauttrübung beider Augen vorhanden, die trotz Spülungen, Protargol und Milchinjektionen nach 8 Tagen zu großen scheibenförmigen Ulcera geführt hat. In diesem Fall war es 21 Std vor der Geburt bzw. 13 Std vor der ersten Wehe zum Abfluß des Fruchtwassers gekommen.

Zu den *ante partum-Infektionen* gehören auch die Fälle von Gonoblennorrhoe nach *sectio caesarea*, wo also das Kind die Geburtswege gar nicht passiert hat. Den wenigen Fällen der Weltliteratur ist der Fall von U. LUMBROSO (1931) anzureihen, wo nach transperitonealem Kaiserschnitt die Gonoblennorrhoe auftrat. Es handelte sich um eine schwere Geburt bei einer Mehrgebärenden infolge abnorm engen Beckens, Steißlage des Fetus und frühem Blasensprung. Die Hebamme hatte vorher mehrere Male untersucht. Die Ansaugung des Scheidensekretes in die offene Fruchtblase kann also bei erweitertem Gebärmutterhals auch nach der Entbindung des Kindes durch Kaiserschnitt zur Gonoblennorrhoe der Augen führen. Deshalb darf auch in solchen Fällen die Credésche Prophylaxe nicht unterlassen werden.

2. Klinisches Bild

Die Gonoblennorrhoe neonatorum tritt meist an beiden Augen, selten nur an einem Auge auf. FEHR verzeichnet unter seinen 417 Fällen 381 doppelseitige und nur 36 einseitige Fälle (=8,6%). Dieses Verhalten erklärt sich aus der Tatsache, daß beim Durchtritt des kindlichen Kopfes durch die Geburtswege beide Augen in gleichem Ausmaße der Infektion durch das gonokokkenhaltige Sekret der Cervix, der Scheiden und der Urethra der Mutter ausgesetzt sind. Die Infektion nur eines Auges ist als Ausnahme anzusehen. Die Infektion des zweiten Auges kann bei einseitigen Fällen nach der Geburt dadurch bedingt sein, daß Sekret vom erkrankten Auge über den flachen Nasenrücken des Neugeborenen auf das andere Auge überfließt, am zweiten Auge also eine Art „Spätinfektion" eintritt.

Das klinische Bild der Gonnorrhea conjunctivae neonatorum ist dem der Erwachsenen ähnlich, doch wird es dadurch modifiziert, daß die Lidspalte des Neugeborenen durch den Schlaf mehr geschlossen ist als das Auge des Erwachsenen, wodurch der Beginn der Infektion leichter übersehen werden kann. Das klinische Bild läßt sich in folgende vier Stadien einteilen.

1. Das *Stadium der katarrhalischen Entzündung:* Die Lider des Neugeborenen sind leicht gerötet. Nach kurzem Schlaf sind die Lidränder mit gelblichen Krusten verschlossen. Beim passiven Öffnen der Lider tritt ein gelbliches, fleischwasserähnliches Sekret aus, in welchem einzelne Fibrinflocken schwimmen. Die Lider

lassen sich noch leicht umstülpen. Die Bindehaut der Lider ist gerötet, die Bindehaut des Fornix geschwollen, die des Bulbus von der Peripherie her gegen die Hornhaut zu abnehmend gerötet und oft etwas getrübt. Die Hornhaut ist klar.

2. Nach 1—2 Tagen folgt das *Stadium infiltrationis:* Die Haut der Lider ist nun stark gerötet, oft ballonartig geschwollen, das Lid im ganzen rigid, derb infiltriert. Infolge dieser derben Schwellung läßt sich das Unterlid im Anfang durch bloßes Abziehen leicht evertieren. Das Oberlid läßt sich aber infolge der infiltrativen Verdickung nur schwer oder gar nicht mehr umstülpen. Wenige Stunden später ist dies auch beim Unterlid nicht mehr möglich. Die Lidspalte bleibt geschlossen und kann in schweren Fällen spontan nicht mehr geöffnet werden. Desmarresche Lidhalter werden notwendig, um die stark geschwollene und gerötete Fornix- und Bulbusbindehaut zur Ansicht zu bringen. Die unebene Lidbindehaut ist in schweren Fällen mit Pseudomembranen bedeckt, in ganz schweren Fällen weist sie diphtherieähnliche Nekrosen auf, die leicht bluten. Die Bulbusbindehaut ist immer stark gerötet, manchmal mit kleinen Blutungen versehen, in schweren Fällen chemotisch, fleischig. Sie kann den Limbus von allen Seiten überlagern und bildet eine Stufe zur Hornhaut, welche meist etwas matt ist. Dieses Stadium dauert 1—3 Tage und geht dann über in das

3. Stadium des Eiterflusses, der Blennorrhoe. Beim passiven Öffnen der Lider quillt aus der Lidspalte ein gelbgrauer rahmiger Eiter zwischen den geschwollenen von Tag zu Tag weicher werdenden Lidern hervor. Der Eiter haftet an allen Teilen, besonders in allen Falten der Lid- und Bulbusbindehaut und überdeckt oft die ganze Hornhaut. Schon wenige Minuten nach Spülung des Bindehautsackes ist wieder reichlich Eiter vorhanden. In Fällen starker Chemose trübt sich die Hornhaut entweder am Rande oder in der Mitte und es kann innerhalb von 24 Std zu katarrhalischen Randgeschwüren oder zu einem scheibenförmigen Ulcus der Hornhautmitte kommen; ohne daß eine wesentliche Trübung sichtbar sein muß, kann es zum schnellen Zerfall der Hornhautgrundsubstanz und zum Durchbruch kommen. Wie schwer die ganze Hornhautoberfläche durch die Toxine der Gonokokken und die proteolytische Wirkung der Eiterzellen geschädigt ist, erkennt man nach Anfärbung der Hornhaut mit Fluorescein, die sich in schweren Fällen von Limbus zu Limbus erstreckt. Weniger gefährlich als die zentralen Geschwüre sind die Randgeschwüre der Hornhaut, doch können auch diese zur Einschmelzung und damit zum peripheren Durchbruch mit den Folgezuständen des Irisvorfalles führen. Dieses dritte Stadium dauert unbehandelt 1—3 Wochen, währenddessen die Lidbindehaut ihre Membranen verliert und ein stark papillär hypertrophisches himbeerartiges Aussehen bekommt. Die Bulbusbindehaut schwillt ab, ebenso nimmt die Eitersekretion ab und die Erkrankung geht in das

4. Stadium, das der chronischen Gonorrhoe der Bindehaut über: Die eitrige Sekretion ist nur mehr gering und geht schließlich in eine schleimige Sekretion über, die Bindehaut ist papillär geschwollen und besonders im unteren Fornix kommen hahnenkammartige Querfalten zum Vorschein, in deren Furchen sich die Eiterzellen und Gonokokken am längsten halten, von denen es gelegentlich zu Nachschüben kommen kann. Die Bulbusbindehaut schwillt ab und blaßt allmählich vom Hornhautrand gegen die Peripherie zu ab. Die Hornhaut gewinnt ihren normalen Glanz zurück, etwa vorhandene Geschwüre reinigen sich und können beim Neugeborenen Narben Platz machen, die einer weitgehenden Aufhellung fähig sind, weil dem neugebildeten Bindegewebe der Hornhaut noch die fetale Fähigkeit sich parallel zu schichten innewohnt. War ein Hornhautgeschwür durchgebrochen, so tritt die Heilung in Form einer vorderen Synechie, eines Leukoma adhaerens oder eines Staphyloma corneae ein. Allmählich verschwindet mit den Gonokokken auch die papilläre Hypertrophie der Lidbindehaut. Dieses Stadium kann 3—6 Wochen dauern. Der geschilderte Verlauf entspricht der nicht behandelten Gonorrhoe der Bindehaut.

Besonders durch parenterale Milchinjektionen gelingt es, das gefährliche Stadium infiltrationis zu coupieren oder zu verkürzen, durch Sulfonamide und Antibiotica die Gonokokken zu schädigen, das ganze Krankheitsbild abzukürzen oder atypisch zu gestalten, der früher mit Recht so gefürchteten schweren Bindehautentzündung ihre Schrecken zu nehmen und die Erblindung zu verhindern.

Die *Dauer des Krankenhausaufenthaltes* betrug früher 4 Wochen und mehr (Fehr, S. 81). Sie ist dank der modernen Behandlung der Gonoblennorrhoe auf 4—12 Tage verkürzt (s. Behandlung).

3. Die bakteriologische Diagnose der Gonoblennorrhoe am Auge

Wenn das klinische Bild der Gonoblennorrhoe neonatorum et adultorum auch als typisch bezeichnet werden kann, so muß sich die Diagnose der Gonoblennorrhoe der Bindehaut doch in allen Fällen auf den *Nachweis der Gonokokken am Auge* stützen. Lindner hat auf Grund seiner Untersuchungen über die Topographie der Bindehautkeime neue Richtlinien für die Bakterioskopie in der Augenheilkunde gegeben, die auch für den Gonokokkennachweis gilt. Das im folgenden Gesagte gilt in gleicher Weise für die Gonoblennorrhoe der Neugeborenen wie der Erwachsenen.

Zum Gonokokkennachweis am Auge stehen uns drei Wege zur Verfügung:

1. Die Sekretuntersuchung,
2. der kulturelle Nachweis der Gonokokken und
3. der Epithelabstrich nach Lindner.

ad 1. Für die Sekretuntersuchung entnimmt man ein Tröpfchen Eiter mittels Platinöse oder Platinspatel aus der unteren Hälfte des Bindehautsackes. Das nach Gram gefärbte Ausstrichpräparat zeigt die semmelförmigen Gonokokken phagocytiert in den Leukocyten, besonders im Stadium des Eiterflusses. In einem frühen Stadium der Erkrankung kann aber die Sekretuntersuchung negativ sein, weil die Keime noch an den Epithelzellen haften und daher noch nicht phagocytiert werden konnten. In diesem Stadium können mitgestrichene Saprophyten des Bindehautsackes wie Staphylokokken, Xerosebakterien, Sarcine u.a. den Eindruck erwecken, daß keine Gonorrhoe der Bindehaut vorliegt. Auch im Stadium der chronischen Gonorrhoe kann die Sekretuntersuchung negativ sein, trotzdem sich noch Gonokokken an der Bindehaut, wenn auch nur herdförmig, aufhalten. Selbst das Bild phagocytierter Kokken kann irreführen, da auch andere Kokken von den weißen Blutkörperchen phagocytiert werden und z.B. Sarcineformen semmelförmig erscheinen können. Andererseits geben auch die Involutionsformen der Gonokokken ein sehr uncharakteristisches Bild.

ad 2. Der *Nachweis der Gonokokken durch die Kulturmethode* ist zwar der sicherste Beweis für die Augenkrankheit. Nur läßt sich diese ideale Forderung bei einer so gefährlichen Krankheit wie es die Gonoblennorrhoe für das Auge ist, aus zwei Gründen nicht erheben: einerseits ist die Züchtung der sehr empfindlichen Gonokokken von der Bindehaut des Auges nicht einfach. Nicht alle Gonokokkenstämme gehen beim ersten Versuch an, selbst dann nicht, wenn der Nährboden einwandfrei ist und bezüglich seiner Temperatur alle Vorsichtsmaßregeln eingehalten werden. Andererseits vergehen mit der Kultivierung mindestens 24 Std, wenn die Kultur nicht das erste Mal angeht, eine noch längere Zeit, die für die Behandlung verloren ist. Ferner kommt es vor, daß in der Kultur eine Mischflora wächst, eine Tatsache, die in manchen Statistiken, welche sich auf der Kulturmethode aufbauen, dazu geführt hat, für die eitrige Conjunctivitis der Neugeborenen eine große Anzahl von Keimen verantwortlich zu machen (s. Differentialdiagnose).

ad 3. Der sicherste und schnellste Weg die Ätiologie einer eitrigen Conjunctivitis zu bestimmen ist die *topographische Epitheluntersuchung* nach LINDNER.

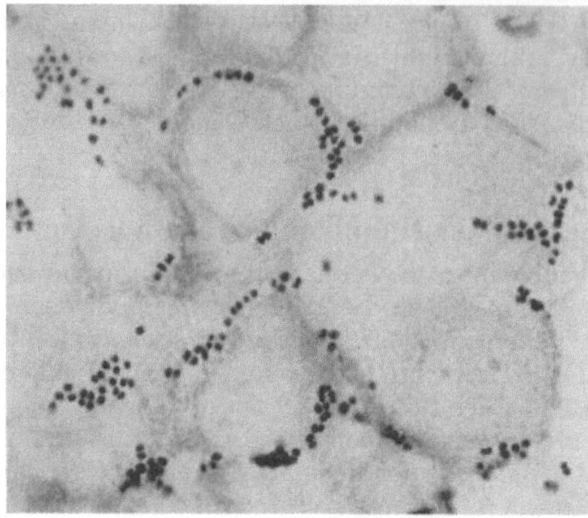

Abb. 1. Wachstum der Gonokokken in den Intercellularräumen bei beginnender Infektion

Obere Lidbindehaut
Oberer Fornix
Unterer Fornix
Untere Lidbindehaut

Schema für die Epithelabnahme von der Lidbindehaut

Bulbus-Bdht nasal	Bulbus-Bdht oben	Bulbus-Bdht temporal
	Bulbus-Bdht unten	

Schema für die Epithelabnahme von der Bulbusbindehaut

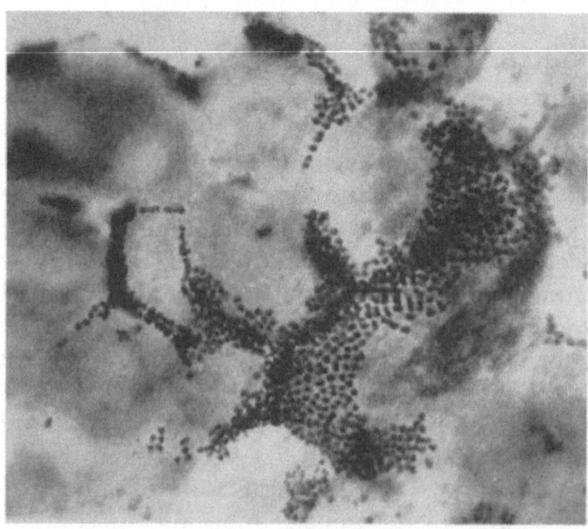

Abb. 2. Rasenartige Überwucherungen der Epithelzellen durch Gonokokken im Höhepunkt der Erkrankung

Der Vorgang ist folgender: Nach einmaligem Eintropfen einer 3%igen Cocain- oder 1%igen Novesinlösung wird mit einem Platinspatel nach Spülung des Bindehautsackes mit physiologischer Kochsalzlösung von vier Stellen der Lid- und Fornixbindehaut und von vier Stellen der Bulbusbindehaut oberflächlich Epithel abgestrichen und das Material auf zwei Objektträger oder auf zwei größere Deckgläschen aufgetragen (s. Schema oben), über der Flamme getrocknet und 1 min lang mit verdünnter Methylenblaulösung gefärbt.

Diese Präparate zeigen die Gonokokken im Beginn der Erkrankung entlang der Grenzen der oberflächlichen Epithelzellen (Abb. 1). Von hier aus umwachsen sie die Ober- und Unterfläche der Epithelzellen und bilden ganze Bakterienrasen, welche die Zellen verdecken können (Abb. 2).

Die Heilung der Gonoblennorrhoe geht so vonstatten, daß die durch das Ödem gelockerten und mit Gonokokken beladenen oberflächlichen Epithelschichten zur Gänze abgestoßen werden.

Die Gonokokken der tieferen Epithelschichten werden teils von den Leukocyten, welche aus der Tiefe des Gewebes ins Epithel einwandern, teils von den Epithelzellen selbst phagocytiert und unschädlich gemacht.

Die topographische Epitheluntersuchung konnte den Beweis erbringen, daß die Gonoblennorrhoe an der Bulbusbindehaut beginnt. Sie erfaßt andererseits bei der chronischen oder heilenden Gonoblennorrhoe die inselförmig mit Gonokokken besiedelten Epithelzellen. Nur jene Keime, die auf lebenden Epithelzellen angetroffen werden, können als echte Epithelparasiten und als Erreger einer Conjunctivitis angesehen werden (LINDNER). Saprophytäre Keime werden entweder auf entartetem oder totem Zellmaterial oder auf Eiweiß und Fibrintrümmern angetroffen, nie auf lebenden Epithelzellen. Bezüglich des Nachweises der Gonokokken in Schnittpräparaten der Bindehaut sei auf die Originalarbeit von LINDNER hingewiesen.

4. Komplikationen am Auge und am Körper

Bezüglich der Komplikationen der Gonoblennorrhoe der Neugeborenen und Erwachsenen sei auf das gleichnamige Kapitel bei FEHR hingewiesen. Hier soll nur eine kurze Zusammenfassung der Komplikationen mit Berücksichtigung der neueren Literatur gegeben werden.

Die Gefahr der Gonoblennorrhoe des Auges beruht in der *Mitbeteiligung der Hornhaut*, welche zur Herabsetzung des Sehvermögens, in schweren Fällen zur praktischen oder totalen Erblindung führen kann.

Zur Mitbeteiligung der Hornhaut kommt es während des Stadiums der Infiltration und des Eiterflusses entweder in Form der zentralen oder randständigen Infiltrate und Ulcera. Die gefährlicheren sind die zentralen Geschwüre, da die Widerstandskraft der Hornhaut im Zentrum geringer ist als am Rande. Die zentralen Geschwüre können in 2—3 Tagen einschmelzen und zum Durchbruch führen. Die Ursachen für das Auftreten von Hornhautgeschwüren sind 1. die erschwerte Ernährung der gefäßlosen Hornhaut durch die Chemose, 2. die Retention des Eiters im Bindehautsack besonders beim Säugling, der viel schläft, 3. der vermehrte Lid-Bulbusdruck im Stadium der Infiltration, 4. die Besiedlung der oberflächlichen Epithelschichten der Hornhaut mit Gonokokken und 5. die Toxinwirkung der Gonokokken auf die Epithelzellen. Wenn auch durch die Behandlung z.B. mit Antibioticis die Hornhautkomplikationen heute in den meisten Fällen verhindert werden können, so ist doch die Prognose jener Fälle, welche bereits mit einer Mitbeteiligung der Hornhaut in Behandlung kommen ungünstig, weil die Narben nach den Hornhautgeschwüren das Sehvermögen beeinträchtigen. Die Feststellung von N. N. ROY, daß 80% der Fälle, bei denen die Hornhaut mitbeteiligt ist, in Blindheit enden, gilt aber nur für Länder wie Indien, wo ein großer Teil der Neugeborenen bereits unterernährt ist und infolge der Lebensweise der Mutter oft an Vitamin A-Mangel bei der Geburt leidet. Ähnliche Beobachtungen konnte ich auch bei der armen Bevölkerung Chinas machen.

Daß der Arzt aber auch bei uns immer noch mit dem Auftreten von Hornhautgeschwüren rechnen muß, zeigt ein Fall von GUNKEL, bei welchem der behandelnde Arzt infolge Fahrlässigkeit zum gerichtlichen Schadenersatz bei Erblindung beider Augen verurteilt wurde. Ein am 20. Dezember geborenes Kind wies am 28. Dezember eine Lidschwellung auf. Ein um Rat gefragter praktischer Arzt verordnete, ohne das Kind gesehen zu haben Borwasser, später Zinktropfen. Am 10. 1. suchte der Arzt das Kind in der Wohnung auf und verordnete Borwasser und Fencheltee. Erst am 17. 1. gab der praktische Arzt den Rat, einen Augenarzt zuzuziehen. Dieser konstatierte am 20. 1. eine eitrige Einschmelzung beider Hornhäute, die trotz nachfolgender Klinikbehandlung zur Erblindung des Kindes führte. Einer Klage auf Schadenersatz wurde vom Reichsgericht stattgegeben mit der Begründung, daß der Arzt die bakteriologische Untersuchung des Sekretes verabsäumt und daher die Schwere der Erkrankung nicht rechtzeitig erkannt habe.

Nach einer Statistik von BROWNING waren bei kongenital luischen Kindern Hornhautulcera bei Gonoblennorrhoe in 52%, bei gesunden Kindern nur in 19% vorhanden.

Kommt es bei der Gonoblennorrhoe zum Durchbruch eines Geschwüres im Zentrum der Hornhaut, so entsteht durch Anlagerung der Linse an das infizierte

Geschwür häufig eine *Katarakta polaris anterior* infolge einer vermehrten Bildung von Linsenepithelzellen, welche sich trüben; doch ist für die Entstehung eines vorderen Polstares der Durchbruch des Geschwüres nicht Vorbedingung. Es kann zu dieser Starform auch auf Grund eines nicht perforierten Geschwüres kommen, wenn die durch die Hornhaut in die Vorderkammer diffundierenden Gonokokkentoxine den vorderen Linsenpol infolge der Türkschen Wärmeströmung in konzentrierter Form erreichen. — Bei einem großen, zentralen Hornhautgeschwür kann es nach Durchbruch zur *Entbindung der Linse* kommen. Daher Vorsicht beim Öffnen der Lider und Vermeidung jeden Druckes auf den Bulbus.

Als Folge des Durchbruches eines gonorrhoischen Hornhautgeschwüres kommt es zur *Anlagerung oder zum Vorfall der Iris*. Bei schnellem Verschluß eines kleinen Ulcus durch Fibrin kann sich die Iris wieder in ihre normale anatomische Lage zurückziehen. Bei größeren Hornhautgeschwüren aber bleibt sie mit dem Geschwürsrand verbunden und bildet ein *Leukoma adhaerens* oder sie ersetzt den fehlenden Teil der Hornhaut durch dunkel pigmentiertes Narbengewebe der Iris, das *Staphyloma corneae*. Große gonorrhoische Hornhautgeschwüre führen zum totalen, kleine zum partiellen Hornhautstaphylom. Sowohl beim Leukoma adhaerens wie beim Staphyloma corneae kann es infolge seichter oder fehlender Vorderkammer zur sekundären Drucksteigerung, zum *Glaukoma secundarium* kommen, durch welche diese Narbenformen stärker vorgebuckelt werden können. Kommt es infolge intraocularer Drucksteigerung zur Staphylombildung im Kammerwinkelbereich *(Staphyloma intercalare)* oder im Bereich des Ciliarkörpers *(Staphyloma ciliare)*, dann tritt eine Vergrößerung des ganzen vorderen Bulbusabschnittes mit schwärzlicher Verfärbung, der sog. *Buphthalmus* auf. Narben nach großen, zentralen Hornhautgeschwüren können sich, auch wenn sie nicht durchgebrochen waren, noch nach Jahren vorbuckeln *(Keratektasie ex ulcere)*. Tritt die Heilung eines Ulcus aber sehr schnell auf, kann es zur narbigen Abflachung der Hornhaut, zur *Applanatio corneae* kommen. Beide Zustände gehen mit irregulärem Astigmatismus und einer hohen Sehstörung einher. Beim Austritt der Linse kann es zur Entzündung des Augeninneren und zur Atrophia bulbi kommen.

Von *seltenen Komplikationen am Auge* nach Gonoblennorrhoe seien *Lidabscesse* (BERGMEISTER) und *Lidgangrän* (E. FUCHS) erwähnt. Im ersten Fall lag eine Mischinfektion von Gonokokken und Streptokokken vor. Im zweiten Fall wird die mächtige Lidschwellung als Ursache für eine Ernährungsstörung der Lidhaut und der folgenden Gangrän angesehen. ELSCHNIG nimmt bei einem Fall von Absceß am äußeren Ende des Brauenbogens eine Mischinfektion an. Ich selbst habe nie etwas Ähnliches bei Gonoblennorrhoe gesehen.

Ähnlich unsicher bzw. ungelöst ist die Frage der *Dakryocystitis gonorrhoica*. Sichere bakteriologische Befunde liegen nicht vor, besonders kein Kulturnachweis der Gonokokken. Fälle von Dakryocystitis infolge Atresie der Hasnerschen Klappe können bei Neugeborenen mit Gonoblennorrhoe zu einer falschen Diagnose Veranlassung geben.

Bezüglich eines Falles von *gonorrhoischer Dakryoadenitis* (SCHALL) sei auf das Kapitel FEHR (S. 83) verwiesen. Das Kind starb nach wiederholter Incision des Abscesses der Tränendrüse unter Krämpfen an Meningitis. Im Lumbalpunktat wie im Eiter der Dakryoadenitis sollen „typische gramnegative Gonokokken" vorhanden gewesen sein. Die Kultur wies aber nur einen Staphylococcus aureus anhaemolyticus auf.

Komplikationen von seiten der *Iris* sind im Säuglingsalter nicht bekannt. Der Fall von H. BRENTANO ist nicht überzeugend:

Ein $4^1/_2$ Monate alter Säugling, der nie eine Gonoblennorrhoe mitgemacht hatte, erkrankte an einer akuten Polyarthritis und einer einseitigen akuten Iridocyclitis. Im Gelenkpunktat Gonokokken (Kultur ?). Nach 14 Tagen ist das Kind geheilt, aber das Auge bietet das Bild eines Pseudoglioms mit Amaurose. Die Mutter des Kindes hatte vor 6 Jahren eine Genitalgonorrhoe, der Vater ist gesund. Trotzdem am Auge kein bakteriologischer Befund vorliegt, wird die Gleichheit der Prozesse im Gelenk und im Auge angenommen und als Gonokokkensepsis bezeichnet, welche über eine „symptomlos verlaufende Schleimhautinfektion" ihren Weg in den kindlichen Organismus genommen habe. In diesem Fall scheint mir weder der gonorrhoische Ursprung der Iritis noch die ätiologische Verbindung von Gelenk- und Augenleiden bewiesen, noch die Infektionsquelle wahrscheinlich gemacht zu sein.

Neuere Befunde zur *Rhinitis gonorrhoica* liegen seit 1930 nicht vor. Die Schwierigkeit der Diagnose liegt nach ELSCHNIG darin, daß die Nase immer eine Mischflora beherbergt.

Ähnlich unsicher sind die Angaben über *Otitis media gonorrhoica* (Fälle von DABMER, DEUTSCHMANN und REINHARDT). Ich verweise hierbei auf die bei FEHR (S. 84) angeführte Kritik von AXENFELD.

Hingegen werden immer wieder *metastatische Erkrankungen von Gelenken* nach Gonoblennorrhoe berichtet (die ältere Literatur, s. FEHR S. 84). Die Arthritis tritt von 5 Tagen bis zu 13 Wochen nach der Gonoblennorrhoea neonatorum auf, meist aber zwischen der 2. und 5. Woche (ELSCHNIG). Der Verlauf soll meist gutartig sein. Auch von *Tripperrheumatismus* wurde gesprochen, wobei nach WALDSTEIN die Gonokokken in die unverletzte Bindehaut eindringen und von da in die Blut- und Lymphgefäße gelangen sollen (s. auch Fall von BRENTANO). Auch der Fall von TAGLIAFERRI und VITTURELLI scheint mir wegen des Fehlens des bakteriologischen Befundes im Gelenkpunktat nicht beweisend: das Kind einer 23jährigen Primipara mit vorzeitigem Blasensprung erkrankt trotz Credé am zweiten Lebenstag an einer mittelschweren Conjunctivitis (Keime ?). Nach örtlicher Behandlung und allgemeiner Proteintherapie tritt nach 5 Tagen eine Schwellung im Sprunggelenk auf, welche als gonorrhoisch angesehen wird (Eiweißallergie ?). Nach zwei Arthigon-Injektionen tritt unter starker örtlicher sowie allgemeiner Reaktion Heilung ein.

Besser fundiert scheint mir ein Fall von *Endokarditis* als Metastase bei Gonoblennorrhoe neonatorum, der am 10. Lebenstage starb und wo bei der Autopsie im Endokard bei offenem Ductus Botalli und foramen ovale ein frischer Thrombus an der Tricuspidalis gefunden wurde, in welchem sich gramnegative Diplokokken nachweisen ließen (H. W. BRANDES).

Die Frage von metastatischen Erkrankungen nach Gonoblennorrhoe neonatorum wie nach Gonorrhoe überhaupt muß in Zukunft unter Zuhilfenahme genauer bakteriologischer Identifizierung der gefundenen Keime und mit Hilfe moderner Laboratoriumsmethoden studiert werden. Ich fürchte nur, daß dies bei der Abnahme der Gonokokkenerkrankungen des Auges kaum mehr möglich sein wird.

5. Häufigkeit der Gonoblennorrhoea neonatorum

Statistische Angaben der Neugeborenenblennorrhoe in bezug auf die Bevölkerung eines Landes liegen aus der letzten Zeit nicht vor. Fest steht, daß die Erkrankungsziffern in den verschiedenen Teilen der Erde sehr verschieden sind. Auch die Zahl der Gonoblennorrhoe der Neugeborenen im Verhältnis zu den übrigen Augenerkrankungen ist nur selten statistisch belegt. Außerdem ist häufig nur von der „eitrigen Augenerkrankung der Neugeborenen" die Rede, ohne daß zwischen Gonoblennorrhoe und Einschlußblennorrhoe unterschieden wird. So sah C. M. BERRO in Uruguay in 15 Jahren 685 Fälle von „Eiterung bei Neugeborenen", das sind 43 pro Jahr. Unter 342 bakteriologisch untersuchten Fällen fand sich der

Gonococcus in 53%. LAZARESCU berichtet aus Jassy in Rumänien, daß er an der Augenklinik unter 7955 Bindehauterkrankungen der Neugeborenen in 354 Fällen Gonokokken fand. Von diesen hatten bei der Aufnahme in die Klinik bereits 28,3% Hornhautgeschwüre. H. JAROSLAV sah an einem Landeskrankenhaus der Tschechoslowakei in 5 Jahren 123 eitrige Bindehautentzündungen, darunter $41 = 1/3$ durch Gonokokken bedingt. Unter diesen hatten bei der Aufnahme fünf ein perforiertes Hornhautulcus an einem, zwei an beiden Augen. Hingegen fand WRIGHT in Indien unter 1000 Augenkranken nur zweimal eine Neugeborenenblennorrhoe (Go ?). Er betont, daß diese Erkrankungen in Indien selten sind. v. SALLMANN, welcher das Krankengut der 2. Augenklinik in Wien in vier verschiedenen Perioden bezüglich der Augenerkrankungen im Kindesalter miteinander vergleicht, kommt zu dem Ergebnis, daß im Wiener Material keine Abnahme der Neugeborenenblennorrhoe eingetreten ist, daß aber die Einschlußblennorrhoe auf Kosten der Gonoblennorrhoe zugenommen hat.

Anhaltspunkte für die Häufigkeit der Gonoblennorrhoe neonatorum ergeben sich auch aus den *Blindenstatistiken*, welche im Anhang zur Erwachsenengonoblennorrhoe kurz gestreift werden soll. Wenig besagen jene Statistiken, welche auf den Sammelberichten der Hebammen aufgebaut sind, da diese den Auftrag haben, jeden Fall auch noch so leichter Neugeborenenconjunctivitis zu melden (NEWSHOLME).

6. Differentialdiagnose

Schon bald nach der Entdeckung des *Neisserschen* Gonococcus sah man, daß eine beträchtliche Zahl der Fälle von Neugeborenenblennorrhoe keine Gonokokken im Sekretpräparat aufwiesen (s. FEHR). Man faßte diese Fälle unter dem Namen Blennorhoea non gonorrhoica zusammen, weil man der Meinung war, daß auch andere Keime das gleiche Krankheitsbild machen können. So berichtet noch 1936 S. H. BROWNING, daß er bei der bakteriologischen Untersuchung der Ophthalmia neonatorum mit der Kulturmethode folgende Keime gefunden habe: Staphylokokken in 398 Fällen, Staphylokokken und andere Keime in 118, Gonokokken in 172, Pneumokokken in 115, Pneumokokken und Staphylokokken in 92 Fällen, Xerosebakterien in 88, Pneumobacillus in 14, Pneumobacillus und andere Keime in 15, Diphtheriebacillen in zwei, Diphtheriebacillen und Streptokokken in einem Fall. In 96 Fällen waren keine Keime vorhanden. Wir wissen heute durch die bakteriologische Untersuchung LINDNERs, daß keiner dieser Keime mit Ausnahme der Gonokokken eine ätiologische Bedeutung für die Blennorrhoe der Neugeborenen hat, sondern als Zufallsbefunde anzusehen sind und daß bei bakteriologisch in der Kultur negativen Fällen die sog. Einschlußblennorhoe vorhanden ist, bei welcher im Epithelabstrich nach Giemsa-Färbung die *Prowazekchen* Einschlüsse gefunden werden.

Die *Differentialdiagnose* der Gonoblennorrhoea neonatorum hat zu berücksichtigen:

1. Die Einschlußblennorrhoe,
2. die Pneumokokkenblennorrhoe,
3. die Blennorrhoe durch Mikrococcus katarrhalis,
4. die Conjunctivitiden infolge des Credé,
5. die Tränensackeiterung des Neugeborenen,
6. die mit Staphylokokkenbefunden einhergehenden Zustände an Bindehaut und Hornhaut bei der sog. Crusta lactea und der Impetigo contagiosa und
7. Fälle von Keratomalacie.

ad 1. Bei der *Einschlußblennorrhoe* beträgt die Inkubationszeit 6—8 Tage, die Sekretion ist mehr serös-schleimig als eitrig, es fehlen auch in unbehandelten

Fällen die Hornhautkomplikationen und der Verlauf ist leichter wenn auch schleppender als der bei Gonoblennorrhoe. Die Erkrankung ist meist an beiden Augen vorhanden, die Infektion wird auf das Auge des Kindes durch eine Einschlußurethritis oder Einschlußvaginitis der Mutter (Einschlußkörperbefunde am Collumepithel — THYGESON) während der Geburt übertragen. Doch ist auch eine Schmierinfektion mit Genitalsekret nach der Geburt möglich. Die Credésche Prophylaxe soll bei der Einschlußblennorrhoe wirkungslos sein. Die im Abstrich von der Bindehaut in den Epithelzellen vorhandenen Einschlußkörper gleichen morphologisch und färberisch vollkommen den bei Trachom von PROWAZEK (1905) gefundenen Gebilden, was LINDNER veranlaßte, die Einschlußurethritis und -Vaginitis sowie die Einschlußblennorrhoe des Auges mit dem Namen „Genitales Paratrachom" zu belegen, weil diese Krankheiten im Gegensatz zum echten Trachom ohne Narbenbildung ausheilen. Auch die frei im Sekret vorhandenen *Lindnerschen Initialkörper* sind beim Trachom und bei der Einschlußblennorrhoe vollkommen gleich, wenn auch bei letzterer häufiger. Bemerkenswert ist die Tatsache, daß es eine *Mischinfektion von Gonoblennorrhoe und Einschlußblennorrhoe* bei Neugeborenen gibt und zwar dann, wenn in den mütterlichen Geburtswegen Gonokokken und Einschlußkörper vorhanden sind. Man kann dann beim Epithelabstrich um den 8. Tag herum Gonokokken und Einschlußkörper in den Epithelzellen finden. Andererseits ist es möglich, daß man z.B. in einem bestimmten Fall am 3. Lebenstag nur Gonokokken im Epithelabstrich findet, vom 7. Tage an aber auch Einschlußkörper. Im klinischen Bild sieht man dann meist ab dem 7. Tage eine Exacerbation der Blennorrhoe. Solche Fälle haben zu der irrigen Ansicht geführt, daß die Einschlußblennorrhoe nur eine Art chronische Gonorrhoe der Bindehaut ist und daß die Einschlußkörper mit ihrer Granulierung nichts anderes als Involutionsformen von Gonokokken seien (HERZOG). Und noch 1929 stellt sich G. FODOR vor, daß die Gonokokken der Genitalien und der Augen mit der Zeit Involutionsformen ausbilden, welche im Verlaufe conjunctivaler oder genitaler Passagen allmählich die Gestalt typischer Einschlußkörper annehmen. Dadurch seien auch jene Fälle erklärt, wo an einem Auge z.B. Gonokokken und Einschlußkörper, am anderen Auge aber nur Einschlußkörper gefunden wurden. Diese Meinungen sind heute als irrig erkannt und werden einfach durch die Tatsache berichtigt, daß es *Mischinfektionen der Bindehaut mit Gonokokken und Einschlußkörper* mit der typischen aber verschiedenen Inkubationszeit gibt.

ad 2. Es gibt eine wenn auch seltene *Blennorrhoe der Neugeborenen,* die durch *Pneumokokken* bedingt ist (AXENFELD, PILLAT) und sich im klinischen Bild kaum von der Gonoblennorrhoe unterscheidet. Nur die bakteriologische Untersuchung des Epithelabstriches kann die Diagnose sichern. Die von PILLAT mitgeteilten Fälle fallen in die Zeit einer Epidemie von Pneumokokkenconjunctivitis 1921—1922. Sie verdanken ihre Entstehung nicht einer Infektion durch die mütterlichen Geburtswege, sondern einer Pneumokokkeninfektion von außen her.

ad 3. Es ist theoretisch möglich, daß auch die übrigen Erreger akuter Bindehautentzündungen wie der Koch-Weeks-Bacillus, der Influenzabacillus, der *Mikrococcus katarrhalis* (s. S. 343) und Meningococcus beim Neugeborenen ein blennorrhoeartiges Bild hervorrufen können, doch fehlen bisher bakteriologische Befunde.

ad 4. *Bindehautreizungen beim Neugeborenen durch 2%iges Silbernitrat* beim Credé oder durch Anwendung hochprozentiger kolloidaler Silberlösungen können gelegentlich den Verdacht einer Neugeborenenblennorrhoe aufkommen lassen. Doch entwickelt sich fast nie eine Eiterung. Im Gegenteil, die Rötung der Bindehaut nimmt auch ohne Behandlung in 24—48 Std ab und verschwindet von selbst.

ad 5. Hingegen kann eine *Dakryocystitis infolge Atresie der Hasnerschen Klappe* beim Neugeborenen das Bild einer Blennorrhoe vortäuschen, besonders wenn das Auge unter Verband gehalten wird und die conjunctivale Reizung beträchtlich ist. Ein Druck auf die Tränensackgegend mit dem Finger klärt den Sachverhalt auf. Die im Eiter vorhandenen Pneumokokken finden sich nur in den Phagocyten, nie auf den Epithelzellen der Lid- oder Bulbusbindehaut.

ad 6. Bei der *Crusta lactea*, dem Milchschorf der Neugeborenen und bei der *Impetigo contagiosa* schlecht gehaltener Kinder kommen Bindehautentzündungen mit Staphylokokken im Sekret vor, besonders wenn die Augen verbunden gehalten wurden. Aber auch hier fehlen das rasenartige Wachstum der Keime auf den Epithelzellen der Bindehaut.

ad 7. Die seltenen Fälle von *Keratomalacie der Neugeborenen*, welche durch den Vitamin A-Mangel der Mutter bedingt sind, können zur Verwechslung mit einem gonorrhoischen Ulcus der Hornhaut Veranlassung geben. Der schlechte Ernährungszustand der Kinder, ihr heiseres Schreien, das Fehlen einer „Blennorrhoe", das Vorhandensein von *Bitotschen Flecken* oder einer eigentümlich trokkenen, in Falten gelegten Bulbusbindehaut sowie die *Mischflora im Abstrich von Hornhaut und Bindehaut* klären sofort die Diagnose.

7. Die Prognose

Die Gonoblennorrhoea neonatorum ist bei den heutigen therapeutischen Möglichkeiten, durch welche es gelingt, die Krankheit fast immer in ihrem Beginn abzufangen, als relativ gut zu bezeichnen. Eine chronische Neugeborenenblennorrhoe gibt es wohl kaum mehr. Die früher bei schwerer und lang dauernder Gonoblennorrhoe folgenden *feinen Narben der Tarsalbindehaut* gehören ebenfalls der Vergangenheit an.

Die Prognose ist abhängig von der Virulenz der Gonokokken, die sich meist in einer kurzen Inkubationszeit von wenigen Stunden ausdrückt, und von der Abwehrkraft des Organismus, d.h. vom Allgemeinzustand des neugeborenen Kindes. Sie wird getrübt durch das Auftreten von *Hornhautgeschwüren*, welche bei Frühgeburten leichter als bei ausgetragenen, gesund geborenen Kindern auftreten, welche die Mutterbrust erhalten. Künstlich ernährte Kinder sind mehr gefährdet, am meisten pädatrophische oder Kinder mit Vitamin A-Mangel oder mit Diarrhoe. Bei kongenital luischen Kindern verläuft die Gonoblennorrhoe schwerer und nach ihrem Abklingen bleibt durch längere Zeit eine chronische papilläre Hypertrophie der Bindehaut gelegentlich mit Narbenbildung zurück (G. Barmettler).

Welche Bedeutung die *Unterernährung des Kindes* in bezug auf die Häufigkeit des Auftretens von Hornhautgeschwüren hat, geht aus den Untersuchungen von Ch. E. Walker jun. hervor: Bei 140 Fällen von Gonoblennorrhoea neonatorum mit Hornhautgeschwüren fanden sich in 62% gastrointestinale Störungen, in 28,9% Gewichtsverlust, in 27% Gewichtsstillstand, in 35% ungenügende Gewichtszunahme und nur in 9% war ein normaler Allgemeinzustand vorhanden. Dem gegenüber zeigten 100 Gonoblennorrhoefälle ohne Hornhautulcera in 74% normale, in 10% subnormale Gewichtskurven, einen geringen Gewichtsverlust in 16% und gastrointestinale Störungen in 20%. Je später die Kinder in ärztliche Behandlung gebracht werden, um so größer ist die Gefahr der Hornhautulcera. Kinder, die erst am 9.—11. Tage aufgenommen wurden, wiesen in 60% eine Mitbeteiligung der Hornhaut mit herabgesetztem Visus infolge Leukom, Leukoma adhaerens, Staphyloma corneae, Katarakta polaris anterior, Sekundärglaukom bis zur Erblindung auf (Cardell).

II. Die Prophylaxe gegen die Gonoblennorrhoe der Neugeborenen

Versuche zur Verhütung der Gonoblennorrhoe der Neugeborenen gibt es seit langem. Aber erst 1880 hat KARL CREDÉ seine Methode der Einträufelung des Bindehautsackes mit 2%iger Silbernitratlösung beim Neugeborenen veröffentlicht und damit eine neue Epoche in der Bekämpfung dieser Erkrankung und der durch sie bedingten Erblindung eingeleitet, die heute noch nicht beendet ist, weil wir trotz Antibiotica und Sulfonamiden kein Mittel haben, das einfacher anzuwenden und sicherer wäre. Der geschichtliche Beginn dieser Epoche, das jähe Absinken der Morbiditätsziffern und der durch die Gonoblennorrhoe bedingten Erblindungen ist bei FEHR nachzulesen.

Die Tat CREDÉs ist zum Begriff der Vorbeugung gegen die Gonoblennorrhoe der Neugeborenen im allgemeinen geworden, so daß man heute unter „Credé" nicht nur die Prophylaxe mit Silbernitrat oder seinen Ersatzstoffen, sondern die Prophylaxe dieser Erkrankung schlechthin versteht und auf diese Weise von einem „Credé mit Sulfonamiden oder mit Antibioticis" oder mit anderen Stoffen spricht. So verstanden hat man dem Manne, der durch seinen Kampf gegen eine der schwersten Infektionen der Augen und gegen die Erblindung der ganzen Menschheit ein großes Geschenk gemacht hat, ein unvergängliches Denkmal im täglichen medizinischen Sprachgebrauch gesetzt.

An dieser Stelle möge eine *Maßnahme der Volksmedizin* eingefügt sein, die als eine Art Prophylaxe gegen die Gonoblennorrhoe gedeutet werden kann. Die Tatsache, daß in Ägypten und im Sudan die Gonoblennorrhoe der Neugeborenen sehr selten ist (WILSON), erklärt DELANOE mit der Gewohnheit der Eingeborenen, den Säuglingen am ersten Lebenstage und dann einmal wöchentlich bis zum 4. Lebensjahr Tropfen von Zwiebelsaft mit Salz oder Zitronensaft einzuträufeln. Auch in Marokko kommt nur *eine* Gonoblennorrhoe auf 100 Geburten, viel weniger, als man nach den schlechten hygienischen Verhältnissen annehmen sollte. Die Einwohner stauben zur Abwehr böser Geister dem Neugeborenen „Khol", ein antimonhaltiges Puder als vorzüglichen Infektionsschutz in die geöffneten Lider.

Im folgenden sollen die Versuche aufgezeigt und kritisch beleuchtet werden, die seit 1930 unternommen wurden, mit der Absicht, die Originalmethode nach CREDÉ durch andere Mittel zu ersetzen. Vorher seien aber die Fragen beantwortet: *wie* macht man den Credé, *wann* macht man ihn und *von wem* wird und soll er gemacht werden.

1. Prophylaxe nach CREDÉ

Von großer Wichtigkeit ist die Tatsache, ob die Credésche Prophylaxe in einem Lande obligatorisch ist oder nicht. Wenn man die Methode genau kennt und sie nach der Originalvorschrift ausführt, werden sich viele in letzter Zeit vorgebrachten Einwände und Verbesserungsvorschläge erübrigen. Vorausgeschickt sei nur, daß an den meisten Gebärkliniken der Welt heute mit Recht nicht mehr das 2%ige, sondern das 1%ige Silbernitrat zum Credé verwendet wird, welches auch bei einer empfindlichen Schleimhaut weniger Reizzustände macht und doch dieselbe Wirkung auf die Gonokokken hat. Mit der in einem bestimmten Prozentsatz vorhandenen Silbernitratreizung der Bindehaut, welche von selbst in 2—3 Tagen abklingt, sollte man sich in Anbetracht des großen Nutzens dieser einfachsten aller vorbeugenden Methoden abfinden, anstatt sie aufzubauschen.

Zum *Wie* und *Wann* sei an die Originalvorschrift von CREDÉ erinnert: Nach Abnabelung und Bad des Kindes werden die Lider äußerlich gereinigt (in der

Originalvorschrift mit reinem Wasser) und dann vor dem Ankleiden des Kindes jedes Auge auf dem Wickeltisch mit zwei Fingern einer Hand geöffnet und je ein Tropfen 1%iger Silbernitratlösung, welcher nach der Originalvorschrift an einem Glasstäbchen hängt, durch Annäherung auf die Hornhaut fallen gelassen. Von hier aus verteilt sich der Tropfen über die ganze Bulbusbindehaut und infolge der liegenden Stellung des Kindes in die obere und untere Übergangsfalte und in capillarer Schicht auch über die Bindehaut des Ober- und Unterlides. Die Einträufelung wird *nicht* wiederholt. Die Einwände, die Silbernitratlösung könnte der Hornhaut oder Bindehaut schaden, wurden schon im vorigen Jahrhundert durch die histologischen Untersuchungen von CREDÉ-HÖRDER entkräftet. Man muß die Augen des Kindes so lange offen halten, bis sich der Tropfen nach allen Seiten hin ausbreiten konnte. Ein zu schnell oder flüchtig ausgeführter Crédé kann der Grund des Mißerfolges sein (BERENS und VOGT). Die Silbernitratlösung wirkt unabhängig von der Pufferung der Lösung auf die Keime ätzend (CHARNICKY und KOBER). Eine Neutralisierung des Silbernitrates mit Kochsalz hat entgegen der Annahme von GANTES zu unterbleiben, ebenso das Ausspülen des Bindehautsackes mit einer 20%igen Silberproteinlösung 45 sec nach dem Credé oder das Spülen des Bindehautsackes an drei weiteren Tagen (SKEEL). LAUBER macht die fehlerhafte Ausführung des Credé auch für das Auftreten einer Gonoblennorrhoe verantwortlich. Das Vornehmen des Credé mit 2%iger Silbernitratlösung *vor* der Abnabelung, wie es AGOSTINI DE MUNOZ vorschlägt, kann zur flüchtigen Ausführung verleiten. Wenn eine Infektion mit Gonokokken befürchtet wird, schlägt er wie LEHRFELD den Credé mit 1%igem Silbernitrat an drei hintereinanderfolgenden Tagen vor.

Der Vorwurf, nach Credé trete in 15—30% eine *Reizconjunctivitis* infolge Silbernitrat auf, wird durch eine Arbeit von IDA MANN entkräftet, welche bei 569 Neugeborenen ohne Credé nur bei üblicher Augenpflege in den ersten 12 Tagen bei 100 Kindern, dagegen bei Neugeborenen mit Credé nur bei 72 Kindern eine Conjunctivitis feststellen konnte, welche noch dazu schneller abheilte als die der ersten Gruppe. Wenn A. KERMAN, GARDILČIČ, MATANIČ und PEROVIČ betonen, daß bei ihren Fällen die Conjunctivitis nach Credé durch Medikamente schwer zu beeinflussen war, so spricht das eben nur dafür, diese Reizconjunctivitis am besten ohne jede Medikation abheilen zu lassen.

Es kommt ferner sehr darauf an, *wer den Credé ausführt*. TORNATOLA fordert mit Recht, daß dies der Arzt selbst tue und nicht die Schwester oder Hebamme. Umfragen ergaben (s. auch SALVISBERG und SCHÖNENBERGER), daß z. B. in Italien manche Gebärkliniken 1%iges, andere 2%iges Silbernitrat, wieder andere nur Ersatzmittel des Silbers verwenden. Gesetzliche Bestimmungen hiefür fehlen in Frankreich, Spanien, Schweiz, England, Belgien, Italien (MAGGIORE), in Mexiko (MAGGI ZAVALIA), in Kuba (JANES, PENICHET), in Brasilien (SPINOLA, MAGGI ZAVALIA), in Argentinien (ARGUELLO) und in den meisten Staaten der USA und Canada. In Österreich ist der Credé obligatorisch, und zwar fordert das Gesetz seine Ausführung in jedem Falle eines Neugeborenen durch die Hebamme. Die Hebammen sind für den Credé eigens geschult. In Deutschland ist der Credé in Preußen und Bayern obligatorisch.

Fast in allen Ländern der Erde wird die Credésche Prophylaxe beim Neugeborenen für notwendig gehalten und propagiert (BERENS, A. FUCHS, GONZALEZ, H. J. HOWARD, IDA MANN, MARSALEK, ROYER, SINCLAIR, SORSBY, TORRES ESTRADA, VOGELGESANG, WALCH u.v.a.). Um die Erblindung durch Gonoblennorrhoe zu verhüten, fordern BEHRENS zusätzlich ein Gesundheitszeugnis vor der Eheschließung, Behandlung der Mutter vor und nach der Geburt, GONZALES theoretische und praktische Kurse für Ärzte und Hebammen, mündliche und schriftliche Aufklärung der Mutter auch durch Radio und Kino, ARGUELLO Verteilung von Aufklärungskarten an die Bevölkerung, sogar Transparente in den Straßenbahnen, MAGGI ZAVALIA Plakate für Autobusse und Eisenbahnen, gesetzliche Geburtsmeldung mit Namen der Hebammen und durchgeführter Prophylaxe.

Die Notwendigkeit des Credé kann auch nicht durch jene bedauerlichen Fälle erschüttert werden, wo z.B. durch ein Versehen des Apothekers anstatt einer 1%igen eine 10%ige Lösung von Silbernitrat ausgegeben wurde (ERMEL) und wo es bedauerlicherweise zur fast völligen Erblindung beider Augen kam, oder durch die beiden Fälle, bei denen es infolge Fläschchenverwechslung durch die Hebamme zur Einträufelung von Salpetersäure kam (BLADINI). Das eine Kind erblindete und starb an Bronchopneumonie. Die Augen des zweiten Kindes konnten durch sofortige Spülung des Bindehautsackes mit Wasser gerettet werden.

Der Erfolg der Credéschen Prophylaxe ist heute noch ebenso überzeugend wie zur Zeit seiner Einführung. So berichten 1953 COUSINEAU und LLOYD, daß in Canada bei 4326 Neugeborenen nach Prophylaxe mit 1%igem Silbernitrat keine Gonoblennorrhoe und 1% Einschlußblennorrhoe, nach Prophylaxe mit Sulfacetamid 0,67% Gonoblennorrhoe und 7% Einschlußblennorrhoe auftraten.

Einwände gegen das Credésche Verfahren mit 2%igem Silbernitrat werden deswegen gemacht, weil in einem gewissen Prozentsatz Reizkatarrhe und eben doch Fälle von Gonoblennorrhoe auftraten (AKERMAN u. Mitarb. in 0,12% unter 1640 Geburten, LUMBROSO 1 Fall, ORMSBY unter 8418 Neugeborenen 9 Gonoblennorrhoen, LEHRFELD unter 27873 Geburten 2,2% Neugeborenen-„Blennorrhoe", darunter $^1/_3$ Gonoblennorrhoe, WALCH unter 15000 Neugeborenen 0,07% Gonoblennorrhoe). Von einigen Autoren wird heute die Credésche Prophylaxe deswegen für *überflüssig* gehalten, weil die Gonorrhoe im allgemeinen stark zurückgegangen sei (RAU-ULDERUP) und weil bei den heutigen sicheren Behandlungsmethoden kaum mehr ein Verlust an Sehkraft eintrete (TOTH). Wenn der Bindehautabstrich positiv sei, könne immer noch die Behandlung einsetzen. Ausgesprochene *Gegner des Credé* gibt es wenige: nicht recht verständlich sind die Gegengründe von CECCHETTO, daß die Einträufelung für die Hebammen zu schwierig sei, daß Silbernitrat die Hornhaut schädige und die Virulenz der Gonokokken erhöhe. MILENKOVIĆ beruft sich in seiner ablehnenden Haltung auf drei Fälle, welche eine Hebamme mit selbst zubereiteter Silbernitratlösung behandelt hatte mit dem Erfolg, daß alle Hornhäute porzellanweiß wurden. Unverständlich erscheint mir der Vorschlag von FISMAN und GLEZER, den Credé nach Abwaschen der Lider mit Kaliumpermanganatlösung mit 10%iger Silbernitratlösung zu machen (Ref. Zbl. ges. Ophthal. **46**, 285). Die Originalarbeit ist mir nicht zugänglich, vielleicht ist schon dort ein Druckfehler vorhanden.

Um eine Zunahme der Konzentration der 1%igen Silbernitratlösung in Vorratsflaschen durch Verdunsten zu vermeiden, wurden von I.G. Farben sog. *Paretten*, 5 cm lange, braune Glasröhrchen mit 1%iger Silbernitratlöung hergestellt, welche an beiden Enden mit durchstechbarem Paraffin verschlossen sind. Nadel und Gummipipette sind beigegeben. Jedes Röhrchen dient zum einmaligen Gebrauch. Diese Paretten wurden seinerzeit von BECK, WEINBAUM, HAUFFE und KNOSPE empfohlen. Mit Recht wendet ROHLFING ein, daß auch der Inhalt der Paretten infolge Luftdurchlässigkeit des Paraffinverschlusses konzentrierter werden kann. Ebensowenig wie die Paretten haben sich die *Ampullen-Pipetten* von HELLENDALL (Chemische Fabrik, Reisholz) in der Praxis durchgesetzt, welche von SINGER, KUHNE und SCHÄFER empfohlen wurden. BURKARTH berichtet, daß beim Zerbrechen einer Ampulle Glassplitter in die Gegend des inneren Augenwinkels gerieten. Ebensowenig scheint sich die *Paraffintropfflasche* von Madsen (Fabrik Astra) durchgesetzt zu haben, welche von Ask und Bunney zur Prophylaxe bei den Neugeborenen empfohlen wurden.

Allen diesen Schwierigkeiten und bis zu einem gewissen Grad berechtigten Einwänden geht man aus dem Wege, wenn statt des Silbernitrates das *Silberacetat* zur Credéschen Prophylaxe verwendet wird. Silbernitrat ist bei 20° C bis zu einer Konzentration von 22% löslich, *das Silberacetat aber nur bis zu einer Konzentration von 1,04%*. Es gibt also praktisch keine Konzentration der Lösung über 1% hinaus. Da das Silberacetat ebenso wirksam in bezug auf die Gonokokken ist wie das Silbernitrat, wurde es z.B. in Österreich für die Credésche Prophylaxe obligatorisch vorgeschrieben und wird seit Jahrzehnten bei uns mit ausgezeichnetem Erfolg verwendet. Es wird von Lijo Pavia als ideales Salz besonders für die heißen Gegenden der Erde befürwortet. Auch Rambo u. Tiffeneau erwähnen, daß Silberacetat in Frankreich seit 1908 eingeführt und als 2%ige Lösung verwendet wird, was allerdings aus chemischen Gründen unmöglich ist Ref. Z. O. Gr. **39**, 278). Auch Singer und Hauffe empfehlen seine Anwendung.

2. Prophylaxe mit kolloidalen Silberpräparaten

Die Prophylaxe mit kolloidalen Silberpräparaten wurde immer wieder an Stelle des Silbernitrates vorgeschlagen, hat sich aber scheinbar nirgends durchgesetzt, weil selten klare Angaben über das Wie und Wie oft und über die Konzentration des Mittels gemacht werden und weil die Haltbarkeit aller kolloidalen Silberpräparate beschränkt ist. Lauber warnt vor ihnen, weil diese Präparate die Wirkung des Silbernitrates nicht ersetzen können. Colucci verwendet 10%iges Protargol oder 20%iges Argyrol; wenn die Gonorrhoe der Mutter feststeht 25%iges Argyrol 3—4 Tage hindurch, Berro 20—25%iges Argyrol, bei Gonokokkenverdacht der Mutter 2%iges Lapis. Barrios 10%iges Argyrol mit Umstülpen der Oberlider, Dumont und De Haze 5%iges Argyrol. verzeichnet aber auch dabei Reizzustände der Bindehaut. Ufer verwendet Argolaval entweder als Tropfen oder Salbe, wobei bei einem Kinde eine Gonoblennorrhoe auftrat. Nach ihm kamen Bindehautentzündungen infolge Argolaval in 4,3%, bei Silbernitrat in 20% vor. Rhenter und Bujadoux bevorzugen eine 25%ige Argentum proteinicum-Lösung. Angaben wie z.B. Argolaval in 5—25%iger Lösung anzuwenden, müssen das Gefühl der Unsicherheit und des Mißtrauens in die Methode hinterlassen. Berichte über größere Serienbehandlungen fehlen.

3. Prophylaxe mit Sulfonamiden

Die wenigen Berichte lassen keine sichere Stellungnahme zu: Sapir hat 3600 Neugeborene nach der Geburt mit einer 30%igen Albucidlösung eingetropft und 3—5 Std später die Einträufelung wiederholt. Er rühmt die gute Verträglichkeit und sichere Wirkung. Dieses Mittel sei billiger als Penicillin und haltbarer. Cousineau und Lloyd verwendeten Sulfacetamid mit dem Erfolg, daß 7% Einschlußblennorrhoe und 0,069% Gonoblennorrhoe (drei Fälle) vorkamen. Ormsby hat bei 1703 Neugeborenen den Credé mit zwei Tropfen einer Sulmefinlösung gemacht und kommt zu dem Ergebnis, daß Silbernitrat wirksamer ist. Martinez-Hinojosa und Leon konnten trotz Einträufelung einer 40%igen Sulfacetamidlösung bei sieben Augen der Neugeborenen Gonokokken nachweisen. Ich selbst habe in den Jahren 1941—1943 bei etwa 700 Neugeborenen an der Grazer Frauenklinik nach der Geburt, und zwar nach dem Bad in beide Augen einen Tropfen einer 20%igen Albucidlösung eintropfen und diese Einträufelung 2 Std später von der Hebamme wiederholen lassen. Bei diesen 700 Fällen kam es nie zu einer

Gonoblennorrhoe, aber dreimal zu einer Einschlußblennorrhoe. Leichte Bindehautreizungen traten gelegentlich auf. Ich hatte auf Grund dieser Fälle den Eindruck einer guten Wirksamkeit der 20%igen Albucidlösung, beabsichtigte damit aber nicht die alte Credésche Prophylaxe mit 1%igem Silberacetat zu ersetzen. Eigene Versuche durch $^1/_2$—$^1/_4$ Tablette Albucid per os vom Körper aus die Bindehaut zu sterilisieren, mußten deswegen aufgegeben werden, weil Neugeborene selbst kleine Dosen von Sulfonamiden schlecht vertragen.

Nach PROFITLICH eignet sich die Sulfonamidprophylaxe nicht, weil viele Gonokokkenstämme sulfonamidresistent sind. Nach WATTS und GLEICH trat nach dem klassischen Credé und nach Sulfathiazol per os von 0,91 g in 0,14% der Fälle eine Gonoblennorrhoe auf, nach Credé allein in 0,47%.

4. Prophylaxe mit Penicillin und anderen Antibioticis

Die Berechtigung zur Penicillinprophylaxe der Neugeborenenblennorrhoe geht von der Tatsache aus, daß bisher keine penicillinresistenten Gonokokkenstämme nachgewiesen wurden (FINLAND). Es muß vorausgeschickt werden, daß das Penicillin bezüglich der Verhütung der Einschlußblennorrhoe ebenso wirkungslos ist wie das Silbernitrat (ALLEN und BARRERE). Penicillin und Silbernitrat seien bezüglich der Prophylaxe ganz gleichwertig. Zu unterscheiden ist zwischen der Prophylaxe durch intramuskuläre Penicillingaben und der örtlichen Anwendung des Penicillins.

Intramuskuläre Penicillininjektionen. Wurden bei der Mutter 200000 E und beim Neugeborenen 50000 E Penicillin G injiziert, dann trat nach den Angaben von DAVIDSON, HILL und EASTMAN unter 9241 Neugeborenen kein Fall von Gonoblennorrhoe auf. Injizierte man aber dem Kinde nur 10000 E, dann kam es zu 1,9% Gonoblennorrhoe. Bei Kombination der Credéschen Prophylaxe mit Silbernitrat und mit 50000 E intramuskulärer Penicillininjektionen wurde unter 4565 Neugeborenen keine Gonoblennorrhoe gefunden.

Die *örtliche Anwendung* von Penicillin geschieht beim Neugeborenen in *Form von Tropfen, Salbe, Öl oder Penicillin in Substanz.* Die vollkommen uneinheitlichen Angaben aber machen es schwer, das Penicillin zu einer erfolgversprechenden Prophylaxe zu empfehlen.

Die *Konzentration der Penicillintropfen* schwankt von 2500 E/cm³ (OBES-POLLERI und SOUBES-ROSELLO, LOBSTEIN) über 5000 E/cm³ (A. SACKS-WILNER und E. P. SACKS-WILNER, BRUNO, HALBRON, LEPAGE und MAWAS, RESENDE FILHO, BERWIND u. a.) bis 20000 E/cm³ (R. LUISON), 25000 E/cm³ (TAUMI) oder gar 100000 E/cm³ (MALLEK u. Mitarb.) und läßt erkennen, daß man sich über die Konzentration des Penicillins bis heute nicht einig ist. Angaben wie 2—3 Tropfen (SACKS-WILNER), 1—3 Tropfen (OBES PALLAO), 2 Tropfen (HALBRON u. Mitarb., BERWIND) oder 1 Tropfen am ersten und zweiten Lebenstag (BRUNO) sind wegen ihrer Vielfalt verwirrend und das Zugeständnis der Unausgegorenheit der Methode. Das Zugeständnis, daß auch nach Penicillinprophylaxe Reizkatarrhe (OBES-PALLERIE u. Mitarb.) unter 120 Kindern bei elf, HALBRON u. Mitarb. unter 4000 Neugeborenen 37 Fälle von Conjunctivitis, BERWIND 11% von Conjunctivitis vorkommen, ja selbst Gonoblennorrhoe auftreten kann (BERWIND 0,09%, TAUMI bei 1070 Neugeborenen zwei Fälle, HALBRON u. Mitarb. ein Fall), läßt an der Überlegenheit der Penicillinprophylaxe gegenüber dem Credé mit 1%igem Silberacetat berechtigte Zweifel aufkommen. Daher erscheint die Warnung von KREIBIG, HALBRON u. Mitarb. u.a. berechtigt, vorerst die klassische Credésche Methode nicht zu verlassen.

Bei *Penicillinsalben* schwanken die Angaben der Konzentration von 1000 E/g (HALBRON, LEPAGE und MAWAS) über 20000 E/g (R. LUISON) ebenso wie die

Angaben über die Häufigkeit der Anwendung, z. B. dreimal täglich durch 5 Tage (DAVIDSON u. Mitarb., MALLEK, THYGESON); aber auch dabei ist das Auftreten einer Gonoblennorrhoe nicht ausgeschlossen (DAVIDSON u. Mitarb. 0,9% Gonoblennorrhoe).

Penicillinöl, meist 1000 E/g (Firma Winzer, Konstanz, oder als Optopen) wird von MARTIUS, THOMAS, LEGLER und LEUXNER, BREUNING, HELLMUTH und SCHEUFLER und WALCH wegen seiner bequemen Anwendung und weil es „die niedrigste Quote an Reizconjunctivitiden" aufweist, empfohlen, wodurch aber zugegeben wird, daß eben auch nach Penicillintropfen, Salben und Öl Reizzustände nicht selten sind. Nach BREUNING, HELLMUTH und SCHEUFLER sei bisher (1954) bei Ölanwendung noch über keine Gonoblennorrhoe bei Neugeborenen in Deutschland berichtet worden. Diese Autoren halten die Silbernitratprophylaxe für veraltet und möchten sie durch das Penicillinöl mit Änderung der gesetzlichen Vorschriften ersetzt sehen. Daß aber auch nach Penicillinprophylaxe mit Tropfen, Salben oder Ölpräparaten Versager vorkommen, geht aus dem Vorschlag von SCHARF hervor, am ersten und zweiten Lebenstag Penicillin *in Substanz* in den Bindehautsack einzubringen. Über Erfolge und Verträglichkeit wird leider nicht berichtet. Das gleiche bedeutet der Vorschlag von PROFITLICH, die Neugeborenenprophylaxe mit einem Penicillin-Sulfonamid-Salbengemisch „Grünenthal" zu machen, deren gute Verträglichkeit und Wirkung er an 304 Neugeborenen erprobt hat.

Überblickt man alle Vorschläge, die Neugeborenenprophylaxe mit Penicillin in Tropfen, Salben, Öl oder Puderform zu machen, und gibt man die Wirksamkeit auf die Gonokokken und die Reizlosigkeit bezüglich der Bindehaut zu, so bleibt doch als Nachteil die *Uneinheitlichkeit der Vorschläge in bezug auf Konzentration des Penicillins und der Häufigkeit der Anwendung* (einmal, mehrere Male am Tag der Geburt bis 5 Tage nachher) sowie die Tatsache, daß alle Penicillinpräparate mit Ausnahme des Puders nur begrenzt haltbar und wirksam sind und manche Autoren, z. B. PROFITLICH, die Erneuerung der Tropfen jeden zweiten Tag fordern. Dazu kommt als Nachteil noch die mögliche Sensibilisierung der Bindehaut durch Penicillin und die Zunahme der penicillinresistenten Staphylokokken im Bindehautsack (WALCH). Bei der Vielfalt der Vorschläge und den Nachteilen eben genannter Art muß man sich doch Zurückhaltung auferlegen, dem Gesetzgeber die Änderung der bisherigen Hebammenvorschriften, d. h. die Änderung der Prophylaxe mit 1%igem Silbernitrat oder Silberacetat vorzuschlagen, bzw. den Credé vollständig abzuschaffen (SACKS-WILNER u. a.), und sie durch einfache Spülungen und Waschungen der Augen (TORNATOLA) eventuell von 5 min Dauer (E. B. HECKEL) zu ersetzen.

Das eben zur Penicillinprophylaxe Gesagte gilt auch für die *anderen Antibiotica.* CULLER und CLARK und CLARK und CULLER haben mit einer einmal eingetropften $^1/_2$%igen Aureomycinlösung bei 1957 Neugeborenen keine Gonoblennorrhoe erlebt und empfehlen es daher zur Prophylaxe. Andererseits spricht O'BRIEN einer Terramycinlösung 5 mg/100 cm^3 jeden Wert ab.

Vorschläge, die klassische Credésche Methode durch Einträufelung oder Spülungen mit 0,2‰ Hydrargyrum oxycyanatum (CECCHETTO) oder durch Trypaflavin (Diaminomethylacridiniumchlorid) (KITAGATA) oder durch Mercurochrom (MARIN-AMAT), durch Acriflavin (NEWSHOLME), durch Quecksilberjodid 1:4000 nach PICHART (MARIN-AMAT) oder durch Spülung mit einer zehnfach verdünnten Wasserstoffsuperoxydlösung (SBORDONE) zu ersetzen vermochten sich mit Recht nicht durchzusetzen.

Ob die in allerletzter Zeit von RINTELEN und HOTZ, SALVISBERG und SCHÖNENBERGER zur Neugeborenenprophylaxe empfohlene $^1/_2$%ige *Desogenlösung-Geigy,* eine quarternäre Ammoniumbase Methyl-phenyl-dodecyl-trimethyl-ammonium-oxymethylsulfat in bezug auf Wirksamkeit und Verträglichkeit mehr leisten wird als der klassische Credé, bleibt abzuwarten.

5. Schwangerschaftsprophylaxe der Mutter

Das Kapitel der Prophylaxe der Neugeborenenblennorrhoe kann nicht abgeschlossen werden ohne den Wert der Schwangerschaftsprophylaxe der Mutter immer wieder zu betonen und die neueren Vorschläge zu erwähnen. Denn erst mit dem Verschwinden der Genitalgonorrhoe der Mutter wird auch die Gonoblennorrhoe des Kindes aufhören. Bis dahin ist es aber noch ein weiter Weg und so konzentriert sich das Problem vorläufig auf die *Erfassung und wirkungsvolle Behandlung der mütterlichen Gonorrhoe*. Daß dieses Problem immer noch besteht, geht aus den Angaben von W. FÖLLMER hervor, daß die vor der Entbindung nicht diagnostizierte Gonorrhoe der Mutter zugenommen hat: Vor dem zweiten Weltkrieg betrug sie 1%, während der Kriegszeit 0,9% und in der Nachkriegszeit 2,8%. Um so unverständlicher erscheint FÖLLNERs Vorschlag an den großen Kliniken versuchsweise den Credé und jede andere Prophylaxe wegzulassen. Mit Recht fordert GODOY ALVAREZ, daß sich schwangere Frauen regelmäßig und wiederholt untersuchen lassen und daß eine eventuell vorhandene Gonorrhoe der Mutter behandelt werde (MAGGIORE, MARTINEZ-HINOJOSA und LEON, BERNSTINE und CASTALLO u. a.). Wie wirksam die Behandlung der mütterlichen Vagina mit 1%iger Carbollösung vor Einführung des Credé war, geht aus den Angaben von VAN DER STRAETEN hervor, daß OLSHAUSEN und HAUSMANN schon 1879 durch Carbolspülungen der Vagina die Neugeborenengonoblennorrhoe von 12,5% auf 3,5% herabdrücken konnten. AGOSTINI DE MUNOZ verlangt daher vor der Geburt Sublimatspülungen der Scheide und VELA VAZQUEZ die Behandlung jeder Gebärenden mit Scheidenausfluß mit einer Chlorazenlösung 1:1000. MARTINEZ-HINOJOSA und LEON erblicken das Ideal der Augenprophylaxe der Neugeborenen in der energischen pränatalen Behandlung der Mutter mit 3 g Terramycin per os, da nach intramuskulärer Injektion von Dioxysticin, einem Gemisch von 100000 E Penicillin G, 300000 E Depot-Penicillin und 0,5 g Dihydropretomycin doch in einem Auge Gonokokken nachweisbar waren. MALDINI glaubt, daß es genügt alle gonokokkeninfizierte Mütter mit Injektionen von Kuhmilch zu behandeln. Dadurch sei der Credé nicht mehr nötig. BARRERE und ALLEN berichten nach intramuskulärer Penicillinbehandlung der Mutter, daß 65% der Augen der Neugeborenen genauso wie bei einer Kontrollgruppe ohne Penicillinbehandlung bakterienfrei waren, und daß sich bei den übrigen nur die Zahl der grampositiven zugnusten der gramnegativen Keime verschoben hatte. Wenn auch diese letzte Angabe nicht sehr optimistisch stimmt, so bleibt doch die Forderung nach Behandlung der mütterlichen Genitalgonorrhoe als wichtigster Teil der Prophylaxe der Gonoblennorrhoea neonatorum bestehen und hat nichts von seiner Aktualität eingebüßt.

III. Die Behandlung der Gonoblennorrhoe der Neugeborenen

Die Darstellung der Behandlung der Gonoblennorrhoe der Neugeborenen muß notgedrungen etwas Uneinheitliches an sich haben, weil seit der ersten Auflage des Handbuches die Anwendung der Sulfonamide und Antibiotica dazugekommen ist, und viele Autoren die alte Behandlung mit Silbernitrat mit parenteralen Eiweißkörpern und mit den neueren Mitteln kombinieren Die Erörterung der

Neugeborenenblennorrhoe-Behandlung wird also umfassen müssen 1. die mit Silbernitrat und anderen pharmakodynamischen Mitteln, 2. die parenteralen Eiweißkörper, 3. die spezifischen Vaccinen, 4. die Behandlung mit Sulfonamiden und 5. die mit Antibiotica. Die Punkte 1 und 2 sind ausführlich in der ersten Auflage (FEHR, S. 91—95 u. S. 100—104) behandelt und bedürfen nur kurzer Ergänzungen.

Sobald die bakteriologische Diagnose der Gonoblennorrhoe mittels des Epithelabstriches (s. S. 316) gemacht ist, gehört die Behandlung in die Hand des Arztes, und zwar am besten in die Hand des Augenarztes, nie in die Hand der Hebamme oder der Schwester. Denn die Gonoblennorrhoe kann auch heute noch im Zeitalter des Penicillins das kostbarste Gut des Menschen, sein Sehen, durch Auftreten von Hornhautkomplikationen gefährden. Die ersten feinen Veränderungen der Hornhaut, z. B. eine feine Mattigkeit derselben, kann doch wohl nur der Augenarzt beurteilen. Es ist seine Sache die Verantwortung für den Fall zu tragen und die Behandlung zu leiten, besonders in einer Zeit, wo die sich überstürzenden Behandlungsvorschläge den praktischen Arzt zur Sorglosigkeit auf der einen Seite und zur Polypragmasie auf der anderen Seite verleiten können.

Die Frage, ob ein neugeborenes Kind mit Gonoblennorrhoe angesichts der Penicillintherapie daheim behandelt werden kann oder an einer Augenklinik aufgenommen werden soll, möchte ich auch heute zugunsten der Klinik beantworten, wobei die stillende Mutter selbstverständlich mit dem Kind aufgenommen werden muß. Denn in der Klinik steht nicht nur der Arzt, sondern vor allem auch die geschulte Krankenschwester zur Verfügung, welche weiß, daß zu den Handreichungen bei Gonoblennorrhoe eine Schutzbrille getragen werden muß, welche weiß, wie man ein Kind während der Behandlung hält, wie man die Lider öffnet ohne mit dem Fingernagel die Hornhaut zu verletzen, was mit der infizierten Watte und Wäsche zu geschehen hat, daß sie sich nach jeder Handreichung die Hände zu waschen hat und vieles andere mehr. Auch heute gilt noch, daß man vor jeder örtlichen Behandlung den Bindehautsack durch Spülungen mit der Undine vom Eiter reinigt, daß die Spülflüssigkeit weder heiß noch kalt sein darf und daß bei Erkrankung nur eines Auges das gesunde Auge durch einen gut abschließenden Uhrglasverband geschützt und durch den Verband hindurch das „gesunde" Auge genau beobachtet werden muß. Die Schwester muß für die pünktliche und richtige Ernährung des Kindes sorgen, die Magen-Darmfunktion und das Gewicht ganz besonders genau beobachten, weil davon die Prognose der Gonoblennorrhoe weitgehend abhängt.

Im Zeitalter der Penicillinbehandlung spielen kalte oder heiße *Umschläge* auf die Lider keine so große Rolle mehr wie früher. Es soll aber doch ein Wort über die *Spülungen* gesagt werden. Diese sollen im Stadium des Eiterflusses alle Viertelstunden vorgenommen werden und angesichts dieser Häufigkeit am besten mit physiologischer Kochsalzlösung, die auf Körpertemperatur angewärmt ist, gemacht werden, um jede Reizung des erkrankten Auges zu vermeiden. Während der Spülung sollen die umgestülpten Lider zart gegeneinander massiert werden, um den Eiter auch aus den Falten der geschwollenen Fornixbindehaut herauszumassieren. Jede noch so geringfügige Verletzung der Hornhaut durch die Undinenspitze, die Finger oder das Tropfröhrchen ist zu vermeiden. Daher ist der Kopf des Kindes bei allen Maßnahmen durch eine zweite Hilfskraft mit den Händen zu fixieren. Über die Technik der Öffnung der Lider, des Touchierens der Bindehaut usw. s. FEHR.

Vor Eingehen auf die einzelnen Behandlungsarten und deren Wirksamkeit sei daran erinnert, daß in allen Therapievorschlägen immer viel Subjektives enthalten ist und daß der Enthusiasmus des einen nicht der Enthusiasmus des anderen ist.

Außerdem steckt hinter jeder neuen Behandlungsmethode immer der persönliche Einsatz des Autors und daher leistet dieselbe Behandlungsmethode in der Hand eines anderen nicht immer dasselbe. Trotzdem müssen wir versuchen auch in der Behandlung der Gonoblennorrhoe des Neugeborenen bei der Vielfalt der therapeutischen Möglichkeiten wieder zu einer Art Standardmethode zu kommen, ähnlich wie es früher die Silbernitratbehandlung war, damit die Befunde, die Erfolge und Komplikationen miteinander verglichen werden können. Wenn auch aus dem letzten Jahrzehnt Statistiken über die Häufigkeit der Gonoblennorrhoe fehlen, so zeigen doch die vorhandenen aus dem Zeitraum zwischen 1930—1945, daß die Gonoblennorrhoefälle in den verschiedenen Teilen der Erde immer noch ein Problem sind. So sah, um nur einige Zahlen zu nennen, SOMMERVILLE-LARGE in Dublin unter 34867 Geburten im Jahre 1936—1938 39 Fälle von Gonoblennorrhoe, ALVARO im Staate São Paulo in Brasilien unter 18539 Augenkrankheiten in 5 Jahren 79 Fälle, TORRES Y TORRES unter 9654 Neugeborenen von 1926 bis 1930 175 und BERRO in Uruguay in 15 Jahren 685 Fälle von eitriger Conjunctivitis bei Neugeborenen.

1. Die Behandlung mit Silbernitrat und kolloidalen Silberpräparaten

Die Behandlung der Gonoblennorrhoea neonatorum mit Silbernitrat ist heute wohl zum größten Teil durch die Penicillinbehandlung ersetzt, muß aber doch als zusätzliche oder als Ersatzmethode Kenntnis des Arztes bleiben.

Die Touchierung der Bindehaut nach Ektropionierung der beiden Lider geschieht mit 2%iger Argentum nitricum-Lösung mittels eines kleinen Stieltupfers, der in die Silberlösung eingetaucht und mit der Schleimhaut der Lider in Berührung gebracht und dann weggeworfen wird. Die oberflächliche Ätzwirkung des Silbers wird durch einen in physiologische Kochsalzlösung getauchten Stieltupfer unterbrochen und dann die Lider zurückgestülpt. Die Touchierung mit Silbernitrat ist kontraindiziert bei bretthharter Infiltration der Lider und bei von vornherein membranöser Entzündung der Bindehaut. Vor jeder Touchierung ist der Eiter durch Spülung mit körperwarmer physiologischer Kochsalzlösung zu entfernen, weil sonst das Silber die Albumine des Eiters ausfällt (RUBIO) und mit der Bindehaut nicht genügend in Verbindung kommt. Die Touchierung geschieht einmal täglich, am besten am Morgen und wird bis zum Sistieren des Eiterflusses und bis zur beginnenden Abblassung der Bulbusbindehaut fortgesetzt. Am Nachmittag soll eines der gebräuchlichen kolloidalen Silberpräparate (Argentum proteinicum 5%, Targesin 5%, Argyrol 10% usw.) eingetropft werden. Auch heute noch erweist sich die Touchierung mit Silbernitrat in jenen Fällen von Nutzen, bei denen man mit der Penicillinbehandlung aus irgendeinem Grunde nicht recht weiterkommt. Die von manchen vor der Touchierung empfohlene Anaesthesie der Bindehaut mit Cocain (MALTA) halte ich nicht für zweckmäßig. Vereinzelt wurde empfohlen mit 10%iger (FISHMAN und GLEZER), ja sogar mit 25%iger Silbernitratlösung (BERRO) zu touchieren. Es gibt sogar einen Autor (JASINSKI), der mit dem Lapisstift (!) täglich einmal touchiert und empfiehlt nach der Spülung mit Kochsalzlösung die Bindehaut mechanisch mit Watte anzureiben und dann reichlich Vaseline in den Bindehautsack zu streichen. Ich halte solche heroische Methoden für unmöglich und schädlich. MARQUEZ fordert mit Recht das Verbot einer solchen Behandlung.

Viele Autoren haben die Silbernitratbehandlung mit intraglutäalen Milchinjektionen (MALTA, ALVARO, GRINEVICIUTE, TORRES Y TORRES u.v.a.) oder mit der Injektion von Muttermilch (ROCHE) nach dem Vorschlage von DOR kombiniert und über gute Erfolge berichtet.

Andere Autoren lehnen die Behandlung mit Silbernitrat ab und wollen sie durch die milder wirkenden kolloidalen Silberpräparate ersetzt wissen. Die Behandlungsvorschläge gehen aber weit auseinander und beziehen sich oft nur auf einige wenige Fälle. FLETCHER empfiehlt zweistündliches Eintropfen von 4%igem Protargol, SCHEERER zweimal täglich 10%iges Protargol, RHENTER und BUJADOUX zweimal täglich 25%iges Protargol, wobei das Auge 1 min offengehalten werden soll, damit das Silber auf die Gewebe einwirken kann, und GUERRA läßt „von früh bis abends" anscheinend stündlich 25%iges Protargol eintropfen und $^1/_2$ min einwirken.

Es wurden auch Versuche unternommen, bei der Gonoblennorrhoe ganz ohne Silberpräparate auszukommen. So empfiehlt MARIN-AMAT das *Mercurochrom 220* (hergestellt von Hynzon, Baltimore), eine 4%ige Lösung von Fluorescein und Quecksilberacetat, eine rote Lösung, welche sich aber nicht mit anderen Stoffen, z.B. Cocain, Säuren, Atropin, Rivanol, Chlor u.a. verträgt, die Bindehaut stark färbt und gelegentlich zum Erythem der Lider führt. Es wird zweimal täglich eingetropft und seine starke antiseptische Wirkung, sein tiefes Eindringen ins Gewebe und seine Reizwirkung auf das reticuloendotheliale System gerühmt. CARDELL tropft bei Gonoblennorrhoe *Acroflavin*, welches 1:1500 in Ricinusöl gelöst ist, ein. Wohl wenige Ärzte werden CADDY zustimmen, der bei Neugeborenen die mechanische Therapie, d.h. Spülungen mit Sublimat 1:10000 und Abreibung der Bindehaut mit Borsäure für wichtiger hält als die antiseptische. Hingegen ist sein Vorschlag nach Gonoblennorrhoe atrophisch gewordene Bulbi beim Kind wenn möglich nicht zu enukleieren zu beherzigen, weil beim Fehlen des Augapfels die betreffende Gesichtshälfte im Wachstum zurückbleibt. NITTA hat die Wirkung von Farbstoffen auf die Gonokokken in vitro und in vivo untersucht: Gonokokken in der Bauchhöhle von Mäusen werden getötet durch Trypaflavin in der Verdünnung 1:40000, durch Rivanol 1:1000. Ebenfalls gut wirksam seien die Vertreter der Triphenylmethanfarben und die Benzosafranine. Wirkungslos sind die Pyrazolonfarben, die Mon- und Diazofarben, die Anthrooxyphthaleine, die Diphenylnaphthylmethanfarben, die Thiobenzenylfarben, die Chinoxaline, die Induline und die Schwefelfarben.

2. Parenterale Proteinkörpertherapie

Nach dem ersten Weltkrieg hat sich auch bei der Gonoblennorrhoe der Neugeborenen die Behandlung mit parenteral verabreichten Proteinen, hauptsächlich die Milchtherapie einen festen Platz erobert, wenn auch FEHR (S. 95) dieselbe bei Neugeborenen noch im allgemeinen für entbehrlich hält. Auch bei Neugeborenen soll die Milch grundsätzlich nur intraglutäal, nicht subcutan (MALDINI) verabreicht werden. Die Milch soll 3 min lang mit der Uhr in der Hand gekocht, auf Körpertemperatur abgekühlt und dann intraglutäal injiziert werden. Ein 4 min langes Erhitzen der Milch im Wasserbad auf 70° (MALDINI) genügt nicht. Nach der Injektion ist das Milchdepot im Muskel durch Massage mit einem sterilen Tupfer gründlich zu verteilen. Die Einzeldosis soll 2 cm³ nicht übersteigen. Auch beim Neugeborenen hat sich die kumulative Milchbehandlung (PILLAT) bewährt: Wir geben an zwei aufeinanderfolgenden Tagen je 2 cm³ Milch, machen einen Tag Pause und injizieren wenn nötig noch einmal an zwei aufeinanderfolgenden Tagen. Die Temperatur muß während dieser Zeit zweistündlich kontrolliert werden und der Bindehautsack wird viertelstündlich mit warmer physiologischer Kochsalzlösung gespült. Die Wirkung der Milchinjektionen äußert sich in der Temperatursteigerung bis 40 °C und mehr, zuerst in Zunahme, nach 24 Std meist in Abnahme der Schwellung und Sekretion.

Muttermilchinjektionen, wie sie von ROCHE, GUTZEIT u.a. empfohlen wurden, sind der Kuhmilch in der Wirkung unterlegen, wenn auch von GUTZEIT als Vorteil angegeben wird, daß die Temperatur höchstens um 1⁰ steigt und das Befinden des Kindes nicht leidet. GANTES empfiehlt statt der Milch 5 cm^3 Blut der Mutter zur Injektion zu verwenden.

Die meisten Autoren *kombinieren die Milchtherapie mit der örtlichen Silbernitratbehandlung* (ALVARO) oder mit kolloidalen Silberpräparaten zur sicheren Abtötung der durch die Fieberwirkung geschädigten Gonokokken. HRADECKA und KNOBLOCH betonen, daß durch die Milchbehandlung die Behandlungsdauer von 23 auf 12 Tage herabgedrückt wurde und daß die Häufigkeit der Hornhautkomplikationen von 13% auf 2% gesunken sei und daß an der Klarschen Blindenanstalt in Prag, an welcher früher viele an Gonoblennorrhoe Erblindete Aufnahme fanden, nach 1925 nur mehr ein einziger Fall zu verzeichnen war. Bei unsteriler Injektionstechnik oder ungenügendem Kochen der Milch kann es auch beim Neugeborenen an der Injektionsstelle zum intraglutäalen Absceß kommen, der wohl im Falle von SZAMPAN irrtümlicherweise für einen tuberkulösen Primäraffekt gehalten wurde.

Auch die Behandlung der Neugeborenenblennorrhoe mit *Gonokokkenvaccine* verdankt ihre Wirkung nicht so sehr einer spezifischen Komponente, sondern hauptsächlich dem parenteral einverleibten Protein. Die Gonokokkenvaccine wurde intraglutäal (KERSZMAN, VELA VAZQUEZ, MAMOLI, RENARD, ROCHE, CECCHETTO u.a.) oder örtlich als Tropfen und Salbe (KLEEFELD, MAMOLI) gegeben und meist mit örtlicher Silbertherapie oder mit der Milchtherapie (KERSZMAN) kombiniert, wodurch die Beurteilung der Vaccinewirkung erschwert wird. So gibt KERSZMAN von einer Vaccine, welche 500 Mill. Gonokokken/cm^3 enthält, am ersten Tage 125 Mill., am zweiten Tage 500, am fünften Tage 250, am siebten Tage 1000, am neunten Tage 500 und am elften und 14. Tage je 1000 Mill. Keime, VELA VAZQUEZ am vierten Tag 0,6, am sechsten Tage 0,8 und am achten Tage 1 cm^3 der Vaccine zusammen mit Chlorazen-Spülungen, CECCHETTO verwendet Antigonokokkenstenosine der Firma Bruschetti, RENARD eine polyvalente Vaccine aus Gonokokken, Pneumokokken, Staphylokokken und Streptokokken zusammen mit Spülungen von Silbernitrat und MAMOLI die Vaccine Pongou, 1 Mrd. Gonokokken aus junger Kultur/cm^3, die gemischt ist mit Extrakten unspezifischer Keime, um einen hohen Proteingehalt zu erreichen. Ferner die Gonokokkenheterovaccine (Laboratorium Antolini, Rom) eine Suspension frischer, hitze-getöteter Gonokokkenkulturen in zwölf Ampullen von 10—200 Mill. Keimen/cm^3, ferner Gonokokkenvaccine aus dem Mailänder Serotherapeutischen Institut, und zwar Type I Vaccine von 100, 300, 500, 800 Mill., 1 und 2 Mrd. Gonokokken/cm^3, und Type II 4, 5, 7, 9 und 12 Mrd. Gonokokken pro cm^3 und schließlich die Vaccine Mixogen, eine Suspension von 500 Mill. bis 10 Mrd. Gonokokken/cm^3, Coli 250 Mill. bis 4,5 Mrd. und Streptokokken und Staphylokokken von je 250 Mill. bis 2,5 Mrd. Keimen/cm^3. Er kommt zu dem Schluß, daß besonders bei Auftreten von Fieber die Gonoblennorrhoe abgekürzt wird und daß es sich nur um eine Wirkung der unspezifischen Bakterienproteine handelt.

Die *örtliche* Anwendung von Gonokokkenvaccine in Form von zweistündlichen Instillationen in den Bindehautsack hatte nach KLEEFELD so gut wie keinen Erfolg. Nach 14 Tagen waren noch reichlich Gonokokken im Bindehautsack vorhanden. Erst die Vaccine von DELBET als Salbe, ein Mischfiltrat aus Kulturen von Staphylokokken, Streptokokken, Enterokokken, Coli und Pyocyaneus führte nach wenigen Tagen zur Abnahme des Sekretes, welches erst durch 1%iges Zincum sulfuricum ganz zum Verschwinden gebracht wurde. Bei einem syphilitischen Säugling mit Gonoblennorrhoe schwanden aber innerhalb von 19 Tagen weder Eiter noch Gonokokken. Die Vaccine tötet keine Gonokokken, sondern heilt nur durch den Einfluß, den sie auf die entzündete Bindehaut ausübt. Jedenfalls empfiehlt er nicht Vaccine allein anzuwenden. MAMOLI verwendet zusammen mit intramuskulärer Vaccinetherapie auch Instillationen von Antigonokokkenserum in den Bindehautsack, spricht sich aber über deren Wirkung nicht aus.

Die intracutane Injektion von 0,1 cm^3 eines Gonokokkenfiltrates (*Corbus Ferry*) in Lösung von 1:3 hat STORTS bei einem Säugling zusammen mit Spülungen und „Olivenölpackungen" versucht. Trotz heftiger Hautreaktion verschwanden die Gonokokken erst nach 3 Wochen aus dem Sekret. — Die unspezifische Wirkung, welche die verschiedensten Gonokokkenvaccine bei der Gonoblennorrhoe des Neugeborenen ausüben, kann man einfacher und billiger durch die parenterale Milchtherapie erreichen.

Noch undurchsichtiger erscheint die Wirkung eines Gonokokken-Antivirus auf die Gonoblennorrhoe, örtlich als Augentropfen verwendet (NEUMARK). Die Sekretion und die Hornhautkomplikationen kamen angeblich zum Stillstand. Es trat eine gewisse Besserung des Krankheitsbildes ein, das aber dann stehenblieb.

3. Die Sulfonamidtherapie

Die Sulfonamidtherapie der Gonoblennorrhoe der Neugeborenen wurde hauptsächlich mit vier Gruppen von Sulfonamiden versucht: 1. mit den p-Aminobenzolsulfonamid-Präparaten Prontalbin, Streptosil, Streptamid, Sulfoniamid, Ultraseptyl u.a., 2. mit Uliron, einem Disulfonamid aus der Gruppe der Prontalbine, und 3. mit Albucid aus der Gruppe der p-Aminobenzolsulfonacetamid-Präparate, und 4. Sulfapyridine, zu der das Derganil gehört. Wenn auch bei den vielfach tastenden Behandlungsversuchen mit Sulfonamiden besonders bei oraler Zufuhr fast von allen Autoren zusätzlich Spülungen, klassische Silbertherapie sowie auch gelegentlich Milch- und Vaccinebehandlung angewendet wurden, so waren doch die *Vorteile* der Sulfonamidbehandlung bald zu erkennen: schnelles Nachlassen der Lidschwellung und der Sekretion innerhalb von 24—48 Std, rasches Verschwinden der Gonokokken, Verhütung der Hornhautkomplikationen und gute und auffallend rasche Heilung bereits vorhandener Hornhautgeschwüre, sowie eine beträchtliche Verkürzung der Behandlungsdauer und des Krankenhausaufenthaltes.

Die *Nachteile* der Sulfonamidbehandlung beim Neugeborenen waren aber ebenfalls nicht zu übersehen: a) die oft rasch eintretende oder von vornherein vorhandene Resistenz der Gonokokkenstämme und b) die Vergiftungserscheinungen. Neugeborene vertragen Sulfonamide in Dosen, welche zum Verschwinden der Gonokokken nötig sind (Blutspiegel von 7 mg-%) sehr schlecht und reagieren oft schon auf kleine Dosen mit Erbrechen, Diarrhoen, Hautausschlägen, Cyanose, Reduktion des Hämoglobingehaltes im Blute, Granulopenie, mit Fieber, Blutungen und Nierenschädigungen.

Die Sulfonamide werden in folgender Weise angewendet: 1. peroral, 2. als Augentropfen, 3. als Augensalbe, 4. als Puder und 5. kombiniert peroral und lokal.

ad 1. Uliron empfahlen BEST, SLOBOZIANU, SLOBOZIANU und HERSCOVICI und ULRICH. BEST verabreichte einem Säugling zweimal $^1/_4$ Tablette Uliron in der Milch durch 7 Tage zusammen mit Protargol. Am dritten Tage waren keine Gonokokken vorhanden, doch trat am 17. Tage ein Rezidiv mit Keimen auf. Heilung nach weiteren 6 Tagen der Therapie. SLOBOZIANU berichtet über sechs Neugeborenenblennorrhoen, die täglich 1—$1^1/_2$ Tabletten, aufgeteilt in fünf Dosen am Tage, erhielten, dazu Silbernitrat und Spülungen. Bei zwei Kindern bakteriologische und klinische Heilung in 5 Tagen, bei vier Kindern in 7—18 Tagen. Eine spätere Mitteilung von SLOBOZIANU und HERSCOVICI erwähnt als Tagesdosis eine Tablette, später nur jeden zweiten Tag, zusammen mit Bindehautspülungen und Silbernitrat. Heilung nach 5—13 Tagen. Nie toxische Erscheinungen. Weiter berichten diese Autoren über 17 Fälle von Neugeborenenblennorrhoe, die mit Uliron, Radilone und Dagenan per os zusammen mit der üblichen örtlichen Therapie behandelt wurden, wobei die Gonokokken innerhalb von 4—6 Tagen von der Bindehaut verschwanden. ULRICH hatte bei sechs Fällen mit 0,5—0,75 g Uliron täglich in 3- bis 4tägigen Stößen zusammen mit der üblichen örtlichen Behandlung schlechtere Ergebnisse: trotz Besserung des klinischen Bildes blieben die Gonokokken an der Bindehaut nachweisbar und am siebten Tage war wieder ein voll ausgebildetes Krankheitsbild vorhanden. Außerdem litten alle Kinder an Cyanose. Später hat er im Orsulon ein besser verträgliches und wirksames Sulfonamid gefunden, mit dem er in 3—5 Tagen bakteriologische und klinische Heilung der Gonoblennorrhoe berichtete.

Mit Albucid hat SORSBY bei einer Anfangsdosis von 0,25—0,5 g und weiteren 0,12 g alle 4 Std oder 0,25 g alle 6 Std bei Tag und Nacht ausgezeichnete Erfolge gesehen.

Über die Behandlung der Gonoblennorrhoe mit den Para-aminobenzylsulfonamidpräparaten Prontalbin, Streptosyl, Sulfonamid, M + B 693, Ultraseptyl, 1399 F berichten BARBOUR und TOWSLEY, FRAGOLA, JENSEN, MCKEE, MENEZO ALVARES, RANGATSCHEFF, RIVERA, SEIDENARI, SOURDILLE, THAYER, THRANE, TITA u.a. Der durchschnittliche Krankenhausaufenthalt betrug bei den Fällen von BARBOUR und TOWSLEY 8,3 Tage, von den 36 mit Streptosyl behandelten Neugeborenenfällen von FRAGOLA heilten 17 zwischen 3—6 Tagen, 16 zwischen 7—10 Tagen (ein Ulcus), drei nach dem zehnten Tag (ein Ulcus) und drei Fälle rezidivierten. Zwei Fälle hatten Vergiftungserscheinungen. JENSEN bekam seine drei Fälle mit dreimal 5 cg täglich in 7 Tagen, mit dreimal 15 cg in 4 Tagen und mit dreimal $^1/_4$ Tablette M + B 693 in 3 Tagen gonokokkenfrei. Über Streptosil berichten SEIDENARI und TITA, über Verschwinden der Gonokokken nach zwei Tabletten 1399 F, einem französischen Präparat in 5 Tagen; SOURDILLE sah in einem schweren Fall von Neugeborenenblennorrhoe und RANGATSCHEFF bei einem Fall, der mit Milchinjektionen nicht beherrscht werden konnte mit viermal $^1/_2$ Tablette Ultraseptyl durch 3 Tage hindurch Gonokokkenfreiheit und in 7 Tagen Heilung. Auch nach dem amerikanischen Präparat Sulfonilamid sahen MCKEE, MENEZO ALVAREZ, RIVERA und THAYER gute Erfolge. Die letzten beiden Autoren verzichteten außer Spülungen auf eine örtliche Behandlung und ziehen die Sulfonamidbehandlung jeder anderen Behandlung vor. Mit den Sulfapyridinen haben MICHIE und WEBSTER und mit Derganal (italienisches Präparat) SEIDENARI innerhalb weniger Tage bei zweimal 0,25 g täglich Heilung ihrer Fälle erzielt. Weitere Sulfonamid-Arbeiten stammen von BOWER und FRANK, CAVARA, DAVIDESCU, DOLLFUS, DI MATTEO und PROUX, JASSERON und MORARD, JENSEN, KADLITZKY, KATTIOFSKY, KLIMA, LEWIS, LORENZ, LUKIČ, MAGITOT, DUBOIS und GEFFROY, MICHELS, MULLEN, SLOBOZIANU, SYSI, VILA CORO, L. WESSELY.

Von Interesse erscheint der Versuch die Gonoblennorrhoea neonatorum *mittels Sulfonamiden von der stillenden Mutter aus zu behandeln.* Bei vier gonokokkenpositiven Kindern erhielten die betreffenden Mütter (MINEEV) an 5 Tagen insgesamt 15 g Sulfidin. In 5 Tagen soll die Gonoblennorrhoe der Neugeborenen ebenso wie die Genitalgonorrhoe der Mütter geheilt gewesen sein.

ad 2. *Die örtliche Sulfonamidbehandlung* der Neugeborenenblennorrhoe vermeidet die Intoxikationserscheinungen, welche bei der oralen Behandlung häufig sind. BRUENS, CARDELLA, DOLZET und PILLAT konnten zeigen, daß eine Abtötung der Gonokokken in den Bindehautzellen mit hochprozentigen Albucid- bzw. Streptosil-Lösungen möglich ist. BRUENS hat an meiner Klinik in Graz die örtliche Behandlungsmethode ausgearbeitet: eine 10%ige Albucidlösung wird durch 20 Std alle halbe Stunden auf die umgestülpten Lider des Säuglings aufgetropft und durch Bewegung der Lider gegeneinander massiert und der Bindehautsack alle Viertelstunden mit physiologischer Kochsalzlösung gespült. Meist verschwanden die Gonokokken innerhalb von 24 Std. Waren zu dieser Zeit noch Keime nachweisbar, wurde eine 20%ige Albucidlösung halbstündlich, bei Abwesenheit von Gonokokken das 10%ige Albucid durch weitere 24 Std eingetropft. Es kommt an der Bindehautoberfläche manchmal zu schmutziggrauen fest anhaftenden Membranen, oft zu einem Ödem der Lider, zu weißgrauen Sulfonamidniederschlägen an den Lidrändern und zwischen den Wimpern und gelegentlich zu einer zarten Mattigkeit des Hornhautepithels als Ausdruck einer oberflächlichen Sulfonamidschädigung. Selten kam es beim Neugeborenen zu vorübergehendem Hauterythem als Ausdruck einer leichten allgemeinen toxischen Schädigung. 1947 berichtet BRUENS über 50 Neugeborenenfälle, bei denen zum Teil auch eine 10%ige Cibazollösung angewendet wurde. Daß er gezwungen war die Albucid-, bzw. Cibazollösung „wochenlang" einzutropfen, beweist, daß es schwer beeinflußbare oder sulfonamidresistente Gonokokkenstämme gibt. Deshalb hat PILLAT in solchen Fällen die Kombination von örtlicher und allgemeiner Sulfonamidbehandlung vorgeschlagen und außer der örtlichen Behandlung viermal $^1/_4$ Tablette Albucid per os gegeben und versucht, die möglichen toxischen Allgemeinerscheinungen durch kleine Dosen Vitamin A (dreimal täglich acht Tropfen Vogan) zu dämpfen. Die Befunde von BRUENS und PILLAT wurden von R. LORENZ an drei Säuglingen bestätigt. CARDELLA läßt eine 5%ige Lösung von Streptosyl fünfmal täglich eintropfen und mit Kaliumpermanganat 1:5000 spülen und konnte seine Fälle in 8—12 Tagen gonokokkenfrei bekommen. DOLZET-BUXERES empfiehlt am ersten Tage stündlich, am zweiten Tage zwei- bis dreistündlich und am dritten Tage vier- bis fünfstündlich und in den nächsten Tagen noch dreimal täglich einzutropfen.

ad 3. *Sulfonamide in Salbenform* und zwar Streptosil-Salbe hat CISLAGHI allerdings in Verbindung mit Sulfonamid per os mit gutem Erfolg bei Neugeborenenblennorrhoe angewendet.

ad 4. *Sulfonamid als Puder* wendete PANNETON mit ausgezeichnetem Erfolg bei zehn Fällen von Gonoblennorrhoe der Neugeborenen und Erwachsenen an, welche vorher mit Silbersalzen vergeblich behandelt wurden, und zwar Puder von Sulfocit, Streptocit und Dagenan. Nach 2—6 Tagen war der Eiter verschwunden und am siebten Tage die Gonoblennorrhoe geheilt. Besonders Hornhautgeschwüre heilten auffallend schnell.

ad 5. Örtliche und allgemeine Sulfonamidbehandlung siehe unter Punkt 2: PILLAT und LORENZ.

Das *Ergebnis der Sulfonamidbehandlung der Gonoblennorrhoe* der Neugeborenen kann in dem Satze zusammengefaßt werden, daß nichtresistente Gonokokkenstämme sehr gut auf allgemeine und örtliche Sulfonamidbehandlung ansprechen, daß aber Kinder leicht toxische Erscheinungen nach Sulfonamid per os bekommen und daß die richtig durchgeführte örtliche Behandlung mit hochprozentigen Sulfonamidlösungen am ehesten zum Ziele führt

4. Die Behandlung mit Antibiotica (Penicillin)

Die Behandlung mit Antibiotica, besonders mit Penicillin, verhält sich umgekehrt zur Sulfonamidbehandlung, weil heute die *örtliche* Behandlung überwiegt und die allgemeine Behandlung nur vereinzelt angewendet wird. Durch das Penicillin ist auch die Behandlung der Gonoblennorrhoe der Neugeborenen in ein neues Stadium getreten, nicht nur in bezug auf die Heilung, sondern auch in bezug auf die Vorbeugung der Erkrankung (s. Prophylaxe). Sie ist bis jetzt die sicherste und schonendste Behandlungsmethode besonders bei der Gonoblennorrhoe der Neugeborenen und wird es wohl so lange bleiben, solange es keine penicillinresistenten Gonokokkenstämme gibt. Die Behandlung ist einfach und schonend, bedarf aber großer Genauigkeit und einer größeren Einheitlichkeit in bezug auf die Konzentration der Penicillinlösung und das Wie der Anwendung, als es bisher der Fall ist. Angewendet wird das Penicillin als Tropfen, gelegentlich als Salbe, als subconjunctivale Injektion, als intraglutäale Injektion, oder als Kombination von örtlicher und intramuskulärer Behandlung. Trotzdem die Penicillinbehandlung der Gonoblennorrhoe einen hohen Prozentsatz von Sicherheit bezüglich der Hornhautkomplikationen und der Heilung hat, sollte sie, wenn irgend möglich, doch im Krankenhaus mit geschulten Schwestern vorgenommen werden, da besonders Fälle mit Hornhautgeschwüren nach den Erfahrungen von RÄDER oft auch der Penicillinbehandlung trotzen.

Die verwendete *Dosis* schwankt von 250—25000 E/cm³. So schlagen vor REDL 250—500—1000 E/cm³, MCEVOY 500—100 E/cm³, TOROCHOV und CIRING 1000—10000 E/cm³, DE PAULA, LUGOSSY und GECHTMANN 2500 E/cm³, PILLAT 5000 E/cm³, DOLZET-BUXERES 10000 E/cm³, HOARE 1000—25000 E/cm³ und TAUMI 25000 E/cm³. Ebenso verschieden verhält sich die *Art der Anwendung:* DE PAULA XAVIER läßt am ersten Tag stündlich, am zweiten Tag zweistündlich und später alle 3 Std eintropfen, DOLZET-BUXERES in den ersten 30 min jede Minute, dann 30 min alle 5 min, dann durch 3 Std jede halbe Stunde, durch 6 Std alle Stunden und durch 12 Std alle 2 Std, GECHTMAN die erste halbe Stunde jede Minute, dann $^1/_2$ Std Pause, 15 min lang jede Minute, 15 min lang Pause, 5 min lang jede Minute, und weiter jede Stunde einen Tropfen eintropfen In zwölf Fällen war nach 2 Std die Gonokokken im Abstrich negativ, bei einem weiteren Fall, der 2 Wochen mit anderen Medikamenten vorher erfolglos behandelt worden war, mußte die Penicillinkur am zweiten Tag wiederholt werden. LUGOSSY tropft die erste halbe Stunde alle Minuten, eine halbe Stunde alle 5 min, 6 Std jede halbe Stunde, und 12 Std alle Stunden. PILLAT tropft durch 30 min jede Minute, dann durch 30 min alle 5 min und bis zu 24 Std alle halbe Stunden ein. REDL empfiehlt 3—10 Std alle 10 min einzutropfen und erzielte in 4—10 Std Gonokokkenfreiheit. Falls nach 12 Std noch Gonokokken vorhanden sind oder ein Hornhautinfiltrat an Größe zunimmt, injiziert er 1000 E subconjunctival und wiederholt die Injektion in 11 bzw. 16 Std. SORSBY und KANE tropfen die erste halbe Stunde alle Minute und machen dann größere Pausen, TAUMI tropft den ersten Tag alle 3 Std Penicillin 25000 E/cm³, die weiteren Tage fünfmal täglich ein, Heilung meist in 4 Tagen. TOROCHOV und CIRING tropfen die erste Stunde alle 5 min, die zweite Stunde alle 15 und die dritte Stunde alle 30 min, dann durch 24 Std alle Stunden und nachher alle 3 Std ein. Die Behandlung könne auch ambulant durchgeführt werden.

Aus diesen Angaben geht hervor, daß man mit Penicillin auf vielen Wegen bei der Behandlung der Neugeborenengonoblennorrhoe zum Ziele kommt, doch fehlen von vielen Autoren Angaben der Rezidive und ob Hornhautkomplikationen vermieden werden konnten. Das eine steht fest, daß verzettelte Dosen einen unsicheren Erfolg haben und daß es darauf ankommt, die Gonokokken in der ersten halben Stunde durch eine Art Dauer-Penicillinbad zu schädigen. Daß dies durch Penicillintropfen, die alle Minuten verabreicht und leicht einmassiert werden, gelingt, beweist der Abstrich von der Bindehaut, der nach einer halben Stunde nur Involutionsformen oder Schatten von Gonokokken aufweist. Wir behandeln daher heute an meiner Klinik den frischen Gonoblennorrhoefall nach folgendem

Schema, der vielleicht als Standardschema dienen kann: Zuerst gründliche Spülung des Bindehautsackes mit warmer physiologischer Kochsalzlösung, dann Eintropfen durch 30 min jede Minute mit einer frisch bereiteten Penicillinlösung von 10000 E/cm^3, dann 30 min Eintropfen alle 5 min, 2 Std alle 10 min und bis zu 24 Std alle halben Stunden. Dann machen wir einen Epithelabstrich; ist dieser negativ, Sicherungskur mit täglich fünfmaligem Eintropfen. Ist der Abstrich nach 24 Std noch positiv oder sind Hornhautinfiltrate oder Ulcera vorhanden, dann machen wir nach dem Vorschlag von REGER zweimal täglich subconjunctivale Penicillininjektionen von 10000 E gelöst in $^1/_2$ cm^3 Aqua destillata. Wenn reines Penicillin G verwendet wurde, habe ich von seiten des Auges bei örtlicher Behandlung nie Reizerscheinungen gesehen. Aber selbst nachdem die Gonokokken von der Bindehaut verschwunden sind, sollen die Kinder einige Tage in der Klinik beobachtet und mit einem $^1/_2$%igen Zincum sulfuricum- oder 3%igen Bortropfen behandelt werden, weil die klinische Heilung der bakteriologischen nachhinkt.

Man erreicht auch, wie ACERBI nachweisen konnte, durch intraglutäale Penicillininjektion von 15000 E alle 3 Std insgesamt 200000—300000 E das Verschwinden der Gonokokken von der Bindehaut (s. auch CIMBAL). Doch halte ich die örtliche Behandlung für einfacher und schonender. Nach ZORZ heilen die Fälle auch nach Gebrauch von *Penicillinsalbe* 4000 E/g in 6—7 Tagen. Da es aber darauf ankommt, innerhalb der ersten halben Stunde die Gonokokken so weit zu schädigen, daß sie absterben oder sich nicht mehr vermehren, ist die Penicillin-Tropfenbehandlung die sicherste Methode, weil aus Öl und Salbe heraus das Penicillin die Gonokokken schwerer erreicht als aus einer wässrigen Lösung. So haben auch die Vorschläge zu einer Aureomycin-Salbenbehandlung der Gonoblennorrhoe von RESENDE FILHO keinen Nachhall gefunden.

Als Kuriosum sei erwähnt, daß es BESELIN für notwendig hielt darauf hinzuweisen, daß man mit dem Rüstzeug des Naturheilverfahrens, mit Packungen, Wasserbehandlung und Diät bei der Gonoblennorrhoe nicht weiterkommt, und daß die reichliche Eiterabsonderung die Hornhaut vor Schaden bewahre.

B. Die Conjunctivitis gonorrhoica (gonoblennorrhoea) adultorum

Bezüglich des klinischen Bildes, der Art der Infektion, der Komplikationen der Prophylaxe und Prognose sei hier auf die Darstellung von FEHR in der ersten Auflage des Handbuches (Bd. 20, Teil 2, S. 95—100) verwiesen. Sie gibt ein ausgezeichnetes Bild, was die gonorrhoische Erkrankung für das Auge des Erwachsenen bedeutete und wie gefährlich sie war. Viele Angehörige der jungen Ärztegeneration haben das Krankheitsbild nie mehr gesehen und haben deshalb auch keine Vorstellung vom Verlauf, der Gefährlichkeit, der Kontagiosität und von den Problemen der Behandlung. Daß diese Augenerkrankung in unseren westlichen Ländern fast ausgestorben ist, ist darauf zurückzuführen, daß die Quelle der Augenerkrankung, die Genitalgonorrhoe seltener geworden ist und heute mit Antibiotica so schnell geheilt werden kann, daß es nicht mehr zur Ansteckung des Auges kommt. Das Problem der Gonoblennorhoe ist aber in seiner ganzen Größe heute noch in den heißen Ländern der Erde, besonders in Nordafrika vorhanden. Da die Welt klein geworden ist, muß jeder Arzt der westlichen Welt die Conjunctivitis gonorrhoica kennen und die Möglichkeit haben, sich rasch über sie zu informieren. Es wird daher die Aufgabe sein in diesem Kapitel die Ergänzungen zur Darstellung von FEHR zu geben, soweit es den Zeitraum seit 1930 betrifft.

I. Diagnose und Klinik der Gonoblennorrhoea adultorum

Wenn auch das Vollbild der Gonoblennorrhoea adultorum typisch ist und kaum mit einem anderen Krankheitsbild verwechselt werden kann, so halte ich doch die *bakteriologische Diagnose*, d.h. den Nachweis der Gonokokken im Epithelabstrich nach LINDNER für notwendig, besonders in den „leichten" Fällen, bei denen Lidschwellung und Sekretion gering sein kann. Bezüglich des bakteriologischen Nachweises siehe das unter Gonoblennorrhoea neonatorum (s. S. 316) Gesagte.

Die Gonoblennorrhoe der Erwachsenen ist gefährlicher als die Gonoblennorrhoe der Neugeborenen, weil die Hornhaut der Erwachsenen weniger widerstandsfähig gegen die Toxine der Gonokokken und weniger gut ernährt ist als die der Neugeborenen. Daher ist bei Erwachsenen die Gefahr der Hornhautkomplikationen größer, je älter das befallene Individuum ist.

Das *klinische Bild* gleicht in den Hauptpunkten dem der Gonoblennorrhoea neonatorum (s. S. 313). Auch die Gonoblennorrhoe beginnt wie die anderen bakteriell bedingten Bindehautentzündungen im oberen Anteil der Bulbusbindehaut, wo Bulbus- und Lidbindehaut aufeinander liegen. Die anfängliche Rötung sowie kleine Blutungen finden sich an der Bulbusbindehaut, ebenso der erste und meist auch der reichlichste Keimbefund. Von hier aus breitet sich die Infektion innerhalb weniger Stunden auf den ganzen Bindehautsack aus, erreicht nach 24 Std das *Stadium infiltrationis*, so daß das geschwollene und harte Oberlid, dessen Bindehaut mit Pseudomembranen belegt sein kann, nicht mehr umgestülpt werden kann. Je stärker die Chemose der Bulbusbindehaut ist, desto größer ist die Gefahr der Entstehung von Hornhautgeschwüren. Nach 2—4 Tagen kommt es zum *Stadium der Blennorrhoe:* die Lider werden weicher, beim Öffnen der Lider fließt reichlich gelber Eiter ab, welcher neben Eiterzellen viele abgestoßene Epithelzellen enthält, die mit Gonokokken bepflastert sind. Beim unbehandelten Fall, besonders bei der endemischen Gonoblennorrhoe in den Tropen, geht die Erkrankung nach 8—12 Tagen unter Abnahme der Sekretion in die *chronische Gonokokkenconjunctivitis* über, wobei die Injektion der Bulbusbindehaut abnimmt, die Lidbindehaut papillär hypertrophisch wird und die Gonokokken nur noch spärlich nachweisbar sind. Die chronische Gonoblennorrhoe heilt meist nach 4—8 Wochen, doch kann sie unter Umständen auch viel länger dauern. Neben diesem Vollbild gibt es auch leichte Fälle von Gonoblennorrhoe mit geringer eitriger Sekretion und ohne Chemose der Bulbusbindehaut. Gerade diese Fälle können bei Nichterkennung der Ausgangspunkt für weitere Infektionen sein.

Zu *Hornhautgeschwüren* kommt es meist in den ersten 8 Tagen der Erkrankung. Es gibt drei Arten *gonnorrhoischer Horhautgeschwüre:* 1. randständige, sog. katarrhalische Ulcera, welche sich zirkulär entlang des Limbus ausbreiten, 2. kleine, manchmal multiple, weißgraue Infiltrate und Geschwüre in den axialen Anteilen der Hornhaut und 3. das mit Recht gefürchtete sog. reizlose, zentrale Hornhautgeschwür, d.h. ein großes, meist die ganze Hornhautoberfläche einnehmendes, zentrales Ulcus, das sehr häufig innerhalb von 1—2 Tagen zum Durchbruch führt. Dieses Hornhautulcus erscheint deswegen nur zart getrübt, weil die oberflächliche Hornhautnekrose infolge der Gonokokkentoxine so rasch einsetzt, daß der Organismus nicht Zeit zur Infiltration findet. Doch können auch die beiden erstgenannten Arten der Ulcera zum örtlichen Durchbruch, zum Irisprolaps und bei der Heilung zum Leukoma adhaerens oder zum Staphyloma corneae führen. Die Folgen des Geschwürsdurchbruches sind zuerst Hypotonie, später Sekundärglaukom mit Keratektasie oder aber Aplanatio corneae. Höheres

Alter, schlechter Allgemeinzustand und Vitamin A-Mangel (SIE BOEN LIAN) begünstigen das Auftreten von Hornhautkomplikationen. Auch bei Erwachsenen kann es wie beim Neugeborenen bei zentralen Hornhautgeschwüren mit und ohne Durchbruch gelegentlich zur umschriebenen Intoxikationstrübung der Linse, zur *Katarakta polaris* oder *subcapsularis anterior* kommen.

Jede noch so leichte Verletzung der Hornhaut, wie z. B. durch ungeschulte Handgriffe beim Öffnen des Auges, Berührung der Hornhaut mit der Spitze der Undine, Berührung mit Watte oder Gaze beim Abwischen des Eiters und ähnliches kann zu Hornhautgeschwüren Anlaß geben. POPOVICIU und LUNGU teilen den Fall eines 18jährigen Mannes mit, bei dem eine leichte chemische Verätzung der Hornhaut durch die Konservierungsflüssigkeit einer Fleischkonserve die Ursache für das Haften der Gonokokken abgab.

Die Erwachsenengonoblennorrhoe ist meist einseitig. Während es bei der Gonoblennorrhoe der Neugeborenen nach der Statistik von E. HUBER nur 2% einseitige Fälle gibt, sind es bei der kindlichen Gonoblennorrhoe 33% und bei der der Erwachsenen 93%. Die Erklärung hiefür liegt in der Art der Übertragung des gonokokkenhaltigen Eiters von den Genitalorganen auf die Augen durch Finger, Handtücher, Taschentücher u. dgl.; durch Benütung infizierter Waschbecken kann es natürlich auch zur Erkrankung beider Augen kommen. Manchmal ist der Infektionsmodus ungewöhnlich: Eine 23jährige Frau mit einer Warze des Lidrandes bekam von einer Nachbarin den Rat auf die Geschwulst Menstrualblut aufzulegen (BONNET, FOUASSIER, PAUFIQUE). Sie bekam eine schwere Gonoblennorrhoe mit Hornhautgeschwür und Irisprolaps in der oberen Hornhauthälfte, welche als Pseudopterygium ausheilte. Im ganzen ist die Empfänglichkeit der Bindehaut für Gonokokken im Vergleich zur Genitalschleimhaut sehr gering. Nach CADDY beträgt das Verhältnis Auge zur Genitalerkrankung 1:700, nach älteren Angaben 1:10000. Ob die Einseitigkeit der Erwachsenenblennorrhoe mit der Erwerbung einer örtlichen Immunität durch die Erkrankung des einen Auges und durch die Urethralgonorrhoe wie PUSCARIU annimmt, zu erklären ist, bleibt fraglich. Ebenso die Annahme einer verschiedenen Disposition der Bindehaut zu den Gonokokken im verschiedenen Lebensalter. Nach REHSTEINER hat die Gonoblennorrhoe ohne Berücksichtigung der Neugeborenenblennorrhoe drei Maxima: Im Kindesalter, im Alter zwischen 20 und 25 Jahren und jenseits des 50. Lebensjahres. Nur für den mittleren Gipfel fallen Häufigkeit der Genital- und Augenerkrankung zusammen. Den Gipfel jenseits des 50. Jahres erklärt er mit erhöhter Disposition im Alter.

Während in unseren Breitengraden bei der Erwachsenenblennorrhoe vereinzelte Fälle die Regel sind, kommt die Gonoblennorrhoe besonders in den warmen Ländern der Erde *epidemisch* vor. Nach MORAX und MAC CALLAN tritt die Gonoblennorrhoe in Ägypten, Tunis, Marokko sowie in den anderen nordafrikanischen Staaten epidemieartig von Mai bis September, in den Oasen des südlichen Tunis von September bis November auf und ist die häufigste Erblindungsursache. TALBOT hat von September bis Dezember in den Oasen des südlichen Tunis El Hamma, Chenini und El Kasar 4—37% der Gesamtbevölkerung mit Gonoblennorrhoe behaftet gefunden; in den französisch-arabischen Schulen waren 17,6% der Schüler erkrankt, das poliklinische Material von Gabès zeigte 57,7%, das von Tozene 66,6% und das von Gafsa sogar 92,4% Gonoblennorrhoe. Während der Epidemiezeit wird durchschnittlich ein Fünftel der Gesamtbevölkerung befallen. Die Zahl der ein- oder doppelseitig Blinden ist hoch. MORAX meint, daß es keine sichere Erklärung für das Auftreten dieser Gonokokkenepidemien gebe. Nach WILSON kann es nicht die Temperatur an sich sein. Denn in den Frühjahrsmonaten sind bei gleicher Temperatur weniger Fälle von Conjunctivitis gonorrhoica vorhanden. Da aber im Herbst in den Ländern Nordafrikas die höchste Luftfeuchtigkeit vorhanden ist, sieht WILSON darin den Hauptfaktor für das epidemische Auftreten der Gonoblennorrhoe. Andererseits gilt dies nicht für die genitale Gonorrhoe, welche in dieser Jahreszeit nicht zunimmt. Die Fliegenplage ist im Herbst größer als in den anderen Monaten. WILSON hält die *Rolle der Fliegen bei der Übertragung der Gonoblennorrhoe* noch für ungeklärt. Schon 1888 hatte HOWE Gonokokken am Rüssel und an den Beinen von Fliegen in Ägypten nachgewiesen und auf die große Bedeutung der Übertragung von Gonokokken von Auge zu Auge hingewiesen. Tatsächlich hängen Rasen von Fliegen am Augeneiter in diesen Ländern. LYONS und ABDINE haben 1953 in zwei Dörfern, von denen das eine durch Insecticide fliegenfrei gemacht worden war, bakteriologische Vergleiche angestellt und gefunden, daß in dem fliegenfrei gehaltenen Dorf viel weniger Bindehautentzündungen durch Koch-Weeks und Gonokokken vorhanden waren. Es sei also anzunehmen, daß die Fliegen eine große Rolle bei der Übertragung spielen. Von Bedeutung scheint mir auch die Angabe von MACCALLAN, daß im Bindehautsack Normaler in 1%, bei Trachomkranken sogar in 6% Gonokokken saprophytär angetroffen werden. Der Pannus trachomatosus gewähre einen gewissen Schutz gegen gonorrhoische Ulcera, hingegen seien die Fälle mit Trichiasis sehr gefährdet. Welche Bedeutung das Alter für die Prognose der Hornhautulcera hat, geht daraus hervor, daß der Prozentsatz der Erblindungen infolge akuter Conjunctivitiden in Ägypten bei Kindern unter einem Jahr 4,7%, bei Kindern von 1—5 Jahren 6,7% und der Menschen über 70 Jahre 40% beträgt. Die Gonokokken in Ägypten sind dieselben wie in Europa (MORAX), auch in den Gonokokken von der Urethra und vom Auge ist kein signifikanter Unterschied in bezug auf Morphologie, kulturelles und serologisches Verhalten vorhanden (HAIG). Doch erwähnt der 9. Jahresbericht des Giza Memorial Laboratory (1935), daß die Gonokokken bei akuten und schweren Fällen von Gonoblennorrhoe gegenüber den aus chronischen Fällen ein sehr komplexes Verhalten gegenüber Antigenen zeigen.

Zum *Nachweis von Augengonokokken in der Kultur* empfehlen LEAHY und CARPENTER Agar-Platten mit gekochtem Blut in einer Atmosphäre von 10% Kohlensäure zu halten, und zur Erkennung der Gonokokkenrasen die Oxydasereaktion zu benützen. Wenn man die bebrütete Platte mit einer 1%igen Lösung von Dimethyl-paraphenyldiamin-Chlorid übergießt, färben sich dadurch die Gonokokkenkulturen zuerst blaßrot, dann dunkelrot und schließlich schwarz. Diese Autoren fanden mit dieser Methode um 10% mehr Gonokokken als bei direkter Mikroskopie. Bringt man die Keime in vitro mit Linsensubstanz zusammen, so verlängert man die Lebensdauer und Aktivität der Gonokokken (DRELL, BOHNHOFF und MILLER).

In den heißen Ländern Nordafrikas erfolgt die *Übertragung der Gonoblennorrhoe* aber auch durch Spielen von kranken Kindern mit gesunden und durch den Händedruck auf der Straße. Ganz selten soll die genitale Übertragung vorkommen. Auch in den gemäßigten Klimaten gibt es ab und zu durch Fahrlässigkeit *kleine Epidemien.* So sah LINDNER im ersten Weltkrieg eine Endemie von 56 Fällen bei Soldaten, die von einem Heilgehilfen nach Umstülpen der Lider mit 10%igem Protargol eingetropft worden waren. Zwei der Soldaten hatten eine Urethritis gonorrhoica, einer von diesen auch eine Conjunctivitis acuta. Der Heilgehilfe ließ alle Soldaten, welche über Augenbeschwerden klagten, antreten, stülpte ihnen ohne sich die Hände zu waschen oder abzutrocknen die Lider um und tropfte 10%iges Protargol auf. Zwei von diesen 56 Fällen bekamen Hornhautgeschwüre, einer davon mit Perforation der Hornhaut. Das Eintropfen von Protargol hatte also in dieser Reihe die Infektion nicht verhindern können. Einen bei weitem schwereren Verlauf nahm eine Endemie in einem chinesischen Armenhaus (WU, TENG und WEN): Von 270 Männern bekamen 60 eine Gonoblennorrhoe. Auf 40 der Insassen kam ein Waschbecken, auf alle zwei Handtücher. Vier der Befallenen litten an Urethritis gonorrhoica; sechs Fälle waren 10—19 Jahre alt, im dritten Jahrzehnt standen 11, im vierten 16, im fünften 9, im sechsten 13, im siebenten 4 und im achten Jahrzehnt 1 Fall. Zehn Männer erblindeten an beiden, elf an einem Auge.

Auch in einem leeren Bindehautsack kann Gonoblennorrhoe auftreten. Im Falle von DOGGART war das Auge vor 10 Jahren enukleiert worden. Die Infektionsquelle war eine frische Urethritis gonorrhoica. Das einzige, sehtüchtige Auge blieb verschont.

Daß auch ein gonorrhoisches Hornhautgeschwür ähnlich wie ein Ulcus serpens gelegentlich einmal zu einer *sympathischen Ophthalmie* führen kann, berichtet GROENOUW. Bei einem 43jährigen Mann kam es 2 Monate nach Durchbruch eines gonorrhoischen Hornhautgeschwüres am zweiten Auge zu einer sympathischen Ophthalmie, die sich nach Enucleation des ersten Auges zwar zu beruhigen schien, aber innerhalb von 19 Jahren zu wiederholten Rückfällen von Iritis und im ersten, achten und elften Jahr nach Beginn der Erkrankung zu chorioiditischen Herden führte, die jedesmal binnen Jahresfrist verschwanden.

Neben diesen eben genannten seltenen örtlichen Komplikationen am Auge kommen bei der Gonoblennorrhoe der Kinder wie der Erwachsenen als *Allgemeinkomplikation Gelenkerkrankungen*, ähnlich wie nach generalisierter urethraler Gonorrhoe vor. PUSCARIU und LAZARESCU fanden unter 461 Fällen von Gonoblennorrhoe in drei Fällen Gelenkerkrankungen, und zwar bei einem Erwachsenen und bei zwei Kindern. Beim Erwachsenen trat die Arthritis einige Tage nach dem Beginn der Conjunctivitis gonorrhoica auf, bei den beiden Kindern erst im Abheilungsstadium der Gonoblennorrhoe.

An dieser Stelle soll auch die Möglichkeit der *gonorrhoischen Infektion der ableitenden Tränenwege* erwähnt werden, für die bisher ein eigenes Schrifttum fehlt, die aber durch die Beobachtung von AUST sichergestellt ist: Bei einem 52jährigen Mann mit bakteriologisch festgestellter Gonoblennorrhoe eines Auges verschwanden die Gonokokken nach örtlicher Silberbehandlung und Milchinjektionen am neunten Tage vom Bindehautepithel. Am elften Tage ließen sich zwei Tropfen Eiter aus dem unteren Tränenpünktchen ausdrücken, in denen sich reichlich Gonokokken frei im Sekret sowie als typische Rasen auf den Epithelzellen fanden. Der dreimal täglich mit 20%iger Argyrol-Lösung gespülte Tränensack kam schließlich zur Abheilung. AUST ist der Ansicht, daß die gonorrhoische Dacryocystitis nur in solchen Fällen vorkommen dürfte, welche therapeutisch schwer zu beeinflussen sind. Auffallend ist das Fehlen dieser Komplikation bei den vielen Fällen von chronischer Gonoblennorrhoe, wie sie vor der Einführung der Milchinjektionen vorkamen. — Ob es sich in dem Falle eines vierjährigen Kindes, über welches GRESSER und MC KEOWN berichten, um eine echte gonorrhoische Dakryocystitis oder nur um eine Rhinitis gonorrhoica gehandelt hat, muß unentschieden bleiben: das aus der Klinik mit geheilter Gonoblennorrhoe entlassene Kind mußte 3 Monate später mit neuerlicher Gonoblennorrhoe und Hornhautulcus und starker eitriger Absonderung aus der Nase, in welcher Gonokokken gefunden wurden, wieder aufgenommen werden. Da in diesem Fall die Ausdrückbarkeit des Tränensackes nicht erwähnt wird, ist die Annahme einer Neuinfektion der Nase durch Gonokokken von einer Vulvovaginitis aus das wahrscheinlichere. Die Wiederinfektion des Auges kann vom gonokokkenhaltigen Eiter der Nase oder direkt vom Genitale aus erfolgt sein.

Der Vollständigkeit halber sei die Angabe von LUMBROSO erwähnt, daß bei Conjunctivitis gonorrhoica die *Senkungsgeschwindigkeit der roten Blutkörperchen erhöht ist*.

Zur Histologie der Conjunctivitis gonorrhoica geben HAMADA und HIGUCHI Ergänzungen zu bisher Bekanntem: In Übereinstimmung mit den Epthelabstrichen von LINDNER erwähnt HAMADA, daß dort, wo im histologischen Schnitt das Epithel fehlt keine Gonokokken und im subepithelialen Gewebe nur äußerst selten vorhanden sind. Die eosinophilen Zellen sind im Schnitt vermehrt. Plasmazellen sind im Sekret nur anfangs vorhanden, später nicht mehr (HIGUCHI). Sie bilden im Schnitt die Hauptmasse der Infiltrationszellen, wenn das Stadium der Exsudation abklingt. Bei einer an Pneumonie gestorbenen 31jährigen Frau mit Gonoblennorrhoe reichte die an der Bulbusbindehaut vorhandene Infiltration bis in die Sklera hinein. Auch die Tränendrüse war entzündlich verändert, enthielt aber keine Gonokokken.

II. Die experimentelle Conjunctivitis gonorrhoica

Diese wurde bei den üblichen Versuchstieren meist in der Weise herbeigeführt, daß man die Bindehaut und Hornhaut zuerst durch Eintropfen von Rinder- oder Ochsengalle (BURSUK, LEVINE, E. M. und J. M. LEVINE, RE u. a.) oder nach dem Vorschlag von OGUCHI mit $^1/_2$%igem Emetinum hydrochloricum (BLIDSTEIN-NEVOROZKINA) oder mit Benzin oder Dionin (NISHIMURA) reizte und dann mit einer frischen sensibilisierten kulturellen Gonokokkenaufschwemmung infizierte. Man erhielt so eine mehr oder minder schwere Conjunctivitis, in der meist nur wenige Gonokokken vorübergehend nachweisbar waren, aber nie das Bild der menschlichen Gonoblennorrhoe zustande kam. Nur NISHIMURA berichtet, daß er unter 36 Kaninchen an einem einzigen Auge eine Conjunctivitis von 2 Monaten Dauer hervorrufen konnte. Die meisten Versuchstiere sind für Gonokokken deswegen nicht empfänglich, weil ihre Körpertemperatur zu hoch ist, z.B. bei Kaninchen 40° (SCHERESCHEWSKY). Erst durch Ausrasieren großer Hautflächen und durch Haltung der Tiere in Ställen bei 5° C ist die Verimpfung mit Gonokokken gelungen, wenn man nach Reizung der Conjunctiva mit 25%iger Rindergalle ein Wattebäuschchen getränkt mit einer Aufschwemmung von zwei Gonokokkenstämmen unter das Lid einführt und das Auge 2 Tage unter dicht abschließendem Verband hält (ALISOV und FAIBIE, SCHERESCHEVSKI). Die Lider waren wulstig geschwollen, die Conjunctiva schwer entzündet, das Sekret eitrig-schleimig, die Hornhaut diffus getrübt, nach einigen Tagen geschwürig zerfallen und im Sekret ließen sich Gonokokken nachweisen (auch im Bindehautabstrich ?). Die Erscheinungen hielten 3 Wochen bis 2 Monate an. Einige Tiere gingen ein, in 14 von 16 Fällen war die Kultur auf Gonokokken positiv.

Die Differentialdiagnose gegenüber anderen Keimen, die eine eitrige Conjunctivitis verursachen können wie Pneumokokken, Koch-Weeks- und Influenzabacillen ist leicht, da diese Keime zwar manchmal heftige, aber meist nur kurzdauernde Bindehautentzündungen verursachen, wobei die Hornhaut, wenn das Auge vom Patienten nicht verbunden wird, immer normal bleibt. Die Untersuchung des Bindehautabstriches nach LINDNER klärt die Diagnose in allen Fällen. Die Diphtherie der Bindehaut ist durch fest haftende Membranen bei oft beträchtlicher Lidschwellung gekennzeichnet, bei der es kaum eine nennenswerte Sekretion gibt.

Ein Keim, der *Mikrococcus catarrhalis*, kann unter Umständen ein der Gonoblennorrhoe ähnliches Bild verursachen. F. HAMBURGER fand diesen den Gonokokken ähnlichen, nur etwas kleineren Keim bei einem 31jährigen Manne, 3 Tage nach einer Kontusionsverletzung des Auges: Die Bindehaut war zart papillär hypertrophisch, mit feinen, abwischbaren Membranen bedeckt, das Sekret war eitrig, doch fehlten Blutungen und Chemose der Bulbusbindehaut. Die Differenzierung der Kokken erfolgte durch die Kultur, da der Mikrococcus catarrhalis im Gegensatz zu den Gonokokken leicht auf gewöhnlichem Agar wächst und Zucker nicht vergärt. Nach 3 Tagen trat auf Behandlung mit 2%igem Silbernitrat Heilung ein.

III. Die Conjunctivitis gonorrhoica infantum

Diese betrifft in unseren Breiten meist Mädchen im Alter von 1—10 Jahren. Bezüglich der Entstehung, der Ansteckungsmöglichkeiten, des klinischen Bildes und des Verlaufes sei auf Fehr verwiesen. Mit zunehmender Hygiene innerhalb der Familie wird die Erkrankung wohl immer seltener werden. E. Huber berichtet, daß er unter 128 Gonoblennorrhoefällen 9% Gonoblennorrhoea infantum sah. Bei 67% waren beide Augen erkrankt. Galewska berichtet über 15 Fälle im Alter von 10 Monaten bis 15 Jahren, darunter neun Mädchen und sechs Knaben, meist hervorgerufen dadurch, daß die Kinder mit den Erwachsenen im gleichen Bett schliefen. Sechs Fälle hatten Hornhautgeschwüre. Auch bei Kindern kann es zur Epidemie kommen. Mulock Houwer berichtet über eine solche bei 23 Kindern aus Niederländisch-Indien, welche dadurch aufgetreten war, daß die Mütter die Augen der Kinder mit gonokokkenhaltigem Urin gewaschen hatten.

Die Zahl der Fälle von Gonoblennorrhoea infantum ist in den warmen Ländern besonders Nordafrikas größer, als es je in Europa oder überhaupt in den gemäßigten Klimaten der Erde der Fall war. So berichtet Talbot, daß in den französisch-arabischen Schulen der Oasen des südlichen Tunis 17,6% der Schüler an Gonoblennorrhoe erkrankt waren und Lyons, daß in Ägypten die Augen fast aller Kinder der ärmeren Bevölkerung in den ersten 6 Lebensmonaten entweder an einer Koch-Weeks-Conjunctivitis oder an Gonoblennorrhoe erkranken, während die Gonoblennorrhoea neonatorum dort fast unbekannt ist. 75—80% der Erblindungen in diesem Alter seien die Folge der Gonoblennorrhoe. Für die Häufigkeit der Erkrankung sind drei Faktoren verantwortlich: 1. die Bacillenträger, 2. die Feuchtigkeit und das heiße Klima und 3. die Fliegenplage. Versuche zur Verhütung zeigten, daß Kinder, welche 3 Tage hindurch prophylaktisch Sulfadiazin erhielten, in 5%, die nicht behandelten in 19% erkrankten.

Die Prognose der Conjunctivitis gonorrhoica adultorum und infantum ist ernster als die der Gonoblennorrhoe der Neugeborenen, weil die Widerstandskraft der gefäßlosen Hornhaut gegen die Toxine der Gonokokken und gegen die Proteolyse der Eiterzellen mit den Lebensjahren abnimmt. Die Prognose ist also immer mit einer gewissen Vorsicht zu stellen, selbst bei Fällen, die ohne Hornhautkomplikationen zur Behandlung kommen, da diese immer noch im Laufe der Behandlung auftreten können. In bezug auf die Zerstörung der Hornhaut ist aber die Prognose seit Anwendung der Milchinjektionen, der Sulfonamide und besonders des Penicillins wesentlich besser geworden, eine Tatsache, die sich in der Blindenstatistik der nahen Zukunft auswirken wird. Die Ursache hiefür liegt aber nicht nur in der besseren Behandlungsmöglichkeit, sondern vor allem in der Abnahme der Augen- und Genitalerkrankungen überhaupt.

IV. Die Statistik der Gonoblennorrhoe

Die Statistik der Gonoblennorrhoe muß aus zwei Quellen ermittelt werden: 1. aus den gemeldeten bzw. veröffentlichten Krankheitsfällen, und 2. aus den Blindenstatistiken.

Zu 1. Größere Erkrankungsstatistiken von Gonoblennorrhoe sind seit 1930 in Europa und Amerika kaum mehr veröffentlicht worden. Die wenigen Arbeiten erlauben kein klares Bild mehr über die tatsächlichen Erkrankungsziffern.

Aus *Europa* liegt ein Bericht von JEBAVY aus der Augenklinik der Universität in Brünn vor. Unter 456 Fällen von eitriger Conjunctivitis in den Jahren 1929 bis 1936 befanden sich 51% gonorrhoische Conjunctivitis. 11,8% von diesen kamen bereits mit Hornhautgeschwüren zur Aufnahme, in drei Fällen traten die Hornhautgeschwüre während der Behandlung auf. POKROVSKIJ und LURE zählen zu den Augenkrankheiten, welche die Arbeitskraft in den zentralen Schwarzerdegegenden Rußlands am meisten herabsetzen neben Trachom, Pocken, Syphilis und Glaukom die Gonoblennorrhoe. Und ISMET und ALEXIADES betonen, daß die Gonoblennorrhoe in der Türkei in den Städten selten, im Innern des Landes jedoch häufiger sei, ohne daß sie Prozentzahlen angeben.

Asien. In Transjordanien ist die Gonoblennorrhoe im Gegesnatz zu dem nahen Ägypten selten (BALCET), vielleicht wegen des trockenen Klimas und der vielen Winde. In Indochina ist die Gonoblennorrhoe häufig (KELLER), die Patienten kommen spät zur Behandlung, daher seien die Behandlungsergebnisse schlecht. Die Erkrankung sei meist extragenitalen Ursprungs. In der Mongolei ist trotz starker Verbreitung der genitalen Gonorrhoe die Gonoblennorrhoe der Augen selten: GEIJLIKMAN und ZALUCKIJ sahen in 3 Jahren 17 Fälle von Gonoblennorrhoea neonatorum und nur vier von adultorum. Bei den Chinesen liegt in diesem Gebiet die Zahl um 10% höher, bei den Russen ist sie 0,1%. Auf Formosa (Taiwan) soll die Conjunctivitis blennorrhoica (Go?) häufig sein (FUJIMURA), auf der Insel Lambay fand KANDA unter 16 Augenkranken zwei Gonoblennorrhoen, ein 40 Tage altes Kind mit Irisprolaps und einen fünfjährigen Knaben.

In *Nordafrika* geben die ausgezeichneten Jahresberichte der Sektion Volksgesundheit im Innenministerium von Kairo ein Bild über die enorme Häufigkeit der Gonoblennorrhoe. 1929 waren 18932, 1931 25880, 1932 30018, 1934 39478 und 1936 45481 Fälle von Gonoblennorrhoe registriert, wobei die zunehmende Zahl vielleicht nur die die Kranken erfassende Tätigkeit der Augenstationen im Lande widerspiegelt. Der Kampf gegen diese Endemien von Gonoblennorrhoe ist infolge geringer allgemeiner Hygiene, Fehlen der Schulbildung und Aufklärung und infolge des Mangels an Augenärzten besonders schwierig, daher auch die entsprechend großen Erblindungsziffern im Lande. Die Gonoblennorrhoe tritt in den heißen Monaten des Jahres auf und wird meist extragenital besonders durch Fliegen übertragen. Ähnlich liegen die Verhältnisse in Tunis (TALBOT), wo 75% der Gonoblennorrhoefälle Hornhautkomplikationen aufweisen. Auch in Gondar sowie im Gouvernement Amara ist die Zahl der Gonoblennorrhoefälle der Erwachsenen groß (PUGLISI-DURANTI), Leukome und Staphylome der Hornhaut sind zahlreich. Hingegen soll in Belgisch-Kongo die Gonoblennorrhoe relativ selten sein (VANNESTE).

Zu 2. *Die Gonoblennorrhoe in der Blindenstatistik.* Wenn dieser Quelle auch manche Unsicherheiten anhaften mögen, da die Diagnose Gonoblennorrhoe sehr häufig eine nachträgliche, ja sogar nur eine Vermutungsdiagnose ist und Kritik oder Nichtkritik eines Autors dabei eine besonders große Rolle spielen, so ist sie doch ein Abbild von der Häufigkeit und Gefährlichkeit der Gonoblennorrhoe aller drei Altersstufen. Sie zeigt wie hoch die Erblindungsziffer noch um 1930 war und wie sie in den Jahren seit Einführung der Sulfonamide und Antibiotica im Abnehmen begriffen ist. Aber erst in ungefähr 30—40 Jahren wird sich in der Blindenstatistik der Erfolg der neuen therapeutischen Mittel im Kampfe gegen die Genital- und Augengonorrhoe abzeichnen.

In *England* betrug 1884 in den Blindenschulen und Anstalten die Erblindung nach Gonoblennorrhoea neonatorum 30—41%, 1944 9,2%, und heute ist sie 0% (SORSBY, FRANCESCHETTI und KÖNIG). Die Blindheit bei Kindern von 5—15 Jahren betrug 1923 2723, 1942 1369 und heute ist sie infolge der Abnahme der Gonoblennorrhoe wesentlich geringer. In Birmingham sind 10% der Blinden auf Gonoblennorrhoe zurückzuführen (NEWSHOLME). Auch die Zahlen in *Frankreich* ergeben dasselbe Bild: In Paris betrug 1900 die Erblindung nach Gonoblennorhoea neonatorum 43,5%, 1950 7%, 1955 0% (DELTHIL), nach REDSLOB 1928 4%, 1948 0,3% (SOURDILLE, STANKOVIC und MARSAC). Von 60 Knaben in einem Blindenheim in der Bretagne war bei fünf die Gonoblennorrhoe die Erblindungsursache, in Dänemark unter 800 blinden Kindern bei 50 (NORRIE), in Norwegen von 3181 Blinden bei 60 Personen Gonoblennorrhoe, für Finnland gibt VANNAS die Erblindungsziffer durch Gonoblennorrhoe mit 0,5%, während WIDMARK 1899 in einer Blindenschule noch 30% Gonorrhoeblinde fand. Nach HEINONEN und KANGASNIEMI spielt sie im südwestlichen Finnland heute keine Rolle mehr. In *Deutschland* waren 1932 nach FEILCHENFELD 4%, 1936 4,6%, unter 38 Blinden in einem Kreis in Ostpreußen drei an Gonoblennorrhoe erblindet, in *Österreich* fand FANTA im Blindeninstitut 3%, MEISSNER unter 79 Zöglingen einen Fall an Gonorrhoe erblindet. In *Ungarn* ist die Gonorrhoeerblindung im Josef-Palatinus-Blindeninstitut in den letzten 100 Jahren von 60% auf 21% (1940) (BARTOK), die Zahl der an der Ersten Augenklinik in Budapest behandelten Blinden auf 0,9% Gonorrhoeblinde gesunken (BIRO). In *Spanien* wird in der Zusammenstellung von AMAT die Gonoblennorrhoe als Erblindungsursache überhaupt nicht erwähnt. In *Polen* waren unter 122 Kindern einer Blindenanstalt 19,6% (GALEWSKA), unter 670 doppel- und einseitigen Blinden 0,5% Gonoblennorrhoeblinde, in der *Tschechoslowakei* unter 4037 Blinden 2,8% (ZAHOR). In *Rumänien* wird von BLATT die Neugeborenenblennorrhoe als häufigste Erblindungsursache angegeben, in Bulgarien ist sie nach PASCHEFF 1,2%, in Griechenland nach BISTIS 0,5%, in Rußland nach GOLOVIN infolge Neugeborenenblennorrhoe 4,9%, in einer Statistik von 23506 registrierten Blinden 3,45% (SAVAITOV), im Bezirk Svetensk nach MARMOLEVSKIJK 4,9%, im Kanton Marxstadt nach SEFFÉR 4,6%. Nach KAMINSKIJ fiel in Rußland die Erblindungsziffer infolge Gonoblennorrhoe von 4,9% im Jahre 1910 auf 3,7% im Jahre 1930. In Litauen waren von 441 Blinden 3,9% Gonoblennorrhoeblinde.

Asien. In Indien sind 50% der blinden Kinder und 8% der blinden Erwachsenen nach WOHRA durch Gonoblennorrhoe erblindet, in Tonking (Augenklinik Hanoi) von 321 beidäugig Blinden 207 durch Gonoblennorrhoe. Unklar sind die Berichte aus Palästina (STRATHEARN), bei der die höchste Erblindungsziffer infolge „akuter Conjunctivalleiden“ angegeben, gleichzeitig aber behauptet wird, daß die Gonoblennorrhoe keine nennenswerte Erblindungsursache abgäbe, während FEIGENBAUM 1952 betont, daß in der arabischen Bevölkerung Palästinas viele Menschen an Gonoblennorrhoe erblindet sind. In West-China fand CUNNINGHAM bei 506 Blinden 110mal die Erwachsenen- und bei zwölf die Neugeborenenblennorrhoe als Erblindungsursache, in der Mongolei nach GEIJLIKMAN 3%, auf Formosa bei 147 Blinden 24mal die Gonoblennorrhoe als Ursache. Im asiatischen Rußland ist im Transkaukasus die Gonoblennorrhoe in 4% (IZMAILCEV), in Voronez in 7,5% (PTASNIK), in Taschkent in $2^1/_4$% (MURZIN), im Gouvernement Rjazan in 2,7% die Erblindungsursache. Dennoch soll die Gonoblennorrhoe nach dem Material der Augenklinik von Sderitof von der fünften auf die 13. Stelle der Blindenursachen zurückgefallen sein.

Nordafrika. In Ägypten sind nach dem Bericht des Committeé for Prevention of blindness 1934 in 80%, nach CASSIMATIS in 38% aller Blinden die akuten

Ophthalmien die Erblindungsursache, nach dem 19. Jahresbericht der Sektion Augen 1931 in 45% die Gonoblennorrhoe die Erblindungsursache. Davon sind jünger als 1 Jahr 6,24%, 1—15 Jahre 32,9% und 15—38 Jahre 58,5%. Die Zahl der Erblindeten fiel von 15,6% im Jahre 1909 auf 6,9% im Jahre 1932 bzw. von 4,5‰ 1907 auf 2,7‰ der Gesamtbevölkerung Ägyptens (SHAHIN).

In den *USA* ist die Gonoblennorrhoe als Erblindungsursache von 26,5% (1908) und 15,1% (1915) auf 1% (1933) zurückgegangen (BERENS, POSEY und CARRIS). 1908 betrug der Zugang an Gonoblennorrhoe Erblindeten 28%, 1948 nur 2,2% (LANCASTER und FOOTE), 1950 nur 1,2% (FOOTE). Unter 12000 blinden Augen war nach A. COWAN und SINCLAIR die Gonoblennorrhoea neonatorum in 3,9% die Erblindungsursache, im Staate Missouri unter 40000 Blinden in 3% (ROGER), unter 2702 Insassen von 18 Blindenanstalten in USA in 10,7% (BERENS, KERBY und MCKAY), unter 457 Insassen der Blindenschule im Staate Illinois 4,8% (ADAMS, GAMBLE, GIFFORD und GRADLE), unter 2427 Blinden im Staate Ohio im Zeitraum 1939—1948 nur 25 Gonoblennorrhoeblinde (FREEBLE). In *Südamerika* war in Kuba unter 100 Blinden die Neugeborenenblennorrhoe mit 12%, die Erwachsenenblennorrhoe mit 5% (MERIDA), in Trinidad unter 149 Blinden die Neugeborenengonoblennorrhoe elfmal, die Erwachsenenblennorrhoe viermal die Erblindungsursache (MÉTEVIER). Ohne Zahlen zu nennen betont SOLARES, daß die Gonoblennorrhoe auch in Bolivien unter den Erblindungsursachen eine beträchtliche Rolle spielt.

In *Australien* ist die Gonoblennorrhoea neonatorum als Erblindungsursache selten (BARRET), der Rückgang beidäugiger Blindheit von 1,8% auf 0,71% und einäugiger Blindheit von 7,5% auf 2,9% wird von HAMILTON außer der Abnahme des Trachoms und der Pocken auch auf die Abnahme der Gonoblennorrhoe zurückgeführt.

V. Die Prophylaxe der Gonoblennorrhoe der Erwachsenen

Diese ist im betreffenden Kapitel von FEHR (S. 100) erschöpfend behandelt und wäre vielleicht nur dadurch zu ergänzen, daß man die Quelle der Augengonorrhoe heute mehr denn je durch die frühzeitige und moderne Behandlung der Genitalgonorrhoe beseitigen kann, was heute leichter gelingt als früher. Die Prophylaxe der Gonoblennorrhoea infantum besteht hauptsächlich darin, daß Kinder nicht in einem Bett mit infizierten Erwachsenen schlafen und so die Vulvovaginitis der jungen Mädchen verhütet wird. Ist einer ärztlichen oder Pflegeperson beim Spülen einer Gonoblennorrhoe oder einer gonorrhoischen Scheidenerkrankung gonokokkenhaltiges Material in die Augen gespritzt, so dürfte es heute genügen, den Bindehautsack sofort ausgiebig mit physiologischer Kochsalzlösung zu spülen und dann eine halbe Stunde hindurch alle Minuten einen Tropfen einer frisch bereiteten Penicillinlösung 10000 E/cm³ einzutropfen. Ich glaube, daß sich heute die von VOGT und SPÖRRI angegebene Maßnahme von 10 min langem Spülen des Bindehautsackes mit $^1/_2$% Syrgol, durch 3—4 Std halbstündliches Eintropfen von 25%igem Argyrol, dann stündliches, in der Nacht zwei- bis dreimaliges Eintropfen von Argyrol sowie Injektion von 12 cm³ Milch intraglutäal nach 8 Std wiederholt, erübrigen dürfte.

Die Prophylaxe der Gonoblennorrhoe muß sich aber besonders in den Ländern Afrikas und Asiens auf die Aufklärung der Schulkinder, der Eltern und überhaupt der Erwachsenen beziehen, auf die Besserung der persönlichen und allgemein hygienischen Verhältnisse der Bevölkerung, auf die Bekämpfung der Fliegenplage, auf die Reinlichkeit der Hände und Fingernägel und auf die Bereitstellung einer frühzeitigen und ausreichenden ärztlichen Behandlung sowie einer beträchtlichen Zahl von Spitalbetten, auf eine zweckmäßige vitaminreiche Ernährung besonders bei Kindern zur Verhütung der Hornhautulcera, und dafür Sorge tragen, daß die einmal begonnene Behandlung der Patienten auch wirklich durchgeführt wird (MORAX, TALBOT u.a.).

VI. Die Behandlung der Gonoblennorrhoe der Erwachsenen

Je eher eine Gonoblennorrhoe zur Behandlung kommt, um so erfolgreicher ist diese, ganz gleich, welche Methode man bevorzugen mag. Wenn es einmal an der Bindehaut der Lider zur papillären Hypertrophie und an der Hornhaut zu Geschwüren gekommen ist, weichen die Gonokokken schwerer, weil sie aus den Falten und Klüften der Bindehaut weder mechanisch entfernt noch leicht abgestoßen werden können, noch so sicher von den Medikamenten erreicht werden als dies bei glatter Bindehautoberfläche der Fall ist. Das Schrifttum über die Behandlung der Gonoblennorrhoe (s. auch FEHR) wäre viel weniger umfangreich, wenn über gewisse Maßnahmen eine Einheitlichkeit erzielt werden könnte. Eine der wichtigsten Maßnahmen ist das *Spülen des Bindehautsackes*. Gespült muß werden, damit die Toxine der Gonokokken verdünnt und die Gonokokken mechanisch entfernt werden. Wie oft und womit soll gespült werden? In den ersten 48 Std am besten alle 15 min. Spülungen in ein- bis zweistündlichen Intervallen sind ungenügend, selbst dann, wenn man mit antiseptischen Lösungen wie Sublimat, Kaliumpermanganat oder Borsäure spült. Aus eigener Erfahrung möchte ich der Überzeugung Ausdruck geben, daß die beste Spülflüssigkeit physiologische Kochsalzlösung ist, weil man mit ihr die Epithelzellen, welche nach Abstoßung der gonokokkenbeladenen oberflächlichen Schichten an die Oberfläche kommen, nicht schädigt. Es kommt sicher mehr auf die mechanische als auf die bactericide Wirkung der Spülflüssigkeit an und zum guten Teil auf die Geschicklichkeit der Pflegeschwester. Als einziger hält GRET die Spülungen bei Gonoblennorrhoe für kontraindiziert, ja für schädlich. Nach ihm müsse das Sekret im Bindehautsack belassen werden, weil es mit Haptinen und Antikörpern beladen sei und andererseits auch eine Art Nährbouillon zur Zellregeneration sei. Auch verhindere der zwischen Lid- und Bulbusbindehaut gelegene Eiter die Hornhautgeschwüre.

Wenn es sich um die Gonoblennorrhoe eines Auges handelt, dann muß das nicht erkrankte zweite Auge durch einen Uhrglasverband, welcher dicht abgeklebt werden muß, geschützt werden, nachdem man am zweiten Auge eine Prophylaxe mit 1%igem Argentum aceticum gemacht hat. Ein Watteverband ist unter allen Umständen zu vermeiden, denn er begünstigt das Keimwachstum und gestattet keine genügende Beobachtungsmöglichkeit.

Kurzdauernde Eisumschläge oder Auflegen von auf Eis gekühlter Mullläppchen durch 1—2 min wird oft von den Patienten als wohltuend empfunden. Sie wirken entzündungshemmend. Ich persönlich halte sie aber bei den modernen Behandlungsmethoden nicht mehr für notwendig.

Wenn ein Patient mit Mitbeteiligung der Hornhaut in Behandlung kommt, muß von Anfang an täglich 1%ige Atropinlösung eingetropft werden.

1. Behandlung mit Silbernitrat

Bezüglich der Behandlung mit Silbernitrat sei auf das bei der Gonoblennorrhoea neonatorum Gesagte verwiesen. Sie wird mit 2%igem Silbernitrat in

Form der Touchierung vorgenommen. Sie ist kontraindiziert im Stadium der bretthärten Schwellung, wo die Lider nicht umgestülpt werden können. Hier sind milde, organische Silberpräparate (VELHAGEN) oder Spülungen allein am Platze, welche die „Lüftung" der Lider ersetzen, welche besonders STOCK fordert. Höherprozentige Silbernitratlösung (10%ig LITAUER, GALEWSKA), oder gar 25%ige, aber auch 6%ige, wie sie MUNEY beim „orientalischen Typus der Gonorrhoe" (?) fordert, sind schädlich, da die durch hochprozentige Silberlösung hervorgerufene Nekrose nicht nur die oberflächlichen Gonokokken, sondern auch die tiefer liegenden Epithelzellen schädigt. Dasselbe gilt vom 25—40%igen Argyrol, welches nach MUNEY 20 min bis 2 Std im Bindehautsack bleiben soll, was beinhaltet, daß man während dieser Zeit nicht spülen darf. RUBIO erklärt die Versager der Silbernitratbehandlung damit, daß die Eitermasse gelegentlich den Zutritt des Silbers zur Bindehaut hindert und daß durch Unsauberkeit des Patienten Reinfektionen vorkommen. BLANK empfiehlt acht- bis zehnmal am Tage eine 2%ige Argolavalsalbe (Verbindung von Silbernitrat mit Urotropin) einzustreichen, GALA rühmt die Wirkung des *Hexargon* (1,3%iges Silbernitrat an Hexamethylentetramin gebunden), dessen Bactericidie infolge Alkalität des Mittels besonders groß sei. Es ist weiß und macht keine Flecken.

2. Hyperthermiebehandlung

Nicht uninteressant waren die Versuche mit einer *lokalen oder allgemeinen Hyperthermiebehandlung* der Gonoblennorrhoe, welche von der Tatsache ausgeht, daß die Gonokokken schon durch eine Temperatur von 38° C geschädigt werden. CZUKRASZ und KREIBIG spülen zu diesem Zwecke mehrere Male täglich den Bindehautsack durch 15 min mit einer physiologischen Kochsalzlösung, die am Auge noch eine Temperatur von 42° C haben soll, während STEIGELMANN mit einem an mit kochendem Wasser gefüllte Thermosflasche angesteckten Gebläse die ektropionierten Lider aus 15 cm Entfernung drei- bis viermal täglich 10 bis 15 min besprüht. NIZETIC und BRECHER lassen den Dampf aus dem Wesselyschen Dampfkauterisator in $^1/_2$ mm Entfernung langsam über die umgestülpten Lider. Alle Autoren berichten über schnelle Abtötung der Gonokokken und über Verkürzung der Behandlung auf 5—6 Tage. HASLER und SPEKTER wollen die örtliche Hyperthermie durch Kurzwellen erreichen, welche sie alle 12 min auf die Lider applizieren. Sie rühmen besonders den guten Erfolg bei Hornhautkomplikationen. TERRY steckt seine Patienten durch 6 Std in einen trockenen Wärmeschrank, PINKERTON durch 9 Std in einen Heizkasten und berichtet, daß in einigen Fällen nach 24 Std die Gonokokken von der Bindehaut verschwunden waren. TERRY erreicht nach 3 Std in der oberen Übergangsfalte 41,3°, nach 5 Std 41,4°. Aber alle Autoren haben die Wärme mit der üblichen örtlichen Behandlung verknüpft. Wie bedeutungsvoll allgemeine und lokale Hyperthermie bei der Behandlung der Gonoblennorrhoe sein kann, wird neuerlich durch einen Fall von LLAMAS aus Kuba bewiesen: ein 25jähriger Legionär mit Urethritis und Conjunctivitis gonorrhoica bekam in einer Woche drei Fieberanfälle von seiner Malaria. Nach einer Woche waren Urethra und Conjunctiva geheilt. In diesem Zusammenhang ist der Bericht interessant, daß die Eingeborenen Marokkos ihre Urethralgonorrhoe durch Trinken von Infusen aus Kräutern und Wurzeln behandeln, welche hohes Fieber erzeugen.

3. Milchtherapie und Milchersatzpräparate

Zum Kapitel Milchtherapie sei auf FEHR verwiesen. Weitere Erfahrungen wurden von BACHSTEZ, SIE BOEN LIAN aus Holländisch-Indien, von BROTHERUS aus Finnland, v. Liebermann aus Litauen, Luo aus China und von Fr. S. Mainzer, Müller, Muskat, Porru, Velhagen u. a. veröffentlicht, welche sich mit den früher gemachten Erfahrungen von Pillat, v, Liebermann u. a. decken. Während fast alle Autoren eine 3 min lang gekochte Kuhmilch intraglutäal injizieren, befürwortet v. Liebermann die subcutane Milchinjektion mit einem Fünftel Zusatz einer 1‰igen Rivanollösung zur Vermeidung von Abscessen. Luo behandelte bei einer Endemie von 15 Fällen in China die eine Hälfte mit Milchinjektionen, die andere ohne. Bei der ersten Gruppe waren die Gonokokken in 3—5 Tagen von der Bindehaut verschwunden, in der anderen Gruppe nach 8 Tagen noch vorhanden. Die Milchdosis soll beim Erwachsenen meiner Erfahrung nach 10 cm³ nicht überschreiten. Mainzer injiziert 15 cm³, Muskat sogar 20 cm³ pro Dosis.

Über die Präparierung der Milch, die Injektionsfolge, die Gesamtdosis sowie über die Wirkung der Milch im allgemeinen, am Auge und auf die Gonokokken, sei auf das unter Gonoblennorrhoea neonatorum Gesagte verwiesen. Den guten Erfolgen fast aller Autoren mit der Milchtherapie stehen die Erfahrungen von Glezer und Fishman entgegen, welche mit der Milchbehandlung schlechtere Resultate und häufiger Hornhautperforationen hatten als mit der ausschließlich örtlichen Behandlung mit Silbernitrat.

Eine Gegenanzeige der Milch- bzw. Fiebertherapie besteht in dem Vorhandensein der sog. reizlosen, großen Hornhautgeschwüre, einer allgemeinen Tuberkulose und allgemeiner Kachexie.

Ähnlich wie Milch wirken die intraglutäalen Injektionen von *Terpentin oder Olobinthin*, doch ist die Gefahr der Absceßbildung an der Injektionsstelle groß. Mulock Houwer und Brenkmann nehmen diese unangenehme Nebenwirkung in Kauf, spalten den Absceß und behandeln ihn mit Prontosil. Doch möchte Soeharto diese heroische Behandlung mit Recht auf schwere Fälle von Gonoblennorrhoe beschränkt wissen.

Unter den *Milchersatzpräparaten* wie Aolan, Caseosan, Omnadin, Normalserum, Phlogetan, 1%iges Eieralbumin, Schwefelöl, Pyrifer usw. (Balod, Frydman, Hambresin, Kotljarevskaya u. v. a.) hat sich nur das Pyrifer bewährt. Dennoch ist meiner Ansicht nach Kuhmilch am besten und billigsten. Hambresin hat Fieber außerdem durch Malariaparasiten, durch den Ducreyschen Bacillus und durch Schwefelöl erzeugt. Letzteres ist bei der Injektion schmerzhaft. Zu den Milchersatzpräparaten sind auch die Versuche mit Typhusvaccine, polyvalenten Vaccinen mit Antidiphtherieserum und mit den verschiedenen Formen der Gonovaccine zu nennen. Über die Wirkung intravenös injizierter Typhusvaccine berichtet Hadibrota aus Batavia (Anfangsdosis 0,05 cm³) und Mulok Houver bei Erwachsenen. Geiger und Burlingame injizieren bei Kindern als Erstdosis 10 Mill. Keime durch die vordere Fontanelle in den Sinus cavernosus, an den folgenden Tagen die doppelte Dosis, durchschnittlich 4,4, maximal 24 Vaccinedosen von 5—250 Mill. Keimen. Bei dieser Methode treten Schüttelfrost und Fieber innerhalb von 15—45 min auf. Nach 6 Std war die Temperatur wieder normal. Unter 140 Gonoblennorrhoefällen kam es elfmal zu Rückfällen. Mit 0,1 cm³ intravenös injizierter Cholera-Typhusvaccine konnte Hofstee seine Gonoblennorrhoefälle im Durchschnitt mit 9, nach Milchinjektionen in 11 und ohne Milchinjektionen in 12 Tagen zusammen mit Anwendung örtlicher Silbernitrattherapie gonokokkenfrei bekommen. — Renard verwendete bei Erwachsenen als Dosis ½—1 cm³ einer *polyvalenten Vaccine*, bei welcher 4 cm³ 3 Milliarden Gonokokken, 3 Milliarden Pneumokokken, 3 Milliarden Staphylokokken, 1 Milliarde Streptokokken, ½ Milliarde Bacillus Massues, 1 Milliarde Bacillus enteritidis und 1,5 Milliarden Bacillus pyocyaneus enthielten, alle Keime durch

Hitze abgetötet. Dadurch werden die Gonokokken nicht getötet, sondern nur ihre Virulenz herabgesetzt. NATTAF verwendete dieselbe Vaccine subcutan, doch konnte er bei zwei Fällen, die erst am 5. bzw. 6. Krankheitstage zur Behandlung kamen, die Perforation der Hornhaut nicht verhindern. GRANDE berichtet über gute Verträglichkeit mit der *Vaccine Bruschettini*, die aus abgetöteten Keimen, Leukocyten und Exsudatstoffen besteht. Über gute Erfolge mit *Antidiphtherieserum* bei Gonoblennorrhoe berichten MAKAROV, GLEZER und FISHMAN, welches hohes Fieber, aber auch in der Mehrzahl der Fälle eine Serumkrankheit verursachte. Mit *Haptogen-Gono-Mendez* am 1. und 2. Tage je eine Ampulle infraclaviculär injiziert hat GRET und mit intramuskulärer Antigonokokkenstomasine-Injektionen hat PAPAGNO eine Abkürzung der Heilungsdauer bei Gonoblennorrhoe gesehen. (Stomasin ist der Stoff, den abgetötete Bakterien durch Autolyse abgeben.) Mindestens zehn subcutane Injektionen von Gonokokkenvaccine empfiehlt RENARD und FEDERICI, intravenöse Gonokokkenvaccine zusammen mit Urotropin und der üblichen Silbernitratbehandlung MASLENIKOVA und ARONSON.

Die örtliche Anwendung von Antigonokokkenvaccine wird von WILLE in folgender Weise empfohlen: Nach Reinigen der Bindehaut mit Borwasser und Abtupfen mit feuchter Watte wird das Antigonokokkenserum Park-Davis viermal in Abständen von 10 min aufgetropft, wobei die Lider jedesmal $^1/_4$—$^1/_2$ min umgestülpt gehalten werden. Diese Einträufelung wird dreimal am Tage wiederholt und dazwischen halbstündlich Protargol gegeben. In schweren Fällen soll aber auch das Serum parenteral injiziert werden. MURATA hat bei der experimentellen Kaninchenblennorrhoe die Erkrankung durch Einträufelung von Gonokoktigen in 8 Tagen, mit Gonokokkenvaccine in 13 Tagen heilen können und die normale Bindehaut durch das Coktigen gegen gonorrhoische Infektion immun machen können. WASHIO gelang die Heilung der Kaninchenblennorrhoe durch Gonokokkenvaccine in 14,5 Tagen, durch Gonokokkenkoktigen in 6,6, durch Tuberkelkoktigen in 14,6, durch Kolikoktigen in 18,9 und durch Staphylokokken- und Streptokokkenkoktigen in 19,3 Tagen und ist der Ansicht, daß er dadurch die spezifische Wirkung der Gonovaccine bewiesen habe. In den letzten Jahren ist es um die Vaccinebehandlung der Gonoblennorrhoe sehr still geworden, seitdem wir in den Antibiotici ein einfaches und sicheres Heilungsmittel besitzen.

4. Die Sulfonamidbehandlung der Gonoblennorrhoe

Bald nach Bekanntwerden der Sulfonamidwirkung auf Kokkenerkrankungen setzen auch die Berichte über die Wirkung der Sulfonamide auf die Gonoblennorrhoea neonatorum und adultorum ein. Diese Arbeiten sind in drei Gruppen einzuteilen, a) in Arbeiten, wo neben Spülungen des Bindehautsackes ausschließlich Sulfonamid per os und als Injektion angewendet wurden, b) wo allgemeine Sulfonamidanwendung neben örtlicher Silbernitratbehandlung, Vaccine- oder Milchbehandlung steht und c) wo Sulfonamide örtlich am Auge als einzige Behandlung angewendet wurden. Das Schrifttum beginnt 1938, erreicht seinen Höhepunkt 1940/41 und ebbt dann rasch ab, sobald die Wirkung der Antibiotica bekannt wurde. Daraus ergibt sich die geschichtliche Stellung der Sulfonamidtherapie bei Gonoblennorrhoe als einer episodischen. Heute steht einwandfrei fest, daß die Gonoblennorrhoe durch Sulfonamide (s. auch Kapitel Neugeborenenblennorrhoe S. 351) günstig beeinflußt werden kann, indem die Sekretion und die Schwellung der Lider und der Bindehaut rasch abnimmt, die Hauptmenge der Gonokokken schnell verschwindet und die Behandlungsdauer gegenüber der alten, örtlichen Behandlung mit Silbernitrat wesentlich abgekürzt werden konnte.

Doch geht aus dem Schrifttum auch das häufige Wiederaufflackern der Conjunctivitis gonorrhoica hervor, da sich die durch Sulfonamid nur geschädigten Gonokokken leicht erholen können. Zur Klärung der Sulfonamidwirkung sind daher hauptsächlich jene Arbeiten wichtig, bei welchen das Sulfonamid allein zur Behandlung verwendet wurde.

Die Dosis schwankt zwischen 0,03—0,05 g/kg Körpergewicht beim Erwachsenen, beträgt also dreimal zwei Tabletten à 0,5 g Sulfonamid täglich, womit ein Blutspiegel von 5 mg-% erreicht werden kann. Doch wurden von einzelnen Autoren besonders in den ersten drei Behandlungstagen 4, ja 5 g Sulfonamid täglich verabreicht, eine Dosis, die sich selbst beim Erwachsenen durch eine gewisse Unverträglichkeit seitens des Magen-Darmkanals und durch leichte allgemeine Vergiftungserscheinungen auszeichnet. In den Gonoblennorrhoefällen, die auf Sulfonamidbehandlung ansprechen, war die Besserung des klinischen Bildes in 2—4 Tagen erreicht, so daß die Dosis der Sulfonamide herabgesetzt werden konnte. Doch wurde mit Recht gefordert, daß die Sulfonamidbehandlung erst dann als beendet gelten kann, wenn an drei aufeinanderfolgenden Tagen der Epithelabstrich negativ gewesen ist. Ist dies nicht der Fall, dann hat meiner Erfahrung nach die Fortsetzung der Sulfonamidbehandlung keinen Sinn, da die Gonokokken leicht gegen Sulfonamide refraktär werden. In diesen Fällen kommt man gewöhnlich leicht mit ein- bis zweimaliger Touchierung mit 2%igem Silbernitrat oder mit ein oder zwei Milchinjektionen rasch zur Heilung des Falles. Desgleichen bewirken manchmal nach vergeblicher Silbernitrat- oder Proteinkörperbehandlung einige Tage Sulfonamidbehandlung Heilung, weil die durch Silber oder Milch geschädigten Gonokokken durch Sulfonamide unschädlich gemacht werden können.

In die Gruppe a gehören 1938 die Arbeiten von Dik über Prontosil und Uliron und von Magitot, Dubois Poulsen und Geffroy über Streptoplix (Paraaminophenylsulfamid), 1939 die Arbeiten von Cavara über Streptosyl, Glover mit Prontylin, Jensen mit M + B 693 = Streptamid (Paraaminobenzolsulfamid), Nonay und Nagy mit Prontosil, Deseptyl, Uliron und Elektil, Prettin über Uliron nach vergeblicher Targesin- und Milchbehandlung, Sie Boen Lian über Uliron in fünf Fällen, Sysi über M + B 693 und Pneumolysin (2-Sulfanilaminopyridin), von Zeeman über Uliron. 1940 die Arbeiten von Cecchetto über das Thioseptal, von Jasseron und Morard über das Sulfonamidpräparat 1162 F, Matsuda und Takamoto über Albasil = Prontosilum album, von H. K. Müller über Uliron, der bereits darauf hinweist, daß bei langer Fortsetzung der Ulironbehandlung Hornhautgeschwüre mit dichterer Narbe als gewöhnlich abheilen, Nonay und Nagy über Elektil; 1941 von Fontana sowie Guyton und Woods über Sulphathiazol, Kadlitzky über Dipron, welcher angesichts der guten Erfolge sogar die häusliche Behandlung der Gonoblennorrhoe befürwortet, von Lewis über den Vergleich der Wirkung von Sulfanilamid, Sulfapyridin und Sulfathiazol, von Lindberg über Sulfapyridin, von Lugossy über Ultraseptyl, welcher bei Hornhautkomplikationen die Kombination mit Milchtherapie empfiehlt, von Lukic über Septoplix (unter 22 Fällen zwei Rezidive) und 1942 die Arbeiten von Kadlitzky, Kindt (Streptamid), Nonay, Morano, Vila Coro über Uliron usw.

Zur Gruppe b) gehören 1938 die Arbeiten von Michels über Prontosil und Milchbehandlung, welcher den Spitalaufenthalt wie auch andere Autoren auf 6 Tage herabdrücken konnte, von L. J. Fernandez und R. F. Fernandez über Vergleiche von Sulfonamidbehandlung in Kombination mit örtlicher und mit Milchbehandlung (Krankheitsdauer 9—24 Tage), von Pagés und Duguet über über 4—6 g Streptoplix pro die mit Protargolbehandlung, 1939 die Arbeiten von Dollfus, di Matteo und Proux über Paraaminophenyl und Acetylaminosulfonamid zusammen mit Silbernitratbehandlung, von KLIMA mit Dipron und Atilon zusammen mit Milchinjektionen, von SZINEGH über Elektyl (= Uliron) zusammen mit Silberpräparaten und Milchinjektionen, von McKEE über Sulfanilamid und Silberpräparate, von McLACHLAN und THOMSON über Sulfonamid, M + B 693, zusammen mit Spülungen von Mercurochrom, Flavintropfen in Ricinusöl und 25%igem Argyrol, von KATTIOFSKY über Albucid, örtliche Behandlung und Milchinjektionen, von ASKALONOVA mit Streptocid (Rückfall nach Aussetzen des Mittels), von DAVIDESCU über Uliron und Milchinjektionen, von BOWER und FRANK über Sulfonilamide und Silbernitrat, 1940 von ARRUGA, HADIJA und SZINEGH über Sulfonamide bzw. Streptoplix F 1162 und RONIN, zusammen mit örtlicher und Milchbehandlung, 1941 die Arbeiten von LORENZ mit Uliron und Milchinjektionen, NYGREN von Septipulmon (= Sulfapyridin) zusammen mit Silbernitrat, von SLOBOZIANU über intramuskuläre Injektionen von Soludagenen, Albucid und Eleudron und 1943 von BRAUN über Albucid und Milchinjektionen.

Auch die *örtliche Anwendung* von Sulfonamiden in Lösungen und Salben ist bei der Gonoblennorrhoe der Erwachsenen allerdings zum Teil mit zu geringer Konzentration der Lösungen versucht worden, so z. B. von REIN und TIBBETTS mit Spülungen mit $^1/_2$%igen und von MULLEN mit Einträufelungen mit 0,8%igen Sulfonamidlösungen. SUZUKI verwendete eine 10%ige Prontosil album-Salbe und L. WESSELY träufelt alle $^1/_2$ Std eine 15%ige Albucidlösung mit gutem Erfolg nach dem Vorschlag von BRUENS, welcher mit der örtlichen Behandlung eine hohe Sulfonamidkonzentration in der Bindehaut selbst anstrebt.

Bei der Sulfonamidbehandlung der Gonoblennorrhoe spielen aber die *Nebenwirkungen* doch eine beträchtliche Rolle, worauf schon im Kapitel Gonoblennorrhoe der Neugeborenen hingewiesen werden mußte. Auch bei Erwachsenen kann es bei hoher Dosierung zu Übelkeit, Magenbeschwerden und Erbrechen kommen (GRET, LINDBERG, LUKIČ, KLIMA, MAGITOT, SYSI), zum Erythem des Gesichtes (PAGES und DUGUET), zu Urticaria und papulösem Exanthem (JASSERON und MORARD), zum Absinken der weißen Blutzellen (LEWIS, DOLLFUS u. a.) und (PITTER) zu Doppelbildern infolge einer Parese des linken Rectus superior und inferior und zu Ptosis. Er nimmt als Ursache ein Ödem oder eine capilläre Blutung im vorderen Anteil des linken Oculomotoriuskernes an; nach Absetzen des Mittels trat in 12 Tagen Heilung ein.

Die Wirkung der Sulfonamide auf die Gonokokken hat man nach KUHNE darin zu sehen, daß sich die Sulfonamide an jener Stelle der Bakterien verankern, wo auch die Wuchsstoffe verankert sind, weil eine chemische Verwandtschaft zwischen Wuchsstoffen und Sulfonamiden besteht (RHODE). Durch das Überwiegen des Sulfonamids wird das Wachstum der Bakterien gehemmt. RADNOT hat darauf hingewiesen, daß die Gonokokken bei der Sulfonamidbehandlung ihre Färbbarkeit verlieren und grampositiv werden können.

Die Wirksamkeit der Sulfonamidbehandlung der Gonoblennorrhoe steht und fällt mit der Resistenzfrage, worauf schon frühzeitig BRUENS aus meiner Klinik hingewiesen hat. Bei Beginn der Sulfonamidtherapie waren 5—7% der Gonokokkenstämme resistent (DE LAVERGNE), 1950 nach einer Statistik von BARBER 70%! Die Resistenz der Gonokkoken entsteht dadurch, daß sich die Keime von den durch die Sulfonamide gestörten Eiweißstoffwechsel auf den Kohlenhydratstoffwechsel umstellen (W. MÜLLER) und so lebensfähig bleiben. MÜLLER hat daher vorgeschlagen, 3 Tage vor und während der Sulfonamidbehandlung Lactoflavin zu geben, weil dieses den Kohlenhydratstoffwechsel der Bindehaut schädigt.

5. Die Therapie mit Antibiotica

Die Antibioticabehandlung der Gonoblennorrhoe der Erwachsenen erstreckt sich in der Hauptsache auf Penicillin, Aureomycin, Terramycin und Streptomycin in Form von allgemeiner und örtlicher Anwendung. Aus westlichen Ländern ist das Schrifttum spärlich, da die Gonoblennorrhoe der Erwachsenen kaum mehr vorkommt. Über gute Erfolge bei *allgemeiner Anwendung des Penicillins* berichten HRUBY, LUGOSSY und J. H. LEOPOLD. Auch VOM HOFE sah klinische und bakteriologische Heilung in 2 Tagen bei fünfmaliger intramuskulärer Injektion von 100000—200000 E im Tage. Er hält eine örtliche Anwendung von Penicillin für unnötig. STEGMAIER injizierte bei einer einseitigen Gonoblennorrhoe mit Ulcus corneae sechsmal 20000 E intramuskulär und ließ stündlich Penicillin 10000 E/cm^3 eintropfen. In 24 Std waren Sekretion und Gonokokken verschwunden. REMLER empfiehlt zur *örtlichen* Behandlung das Ophtopen, eine klare, stabile Lösung von Penicillin 1000 E/g in pflanzlichem Öl. MAGILNICKIJ verwendete örtlich eine wäßrige Lösung von Penicillin 10000 E/cm^3 alle Stunden. In sechs von neun Fällen waren die Gonokokken nach 24 Std verschwunden. In einem Fall fanden sich trotz klinischer Heilung Gonokokken im Abstrich, welche nach Milchinjektion rasch zum Verschwinden gebracht werden konnten. Nach GEIS kommen für die örtliche Penicillinanwendung Watteeinlagen in den Bindehautsack, 100000 E/cm^3, nach CIMBAL Penicillin-Augenbäder 10000 E/cm^3 von 15—30 min Dauer, nach KLEMENS dreistündliche, subconjunctivale Injektionen von $^1/_2$ cm^3 Penicillin V, 1000—10000 E/cm^3 und schließlich die Iontophorese von 5000 E/cm^3 nach SCHLOSSHARDT und ADAM in Frage. CARLET-SOULAGES berichtet aber, daß das Penicillin bei subcutaner, subconjunctivaler und örtlicher Anwendung bei den Gonoblennorrhoen in Indochina erfolglos war, vielleicht infolge besonderer Virulenz der Gonokokken oder unzweckmäßiger Aufbewahrung des Penicillins in den Tropen. Er empfiehlt daher die alte klassische Behandlung mit Silbernitrat und Milchinjektionen. In der Aussprache zu seinem Vortrag berichten aber DUBOIS-POULSEN, VOISIN und HARTMANN über beachtliche Wirkungen des Penicillins bei der Gonoblennorrhoe.

Die perorale Anwendung von Penicillin empfiehlt BARJAKTAROVIC mit Oparintabletten, deren jede 50000 E Penicillin enthält. Er gibt entweder stündlich je eine oder alle 2 Std je drei Tabletten. Die Gonokokken verschwanden nach 8—12 Std, die Sekretion nach 12—24 Std, Heilung trat in 99% der 100 Fälle ein. Ich persönlich würde die örtliche Penicillinbehandlung, wie sie sich bei der Gonoblennorrhoe der Neugeborenen bewährt hat, auch beim Erwachsenen für angezeigt und genügend halten.

Bei den *Mischinfektionen von Trachom und Gonoblennorrhoe* in Tunis, Rmad genannt, konnte RAIS durch Aureomycintropfen 25 mg/5 cm^3 stündlich angewendet die eitrige Sekretion zum Verschwinden bringen, wonach die Gonoblennorrhoe rasch abheilte. Auch in Ägypten sahen BADIR und KAMEL durch Aureomycintropfen oder durch Aureomycin 250—500 mg/10 kg Körpergewicht pro 24 Std, durch 5 Tage gegeben, einen ausgezeichneten Einfluß auf die Sekundärinfektion mit Gonokokken bei ihren Trachomfällen. In einer späteren Arbeit empfiehlt RAIS in Tunis bei saisonbedingter Gonoblennorrhoe bei Fällen ohne Hornhautgeschwüre einmal täglich Silbernitrat und 1%ige Streptomycinsalbe, bei Fällen mit Hornhautgeschwüren viermal täglich 5%iges Argyrol und 1%ige Streptomycinsalbe, und durch 6 Tage hindurch täglich 3—4 g Sulfonamid. BIETTI bestätigt, daß sein Assistent FERRARIS DE GASPERE in Tunis gute Erfolge hatte, wenn während der ganzen Epidemiezeit zweimal täglich eine Salbe eingestrichen wurde, welche 2500 E/Penicillin/g und 2500 γ Streptomycin/g enthielt.

Doch scheint die Frage der Bekämpfung der epidemischen Gonoblennorrhoe in Nordafrika noch nicht gelöst zu sein.

6. Verschiedene Behandlungsmethoden

In einem Handbuch müssen leider auch ausgefallene und abwegige Behandlungsmethoden der Vollständigkeit halber erwähnt werden, die heute angesichts der Antibioticabehandlung der Gonoblennorrhoe nur mehr ein historisches Interesse beanspruchen. Doch beweisen auch diese Behandlungsvorschläge, ein wie schweres Problem die Gonoblennorrhoe des Auges noch vor wenigen Jahren gewesen ist, welches den Arzt zwang, immer neue Behandlungsmethoden zu ersinnen. Hierher gehören die Hormonbehandlung der Neugeborenen- und Erwachsenenblennorrhoe mit Folliculin. BORIONI empfiehlt die Einträufelung von zwei Tropfen einer Lösung kristallisierten Folliculins Gynestryl Maestretti alle 2 Std in den Bindehautsack und viermal täglich Folliculin per os, allerdings zusammen mit Argyroltropfen. Er erklärt die angeblich gute Wirkung des Folliculin mit einer Änderung des p_H-Gehaltes des Bindehautsekretes und mit dem guten Einfluß des Folliculins auf den Allgemeinzustand. MONTANELLI läßt nach Spülung des Bindehautsackes alle 3 Std Follikelhormon eintropfen und in den ersten 3 Tagen $^1/_4$—$^1/_2$ cm^3, später 3—4 cm^3 Estrophol injizieren. Heilung der Gonoblennorrhoe in durchschnittlich 13 Tagen (neun Fälle). In zwei Fällen gingen die Hornhautulcera in Heilung über.

Eine 5—7%ige *Ichthyollösung*, die in einer Dosis von 0,5—5 cm^3 alle 2 bis 5 Tage intramuskulär injiziert wird, hat MITZKEVIC bei einem Fall mit gutem Erfolg angewendet. Die Wirkung des Ichthyols soll im allgemeinen der Milchwirkung gleichwertig sein.

Eine *Pregelsche Jodlösung* wurde von A. COWAN bei sechs Fällen von Erwachsenenblennorrhoe subconjunctival nach dem Vorschlag von SEARLE, LANGOU und SENGER injiziert, und zwar täglich 1 cm^3, solange Gonokokken nachweisbar waren. Daneben wurde Wärme, Spülungen mit Hg-Oxycyanat 1:10000 und einmal täglich 1%iges Silbernitrat angewendet. Die Erkrankung blieb stets auf ein Auge beschränkt. REA empfiehlt drei- bis viermal tägliches Eintropfen einer 10%igen *Magnesium sulfuricum-Lösung* und DEUTMANN, um das Allgemeinbefinden des Patienten zu schonen, an Stelle von Spülungen Priessnitz-Umschläge mit vierfach zusammengelegter, in Burow getränkter Gaze, darüber Mosettig-Batist, Watte und Binde, anfangs dreimal, dann zweimal, dann einmal täglich. Die Sekretion werde in den Verband aufgenommen; beim Verbandwechsel wird 1—2%iges Silbernitrat eingetropft. — Mit Recht nimmt COURTIS gegen eine von GRET und PAPERINI 1923 propagierte Gonoblennorrhoebehandlung mittels des „geschlossenen Hohlraumes" Stellung und verlangt von der ophthalmologischen Gesellschaft in Argentinien die offizielle Ablehnung dieses Verfahrens: Bei der Gonoblennorrhoe wird nicht gespült, sondern für 24—48 Std ein Okklusionsverband mit der Begründung angelegt, daß das eitrige Exsudat bei Gonoblennorrhoe zahlreiche Antikörper enthalte, die nur bei längerem Verweilen im Bindehautsack die Gonokokken zerstören können. Gleichzeitig soll Haptinogen-Gono MENDEZ in die Schlüsselbeingegend injiziert werden.

Etwas phantastisch wirken auch die Therapievorschläge von A. D. WRIGHT bei der Gonoblennorrhoe der Erwachsenen. Er lähmt den Nervus facialis am Foramen stylomastoideum mit 10%iger Novocainlösung und empfiehlt die Trepanation des Oberlides in der Gegend der Tränendrüse und Einführung eines feinen Drainrohres, damit selbst bei starker Schwellung der Lider die Irrigation und Behandlung der oberen Übergangsfalte und des Bindehautsackes gewährleistet wird. Gleichzeitig mit der Trepanation des Oberlides kann das Ödem desselben durch diathermische Punktionen und Scarifikationen abgelassen werden.

Auch die Versuche, die Gonoblennorrhoe durch Bestrahlung zu heilen, haben heute wohl nur mehr historischen Wert. ARMSTRONG empfahl nach Irrigation des Bindehautsackes an jedem zweiten Tag eine Bestrahlung der Augenlider mit einer Opalglaslampe von 1500 Watt aus 45 cm Entfernung durch 1 Std hindurch, dann wieder Reinigen und Einträufeln von Argyrol. Nach 8—14tägiger Behandlung waren alle Fälle geheilt. TAWARA bestrahlt die evertierten Lider jeden zweiten Tag durch 5—10 min mit Ultraviolettlicht und berichtet, daß nach zwei Bestrahlungen Schmerz, Schwellung, Absonderung und Gonokokken deutlich abnahmen und keine Komplikationen auftraten (20 Fälle). Durchschnittliche Heilungsdauer 14 Tage. — Zur Geschichte gehören heute wohl auch die *Circumcisionen bzw. die Peritomie* der Bulbusbindehaut bei starker Chemose. TJANIDES macht bei Hornhautgeschwüren nach der Circumcision eine Bindehautdeckung der Hornhaut von oben und unten her, vernäht die Bindehaut waagerecht vor der Hornhaut und schaltet zwischen Hornhaut und Bindehautlappen entweder ein Amnion- oder ein Thiersch-Läppchen vom Oberschenkel. HARTMANN und SZOKOLIK empfehlen die Peritomie rings um die Hornhaut zur Vermeidung von Hornhautkomplikationen besonders bei therapieresistenten Fällen.

C. Metastatische Augenerkrankungen bei Gonorrhoe

I. Pathogenese und klinisches Bild

1. Die endogene Conjunctivitis gonorrhoica

Das Geschichtliche ist bei FEHR nachzulesen. Die Tatsache, daß es beim Genitaltripper außer einer durch Gonokokken bedingten Oberflächeninfektion der Bindehaut auch eine solche auf dem Blut- oder Lymphwege gibt, ist an die Namen FOURNIER (1866), HAAB (1881), WHITE (1883) und HALTENHOFF (1884) geknüpft. Zum klinischen Bild und zur Pathogenese haben GROENOUW, AXENFELD, MORAX, MCKEE, ELSCHNIG und besonders KRÜCKMANN beigetragen., FEHR hat den Namen der *Subconjunctivitis gonorrhoica* geprägt.

Das klinische Bild, das bei FEHR ausführlich abgehandelt ist, besteht in einer oft heftigen, aber in wenigen Tagen meist wieder abklingenden Entzündung, welche besonders die Übergangsfalte, die Plica und die Carunkel, andererseits aber ganz besonders die Bulbusbindehaut betrifft und durch eine düsterrote Injektionsfarbe ausgezeichnet ist. Meist findet sich ein schleimiges, selten ein eitriges Sekret, welches keine Gonokokken enthält. Diese finden sich im Gewebe. Positive Gonokokkenbefunde im Sekret aus früherer Zeit sind nach ELSCHNIG mit Vorsicht aufzunehmen. Am Auge kann es im Verlaufe dieser endogenen Conjunctivitis zur Iritis und anderen Augenerkrankungen (s. unten) kommen. Eine gonorrhoische Gelenkerkrankung ist oft vorhanden, kann aber auch fehlen oder erst später auftreten. Rückfälle der Subconjunctivitis bei Neuansteckung mit Tripper oder bei Exacerbation desselben oder bei Wiederaufflackern einer gonorrhoischen Arthritis werden im älteren Schrifttum wiederholt berichtet.

Diese endogene Subconjunctivitis wird heute allgemein als echte *Gonokokkenmetastase* angesehen. Die Gonokokken gelangen auf dem Blutwege in die Gefäße der Bindehaut und von hier entweder an die Oberfläche der Bindehaut, wo dann im Abstrich spärlich Gonokokken gefunden werden können, oder aber in die Tiefe, d. h. in die Tenonsche Kapsel *(Tenonitis)* oder in die Episklera, wo sie *phlyktänenartige Herde* mit düsterroter Injektion machen können. Von hier aus kann es in der Hornhaut zu randständigen Infiltraten und Geschwüren, gelegentlich auch zu scheibenförmigen Infiltraten mit „punktförmigen Verdichtungen" (KREDBOVA) kommen, welche mit zarten Narben abheilen. Nach meiner Erfahrung haben die Fälle von endogener Subconjunctivitis gonorrhoica in den letzten zwei Jahrzehnten stark abgenommen. Sie stammen hauptsächlich aus jener Zeit, wo die Genitalgonorrhoe entweder gar nicht oder nur ungenügend behandelt wurde, so daß eine Generalisierung der gonorrhoischen Erkrankung im Sinne einer Epididymitis, einer Bursitis, Arthritis oder Endokarditis häufiger als heute vorkam. Seitdem die Genitalgonorrhoe mit Sulfonamiden und Antibiotica behandelt wird, ist im augenärztlichen Schrifttum kein Fall von endogener Subconjunctivitis gonorrhoica mehr berichtet worden. Daß es aber diese endogene Conjunctivitis gibt, wird noch durch AUST 1928 bestätigt, der bei einem Patienten mit akuter gonorrhoischer Urethritis und Hämaturie eine akute Bindehautentzündung beider Augen mit schleimiger Sekretion ohne Gonokokkenbefund beobachten konnte. Im excidierten Gewebe von der Bindehaut fand er aber gramnegative Gonokokken. 12 Tage später stellte sich eine typische Iritis gonorrhoica ein. KREDBOVA sah bei einem Patienten im Stadium der positiven Gonoreaktion eine akute Conjunctivitis mit Keratitis punctata superficialis, die nach Gonoyatrenbehandlung zuerst eine wesentliche Verschlechterung, dann aber eine rasche Besserung zeigte. Im Falle von VASQUEZ war es bei einem 20jährigen Mann 10 Tage nach Beginn einer Urethralgonorrhoe unter hohem Fieber, Arthritis beider Kniegelenke und der Zehen eines Fußes unter Lichtscheu und Tränenfluß zur düsterroten Schwellung der Bulbus- und Lidbindehaut mit schleimiger Sekretion gekommen, in welcher neben spärlichen Eiterzellen extracelluläre Gonokokken gefunden wurden. Nach 3 Tagen verschwanden die Entzündung und die Gonokokken. 13 Tage später kam es zu phlyktänenartigen Herden an der Hornhaut mit Gonokokkenbefund im Abstrich, zur Parenchymtrübung und Faltung der Descemetschen Membran. Drei Wochen später Rezidiv der tiefen Keratitis zugleich mit dem Aufflammen der Arthritis. — Die erwähnten vier Fälle stammen aus der Zeit zwischen 1928 und 1935 und wurden örtlich und mit Milchinjektionen behandelt. Mit der Abortivbehandlung der Genitalgonorrhoe durch Antibiotica wird diese metastatische Erkrankung noch seltener werden als sie es bisher schon gewesen ist.

2. Iritis gonorrhoica

Dieses Krankheitsbild taucht um die Mitte des 19. Jahrhunderts erstmalig auf. Die erste eingehende Schilderung stammt von MACKENZIE (1854). Später hat sich besonders KRÜCKMANN mit dem klinischen Bild beschäftigt. SIDLER-HUGUENIN hat in drei Fällen von Iritis gonorrhoica Gonokokken im Blut und im Kammerwasser nachgewiesen. Sie ist also eine echte gonorrhoisch-metastatische Erkrankung. Ihre Häufigkeit wird bei der Unsicherheit der Diagnose mit 1,8—15% angegeben (DRELL, MILLER und BOHNHOFF). Sie tritt 3 Monate bis 8 Jahre nach einer Genitalgonorrhoe auf.

Das *klinische Bild* ist das einer diffusen Oberflächeniritis, die unter heftigen subjektiven Reizerscheinungen und Schmerzen gewöhnlich an *einem* Auge auftritt und mit einem serös-fibrinösen Exsudat in der Vorderkammer einhergeht, welches in toto gerinnt und als sog. lentikuläres Exsudat anfangs die ganze Vorderkammer ausfüllt, sich mit der Heilung absetzt und meist spurlos verschwindet. Doch kann das Exsudat in der Vorderkammer auch hämorrhagisch, gelegentlich sogar eitrig sein. Letzteres wird als Zeichen der Gonokokkeninvasion aus der

Iris in die Vorderkammer angesprochen. VELHAGEN sen. beschreibt bei einer 20jährigen Frau eine Iritis mit Hypopyon und Glaskörperabsceß. Wegen Erblindung und Sekundärglaukom Enucleation. Im Glaskörpereiter fanden sich gramnegative Diplokokken, die als Gonokokken angesprochen wurden, obwohl keine Genitalgonorrhoe vorhanden und die Komplementbindungsreaktion negativ war. An der Hornhauthinterfläche fehlen fast immer Präcipitate, es sind höchstens Splitterbeschläge sichtbar. Die im Anfang vorhandenen weißen, hinteren Synechien, besonders am unteren Pupillarrand, können sich auflösen und verschwinden meist gänzlich, doch bleiben gelegentlich auch dauernde Synechien zurück. HANDMANN fand als Zeichen gelöster hinterer ringförmiger Synechien in einem Fall auf der vorderen Linsenfläche zwei konzentrische Pigmentringe von 3,5 und 8 mm Durchmesser. Von der Miterkrankung der hinteren Anteile der Uvea, also des Ciliarkörpers und der Aderhaut, ist bei der Iritis gonorrhoica nichts Sicheres bekannt. Ein Sekundärglaukom kann in den ersten Tagen der Iritis, d. h. im Stadium der gelatinösen Exsudation vorhanden sein. — Die Heilung der Iritis erfolgt spontan nach 2—3 Wochen, nach zwei Milchinjektionen oder allgemeiner Penicillinbehandlung meist in wenigen Tagen oft ohne Hinterlassung einer Spur. Die gonorrhoische Iritis neigt zu Rückfällen, wodurch hintere Synechien und Pigmentbeschläge auf der vorderen Linsenfläche zurückbleiben können. Die Iritis gonorrhoica tritt häufig nach Exacerbationen einer Prostatitis (CERCHIAI) und eines gonorrhoischen Gelenkleidens, aber auch ohne diese auf. Ja sie kann das einzige Symptom nach einer durchgemachten Genitalgonorrhoe sein. DROBINSKIJ und FISCHER berichten über eine schwere Iritis, welche sich im Anschluß an die dritte Infektion mit Gonorrhoe einstellte, und CHIALE über einen Mann, welcher dreimal Tripper hatte, davon zweimal mit nachfolgender Gonitis und Iritis gonorrhoica. Daß eine gonorrhoische Iritis nach langer Latenzzeit auftreten kann, beweist ein Fall von MANGANOTTI: Ein 64jähriger Mann erkrankte mit 19 Jahren an Urethralgonorrhoe und schon 8 Tage später an einer schmerzhaften Polyarthritis. Sechs Jahre später neuerliche Gonokokkeninfektion, nach 7 Tagen neuerliche Polyarthritis, sogar der Kiefergelenke, 3 Monate später Iritis am linken Auge. Er war dann 15 Jahre außer gelegentlichen schmerzhaften Schwellungen der Ferse gesund. Mit 40 Jahren trat plötzlich eine akute Iritis zuerst links und $3^1/_2$ Monate später auch rechts auf, ein halbes Jahr später ein Arthritisrezidiv, nach einem Jahr Rezidiv der Iritis am rechten Auge. Vier Jahre später heftiges und sehr schmerzhaftes Arthritisrezidiv, nach drei Olobinthininjektionen Urethritis mit eitriger Sekretion und reichlichen Gonokokken. Dieser Fall zeigt die gelegentliche Schwere und Hartnäckigkeit einer gonorhoischen Allgemeininfektion.

In der Zusammenstellung von WOSTRY von 16 Fällen Iritis gonorrhoica aus den Jahren 1927—1931 waren nur Männer im 3. und 4. Lebensjahrzehnt befallen. Acht Fälle hatten vor der Augenerkrankung eine Gelenkaffektion, vier eine Urethritis, bei der keine Gonokokken gefunden wurden, bei einem war eine Gonoblennorrhoe, bei einem anderen eine Epididymitis nach Gonovaccine vorausgegangen. Bei zehn Fällen fand sich die Iritis an einem, bei fünf Fällen nacheinander an beiden Augen, nur in einem Fall waren beide Augen gleichzeitig erkrankt. Zwölf Fälle wiesen das gelatinöse Exsudat in der Vorderkammer auf, vier ein Hypopyon and vier ein Hyphaema; in zwei Fällen war ein vorübergehendes Sekundärglaukom vorhanden. Die Durchschnittsdauer der Iritis betrug zwei bis drei Wochen. Im Gegensatz zur endogenen Subconjunctivitis gonorrhoica tritt die Iritis gonorrhoica hauptsächlich bei der chronischen Genitalgonorrhoe, also bei der Urethritis posterior, nach Prostatitis, gelegentlich nach Massage der Prostata oder nach Injektion von Gonokokkenvaccine auf.

Über die *Häufigkeit* der Iritis gonorrhoica siehe FEHR S. 117. Wegen der Schwierigkeit der Diagnose haftet allen Statistiken etwas Unsicheres an. Bei der früher großen Zahl der Fälle von Genitalgonorrhoe muß die Iritis gonorrhoica als seltenes Vorkommnis bezeichnet werden. Manches spricht vielleicht für den Einfluß von Rassenunterschieden. So sah MULOCK-HOUWER in Niederländisch-Indien in 6 Jahren nur zwei Fälle von Iritis gonorrhoica, einen bei einem Chinesen, den anderen bei einem Europäer, keinen bei einem Malaien.

Versuche, *experimentell* am Kaninchen eine Iritis gonorrhoica durch Verimpfung von Gonokokken in die Vorderkammer zu erzeugen (DRELL, MILLER und BOHNHOFF) führten zu einem der gonorrhoischen Iritis beim Menschen ähnlichen Bild, mit dem Nachweis von Gonokokken in der Kultur und im histologischen Schnitt. Die Iritis war um so heftiger, wenn beim Verimpfen gleichzeitig die Linsenkapsel mit verletzt wurde, da das Linseneiweiß für alle Keime ein ausgezeichneter Nährboden ist.

3. Die Frage, ob es auch eine *Chorioiditis gonorrhoica* gibt, wird von R. HESSE neuerlich zur Diskussion gestellt: Ein 19jähriges Mädchen hatte vor 5 Jahren eine Genitalgonorrhoe mit positivem Gonokokkenbefund durchgemacht. Vier Jahre später zeigte sie, ohne daß sie eine gonorrhoische Iritis oder eine gonorrhoische Allgemeinerkrankung mitgemacht hätte, eine Chorioiditis disseminata beider Augen. Da die serologischen Reaktionen auf Lues sowie der Röntgenbefund der Lunge und die Tebeproteinreaktion negativ, andererseits die Komplementbindungsreaktion nach MÜLLER-OPPENHEIM und die Gonoballungsreaktion positiv waren, glaubt HESSE an die Gonokokken als mögliche Ursache der Chorioiditis denken zu müssen. In der älteren Literatur gibt es die Fälle von MAIER, LAWFORD, THOMASSON, EHLERS und EDMUND, bei denen es sich aber ebenso wie bei HESSEs Fall um Vermutungsdiagnosen handelt. Jedenfalls läßt der herdförmige Charakter der Chorioiditis keine Analogie mit dem diffusen Charakter der Iritis gonorrhoica erkennen.

II. Die Diagnose metastatischer Augenerkrankungen

1. Die Komplementbindungsreaktion nach MÜLLER-OPPENHEIM

Diese hat bei der Diagnose gonorrhoischer Augenkrankheiten nur eine begrenzte Bedeutung, denn bei der akuten gonorrhoischen Bindehautentzündung der Neugeborenen und Erwachsenen sichert der Gonokokkennachweis von der Bindehaut die Diagnose, und bei den metastatisch-gonorrhoischen Augenerkrankungen, besonders bei der Iritis gonorrhoica, erhöht sie zwar bei typischem klinischem Bild die Wahrscheinlichkeitsdiagnose, bei nicht typischem Bild, z. B. bei der fraglichen Chorioiditis disseminata, sagt sie nur aus, daß irgendwo im Körper ein Gonokokkenherd vorhanden ist, nicht mehr.

Die Komplementbindungsreaktion bei der Conjunctivitis gonorrhoica ist schon deshalb von problematischer Bedeutung, weil sie besonders bei der Neugeborenenblennorrhoe im Anfang negativ ist. Erst am Ende der ersten Krankheitswoche wird sie positiv. GALEWSKA fand sie unter neun Neugeborenen einmal positiv, ROI am Ende der 1. Woche in 8—10%, in der 3. Woche in 70% und in der 4.—6. Woche in 100% positiv, DUBOIS-POULSEN und GUY OFFRET bei zehn Neugeborenen immer negativ. 4—6 Wochen nach Verschwinden der Gonokokken von der Bindehaut wird sie ebenfalls wieder negativ. Bei Erwachsenen mit Urethritis gonorrhoica ist sie gewöhnlich schon vor der Conjunctivitis positiv. MATHIS fand in zehn Fällen von Neugeborenengonoblennorrhoe in den ersten 10 Tagen bei acht Fällen einen negativen Ausfall, bei zwei Fällen mit schweren Hornhautgeschwüren blieb sie aber noch nach 78 bzw. 58 Tagen positiv, trotzdem keine Gonokokken im Bindehautsack mehr nachweisbar waren. Bei Erwachsenen spricht die positive Gonoreaktion nur für ein langes Bestehen der Genitalgonorrhoe oder deren Folgeerscheinungen (Prostatitis usw.).

Die Antikörper gehen nicht von der Mutter auf das Kind über (MATHIS). So fand ROI bei 20 Seren von Müttern mit gonoblennorrhoekranken Kindern die Gonoreaktion in 85%, bei 20 Seren der Kinder aber nur in 30% positiv.

Bei der Iritis gonorrhoica kommt der Komplementbindungsreaktion eine etwas größere Bedeutung zu. GAULT fand sie bei 20 Iritiden mit gonokokkenverdächtigen Gelenkaffektionen in sieben Fällen positiv. Nach ihm wird die Gonoreaktion 4 Wochen nach Beginn der Erkrankung positiv und bleibt es bis zu 6 Monate nach der Heilung. Nach SIEGERT leistet die Gonoreaktion für die Diagnose gonorrhoische Iritis dasselbe wie die Wassermannreaktion für die Lues. Eine positive Reaktion ist so gut wie beweisend. Demgegenüber betonen DUBOIS-POULSEN und GUY OFFRET auf Grund von 84 Iritisfällen, von denen zehn eine positive Gonoreaktion zeigten mit Recht, daß dies nicht bedeutet, daß die Iritis sicher gonorrhoischer Natur ist, sondern nur, daß im Körper gonorrhoische Herde vorhanden sind. SIEGERT empfiehlt zusätzlich die Flockungsreaktion nach MEINICKE und betont, daß bei der gonorrhoischen Iritis häufig auch die Blutsenkung beschleunigt ist. Trotz der positiven Gonoreaktion rät LASZLO nur jene Erkrankungen als gonorrhoebedingt anzusehen, bei denen eine spezifische Behandlung (Opsogon, Gonoyatren usw.) eine örtliche oder allgemeine Reaktion hervorrufen. Nach EHLERS gibt es bei der Komplementbindungsreaktion nach MÜLLER-OPPENHEIM 12 Stufen: Bei Stufe 1—3 liegt die Gonokokkeninfektion lange zurück, bei Stufe 4—12 ist sie noch nachweisbar. Nach seiner Meinung ist die gonorrhoische Ätiologie uvealer Erkrankungen häufiger als angenommen wird, und daß man die Diagnose rheumatische Iritis zu häufig stellt.

2. Differentialdiagnose

Die *Differentialdiagnose* hat die Iritis rheumatica und die Iritis purulenta bei Sepsis lenta, der sog. Behcetschen Erkrankung in Betracht zu ziehen. Auch bei der rheumatischen Iritis handelt es sich um eine akute rezidivierende Oberflächeniritis mit und ohne Gelenkerkrankung, aber die rheumatische Iritis befällt fast ausschließlich beide Augen, hat keine so massive Exsudation in die Vorderkammer und führt doch fast immer zu beträchtlichen hinteren Pigmentsynechien, besonders bei zunehmenden Rezidiven. Auch ist das rheumatische Grundleiden mit dem Befall vieler Gelenke und das vorzugsweise Befallensein des weiblichen Geschlechtes nicht zu übersehen. Eine gewisse Ähnlichkeit hat die gonorrhoische Iritis mit der bei *Morbus Bechterew*, eine Erkrankung, deren gonorrhoische Ätiologie immer wieder behauptet wird. — Bei der *rezidivierenden Hypopyoniritis* infolge *Endocarditis lenta bzw. Morbus Behcet* kann der erste Anfall mit einer Iritis gonorrhoica in Differentialdiagnose kommen. Die immer wieder auftretenden eitrigen Nachschübe meist an beiden Augen und der Ausgang in Erblindung sichern die Diagnose. — Inwieweit das *Reitersche Syndrom*, Iridocyclitis, Polyarthritis, Conjunctivitis und Urethritis mit einer Gonokokkensepsis zusammenhängt, ist immer wieder, so auch von MENDES DE LEON und TWISS (1947) und v. RUZCIZKA (1953) in einem für Gonokokken positiven Sinne diskutiert worden, obwohl auch die Virusätiologie dieser Erkrankung heute zur Debatte steht. Näher auf diese interessanten Fragen einzugehen, verbietet der Raum.

III. Die Therapie der Iritis gonorrhoica

Die Behandlung der Iritis gonorrhoica gliedert sich in eine örtliche und eine allgemeine. Die örtliche Behandlung besteht im Eintropfen von 1%igem Atropin, ein bis zweimal am Tage bis zum Abklingen des Anfalles. In den ersten Tagen kann die Zugabe von 3%igem Cocain, Adrenalin und Veritol zwecks sicherer Erweiterung der Pupille notwendig werden. Mit der Hitzeanwendung sei man in den ersten Tagen, besonders bei starker Exsudation in die Vorderkammer, bei Hyphaema oder Blutungen in das Irisstroma vorsichtig. Meist wird in den ersten 3—4 Tagen der Eisbeutel vier- bis fünfmal täglich durch 2—3 min als wohltuend empfunden. Bei Rückgang der Exsudation und guter Erweiterung der Pupille tritt ab dem 4. Tage die örtliche Hitzeanwendung in ihr Recht. Ansonsten dunkle Schutzbrille, Bettruhe, Schwitzen und Sorge für den Stuhlgang beschleunigen die Heilung.

Die beste *Allgemeinbehandlung* sind zwei an aufeinanderfolgenden Tagen gegebene intragluteale Milchinjektionen von 10 cm³ 3 min lang gekochter Kuhmilch. Fast immer heilt darauf die Iritis in wenigen Tagen mit gutem Sehvermögen ab. Bei starken Schmerzen empfehlen MAGITOT und MORAX retrobulbäre Alkohol- oder subconjunctivale Adrenalininjektionen. Ich habe dies bei der Milchtherapie nie für notwendig befunden. Will man dem Kranken das heilende Milchfieber ersparen, kommen Penicillininjektionen, je 1 Mill. E/Tag an vier aufeinanderfolgenden Tagen oder auch eine Sulfonamidbehandlung in Frage. MORANO empfiehlt Sulfathiazol, KATTIOFSKY Albucid, LUND Pyriamid oder M + B 693, THIERS und BLANC geben Sulfonamid, am 1. Tage acht, am 2. Tage sechs, vom 3.—10. Tage vier Tabletten und dann noch eine Woche täglich drei Tabletten. Mit Recht betont HAAS, daß eine ungenügende Dosierung der Sulfonamide eher schädlich ist, weil sie die Entzündung aktiviert. — Von der sog. „spezifischen Therapie" mit Antigonokokkenserum, Arthigon, Gonoyatren, Vaccigon, Dimegon usw. ist man wohl mit Recht ganz abgekommen, wenn auch BONNET, THIERS und BUSSY nach zehn(!) intravenösen Injektionen von Antigonokokkenvaccine Erfolge melden. Mit Recht warnt VAN LINT vor der Kombination von Sulfonamiden und Vaccinen, da er hierbei bei einem Fall von Urethritis gonorrhoica zwei Tage später eine akute Iritis auftreten sah, und MAGITOT und MORAX sahen die Augenerkrankung besonders bei Patienten vorkommen, welche durch Vaccinetherapie sensibilisiert waren. — Zur Vermeidung von Rückfällen ist die Behandlung der Urethritis posterior, der Prostatitis und Arthritis gonorrhoica notwendig, aber Sache des Venerologen.

IV. Andere seltene metastatische Augenerkrankungen bei Gonorrhoe

Im Anschluß an die schon von FEHR erwähnten seltenen Fälle von sog. *gonorrhoischer Retinitis*, *Neuroretinitis* und *Panophthalmie* müssen der Vollständigkeit halber drei Fälle erwähnt werden, wo eine durch Gonokokken bedingte Affektion des Sehnerven angenommen wird. Über einen Fall von *Papillitis* berichten die japanischen Autoren SIMIDU und MORII: ein 25jähriger Mann mit Urethralgonorrhoe bekam 48 Tage später Fieber, Bursitis links und Arthritis des rechten Kniegelenkes und eine Subconjunctivitis. Zwei Tage nach reichlichem Alkoholgenuß Chemose und Iritis mit gelatinösem Exsudat, mit gonokokkenartigen Diplokokken im Bindehautabstrich. Nach einigen Tagen Schmerzen beider Kniegelenke, Conjunctivitis, Iritis und *Papillitis* des linken Auges, 2 Wochen später auch des rechten Auges. Nach 3 Wochen Heilung der Augenkrankheit. Die Autoren nehmen an, daß die in den Gefäßen und Geweben des Körpers vorhandenen Gonokokken neben der Iritis und Subconjunctivitis auch die Papillitis hervorgerufen haben. Im Falle von BÖHMIG trat bei einem 24 Jahre alten Soldaten bald nach einer Genitalgonorrhoe eine Papillitis beider Augen unter Kopfschmerzen und Erbrechen mit praktischer Erblindung beider Augen auf. Neurologischerseits wurde eine Myelitis acuta und eine Meningitis festgestellt. Der Patient starb 27 Jahre später an einem Lungenkrebs. Die Sektion ergab eine alte Verdickung der cerebralen und spinalen Meningen, Wandverdickung der Gefäße und Schwund der Achsencylinder beider Optici, für welche eine seinerzeitige gonorrhoische Erkrankung als Ursache angenommen wird, im Zeitalter der Virusencephalitis eine schwer verständliche Annahme. — Von *Stauungspapille bei metastatischer gonorrhoischer Augenerkrankung* spricht E. SCHINDLER bei einem 28jährigen Mann, welcher 8 Wochen nach einer akuten Genitalgonorrhoe zuerst eine Subconjunctivitis und Iritis gonorrhoica und 1 Monat später eine Stauungspapille von 3 Dioptrien Schwellung bei normalem Visus bekam. Ihre Erklärung: Die Gonokokken müssen auf dem Wege zum Auge die A. carot. int. passieren. Außer in die A. ophthalmica können die Gonokokken aber auch in die anderen Äste der A. carot. communis gelangen. Die dadurch bedingte Meningitis habe zur Stauungspapille geführt. Alle drei Fälle sind bezügich der Gonokokkenätiologie problematisch, da in keinem der Versuch gemacht wurde, die Gonokokkensepsis durch den positiven Nachweis der Gonokokken im Blute sicherzustellen.

Im Anschluß an die bei FEHR mitgeteilten Fälle von metastatischer *gonorrhoischer Dacryoadenitis* seien die drei Fälle von PANICO und DE PETRI erwähnt. Während PANICO in seinem Falle offen läßt, ob die Ursache der Dacryoadenitis im Blute kreisende Gonokokken oder Toxine sind, nimmt DE PETRI für seine beiden Fälle, einen 20- und einen 40jährigen Mann per exclusionem an, da die Untersuchung auf Lues und Tuberkulose negativ waren, daß die Dacryoadenitis durch Gonotoxine bedingt war. Im Gegensatz dazu nimmt VUJTECH für seinen Fall von Genitalgonorrhoe mit nachfolgender Gonoblennorrhoe beider Augen und nach 8 Tagen zweimal rezidivierender Dakryoadenitis beider Augen an, daß es sich um eine direkte Infektion der Tränendrüsen von der Bindehaut aus handelt, ohne dafür einen Beweis zu erbringen.

Literatur

A. I. Gonoblennorrhoea neonatorum, Pathogenese und Diagnostik

BARMETTLER, G.: Le affezioni blefaro-conjunctivali nei neonati eredoluetici. Atti Congr. pedr. ital. 1928, S. 314, 357. — BERRO, C. M.: Die eitrige Augenentzündung. Conf. Inst. Clin. pediatr., Montevideo 1931, S. 453. — BJÖRNSSON, G.: Prevalence and causes of blindness in Iceland. With special reference to glaukoma simplex. Amer. J. Ophthal. **39**, 202 (1955). — BRANDESS, W. W.: Gonococcal endocarditis in an infant ten days old with gonorrheal conjunctivitis. Amer. J. Dis. Child. **46**, 341 (1933). — BRENTANO, H.: Ein Fall von Iridocyclitis gonorrhoica im Säuglingsalter, zugleich ein Beitrag zur Frage der kongenitalen Gonorrhoe. Mschr. Kinderheilk. **50**, 315 (1931). — BROWNING, S. H.: Bacteriology of ophthalmia neonatorum. Trans. ophthal. Soc. U.K. **56**, 24 (1936).

CAOCCI, G.: Studio statistico sulla frequenza e varietá delle mallatic oculari nel primo biennio di vita. Lattante **1**, 591 (1930). — CARDELL, J. D. M.: Ophthalmia neonatorum: general consideration. Trans. ophthal. Soc. U.K. **56**, 3 (1936).

DUKE-ELDER, W.: Textbook of ophthalmology, vol. 2, Erkrankungen der Bindehaut. London: H. Kimpton 1938.

FEHR, O.: Die gonorrhoischen Erkrankungen des Auges. In Handbuch der Haut- und Geschlechtskrankheiten von JADASSOHN, Band 20, Teil 2, S. 75. Berlin: Springer 1930. — FODOR, G.: Gonokokkus und Einschlußkörper. Szemészet **61**, 53 (1928). — Gonokokken und Einschlußkörper. Klin. Mbl. Augenheilk. **83**, 264 (1929a). — Gonococcus und Einschlußkörper. Orv. Hetil. **1929b II**, 1170.

Garcia del Mazo y Azcona, J.: Prophylaxe der eitrigen Conjunctivitis der Neugeborenen. Rev. esp. Obstet. Ginec. **16**, 316 (1931). — Gunkel: Erblindung des Kranken infolge Fahrlässigkeit des Arztes. Dtsch. Ärztebl. **1**, 218 (1935).

Jaroslav, H.: Eitrige Bindehauterkrankungen in der Praxis. An der Augenabteilung eines Landeskrankenhauses. Čs. Oftal. **3**, 282 (1937). — Johansson, E.: Zur Ätiologie der Gonoblennorrhoea neonatorum. Klin. Mbl. Augenheilk. **97**, 775 (1936).

Lazarescu, Dim.: Die Gonokokkenconjunctivitis bei Säuglingen und Kindern in der Augenklinik zu Jassy — Rumänien — in den Jahren 1919—1931. Rev. Jg. soc. **2**, 467 (1932). — Lindner, K.: Über die Topographie der parasitären Bindehautkeime. Albrecht v. Graefes Arch. Ophthal. **105**, 726 (1921). — Lumbroso, U.: Sopra un caso di congiuntivite gonococcica in neonato estratto per taglio cesareo. 7. Congr. della Soc. Ital. d'oftalm. d. 23. Congr. dell Ass. Oft. Ital. 22.—24. 10. 1931.

Marchesani, O.: Die ektogenen Infektionen des Auges. Ergebnisse der allgemeinen Pathologie und pathologischen Anatomie des Menschen und der Tiere (Lubarsch-Ostertag), Bd. 26, S. 353. 1933. — Mayon, M. S.: Observations on ophthalmia neonatorum. Brit. med. J. **1931**, No 3699, 973.

Newsholme, H. P.: Ophthalmia neonatorun: administration aspects. Trans. ophthal. Soc. U. K. **56**, 15 (1936).

Pillat, A.: Zur Frage der Pneumokokken-Blennorrhoe der Neugeborenen. Klin. Mbl. Augenheilk. **72**, 661 (1924).

Rohrschneider, W.: Augenerkrankungen im Kindesalter. In Pädiatrie: Ein Lehrbuch für Studierende und Ärzte von Opitz und de Rudder. Berlin-Göttingen-Heidelberg: Springer 1957. — Roy, N. N.: Gonorrheal ophthalmia in children. Indian J. Pediat. **1**, 104 (1934).

Sallmann, L. v.: Statistisches über Augenerkrankungen im Kindesalter. Wien. klin. Wschr. **5**, 691 (1935). — Schieck, F.: Die Erkrankungen der Conjunctiva, Cornea und Sklera. In: Kurzes Handbuch der Ophthalmologie von Schieck und Brückner, Bd. 4, S. 40ff. Berlin: Springer 1931. — Smit, J. A., and R. F. van Wering: Neonatal blennorrhoea. Ned. T. Geneesk **1955**, 3680. — Süchting, O.: Über einen Fall von intrauterin erworbener Ophthalmogonorrhoe der Neugeborenen mit doppelseitiger Hornhautbeteiligung. Z. Augenheilk. **72**, 32 (1930).

Tagliaferri, P., e D. Vitturelli: Sulle artriti gonococciche nei neonati consecutive ad oftalmoblennorea. Riv. Ostet. **14**, 113 (1932). — Thomas, J., F. Legler u. E. Leuxner: Klinisch- und bakteriologisch-kulturelle Untersuchungen zur Blennorrhoeprophylaxe bei Neugeborenen. Dtsch. med. Wschr. **1953**, 1742. — Thygeson, Ph.: Ophthalmia neonatorum: a study of 261 cases. Trans. Amer. ophthal. Soc. **34**, 340 (1936). — Torres y Torres, A.: Eitriger Bindehautkatarrh des Neugeborenen. Arch. Oftal. hisp.-amer. **32**, 65 (1932).

Walker jr., Ch. E.: Malnutrition in relation to ulceration of the corne in gonorrheal ophthalmia neonatorum. Amer. J. Ophthal. **17**, 1146 (1934).

Ohne Autor: Hospitalisation of babies with ophthalmia neonatorum. J. Amer. med. Ass. **98**, 1306 (1932). — Preventible blinding diseases of childhood. Brit. J. Ophthal. **19**, 272 (1935).

A., II. Prophylaxe gegen die Gonoblennorrhoe der Neugeborenen

Agostini de Munoz, A.: Prophylaxe der Ophthalmie des Neugeborenen. Sem. méd' **1935 I**, 1232. — Akerman, R., A. Gardilcic, V. Matanić and S. Perovic: Is Credés prophylaxis of ophthalmic gonorrhoea in the newborn out-of date? Med. Glas. **9**, 287 (1955). — Allen, J. H., and E. Barrere: Prophylaxis of gonorrheal ophthalmia of the newborn. V. Comparison of effectiveness of penicillin and silver nitrate. J. Amer. med. Ass. **141**, 522 (1949). — Arguello, D. M.: Schutzmaßregeln gegen die Erblindung des Neugeborenen in der Provinz Buenos Aires. Arch. Oftal. B. Aires **12**, 343 (1937). — Verhütung der Erblindung der Neugeborenen in der Provinz Buenos Aires. Arch. Clin. oftal. e otol. **5**, 217 (1938). — Ask, F.: Demonstration einer neuen Ampulle für Lapislösung für die Credésche Prophylaxe. Hospitalstidende 1932. Verh. Ophth. Ges. 1931, S. 31.

Barrios, R. M.: Über die Prophalyxe der Ophthalmia neonatorum. Bol. Inform. oftal. **4**, 220 (1931). — Beck, W.: Zur Prophalyxe der Augenblennorrhoe. Z. Med.beamte **41**, 336 (1928). — Berens, C.: Ophthalmia neonatorum and gonorrheal affections of the eyes of children. Arch. Pediat. **55**, 639 (1938). — Berwind, Th.: Beobachtungen über Augenprophylaxe mit Penicillin. Geburtsh. u. Frauenheilk. **10**, 312 (1950). — Bericht über Augenprophylaxe mit Penicillin in 4528 Fällen. Münch. med. Wschr. **1952**, 2015. — Bernstine, J. B., and M. A. Castallo: Gonorrhoea in pregnancy: its treatment and relationship to ophthalmia neonatorum. J. Chemother. **12**, 180 (1935). — Berrere, L. A., u. J. H. Allen: Vorbeugung gegen Gonokokkenophthalmie des Neugeborenen. Arch. bras. Oftal. **12**, 117 (1950). — Bladini, L.: 2 Fälle von Verwechslung von Höllensteinlösung und Salpetersäure bei der Desinfektion von Augen Neugeborener. Svenska Läk. Tidn. **2**, 1277 (1931). —

BREUNING, M.: Credésche Augenprophylaxe oder Penicillineinträufelung. Bericht über bakteriologische Erfahrungen bei der Durchführung der Augenprophylaxe mit Penicillinöl. Dtsch. Gesundh.-Wes. **1954** a, 837. — Nachtrag zur Arbeit „Credésche Augenprophylaxe oder Penicillineinträufelung". Dtsch. Gesundh.-Wes. **1954** b, 879. — BRUNO, D.: Contributo alla oftalmoprofilassi del neonato. G. Batt. ital. **40**, 441 (1949). — BUNNEY, W. E.: Wax-paraffin ampules for silver nitrate solution used in prevention of ophthalmia neonatorum. Amer. J. publ. Hlth **25**, 813 (1935). — BURKARTH, E.: Zur Methode der Credéisierung bei Neugeborenen. Z. Med.beamte **42**, 348 (1929).

CECCHETTO, E.: Il metodo Credé, quale profilassi e cura della congiuntivite dei neonati e consigliabile o no? Rass. ital. Ottal. **6**, 602 (1937). — CHARNICKI, W. F., and M. L. KOBER: Buffered ophthalmic solutions of silver nitrate. J. Amer. pharm. Ass. **44**, 25 (1955). — CHOLINA, A., u. R. CERNOBYLSKAJA: Conjunctivalflora der Neugeborenen und die Einwirkung auf dieselbe von Lösungen, die bei der Vorbeugung der Gonoblennorrhoe verwendet werden. Vestn. Oftal. **12**, 54 (1939). — CLARK, S. C., and A. M. CULLER: Aureomycnnas prophylaxis against ophthalmia neonatorum. Amer. J. Ophthal. **34**, 840 (1951). — COLUCCI, G.: Profilassi e cura della congiuntivite purulenta dei neonati. Pag. san. **1**, 45 (1929). — COUSINEAU, G. G., and L. A. LLOYD: Preliminary report on prophylaxis of ophthalmia neonatorum. Trans. Canad. ophthal. Soc. **5**, 75 (1953). — CULLER, A. M., and S. C. CLARK: Aureomycin as prophylaxis against ophthalmia neonatorum: second series. Amer. J. Ophthal. **34**, 982 (1951).

DAVIDSON, H. H., J. H. HILL and M. J. EASTMAN: Penicillin in the prophylaxis of ophthalmia neonatorum. J. Amer. med. Soc. **145**, 1052 (1951). — DELANOE, E.: Ophthalmie purulente des nouveau-nés. J. Ophthal. soc. **3**, 12 (1940). — DUMONT, P., et M. DE HAZE: Ophthalmie des nouveau-nés. Bull. Soc. roy. belge Gynéc. Obstét. **25**, 212 (1955).

ERLUISON, G.: La penicillina nella profilassi dell'oftalmia del neonato. Ter. Antibiot. Chemioter. **2**, 197 (1952). — ERMEL: Eine verhängnisvolle Höllensteinlösung. Münch. med. Wschr. **1929 II**, 1383.

FINLAND, M.: The present status of antibiotics in bacterial infections. Bull. N. Y. Acad. Med. **27**, 199 (1951). — FISMAN, P. R., u. B. M. GLEZER: Zur Frage der Prophylaxe der Gonoblennorrhoe bei Neugeborenen. Vestn. Oftal. **16**, 1, 70 (1940). — FÖLLMER, W.: Schwangerschaftsgonorrhoe und Gonoblennorrhoe des Neugeborenen. (Ihre Bedeutung unter Berücksichtigung von Friedens-, Kriegs- und Nachkriegszeit.) Geburtsh. u. Frauenheilk. **14**, 1099 (1954). — FUCHS, A.: Suggestions for the prevention of blindness. Amer. J. Ophthal. **17**, 232 (1934).

GANTES, R.: Verhütung und Behandlung der Augenentzündungen des Neugeborenen. Bol. Clin. Obstet. Univ. Chile **22/23**, 166 (1937a). — Verhütung und Behandlung der eitrigen Augenentzündung des Neugeborenen. Rev. chil. Pediat. 8, 292 (1937b). — GODOY ALVAREZ, M.: Tripper in der Schwangerschaft. An. Soc. mex. Oftal. 8, 307 (1930). — GONZALEZ, JOSÉ DE JESUS: Der wirksame Kampf gegen die eitrige Angeuentzündung der Neugeborenen. An. Soc. mex. Oftal. **8**, 316 (1930).

HALBRON, P., F. LEPAGE, C. LECOMTE et H. MAWAS: Sebstitution de la penicilline au nitrate d'argent dans la méthode de Credé. Arch. Ophtal. (Paris) **7**, 611 (1947). — HALBRON, P., FR. LEPAGE et H. MAWAS: Sur une experience de prophylaxie des ophthalmies de nouveau népar la penicilline. Arch. bras. Oftal. **12**, 123 (1950). — HAUFFE: Zur Credéisierung der Neugeborenen. Z. Med.beamte **42**, 426 (1929). — HECKEL, E. B.: Gonococcic purulent conjunctivitis. Treatment by the exclusive use of iced physiologic solution of sodium chloride. J. Amer. med. Ass. **92**, 1582 (1929). — HELLENDALL, H.: Kritik der modernen medikamentösen Blennorrhoeprophylaxe bei Neugeborenen und Mitteilung einer Vereinfachung meines im Jahre 1907 veröffentlichten Verfahrens der Credéisierung. Z. Geburtsh. Gynäk. **99**, 522 (1931). — HELLMUTH, K., u. H. SCHEUFLER: Zur Frage der Credéschen Prophylaxe mit Penicillinöl. Münch. med. Wschr. **1954**, 1383. — HOWARD, H. J.: The child with defective vision. Hosp. soc. Serv. J. **27**, 17 (1933).

KITAGATA, R.: On the fundamental study regarding the Crédés method. Acta Soc. Ophthal. jap. **34**, 668 (1930). — KNOSPE, H.: Beitrag zur Frage der modernen medikamentösen Blennorrhoe-Prophylaxe bei Neugeborenen. Münch. med. Wschr. **1930 I**, 628. — KREIBIG, W.: Ist die Credésche Prophylaxe überholt? Geburtsh. u. Frauenheilk. **14**, 1105 (1954). — KUHNE: Zur Methode der Credéisierung bei Neugeborenen. Erwiderung zu dieser Mitteilung des Herrn Kollegen E. BURKARTH in Nr. 15 dieser Zeitschrift. Z. Med.-beamte **42**, 425 (1929).

LAUBER, J.: Verhütung der gonorrhoischen Bindehautentzündung bei Neugeborenen. Ginek. pol. 18, 1 (1939). — LEHRFELD, L.: Limitations of use of silver nitrate in prevention of ophthalmia neonatorum. Report of a survey of nearly 28000 hospital birth records and 2000 cases of ophthalmia neonatorum. J. Amer. med. Ass. **104**, 1468 (1935). — LIJO PAVIA, J.: Silbernitrat oder -acetat zur Verhütung der Ophthalmia neonatorum. Sem. méd. **1938 II**, 35.— LOBSTEIN, A.: Le traitement préventif de la conjunctivite gonococcique du nouveau-né.

Strasbourg méd., N. s. 2, 546 (1951). — LUMBROSO, U.: Nuovo osservazione di congiuntivite gonococcica in neonato estratto con taglio cesareo. Rass. ital. Ottal. 1, 633 (1932).

MADSEN, H. SCH.: Prophylaxe der Ophthalmieblennorrhoe. Ugeskr. Laeg. **1930 II**, 1081. — MAGGI ZAVALIA, J.: Prophylaxe der eitrigen Bindehautentzündung des Neugeborenen. Rev. oto.-neuro-oftal. (B. Aires) **12**, 11 (1937a). — Vorbeugung der eitrigen Bindehautentzündung bei Neugeborenen. Arch. Oftal. (B. Aires) **12**, 715 (1937b). — MAGGIORE, L.: Applicazione del metodo di Credé per la profilassi dell'oftalmia purulenta dei neonati in Italia. Ann. Oftal. **67**, 401 (1939). — MALLEK, H., J. SPOHN and J. MALLEK: On the comparative use of silver nitrate and penicillin in the eyes of the newborn. Canad. med. Ass. J. **68**, 117 (1953). — MANN, J.: Clinical observations on the prophylaxis of ophthalmia neonatorum. Brit. J. Ophthal. **38**, 734 (1954). — MARSALEK, J.: The cooperations of the ophthalmologist and the obstetrician. Čs. Oftal. **12**, 118 (1956). — MARTINEZ-HINOJOSA, F., y A. P. LEON: Credé modificado y antibioticos. An. Soc. mex. Oftal. **26**, 35 (1952a). — Credé modificado y antibioticos en Mexico. 4. Congr. panameric. Oftal. **2**, 985 (1952b). — MARTIUS, G.: Gonoblennorrhoe-Prophylaxe mit Penicillinöl. Klin. Mbl. Augenheilk. **119**, 611 (1951). — McEVOY, J. P.: Ophthalmia neonatorum and gonococcal conjunctivitis. Eye, Ear, Nose Thr. Monthly **28**, 15 (1949). — MILENKOVIC, M.: Prophylaktischer Mißbrauch von Lapis. Srpski Arkh. tselok. Lek. **35**, 234 (1933).

NARDUCCI, U.: Lisozima lacrimale e profilassi oculare del neonato. Atti Accad. med.-chir. Perugia **5**, 34 (1954).

OBES-POLLERI, J., y R. SOUBES-ROSSELÓ: Profilaxia de la conjunctivitis gonococcica del recien nadico. Valor de la penicillina. Arch. Pediat. Urug. **22**, 530 (1951). — O'BRIEN, D.: Terramycin in the prophylaxis of ophthalmia neonatorum. Lancet **1952 I**, 347. — ORMSBY, H. L.: Ophthalmia neonatorum. Canad. med. Ass. J. **72**, 576 (1955a). — Ophthalmia neonatorum. Amer. J. Ophthal. **39**, No 4, Teil 2, 90 (1955b).

PENICHET, J. M.: Die Ophthalmie der Neugeborenen. Bol. Soc. cuba. Pediat. **3**, 77 (1931). — PROFITLICH, H.: Über die Augenprophylaxe beim Neugeborenen mit einer Penicillin-Sulfonamidaugensalbe. Ther. d. Gegenw. **1951**, 423 (1951).

RAMBO, V. C.: Silver acetate as a prophylactic for ophthalmia neonatorum. Amer. J. Ophthal. **21**, 425 (1938). — RAU-ULDERUP, A.: Ist die Go-Augenprophylaxe nach Credé heute noch gerechtfertigt? Geburtsh. u. Frauenheilk. **14**, 1094 (1954). — RESENDE FILHO, J. DE: Antibiotika in der Augenheilkunde. Rev. bras. Oftal. 8, 253 (1950). — ROHLFING: Zur Crédéisierung der Neugeborenen. Erwiderung zur Mitteilung des Stadtobermedizinalrates Dr. HAUFFE, Chemnitz in Nr. 19 dieser Zeitschrift. Z. Med.beamte **42**, 543 (1929). — ROYER, B. FR.: Die Kräfte, welche die Verhütung der Blindheit heilen sollen, die Erhaltung des Augenlichtes. An. Soc. mex. Oftal. **8**, 281 (1930).

SACKS-WILNER, A., and E. P. SACKS-WILNER: Penicillin as a prophylactic against ophthalmia neonatorum. A comprehensive. Arch. Ophthal. **41**, 444 (1949). — SALVISBERG, H., u. F. SCHÖNENBERGER: Über die Credésche Prophylaxe der Neugeborenenblennorrhoe. Ihre Entwicklung — Mängel der heute üblichen Methoden — die Prophylaxe mit Desogen. Bibl. ophthal. (Basel) 1957. — SAPIR, J. M.: Die Prophylaxe der Blennorrhoe der Neugeborenen mit Albucid. Vestn. Oftal. **30**, 28 (1951). — SBORDONE, A.: Un nuovo metodo profilattico per l'oftalmoblennorrea dei neonati. Boll. Oculist. **13**, 427 (1934). — SCHÄFER, G.: Zur Frage der Wahl der medikamentösen Blennorrhoe-Prophylaxe bei Neugeborenen. Münch. med. Wschr. **1929 II**, 1635. — SINGER, G.: Die gonorrhoischen Augenkrankheiten. Gyógyászat **1**, 428 (1929). — SKEEL, A. J.: Prevention of gonorrheal ophthalmia in the newborn. J. Amer. med. Ass. **111**, 143 (1938). — SORSBY, A.: Etiologie et traitement de l'ophtalmie des nouveau-nés. Arch. Ophtal. (Paris) **7**, 636 (1947). — SPINOLA, C.: Im Staate S. Paolo ergriffene Maßregel zur Verhütung der Neugeborenen-Bindehautentzündung. Pediat. e Pueric. **4**, 433 (1935).

TAUMI, A.: Die Anwendung von Penicillin bei Blennorrhoe der Neugeborenen. Vestn. Oftal. **28**, H. 2, 19 (1949). — THOMAS, J., F. LEGLER u. E. LEUXNER: Klinische und bakteriellkulturelle Untersuchung zur Blennorrhoe-Prophylaxe beim Neugeborenen. Dtsch. med. Wschr. **1953**, 1742. — THYGESON, PH.: Sulfonamide and antibiotic therapy in ophthalmology. 4. Congr. panam. Oftal. 1952, 1, 218. — TIFFENEAU, M.: Modifications a apporter au titre de la solution preventive de nitrate d'argent contre l'ophtalmie des nouveau-nés. Bull. Acad. Méd. (Paris) **117**, 541 (1937). — TORNATOLA, S.: Profilassi e cura della congiuntivite dei neonati. Boll. Oculist. **7**, 1231 (1928a). — Profilassi e cura della congiuntivite dei neonati. Arch. Ostet. Ginec. **35**, 134 (1928b). — TORRES ESTRADA, A.: Die Credésche Methode soll obligatorisch in Gebärhäusern verwendet werden. An. Soc. mex. Oftal. **8**, 311 (1930). — TOTH, Z.: Ist das Credésche Verfahren gegen die Ophthalmo-Gonorrhoe der Neugeborenen unzeitgemäß und überflüssig? Klin. Mbl. Augenheilk. **118**, 613 (1951).

UFER, J.: Credésche Prophylaxe mit Argolaval. Zbl. Gynäk. **1937**, 2160.

VAN DER STRAETEN: Prophylaxe de l'ophtalmie du nouveau-né. Arch. Ophtal. (Paris) **47**, 587 (1930a). — Prophylaxe de l'ophtalmie du nouveau-né. 43. Congr. Soc. franç.

d'ophtal. Paris 1930b. Bull. Soc. franç. Ophthal. **43** (1930). — VELA VAZQUEZ, I.: Prophylaxe der Blindheit beim Neugeborenen, Erwachsenen und Greis. An. Soc. mex. Oftal. 8, 323 (1930). — VOGELSANG, K.: Aufgaben des praktischen Arztes im Kampfe gegen die Blindheit. Med. Klin. **1940 I**, 510.

WALCH, E.: Soll die Credésche Blennorrhoe-Prophylaxe abgeändert werden? Geburtsh. u. Frauenheilk. **14**, 389 (1954). — Darf Penicillin für die gesetzliche Blennorrhoe-Prophylaxe empfohlen werden? Entgegnung auf die Arbeit von HELLMUTH und SCHEUFFLER: „Zur Frage der Credéschen Prophylaxe mit Penicillinöl". Münch. med. Wschr. **1955**, 115. — WATTS, S., and M. M. GLEICH: Penicillin-silvernitrate prophylaxis against gonorrheal ophthalmia of the newborn. Preliminary report on use of penicillin and silvernitrate combined and silvernitrate alone. J. Amer. med. Ass. **143**, 635 (1950). — WEINBAUM: Verhütung der Neugeborenenblennorrhoe. Klin. Mbl. Augenheilk. **80**, 519 (1928).

YANES, T. R.: Verhütung der Blindheit. Rev. cuba. Oto-.neuro-oftal. 8, 19 (1939).

Ohne Autor: L'académie diminue la concentration du nitrate d'argent destiné aux instillations oculaires des nouveau-nés. Nourrisson **25**, 372 (1937). — Prevention of blindness. General assembly of international association. Brit. med. J. **1939**, No 4087. — Prophylaxis of ophthalmia neonatorum. J. Amer. med. Ass. **140**, 410 (1949). — Rapport de l'association nternationale de prophylaxie de la cécité sur le nombre des aveugles et protection des yeux dans les différents pays. Verh. 15. Intern. Kongr. Ophthal. 1938, 7, 1.

A., III. Behandlung der Gonoblennorrhoe der Neugeborenen

ACERBI, L.: Sulla terapia penicillina nella oftalmoblennorrea del neonato. Ann. Ostet. **69**, 681 (1947). — ALVARO, M. E.: Die Bindehautentzündung des Neugeborenen im Ambulatorium von St. Lucia. Rev. Ophthal. S. Paulo **2**, 185 (1933).

BARBOUR, FL. A., and H. A. TOWSLEY: Experience with sulfanilamide in treatmett of gonorrheal ophthalmia. Arch. Ophthal. **22**, 581 (1939). — BESELIN, O.: Über die Grenzen der Naturheilmethode bei der Behandlung der Augenblennorrhoe. Z. ärztl. Fortbild. **33**, 282 (1936). — BEST: Uliron bei Augenentzündung der Neugeborenen. Klin. Mbl. Augenheilk. **101**, 765 (1938). — BRUENS, E.: Zur Chemotherapie der Gonoblennorrhoe der Neugeborenen. (Ein Beitrag zur örtlichen Anwendung des Albucid.) Klin. Mbl. Augenheilk. **105**, 430 (1940). — Über den sichtbaren Einfluß hochprozentiger Sulfonamidinstillationen auf das Gewebe des Neugeborenen bei Gonoblennorrhoe. Klin. Mbl. Augenheilk. **112**, 251 (1947).

CARDELLA, G.: Sull'azione della sulfamide per applicazioni nel sacco congiuntivale nelle affezioni oculari esterne di origine settica, con particolare riguardo altracoma ed alla congiuntivite gonococcia dei neonati. Ann. Ottal. **68**, 435 (1940). — CIMBAL, O.: Ergebnisse der Penicillinbehandlung bei Augenkrankheiten. 54. Dtsch. Ophth. Ges. 1948. — CISLAGHI, F.: Primi resultati con la cura delle congiuntivite purulente dei neonati mediante preparati sulfamidici. Atti Soc. ital. Ostet. **36**, Suppl. 2, 179 (1940).

DOLZET-BUXERES, L.: Profilaxis y tratamiento actual de la oftalmia del recien nacido. Arch. Pediat. (Barcelona) **1**, 145 (1950).

FLETCHER, L. R.: Gonorrheal conjunctivitis case report. Annual Rep. unit. Fruit. Comp., Med. Dep. **18**, 171 (1929). — FRAGOLA, P.: La cura sulfamidica della conjunctivite blennorragica. Policlinico, Sez. prat. **1940**, 1269.

GECHTMAN, M. J.: Zur Methodik der Penicillintherapie bei Gonoblennorrhoe. Vestn. Oftal. **28**, H. 2, 23 (1949). — GRINEVICIUTE, L.: Die Blennorrhoe der Neugeborenen und Erwachsenen nach den Angaben der Augenklinik der Vytautas der Große-Universität. Medicina Litauen **18**, 621 (1937). — GUERRA, B.: Das Protargol in der Behandlung der eitrigen Bindehautentzündungen der Neugeborenen. Arch. Pediat. (Portugal) **9**, 179 (1937). — GUTZEIT, R.: Bemerkungen zur parenteralen Milchbehandlung bei der Gonoblennorrhoe der Säuglinge. Z. Augenheilk. **73**, 267 (1931).

HOARE, H. G. W.: The use of antibiotics on ophthalmology. Indian J. Med. Surg. **19**, 201 (1954). — HRADECKA, J., u. R. KNOBLOCH: Endgültige Beurteilung der Wirkung der Milchinjektionen bei Säuglingsblennorrhoe. Čs. Oftal. **2**, 190 (1935).

JASINSKI, M.: Einige Bemerkungen zur Behandlung der Gonoblennorrhoe bei Neugeborenen und Erwachsenen. Klin. oczna **7**, 48 (1929). — JENSEN, V.: Behandlung von Ophthalmoblennorrhoea gonorrhoica mit M+ B 693. Ugeskr. Laeg. **1939**, 1255.

KERSZMAN, J.: Über den therapeutischen Wert der Gonorrhoe-Vakzine bei Bekämpfung der Gonoblennorrhoe des Neugeborenen. Klin. oczna **15**, 714 (1937). — KLEEFELD, G.: Essais de traitement de la conjonctivite gonococcique des nouveaux-nés par la seule instillation de bouillon-vaccin, formule Delbet. Bull. Soc. belge Ophtal. **58**, 64 (1929).

LEHRFELDT, L.: Penicillin prophylaxis in ophthalmia neonatorum. Eye, Ear, Nose Thr. Monthly **30**, 367 (1951). — LORENZ, R.: Über die Anwendung von Sulfonamiden bei Augenkrankheiten. Klin. Mbl. Augenheilk. **106**, 302 (1941). — LUGOSSY, G.: Wie sollen Sulfonamide und Penicillin in der Augenheilkunde verabreicht werden? Klin. Mbl. Augenheilk. **115**, 618 (1950).

MALDINI, C. M.: Die Proteintherapie in der Augenheilkunde. Acta 1. Congr. argent. Oftal. 1938, Bd. 2, S. 155. — MALTA, D.: Zur Behandlung der Conjunctivitis purulenta der Neugeborenen. S. Paolo méd. **2**, 8 (1928). — MAMOLI, L.: Sulla vaccinoterapia della congiuntivite gonococcica dei neonati. Saggi Oftal. **5**, 417 (1930). — MARIN AMAT, M.: Das Chromquecksilber bei der Ophthalmia neonatorum. Rev. cuba. Oto-neuro-oftal. **4**, 108 (1935). — Mercerchrome in ophthalmia neonatorum: its healing and prophylactic value. Trans. ophthal. Soc. U. K. **56**, 38 (1936). — MARQUEZ, M.: Treatment of ophthalmia neonatorum. Trans. ophthal. Soc. U. K. **56**, 33 (1936). — MCKEE, H. S.: Gonorrheal ophthalmia neonatorum treated with sulfonamide. Canad. med. Ass. J. **41**, 186 (1939). — MENEZO ALVAREZ, D. J. M.: Die Anwendung der Sulfonamide und ihrer Derivate bei Augenerkrankung mit Ausnahme des Trachom. Med. esp. **7**, 65 (1942). — MICHIE, A. M., and M. H. WEBSTER: Gonococcal ophthalmia treated with 2-(p-aminobenzenesulphonamido)pyridine. Lancet **1938 II**, 373. — MINEEV, P.: Sulfidintherapie von Blennorrhoe der Neugeborenen durch die Muttermilch. Vestn. Oftal. **28**, H. 3, 42 (1949).

NEUMARK, I.: Trachom- und Blennorrhoe-Behandlung mit dem Gonokokken-Antivirus. Kazan. med. Zh. **28**, 210 (1932). — NITTA, Y.: Die Wirkung von Farbstoffen auf Gonokokken in vitro und in vivo. Z. Hyg. Infekt.-Kr. **111**, 68 (1930).

PANNETON, PH.: Local treatment of gonorrheal conjunctivitis with sulfonamide powder. Amer. J. Ophthal. **24**, 314 (1941). — PAULA XAVIER, J. DE: Bemerkungen über die Conjunctivitis blennorrhoica. Arch. bras. Oftal. **16**, 203 (1953). — PILLAT, A.: Über die Ursachen von Erfolg und Mißerfolg parenteraler Milchinjektion bei Gonoblennorrhoe. Klin. Mbl. Augenheilk. **70**, 289 (1923). — Über die örtliche Wirkung hochprozentiger Albucidlösungen auf die Gonoblennorrhoe der Neugeborenen. Wien. klin. Wschr. **1940 II**, 806. — Der derzeitige Stand der Behandlung der Gonoblennorrhoe der Neugeborenen. Ther. d. Gegenw. **83**, 161 (1942). — Conjunctivitis gonorrhoica. In: Consilium, Diagnostisch-therapeutisches Taschenbuch, 5. Aufl., S. 7. 1957.

RANGATSCHEFF, A.: Behandlung der Augengonorrhoe mit Ultraseptyl. Med. Pregl. **2**, 165 (1941). — REDL, TH.: Die Gonoblennorrhoe-Behandlung bei Neugeborenen an der 2. Univ.-Augenklinik in Wien. Klin. Mbl. Augenheilk. **113**, 353 (1948). — RENARD, G.: La conjonctivite blennorragique et son traite, ent. Paris méd. **1932 II**, 178. — RHENTER et BUJADOUX: Du traitement curatif de l'ophtalmie blennorragique du nouveau-né par le protargol au $^1/_4$. Bull. Soc. Obstét. Gynéc. Paris **22**, 398 (1933). — RIVERA, E. M.: Das Sulfonamid bei der Ophthalmia neonatorum. Vorl. Mitt. Rev. cuba. Oto-neuro-oftal. **8**, 5 (1939). — ROCHE, CH.: Les pansements vares dans l'ophtalmie purulente des nouveau-nés. 46. Congr. Soc. franç. Ophtal. Paris, 26.—29. 6. 1933. — RUBIO, J. F.: De l'application du nitrate d'argent dans les conjonctivites gonococciques. Technique personnelle pour l'inversion des paupieres chez les nouveau-nés. Rev. sud.-amer. Med. **5**, 219 (1934).

SCHEERER, R.: Die Behandlung der Ophthalmoblennorrhoea neonatorum in der Allgemeinpraxis. Med. Klin. **1939 I**, 233. — SEIDENARI, R.: La terapia sulfamidica nel campo oftalmologico. Rass. ital. Oftal. **9**, 200 (1940). — SLOBOZIANU, H.: Die Behandlung der Ophthalmoblennorrhoe mit Uliron. Derm. Wschr. **1938 II**, 1089. — SLOBOZIANU, H., u. P. HERSCOVICI: Neue Behandlung der gonorrhoischen Ophthalmie. Rev. Obstet. (Rumänisch) **8**, 239 (1938). — Le traitement des conjunctivites gonococciques des nouveau-nés par les dérives organiques du soufre. Ann. Oculist. (Paris) **176**, 466 (1939). — SOMMERVILLE-LARGE, L. B.: Ophthalmia neonatorum in Dublin. Trans. ophthal. Soc. U. K. **59**, 855 (1939). — SORSBY, A.: pOhthalmia neonatorum. Brit. J. vener. Dis. **26**, 57 (1950). — SORSBY, A., and J. KANE: Optimal methods in treatment of ophthalmia neonatorum. Brit. med. J. **1949**, 562. — SOURDILLE, G.: Ophtalmie gonococcique du nouveau-né traitée avec succés par le 1399 F. Bull. Soc. Ophtal. Paris, No 4, 211 (1938). — STORTS, B. P.: Ophthalmia neonatorum treated with gonococcus filtrate (Corbus Ferry). Report of case. Arch. Pediat. **52**, 567 (1935). — SZAMPAN, A. CH.: Tuberkulöser Primäraffekt nach intramuskulärer Milchinjektion beim Neugeborenen. Jb. Kinderheilk. **140**, 101 (1933).

THAYER, W.: Sulfonamide in ophthalmia neonatorum. Yale J. Biol. Med. **10**, 275 (1938).— THRANE, M.: Ein durch M+ B 693 geheilter Fall von Ophthalmoblennorrhoe gonorrhoica beim Neugeborenen. Ugeskr. Laeg. **1939**, 1256. — TITA, C.: La chemioterapia sulfamidica nella pratica oculistica, con particolare riguardo alla posologia e vie di somministrazione. Boll. Soc. med.-chir. Catania **8**, 717 (1940). — TOROCHOV, L. F., u. Z. A. CIRING: Lokale Penicillintherapie der Gonoblennorrhoe bei Neugeborenen und Erwachsenen. Vestn. Oftal. **29**, H. 6, 19 (1950).

ULRICH, R.: Uliron bei Blennorrhoe. Klin. Mbl. Augenheilk. **103**, 245 (1939). — Unsere Erfahrungen mit der chemotherapeutischen Behandlung der Gonoblennorrhoe. Klin. Mbl. Augenheilk. **109**, 347 (1943).

VORISEK, E. A.: Evaluation of the newer therapeutic agents in ophthalmology. Amer. J. Ophthal. **30**, 29 (1947).

ZORZ, G. A.: Die Therapie der Erkrankungen der Bindehaut, der Lidränder und der Hornhaut der Augen mit Penicillinsalbe. Vestn. Oftal. **28**, H. 2, 27 (1949).

B. I.—III., V. Gonoblennorrhoe adultorum et infantum

ALISOV, P., u. M. FAIBIC: Die experimentelle Blennorrhoe. Vrač. Delo **11**, 1060 (1928). — ALISSOFF, P. A., u. M. M. FAIBITSCH: Experimentelle Blennorrhoe. Zbl. Bakt., I. Abt. Orig. 434 (1929). — AUST, O.: Gonorrhoische Erkrankung des tränenableitenden Apparates bei Gonoblennorrhoe des Erwachsenen. Z. Augenheilk. **65**, 301 (1928).

BLIDSTEIN-NEVOROZKINA, N.: Zur Frage der experimentellen Gonoblennorrhoe bei Kaninchen. Arch. oftal. (Russ.) **6**, 317 (1929). — BONNET, FOUASSIER et PAUFIQUE: Recouvrement conjonctival spontané au cours d'une conjonctivite blennorrhagique. Bull. Soc. Ophtal. Paris **1**, 58 (1933). — BURSUK, G.: Über die Möglichkeit bei Kaninchen experimentelle Gonoblennorrhoe der Augen hervorzurufen. Klin. Mbl. Augenheilk. **81**, 648 (1928).

CADDY, A.: Twenty minutes talk on gonococcal conjunctivitis. Brit. J. vener. Dis. **12**, 202 (1936).

DAVIDESCU, G.: Die Conjunctivitis gonorrhoica. Eine klinische, statistische und therapeutische Untersuchung. Spitalul **61**, 326 (1941). [Rumänisch.] — DOGGART, J. H.: Gonococcal conjunctivitis in a socket. Brit. J. Ophthal. **12**, 406 (1929). — DRELL, M. J., M. BOHNHOFF and C. PH. MILLER: Role of the lens substance in experimental gonorrheal iritis. Arch. Ophthal. **39**, 702 (1948).

FARELL, J. I.: Gonorrheal ophthalmia. Statistical report of 189 cases. Amer. J. Ophthal. **17**, 591 (1934).

GRESSER, E. B., and H. MCKEOWN: Gonococcus infection of lacrimal sac as source of reinfection to eyes, nose and throat. Amer. J. Ophthal. **12**, 581 (1929). — GROENOUW, A.: Sympathische Augenerkrankung infolge gonorrhoischen Hornhautgeschwüres, 19 Jahre lang beobachtet. Klin. Mbl. Augenheilk. **96**, 742 (1936).

HAIG, H. A.: An investigation into the cultural and serological characters of gonococci isolated from cases of gonococcal conjunctivitis. Bull. ophthal. Soc. Egypt **22**, 86 (1929). — HAMADA, C.: Die histologische Untersuchung der Conjunctivitis gonorrhoica. (Histologischer Abschnitt.) Acta Soc. Ophthal. jap. **37**, 279 (1933). — Die histologische Untersuchung der Conjunctivitis gonorrhoica. (Bakteriologischer Abschnitt.) Acta Soc. Ophthal. jap. **37**, 418 (1933). — HAMBURGER, F. A.: Akute Conjunctivitis, hervorgerufen durch den Mikrococcus catarrhalis. Albrecht v. Graefes Arch. Ophthal. **135**, 277 (1936). — HERTZ, V.: Ophthalmoblennorrhoea. Hospitalstidende **1931 II**, Verh. Ophthal. Ges. 1931. S. 44—45. — HIGUCHI, R.: Über die Zellarten im Bindehautsekret bei Bindehauterkrankungen. I. Über die Zellarten im Bindehautsekret bei Conjunctivitis gonorrhoica. Acta Soc. Ophthal. jap. **37**, 1092 (1933). — Über den pathologisch-histologischen Befund der Augenadnexe und des Bulbus bei Conjunctivitis gonorrhoica adultorum. Acta Soc. Ophthal. jap. **39**, Beih. 37 (1935). — HUBER, E.: Beitrag zur Kenntnis der Augenblennorrhoe. Sem. méd. **1932 I**, 494.

LEAHY, A. D., and CH. M. CARPENTER: The diagnosis of gonococcal infections by the cultural method. Amer. J. Syph. **20**, 347 (1936). — LÉVINE, E. M., et J. M. LÉVINE: Recherches subsequentes sur la blennorrhee experimentale chez les lapins. Ann. Mal. vénér. **29**, 412 (1934). — LINDNER, K.: Über eine Endemie von 56 Gonoblennorrhoen. Klin. Mbl. Augenheilk. **65**, 637 (1920). — Über die Entstehung der Hornhautgeschwüre bei Gonoblennorrhoe. Liječn. Vjes. **50**, Nr 2, 144 (1928). — LUMBROSO, U.: Rapporti fra sedimentazione del sangue e malattic oculari. Boll. Oculist. **11**, 296 (1932). — LYONS, F. M.: Le double probleme de la conjunctivite aigue et du trachome en Egypte. Un apercu de l'epidemiologie et des experimentations recent d'ordre prophylactique. Rev. int. Trachome **30**, 341 (1953). — LYONS, M., and G. E. ABDINE: The effect of fly control on the epidemic spread of acute ophthalmie. Bull. ophthal. Soc. Egypt **45**, 81 (1953).

MACCALLAN, A. F.: Role of the gonococcus in purulent ophthalmia in warm climates. Arch. Ophthal. **12**, 819 (1934). — MORAX, V.: Über die Rolle des Gonococcus bei den eitrigen Augenentzündungen der heißen Länder. Arch. Oftal. hisp.-amer. **34**, 345 (1934a). — Sur le role du gonocoque dans les ophtalmies purulentes des pays chauds. Arch. Ophtal. (Paris) **51**, 411 (1934b). — L'infection gonococcique. Blennorragie oculaire. Infection blennorragique oculaire. Ann. Oculist. (Paris) **175**, 89 (1938). — MULOCK HOUWER, A. W.: Augenerkrankungen bei Kindern in Holländisch-Ostindien. Mschr. Kindergeneesk. **7**, 379 (1938). — Peculiarities of well know ocular diseases in the Netherland East Indies. Arch. Ophthal. **21**, 235 (1939).

NISHIMURA, F.: Experimental studies on gonococcal conjunctivitis. Acta Soc. Ophthal. jap. **42**, 1888 (1938).

POPOVICIU, V., u. O. LUNGU: Ein Fall von atypischer Conjunctivitis gonorrhoica und seine Beziehung zum Problem des Arbeitsunfalles. Spitalul **60**, 378 (1940). — PUSCARIU, E.: Trachome unilateral. Conjunctivite gonococcique unilaterale. Rev. int. Trachome **11**, 108 (1934). — PUSCARIU, E., et D. LAZARESCU: L'oeil et les infections generales. La conjunctivite gonococcique. Ann. Oculist. (Paris) **173**, 893 (1936).

RE, C.: Sulla gonococcosi sperimentale. La congiuntivite dei conigli e l'urerite dei ratti albini. G. Batt. Immun. **29**, 341 (1942). — REHSTEINER, K.: Über Beziehungen der Conjunctivalgonorrhoe zur Genitalgonorrhoe. Klin. Mbl. Augenheilk. **87**, 260 (1931).

SCHERESCHEWSKY, J.: Experimentelle Kaninchenblennorrhoe. Arch. Derm. Syph. (Berl). **160**, 299 (1930). — SIE-BOEN-LIAN: Der Zusammenhang zwischen dem Verlauf der Conjunctivitis gonorrhoica adultorum und dem Vitamin A-Gehalt des Blutes. Ophthalmologica (Basel) **99**, 496 (1940). — SPÖRRI, O.: Wie kann ein gonorrhoisch frisch injiziertes Auge vor dem Ausbruch der Krankheit bewahrt bleiben? Diss. Zürich **1938**. 17 S.

TALBOT, R.: Le gonocoque dans les epidemies saisonnieres de conjonctivites aigues des oasis. Arch. Inst. Pasteur Tunis **21**, 151 (1932).

VAN DEN HOEVE, J.: Gonorrhoe und Auge. Ned. T. Geneesk. **1931 II**, 6175. — VOGT, A.: Verhütung des Ausbruchs gonorrhoischer Augenentzündung bei zufälliger Infizierung des Arztes. Klin. Mbl. Augenheilk. **89**, 262 (1932).

WILSON, R. P.: Factors in the seasonal incidence of the acute ophthalmias. Bull. ophthal. Soc. Egypt **28**, 88 (1936). — WU, C. J., C. H. TENG and C. C. WEN: Gonococcal ophthalmia. An epidemiological study. China med. J. **50**, 59 (1936).

Ohne Autor: 9th Annual report of the Giza memorial ophthalmic laboratory Cairo 1934. Cairo: Schindlers Press 1935. 150 S. — 23th Annual report of the ophthalmic hospitals section for 1935. Cairo: Government Press 1937. 50 S. — 24th Annual report of the ophthalmic hospitals section for 1936. Cairo: Government Press 1937. 44 S.

B., IV. Gonoblennorrhoe, Statistik

ADAMS, A. L., R. C. GAMBLE, S. R. GIFFORD and H. S. GRADLE: A second ophthalmological survey of the Illinois State school for the blind. Amer. J. Ophthal. **20**, 60 (1937). — AMAT, M.: Las causas de la ceguera de los minos en Espana. Arch. Soc. oftal. hisp.-amer. **11**, 1075 (1951).

BALCET, C.: La patologia oculare in Transgiordania. Arch. ital. Sci. med. colon. **23**, 373 (1942). — BARRET, J.: Blindness in Australia. Brit. med. J. **1940**, No 4136, 623. — BARTOK, J.: Die Fortschritte der medizinischen Wissenschaft im Spiegel der Blindenstatistik. Klin. Mbl. Augenheilk. **105**, 512 (1940). — BERENS, C., F. M. FOOTE et C. E. KERBY: Prévention de la cécité chez les enfants. Considérations statistiques et sociologiques. J. Ophtal. soc. **15**, 3 (1955). — BERENS, C., C. E. KERBY and E. C. MCKAY: The causes of blindness in children. Their relation to preventive ophthalmology. J. Amer. med. Ass. **105**, 1949 (1935). — BIRO, I.: Über die Ursachen der Blindheit auf Grund von 1000 Fällen. Orvosképzés **24**, 1000 (1934). — BISTIS, J.: Statistische Bemerkungen über die Blindheit in Griechenland. Ophthalmologica (Basel) **97**, 90 (1939). — BLATT, N.: La prophylaxie de la cecite en Roumanie. Bukarest 1937. 53 S. — Blindness in Trinidad and Tobago. Brit. J. Ophthal. **17**, 43 (1933).

CASSIMATIS: De la cécité et de ses causes principales en Egypte. Riv. oftalm. Oriente **3**, 93 (1933). — COWAN, A., and S. M. SINCLAIR: Causes of blindness in Pennsylvania from the medical and social aspects. J. Amer. med. Ass. **107**, 757 (1936). — CUNNINGHAM, E. R.: Blindness in West-China. China med. J. **50**, 1507 (1936).

DELTHIL, S.: Les enfants amblyopes. Bull. Soc. Ophtal. Fr. Suppl. **5**, No 7 (1955).

FANTA, H.: Erblindungsursachen bei Jugendlichen. Das Ergebnis einer Reihenuntersuchung im Wiener Blindenerziehungsinstitut. Klin. Mbl. Augenheilk. **114**, 219 (1949). — FEIGENBAUM, A.: Causes of blindness in Israel. Acta med. orient. (Tel-Aviv) **11**, 149 (1952). — FEILCHENFELD, W.: Erblindungsursachen und Erblindungsverhütung im Deutschen Reich. Klin. Mbl. Augenheilk. 88, 668 (1932). — FILIPOV, N.: Über Ätiologie und Prophylaxis der Blindheit im Gouvernement Rjagan. Rjazanskij med. Z. **1926**, Nr. 3, 26. — FOOTE, FR. M.: Causes of blindness in USA. 4. Congr. panam. Oftal. **2**, 929 (1952). — FREEBLE, CH. R.: Syphilis and gonorrhea as causes of blindness. A study of persons declared legally blind in Ohio. J. Amer. med. Ass. **146**, 1500 (1951). — FUJIMURA, S.: Zu den statistischen Beobachtungen über die Augenkrankheiten der ambulatorisch behandelten 10000 Patienten in der Augenklinik der medizinischen Fachschule des Generalgouvernements von Taiwan zu Taihoku, Nippon. Acta Soc. Ophthal. jap. **38**, 1781 (1935).

GALEWSKA, Z.: Beitrag zum Problem der Blindheit in Polen. Klin. oczna **11**, 503 (1933). — GEJLIKMAN, O. B.: Blindheit in der Mongolei und ihre Ursachen. Vestn. Oftal. **15**, Nr 2, 69 (1939). — GEJLIKMAN, O. B., u. L. E. ZALUCKIJ: Gonoblennorrhoe in der Mongolei. Vestn. Oftal. **16**, Nr 1, 76. — GOLOVIN, S.: Die Blindheit, ihre Ursachen und Prophylaxe nach der russischen Statistik. Liječn. Vjesn. **50**, 88 (1928).

HAMILTON, J. B.: Prevention of blindness. With special reference to the Australian programme. N. Z. med. J., Suppl. **1951**, 9. — HEINONEN, O., u. M. KANGASNIEMI: Über die Blindheit im südwestlichen Finnland. Nord. med. T. **1938**, 88. — HOLST, J. C.: The occurrence of blindness in Norway. Amer. J. Ophthal. **35**, 1153 (1952).

IZMAILCEV, A.: Augenerkrankungen in Adygei. Veröff. 3. Krankh. Krasnodar, **2**, 29 (1935). — ISMET, N., et S. ALEXIADÈS: Revue de cinquante années d'ophtalmologie en Turquie. Fol. ophthal. orient. **1**, 295 (1933).

JEBAVÝ, J.: Statistik der eitrigen Bindehautentzündungen, die vom Jahre 1929—1936 an der Augenklinik der Masaryk-Universität in Brünn behandelt wurden. Čs. Oftal. **3**, 173 (1937).

KAMINSKIJ, L.: Die Bevölkerung der UdSSR mit physischen Gebrechen nach der Volkszählung vom 17. 12. 1926. Die Blinden in der UdSSR. Arch. Oftal. 8, 856 (1932). — KANDA, K.: A narrow view of the diseases of the eye of the inhabitants of Lambay Island. J. med. Ass. Formosa **35**, 78 (1936). — KELLER, P.: Les conjonctivitis en Indochine. Arch. Ophtal. (Paris) **48**, 348 (1931). — La cécité au Tonkin. Sec causes. Ses remédes. J. Ophtal. soc. **3**, 16 (1940). — KOMOTO, S.: Ein statistischer Beitrag zu Erblindungsursachen. J. med. Ass. Formosa **40**, 1039 (1941).

LANCASTER, W. B., and FR. M. FOOTE: The battle against blindness. J. Amer. med. Ass. **145**, 26 (1951). — LANDSBERGIENE, O.: Die Erblindungsursachen in Litauen auf Grund der 1920—1932 in der Augenklinik festgestellten Ergebnisse. Acta med. Fac. Univ. Caunae **1**, 351 (1934).

MARMOLEVSKIJK: Die Blindheit im vormaligen Sretenks-Bezirk. Arch. Oftal. 8, 663 (1932). — MEISSNER, M.: Augenärztliches aus dem Blindeninstitut. Z. Augenheilk. **80**, 48 (1933). — MERIDA, N.: Ursachen und Prophylaxe der Blindheit. Rev. cuba Oftal. etc. **1**, 95 (1932). — MERZLIN-URODA, M.: Blindheit und ihre Entstehungsursachen laut dem Material der Ssaratower Augenklinik. Sovet Vestn. Oftal. 8, 458 (1936). — MURZIN, A.: Über die Resultate der Registrierung der Blinden in Taschkent. Med. Mysl'Uzbek. **5**, 66 (1930).

NORRIE, G.: Einige Ursachen der Blindheit. Hospitalstidende 1933, 141 (1933).

PACHA, S. E. SHAHIN: Sur la lutte antiophtalmique en Egypte. I. Généralisation des hôpitaux ophtalmiques. Arch. Ophtal. (Paris) **51**, 391 (1934). — PASCHEFF, C.: Untersuchung über die Blindheit in Bulgarien. Clin. bulgar. **13**, 349 (1941). — POKROVSKIJ, A., u. S. LURE: Augenkrankheiten, die am meisten die produktiven Kräfte in der zentralen Schwarzerdegegend herabsetzen, Maßnahmen zu ihrer Bekämpfung und die Aufgaben der okulistischen Hilfe. Arch. Oftal. **7**, 955 (1930). — POSEY, W. C., and L. H. CARRIS: National society for the prevention of blindness. A lay movement for the conservation of vision. Arch. Ophthal. **10**, 621 (1933). — PTASNIK, D.: Zur Frage über die Ursachen der Kinderblindheit in Voronez. Arch. Oftal. **8**, 110 (1931). — PUGLISI-DURANTI, G.: Sulla diffusione malattie oculari in Gondar e nel Governo Amara. Boll. Oculist. **19**, 767 (1940). — PURSE, BEN.: The care of the blind child. J. State Med. **39**, 98 (1931).

REDSLOB, E.: Les causes de la cécité. Bull. soc. Ophtal. Paris **6**, 344 (1928). — ROSTKOWSKI, L.: Beitrag zur Bekämpfung der Blindheit in Polen. Klin. oczna **14**, 262 (1936). — ROYER, B. FR.: Syphilis and gonorrhea as causes of blindness. J. soc. Hyg. **17**, 151 (1931). — RUATA, V.: Oftalmologia dei paesi caldi. Milano: Ulrico Hoepli 1938. 362 S.

SAVAITOV, A.: Blindheit in USSR. II. Mitt. Sovet. Vestn. Oftal. **1**, 291 (1932). — SAVAITOV, A. S.: Die augenärztliche Hilfe der Bevölkerung der UdSSR während der letzten 20 Jahre. Vestn. Oftal. **11**, **447** (1937). — SEFFER, G.: Blindheit im Kanton Marxstadt der Republik der Wolgadeutschen. Sovet. Vestn. Oftal. **1**, 245 (1932). — SMULJAN, L.: Blindheit nach Materialien der Augenklinik in Odessa. Russk. Oftal. Ž. **14**, 339 (1931). — SOLARES, A.: Quelques considerations sur les causes de cécite en Bolivie. J. Ophtal. soc. **17**, 27 (1956). — SORSBY, A.: The causes of blindness in England and Wales. Memor. med. Res. Coun. (Lond.) 1950, No 24, 42 S. — Blindness in England and Wales. Brit. J. physiol. Opt. **12**, 2 (1955). — SORSBY, A., A. FRANCESCHETTI et H. KOENIG: La diminution de la cécité infantile due aux maladies infectieuses. J. Ophtal. soc. **15**, 12 (1955). — SOURDILLE, G. P., I. STANKOVIC et G. MARSAC: Sur les causes de la cécité chez les enfants en Bretagne. Bull. Soc. Ophtal. Fr. 1953, 25 (1953). — STRATHEARN, J. C.: The problem of blindness in Palestine. Fol. Ophthal. orient. **1**, 121 (1933).

TALBOT, R.: Equipments prophylactiques contre la cécité dans le trachome et la gonococcie conjonctivale. Rev. int. Trachome **12**, 81 (1935).

VANNAS, M.: Über Blindheitsursachen in Finnland. Duodecim (Helsinki) **51**, 195 (1935). — VANNESTE, L.: Observations ophtalmologiques faites chez les consultants congolais dans la Province Orientale. Ann. Soc. belge Méd. trop. **36**, 271 (1956).

WIEMER, H.: Die Blinden des Kreises Heidenburg, eine ärztliche und soziale Studie. Diss. Königsberg i. Pr. 1935, 35 S. — WOHRA, KH. CH.: Ophthalmia neonatorum. Indian med. J. **45**, 157 (1951).

ZADE, M.: Blindenwesen. ZOGr. **35**, 1, 1936. — ZAHOR, A.: Einige Daten aus der Blindenstatistik in Böhmen. Čs. Oftal. **2**, 53 (1935).

Ohne Autor: 17th Annual report for the ophthalmic section 1929, of the Dept. of public health of the ministry of the Interior, Egypt., 42 S. 1931. — 19th Annual report for the ophthalmic section 1931, of the Dept. of public health of the ministry of the Interior, Egypt., 40 S. Cairo: Govern. press 1933. — 20th Annual report of the ophthalmic section for 1932, of the Department of public health of the ministry of the interior, Egypt., 42 S. Cairo: Govern. press 1934. — 22th Annual report of the ophthalmic hospitals section for 1934. Bulag Cairo: Govern. press 1935. — 24th Annual report of the ophthalmic hospitals section for 1936. Bulag Cairo: Govern. press 1937. — Committee for prevention of blindness and campaign against ophthalmia. Bull. ophthal. Soc. Egypt **27**, 114 (1934).

B., VI. Behandlung der Gonoblennorrhoe der Erwachsenen

ARMSTRONG, J. J. P.: Radiant light in gonorrheal ophthalmia. Phys. Ther. **46**, 159 (1928). — ARRUGA, H.: Das Sulfonamid und seine Derivate in der Ophthalmologie, 18 S. Barcelona 1940. — ASKALONOVA, T. M.: Streptozid bei der Behandlung der Blennorrhoe der Erwachsenen. Vestn. Oftal. **14**, Nr 5, 55 (1939).

BACHSTEZ, E.: Über Milchtherapie in der Augenheilkunde. Wien. klin. Wschr. **41**, 671 (1928). — BADIR, G., and S. KAMEL: Aureomycin in the traitement of trachoma and certain other conjunctival infections in Egypt. Bull. ophthal. Soc. Egypt **43**, 22 (1952). — BALOD, K.: Über die Bedeutung der unspezifischen Proteinkörpertherapie in der Ophthalmologie nach Beobachtung in der Universitäts-Augenklinik zu Riga. Latvijas arstu Z. **1929**, Nr 5/6. — BARJAKTAROVIC, N. S., et M. GACIC: Notre experience de la penicilline per os au cours du traitement des blennorrhagies. Srpski Arkh. tselok. Lek. **49**, 423 (1951). — BERENS, C., R. R. LOSEY, H. T. SMITH and L. BOND: Vakzinetherapy in diseases of the eye. Amer. J. Ophthal. **12**, 11 (1929). — BLANK, A.: Über die Verwendbarkeit des Argolevals in der Augenheilkunde. Klin. Mbl. Augenheilk. **85**, 157 (1930). — BORIONI, D.: La folliculina nella terapia delle congiuntiviti gonococciche. Boll. Oculist. **17**, 776 (1938). — BOWER, A. G., and W. FRANK: Treatment of gonorrheal ophthalmia. Amer. J. Ophthal. **22**, 277 (1939). — BRAUN, R.: Diagnose, Behandlung und Verlauf der Ophthalmo-Gonorrhoe. Med. Welt (Berl.) **1943**, 7. — BRECHER, J.: Zur wirksamen Behandlung der Ophthalmo-Blennorrhoe durch Anwendung der Damp-Spray-Hyperthermic. Klin. Mbl. Augenheilk. **99**, 301 (1937). — BRENKMANN, R. A. A.: Conjunctivitis gonorrhoica und Terpentintherapie. Geneesk. T. Ned.-Ind. 1938, 115 (1938). — BROTHERUS, Sv.: Zur Frage der theoretischen Begründung der Heilwirkung von Milchinjektionen bei gonorrhoischer Conjunctivitis. Finska Läk.-Sällsk. Handl. **72**, 283 (1929). — BRUENS, E.: Zur Frage der Behandlung der Gonoblennorrhoe mit chemotherapeutischen und antibiotischen Mitteln. Klin. Mbl. Augenheilk. **112**, 327 (1947a). — Studie zur Frage der Zunahme der Sulfonamid-Resistenz bei der Gonorrhoe. Ergebnisse aus Forschung und Praxis. H. 1. Berlin: Berl. Med. Verl.-Anstalt 1947b. 75 S. — Sulfonamide und Penicillin. Örtliche Anwendung in der Augenheilkunde. Stuttgart: Wiss. Verlagsges. 1948, IV. 138 S.

CARLET-SOULAGES: Action de la penicillin sur les ophtalmies purulentes a gonocoques. Ann. Oculist. (Paris) 181, 377 (1948). — CAVARA, V.: La terapia sulfamidica nel campo oftalmologico. Boll. Oculist. **17**, 597 (1939). — CECCHETTO, E.: I sulfomadici in genere e il tioseptale in specie nella cura della congiuntivite gonococcica e della lesioni traumatiche dell'occhio. Rass. ital. Ottal. **9**, 97 (1940). — COURTIS, B.: Die Behandlung der gonorrhoischen Conjunctivitis mittels der geschlossenen Höhle. Arch. Oftal. B. Aires **11**, 333 (1936a). — Ergebnisse der Behandlung des Tripperbindehautkatarrhs mittels des geschlossenen Hohlraumes. Rev. Soc. Med. argent. **49**, 1413 (1936b). — COWAN, ALFR.: Subconjunctival injection of Pregl's solution in gonorrheal ophthalmia. Arch. Ophthal. **3**, 325 (1930). — CZUKRASZ, J.: Beitrag zur lokalen Hyperthermiebehandlung der Ophthalmoblennorrhoe. Klin. Mbl. Augenheilk. **102**, 512 (1939).

DAVIDESCU, G.: Beiträge zur Chemotherapie der Augen-Blennorrhoe. Clujul med. **20**, 528 (1939). — DEUTMANN, A.: Etwas über die Behandlung der Conjunctivitis gonorrhoica. Geneesk. T. Ned.-Ind. 1946, 1219 (1936). — DIK, J. H. R.: Mitteilung über die Verwendung von Protosil und Uliron in der Augenheilkunde. Geneesk. T. Ned.-Ind. 1938, 1614 (1938). — DOLLFUS, M. A., DI MATTEO et PROUX: Essais de chimiotherapie des complications oculaires de la gonococcie par les derives organiques du soufre. Bull. Soc. Ophtal. Paris **1938**, No 2, 73.

FEDERICI, E.: Sulla profilassi e terapia della congiuntivite gonococcia. Boll. Oculist. **16**, 141 (1937). — FERNANDEZ, L. J., and R. F. FERNANDEZ: Sulfonamide in gonorrheal ophthalmia. Amer. J. Ophthal. **21**, 763 (1938). — FONTANA, G.: Contributo alla terapia sulfamidica nelle affezioni oculari. Rass. ital. Ottal. **10**, 253 (1941). — FRYDMAN, R.: La proteinotherapie en ophtalmologie. Rev. gén. Ophtal. (Genf) **42**, 85 (1928).

GALA, A.: Beitrag zur Therapie der Conjunctividen. Hexargan — eine neue Nitratsalbe. Bratisl. lek. Listy **17**, 317 (1937). — GEIGER, J. C., and R. W. BURLINGAME: A statistical survey of 140 cases of gonorrheal ophthalmia. With date of 68 treated with nonspecific protein (typhoid vaccine). Amer. J. Ophthal. **21**, 421 (1938). — GEIS, F.: Die Anwendung des Penicillin in der Augenheilkunde. Dtsch. Gesundh.-Wes. **1950**, 1005. — GLEZER, B. M., u. P. R. FISCHMAN: Zur Klinik der Gonokokkenerkrankungen des Auges. Vestn. Oftal. **17**, Nr 7/8 (1940). — GLOVER, L. P.: Some uses of sulfanilamide in ophthalmology. Amer. J. Ophthal. **22**, 180 (1939). — GRANDE, G.: Note di terapia della congiuntivite gonococcica. Atti. Congr. Soc. ital. Oftal. 1936, p. 73. — GRET, L. G.: Die Augengonorrhoe und ihre Behandlung. Arch. med. Hosp. Ramos Mejia **17**, 62 (1935). — GUYTON, J. S., and A C. WOODS: Advances in the use of sulfanilamide compounds in ophthalmology. Amer. J. Ophthal. **24**, 428 (1941).

HADIBROTA, R. S.: The results of various methods of treating gonorrheal conjunctivitis (non-neonatorum). Fol. ophthal. orient **2**, 224 (1936). — HADIJA, K. O.: Die Paraamidophenylsulfamide in der Behandlung der Ophthalmoblennorrhoe. Med. Pregl. **15**, 5 (1940). — HAMBRESIN, L.: La pyretotherapie en ophtalmologie. Ann. Oculist. (Paris) **174**, 721 (1937). — HARTMANN, K.: Peritomie zur Verhütung der gonorrhoischen Hornhautkomplikation. Klin. Mbl. Augenheilk. **91**, 249 (1933). — HASLER, W., and L. SPEKTER: Arteficial fever in the treatment of gonorrheal ophthalmia. J. Amer. med. Ass. **107**, 102 (1936). — HOFSTEE, H. G.: Die Fiebertherapie der Conjunctivitis gonorrhoica mittels intravenöser Einspritzungen mit Cholera-Typhusvakzine. Ned. T. Geneesk. **1938**, 1028. — HRUBY, K.: Augenärztliche Erfahrungen mit Penicillin. Wien. klin. Wschr. **1947**, 240.

JASSERON, F., et G. MORARD: Les sulfamides en ophtalmologie. Arch. Ophtal. (Paris) **3**, 875 (1940). — JENSEN, V. A.: Behandlung von Ophthalmoblennorrhoea mit M+ B 693. Ugeskr. Laeg. **1939**, 1255.

KADLITZKY, R.: Die Chemotherapie der eitrigen Bindehautentzündung. Klin. Mbl. Augenheilk. 107, 136 (1941). — Chemotherapie der eitrigen Bindehautentzündungen. Hippokrates (Stuttg.). 571 (1942). — KATTIOFSKY, W.: Erfahrungen über die Wirksamkeit der Sulfanilamide bei gonorrhoischen Augenerkrankungen. Klin. Mbl. Augenheilk. **103**, 214 (1939). — KINDT, P.: Sulfonamidbehandlung von Augenleiden. (M+ B 693 und Sulfonamid.) Nord. Med. **1942**, 1013. — KLIMA, M.: Chemotherapie eitriger Bindehautentzündungen. Čas. Lék. čes. **1939**, 1253. — KOTLJAREVSKAJA, S.: Intracutane Dolanlinjek tionen bei Augenerkrankungen. Arch. Oftal. **5**, 164 (1928). — KREIBIG, W.: Die moderne Behandlung der Ophthalmoblennorrhoe. Z. ärztl. Fortbild. **37**, 97 (1940).

LAVERGNE, V. DE: La notion de resistance des bacteries aux antibiotiques. Bull. Soc. Ophtal. Fr. **1952**, 246. — LEOPOLD, J. H.: The rational use of antibiotics in ophthalmology. Trans. Amer. Acad. Ophthal. Otolaryng. **58**, 809 (1954). — LEWIS, PH. M.: Gonococcic conjunctivitis. A comparison of sulfanilamide, sulfapyridine and sulfathiazole in the treatment of 120 cases. J. Amer. med. Ass. **1941**, 117. — LIEBERMANN, L. v.: Zur Technik der Milchinjektion. Med. Klin. **1929 I**, 901. — LINDBERG, J. G.: Behandlung von Augenerkrankungen mit Sulfonamidpräparaten. Nord. Med. **1941**, 1605. — LITAUER, ROMANA: Ein schwerer Fall von Bindehautgonorrhoe mit Komplikationen. Klin. oczna **7**, 80 (1929). — LLAMAS, J.: Gonorrhoische Augenentzündung und Pyretotherapie. Rev. cuba. Oto-neuro-oftal. **2**, 149 (1933). — LORENZ, R.: Über die Anwendung von Sulfonamiden bei Augenkrankheiten. Klin. Mbl. Augenheilk. **106**, 302 (1941). — LUGOSSY, G.: Über die zeitgemäße Behandlung der Ophthalmogonorrhoe. Klin. Mbl. Augenheilk. 106, 295 (1941). — Wie sind Sulfonamide und das Penicillin in der Augenheilkunde zu dosieren? Orv. Hetil. **9**, 465 (1950). — LUKIC, D. J.: Zur Behandlung der Conjunctivitis gonorrhoica per os mit Septoplix. Klin. Mbl. Augenheilk. 106, 198 (1941). — LUO, T. H.: Milk in treatment of gonoblennorrhea. Clin. med. J. **50**, 27 (1936).

MAGILNICKIY, Z. G.: Zum Problem der Therapie der Gonoblennorrhoe. Vestn. Oftal. **28**, H. 2, 21 (1949). — MAGITOT, A., A. DUBOIS-POULSEN et Y. GEFFROY: Traitement des conjonctivites gonococciques par le 1162 F. Bull. Soc. Ophtal. Paris **1938**, No 2, 82. — MAINZER, FR. S.: Milk injections in the treatment of gonorrhoic ophthalmia. Med. J. Rec. 134, 371 (1931). — MAKAROV, N. N.: Behandlung der blennorrhoischen Conjunctivitis des Erwachsenen mit Diphtherieheilserum. Vestn. Oftal. **14**, Nr 5, 57 (1939). — MASLENIKOVA, E., u. G. ARONSON: Gonovaccine bei Augenblennorrhoe. Russk. oftal. Z. 396, 11, (1930). — MATSUDA, K., u. V. TAKAMOTO: 1. Trachoma. 2. Peridacryocystitis und Conjunctivitis gonorrhoica. Ghuo Ganka Iho **32**, H. 11 (1940). — MCKEE, S. H.: Gonorrheal ophthalmia cured after one weebs treatment with sulfanilamide. Arch. of Ophthal. 21, 1035 (1939). — MCLACHLAN, A. E. W., and G. M. THOMSON: Gonococcal ophthalmia. Brit. J. vener. Dis. **15**, 213 (1939). — MICHELS, M. W.: Sulfanilamide in the treatment of gonorrheal ophthalmia in children. J. Pediat. **13**, 527 (1938). — MITZKEVIĆ, V.: Über die parenterale Ichthyol-Anwendung bei Augenerkrankungen. Russk. Oftal. Z. **9**, 602 (1929). — MONTANELLI, G.: Terapia della congiuntivite gonococcica con ormone follicolare. Lett. Oftal. **16**, 43 (1939). — MORANO, M.: La terapia sulfamidica in oftalmologia etc. Policlinico, Sez. prat. **1942**, 1653. — MÜLLER, HANNI: Klinisches und Experimentelles zur Proteinkörpertherapie in der Augenheilkunde. Schweiz. med. Wschr. **1929 II**, 1124. — MÜLLER, H. K.: Bemerkungen zur Behandlung der Gonoblennorrhoe der Erwachsenen. Klin. Mbl. Augenheilk. **105**, 745 (1940). — MÜLLER, W.: Zur Ursache und Beseitigung der Sulfonamidresistenz der Gonorrhoe. Z. Haut- u. Geschl.-Kr. **7**, 59 (1949). — MULLEN, C. R.: Treatment of gonorrheal diseases of the eye with sulfanilamide. 3 years clinical experience. Arch. Ophthal. **25**, 655 (1941). — MULOCK-HOUWER A. W.: Conjunctivitis gonorrhoica adultorum. Ned. T. Geneesk. **1938**, 5924. — MUNEY, W. M.: The treatment of gonorrheal ophthalmia. J. Ophthal. **33**, 281 (1929). — MURATA, T.: Der Unterschied zwischen dem Koktigen und der Vaccine von Gonokokken im therapeutischen und präventiven Erfolge bei Blennorrhoea conjunctivae der

Kaninchen. Mitt. med. Ges. Tokio **45**, 931 (1931). — Muskat, J. J.: Milk injections in gonorrheal ophthalmia. Amer. J. Ophthal. **11**, 539 (1928).

Nattaf, S.: Historique de la vaccinotherapie en general, et particulierement dans les ophtalmies gonococciques. Clin. Ophthal. **32**, 383 (1928). — Nizetic, Z.: Die lokale Hitzeanwendung in der Behandlung der ophthalmologischen Blennorrhoe nebst ihrem Beitrag zur Frage der Übertragbarkeit der Gonorrhoe auf die Conjunctiva des Kaninchen. Arch. Anat. **109**, 574 (1936). — Nonay, T.: Chemotherapie der Augenkrankheiten. Orvosképzés **32**, 43 (1942). — Nonay, T., u. F. Nagy: Ophthalmologische Verwendung der Sulfamidpräparate. Orv. Hetil. **1939**, 1060. — Ophthalmologische Anwendung der Benzolsulfonamidderivate. Klin. Mbl. Augenheilk. **104**, 238 (1940). — Nygren, B. G.: Ein Fall von schwerer Gonoblennorrhoe bei einem 4jährigen Mädchen und seine erfolgreiche Behandlung mit Sulfapyridin. Nord. Med. **1942**, 1703.

Pagés, R., et J. Duguet: Chimiotherapie de la conjonctivite blennorragique par le para-amino-phenyl-sulfamide. Bull. Soc. Ophtal. Paris **1938**, No 2, 94. — Papagno, M.: La stomosinoterapia specifica nella congiuntivite ed uretrite gonococcica. Lett. Oftal. **8**, 171 (1931). — Pinkerton, F. J.: Hyperthermie treatment for acute gonorrheal ophthalmia. Three case reports. Amer. J. Ophthal.. **20**, 63 (1937). — Pitter, J.: Teilweise Parese des Oculomotorius während der Chemotherapie der Gonorrhoe. Čas. Lék. čes. **1940**, 375. — Porru, P.: La lattoterapia in oculistica. Nota clin. Policlinico, Sez. prat. **1930 II**, 1201. — Prettin, H.: Uliron, ein neues Mittel zur Behandlung der Conjunctivitis gonorrhoica. Klin. Mbl. Augenheilk. **102**, 114 (1939).

Radnot, M.: Der bakteriologische Befund der Conjunctivitis gonorrhoica bei Anwendung von Sulfonamidpräparaten. Klin. Mbl. Augenheilk. **109**, 344 (1943). — Rais, H.: Aureomycine et conjunctivite gonococcique. Rev. int. Trachome **29**, 165 (1952). — La campagne anti-rmad et son corollaire le groupe mobile anti-rmad. Rev. int. Trachome **30**, 518 (1953). — Rea, L.: Gonorrheal conjunctivitis quickly cured. Proc. roy. Soc. Med. **25**, 475 (1932). — Rein, W. J., and O. B. Tibbetts: Irrigations with sulfanilamide as a treatment for gonorrheal conjunctivitis. A report of fifteen cases. Amer. J. Ophthal. **22**, 1126 (1939). — Remler, O.: Bakteriologische und klinische Untersuchungen über den Wirkungsbereich von Antibioticis gegenüber augenpathogenen Keimen. Klin. Mbl. Augenheilk. **120**, 578 (1952). — Renard, G.: Deux ans de vaccinotherapie antigonococcique. Bull. Soc. Ophtal. Paris **1928**, No 3, 151. — Sur le traitement vaccinotherapique de la conjonctivite purulenta a gonocoques. 42. Congr. Soc. franç. Ophtal. 1929. Bull. Soc. franc. Ophtal. **42** (1929). — Rhode: Über den Wirkungsmechanismus der Sulfonamide und ihre Bedeutung für die Augenheilkunde. Klin. Mbl. Augenheilk. **118**, 1 (1942). — Rubio, J. F.: Behandlung des gonorrhoischen Bindehautkatarrhs mit Höllenstein. Rev. cuba. Oto-neuro-oftal. **3**, 115 (1934).

Sie Boen-Lian: Aufzeichnungen aus dem Jahresbericht des Krankenhauses für Augenkrankheiten in Djokjakarta 1932. Geneesk. T. Ned.-Ind. **73**, 559 (1933). — Die Anwendung von Uliron in der Therapie der Conjunctivitis gonorrhoica. Ophthalmologica (Basel) **97**, 341 (1939). — Slobozianu, H.: Sulfonamid-Injektionen in der Behandlung der Gonokokken-Conjunctivitis. Rev. Obstet. Rumän. **22**, 127 (1942). — Soeharto, R.: Die Behandlung der Conjunctivitis gonorrhoica durch Anlegung eines Terpentinabscesses. Geneesk. T. Ned.-Ind. 1938, 122 (1938). — Stegmaier, J.: Zwei desperate Fälle von Infektion am Auge, mit Penicillin geheilt. Klin. Mbl. Augenheilk. **111**, 237 (1947). — Steigelmann, L. G.: Wasser. dampfdusche zur Behandlung der Ophthalmo(Gono)blennorrhoe. Klin. Mbl. Augenheilk- **101**, 572 (1938). — Stock, W.: Die infektiösen Erkrankungen der Conjunctiva. Med. Klin. **1932 I**, 177. — Suzuki, St.: Lokale Verwendung von Sulfonamidpräparat (Therapol)-Salben in der Augenheilkunde. Chuo Ganka Iho **32**, H. 1, 41 (1940). — Sysi, R.: Über die Behandlung der Conjunctivitis gonorrhoica mit dem Präparat M. u. B. 693. Acta ophthal. (Kbh.) **17**, 466 (1939). — Szinegh, B.: Elektyl in der Therapie der Augengonorrhoe. Orv. Hetil. **1939**a, 213. — Unsere Erfahrungen mit Elektyl bei der Behandlung der Ophthalmogonorrhoe. Klin. Mbl. Augenheilk. **102**, 800 (1939b). — Neue chemotherapeutische Erfahrungen in der Behandlung der Ophthalmogonorrhoe. Ophthalmologica (Basel). **99**, 29 (1940). — Szokolik, Ed.: Peritomie zur Verhütung der gonorrhoischen Hornhautkomplikationen. Klin. Mbl. Augenheilk. **87**, 408 (1931).

Tawara, J.: Ultraviolett-Strahlentherapie von Augenblennorrhoe. Chuo Ganka Iho. **30**, H. 4, 15 (1938). — Terry, J.: Gonorrhealophthalmia — report of a case treated by hyperthermia. U. S. nav. med. Bull. **35**, 472 (1937). — Tjanides, Th.: De la protection de la cornee dans l'ophtalmie gonococcique. Bull. Soc. Ophtal. Paris **1930**, No 7, 466.

Velhagen, K.: Die Gonorrhoe des Auges und ihre Behandlung. Ergebn. ges. Med. **5**, 383 (1931). — Vila, Coro A.: Behandlung der Conjunctivitis gonorrhoica mit Uliron. Farmacol. y Therapeut. **3**, 460 (1942). — Vom Hofe, K.: Erfahrungen mit Penicillin am Auge. Klin. Mbl. Augenheilk. **114**, 470 (1949).

Washio, S.: Über die therapeutische Wirkung von Anavakzine von Gonokokken gegen die experimentell erzeugte Blennorrhoe bei Kaninchen. Arch. jap. Chir. **11**, 331 (1934a). —

Nachweis der Spezifität der gegen die experimentelle Blennorrhoe bei Kaninchen gerichteten kurativen Wirkung von Gonokokkenvaccine. I. Mitteilung. Vergleich der therapeutischen Wirkung der Gonokokkenvakzine mit der des Tuberkelbacillenkoktigens. Arch. jap. Chir. **11**, 1368 (1934b). — Nachweis der Spezifität der gegen die experimentelle Blennorrhoe bei Kaninchen gerichteten kurativen Wirkung von Gonokokkenvakzine. II. Mitteilung. Vergleich der therapeutischen Wirkung der Gonokokkenvakzine mit der des Staphylokokkenkoktigen. Arch. jap. Chir. **11**, 1383 (1934c). — Nachweis der Spezifität der gegen die experimentelle Blennorrhoe bei Kaninchen gerichteten kurativen Wirkung der Gonokokkenvakzine. III. Mitteilung. Vergleich der therapeutischen Wirkung der Gonokokkenvakzine mit der des Streptokokkenkoktigens. Arch. jap. Chir. **11**, 1398 (1934d). — Nachweis der Spezifität der gegen die experimentelle Blennorrhoe bei Kaninchen gerichteten kurativen Wirkung von Gonokokkenvakzinen. IV. Mitteilung. Vergleich der therapeutischen Wirkung der Gonokokkenvakzine mit der des Colibakterienkoktigen sowie Schlußbetrachtung sämtlicher Versuche. Arch. jap. Chir. **11**, 1412 (1934e). — WEEKS, W. W., and S. A. MORRIS: Induced hyperpyrexia in ophthalmology. Amer. J. Ophthal. **21**, 664 (1938). — WESSELY, L.: Zur Behandlung der gonorrhoischen Conjunctivitiden mit Albucid. Bratisl. lek. Listy **21**, 212 (1941). — WILLE, W. A.: The local application of antigonococcic serum in gonoblennorrhoea and other eye diseases. Brit. J. Ophthal. **18**, 218 (1934). — WRIGHT, A. D.: Method of treating gonococcal ophthalmia in the adult. Soc. U. Kingd. **51**, 42 (1931).

ZEEMAN, W. P. C.: Blennorrhoea adultorum. Ned. T. Geneesk **1939**, 4178.

C. Metastatische Augenerkrankungen bei Gonorrhoe

AUST, O.: Kokkenbefund bei metastatisch-gonorrhoischer Bindehauterkrankung. Z. Anat. Entwickl.-Gesch. **65**, 299 (1928).

BÖHMIG, R.: Neuritis und Optici, Myelitis acuta und Meningitis bei Gonorrhoe. Klin. Mbl. Augenheilk. **101**, 889 (1938). — BONNET, P., THIERS et BUSSY: Iritis gonococcique. Action favorable du vaccin antigonococcique intraveineux. Bull. Soc. Ophtal. Paris **6**, 444 (1935).

CERCHIAI, U.: Caso di irite recidivante da prostative gonococcica. Atti Soc. ital. Derm. Sif. **3**, 585 (1941). — CHIALE, G. F.: Osservazione di irite gonococcica. Boll. Sez. region. Soc. ital. Derm. **2**, 224 (1937).

DRELL, M. J., C. PH. MILLER and M. BOHNHOFF: Gonorrheal iritis. Experimental production in the rabbit. Arch. Ophthal. **38**, 221 (1947). — DROBINSKIJ, R., u. E. FISCHER: Ein Fall von gonorrhoischer Iritis. Vrač. Delo **15**, 193 (1932). — DUBOIS-POULSEN, A., et GUY OFFRET: La gono-réaction en ophtalmologie. Bull. Soc. Ophtal. Paris **1937**, No **3**, 157.

EHLERS, H.: Augenkranke mit positiver Gonokokken-Komplementbindungsreaktion. Verh. ophthal. Ges. (Kobenh.) **1930**, **39** (1930a). — Positive gonococcal complement-fixation reaction in some patients with ocular disease. Acta ophthal. (Kbh.) 8, 64 (1930b).

GALEWSKA, Z.: Die gonorrhoische Bindehautentzündung nach den Daten der Augenklinik der Josef Pilsudski-Universität in Warschau. Klin. oczna **14**, 237 (1936). — GAULT, A.: Iritis et gono-reaction. Bull. Soc. Ophtal. Paris **1935**, No 4, 273.

HAAS, J.: Septicémie et iritis gonococciques. Signes cliniques. Preuves par la gonoreaction et le traitement specifique. Arch. Ophtal. **7**, 609 (1947). — HANDMANN, M.: Vossiussche Ringtrübung bei Iritis gonorrhoica ohne Verletzung und ohne Blutung. Klin. Mbl. Augenheilk. **96**, 663 (1936). — HESSE, R.: Chorioiditis gonorrhoica? Klin. Mbl. Augenheilk. **91**, 631 (1933).

KREDBOVA, P.: Keratitis gonorrhoica metastatica. Oftal. Sborn. **7**, 238 (1932). — Keratitis gonorrhoica metastatica. Čas. Lék. čes. **1933**, 723.

LASZLO, G.: Die gonorrhoische Komplementbindungsreaktion in der Augenheilkunde. Klin. Mbl. Augenheilk. **93**, 400 (1934). — Die Anwendung der gonorrhoischen Komplementbindungsreaktion in der Augenheilkunde. Orv. Hetil. **1935**, 14. — LIMO, ST.: Behandlung der gonorrhoischen Iritis mit Pyriamid. Ugeskr. Laeg. **1941**, 713.

MAGITOT, A., et P. MORAX: Action curatrice des injections intra-orbitaires d'alcool dans quelques cas d'iritis gonococcique. Bull. Soc. Ophtal. Paris **1937**, No 7, 617. — MANGANOTTI, G.: Contributo allo studio del gonococcismo latente. Recidive di artrite e di irite bilaterale con esito in cecita. Dermosifilografo **10**, 617 (1935). — MATHIS, G.: La gonoreazione nelle congiuntiviti blennorragiche e sua importanza medico-legale. Atti Congr. Soc. Oftal. ital. **35**, 369 (1939). — MENDES DE LEON, CH., et E. E. TWISS: Ein Rezidiv des Syndroms von Reiter infolge gonorrhoischer Ansteckung. Ned. T. Geneesk **1947**, 2747. — MORANO, M.: Congiuntivite ed uveite unilaterale blennorragica di origine endogena. Policlinico, Sez. prat. **1942**, 1020.

PANICO, E.: Dacrioadenite acuta bilaterale nel corso di una blennorragia. Ann. Ottal. **58**, 59 (1930). — PETRI, M. DE: Nota sulla dacrioadenite gonotossica. Lett. oftal. **9**, 19 (1932).

ROI, G.: Sul comportamento della gonodeviazione nell'oftalmia blennorragica dei neonati. Lett. oftal. **10**, 445 (1933). — RUIKKA, J.: Relationship between Reiter's syndrome and gonorrhea, reflected in some cutaneous symptoms. Nord. Med. **50**, 976 (1953).

SCHINDLER, EMMA: Stauungspapille bei metastatisch gonorrhoischer Augenerkrankung. Derm. Wschr. **1928 II**, 1297. — SIEGERT, E. J.: Zur Klinik und serologischen Diagnostik der gonorrhoischen Iritis. Albrecht v. Graefes Arch. Ophthal. **140**, 303 (1939). — Differentialdiagnose der gonorrhoischen Iritis. Med. Welt (Berl.) **1939**, 917. — SIMIDU, S. J., u. M. MORII: Über die metastasische Ophthalmie nebst Beitrag zur Frage über ihr Wesen. Acta Soc. ophthal. jap. **41**, 495 (1937).

THIERS, H., et E. BLANC: Action therapeutique sur l'iritis gonococcique du traitement sulfamide. Bull. Soc. franc. Derm. Syph. **45**, No 7, 1449 (1938).

VAN LINT, A.: Iritis au cours de traitement d'une blennorragic chronique pur sulfamide et raccin. Bull. Soc. belge Ophtal. **1940**, No 79, 150. — VASQUEZ, B. A.: Endogene gonorrhoische Bindehaut und Hornhautentzündung. Nachweis von Gonokokken im Bindehautsekret. Arch. Oftal. hisp.-amer. **35**, 15 (1935). — VELHAGEN sen., C.: Eitrige Iridocyclitis mit Gonokokken im Augeninneren. Klin. Mbl. Augenheilk. **98**, 20 (1937). — VUJTECH, K.: Dacryoadenitis gonorrhoica bilateralis bei Gonoblennorrhoea adultorum bilateralis. Čas. Lék. čes. **1929 I**, 122.

WOSTRY, M.: Die gonorrhoischen Iritiden und ihre Behandlung. Oftal. Sborn. **7**, 161 (1932). — Behandlung der gonorrhoischen Iritis. Čas. Lék. čes. **1933**, 988.

Literaturnachtrag

AXENFELD, TH.: Die Bakteriologie in der Augenheilkunde, S. 210. Jena 1907.

BERGMEISTER, R.: Blennorrhoea neonatorum und Lidgangrän. Ophthalmolog. Ges. Wien, Sitzg v. 16. 3. 1908. Zbl. prakt. Augenheilk. **1908**, 146. — BUMM, G.: Die Mikroorganismen der gonorrhoischen Schleimhauterkrankungen. Gonococcus Neisser, 2. Aufl. Wiesbaden 1886.

COHN, H.: Über die Ophthalmoblennorrhoe der Neugeborenen. Zbl. Gynäk. **1886**, 769.

DALMER, V.: Über einen Fall von Mittelohreiterung bei einem Fall von gonorrhoischer Conjunctivitis eines Neugeborenen. Beitr. Augenheilk. **81**, 29 (1912).

EDMUND, C.: Die Gonokokken-Komplementbindungsreaktion und Iridocyclitis gonorrhoica. Acta ophthal. (Kbh.) **10**, 151—158 (1932). — EHLERS, H.: Positive gonococcal complement-fixation reaction in some patients with ocular disease. Acta ophthal. (Kbh.) **8**, 64 (1930) (**23**, 640). — ELSCHNIG, A.: Über Neugeborenenblennorrhoe. Prag. med. Wschr. **1908**, 1. — Gonorrhoische Erkrankungen des Auges. Handbuch der Geschlechtskrankheiten, Bd. 2. Wien u. Leipzig 1912.

FOURNIER: Nouv. dictionaire des Med. et Chir. prat. red par Jaccoud Paris. V. Scr., p. 239, 1866. — FUCHS, A.: Suggestions for the prevention of blindness. Amer. J. Ophthal. **17**, 232 (1934). — FUCHS, E.: Lehrbuch der Augenheilkunde, S. 638. 1907.

HAAB, O.: Kleine ophthalmologische Mitteilungen. Korresp.-Bl. schweiz. Ärz. **1881**, Nr 2—4. — HALTENKOFF: Über Conjunctivitis gonorrhoica ohne Inoculation. Arch. Augenheilk. **14**, 103 (1884).

KLEMENS, F.: Erfahrungen mit Penicillin-Augenbädern. Ber. dtsch. ophthal. Ges. 339—345 (1950) (**54**, 119). — KRÜCKMANN, E.: Iritis gonorrhoica. In: Handbuch der gesamten Augenheilkunde, 2. Aufl., Teil 2, Bd. 5, Kap. 6, S. 31. 1908.

LAWFORD: The etiology of choroiditis. Ophthal. Rec. 557 (1908). Jber. 1908, **39**, 679. — LUND, ST.: Behandlung der gonorheumatischen Iritis mit Pyriamid. Ugeskr. Laeg. **1941**, 713—714 (**47**, 249).

MAIER: Zur Ätiologie der Chorioiditis disseminata. Inaug.-Diss. Jber. 1902, Bd. 33, S. 593. Tübingen 1902.

OGUCHI: s. BLIDSTEIN-NOVOROZKINA. — OLSHAUSEN et HAUSMANN: Zu VAN DER STRAATEN, Prophylaxie de l'ophtalmie du nouveau-re. Arch. Ophtal. (Paris) **47**, 587 (1930) (**24**, 542).

REINHARD: Gonorrhoe und gonorrhoische Komplikationen bei einem Säugling. Münch. med. Wschr. **1914**, 479. — RINTELEN, F., u. G. HOTZ: Die Prophylaxe der Neugeborenenblennorrhoe. Desogen als neues Prophylakticum. Schweiz. med. Wschr. **1957**, 1198—1201 (**73**, 187).

SCHALL, E.: Gonorrhoischer Lidabszeß und tödliche Gonoblennorrhoe eines Neugeborenen. Klin. Mbl. Augenheilk. **69**, 597 (1922). — SIDLER-HUGUENIN: Über metastatische Augenentzündungen namentlich bei Gonorrhoe. Arch. Augenheilk. **69**, 346 (1911).

THOMASSON, A. H.: Chronic gonorrheal prostatitis, a possible etiological factor in certain inflammations of the eye-with report of cases. Arch. Ophthal. **52**, 546—553 (1923).

UPPENKAMP: Zur Ätiologie und Prophylaxe der Ophthalmoblennorrhoea neonatorum. Inaug.-Diss. Berlin 1885.

WALDSTEIN: Zur Histologie der Conjunctivitis gonorrhoica. Albrecht v. Graefes Arch. Ophthal. **72**, 274. — WHITE: Encyclop. internat. de Chirurg. publiée sous la direction du d'Ashurst, Fasc. 4, p. 560. Paris 1883. — WIDMARK: Über die Bedeutung der venerischen Krankheiten als Ursache der Erblindung. Mitt. Augenklinik Stockholm, 1902, H. 4.

Die Morbidität der Gonorrhoe in den letzten Jahrzehnten. Epidemiologische Grundlagen der Verbreitung und Bekämpfung der Gonorrhoe. Persönliche Prophylaxe. Gesetzliche Bestimmungen

Von

Gustav Hopf-Hamburg

I. Die Morbidität der Gonorrhoe

Die Grundlagen ihrer Verbreitung

Die Bewertung von Statistiken über die Bewegung der Geschlechtskrankheiten ist durch zahlreiche Fakten beeinträchtigt. So müssen insbesondere für Deutschland bei einem Vergleich mit Statistiken anderer Länder der Frauenüberschuß nach dem Kriege, die besondere Intensivierung der Infektionsquellen-Forschung beim weiblichen Geschlecht und das Fehlen der Erkrankungsziffern der Besatzungstruppen berücksichtigt werden. Damit erklärt sich zum Teil die Verschiebung des Gesamtbildes. Auch bezüglich der in den meisten Ländern verlangten Zählmeldungen sind Vorbehalte am Platze. Alle Kenner der Materie rechnen mit einem je nach der herrschenden Mentalität unterschiedlichen Meldungsdefizit (Gerfeldt, Gottschalk, Löhe, Jung und Keiler, Linser, Hartung und Wagner, Teller).

1. Deutschland

Im deutschen Reichsgebiet bewegte sich nach den Zählungen von 1900, 1919, 1927, 1934 und 1940 die Morbidität an Geschlechtskrankheiten zwischen 18,46 und 23,2 auf je 10000 Einwohner (Gerfeldt). Nach diesen Erhebungen, an denen sich etwa $^2/_3$ aller Ärzte beteiligten (im Jahre 1900 waren es z. B. 63,45%), würde in überschlägiger Korrektur eine Morbidität von 29,0—36,5 zu errechnen sein. 1927 betrug dabei das Verhältnis von Gonorrhoe und Lues 3,6 zu 1, 1934 4,1:1 und 1940 4,7:1 (Spiethoff und Gottschalk). 1919 ergaben sich etwa 200000 Neuzugänge an Lues, 1927 75000, 1934 43000 und 1940 trotz Zunahme des Reichsgebietes nur 34000. 1939 ergab sich nach Schätzungen von Spiethoff und Gottschalk ein Bestand an Geschlechtskrankheiten von 300000—400000 und somit eine Durchseuchung von 0,5—0,7%. Bei der Reichszählung von 1940 zeigte sich bei den Männern mit 25,1 Neuerkrankungen je 10000 Einwohner an Gonorrhoe ein deutlicher Rückgang gegenüber der Zählung von 1934. Während sich bei den Frauen mit 12,9 Neuzugängen an Gonorrhoe derselbe Stand wie 1934 ergab.

Nach Kriegsende zeichneten sich innerhalb der Bundesrepublik Hamburg und Bremen vor den übrigen Bundesländern durch zahlreiche und genaue statistische Erhebungen aus. Das lag daran, daß es sich bei den beiden Staaten um die kleinsten Bundesländer handelte, mit günstigeren Überwachungsmöglichkeiten und um Hafenstädte, die dem Problem der Geschlechtskranken besondere Aufmerksamkeit schenken mußten.

In *Hamburg* war bereits während des letzten Kriegsjahres eine Zunahme gonorrhoischer Erkrankungen festzustellen. Verwertbare Zahlen lagen hier bei den Soldaten des damaligen Wehrkreises 10 vor. Die im August 1945 von der Militärregierung angeordnete zahlenmäßige Meldung der Neuerkrankungen erfaßte zweifellos zunächst nicht alle Kranken. Dagegen wurde eine einmalige Erhebung der Hamburger Gesundheitsbehörde mit dem 20. August 1946 als Stichtag von den Ärzten außerordentlich prompt beantwortet, da bekannt war, daß sie als Unterlage für die Medikamentenbeschaffung dienen sollte. Es wurden 5064 Geschlechtskranke gezählt, davon 38,7% Männer und 61,3% Frauen. Demgegenüber hatte in früheren Jahren das Verhältnis der Erkrankungen eine ziemliche Konstanz von $^2/_3$ Männern zu $^1/_3$ Frauen gezeigt. Die Zunahme der Infektionshäufigkeit bei den Frauen kam zum Teil dadurch zustande, daß der entsprechende Anteil männlicher Partner nicht der Erfassung durch Gesundheitsämter unterlag. Der relative Anteil der Lues lag bei 28%. Während in früheren Jahren der Anteil der Gonorrhoe stets 80—83% betragen hatte, sank er 1946 auf 72% (HOPF und WENNECKE).

Tabelle 1. *Gemeldete Neuerkrankungen an Gonorrhoe in den Jahren 1946—1959 in Hamburg und Bremen auf 10000 Einwohner*

	Hamburg	Bremen
1946	25,30	—
1947	47,96	—
1948	40,94	—
1949	34,21	—
1950	30,11	—
1951	23,78	16,2
1952	18,56	15,6
1953	16,21	15,3
1954	13,89	18,2
1955	13,67	26,4
1956	16,7	27,2
1957	19,6	33,9
1958	24,7	—
1959	27,0	—
1960	30,12	—
1961	32,58	—

In *Bremen* ergab sich in den Jahren 1951 bis 1957 ein stetiges Ansteigen der Erkrankungsfälle an Gonorrhoe von 16,2 bis auf 33,9 pro 10000 Einwohner. Nur die Jahre 1952 und 1953 brachten mit 15,6 bzw. 15,3 einen vorübergehenden Rückgang.

In *Essen* betrugen die Zahlen der Neuerkrankungen nach MEMMESHEIMER 1937: 1,8 auf 10000 Einwohner im Jahre berechnet. Sie stiegen im Kriege etwas an (1941: 2,82; 1942: 4,86) und erreichten in den Nachkriegsjahren ihren Höhepunkt (1946: 30,78; 1947: 46,61). Der jahreszeitliche Höhepunkt konnte im Juli 1947 mit 50,04 Neuerkrankungen berechnet werden.

Die *Westberliner* Statistiken, die von 1950—1953 einen Abfall der Erkrankungsziffern, in den darauffolgenden Jahren jedoch einen erneuten Anstieg aufzeigten, sind im Vergleich zu den anderen Ländern offenbar weniger zu verwerten. Während 1950 nur 19,8 von 10000 Einwohnern geschlechtskrank waren, stieg dieser Prozentsatz 1956 auf 35,1 an. Nach WEISE ergaben sich bei der Bekämpfung der Geschlechtskrankheiten in Westberlin besondere Probleme dadurch, daß zahlreiche im Ostsektor von Berlin oder in der DDR ansässige Patienten sich in Westberlin behandeln ließen und dadurch die Westberliner Statistik belasteten. Hinzu kamen die ununterbrochen einströmenden Flüchtlinge und der empfindliche Wohnungsmangel, während die anfangs noch große Arbeitslosigkeit in den letzten Jahren an Bedeutung verloren hatte.

In ländlichen Gebieten, wie *Niedersachsen*, beobachteten HARTUNG und WAGNER, daß das Verhältnis von Gonorrhoe zur Lues von 2,26:1 im Jahre 1946 bis auf 1,20:1 im Jahre 1948 zurückging, dann aber wieder auf 1,67:1 im Jahre 1950 anstieg. Vor dem zweiten Weltkrieg hatte es 6—8:1 betragen. Die frühere Verschiebung zugunsten der Lues endete mit dem Jahre 1949, wobei die Gonorrhoe wieder das gewohnte Übergewicht behielt.

Beim Vergleich zwischen Stadt- und Landkreisen ergab sich in Niedersachsen seit 1947 ein mehrfaches Überwiegen der Infektionen in den Städten, und zwar in einem annähernd konstanten Verhältnis von 5:1 für die Gonorrhoe und 3:1 für die Lues.

Auch in *Schleswig-Holstein* sank von 1951—1955 die Zahl der Erkrankungsfälle an Gonorrhoe von 11,1 bis auf 8,0 pro 10000 Einwohner ab, sie stieg jedoch 1958 wieder bis auf 9,5 an.

In der *Nordrheinprovinz* lagen aus der Tätigkeit der Beratungsstellen aus den Jahren 1918—1937 ziemlich genaue Zahlen vor; danach erreichte die Gonorrhoe 1930 mit 7100 Erkrankungen ihren höchsten Stand, was einer Morbidität von 15 auf 10000 Einwohner entsprach. Im Gebiet des jetzigen Landes Nordrhein-Westfalen erreichte die Gonorrhoe innerhalb eines Beobachtungszeitraumes von 1933—1943 mit 10,5 auf 10000 Einwohner 1939 ihren Höchststand. Die am 1. April 1946 eingeführte anonyme Meldepflicht für alle neu festgestellten Geschlechtskrankheiten ergab für dieses Jahr bei insgesamt 67546 Erkrankungen eine Morbidität von 58,2 auf 10000 Einwohner (GERFELDT). Dabei betrug das Verhältnis der Gonorrhoe zur Syphilis nahezu 2:1. 1947 ging die Morbidität auf 41,5, das Verhältnis von Gonorrhoe zur Syphilis auf 1,26:1 zurück, wobei einem zahlenmäßigen Anstieg der Lues ein Rückgang der Gonorrhoe gegenüberstand. Hingegen betraf die seit 1953—1956 wieder zu beobachtende Zunahme der Geschlechtskrankheiten überwiegend die Gonorrhoe.

Tabelle 2. *Neuerkrankungen an Gonorrhoe in Niedersachsen auf 10000 Einwohner*

	Männlich	Weiblich
1951	9,7	9,7
1952	9,2	6,1
1953	8,7	5,8
1954	6,8	4,1
1955	4,9	3,5
1956	4,0	3,0
1957	10,1	5,4

Tabelle 3. *Neuerkrankungen an Gonorrhoe in Schleswig-Holstein in den Jahren 1951 bis 1957 je 10000 Einwohner*

Jahr	Männlich	Weiblich
1951	14,1	8,6
1952	12,8	8,3
1953	10,0	6,5
1954[1]	—	—
1955	9,9	6,3
1956	11,0	6,8
1957	11,8	7,5

[1] Für 1954 waren keine vollständigen Ergebnisse zu erhalten.

Für die sowjetische Besatzungszone ergab sich unter Berücksichtigung des Meldedefizits, das TELLER für 1946 mit 10%, für 1947 mit 5% ansetzte, ein Neuzugang an Geschlechtskrankheiten von 135,3 im Jahre 1946 (93,6 Fälle an Gonorrhoe, 41,7 Fälle an Lues) und von 51,8 (30,2 Gonorrhoe-Fälle und 21,6 Lues-Fälle) im Jahre 1947 pro 10000 Einwohner. Somit ging die Gesamtmorbidität um 61,7% zurück. 1946 überstiegen die Gonorrhoe-Fälle die Syphilis-Neuzugänge noch um das 3—6fache. 1947 gingen sie bis auf 1:0,7 zurück (DEWALD). Der Morbiditätsrückgang betrug 1947 für die Gonorrhoe 67,6%, für die Syphilis 48,1% gegenüber 1946. Bei den Erkrankungen kamen jedoch noch 115 weibliche auf 100 männliche Fälle. Altersmäßig lag 1947 der Morbiditätsgipfel bei den Männern annähernd bei 30 Jahren, während er bei den Frauen in einigen Ländern in der Altersgruppe von 18—26 Jahren, in anderen bei 26—31 Jahren zu finden war. Das Ulcus molle spielte mit nur 0,11% aller Geschlechtskrankheiten keine Rolle mehr. Auch die Zahlen für die Gonorrhoe der Kinder zeigten in allen Ländern der sowjetischen Besatzungszone eine rückläufige Tendenz, während die Zahlen für die Syphilis bei Kindern stark schwankten, was als Folge einer unzulänglichen Erfassung gedeutet wurde.

Herausgestellt werden muß die starke Infektionsquote der norwegischen Besatzungstruppen in Deutschland. So wurden unter 22000 Norwegern in Deutschland in $2^1/_2$ Jahren 202 neue Syphilisinfektionen und 646 Gonorrhoe-Fälle verzeichnet. In einer Brigade wurden allein in 6 Monaten 14 Syphilisinfektionen auf 1000 Soldaten festgestellt, während im gleichen Zeitraum unter 10000 Soldaten in der Heimat nicht ein einziger Fall einer Geschlechtskrankheit auftrat.

In diesem Zusammenhang sind die Zahlen der Erkrankungen auf 1000 Mann der Besatzungsmacht, die von der englischen Armee für die Jahre 1922 und 1948 bekanntgegeben wurden, aufschlußreich. Sie lagen 1922 im Rheinland bei 254‰, was auf eine erstaunlich hohe Durchseuchung hinwies. 1948 lagen die Erkrankungsziffern für Deutschland bei 185‰, Österreich und Italien — vergleichsweise — 168‰, Burma und Malaya 141‰, Japan 228‰, England 33‰.

Tabelle 4. *Neuerkrankungen an Gonorrhoe im Jahre 1954 im Bundesgebiet und in einzelnen Bundesländern auf 100000 Einwohner*

Hamburg	14,0
Niedersachsen	5,5
Bremen	24,1
Nordrhein-Westfalen	10,1
Hessen	13,0
Rheinland-Pfalz	7,4
Baden-Württemberg	6,0
Bundesgebiet[1]	9,1
Dagegen Bundesgebiet 1953 (alle Länder)	9,7
Bundesgebiet[1] 1953	10,3

[1] Ohne Schleswig-Holstein und Bayern.

Bei einem Vergleich aller Zahlen miteinander stellte TELLER fest, daß der zweite Weltkrieg für Gesamtdeutschland fast die gleiche Durchseuchung mit Geschlechtskrankheiten brachte wie der erste Weltkrieg, wobei allerdings 1946 relativ mehr Gonorrhoen festgestellt wurden.

Ganz allgemein ist seit 1948 ein Abfall der Geschlechtskrankheiten eingetreten, der erst 1955/56 zum Stillstand kam und einer erneuten Zunahme Platz machte.

Was den *Anteil der Männer und Frauen* an den Geschlechtskrankheiten anbetraf (Tabelle 5), so war er in der Vorkriegszeit in allen Ländern mit einer gewissen Gesetzmäßigkeit im Verhältnis 2:1 konstant gewesen. Nach dem Kriege hatte in Deutschland diese Beteiligung einem Verhältnis von etwa 1:1 Platz gemacht. Zeitweise überwog die Zahl der weiblichen Geschlechtskranken sogar die männlichen. In der statistisch gut erfaßten ehemaligen Nordrhein-Provinz waren 1933—1943 die Männer mit 56,8% an den Geschlechtskrankheiten beteiligt. 1947 überwogen in Nordrhein-Westfalen die Männer bei der Gonorrhoe nur knapp mit 52,3%.

Tabelle 5. *Prozentuale Verteilung der venerischen Krankheiten auf die Geschlechter im Bundesgebiet*

Jahr	Männer	Frauen
1947	47,7	52,3
1948	51,4	48,6
1949	42,2	57,8
1950	55,1	55,9

Das zeitweise Überwiegen weiblicher Erkrankungsfälle erklärt sich, weil in diesen Jahren weder die zu den Besatzungsmächten, noch die zu den Displaced-Persons-Organisationen gehörigen männlichen Partner statistisch erfaßt wurden. Dementsprechend trat auch in den folgenden Jahren die erwartete Normalisierung ein. Die Zahlen für 1959 ergaben z. B. in Hamburg wieder das Vorkriegsverhältnis 2:1.

Nach dem *Familienstand* getrennt, ergaben sich die höchsten Erkrankungsziffern bei den geschiedenen und getrennt lebenden Personen, gefolgt von den Ledigen. Bei einer Übersicht der *Berufsgruppen* wiesen Artisten und Schauspieler die höchsten Morbiditätsziffern auf. Auffällig war der hohe Anteil der männlichen Polizisten.

2. Europa

In *Dänemark* ergab sich ein gewisser Parallelismus im Verlauf der Syphilis und Gonorrhoe während und nach den beiden großen Kriegen. Eine Ausnahme machte nur der steile Anstieg der Gonorrhoe, den BOAS am Schluß der beiden Weltkriege anhand sorgfältig zusammengestellter Tabellen von 1910—1948 nachweisen konnte. Die Gonorrhoe bewegte sich vor dem ersten Weltkrieg zwischen 2,9 und 3,3‰, stieg während des Krieges weiter an und erreichte 1919 mit 4,7‰ ihren Höchststand. Nach BOAS ging der Anstieg der venerischen Erkrankungen in den letzten Kriegsjahren und im ersten Nachkriegsjahr auf das Konto von 44000 dänischen Soldaten, die zum Schutz der Hauptstadt in Kopenhagen einquartiert waren. Die Erkrankungen in der Hauptstadt lagen nach GOTTSCHALK in dieser Zeit um das Vierfache höher als im übrigen Land, während sie 1935 nur etwa das Doppelte betrugen. Im neutralen Schweden lagen zur gleichen Zeit die Zahlen erheblich niedriger.

Mit 2,0‰ erreichte die Gonorrhoe in Dänemark 1940 einen vorher noch nie dagewesenen Tiefstand. Nach der Besetzung durch die deutschen Truppen folgte ein Anstieg auf 5,8‰ in den beiden letzten Kriegsjahren. 1948 gingen die Erkrankungsziffern dann wieder auf 3,0‰ zurück. Zu dem Gipfel der Erkrankungsziffern trugen auch die Fremdarbeiter bei, die sich in Deutschland infiziert hatten und die Erkrankung daheim auf ihre Familien übertrugen. Bei diesem Anstieg nahm die Zahl der Gonorrhoe-Erkrankungen um das Dreifache zu, bei der Syphilis um das Acht- bis Neunfache.

In *Schweden* hatte sich nach Gipfeln während und nach beiden Weltkriegen ein starker Abfall der Geschlechtskrankheiten angebahnt, der nach dem ersten Krieg durch das Gesetz zur Bekämpfung der Geschlechtskrankheiten von 1919 mitbedingt war. In den letzten Jahren stellte sich eine Stabilität der Morbiditätszahlen ein, die für die Syphilis bei 150—170, für die Gonorrhoe bei 14000 Neuerkrankungen pro Jahr lag (TOTTIE 1956).

Die unentgeltliche Behandlung der Geschlechtskrankheiten wurde in Dänemark und Schweden großzügig geregelt. Die Überwachung war sehr vereinfacht, da die Behandlung durch eine beschränkte Zahl von amtlichen oder wenigstens im öffentlichen Auftrag tätigen Ärzten erfolgte. Das Halten von Bordellen war in beiden Ländern strafbar, die polizeiliche Reglementierung der Prostitution abgeschafft. Es fanden auch keine regelmäßigen gesundheitlichen Untersuchungen der Prostituierten statt (GOTTSCHALK).

Der Verlauf der Morbidität an Geschlechtskrankheiten in *Norwegen* entsprach mit seinen Schwankungen ganz den Verhältnissen der anderen vom Krieg heimgesuchten Länder. Nach Kriegsende wurden außer von Seeleuten auch von in Deutschland stationierten Besatzungssoldaten zahlreiche venerische Erkrankungen eingeschleppt. Die Neuinfektionen konzentrierten sich besonders auf Norwegens größte Häfen Oslo und Bergen.

Nach ELIOT gelang es jedoch, durch entsprechende Belehrung und Propaganda diese Entwicklung zu beherrschen. Die Penicillin-Therapie brachte eindrucksvolle Verbesserungen. So wurden 1946 in Oslo noch 117 Gonorrhoe-Fälle auf 10000 Einwohner gezählt. 1951 waren es nur noch 13 (GJESSING). Wie aus Tabelle 6 ersichtlich, ging die Zahl der Neuinfektionen in den nächsten Jahren in Norwegen noch weiter zurück.

Einen interessanten Überblick über die Zunahme der Geschlechtskrankheiten in *Island* gab GUDMUNDSSON. Auf Grund seiner Isolierung war Island bis zum Beginn dieses Jahrhunderts praktisch frei von Geschlechtskrankheiten geblieben. Noch bis 1920 war die Syphilis dort eine seltene Erkrankung. Erst von diesem Zeitpunkt an wurden durchschnittlich jährlich 25,5 neue Fälle festgestellt, von denen jedoch $^1/_3$ Ausländer waren. Bei Beginn des zweiten Weltkrieges stieg die Zahl der syphilitischen Erkrankungen rapide an und erreichte mit 141 Neuzugängen ihr Maximum, davon waren $^1/_6$ Ausländer. Nach 1924 sanken die

Erkrankungsziffern wieder ab, was nicht zuletzt dem Ergebnis der guten Zusammenarbeit mit den Ärzten der amerikanischen Besatzungstruppen zu verdanken war. Die Gonorrhoe hatte sich schon vor der Syphilis in den größeren Orten, besonders in Reykjavik, eingenistet, wo 70% aller Geschlechtskrankheiten überhaupt gemeldet wurden. Von 1930—1940 gab es im Durchschnitt 578,5 neue Fälle pro Jahr. Während der ersten 3 Kriegsjahre nahm die Morbidität dann aber um mehr als 50% ab. GUDMUNDSSON erklärte dieses Phänomen in der Ära der Sulfonamid-Therapie damit, daß viele Seeleute, die den Hauptanteil des Krankengutes ausmachten, in diesem Zeitraum die Behandlung selbst übernahmen, da die Schiffe mit Sulfonamid-Präparaten beliefert wurden. Diese Patienten wurden durch die Statistik nicht erfaßt. Bei zunehmender Resistenz wurde später wieder vermehrt ärztliche Hilfe in Anspruch genommen.

Tabelle 6. *Neuinfektionen von Gonorrhoe in Norwegen auf 10000 Einwohner*

1950	7,5
1951	5,8
1952	5,8
1953	4,9

In *England* kamen nach TOWNE 1935 6—9 Gonorrhoe-Fälle auf 10000 Einwohner. Während die Infektionshäufigkeit der Syphilis niedrig blieb, wurden 1939 bei den Männern 24811 (5/10000) Gonorrhoe-Fälle gezählt. Einer Abnahme während des Krieges bis auf 16629 (3,4/10000) Erkrankungen im Jahre 1944 folgte ein steiler Anstieg bis auf 36912 männliche Krankheitsfälle im Jahre 1946, wonach die Erkrankungsziffern wieder allmählich zurückgingen und 1956 nur noch 16377 betrugen. Dagegen stieg bei den Frauen die Zahl der Krankheitsfälle von 6489 im Jahre 1939 bereits in den letzten beiden Kriegsjahren steil an und erreichte mit 11603 1945 ihren Gipfel. 1947 wurden etwa 7000 weibliche Krankheitsfälle gezählt. Es erfolgte dann ein allmählicher Rückgang bis auf 4011 im Jahre 1956. Bei insgesamt 20388 gonorrhoischen Infektionen in diesem Jahr entfiel somit nur $^1/_5$ auf Frauen. Insgesamt stiegen die gonorrhoischen Erkrankungen von 17845 Fällen 1955 bis auf 20388 Fälle im Jahre 1956 an. Somit blieb die Gonorrhoe trotz der Penicillin-Behandlung und der allgemeinen Tendenz, die Bedeutung dieser Geschlechtskrankheit zu bagatellisieren, in England nach wie vor ein ernst zu nehmendes Problem der öffentlichen Gesundheitsfürsorge. Einen Vergleich ermöglicht eine Tabelle, die nach den vom englischen Gesundheitsministerium herausgegebenen Zahlen zusammengestellt wurde (Tabelle 7). Danach nahm im Gegensatz zur Lues die Gonorrhoe seit 1954 wieder stetig zu.

Tabelle 7. *Gonorrhoe.* Zahl der Erkrankungsfälle pro 10000 Einwohner in England

Jahr	Männlich	Weiblich
1945	5,6	3,0
1946	9,0	2,5
1947	7,1	1,7
1948	5,8	1,2
1949	4,7	1,0
1950	4,0	0,8
1951	3,5	0,7
1952	3,6	0,8
1953	3,5	0,9
1954	3,2	0,8
1955	3,2	0,9
1956	3,7	0,9
1957	4,4	1,1
1958	6,0	1,2

In *Frankreich* beobachteten GOUGEROT und BURNIER in den ersten Kriegsjahren einen Anstieg der Lues, nachdem sie in den letzten Vorkriegsjahren eine abnehmende Tendenz gezeigt hatte. Der Anteil der angesteckten Frauen hatte sich seit dem Jahre 1938 sogar verdoppelt. In den ersten 10 Nachkriegsjahren ging die Syphilisfrequenz auf $^1/_{10}$, die Zahl der „Blénorrhagie“ auf die Hälfte zurück. DUREL wies jedoch darauf hin, daß im französischen Sprachgebrauch „Blénorrhagie“ den spezifischen sowohl wie den unspezifischen Harnröhrenausfluß umfaßt und deshalb eine Beurteilung der Bewegung der Gonorrhoe auf Grund dieses Zahlenmaterials nicht möglich ist.

In *Spanien* hingegen gingen die Geschlechtskrankheiten in den Kriegs- und Nachkriegsjahren weiter zurück. SAINZ-DE AJA konnte den Rückgang am

Krankengut an der großen Madrider Hautklinik demonstrieren. Während der Anteil der Geschlechtskranken 1909—1921 noch 50—31% betrug, war er 1940 bis 1953 bereits auf 18,4% zurückgegangen und lag 1953 um weitere 4% niedriger.

In *Italien* ergab sich anhand des Krankengutes der dermatologischen Klinik in Catania eine gleichbleibende Anzahl von Erkrankungen von 1935—1944. Während CHIARENZA und DI PRIMA in diesen Jahren durchschnittlich 1000 Erkrankungsfälle beobachteten, erfolgte ab 1945 ein rascher Anstieg bis auf 3000 Erkrankungen im Jahre 1947, danach wieder ein Abfall bis auf 2000 im Jahre 1950. Das Verhältnis von Gonorrhoe und Syphilis betrug 1947 3:1. Immer überwog die Zahl der infizierten Männer die der Frauen. 1947 betrug das Verhältnis 13:2, 1950 16:5.

In der *Tschechoslowakei* zeigten Syphilis und Gonorrhoe in den Jahren 1948—1957 einen deutlichen Rückgang. Die beiden anderen Geschlechtskrankheiten hatten keine praktische Bedeutung mehr. 1948 wurden auf 10000 Einwohner 10,35 Fälle von Syphilis und 7,89 Fälle von Tripper gemeldet, wobei der Anteil der klinisch floriden Syphilis von 0,38 im Jahre 1953 auf 0,06 im Jahre 1957 zurückging. Nur 1952 wurde der allgemeine Rückgang durch einen Anstieg der Syphilis auf 12,77 pro 10000 Einwohner unterbrochen, dem 1952—1954 ein Anstieg der Gonorrhoe parallel lief.

3. Übersee

In den USA erkrankten 1937 etwa 1 Million Personen an Gonorrhoe. Dabei zeigte sich eine Häufung der Erkrankungen in den Städten zwischen 50000und $^1/_2$ Million Einwohner. Das Durchschnittsalter der Kranken lag für weiße Frauen bei 24 Jahren, für weiße Männer bei 29 Jahren und für Neger bei 24 Jahren. Das Alter der höchsten Infektionsfrequenz war noch etwas niedriger. 25% der Tripperfälle betrafen Frauen. Fast $^1/_2$ Million Personen standen im Jahre 1937 unter ständiger Beobachtung und Kontrolle. Die Statistik der Marine der Vereinigten Staaten zeigte für die Jahre 1929—1938 ein Verhältnis der Gonorrhoe zur Lues von 3,2:1, das 1945 bis auf 8,9:1 angestiegen war (DEWALD).

1954 wiesen SHAFFER und FARMS auf eine erneute und zum Teil erhebliche Zunahme insbesondere der Gonorrhoe in den einzelnen Staaten der USA hin, wofür als Ursache die nachlassende Aufmerksamkeit und die Reduzierung der Kontrollmaßnahmen angesehen wurde. Untersuchungen von SCHAMBERG in Philadelphia bestätigten, daß auch nach Einführung der Penicillin-Therapie die Zahl der gonorrhoischen Infektionen im Gegensatz zur Syphilis nicht wesentlich abgenommen hatte.

Nachdem von 1950 an die Geschlechtskrankheiten in den USA kontinuierlich zurückgegangen waren, stieg die Lues 1956 wieder in geringem Maße an (BROWN). Die jährlichen Verschiebungen inneramerikanischer Landarbeitermassen im Zuge der Erntearbeiten sowie der Zuzug von $^1/_2$ Million mexikanischer Saisonarbeiter, die zur Erntezeit über die südliche Staatengrenze kommen, machten die Erfassung schwierig.

1956 konnten LOSSING und ALLEN für *Canada* bei einem Rückblick über die ersten 10 Nachkriegsjahre einen Rückgang der Morbidität von 33,7 auf 10,8 pro 10000 Einwohner berichten. Während die Syphilis von 13,8 auf 1,55 zurückging, blieben die Zahlen für die Gonorrhoe seit 1951 fast unverändert. LOSSING und ALLEN vermuteten, daß im Falle der Gonorrhoe die Meldungen in zunehmendem Maße unterblieben.

BOOTH berichtete aus *Australien* eine fallende Morbidität an Geschlechtskrankheiten seit Kriegsende. In allen Staaten, abgesehen von Südaustralien, besteht Meldepflicht unter Chiffre und Anfangsbuchstaben. Die Erkrankungsfälle häuften sich besonders in den großen Hafenstädten.

In zahlreichen Ländern Afrikas, Nord- und Südamerikas, Europas sowie des östlichen Mittelmeergebietes, Südostasiens und der westlichen Pazifikküste ist die Verbreitung der Gonorrhoe wieder angestiegen. Eine Erhebung der Weltgesundheitsorganisation, Bundesgesundheitsblatt Nr. 22, Oktober 1960, über die Häufigkeit der Gonorrhoe in den letzten Jahren in 22 Ländern ergab in 15 einen Morbiditätsanstieg. In vier Ländern blieben die Zahlen gleich. Die durchschnittliche Jahresmorbidität lag bei 10—50 auf 10000 Einwohner. In vielen Ländern wird die Zahl der tatsächlich beobachteten Erkrankungsfälle um ein Vielfaches höher geschätzt als die Zahl der erfolgten Meldungen. Nachlassendes Interesse und geringeres Wissen der Öffentlichkeit um diese Krankheit mögen maßgebliche Gründe dafür sein. Die Morbidität verlagerte sich zunehmend auf die jüngeren Jahrgänge und war bei Soldaten, Seeleuten, Wanderarbeitern und Prostituierten am höchsten. Wiederholte Infektionen wurden häufiger, die Penicillinempfindlichkeit der Gonokokken geringer.

II. Die epidemiologischen Grundlagen

Zusammenfassend ergibt sich, daß während des Krieges — und besonders zum Kriegsende hin — die Zahl der Geschlechtskrankheiten in allen vom Kriege betroffenen Ländern angestiegen ist und diese Entwicklung auch in den ersten Nachkriegsjahren anhielt. In *Deutschland* und *Österreich* wurde ein Anstieg verzeichnet, der über die in den anderen Ländern beobachtete Zunahme noch erheblich hinausging. Die Bewegung war hier im wesentlichen von der Bevölkerungsfluktuation abhängig. Lockere, ohne persönliches Verantwortungsgefühl gebundene und häufig wechselnde Beziehungen unter den Geschlechtern begünstigten die Verbreitung der Geschlechtskrankheiten, die ihrerseits in hohem Maße von den Verschiebungen größerer, noch nicht seßhafter Bevölkerungsteile abhingen. Da deren Bewegung nun in den Kriegs- und Nachkriegsjahren nicht nur auf die Städte, sondern auch auf die ländlichen Gebiete übergegriffen hatte, war in den Jahren 1943 bis etwa 1946 ein Ausgleich der Krankheitsdichte der ländlichen und städtischen Bevölkerung eingetreten. Mit der Zuzugsbeschränkung für bestimmte Großstadtgebiete war sogar in der ersten Nachkriegszeit die paradoxe Entwicklung eingetreten, daß z. B. im zweiten Quartal 1946 in Hamburg prozentual zur Einwohnerschaft nur etwa die Hälfte der Neuzugänge an Geschlechtskrankheiten gemeldet wurde, wie in den benachbarten Gebieten von Schleswig-Holstein und Hannover.

Während der Kriegs- und Nachkriegszeit war der Anteil der Frauen an den Geschlechtskrankheiten relativ höher. Zum Teil erklärt sich dieses Ergebnis aus den Erfassungsmethoden. Geographisch gesehen wurden in Deutschland die mehr ländlichen südwestdeutschen Gebiete von der Lues weniger betroffen als das Industriegebiet, obwohl sich durch die Bevölkerungsbewegung die Unterschiede etwas verwischt hatten (Löhe). Für die sehr großen und die Hafenstädte lagen die Verhältnisse am ungünstigsten.

Koehler führte bei einer Diskussion über die Schwankungen der Erkrankungszahlen im Kreise Gießen die Stabilisierung der wirtschaftlichen Verhältnisse als Grund für die Abnahme der Geschlechtskrankheiten in den Vorkriegsjahren an, während 1937 durch Errichtung eines militärischen Standortes wiederum ein Ansteigen der Erkrankungsziffern beobachtet wurde, die 1940 durch den Zugang weiblicher Gonorrhoe-Kranker als Auswirkung des Frankreich-Feldzuges ihren Höchststand erreichten. Koehler wies auch auf die berufliche Umgruppierung hin, da entsprechend der Kriegsdienstverpflichtung eine Verlagerung der höchsten Erkrankungsziffern von der Gruppe der weiblichen Hausangestellten auf Beschäftigte in Industrie und Landwirtschaft erfolgte. Schließlich traten in den Kriegsjahren 1939—1941 in zunehmendem Maße Gruppen ausländischer Arbeitskräfte in der Geschlechtskrankenstatistik in Erscheinung. Der Ausländeranteil an Geschlechtskrankheiten wurde für 1941 bei den Frauen mit 11% und bei den Männern mit 32% angegeben.

MEMMESHEIMER erklärt das starke Anwachsen der Geschlechtskrankheiten bei der Ruhrknappschaft 1948 mit der damals guten Versorgung der Bergleute mit Mangelwaren (Zigaretten, Care-Paketen usw.) und der dadurch bedingten Anziehungskraft. Er sah z. B. in Essen gegenüber den niedrigen Erkrankungsziffern der Vorkriegszeit einen sehr starken Anstieg in den Nachkriegsjahren. Neben Ärztemangel während des Krieges und Ansteckung in den besetzten Gebieten führt MEMMESHEIMER vor allem die Lockerung der Familienbindungen durch Evakuierung und Betriebsverlagerungen infolge des Luftkrieges an. Nach dem Zusammenbruch versagte die Bekämpfung vorerst durch Fehlen von Fachkräften und Medikamenten. Häufiger Wechsel der Besatzungstruppen, Hamsterfahrten, wahlloser Geschlechtsverkehr infolge „Untergangsstimmung" taten ihr übriges. Mit Konsolidierung der politischen Verhältnisse sanken die Geschlechtskrankheiten in allen Ländern ganz gleichmäßig ab. Lediglich die Gonorrhoe blieb auch nach der Einführung der Penicillin-Therapie überall ein soziales und gesundheitsfürsorgerisches Problem. Die sich allgemein zunächst anbahnende Tendenz der absinkenden Morbidität hat in dieser Entwicklung nicht angehalten.

Am Krankengut der Oppenheimschen Klinik in *Wien* zeigte FESSLER, wie sehr z. B. eine Wirtschaftskrise die Häufigkeit der Geschlechtskrankheiten beeinflussen kann. In Österreich begann 1929 die Krise, 1930 nahm der Produktionsindex ab, 1932/33 war der Tiefpunkt erreicht. Während der ersten Krisenjahre zeigte sich eine Steigerung der Gonorrhoe. Obwohl in der Folgezeit die absolute Patientenzahl der Klinik zunahm, begann ein ständiger Rückgang der Geschlechtskrankheiten, der bei der Gonorrhoe am deutlichsten war. 9,5% des Krankengutes hatten 1929 eine Gonorrhoe. 1931 waren es 10,9%, 1935 nur noch 3,8%. Zu ähnlichen Schlußfolgerungen war HAUSTEIN auch in Norwegen gelangt, der in Zeiten wirtschaftlicher Not einen Rückgang, während der Konjunktur eine Zunahme der Geschlechtskrankheiten beobachten konnte.

Ein besonderes Grenzproblem im Rahmen der Epidemiologie der Gonorrhoe stellt die Frage der Häufigkeit des *Auftretens von Doppelinfektionen* dar. Hier ergaben die statistischen Untersuchungen von WAGNER an venerologischen Fällen der Hannoverschen Hautklinik, daß seit 1947 jeder 10., im Jahre 1948 jeder 19. Patient venerisch dualinfiziert war. 1947 fand WAGNER etwa bei jeder 6. Gonorrhoe eine unbehandelte Lues und bei jeder 5. Lues gleichzeitig eine infektiöse Gonorrhoe. 1948 war jede 8. Gonorrhoe mit einer unbehandelten Lues, jede 12. Lues mit einer unbehandelten Gonorrhoe kombiniert. Frauen waren etwa doppelt so häufig dualinfiziert wie Männer. Die meisten Patienten zeigten klinische Erscheinungen beider Erkrankungen. Dualinfektionen ließen gewisse Rückschlüsse auf häufig wechselnden Geschlechtsverkehr zu, da nur ein sehr kleiner Teil der Patienten sich durch einen einzigen Coitus dualinfizierte, 42,4% der Männer und 62,2% der Frauen gaben Mehrverkehr während der Inkubation oder bei schon manifesten Erscheinungen einer Geschlechtskrankheit zu.

RITTER fand 1947 von 515 Gonorrhoe-Kranken der Hautabteilung der Landesheilanstalt Göttingen 139 (27%) gleichzeitig mit einer frischen oder frühlatenten Lues infiziert. Von diesen Doppeltinfizierten wiesen 22% eine frische Lues auf. Die Gonorrhoekranken mit einer latenten Lues hatten sich zu einem überwiegenden Teil die Gonorrhoe während ihrer Lues-Behandlung zugezogen. GERTLER sah 1945 bei Nachuntersuchungen bei 187 mit Penicillin behandelten Gonorrhoe-Patienten der Hautabteilung des Städtischen Krankenhauses Potsdam weder klinisch noch serologisch einen Anhalt für eine syphilitische Infektion und begründete dies damit, daß in den letzten Jahren die Anzahl der Doppelinfektionen sehr gering geworden sei.

III. Die Bekämpfung der Gonorrhoe

Persönliche Prophylaxe

Es ist verständlich, daß die revolutionierende antibiotische Therapie der Gonorrhoe, die zum Verschwinden der Lokalbehandlung führte, auch die äußerliche Prophylaxe in den Hintergrund drängte. Trotzdem kommt auch heute der persönlichen Prophylaxe als Maßnahme zur Verhütung der Gonorrhoe *noch* eine Bedeutung zu. Nach der Art der Durchführung kann unterschieden werden:

1. die äußerliche lokale Prophylaxe,
2. die interne antibiotische Prophylaxe,
3. die Prophylaxe der Blennorrhoe.

1. Die äußerliche lokale Prophylaxe

Die lokale prophylaktische Anwendung chemisch wirkender Therapeutica zur Verhütung der Gonorrhoe wurde in der Zeit der Lokaltherapie entwickelt und ausgebaut. Die ausgezeichneten Ausführungen HABERMANNs in der Ausgabe dieses Handbuches (XX/II, 333—352, 1930) haben auch noch heute Gültigkeit. HABERMANN hat besonders die Bedeutung der Sublimat-Anwendung betont. Unter den neuen Hg-Präparaten ist die farblose Lösung des Phenylmercuridinaphthylmethan-disulfonat (Versotrane) anzuführen, das als 0,1%ige Lösung im Handel ist. Wegen seiner guten Tiefeneindringung ohne eiweißfällende Wirkung kann es als verträgliches flüssiges Prophylakticum empfohlen werden.

Einen weiteren Vorteil erbringt die Anwendung von antibiotischen Salben als lokales Prophylakticum, da die lokale Reizwirkung dabei in Wegfall kommt. Zu bedenken ist jedoch, daß Penicillin in Salben rasch seine Wirksamkeit verliert, so daß nur frische Zubereitungen zu verwenden sind. Ferner können bei lokaler Anwendung nicht selten Penicillin-Unverträglichkeiten auftreten.

2. Die interne antibiotische Prophylaxe (antibiotische Präventivbehandlung)

Der Begriff der antibiotischen Prophylaxe der Gonorrhoe vor Manifestation klinischer Erscheinungen überschreitet die Durchführung einer eigentlichen Prophylaxe, sie ist somit in Wirklichkeit als „Präventiv-Behandlung“ aufzufassen. Durch die Möglichkeit, mit einer einmaligen oder nur kurzfristigen Penicillin-Anwendung eine gonorrhoische Infektion zu unterbinden oder zu beseitigen, gewinnt diese Präventiv-Behandlung an Realität, von der teilweise bereits in größerem Umfange bei gefährdeten und gefährdenden Personengruppen Gebrauch gemacht wurde. Wenn eine solche diagnostisch ungezielte und nur anamnestisch begründete prophylaktische Behandlung auf grundsätzliche ärztliche Bedenken stoßen muß, so darf doch die Möglichkeit nicht übersehen werden, daß die antibiotische Präventiv-Behandlung in bestimmten Bereichen für die Bekämpfung der Gonorrhoe erfolgreicher als andere prophylaktische Methoden eingesetzt werden kann. Sie stellt den Beginn einer Entwicklung dar, deren weiterer Verlauf wegen der günstigen Erfolgsaussichten schwer unterbunden werden kann und mag für Gebiete endemischer Gonorrhoe und dort, wo die Übertragungsgefahr das überwiegende und anders nicht zu lösende Problem darstellt, noch zu vertreten sein. Abzulehnen sind jedoch Präventivbehandlungen im Einzelfall, wenn sie die Diagnose „nach den Grundsätzen der wissenschaftlichen Erkenntnis" (§ 10 GBG) gefährden würden. Eine solche „prophylaktische" Behandlung, z. B. eines gefährdeten Ehepartners, etwa ohne dessen vollständige Aufklärung, ist außerdem unzulässig gemäß § 11 GBG und auf Grund der dem Arzt bei Eingriffen jeder Art obliegenden Aufklärungspflicht.

Die Frage, inwieweit eine vorsorgliche Behandlung bei Verdacht auf Gonorrhoe berechtigt ist, hat HÄMEL untersucht. Im Hinblick auf die weite Verbreitung und auf den noch immer nicht erreichten Rückgang der Erkrankung wird eine prophylaktische Penicillin-Behandlung empfohlen:

1. Bei Männern und Frauen, die als Infektionsquelle angegeben werden und als H.w.G-treibende Personen bekannt sind.

2. Bei Personen, die von mehreren Erkrankten als Infektionsquelle genannt worden sind und

3. bei Personen, die als Infektionsquelle gemeldet und klinisch verdächtig sind oder die selbst eine prophylaktische Behandlung wünschen.

Für eine Präventivbehandlung im begründeten Verdachtsfalle tritt auch LANDES ein. Weibliche Patienten mit dringendem Gonorrhoeverdacht erhielten ebenso wie die Patientinnen mit unkomplizierter Gonorrhoe, 0,4 Mega Depot-Penicillin. Sie wurden 3 Tage ambulant nachuntersucht und sodann wieder dem wöchentlichen Untersuchungsturnus der Beratung unterstellt.

Über die Möglichkeit, prophylaktisch die gonorrhoische Infektion mit peroralen Gaben von Penicillin zu verhindern, berichten EAGLE u. Mitarb. Die Untersuchungen erstrecken sich auf Matrosen, die sofort nach jeder Rückkehr vom Landurlaub eine Tablette zu 100000 E bzw. 250000 E Penicillin erhielten. Bei der niedrigen Dosierung hatte dieser abendliche Ausgang in 1,8‰, bei der hohen Dosierung in 1‰, hingegen ohne Penicillinprophylaxe in 11,9‰ eine Gonorrhoe zur Folge. Komplikationen wurden durch die intermittierende Penicillintherapie (1—2mal wöchentlich) nicht beobachtet.

THOMSON berichtet über die Prophylaxe mit Penicillin bei Prostituierten in Hongkong, die wöchentlich eine Penicillininjektion bekamen und sieht damit gute Erfolge. Gleichfalls gute Resultate sieht FABREGA bei Prostituierten in Panama durch wöchentliche prophylaktische Gaben von 0,3 Mega Depot-Penicillin; die als Begleiterscheinung aufgetretenen allergischen Reaktionen werden mit Antihistaminica behandelt. GJESSING führt die Präventivbehandlung mit Penicillin bei verdächtigen Frauen als einen Grund für den starken Rückgang der Gonorrhoe in Norwegen an.

In ähnlicher Weise vertritt WILLCOX die prophylaktische Behandlung bei Frauen (Prostituierten) mit Gonorrhoeverdacht und bei Personen, die ein Infektionsrisiko eingegangen sind, wobei eine längere klinische Nachbehandlung allerdings gewährleistet sein müßte. Diese Präventivbehandlung werde auch durch die Erfahrung der Massenabortivbehandlung mit PAM von 3,5 Millionen Personen durch die WHO gegen Lues und Framboesie bestätigt.

Im Gegensatz zu diesen Auffassungen lehnt KING eine solche Abortivbehandlung ab, da diese mit dem ärztlichen Grundprinzip nicht zu vereinbaren sei, und andererseits bestünden noch keine ausreichenden Erfahrungen für die Erfolgssicherheit derartiger Abortivbehandlungen. Außerdem sei die Möglichkeit der Verschleierung einer Lues zu bedenken. Lediglich bei schwangeren Frauen sei eine solche Präventivbehandlung im Interesse des Kindes zu vertreten.

Durch die antibiotische Präventivbehandlung der Gonorrhoe werden die Grenzen zwischen Behandlung und Verhütung verwischt. Schon vor der antibiotischen Ära traf dies durch die in Mißkredit geratene „Sanierung" zu, deren Existenz auf Angst vor Bestrafung oder Furcht vor den Folgen eines dubiösen Geschlechtsverkehrs zurückzuführen war. Vom ärztlichen Standpunkt muß jedoch festgestellt werden, daß im Einzelfall speziell die Gonorrhoe im allgemeinen keine Veranlassung einer Präventiv-Behandlung gibt, da nach Abwarten der gewöhnlich kurzen Inkubationszeit im Falle eines positiven Gonokokken-Nachweises dem Arzt ein sicheres und rasch wirkendes Heilmittel zur Verfügung steht.

3. Die Prophylaxe der Blennorrhoe

Die Häufigkeit der Blennorrhoe des Neugeborenen und deren schwerwiegende Folgen führte 1884 erstmalig zur Ausführung der Blennorrhoe-Prophylaxe durch Credé. In Deutschland wurde die Credésche Prophylaxe erst relativ spät, 1911 in Bayern, 1920 in Preußen generell verordnet. Der Rückgang der Blennorrhoe durch diese Prophylaxe war unverkennbar, und es sank die Erkrankungsziffer von 9—14% auf weniger als 1‰ ab. Trotz dieser eindeutigen Erfolge wurde im Hinblick auf die vollkommen veränderten Bedingungen und die wesentlich besseren Behandlungsmöglichkeiten durch die antibiotische Therapie wiederholt die Frage aufgeworfen, ob die generelle Prophylaxe mit 1%igem Argent. nitricum, welche nicht als reizlos angesehen werden kann, nicht besser durch Penicillin zu ersetzen und ob eine Prophylaxe heute noch zu vertreten sei.

Zunächst soll kurz verwiesen werden, daß die Zahl der Gonorrhoe-Erkrankungen trotz der antibiotischen Therapie annähernd dieselbe geblieben ist und nur durch die einfache Behandlungsmöglichkeit, die vielfach eine stationäre Aufnahme erübrigt, die Erkrankung weniger in Erscheinung tritt. Da somit noch kein Rückgang der Gonorrhoe-Erkrankungszahlen zu bemerken ist, wäre es unrichtig, die Blennorrhoe-Prophylaxe einzuschränken.

Für ein Fallenlassen der Blennorrhoe-Prophylaxe ist Rau-Ulderup, da im Erkrankungsfalle die wirksamen Antibiotica zur Verfügung stehen. Toth sieht das Credésche Verfahren als unzeitgemäß und sinnlos an. Er empfiehlt die Behandlung der Mutter vor der Geburt und den frühzeitigen Nachweis der Gonokokken in der Bindehaut der Neugeborenen.

Für die Blennorrhoe-Prophylaxe mit Penicillin treten eine Reihe von Autoren ein, wie Berwind, Martius, Breuning, Sorsby, Franklin, Halbron, Darup. Neben der besseren Wirksamkeit würden weniger Reizungen und Katarrhe bei der antibiotischen Prophylaxe beobachtet werden.

Wolffram kommt an Hand der Statistik zu dem Ergebnis, daß die Credésche Blennorrhoe-Prophylaxe bei fast 90000 Klinik-Geburten in den kritischen Jahren 1945—1947 die sehr niedrige Erkrankungszahl von 0,95‰ zur Folge hatte. Nach seiner Beobachtung traten durch Verwendung einer Penicillin-Lösung von 2500 E/cm^3 noch weniger (0,035‰) Erkrankungen auf, und ebenso waren weniger Bindehautreizungen festzustellen.

Profitlich empfiehlt für die Blennorrhoe-Prophylaxe ein Streptomycin-Penicillin-Gemisch (5000 IE Dihydrostreptomycin und 1000 E Penicillin G/ml), das den Vorteil der größeren Thermostabilität und Haltbarkeit aufweist.

Siebeck und E. Walch treten auf Grund guter Ergebnisse für die Blennorrhoe-Prophylaxe mit einer quartären Ammonium-Verbindung als 0,5%ige Lösung ein, mit der relativ wenig Reizungen (5—8%) zu beobachten waren.

Zimmer und Kremser prüften, ob die Credésche Prophylaxe entfallen könne. Ein halbes Jahr lang wurde versuchsweise an der Frankfurter Frauenklinik jede Argentum nitricum-Prophylaxe unterlassen und die Augen des Kindes nach Durchtritt des Kopfes nur mit sterilen Tupfern ausgewischt. Bei insgesamt 665 Säuglingen wurden keine Gonokokken festgestellt, ebenso nicht in den Urethralabstrichen der Mütter. Dagegen traten häufiger als sonst starke eitrige Conjunctivitiden von längerer Dauer auf, in deren Eiterabstrichen Staphylokokken und Streptokokken nachweisbar waren. Aus den Angaben der Literatur wiesen die Autoren hin, daß bei Penicillin-Anwendung als Blennorrhoe-Prophylaxe sich häufig ein höherer Bakteriengehalt als bei Anwendung von Argentum nitricum ergibt. Zu bedenken sei außerdem die zunehmende Sensibilisierung gegen Antibiotica und die merkliche Resistenzzunahme der Gonokokken gegenüber Penicillin. Mit der üblichen Argentum nitricum-Prophylaxe könnten schwere unspezifische Augenentzündungen verhindert werden, die sekundär eine Gefahr für die Entstehung einer Mastitis bedeuten.

Thomas, Legler und Leuxner vergleichen die Ergebnisse der Gonorrhoe-Prophylaxe bei 40000 Fällen mit Argentum nitricum-, Targesin- und Penicillinlösungen und fanden die öligen Penicillinlösungen am verträglichsten. Zum selben Ergebnis gelangten Hellmuth und Scheufler, sowie Breuning bei ihren Fällen.

W. Föllmer glaubt eine Unsicherheit der Credéschen Methode darin zu erkennen, da mit zunehmender Häufigkeit der Gonorrhoe auch eine Zunahme der Blennorrhoe verbunden sei, und empfiehlt an einer größeren Klinik versuchsweise die Prophylaxe entfallen zu lassen.

Darup, der für die Penicillin-Prophylaxe eintritt, empfiehlt außerdem, bei Gonorrhoeverdacht vorsorglich vor der Geburt eine Penicillinbehandlung durchzuführen.

Die übereinstimmend bestätigten Erfolge der Credéschen Prophylaxe über einen langen Zeitraum und die bessere Stabilität der Silbernitrat-Lösung sind die Ursache, daß im allgemeinen an dieser eingeführten und bewährten Prophylaxe zur Zeit noch festgehalten wird.

IV. Die gesetzlichen Bestimmungen

An gesetzlichen Bestimmungen für die Bekämpfung der Geschlechtskrankheiten galt bis zum Ende des zweiten Weltkrieges in Deutschland das Gesetz zur Bekämpfung der Geschlechtskrankheiten von 1927. Dieses Gesetz war ein „erfüllendes“ Gesetz ohne Strafbestimmungen, aber mit der Möglichkeit zur Anwendung unmittelbaren Zwanges für die Untersuchung Krankheitsverdächtiger und für die Behandlung. Es erfüllte die von Hecht in diesem Handbuch, Bd. 22, S. 176—180, aufgestellten Forderungen nur zum Teil. Insbesondere vermied es die von Hecht seinerzeit für besonders wichtig gehaltene namentliche Meldepflicht. Das Gesetz beschränkte die Meldepflicht auf Personen, die andere durch häufigen Partnerwechsel besonders gefährden, oder sich der Untersuchung bzw. Behandlung entziehen. Das Gesetz hob die Kurierfreiheit für die Geschlechtskrankheiten auf, ging aber nicht so weit, die Behandlung nur den Fachärzten für Haut- und Geschlechtskrankheiten vorzubehalten.

Das 27er Gesetz hatte sich im wesentlichen bewährt, insbesondere dort, wo durch die Arbeitsgemeinschaften zwischen Beratungsstellen und Kostenträgern der Sozialversicherung (Landesversicherungsanstalten) die damals noch wichtige Behandlungs-Überwachung sichergestellt war. Die starke Zurückdrängung der Geschlechtskrankheiten und die für das Schicksal der Erkrankten so wichtige

Sicherstellung einer vollständigen Lues-Behandlung in den dreißiger Jahren war im wesentlichen diesem Gesetz zu verdanken. Die Infektionsquellen-Erfassung durch die Meldung an das Gesundheitsamt war nach dem Gesetz von 1927 nicht gesichert. Sie wurde erst 1939 durch eine Anordnung des damaligen Reichsärzteführers (Nr. 8/41), s. Deutsches Ärzteblatt Nr. 40, 30. September 1939, S. 606, als Berufspflicht eingeführt.

Nach dem zweiten Weltkrieg galt für das gesamte deutsche Gebiet die Kontrollratsdirektive Nr. 52 v. 7. 5. 1947 (Amtsblatt des Alliierten Kontrollrats Nr. 15 vom 31. 5. 1947). Auf Grund dieser Direktive wurden in den einzelnen Besatzungszonen Deutschlands relativ übereinstimmende Regelungen eingeführt, durch welche die Behandlung der Geschlechtskrankheiten auf Fachärzte für Haut- und Geschlechtskrankheiten und insbesondere zugelassene sonstige Ärzte beschränkt wurde. Diese Ärzte wurden auf besondere Behandlungsrichtlinien verpflichtet. Für alle Kranken wurde eine Meldepflicht eingeführt, die aber in den meisten Zonen durch die von den deutschen Gesundheitsverwaltungen ausgearbeiteten Vordrucke nur in statistischer Form praktiziert wurde.

Über die Anwendung unmittelbaren Zwanges hinaus wurden Verstöße gegen die Verordnungen mit Strafe bedroht.

Diese Kontrollrats-Direktiven wurden in den Ländern der Deutschen Bundesrepublik bald durch eigene, etwas unterschiedliche Gesetze der Länder abgelöst, die dann ihrerseits durch das Bundesgesetz zur Bekämpfung der Geschlechtskrankheiten von 1954 ersetzt wurden.

1. Gesetz zur Bekämpfung der Geschlechtskrankheiten vom 23. Juli 1953

Erster Abschnitt

Begriffsbestimmungen Aufgaben des Gesetzes

§ 1

Geschlechtskrankheiten im Sinne dieses Gesetzes sind

1. Syphilis (Lues),
2. Tripper (Gonorrhoe)
3. Weicher Schanker (Ulcus molle),
4. venerische Lymphknotenentzündung (Lymphogranulomatosis inguinalis Nicolas und Favre)

ohne Rücksicht darauf, an welchen Körperteilen die Krankheitserscheinungen auftreten.

§ 2

(1) Die Bekämpfung der Geschlechtskrankheiten umfaßt Maßnahmen zur Verhütung, Feststellung, Erkennung und Heilung der Erkrankung sowie die vorbeugende und nachgehende Gesundheitsfürsorge. Zu diesem Zweck werden die Grundrechte auf körperliche Unversehrtheit (Artikel 2 Abs. 2 Satz 1 des Grundgesetzes) und auf Freiheit der Person (Artikel 2 Abs. 2 Satz 2 des Grundgesetzes) eingeschränkt.

(2) Die Durchführung dieser Aufgabe obliegt den Gesundheitsämtern. Die gesetzlichen Aufgaben der Fürsorgeverbände und der Jugendämter werden hierdurch nicht berührt.

Zweiter Abschnitt

Pflichten der Kranken und krankheitsverdächtigen Personen

§ 3

(1) Wer an einer Geschlechtskrankheit leidet und dies weiß oder den Umständen nach annehmen muß, ist verpflichtet,

1. sich unverzüglich von einem in Deutschland bestallten oder zugelassenen Arzt untersuchen und bis zur Beseitigung der Ansteckungsgefahr behandeln zu lassen sowie sich den notwendigen Nachuntersuchungen zu unterziehen;

2. sich in ein geeignetes Krankenhaus zu begeben, wenn das Gesundheitsamt dies anordnet, weil er sich der ordnungsmäßigen Durchführung der Behandlung entzogen hat oder die Einweisung zur Verhütung der Ansteckung erforderlich ist.

(2) Eltern, Erziehungsberechtigte oder der gesetzliche Vertreter sind verpflichtet, für die ärztliche Untersuchung und Behandlung ihrer Pflegebefohlenen zu sorgen und ihre fürsorgerische Betreuung zu unterstützen, falls sie wissen oder annehmen müssen, daß diese geschlechtskrank sind.

§ 4

(1) Geschlechtskranke sowie solche Personen, die dringend verdächtig sind, geschlechtskrank zu sein und Geschlechtskrankheiten weiterzuverbreiten, haben dem Gesundheitsamt auf Verlangen, gegebenenfalls wiederholt, ein Zeugnis eines in Deutschland bestallten oder zugelassenen Arztes über ihren Gesundheitszustand vorzulegen.

(2) Das Gesundheitsamt kann in begründeten Fällen die Untersuchung in der Beratungsstelle oder bei bestimmten Ärzten anordnen. Bei unklarem Untersuchungsbefund oder Gefahr der Verschleierung kann Beobachtung in einem geeigneten Krankenhaus befristet angeordnet werden.

(3) Das Gesundheitsamt erhält in jedem Falle einen Befundbericht.

§ 5

(1) Geschlechtskranken, die wegen der Art ihrer Beschäftigung eine erhöhte Ansteckungsgefahr bilden und die der ärztlichen Anordnung, ihren Beruf bis zur Behebung der Ansteckungsgefahr nicht auszuüben, keine Folge leisten, kann die zuständige Verwaltungsbehörde auf Vorschlag des Gesundheitsamtes die Ausübung des Berufs während dieser Zeit untersagen.

(2) Die Landesregierung kann bei Vorliegen besonderer Verhältnisse anordnen, daß Personen, deren Lebensumstände eine erhöhte Ansteckungsgefahr für sie und andere mit sich bringen, auf syphilitische Serumreaktionen ihres Blutes zu untersuchen sind. Die Anordnung ist hinsichtlich des betroffenen Personenkreises und des Zeitraumes der Durchführung genau zu begrenzen. Die Kosten werden aus öffentlichen Mitteln getragen. Die von der Anordnung betroffenen Personen können den geforderten Nachweis auch durch Vorlage einer entsprechenden ärztlichen Bescheinigung erbringen.

§ 6

(1) Wer an einer Geschlechtskrankheit leidet, hat sich des Geschlechtsverkehrs zu enthalten. Dies gilt nicht, wenn die Krankheit nach dem Urteil des behandelnden Arztes nicht mehr übertragbar ist.

(2) Wer geschlechtskrank ist oder zu irgendeiner Zeit an Syphilis gelitten hat, ist verpflichtet, sich unmittelbar vor Bestellung des Aufgebots zur Eheschließung von einem in Deutschland bestallten oder zugelassenen Arzt oder in einer Beratungsstelle daraufhin untersuchen zu lassen, ob er gleichwohl die Ehe unbedenklich eingehen kann. Bestehen keine Bedenken, so ist ihm hierüber ein Zeugnis auszustellen. Kann das Zeugnis der Unbedenklichkeit nicht erteilt werden, so ist er verpflichtet, vor Eingehung der Ehe dem anderen Teil über seine Krankheit Mitteilung zu machen. Die Verpflichtung nach Absatz 1 bleibt unberührt.

(3) Wer gegen die Vorschriften der Absätze 1 oder 2 verstößt, obwohl er seine Erkrankung kennt oder den Umständen nach kennen muß, wird mit Gefängnis bis zu drei Jahren und mit Geldstrafe oder mit einer dieser Strafen bestraft, soweit nicht in anderen Vorschriften eine schwerere Strafe angedroht ist.

(4) Die Verfolgung tritt nur auf Antrag ein. Ist der Verletzte der Ehegatte, so kann er den Antrag zurücknehmen.

(5) Die Strafverfolgung verjährt in einem Jahr.

§ 7

(1) Eine Frau, die geschlechtskrank ist, darf kein fremdes Kind stillen und ihre Milch nicht abgeben.

(2) Wer für die Pflege eines Kindes zu sorgen hat, das an Tripper (Gonorrhoe) erkrankt ist, darf das Kind von einer anderen Person als der Mutter nur dann stillen lassen, wenn er sie zuvor durch einen Arzt nach den Vorschriften des § 11 Abs. 1 über die Krankheit des Kindes und die gebotenen Vorsichtsmaßnahmen hat unterweisen lassen. Ist das Kind an Syphilis erkrankt, so darf es nur durch die Mutter gestillt werden.

(3) Wer ein geschlechtskrankes Kind in Pflege gibt, muß den Pflegeeltern vor Beginn der Pflege von der Krankheit des Kindes Mitteilung machen.

(4) Wer an einer Geschlechtskrankheit leidet, oder zu irgendeiner Zeit an Syphilis gelitten hat, darf kein Blut spenden.

(5) Wer gegen die Vorschriften der Absätze 1 bis 4 verstößt, obwohl er die Erkrankung kennt oder den Umständen nach kennen muß, wird mit Gefängnis bis zu einem Jahr und mit Geldstrafe oder mit einer dieser Strafen bestraft, soweit nicht in anderen Vorschriften eine schwerere Strafe angedroht ist.

§ 8

(1) Eine Frau, die ein fremdes Kind stillen will, hat ein unmittelbar vor der Übernahme dieser Aufgabe ausgestelltes ärztliches Zeugnis darüber beizubringen, daß bei ihr keine Geschlechtskrankheit nachweisbar ist. Wer eine Frau zum Stillen eines Kindes heranzieht, hat sich davon zu überzeugen, daß sie im Besitz dieses Zeugnisses ist.

(2) Wer ein Kind, für dessen Pflege er sorgt, von einer anderen Person als der Mutter stillen lassen will, muß im Besitze eines ärztlichen Zeugnisses darüber sein, daß eine Gesundheitsgefahr für die Stillende nicht besteht. In Notfällen ist das Zeugnis unverzüglich nachträglich zu beschaffen.

Dritter Abschnitt

Behandlung der Geschlechtskranken und Pflichten der Ärzte

§ 9

(1) Die Untersuchung auf Geschlechtskrankheiten und Krankheiten oder Leiden der Geschlechtsorgane sowie ihre Behandlung ist nur den in Deutschland bestallten oder zugelassenen Ärzten gestattet.

(2) Verboten ist:

1. Geschlechtskrankheiten anders als auf Grund eigener Untersuchungen zu behandeln (Fernbehandlung);
2. in Vorträgen, Schriften, Rundbriefen, Abbildungen oder Darstellungen sowie durch Rundfunk oder Film Ratschläge zur Selbstbehandlung zu erteilen;
3. sich zu einer Behandlung von Geschlechtskrankheiten und Krankheiten oder Leiden der Geschlechtsorgane durch Vorträge, Verbreitung von Schriften, Briefen, Abbildungen oder Darstellungen sowie durch Rundfunk oder Film, wenn auch in verschleierter Weise, zu erbieten, soweit es sich dabei nicht um den üblichen Hinweis eines Arztes auf die Ausübung seines Berufes handelt.

(3) Erlaubt sind Vorträge, Verbreitung von Schriften, Briefen oder Abbildungen, Filme und Darstellungen, die der Aufklärung und Belehrung über Geschlechtskrankheiten, insbesondere über deren Erscheinungsformen, dienen, soweit sie nicht in Widerspruch zu Absatz 2 Nummern 2 und 3 stehen.

(4) Wer Geschlechtskranke oder Personen, die von Krankheiten oder Leiden der Geschlechtsorgane befallen sind, behandelt, ohne nach Absatz 1 hierzu berechtigt zu sein, oder wer gegen ein Verbot des Absatzes 2 verstößt, wird mit Gefängnis bis zu zwei Jahren und mit Geldstrafe oder mit einer dieser Strafen bestraft.

§ 10

(1) Jeder Arzt, der die Untersuchung oder Behandlung eines Geschlechtskranken oder eines einer Geschlechtskrankheit Verdächtigen übernimmt, hat die Untersuchung oder Behandlung nach den Grundsätzen der wissenschaftlichen Erkenntnis durchzuführen. Er muß über diese Behandlung genaue Aufzeichnungen machen.

(2) Lehnt ein Arzt die Übernahme der Untersuchung oder Behandlung ab, so hat er den Geschlechtskranken oder Krankheitsverdächtigen unverzüglich einem anderen Arzt zu überweisen. Der Kranke ist verpflichtet, dem überweisenden Arzt den Nachweis zu erbringen, daß er sich in Behandlung befindet. Ist der Nachweis binnen einer Woche nicht erbracht, so hat der überweisende Arzt Meldung nach § 12 zu erstatten.

§ 11

(1) Ergibt die Untersuchung einer Person das Vorliegen einer Geschlechtskrankheit oder den begründeten Verdacht einer solchen, so hat der Arzt den Kranken über die Art seiner Krankheit, die Übertragungsgefahr, die dem Kranken auferlegten Pflichten und die Folgen ihrer Nichterfüllung durch Aushändigung und Erläuterung eines amtlichen Merkblattes zu unterrichten. Der Kranke muß den Empfang des Merkblattes und die erfolgte Belehrung schriftlich bestätigen.

(2) Bei Minderjährigen und Entmündigten soll der behandelnde Arzt außerdem die Eltern oder Erziehungsberechtigten oder den gesetzlichen Vertreter von dem Krankheitsfall unterrichten und über dessen Ausheilung belehren, wenn dies zur Inanspruchnahme oder Fortsetzung der ärztlichen Behandlung notwendig erscheint und dieser Unterrichtung keine anderen schwerwiegenden Gründe nach ärztlichem pflichtgemäßem Ermessen entgegenstehen.

§ 12

(1) Ein Geschlechtskranker ist von dem behandelnden Arzt namentlich dem Gesundheitsamt zu melden, wenn der Kranke

1. sich weigert, die vom Arzt verordnete Behandlung zu beginnen oder fortzusetzen, sie ohne triftigen Grund unterbricht oder sich der vom Arzt verordneten Nachuntersuchung entzieht;
2. nach der Überzeugung des Arztes durch seine Lebensweise oder seine allgemeinen Lebensumstände eine ernste Gefahr der Übertragung auf andere bildet;
3. offensichtlich falsche Angaben über die Ansteckungsquelle oder über die durch ihn gefährdeten Personen macht oder
4. das 18. Lebensjahr noch nicht vollendet hat und sittlich gefährdet erscheint, es sei denn, daß der Arzt nach Beratung mit den Eltern, Erziehungsberechtigten oder dem gesetzlichen Vertreter die Überzeugung gewonnen hat, daß diese die Gewähr für eine ordnungsgemäße Behandlung und Betreuung des Jugendlichen übernehmen.

(2) Über den Stand der Behandlung von Geschlechtskranken, die der namentlichen Meldepflicht unterliegen oder als Ansteckungsquelle gemeldet sind, kann das Gesundheitsamt Auskunft von dem behandelnden Arzt verlangen.

§ 13

(1) Ein Arzt, der eine Geschlechtskrankheit feststellt, ist verpflichtet, mit den ihm zur Verfügung stehenden und zumutbaren Mitteln zu versuchen, die mutmaßliche Ansteckungsquelle und die Personen zu ermitteln, auf die der Kranke die Geschlechtskrankheit übertragen haben könnte. Der Kranke hat den Arzt bei dieser Aufgabe zu unterstützen und die notwendigen Angaben wahrheitsgemäß und vollständig zu machen. Der Arzt hat darauf hinzuwirken, daß die ihm als mutmaßliche Ansteckungsquelle oder als gefährdet bekanntgegebenen Personen sich sofort freiwillig in ärztliche Beobachtung und, wenn nötig, in ärztliche Behandlung begeben. Falls diese Personen nicht erreichbar sind oder der Aufforderung nicht nachweisbar nachkommen, hat sie der Arzt unverzüglich dem zuständigen Gesundheitsamt zu melden, wenn die Gefahr besteht, daß die Krankheit weiterverbreitet oder eine notwendige Behandlung unterlassen wird.

(2) Wird als Ansteckungsquelle eine Person angegeben, bei welcher der dringende Verdacht auf Geschlechtsverkehr mit häufig wechselnden Partnern besteht, so hat der Arzt diese Person an das Gesundheitsamt zu melden. Bedarf das Gesundheitsamt in diesem Falle zur Nachforschung näherer Angaben des angesteckten Geschlechtskranken, so kann es den behandelnden Arzt ersuchen, diese von dem Kranken einzuholen.

(3) Der Arzt ist von den Verpflichtungen nach den Absätzen 1 und 2 befreit, wenn der Kranke die erforderlichen Angaben dem Gesundheitsamt unmittelbar macht.

Vierter Abschnitt

Aufgaben des Gesundheitsamtes und der öffentlichen und privaten Fürsorge

§ 14

(1) Die Gesundheitsämter haben bei der Bekämpfung der Geschlechtskrankheiten mit den Fürsorgeverbänden, den Jugendämtern, den Versicherungsträgern und der Freien Wohlfahrtspflege zusammenzuarbeiten.

(2) Die Fürsorgeverbände und Jugendämter sollen alle durch das Gesundheitsamt erfaßten Personen, die verwahrlost sind oder zu verwahrlosen drohen, in fürsorgerische Betreuung übernehmen und versuchen, sie in das Arbeits- und Gemeinschaftsleben wieder einzugliedern.

(3) Zur Durchführung dieser Aufgaben sollen in den Ländern Einrichtungen für gefährdete Personen gefördert und erforderlichenfalls aus öffentlichen Mitteln geschaffen werden.

§ 15

(1) Die Gesundheitsämter müssen geeignete Maßnahmen treffen, um geschlechtskranke Personen und solche, bei denen die begründete Befürchtung besteht, daß sie angesteckt werden und Geschlechtskrankheiten weiterverbreiten, festzustellen und gesundheitsfürsorgerisch zu beraten und zu betreuen. Dies soll in Zusammenarbeit mit den behandelnden Ärzten geschehen.

(2) Zur Feststellung, Untersuchung und Beratung geschlechtskranker Personen sowie zur Sicherung der Behandlung dieser Personen haben sie Beratungsstellen für Geschlechtskranke einzurichten oder ihre Errichtung sicherzustellen. Sie können diese Beratungsstellen auch durch Arbeitsgemeinschaften in Zusammenarbeit mit Versicherungsträgern und Organen der öffentlichen und privaten Fürsorge einrichten und unterhalten. Werden Arbeitsgemeinschaften in den unteren Verwaltungsbezirken mit der Durchführung der Aufgaben der

Beratungsstellen betraut, so führt in ihnen der Leiter des Gesundheitsamtes den Vorsitz. Die Gesundheitsämter bleiben für die Durchführung der den Beratungsstellen obliegenden Aufgaben verantwortlich.

(3) Aufgabe der Gesundheitsämter ist außerdem die Aufklärung und Belehrung der Bevölkerung, insbesondere der älteren Jugend in Schulen, Betrieben und Vereinigungen, über das Geschlechtsleben des Menschen und das Wesen und die Gefahren der Geschlechtskrankheiten.

Fünfter Abschnitt

Schweigepflicht

§ 16

(1) Wer unbefugt ein fremdes Geheimnis offenbart, das ihm durch seine berufliche oder ehrenamtliche Tätigkeit bei der Durchführung dieses Gesetzes bekanntgeworden ist, wird, soweit nicht § 300 des Strafgesetzbuches anzuwenden ist, mit Gefängnis bis zu sechs Monaten und mit Geldstrafe oder mit einer dieser Strafen bestraft.

(2) Handelt der Täter gegen Entgelt oder in der Absicht, sich oder einem anderen einen rechtswidrigen Vermögensvorteil zu verschaffen oder jemandem einen Nachteil zuzufügen, so ist die Strafe Gefängnis. Daneben kann auf Geldstrafe erkannt werden.

(3) Die Verfolgung tritt nur auf Antrag ein.

(4) Ein Fall unbefugter Offenbarung liegt nicht vor, wenn sie von einem in dem Gesundheitsamt oder in der Beratungsstelle tätigen Arzt oder auf Weisung eines solchen Arztes an eine Person gemacht wird, die mit der Durchführung der aus diesem Gesetz erwachsenden Aufgaben betraut ist.

(5) Das Gesundheitsamt ist befugt, zum Zwecke der gerichtlichen Verfolgung den Namen einer Person mitzuteilen, die verdächtig ist, wider besseres Wissen eine Anzeige erstattet zu haben, in welcher ein anderer der Wahrheit zuwider der Übertragung einer Geschlechtskrankheit oder der Gefährdung Dritter durch häufigen Wechsel des Geschlechtspartners beschuldigt wurde.

Sechster Abschnitt

Zwangsmaßnahmen

§ 17

(1) Die Befolgung der Vorschriften der §§ 3 bis 5 und 8 kann nach Maßgabe der landesrechtlichen Bestimmungen mit Zwangsmitteln durchgesetzt werden. Soweit in diesen Fällen andere Mittel zur Durchführung der Behandlung und zur Verhütung der Ansteckung nicht ausreichen, ist die Anwendung unmittelbaren Zwanges zulässig. § 18 bleibt unberührt.

(2) Ärztliche Eingriffe, die mit erheblicher Gefahr für Leben oder Gesundheit verbunden sind, dürfen nur mit Einwilligung des Kranken vorgenommen werden. Bei welchen ärztlichen Eingriffen diese Voraussetzungen vorliegen, bestimmt der Bundesminister des Innern mit Zustimmung des Bundesrates durch Rechtsverordnung.

§ 18

(1) Das Gesundheitsamt kann durch die zuständige Verwaltungsbehörde vorführen lassen:

1. einen Geschlechtskranken, der sich weigert, sich untersuchen oder behandeln zu lassen oder sich auf Anordnung des Gesundheitsamtes in ein Krankenhaus zu begeben (§ 3 Abs. 1);
2. eine Person, die dringend verdächtig ist, geschlechtskrank zu sein und Geschlechtskrankheiten weiterzuverbreiten, wenn sie sich weigert, ein Zeugnis über ihren Gesundheitszustand vorzulegen oder sich zur Beobachtung in ein Krankenhaus zu begeben (§ 4 Abs. 1 und 2), oder wenn sie keinen festen Wohnsitz hat.

(2) Ergibt die sofort vorzunehmende Untersuchung keinen Krankheitsbefund und keinen Verdacht auf Geschlechtskrankheit, so ist die Person unverzüglich in Freiheit zu setzen. Ergibt sich die Notwendigkeit einer Behandlung oder Beobachtung, so hat das Gesundheitsamt den Geschlechtskranken oder Krankheitsverdächtigen aufzufordern, sich in einem Krankenhaus aufnehmen zu lassen. Weigert er sich, dieser Anordnung Folge zu leisten, so ist er sofort, spätestens am Tage nach der Festnahme, dem Amtsgericht mit dem Antrag auf zwangsweise Einweisung in ein Krankenhaus vorzuführen.

(3) Wer zur Beobachtung oder Behandlung in ein Krankenhaus zwangsweise eingewiesen ist und dieses, sei es auch auf kurze Zeit, ohne Erlaubnis des leitenden Arztes verläßt, wird mit Gefängnis bis zu einem Jahr und mit Geldstrafe oder mit einer dieser Strafen bestraft. Die Strafverfolgung tritt nur auf Antrag des Gesundheitsamtes oder des leitenden Arztes ein.

§ 19

Die Polizeibehörden haben Personen, die sie in Verwahrung genommen oder vorläufig festgenommen haben und bei denen nach ihren Lebensumständen der hinreichende Verdacht einer Geschlechtskrankheit und der Weiterverbreitung von Geschlechtskrankheiten begründet ist, vor ihrer Freilassung dem Gesundheitsamt zur Untersuchung zuzuführen.

Siebenter Abschnitt

Heilmittel, Krankenhausbehandlung, Kostenregelung

§ 20

(1) Gegenstände, die zur Verhütung, Heilung oder Linderung von Geschlechtskrankheiten oder von Krankheiten oder Leiden der Geschlechtsorgane dienen sollen, dürfen nur mit Genehmigung des Bundesgesundheitsamtes in den Verkehr gebracht werden. Die Genehmigung ist zu versagen, wenn der Gegenstand für den genannten Zweck ungeeignet oder seine Verwendung gesundheitsschädlich ist.

(2) Wer die in Absatz 1 bezeichneten Gegenstände ohne Genehmigung in Verkehr bringt, wird mit Gefängnis bis zu zwei Jahren oder mit Geldstrafe bestraft.

(3) Die Gegenstände, auf die sich die strafbare Handlung bezieht, können eingezogen werden. Ist die Verfolgung oder Verurteilung einer bestimmten Person nicht ausführbar, so kann auf die Einziehung selbständig erkannt werden.

§ 21

Für Mittel, Gegenstände, Verfahren und Behandlungen, die zur Heilung oder Linderung von Geschlechtskrankheiten oder von Krankheiten oder Leiden der Geschlechtsorgane bestimmt sind, darf nur bei Ärzten, Apothekern und Personen, die mit solchen Mitteln oder Gegenständen erlaubterweise Handel treiben, sowie in Fachzeitschriften, die sich an die genannten Berufskreise richten, geworben werden, es sei denn, daß das Bundesgesundheitsamt eine andere Form der Werbung zuläßt.

§ 22

(1) Die Kosten der Unteruchung einer Person, die glaubt, an einer Geschlechtskrankheit zu leiden, sowie die Kosten der notwendigen Krankenpflege Geschlechtskranker werden getragen:

1. gemäß §§ 182 bis 184 der Reichsversicherungsordnung von dem Träger der Krankenversicherung, falls die Person der Reichsversicherungsordnung als Pflichtmitglied oder freiwilliges Mitglied angehört;
2. von dem zuständigen Rentenversicherungsträger, wenn die Inanspruchnahme einer Krankenkasse durch eine versicherte Person die Untersuchung oder Heilbehandlung erschweren würde; der Bundesminister für Arbeit kann bestimmen, daß zwischen den Versicherungsanstalten und den Krankenkassen ein Ausgleich stattfindet;
3. im übrigen aus öffentlichen Mitteln, falls die Person die Kosten der Untersuchung oder Behandlung nicht selbst tragen kann. Des Nachweises des Unvermögens bedarf es nicht, wenn dieses offensichtlich ist oder die Gefahr besteht, daß die Inanspruchnahme anderer Zahlungspflichtiger die Durchführung der Untersuchung oder Behandlung erschweren würde.

(2) Zu den Kosten der Untersuchung und der notwendigen Krankenpflege gehören auch die Kosten für Arzneien, Verbandzeug, kleinere Heil- und Hilfsmittel sowie für bakteriologische und serologisch-diagnostische Untersuchungen und Beobachtungen im vollen Umfange.

(3) Die Kostenträger nach Absatz 1 Nummern 1 und 2 tragen die Kosten einer stationären Krankenhausbehandlung nur, wenn und solange diese zur Heilung der Krankheit erforderlich ist. Bei Krankenhausunterbringung zur Ansteckungsverhütung gilt Absatz 1 Nummer 3 entsprechend.

(4) Die Bestimmungen der Absätze 1 und 2 gelten auch für die Familienkrankenpflege im Rahmen des § 205 der Reichsversicherungsordnung.

(5) Wird eine Person auf Anordnung des Gesundheitsamtes untersucht oder beobachtet und ergibt der Befund, daß keine Behandlung erforderlich ist, so werden die Kosten der Untersuchung und Beobachtung aus öffentlichen Mitteln aufgebracht.

(6) Wird eine an Syphilis leidende Person zur Sicherung der Fortführung der Behandlung in der Zeit zwischen den Kuren und während der Fortsetzung der Behandlung in einem Heim aufgenommen, so werden die notwendigen Kosten aus öffentlichen Mitteln aufgebracht, soweit der Kranke sie offensichtlich nicht selbst tragen kann.

(7) Die Zuständigkeit anderer Kostenträger für alle weiteren Aufgaben der vorbeugenden und nachgehenden Fürsorge wird durch diese Regelung nicht berührt.

(8) Auf die aus öffentlichen Mitteln aufzubringenden Kosten der Untersuchung, Behandlung und Pflege finden die §§ 21a, 25 und 25a der Verordnung über die Fürsorgepflicht keine Anwendung. In § 25 Abs. 4 Buchstabe d der Verordnung über die Fürsorgepflicht werden die Worte „und bei ansteckenden Geschlechtskrankheiten im Sinne des Gesetzes zur Bekämpfung der Geschlechtskrankheiten vom 18. Februar 1927 (Reichsgesetzbl. I S. 61)" gestrichen.

(9) Wenn bei der Feststellung der Behandlungsbedürftigkeit der Kostenträger noch nicht feststeht, werden die Behandlungskosten einstweilen auf öffentliche Mittel übernommen. Der endgültige Kostenträger ist zur Rückerstattung verpflichtet.

(10) Der Kranke ist nur dem Gesundheitsamt gegenüber verpflichtet, die Voraussetzungen für die Übernahme der Kosten der Untersuchung oder Behandlung auf öffentliche Mittel nachzuweisen.

§ 23

(1) Die Landesregierung kann im Bedarfsfalle bestimmen, daß Gemeinden und Gemeindeverbände besondere Krankenhausfachabteilungen unterhalten oder errichten und mit angemessenen Einrichtungen zur Behandlung und Isolierung von Geschlechtskranken ausstatten (geschlossene Infektionsabteilung). Die für die Errichtung und Unterhaltung dieser Abteilungen erforderlichen zusätzlichen Kosten trägt das Land. Bisher bestehende geschlossene Infektionsabteilungen dürfen nur mit Genehmigung der zuständigen obersten Landesbehörde aufgelöst werden. Durch geeignete Aufgliederung dieser Abteilungen nach dem einzuweisenden Personenkreis muß eine sittliche Gefährdung, insbesondere von Jugendlichen vermieden werden.

(2) In Anstalten der allgemeinen, der Jugend- oder Gefährdetenfürsorge oder des Strafvollzuges können Fachabteilungen für geschlechtskranke Insassen gebildet werden. Die oberste Landesbehörde kann außerdem zur Unterbringung nach § 22 Abs. 6 andere Anstalten den Krankenhausfachabteilungen gleichstellen.

(3) Die Fachabteilungen für Geschlechtskranke sind verpflichtet, alle Geschlechtskranken oder einer Geschlechtskrankheit verdächtigen Personen aufzunehmen, die ihnen das zuständige Gesundheitsamt im Rahmen seiner Befugnisse zuweist. Sie müssen während des Aufenthalts der Kranken mit dem Gesundheitsamt in der fürsorgerischen Betreuung der Kranken zusammenarbeiten.

(4) Offene Abteilungen der Krankenhäuser zur freiwilligen Behandlung von Geschlechtskrankheiten werden durch die Vorschriften der Absätze 1 bis 3 nicht betroffen.

§ 24

Durch Landesgesetz wird geregelt, wer die in § 5 Abs. 2, § 14 Abs. 3, § 22 Abs. 1 Nr. 3, Abs. 5, 6 und 9 und § 26 bezeichneten öffentlichen Mittel aufbringt.

Achter Abschnitt

Schlußbestimmungen

§ 25

Der Bundesminister des Innern erläßt nach Anhörung der ärztlichen Berufsvertretungen und mit Zustimmung des Bundesrates durch Rechtsverordnung Vorschriften über:

1. die auf Grund dieses Gesetzes erforderlichen ärztlichen Zeugnisse und die Aufzeichnungen des behandelnden Arztes (§ 10);
2. die Fassung des Merkblattes (§ 11);
3. das Verfahren bei den Meldungen gemäß §§ 12 und 13;
4. die Geschlechtskrankenstatistik im Rahmen der für die Bundesstatistik geltenden Vorschriften.

§ 26

Für die Nachforschung nach der Ansteckungsquelle erhält der Arzt eine Gebühr aus öffentlichen Mitteln.

§ 27

(1) Ordnungswidrig handelt, wer vorsätzlich oder fahrlässig

1. einer Verpflichtung nach § 10 Abs. 1 Satz 2, § 12 oder § 21 oder
2. einer gemäß § 25 erlassenen Rechtsvorschrift, soweit sie ausdrücklich auf diese Bußgeldbestimmung verweist,

zuwiderhandelt.

(2) Die Ordnungswidrigkeit kann mit einer Geldbuße geahndet werden.

(3) Die fachlich zuständige oberste Landesbehörde kann das Gesundheitsamt nicht zur Verwaltungsbehörde im Sinne des § 73 des Gesetzes über Ordnungswidrigkeiten vom 25. März 1952 (Bundesgesetzbl. I S. 177) bestimmen.

Eine Synopsis mit Besprechung der Abweichungen findet sich bei HOPF [Hautarzt **1**, 535 (1950)].

In der sowjetischen Besatzungszone bzw. in der DDR galt zunächst seit 1947 die im wesentlichen der Kontrollratsdirektive entsprechende Verordnung zur Bekämpfung der Geschlechtskrankheiten (R. FRÜHWALD, K. LINSER). Diese wurde erst im Februar 1961 durch eine „Verordnung zur Verhütung und Bekämpfung der Geschlechtskrankheiten" ersetzt. In dieser Verordnung sind die unter die Bestimmungen fallenden Geschlechtskrankheiten als „übertragbare (infektiöse) Syphilis, akute und chronische Gonorrhoe, weicher Schanker und Frühform der Lymphopathia venerea" charakterisiert. Erfaßt werden „Geschlechtskranke" und „Krankheitsverdächtige" und „dringend Krankheitsverdächtige". Die Behandlung ist den Fachärzten für Haut- und Geschlechtskrankheiten vorbehalten und solchen Ärzten, die hierfür besonders zugelassen sind. Die Erkrankten sind zur Behandlung und Nachuntersuchung solange verpflichtet, bis durch eine schriftliche ärztliche Bescheinigung diese als abgeschlossen bezeichnet ist. Nach der Verordnung erfolgt eine reine *Zählmeldung* unter Deckbezeichnung ohne Namensnennung. Die Verpflichtung zur *namentlichen Meldung* entspricht derjenigen im Bundesgesetz. Die Infektionsquellenerfassung ist auch in der DDR eine Angelegenheit der behandelnden Ärzte. Die Anordnung der Untersuchung und Behandlung in bestimmten Untersuchungsstellen oder im Krankenhaus ist für diejenigen Fälle, die die ärztliche Anweisung nicht befolgen, sich der Nachuntersuchung entziehen oder entgegen dem Verbot Geschlechtsverkehr ausüben, ähnlich geregelt wie in der Bundesrepublik. Die Notwendigkeit besonderer Einwilligung bei bestimmten ärztlichen Eingriffen ist hier bereits im Gesetz geregelt und bezieht sich auf die Entnahme von Rückenmarksflüssigkeit, die Cystoskopie und Eingriffe, die vom Gesundheitsministerium besonders bezeichnet werden. Die Verordnung sieht Ordnungsstrafen vor für Übertretungen sowohl gegenüber den Kranken und Krankheitsverdächtigen wie gegenüber den Ärzten. Die Verletzung des Verbotes des Geschlechtsverkehrs wird besonders bestraft. Es ist dies hier kein Antragsdelikt. Die Maßnahmen gegenüber den dringend Krankheitsverdächtigen, im wesentlichen den häufig wechselnden Geschlechtsverkehr (hwG)-treibenden Personen, beziehen sich ebenso wie in der Bundesrepublik auf den Zwang, sich regelmäßig und an dazu bestimmten Stellen zur Untersuchung einzufinden. Diese Personen sind im Krankheitsfalle namentlich zu melden und werden eigenen stationären Behandlungsstellen zugeführt.

2. Besprechung gesundheitspolitischer Grundsätze

Der wechselnde Standpunkt in den gesetzlichen Bestimmungen ist insofern interessant, als daran die unterschiedlichen gesundheitspolitischen Grundsätze über die Bekämpfung der Geschlechtskrankheiten ablesbar sind.

a) Die Gesetze haben eine ausgesprochen *seuchenhygienische Zielsetzung*. Die Kranken sollen erfaßt werden, um die Ansteckungsgefahr zu verhüten und die dazu in erster Linie erforderliche Behandlung sicherzustellen. Die Beurteilung der Ansteckungsgefahr obliegt dem Arzt. Nach dem Bundesgesetz hat dieser bei unberechtigtem Fernbleiben des Kranken diesen zunächst aufzufordern. Die Ansteckungsgefahr umfaßt auch die Zeitspanne, in der nach Beseitigung der akuten Gefahr bei Unterbrechung der Behandlung ein Rückfall zu befürchten ist (HAGEN u. BERNHARDT, BECKER). Die DDR verlangt ausdrücklich eine ärztliche Bescheinigung über den Abschluß der Behandlung.

Nach dem Gesetz von 1927 war die Verantwortung in das *Ermessen des Kranken* gelegt. Er hatte sich des Geschlechtsverkehrs zu enthalten, wenn er „weiß oder den Umständen nach annehmen muß", daß er an einer mit Ansteckungsgefahr verbundenen Krankheit leidet. Praktisch war es nicht möglich, bei dieser Fassung dem Täter nachzuweisen, daß er wissen mußte, krank zu sein.

b) Die *namentliche Meldung* an das Gesundheitsamt ist nach dem Bundesgesetz beschränkt auf Personen, die sich der Untersuchung bzw. Behandlung entziehen, die ihre Umgebung durch „Lebensweise oder Lebensumstände" besonders gefährden (HwG-Treibende), oder falsche Angaben über ihre Infektionsquellen machen (§ 12). Im übrigen ist von einer Meldepflicht abgesehen. Durch den Fortfall der allgemeinen Meldepflicht wird das Vertrauensverhältnis zwischen Patient und Arzt, das sich als sicherste Grundlage einer schnellen und ausreichenden Behandlung erwiesen hat, voll gewahrt. Eine generelle namentliche Meldepflicht von Geschlechtskranken wird aus diesem Grunde einhellig mißbilligt. Namhafte Autoren wie KEINING und LINSER haben es nur für Notzeiten zweckmäßig gefunden. Nur wenn die Erkrankten sich ohne Angst vor gesellschaftlicher oder beruflicher Diffamierung und ohne Angst vor unnötigen behördlichen Zugriffen in ärztliche Behandlung begeben können, ist die Bekämpfung der Geschlechtskrankheiten auf die Dauer erfolgreich. Die angeblichen Erfolge im Rückgang der Geschlechtskrankheiten nach namentlichen Meldungen geht fast immer darauf zurück, daß die Kranken andere Wege der Behandlung suchen (LINSER, HOPF).

c) Die *Infektionsquellen-* und *Gefährdetenforschung* ist dem behandelnden Arzt übertragen worden. Die von diesem erfaßten Infektionsquellen unterliegen ebenfalls nicht der Meldepflicht, wenn sie sich nachweisbar in Behandlung begeben und nicht als HwG-Treibende verdächtig sind (§13).

Hierin liegt eine deutliche Abkehr von den schärfer formulierten Gesetzen wie der Kontrollratsdirektive und der Übung seit 1939, wonach die Infektionsquellenerfassung im Vordergrund der gesetzlichen Interessen stand und den Gesundheitsämtern übertragen war. Die liberale Regelung des Bundesgesetzes von 1954 und der Verordnung der DDR von 1961 bringt hier erhebliche Gefahren, wenn der behandelnde Arzt auf die Befragung nicht genügend Sorgfalt verwendet und die Frage der weiteren Infektionsketten nicht genügend beachtet.

M. C. HAWORTH und C. S. NICOL [Brit. J. vener. Dis. **30**, 36—37 (1954)] weisen darauf hin, daß die Infektionsquellenerfassung durch eingehendere Befragung mittels Fragebogen wesentlich verbessert werden konnte.

d) *Zwangsmaßnahmen* zur Erfüllung der gesetzlichen Forderungen sind nach dem Bundesgesetz vorgesehen

1. gegenüber den vom Arzt nach § 12 (1) namentlich zu meldenden Personen. Die Vordrucke hierfür sowie die Verpflichtung zu einer vorherigen Anmahnung seitens des Arztes ist durch die 1. Durchführungsverordnung festgelegt.

2. Nach § 3 ist derjenige, der an einer Geschlechtskrankheit leidet und dieses weiß oder den Umständen nach annehmen muß, verpflichtet, sich von einem in Deutschland bestallten Arzt untersuchen und bis zur Beseitigung der Ansteckungsgefahr behandeln zu lassen. Er muß sich ferner in ein Krankenhaus begeben, wenn das Gesundheitsamt dieses anordnet, weil es den Krankenhausaufenthalt zur Sicherung der Behandlung oder zur Ansteckungsbeseitigung für notwendig hält.

Von einigen Seiten ist gewünscht worden, das Bestimmungsrecht des Gesundheitsamtes hier stärker zu beschränken, so daß diese Anordnung nur erlassen werden könnte, wenn der Kranke sich der Behandlung entzieht oder hwG treibt. Diese Merkmale dürften aber nicht alle Notwendigkeiten für die Anordnung einer Krankenhausbehandlung umfassen.

Nach § 4 haben Personen, die dringend verdächtig sind geschlechtskrank zu sein und diese weiter zu verbreiten, auf Verlangen des Gesundheitsamtes, gegebenenfalls wiederholt, ein ärztliches Gesundheitszeugnis vorzulegen. In diesem Falle kann die Untersuchung in der Beratungsstelle oder bei einem bestimmten Arzt gefordert und bei unklarem Untersuchungsbefund oder Verschleierung eine befristete Krankenhauseinweisung angeordnet werden.

Schließlich kann Geschlechtskranken, die wegen ihres Berufes eine erhöhte Ansteckungsgefahr bilden, nach § 5 die Ausübung des Berufes untersagt werden, wenn sie eine entsprechende Anordnung ihres behandelnden Arztes nicht befolgen.

In diesem Zusammenhang sind schließlich die §§ 7 und 8 noch erwähnenswert, die sich auf das Stillen von Kindern beziehen und die gleichen Regelungen enthalten, wie im Gesetz von 1927. Hier ist außerdem ein Verbot der Blutspendung für Personen ausgesprochen, welche an einer Geschlechtskrankheit leiden oder zu irgendeiner Zeit an Syphilis gelitten haben. Die gleichen Regelungen finden sich in der Verordnung der DDR.

e) *Ausschalten von Polizei und Sozialfürsorge zugunsten der echten Gesundheitsfürsorge.* Die Polizei hat nach § 19 des BGB 1954 Personen, die aus *anderen* Gründen vorläufig festgenommen sind, dem Gesundheitsamt zur Untersuchung vorzuführen, wenn hinreichender Verdacht einer Geschlechtskrankheit und ihrer Weiterverbreitung begründet ist. Die Zusammenarbeit der Gesundheitsämter mit den Einrichtungen der Sozialfürsorge ist durch § 14 (1) festgelegt. Hier ist in Absatz 2 und 3 allerdings die soziale und erzieherische Betreuung für solche Geschlechtskranken festgelegt, die verwahrlost sind oder zu verwahrlosen drohen.

Damit sind auch *Razzien* polizeilicher oder sozial-fürsorgerischer Art nach dem BGB von 1954 nicht möglich. Jedoch müssen die Gesundheitsämter nach § 16 geeignete Maßnahmen treffen für eine nachgehende und vorsorgende gesundheitsfürsorgerische Beratung und Betreuung hwG-treibender Personen. Jedoch ergibt sich aus § 15 (1) des BGB als Aufgabe der Gesundheitsämter die Durchführung von gesundheitsfürsorgerischen, nachgehenden und vorbeugenden Maßnahmen bei hwG-treibenden Personen.. Hierzu gehört auch ein Streifendienst zur gesundheitsfürsorgerischen Erfassung gefährdeter Personen. Nach dem Kommentar von Hagen-Bernhardt ist eine geeignete Maßnahme hierzu bei entsprechend begründeter Vermutung der angegebenen Art, das Aufsuchen solcher Personen, besonders wenn sie sich auf öffentlichen Straßen, Plätzen sowie in Gaststätten aufhalten. Es kann sich jedoch immer nur um gezielte Maßnahmen bei begründetem Anlaß handeln.

f) *Eheschließung.* Nach dem GBG von 1927 war die Ehe erlaubt, wenn der Erkrankte dem Partner vorher über seine Erkrankung Mitteilung gemacht hatte. Dies war dann teilweise durch Ehegesundheitsgesetz auf ein Eheverbot bei übertragbaren Krankheiten eingeengt worden. Die neue Vorschrift des GBG von 1954 ist hierin wesentlich liberaler und den modernen Behandlungsmethoden angepaßt. Nicht jeder Kranke, der vielleicht in übergroßer Gewissenhaftigkeit eine frühere Infektion für ansteckungsfähig hält, ist nach dem GBG gezwungen, seinen Partner hierüber aufzuklären. Nach § 6 (2) kann ihm der Facharzt seinen Gewissenskonflikt abnehmen. Wenn dieser die Unbedenklichkeit der Ehe bescheinigt, so kann der Patient heiraten und braucht dem Ehepartner über seine frühere Erkrankung keine Auskunft zu geben. Darüber hinaus ist aber jede Frau, die einmal an Syphilis gelitten hat, im Falle der Schwangerschaft verpflichtet, sich auf Behandlungsbedürftigkeit untersuchen zu lassen (§ 3).

Die Frage nach der Offenbarungspflicht einer früheren Geschlechtskrankheit gegenüber dem Ehepartner ist auch ein Problem des bürgerlichen Rechtes. Hier ist eine überstandene Gonorrhoe, etwa mit anschließender postgonorrhoischer

Urethritis, genauso zu beurteilen wie nicht venerische Genitalerkrankungen. Rechtlich gilt in Deutschland bisher einheitlich für beide Teile die gleiche Kontrollratsverordnung Nr. 16 als „Deutsches Ehegesetz von 1946". Für die vorgelegte Fragestellung sind hiervon interessant:

Aufhebung der Ehe. Diese kann richterlich verfügt werden, falls bei der Eheschließung ein wesentlicher „Irrtum über die persönlichen Eigenschaften" (körperlicher, geistiger und sittlicher Art) des anderen Ehegatten bestand, welche den Ehepartner „bei verständiger Würdigung des Wesens der Ehe von derselben abgehalten hätten. Ist die Ehe jedoch nach Entdeckung des Irrtums durch den anderen Ehegatten fortgesetzt worden, so ist die Aufhebung ausgeschlossen (§ 32 Ehe-G.).

Als Aufhebungsgrund können danach ganz allgemein Krankheiten gelten, welche unheilbar sind oder deren Heilung unwahrscheinlich ist. Hierzu gehören Störungen der Beiwohnungsfähigkeit (soweit sie nicht durch Alter bedingt sind) und Krankheiten, welche sich ungünstig auf die Nachkommenschaft auswirken *oder diese verhindern* können.

Ein Irrtum im Sinne der Rechtsprechung kann dann schon gegeben sein, wenn dem Kläger „zwar die Tatsachen bekannt sind, aber nicht deren Bedeutung und Tragweite oder deren Auswirkungen" (RG 164, 110). Unter diesem Gesichtspunkt wäre z. B. die Gefährlichkeit oder Unheilbarkeit eines Geschlechtsleidens zu beurteilen (RG. Warn. 23/24, Nr. 127).

Darüber hinaus ist festgestellt worden, daß es sich stets „um etwas Dauerndes und die Persönlichkeit Bestimmendes" handeln muß (RG 146, 243): Persönliche Eigenschaften sind solche, „die einer Person nicht bloß als ein außer ihr Liegendes, mehr oder weniger Vorübergehendes und Zufälliges, sondern dergestalt wesentlich zukommen, daß sie als Ausfluß und Betätigung ihres eigentlichen Wesens, als ein integrierender Bestandteil ihrer Individualität erscheinen" (RG 52, 310; 95, 290; 146, 243).

Bezüglich der Geschlechtskrankheiten ist unter dem Eindruck der Behandlungserfolge mit Antibioticis, Sulfonamiden usw. ein Wandel in der Auffassung der Gerichte eingetreten. So wird ausdrücklich festgestellt, daß Geschlechtskrankheiten nach dem heutigen Stand der ärztlichen Wissenschaft in den meisten Fällen als heilbar anzusehen sind (RG, DR 41, 1413 = Seuff. Arch. 95 Nr. 47). Die Frage der Aufhebung einer Ehe wird daher in der Regel lediglich auf die Nachwirkungen venerischer Erkrankungen abzustellen sein (RG, JW 27, 1191). Bezüglich der Gonorrhoe sind es wohl nur die zur Unfruchtbarkeit führenden Komplikationen bei Mann und Frau.

g) *Schutz vor schwerwiegenden Eingriffen.* Nach § 20 dürfen, wie im Gesetz von 1927, ärztliche Eingriffe, die mit erheblichen Gefahren für Leben und Gesundheit verbunden sind, nur mit Einwilligung des Kranken vorgenommen werden. Die hierfür in Frage kommenden Eingriffe sind in der 2. Durchführungsverordnung vom 5. 7. 1955 bestimmt:

Entnahme der Rückenmarks- oder Gehirnflüssigkeit.
Behandlung der Lues mit Salvarsanpräparaten.
Behandlung der Neurolues mit Malaria oder anderen fiebererzeugenden Mitteln.
Alle Eingriffe, die mit allgemeiner Betäubung verbunden sind.

Daß mit dieser Verordnung die Liquor-Entnahme als mit erheblicher Gefahr für Leben und Gesundheit verbunden bezeichnet wird, widerspricht aller ärztlichen Erfahrung und könnte weniger bei der Behandlung der Geschlechtskrankheiten als vielmehr wegen der allgemeinen Aufklärungspflicht des Arztes bedenkliche Konsequenzen haben. Hier ist die Verordnung der DDR besser, die ohne Begründung die Punktion im Rahmen der Zwangsbehandlung zustimmungspflichtig macht.

h) *Jeder Geschlechtskranke ist verpflichtet, sich bei einem Arzt behandeln zu lassen.* Die DDR beschränkt dies sogar auf Fachärzte und besonders zugelassene Ärzte.

Alle Gesetze sind sich einig, außer Lues und Gonorrhoe auch den weichen Schanker und das Lymphogranuloma inguinale einzubeziehen. Die erforderliche *Aufklärung des Kranken* hat durch Aushändigung eines Merkblattes zu erfolgen (§ 11), dessen Text durch Durchführungsverordnung ebenfalls festgelegt ist.

Die allgemeine *Aufklärung über geschlechtliche* Fragen ist im Bundesgesetz von 1954 erstmalig als Aufgabe des Gesundheitsamtes festgelegt (§ 15^3). Besondere Bedeutung hat die Verpflichtung des Arztes, die Untersuchung und Behandlung Geschlechtskranker nach den „*Grundsätzen wissenschaftlicher Erkenntnis*" durchzuführen. Die DDR gibt „Empfehlungen" für die Untersuchung und Behandlung Geschlechtskranker heraus und verpflichtet zu einer bestimmten Form der ärztlichen Aufzeichnungen. Auch nach dem Bundesgesetz ist der behandelnde Arzt verpflichtet, „*genaue Aufzeichnungen*" zu machen. In der 1. Durchführungsverordnung zum GBG ist genau festgelegt

1. wie ärztliche Zeugnisse bei Geschlechtskrankheiten auszustellen sind und welche Formblätter dabei zu verwenden sind;
2. welche Einzelaufzeichnungen der behandelnde Arzt zu machen hat.

Solche Bestimmungen gehen über die Vorschriften der ärztlichen Berufsordnungen hinaus und entsprechen der durch das Gesetz den Ärzten der Öffentlichkeit gegenüber auferlegten besonderen Sorgfaltspflicht bei der Behandlung und Untersuchung von Geschlechtskranken.

Es würde nicht den wissenschaftlichen Grundsätzen entsprechen, wenn ein Arzt etwa Gonorrhoe-Behandlungen ohne eingehende Abstrich-Untersuchungen als „Sicherheitskur" oder ohne genügende Nachkontrolle mit Provokation durchführen würde. Hierin wäre darüber hinaus ein Kunstfehler mit allen Haftpflichtkonsequenzen zu erblicken [Bohnstedt, Felke, Hartung, Hopf, Wiedmann, Z. Haut- u. Geschl.-Kr. **17**, H. 8, 244ff.].

Die Frage, ob eine Geschlechtskrankheit vorliegt oder nicht, setzt sorgfältige und wiederholte Untersuchungen voraus. Die „wissenschaftliche Erkenntnis" verlangt, daß zur Feststellung der Gonorrhoe bei Krankheitsverdächtigen bzw. nach Abschluß der Behandlung eine Provokation durchgeführt wird und mindestens 5 Tage lang täglich Abstriche kontrolliert werden. In zweifelhaften Fällen ist eine Kultur notwendig. Bei einem Geschlechtskrankheitsverdächtigen oder jemandem, der eine Gonorrhoe überstanden hat, kann die Gesundheit erst nach anschließender dreimaliger Nachkontrolle nach den Menses mit genügender Sicherheit festgestellt werden. Dies gilt natürlich insbesondere bei hwG-treibenden Personen und solchen, die z. B. auf Grund von Infektionsquellen- oder Gefährdeten-Meldungen krankheitsverdächtig sind. *Es würde dem Gesetz zur Bekämpfung der Geschlechtskrankheiten sowohl wie dem von einem Arzt zu fordernden Verhalten widersprechen, wenn er etwa nach einem einmaligen Abstrich bei einer hwG-treibenden Person bescheinigen würde, dieselbe sei „gesund" oder „frei von ansteckenden Krankheiten".*

i) *Kostenübernahme.* Die Übernahme der Kosten ist in § 21 des BGB in dem Sinne geregelt, daß in allen Fällen zunächst ein etwa vorhandener Versicherungsträger einzutreten hat und andernfalls die Bezahlung aus öffentlichen Mitteln erfolgt. Hierfür bedarf es *nicht* des Nachweises des Unvermögens zur eigenen Zahlung, wenn die Inanspruchnahme von anderen Zahlungspflichtigen die Durchführung der Untersuchung oder Behandlung *erschweren* würde. Diese Regelung gilt auch für Krankenhausbehandlung, wenn und solange die Krankheit eine solche erfordert. Damit sind hier wohl die meisten ärztlichen Wünsche erfüllt.

3. Das Brüsseler Abkommen von 1924

Eine besondere Regelung gilt für die Behandlung von *geschlechtskranken Seeleuten* durch das sogenannte Brüsseler Abkommen von 1924, dem Deutschland 1937 und erneut 1954 beigetreten ist (Reichsgesetzblatt 1937 II S. 109, Bundesgesetzblatt Teil II 1954, Nr. 4).

Vereinbarung über die den Seeleuten der Handelsmarine für die Behandlung von Geschlechtskrankheiten zu gewährenden Erleichterungen vom 1. Dezember 1924

Auszug

Artikel 1

Die hohen vertragschließenden Parteien verpflichten sich, in jedem ihrer wichtigsten See- und Flußhäfen Dienststellen zur Behandlung von Geschlechtskranken einzurichten und zu unterhalten, die allen Seeleuten der Handelsmarine und allen Schiffen ohne Unterschied der Staatsangehörigkeit offenstehen.

Diese Dienststellen sollen ein fachlich geschultes Ärztepersonal und eine sachliche Organisation haben, die ständig auf der Höhe der wissenschaftlichen Fortschritte gehalten wird. Ihre Unterbringung und Arbeitsweise soll so eingerichtet werden, daß sie den Interessenten leicht zugänglich sind. Ihr Ausbau soll in jedem Hafen dem Maß des Schiffsverkehrs entsprechen, und sie sollen über eine ausreichende Anzahl von Krankenhausbetten verfügen.

Artikel 2

Die ärztliche Behandlung sowie die Ausgabe von Heilmitteln ist unentgeltlich; das gleiche gilt für die Unterbringung im Krankenhaus, wenn sie von dem Arzt der Dienststelle für nötig erachtet wird.

Die Kranken erhalten ebenfalls unentgeltlich die Heilmittel, die zur Behandlung unterwegs und bis zum nächsten vorgesehenen Anlaufen eines Hafens erforderlich sind.

Artikel 3

Jeder Kranke erhält ein streng persönliches Krankenheft, in dem er gegebenenfalls nur durch eine Nummer bezeichnet werden kann und worin die Ärzte der verschiedenen Kliniken, die er aufsucht, eintragen:

a) die Diagnose nebst kurzer Angabe der bei der Untersuchung festgestellten klinischen Besonderheiten;
b) die in der Klinik vorgenommenen Eingriffe;
c) die unterwegs zu befolgenden Vorschriften;
d) die Ergebnisse der serologischen Untersuchungen bei Syphilis (Wassermann). Die Krankenhefte sind nach dem beigefügten Muster[1] anzulegen. Sie können später auf dem Verwaltungswege abgeändert werden.

Zur Erleichterung von Vergleichen ist es wünschenswert, die Untersuchung auf die Wassermannsche Reaktion, soweit möglich, nach einem einheitlichen Verfahren vorzunehmen.

Artikel 4

Die Kapitäne und Schiffseigentümer sind verpflichtet, ihr Personal von dem Bestehen der in dieser Vereinbarung erwähnten Dienststellen zu unterrichten.

Der Sanitätsbeamte übergibt dem Personal beim Anrufen des Schiffes oder bei seinem ersten Besuch an Bord Merkblätter, in denen Zeit und Ort der Sprechstunden angegeben sind.

Danach steht Seeleuten in fast allen Hafenstädten der Welt die *Seemannsfürsorge* zur Verfügung. Sie haben hier einen durch internationales Recht gesicherten Anspruch auf *kostenlose* Untersuchung, Beratung und Behandlung bei Verdacht auf Geschlechtskrankheiten. Die Adressen der Seemannsfürsorgeambulanzen in den Hafenstädten müssen bei jeder amtlichen Seefahrtsdienststelle zu erfahren sein. In den großen internationalen Häfen ist also die Erkennung und Behandlung der Geschlechtskrankheiten kein Problem. Die Welt-Gesundheitsorganisation bemüht sich darum sicherzustellen, daß in keiner Geschlechtskrankenfürsorgestelle für Seeleute sprachliche Schwierigkeiten die erforderliche Verständigung erschweren.

---

[1] Hier nicht abgedruckt, da inzwischen abgeändert.

Wenn auch die Geschlechtskrankheiten mit der Konsolidierung der wirtschaftlichen Verhältnisse überall erheblich abgenommen haben und in den entwickelten Ländern kaum noch eine größere seuchenhygienische Bedeutung besitzen, so darf doch auf der anderen Seite die Häufigkeit der Gonorrhoe nicht unterschätzt werden. Die in fast allen Ländern fortschwelenden Herde von Geschlechtskrankheiten betreffen in erster Linie die Gonorrhoe und würden bei einem Nachlassen der gesundheitsfürsorgerischen Überwachung wieder eine erhebliche Ausbreitungsgefahr bedeuten. Die Einhaltung der gesetzlichen Bestimmungen, soweit sie den *Behandlungszwang* und die *vorbeugende* und *nachgehende Gesundheitsfürsorge* betreffen, sind die Voraussetzung dafür, daß die Geschlechtskrankheiten, insbesondere die Gonorrhoe, weiterhin eingedämmt bleiben.

Literatur

Allied Control Authority Coordinating Committee Direktive Nr. 52: Bekämpfung der Geschlechtskrankheiten. — Alvarez Sainz de Aja, E.: Evolutión de lasenfermedades cutàneas y venereas en la primera mitad del siglo XX. Act. dermo-sifiliogr. (Madr.) **45**, 89—95 (1953). — *Amtlicher Anzeiger* Teil II *des Hamburger Gesetz- und Verordnungsblattes* Nr. 158 v. 16. 7. 1956: Anordnung zur Durchführung des Gesetzes zur Bekämpfung der Geschlechtskrankheiten. — *Amtsblatt des Kontrollrats in Deutschland* Nr. 15 vom 31. Mai 1947, Direktive Nr. 52: Bekämpfung der Geschlechtskrankheiten.

Bauer, Theodore J.: Venereal disease control program in transition. Publ. Hlth. Rep. (Wash.) **67**, 17—20 (1952). — Becker, W.: Kommentar zum Gesetz zur Bekämpfung der Geschlechtskrankheiten. Münster i. W.: Aschendorffsche Verlagsbuchh. 1954. — Gesetz zur Bekämpfung der Geschlechtskrankheiten vom 23. Juli 1953 nebst Ausführungsbestimmungen und Nebengesetzen-Kommentar, Bd. XVI, 196 S. (Aschendorffs Jurist. Handbücherei, begr. von Felix Niesert. Hrsg. von Walter Ermann und Heinz Goerke, Bd. 46,Kommentare.) Münster i. W.: Aschendorffsche Verlagsbuchh. 1955. — Berger, U.: Über hämolysierende Stämme saprophytischer Neisserien. Arch. Hyg. (Berl.) **137**, 499—504 (1953). — Berwind, I.: Soziale Medizin und Hygiene. Bericht über Augenprophylaxe mit Penicillin in 4528 Fällen. Münch. Med. Wschr. **1952**, 2015—2018. — *BGBL* (Bundesgesundheitsblatt) Teil II, Nr. 13 v. 19. 3. 37: Bekanntmachung über den Beitritt des Deutschen Reichs zu der Vereinbarung über die den Seeleuten der Handelsmarine für die Behandlung von Geschlechtskrankheiten zu gewährenden Erleichterungen v. 11. 3. 37. — *BGBL* I, S. 700 v. 23. 7. 53: Bundesgesetz zur Bekämpfung der Geschlechtskrankheiten. — *BGBL* I, Nr. 41: Gesetz zur Bekämpfung der Geschlechtskrankheiten vom 23. Juli 1953 und Verordnung für die DDR. — *BGBL* II, Nr. 6 vom 11. 4. 1953: Bekanntmachung über die Wiederanwendung deutschbritischer Vorkriegsverträge v. 13. März 1953. — *BGBL* II, 1954, S. 468: Bekanntmachung vom 29. 3. 1954. — *BGBL* 1. Nr. 45 v. 30. 12. 1954, S. 523, 1. Verordnung: Erste Verordnung zur Durchführung des Gesetzes zur Bekämpfung der Geschlechtskrankheiten vom 28. 12. 1954. — *BGBL* I, Nr. 22 v. 15. 7. 1955, S. 402: Zweite Verordnung zur Durchführung des Gesetzes zur Bekämpfung der Geschlechtskrankheiten vom 5. Juli 1955. — *BGBL* Nr. 22 v. Oktober 1960: Die Morbidität der Gonorrhoe in Übersee. — Boas, H.: Kurze Erläuterungen von Wandtafeln (Statistik der venerischen Krankheiten in Dänemark während und nach den beiden Weltkriegen). Ugeskr. Laeg. S. 799 (1950) u. Arch. Derm. Syph. (Berl.) **191**, 397 (1950). — Bohnstedt, R. M., H. Felke, J. Hartung, G. Hopf u. A. Wiedmann: Zur Frage der Nachuntersuchung von Gonorrhoe-Patienten. Z. Haut- u. Geschl.-Kr. **17**, H. 8, 244ff. (1954). — Borelli, S., u. W. Starck: Die Prostitution als psychologisches Problem. Berlin-Göttingen-Heidelberg: Springer 1954. — Brabetz, V.: Prostitution als Infektionsquelle. Z. Haut- u. Geschl.-Kr. **13**, 25 (1952). — Breuning, M.: Dtsch. Gesundh.-Wes. **1954**, 837. — *Bundesgesetzblatt* Teil II, 1954, Nr. 4 vom 22. 4. 1954: Bekanntmachung über die Wiederanwendung der Vereinbarung über die den Seeleuten der Handelsmarine für die Behandlung von Geschlechtskrankheiten zu gewährenden Erleichterungen. — Burckhardt, W., u. A. Dirr: Die Änderung des klinischen Bildes der Gonorrhoe. Dermatologica (Basel) **111**, 223—228 (1955).

Cavaillon, J.-A.: Die Geschlechtskrankheiten. Erscheinungen, Behandlung, Epidemiologie und Vorbeugung. Paris: Foucher 1953. — Chiarenza, A., e G. Di Prima: Dati statistico clinici sulla morbilitá venerea nel periodo 1935—1950. Ambulatorio della clinica dermosifiiopatica. Union internat. contre le pèril vènèr. 1951, 176 S. — Clarke, C. W.: Penicillin — Hilfe oder Hindernis in der Bekämpfung der Geschlechtskrankheiten ? Z. Haut- u. Geschl.-Kr. **2**, 197 (1947). — Crosti, A.: Intraducione. Atti Soc. ital. Derm. Sif. 292—294 (1937). —

La legislazione italiana attualmente in istudio per migliorare la lotta contro le malattie veneree; notizie, indirizzi e rilievi critici. G. ital. Derm. Sif. **90**, 435—458 (1949).

DARUP, E.: Zur Penicillin-Prophylaxe der Blennorrhoea neonatorum. Med. Klin. **46**, 1156 (1951). — *Deutsche Justizverwaltung* (Zentralverordnungsblatt Nr. 4, 1948): Bekämpfung der Geschlechtskrankheiten unter der deutschen Bevölkerung in der sowjetischen Besatzungszone Deutschlands. Befehl Nr. 273, 11. 12. 1947, Berlin. — Verordnung zur Bekämpfung der Geschlechtskrankheiten unter der deutschen Bevölkerung in der sowjetischen Besatzungszone Deutschlands, z. Befehl Nr. 273 vom 11. 12. 1947 des Obersten Chefs der SMAD. — *Deutsche Zentralverwaltung für das Gesundheitswesen:* Erste Verordnung zur Durchführung und Ergänzung der Verordnung zur Bekämpfung der Geschlechtskrankheiten unter der deutschen Bevölkerung in der sowjetischen Besatzungszone Deutschlands. (Zentralverordnungsblatt, Jahrgang 1948.) — *Deutsches Ehegesetz von 1946:* RG. 164, 110, RG. Warn. 23/24 Nr. 127 — RG. 146, 243 — RG. 52, 310; 95, 290; 146, 243. RG. DR 41, 1413 = Seuff. Arch. 95, Nr. 47 — RG. JW 27, 1191. — DEWALD, W.: Bekämpfung der G-Krankheiten. Hautarzt H. **12**, Dez. 1951. — DIRR, A.: Der Einfluß des Penicillins auf die Inkubationszeit der Gonorrhoe und der Wandel im Symptomenbild der Komplikationen bei der Gonorrhoe des Mannes und der Frau. Diss. Zürich 1955, 39 S. — DRESSLER, H., u. G. GUMPESBERGER: Zur Penicillintherapie der Gonorrhoe. Z. Haut- u. Geschl.-Kr. **19**, 242 (1955). — DUB, L.: Das Geschlechtsleben des Mannes und die Bekämpfung der Geschlechtskrankheiten. Z. Haut- u. Geschl.-Kr. **5**, 247 (1948). — DUREL, P.: Survey of the venereal disease situation in France. Brit. J. vener. Dis. **32**, 145—149 (1956).

EAGLE, H., A. V. GUDE, G. E. BECKMANN, G. MAST, J. J. SAPERO and J. B. SHINDLEDECKER: Prevention of gonorrhea with penicillin tablets. J. Amer. med. Ass. **140, 940—943** (1949). — EAGLE, H., A. V. GUDE, G. E. BECKMANN, J. J. SAPERO u. J. B. SHINDLEDECKER: Prevention of gonorrhea with penicillin tablets. J. Amer. med. Ass. **140**, 940 (1949). — ELIOT, T. D.: Norway conquers venereal diseases. Brit. J. vener. Dis. **31**, 2 (1955a); **31**, 2—8 (1955b). — EMANUEL, L.: Neue Gesichtspunkte in der Gonorrhoeforschung. Der heutige Stand der Gonorrhoebekämpfung. Čs. Derm. **30**, 152—156 (1955) [Slowakisch]. — ENDRES, R.: Neue Gesichtspunkte in der Gonorrhoeforschung. Z. Haut- u. Geschl.-Kr. **12**, 133 (1952). — EYKMANNS, R.: Zum Gesetz über die Unterdrückung der amtlichen Reglementierung der Prostitution. Arch. belges Derm. 8, 415 (1952).

FABREGA, R. D.: Un estudio de las reactiones alergicas a la penicilina en 24.854 inyecciones y del valor profilàctico de ellas en la prevencion de la sifilis y gonorrea. Arch. Méd. panameños **4**, 65—70 (1955). — FESSLER, A.: Der Einfluß der Wirtschaftskrise auf die Häufigkeit der Geschlechtskrankheiten. Wien. med. Wschr. **87**, 95, 121 (1937). — FÖLLMER, W.: Schwangerschaftsgonorrhoe und Gonoblennorrhoe des Neugeborenen. Geburtsh. u. Frauenheilk. **14**, 1099 (1954). — FRANKLIN, A. C.: Prophylaxis against ophthalmia neonatorum. J. Amer. med. Ass. **134**, 1230 (1947). — FRÉNCH, ELEANOR: Prostitution. Brit. J. vener. Dis. **31**, 113 (1955). — FROMME, W.: Erfahrungen eines Beratungsstellenleiters. Z. Haut- u. Geschl.-Kr. **9**, 259 (1950). — FRÜHWALD, R.: Die Bekämpfung der Geschlechtskrankheiten in der DDR. Dtsch. Gesundh.-Wes. **1955**, 379—381. — FRÜHWALD, R., u. K. LINSER: Reichsgesundheitsblatt II, S. 109; II, Nr. 4, 1954.

GERFELDT, E.: Umwelt und Anlage in der Epidemiologie der Geschlechtskrankheiten. Derm. Wschr. **119**, 561 (1947/48). — Sozialbiologische Wandlungen der Geschlechtskrankheiten. Z. Haut- u. Geschl.-Kr. **5**, 437 (1948). — GERTLER, H.: Beobachtungen bei ambulanter Gonorrhoebehandlung hinsichtlich Doppelinfektion. Derm. Wschr. **134**, 798—801 (1956). — *Gesetz No. 16 des Kontrollrats* v. 20. 2. 1946: Ehegesetz. — GJESSING, H.: Is gonorrhea dying out ? Bord. Med. **51**, 746—748 (1954) [Norwegisch]. — Venereal diseases past and present in Norway with special reference to Oslo. Brit. J. vener. Dis. **36**, 86—90 (1956). — GOTTSCHALK, H.: Die Reichszählung der Geschlechtskranken vom 1.—30. Juni 1940. Derm. Wschr. **113**, 662 (1941). — Was lehrt die Statistik der Geschlechtskrankheiten in Dänemark und Schweden ? Derm. Wschr. **115**, 841 (1942a). — Was lehrt die Statistik der Geschlechtskrankheiten in Dänemark und Schweden ? Öff. Gesundh.-Dienst 8, 21 (1942b). — GOUGEROT, H., u. R. BURNIER: Statistiques vènèrèologiques de 1941 de la clinique de la facultè à l'Hospital de Saint-Louis. Ann. Derm. Syph. (Paris) 8, Ser. 2, 170—171 (1942). — GRADENWITZ, F.: Unter „Rechtsfragen“. Z. Haut- u. Geschl.-Kr. **1**, 340 (1946). — GRIMM, W.: Zwangsmaßnahmen nach dem Gesetz zur Bekämpfung der Geschlechtskrankheiten. Öff. Gesundh.-Dienst **19**, H. 10 (1957/58). — GUDMUNDSSON, H.: Venereal diseases in Iceland. Acta derm.-venereol. (Stockh.) **31**, Nr 4, 412 (1951). — GÜNTER, J.: Zur Frage der Beratungsstellen und den „Erfahrungen eines Beratungsstellenleiters“. Z. Haut- u. Geschl.-Kr. **9**, 479 (1950).

HABERMANN, R.: Persönliche Prophylaxe der Gonorrhoe. In Handbuch der Haut- und Geschlechtskrankheiten, Bd. XX/2, S. 332. 1930. — HÄMEL, J.: Ist eine vorsorgliche Behandlung bei Verdacht auf Gonorrhoe zulässig ? Dtsch. Gesundh.-Wes. **5**, 515—519 (1950). — HAGEN, W.: 10 Jahre Gesundheitswesen in der Bundesrepublik. Bundesgesundheitsblatt Nr 8, 114 (1958). — HAGEN, W., u. F. BERNHARDT: Gesetz zur Bekämpfung der

Geschlechtskrankheiten vom 23. 7. 1953. Kommentar. Bd. VIII, 86 S. Berlin u. Frankfurt a. M.: Franz Vahlen 1954. — HALBRON, P.: Ref. Excerpta med. (Amst.), Sect. X, **1**, 599 (1947). — HARTUNG, J.: Zur Frage der Nachuntersuchung von Gonorrhoe-Patienten. Z. Haut- u. Geschl.-Kr. **17**, 244 (1954). — Schwierigkeiten in der Erfassung von Kontaktpersonen Geschlechtskranker. Bundesgesundheitsblatt **2**, 391—392 (1959). — HARTUNG, J., u. H. JANSSON: Über die Korrelation zwischen Fluktuation und Geschlechtskrankheiten. Z. Haut- u. Geschl.-Kr. **16**, 11, 343 (1954). — HARTUNG, J., u. G. WAGNER: Geschlechtskrankheiten in Niedersachsen in den Jahren 1946—1950. Neues Arch. für Niedersachsen 21, 36 (1951). — HAUSTEIN, H.: Statistik der Geschlechtskrankheiten. (22. Bd. Soziale Bedeutung, Bekämpfung, Statistik der Geschlechtskrankheiten. VII, 1927.) — HAWORTH, M. C., u. C. S. NICOL: Infektionsquellen bei männlichen Patienten mit akuter Gonorrhoe. Brit. J. vener. Dis. **30**, 36—37 (1954). — HECHT, H.: Die soziale Bedeutung der Geschlechtskrankheiten. (22. Bd. Soziale Bedeutung, Bekämpfung, Statistik der Geschlechtskrankheiten VII, 1927.) — HELLER, J. R.: Die Überwachung der Geschlechtskrankheiten in der Nachkriegsperiode. Aus. J. S., Go.V.O. **31**, 6 (1947). — Die Haut- und Geschlechtskrankheiten im Staats-, Straf-, Zivil- und Sozialrecht. Entwurf einer Geschichte der ansteckenden Geschlechtskrankheiten. Handbuch für Haut- und Geschlechtskrankheiten (JADASSOHN), Bd. 23. Berlin: Springer 1931. — HELLMUTH, K., u. H. SCHEUFLER: Zur Frage der Credeschen Prophylaxe mit Penicillinöl. Münch. med. Wschr. **1954**, **1383**. — HESSE, P.: Die hygienische Aufklärungsarbeit am Erwachsenen auf dem Gebiete der Geschlechtskrankheitenbekämpfung. Derm. Wschr. **119**, 570 (1947/48). — HIRSCH, H.: Welche Maßnahmen sind noch zur wirksamen Bekämpfung der Geschlechtskrankheiten erforderlich? Z. Haut- u. Geschl.-Kr. **4**, 450 (1948). — HOLZAMER, H.: Ein Hilfsmittel für den Praktiker zur Überwachung der Geschlechtskranken. Z. Haut- u. Geschl.-Kr. **3**, 118 (1947). — Ist die namentliche Meldepflicht ein Gewinn oder ein Verlust im Kampf gegen die Geschlechtskrankheiten? Z. Haut- u. Geschl.-Kr. **4**, 40 (1948). — HOPF, G.: Gesichtspunkte für die Bekämpfung der Geschlechtskrankheiten. Z. Haut- u. Geschl.-Kr. **5**, 32 (1948). — Gesichtspunkte für ein Bundesgesetz zur Bekämpfung der Geschlechtskrankheiten. Hautarzt **1**, 535—542 (1950). — Gonorrhoebehandlung. Z. Haut- u. Geschl.-Kr. **10**, 131 (1951a). — Die Geschlechtskrankheiten in Hamburg. Z. Neues Hamburg **6** (1951b). — Das Bundesgesetz zur Bekämpfung der Geschlechtskrankheiten. Z. Haut- u. Geschl.-Kr. **12**, 328 (1952). — Zur Frage der Nachuntersuchung von Gonorrhoe-Patienten. Z. Haut- u. Geschl.-Kr. **17**, 244 (1954). — HOPF, G., J. HARTUNG, A. WIEDMANN, J. FELKE u. R. M. BOHNSTEDT: Zur Frage der Nachuntersuchung von Gonorrhoe-Patienten. Z. Haut- u. Geschl.-Kr. **17**, H. 8, 244 (1954). — HOPF, G., J. HARTUNG, A. WIEDMANN, J. E. VANDOW, G. JOPPICH, W. BURCKHARDT, E. W. THOMAS u. A. LÖSCHKE: Anfrage E. LANGER: Inwieweit ist es notwendig, bei Adoptionen von Säuglingen und Kleinkindern eingehende Untersuchungen auf Geschlechtskrankheiten vorzunehmen. Z. Haut- u. Geschl.-Kr. **20**, 330—335 (1956). — HOPF, G., u. O. TOEPFFER: Das Bordellwesen in der heutigen Gesetzgebung. Z. Haut- u. Geschl.-Kr. **12**, 419 (1952). — HOPF, G., u. W. WENNECKE: Die zahlenmäßige Entwicklung der venerischen Krankheiten in Hamburg. Ärztl. Wschr. **1/2**, H. 61/62, 983/985 (1947). — HU, C. K., C. C. CHEN, K. Y. YEH, K. C. WANG, H. T. CHEN and H. L. SUN: The control of venereal diseases in New China. Chin. med. J. **71**, 248—258 (1953).

JAKOBY, G.: Zu „Geschlechtskrankheiten und § 218“. Z. Haut- u. Geschl.-Kr. **3**, **23** (1947). — JANDA, J.: Precent incidence of venereal diseases in Czechoslovakia and abroad. Čsl. Epidem. 8, 122—125 (1959) [Tschechisch]. — JOHNSON, B.: State laws and regulations of state boards of health which deal with the venereal diseases. J. soc. Hyg. **24**, 514—519 (1938). — JUNG, H.-D.: Infektionsquellenforschung und Geschlechtskrankheitenbekämpfung. Derm. Wschr. **141**, 148—151 (1960). — JUNG, H. D., u. H. KEILER: Grundsätzliches über eine neue Verordnung zur Bekämpfung der Geschlechtskrankheiten. Dtsch. Gesundh.-Wes. **13**, 1255 (1958). — Probleme der Geschlechtskrankheitenbekämpfung. Dtsch. Gesundh.-Wes. **14**, 366—369 (1959).

KANEE, B.: Newer trends in venereal disease control. Canad. med. Ass. J. **67**, 333—334 (1952). — KARYSEVA, K. A., T. G. GORBOVSKAJA u. O. P. SOBOLEVSKAJA: Asymptomatische Gonorrhoe bei Frauen und Mädchen. Vestn. Vener. 40—45 (1956). Ref. Zbl. Haut- u. Geschl.-Kr. **95**, 277 (1956). — KATO, K.: Prophylaktische Wirkung von Penicillin-Tabletten auf die Gonorrhoe. J. Antibiot. (Tokyo) **4**, 515 (1951). — KEILIG, W.: Bemerkungen zum neuen Gesetz zur Bekämpfung der Geschlechtskrankheiten vom 23. Juli 1953. Hautarzt **5**, 410—413 (1954). — KING, A. J.: For and against treatment before diagnosis. (Für und gegen die Behandlung vor der Diagnose.) Brit. J. vener. Dis. **30**, 13—18 (1954). — KIRCHESCH, J.: Beitrag zum Problem der vagabundierenden Personen. Z. Haut- u. Geschl.-Kr. **8**, 492 (1950). — KIRKENDALL, L. A., and A. H. GLOGAU: The development and status of sex education in the United States. J. Family Welfare **1**, 51—55 (1955). — KOEHLER, H.: Kriegsbedingte Einflüsse auf Ausbreitung von Tripper und Syphilis und Folgerungen für deren Bekämpfung. Arch. Derm. Syph. **184**, 425 (1943). — KOFFERATH, C.: Symposium über Gesetzesvorschriften und Kontrolle der Geschlechtskrankheiten. Z. Haut- u. Geschl.-Kr. **7**, 428 (1949). —

KRÜGER, W.: Das Problem des häufig wechselnden Geschlechtsverkehrs (vom Blickpunkt einer mittelgroßen Industriestadt aus gesehen). Dtsch. Gesundh.-Wes. **1955**, 1200.

LAIRD, S. M.: Prostitution und Geschlechtskrankheiten in Manchester. Brit. J. vener. Dis. **32**, 181 (1956). — LAMPE, B.: Die Bedeutung der tertiären Lues bei derzeitigen Kampf gegen die Geschlechtskrankheiten unter Berücksichtigung der serologischen Reaktionen im Blut. Dtsch. Gesundh.-Wes. **1952**, 539—541. — LANDES, E.: Vier Jahre „Reform der Zwangsbehandlung gonorrhoekranker Frauen". Medizinische **1956**, 192—193. — LANGER, E.: Geschlechtskrankheiten und § 218. Z. Haut- u. Geschl.-Kr. **2**, 151 (1947). — Ergebnisse der Penicillinbehandlung der Gonorrhoe. Z. Haut- u. Geschl.-Kr. **5**, 256 (1948). — Fragen der Geschlechtskrankheitenbekämpfung. Z. Haut- u. Geschl.-Kr. 8, 486 (1950a). — Fragen der Geschlechtskrankheitenbekämpfung. Z. Haut- u. Geschl.-Kr. 8, 261 (1950b). — LANGER, E., and H. DORN: Present day treatment of venereal diseases. Internat. J. Sexology **8**, 234—237 (1955). — LAPORTE, L.: Der akute Stand der Bekämpfung der Geschlechtskrankheiten. Rco. Praxiciens **1953**, 2063—2065. — LEHMANN, M.: Zwangsbehandlung zur Bekämpfung von Geschlechtskrankheiten. Z. Haut- u. Geschl.-Kr. **16**, 117 (1954). — LEMSER, H.: Zur Frage der Bekämpfung der Geschlechtskrankheiten in den deutschen Flüchtlingslagern in Dänemark. Z. Haut- u. Geschl.-Kr. **4**, 371 (1948). — Infektionsquellenerfassung in dänischen Internierungslagern. Z. Haut- u. Geschl.-Kr. **8**, 402 (1950). — LINSER, K.: Grundsätzliches über eine neue Verordnung zur Bekämpfung der Geschlechtskrankheiten. Dtsch. Gesundh.-Wes. **1956**, 969—977. — Zur beabsichtigten Abschaffung der generellen namentlichen Meldepflicht Geschlechtskranker. Dtsch. Gesundh.-Wes. **13**, H. 40 (1958). — LÖHE, H.: Geographisch-ethmographische Venereologie. Derm. Wschr. **137**, 433—445 (1953). — LOMHOLT, S.: Rückgang der Syphilis in Dänemark 1919—1933. Derm. Wschr. **100**, 173 (1935). — LOSSING, E. H., u. R. H. ALLEN: Venereal diseases in Canada. Brit. J. vener. Dis. **32**, 150—152 (1956). — LÜDERS, M. E.: Alte Probleme, alte Aufgaben. Z. Haut- u. Geschl.-Kr. 8, 320 (1950). — LUNDT, P. V.: Zur sozialhygienischen Bedeutung der Hautkrankheiten. Bundesgesetzblatt 1958, S. 329.

MAERZ, M.: Fortschritte im Kampf gegen die Geschlechtskrankheiten. Köln-Klettenberg: Volkswartbund. — MANNING, P. R., PH. N. JONES and R. S. BIGHAM jr.: Erythromycin bei der Behandlung der Gonorrhoe. Amer. J. Syph. **38**, 110—112 (1954). — MARCHIONINI, A.: Gonorrhoe noch immer ein Problem. D.M.I. Nachrichten — Modernes Gesundheitswesen 8, 11 (1957). — MARCHIONINI, A., u. H. RÖCKL: Ätiologie, Diagnose, Therapie der gonorrhoischen und nichtgonorrhoischen Urethritiden. Münch. med. Wschr. **99**, 173 (1957). — MARCUSSON, E.: Sozialhygiene, Grundlagen und Organisation des Gesundheitsschutzes. Leipzig: Georg Thieme 1954. — Die Organisation des Gesundheitsschutzes in der Union der Sozialistischen Sowjetrepubliken. In Lehrbuch der Sozialhygiene von A. BEYER u. K. WINTER. Berlin: VEB Verlag Volk und Gesundheit 1953. — MARCUSSEN, P. V.: Wechsel der sexuellen Beziehung als Erklärung für die Unterschiede in der Verbreitung der Syphilis und Gonorrhoe. Aus. J. Syph. **37**, 355—361 (1953). — MARTIUS, G.: Erfahrungen mit einem haltbaren Penicillinpräparat bei der Prophylaxe der Gonoblennorrhoea neonatorum. Geburtsh. u. Frauenheilkunde **12**, 1128 (1952). — MEMMESHEIMER, A.: Bekämpfung der Geschlechtskrankheiten in England. Z. Haut- u. Geschl.-Kr. **7**, 313 (1949a). — Die Zunahme der Syphilisneuinfektionen in der Nachkriegszeit und ihre Ursachen. Derm. Wschr. **120**, 577 (1949b). — METTE, A.: Psychologische Gesichtspunkte zum Problem der Sexualinfektion. Derm. Wschr. **120**, 341 (1949).

NADEL, B.: Verhütung und Bekämpfung der Geschlechtskrankheiten im Saarland. Z. Haut- u. Geschl.-Kr. **5**, 347 (1948). — NAST, O., u. H.-J. DITTMANN: Penicillinbehandelte Gonorrhoe und syphilitische Mitinfektion. Z. Haut- u. Geschl.-Kr. **9**, 25 (1950). Neues Archiv für Niedersachsen (Landeskunde, Statistik, Landesplanung). Hrsg. KURT BRÜNING (Verlag Dorn, Bremen-Horn) Nr **21**, 36 (1951). — NICOL, C. S.: Soziale Gesichtspunkte der Gonorrhoe in England und Wales. Brit. J. vener. Dis. **32**, 27 (1956). — NOHARA, F. S.: Die Gonorrhoe. IV. Übersicht über die Literatur. (September 1944 bis Oktober 1946.) Dermatologica (Basel) **95**, 286—298 (1948). — *Nordrhein-Westfalen:* Bestimmung der zuständigen Landesbehörde, *NWGVBL.* Nr. 25 v. 11. 5. 55, S. 81: Verordnung über die Bestimmung der zuständigen Verwaltungsbehörde zur Ahndung von Ordnungswidrigkeiten nach dem Gesetz zur Bekämpfung der Geschlechtskrankheiten vom 23. 4. 1955.

PEART, A. F. W.: Die Geschlechtskrankheitenfrage in Kanada. Canad. J. publ. Hlth **44**, 160 (1953). — PELLICCIONI, A.: Zur Frage: Geschlechtskrankheiten und § 218. Z. Haut- u. Geschl.-Kr. **3**, 416 (1947). — PETER, R.: Die Entwicklung des Problems der weiblichen Gonorrhoe. Čs. Derm. **30**, 131—137 (1955) [Tschechisch]. — PORUDOMINSKY, I. M., S. A. ARTEMIEV, B. V. VARSHABSKY, V. E. IOFFE, S. M. KRIGER and I. B. SOBKIN: The frequency, causes and peculiarities of the clinical course of gonorrhea reinfection in men. Vestn. Derm. Vener. **32**, H. 3, 42—46 mit engl. Zus.fass. (1958) [Russisch]. — PROFITLICH, H.: Über die Augenprophylaxe beim Neugeborenen mit Supracillinaugentropfen. Zbl. Gynäk. **74**, 712 (1952).

Rajam, R. V.: A national programme for the control of venereal diseases. Indian. J. vener. Dis. **21**, 29—54 (1955). — Venereal diseases in India. Brit. J. vener. Dis. **32**, 79—81 (1956). — Rau-Ulderup, A.: Ist die Gonorrhoe-Augenprophylaxe nach Crede heute noch gerechtfertigt? Geburtsh. u. Frauenheilk. **14**, 1094 (1954). — Ritter, G.: Zur Frage der Gonorrhoebehandlung bei Doppelinfektion. Z. Haut- u. Geschl.-Kr. **3**, 245 (1947). — Roeschmann, H.: Kampf gegen die Geschlechtskrankheiten. Z. Haut- u. Geschl.-Kr. **3**, 149 (1947). — Rosenthal, Th., u. G. Kerschner: Ans. J. S. Gr. a. vener. Dis. **32**, No 3 (1948).

Schaller, F.: Kontrollierte Prostitution und Geschlechtskrankheiten. Z. Haut- u. Geschl.-Kr. **3**, 160 (1947). — Schamberg, I. L.: Unknowns and enigmas in gonorrhea. Publ. Hlth Rep. (Wash.) **71**, 537—544 (1956). — Scheidler, G.: Berl. ärztl. Rdsch. **4**, 8 (1958). — Schimpf, A.: Zur Frage der Häufigkeit der Komplikationen der Gonorrhoe des Mannes unter Penicillinbehandlung. Derm. Wschr. **130**, 858—863 (1954). — Schmidt, W.: Läßt sich die ambulante Behandlung gonorrhoisch infizierter h.w.G.-Personen praktisch verwirklichen? Derm. Wschr. **129**, 778—782 (1954). — Schönfeld, W., u. M. Neusser: Bekämpfung der Geschlechtskrankheiten. In: Der Arzt des öffentlichen Gesundheitsschutzes, Nachtrag 1955, S. 114. Stuttgart: Georg Thieme 1955. — Sebastiani, F.: Il dispensario dermoceltico in Italia nella lotta conto le malattie veneree e le dermatosi parassitarie. Dermatologia (Napoli) **6**, 309—316 (1955). — Semaschko, N. A.: Grundzüge der Theorie der Organisation des sowjetischen Gesundheitswesens. Verlag der Akademie der Medizinischen Wissenschaften der UdSSR, S. 21. 1947. — Shaffer, L. W., and G. P. Farms: Venereal disease control at the crossroads. Amer. J. Syph. **38**, 349—353 (1954). — Siebeck, R., u. E. Walch: Die Prophylaxe der Neugeborenenblennorrhoe mit quartären Ammoniumverbindungen. Dtsch. med. Wschr. **81**, 70 (1956). — Sorsby, A., and E.E. Hoffa: Local penicillin therapy in ophthalmia neonatorum. Brit. med. J. **1945 I**, 114. — Sorsby, A., and I. Kane: Optimal methods in treatment of ophthalmia neonatorum. Brit. med. J. **1949 II**, 562—565. — Spier, H. W.: Mündliche Mitteilung. — Spiethoff, B., u. H. Gottschalk: Die Häufigkeit der Syphilis in Deutschland. Med. Welt **16**, 112 (1942). — Stepniewski, T.: Die chronische Gonorrhoe der Frau und die gegenwärtige Organisation ihrer Bekämpfung in Polen. Przegl. derm. **2**, 489—499 (1953) mit engl. Zus.fass. [Polnisch]. — Sternberg, T. H.: Über die Anpassung der Maßnahmen zur Bekämpfung der Geschlechtskrankheiten an die antibiotische Ära. Aust. J. Syph. **36**, 445 (1952). — Sticker, G.: Entwurf einer Geschichte der ansteckenden Geschlechtskrankheiten. In: Die Haut- und Geschlechtskrankheiten im Staats-, Straf-, Zivil- und Sozialrecht. Entwurf einer Geschichte der ansteckenden Geschlechtskrankheiten, Bd. 23, XII. 1931.

Tampi, R. B., and M. Seshagiri Rao: Occupational status and prevalence of venereal diseases. Indian J. Derm. **24**, 179—188 (1958). — Teller, H.: Epidemiologische Beobachtungen zur Bewegung der Geschlechtskrankheiten in der Bevölkerung der sowjetischen Besatzungszone. Derm. Wschr. **120**, 21—236, 329—340 (1949). — Thelen, K.: Zur gegenwärtigen Situation der Geschlechtskrankheiten und ihrer Bekämpfung. Öff. Gesundh.-dienst **20**, H. 10, 476—477 (1958/59). — Beobachtungen bei und nach der Behandlung von Geschlechtskrankheiten mit Penicillin. Z. Haut- u. Geschl.-Kr. **12**, 355 (1952). — Thomas, J., F. Legler u. E. Leuxner: Klinische und bakteriologisch-kulturelle Untersuchungen zur Blenorrhoeprophylaxe beim Neugeborenen. Dtsch. med. Wschr. **1953**, 1742. — Thomson, G. M.: Hong Kong Sozial Hygiene Service. Brit. J. vener. Dis. **32**, 82 (1956). — Toth, Z.: Ist das Crédésche Verfahren gegen die Ophthalmogonorrhoe der Neugeborenen unzeitgemäß und überflüssig? Klin. Mbl. Augenheilk. **118**, 613 (1951). — Towne, A. W.: Zwangsmaßnahmen zur Bekämpfung der Geschlechtskrankheiten in Skandinavien gegenüber freiwilligen Methoden in Holland und Großbritannien. Amer. J. Syph. **23**, 348—385 (1939).

Ullmo, A.: Statistik von 1952 des „Service Antivénérien du Bas-Rhin"). Bull. Soc. franç. Derm. Syph. **60**, 333 (1953).

Vilanova, X., u. C. Cardenal: Gonorrhoe eines paraurethralen Ganges. Act. dermo-sifiliogr. (Madr.) **44**, 45—133 (1953). — Vilanova-Moniú, X., y A. Zubiri-Vidal: Tratamiento profilactico y curativo de la gonococcia con penicilina (àcido penicilino V) por via oral. Medicamenta (Madrid) **14**, No 283, 75—77 (1956). — Voss, W.: Die Aufgaben der Gesundheitsstelle und ihre Möglichkeiten zur Bekämpfung der Prostitution. Öff. Gesundh.-Dienst **17**, 154—160 (1955).

Walch, E.: Darf Penicillin für die gesetzliche Blennorrhoeprophylaxe empfohlen werden? Münch. med. Wschr. **1955**, 115. — Wagner, G.: Statistische Untersuchungen zur Frage der venerischen Dualinfektion. Z. Haut- u. Geschl.-Kr. **8**, 55 (1950). — Watson, C.: Die neuen Veränderungen in der Bekämpfungspolitik der Geschlechtskrankheiten und Prostitution in Frankreich. Brit. J. vener. Dis. **30**, 103 (1954). — Weise, H. J.: Zwei Jahre „Zwangsstation" für geschlechtskranke Frauen in Westberlin. Z. Haut- u. Geschl.-Kr. **21**, 273—279 (1956). — Probleme der Bekämpfung von Geschlechtskrankheiten in West-Berlin unter den neuen gesetzlichen Bestimmungen. Z. Haut- u. Geschl.-Kr. **24**, 167 (1958a); **24**, 171 (1958b). — Wiedmann, A.: Zur Frage der Nachuntersuchung von Gonorrhoe-Patienten. Z. Haut- u.

Geschl.-Kr. **17**, 246 (1954). — WILLCOX, R. R.: Treatment before diagnoses in venereology. (Behandlung vor der Diagnose in der Venerologie.) Brit. J. vener. Dis. **30**, 7—12 (1954). — WILLCOX, E. R., W. HALLERMANN, J. GERCHOW, P. S. MEYER u. G. HOPF: Nichtvenerische Genitalerkrankungen und Eheberatung. Z. Haut- u. Geschl.-Kr. **22**, H. 5, 144—152 (1957). — WINKLER, K.: Beobachtungen und Erfahrungen über die Behandlung von Geschlechtskrankheiten im letzten Jahr. Z. Haut- u. Geschl.-Kr. **1**, 114 (1946). — WINTER, K.: Die Bedeutung der Dispensiär-Betreuung für die Volksgesundheit. Dtsch. Gesundh.-Wes. **12**, 1549 (1957). — WOLF, F.: Der Verlauf der Geschlechtskrankheiten in einem thüringischen Landkreis von Januar 1945 bis Juli 1948. Z. Haut- u. Geschl.-Kr. **7**, 67 (1949). — WOLFFRAM, E.: Bewertung der Credéschen Augenprophylaxe. Zbl. Gynäk. **74**, 1729 (1952).

ZIMMER, K., u. R. KREMSER: Hat die Credésche Blennorrhoeprophylaxe noch ihre Berechtigung? Geburtsh. u. Frauenheilk. **15**, 628 (1955).

Die Feststellung der Heilung der Gonorrhoe

Von

Josef Hämel-Heidelberg

In den Jahren, in denen das Jadassohnsche Handbuch der Haut- und Geschlechtskrankheiten erschienen ist, war die Gonorrhoe eine weitverbreitete Krankheit, deren Heilung teilweise eine erhebliche Zeit in Anspruch genommen hatte. Die damals übliche örtliche Behandlung mußte mit einem recht großen Unsicherheitsfaktor rechnen, was die Feststellung der Heilung sehr erschwerte. Denn niemals wußte man, ob trotz Verschwindens der Erreger in den Ausscheidungen des Kranken nicht doch in den tieferen Schichten der Schleimhaut, in deren Ausbuchtungen und den darunter gelegenen Lymphgefäßen und Lymphknoten noch Gonokokken vorhanden waren. Um zu vermeiden, daß Rückfälle erst dann in Erscheinung treten, wenn der Kranke aus der Behandlung entlassen ist, hat man sog. Provokationen eingeführt, die nach einer gewissen Pause im Anschluß an die Behandlung durchgeführt werden sollen. Die Provokationsmethoden beruhen auf der Vorstellung, daß der durch bestimmte Reizungen (chemisch, mechanisch, allgemein, d. h. durch spezifische und unspezifische Reizmittel) herbeigeführte Entzündungszustand der Schleimhaut das Hervorquellen etwa noch vorhandener Gonokokken begünstige und dann deren Feststellung ermögliche. Im Anschluß an diese Provokationen hat man eine weitere Nachuntersuchung in gewissen Abständen vorgeschlagen, die beim Manne auf etwa 1 Monat, bei Frauen auf 2—3 Monate (mehrere Nachuntersuchungen während der Menses als physiologische Provokation) sich erstrecken soll.

Über die Art der Durchführung der Provokationen, die einzelnen Möglichkeiten und die Technik, die in den letzten Jahrzehnten keine Änderung erfahren hat, berichten die Beiträge von J. Jadassohn, C. Bruck, W. Scholtz und J. Dörffel sowie von R. Franz in Band XX, I. Teil des Handbuches.

Die Einführung der Sulfonamide in die Gonorrhoetherapie brachte erheblich größere Erfolgszahlen, als man sie bei der örtlichen Behandlung gekannt hat. Wenn auch der hohe Anfangserfolg durch zunehmende Resistenzerscheinungen der Erreger sich später verminderte, so war unter Zuhilfenahme unterstützender Behandlungsverfahren (spezifische und unspezifische Reiztherapie) immer noch ein größerer Erfolg als früher erzielbar. Aber gerade wegen der möglichen Rückfälle kam der Feststellung der Heilung im Anschluß an eine chemotherapeutische Behandlung wiederum eine große Bedeutung zu. Man bediente sich daher auch nach Einführung der Sulfonamide der aus der Zeit der örtlichen Behandlung stammenden Provokationsverfahren. Doch war die Frage durchaus berechtigt, ob die ganz andere Wirkungsweise chemotherapeutischer Mittel, d. h. der Angriff über die Blutbahn, die bisherigen Provokationsmethoden noch sinnvoll machen.

Eine 6 Jahre nach der Einführung der Sulfonamide in die Gonorrhoetherapie von Hämel bearbeitete Umfrage bei mehreren Klinikleitern hat nun die einhellige Meinung der Befragten erbracht, daß die bisher üblichen Provokationsverfahren auch weiterhin notwendig seien. Eine unterschiedliche Meinung wird dagegen vertreten hinsichtlich der Frage, wie lange ein Gonorrhoekranker nach abgeschlossener Behandlung beobachtet werden soll, und ob die bis dahin allgemein üblichen Nachkontrollen von 1—3 Monaten wegen der besseren Wirkung der chemotherapeutischen Mittel unter Umständen gekürzt werden können. Übereinstimmung herrscht darüber, daß Rückfälle sehr früh auftreten, d. h. teils wenige Tage nach abgeschlossener Behandlung oder mindestens in den ersten 2—3 Wochen. Nur bei Frauen werden noch spätere Rückfälle beobachtet, die man nach BRILL, MULZER und SPIETHOFF zuweilen noch 11—16 Wochen nach Beendigung der Behandlung hat auftreten sehen. Ähnliche Beobachtungen liegen von LÖHE und BRETT sowie RUETE vor.

Dem verständlichen Einwand, daß es sich dabei nicht um echte Rückfälle, sondern um Neuansteckungen handeln könne, begegnet HÄMEL mit der Mitteilung über die Beobachtung einer geschlossenen Frauenabteilung, wonach ein Rückfall erst in der 15. Woche nach einer Sulfonamidbehandlung aufgetreten ist, eine Neuinfektion nach der Art der Unterbringung der betreffenden Frau aber völlig ausgeschlossen werden kann. Im übrigen wird bei dieser Umfrage der Wert einer Untersuchung intra menses und die Anlegung einer oder wiederholter Kulturen für die Entdeckung eines Rückfalles bei Frauen besonders betont.

Unter Auswertung der einzelnen Ansichten der an der Umfrage beteiligten Autoren wird folgendes Verfahren zur Feststellung der Heilung nach chemotherapeutischer Behandlung mit Sulfonamiden empfohlen:

Beim Manne soll nach Aussetzen der chemotherapeutischen Behandlung eine Beobachtungszeit von 1 Monat genügen, wobei man einige Tage nach Behandlungsende eine oder mehrere Provokationen anfügen soll. Bei Frauen, die ebenfalls mehrfachen Provokationen unterzogen werden sollen, wird die übliche Kontrollzeit von 3 Monaten weiterhin für gut befunden. In diesen Zeitraum fallen dann mehrere Untersuchungen während und im Anschluß an die Regel.

Die Diskussion über die Methoden zur Feststellung der Heilung einer Gonorrhoe und über die notwendige Beobachtungszeit im Anschluß an die Behandlung ist erneut erwacht, nachdem Penicillin und andere Antibiotica in die Gonorrhoetherapie eingeführt worden waren. Die besonders eindrucksvolle Wirkung dieser Mittel schon in verhältnismäßig kleinen Dosen, der an 100% heranreichende Erfolg und die Tatsache, daß eine merkliche Resistenz der Gonokokken gegen die antibiotischen Mittel bis heute nicht zu beobachten ist, haben hierzu den Anlaß gegeben.

Als erste haben sich in Deutschland mit dieser Frage SCHUERMANN und WAGNER auseinandergesetzt, nachdem vorher schon im amerikanischen Schrifttum dazu Stellung genommen worden war (R. A. KOCH, R. G. LAPENTA, E. A. M. WECKSTEIN und A. SARNOFF). SCHUERMANN und WAGNER konnten zeigen, daß bei stationär behandelten Frauen, die auf das genaueste beobachtet und bei denen die üblichen Reizuntersuchungen im Anschluß an die Behandlung vorgenommen worden waren, Rückfälle, wenn überhaupt, dann vor allem in der 2. Woche nach der Behandlung auftreten. Bei Kindern mit Vulvovaginitis und bei Männern bringt dagegen die 1. Behandlungswoche die meisten Rezidive. Bei Frauen haben die Autoren nach der 6. Woche, bei Kindern nach der 4. Woche keine Rückfälle mehr beobachten können. Stationär behandelte Männer waren schon nach der 2. Woche, ambulant behandelte nach der 3. Woche rückfallfrei.

SCHUERMANN und WAGNER ziehen daraus zunächst sehr vorsichtige Schlüsse, indem sie ihre auf Grund der Beobachtung von Rückfällen errechneten Werte als Maßstäbe für die notwendige Nachbehandlung nur als Mindestzahlen und zunächst mit allen Vorbehalten aufgenommen wissen wollen. Indessen hat sich aber ergeben, daß diese schon 1947 ermittelten Tatsachen ihre Gültigkeit behalten haben. Späterhin haben sich dann noch zahlreiche Autoren zur Frage der Nachbeobachtung penicillinbehandelter Gonorrhoe geäußert. Wiederum tritt der Unterschied zwischen Frauen und Männern zutage. Bei Frauen werden in etwa 82—93% alle Rezidive während der ersten 3 Wochen der Nachbeobachtung erfaßt (ALTMANN und HUF, WILDE, STURM, GRÜTZ). MIESCHER, FRIDERICH und NIKOLOWSKI sowie WILDE u. a. betonen die notwendige Beachtung von Spätrückfällen. SCHUERMANN und WAGNER weisen darauf hin, daß, je kleiner die angewandte Penicillindosis ist, desto früher Rezidive auftreten. Aus dieser Überlegung heraus, daß Spätrezidive bei Frauen vorkommen, wird eine Abkürzung der Nachbeobachtung im Anschluß an eine Penicillinbehandlung vielfach nicht gutgeheißen, wie auch eine durch STÜMPKE veranlaßte Umfrage ergeben hat.

Nach wie vor wird die Notwendigkeit der Provokationsverfahren betont (LANGER, NAST, HOPF, MIESCHER, ROTTER u. a.). Nur HUSSELS und RUNGE sowie PÄTIÄLÄ halten Provokationsverfahren nicht für notwendig. Eine unterschiedliche Beantwortung ergibt auch eine von LANGER veranlaßte Umfrage. Während HOPF sowie WIEDMANN Provokationsmaßnahmen nach wie vor für unerläßlich halten, ist FELKE der Meinung, daß man sich auf entsprechende Nachuntersuchungen ohne Provokationen beschränken könne. BOHNSTEDT empfiehlt Provokationsmethoden beim Manne, bezweifelt aber deren Wert bei der Frau und begnügt sich mit länger dauernden Nachuntersuchungen. Wiederum besteht aber allgemeine Übereinstimmung über den Wert des Kulturverfahrens und über die Bedeutung, welche bei Frauen die monatliche Regelblutung als physiologische Provokation besitzt. Es werden deshalb bei Frauen mindestens eine, besser zwei bis drei nachträgliche Untersuchungen vor, während und nach der Menses gefordert.

Überblickt man die Entwicklung der Frage der Heilung seit der Zeit der örtlichen Behandlung, so kann man feststellen, daß, solange es nur eine örtliche Behandlung gegeben hat, die Forderung der Durchführung von Provokationen fast allgemein gewesen ist. Nur STÜHMER hat hier eine andere Meinung vertreten insofern, als er damals schon der Ansicht gewesen ist, daß der größte Teil der Rückfälle auch ohne provokatorische Maßnahmen auftritt und diese aber auch gewisse, nicht ganz unbedenkliche Eingriffe darstellen. JADASSOHN hat sich in seinem Handbuchartikel den Bedenken STÜHMERs nicht ganz verschließen können. Er tritt zwar im allgemeinen für die Provokationen ein, glaubt aber es verantworten zu können, von Provokationen abzusehen, wenn genügend Zeit zu Nachuntersuchungen vorhanden ist.

Auch nach Einführung der Sulfonamide in die Behandlung der Gonorrhoe hat man sich weiterhin der Provokationsmethoden bedient. Dagegen kann man heute eine gewisse Zurückhaltung in dieser Frage feststellen, insofern als diese Methoden nicht mehr ganz allgemein angewandt werden. Zum mindesten sieht man von den schweren und manchmal nicht ganz unbedenklichen Methoden, wie Dehnen mit dem Kollmann-Dehner, Manipulationen an der Cervix, allmählich völlig ab. Dagegen ist man allgemein der Meinung, daß die Zeit der Nachbeobachtung nach einer durchgemachten Gonorrhoe beim Mann mindestens 1 Monat, bei Frauen 2—3 Monate betragen soll.

In diesem Zusammenhang sei auch darauf hingewiesen, daß nach wie vor Provokationsverfahren ihren Wert besitzen bei Verdacht auf Gonorrhoe, d. h. also zur Feststellung einer Gonorrhoe bei Personen, die als Ansteckungsquelle in Frage kommen. Bei der nicht unbedingten Zuverlässigkeit der Provokationsmethoden gelingt es aber in zahlreichen Fällen doch nicht, während der üblichen Beobachtungszeit das Vorliegen der Krankheit zu beweisen. Nicht selten mußten so Personen wieder aus der Beobachtung entlassen werden, bei denen durchaus die Möglichkeit des Vorhandenseins einer Gonorrhoe bestanden hat (s. HÄMEL, der in einem Fall erst nach wochenlanger Beobachtung und viermaliger Provokation im Anschluß an die Menses eine gemeldete Ansteckungsquelle als krank ermitteln konnte). Diese Tatsache war sehr unbefriedigend.

Aus diesen Beobachtungen heraus hat HÄMEL den Vorschlag unterbreitet, bei solchen Personen von der allgemein gültigen ärztlichen Regel „keine Behandlung ohne Diagnose" abzuweichen und nach ergebnisloser Durchführung der entsprechenden Untersuchungen aus vorsorglichen Gründen eine Penicillinbehandlung durchzuführen, ein Vorschlag, dem sich GANS, BOHNSTEDT u. a. angeschlossen haben.

Die auch heute noch wichtige Frage, wann eine Gonorrhoe als geheilt gelten kann, läßt sich also folgendermaßen beantworten: Da die meisten Rückfälle in der 1. oder 2. Woche nach einer Behandlung auftreten, empfiehlt es sich, in diesen beiden Wochen den Kranken aufs genaueste zu untersuchen. Während dieser Zeit oder im Anschluß daran können Provokationen durchgeführt werden, wobei man von Methoden, die örtliche Schäden setzen können (Kollmann-Dehner), am besten absieht. Bei Männern ist eine Behandlung mit dem Dittel-Stift oder als chemische Provokation die Einspritzung von Lugolscher Lösung wie auch die Prostata- und Samenblasenmassage eine genügende Provokation, die man mit spezifischer oder unspezifischer Reizung verbinden kann. Bei Frauen ist eine chemische Provokation der Harnröhre mit Lugolscher Lösung sinnvoll, während mir die Reizung der Cervix mit dieser Methode unzweckmäßig erscheint. Auch hier wird man sich spezifischer oder unspezifischer Reizmethoden bedienen und vor allem Spätuntersuchungen während und nach der Periode 2—3 Monate lang durchführen. Die Heranziehung des Kulturverfahrens wird dort, wo es möglich ist, ein wichtiger Helfer bei der Feststellung der Heilung sein.

Eine bedeutsame Frage ist dann noch die Erlaubnis zum Geschlechtsverkehr. Hier einen zu strengen Maßstab anzulegen heißt, sich damit abzufinden, daß die Vorschriften nicht eingehalten werden. Eine genaue und wirklich unbedingt gültige Regel, die keine Gefahrenquellen mehr enthält, kann man nicht aufstellen. Man wird aus Zweckmäßigkeitsgründen Männern raten, erst 4 Wochen nach abgeschlossener Provokation den Geschlechtsverkehr wieder aufzunehmen. Bei Frauen sollen möglichst zwischen dem Behandlungsende und der Wiederaufnahme des Geschlechtsverkehrs zwei Mensesuntersuchungen liegen.

Literatur

ALTMANN, K., u. E. HUF: Klinische Erfahrungen mit der Penicillinbehandlung der Gonorrhoe. Dtsch. med. Wschr. **1946**, **178**.

FELKE, J.: Über Provokationen bei Geschlechtskrankheiten. Derm. Wschr. **1952 II**, 1125. — FRIDERICH, H., u. W. NIKOLOWSKI: Penicillinbehandlungsergebnisse bei wiederholt sulfonamid-fieberresistenter Gonorrhoe. Derm. Wschr. **1949 I**, 20. — FRÜHWALD, R.: Wann ist der Tripper geheilt? Z. Haut- u. Geschl.-Kr. **4**, 365 (1948).

GANS, O.: Reform der Zwangsbehandlung gonorrhoekranker Frauen. Neue med. Welt **1950**, 1217. — GRÜTZ, O.: Klinische Erfahrungen über die Penicillinbehandlung der Gonorrhoe. Dtsch. med. Wschr. **1947**, **467**.

HÄMEL, J.: Nachbeobachtung bei Chemotherapie der Gonorrhoe. Derm. Wschr. **1943 II**, 495. — Ist eine vorsorgliche Behandlung bei Verdacht auf Gonorrhoe zulässig? Dtsch. Gesundh.-Wes. **5**, 515 (1950). — HOPF, G.: Ehekonsens nach Penicillinbehandlung (Rundfrage). Z. Haut- u. Geschl.-Kr. **3**, 421 (1947). — HOPF, G., J. HARTUNG, A. WIEDMANN, J. FELKE u. R. M. BOHNSTEDT: Zur Frage der Nachuntersuchung von Gonorrhoe-Patienten. Z. Haut- u. Geschl.-Kr. **17**, 244 (1954). — HUSSELS, F., u. W. RUNGE: Gonorrhoebehandlung der Kinder mit Penicillin. Arch. Derm. Syph. (Berl.) **186**, 208 (1947).

LANGER, E.: Die Gonorrhoebehandlung mit Penicillin. Z. Haut- u. Geschl.-Kr. **1**, 12 (1946). — LEHMANN, H.: Hamburger Erfahrungen bei der Penicillinbehandlung der Gonorrhoe.

Arch. Derm. Syph. (Berl.) **189**, 144 (1949). — LÖHE, H., u. R. BRETT: Zur Frage der Rezidive bei Eleudronbehandlung der Gonorrhoe. Derm. Wschr. **1942 I**, 41.

MARK, M.: Rückfälle nach Penicillinbehandlung der Gonorrhoe in der Praxis. Derm. Wschr. **1954 I**, 644. — MIESCHER, G.: Neuere in- und ausländische Ergebnisse auf dem Gebiet der Therapie der Haut- und Geschlechtskrankheiten. Arch. Derm. Syph. (Berl.) **189**, 14 (1949).

NAST, O.: Ehekonsens unter besonderer Berücksichtigung der Penicillinwirkung (Rundfrage). Z. Haut- u. Geschl.-Kr. **3**, 364 (1947).

ROTTER, A.: Penicillin und Gonorrhoe, Erfahrungen und Aussichten. Schweiz. med. Wschr. **1949**, 142. — RUETE, A.: Fortschritte auf dem Gebiet des Trippers. Arch. Derm. Syph. (Berl.) **184**, 329 (1943).

SCHUERMANN, H.: Sulfonamide und Antibiotica bei Gonorrhoe. Arch. Derm. Syph. (Berl.) **191**, 292 (1950). — SCHUERMANN, H., u. J. WAGNER: Wann kann bei einer penicillinbehandelten Gonorrhoe Heilung angenommen werden? Dtsch. med. Wschr. **1947**, 319. — STREITMANN, B., u. A. KRASSNIG: Die Feststellung der Heilung bzw. des Bestehens einer gonorrhoischen Infektion bei der Frau. Wien. klin. Wschr. **1957**, 317. — STÜHMER, A.: Zur Kritik der Gonorrhoe-Provokation. Zbl. Haut- u. Geschl.-Kr. **33**, 315 (1930). — STÜMPKE, G.: Rundfrage. Z. Haut- u. Geschl.-Kr. **1**, 49 (1946). — STURM, W.: Erfahrungen bei der Behandlung der Gonorrhoe mit deutschem Penicillin. Derm. Wschr. **1947/48**, 349.

WILDE, H.: Zur Penicillinbehandlung der Gonorrhoe. Ärztl. Wschr. **1946/47**, 860. — Therapeutische Folgerungen aus den Erkenntnissen über die Wirkungsminderung der Sulfon amide beim Tripper. Arch. Derm. Syph. (Berl.) **186**, 80 (1948).

Verschleierung der Syphilis durch antibiotische Behandlung der Gonorrhoe

Von

Heinrich Wilde-Gelsenkirchen

1. Gestaltwandel typischer Krankheitsbilder durch die moderne Therapie

Der spontane Gestaltwandel von Krankheitsbildern ist bekannt. Über die Änderung typischer Krankheitsbilder durch die moderne Behandlung hat uns besonders die Pathologie in den letzten Jahren berichtet (W. Doerr, Meessen). So ist z. B. die Häufigkeit der lappenfüllenden Pneumonie im Leichengut um zwei Drittel gesunken, akute hämatogene Osteomyelitiden werden nicht mehr oder doch kaum noch gesehen. Die Zahl der an Sepsis Verstorbenen ist geringer gegenüber früher. Deutlich ist eine Zunahme von tödlichen Komplikationen durch moderne Behandlung (Schulten). Der Lupus vulgaris ist unter Kontrolle gebracht. Seine zerstörenden Bilder sind auch in der Klinik nicht mehr oder kaum noch zu sehen, bestimmte Behandlungszentren ausgenommen, die jene Opfer der Hauttuberkulose betreuen, bei denen die modernen Behandlungsarten nicht oder zu spät angewandt wurden, um ausgedehnte Gewebszerstörungen zu verhindern (Jordan u. Ehring). Typische Beispiele für den Gestaltwandel von Krankheitsbildern unter Behandlungsmaßnahmen sind auch Diabetes mellitus und die Anaemia perniciosa. Selbstverständlich führten schon Salvarsan und Sulfonamidbehandlung zu einer Änderung des Ablaufes der Lues bzw. der Gonorrhoe. Noch eingreifender auf die Krankheitsbilder von Lues und Gonorrhoe wirkte sich aber die antibiotische Behandlung aus. Der machtvolle Wirkstoff ihnen gegenüber ist das Penicillin, das beide Erkrankungen in einem bis dahin nicht gekannten Ausmaß bekämpft. Deshalb mußten bei vorhandener Doppelinfektion mit Lues und Gonorrhoe sich auch seine Auswirkungen an beiden Erkrankungen zeigen. Das hier nun auftauchende Problem liegt nicht bei der Gonorrhoe, denn diese wird bei gleichzeitiger erkannter und behandelter Lues durch die zur Luesbehandlung nötige Menge Penicillin ausgeheilt. Dagegen stellt sich die Frage nach den Auswirkungen einer zur Gonorrhoebehandlung genügenden Menge Penicillin auf eine gleichzeitig erworbene Lues, für deren Behandlung die zur Heilung der Gonorrhoe ausreichende Penicillinmenge ja unzureichend ist. Der Versuch einer Klärung dieses Problems erfordert zunächst ein Eingehen auf die Inkubationszeiten dieser Erkrankungen.

2. Inkubationszeiten

a) Inkubationszeit der Gonorrhoe

So eindeutig die Erscheinungen der frischen Gonorrhoe — wenigstens beim Mann — zumeist auch sind, so verschieden kann die Inkubations*breite* sein, mit der der Praktiker — nach meinen Erfahrungen nicht selten — konfrontiert wird. Dieses Dilemma ist nicht nur hinsichtlich der Auffindung der Infektionsquelle von Bedeutung, sondern auch im Hinblick auf eine eventuelle prophylaktische Behandlung zur Verhütung einer Verschleierung der Syphilis (s. unter 8.).

Im älteren dermatologischen Schrifttum wird die Inkubationszeit der Gonorrhoe mit etwa 3 Tagen angegeben (RIECKE, ZIELER-JACOBI). Später dann mit 4—5 Tagen (JADASSOHN, ROST, FRÜHWALD, SCHÖNFELD). LUTZ schätzt sie noch auf etwa 2—5, selten mehr Tage, während sie GENT neuerdings auf 2—14(!) Tage bemißt. E. HOFFMANN glaubt auf Grund eingehender Beobachtungen und Mitteilungen anderer Untersucher (BUCHWALD, STANGENBERG, WILDE, SCHÖLZKE), daß die Inkubationszeit der Gonorrhoe von früher durchschnittlich 3 auf etwa 8 Tage angestiegen sei. HESSE stellte eine Veränderung des Erscheinungsbildes und der Inkubationszeit der Gonorrhoe fest. Gehäuft beobachtete er sichere Inkubationszeiten bis zu 18 Tagen.

Dieses Problem wurde von WESENER, PANSCHOW und ZIMMERMANN aufgegriffen. Sie fanden an 2057 in der Zeit von 1935—1952 an frischer Gonorrhoe erkrankten Männern, daß die Inkubationszeit schon vor der Sulfonamidära etwas höher liegt (1935 = 4,8 Tage, 1936 = 5,0 Tage) als im älteren dermatologischen Schrifttum angegeben, daß ihre weiteren Ergebnisse (1937—1947 unter Sulfonamidbehandlung 4,5—5,3 Tage; 1948—1952 unter Penicillinbehandlung = 4,7 bis 5,3 Tage) aber etwa übereinstimmen mit den Angaben von JADASSOHN, ROST, FRÜHWALD, SCHÖNFELD u. a. Leider fehlen Angaben über kürzeste und längste Inkubationszeiten sowie über die Zahlen, die zu den genannten Mittelwerten führten. Dank des Entgegenkommens des an diesen Fragen sehr interessierten Leiters der Gelsenkirchener Beratungsstelle, Herrn Dr. HÜSGEN, kann ich hier zahlenmäßig zu dem aus vielerlei Gründen äußerst wichtigen Problem Stellung nehmen.

Aus dem Untersuchungsgut der Beratungsstelle Gelsenkirchen wurden in der Zeit vom Oktober 1952 bis September 1953 71 männliche Gonorrhoepatienten herausgegriffen, deren Angaben klar und eindeutig waren und zuverlässig genug für eine Verwertung erschienen. Männer mit Mehrverkehr sowie vorausgegangener Gonorrhoe blieben unberücksichtigt. Auch wurden ausgeschlossen Männer mit Penicillinanbehandlung und bereits negativen Befunden. Gerechnet wurde die Zeit vom Coitus bis zum Auftreten der Sekretion. Nicht volle Tage wurden nach unten abgewertet. Patienten mit einer längeren Inkubationszeit als 17 Tage wurden bewußt nicht berücksichtigt.

Das Ergebnis zeigt folgende Tabelle:

Tabelle.

Beginn der Sekretion nach 3 Tagen in	33 Fällen
Beginn der Sekretion nach 4 Tagen in	7 Fällen
Beginn der Sekretion nach 5 Tagen in	6 Fällen
Beginn der Sekretion nach 6 Tagen in	8 Fällen
Beginn der Sekretion nach 7 Tagen in	2 Fällen
Beginn der Sekretion nach 8 Tagen in	3 Fällen
Beginn der Sekretion nach 9 Tagen in	2 Fällen
Beginn der Sekretion nach 11 Tagen in	1 Fall
Beginn der Sekretion nach 12 Tagen in	2 Fällen
Beginn der Sekretion nach 13 Tagen in	3 Fällen
Beginn der Sekretion nach 14 Tagen in	2 Fällen
Beginn der Sekretion nach 17 Tagen in	2 Fällen
	71 Fälle

Der Durchschnitt der Inkubationszeiten aller Fälle beträgt 5,6 Tage. Nur von 40 der 71 Fälle betrug die Inkubationszeit bis zu 4 Tagen und von 46 bis zu 5 Tagen. Bei 25 Fällen betrug sie 6 und mehr Tage, bei 17 Fällen lag die Infektion bis zum Auftreten der Sekretion 7 und mehr Tage und bei 15 bis 8 und mehr Tage zurück. Erst nach 9 und mehr Tagen stellte sich der Fluor bei 12 Männern und erst nach 11 und mehr Tagen bei 10 Patienten ein usw. (s. Tabelle).

Das sind Zahlen, die in dieser Betrachtungsart doch zu denken geben und die Mitteilung von E. HOFFMANN stützen. Die Zahl von 71 Fällen ist zwar nur gering. Deshalb ist ihre Auswertung nicht überzeugend. Nachprüfung an einem größeren Material ist aber dringend erforderlich. Jedenfalls liegt die Inkubationszeit bei einem großen Teil der Kranken über 3, ja über 5 Tage. In der Praxis kommen einem nicht selten Gonorrhoe-Infektionen zur Kenntnis, die Ehemänner und Verlobte sich anderweitig zuzogen, vorsichtshalber die bekannten drei und einige Tage mehr abwarteten und dann doch noch — infolge verspäteten Auftretens des Fluors — ihre Ehefrauen bzw. Bräute ansteckten. Mehr als früher ist es also notwendig, eine längere Inkubationszeit bei seinen Überlegungen zu berücksichtigen (s. unten bei 8.). Jedenfalls liegt sie bei einem großen Teil der Kranken über 3 Tage. Es wäre deshalb zweckmäßig, wenn in amtlichen Merkblättern, Aufklärungs- und Belehrungsschriften, Vorträgen, Vorlesungen usw. dieser Tatsache Rechnung getragen würde. Manche Infektionen, insbesondere in der Ehe, würden dann vermieden. In der Bevölkerung herrscht doch allgemein die Meinung vor, daß der Tripper nach 3 Tagen in Erscheinung tritt. Und damit ist manchem vermeidbaren Unglück Tür und Tor geöffnet.

Die Ursache für die Verlängerung der Inkubationszeit in der Ära der Antibiotica (SCHÖLZKE stellte sie schon unter Sulfonamidbehandlung fest) könnte in einer Änderung der Virulenz der Gonokokken liegen. Hierfür bietet aber die Literatur keinerlei Anhaltspunkte. Dagegen ist eine Diskussion über die Änderung des den Gonokokken angebotenen Terrains in Erwägung zu ziehen. Wie BERLINGHOFF in eingehenden Untersuchungen zeigen konnte, lassen sich mit Hilfe des Nelson-Testes noch bis zu 12 Tagen nach Behandlung mit einmaligen Gaben von 300000—400000 iE verschiedener Depotpenicilline Spuren des Antibioticums im Serum nachweisen. Bei der heutigen Verbreitung der Behandlung mit Antibiotica kann in dieser langen Verweildauer des Penicillins im Blutserum ein Grund für die wohl deutliche Verlängerung der Inkubationszeit der Gonorrhoe gesehen werden. Der Gonococcus kommt nach der Infektion nicht mehr selten mit einem noch Spuren von Antibiotica enthaltenden Terrain in Berührung und wird dadurch in seiner Vermehrungsgeschwindigkeit gehemmt. Krankheitszeichen werden deshalb verzögert auftreten, d. h. die Inkubationszeit wird verlängert.

b) Inkubationszeit der Syphilis

Bei der Bearbeitung unseres Themas verdient die Inkubationszeit der Syphilis naturgemäß besondere Beachtung. Über die mögliche Inkubationsbreite der unbehandelten Lues finden wir bei kritischen Autoren beachtliche Angaben. So kann der Zeitabschnitt zwischen Infektion und Auftreten des Primäraffektes nach LÖHE zwischen wenigen Tagen und 13 Wochen und nach THOMAS zwischen 2 und 8 Wochen schwanken.

Auch KOGOJ berichtet über das Auftreten von Primäraffekten 110—112 Tage nach der Infektion und fand bei 28% aller Lues I-Fälle Inkubationszeiten von 6 Wochen und mehr. Die bekannte Launenhaftigkeit der Syphilis (STÜHMER) zeigt sich also auch in ihrer Inkubationsbreite, die ja im „Durchschnitt“ mit 14—21 Tagen angegeben wird.

Dazu ist die Syphilis d'emblée bekannt. Schon JADASSOHN hat darauf hingewiesen, daß das symptomlose Eindringen der Spirochäten in den Organismus wesentlich häufiger vorkommt, als wir annehmen. Auch Löhe sowie Thomas halten die Syphilis d'emblée nicht für extrem selten. Das Fehlen des Primäraffektes hat aber, soweit wir wissen, keine grundsätzliche Änderung des biologischen Ablaufes der Krankheit zur Folge (Stühmer).

Diese Angaben aus der Zeit vor der Entdeckung des Penicillins verdienen festgehalten zu werden, um bei unseren weiteren Ausführungen zu diesem Thema zur kritischen Wertung beizutragen. Eine Diskussion über die vermutlichen Ursachen der Schwankungsbreite der Inkubationszeit erübrigt sich, da sich die angeführten Autoren darüber eingehend äußerten.

Wie bei der Besprechung der Inkubationszeit der Gonorrhoe ist nach den Untersuchungen von Berlinghoff auch für eine mögliche Änderung der Inkubationszeit der Lues heute ein zur Zeit der Infektion schon antibioticahaltiges Terrain in Erwägung zu ziehen (s. unter 2 a).

3. Häufigkeit der Doppelinfektion

Eine Abhandlung des Themas: „Verschleierung der Syphilis durch antibiotische Behandlung der Gonorrhoe" ist naturgemäß nur ergiebig, wenn auch über die Häufigkeit von Doppelinfektionen eine Aussage gemacht werden kann, Dabei kann unter Doppelinfektion nur die gleichzeitige Ansteckung mit Lues und Gonorrhoe verstanden werden. Aus dem deutschen Schrifttum ist hier zunächst die anscheinend weniger bekannte Zusammenstellung von Gaase anzuführen, der das große Material der Beratungstselle der Landesversicherungsanstalt Dortmund unter diesem Gesichtspunkt kritisch bearbeitet.

In dieser Beratungsstelle kamen von 1940 bis 15. 9. 50 3090 akute Gonorrhoen unter Männern zur Kenntnis. Eine Mischinfektion lag in 26 Fällen (0,84%) vor. Die größte Häufigkeit kam 1945, 1946 und 1948 vor mit 1,8 bzw. 1,3 bzw. 2,2%, während in den übrigen Jahren die Zahlen zwischen 0 und 0,85% schwankten.

Von den 26 Doppelinfektionen wurden bei der Gonorrhoediagnose 14 sofort erfaßt. Von den restlichen 12 wurden acht bis zu 8 Wochen später durch Spirochätennachweis festgestellt und die restlichen vier bei negativem Spirochätenbefund nach 2—8 Wochen durch den Ausfall der serologischen Untersuchungen aufgedeckt. Von diesen 12 Patienten waren nur zwei mit Penicillin behandelt worden.

Im gleichen Zeitraum wurden 3218 Frauen mit akuter Gonorrhoe untersucht. Bei 97 von ihnen (3,0%) konnte gleichzeitig Infektion mit Lues erkannt werden, und zwar 74 (76,3%) sofort. Bei 16 Frauen wurde die Lues nach der Gonorrhoebehandlung festgestellt, darunter waren aber nur drei mit Penicillin behandelt worden.

Bemerkenswert ist, daß Gaase unter mehr als 2000 *penicillinbehandelten* Gonorrhoikern nur fünf Patienten anführt, deren Lues nicht am gleichen Tage mit der Gonorrhoe festgestellt wurde. Nur bei einem von ihnen könnte eventuell eine Verschleierung der Lues durch die vorangegangene Penicillinbehandlung erwogen werden.

Wir selbst fanden in der Zeit vom 27. Mai 1946 bis 28. Januar 1947 unter 1000 Patienten mit frischer Gonorrhoe (519 Männer, 447 Frauen und 34 Kinder) 15 (1,5%) Doppelinfektionen, davon wurden vier in den ersten Behandlungstagen erkannt, fünf zeigten nach 41—91 Tagen sekundäre Erscheinungen, bei sechs weiteren deckten die laufend durchgeführten serologischen Kontrollen innerhalb 3—12 Wochen die Lues auf.

Wesentlich häufiger fand Trudel Doppelinfektionen: In den Jahren 1947/48 zeigte das Material der Tübinger Hautklinik bei jeder 12. Gonorrhoikerin und bei jedem 21. Gonorrhoiker eine Lues im Primär- oder Sekundärstadium.

SCHUERMANN (1946) sah am Krankengut der Marburger Klinik 6,2% Doppelinfektionen bei Männern und Frauen. THELEN berichtete über gleichzeitige floride Lues bei 5% der gonorrhoekranken Frauen und bei 3% der erkrankten Männer. JUNG teilte aus Greifswald 7% Doppelinfektionen mit. WAGNERs Zahlen ergeben, daß 1947/48 etwa jeder zehnte Patient an Gonorrhoe und Lues litt. Er betrachtet aber als Dualinfektion „das gleichzeitige Vorliegen zweier unbehandelter oder ungenügend anbehandelter Geschlechtskrankheiten ..., die beide entweder infektiös sind oder nach ärztlicher Erfahrung bei Nichtbehandlung infektiös werden". Er erfaßt somit einen wesentlich größeren Kreis als die vorgenannten Untersucher.

Unter 2600 penicillinbehandelten Gonorrhoekranken sah MACFARLANE 77 Doppelinfektionen (2,96%). KELBECK und MARCUSSON fanden im Zuge des allgemeinen Rückganges der Geschlechtskrankheiten nach dem zweiten Weltkrieg ein Absinken der Doppelinfektionen von 8,4% (1945) auf 2,8% (1949). Dieser deutliche Rückgang der Geschlechtskrankheiten von einem Gipfel in den ersten Nachkriegsjahren bis heute wird von allen Untersuchern bestätigt.

Wesentliches zum Thema der Häufigkeit der Doppelinfektionen teilten noch DRESSLER und GUMPESBERGER mit. Von 1495 Männern und 959 Frauen, die wegen Erstinfektion mit Gonorrhoe zwischen Juni 1946 und 31. Dezember 1954 behandelt wurden, lag bei 32 Männern und 89 Frauen eine Doppelinfektion mit frischer Lues vor (2,14 bzw. 9,28%).

Nach diesem Überblick sind die Prozentzahlen der Doppelinfektion bei den einzelnen Untersuchern sehr unterschiedlich. Das mag vielerlei schon häufig diskutierte Ursachen haben, die hier übergangen werden können.

4. Der Begriff „Verschleierung"

Was ist aber nun unter „Verschleierung" der Syphilis zu verstehen? Sicherlich nicht ein „Anderswerden" oder das Auftreten neuer Krankheitszeichen. Der Ausdruck besagt soviel wie verbergen, undeutlich machen; er besagt aber nicht „Änderung" einer Syphilis. Es handelt sich also bei einer „verschleierten" Syphilis um eine den üblichen Krankheitsablauf nicht deutlich zeigende Syphilis. Die Ursache eines verschleierten Ablaufes der Syphilis war uns in der Zeit vor der Antibioticaanwendung unbekannt (s. 2. b). Diese unbekannten Ursachen sind aber in der heutigen Zeit der vielfältigen Antibioticabehandlung noch vorhanden. Es ist zu prüfen, ob die Antibioticabehandlung die Syphilis „verschleiern" kann.

5. Referat der einschlägigen Literatur

Die Mitteilungen über „Verschleierung" der Syphilis durch antibiotische Behandlung der Gonorrhoe sind sehr zahlreich und weit verstreut. Es kann daher hier nur eine Auswahl berücksichtigt werden, die aber das allgemeine Bild wiedergibt.

Die Mitteilung von EAGLE, MAGNUSSON und FLEISCHMANN über Heilung von 4 Tage alter Lues bei Kaninchen mit $^1/_{30}$ der Penicillindosis, die 6 Wochen später zur Erzielung einer Heilung notwendig war, sagt zwar etwas über die geringfügige Dosis aus, die in den ersten Tagen der Infektion zur „Heilung" erforderlich ist; *sie behandelt aber im Grunde nicht unser Thema der „Verschleierung"*.

Wie schon SCHUERMANN (1950) betonte, *beweisen bei der Klärung dieses Problems Einzelfälle gar nichts*, da es immer sehr „atypische" Syphilisabläufe gab (s. S. 418). Er wies darauf hin, daß statistisch einwandfreie Reihenuntersuchungen alternierend mit Kontrollen zu dieser Frage auch heute noch nicht vorliegen. Die Literatur bietet uns, verständlicherweise, nur meist Einzelangaben.

So rühmen Eagle und Campbell nach einer Zusammenfassung von Moore perorale Penicillingaben von 0,25 bzw. 0,2 Mega als Prophylakticum gegen Gonorrhoe innerhalb von 2 Std nach dem Geschlechtsverkehr. Eine gleichzeitig erworbene Lues bliebe unbeeinflußt.

Theml überprüfte die Wirkung von kleinen Penicillindosen (0,2—0,3 Mega) auf den klinischen und serologischen Ablauf der Lues. Neben dem Auftreten von Herxheimerschen Reaktionen sah er gelegentlich „leichte" serologische Umschläge nach der negativen Seite.

Campbell, Dougherty und Curtis verabfolgten 1059 Mann Marinepersonal als Prophylaxe gegen Gonorrhoe etwa 15 Std nach dem Geschlechtsverkehr 0,2 Mega Penicillin per os. 1021 Mann erhielten als Kontrollgruppe keine Penicillinprophylaxe. Bei drei Mann der Penicillingruppe und bei zwei Mann der Kontrollgruppe wurde später eine seropositive Lues latens festgestellt.

Wiedmann glaubt, daß schon eine einmalige Gabe von 200000 E wäßrigen kristallinischen Penicillins eine etwa vorliegende Lues auf Monate verschleiern kann.

Auch Hagermann, Farmer, Scott, Lemdes, Osmond, Streitmann, Nast und Dittmann u. v. a. weisen auf die Verschleierung der Syphilis durch Penicillinbehandlung der Gonorrhoe hin. Arzt mit Idsoe sowie Kaalund-Jørgensen äußerten sich ebenso wie wir selbst zurückhaltend zu der Frage der Verschleierung, eine Einstellung, die auch von Schuermann (1950) geteilt wird.

Dressler und Gumpesberger schließen aus ihrem gut beobachteten Krankengut, daß das Manifestwerden der Syphilis in einigen Fällen durch die Penicillintherapie etwas hinausgeschoben worden sein dürfte. Sie werten allerdings derartige Fälle nicht als eindeutige Beweise für die verzögernde Wirkung kleiner, wegen einer Gonorrhoe verabfolgter Penicillindosen. Sie machen schon darauf aufmerksam, daß die Zeitspanne, um die die Inkubationszeit durch Penicillinbehandlung hinausgeschoben werden könne, Schwankungen unterworfen sei. Sie dürften hauptsächlich von der Länge des Zeitraumes zwischen Infektion und Penicillintherapie, dem Ausmaß und der Art der letzteren, der Menge der zugeführten Spirochäten sowie individuellen Faktoren abhängen.

Lehmann dagegen sah beträchtliche Veränderungen der Inkubationszeit der Syphilis nach Penicillinbehandlung wegen Gonorrhoe.

Richter beobachtete, wie viele andere, daß bei mit Lues I oder II kombinierten Gonorrhoen die syphilitischen Veränderungen an Haut und Schleimhäuten nach Injektion von Penicillin in wesentlich kürzerer Zeit abheilten, als es ohne Therapie oder auch nach Salvarsan- und Wismutinjektionen der Fall war. Sie fanden keinerlei Änderung der Wa. R. nach Anwendung von Penicillin. Die Reaktion behielt entweder die gleiche Stärke oder aber nahm an Stärke mit dem Fortschreiten der Lues zu. Hier bleibt allerdings zu erwägen, ob nicht schon das Beharren der Reaktion auf eine Penicillinwirkung zurückgeführt werden könnte.

Schuermann und Böhler führten bei Kranken mit Gonorrhoe und gleichzeitiger Lues I fortlaufend Kontrollen des Spirochaeta pallida-Befundes während der Penicillinbehandlung im Dunkelfeld durch. Dabei ergaben sich schon nach $1^1/_2$—2 Std deutliche Veränderungen der Spirochäten, wie träge Beweglichkeit, ziehharminokaartige Kontraktionen, Aufrollen an den Enden, Unregelmäßigkeit der Windungen und abnehmende Beweglichkeit. Immer aber waren noch einige nach Form und Beweglichkeit normale Exemplare vorhanden.

Beweise für eine Verlängerung der ersten Inkubation einer gleichzeitig mit einer Gonorrhoe erworbenen Lues durch die Penicillinbehandlung der Gonorrhoe ergaben sich für Schuermann und Greipel am Krankengut der Marburger

Klinik nicht. Sie heben allerdings das rasche Verschwinden der Spirochäten aus Primäraffekten hervor, so daß ein übersehener Primäraffekt schon einen Tag nach Penicillinbehandlung wegen gleichzeitiger Gonorrhoe nicht mehr durch den Nachweis der Spirochaeta pallida gesichert werden kann.

Während HESSE bei 299 Gonorrhoikern niemals eine Beeinflussung einer gleichzeitig bestehenden Syphilis durch Penicillinbehandlung der Gonorrhoe sah, fand MACFARLANE eine durch kleine Penicillindosen atypisch beginnende Lues bei 72 von 2600 penicillinbehandelten Gonorrhoekranken, die allerdings innerhalb 12 Wochen erfaßt werden konnte.

BATCHELOR, DONALD und MURELL sahen nach Penicillinbehandlung der Gonorrhoe Inkubationszeiten gleichzeitig erworbener Lues von durchschnittlich 82 Tagen, in einem Falle sogar von 184 Tagen.

Eingehend beschäftigt sich auch JUNG mit dem Problem der „Verschleierung" der Syphilis bei Penicillinbehandlung der Gonorrhoe. Innerhalb von 5 Jahren (1949—1953) konnten an der Greifswalder Klinik sechs einschlägige Einzelbeobachtungen in dieser Hinsicht gemacht werden. Die drei davon ausführlicher beschriebenen Krankheitsabläufe sind aber nicht so überzeugend, um als Beweise für eine Verschleierung der Lues durch Penicillinbehandlung dienen zu können.

Unsere eigenen Ergebnisse (s. S. 416) sind aber gleichfalls nicht beweiskräftig genug, für den atypischen Verlauf der Syphilis nach Penicillinbehandlung wegen gleichzeitig erworbener Gonorrhoe, da die angeführten Zeitspannen noch im Bereich „normaler", wenn auch verlängerter Inkubationszeiträume liegen. Hier zeigt sich die Schwierigkeit des angeschnittenen Problems.

Die Inkubationsbreite der Syphilis ist so groß (s. S. 415/16), daß fast jeder auch deutlich verlängerte Ablauf noch in sie hineinpaßt; dazu läßt die Syphilis d'emblée es nicht zu, bei jeder ohne erkannten Primäraffekt ablaufenden Lues nach Penicillinbehandlung der Gonorrhoe, von atypischem Ablauf oder von Verschleierung zu sprechen. Das heißt aber nicht, daß man nicht hieran denken und sich entsprechend verhalten soll. Da statistische Untersuchungen fehlen, müssen wir uns mit den eigenen und den Untersuchungsergebnissen der Literatur begnügen. Sie zwingen aber zu der Annahme, daß ein Einfluß einer geringen Penicillinmenge auf das Erscheinungsbild der Lues *möglich* ist [s. auch SCHUERMANN (1950), und zwar im Sinne einer Verschleierung].

Wir selbst bezweifeln, wie 1947 auch heute noch die „Verzögerung" einer gleichzeitig mit Gonorrhoe erworbenen Lues durch die Penicillinbehandlung der Gonorrhoe. Wir vertreten auch jetzt noch die Auffassung, daß die Lues nach einer derartigen Vorbehandlung zwar unter Ausfall eines klinisch sichtbaren Primäraffektes auftreten kann, aber im großen und ganzen unbeeinflußt abläuft.

Da aber die Krankheitszeichen der Lues durch die angeführte Behandlung „verschleiert", also wenig deutlich gemacht werden können, ist heute der Untersucher zu einer wenn möglich noch sorgfältigeren Untersuchung als früher aufgerufen. Dazu muß er die Möglichkeiten der rechtzeitigen Erkennung einer Doppelinfektion mit Gonorrhoe und Lues kennen und ausnutzen.

6. Rechtzeitige Erkennung einer Doppelinfektion

Unter dem Einfluß neuzeitlicher Behandlungsmittel ist ein deutlicher Rückgang der Geschlechtskrankheiten erfolgt. Noch immer aber stellen sie für uns ein wichtiges Gebiet dar, in dem es nicht nur alte, sondern auch neue Probleme — wie z. B. das hier angeschnittene — zu bearbeiten und womöglich zu lösen gilt. Dazu gehört heute mehr denn je die Beherrschung der Kunst der Untersuchung und der diagnostischen Technik zur Vermeidung von Fehl- und Teildiagnosen. Die rechtzeitige Erkennung einer Doppelinfektion war schon von jeher geboten. Heute wie früher sollte den Facharzt auszeichnen, daß er nicht nur das deutlich Erkennbare sieht, sondern dem Möglichen nachspürt.

Die Aufdeckung einer Doppelinfektion. die Aufgabe also, bei vorhandener Gonorrhoe eine gleichzeitig erworbene Lues nicht zu übersehen, ist heute sicherlich nicht schwerer als vor der Antibioticabehandlung. Vielleicht sogar leichter. Leichter, weil die Verlängerung der Inkubationszeit der Gonorrhoe teilweise schon in die erste Inkubationszeit der Syphilis fällt, heute also erste Zeichen einer Lues eher bei frischer Gonorrhoe sichtbar werden können als früher. Da wir heute aber die frühe Syphilis mit großer Sicherheit in kurzer Zeit heilen können, ist jetzt ihre frühzeitige Aufdeckung für den Patienten von wesentlich größerer Bedeutung als früher. Entscheidend ist dabei die saubere Dunkelfeldtechnik nach Aufdeckung verdächtiger, auch kleinster Erosionen, nach denen gesucht werden muß.

Das früher selbstverständliche intensive Bemühen um die diagnostische Klärung einer venerischen Erkrankung scheint uns heute nicht mehr im alten Umfang betrieben zu werden. Eine Doppelinfektion aber kann heute ebensowenig wie früher übersehen werden, wenn wir uns wirklich um ihre Aufdeckung bemühen.

Die dazu erforderliche Untersuchungstechnik wurde von Schönfeld (1935) u. a. in aller Ausführlichkeit mitgeteilt. Darüber hinaus sind uns aber heute zusätzlich Erkenntnisquellen zugefallen, die ebenfalls Beachtung verdienen und wertvolle Hilfen zur rechtzeitigen Erkennung einer Doppelinfektion bieten können. Ich meine die nach Penicillinbehandlung einer Gonorrhoe auftretenden Anzeichen auf das Vorliegen einer Lues, die nicht vor der Penicillingabe aufgedeckt werden konnte. Es sollte Allgemeingut des Behandlers venerologischer Erkrankungen werden, nach einer Penicillininjektion auf Fiebersteigerung in den nächsten 3—6 Std zu achten. Dazu sollte der Patient unter allen Umständen am nächsten Tag wieder bestellt und auf irgendwelche Exantheme angesehen werden. Insbesondere ist nach eigenen Erfahrungen auf Tonsillitis und Nephritis (Schluckbeschwerden, Harnbefund) zu achten. Alle diese Reaktionen können eine Herxheimersche Reaktion darstellen, die nach Penicillin relativ häufig bei frischer Syphilis auftritt (Miescher, Perin, Farmer, Wilde, Walther, Hussels, Schuermann (1950), Herzberg, Zingsheim u. a.).

Diese zusätzlichen diagnostischen Hilfen, die uns gerade die Penicillinbehandlung gibt, sollten auch beachtet, genützt und in das allgemeine Untersuchungsgefüge des Venerologen eingebaut werden.

Nach Meinung des Referenten haben wir heute weit größere Aussichten als früher, eine Doppelinfektion rechtzeitig aufzudecken, wenn wir nur die Gelegenheiten nutzen:

1. Die verlängerte Inkubationszeit der Gonorrhoe gibt uns die Möglichkeit, eher als früher bei den ersten Untersuchungen den eben beginnenden Primäraffekt oder — wenn auch seltener — die Sklerose der Leistendrüsen zu erfassen.

2. Die eingehende schulgemäße Untersuchung aller verdächtigen Erosionen vor der Penicillininjektion ist eine notwendige Aufgabe, die schon immer gelöst werden mußte und gelöst wurde.

3. Die Beachtung der Herxheimerschen Reaktion gibt uns heute innerhalb 24 Std die Möglichkeit, eine Doppelinfektion noch nicht zu spät zu erkennen. Alles was danach liegt ist heute wie früher zu spät. Das sind die serologischen Untersuchungen, die auch früher eingeschaltet wurden. Die erst durch sie gefundene Lues ist nach unseren heutigen Möglichkeiten der raschen Ausheilung der frischen Lues nicht mehr als rechtzeitig erkannt anzusprechen. Gewiß sind

sie erforderlich, aber nicht, wie in der Literatur oft angegeben, in vierwöchigen Abständen für 3—6 Monate, sondern sooft wie möglich, mindestens aber in achttägigen Abständen. Daß aber die serologischen Untersuchungen nicht den Ausschlag bei der Aufdeckung der Lues geben, und daß die Lues rechtzeitig — wie angegeben — erfaßt wird, dafür zu sorgen ist Aufgabe der Schule und bleibt eine ihrer großen und verantwortungsvollen Verpflichtungen.

7. Behandlung bei Verdacht auf Doppelinfektion

Schon bald nach Bekanntwerden der Möglichkeit, bei Doppelinfektion durch Penicillinbehandlung der Gonorrhoe die Syphilis zu verschleiern, suchte man nach Wegen, dieser Gefahr von der Medikamentenseite her zu begegnen. HAXTHAUSEN empfahl deshalb bei Verdacht auf Doppelinfektion wieder die Sulfonamidbehandlung. Dieser Ausweg war aber unbefriedigend, da die laufende Zunahme der Resistenz der Gonokokken gegenüber Sulfonamiden (SCHUERMANN) einen ausreichenden Therapieerfolg nicht gewährleistet. Verständlicherweise griff man auf andere Antibiotica zurück. Schon FLEMING empfahl Streptomycin, allerdings zur Behandlung penicillinunempfindlicher Keime. Diesem Antibioticum wandte sich auch das Interesse hinsichtlich unserer Fragestellung zu, da es gegenüber Penicillin und den ebenfalls gonokokkenwirksamen Antibioticis Aureomycin, Chloromycelin, Terramycin, Erythromycin und Oleandomycin den Vorzug besitzt, wegen seiner fehlenden Wirkung auf die Pallida-Spirochäte, eine gleichzeitig mit der Gonorrhoe erfolgte Luesinfektion nicht zu verdecken (SIEBERT).

So empfehlen es HOPF (1951), HERZBERG, ZIERZ und JACOB, GERTLER, MOORE u. a. zur Vermeidung einer Verschleierung der Syphilis. Dazu hat sich das Streptomycin in seiner therapeutischen Wirksamkeit auf Gonokokken dem Penicillin als gleichwertig erwiesen (PUTKONEN, WILCOX u. a.).

So behandelt HOPF (1956) H.W.G.-Patienten mit Gonorrhoe seit 1946 mit Streptomycin, um die Verschleierung einer Lues durch Penicillin zu vermeiden. Dazu macht er wie auch BOY sowie SIEBERT darauf aufmerksam, daß die so häufigen nach Penicillinbehandlung zu beobachtenden mikrobiellen und abakteriellen Urethritiden nach Streptomycin nur selten auftraten.

Da die Gefahr der Entwicklung resistenter Bakterien bei Streptomycin besonders groß ist, darf es nicht zu gering dosiert werden. Beachtenswert zu dieser Frage sind die Untersuchungsergebnisse von MEYER-ROHN über Antibioticaresistenz von Gonokokken. Zur Dosierung des Streptomycins bei Gonorrhoe teilt WILCOX mit, daß nach 0,2—0,6 g Streptomycin 11,7% Versager bei 20 Fällen und nach 1,0 g Streptomycin nur 8,7% Versager bei 42 Fällen auftraten. CHIM u. Mitarb. (zit. bei MOORE) berichten sogar über 100% Erfolg durch Behandlung von Gonorrhoekranken mit 0,5 g Streptomycin.

Dazu rühmen PUTKONEN und ROUHUNKOSKI, daß alle Rezidive nach Streptomycinbehandlung schon innerhalb einer Woche nach Behandlungsabschluß auftraten. Das wäre (nach Bestätigung) ein erheblicher Vorzug vor der Penicillinbehandlung, da wir selbst und auch HOPF (1951) sichere Rezidive bis zu 30 Tagen nach Penicillinbehandlung sahen. Zur Dosierung ist 1,0 g Streptomycin wohl notwendig, entweder in einer Gabe oder unterteilt. Zwar ist Streptomycin nicht völlig unwirksam auf Spirochaeta pallida. Nach den Untersuchungen von FEGELER beginnt der Einfluß auf die Bewegungsfähigkeit der Spirochaeta pallida erst bei mehr als 13500,0 γ/cm^3 (Penicillin 0,0006—0,001 γ/cm^3) und liegt damit weit unter der Wirksamkeit aller bekannten zur Behandlung geeigneten Antibiotica.

Da in einem anderen Abschnitt die Therapie der Gonorrhoe eingehendere Berücksichtigung finden wird, kann ich mich auf die gemachten Angaben beschränken. Ihre Anführung war notwendig, da sie einen gangbaren Weg zeigen, eine Verschleierung der Lues zu verhüten. Die Möglichkeit der Behandlung der Gonorrhoe ohne Gefahr hinsichtlich der Verschleierung führt aber nicht von sich aus dazu, Doppelinfektionen rechtzeitig, d. h. möglichst vor Positivwerden der serologischen Reaktionen zu erkennen. Auch die Streptomycinbehandlung der Gonorrhoe befreit nicht von den Bemühungen um die rasche Aufdeckung einer Doppelinfektion. Sie zwingt ebenfalls zur Beachtung der dazu unter 6. gegebenen Hinweise.

Auf fehlerhafte Behandlungen, wie sie treffend von ZINGSHEIM sowie KRÖBER mitgeteilt wurden, kann hier nicht eingegangen werden, da sie nicht in das Gebiet des mir gestellten Themas fallen.

8. Prophylaktische Behandlung zur Verhütung einer „Verschleierung" der Syphilis

Zur Verhütung der Verschleierung der Syphilis wäre auch noch ein drastischer Weg möglich, nämlich der, bei Gonorrhoe so zu behandeln, als ob gleichzeitig eine Lues erworben worden sei. Derartige Vorschläge sind im ausländischen Schrifttum gemacht worden. So rühmt GRUPPER, daß 1,2—2,4 Mega-E Penicillin auch eine Syphilis zuverlässig prophylaktisch unterdrücken. PERIN nimmt dazu Stellung und warnt vor zu großem Optimismus. Auch GRANIER und BAILLON äußern schwere Bedenken gegen den Vorschlag, zur Prophylaxe der Syphilis jedem Exponierten 2,4 Mega-E Penicillin zu injizieren. Sie vertreten den Grundsatz, nur nach Stellung einer Diagnose zu behandeln. KANEE und NELSON treten für eine prophylaktische Behandlung der Syphilis bei frischer Gonorrhoe und auch bei Ulcus molle ein. Die Überbehandlung der Gonorrhoe mit 1,2 Mega-E Penicillin bilde einen sicheren Schutz gegen eine gleichzeitig erworbene Lues. Bei 400 derart behandelten Patienten seien keinerlei Anzeichen einer Lues aufgetreten. Die serologischen Untersuchungen waren auch nach einem halben Jahr sämtlich negativ. Lediglich bei Patienten, die einer genügenden Kontrolle nicht unterzogen werden konnten, wurde 2,4 Mega-E Penicillin verabfolgt.

ALEXANDER und PLOTKE schlagen ebenfalls eine derartige prophylaktische Behandlung vor. Von so behandelten Personen seien nur 10% der Zahl einer der gleichen Gefährdung ausgesetzt gewesenen Kontrollgruppe erkrankt.

Derartige Vorschläge sind verständlich, wenn es sich um Notmaßnahmen in massenhaft verseuchten sog. unterentwickelten Gebieten handelt. Einer derartigen prophylaktischen Behandlung einer eventuell erworbenen Syphilis unter den uns gewohnten sozialen Verhältnissen zu empfehlen, würde wohl mit Recht energisch widersprochen werden. Gewiß konnte in der Salvarsanära prophylaktische Behandlung unter ganz bestimmter Fragestellung wenn auch mit großen Bedenken bei zwingenden Umständen von manchem bejaht werden. Heute ist eine bejahende Antwort kaum noch möglich. Ich wüßte nur zwei Gelegenheiten, bei denen auch heute noch in unseren Gebieten ein derartiges Vorgehen in Erwägung gezogen werden könnte. Das wäre in der Spätgravidität nach mit großer Wahrscheinlichkeit erfolgter Infektion und nach Blutübertragung von einem Spender mit infektiöser Syphilis. Dieses Thema mußte, da es unsere Fragestellung berührt, ebenfalls angeschnitten werden. Wir werden es sicherlich in einem anderen Abschnitt dieses Werkes ausführlicher und besser behandelt finden.

9. Schlußfolgerungen

Die Verschleierung der Syphilis durch antibiotische Behandlung der Gonorrhoe ist eines der Probleme, vor die wir durch das Geschenk der Antibiotica gestellt wurden. Verfasser glaubt aber gezeigt zu haben, daß eine wirkliche Gefahr durch die Verschleierung dann nicht gegeben ist, wenn der geschulte Untersucher sich verantwortungsbewußt an die rechtzeitige Klärung einer möglichen Doppelinfektion macht. Dabei gibt uns die bei Gonorrhoe vorliegende gleichzeitig erworbene Syphilis durch ihre Antwort auf antibiotische Behandlung nicht selten noch zusätzliche Hilfen, die vor Einführung der Antibiotica nicht geboten wurden. Des weiteren kann auch die zweifellos verlängerte Inkubationszeit der

Gonorrhoe eine zusätzliche Erleichterung sein, weil sich dadurch bei Auftreten erster gonorrhoischer Zeichen schon dem aufmerksamen Untersucher beginnende luische Veränderungen anbieten können. *Bei alledem ist noch zweifelhaft, ob überhaupt statistisch einwandfreie Aussagen über die „Verschleierung" zur Zeit schon gemacht werden können, ob sie nicht zahlenmäßig vielmehr den früher auch nicht rechtzeitig aufgedeckten Doppelinfektionen entspricht.*

Zudem erschwert die seit langem bekannte Inkubationsbreite der Syphilis in Verbindung mit der ebenfalls nicht neuen Syphilis d'emblée die Verifizierung einer „Verschleierung". Müssen wir somit große Zurückhaltung in unseren diesbezüglichen Schlüssen üben, so haben wir aber doch die Möglichkeit, durch sachgemäße Anwendung des Streptomycins zur Behandlung der Gonorrhoe eine mögliche Verschleierung zu verhüten.

Eine derartige Umgehung des Penicillins ist immer zu empfehlen, wenn irgendwelche Zweifel hinsichtlich einer Doppelinfektion aufkommen und eine rasche Behandlung der Gonorrhoe erforderlich ist. In der außerklinischen Praxis ist eine sofortige Behandlung einer aufgedeckten Gonorrhoe wohl nur ausnahmsweise nicht nötig. Die Streptomycinbehandlung ist deshalb der Praxis zu empfehlen.

Der prophylaktischen Behandlung einer möglichen luischen Infektion können wir in dem hier erörterten Zusammenhang nicht das Wort reden. Mit ganz wenigen Ausnahmen halten wir sie für unser Gebiet nicht nur für überflüssig, sondern auch in vielfacher Hinsicht für gefährlich.

Literatur

Alexander, E.: Zit. bei Moore. — Arzt, L.: Antigonorrhoica und Antisyphilitica ausländischer Herkunft. Wien. klin. Wschr. **1947**, Nr 14.

Batchelor, J., G. F., Donald u. C. Murell: Zit. bei Trudel. — Berlinghoff, W.: Der Einfluß der Therapie auf die Durchführbarkeit des Nelson-Tests. Arch. klin. exp. Derm. **206**, 268—275 (1957). — Boy, J.: Zit. bei Hoffmann.

Campbell, V. W. H., W. J. Dougherty and C. E. Curtis: Delayed administration of oral penicillin as prophylaxis for gonorrhoe. Amer. J. Syph. **33**, 437—443 (1949).

Dörr, W., u. F. Stein: Therapeutisch bedingte Pathomorphose (pathologisch-anatomische Betrachtungen zum Gestaltwandel innerer Krankheiten). Münch. med. Wschr. **1954**, 660—666. — Dressler, H., u. G. Gumpesberger: Zur Penicillintherapie der Gonorrhoe. Z. Haut- u. Geschl.-Kr. **19**, 242—249 (1955).

Eagle, J., B. Magnusson u. Fleischmann: Zit. bei Moore.

Farmer, Th. W.: Jarisch-Herxheimer reaction in early syphilis. Treated with crystallin penicillin G. J. Amer. med. Ass. **1948**, 480. — Fegeler, F.: Treponema pallidum immobilisierende Wirkung von Penicillin, Streptomycin, Tetracyclinen und Erycin in vitro. Hautarzt 8, 176—178 (1957). — Frühwald, R.: In Arzt-Zieler, Die Haut- und Geschlechtskrankheiten, Bd. 5. Berlin u. Wien: Urban & Schwarzenberg 1935.

Gaase, A.: Über die Häufigkeit von Gonorrhoe und Lues als gleichzeitige Mischinfektion. Dtsch. med. Wschr. **1951**, 893—894. — Gent, W.: Vademekum zur Therapie von Genitalerkrankungen. Ärztl. Prax. **1958**, 255. — Gertler, H.: Beobachtungen bei ambulanter Gonorrhoebehandlung hinsichtlich Doppelinfektion. Derm. Wschr. **1956**, 798—801. — Granier, G., et F. Baillon: Ya-t-il une augmentation des syphilis serologiques depuis l'utilisation de la pénicilline ? Bull. Soc. franç. Derm. **63**, 404—406 (1956). — Grupper, Ch.: Les pénicillines actuelles à doses reduites peuvent elle „decapiter" la syphilis ? A propos d'une petite épidémie d'infection mixte, gonococcique et syphilitique. Bull. Soc. franç. Derm. Syph. **63**, 366—369 (1956).

Hagermann, G.: Experiments with different types of prolonged action penicillin. Acta derm.-venereol. (Stockh.) **28**, 125—141 (1948). — Haxthausen, H.: Über Syphilismaskierung bei Penicillinbehandlung von Gonorrhoe. Ref. Zbl. Haut- u. Geschl.-Kr. **72**, 459 (1949). — Herzberg, J. J.: Venerische Erkrankungen. Ärztl. Prax. **4**, H. 12 (1952). — Hesse, P.: Über die Behandlung der Gonorrhoe mit deutschen Penicillinen. Krankenmaterial und Ergebnisse. Dtsch. Gesundh.-Wes. **1949**, 1098—1103. — Hoffmann, E.: Wandlung der Gonorrhoe unter dem Einfluß der Sulfonamid- und Penicillinbehandlung. Derm. Wschr. **1953**, 342—346. — Hopf, G.: 38. Tagg Nordwestdtsch. Dermat. Ges. 15. u. 16. 9. 1956 in Rostock-Heiligendamm. Diskussionsbemerkung zum Vortrag von FEGELER: Experimentelle Untersuchungen über die Wirkung von Antibiotika auf das Treponema pallidum. — Über Gonorrhoebehandlung. Z. Haut- u. Geschl.-Kr. **10**, 131—142 (1951). — HUSSELS, F.: Technik und Fehler der Penicillinbehandlung. Z. ärztl. Fortbild. **43**, 13—22 (1949).

IDSOE, O.: Zit. bei SCHUERMANN.

JADASSOHN, J.: In Handbuch für Haut- und Geschlechtskrankheiten, Bd. 20/1. Berlin: Springer 1934. — JORDAN, P., u. F. EHRING: Deletäre Hautcarcinome. Vortrag 79. Tagg Ver.igg Rhein. Westf. Dermatol. 26./27. 11. 1955 in Münster. — JUNG, H. D.: Passagere Luesunterdrückung und atypischer Luesverlauf infolge Penicillinanwendung bei Gonorrhoe. Z. ärztl. Fortbild. **49**, 181—185 (1955).

KAALUND-JØRGENSEN, O.: Zit. bei SCHUERMANN. — KANEE, B., and A. J. NELSON: Challenging trends in veneral disease control. Amer. J. Syph. **38**, 354—360 (1954). — KELBECK, L., and P. V. MARCUSSON: Coincidence of syphilis, gonorrhoea and some paravenereal diseases. Acta derm.-venereol. (Stockh.) **32**, 193—194 (1952). — KOGOJ, F.: Handbuch JADASSOHN, Bd. XIV/1, S. 13. — KRÖBER, H.: Über Nebenwirkungen der Antibiotika und die Verschleierung gonorrhoischer Krankheitsbilder durch Chemotherapeutika und Antibiotika. Dtsch. Gesundh.-Wes. **1957**, 199—202.

LANDES, E.: Zur Frage der Behandlung der connatalen Lues. Medizinische **1953**, 349—350. — LEHMANN, H.: Hamburger Erfahrungen bei der Penicillinbehandlung der Gonorrhoe (Bericht über 20000 Fälle). Arch. Derm. Syph. (Berl.) **189**, 144—150 (1949). — LÖHE, H.: In ARZT-ZIELER, Haut- und Geschlechtskrankheiten, Bd. 4. Berlin u. Wien: Urban & Schwarzenberg 1935. — LUTZ, W.: Lehrbuch der Haut- und Geschlechtskrankheiten, 2. Aufl. Basel u. New York: S. Karger 1957.

MACFARLANE, W. V.: Gonorrhoea and penicillin. Is a six month's surveillance period necessary? Brit. J. vener. Dis. **26**, 69—72 (1950). — MEESSEN, H.: Vortrag vor der Med. Sekt. der Ges. für Wissenschaft und Leben, Essen 17. 11. 1957. — MEYER-ROHN, J.: Experimentelle Untersuchungen zur Antibiotika-Resistenz von Neisseria gonorrhoeae. Hautarzt **9**, 81—84 (1958). — MIESCHER, G.: Neuere in- und ausländische Ergebnisse auf dem Gebiet der Therapie der Haut- und Geschlechtskrankheiten. Arch. Derm. Syph. (Berl.) **189**, 14—54 (1949). — MOORE, J. E.: Recent advances in the study of venerol. diseases. Brit. J. vener. Dis. **25**, 169—178 (1949).

NAST, O., u. H. J. DITTMANN: Penicillinbehandelte Gonorrhoe und syphilitische Mitinfektion. Z. Haut- u. Geschl.-Kr. **9**, 25—33 (1950).

OSMOND, T. E.: Veneral disease in peace and war. With some reminiscences of the last forty years. Brit. J. vener. Dis. **25**, 101—114 (1949).

PÉRIN, L. M.: Bei CH. GRUPPER: Les pénicillines actuelles à doses reduites peuvent elle „decapiter" la syphilis? Bull. Soc. franç. Derm. Syph. **63**, 366 (1956). Diskussionsbemerkung. — PLOTKE: Zit. bei MOORE. — PUTKONEN, T., and S. ROUHUNKOSKI: Dihydrostreptomycin in gonorrhoea. Acta derm.-venereol. (Stockh.) **31**, 391—394 (1951).

RICHTER, R.: Erfahrungen mit Penicillin in der Gonorrhoebehandlung. Ärztl. Wschr. **1946**, 196—200. — RIECKE, E.: Lehrbuch für Haut- und Geschlechtskrankheiten, 8. Aufl. Jena: Gustav Fischer 1931. — ROST, G. A.: Lehrbuch für Haut- und Geschlechtskrankheiten, 2. Aufl. Berlin-Göttingen-Heidelberg: Springer 1948.

SCHÖLZKE, K.-H.: Zit. bei E. HOFFMANN. — SCHÖNFELD, W.: Lehrbuch für Haut- und Geschlechtskrankheiten, 5. Aufl. Leipzig: Georg Thieme 1950. — In ARZT-ZIELER, Die Haut- und Geschlechtskrankheiten, Bd. 4. München: Urban & Schwarzenberg 1935. — SCHUERMANN, H.: Behandlung der Gonorrhoe mit Sulfonamiden und Penicillin. Klinik u. Praxis **1946**, Nr 7. — Sulfonamide und Antibiotika bei Gonorrhoe. Arch. Derm. Syph. (Berl.) **191**, 292—323 (1950). — Werden die Erfolge der Chemotherapie des Trippers zunehmend geringer? Med. Klin. **40**, 221 (1944). — SCHUERMANN, H., u. K. H. BÖHLER: Chemotherapie der Gonorrhoe mit Penicillin. Erfahrungen an einem größeren Krankengut. Med. Klin. **1946**, Nr 14. — SCHUERMANN, H., u. G. GREIPEL: Die Behandlung der Gonorrhoe mit Penicillin bei gleichzeitig bestehender Lues. Z. Haut- u. Geschl.-Kr. **2**, H. 1/2 (1947). — SCHULTEN, H.: Vortrag vor der Med. Sekt. der Ges. für Wissenschaft und Leben, Essen 17. 11. 1957. — SCOTT, H., R. W. MAXWELL and J. S. SKINNER: The Jarish-Herxheimer phenomenon in late syphilis. J. Amer. med. Ass. **139**, 217—220 (1949). — SIEBERT, G.: Zur Streptomycinbehandlung der Gonorrhoe. Med. Klin. **1953**, 1905—1906. — STANGENBERG, J.: Zit. bei E. HOFFMANN. — STREITMANN, BR.: Der Einfluß subkurativer Penicillindosen auf den Ablauf der Frühsyphilis. Wien. klin. Wschr. **1949**, 919—926. — STÜHMER, A.: In ARZT-ZIELER, Haut- und Geschlechtskrankheiten, Bd. IV. Berlin u. Wien: Urban & Schwarzenberg 1934.

THELEN, K.: Klinische Erfahrungen über die Penicillintherapie der Gonorrhoe. Arch. Derm. Syph. (Berl.) **186**, 183—188 (1948). — THEML, F.: Über die Wirkung des Penicillins auf den klinischen und serologischen Verlauf der Lues. Z. Haut- u. Geschl.-Kr. **3**, 360—361

(1947). — THOMAS, E. W.: Syphilis, its course and management. New York 1949. — TRUDEL, E. W.: Inaug.-Diss. Tübingen 1949.

WAGNER, G.: Statistische Untersuchungen zur Frage der venerischen Dualinfektion. Z. Haut- u. Geschl.-Kr. 8, 55—69 (1950). — WALTHER, H.: Die Behandlung der Geschlechtskrankheiten. Stuttgart: Ferdinand Enke 1948. — WESENER, G., TH. PANSCHOW u. A. ZIMMERMANN: Hat sich die Inkubationszeit der Gonorrhoe unter dem Einfluß der Sulfonamid- und Penicillin-Behandlung gewandelt? Z. Haut- u. Geschl.-Kr. 8, 326—332 (1953). — WIEDMANN, A.: Moderne Behandlung der Geschlechtskrankheiten mit Antibiotica. Wien. med. Wschr. **1950**, 441—443. — WILDE, H.: (a) Persönliche Mitt. an E. HOFFMANN. — (b) Zur Penicillinbehandlung der Gonorrhoe. Erfolgskontrolle und Auswirkungen im Hinblick auf die Lues. Ärztl. Wschr. **1947**, 860—863. — WILLCOX, R. R.: Treatment before diagnosis in venerology. Brit. J. vener. Dis. **30**, 7—12 (1954).

ZIELER-JACOBI, E.: Lehrbuch für Haut- und Geschlechtskrankheiten, 2. Aufl. München: Urban & Schwarzenberg 1928. — ZIERZ, P., u. R. JACOB: Zur Behandlung der Gonorrhoe mit Streptomycin. Hautarzt **5**, 223—227 (1954). — ZINGSHEIM, M.: Die Verschleierung venerologischer Diagnosen durch Verabreichung von Antibioticis. Med. Klin. **1957**, 1655—1657.

Lymphogranuloma inguinale

Von

Sven Hellerström-Stockholm

Mit 8 Abbildungen (davon 4 farbige)

Definition. Als „Lymphogranuloma inguinale-Erkrankungen" bezeichnen wir die durch das diesbezügliche, unregelmäßig filtrierbare Agens, eine Rickettsia (Familie Chlamydozoacea) bedingten pathologischen Prozesse. Eine Teilkrankheit des Lymphogranuloma inguinale ist somit die Elephantiasis genito-anorectalis (Esthiomène und entzündliche Rectumstriktur).

Nomenklatur. Ein voll befriedigender Name für diese Krankheit ist bisher nicht gefunden worden. Die Weltgesundheitsorganisation hat 1934 den Namen Lymphopathia venerea anerkannt. Die Krankheit ist unter mehr oder minder unvollkommenen Bezeichnungen beschrieben worden. Hier folgt eine unvollständige Liste der gebrauchten Namen (s. auch MELCZER): Strumöser Bubo (KLOTZ 1890 u. a.) — Bubons strumeux de l'aine (LEJARS 1893) — L'adénite subaiguë simple à foyers purulents intraganglionnaires (NÉLATON 1890) — L'adénite subaiguë de l'aine à foyers purulents intraganglionnaires prétendue »simple« (MARION und GANDY 1901) — Klimatische Leistendrüsenentzündung (R. RUGE 1896) — Klimatischer Bubo (GODDING 1896, NAGEL, SCHEUBE, CANTLIE u. a.) — Lymphogranulomatose inguinale subaiguë d'origine génitale probable, peut-être vénérienne (DURAND, NICOLAS und FAVRE 1913) — Lymphogranulomatosis venerea (W. H. HOFFMANN 1922, CAMINOPETROS 1939) — Ulcère simple adénogène des parties génitales (BORY 1921) — Ulcère vénérien adénogène (HANNS und WEISS, SPILLMANN 1922) — L'adénopathie inguinale subaiguë à suppuration intra-ganglionnaire (GASTINEL und REILLY 1922) — L'adénopathie inguinale du type lymphogranulomatose (SPILLMANN, DROUET und MICHAN 1923) — Polyadénite inguinale subaiguë (TEISSIER, GASTINEL und REILLY 1922) — Poradéno-lymphite suppurée bénigne à forme septicémique (RAVAUT, BOULIN und RABEAU 1922) — Poradenitis inguinalis subacuta (DESTÉFANO und VACCAREZZA 1923) — Poradenitis (FIESSINGER 1925) — Lymphadenitis inguinalis subacuta (MONTEMARTINI 1924) — Non-tuberculous granulomatous lymphadenitis (HANSMANN 1924) — Adénopathies inguinales vénériennes (CHEVALLIER und BARREAU 1925) — Lymphogranulomatosis inguinalis (FISCHL 1927) — Lymphogranuloma inguinale (FREI 1925, HELLERSTRÖM 1927) — Lymphomatosis inguinalis suppurativa acuta (ZIELER 1928) — Mikroporoadenitis inguinalis suppurativa (SOBOLEV 1928) — Lymphadenitis inguinalis granulomatosa subacuta (GULDBERG 1928) — Lymphadenitis granulomatosa venerea (HVAL 1930) — Lymphadenitis granulomatodes venerea (BARTHELS und BIBERSTEIN 1931) — Lymphopathia venerea (WOLF und SULZBERGER 1932) — Nicolas-Favresche Krankheit (KIĆEVAC, BORY, PETGES, CHEVALLIER, GATÉ, NICOLAS, FAVRE, MILIAN, PAUTRIER u. v. a.) — Nicolas-Durand-Favresche Krankheit (FUSS, MUSGER) — Vierte Geschlechtskrankheit (LOTTRUP, REZENDE, BAZZICALUPO, BOSNJAKOWIĆ, DELBANCO u. a.) — Fünfte Geschlechtskrankheit (W. H. HOFFMANN) — Sechste Geschlechtskrankheit (STANNUS 1933) — Abkürzung: L.i. — Lymphogranulomatosis Miyagawanella (BRUMPT 1938) — Lymphogranulomatosis inguinalis benigna (COTTINI 1939) — Lymphogranuloma venereum (DECKER, CAÑIZARES, REIDER 1939) — Lymphogranuloma venereum scheint der Name zu sein, der in letzter Zeit gleich nach oder neben Lymphogranuloma inguinale am meisten zur Anwendung gelangt ist.

Da der Umfang der gesamten Krankheit in Wirklichkeit über den Bereich der Lymphknoten weit hinausreicht, ist auch die Bezeichnung Lymphopathia venerea nicht geeignet. Ein besserer Weg der Nomenklatur wäre der ätiologische. Man könnte von einer *venerischen Rickettsiose* sprechen, um so mehr als nun eine nähere Bestimmung des Erregers stattgefunden hat.

I. Geschichtliches

Wenn man, wie z. B. HELLERSTRÖM (1929a), die Geschichte der venerischen Krankheiten von J. K. PROKSCH nach Hinweisen auf die Lymphogranuloma inguinale durchsucht, findet man hin und wieder einen Anhaltspunkt — natürlich keinen Beweis — dafür, daß die Krankheit bereits bei den alten Griechen und Römern (GALENUS, CELSUS) sowie bei den Arabern vorgekommen ist. Aus den vorhandenen Beschreibungen scheint auch hervorzugehen, daß der ursächliche Zusammenhang zwischen Genitalläsionen und Inguinalbubonen der Beobachtung der Ärzte jener Zeit nicht ganz entgangen war.

SALICETTI von Bologna und ARGELATA, die im 13. und 14. Jahrhundert lebten, waren jedoch die ersten, welche klar auf den ursächlichen Zusammenhang zwischen venerischen Läsionen und Leistendrüsenschwellungen hinwiesen, und der Ausdruck „Bubo" begann mehr und mehr ausschließlich für venerische Affektionen der Inguinaldrüsen Verwendung zu finden. Wie es bereits die Araber getan hatten, fing man nun an, zwischen warmen und kalten harten und weichen, eiternden und indolenten Bubonen zu unterscheiden.

Mit der Zeit brach sich der Gedanke Bahn, die indolenten Bubonen hingen mit der Syphilis zusammen, und als man bemerkte, daß gerade in Fällen von abszedierenden Bubonen keine Erscheinungen des Morbus gallicus zu finden waren, suchte man jeden Bubo — auch den indolenten — durch Incisionen zur Vereiterung zu bringen. Die Syphilis, welche langsam mehr und mehr als Krankheit sui generis, von den anderen venerischen Affektionen verschieden, betrachtet worden war, verfiel aufs neue ihrem früheren Schicksal, mit diesen in einen Topf geworfen zu werden.

Obwohl jedoch das Werk JOHN HUNTERs, „A treatise on the venereal disease" (1786), zur Steigerung der Verwirrung im Hinblick auf die Syphilis, welche im 18. Jahrhundert herrschte, noch beitrug, gebührt ihm dennoch Anerkennung für sein Kapitel über Bubonen. Es erscheint plausibel, daß etliche der beschriebenen Bubonen, welche sich ohne merkbare Ursache entwickelten, nicht schmerzten, langsam vereiterten und von Quecksilber nicht beeinflußt wurden, Symptome von Lymphogranuloma inguinale waren, namentlich da HUNTER selbst sie als skrofulös bezeichnete. Man kann also sagen, daß HUNTER eine klinisch verhältnismäßig deutliche, ätiologisch selbstverständlich nicht zutreffende Beschreibung von Bubonen gegeben hat, die dem Lymphogranuloma inguinale zu entsprechen scheinen. Der Irländer ABRAHAM COLLES berichtet 1818 in den „Dublin Hospital Reports" „über eine Krankheit der lymphatischen Leistendrüsen mit besonderen Symptomen", woraus hervorgeht, daß er mit größter Wahrscheinlichkeit Fälle von Lymphogranuloma inguinale-Bubonen beobachtet hat. Von Behandlung mit Quecksilber wird abgeraten.

Im allgemeinen hielt aber die Begriffsverwirrung hinsichtlich der Bubonen an, bis die Arbeiten RICORDs (1800—1889) und seiner Zeitgenossen die Syphilidologie aus diesem Chaos heraushoben, was seine Rückwirkungen auf die Anschauungen über Bubonen hatte: man begann, zwischen dem Bubo des harten Schankers und dem anderer venerischer Geschwüre eine Grenze zu ziehen.

Von dem skrofulösen oder strumösen Bubo sagt RICORD, er komme häufig vor, entweder spontan als ein Symptom von skrofulöser oder tuberkulöser Dyskrasie des Blutes, oder aber als die Folge eines Schankers oder irgendeiner anderen Art von Genitalgeschwür bei lymphatischen Individuen. Er sei von sehr großem Umfang, weich, ödematös, elastisch und von rot-violetter Farbe; die tiefen Drüsen seien beteiligt. Der Verlauf ist ein exzessiv chronischer, und man kann aus dem Bubo keinen einimpfbaren Eiter erhalten. Nach der Incision genügt schon ein Blick, um ihn von einem virulenten Bubo zu unterscheiden, denn die Wundränder sind bläulich und nicht entzündet, und die Wunde bleibt lange Zeit unverändert, im Gegensatz zu dem virulenten Bubo, der phagedänisch wird. WILLIAM WALLACE (1798—1838) ein Zeitgenosse von RICORD, gibt eine gute Beschreibung verschiedener Formen von Bubonen in einem Artikel, "A treatise on the Venereal Disease and Its Varieties" (1833).

Es darf wohl im Hinblick auf die einwandfreien klinischen Beschreibungen skrofulöser oder strumöser Bubonen als äußerst wahrscheinlich gelten, daß sowohl RICORD wie HUNTER mit Lymphogranuloma inguinale-Fällen zu tun gehabt haben.

Die von WALLACE beschriebene Form von Bubo, mit ihrem protrahierten Verlauf, multipler Drüsenaffektion, ausgeprägter Periadenitis, dunkelvioletter Verfärbung der Haut und zahlreichen perforierenden Fisteln paßt sehr gut zum Lymphogranuloma inguinale. Der Verlauf des Prozesses, in dem Zerstörung und Wucherung wechseln, und der sich über mehrere Monate anstatt Wochen erstreckt, der eigentümlich zäh-seröse, halbdurchsichtige Eiter und der begleitende Fieberzustand, all das spricht für diese Annahme.

Wir finden dann immer häufiger Beschreibungen derjenigen Form des Bubos, welche als die „strumöse" genannt wird, eine Bezeichnung, die sich im großen ganzen mit dem Krankheitsbilde der Lymphogranuloma inguinale deckt. Dieser Art von Bubonen war auch den deutschen Ärzten in der ersten Hälfte des 19. Jahrhunderts und in späteren Jahren geläufig

(s. z. B. WENDT 1825, BONORDEN 1834, GEIGEL 1867, REDER 1868, H. v. ZEISSL 1876) sowie ferner dem dänischen Arzt ENGELSTED und dem Schweden ÖDMANSSON.

Wenn uns so die Betrachtung des klinischen Verlaufs dieser sog. strumösen oder skrofulösen Bubonen mit großer Wahrscheinlichkeit vermuten läßt, daß es sich in der Mehrzahl der Fälle um Lymphogranuloma inguinale gehandelt haben muß, da die Ähnlichkeit offensichtlich ist, so verstärkt sich dieser Eindruck, wenn wir uns der Beschreibung von KLOTZ zuwenden. In einem Artikel in der Berliner Klinischen Wochenschrift vom 10. Februar 1890 sagt er, daß er während seiner 10jährigen Tätigkeit als Krankenhausarzt in New York 120 Fälle von strumösem Bubo beobachtet hat. Seines Erachtens bestand kein Zusammenhang mit Lues. KLOTZ gibt eine gute Beschreibung der Bubonen und drückt sein Erstaunen darüber aus, daß in der Literatur so wenig über sie zu finden sei. Indem er auf die Allgemeinerscheinungen der Krankheit aufmerksam macht, erwähnt er auch, daß er in der Mehrzahl der Fälle in den Genitalien wahrscheinliche örtliche Ursachen für die Bubonen gefunden habe, Erosionen, kleine Geschwüre, herpetische Veränderungen oder Narben nach derartigen Prozessen. KLOTZ betont ferner, „daß es gerade das regelmäßige, gemeinsame Auftreten aller der besonders hervorgehobenen Symptome ist, welches der Erkrankung das Charakteristische verleiht". Er berichtet, daß seine eigenen Axillardrüsen im Anschluß an Operationen von strumösen Bubonen befallen wurden, und folgert hieraus, daß der strumöse Bubo nicht immer skrofulös oder syphilitisch ist und als septischer Gruppenbubo oder inguinales Drüsenaggregat zu bezeichnen sei. Den Ausdruck „strumös" möchte er in solchen Fällen anwenden, wo die Drüsenschwellung lediglich ein Symptom von Skrofeln oder Tuberkulose ist.

Gleichzeitig wie KLOTZ veröffentlichte NÉLATON seine wertvollen Beobachtungen über diese Form von Adenitis. Er beschreibt in Semaine Médicale am 5. November 1890 diesen Zustand unter dem Titel: «Adénite subaiguë simple à foyers purulents intraganglionnaires». Der subakute Verlauf und der allmähliche Übergang in das Fistelstadium werden betont. NÉLATON hat die Drüsen auch histologisch untersucht; er fand massenhaft miliäre Abscesse, hielt diese aber nur für ein Zeichen banaler entzündlicher Veränderungen. Er hebt besonders hervor, daß sie nicht tuberkulöser Art sind. NÉLATON schildert die wesentlichen Züge des Lymphogranuloma inguinale und *kennzeichnet es erstmalig als Infektionskrankheit sui generis*.

Wenn wir uns den späteren Forschern auf diesem Gebiet zuwenden, finden wir sie in erster Linie damit beschäftigt, die Möglichkeit einer tuberkulösen Ätiologie dieser Drüsenentzündung zu erörtern. L'HARDY, ein Schüler NÉLATONs, hält das Leiden nicht für tuberkulös, sagt aber nichts über eine spezifische Ätiologie und bezeichnet die Krankheit nicht als venerisch. Es ist sehr interessant, hier zum ersten Male einer Beschreibung der sexuellen Übertragung dieser eigenartigen subakuten Drüsenentzündung in einem Falle zu begegnen, und zwar, wie L'HARDY selbst angibt, durch Coitus.

Andere wiederum, wie LEJARS, halten die Adenitis auf Grund ihrer klinischen Ähnlichkeit mit Lymphdrüsentuberkulose für tuberkulös, doch ohne sich hierbei auf bakteriologische Befunde berufen zu können.

Dieser Ansicht schließen sich G. MARION und CH. GANDY (1901) vorbehaltlos an, welche unter der Überschrift: «'L'adénite subaiguë 'de l'aine à foyers purulents intraganglionnaires prétendue 'simple'» eine Form von Bubo beschreiben, die man infolge der großen Ähnlichkeit mit Lymphogranuloma inguinale, welche die vorzügliche klinische, histologische und bakteriologische Untersuchung ersichtlich macht, für nichts anderes halten kann als Lymphogranuloma inguinale. Ihrer Entscheidung zugunsten von Tuberkulose liegt im wesentlichen der histologische Befund zugrunde. Sie waren jedoch nicht imstande, Tuberkelbacillen im Drüseneiter nachzuweisen, und Meerschweinchenimpfung mit diesem ergab nur gelegentlich örtliche oder generalisierte, kaum charakteristische Veränderungen.

Einen sehr wichtigen Beitrag zur Klärung der einschlägigen Fragen verdanken wir J. BRAULT, speziell in bezug auf die pathologische Anatomie. Seit 1894 hat er viele ins einzelne gehende Berichte über seine Beobachtungen der «Adénites inguinales subaiguës, bubons froids d'origine banale, adénites inguino-curales subaiguës d'origine infectieuse banale» veröffentlicht. BRAULTs klinische Beschreibung des Krankheitsverlaufs ist glänzend und paßt ebenso wie die pathologisch-anatomischen Befunde ausgezeichnet zum Lymphogranuloma inguinale. Hinsichtlich der Ätiologie spricht er sich in seiner ersten Arbeit für eine Mischinfektion durch Tuberkelbacillen und Eitererreger aus, gibt aber diesen Standpunkt bald auf und beschuldigt ausschließlich die letzteren, vor allem Staphylococcus albus.

Besonders ist zu beachten, daß BRAULT zum ersten Male auf den Zusammenhang zwischen den klimatischen Bubonen und der subakuten Leistendrüsenentzündung hingewiesen hat, allerdings ohne seine Theorie im einzelnen zu begründen.

Im Jahre 1908 beschrieben TANTON und PIGEON eine große Anzahl derartiger Fälle von subakuter Leistendrüsenentzündung, welche in Algier beobachtet worden waren, und stellten durch zahlreiche Meerschweinchenversuche die Unabhängigkeit der Krankheit von der Tuberkulose exakt fest. Nach und nach finden wir in einer Reihe von Arbeiten nicht nur solchen von J. BRAULT sondern auch von TROUSSEAU (1865) Beschreibungen von Leistendrüsenentzündungen, welche in den Tropen beobachtet wurden und den Bubonen, von welchen hier die Rede ist sowohl klinisch wie pathologisch-anatomisch sehr ähnlich waren; überdies war die bakteriologische Untersuchung negativ. Die Lymphdrüsenveränderungen wurden in den Tropen bei Eingeborenen (s. z. B. TROUSSEAU 1865), Eingewanderten und Schiffsmannschaften beobachtet und von den Schiffs- und Tropenärzten jener Zeit zumeist als eine den sog. heißen Ländern eigentümliche Krankheit aufgefaßt. Man führte sie vielfach auf andere Krankheiten dieser Länder zurück, z. B. auf Malaria („Bubo malaricus") oder Pest („Pestis minor", „Parapestis") oder aber — und das mit Vorliebe — auf irgendwelche unbekannte, dort obwaltende klimatische Einflüsse. So beschrieb sie R. RUGE in einer beachtenswerten Arbeit als „klimatische Leistendrüsenentzündung" (1896) und GODDING (1896), NAGEL (1898), SCHEUBE (1899) u. a. als „klimatischen Bubo", eine Bezeichnung, die auch schon vorher unter den Europäern der heißen Länder gang und gäbe gewesen zu sein scheint (s. NAGEL sowie GODDING), und die sich für die überseeischen Fälle ganz allgemein durchgesetzt hat. GODDING hat bei Fällen von klimatischen Bubonen bereits kleine Läsionen am Penis beobachtet und als Eintrittspforte betrachtet, ohne aber dabei eine echte Geschlechtskrankheit zu vermuten. Im Jahre 1904 erklärte CAMERON BLAIR in einer kurzen Diskussionsbemerkung, daß er diese Fälle immer als venerisch aufgefaßt hat, 1912 äußerte sich ROST auf Grund eigener epidemiologischer Erfahrungen, wenn auch etwas vorsichtiger, in gleichem Sinne und 1913 auch PRIADO (s. STANNUS). BRAULT sprach sich 1907 als der erste für die theoretische Identität der sog. klimatischen Bubonen mit den in Europa vorkommenden Fällen aus. Den Hauptantrieb zur Erforschung der Krankheit brachten aber erst die Jahre 1913 und 1914.

In dem ersten dieser beiden Jahre erschien die epochemachende Arbeit von DURAND, NICOLAS und FAVRE. Sie beschrieben in allen Einzelheiten das *klinische und histologische Bild* der Krankheit. Ihre Arbeit war um so wichtiger, als in ihr die Leistendrüsenentzündung als *Symptom* einer *einheitlichen, selbständigen Erkrankung infektiöser Art* gekennzeichnet wurde, welche wahrscheinlich zu den Geschlechtskrankheiten gehört. Sie nannten das Leiden «Lymphogranulomatose inguinale subaigue (d'origine génitale probable, peut-être vénérienne)» — ein etwas unglücklich gewählter Name —, und zwar auf Grund des histologisch festgestellten Granulationsgewebes, welches sie für das sicherste diagnostische Merkmal hielten. Es wurde besonders betont, daß «c'est au niveau des organes génitaux et tout spécialement au niveau du gland et du sillon balano-préputial que nous avons trouvé l'érosion cutanée par laquelle ont pénétré les germes». Ihrer Ansicht nach handelte es sich um eine Affektion « d'origine génitale».

Im Jahre 1914 wurde die wichtige Arbeit von MÜLLER-MEERNACH und JUSTI veröffentlicht, die ganz unabhängig von den französischen Autoren für die klimatischen Bubonen die gleichen Feststellungen gemacht hatten wie diese für die europäischen Fälle. An Hand einer größeren Anzahl in Hongkong beobachteter Fälle gaben sie eine vollständige Schilderung des klinischen Bildes einschließlich der auch von ihnen als Primärläsion aufgefaßten leichten Veränderungen am Penis, wiesen auf Grund ihrer epidemiologischen Erfahrungen ebenfalls auf den venerischen Ursprung und die Selbständigkeit der Krankheit hin und gaben gleichfalls eine Darstellung der histologischen Veränderungen in den Lymphdrüsen sowie einen Bericht über ihre bakteriologischen Befunde.

In den folgenden Jahren, sowie besonders in den Nachkriegsjahren, schloß sich an die Veröffentlichungen von NICOLAS, FAVRE und DURAND eine Reihe weiterer Arbeiten an, die zum Teil von ihnen selbst, zum Teil von ihren Schülern (CLAUDE, GATÉ, PHYLACTOS) und zum Teil von anderen französischen Autoren stammten (RAVAUT, BOULIN und RABEAU, BORY, TEISSIER, GASTINEL und REILLY, SPILLMANN, LOUSTE, CHEVALLIER und BARREAU u. a.). Im Jahre 1922 trat PHYLACTOS auf Grund seiner Untersuchungen an europäischen Fällen und eines eingehenden Studiums des Tropenschrifttums für die Identität von Lymphogranuloma inguinale und klimatischen Bubonen ein, desgleichen W. H. HOFFMANN auf Grund seiner Erfahrungen an Tropenbubonen, während sich CHASTANG noch in dem gleichen Jahre gegen die Identität aussprach. Berichte aus einer Reihe von anderen Ländern kamen nun hinzu, insbesondere aus Italien (GAMNA,

Capelli, De Bella, Montemartini, Tommasi, Virgillo, Bernucci), Argentinien (Destéfano und Vaccarezza, Del Castillo und Santori), Spanien (Sáinz de Aja), ferner Einzelangaben aus Rumänien (Hatieganu), der Schweiz (Lutz und Tschirky, Br. Bloch), den Vereinigten Staaten (Hansmann), Dänemark (Kristjansen) usw.

Im Jahre 1925 gab Frei die als Lymphogranuloma inguinale-Reaktion bekannte diagnostische Hautreaktion an, die sich bei einer sehr großen Anzahl von Nachprüfungen (Dind, Hellerström, A. Koppel, Frei und H. Hoffmann, Ramel, O. Fischer, Geisler, Gay u. a.) als völlig spezifisch erwiesen hat. Sie wurde von mehreren Autoren (Hellerström, O. Fischer, Frei, Hermans u. a.) dazu benutzt, die Frage der *Identität von Lymphogranuloma inguinale und klimatischen Bubonen* zur Entscheidung zu bringen, die auf diese Weise in sog. Kreuzversuchen eindeutig bestätigt wurde. Im Jahre 1928 gelang es Frei, dann in gemeinsamer Arbeit mit A. Koppel das von O. Jersild in vorbildlicher Weise erforschte und nur noch nicht in den Bereich des Lymphogranuloma inguinale einbezogene Krankheitsbild der Elephantiasis genito-anorectalis (Ulcus chronicum vulvae = Esthiomène, entzündliche Rectumstriktur, Syphilôme anorectal?) mit Hilfe der Reaktion und klinischer Beobachtung als Folgezustand des Lymphogranuloma inguinale zu erkennen — Befunde, die in erster Linie von O. Jersild selbst, dann aber auch von sehr vielen anderen Autoren, zunächst von Samek, E. Fischer, Hermans, Ph. Keller, Gay und Villafuertes, Kleeberg und Loewenstein, Barthels und Biberstein, Bensaude und Lambling, Ravaut, Sénèque und Cachera u. a. bestätigt wurden.

Hand in Hand mit diesen Befunden nahm auch die Beschäftigung mit dem Krankheitsbilde des eigentlichen Lymphogranuloma inguinale einen erneuten Aufschwung. In erster Linie kamen jetzt aus *Deutschland* eine große Anzahl Arbeiten, wobei zwischen den einheimischen und eingeschleppten Fällen zu unterscheiden ist. Kuznitzky (1926) und A. Koppel (1927) stellten dabei erstmalig das gelegentliche Auftreten von Hautausschlägen bei schwerem Lymphogranuloma inguinale fest. Inzwischen hatte auch Hellerström in *Schweden* seine bedeutsamen Arbeiten über Lymphogranuloma inguinale begonnen. Auch in *Frankreich* erschienen zahlreiche weitere Berichte, und zwar sowohl von Nicolas, Favre und deren Mitarbeitern, namentlich Gaté und Lebeuf, wie auch von vielen anderen Autoren; ebenso in Italien und Spanien. Ferner waren mit zum Teil größeren Arbeiten vertreten die *Schweiz*, *Österreich*, die *Niederlande*, *Norwegen*, *Dänemark*, die *Tschechoslowakei*, *Rumänien*, *Finnland*, *Rußland*, *Griechenland*, *Portugal* und *England*. Dazu kommen noch Einzelberichte aus *Polen* und anderen europäischen Ländern. Von außereuropäischen Ländern sind in erster Linie die *Vereinigten Staaten von Nordamerika* zu nennen, sodann *Canada*, *Panama*, *Haiti*, *Cuba*, *Venezuela*, *Brasilien*, *Argentinien*, *Chile*, *Marokko*, *Senegal*, *Ägypten*, *Japan*, *China*, *Niederländisch-Indien* und *Französisch-Indien*. Eine ausführliche Schilderung der geschichtlichen Entwicklung hinsichtlich Lymphogranuloma inguinale und klimatischer Bubonen bis 1928 einschließlich findet man bei Hellerström: A contribution to the knowledge of Lymphogranuloma inguinale, Acta Derm.-Ven., Suppl. I, 1929.

Nachdem frühere Versuche, bei Tieren durch Übertragung von menschlichem Lymphogranuloma inguinale-Material eine eigentliche Lymphdrüsen-Lymphogranuloma inguinale oder sonstige wesentliche Krankheitserscheinungen zu erzeugen, sowohl bei Nagern (Versuche von Nicolas und Favre, Gaté, Gamna, Capelli, De Bella, Virgillo, Montemartini, Covisa, Bejarano und Gay, Frei und H. Hoffmann, Musger u. a.) wie auch niederen Affen (Versuche von Nicolas und Favre, Darré und Dumas, Gastinel und Reilly, Ravaut,

Boulin und Rabeau, Günther, De Bellard, Frei und H. Hoffmann, Frei, Musger, Hellerström u. a.) im großen ganzen zu negativen oder umstrittenen Resultaten geführt hatten, wurden die ersten einwandfreien Erfolge von den schwedischen Ärzten Hellerström und Wassén erzielt, indem es ihnen gelang, bei niederen Affen durch Hirnimpfung mit Lymphogranuloma inguinale-Bubomaterial eine in *Reihen fortpflanzbare Meningo-Encephalitis* hervorzurufen (1930). Ihre Befunde wurden von Levaditi, Ravaut, Lépine und Schoen sowie zahlreichen anderen Autoren bestätigt und erweitert (s. auch A. Cohn und Kleeberg, Caminopetros, Phylactos und Photakis, Findlay, Bonne, von der Horst und Pet u. a.). Levaditi, Ravaut, Lépine und Schoen sowie gleichzeitig Hellerström und Wassén fanden dabei unter anderem, daß der bisher unbekannte Erreger *durch keimdichte Filter filtriert* werden kann (1931), ferner Levaditi, Ravaut, Lépine, Schoen und Cachera, daß das Blutserum erkrankter Menschen und erkrankt gewesener Impftiere viruzide Antikörper enthält (1931), daß sich die weiße Maus gut als Ersatztier für den Affen eignet u. a. m. Findlay hat dann im viruziden Mäuseversuch durch Kreuzung zwischen Material von einheimischen und tropischen Fällen die Identität von Lymphogranuloma inguinale und klimatischem Bubo nochmals bekräftigt (1932). Löhe, Rosenfeld, Schlossberger und Krumeich (1933) stellten mit Hilfe des Affenversuchs die Infektiosität der Lymphogranuloma inguinale-Primärläsion fest. Zugleich wurden auch die früheren Versuche, beim Tier eine eigentliche Lymphdrüsen-Lymphogranuloma inguinale zu erzeugen, sowohl an Affen (Versuche von Hellerström und Wassén, Levaditi, Ravaut, Lépine und Schoen) als auch Meerschweinchen (K. Meyer, Anders und Rosenfeld, H. Freund und Reiss, Löhe, Rosenfeld, Schlossberger und Krumeich u. a.) und anderen Tieren erneut aufgenommen.

Die Forschungsergebnisse am Tier gaben auch der Suche nach dem Erreger des Lymphogranuloma inguinale einen neuen Antrieb, und man richtete sich bei der Erforschung des Lymphogranuloma inguinale immer mehr auf eine Virose ein. Schon Hellerström und Wassén hatten in ihren ersten Versuchen nachgewiesen, daß der Erreger sich, wenn auch nicht konstant, durch bakteriendichte Filter (Berkefeld V) filtrieren läßt, also wahrscheinlich ein sog. filtrierbares Virus ist, und daß er eine Glycerinresistenz von einer Woche hat. Levaditi, Ravaut, Lépine und Schoen kamen etwa gleichzeitig mit dem Chamberlandfilter L 3 zu dem selben Ergebnis bezüglich der Filtrierbarkeit.

Schon frühzeitig hatte man vielfach versucht, das Lymphogranuloma inguinale-Agens sichtbar zu machen, und bereits Gamna (1924) hatte im Drüseneiter die sog. Gamnaschen Körperchen gefunden, die er für parasitenverdächtig — andere für Kerntrümmer — hielt. Die Natur dieser Körper ist noch immer unklar. Die kleinen Granula dagegen, welche Gay Prieto (1927/28) beschrieben hatte, sowie auch Miyagawas Granulokorpuskeln (1935) sind nach Ansicht von Findlay (1938), desgleichen nach Rake und Jones (1942) aus größeren Initialkörpern in einem interessanten Entwicklungscyclus entstandene Elementarkörperchen. Rake, McKee und Shaffer (1940) züchteten dann das Virus im Dottersack des bebrüteten Hühnereis.

Mit Hilfe von Tierversuchen (Affen und Mäuse) fanden im Jahre 1932 Levaditi und seine Mitarbeiter, daß der Lymphogranuloma inguinale-kranke Mensch viruzide Antikörper bildet. Auch E. Wassén berichtete über viruzide Eigenschaften des Lymphogranuloma inguinale-Serums.

Die Fortschritte des letzten Jahrzehnts auf dem Gebiet der Lymphogranuloma inguinale-Forschung beziehen sich großenteils auf die Ätiologie des Leidens. Es hat sich, kurz zusammengefaßt, ergeben, daß das infektiöse Agens des Lymphogranuloma inguinale *ein filtrierbares, mikroskopisch sichtbares Elementarkörperchen ist, dessen Entwicklungscyclus sich im Cytoplasma der reticulo-endothelialen Zellen abspielt. Die Elementarkörperchen*, welche sich in Zellen aus Lymphogranuloma inguinale-Veränderungen des Menschen nachweisen lassen, *sind auf Versuchstiere übertragbar. Die Körperchen werden von spezifischen Antisera agglutiniert und bilden das spezifische Antigen bei Komplementbindungs- und Hautreaktionen (Freische Reaktion).*

Das infektiöse Agens des Lymphogranuloma inguinale hat seinen Platz in der Gruppe Psittacosis-Lymphogranuloma inguinale erhalten, welche ihrerseits — vorläufig, sollte man vielleicht sagen — *zwischen Rickettsien und Virus zu liegen scheint.* Es sind vor allem LEVADITI u. Mitarb. sowie angloamerikanische Forscher, von denen meines Erachtens in erster Linie RAKE, MCKEE und SHAFFER zu nennen sind, welche in letzter Zeit zur Erweiterung unserer Kenntnisse von der Ätiologie und der Behandlung des Lymphogranuloma inguinale beigetragen haben.

Die Lehre vom Lymphogranuloma inguinale gehört zu den großen Fortschritten, welche die ärztliche Wissenschaft in den letzten Jahrzehnten erzielt hat. Den Abschluß der bisherigen Geschichte dieser Krankheit bildeten erfolgreiche Tierversuche, vor allem die Übertragung des Lymphogranuloma inguinale auf das Tierhirn, sowie die Einreihung ihres mit der Zeit mikroskopisch dargestellten Erregers zwischen Rickettsien und Virus. So wird auch die Wirkung von neueren Antibiotica sowie Sulfonamiden in vivo und in vitro eingehend studiert.

II. Epidemiologie des Lymphogranuloma inguinale

1. Verbreitung und Häufigkeit

Das Lymphogranuloma inguinale gehört zu den allgemein verbreiteten Geschlechtskrankheiten, wenn es auch an Häufigkeit seines Vorkommens weit hinter Gonorrhoe und Syphilis zurückbleibt. Als klimatischer Bubo ist es überall im Fernen Osten bekannt, in China, Japan, Cochin-China, Tonkin, längs der Küsten des Indischen Ozeans, in der Inselwelt Ostasiens, auf der Halbinsel Malakka, in den Philippinen, in Australien, Madagaskar, den Küstenregionen Afrikas, namentlich an der Sansibarküste; was das Innere dieses Kontinents anlangt, in Uganda, Kenya, Tanganyika, Belgisch-Kongo, Kamerun, Französisch-Westafrika, Nordafrika, Westindien sowie Süd- als Nordamerika. Es sei betont, daß die aufgezählten Regionen hinsichtlich der in ihnen vorherrschenden klimatischen Verhältnisse sehr verschieden sind, und daß viele von ihnen durchaus nicht als „tropisch und subtropisch" bezeichnet werden können. Das Lymphogranuloma inguinale findet sich bei allen Rassen, bei Weißen wie bei Mongolen, Indianern oder Negern.

Von dem Jahre 1920 an, als es zuerst klar wurde, daß Lymphogranuloma inguinale überall in Europa vorkam, führten HELLERSTRÖM (1929) und später STANNUS (1933) eine Liste derjenigen Ärzte, welche die ersten Berichte und Beschreibungen über diese Krankheit in den betreffenden Ländern veröffentlicht hatten. *Zusammenfassend kann man sagen, daß Lymphogranuloma inguinale in jedem Lande beobachtet worden war, welches die Kunde von der Existenz der Erkrankung erreicht hatte, und in dem es nicht an Zentren für medizinische Forschung fehlte.*

Man hat angenommen, daß Lymphogranuloma inguinale nach Europa importiert worden ist, und daß dessen Ursprung in warmen Ländern, in tropischen und subtropischen Regionen, zu suchen wäre. Zugunsten einer derartigen Auffassung würde die große Häufigkeit der Erkrankung in diesen Gegenden sprechen, ferner der Umstand, daß man in Europa in den Hafenstädten mehr Fälle sieht als in den Städten des Landesinnern, sowie daß viele Kranke sich die Krankheit zuziehen, wenn sie in tropischen Zonen reisen. Es ist nicht zu bestreiten, daß die warmen Länder aktive Herde der Krankheit sind, aber das gilt auch für andere Geschlechtskrankheiten. Obwohl Lymphogranuloma inguinale in den Hafenstädten verhältnismäßig häufig ist, ist dies keine allgemeine Regel, denn es gibt gewisse Häfen — und keineswegs die unbedeutendsten — wie London, Rotterdam und Antwerpen, welche Ausnahmen bilden, indem Lymphogranuloma inguinale in ihnen ausgesprochen selten vorkommt. England hat wenig Fälle, was sich anders verhalten würde, wenn Lymphogranuloma inguinale in der Regel eine importierte Krankheit wäre; doch hat man letzthin darauf aufmerksam gemacht (Galbraith, Graham-Stewart und Nicol 1957), daß infolge des gesteigerten Luftverkehrs England die Einschleppung neuer Fälle und die Verbreitung des Lymphogranuloma inguinale zu befürchten habe. Das Leiden muß als in der ganzen Welt endemisch gelten, und Städte im Innern des Landes sind ebenso verseucht wie die Häfen. Länder mit ausgeprägtem Festlandcharakter sind manchmal besonders betroffen, z. B. Rumänien (Nicolau 1935). Wir können heute sagen, das Lymphogranuloma inguinale ist nicht ausschließlich tropisch und ist nicht durch klimatische Faktoren verursacht. Für den Durchschnitt — nicht für den Einzelfall — gilt jedoch, daß Lymphogranuloma inguinale die Länder mit warmem bzw. heißem Klima bevorzugt, was allerdings vielleicht mit einer allgemein stärkeren venerischen Durchseuchung der dortigen Bevölkerung zusammenhängt. Die Erkrankungsziffern für Lymphogranuloma inguinale wie auch andere Geschlechtskrankheiten liegen aber auch in unseren Breiten in der *warmen Jahreszeit* durchschnittlich etwas höher als in der kalten. Ähnliches ist teilweise auch in anderen Zonen festgestellt worden (Klotz, Brault, Tanton und Pigeon, Destéfano und Vaccarezza, Hellerström).

Auf die Verbreitung des Lymphogranuloma inguinale im einzelnen einzugehen würde zu weit führen (s. dazu Stannus und besonders Hellerström und Wassén sowie Hellerström und Favre). Eine überzeugende Erklärung für gewisse starke örtliche und zeitliche Schwankungen in der Frequenz des Lymphogranuloma inguinale gibt es noch nicht. Genau die gleichen Verhältnisse liegen aber bei manchen anderen Seuchen vor und auch noch bei einer anderen Geschlechtskrankheit, nämlich dem Ulcus molle, ohne daß der Kurvenverlauf dieser beiden Krankheiten in einem bestimmten Fall parallelgehen muß (Frei). Auffällig ist auch das herdweise Auftreten des Lymphogranuloma inguinale in vielen Ländern, was auch aus den statistischen Erhebungen von Hellerström u. Mitarb. hervorgeht, die außerdem ersichtlich machen, daß die überwiegende Mehrzahl der Infektionen im eigenen Lande aus einheimischen Herden stammt. Über sporadisches plötzliches Auftreten von Lymphogranuloma inguinale berichten P. Hess und H. Schwindt, und zwar in einer Gegend, in der die Krankheit niemals oder höchstens nach Einschleppung beobachtet wurde.

Es würde möglich sein, nicht nur die absolute sondern auch die relative — d. h. im Verhältnis zu anderen Geschlechtskrankheiten — Häufigkeit des Lymphogranuloma inguinale zu ermitteln, falls sich in allen Ländern nach derselben Methode erhobene statistische Daten erhalten ließen. Im Jahre 1932 stellten Hellerström und E. Wassén die Angaben aus 150 dermato-venereologischen Kliniken zusammen. Insgesamt waren 350 befragt worden. Die Berichte bezogen sich auf 1636 Fälle von Lymphogranuloma inguinale und 215 Fälle von Esthiomène. Nach ein paar Jahren veranstalteten Favre und Hellerström eine neue Rundfrage, deren Ergebnis 1939 veröffentlicht wurde. Binnen 3 Monaten liefen Antworten von 115 Kliniken ein; gemeldet wurden etwa 10000 Fälle von Lymphogranuloma inguinale und über 1000 Fälle von Esthiomène. Diese beiden Rundfragen machten die weite Verbreitung der Krankheit und die erheblichen Schwankungen in ihrer Frequenz ersichtlich. Man konnte von neuem konstatieren, daß die Krankheit in allen Teilen der Welt vorkam und daß sie in gewissen Ländern, wie Finnland, Rumänien, Japan, USA und Indien (Madras), wesentlich zugenommen hatte. Die sozialmedizinische Bedeutung des Lymphogranuloma inguinale scheint sich dabei derjenigen der übrigen Geschlechtskrankheiten zu nähern oder sie manchmal sogar zu übertreffen. Es war interessant, festzustellen, daß in Finnlands Nachbarland Schweden während derselben Zeit

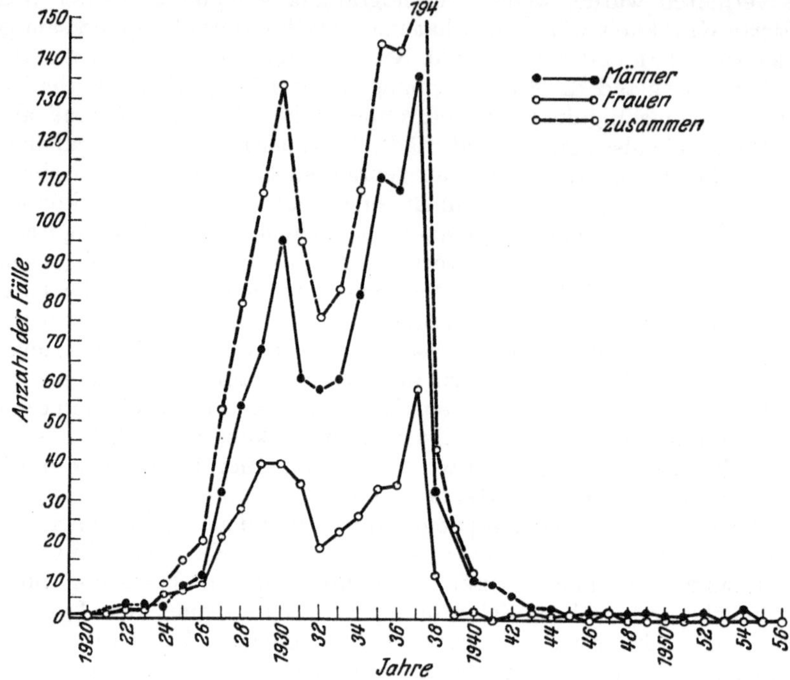

Abb. 1. Die Häufigkeit von Lymphogranuloma inguinale in Finnland (hauptsächlich Helsingfors) in den Jahren 1920—1956. (Dargestellt von C. E. Sonck)

die Frequenz der Krankheit merkbar zurückgegangen war, und daß sie in Dänemark und Norwegen selten ist. Man konnte an jenem Zeitpunkt auf neue konstatieren, daß ein erheblicher Import von Lymphogranuloma inguinale nach Skandinavien und Finnland vorliegt, daß aber die Krankheit ebenso häufig in ihrer einheimischen Form vorkommt. Während der Jahre 1920—1956 wurden in letzterem Lande rund 1400 Personen registriert, von diesen 403 Frauen und 997 Männer mit Lymphogranuloma inguinale (Sonck). Hinsichtlich der Häufigkeit des Lymphogranuloma inguinale in Finnland 1920—1956 wird auf die Kurve von Sonck verwiesen (Abb. 1).

Von den europäischen Ländern scheint Spanien einen wichtigen endemischen Herd für Lymphogranuloma inguinale zu bilden. Gay Prieto beobachtete im April 1935 eine deutliche kleinere Epidemie von Lymphogranuloma inguinale. Die Kranken kamen aus verschiedene Provinzen Spaniens, und praktisch keiner von ihnen war irgend einmal im Ausland gewesen. Saragossa erscheint unbestreitbar als der bedeutungsvollste endemische Focus in Spanien. Caminopetros (1935) hat in Athen, Piräus und Syra endemische Herde von Lymphogranuloma inguinale gefunden. Er berichtet über klinische Beobachtungen, welche beweisen, daß sich das Lymphogranuloma inguinale-Virus sowohl in den Genitalorganen des Mannes, der eine Lymphdrüsenschwellung ohne Primäraffekt aufweist, halten und eine Partnerinfektion bewirken kann, wie auch in den Geschlechtsteilen der Frau, ohne sichtbare Erscheinungen auszulösen. Der Lymphogranuloma inguinale-Virusherd wurde bei 15 Prostituierten in Syra gefunden. In zwei Fällen konnte man konstatieren, daß die Frauen mehr als $1^1/_2$ Jahre ansteckend waren. Zehn Fälle von Lymphogranuloma inguinale in seiner inguinalen Form wurden bei Männern nach Coitus mit passiven Päderasten, welche später sehr schwere Rectumveränderungen aufwiesen, beobachtet. Außer in bezug auf Bukarest und Turin sowie in gewissem Grade Brescia (Italien) liegen keine Angaben über andere wichtige Herde in Europa vor. Die Fälle scheinen an beiden Orten einheimischen Ursprungs zu sein. Hinsichtlich der Verbreitung des Lymphogranuloma in Europa bis zum Beginn der vierziger Jahre wird sonst auf eine Zusammenstellung von W. Heller verwiesen.

Wenn man die Berichte (1932) aus dem amerikanischen Kontinent studiert, ergibt sich, daß Lymphogranuloma inguinale in Südamerika, aber auch in USA, z. B. in New York, Chicago, Philadelphia, New Orleans sowie Augusta, sehr häufig ist. Bezüglich Chile meldete Coutts über 500 Fälle im Laufe von 12 Jahren und fand keine Anzeichen dafür, daß die Krankheit eingeschleppt wäre. In Chicago beobachteten Wien und Perlstein in den Jahren 1932—1937 500 Fälle; ihrer Ansicht nach war Lymphogranuloma inguinale häufiger geworden. In Augusta hält Greenblatt die Krankheit für endemisch und meint, sie befalle namentlich Farbige. Im Laufe von 2 Jahren behandelte er 250 Patienten mit Lymphogranuloma inguinale. In New York ist Lymphogranuloma inguinale keine Seltenheit, doch ist es nicht so häufig wie in New Orleans, wo man in einer Fachklinik während 18 Monaten 461 Fälle sah. Im Bellevue-Hospital in New York beobachteten Costello und D'Avanzo während der Zehnjahresperiode 1936—1945 388 Fälle von Lymphogranuloma inguinale.

Aus Japan wird über eine Häufigkeitszunahme des Lymphogranuloma inguinale berichtet, aber ebenso wie in USA und anderswo hat die stetige zunehmende Kenntnis von der Krankheit zur Folge, daß mehr Fälle diagnostiziert werden. In Indien (Madras) ist Lymphogranuloma inguinale weit verbreitet. Rajam meldet 1193 Fälle von 1933 bis 1. Juni 1937. In Niederländisch-Indien scheint die seit langem bekannte hohe Frequenz des Lymphogranuloma inguinale stationär zu sein.

Auf Veranlassung von Hellerström wurde im Januar 1955 von WHO eine neue Rundfrage bezüglich Lymphogranuloma inguinale an 325 Ärzte in Kliniken überall in der Welt gerichtet. Nach einem Jahr waren jedoch nur 50 vollständig beantwortete Fragebogen zurückgeschickt worden.

Hinsichtlich der europäischen Kliniken ergab sich, daß Lymphogranuloma inguinale in Spanien (Saragossa, Madrid) nach wie vor häufig und in Portugal (Lissabon) sogar sehr häufig ist. In den Jahren 1948—1953 wurden in diesen drei Städten 174 bzw. 156 und 408 Fälle gemeldet. In Schweden wurden 48 Fälle gemeldet, und hier wie an den verschiedenen Kliniken in Frankreich, Irland, Italien, Norwegen, Schweiz und Türkei sowie heutzutage auch in Finnland scheint die Krankheit keine große Rolle zu spielen.

Aus Amerika wurden während des gleichen Zeitabschnitts folgende Zahlenangaben über Lymphogranuloma inguinale-Fälle erhalten: Port of Spain 669, Washington 629, New York 961, Norfolk 225 und Houston 148 sowie Rio de Janeiro 83. Die Krankheit kommt auch in Honduras vor und besitzt in Vancouver, Canada sowie Cayenne, Französisch-Guiana, wenig Bedeutung.

Was der Nahe Orient und die Mittelmeerländer betrifft, so ist Lymphogranuloma inguinale in Bagdad häufig: 381 Fälle in einer Klinik 1950—1953 und in einer anderen dortigen Klinik 237 Fälle 1948—1953. Andernorts, wie in Port Said, Jerusalem und Beirut wurden nur wenige Fälle beobachtet. Aus Afrika liefen nur zwei Antworten ein, aber eine derselben betraf 428 Fälle aus Lagos in Nigeria während der Jahre 1948—1953. Die Krankheit scheint an der Goldküste ebenso häufig oder häufiger zu sein, sonst aber wurden im allgemeinen wenig Fälle aus anderen Teilen von Afrika einschließlich benachbarter Inseln gemeldet. In Äthiopien ist doch das Lymphogranuloma inguinale, eine häufige Geschlechtskrankheit fast so verbreitet wie die Gonorrhoe (Wozonig 1955).

In Indien kommt Lymphogranuloma inguinale noch immer in großem Umfang in Madras vor, d. h. 3436 Fälle 1948—1953 und 9721 Fälle 1933—1953 oder im Laufe von 21 Jahren. In Madras hat Lymphogranuloma inguinale somit während aller dieser Jahre seinen ausgeprägt epidemischen Charakter behalten. Aus Hongkong werden 799 Fälle während derselben Zeit gemeldet.

Die Gesamtzahl der Lymphogranuloma inguinale-Fälle, welche laut Meldungen in den Jahren 1948—1953 in Europa, Amerika, den östlichen Mittelmeerländern, Afrika und Südostasien behandelt worden sind, beträgt 9681.

Betrachtet man — in dem Umfang, in welchem dies auf Grund vollständiger Angaben möglich ist — die gesamte jährliche Anzahl Fälle aus Kliniken für jedes Jahr von 1948—1953, dann ergibt sich im Jahre 1953 eine Zunahme von rund

37% im Vergleich zum Jahre 1948, aber ein solcher Anstieg ist im Hinblick auf die verbesserte Diagnostik zu erwarten. Lymphogranuloma inguinale ist also nach wie vor vielerorts eine bedeutungsvolle Krankheit, obwohl es in gewissen Teilen Europas einen Rückgang erkennen läßt (Werner Schmidt 1939, Dewald 1952). Man muß sich indessen darüber im klaren sein, daß die Häufigkeit des Lymphogranuloma inguinale an ein und demselben Ort in verschiedenen Zeitabschnitten sehr erheblich schwanken kann, gleichgültig, ob es sich um Europa oder einen anderen Erdteil handelt. Man dürfte sagen können, daß das *herdweise Auftreten des Lymphogranuloma inguinale mit örtlichen und starken zeitlichen Frequenzschwankungen, die sich innerhalb der Herde finden, zum großen Teil einen Sonderfaktor des Lymphogranuloma inguinale darstellt.*

Es ist ferner schwer zu erklären, daß nicht nur vor Ausbruch des letzten Krieges die Zahl der Neuinfektionen mit Lymphogranuloma inguinale erheblich absank, sondern daß auch — im Gegensatz zu anderen Geschlechtskrankheiten — der während des Krieges erwartete Wiederanstieg frischer Infektionen ausblieb (W. Schmidt); selbst in den Nachkriegsjahren waren in Deutschland nur ganz vereinzelte Fälle zu finden (Löhe, Teller). Nicht anders lauten die Berichte aus anderen europäischen Ländern. In Finnland beispielsweise wurden während der Nachkriegsjahre — wie aus der Kurve von Sonck zu sehen ist — nur vereinzelte frische Krankheitsfälle konstatiert (Sonck). Ähnlich liegen die Verhältnisse in Rumänien (s. doch Nimpfer 1950). Diese Tatsachen sind um so beachtenswerter, als außer den Truppen, welche aus allen europäischen Ländern und aus Übersee heimkehrten, im Laufe der Umsiedlungen ganze Völker in Bewegung waren.

Die soeben erwähnten Umstände stehen im Gegensatz zu den von Tucker (1945) in Panama bei demobilisierten Soldaten gemachten Beobachtungen. Während einer am 1. September 1944 endenden Siebenjahresperiode wurden 750 Soldaten mit Lymphogranuloma inguinale behandelt; von diesen waren 36,1% Weiße, 25,2% Mestizen, 11,1% westindische Neger und 27,6% eine heterogene Gruppe. Die Prostitution florierte in der Nähe des Panamakanals mit seinem starken Verkehr.

McLaughlin (1945) berichtet, daß Lymphogranuloma inguinale bei der englischen Luftwaffe in Westafrika und vielleicht namentlich in Westindien bei europäischem Flugpersonal ein ernstes Problem war. In Puerto Rico scheint Lymphogranuloma inguinale unter den Geschlechtskrankheiten an hervorragender Stelle zu stehen; von den Besuchern der Poliklinik an einem Krankenhaus litten 3,1% an dieser Krankheit. Die Mastdarmstriktur scheint dort die häufigste und gefährlichste Folge des Leidens zu sein (Hernándes Morales und Guillermo Carrera 1943). Eine überzeugende Erklärung für diese starken örtlichen und zeitlichen Schwankungen in der Frequenz steht noch aus.

2. Geschlechtsverteilung

Ein noch nicht restlos gelöstes Problem ist die *niedrige Frequenz der Krankheit bei Frauen*, ein Umstand, welcher bewirkte, daß anfangs etliche Autoren das Vorkommen des Lymphogranuloma inguinale bei Frauen überhaupt bestritten. In statistischen Erhebungen über die Krankheit wechselt die Frequenz der Fälle bei Frauen zwischen 4,3% und 26%, und in Hellerström und Wasséns Rundfrage zwischen 4,3 und 20% in Gruppen mit größerer Anzahl von Kranken. In der WHO-Enquete (1955) war das Verhältnis Männer/Frauen wechselnd, und zwar zwischen 2,7:1 und 12,6:1. Der Quotient Männer/Frauen war in Amerika am niedrigsten und in Südostasien am höchsten. Die größere Anwendung der Hauttestung in Amerika ist womöglich die Ursache hierfür. Auf diese Weise können nämlich viele asymptomatische Fälle bei Frauen erfaßt werden. In Madras fand Rajam (1955) in seinem ganzen großen Lymphogranuloma inguinale-Material den Quotient 9:1, bei Berücksichtigung lediglich der Fälle mit Leistendrüsenentzündung aber den Wert 15:1. Ein Vergleich der Esthiomènefrequenz bei

Männern und Frauen führte indessen zu dem Quotienten 1:11, d. h. 1 Mann auf 11 Frauen. Weitere Einzelheiten wolle man in der Originalarbeit nachlesen. Für die Lymphogranuloma inguinale-Bubonen kann man das wirkliche Zahlenverhältnis zwischen Frauen- und Männerziffern, je nach Umständen schwankend, auf 1:4—10 einschätzen. Stellt man jedoch, wie HELLERSTRÖM (1929) es getan hat, entsprechende Berechnungen beim weichen Schanker an, so findet man, daß *Bubokomplikationen* des weichen Schankers bei der Frau in nur 10,5% auftreten, also nicht öfter, als Lymphogranuloma inguinale bei Frauen vorkommt. Niemand dürfte wohl deshalb bestreiten wollen, daß das Ulcus molle eine ansteckende Geschlechtskrankheit ist. Die Erklärung für die Seltenheit der Lymphogranuloma inguinale-Bubonen bei der Frau dürfte daher unter anderem in Analogie mit den Verhältnissen beim weichen Schanker zu suchen sein. Wie bei der letzteren Krankheit ist wohl anzunehmen, daß die Frauen beim Lymphogranuloma inguinale oft nur „Bacillenträger" sind und keinerlei klinische Anzeichen ihrer Erkrankung aufweisen. Vielleicht ist der Lymphdrüsenapparat der Frau weniger empfänglich oder das infektiöse Agens wird anderen Lymphdrüsengruppen zugeführt als den inguinalen.

FREI hat schon 1927 zur Erklärung der Minderbeteiligung der Frau unter anderem auf den Umstand hingewiesen, daß im Gegensatz zum Mann bei der Frau manche Abschnitte des als Eintrittspforte für den Erreger hauptsächlich in Betracht kommenden Geschlechtsteils, wie z. B. Scheide und Muttermund, ihre Lymphe gar nicht in die Leistendrüsen, sondern nur in die im Beckeninnern gelegenen Lymphdrüsen ableiten, und daß sich daher in solchen Fällen die Krankheit ganz an verborgener Stelle abspielen kann.

Die Ursachen für das im Vergleich zu Gonorrhoe und Syphilis auffallend starke Zurückbleiben der Frauenzahlen dürften also vielfältig sein. Eine wesentliche Rolle spielt dabei sicher die oben erwähnte Tatsache, daß die Krankheit bei der Frau häufiger als beim Mann unbemerkt verläuft und sich dadurch öfter der Feststellung entzieht. Das wissen wir von denjenigen Fällen, in welchen sich bei Frauen ohne vorher bemerkte Leistendrüsenschwellung entweder die Folgekrankheit des Lymphogranuloma inguinale, die Elephantiasis genito-anorectalis, entwickelt (FREI, GAY und VILLAFUERTES KLEEBERG u. a.), oder wo sich ohne irgendwelche merkbaren klinischen Erscheinungen bei Anstellung der Intracutanprobe eine positive Lymphogranuloma inguinale-Reaktion ergibt (z. B. KLEEBERG, LUJAN und ROTTER), was bei Männern seltener vorzukommen scheint (HERMANS, KLEEBERG). In den statistischen Erhebungen von HELLERSTRÖM und WASSÉN (1935) findet man Elephantiasis genito-anorectalis bei Frauen in 50—100%. Wenn man die Häufigkeit des Lymphogranuloma inguinale bei der Frau erörtert, muß man somit den Krankheitstyp angeben. Zum Unterschied von der inguinalen Form ist also die genito-anorectale bei Frauen viel häufiger als bei Männern (HELLERSTRÖM und FAVRE 1939; RAJAM und RANGIAH 1935 u. a. m.).

Bereits in den ältesten Veröffentlichungen über entzündliche Mastdarmstrikturen, als die Ätiologie derselben noch ungeklärt war, wurde auch auf die besonders große Häufigkeit dieser schweren Erkrankung bei Frauen aufmerksam gemacht (GOSSELIN und DUBAR 1881, CARRÉ 1892, ALLINGHAM 1898, JULIUSBERG 1884, PODCHEN 1892, CRIPPS 1890 usw.). Der Quotient Frauen/Männer wechselte hierbei zwischen 4:1 und 8:1.

Die Forscher der späteren Zeit haben diese Beobachtungen bestätigt (GATELLIER und WEISS 1934, RUGE 1930, HAYES 1931, XAVIER 1938, VIGNE und BONNET 1938).

Im WHO-Bericht (1955) ergibt sich aus der Gesamtsumme der eingelaufenen Zahlen bei Esthiomène und bei Rectumstriktur 3:1 als Quotient Frauen/Männer.

Die Zahlen von RAJAM in Madras (Indien) geben bei der inguinalen Form des Lymphogranuloma inguinale einen Männer/Frauen-Quotienten von 14,6:1, dagegen ist bei dem rectalen Typ der Quotient Frauen/Männer 1:1,27. Die Berechnungen beziehen sich auf den Zeitabschnitt 1948—1953, und ihnen liegen für RAJAMs Teil 9721 Fälle zugrunde.

Auch die rein genitalen Läsionen des Lymphogranuloma inguinale sind bei weiblichen Kranken häufiger. Wie schon die Überschrift der Huguierschen Veröffentlichung vom Jahre 1848, «Mémoire sur l'esthiomène ou dartre rongeante de la région vulvo-anale», ersichtlich macht, ist die Esthiomène ein Leiden, welches eine Eigentümlichkeit des weiblichen Geschlechts darstellt. Fälle von geschwürigen, hypertrophischen genitalen Lymphogranuloma inguinale-Läsionen bei Männern, die man „männliche Esthiomène" nennen könnte, sind nach wie vor selten. Bei Frauen gehen genitale Lymphogranuloma inguinale-Läsionen häufig mit analen, rectalen und Colonveränderungen Hand in Hand. JERSILDs genito-anorectales Syndrom ist so gut wie ausschließlich bei Frauen beobachtet worden.

Die große Häufigkeit dieser Läsionen bei der Frau geht auch deutlich aus FAVRE und HELLERSTRÖMs Rundfrage hervor, bei welcher im Laufe von nur 3 Monaten nicht weniger als 1000 Fälle von Esthiomène registriert werden konnten. In gewissen Gegenden, wo Lymphogranuloma inguinale häufig ist, ist die Zahl der Esthiomènefälle mitunter enorm. So gab BIZZOZERO in Turin an, daß 70—80% der bei Frauen beobachteten Fälle solche von Esthiomène waren. Nach MARTIN und BACON (Philadelphia) handelte es sich bei dem größeren Teil ihrer 500 Fälle von Lymphogranuloma inguinale um Esthiomène. Aus Chicago berichteten WIEN und PERLSTEIN, daß diese Lymphogranuloma inguinale-Form bei 60% aller der farbigen Frauen mit Lymphogranuloma inguinale-Veränderungen vorliegt, welche dort behandelt werden. In New York hat CURTH 100 Fälle von Esthiomène beobachtet. v. HAAM und D'AUNOY fanden 100 Fälle in einem Material von 461 Lymphogranuloma inguinale-Kranken. In Japan scheint die Esthiomène weniger häufig zu sein. COUTTS meldete an FAVRE und HELLERSTRÖM 61 Fälle von Esthiomène seit 1930, 59 derselben bei Prostituierten.

In Frankreich, wo Lymphogranuloma inguinale verhältnismäßig selten ist, berichtete NICOLAS (1934) in einer Übersicht über 262 Fälle der typischen, rein inguinalen Form sowie über nicht weniger als 243 Fälle von JERSILDs genito-anorectalem Syndrom. Aus Finnland meldete SONCK 1000 Fälle.

Aus dem Vorstehenden wird ersichtlich, *daß Lymphogranuloma inguinale Frauen wesentlich häufiger befällt als man es früher angenommen hatte, daß die Krankheit bei der Frau oft in einer speziellen Form in Erscheinung tritt, und daß die Folgezustände schwerer sind als bei Männern.*

Die Schmerzlosigkeit der chronischen Geschwüre bei Lymphogranuloma inguinale der Frau, ihr schleichender Charakter und die lange Zeit, während welcher sie ansteckend bleiben, all das sind besonders gefährliche Faktoren bei der Verbreitung der Krankheit und verdienen auch in epidemiologischer Beziehung volle Bachtung (s. unter anderem CAMINOPETROS).

3. Altersverteilung

Lymphogranuloma inguinale kommt somit vorwiegend bei Männern vor, und zwar meistens im Alter von 20—40 Jahren: also bei geschlechtsreifen Individuen. Aus Rio de Janeiro meldet RABELLO eine vergleichsweise größere Anzahl von Fällen in der Altersgruppe unter 20 Jahren, was er einer früher eintretenden Pubertät zuschreibt. Laut Berichten aus Rumänien, Japan, Spanien und Chile ist das Durchschnittsalter 30 Jahre. In Belgrad wurde ein Fall bei einem 11jährigen und in Saragossa (Spanien) ein Fall bei einem 90jährigen beobachtet. Im Jahre 1932 beschrieben LUJÁN und ROTTER Lymphogranuloma inguinale bei zwei Kindern, zwei Schwestern im Alter von 6 und 7 Jahren. Es bestanden typische Drüsenschwellungen, und die Freische Hautreaktion war bei beiden positiv. In Analogie mit Gonorrhoe bei kleinen Mädchen scheint die Übertragung durch Kontaktinfektion stattgefunden zu haben, infolge mangelnder Reinlichkeit derjenigen Person, welche die Kinder betreute. Mehrere der Familienmitglieder hatten Bubonen. LEVY, HAROLD, CHEVALLIER und MORICARD, NICOLAU sowie DE ROCHA haben über analoge Beobachtungen berichtet. Man kann von einem Lymphogranuloma inguinale insontium sprechen. Lymphogranuloma inguinale des Rectums ist bei Kindern ebenfalls beschrieben worden (KORNBLITH, SONCK, NYBERG und SONCK). Ob es ein wirkliches Lymphogranuloma inguinale hereditarium gibt, ist sehr unsicher (DICK, FERRARI, MICHELSON, COUTTS). Bezüglich Lymphogranuloma inguinale bei Kindern wird besonders auf Arbeiten von SONCK, WINGE, BONA und MARTINÉZ, ITIKAWA, TOKUJI und YOSHIYUKI IWATA sowie BANOV verwiesen. Eine konnatale Übertragung von der erkrankten Mutter auf das Kind scheint nicht stattzufinden, wie SONCK bei Untersuchung von 120 Kindern, die von an Lymphogranuloma inguinale erkrankten Frauen geboren worden waren, festgestellt hat. In tierexperimentellen Untersuchungen konnte inzwischen HELLENDALL bei Mäusen die Lymphogranuloma inguinale-Infektion auf den Fetus übertragen. Jedenfalls scheint Lymphogranuloma inguinale bei Kindern eine große Seltenheit zu sein, da in WHOs großem, 1955 gesammeltem Material nur ein Kind gemeldet wurde, und zwar aus Assam in Indien.

4. Einfluß der Jahreszeiten

Die Frage des Einflusses der Jahreszeiten auf die Epidemiologie des Lymphogranuloma inguinale ist von HELLERSTRÖM und WASSÉN (1932) sowie von FAVRE und HELLERSTRÖM (1935) besonders studiert worden, doch ohne sich eindeutig beantworten zu lassen. Interessenten werden auf Arbeiten der obigen Autoren verwiesen.

5. Berufs- und Rassenverteilung

Berufliche Einflüsse auf die Epidemiologie des Lymphogranuloma inguinale sind ebenfalls schwer zu beurteilen, was vor allem darauf beruht, daß so spärliche brauchbare Angaben in dieser Beziehung zu erhalten sind. Es liegt in der Natur der Sache, daß von Schiffsärzten bewerkstelligte statistische Erhebungen die Tendenz haben, das Lymphogranuloma inguinale zu einer Seemannskrankheit zu machen. GREENBLATT und WERMER (1945) geben indessen an, daß der Promillesatz des Lymphogranuloma inguinale in der Marine der USA dreimal so hoch ist wie im Heer. Wenn man dagegen, wie MOTTA in Brasilien, die Verhältnisse in einer großen Hafenstadt wie Rio de Janeiro studiert, findet man bei Seeleuten erheblich niedrigere Zahlen, und also in MOTTAs Arbeit nur 5,3%.

Hinsichtlich der Bedeutung der Rasse für die Epidemiologie sind die Angaben nach wie vor unzulänglich und widerspruchsvoll.

In Amerika wird oft die hohe Frequenz des Lymphogranuloma inguinale bei der farbigen Bevölkerung betont. Von WIEN und PERLSTEINs 116 weiblichen Kranken waren nur zehn Weiße, aber von 84 Männern gehörten 40 der kaukasischen Rasse an. Manchmal ist es jedoch schwer, aus statistischen Berichten von USA sichere Schlußfolgerungen zu ziehen, da ein Teil der Kliniken fast ausschließlich von Farbigen besucht wird, und da den Zahlen oft eher serologische und biologische als klinische Untersuchungen zugrunde liegen (ROTHCHILD und HIGGINS, BEESON und MILLER, GREAVES und TAGGART 1953). Im Hinblick auf die unter anderem begrenzte Spezifität der Komplementbindungsreaktion muß man nämlich epidemiologische Studien, welche mehr oder minder vollständig hierauf basiert sind, sehr kritisch beurteilen (vgl. SHAFFER, RAKE und GRACE 1942 sowie BEESON und MILLER, LUGER, KOCH, MACDONALD und MARSHALL). Die folgende, den offiziellen Rapporten der USA entnommene Tabelle (Form PHS-688; Office of Statistics 2/10/55 mws) gibt die Frequenzzahlen des Lymphogranuloma inguinale auf dem USA-Kontinent für die Jahre 1945—1954, nach Rassen und Geschlecht geordnet, wieder. Aus den Zahlen ersieht man durchweg eine deutlich fallende Tendenz sowie insgesamt zehnmal so viel Fälle von Lymphogranuloma inguinale bei Nichtweißen. Die Verteilung zwischen Männern und Frauen ist bei den Weißen 3,8:1 und bei den Nichtweißen 2,5:1. Vor und nach dem Krieg auf Java fand SIMONS (1946) 80% des Lymphogranuloma inguinale bei Farbigen, obwohl seine Patienten zu 50% aus Weißen, zu 30% aus Eurasiern und zu 20% aus Indonesiern bestanden.

In Brasilien andererseits hat MOTTA keine Prädilektion des Lymphogranuloma inguinale für die farbigen Rassen beobachtet. In seiner Statistik bilden die Neger 12,5% der Lymphogranuloma inguinale-Patienten, ein Wert, welcher mit dem Prozentsatz der Neger in der Gesamtbevölkerung übereinstimmt. R. und H. RUGE, welche die Rundfrage vom Jahre 1932 beantwortet haben, bringen klar zum Ausdruck, daß im Fernen Osten die Eingeborenen vergleichsweise wenig von Lymphogranuloma inguinale befallen sind. Hinsichtlich dieser Verhältnisse sind neue Informationen vonnöten.

Tabelle. *Lymphogranuloma inguinale-Fälle laut Meldung an die Gesundheitsbehörden während der Jahre 1945—1954.* Kontinentale Staaten der USA nach Rasse und Geschlecht geordnet (Form PHS-688 Office of Statistics 2/10/55 mws)

Jahr	Gesamtzahl	Weiße, Frauen	Farbige, Frauen	Weiße, Männer	Farbige, Männer
1945	2631	85 1:1,7	879 1:1,7	145	1522
1946	2603	76 1:2,7	810 1:1,9	204	1513
1947	2688	48 1:3,9	588 1:3,2	188	1864
1948	2494	33 1:5,2	529 1:3,3	172	1760
1949	2170	26 1:8,1	532 1:2,6	211	1401
1950	1635	15 1:7,9	391 1:2,8	118	1111
1951	1332	29 1:3,2	360 1:2,4	92	851
1952	1235	15 1:5,9	324 1:2,5	89	807
1953	1103	19 1:3,7	299 1:2,4	71	714
1954	917	11 1:6,5	206 1:3,0	72	628
	18808	357	4918	1362	12171

6. Kontagiosität verschiedener Lymphogranuloma inguinale-Veränderungen

Von größter Bedeutung für die Verbreitung des Lymphogranuloma inguinale ist der sog. Primäraffekt an den Genitalien, der Beginn der Krankheit. Später, wenn der Bubo voll entwickelt ist, ist die Gefahr einer Übertragung durch den Mann in der Regel geringer, obgleich dies beobachtet worden ist (CAMINOPETROS 1935). Subtile, abortive und inapparente Formen von Primäraffekten, deren Vorkommen bekannt ist, namentlich bei Frauen, bilden selbst auf Jahre hinaus eine gefährliche Infektionsquelle. Man weiß von mehreren kleinen Epidemien, welche, wie bekannt ist, ihren Ursprung in einer einzigen Frau hatten; diese hatte nur leicht vergrößerte Leistendrüsen, schwachen Ausfluß und eine positive Frei-Reaktion.

Perversionen, wie Coitus analis oder buccalis, spielen ebenfalls bei der Verbreitung der Krankheit eine Rolle. So werden in der Mehrzahl die Rectumstrikturen bei Männern so gut wie stets durch homosexuelle rectale Infektion hervorgerufen (FREI 1938, GRACE und HENRY 1940). Eine Lymphogranuloma inguinale-Infektion submaxillarer und zugehöriger Lymphdrüsen kann durch Infektion auf dem Wege über den Mund zustande kommen (BUSCHKE und CURTH u. a.).

Infektionen nach Verletzungen bei der Operation von Lymphogranuloma inguinale-Patienten sind ebenfalls in einigen Fällen beobachtet worden [KLOTZ, FAVRE, HELLERSTRÖM (1927b, 1928a), ICHIKAWA, KITAGAWA]. Auch Laboratoriumsinfektionen bei der Arbeit mit Virus sind beschrieben (HARROP, RAKE und SHAFFER 1941, THYGESON 1950 u. a.). W. LUTZ (1953) berichtet auch über Lymphogranuloma venereum extragenitale.

Die Kontagiosität des Lymphogranuloma inguinale-Primäraffektes haben LÖHE und ROSENTHAL sowie SCHLOSSBERGER und KRUMEICH experimentell demonstriert. H. RUGE konnte Miyagawasche Körperchen nachweisen. In der Regel ist der Primäraffekt von kurzem Bestand, aber es sind Fälle beschrieben, wo er mehrere Wochen lang vorhanden war. Die sich an den Primäraffekt anschließende Lymphogranuloma inguinale-Lymphangitis ist in ihrer ulcerativen, von CEDERCREUTZ eingehend beschriebenen Form unter anderem infolge ihrer langen Dauer besonders ansteckend. Bei Männern können dadurch chronische Geschwüre des Gliedes vorkommen, die durch Monate bestehen und der Esthiomène der Frauen analog sind (NICOLAU und BANCIU, CEDERCREUTZ, NICOLAU-LÉPINAY und GRÉVIN u. a.). Die Kontagiosität der Lymphogranuloma inguinale-Bubonen hat für die Übertragung der Krankheit bei intimem Kontakt kaum irgendwelche Bedeutung. Selbstverständlich kann man indessen nicht ganz von der Möglichkeit absehen, daß durch Fisteln entleerter Buboneneiter die Schleimhaut des Partners infizieren kann.

Die Ansteckungsfähigkeit der genito-anorectalen Veränderungen, der Esthiomène und der stenosierenden Anorektitiden ist in zahlreichen klinischen Beobachtungen nachgewiesen worden. Hierbei ist zu beachten, daß diese Manifestationen, welche manchmal recht spät nach einer inguinalen Lymphogranuloma inguinale auftreten, doch oft von einer solchen unabhängig sind und die Neigung haben, sich ziemlich bald nach der Infektion zu entwickeln, z. B. nach 6 Wochen (KOPPEL), 6 Monaten (BIRNBAUM) sowie nach 7—14 Monaten (LEONE).

In einem Teil der Fälle treten die genitalen ulcerösen Läsionen gleich nach dem Primäraffekt und der Lymphangitis auf; mitunter scheinen sie lediglich eine Umwandlung der letzteren zu sein (NICOLAU, CEDERCREUTZ). Manchmal entwickeln sich derartige Veränderungen wesentlich später während des eruptiven Stadiums der Krankheit (DE GREGORIO). Übertragung der Infektion von Personen mit Esthiomène und stenosierender Anorektitis ist außerdem von RADAELI, NICOLAU, SONCK, STEIN, RACHET und CACHERA, CAMINOPETROS, BENSAUDE u. a. beschrieben worden.

Die Infektiosität der Esthiomène sowie der anorectalen und rectocolitischen, stenosierenden Läsionen ist experimentell bewiesen (KOCH, LÖHE und ROSENTHAL, RAVAUT, C. LEVADITI, LAMBLING und CACHERA, MOCQUOT, REINIÉ u. a.).

Miyagawasche Körperchen konnte man auch in den perinealen Proliferationen bei stenosierender Proktitis nachweisen (NAIR, GOVIDAN und PANDALAI 1936).

Es dürfte also heutzutage die Ansicht berechtigt sein, *daß diese elephantiastischen und ulcerösen Formen in der genito-analen Region ein infektiöses Stadium der Krankheit darstellen,* wovon FREI so spät wie im Jahre 1938 noch nicht ganz überzeugt war. Wie bereits erwähnt spielt die Homosexualität bei der Krankheitsübertragung bei stenosierender Proktitis eine sehr große Rolle. So hat RAJAM Päderastie in 50% seiner Fälle nachgewiesen. Nach Ansicht mehrerer Autoren ist Sodomie ein wichtiger Faktor in der Epidemiologie des Lymphogranuloma inguinale (BENSAUDE, SÈNÉQUE, ARAVANTINOS u. a). BENSAUDE erhielt in 85% Angaben über Sodomie von Männern mit entzündlicher Rectumstriktur.

Was die bereits erwähnte, von BUSCHKE und CURTH erstmalig beobachtete orale Infektion mit Lymphogranuloma inguinale anlangt, sind später viele Fälle dieser Art beschrieben worden (COUTTS und SAEZ, BLOOM, KOLIN, PITHA und ŠKORPIL, BEZECNY und SAGHER, DAVID und LORING, NICOLAU usw.).

Von Lymphogranuloma inguinale insontium und hereditarium ist oben die Rede gewesen. Es gibt keine sicheren Beweise für eine Heredität des Lymphogranuloma inguinale.

Mit der Frage der sog. gesunden Ansteckungsträger bei Lymphogranuloma inguinale hat man sich sehr viel beschäftigt.

Daß Prostituierte, manchmal anscheinend gesunde, bei der Verbreitung der Krankheit eine bedeutsame Rolle spielen, ist völlig erwiesen. NAUMANN erwähnt einen Vorfall auf einem französischen Schiff, das von einer Frau besucht wurde, worauf sechs Mann der Besatzung dann an Lymphogranuloma inguinale erkrankten. NICOLAS und LEBEUF berichten über die Abenteuer dreier Männer in Marokko, wo sie mit derselben Frau Geschlechtsverkehr hatten; alle bekamen Lymphogranuloma inguinale, und einer von ihnen steckte dann seine Frau an. MARGAROT beschreibt, wie eine Frau mit Syphilis, Ulcus molle und Lymphogranuloma inguinale, welche mit vier Männern Geschlechtsverkehr hatte, nur die letztgenannte Krankheit übertrug, aber auf alle vier. In diesem Fall scheint also Lymphogranuloma inguinale die ansteckendste der drei Geschlechtskrankheiten gewesen zu sein. Frauen, die im Verdacht stehen, Ansteckungsquellen von Lymphogranuloma inguinale zu sein, und welche eine positive Frei-Reaktion aufweisen, müssen besonders sorgfältig auf das Vorkommen von Lymphogranuloma inguinale-Veränderungen untersucht werden, auch in der Mastdarmgegend. Die Häufigkeit von genitalen und anorectalen Formen von Lymphogranuloma inguinale bei Prostituierten ist allgemein bekannt (NICOLAU, DE GREGORIO, GAY PRIETO, SAINZ DE AJA, COUTTS, KOYAMA usw.). Mitunter bestehen die infektiösen Erscheinungen nur in einer „unspezifischen" Cervixmetritis (KOYAMA), einem leichten perianalen Ödem (LÖHE und ROSENFELD, ROCHET und CASHERA, FREI u. a.), einer Anschwellung der Harnröhrenmündung (BEZECNY, FREI, CERUTTI und PAVANATI) oder einer „gewöhnlichen" Mastdarmfistel bzw. einem Absceß in der Nähe des Anus (BENSAUDE, HAMBURGER und LAMBLING). GRAY schildert mehrere Fälle von Lymphogranuloma inguinale der weiblichen Harnröhre.

CAMINOPETROS konnte bei vier klinisch gesunden Prostituierten in Abstrichen aus der Cervix und Harnröhre nach Spülung der betreffenden Gegenden mit sterilem Wasser im Tierversuch Lymphogranuloma inguinale-Virus nachweisen. In entsprechender Weise bei Freinegativen Prostitutierten entnommenes Material gab ein negatives Resultat. Es muß folglich als feststehend gelten, daß das Lymphogranuloma inguinale-Virus auf Schleimhäuten vorkommen kann, ohne daß diese irgendwelche sichtbaren Läsionen aufweisen, also eine Art von saprophytärer Existenz.

Es gibt aber noch viele dunkle Punkte in unserem Wissen von der Kontagiosität des Lymphogranuloma inguinale, z. B. in Fällen, wo sich gezeigt hat, daß Patienten, welche erst viele Jahre später Bubonen bekamen, die Krankheit übertragen hatten ohne die geringsten Anzeichen derselben aufzuweisen (YAMASAKI, ISAO, NAIR, GOVIDAN, BEZECNY und SAGHER), oder wo man sich fragen kann, ob die Krankheit während des Inkubationsstadiums ansteckend ist.

7. Vorkommen des Lymphogranuloma inguinale zusammen mit anderen Geschlechtskrankheiten

Nicht selten findet man, daß Lymphogranuloma inguinale im Verein mit anderen Geschlechtskrankheiten auftritt. Verschiedene Kombinationen sind beobachtet worden; häufig ist der Kranke mit einer oder mehreren anderen venerischen Krankheiten, die aus ein und derselben Ansteckungsquelle stammen, angesteckt, die sog. Mischinfektion. Es ist durchaus nicht ungewöhnlich, daß sich die Krankheit bei einer Person entwickelt, welche zuvor eine oder mehrere Geschlechtskrankheiten gehabt hat, namentlich Lues. Die Klinik und Diagnostik der simultanen Infektionen ist ein interessantes Kapitel, und hier wird die venerische Natur des Lymphogranuloma inguinale mit seiner Übertragung durch sexuellen Kontakt klar ersichtlich. An gewissen Orten, wie in Guadeloupe, Tonkin und Madras, sind Mischinfektionen häufig, in anderen Gegenden, z. B. in Frankreich, kommen sie spärlicher vor. Mischinfektionen mit Lues, weichem Schanker oder beiden wurden während des letzten Weltkrieges auf Ceylon, in Indien und Burma vielfach beobachtet.

Ob eine vorausgehende venerische Infektion, wie Syphilis, geeignet ist, die Entwicklung des Lymphogranuloma inguinale, insbesondere der recto-analen Form desselben, bei demselben Patienten zu modifizieren, ist in Betracht gezogen worden, namentlich da ein hoher Prozentsatz von Syphilis bei Esthiomène vorkommt. Indessen schreiben die meisten Forscher heutzutage der Syphilis keinerlei diesbezügliche Bedeutung zu (FREI, BENSAUDE, SAVIGNAC, DE GREGORIO, CHEVALLIER, KARSNER, JEANSSEN, GRAHAM und COLE, PHEMISTER u. a.).

Es ist schwer, sich über die Frequenz des Lymphogranuloma inguinale im Vergleich zu anderen Geschlechtskrankheiten mit Bestimmtheit zu äußern, und zwar deshalb, weil es in dieser Beziehung keine einheitlichen und erschöpfenden statistischen Erhebungen gibt. Es gibt aber eine interessante Studie von KOCH, MCDONALD und MARSHALL (1939) in San Francisco, welche ersichtlich macht, daß dort Lymphogranuloma inguinale im Vergleich mit sowohl Syphilis (1:30) wie Gonorrhoe (1:35) erheblich häufiger ist als in anderen großen Hafenstädten der nordamerikanischen Küste des Stillen Ozeans, wo die Verhältniszahlen zwischen 1:120 und 1:1583 bzw. 1:111 und 1:1991 liegen. JOAQUIM MOTTA in Brasilien gibt an, daß der prozentuale Anteil des Lymphogranuloma inguinale an Tausenden von Fällen venerischer Krankheiten in den einzelnen Jahren zwischen 0,36% und 1,5% wechselt. Beim Vergleich mit frischer Lues ergeben sich für ihn Zahlen zwischen 3,5% und 12,5%. In Amsterdam sind die Zahlen sehr niedrig gegenüber den Verhältnissen in Turin, wo die Lymphogranuloma inguinale-Fälle manchmal 6% der Gesamtanzahl venerisch Kranker betragen hatten (BIZZOZERO). Im Militärkrankenhaus von Casablanca in Marokko kam Lymphogranuloma inguinale in 12,47% unter Fällen von frischer Syphilis sowie in 3,8% unter Patienten mit Syphilis im Frühstadium und weichem Schanker vor. Der Prozentsatz positiver Frei-Reaktionen bei den Prostituierten wechselt allerdings weitgehend in den einzelnen Untersuchungen (Näheres hierüber bei FAVRE und HELLERSTRÖM sowie TREIGER, PRADO und DA SILVA LACAZ 1951, GREAVES und TAGGART 1953). Immerhin hat es den Anschein, als ob eine gewisse Beziehung zwischen der Anzahl Frei-positive und der Frequenz der Prostituierten in derselben Gegend bestünde. Auf der anderen Seite darf man nicht vergessen, daß Manifestationen von Lymphogranuloma inguinale bei den Prostituierten nicht selten sind. Lymphogranuloma inguinale ist häufiger in einer Klientel mit sexueller Promiskuität.

Hinsichtlich der weiteren Frage der Epidemiologie des Lymphogranuloma inguinale sowie der Einflüsse von Alter, Geschlecht, Beruf, Rasse, Jahreszeit und Klima wird auf die wichtigen Arbeiten von FAVRE und HELLERSTRÖM (1939), MELCZER (1942) sowie RAJAM und RANGIAH (1955) verwiesen.

Schließlich kann man nur konstatieren, daß es unumgänglich notwendig ist, die Epidemiologie des Lymphogranuloma inguinale weiterhin sowie unter verschiedenen Gesichtspunkten zu studieren, um für den Kampf gegen das Leiden besser gerüstet zu sein.

III. Ätiologie des Lymphogranuloma inguinale

Die ätiologische Erforschung des Lymphogranuloma inguinale und seiner Komplikationen hat sich in vier Stufen vollzogen. Der erste Schritt waren die grundlegenden Untersuchungen von DURAND, NICOLAS und FAVRE (1913), welche diese Bubonenkrankheit zum erstenmal von anderen ähnlichen Affektionen abtrennten und als eine *venerische Krankheit sui generis* beschrieben; der zweite die Einführung einer *Intracutanreaktion* durch WILHELM FREI (1925), welche es ermöglichte, die Krankheit von anderen ähnlichen Zuständen mit Sicherheit zu unterscheiden, die Identität des Lymphogranuloma inguinale und der sog. klimatischen Bubonen zu beweisen sowie seine ätiologische Bedeutung für die Esthiomène zu klären; der dritte die Entdeckung von HELLERSTRÖM und E. WASSÉN

(1930), daß *die Krankheit durch intracerebrale Impfung auf Affen übertragbar* ist und eine in Serien fortpflanzbare abakterielle Meningoencephalitis hervorruft, sowie daß das Gehirn der geimpften Affen ein Antigen mit denselben Eigenschaften wie das Freische enthält; der vierte und abschließende die Feststellung von Rake, McKee und Shaffer (1940), daß ebenso wie bei der Rickettsiakultur der Dottersack des Hühnereis mit Erfolg verwendet werden kann um *das Lymphogranuloma inguinale-Agens zu züchten.*

1. Tierversuche. Übertragung auf den Menschen. Lymphogranuloma inguinale-Erreger

Zahlreich sind die Versuche seit 1913 und früher, das Lymphogranuloma inguinale auf Tiere zu übertragen, doch hatten bis zum Herbst 1929 weder diese Tierversuche noch die fleißige Anwendung anderer bakteriologischer Verfahren zur Klärung der Ätiologie des Lymphogranuloma inguinale beigetragen. Nach zufälliger Änderung der Technik bei den Impfungen gelang es jedoch Hellerström und Wassén, deren erste Versuche ebenso erfolglos gewesen waren wie die anderer Forscher, der Forschung eine neue Richtung zu geben. Am 1. August 1929 impften sie fünf Kaninchen intracerebral mit Lymphogranuloma inguinale-Drüsenmaterial; drei der geimpften Tiere starben plötzlich nach 5 Wochen. Die histologische Untersuchung der Gehirne ergab nur sehr geringe Veränderungen, deren Deutung unsicher war. Mit Gehirnmaterial ließen sich bei Lymphogranuloma inguinale-Patienten keine Intracutanreaktionen auslösen, so daß die Resultate von Hellerström und Wassén nicht sicher verwertbar waren. Da aber mehr als 50% der Tiere starben, und da dies auch in den Passagen oft der Fall war, glaubten diese Autoren, daß ihre Impfmethode vielleicht *bei Affen* bessere Resultate liefern würde. Beim Kaninchen muß man auch an Spontan-, Vaccine- und Herpesvirusencephalitiden denken. Auf diesem Wege gelangten Hellerström und Wassén zur Isolierung des Lymphogranuloma inguinale-Agens und *leiteten damit die experimentelle Phase der Lymphogranuloma inguinale-Forschung ein.*

Auf dem internationalen Kongreß der Dermatologie in Kopenhagen (1930) berichteten Hellerström und Wassén über eine durch diese intracerebrale Impfung mit Lymphogranuloma inguinale-Material erzeugte und in Passagen fortpflanzbare Meningoencephalitis bei Cynomolgus- und Rhesusaffen. Bei den Passageversuchen, welche mit den Cynomolgusaffen damals schon bis zur elften Passage gelungen waren, nahmen sie auch eine intrapräputiale Impfung bei einem Affen vor. Sie fanden nach 13 Tagen in den Leisten dieses Tiers einige mehr als bohnengroße Drüsen, die ähnliche histologische Veränderungen aufwiesen, wie man sie in menschlichen Drüsen bei einem wenig ausgeprägten Lymphogranuloma inguinale-Prozeß beobachtet. Die meningitischen Veränderungen waren durch die gleichen Zellelemente gekennzeichnet, wie sie beim Lymphogranuloma inguinale des Menschen vorkommen.

Die Ansicht, daß diese Veränderungen durch das spezifische Agens des Lymphogranuloma inguinale hervorgerufen worden waren, basierten Hellerström und Wassén auf die Tatsachen, daß erstens die Veränderungen in Passagen von Tier zu Tier übertragbar waren und zweitens das Gehirn und auch die Lymphdrüsen der erkrankten Affen ein Antigen mit denselben Eigenschaften wie das Freische enthielten. Zur Kontrolle der Tierversuche standen den Autoren, da mikroskopischer und kultureller Nachweis des Erregers nicht möglich war, drei Wege offen: 1. Das klinische und histopathologische Bild, das aber nicht pathognomonisch ist (Hellerström). 2. Die Freische Reaktion am Versuchstier mit Antigen aus menschlichen Bubonen. 3. Die Freische Reaktion am Menschen mit Material von infizierten Tieren. Die dritte Methode ist die zuverlässigste, denn bei der zweiten macht man eine Hautprobe mit demselben artfremden Eiweiß, mit welchem das Tier früher gespritzt und eventuell sensibilisiert worden war, und außerdem weiß man nicht, ob beim Versuchstier analoge Allergieverhältnisse wie beim Menschen vorliegen. Kontrollversuche der verschiedensten Art waren

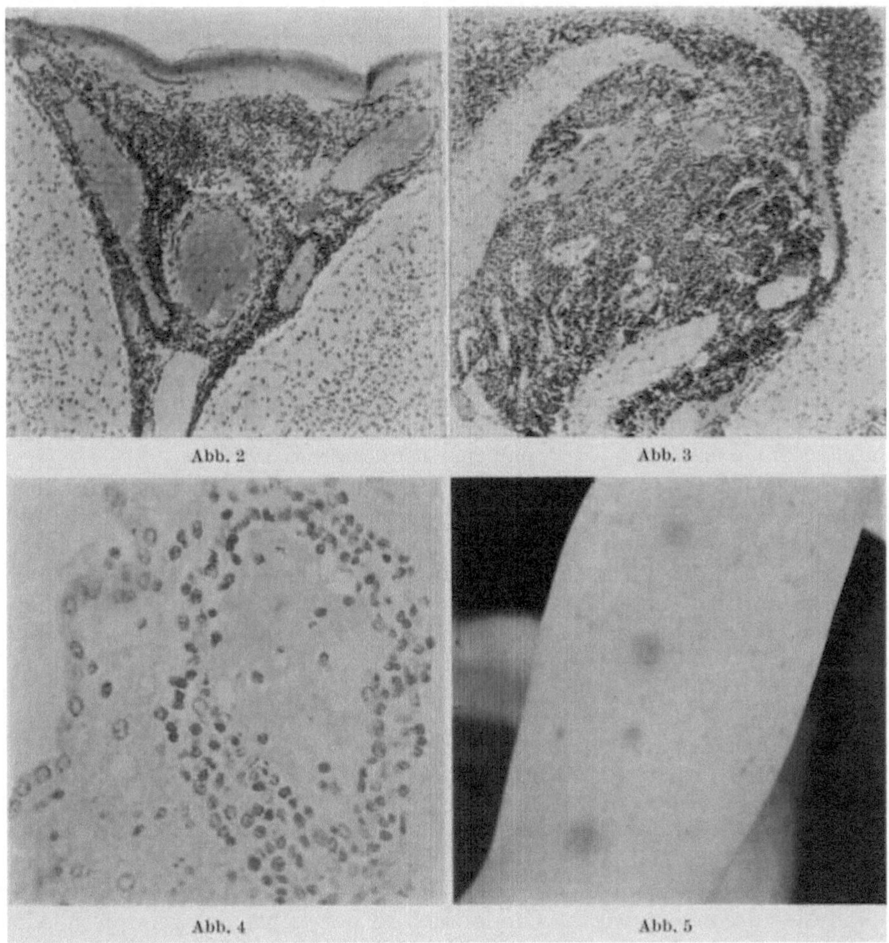

Abb. 2—5. *Meningo-encephalitische Veränderungen bei Affen nach intracerebraler Impfung mit Lymphogranuloma inguinale.* (Nach HELLERSTRÖM und WASSÉN.) Abb. 2. Starke Hyperämie und bedeutende Zellinfiltrate in einem Sulcus der Großhirnrinde. Abb. 3. Erhebliche Zellinfiltrate in einem Kleinhirnsulcus. Abb. 4. Ein erhebliches perivasculäres Infiltrat in der Nähe des Ventrikelsystems. Abb. 5. Intracutanreaktion an einem Lymphogranuloma inguinale-Patient, ausgeführt mit Antigen gewonnen aus: 1. einem Affengehirn erster Passage, 2. einem Affengehirn zweiter Passage. 3. einem von Lymphogranuloma inguinale *nicht* angegriffenen Affengehirn (Kontrolle) und 4. einem *Homo*-Lymphogranuloma inguinale-Antigen (HELLERSTRÖM und WASSÉN)

stets negativ, so auch Impfungen mit auf 60 und 120° erhitztem Material (unveröffentlicht). Über die *Natur des Agens* berichteten sie bereits, daß es seine Virulenz sehr rasch (schon nach 7 Tagen) in Glycerin verliert. In den Schnitten oder im Impfmaterial wurden bei mikroskopischer Untersuchung *keine visiblen Mikroorganismen gefunden.* Systematisch durchgeführte aerobe und anaerobe *Kulturversuche* waren *ergebnislos.* Das Verhalten des Agens beim Filtrieren durch

Bakterienfilter war in erster Linie Gegenstand weiterer Untersuchungen. Da sich weder mikroskopisch noch kulturell irgendwelche Keime nachweisen ließen, lag es nahe, an ein *ultravisibles Virus* als Erreger des Lymphogranuloma inguinale zu denken. — Nebenbei wurde festgestellt, daß Cynomolgusaffen empfindlicher waren als Rhesusaffen.

LEVADITI, RAVAUT, LÉPINE und SCHOEN berichteten im Jahre 1931 über analoge Untersuchungen, welche die Befunde HELLERSTRÖMs und WASSÉNs bestätigten. Sie gelangten zu folgenden Schlüssen: „Die Inguinaldrüsen von Kranken mit venerischen Bubonen enthalten ein bis jetzt nicht visibles Virus, das für Macacus cynomolgus und Macacus innus pathogen ist. Durch intracerebrale Übertragung ruft dieses Virus beim Affen einmal eine tödliche Meningoencephalitis, ein andermal eine nicht wahrnehmbare Krankheit hervor." Die Autoren hatten aber in diesen Experimenten augenscheinlich keine Frei-Reaktion mit dem erkrankten Tiermaterial angestellt, wodurch die Frage der Spezifität der erhobenen Befunde offen gelassen wurde.

Späterhin (1931) konnten auch COHN und KLEEBERG die Befunde von HELLERSTRÖM und WASSÉN bestätigen, und zwar auch die bedeutungsvollen Antigenproben nach FREI mit dem erkrankten Tiermaterial. Bald darauf konnten die schwedischen Autoren dieses experimentell gewonnene tierische Antigen auch bei einem Fall von sicherem Ulcus molle-Bubo nachprüfen (ITO-REENSTIERNAs Reaktion positiv, FREIs Reaktion negativ). In diesem Falle traten nicht die geringsten Erscheinungen an der Impfstelle auf, was die Selbständigkeit des Lymphogranuloma inguinale bestätigt. LEVADITI und seine Mitarbeiter haben mit *Ulcus molle-Bubonen* bei Affen die gleichen Versuche wie mit Lymphogranuloma inguinale gemacht: diese Versuche waren ergebnislos. Bei derartigen Experimenten ist es aber schwer zu beurteilen, ob das verwendete Material wirklich *virulent* ist, ob es lebende Streptobacillen enthält, oder ob diese vielleicht abgestorben sind. FREI, HELLERSTRÖM, WASSÉN und WIESE haben daher frische, hochvirulente Streptobacillenaufschwemmungen in großen Dosen bei Cynomolgusaffen intracerebral injiziert, und zwar mit negativem Ergebnis.

Über das vermutete ultravisible Virus äußerte sich HELLERSTRÖM in einem Vortrag am 10. 3. 31 in der Berliner Dermatologischen Gesellschaft unter anderem folgendermaßen: „Wenn man von klinischen Erfahrungen ausgeht, kann man annehmen, daß das Virus (Lymphogranuloma inguinale) ausgesprochen lymphotrop sein dürfte, denn es handelt sich ja um eine Krankheit, die sich beinahe nur lokal in den Lymphdrüsen hält." Damit stimmte auch sehr gut überein, daß man wenigstens bis dahin nur dann positive Impfresultate erzielt hatte, wenn man direkt in ein sehr lymphsaftreiches Organ, wie das Gehirn, einimpfte. HELLERSTRÖM und WASSÉN beobachteten ferner, wie die Veränderungen beim Affen genau den Lymphspalten des Rückenmarks folgten (unveröffentlicht). Nach Ansicht von LEVADITI und dessen Mitarbeitern, die sich seit Ende 1930 mit dem Studium des von HELLERSTRÖM und WASSÉN im Herbst 1929 isolierten Lymphogranuloma inguinale-Agens eingehend beschäftigt hatten, besitzt ebenfalls der fragliche Krankheitserreger eine elektive Affinität zu dem lymphatischen System, eine Affinität, welche die Anwesenheit des Virus in Milz, Knochenmark, Lymphdrüsen sowie bis zu einem gewissen Grade auch in der Leber der geimpften Affen zu erklären scheint. Die Frage der *Infektiosität des Blutes* ließen die französischen Forscher zunächst noch offen.

In der Sitzung der Société de Biologie am 7. 3. 31 teilten LEVADITI, RAVAUT, LÉPINE und Mlle. SCHOEN mit, daß das Lymphogranuloma inguinale-Virus durch das *Chamberlandfilter L 3* filtriert werden könne. In einer Diskussionsbemerkung in der Réunion française de Dermatologie, Strassbourg, 8. 3. 31, sagte HELLERSTRÖM im Anschluß an einen Vortrag von C. LEVADITI, daß es HELLERSTRÖM und WASSÉN einmal (Dezember 1929) gelungen sei, nachzuweisen, daß das Virus das *Berkefeldfilter* passieren kann, daß aber die letzteren Autoren sich nicht bestimmt über die Filtrierbarkeit des Agens äußern wollten. Die Filtrierung war nämlich sowohl LEVADITI und seinen Mitarbeitern wie HELLERSTRÖM und WASSÉN nicht immer gelungen. HELLERSTRÖM fand es in diesem Zusammenhang wichtig, darauf hinzuweisen, daß man zum ersten Mal ein Virus gefunden hat, bei dem man durch eine biologische Reaktion, die Intracutanprobe, beweisen kann, daß es wirklich imstande ist, Bakterienfilter zu passieren: mithin eine Intracutanreaktion, die Freische, als Indicator dafür, daß es tatsächlich filtrierbare Viren gibt! Später haben auch HELLERSTRÖM und WASSÉN die Filtrierbarkeit durch das Chamberlandfilter L 3 konstatieren können.

Über die weiteren Eigenschaften des Lymphogranuloma inguinale-Virus erhält man ferner folgende Auskunft: „Macacus cynomolgus, M. rhesus (weniger), M. innus, Cynocephalus babuin, Cercopithecus fuliginosus und der als Maimon bezeichnete Affe haben sich bisher empfänglich gezeigt" (LEVADITI und seine Mitarbeiter). Einfaches Gefrieren der Hirnemulsion bewirkt, daß die Virulenz wenigstens 10 Tage erhalten bleibt (LEVADITI, HELLERSTRÖM und WASSÉN: 22 Tage). Gegen Austrocknung ist das Virus sehr empfindlich und verliert schon nach 40—63 Tagen seine Virulenz. Glycerin und Kälte gemeinsam zerstören das Virus fast augenblicklich (LEVADITI). Von den Desinfektionsmitteln erwies sich lediglich Formol in einer Konzentration von 1:1000 als wirksam (LEVADITI).

HELLERSTRÖM und WASSÉN konnten weiter feststellen, daß das Lymphogranuloma inguinale-Virus bei Einimpfung in die *Bauchhöhle* (lymphsaftreicher Raum!) von Affen (M. cynomolgus, Cercopithecus callitrix) eine Peritonitis hervorruft, die bald trocken, bald exsudativ verläuft. Es hatte sogar den Anschein, als ginge die Impfung auf diese Weise besser an als die intracerebrale. Durch Gefrieren des infektiösen Materials während 10—22 Tagen zwischen den einzelnen Passagen spart man auch viel Tiere. Diese Peritonitis war histologisch charakteristisch durch polynucleäre Leukocyten, große und kleine Monocyten, rote Blutkörperchen und Endothelzellen. In dem Exsudat bzw. der Bauchhöhlenspülflüssigkeit läßt sich der Krankheitserreger teils durch die Frei-Reaktion, teils durch Impfung neuer Tiere nachweisen. Bei den so geimpften Affen findet man im Mesenterialgewebe und Netz im wesentlichen dieselben Veränderungen, welche die menschlichen Bubonen sowie die Hirnhäute des intracerebral infizierten Tieres kennzeichnen. HELLERSTRÖM und WASSÉN haben, was besondere Beachtung verdient, bei dem intraperitoneal infizierten Affen das *Blut* 13 Tage nach der Impfung virulent gefunden. Sie haben auch das Virus in der *Milzsubstanz* eines Affen nachgewiesen, der nach einer intraperitonealen und intracerebralen Infektion eingegangen war.

Die klinischen Beobachtungen scheinen ersichtlich zu machen, daß das Lymphogranuloma inguinale oft mit einer geringfügigen, rasch abheilenden Schleimhautläsion in der Genitalregion beginnt. HELLERSTRÖM und WASSÉN gelang es auch, die experimentelle Krankheit durch Einbringung des Virus durch die Haut zu reproduzieren (vgl. die oben erwähnte *intrapräputiale* Impfung bei Affen!). Virus L 93 wurde diesmal durch eine ausgedehnte Scarifikation an der Bauch- und Brusthaut einem Affen eingeimpft. Keine örtlich wahrnehmbare Reaktion trat auf. Der Affe wurde bei voller Gesundheit 17 Tage später durch Entbluten getötet. Die Lymphdrüsen in den Leisten und Achselhöhlen waren etwas vergrößert, hyperämisch und wiesen histologisch ähnliche Veränderungen auf wie die menschlichen Bubonen im Frühstadium der Erkrankung. Eine Mischemulsion aus den regionären Lymphdrüsen und dem Blut erwies sich 17 Tage nach der infizierten Scarifikation als virulent. Das Virus konnte also die scarifizierte Haut durchdringen ohne eine örtliche Reaktion hervorzurufen.

LEVADITI, MARIE und LÉPINE haben zeigen können, daß ein Lymphogranuloma inguinale-Virus, das zwölf Passagen durch intracerebrale Impfung an Affen durchgemacht hat, seine Virulenz für den Menschen behält. Intracutan (0,1 cm^3) am Praeputium eines Paralytikers eingeimpft, rief das Virus nach 35 Tagen eine doppelseitige Leistendrüsenentzündung hervor, welche das charakteristische klinische Bild des Lymphogranuloma inguinale darbot. Bei einem solchen Patienten wäre es natürlich sehr interessant gewesen, festzustellen, wann die Freische Hautreaktion positiv wird. Die französischen Autoren berichteten aber nichts hierüber. Schließlich haben LEVADITI, RAVAUT, LÉPINE und Mlle. SCHOEN die ersten Befunde von HELLERSTRÖM und WASSÉN bestätigen können, nämlich daß das Lymphogranuloma inguinale-Virus bei intrapräputialer (nach den französischen Autoren auch bei intraglandulärer) Impfung an Affen eine Lymphdrüsenentzündung verursacht, der die klinischen und mikroskopischen Kennzeichen des Lymphogranuloma inguinale beim Menschen eigen sind. Unter den Versuchstieren hat nach LEVADITI und dessen Mitarbeitern nur die *Maus* eine besondere Empfänglichkeit für das Lymphogranuloma inguinale-Virus gezeigt, was durch die Veränderungen sowie die lange anhaltende Virulenz des Gehirns — wenigstens 22 Tage —, des Blutes und der Milz bewiesen wird. Im Einklang mit den Befunden von HELLERSTRÖM und WASSÉN sowie COHN und KLEEBERG, welche den Nachweis erbracht haben, daß man mit Meningen-Gehirnantigen von Affen bei Lymphogranuloma inguinale-Patienten positive Frei-Reaktionen hervorrufen kann, fanden LEVADITI und seine Mitarbeiter, daß die Sera von Affen, welche eine erfolgreiche Impfung überlebt haben, *viruzide Eigenschaften* besitzen — ein experimenteller Hinweis auf einen gewissen Grad von Immunität. LEVADITI, RAVAUT und CACHERA bestätigten auch direkt die oben genannten Befunde, daß bei der Meningoencephalitis des Affen ein Antigen mit denselben Eigenschaften wie das Frei-Antigen gebildet wird. *Diese hochinteressanten und wichtigen experimentellen Ergebnisse brachten eine unbestreitbare Bestätigung der klinischen und pathologischen Argumente, aus denen die Selbständigkeit und nosologische Spezifität der Nicolas-Favreschen Krankheit erwachsen waren.* Für die weitere Erforschung des Lymphogranuloma inguinale- insbesondere des als solchen aufgefaßten Primäraffekts, der Bubonuli, der extragenitalen Affektionen, der Allgemeinerscheinungen und der Esthiomène usw. gewannen diese neuen tierexperimentellen Erkenntnisse außerordentliche Bedeutung, da sie sichere Rückschlüsse auf die Natur (Spezifität) dieser Erscheinungen ermöglichten.

Hinsichtlich der *Pathogenität des Lymphogranuloma inguinale-Virus für andere Versuchstiere als Affen und Mäuse* teilten im Juli 1931 MEYER, ROSENFELD und ANDERS mit, sie hätten die Erkrankung von neuem auf *Meerschweinchen* zu übertragen versucht und glaubten sagen zu können, daß ihnen die Übertragung einwandfrei gelungen wäre. Sie injizierten bei Meerschweinchen 0,5—1 cm^3 Eiter von Lymphogranuloma inguinale-Patienten in die Leistengegend, am liebsten nach vorheriger Quetschung der Leistendrüsen. Diese Autoren sind aber später zu der Ansicht gelangt, daß ihre Befunde noch nicht endgültig waren. Das gleiche gilt auch von ihrem im Februar 1932 veröffentlichten Bericht, laut dessen ihnen die Züchtung (nach MAITLAND modifiziertes Carell-Verfahren) des Lymphogranuloma inguinale-Virus gelungen war. — Beim *Kaninchen* haben CHEVALLIER, LEVY-BRÜHL, MORICARD und ALQUIER wie auch FREUND und REISS nach intracerebraler Impfung mit Lymphogranuloma inguinale eine reihenweise übertragbare Encephalitis beobachtet. Den beiden letzteren Forschern soll es auch gelungen sein, in den Leistenbeugen des *Kaninchens* und *Meerschweinchens* reihenweise übertragbare Drüsenschwellungen zu erzeugen. HELLERSTRÖM und WASSÉN sowie LEVADITI und dessen Mitarbeitern sind jedoch solche Übertragungen nicht gelungen, und jene Autoren haben sich dann über die endgültige Beurteilung ihrer Resultate beim Meerschweinchen und Kaninchen *zurückhaltend geäußert.* Über die etwaige Pathogenität des Lymphogranuloma inguinale-Virus für diese Tiere muß man wohl wie LEVADITI und seine Mitarbeiter sagen, daß weitere Untersuchungen abzuwarten sind.

Aus dem Schrifttum geht hervor, daß man auch Versuche angestellt hat, das Lymphogranuloma inguinale-Virus einerseits vom Tier auf den *Menschen* und andererseits von Mensch zu Mensch zu übertragen (s. oben LEVADITI, MARIE und LÉPINE). E. WASSÉN hatte Gelegenheit, in therapeutischer Absicht Geisteskranke (zwei Fälle von progressiver Paralyse, fünf Fälle von Schizophrenie) mit Lymphogranuloma inguinale-Virus aus Mäusegehirn zu infizieren, und hat dabei *ein für diese Infektion in allen Einzelheiten völlig typisches klinisches Bild* mit Schwellung der Leistendrüsen, Periadenitis und Hautrötung sowie den gewöhnlichen Allgemeinsymptomen festgestellt.

Die in diesen Fällen von WASSÉN gemachten wichtigen klinischen Beobachtungen waren die folgenden. In sämtlichen Fällen, wo die Inoculation intra- oder subcutan vorgenommen worden war, entwickelte sich das für Lymphogranuloma inguinale typische klinische Bild. Die Zeit vom Augenblick der Infektion bis zum Beginn der Drüsenschwellung schwankte zwischen 15 und 24 Tagen. In der Injektionspapel konnte in zwei Fällen Lymphogranuloma inguinale-Virus am 30. bzw. 35. Tage nachgewiesen werden, in den regionären Leistendrüsen am 37. bzw. 67. Tage nach der Infektion.

Die Infektion war sehr gutartig, und sämtliche Fälle heilten nach längerer oder kürzerer Zeit spontan. In einem Falle kam es zu einer Erweichung des Bubo; die Punktionsflüssigkeit war bakteriologisch steril, der Meerschweinchenversuch war negativ, aber nach intracerebraler Überimpfung derselben auf weiße Mäuse entwickelte sich die typische Meningoencephalitis. Die Drüsenpunktion fand 37 Tage nach der Infektion statt. Ein aus derselben Punktionsflüssigkeit hergestelltes Frei-Antigen gab bei Lymphogranuloma inguinale-Patienten nach sowohl intracutaner wie intravenöser Injektion starke Reaktionen, während Kontrollpersonen keine Reaktion aufwiesen. In einem Falle exstirpierte WASSÉN am 69. Tage nach der Infektion eine reichlich haselnußgroße, mit der Umgebung verwachsene Lymphdrüsen; das histologische Bild war charakteristisch für Lymphogranuloma inguinale mit Absceßbildung und Epitheloidzelleninfiltration, und eine Emulsion des Drüsengewebes rief im Gehirn sämtlicher Mäuse nach intracerebraler Injektion eine schwere Meningoencephalitis hervor. Es gelang mithin WASSÉN, in zwei Fällen ein für weiße Mäuse pathogenes Virus sowohl örtlich an der Infektionsstelle als auch in regionären Drüsen mehr als 40 Tage nach der Infektion nachzuweisen.

Hinsichtlich weiterer, in diesem Zusammenhang wichtiger klinischer und serologischer Feststellungen WASSÉNs sei auf seine Inauguraldissertation verwiesen [*Studies of Lymphogranuloma inguinale and Immunological Points of View*, Acta path. microbiol. scand., Suppl. **23** (1935)].

Mit der Wiederübertragung der Infektion vom Tier auf den Menschen war der Kreis geschlossen und der endgültige Beweis für die Identität erbracht. Man kann mithin sagen, E. WASSÉN habe einen lückenlosen experimentellen Beweis dafür geführt, daß das Lymphogranuloma inguinale eine Infektionskrankheit sui generis ist, wie es NICOLAS, DURAND und FAVRE schon 1913 auf Grund ihrer klinischen und pathologisch-anatomischen Beobachtungen angenommen hatten.

Die Lymphogranuloma inguinale-Virusstämme, mit welchen LEVADITI und seine Mitarbeiter ihre Untersuchungen ausgeführt hatten, stammten offenbar von europäischen Fällen, während HELLERSTRÖM und WASSÉN bei ihren Versuchen Fälle von sowohl Lymphogranuloma inguinale wie klimatischem Bubo verwendeten. FINDLAY (1932) konnte später in schönen Experimenten die Identität des Lymphogranuloma inguinale-Virus und des Virus des klimatischen Bubos bestätigen. Anscheinend können auch *Katzen* (LEVADITI und seine Mitarbeiter) intracerebral infiziert werden, doch scheint sich in den weiteren Passagen eine sog. Autosterilisation geltend zu machen, was manchmal auch bei Affen beobachtet wird, dagegen nicht bei Mäusen.

Im Jahre 1933 veröffentlichte G. Marshall Findlay eine sehr ausführliche Arbeit über seine Versuche, Lymphogranuloma inguinale auf verschiedene Tiere zu übertragen. In bezug auf *Affen* konnte er nachweisen, daß das Virus die Leistendrüsen erreicht bevor sich am Penis nach der intrapräputialen Impfung eine Hautveränderung zeigt. Unverletzte Haut scheint von dem Virus nicht durchdrungen zu werden.

Findlay konnte ferner feststellen, daß intraperitoneale Impfung von *Mäusen* zu einer allgemeinen Verbreitung des Virus in Leber, Milz, Herz, Blut und Gehirn führt, aber daß die Tiere nicht an einer Encephalomyelitis zugrunde gehen, falls das Gehirn nicht durch Injektion einer bestimmten Lösung geschädigt wird. Zwischen den einzelnen Virusstämmen bestehen große Unterschiede hinsichtlich der Möglichkeit, sie in Passagen wirksam zu erhalten. Auch die Lebensdauer der Mäuse ist sehr verschieden, ebenso die Inkubationszeit. Versuche, bei Mäusen durch Impfung in der Leistengegend Entzündung der Inguinaldrüsen hervorzurufen, mißlangen.

Bei in der Leistengegend geimpften *Meerschweinchen* erzeugten sechs von sieben Stämmen in einem Drittel der Fälle Bubonen, und das Virus neigte zum Absterben bei Passage. Nach intracerebraler Inoculation kann das Virus mitunter so lange wie 30 Tage am Leben bleiben, aber eine Encephalomyelitis entwickelt sich selten. Kaninchen und Erdmäuse (Microtus agrestis) weisen nach intracerebraler Impfung keine Symptome von Encephalomyelitis auf, können aber das Virus 10—30 Tage lang im Gehirn beherbergen. Leistenimpfungen mit menschlichem Material, Affen- und Mäusehirnbrei mißlangen bei *Kaninchen*. Die *Ratte* ist unempfänglich, und das Virus bleibt im Gehirn nicht am Leben. *Hunde* können erfolgreich intracerebral geimpft werden. Nach Findlay ist das Virus von einer Tierart auf andere übertragbar: vom Affen, Hund, Meerschweinchen, der Erdmaus und dem Kaninchen auf Mäuse, von der Maus auf den Hund und das Meerschweinchen, von der Maus auf die Erdmaus. Im Vergleich zu anderen Viren kommt das Lymphogranuloma inguinale-Virus im Gewebe der Tiere in niedrigen Konzentrationen vor.

Hinsichtlich der Resultate bei Überimpfung des Lymphogranuloma inguinale-Agens auf verschiedene Versuchstiere kann man zusammenfassend folgendes konstatieren.

Die für das Lymphogranuloma inguinale-Agens empfänglichen *Affen* sind unter anderem Macacus rhesus, Macacus cynomolgus und Cercophithecus callithrix (Hellerström und Wassén); am geringsten scheint die Empfänglichkeit bei Macacus rhesus zu sein (Hellerström und Wassén, Levaditi und seine Mitarbeiter, Findlay). Die französischen Autoren haben auch nachgewiesen, daß Macacus innus, Cereocebus fuliginosus, Cynocephalus babuin usw. empfänglich sind, und Findlay gelang die Übertragung des Agens des klimatischen Bubos auf Cebus fatuellos, Callithrix jacchus, Callithrix penicillata u. a. m. Phylactos und Photakis waren imstande, Cercopithecus sabacus zu infizieren. Die Impfung erfolgte vorzugsweise intracerebral, aber auch intrapräputial, percutan, intraglandulär, intraperitoneal (Hellerström und Wassén, Jonesco-Mihaiesti, Tupa, Wisner, Mesrobeanu, Badenski und Baderski, Adyama), intravenös, intranerval, intracorneal, intraoculär usw.

Die *weiße Maus* hat sich als besonders empfänglich für das Lymphogranuloma inguinale-Agens erwiesen (Levaditi und seine Mitarbeiter, E. Wassén, Findlay u. a. m.), und zwar nicht nur bei intracerebraler sondern auch bei intrapulmonaler und intranasaler Infektion (Schoen) sowie bei Einführung des Agens in die vordere Augenkammer (Cottini). Der Krankheitserreger neigt sehr dazu, sich nach intracerebraler Impfung bei der Maus auf innere Organe zu verbreiten (J. C. Levaditi).

Das *Meerschweinchen* scheint für die Lymphogranuloma inguinale-Infektion wenig empfänglich zu sein. Meyer, Rosenfeld und Anders (1931) impften subcutan und glaubten, positive Resultate erhalten zu haben, während andere Forscher, wie de Blasio, Nicolau und Banciu, Terplan, Koch u. a. m. nicht imstande waren, den Erreger auf dieses Tier zu übertragen. Aus Versuchen von Findlay, Hellerström und Wassén, Levaditi, Ravaut, Lépine und Schoen, Caminopetros, Phylactos und Photakis gewinnt man den Eindruck, daß das Lymphogranuloma inguinale-Agens — mit Ausnahme gewisser hochvirulenter

Stämme — sich im Meerschweinchenorganismus nicht vermehrt. Auf der anderen Seite konnten P. RAVAUT, C. LEVADITI und seine Mitarbeiter nachweisen, daß Lymphdrüsen des *Meerschweinchens* zur Beseitigung von Sekundärinfektionen in dem inoculierten Lymphogranuloma inguinale-Material verwendbar waren. Diese Ergebnisse wurden von LAEDERICH, LEVADITI, MAMON und BEAUCHESNE, LÖHE, ROSENFELD, SCHLOSSBERGER und KOCH bestätigt. Bei intratesticulärer Infektion konnte J. C. LEVADITI eine interstitielle Orchitis hervorrufen, wobei die Virulenz 3 und 8 Tage nach der Impfung bestehen blieb. GRACE und SUSKIND konnten wie andere Forscher dieses Resultat bestätigen und außerdem mit einem besonderen Lymphogranuloma inguinale-Stamm positive Ergebnisse bei Impfung in Leisten, Haut, Vagina, Praeputium und Hoden des Meerschweinchens erzielen. Peritoneum, Rectum, Cornea und Nervenscheiden waren unempfänglich. E. WASSÉN gelang es in einem Fall, durch intracutane Impfung des Lymphogranuloma inguinale-Agens auf eine Leistendrüse des Meerschweinchens zu übertragen und den Beweis hierfür durch weitere intracerebrale Passage auf die weiße Maus zu erbringen.

Mehrere andere Tierarten haben Verwendung gefunden, wo es sich darum handelte, Lymphogranuloma inguinale experimentell zu übertragen, und zwar mit wechselndem Erfolg: Kaninchen, Eichhörnchen, kurzschwänzige Feldmaus, Ratte, Katze und Hund. Hier scheint sich zu ergeben, daß die meisten Forscher beim Kaninchen negative Ergebnisse erhalten haben (HELLERSTRÖM und WASSÉN, COHN und KLEEBERG, NICOLAU und BANCIU, LEVADITI und seine Mitarbeiter, CAMINOPETROS, PHYLACTOS und PHOTAKIS, FINDLAY). Die als positiv angegebenen Resultate bestanden oft darin, daß der Erreger in dem Versuchstier *konserviert* oder *abgelagert* wurde, nicht aber in einer Übertragung der Krankheit. Die Katze (LEVADITI, RAVAUT, SCHOEN und VAISMAN), der Hund (C. T. NICOLAU) und der *Hamster* (NAUCK und MALAMOS) haben sich als empfänglich erwiesen. Von weiteren Versuchstieren haben sich unter anderem Ratte, Huhn, Frosch, Schaf und Pferd bei Impfversuchen als absolut refraktär erwiesen (C. LEVADITI, FINDLAY, HAM und LICHTENSTEIN). In diesen Tierversuchen scheint das Ergebnis in hohem Grade von dem Alter des Versuchstieres und der Virulenz des Erregers abhängig zu sein (LÖHE und SCHLOSSBERGER, FINDLAY u. a.). Hinsichtlich weiterer, in diesem Zusammenhang wichtiger experimenteller Feststellungen sei auf die Inauguraldissertation von E. WASSÉN und die These über «La Maladie de Nicolas-Favre experimentale» von JEAN C. LEVADITI verwiesen.

2. Das Lymphogranuloma inguinale-Agens

a) Allgemeiner Charakter

HELLERSTRÖMs und WASSÉNs Entdeckung (1929), daß sich das Lymphogranuloma inguinale durch intracerebrale Impfung auf Affen übertragen läßt, gaben auch der Suche nach dem Erreger des Lymphogranuloma inguinale einen neuen Antrieb.

Schon die vorstehend erwähnten schwedischen Forscher konnten gleichzeitig mit LEVADITI und dessen Mitarbeitern nachweisen, daß das Lymphogranuloma inguinale-Agens zur Gruppe der sog. filtrierbaren ultramikroskopischen Viren gehört (1931). Bei HELLERSTRÖM und WASSÉNs Versuchen passierte Virus aus einer menschlichen Lymphdrüse jedoch nur in einem von vier Experimenten ein Berkefeldfilter. LEVADITI fand in einzelnen Versuchen bei Anwendung von isotonischer Kochsalzlösung eine Passage von Virus aus Gehirngewebe eines infizierten Affen durch ein Chamberland L 3- und ein Berkefeld V-Filter. In anderen Fällen erhielt er dagegen negative Resultate mit Chamberland L 2- und L 3-Filtraten. LEVADITI vermutete, daß die Viruskonzentration in den Filtraten eine Rolle spielte, da es, wie festgestellt wurde, die Stämme mit geringer Virulenz waren, welche inaktive Filtrate gaben. IONESCO-MIHAIESTI (1932/33) und seine Mitarbeiter erzielten positive Resultate mit Chamberland L 1 und L 2. Ein isolierter Versuch von KOCH (1933) mit Seitzfilter hatte ein negatives Ergebnis, desgleichen Versuche von E. WASSÉN (1935) mit virulentem Mäusehirn und Chamberland L 2 bzw. L 3. Dagegen gelang es FINDLAY (1932), mit filtrierter Drüsenemulsion aus einem klimatischen Bubo bei Affen und weißen Mäusen eine Encephalomyelitis hervorzurufen. BONNE, v. D. HORST und PET (1933) wiesen nach, daß Chamberlandfiltrat von Gewebe aus klimatischen Bubonen beim Versuchstier (Affe) deutliche, wenn auch schwache, cerebrale Symptome auslöste. Versuche von LEVADITI und dessen Mitarbeitern, virulentes Affenhirn durch Collodiumfilter zu filtrieren, hatten damals ein negatives Ergebnis.

Bezüglich Glycerinresistenz fanden HELLERSTRÖM und WASSÉN (1931), daß das Agens in Glycerin (p_H 5) 7 Tage aktiv bleiben kann. Nach LEVADITI und RAVAUT bleibt das Lymphogranuloma inguinale-Agens in Stückchen von Nervengewebe, welche in reinem Glycerin (p_H 5,8—6,2) liegen, bei niedriger Temperatur (—2° C) nicht lange am Leben. Vom 9. Tage an wird das Agens abgeschwächt oder gänzlich inaktiv. NAUCK und MALAMOS (1937) bestätigten diese Beobachtungen hinsichtlich der Glycerinresistenz.

Kälte scheint das Virus besser zu konservieren. So wiesen HELLERSTRÖM und WASSÉN im August 1931 nach, daß eine virushaltige Emulsion bei —5° C 22 Tage virulent blieb. LEVADITI (1931) stellte fest, daß das Virus wenigstens 10 Tage aktiv blieb, falls es einer Temperatur von —2 bis —3° C ausgesetzt wurde. Nach 40 Tagen war es nicht pathogen. E. WASSÉN konnte im Jahre 1935 zeigen, daß Lymphogranuloma inguinale-Virus im Mäusehirn, bei ± 0° C in der gewöhnlichen Atmosphäre verwahrt, seine Virulenz in denjenigen Gehirnen behält, welche 26 Tage aufbewahrt worden waren, nicht aber in den 32 Tage aufbewahrten. FINDLAY verlängerte die Konservierungszeit etwas, indem er das Virus im Vakuum verwahrte.

In einem ihrer ersten Versuche konstatierten HELLERSTRÖM und WASSÉN, daß 2stündiges *Erwärmen* auf 60° C virulentes Affenhirn inaktiviert. Bei derselben Inaktivierungstemperatur verschwand, wie LEVADITI und seine Mitarbeiter fanden, die Virulenz nach so kurzer Zeit wie 30 min. E. WASSÉN stellte später fest, daß die Inaktivierungstemperatur zwischen 46 und 50° C liegt.

Zwei Experimente von LEVADITI machten ersichtlich, daß *Austrocknung im Vakuum* über Schwefelsäure bei Zimmertemperatur das Virus nach 8 bzw. 10 Tagen inaktiviert.

LEVADITI führte auch einzelne Versuche aus, welche erkennen ließen, daß das Desinfektionsmittel Formalin (1:1000, gleiche Teile Hirnemulsion und Formalin 1:500 bei Einwirkung während $1^3/_4$ Std in vitro bei 37° C) die Pathogenität bei intracerebraler Überimpfung auf einen anderen Affen unterdrückt. Wasserstoffsuperoxyd (12 Teile) 1:100, Lugolsche Lösung (Verdünnung 1:50) 1:100 sowie Kaninchengalle verhinderten dagegen die Infektion nicht.

Wird das Virus der *Elektrophorese* bei p_H 7,3 ausgesetzt, so wird es am positiven Pol konzentriert (LEVADITI), und zwar ebenso wie andere Ultraviren (LÉPINE). Schließlich sei in diesem Zusammenhang erwähnt, daß laut MIDANAs Untersuchungen (1937) das Lymphogranuloma inguinale-Virus von Kaolin, Bariumsulfat und FeOH *adsorbiert* wird, offenbar aber nicht von Tierkohle.

Diejenigen Stämme des Lymphogranuloma inguinale-Agens, mit welchen HELLERSTRÖM und WASSÉN gearbeitet hatten, stammten von sowohl Lymphogranuloma inguinale wie klimatischem Bubo, während dagegen die Patienten LEVADITIs und seiner Mitarbeiter ausschließlich in Paris oder in den Vororten von Paris infiziert worden waren; bei den letzteren Fällen handelte es sich also um Lymphogranuloma inguinale. FINDLAY (1932) beschäftigte sich eingehend mit der Frage der Identität des Lymphogranuloma inguinale- und klimatischen

Bubovirus. Seine Ergebnisse bestätigten die Befunde älterer Forscher und beseitigten jeglichen Zweifel an dieser Identität. Das Agens des klimatischen Bubo passierte Chamberland L 2 (schwerer L 3) sowie ein englisches Berkefeld-filter. Infiziertes Mäusehirn, in 50% „glycerin in saline“ bei $+4^0$ C verwahrt, war nach 7 Tagen virulent, nicht aber nach 14 Tagen. Bei $+4^0$ C im Desiccator war es aktiv nach 14, nicht aber nach 7 Tagen. Gefroren und im Desiccator getrocknet behielt das Virus 3 Monate seine Virulenz. Es ergab sich ferner, daß sich das Agens herabzentrifugieren ließ, und nach 4stündigem Zentrifugieren bei 6000 Umdrehungen pro Minute war die obere Flüssigkeitsschicht für Mäuse offensichtlich nicht pathogen. MIYAGAWA und dessen Mitarbeiter (1935) haben das Verhalten des Lymphogranuloma inguinale-Virus bei Wärme, Kälte, Eintrocknen sowie in Verdünnungsversuchen eingehend studiert.

b) Morphologische Untersuchungen über das Lymphogranuloma inguinale-Agens

Als man sich der Erforschung der Ätiologie von Bubonen zuwandte, von welchen hier die Rede ist, ließen Beschreibungen korpuskulärer Elemente in den infizierten Lymphdrüsen nicht lange auf sich warten (MARION und GANDY 1901, LETULLE und NATTAN-LARRIER 1910). Die beiden letzteren Forscher fanden namentlich im Zellprotoplasma ovoide Körper, welche 4—5 μ lang sowie 3 μ breit waren und zwei Chromatinkörnchen von verschiedener Größe enthielten, die nebeneinander längs des größeren Durchmessers lagen. Vielleicht, sagen die Autoren, handelt es sich nur um phagocytierte Kernreste, aber die konstanten Dimensionen der Körper, ihre regelmäßige Form, Lichtbrechung usw. bilden Argumente dafür, daß parasitäre Elemente denkbar wären.

Im Jahre 1913 hat FAVRE auf die Zelleinschlüsse bei Lymphogranuloma inguinale aufmerksam gemacht, und in der Dissertation seines Schülers PHYLACTOS werden die pyknotischen Chromatinmassen in den Zerfalls- und Eiterherden von kleinen Körpern oder Körnchen unterschieden, wobei schon damals betont wurde, daß ihr parasitärer Charakter debattiert worden war. Wie FAVRE, BORY, TOMMASI und PHYLACTOS fand auch GAMNA (1923) nicht nur in Lymphogranuloma inguinale-Primäraffekten und Lymphdrüsen des Menschen sondern selbst in den Drüsen mehrerer Meerschweinchen, welche er mit Drüsensubstanz von Lymphogranuloma inguinale-Fällen geimpft hatte, entsprechende Gebilde. Solche sah GAMNA dagegen niemals bei gesunden Meerschweinchen, und er hielt sie aus diesem Grunde für charakteristisch für Lymphogranuloma inguinale, während andererseits FAVRE damals sowie BORY sie nicht als pathogen sondern nur als pyknotische Kernreste betrachteten. GAMNA gelangen Passageversuche, und er wies nach, daß Berkefeld-filtrierte Drüsensubstanz bei Tieren keine Veränderungen hervorrief. Die Größe der Gamnaschen Körper schwankte zwischen mikroskopischer Sichtbarkeit und 2—3 μ.

Bereits zur Zeit der Arbeit von PHYLACTOS unterschieden FAVRE und PHYLACTOS zwischen den von ihnen beobachteten größeren Körpern — ihrer Ansicht nach übrigens sicher Chromatinreste — und anderen, kleineren Körpern oder Körnchen (s. PHYLACTOS, Thèse S. 80—81). Die französischen Forscher konnten ferner kleine Körper oder Körnchen nachweisen, die sich mit dem Silberverfahren von LEVADITI färben ließen. Die Entscheidung über die Bedeutung dieser argentophilen Körnchen muß laut damaliger Ansicht der soeben erwähnten Autoren die Zukunft bringen. Es dürfte indessen über allen Zweifel erhaben sein, daß FAVRE 1922 in diesen argentophilen Körnchen — vgl. unten MAURO — den Weg gefunden hatte, das Lymphogranuloma inguinale-Agens sichtbar zu machen, obwohl er selbst sich dessen nicht bewußt war oder mit anderen Worten die pathogene Rolle dieser Granula nicht einsah. SCHMIDT-LA BAUME wies 1940 darauf hin, daß er bereits im Jahre 1931 in der Gewebekultur von Lymphogranuloma inguinale-Drüsen Gebilde feststellen konnte, die damals als Produkte einer durch ein bisher unsichtbares Virus bedingten Gewebsdegeneration angesprochen wurden, in Wirklichkeit aber wohl als die Erreger selbst zu betrachten sind. FINDLAY machte 1933 darauf aufmerksam, daß viele der oben erwähnten ,,Favre-Gamnaschen Körper" positive Reaktion für Thymonucleinsäure geben, und daß sie von FLEMMING (1885) im Cytoplasma von Zellen aus normalen Lymphdrüsen beschriebenen Körpern sehr ähnlich sind.

Im Jahre 1927 gab GAY PRIETO und im Jahre 1933 FINDLAY an, daß sie kleinere Granula gesehen hätten, und die ätiologische Bedeutung dieser kleinen Granula ist besonders von MIYAGAWA (1935) betont worden, welcher fand, daß sie in Form von Massen oder ,,Granulo-Korpuskeln" auftreten. GAY PRIETO scheint damit erstmalig neben den größeren Körpen kleine Korpuskeln von 1 μ oder darunter im Durchmesser beschrieben zu haben, welche sich metachromatisch färben. FINDLAY (1933) vermutete aus verschiedenen Gründen, daß es sich bei diesen kleinen Granula womöglich um ein Virus handeln könnte.

MIYAGAWA und seine zahlreichen Mitarbeiter bedienten sich der Giemsa-Färbung von Zellen in Schnitten von Lymphogranuloma inguinale-Veränderungen beim Menschen, vor allem aber bei Versuchstieren. Sie fanden ,,Granulo-Korpuskel", welche sie ausdrücklich von ,,Gamnaschen Körpern" unterschieden. MIYAGAWAs Forschungen, welche in einer Reihe von Berichten 1935/36 veröffentlicht wurden, führten dazu, daß man in diesen Korpuskeln das wahrscheinliche Virus des Lymphogranuloma inguinale erblickte. Etliche Forscher, wie LI und COTTINI, gaben jedoch noch in den Jahren 1940—1948 einer kritischen Einstellung diesem Problem gegenüber Ausdruck. Eine andere Form von Cytoplasmaeinschlüssen wurde von ISHIMTSU (1936) beschrieben. Im Cytoplasma von Histiocyten aus infizierten Mäusehirnen, wo das Material in Dubosq-Brazil-Bouin-Lösung fixiert und nach LAIDLOW gefärbt worden war, sah man 1—7 μ große, runde oder ovale Einschlüsse ohne innere Struktur. Eine, zwei oder soviel wie 20 Einschlüsse wurden in ein und derselben Zelle gefunden. Mitunter lagen die Gebilde extracellulär. Hiermit war man zu Beobachtungen gelangt, welche für einen Lebenscyclus des Lymphogranuloma inguinale-Virus sprechen könnten, nicht unähnlich dem bei der Psittakose. Die Befunde von MIYAGAWA und seinen Mitarbeitern wurden von MELCZER (1937), HERZBERG (1937), KOBLMÜLLER (1937), NAUCK und MALAMOS (1937), HOFFMANN (1937) sowie einer Anzahl weiterer Autoren bis in die letzte Zeit bestätigt. In der Veröffentlichung von MAURO (1937) findet die Argentophilie der von MIYAGAWA (1935) mit Giemsa-Färbung dargestellten Körnchen eine Bestätigung. FINDLAY, MACKENZIE und MACCALLUM (1938), welche mit verschiedenen Virusstämmen arbeiteten, unter anderem mit einem von Professor NAUCK am Tropeninstitut in Hamburg zur Verfügung gestellten, beschrieben große und kleine Formen des Lymphogranuloma inguinale-Virus, wobei die kleineren aus den größeren entstehen, während das Virus eine cyclische Entwicklung durchmacht. Sie nahmen an, daß das Überwiegen großer Formen die Filtrierung des Virus vereitelt. Es kann Interesse besitzen, die Beschreibung von FINDLAY und seinen Mitarbeitern mit THYGESONs Schilderung des Lebenscyclus derjenigen Korpuskel zu vergleichen, welche man bei Einschlußblennorrhoe und Trachom findet (L. W. HARRISON und W. WORMS 1939).

Die bis 1941 empfohlenen Färbemethoden, Giemsa-Färbung (MIYAGAWA, NAUCK und MALAMOS), UNNAs Tripelfärbung (SCHOEN), Viktoriablaufärbung

(Herzberg und Koblmüller), Castañedas Färbung (Findlay, Mackenzie und MacCallum) sowie verschiedene Silberimprägnierungsverfahren (Favre, Mauro, Schoen) hatten beim Lymphogranuloma inguinale recht wenig befriedigende Ergebnisse geliefert, besonders wenn es sich um die Darstellung vereinzelter Elementarkörperchen handelte. Lépine und Sautter gaben 1941 eine Methode zur Elektivfärbung der Elementarkörperchen des Lymphogranuloma inguinale an. In mit diesem Verfahren gefärbten Präparaten erscheinen die enaptierten oder freien Miyagawaschen Körper mehr oder weniger leuchtendrot und unterscheiden sich dadurch deutlich von Gewebstrümmern und sonstigen Granula.

Mauro (1937) scheint der erste gewesen zu sein, welcher eine Annäherung zwischen dem Lymphogranuloma inguinale-Virus und der Rickettsia des Fleckfiebers anbahnte. Caminopetros (1938) schlägt als Bezeichnung für das ätiologische Agens des Lymphogranuloma inguinale Rickettsia lymphogranulomatosis vor.

Durch differenzierte Ultrafiltration mittels abgestufter Kollodiummembranen gelang es, nachzuweisen, daß die Dimensionen des ätiologischen Agens bei Lymphogranuloma inguinale zwischen 150 und 200 mμ liegen (Miyagawa, Mitamura u. a. 1935), zwischen 125 und 175 mμ (Broom und Findlay 1936), zwischen 100 und 140 mμ (Levaditi, Paic und Krassnoff 1936). Diese Maße stimmen eng mit den Dimensionen der Granula überein, von welchen Gay Prieto (1927), Findlay (1933) und Miyagawa (1935) angegeben haben, daß sie in Zellen aus den experimentellen Läsionen vorkommen oder, mit anderen Worten, mit denjenigen der gefärbten Granula. C. Levaditi und seine Mitarbeiter konstatierten eine Wechselbeziehung zwischen Größe der virulenten Einheit und Grad der pathologischen Aktivität: je geringer die Größe, desto stärker die Virulenz. Die virulenten Elemente werden von einer Filtermembran mit einer Porengröße von 0,24 mμ zurückgehalten. Die betreffenden Körper finden sich in Histiocyten, neutrophilen Leukocyten, Ependym- und Gliazellen. Sie liegen in Paaren, Massen oder Klumpen, aber niemals in Ketten. Sie sind von runder Form und passieren leicht durch Chamberland L 2, L 3, Berkefeld V, N, und Seitz E, K sowie Kollodiummembranen mit einer Porengröße über 0,33 mμ. Von Poren unter 0,24 mμ wird das Virus zurückgehalten. Das allgemeine Verfahren zum Nachweis dieser Körper ist die Giemsa-Färbung.

Coutts (1938) und seine Mitarbeiter Martini-Herrera, Gacitua, Ortega beschrieben Mikro- und Makroeinschlußkörperchen in verschiedenen Lymphogranuloma inguinale-Läsionen, wobei die größeren Formen in der chronischen Endphase der Krankheit häufiger sind. Melczer und Dósa (1940) halten jedoch diese als Spätformen des Lymphogranuloma inguinale-Erregers beschriebenen Gebilde für Kernzerfallsprodukte. Cottini (1939 b) fand 1938 Miyagawasche Korpuskeln in Hirnschnitten von intracerebral infizierten Mäusen, und zwar nicht nur im akuten Verlauf der Infektion, sondern auch während des klinisch erscheinungsfreien Verlaufs derselben 57, 93, 102 und 108 Tage nach der Impfung. Diese Befunde in histologischen Schnitten wurden von R. Schoen bestätigt und ergänzt.

R. Schoen (1939) hat ferner den von Miyagawa und dessen Mitarbeitern beschriebenen analoge Elementarkörper im Zentralnervensystem infizierter Ratten beobachtet. Wenn ein Neoplasma, beispielsweise vom Typ Ehrlich-Sarkom, gleichzeitig auf infizierte Ratten überimpft wird, dann findet man, daß das Virus von den Geschwulstzellen angezogen wird, zu welchen es wie andere Ultraviren eine spezielle Affinität besitzt. Mit dieser Technik kann man den Entwicklungscyclus des Virus Schritt für Schritt verfolgen und feststellen, daß im Beginn der akuten Infektion (3.—10. Tag) Miyagawas voluminöse Korpuskel

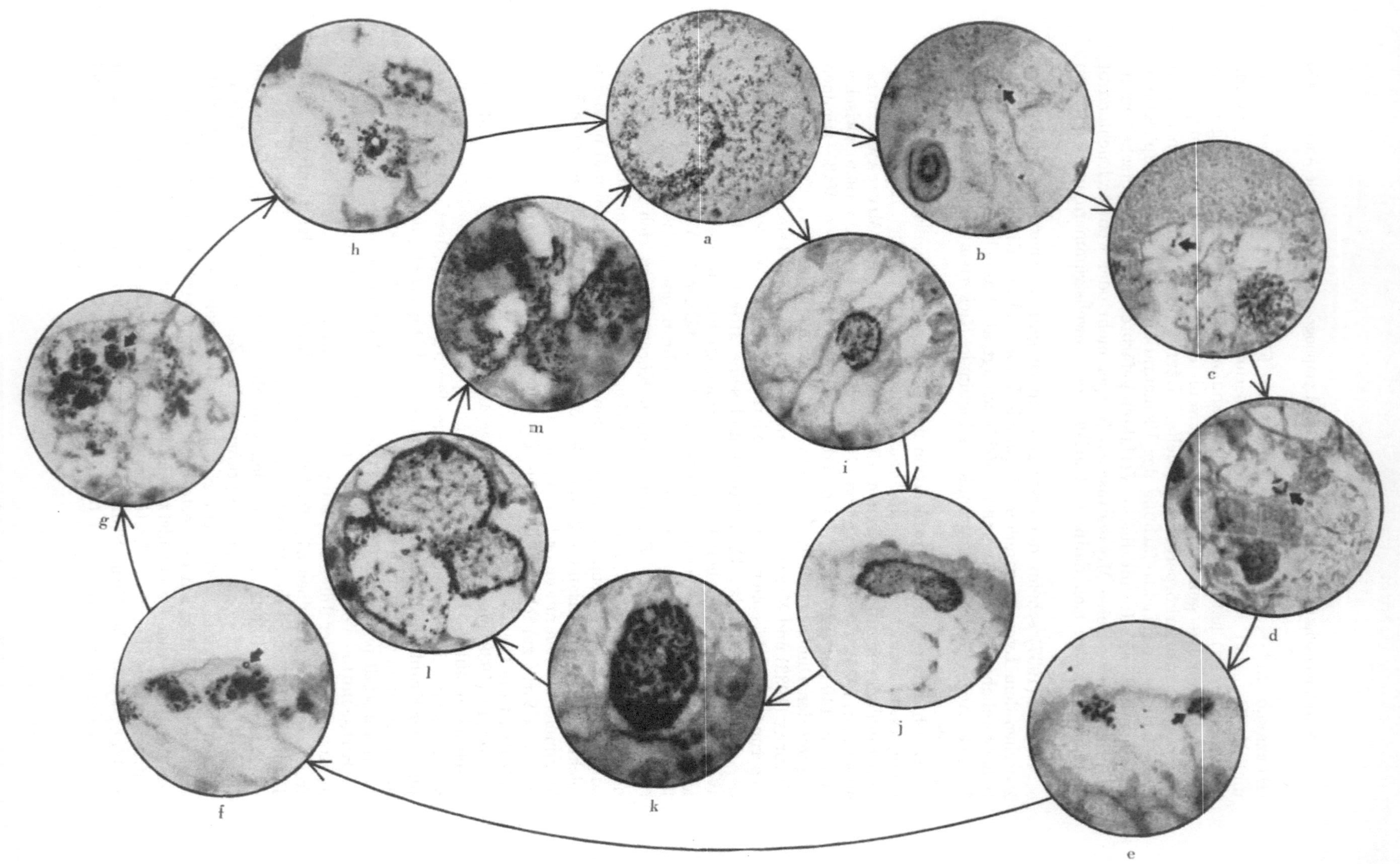
h
a
b
c
m
i
g
d
l
j
f
k
e

Abb. 6a—m. Entwicklungscyclus des Lymphogranuloma inguinale-Erregers. (Nach E. R. Squibb & Sons, New York 1943; Lymphogranuloma venereum. A Monograph.) Der Erreger des Lymphogranuloma inguinale entwickelt sich im bebrüteten Hühnerembryo und bildet Plaques, aus welchen binnen 18—30 Std Elementarkörperchen frei werden (äußerer Cyclus). Später wird die Entwicklung im infizierten Gewebe durch rasche Vermehrung der Elementarkörperchen gekennzeichnet (innerer Cyclus). — a Elementarkörperchen. Ausstrich aus dem Dottersack des infizierten Embryos. Man sieht die kleinste sichtbare Form des Lymphogranuloma inguinale-Erregers. — b Initialkörperchen. Elementarkörperchen dringen in die Dotterzelle ein und entwickelt sich in dieser; sie lassen Initialkörperchen entstehen, welche das erste sichtbare Zeichen der Infektion sind. — c Paar von Initialkörperchen durch Spaltung entstanden. — d Gruppe von durch weitere Teilung entstandenen Initialkörperchen in einem kleinen Bläschen. Man beachte die schwach gefärbte Grundsubstanz. — e Größeres Bläschen mit größeren und zahlreicheren Körperchen. Die größten derselben sind wahrscheinlich Plaques, aus Kapselmaterial bestehend, welches von dem Lymphogranuloma inguinale-Erreger hervorgebracht wird und zwei oder mehr Körperchen enthält. — f Wachstum von sowohl Bläschen wie Plaques, letztere zum Teil mit Vacuolen. Manchmal tritt Vacuolenbildung auf, wahrscheinlich auf Ruptur der Plaques hindeutend; Elementarkörperchen sind wieder sichtbar. — g Bläschen im Innern von Zellen, mit größeren Plaques und stärkerer Vacuolenbildung. Elementarkörperchen sind häufig. — h Gruppe, den Zerfall von Plaques und das Freiwerden von Elementarkörperchen ersichtlich machend. — i Kleines Bläschen, hauptsächlich Elementarkörperchen enthaltend. Wenn Elementarkörperchen in geschädigte Zellen eindringen, ist der Entwicklungscyclus ein anderer als der im äußeren Cyclus (a—h) dargestellt. Die Elementarkörperchen teilen sich als solche und bilden ein strotzend gefülltes Bläschen. Man beachte die Ansammlung von größeren Körperchen dicht an der Wandung. — j Größenzunahme des Bläschens. Deutlich sichtbare Wandung. — k Weiteres Wachstum des Bläschens, zur Erweiterung der Dotterzellen führend. — l Übergreifen der Infektion auf benachbarte Dotterzellen. — m Die Dotterzellen sind zum größten Teil mit Elementarkörperchen und einigen größeren Formen angefüllt. Dies ist das Endstadium; die Zellen bersten leicht, wobei der Lymphogranuloma inguinale-Erreger im Dotter frei wird. — Schnitte vom Dottersack des Hühnerembryos. Vergr. 1800fach. Färbung: Eosin-Methylenblau, mit Ausnahme von a (Giemsa) und h (Noble)

reichlich vorkommen, die Mehrzahl derselben in Vacuolen innerhalb des Cytoplasmas, daß aber später, wenn die Encephalitis in die chronische Phase übergegangen ist, die corpusculären Elemente spärlicher und graziler werden, wobei gleichzeitig ihre färberische Affinität abgeschwächt wird. Während der klinisch erscheinungsfreien Phase endlich sieht man nicht länger Granulo-Korpuskeln, und dennoch bleibt das Nervengewebe virulent.

C. Levaditi (1940), der die Größe des Lymphogranuloma inguinale-Virus unter Berücksichtigung seines Entwicklungscyclus studierte, fand, daß die Größe des aus dem akuten Stadium stammenden Lymphogranuloma inguinale-Virus im Durchschnitt bei 500 mμ lag. Demgegenüber würde Lymphogranuloma inguinale-Virus aus dem chronischen Stadium eine Größe von etwa 690 mμ haben. Die Resultate der Größenbestimmung durch Ultrafiltration hängen aber auch sehr wesentlich von der Tierart ab, die bei der Verimpfung der Ultrafiltrate verwendet wird. Nimmt man nämlich hierzu an Stelle von Mäusen Affen, die für das Lymphogranuloma inguinale-Virus empfänglicher sind, so erhält man viel niedrigere Werte, d. h. 120—180 mμ. Vergleichbar sind nur Größenwerte, die unter genau denselben Bedingungen festgestellt sind. Bezüglich des Entwicklungscyclus des Lymphogranuloma inguinale-Virus wird verwiesen auf C. Levaditi, «Cycle évolutif du virus lymphogranulomateux», C. R. Soc. Biol. (Paris) **138**, 4—5 (1944).

Die vorstehend wiedergegebenen Untersuchungsergebnisse scheinen somit ersichtlich zu machen, daß das Ultra-Agens des Lymphogranuloma inguinale einen wirklichen Entwicklungscyclus durchläuft, der mit durchaus sichtbaren Phasen beginnt und sich später auf inframikroskopischem Gebiet abspielt. Schon 1941 konnte man den Ausspruch tun, daß zweifelsohne zwischen Miyagawas Granulo-Korpuskeln und dem Ultra-Agens des Lymphogranuloma inguinale enge Beziehungen bestehen. In Lymphogranuloma inguinale-Lymphdrüsen haben Coutts und dessen Mitarbeiter (1942) jene in 95,8% gefunden. Im menschlichen Serum scheint der Nachweis von Lymphogranuloma inguinale-Körpern niemals gelungen zu sein (Nauck, Löhe, Schlossberger, d'Aunoy und Haam). Eine ausgezeichnete Übersicht über die Forschung auf dem Gebiet der Einschlußkörper bei Lymphogranuloma inguinale findet man in einer Arbeit von Rake und Jones (1942), auf welche besonders Interessierte verwiesen werden (J. exp. Med. **75**, No 3, 323—338). Hier ist auch angegeben, daß sich das Lymphogranuloma inguinales-Agens — unter anderem morphologisch — praktisch überhaupt nicht von dem

Erreger der Psittakose unterscheiden läßt. So machen die Elementarkörper der Psittakose, solitär oder in Paaren, ebenfalls im Cytoplasma der Wirtszellen einen Entwicklungscyclus durch [Bedson und Bland, Brit. J. Exp. Path. **13**, 461—466 (1932)]. Auf Grund eigener Forschungen hält Paavo Pirilä (1942) gewisse cystische Gebilde von 5—25 μ mit einem aus kleinsten Körnchen (0,2 bis 0,3 μ) bestehenden Inhalt, die er im Primäraffekt bei Lymphogranuloma inguinale wie auch in intraperitoneal geimpften weißen Mäusen fand, für verschiedene Entwicklungsstadien des Lymphogranuloma inguinale-Erregers. Sie scheinen jedoch mit Miyagawas Granulo-Korpuskeln nichts zu tun zu haben. In einer späteren Arbeit (1953) glaubt Pirilä einen Mikroorganismus als Erreger des Lymphogranuloma inguinale nachgewiesen zu haben, der höchstwahrscheinlich zur Gruppe der Mycetozoen oder der Myxomyceten gehören soll. Kurotchkin, Libby, Gagnon und Cox (1947) stellten Untersuchungen über die Größe und Morphologie der Virusarten der Lymphogranuloma-Psittacosisgruppe an. Dabei machten elektronenoptische Studien ersichtlich, daß die Elementarkörper der besagten Gruppe, Psittakose, Ornithose, Pneumonitis und Lymphogranuloma inguinale (Elementarkörper = Miyagawas Granulo-Korpuskel), alle ungefähr gleichgroß sind. Der Durchmesser liegt bei 422—497 mμ. Ferner lassen die elektronenoptischen Aufnahmen eine weitgehende Übereinstimmung der Morphologie erkennen. Jedes dieser Viren bildet eine Kugel mit einer schmalen Randzone von geringer Elektronenabsorption und einem zentralen Teil von dichterer Masse mit gefalteter Oberfläche und starker Elektronenabsorption. Das ganze Virus erscheint von einer dünnen Membran umgeben.

c) Kulturversuche

In den Jahren 1932—1935 wurden die ersten Versuche gemacht, das Lymphogranuloma inguinale-Agens in vitro zu züchten (Anders und Meyer, Tamura, d'Aunoy, Haam und Lichenstein, Cottini und Mezzadra, Howard und Hull), zum Teil mit positivem Ergebnis. Es gelang Miyagawa (1936) sowie Nauck und Malamos (1937), das Lymphogranuloma inguinale-Agens auf der Chorioallantois in mehreren Passagen zu züchten, doch ist diese für die Züchtung des Lymphogranuloma inguinale-Agens nicht besonders geeignet (Nauck und Malamos, Melczer und Sipos). Auch in der Gewebekultur (Midana und Leone sowie Malamos 1937) vermehrte sich das Agens und behielt seine pathogene Aktivität. B. Malamos (1937) konnte das Lymphogranuloma inguinale-Virus in Kulturen des Hornhautepithels vom Kaninchen zur Entwicklung bringen, was Gavrilof und Fester (1939) bestätigt haben. Manabe wies 1939 nach, daß sich das Lymphogranuloma inguinale-Virus in verschiedenen Organen von Mäusefeten und neugeborenen Mäusen züchten läßt. In einer zweiten Arbeit (1939) konnte dieser Autor zum erstenmal die Entwicklung des Lymphogranuloma inguinale-Virus innerhalb der Zelle im Dunkelfeld beobachten. Sanders (1940) gelang es, zwei Stämme des Lymphogranuloma inguinale-Virus in 12 bzw. 21 Generationen auf Embryonalgewebe zu züchten.

Rake, McKee und Shaffer (1940) stellten fest, daß ebenso wie bei der Rickettsiakultur der Dottersack des Hühnereis mit Erfolg verwendet werden kann, wenn es sich darum handelt, das Lymphogranuloma inguinale-Agens zu züchten. Diese Entdeckung gab einen großen Anreiz zu eingehenderen Forschungen über das Lymphogranuloma inguinale und das dieses Leiden verursachende Agens. Rake und seine Mitarbeiter fanden eine 100%ige Virulenz in der fünften Passage und konstatierten das Vorhandensein von Granulo-Korpuskeln im Eidotter nach Differentialzentrifugierung. Rake, Jones und Shaffer

(1941) konnten unter anderem die Entwicklung des Agens in den Zellen des Dottersacks studieren. In einer späteren Veröffentlichung (1942) beschrieben RAKE und JONES diese Entwicklung im einzelnen sowie mit Rücksicht auf sowohl morphologische Veränderungen wie gleichlaufende Veränderungen des infektiösen Titers des Dottersacks. Die Viruskörper sind in den Zellen des Dottersacks leicht erkennbar und auch während ihrer Entwicklung in kurzen Zeitabständen leicht zu verfolgen. Es stellte sich heraus, daß das Virus einen regelrechten Entwicklungscyclus durchläuft, ähnlich demjenigen, welcher bei Psittakose bekannt ist. In Ausstrichen und histologischen Schnitten, die z. B. nach GIEMSA gefärbt worden waren, ergab sich praktisch keinerlei Unterschied zwischen dem Lymphogranuloma inguinale-Agens und dem Erreger der Psittakose, und zwar weder in bezug auf färberisches Verhalten noch auf Entwicklungsformen. SHAFFER, JONES, GRACE, HAMRE und RAKE und JONES sowie deren Mitarbeiter konnten im Jahre 1944

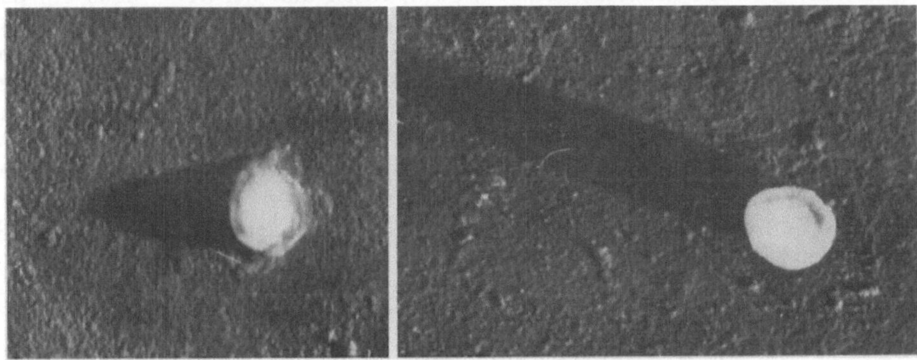

Abb. 7. Elektronen-Mikrophotographie des Lymphogranuloma inguinale-Erregers in Lygranum Antigen, mit Chrom schräg bedampft (26000mal). (Nach BLANK und RAKE: Viral and Rickettsial Diseases of the Skin, Eye and Mucous Membranes. Little, Brown & Company, Boston, Mass., U.S.A.)

nachweisen, daß man das Lymphogranuloma inguinale-Virus durch direkte Verimpfung von Lymphogranuloma inguinale-Buboneneiter in den Dottersack isolieren kann. WALL (1946) meint jedoch, intracerebrale Überimpfung auf Mäuse sei ein besseres Routineverfahren zum Virusnachweis als direkte Verimpfung in den Dottersack, da die Gefahr einer Beeinflussung durch Sekundärinfektion bei der ersteren Methode geringer sei. BEESON, WALL und HEYMAN (1946) gelang zum erstenMal die Isolierung des Lymphogranuloma inguinale-Agens aus dem Blut eines Lymphogranuloma inguinale-Patienten; die Ansteckungsgefahr durch Bluttransfusion erscheint jedoch bei Verwendung gelagerten Blutes verhältnismäßig gering (WRIGHT 1949).

Wie bereits erwähnt, hat man Lymphogranuloma inguinale-Virus auf MAITLANDs Nährböden mittels der Methode von MIYAGAWA gezüchtet, in der Gewebekultur mit der von GEY angegebenen „roller-tube“-Methode (GEY und BANG) sowie mit dem Verfahren von ZINSSER-FITZ PATRIK, nach YANAMURA und MEYER modifiziert. Die Dottersackmethode (Hühnerei) ist besonders wertvoll, da sie hochinfektiöse (LD 50 10^{-8}) Suspensionen liefert, welche bei morphologischen und immunologischen Studien besonders brauchbar sind.

Zusammenfassend dürfte man über das Agens bei Lymphogranuloma inguinale folgendes sagen können:

Die drei Krankheiten Einschlußblennorrhoe, Trachom und Lymphogranuloma inguinale werden von Chlamydozoaceen verursacht, welche mit den Rickettsien verwandt und irgendwo zwischen diesen und den Viren einzuordnen sind. Das ätiologische Agens des Lymphogranuloma inguinale ist *Miyagawanella lymphogranulomatosis* mit einem infektiösen Elementarkörper, der unter dem Elektronenmikroskop bis 300 mμ groß ist. Wie sich ergeben hat, sind die Elementarkörper sphärisch, mit einer zentralen „plasmic"-Masse und deutlicher Grenzmembran. Nachdem er in eine „susceptible" Zelle hineingelangt ist macht dieser Körper einen komplexen Entwicklungscyclus durch. Zuerst erscheint ein Initialkörper mit einem Durchmesser von etwa 1 μ. Dieser teilt sich durch „fission" in 2, 4, 8 usw. Partikel bis zur Bildung von Morulae. Aus derartigen Massen werden Elementarkörper frei, um neue Zellen zu infizieren. In diesen Zellen, in welchen sich die zweite und folgende Generationen des Agens entwickeln, scheint der Cyclus — vielleicht infolge des Zustandekommens einer Resistenz — ein anderer zu werden, und die Elementarkörper entwickeln und teilen sich als solche. Entsprechend den festgestellten Größenmaßen ist das Agens nicht regelmäßig filtrierbar. Die Infektiosität geht bei 56° C rasch und bei 37° C nach ein paar Tagen verloren. Es hält sich wochenlang im Kühlschrank sowie über 1 Jahr bei —30 bis —70° C. Inaktiviert wird das Agens von ultraviolettem Licht, von 10%igem Äther oder von 0,5%igem und sogar 0,1%igem Formalin. Im Wirtsorganismus ist das Agens für Sulfonamide, Aureomycin und Terramycin empfindlich, nicht aber in vitro. Hinsichtlich der Wirkung verschiedener Antibiotica auf das Lymphogranuloma inguinale-Virus, unter anderem in Form morphologischer Veränderungen desselben, wird auf HURST, LANDQUIST, MELVIN, PETERS, SENIOR, SILK und STACEY [Brit. J. Pharmacol. 8. 297—305 (1953)] verwiesen.

IV. Immunität und Serologie

1. Angeborene und erworbene Immunität

Eine *angeborene Immunität* einzelner Menschen gegenüber der Lymphogranuloma inguinale-Infektion scheint nicht vorzukommen. Die Tatsache, daß nur ein Teil der mit Lymphogranuloma inguinale infizierten Personen unter den geschilderten typischen Erscheinungen erkrankt, und daß bei einem gewissen Prozentsatz das Virus lediglich zu verhältnismäßig geringgradigen oder überhaupt keinen pathologischen Veränderungen führt, deutet darauf hin, daß beim Menschen hinsichtlich der *natürlichen Resistenz*, gegenüber dem Lymphogranuloma inguinale recht erhebliche Unterschiede bestehen. Dabei spielt allerdings auch der Umstand eine Rolle, daß die einzelnen Stämme des Lymphogranuloma inguinale-Erregers eine verschieden starke Virulenz aufweisen können (LÖHE und SCHLOSSBERGER, FINDLAY u. a.). Von Versuchstieren haben sich — wie früher erwähnt — z. B. Ratte, Huhn, Frosch, Schaf und Pferd bei Impfversuchen als absolut refraktär erwiesen (C. LEVADITI, FINDLAY, HAM und LICHENSTEIN).

Erworbene Immunität. Die Frage, ob der Mensch durch fortgesetzte Infektion eine *Infektionsimmunität* erwirbt, muß bejaht werden (KOTEEN 1945). In denjenigen Fällen, in welchen es zur Entwicklung manifester Krankheitserscheinungen kommt, hängt der weitere Verlauf der Erkrankung dann von den als *aktive* Immunitätsvorgänge bezeichneten Abwehrmaßnahmen des befallenen Organismus ab.

Vereinzelte Impfversuche von Mensch zu Mensch sind negativ ausgefallen (J. LACASSAGNE und LEBEUF, NICOLAU und BANCIU), während andere erfolgreich gewesen sind (CHEVALLIER und BERNARD). *Im Gegensatz zu dem Verhalten beim weichen Schanker läßt sich in der Regel eine Autoinoculation nicht zum Angehen bringen*, was bereits den Venerologen des 19. Jahrhunderts bekannt war. Diese von NICOLAS, FAVRE, LACASSAGNE und LEBEUF bestätigte Tatsache ermöglicht übrigens die Differentialdiagnose gegenüber Ulcus molle. RAVAUT, welcher bei Lymphogranuloma inguinale-Patienten intracutan autoinoculierte, erhielt örtlich eine der Frei-Reaktion ähnliche Veränderung, aber niemals irgendwelche Lymphdrüsenschwellungen. Hieraus folgerte RAVAUT, daß eine vorangehende Lymphogranuloma inguinale-Infektion rasch einen Immunitätszustand bewirkt, der jede Reinoculation verhindert oder wenigstens die Pathogenität fast völlig abschwächt, d. h. sie dermaßen reduziert, daß lediglich eine minimale örtliche Läsion zustande kommen kann. CAMINOPETROS stellte fest, daß es in einem gegebenen Augenblick der Lymphogranuloma inguinale-Infektion beim Menschen unmöglich ist, die Kranken durch Impfung im Sulcus coronarius oder an der Haut der Arme zu reinfizieren, und zwar gleichgültig, ob es sich um Bubofälle oder Kranke mit Esthiomène handelt. Wenn man andererseits lebendes Virus in sich entwickelnde Lymphogranuloma inguinale-Lymphadenitiden injiziert, löst man starke Lokalreaktionen aus, welche sich über eine große Fläche ausdehnen. Werden diese Injektionen wiederholt, so erfolgen Einschmelzung und Eiterung, welche die Heilung zu erleichtern scheinen. Abgetötetes Virus hat nicht diese Wirkung. Ob die Immunität die Anwesenheit des Virus im Wirtorganismus überdauert oder nicht, konnte nicht entschieden werden. Das lange Nebeneinanderbestehen von Infektion und Immunität ist für die Virusagentien der Lymphogranuloma inguinale-Psittakosegruppe charakteristisch. Wie zu erwarten ist, sind auch klinische Rezidive beobachtet worden.

Affen und weiße Mäuse, welche mit oder ohne Behandlung eine erste experimentelle Impfung mit Lymphogranuloma inguinale überlebt haben, geraten hierdurch in einen für Reinfektion relativ refraktären Zustand als Zeichen einer aktiven Immunität (LEVADITI, RAVAUT, LÉPINE und SCHOEN, MALAMOS, MACCALLUM und FINDLAY sowie SCHLOSSBERGER und BÄR, BECK, EATON und O'DONELL 1944). Man konnte auch nachweisen, daß die Injektion inaktivierten Materials des Lymphogranuloma inguinale-Psittakoseagens zur Bildung von Immunkörpern und Resistenz gegen mäßige Infektionen führt. Beim Menschen liegen keine Beobachtungen über durch Vaccinbehandlung erzielte Immunisierung vor.

2. Serologie

a) Komplementbindung

In Analogie mit den bei anderen Infektionskrankheiten gemachten Erfahrungen haben verschiedene Autoren versucht, die Bildung spezifischer *Immunkörper* bei Lymphogranuloma inguinale nachzuweisen.

Beim Nachweis der komplementbindenden Substanzen des Lymphogranuloma inguinale-Serums stieß man schon anfangs auf Schwierigkeiten. So erhielt man nur negative bzw. mehr oder minder zweifelhafte Resultate (FREI 1925, KITCHEVATZ und KITCHEVATZ-PETROVITCH 1927, HELLERSTRÖM und WASSÉN 1929, SCHMIDT-LA BAUME 1931, RAVAUT, RIVALLIER und CACHERA 1931, LÖHE und BLÜMMERS 1931, LEVADITI, RAVAUT, LÉPINE und SCHOEN 1931, HERMANS 1929, COHN, PRATS 1935, KINOSHITA und KOYAMA 1935, HASHIMOTO 1935, PERUCCIO 1935, LÖHE und SCHLOSSBERGER 1935, MIDANA 1938, NICOLAU und BANCIU 1932, PERKEL und TULBERMAN 1938, HILDEBRAND 1936). Auch Versuche von HELLERSTRÖM und WASSÉN (1929), im Serum Lymphogranuloma inguinale-Kranker Präcipitine nachzuweisen, hatten ein negatives Ergebnis.

COUTTS und PONCE (1935) berichteten jedoch über ausgezeichneten Erfolg mit einem wäßrig-karbolisierten, 1 Std lang auf 56° C erwärmten, stark verdünnten Antigen. Bei Untersuchung von über 300 Seren fanden diese Autoren, daß die Komplementbindung spezifisch und auch nach der Heilung nachweisbar ist, sowie daß die Probe bereits 20—25 Tage nach der Ansteckung positiv wird. COUTTS, PERRONI und MARTINI (1934) erhielten dann mit wäßrigem, 30fach verdünntem Buboeiter in 86,6% positive Resultate. HECHT (1935) empfiehlt die aktive Komplementbindungsmethode mit vorher geprüftem Antigen.

Nach MELCZER und SIPOS (1937) ist das Komplementbindungsverfahren ein brauchbares Hilfsmittel, dessen Gelingen ausschließlich von der entsprechenden Beschaffenheit des

Antigens abhängt. Zur Komplementbindung sei nur solch ein Antigen geeignet, welches sich auch bei der Frei-Probe gut bewährt. Auch MIDANA und LEONE (1940) berichten über positive Ergebnisse. Als Antigen diente die von LI und RIVERS zur Züchtung des Vaccinevirus empfohlene Kulturflüssigkeit, Hühnerembryonalgewebe und Tyrodesche Lösung im Verhältnis 1:5, in der sie das Lymphogranuloma inguinale-Virus mit Erfolg gezüchtet haben.

Nach den bis 1940 vorliegenden Versuchsergebnissen konnte also jedenfalls der sichere Beweis für das Auftreten spezifischer Antikörper im Blut der Lymphogranuloma inguinale-Kranken und für eine Abhängigkeit etwaiger Heilungsvorgänge von der Produktion derartiger Immunkörper keineswegs als erbracht gelten, zumal auch diejenigen Forscher, welchen der Antikörpernachweis angeblich gelungen sein soll, sich hierbei zum Teil anfechtbarer Methoden bedienten. Zu jener Zeit gab es ferner kein einheitliches Antigen. Selbstverständlich bestehen auch zwischen den aus menschlichem Buboneneiter hergestellten Antigenen große Differenzen, was den Unterschied zwischen der Brauchbarkeit der beinahe gleichwertig erscheinenden Antigene zur Genüge erklärt.

Als es gelungen war, das Lymphogranuloma inguinale-Agens im Dottersack des bebrüteten Hühnereis zu züchten, es aus diesem in fast reinem Zustand zu isolieren, und das inaktivierte Agens bei der Freischen Intracutanreaktion als Antigen zu verwenden, war der Gebrauch dieses Antigens bei Versuchen, im Serum Lymphogranuloma inguinale-Kranker komplementbindende Antikörper zu entdecken, nur noch eine logische Konsequenz.

α) Lygranum antigen

MCKEE, RAKE und SHAFFER (1940) waren die ersten, welche die Komplementbindungsreaktion zu einer Ergänzung der Diagnose des Lymphogranuloma inguinale entwickelt haben. Während der 15 Jahre, welche auf ihren ersten Bericht folgten, wurden weitere eingehende Studien von RAKE u. Mitarb. am Squibb Research Institute of Microbiology sowie auch von anderen Forschern in Amerika, England und Dänemark durchgeführt. Es verdient in diesem Zusammenhang besondere Erwähnung, daß das Dottersackantigen der doppelten Anforderung Genüge leistet, sowohl bei der Intracutanprobe wie bei der Komplementbindungsreaktion effektiv zu reagieren, und zwar im Gegensatz zu Antigenen menschlichen oder tierischen Ursprungs, welche nur bei der intracutanen Reaktion wirksam sind. Das aus der Dottersackkultur isolierte, aufgeschwemmte und inaktivierte Agens wurde „Lygranum antigen“ genannt. Als Kontrollmaterial dient in entsprechender Weise präparierter, normaler Dottersack eines 10tägigen Embryos; dieser wurde als „Lygranum control“ bezeichnet.

Die ersten Erfahrungen von RAKE u. Mitarb. (1941) mit der neuen Komplementbindungsreaktion schienen diesen eine erhebliche Spezifität ersichtlich zu machen; ferner hielten sie die Annahme für berechtigt, daß die Probe bei der Entdeckung von Grenzfällen empfindlicher wäre als die Frei-Reaktion (GRACE und RAKE 1943). Sie schlugen den Gebrauch derselben bei epidemiologischen Studien des Lymphogranuloma inguinale vor. Wie RAKE u. Mitarb. nachweisen konnten, beruhte die Fähigkeit, Komplement zu binden und eine positive Frei-Reaktion auszulösen nicht auf Elementarkörperchen des Agens sondern auf Antigen in einem weniger hoch organisierten, wahrscheinlich löslichen, Zustand. Die Mißerfolge anderer Forscher in dieser Beziehung waren ihres Erachtens zweifelsohne auf die niedrige Konzentration des Agens in dem von jenen verwendeten Material zurückzuführen.

Schon im Anfang dieser Untersuchungen über die Komplementbindungsreaktion stellte sich heraus, daß Sera von Personen, welche Psittakose oder durch ein Meningopneumonievirus verursachte atypische Pneumonie überstanden hatten, mit aus Lymphogranuloma inguinale-Virussuspensionen hergestellten Antigenen Komplementbindung gaben. Auch bei Individuen, welche an anderen Geschlechtskrankheiten, namentlich Syphilis, litten, fanden RAKE u. Mitarb. in großer Anzahl positive Komplementbindungsreaktion selbst wenn keine klinischen Erscheinungen von Lymphogranuloma inguinale vorlagen, was sie als Anzeichen einer latenten Lymphogranuloma inguinale-Infektion in Analogie mit dem, was man bei der Freischen Intracutanreaktion gefunden hatte, deuten wollten. In einer späteren Veröffentlichung gemeinsam mit SHAFFER und GRACE (1942) werden die Resultate diagnostischer und epidemiologischer Studien über Lymphogranuloma inguinale mit Hilfe des Lygranum-Antigens für Frei-Reaktion und Komplementbindung bekanntgegeben. Die Autoren glauben konstatieren zu können, daß — nach dem Ausfall der oben erwähnten Reaktionen zu urteilen — Lymphogranuloma inguinale in einem hohen Prozentsatz mit anderen venerischen Krankheiten Hand in Hand geht. Sie fordern zu weiteren epidemiologischen Studien dieser Art auf. Um die Spezifität der Lymphogranuloma inguinale-Komplementbindungsreaktion gegenüber Syphilis in Erfahrung zu bringen, untersuchten GRACE, SHAFFER und RAKE (1943) Sera von Frei-negativen Kongenitalsyphilitikern und fanden keine Bindung, im Gegensatz zu der hohen Frequenz derartiger positiver Reaktionen mit Seren von venerisch erworbener Lues, was die Autoren in ihrer Ansicht über häufig vorkommende latente Lymphogranuloma inguinale-Infektionen im Zusammenhang mit anderen Geschlechtskrankheiten und als Ursache positiver Komplementbindungsreaktionen in derartigen Fällen bestärkte.

β) Überkreuzende Reaktionen

Weitere Studien mit der Lymphogranuloma inguinale-Komplementbindungsreaktion ergaben, daß man mit Seren von Patienten mit Trachom und Einschlußblenorrhoe überkreuzende Reaktionen erhält, ganz ebenso wie es bei atypischer Pneumonie oder Pneumonitis, auf Psittakose- oder nahestehenden Viren beruhend, der Fall ist (RAKE u. Mitarb. 1941/42, BEDSON u. Mitarb., LEVINE, HOLDER und BULLOWA 1943). Das war nicht unerwartet, da die Agentien, welche diese Erkrankungen verursachen, viele Eigenschaften gemeinsam zu haben scheinen, einschließlich eines gemeinsamen thermostabilen Antigenfaktors. Auf der anderen Seite scheint jedem Virus ein spezifisches thermolabiles Antigen eigen zu sein. Hinsichtlich antigener Strukturen des Lymphogranuloma inguinale-Virus wird im übrigen auf BARWELLs (1949 und 1952) sowie SIGELs und POLLIKOFFs (1953) Arbeiten verwiesen. Die letzteren Forscher glauben nachgewiesen zu haben, daß die Sera, welche Gruppenreaktionen geben, durch eine gewisse Absorptionstechnik für Lymphogranuloma inguinale spezifisch gemacht werden können.

γ) Toxin

Im Jahre 1944 gaben RAKE und JONES an, daß sie eine toxische, sehr labile, mit dem Virus verbundene Substanz isoliert hatten. Der endotoxinähnliche Faktor war in hochgradig infizierten Dottersäcken moribunder Embryonen klar nachweisbar. Das Toxin tötet junge Mäuse rasch nach intravenöser Injektion, seine Aktivität ist hoch, und manchmal führt es auch bei intraperitonealer Injektion zum Tode. Das Toxin ist labil und wird bei Zimmertemperatur sowie durch Chemikalien deutlich inaktiviert. Es ruft Blutungen in die Lungen hervor und gibt mit Serum von Lymphogranuloma inguinale-Patienten spezifische Komplementbindungsreaktionen. Es stellte sich heraus, daß das Toxin Rickettsiatoxinen näherstand als irgendein Bakterientoxin.

δ) Steigerung von Stärke und Spezifität der Antigene

Um die Stärke und Spezifität der bei der Komplementbindung verwendeten Antigene zu steigern bediente man sich verschiedener Verfahren, wie Ätherextraktion (NIGG 1942, SMADEL 1943, HILLEMAN und NIGG 1940 und 1948) und Aufschwemmung in 0,5%iger Carbolsäure (NIGG und BOWSER 1943) mit nachfolgendem Kochen. BEDSON u. a. fanden 1949, daß Kochen von Virusaufschwemmungen bei Lymphogranuloma inguinale — wie es BEDSON bereits 1936 in bezug auf Psittakose nachgewiesen hatte — bei der Antigenherstellung zweckmäßig war. Die Thermostabilität des komplementbindenden Antigens, die Dissoziation von Carbol und die Löslichkeit in Äther lassen vermuten, daß es sich um einen Eiweiß-Polysaccharid-Lipoidkomplex handelt. In einschlägigen immunologischen Fragen wird im übrigen auf BEDSON (1949) und BARWELL (1952) verwiesen.

ε) Die Spezifität der Komplementbindungsreaktion mit Lygranum

RAKE und SHAFFER (1947) machten es sich nun zur Aufgabe, die Grenzen für die Spezifität von Lygranum bei der Komplementbindungsreaktion im Lichte einer Zusammenfassung ihrer Erfahrungen mit mehreren hundert Seren von Personen mit allerlei klinischen Erscheinungen festzulegen. In einer Gruppe von 149 Patienten, die eine Menge verschiedener offener, klinisch als Lymphogranuloma inguinale-Symptome aufgefaßter Veränderungen darboten, und bei welchen die Hautreaktion mit Lymphogranuloma inguinale-Antigen positiv war, gab das Serum von über 90% in Gegenwart von Lygranum Komplementbindung.

Nach Ansicht dieser Autoren ist die Komplementbindungsreaktion empfindlicher als die Hautprobe, sie wird positiv bevor sich die Hautallergie entwickelt (s. auch HARROP, RAKE und SHAFFER) und die positive Komplementbindungsreaktion kann bestehen bleiben wenn letztere erloschen ist. Der Antikörpertiter variiert markant unter den Patienten. Gewöhnlich fand man bei Seren von Kranken mit klinisch aktiven Läsionen und stark positiver Frei-Reaktion höhere Titerwerte als bei solchen von Patienten mit abgeheilten Veränderungen und schwachen Cutanreaktionen. In etwa 95% der Normalkontrollen von Erwachsenen und in 100% bei normalen Kindern war die Komplementbindungsreaktion negativ. RAKE u. Mitarb. konnten konstatieren, daß man bei dieser Reaktion mit Psittakose-, Meningopneumonitis-, Trachom- und Einschlußblenorrhoeagens überkreuzende Reaktionen erhält, obgleich die Frei-Reaktion in einigen der Gruppen negativ ist. Es gibt eine Reihe von Patienten, bei welchen entweder eine oder beide Reaktionen (Hautprobe und Komplementbindung) mit Dottersackantigen positiv sind, bei denen aber keinerlei klinische oder anamnestische Anzeichen von Lymphogranuloma inguinale bestehen. Diese Personen sind in folgenden Kategorien von Patienten zu finden: Luetiker mit erworbener Syphilis und positiven serologischen Befunden in dieser Beziehung, Gonorrhoekranke und Ulcus molle-Patienten mit Anzeichen von Leberschädigung (Cirrhose), Patienten mit Urogenitalaffektionen unbekannten Ursprungs (Urethritis und Cystitis), Prostituierte und hemmungslose Lüstlinge. SHAFFER und RAKE (1947) schließen mit der Feststellung, daß die Komplementbindungsreaktion mit Lygranum zwar gewisse Begrenzungen habe, für diagnostische und epidemiologische Zwecke aber als brauchbar gelten müsse.

Im Jahre 1943 studierten KNOTT, BERNSTEIN, EAGLE, BILLINGS, ZOBEL und CLARK die Differentialdiagnostik zwischen Lymphogranuloma inguinale und weichem Schanker, unter anderem mittels Lygranum-Komplementbindung und Hauttestung. Sie meinen, die Komplementbindung — wie übrigens auch die Hautreaktion — könne bestenfalls die Diagnose des Lymphogranuloma inguinale gegenüber unter anderem Ulcus molle und Lues bekräftigen.

Um sich vom Wert der Komplementbindungsreaktion bei Lymphogranuloma inguinale einen Begriff zu machen, untersuchten WALL, HEYMAN und BEESON (1947) eine Gruppe von 27 Patienten mit Lymphogranuloma inguinale und eine Gruppe von 45 mit Ulcus molle. In Vorarbeiten zu dieser Untersuchung beschreiben HEYMAN und BEESON (1945) sowie HEYMAN (1946) die klinische und laboratoriumsmäßige Differentialdiagnostik zwischen weichem Schanker und Lymphogranuloma inguinale und geben an, daß bei sämtlichen (hier 25) Lymphogranuloma inguinale-Patienten die Haut- und Komplementbindungsreaktion für Lymphogranuloma inguinale positiv war. In beiden Gruppen war die klinische Diagnose durch Isolierung des Lymphogranuloma inguinale-Erregers bzw. kulturellen Nachweis von Ducrey-Bacillen gesichert. Sämtliche Patienten wurden einer sehr eingehenden klinischen Untersuchung einschließlich Hauttestung unterworfen. Die Komplementbindungsprobe nach McKEE, RAKE und SHAFFER wurde in kurzen Zeitabständen bei den Kranken in beiden Gruppen während bis 15—88 Wochen nach Auftreten der Bubonen vorgenommen. Alle Lymphogranuloma inguinale-Patienten hatten eine positive Komplementbindungsreaktion mit Titer 1:40 oder mehr, und 74% von ihnen hatten einen Titer von 1:160 oder höher. Andererseits hatten 69% der Ulcus molle-Patienten eine negative derartige Reaktion oder einen Titer von 1:20 oder weniger, während nur rund 13% in der Verdünnung 1:160 oder höher positiv reagierten. Antikörper-Titerwerte von 1:40 und 1:80 kamen bei Patienten mit weichem Schanker etwa ebensooft vor wie bei Lymphogranuloma inguinale-Kranken. Im Lymphogranuloma inguinale-Material lagen signifikante Titerschwankungen während des Krankheitsverlaufs vor, nicht aber bei den Ulcus molle-Patienten. Viele Titerwerte hielten sich in mehreren Fällen so lange wie ein Jahr nach Krankheitsbeginn auf gleicher Höhe. Die Autoren halten die Komplementbindungsreaktion bei Lymphogranuloma inguinale für spezifisch gegenüber einer Ulcus molle-Infektion. Bei unspezifischen Urethritiden konnten weder BEDSON (1950) noch MACRAE und WILLCOX (1953) Komplementbindung mit Virus der Lymphogranuloma inguinale-Psittakosegruppe nachweisen.

Vor allem hat man indessen über die Spezifität der Lygranum-Komplementbindungsreaktion gegenüber Sera von Syphilitikern, Gonorrhoikern und Ulcus-molle-Patienten debattiert. SHAFFER und RAKE sowie SHAFFER, RAKE, GRACE, McKEE und JONES (1941) glauben, daß der hohe Prozentsatz positiver serologischer Reaktionen bei dieser Klientel nicht auf unspezifischen Faktoren beruht, sondern ein Zeichen für das Vorkommen einer früheren, gleichzeitigen oder späteren asymptomatischen Infektion mit Lymphogranuloma inguinale ist, wenigstens in der Mehrzahl der Fälle. Ihre eigenen Beobachtungen sowie solche von DULANEY und PACKER (1947), WETHERBEE u. Mitarb. (1951), laut welcher Sera von Kindern mit angeborener Syphilis oder gonorrhoischer Vulvovaginitis stets negative Komplementbindungsreaktionen mit Lygranum geben, verleiht der Anschauung, daß die Reaktion spezifisch ist, eine gewisse Stütze. BEESON und MILLER konnten außerdem feststellen, daß 60% der Neger, Männer und Frauen, in einer poliklinisch nicht ausgewählten Poliklinikklientel mit positiver Kahn-Reaktion Bindung mit Lygranum gaben, aber nur 18—21% der Weißen mit positivem Kahn, ein Unterschied zwischen den Rassen, der nicht zu erwarten wäre, wenn Syphilis als Ursache unspezifischer serologischer Reaktionen für Lymphogranuloma inguinale eine sehr große Rolle spielen würde.

Den angegebenen hohen Grad der Spezifität der Komplementbindungsreaktion kann man unter verschiedenen Gesichtspunkten erörtern, z. B. dem, daß SHAFFER und RAKE bei 45 Fällen von Syphilis, wo sowohl die Frei-Reaktion wie die Komplementbindung ausgeführt wurde, fanden, daß 29% eine positive Frei-

Reaktion hatten gegenüber 68% Bindung mit Lygranum. Beeson und Millers oben zitierte Untersuchungen haben den Wert insofern in Frage gestellt, als man gleichzeitig vorgenommene Frei-Proben in denjenigen Fällen vermißt, in welchen die Komplementbindungsreaktion mit Lygranum positiv war. Ferner kann angeführt werden, daß möglicherweise unter den Kahn-positiven Fällen, deren klinischer Status nicht kontrolliert wurde, die Neger in höherem Prozentsatz unspezifische Syphilisreaktionen gehabt haben können. Alice Reyn (1951) hat beispielsweise mitgeteilt, daß man bei Patienten mit derartigen falschen Reaktionen in bemerkenswert großer Anzahl (11 von 64) stark positive Komplementbindungsreaktionen mit Lygranum findet. Da man annehmen kann, daß dieselben oder ähnliche Faktoren, wie sie die falsch-positive Seroreaktion für Syphilis verursachen, bei der Komplementbindungsreaktion mit Dottersackantigen wirksam sind, geht Reyn so weit, zu sagen, daß es möglich sei, letztere Reaktion zu verwenden um zu entscheiden, ob ein Wassermann spezifisch ist oder nicht, mit anderen Worten als eine Art von Verifikationsprobe. Beachtung verdient ferner Shaffer und Rakes Beobachtung eines hohen Prozentsatzes von Komplementbindung mit Lygranumantigen bei Seren von Patienten mit Lebercirrhose und mit absolut negativer Frei-Reaktion. Womöglich gibt der gesteigerte Globulin- und verringerte Albumingehalt des Serums bei diesen Kranken zu einer unspezifischen Reaktion mit Lygranum Anlaß, oder die Cirrhose ist in einem Teil der Fälle durch Infektion mit einem zur Lymphogranuloma inguinale-Psittakosegruppe gehörenden Agens verursacht.

ζ) Kritik an der Spezifität der Komplementbindungsreaktion

Knott, Bernstein, Eagle, Billings, Zobel und Clark (1943), eine in Baltimore arbeitende Forschergruppe, haben unter anderem konstatiert, daß bei einem Teil der Patienten eine positive Komplementbindungsreaktion mit Lymphogranuloma inguinale-Antigen nach antiluischer Behandlung negativ wurde. Die Geschwindigkeit, mit welcher die serologische Reaktion zurückging, ließ sie im Hinblick auf die gewöhnliche Hartnäckigkeit derselben vermuten, daß diese Kranken eine biologisch falsch-positive, auf Syphilis beruhende Reaktion gehabt hatten. Ferner fanden sie bei etlichen Patienten, daß Absorption mit Ausflokkungsantigen nicht nur das Syphilisreagin entfernte, sondern auch das Lymphogranuloma inguinale-Reagin, was Grace u. Mitarb. dagegen hinsichtlich des Lymphogranuloma inguinale-Antigens nicht bestätigen konnten. Einige Autoren, Dulaney und Packer (1947), White und Miller (1935), haben beobachtet, daß gewisse Sera von Patienten mit Frühsyphilis sowohl mit dem Kontroll-Dottersackantigen wie mit dem Virusantigen reagieren. Erstere sind jedoch der Ansicht, man könne durch Titrierung, wobei die Serumverdünnung 1:40 der kritische Titer ist, diese falsch-positiven Reaktionen ausschließen.

Die am besten begründete und schwerwiegende Kritik der Spezifität der Lymphogranuloma inguinale-Komplementbindungsreaktion kommt von Alice Reyn in Dänemark, einem Lande, wo Lymphogranuloma inguinale eine große Seltenheit ist. Sie untersuchte 300 Sera von Fällen von behandelter und unbehandelter Lues, Infektionen der oberen Luftwege, unspezifischem Wassermann, Wassermann-negativen Normalpersonen, Patienten mit weichem Schanker und mit Lymphogranuloma inguinale-Verdacht. Reyn fand keine Korrelation zwischen der Komplementbindungsreaktion und den Frei-Proben (vgl. Greaves und Taggart 1953). Unter den Wa.R.-negativen Sera war erstere Reaktion ebensooft positiv wie unter den Wa.R.-positiven. Bei unbehandelten Luetikern waren positive Reaktionen häufiger als bei behandelten. Patienten mit wahrscheinlicher Luftwegsinfektion und falsch-positiver Wa.R. gaben in bemerkenswerter Anzahl stark positive Lygranum-Komplementbindungsreaktionen. REYN zieht die Schlußfolgerung, daß eine einzelne derartige positive Komplementbindung kein genügender Grund für die serologische Diagnose des Lymphogranuloma inguinale ist (s. auch FLØYSTRUP, REYMANN und REYN 1950).

DULANEY und PACKER (1947) fanden zu ihrem Erstaunen, daß 9% von offenbar normalen, gesunden Studenten der Medizin positive Komplementbindungsreaktionen mit niedrigem Titer aufwiesen — die Studenten hatten kurz zuvor obere Luftwegsinfektionen gehabt. Je höher der Titer bei der Komplementbindung ist, desto unwahrscheinlicher ist es, daß sie unspezifisch ist. Titerwerte von 1:40 und mehr dürften auf eine aktive Infektion oder, in einigen Fällen, auf eine alte, geheilte Infektion hindeuten. Werte unter 1:40 sind mit Skepsis zu betrachten. Bei ihnen kann es sich um das Frühstadium des Lymphogranuloma inguinale, um eine alte, latente oder ausgeheilte Infektion, oder um eine biologisch-falsche Reaktion handeln. In der Diskussion über Titer, welche als signifikativ für die Diagnostik des Lymphogranuloma inguinale gelten können, wenn nur einzelne Serumproben entnommen werden, liegt nach Ansicht von LANDAU (1946), DULANEY und PACKER (1947) sowie BEDSON u. a. (1949) ein Titer von 1:32—1:40 Serumverdünnung außerhalb des Bereichs für unspezifischen Effekt, und ist im Verein mit klinischen Symptomen ein Anzeichen einer Lymphogranuloma inguinale-Infektion. *Ohne klinische Erscheinungen* ist ein derartiger Titer lediglich ein Hinweis auf eine frische Infektion durch irgendein Virus innerhalb der Lymphogranuloma inguinale-Psittakosegruppe. MACRAE (1951) steht auf dem Standpunkt, daß erst der Titer 1:40 oder höher die Annahme einer Lymphogranuloma inguinale-Infektion rechtfertigt. Wie viele andere Forscher (GREAVES und TAGGART 1953) fand er indessen keine absolute Korrelation zwischen der Stärke der Frei-Reaktion und dem serologischen Titer. WETHERBEE, HILFER, MASPERO und KUHNS (1951), welche zu derselben Zahl bezüglich signifikativer Titerwerte gelangen, befürworten die Anstellung der Frei- und Komplementbindungsreaktion in, wenn möglich, allen Fällen von Lymphogranuloma inguinale-Verdacht. Vor kurzem hat RAKE (1955) der Ansicht Ausdruck gegeben, daß ein Serumtiter von 1:10 als positiv erachtet werden kann. Die Kombination eines positiven Frei-Tests mit einer positiven Komplementbindung ist ein zuverlässigeres Indizium einer aktiven oder latenten Lymphogranuloma inguinale-Infektion, und ein steigender Titer ist ein sicheres Zeichen von Aktivität des Agens in einem verdächtigen Fall von Lymphogranuloma inguinale. Etliche Forscher meinen, die Komplementbindungsreaktion für Lymphogranuloma inguinale sei ein brauchbares „tool" bei epidemiologischem „screening" von Volksgruppen mit einem hohen Prozentsatz venerischer Infektionen, aber dabei darf man die begrenzte Spezifität der Komplementbindungsprobe sowie die entschieden größere Zuverlässigkeit der Frei-Reaktion als Diagnosticum nicht vergessen (DULANEY und PACKER 1947, PRADO und DA SILVA-LACAZ 1951). Man muß KOCH, MCDONALD und MARSHALL beistimmen, wenn sie die Ansicht äußern, daß die Komplementbindungsreaktion, da sie weniger spezifisch ist, nicht als Ausschlußreaktion verwendet werden darf. Sie scheint ein unzuverlässiges diagnostisches Hilfsmittel zu sein (s. auch entsprechende Erfahrungen von BLAIR, aber in gewissem Grade abweichende von WRIGHT, SPENCER und OPPENHEIM 1947). Bei den Studien von KOCH, MCDONALD und MARSHALL ist der Umstand beachtenswert, daß in einer Gruppe von 91 Patienten ohne irgendwelche anamnestische oder klinische Anzeichen von Geschlechtskrankheiten 87 oder 96% (!) eine positive Komplementbindungsreaktion gaben, während alle 91 eine negative Frei-Reaktion hatten. Man kann diejenigen Forscher verstehen, welche der Komplementbindungsreaktion in ihrer heutigen Form jeglichen praktischen Wert absprechen. Der

Eindruck, den man aus dem großen Schrifttum über die Empfindlichkeit und Spezifität der Komplementbindungsreaktion mit Lygranum-Antigen gewinnt, läßt sich folgendermaßen zusammenfassen:

Die hier erörterte Komplementbindungsreaktion scheint eine ausgeprägte empfindliche Probe zu sein, mit deren Hilfe es möglich ist, Frühfälle von Lymphogranuloma inguinale und Fälle von Lymphogranuloma inguinale-Verdacht einzufangen bevor sich die Intracutanreaktivität entwickelt hat, d. h. bevor die Frei-Reaktion positiv wird. Diese hohe Empfindlichkeit manifestiert sich auf Kosten der Spezifität. In dieser Beziehung ist die Freische Intracutanreaktion der Komplementbindungsprobe entschieden überlegen. Unspezifische Komplementbindung scheint in einer erheblichen Anzahl von Fällen einzutreten, und zwar mit Seren von Luetikern, Kranken mit anderen Geschlechtskrankheiten, Patienten mit Lebercirrhose und solchen mit Infektionen der oberen Luftwege und falsch-positivem Wassermann (A. REYN 1951, L. W. KNOTT, L. H. T. BERNSTEIN, H. EAGLE, T. E. BILLINGS, R. L. ZOBEL und E. G. CLARK). *Man muß indessen beachten, daß der praktische Wert der Komplementbindungsreaktion von dem epidemiologischen Milieu abhängig ist, in dem die Reaktion Verwendung findet.* Sie ist eine Gruppenreaktion, und in einem Lande, wo beispielsweise Ornithose nicht allzu selten vorkommt, z. B. Dänemark, ist ihr praktischer diagnostischer Wert selbstverständlich geringer. Umgekehrt ist die praktische Brauchbarkeit der Reaktion dort groß, wo Lymphogranuloma inguinale sozusagen mehr separiert von den anderen, in der Krankheitsgruppe enthaltenen Zuständen vorkommt, z. B. in Mittel- und Nordschweden. In bezug auf die Spezifität gegenüber Syphilis spielt auch die Reinheit des verwendeten Antigens eine erhebliche Rolle.

Für eingehende Studien über die Lygranum-Komplementbindungsreaktion wird auf SHAFFER und RAKE: „Studies on Lymphogranuloma venereum: Evaluation of the Complement Fixation Test with Lygranum“ [J. Lab. clin. Med. **32**, No 9, 1060—1086 (1947)] auf KOCH, MCDONALD und MARSHALL (1949) sowie auf A. REYN (1951) verwiesen. Siehe auch SIGEL: Lymphogranuloma venereum. The University of Miami Press. U. S. A. 1962.

b) Viruzide Antikörper

Man muß sich dessen bewußt sein, daß die Komplementbindungsreaktion auf eine breite Antigenähnlichkeit zwischen den Krankheiten der Lymphogranuloma inguinale-Psittakosegruppe hindeutet, obwohl man im Schrifttum auch unerklärliche Unterschiede der Komplementbindungstiter registriert hat (EDDIE und FRANCIS 1942, EATON, MARTIN und BECK 1942, SMADEL, WERTMAN und REAGAN 1943). Man darf ferner nicht vergessen, daß die thermostabile Komponente, welche den Viren der Lymphogranuloma inguinale-Psittakosegruppe gemeinsam ist, das wirksame Antigen darstellt. (Siehe auch VOLKERTs und MØLLER-CHRISTENSENs Arbeiten über komplementbindende Antigene bei Ornithosis, 1955.)

Das Studium der Immunität nach spontanem und experimentell übertragenem Lymphogranuloma inguinale wurde zuerst von LEVADITI u. Mitarb. begonnen, welche nachweisen konnten, daß Patientenserum von Lymphogranuloma inguinale-Fällen und Serum von Lymphogranuloma inguinale-infizierten Affen viruzide Eigenschaften besaß. Sie konnten diese Eigenschaften in Seren von mehreren Lymphogranuloma inguinale-Kranken demonstrieren, welche in Zeitabschnitten, deren Dauer zwischen 25 Tagen und 4 Monaten wechselte, Symptome der Krankheit aufgewiesen hatten. Wie sich ergab, ließen Kontrollsera von gesunden Personen und Ulcus molle-Patienten diese Eigenschaften vermissen. Ähnliche Versuche, mit weißen Mäusen als Versuchstieren, wurden von FINDLAY ausgeführt, welcher das Vorhandensein von virusneutralisierenden Substanzen im Blutserum von sechs Patienten mit klimatischem Bubo nachwies. In einem anderen Versuch machte er die bedeutungsvolle Beobachtung, daß Sera von vier Lymphogranuloma inguinale-Kranken viruzide Eigenschaften gegenüber Virus von in Singapore infizierten Fällen von klimatischem Bubo erkennen ließ. In einem experimentell mit Lymphogranuloma inguinale infizierten Fall beim Menschen konnte E. WASSÉN (1935) zeigen, daß sich im Serum zwischen dem 12. und 17. Tage nach der Infektion eine viruzide Komponente bildete, welche die Infektiosität virulenten Mäusehirnmaterials bei intracerebraler Überimpfung auf weiße Mäuse aufzuheben imstande war.

Im Serum von Lymphogranuloma inguinale-Kranken fanden MIYAGAWA, MITAMURA, YAOI, ISHII und OKANISHI (1935), AOYAMA (1938) und TASAKI (1937) ebenfalls viruzide Substanzen. OKANISHI (1937) wies im Blutserum des mit virulentem Mäusehirnmaterial geimpften Kaninchens viruzide Körper nach. Nach E. WASSÉN (1935) sowie J. C. LEVADITI und REINIÉ (1938) kann auch das normale Menschen- bzw. Affenblut viruzide Eigenschaften erkennen lassen. Die von LEVADITI u. Mitarb., FINDLAY, E. WASSÉN, MIYAGAWA u. a. mitgeteilte Feststellung viruzider Immunkörper im Blut der Lymphogranuloma inguinale-Kranken konnte von LÖHE und SCHLOSSBERGER (1935), HILDEBRANDT (1936) sowie NAUCK und MALAMOS (1937) nicht bestätigt werden. Schließlich hat sich die Angabe von GOTTLIEB (1932), daß beim Lymphogranuloma inguinale im Stadium der Abheilung Antikörper im Serum enthalten seien, welche das Frei-Antigen in vitro zu neutralisieren vermögen, so daß die Gemische bei sicheren Lymphogranuloma inguinale-Kranken keine Cutanreaktion mehr hervorrufen, als nicht zutreffend erwiesen (GALLEGO CALATOYUD 1933, E. WASSÉN 1935, MIYAGAWA u. Mitarb. 1935, HOWARD und STRAUSS 1936 u. a. m.),

Nach REISS (1934) soll in den ersten Monaten die Beigabe von Serum Lymphogranuloma inguinale-Kranker die Wirkung des Antigens nicht neutralisieren oder abschwächen, sondern sogar verstärken. Diese Ansicht wird aber von HOMBRIA (1935), HAYNES und HARLEY (1935) sowie HOWARD und STRAUSS (1936) abgelehnt. Nach PAVANATI (1936) soll das Serum von Patienten in diesem Stadium die Wirkung des Frei-Antigens abschwächen. Im Gegensatz dazu fanden FLANDIN und TURIAF (1936) sowie WLASSICS (1937) eine verstärkte Wirkung. E. WASSÉN (1935) hat eine spezielle Probe zum Nachweis viruzider Antikörper bei Lymphogranuloma inguinale ausgearbeitet. Die infektiöse Hirnaufschwemmung von intrakranial geimpften Mäusen ruft beim Meerschweinchen nach intracutaner Injektion ein spezifisches Knötchen hervor. Durch Beigabe von spezifischem Blutserum wird das Virus neutralisiert und dadurch die Entwicklung der Veränderung verhindert. E. WASSÉN konnte in fünf Fällen von Lymphogranuloma inguinale und in vier von seinen neun Kontrollfällen mit Normalserum einen virusneutralisierenden Effekt des Blutserums nachweisen. Nach einstündiger Inaktivierung bei 65° C ließen die Immunsera eine ausgesprochene Abschwächung des virusneutralisierenden Effekts erkennen. Die Inaktivierungstemperatur für Normalserum lag, wie sich ergab, im großen und ganzen auf derselben Höhe, doch genügte in einem Fall bereits eine Temperatur von 60° C.

Aus den verschiedenen Berichten im Schrifttum über Nachweis von neutralisierenden Antikörpern gegenüber dem Lymphogranuloma inguinale-Virus wird somit ersichtlich, daß die Angaben einander widersprechen, was hinsichtlich der negativen Resultate vielleicht auf einer fehlerhaften Technik beruhen könnte, wie zu kurze Inkubation des Serum-Virusgemisches (HILDEBRAND) oder Verwendung konzentrierter Virusaufschwemmungen mit relativ starken Serumverdünnungen (NAUCK und MALAMOS). Es ist jedoch offenbar, daß in gewissen

Fällen gegen verschiedene, zur Lymphogranuloma inguinale-Psittakosegruppe gehörende Krankheiten gerichtete neutralisierende Antikörper aufgetreten sind, aber unregelmäßig und mit meistens niedrigem Titer. Diese Reaktion hat jedenfalls keinen diagnostischen Wert. Nach HILLEMANS Entdeckung im Jahre 1945, daß Hyperimmunisierung von jungen Hühnchen mit Dottersackaufschwemmungen stets stark neutralisierende Antisera gegen wenigstens drei Mitglieder der Gruppe ergibt, wurde es möglich, die immunologischen Verhältnisse bei Lymphogranuloma inguinale und immunologisch nahestehenden Erkrankungen systematisch zu studieren. Gewisse Abschnitte dieser Forschungen wurden in gemeinsamen Studien mit F. B. GORDON (1943/44) bekanntgegeben. Wie sich herausstellte, besitzen die Antisera schützende, neutralisierende, agglutinierende und komplementbindungsverhindernde Eigenschaften. Ein gegen Lymphogranuloma inguinale-Virus gerichtetes Serum hat indessen weder eine neutralisierende noch eine schützende Wirkung gegenüber Infektion mit einer anderen der Krankheiten in der Lymphogranuloma inguinale-Psittakosegruppe, wodurch sich unter anderem das Lymphogranuloma inguinale-Virus innerhalb der Gruppe von den anderen unterscheidet. Die Neutralisationsprobe mit Hühnerserum hat mithin eine markante Spezifität erkennen lassen, und zwar im Gegensatz zu der breiten Antigenähnlichkeit, welche sich allgemein hinsichtlich der Komplementbindungsreaktion nachweisen läßt. Das obige Verfahren mit Hühnerimmunserum ermöglicht also in befriedigender Weise das Studium der Verhältnisse innerhalb der Lymphogranuloma inguinale-Psittakosegruppe sowie eine Identifizierung der verschiedenen Krankheiten, welche diese Gruppe enthält. Im übrigen wird auf HILLEMANS interessante immunologische Arbeiten in J. infect. Dis. **76,** 96—114 (1945) verwiesen.

c) Die Intracutanreaktion

Ende 1925 wurde durch WILHELM FREI ein für die Diagnose und Differentialdiagnose des Lymphogranuloma inguinale äußerst wertvolles Hilfsmittel eingeführt. FREI wies nach, daß nach intracutaner Injektion von 0,1 cm^3 eines Antigens bei Patienten mit Lymphogranuloma inguinale binnen 48 Std eine starke örtliche Hautreaktion auftritt, welche bei Gesunden oder an anderen Lymphdrüsenaffektionen Erkrankten ausbleibt. Diese wichtige, biologisch interessante Intracutanreaktion wird nach ihrem Entdecker als *Frei-Reaktion* bezeichnet.

α) Herstellung des Frei-Antigens (nach FREI)

Als Spender kommen nur tuberkulosefreie Personen mit klinisch typischem Lymphogranuloma inguinale in Betracht, die an keiner anderen Geschlechtskrankheit leiden und eigenen Angaben nach auch früher niemals an weichem Schanker oder Bubonen gelitten hatten. Die Hautprobe mit Lymphogranuloma inguinale-Antigen muß bei ihnen positiv, die mit Ulcus molle-Antigen oder Ito-Reenstiernaschem Impfstoff negativ ausfallen. Ihre Bubonen müssen Einschmelzungsherde aufweisen, die noch vollständig geschlossen sind, und in deren Umgebung auch kein geöffneter Herd vorhanden ist. Nach Alkohol-Äther-Desinfektion der Haut wird der erweichte Inhalt mittels Rekordspritze und dicker Kanüle, oder auch mittels Venüle, angesaugt und möglichst bald verarbeitet. Zu diesem Zweck wird er in der Spritze oder im sterilen Reagensglas mit vier, bei sehr zäher Beschaffenheit auch fünf oder sechs Teilen sterile physiologische Kochsalzlösung verdünnt, in Portionen von $^1/_2$—1 cm^3 in sterile farblose Ampullen aus Jenaer Hartglas einfüllt und in diesen nach sorgfältigstem Verschluß 2 Std bei 60° C sowie man nächsten Tage nochmals 1 Std bei 60° C — keinesfalls weniger — in einem zwecks Kenntlichmachung undichter Ampullen mit etwas Fuchsin versetzten Wasserbad erwärmt. Erwärmen auf 80° C führt nach FREIS Erfahrungen bereits zu einer gewissen Abschwächung des Antigens, Erwärmen auf 100° C kann dasselbe unter Umständen gänzlich zerstören (HELLERSTRÖM, RAVAUT). Sowohl mit dem frischen wie mit dem erwärmten Material sind Sterilitätsproben unter aeroben und anaeroben Bedingungen bei Brutschrank- und Zimmertemperatur erforderlich. Eine Verwendung des fertigen Impfstoffes ist nur dann gestattet, wenn sämtliche Sterilitätsproben Keimfreiheit ergeben haben, und wenn er gleichzeitig bei Lymphogranuloma inguinale-Kranken einwandfrei positive sowie bei Kontrollpersonen einschließlich Ulcus molle-Patienten einwandfrei negative Reaktionen geliefert hat. Alle diese Proben müssen bei längerer Aufbewahrung des Präparates, die unter Lichtausschluß und bei niedriger Temperatur zu erfolgen hat, alle 4 Monate wiederholt werden.

Die Haltbarkeit des Impfstoffs scheint im allgemeinen um so größer zu sein, je niedriger die Temperatur ist, in der er aufbewahrt wird; im gewöhnlichen Eisschrank beträgt sie durchschnittlich etwa 9 Monate (FREI), 4—12 Monate oder mehr (HELLERSTRÖM), in gefrorenem Zustand (KADISCH) unter Umständen bis mehrere Jahre. Das von HANSCHELL (1938) hergestellte Antigen erwies sich sogar nach 3 Jahren als einwandfrei. Eine Maßregel, die sicherlich in hohem Grade dazu beiträgt, die Antigene zu konservieren, ist ihre Aufbewahrung im Eisschrank in kleinen sterilen Ampullen von etwa 1 cm³ Inhalt, wodurch die gesamte Antigenmenge vor Verunreinigungen geschützt wird. SONCK hat mehr als 20 Jahre lang völlig brauchbares Frei-Antigen feststellen können, obwohl die Reaktionen allmählich schwächer ausfielen. Mitunter bewirkt Material von verschiedenen Lymphogranuloma inguinale-Fällen recht große Stärkeunterschiede auch bei gleicher Verdünnung. Die Frage, ob und welche antiseptischen Zusätze gestattet sind, harrt noch ihrer Lösung. Ein Zusatz von Carbol ist nicht ratsam, da bei carbolempfindlichen Patienten unspezifische Reaktionen auftreten können. Ein Teil der Lymphogranuloma inguinale-Antigene wird offenbar bei Erwärmen auf 100° C inaktiviert, andere aber werden hierdurch nur mehr oder weniger abgeschwächt (HELLERSTRÖM).

β) Die Frei-Reaktion

Bei der Ausführung der Hautreaktion soll eine sehr feine Kanüle, beispielsweise Nr. 17, angewendet werden. Die Quaddel muß genau intracutan liegen, da sonst die Reaktion ausbleibt oder weniger hervortritt. Die injizierte Antigenmenge ist 0,1 cm³, und die Ablesung erfolgt erst nach 48 Std, um unspezifische Reaktionen, welche dann gewöhnlich abgeklungen sind, auszuschließen. Bei schwacher Reaktion, die meist auf zu stark verdünntem Antigen beruht, hat es sich als zweckmäßig erwiesen, 0,2 cm³ zu injizieren. Bei positivem Ausfall zeigt sich an der Injektionsstelle eine gerötete, infiltrierte Papel mit einem Durchmesser von 5—20 mm, oft von einer helleren Zone oder Hof umgeben. Der Durchmesser des letzteren beträgt 5—15 mm. Die Infiltration der Papel ist ein wichtiges Kennzeichen der positiven Freischen Reaktion, und nicht allzu selten fühlt man eine positive Reaktion besser als man sie sieht. In vielen Fällen bleibt die Papel eine ganze Woche lang sichtbar, während der Hof nach ein paar Tagen abklingt. In einzelnen Fällen bilden sich nach einigen Tagen auf der Papeloberfläche Bläschen oder selbst ein nekrotischer Schorf, welch letzterer eine oder ein paar Wochen bestehen bleibt und oft jahrelang sichtbare oberflächliche Narben zurückläßt. Die Papel ist nicht oder nur wenig druckempfindlich. Das Reaktionsergebnis ist nur dann im positiven Sinne zu verwerten, wenn bei den mitgeimpften Gesunden die Impfstellen zur selben Zeit völlig reaktionslos aussehen oder höchstens eine ganz geringfügige Rötung ohne jede Spur von Infiltration erkennen lassen, wie das bei einwandfreiem Impfstoff ausnahmslos der Fall ist. Bei hochgradiger Überempfindlichkeit tritt gelegentlich außer den Veränderungen an der Impfstelle auch eine leichte Allgemeinreaktion in Form von geringen Temperatursteigerungen, Gelenkschmerzen und Hautausschlägen auf, oder aber eine Reaktion an vorhandenen Krankheitsherden (HELLERSTRÖM, FREI, CANNON u. a. m.). Aus diesem Grunde empfiehlt es sich, bei frischen Lymphogranuloma inguinale-Fällen mit heftigen Allgemeinerscheinungen oder lebhaften Einschmelzungsvorgängen die Probe erst nach klinischer Besserung auszuführen. Ebenso ist bei der Spätform des Lymphogranuloma inguinale, der Elephantiasis genito-anorectalis, falls stark entzündliche oder eitrige Prozesse — besonders solche in Bauchfellnähe! — vorliegen, Vorsicht geboten (vgl. K. SCHULZ).

Wenn man in der vorstehend beschriebenen Weise vorgeht, d. h. Impfstoffe benutzt, die aus reinem Lymphogranuloma inguinale-Buboeiter gewonnen, vorschriftsmäßig verdünnt, sterilisiert, geprüft und ohne Carbolzusatz aufbewahrt sind, also keine lebenden oder abgetöteten bakteriellen Verunreinigungen enthalten können (Frei, Hellerström, Nicolas, Favre und Lebeuf), wenn man ferner zur Impfung neue Spritzen und Kanülen verwendet (Hellerström, Ravaut) und die Ablesung zur richtigen Zeit vornimmt, dann kann man sich auf die Spezifität und Eindeutigkeit der Lymphogranuloma inguinale-Probe verlassen (Dind, Ramel, Hellerström, Fischer u. a. m.).

Zweifelsohne ist die Frage des *Zeitintervalls zwischen Infektion und Ausbildung der Hautallergie* von großem Interesse. In den ersten Stadien der Krankheit, und zwar wenn es sich um natürliche Ansteckungen handelt, fällt die Reaktion ziemlich lange negativ aus. Frei und Hoffmann (1927) haben angegeben, daß die Hautreaktion erst dann sicher positiv wird, wenn die Haut über den entzündeten Lymphdrüsen mit den Drüsen verwachsen ist, was nach den Erfahrungen von Hellerström, Nicolas, Favre und Lebeuf, Cerutti und Pavanati u. a. m. auch im allgemeinen zutrifft.

In dem ersten größeren Material von Lymphogranuloma inguinale, das aus 47 Fällen mit klinisch, bakteriologisch und pathologisch-anatomisch gesicherter Diagnose bestand, fand Hellerström (1929), daß 8 Fälle 1—3 Wochen, 14 Fälle 4 Wochen, 5 Fälle 6 Wochen, zwei Fälle 8 Wochen und die übrigen 18 Fälle mehr als 8 Wochen nach Auftreten der Bubonen Frei-positiv waren. Diese Zahlen können selbstverständlich nicht als absolut exakt gelten, denn es ist natürlich nicht immer möglich, genau zu berechnen wann die Krankheit beginnt. Der Zeitpunkt der Manifestierung der positiven Hautallergie ist auch nicht immer genau zu bestimmen. Nicolau und Banciu (1932) beobachteten in einem Fall eine positive Reaktion schon am 10. Tage sowie in einem anderen am 15. Tage nach Erscheinen des Primäraffekts. Wenn, wie es nach Ansicht einer großen Zahl von Autoren der Fall ist, eine Zeit von etwa 14 Tagen zwischen ansteckendem Geschlechtsverkehr und Auftreten des Primäraffekts vergeht, entstand die Hautallergie in diesen beiden Fällen 24 bzw. 29 Tage nach dem Coitus. Nach De Gregorio (1933) soll die Reaktion am 15.—20. Tage positiv werden.

E. Wassén (1933) wies indessen nach, daß bei drei Kranken, einem mit weit vorgeschrittener progressiver Paralyse und zwei mit Dementia praecox, welche mit Lymphogranuloma inguinale-Virus am Praeputium geimpft worden waren, die Frei-Reaktion schon am 4. oder 5. Tage nach der Infektion positiv wurde (Papel 5×5 mm, roter Hof 15 mm). Leistendrüsenentzündung konnte Wassén nicht eher als am 23. Tage konstatieren. De Gregorio fand später in zwei von seinen Fällen eine positive Frei-Reaktion bereits am 8. Krankheitstage. In den Angaben von Connors, Levins und Eckers Fällen schwankte die Zeit zwischen Auftreten der Bubonen und erster ausgeführter positiver Frei-Reaktion von 7 bis zu 39 Tagen, im Mittel 20 Tage. Reider und Cañizares fanden, daß die Frei-Reaktion im Initialstadium des Lymphogranuloma inguinale negativ ist und erst 2—5 Wochen nach Erscheinen der Bubonen positiv wird. Ohne das Vorkommen derartiger Lymphogranuloma inguinale-Fälle, bei denen die Frei-Reaktion erst in einem verhältnismäßig späten Stadium positiv wird, irgendwie bestreiten zu wollen — Sonck hat selbst einen Partnerfall gesehen, wo die Frei-Reaktion noch 3 Monate nach der Ansteckung undeutlich bzw. zweifelhaft ausfiel — betont Sonck (1943c), daß die präallergische Periode bei Lymphogranuloma inguinale doch in der Mehrzahl der Fälle verhältnismäßig kurz ist, und daß ein Positivwerden der Frei-Reaktion in manchen von 76 Fällen schon wenige Tage nach dem Auftreten der ersten beginnenden inguinalen Lymphdrüsensymptome — bisweilen sogar eher — feststellbar sei.

Eine andere wichtige Frage ist die der *Remanenz der Hautallergie*. Sie scheint sich über Jahrzehnte zu erstrecken, und Hellerström (1930d) hatte schon 1930 den Fortbestand der Hautallergie 3—11 Monate und 1, 2, 5, 7 Jahre, ja sogar 23, $24^1/_2$ sowie auch 31 (!) Jahre nach dem ersten Auftreten der Lymphdrüsenentzündung feststellen können. Diese Beobachtungen von Frei bzw. Hellerström wurden überall bestätigt. Diese Remanenz der Hautallergie ist ein wichtiger Faktor, mit dem gerechnet werden muß. Demnach besagt eine positive Frei-Reaktion bei Lymphogranuloma inguinale nur, daß der Kranke die betreffende Krankheit hat oder *gehabt hat*. Nach seinen meistens mehrmaligen Selbstversuchen mit sämtlichen von ihm hergestellten Lymphogranuloma inguinale-Antigenen hat Hellerström (1931) keine Allergisierung gegenüber Lymphogranuloma inguinale feststellen können, eine Beobachtung, die unter anderem von Kleeberg und Loewenstein sowie Sonck bestätigt worden ist. Ramel will bei Lymphogranuloma inguinale-Patienten nach wiederholten intracutanen Injektionen von Lymphogranuloma inguinale-Antigen eine Zunahme der Reaktion bemerkt haben. HELLERSTRÖM hat es in stärkerem Grade nicht beobachten können.

γ) Spezifität der Frei-Reaktion

Die Lymphogranuloma inguinale-Probe, d. h. die mit sterilisiertem Buboinhalt von Lymphogranuloma inguinale-Kranken ausgeführte Hautreaktion, ist hochgradig spezifisch, was schon zwischen 1925 und 1930 entschieden wurde (FREI, HELLERSTRÖM, A. KOPPEL, RAMEL, HERMANS, JERSILD, LÖHE und BLÜMMERS, H. RUGE, KLEEBERG und LOEWENSTEIN, CURTH, HURWITZ u. a. umfassende Berichte). WRIGHT, SPENCER und OPPENHEIM haben kürzlich insgesamt 130 Kinder, Weiße und Neger, mit humanem Frei-Antigen untersucht, ohne eine einzige positive Reaktion zu finden. MIKHAIL (1954) hat dieselben Erfahrungen mit 127 Kindern.

Im allgemeinen kommen bei der Lymphogranuloma inguinale-Probe die häufigsten Fehldeutungen auf Unspezifität dadurch zustande, daß versehentlich Impfstoffe injiziert werden, welche bakterielle Verunreinigungen enthalten, und daß die entzündlichen Folgeerscheinungen dieser Injektionen dann als unspezifische Lymphogranuloma inguinale-Reaktionen angesprochen werden. Diese bakteriell bedingten Entzündungen pflegen sich, wie HELLERSTRÖM und FREI betont haben, von echten Lymphogranuloma inguinale-Reaktionen dadurch zu unterscheiden, daß sie statt des knotenförmigen, für die echte Reaktion charakteristischen Impfergebnisses mit rotem Hof eine einheitlich entzündete Fläche aufweisen und statt eines Maximums am zweiten oder einem späteren Tage schon nach einem Tage in voller Entwicklung stehen. Mischinfektionen von Lymphogranuloma inguinale mit anderen Geschlechtskrankheiten oder auch mit nichtvenerischen Erkrankungen, und zwar dann, wenn nur die Partnerkrankheit und nicht zugleich das Lymphogranuloma inguinale erkannt bzw. anerkannt wird, geben weitere Gelegenheiten zu Fehldeutungen. Geben solche Fälle eine positive Frei-Reaktion, so wird diese zu Unrecht auf die Partnerkrankheit bezogen und für unspezifisch erklärt. Latente Lymphogranuloma inguinale-Infektionen, welche trotz fehlender äußerer Drüsenschwellung zur Entwicklung einer Lymphogranuloma inguinale-Allergie mit positiver Frei-Reaktion Anlaß geben, können mangels klinischer Anhaltspunkte zur Bezweiflung der Spezifität führen.

GATÉ und GIRAUD (1930), GATÉ und CHARPIE (1931) sowie NICOLAS, LEBEUF und ROUGIER (1932) führen insgesamt drei Fälle gegen die Spezifität der Freischen Reaktion an; man muß jedoch FREI beistimmen, wenn er sagt, daß er nicht in der Lage ist, anzuerkennen, daß den französischen Autoren auch nur in einem einzigen ihrer Fälle der Nachweis einer unspezifischen Lymphogranuloma inguinale-Reaktion gelungen sei.

Soweit HELLERSTRÖM (1931a) es beurteilen konnte, ist die Freische Hautreaktion, mit humanem Antigen ausgeführt, spezifisch, d. h. so spezifisch, wie man es von einer biologischen Reaktion erwarten kann. Diese Ansicht in bezug auf die Spezifität der Freischen Reaktion teilen mit HELLERSTRÖM alle Lymphogranuloma inguinale-Forscher der verschiedenen Länder, mit denen er in Kopenhagen auf dem VIII. Internationalen Kongreß für Dermatologie und Syphilidologie 1930 zusammentraf. Nach RAMEL, HELLERSTRÖM, SANNICANDRO, FRANCHI, VERCELLINO, DEPACHI, SMITH u. a. bildet sich histologisch eine oder einige Wochen nach der Impfung mit dem Freischen Antigen ein tuberkelartiges, mit Epitheloid- und Riesenzellen gemischtes Granulationsgewebe, was auch auf die Spezifität der Reaktion deutet.

In geeigneten Fällen hat die von Frei empfohlene *Umkehrprobe* einen diagnostischen Wert, bei der man nicht, wie gewöhnlich, von einem Impfstoff bekannter Herkunft ausgeht, sondern den Buboeiter von dem fraglichen Fall, zum Impfstoff verarbeitet, an erwiesenen Lymphogranuloma inguinale-Allergikern sowie vergleichsweise an Gesunden auf seine Fähigkeit prüft, Lymphogranuloma inguinale-Reaktionen auszulösen, und daraus Schlüsse auf die Krankheit des Eiterspenders zieht. Allerdings gestattet die Umkehrprobe nur bei Verwendung des Inhalts geschlossener, nicht verunreinigter, Bubonen bindende Schlußfolgerungen.

δ) Hautanergie

Die Tatsache dürfte jetzt anerkannt sein, daß sich bei Lymphogranuloma inguinale unter Umständen eine *Hautanergie* ausbilden kann, in Analogie mit dem Verhalten bei anderen ähnlichen biologischen Reaktionen, z.B. der Tuberkulinreaktion (Tbc — Morbilli). Frei sowie Hellerström (1931d), Nicolas, Favre, Lebeuf und Charpie, Hurwitz, Midana haben gefunden, daß bei Syphilitikern mit florider Lues eine Anergie gegenüber Lymphogranuloma inguinale bestehen kann. Hellerström hat unter anderem festgestellt, daß die Hautallergie während der floriden syphilitischen Infektion bei der gewöhnlichen Prüfung nicht zutage tritt, sondern erst wiedererscheint, nachdem die antisyphilitische Behandlung eine Zeitlang im Gange gewesen ist. Die floride Lues des Patienten hat wahrscheinlich einen hindernden oder hemmenden Einfluß auf die Lymphogranuloma inguinale-Reaktion („Konkurrenz der Antigene") ausgeübt, wie das z. B. bei der Tuberkulinreaktion und Masern der Fall ist. Eine vorübergehende Anergie verursachte in einem Fall (Frei) ein prämenstrueller Zustand. Anderseits scheint es Simpson (1954) nach eigenen Erfahrungen unwahrscheinlich, daß Syphilis irgendeine Änderung der immunologischen Antwort auf die Hautprobe bei Lymphogranuloma inguinale verursachen sollte.

ε) Die intravenöse Frei-Reaktion nach Hellerström

Zum Studium von Allergie, Desensibilisierungen (Abb. 8) u. a. m. bei Lymphogranuloma inguinale hat Hellerström (1931c) die von ihm so genannte intravenöse Frei-Reaktion eingeführt. Wenn man Lymphogranuloma inguinale-Patienten Frei-Antigen in das Blut spritzt, treten Temperatursteigerungen bis 40° oder darüber auf. Bei wiederholten Injektionen werden diese Temperaturen immer niedriger, um zuletzt ganz auszubleiben — Desensibilisierung — und dies ganz unabhängig davon, ob große oder kleine Antigendosen verwendet werden. Bei *Nicht-Lymphogranuloma inguinale-Patienten* können diese Reaktionen nicht ausgelöst werden. Diese Ergebnisse sind von Gay Prieto, Ravaut, Levaditi und Maisler u. a. m. sowie von E. Wassén bei seinen Studien über experimentelles Lymphogranuloma inguinale beim Menschen bestätigt worden. Die französischen Autoren beobachteten auch Symptome von Schock in Form von Leukopenie und Blutdrucksenkung. Leukopenie fand gleichfalls E. Wassén im Anschluß an seine Experimente. Manchmal ist diese intravenöse Lymphogranuloma inguinale-Reaktion sehr stark ausgesprochen. So stieg bei einer Gelegenheit (Hellerström) 6—12 Std nach einer intravenösen Injektion von 0,5 cm³ Frei-Antigen die Temperatur des Patienten auf 40,1° und kehrte nicht vor Ablauf von 24 Std zur Norm zurück. Während dieser Zeit und teilweise vor der Temperatursteigerung sanken in einem Fall die Blutleukocyten von 5400 auf 2700. Es sei bemerkt, daß diese Leukopenie während des 1. und 2. Tages nach der Injektion bestehen blieb, und daß sie binnen 42 Std einen so niedrigen Wert wie 1900 erreichte. Erst 60 Std nach der Injektion war die Zahl der Leukocyten auf 4000 gestiegen. Am 3. Tag konnte man sagen, daß die Leukocyten zur Norm, zwischen 4600 und 6500, zurückgekehrt waren. Es scheinen jedoch sonst keine erheblicheren Veränderungen des Blutbildes entstanden zu sein. Das Verhalten der Trombocyten wurde aber nicht registriert.

Diese Reaktionsart scheint HELLERSTRÖM am meisten einer sich langsam entwickelnden und in die Länge gezogenen anaphylaktischen Reaktion zu gleichen. Solche sind ja von der experimentellen Anaphylaxie her bekannt, doch haben sie nicht dieselbe Beachtung gefunden wie der *akute* anaphylaktische Schock. Die Fieberreaktionen, welche bei intravenöser Verabreichung von Lymphogranuloma inguinale-Antigen bei einem mit Lymphogranuloma inguinale infizierten Individuum auftreten, dürften in Analogie mit einer Frei-Reaktion gedeutet werden können, wo das Lymphogranuloma inguinale-Antigen und die

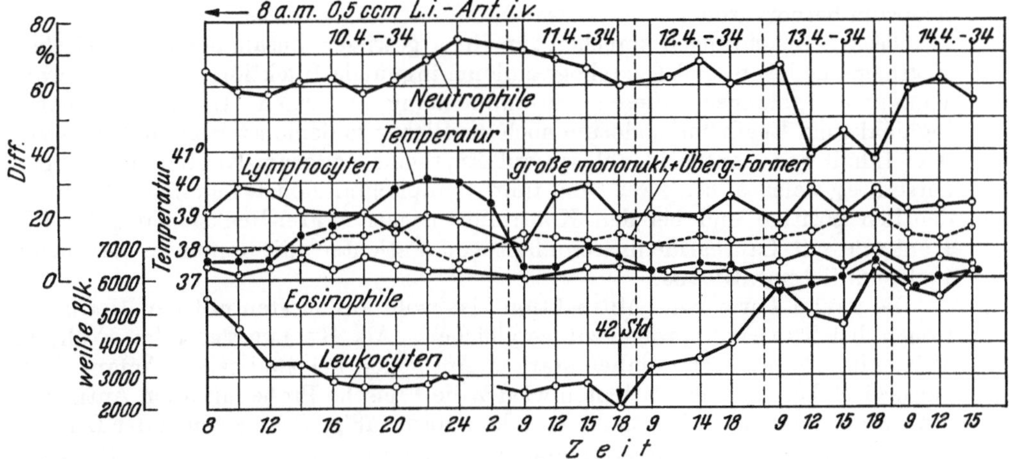

Abb. 8. *Die intravenöse Lymphogranuloma inguinale-Reaktion*

noch hypothetischen Antikörper zusammentreffen, mit Fieber als Folge. Die nach wiederholter Antigenzufuhr zustande kommende Desensibilisierung dürfte dann als auf einer eingetretenen „Sättigung" der Antikörper beruhend betrachtet werden können, wobei ein Überschuß von Antigen entsteht, für den die Antikörper zur Reaktion fehlen — die „intravenöse Frei-Reaktion", die Fieberreaktion, bleibt aus. Vielleicht bewirkt dieser Überschuß von zugeführtem Antigen auch eine temporäre Insuffizienz der Antikörperproduktion. Wenn man dann eine Zeitlang die intravenöse Antigenzufuhr unterbricht, werden dem Blut neue Antikörper zugeführt — die Reaktion kann wieder ausgelöst werden. Bei Nicht-Lymphogranuloma inguinale-Patienten gibt es keine Lymphogranuloma inguinale-Antikörper, und dies erklärt, weshalb man bei diesen keine „intravenöse Frei-Reaktion" auslösen kann. Daß es bisher nicht gelungen ist, die intracutane Frei-Reaktion bei der vorstehend erörterten Verabreichungsweise des Lymphogranuloma inguinale-Antigens (in gewissem Gegensatz zum Verhalten beim Ulcus molle) auszulöschen — GAY PRIETO konnte sie abschwächen —, kann man sich dadurch bedingt vorstellen, daß keine hinreichend große Antigenmenge verwendet worden ist, daß der intracutanen und der „intravenösen" Frei-Reaktion mehr oder weniger verschiedenartige Mechanismen zugrunde liegen, daß Sättigung der fixen Gewebsantikörper bei intravenöser Injektion auf Schwierigkeiten stößt u. a. m. Davon abgesehen hat sich dieses Verfahren als therapeutisch wertvoll erwiesen, und ein amerikanischer Autor, Kornblith, hat bei einem großen Material (207 Fälle) in 82% gute Heilungserfolge erzielt.

ζ) Mitreaktionen

Hellerström (1931) berichtete über einige, früher nicht beobachtete allergische Erscheinungen oder „*Mitreaktionen*", die er bei Ausführung der Freischen Reaktion bemerkt hatte, und welche allem Anschein nach durch das injizierte Antigen ausgelöst worden waren. In zwei von vier Fällen, wo er ein Erythema nodosum gleichzeitig mit dem Lymphogranuloma inguinale beobachtete, traten die Erythema nodosum-Efflorescenzen genau an dem Zeitpunkt auf, an dem die Freische Hautreaktion vorgenommen wurde und ihren Höhepunkt erreicht hatte. In einem der Fälle (Fall 14) gelang es nach einiger Zeit, durch erneute Vornahme einer Freischen Hautprobe wiederum einen Ausbruch von Erythema nodosum hervorzurufen.

Diese Beobachtungen sprechen für einen gewissen Zusammenhang zwischen Erythema nodosum und Lymphogranuloma inguinale-Infektion. Es ist späterhin Kleeberg gelungen, diesen Zusammenhang zwischen Lymphogranuloma inguinale und Erythema nodosum noch deutlicher zu demonstrieren, indem er aus dem Inhalt von Cantharidenblasen auf Erythema nodosum-Knoten ein Antigen herstellte, welches bei zwei von fünf Lymphogranuloma inguinale-Patienten deutlich positive und bei den Kontrollen negative Frei-Reaktionen gab. Die Kontrolle mit Cantharidenblaseninhalt von Patienten mit genuinem Erythema nodosum fiel negativ aus.

Die zweite Form von „Mitreaktion" ist wohl am ehesten mit den Herdreaktionen bei Tuberkulinproben zu vergleichen. Als Hellerström im Frühjahr 1930 mit vier bis fünf ziemlich starken Antigenen bei zwei seiner Anfang 1927 chirurgisch behandelten Patienten wieder die Freische Probe mit allen Antigenen auf einmal ausführte, klagten die Kranken über mäßige Schmerzen in der Leistengegend an den mit Lymphogranuloma inguinale infizierten Stellen. Beide hatten dort ein leicht geschwollenes, haselnußgroßes, mäßig schmerzhaftes Drüsenpaket. Beide klagten über mäßige Schmerzen und Fiebergefühl, die eine Kranke hatte außerdem Erbrechen und Schmerzen in der Achselhöhle derjenigen Seite, an welcher die Lymphogranuloma inguinale-Reaktion am Arm angestellt worden war. Kontrollversuche, die an anderen Patienten gleichzeitig mit demselben Antigen vorgenommen wurden, fielen negativ aus.

Die intravenöse Verabreichung von Frei-Antigen wurde von Hellerström schon von Anfang an zu rein therapeutischen Zwecken eingeführt sowie in einer gewissen Erwartung, daß eventuell Erythema nodosum oder analoge Exantheme zustande kommen würden. Letzteres deshalb, weil Hellerström bei seinen früheren Forschungen über Erythema nodosum (1932) angenommen hatte, daß diese Hauterscheinungen der Ausdruck der Reaktion einer hochallergischen Haut auf hämatogen zugeführtes Antigen sind.

Da gerade in den späteren Jahren diese intravenöse Behandlungsmethode mit Frei-Antigen zu immer größerer Verwendung gelangt ist, hätte man vielleicht Berichte über eine große Anzahl solcher nach intravenöser Antigeninjektion auftretender Erythema nodosum-Eruptionen erwarten können. Erst ziemlich spät erschien aber ein erster Bericht über derartige Beobachtungen von C. E. Sonck (1940b) in Helsingfors, der in drei Fällen das Auftreten eines Erythema nodosum als Folgeerscheinung der intravenösen Frei-Antigeninjektionen bei Lymphogranuloma inguinale-Patienten konstatiert hat. In dem einen Fall handelte es sich schon nach der ersten Injektion und zwar am folgenden Tag um eine ziemlich starke

Fieberreaktion bis 39,2° C mit gleichzeitiger Erythema nodosum-Eruption und starker Herdreaktion in den erkrankten Lymphdrüsen. In dem zweiten Fall wurde der Erythema nodosum-Ausschlag erst am 2. Tag nach der vierten intravenösen Frei-Antigeninjektion beobachtet. In diesem Fall ist zu beachten, daß innerhalb 20—24 Std nach den Injektionen bei einer Temperatur im Fallen von nur 38,7°—37,1° allmählich eine *starke* psychotische Reaktion auftrat. Es sei bemerkt, was auch SONCK betont, daß die psychotische Reaktion (Halluzinationen usw.) sich erst 20 Std nach der letzten Injektion zeigte, mit anderen Worten, nach derselben Zeit wie in der Regel die allergische Reaktion. In dem dritten Fall entstand die Erythema nodosum-Eruption etwa 24 Std nach der fünften Antigeninjektion.

In SONCKs Arbeit finden sich keine Angaben über einen etwaigen Leukocytensturz im Blut; auf Grund eigener und anderweitiger Erfahrungen ist es jedoch sehr wahrscheinlich, daß dieser auch in SONCKs Fällen vorgelegen hat. Man sieht hier, wie das Erythema nodosum während der durch die intravenöse Frei-Antigeninjektion ausgelösten protrahierten allergischen Reaktion auftritt.

Es ist eigentlich recht merkwürdig, daß man im Schrifttum nicht häufiger Berichte findet, welche dem von SONCK entsprechen. Vielleicht hat man indessen das Erythema nodosum nur als eine unwesentliche Komplikation betrachtet und von der Veröffentlichung der Fälle abgesehen, trotz des Lichtes, welches sie auf die Pathogenese des Erythema nodosum werfen. Daß man diesem Phänomen nicht häufiger und regelmäßiger begegnet, liegt womöglich daran, daß die Haut nicht immer hochallergisch genug ist, oder daß im allgemeinen größere Antigendosen erforderlich sind, oder daß die intravenöse Einimpfung eines lebenden Virus nötig ist um diese Hauterscheinungen hervorzurufen, gleichzeitig damit, daß das Virus vom Organismus wahrscheinlich vernichtet wird. Man kann sich auch vorstellen, daß die intravenös zugeführten Allergene in vielen Fällen schon in der Blutbahn abgesättigt oder fixiert werden, und daß infolgedessen die allergische Reaktion in der Haut, das Erythema nodosum, ausbleibt.

Auch unter anderen Umständen, z. B. bei chirurgischen Eingriffen an den erkrankten Lymphogranuloma inguinale-Drüsen, wobei unabsichtlich reiche Möglichkeiten für die Einbringung allergener Substanzen in die Blutbahn geschaffen werden, sieht man nicht selten die Entwicklung eines Erythema nodosum. In diesem Zusammenhang verdient eine Beobachtung an zwei Lymphogranuloma-inguinale-Patienten Erwähnung, bei welchen JERSILD die oberflächlichen Lymphdrüsen exstirpieren und die Hautwunde nähen ließ. Am Abend des Operationstages bekamen diese Kranken Fieber bis 39,1 und 40,4° sowie ein sehr ausgedehntes Erythem. JERSILD meint, dies sei eine sehr starke Frei-Reaktion gewesen. Nach kurzer Zeit verschwanden die übrigen befallenen Drüsen, und JERSILD ist der Ansicht, daß wahrscheinlich eine ausgesprochene Resorption von Antigen auf dem Wege der offenstehenden Lymphgefäße in den Leisten stattgefunden hat, was einen günstigen therapeutischen Einfluß auf die zurückbleibenden Drüsen ausübt. NICOLAS hatte bereits früher angegeben, daß die übrigen Lymphdrüsen verschwinden wenn nur ein paar exstirpiert worden sind. In JERSILDs Fall scheint es HELLERSTRÖM, daß der chirurgische Eingriff eine ungewöhnlich starke intravenöse Frei-Reaktion mit dem oben erwähnten guten therapeutischen Resultat ausgelöst hat. Das ausgedehnte Erythem kann wahrscheinlich als ein pathogenetisches Äquivalent eines Erythema nodosum aufgefaßt werden. Die Erfahrungstatsache, daß der örtliche Lymphogranuloma inguinale-Prozeß nach Ausbruch eines Erythema nodosum oft erstaunlich rasch abklingt, spricht ebenfalls für die Annahme einer hämatogen-allergischen Pathogenese dieses Erythems. Eine häufig erhebliche Temperatursteigerung findet man fast regelmäßig sowohl bei Fällen von Erythema nodosum wie bei intravenöser Verabreichung von Frei-Antigen.

Die bei Lymphogranuloma inguinale gemachten Erfahrungen lassen erkennen, *daß die Allergieprinzipien auch für Reaktionen gelten können, welche durch ein filtrierbares Virus verursacht werden. Diese neue Geschlechtskrankheit hat sich als für das Studium der Hautallergie besonders geeignet erwiesen,* und zwar obwohl die Antikörper noch immer nicht in allen Einzelheiten erforscht sind.

Es ergibt sich also hieraus, *daß die Hautallergie bei Lymphogranuloma inguinale derjenigen bei Tuberkulose sehr ähnlich ist, z. B. hinsichtlich des Auftretens von Erythema nodosum, der Anergie, der Herdreaktion u. a. m.*

η) Animales Antigen

Nachdem es HELLERSTRÖM und E. WASSÉN gelungen war, durch intracerebrale Impfung Lymphogranuloma inguinale auf Tiere zu übertragen, wurde es möglich, die Spezifität der Reaktion auch unter diesen Bedingungen zu studieren. Wenn die Frei-Reaktion an irgendeinem Patienten mit Antigenen aus den Hirnhäuten verschiedener Versuchsaffen angestellt wurde, fand man ausnahmslos pathologisch-histologische Veränderungen in denjenigen Gehirnen, denen positive Reaktionen bei Patienten entsprachen, während in denjenigen, wo dies nicht der Fall war, auch keine derartigen Veränderungen vorhanden waren. Als weitere Stütze für die Spezifität der Reaktion kann angeführt werden, daß es bei positiver Cutanreaktion mit den Affenmeningenantigenen so gut wie immer gelang, das Lymphogranuloma inguinale auf andere Tiere zu übertragen, während dies bei negativer Reaktion stets unmöglich war.

FREI hat schon frühzeitig davor gewarnt, aus Reaktionen, die man bei Lymphogranuloma inguinale-Kranken mit anderen Substanzen als Buboinhalt auslöst, Rückschlüsse auf die Lymphogranuloma inguinale-Natur des Ausgangsmaterials zu ziehen, es sei denn, daß man sich durch eingehende Kontrollversuche, wie sie z. B. hinsichtlich der soeben erwähnten Affenexperimente vorliegen, gegen Irrtümer gesichert hat.

Da es schwierig war, humane Antigene zu erhalten, versuchte man später, zu einem brauchbaren animalen Antigen zu gelangen. Als man in wachsendem Umfang begonnen hatte, Mäuse als Versuchstiere zu verwenden, wurden Versuche mit einem Maus-Lymphogranuloma inguinale-Antigen angestellt; hier erwies sich jedoch die Antigenkonzentration als niedrig, und zahlreiche Patienten reagierten stark auf einen Kontrollextrakt aus Mäusehirn. Dieser Ersatz für das ursprüngliche Frei-Antigen war mithin kein sehr guter.

ϑ) Lygranum-Antigen

Nachdem RAKE und seine Mitarbeiter, GRACE und SHAFFER im Jahre 1940 nachgewiesen hatten, daß es möglich ist, das Lymphogranuloma inguinale-Agens im Dottersack des befruchteten Hühnereis zu züchten, konnte man ein gereinigtes und konzentriertes Antigen erhalten (RAKE, SHAFFER, GRACE, MCKEE und JONES 1941). Abgesehen davon, daß es nun in genügenden Mengen zur Verfügung stand, hatte es den großen Vorteil standardisiert werden zu können. RAKE, SHAFFER, JONES und MCKEE (1941) glauben imstande zu sein, auch ein lösliches Lymphogranuloma inguinale-Antigen herzustellen, und zwar mit präcipitierenden Eigenschaften. Von E. R. Squibb & Sons, New York, hergestellte Antigene sind jetzt fast überall im Gebrauch — Lygranum S.T. zur Frei-Reaktion und Lygranum C.F. zur Komplementbindungsreaktion mit entsprechendem Kontrollantigen aus normalen Dottersäcken befruchteter Hühnereier (s. Lymphogranuloma inguinale.

A Monograph, Squibb & Sons, New York 1943). Gleichzeitig erfuhren indessen die mit der Spezifität der Frei-Reaktion verknüpften Probleme eine Verschärfung. Große Reihenversuche mit Lygranum-Skin-Test wurden von mehreren Forschergruppen in Amerika ausgeführt, und die beteiligten Forscher meinten, das Hühnerembryoantigen wäre den von anderen Tieren wie Mäusen (GRACE, RAKE und SHAFFER 1940) stammenden und auch dem humanen Antigen überlegen. Andere Autoren dagegen, wie HELLERSTRÖM sowie RAJAM und RANGIAH (1955) sind der Ansicht, daß das humane Frei-Antigen bei Aufbewahrung im Eisschrank seine Antigenwirkung weit länger behält, 1—$1^1/_2$ Jahre, als unter denselben Bedingungen das Hühnerantigen, bei dem, wie sich ergab, die Antigenwirkung nach 3—4 Monaten verschwindet. Die letzteren halten das echte Frei-Antigen für empfindlicher, d.h. es bewirkt mehr positive Reaktionen und die Bildung größerer Papeln, welche länger als eine Woche bestehen. In Normalkontrollen ist es außerdem spezifischer als das Hühnerembryoantigen, das hierbei nicht selten unspezifische Reaktionen gibt. CURTH (1943) sowie ROBINSON und ROBINSON (1942), welche ebenfalls mit Hilfe der Frei-Reaktion humanes und Hühnereidottersack-Antigen hinsichtlich Empfindlichkeit und Spezifität verglichen haben, fanden bei dem Hühnerantigen einen hohen Prozentsatz falsch-positive und falschnegative Reaktionen. Andererseits konnten im Jahre 1949 BEDSON u. a. sowie auch BARWELL nachweisen, daß man durch Behandlung einer teilweise gereinigten Dottersackaufschwemmung von Lymphogranuloma inguinale-Virus mit verdünnter Salzsäure einen sauren Extrakt erhält, der intracutane Reaktionen ausschließlich bei Lymphogranuloma inguinale-Patienten hervorruft. NIGG, GRACE und HILLEMAN (1947) fanden, daß eine mit Harnstoff oder 0,5%iger Carbolsäure inaktivierte Dottersackaufschwemmung ein in hohen Verdünnungen befriedigendes diagnostisches Hauttestantigen ergab.

RAJAM und RANGIAH (1955) sind auf Grund eingehender Literaturstudien sowie eigener Erfahrungen der Ansicht, wie schon hervorgehoben ist, daß der eitrige Inhalt von Bubonen des Menschen, d. h. das ursprüngliche Frei-Antigen, in bezug auf sowohl Empfindlichkeit wie Spezifität besser ist als Lygranum. Die Knappheit des ersteren bildet jedoch ein großes Hindernis für seinen täglichen Gebrauch zu diagnostischen und epidemiologischen Zwecken.

Das Studium der Spezifität der Frei-Reaktion führte zu verschiedenen Beobachtungen, welche ersichtlich zu machen scheinen, daß bei Fällen von weichem Schanker und Syphilis sog. Mitreaktionen vorkommen (BRANDT und TORPIN 1940). Positive Frei-Reaktionen hat man auch bei Fällen von atypischer Pneumonie gefunden, negative aber bei Trachom und Einschlußblennorrhoe (RAKE und seine Mitarbeiter 1941 bzw. 1942). POLLARD und WITKA (1947) sahen bei acht Fällen von sicherer Psittakose positive Hautreaktionen für sowohl kommerzielles Hühnerembryoantigen wie Psittakoseantigen. LEVINE und dessen Mitarbeiter (1943) fanden unter 175 Patienten mit sicherer Pneumokokkenpneumonie, von denen 96% Farbige waren, 18 mit positiver Frei-Reaktion (Lederle-Antigen). Bei Kontrolltestung mit Frei-Antigen stellte sich heraus, daß es sich bei den positiven Hautreaktionen vor allem um Farbige handelt (WRIGHT u. a., LEVINE u. a.). Bei Weißen aus nichtvenerischer Umgebung findet man dagegen keine oder nur sehr wenig positive Reaktionen, was auch für weiße und farbige Kinder vor der Pubertätszeit gilt. Demgegenüber sind bei Patienten mit anderen Geschlechtskrankheiten als Lymphogranuloma inguinale positive Reaktionen sehr zahlreich, was sowohl für Lues wie weichen Schanker zutrifft. Sämtliche Autoren finden mehr positive Reaktionen bei Negern als bei Weißen, und infolgedessen vermuten einige von ihnen, daß Farbige möglicherweise eine größere cutane Empfindlichkeit hätten als Weiße. Die Tatsache, daß Neger nach der Pubertät positiv werden, spricht indessen für die Spezifität der Reaktion, und das tut auch die größere Häufigkeit anderer Geschlechtskrankheiten bei Farbigen im Vergleich zu Weißen. Aus einer Reihe von Arbeiten scheint hervorzugehen, daß Lymphogranuloma inguinale in einer latenten Form ziemlich weit verbreitet ist, jedenfalls in den Vereinigten Staaten.

FLØYSTRUP, REYMANN und REYN (1950), welche mit guten Gründen der Ansicht waren, das Spezifitätsproblem des Lygranum-Antigens wäre von seiner endgültigen Lösung noch weit entfernt, beschäftigten sich mit dieser Frage in Dänemark, wo klinisch manifestierte Fälle von Lymphogranuloma inguinaile äußerst selten sind. Wertvolle Aufschlüsse in dieser Beziehung müßte man dadurch erhalten können, daß man in diesem Land Patienten mit anderen Geschlechtskrankheiten mittels der Freischen Reaktion untersuchte. Die dänischen Autoren fanden, daß von 53 venerisch Kranken nur drei Frei-positiv waren; eine Reaktion war spezifisch und eine nicht zu verwerten, da die Probe auch mit dem Kontrollantigen positiv ausfiel. Die Reaktion des dritten Patienten wurde dagegen für unspezifisch gehalten. Die Frei-Reaktion mit Lygranum-Antigen scheint somit in Dänemark so spezifisch auszufallen, wie es bei venerisch Kranken zu erwarten ist.

ι) Spezifität der Frei-Reaktion und ihre Bedeutung

Zusammenfassend kann man wohl jetzt auf Grund der umfassenden *Berichte* von FREI, HELLERSTRÖM (1938b), A. KOPPEL, RAMEL, HERMANS SR., JERSILD, LÖHE und BLÜMMERS, H. RUGE, L. KLEEBERG und LÖWENSTEIN, CURTH, HURWITZ, KALZ und SAGHER, FLEMMING und REYMANN, WRIGHT, SPENCER und OPPENHEIM u. a. m. sagen, *daß die Frei-Reaktion eine hochgradige Spezifität besitzt, die allgemein anerkannt ist.*

Ihrem Wesen nach stellt die Freische Reaktion eine *spezifisch-allergische Reaktion* zwischen den im Lymphogranuloma inguinale-Impfstoff enthaltenen, als Antigen wirkenden Erregerbestandteilen und dem befallenen Organismus dar.

Wie bei allen anderen Allergiearten kommen auch bei der Lymphogranuloma inguinale-Allergie neben den spezifisch-allergischen sog. *parallergische Reaktionen* (nach RÖSSLE) vor. Sie können eine Hautüberempfindlichkeit für alles mögliche, was nicht mit Lymphogranuloma inguinale zu tun hat, ersichtlich machen, wie es die Untersuchungen von MONTEMARTINI, FREI und H. HOFFMANN, MUSGER sowie KLEEBERG mit Vaccinen aus Pseudodiphtheriebacillen, Staphylokokken oder anderen Keimen ergeben haben. Ob und wieweit hier auch die Impfstoffe, die sich aus dem Harnröhrensekret bei sog. Urethritis Waelsch (FREI, WIESE und KLESTADT, KALZ, BEZECNY) aus Primärläsionen (CURTH, FRANCHI), aus der Hautdecke von Bubonen (FRANCHI), Erythema nodosum-ähnlichen Eftlorescenzen (KLEEBERG) und Cerebrospinalflüssigkeit (MIDANA und VERCELLINO) gewinnen lassen, einzureihen sind, steht noch dahin. Die parallergischen Reaktionen haben immer wieder dadurch, daß sie als spezifisch gedeutet wurden, zu Mißverständnissen Anlaß gegeben. Durch die Erscheinungen der Parallergie wird die Spezifität und diagnostische Verwertbarkeit der eigentlichen Lymphogranuloma inguinale-Reaktion, der Freischen Probe, in keiner Weise berührt.

Die Leistungen der Freischen Reaktion für die Erforschung der Krankheit bestehen darin, daß sie der zuvor nicht hinreichend durchgedrungenen Lehre von dem Lymphogranuloma inguinale zu allgemeiner Anerkennung verholfen und zugleich durch Aufdeckung einheitlicher Allergieverhältnisse zwischen einheimischen Lymphogranuloma inguinale und klimatischen Bubonen (HELLERSTRÖM, FISCHER, FREI u. a. m.), durch Erfassung atypisch oder klinisch latent verlaufender Krankheitsfälle und ferner durch Einbeziehung der Elephantiasis genito-anorectalis (FREI und KOPPEL) erst die ganze Reichweite des Leidens offenbart hat. Ihr praktischer Hauptanwendungsbereich liegt in der Prüfung unklarer Fälle von Lymphogranuloma inguinale oder dessen Folgekrankheit, der Elephantiasis genito-anorectalis, sowie unter Umständen in der Untersuchung von Geschlechtspartnern Lymphogranuloma inguinale-kranker Personen.

V. Pathogenese des Lymphogranuloma inguinale

Das Eindringen des Lymphogranuloma inguinale-Virus, welches beim Mann in der Mehrzahl der Fälle an den Geschlechtsteilen stattfindet, hat in einer gewissen Anzahl von Fällen die Entwicklung eines Primäraffektes mit begleitender inguinaler Lymphadenitis und in einem hohen Prozentsatz auch iliacale Drüsenentzündungen zur Folge. Bei der Frau kommt es nur in denjenigen Fällen, wo der Primäraffekt in den äußeren Partien der Vulva auftritt, zur inguinalen Lymphadenitis. Bei Inoculation weiter oben, in der Scheide, greift die Infektion auf andere, tiefer liegende Drüsengruppen über. Nach kürzerem oder längerem Bestehen beginnen die Leistenbubonen in multiplen Herden einzuschmelzen; dann bilden sich Fisteln, und nach kürzerer oder längerer Zeit heilt der Prozeß spontan aus. Offenbar entwickelt sich in den Drüsen mit der Zeit eine Abwehrreaktion — in Analogie mit dem, was man manchmal experimentell beim Affen nach intracerebraler Impfung beobachtet hat, nämlich Zugrundegehen des Virus und Erlöschen des diesbezüglichen krankhaften Prozesses im Gehirn. Auch vom Standpunkt der Prognose aus ist die inguinale Form des Lymphogranuloma inguinale ein erheblich leichterer Zustand als die übrigen Arten des Leidens, wie die chronischen vulvovaginalen Ulcerationen mit Elephantiasis und die anorectalen Manifestationen oder, mit anderen Worten, die Esthiomène und die entzündliche Rectumstriktur. Für die Pathogenese der „Lymphogranuloma inguinale Erkrankungen“ spielt selbstverständlich die von der Lymphogranuloma inguinale-Infektion hervorgerufenen Immunitäts- und Allergiezustand eine bedeutende Rolle (s. Abschnitt Immunität und Serologie).

Im Gegensatz zu anderen Lymphdrüseninfektionen, z. B. dem Bubo des weichen Schankers, hat das Lymphogranuloma inguinale die Tendenz, von einer Drüsengruppe zur anderen weiterzuwandern und neigt ferner auch dazu, die die Drüsen verbindenden Lymphgefäße zu befallen und zu verengen. In dem umgebenden periganglionären Gewebe mit seinen zahlreichen Lymph- und Blutgefäßen führt die Infektion zu hochgradigen entzündlich-schwartigen Veränderungen. Beim Lymphogranuloma inguinale kommt es besonders leicht zu Störungen und Sperrungen im örtlichen Blutkreislauf. Eine Krankheit wie Lymphogranuloma inguinale, welche das inguinale und zugleich das iliacale System befällt, kann leichter zur Verlegung des gesamten Abflußgebietes führen als eine, die sich auf wenige Drüsen oder Drüsengruppen beschränkt. Nach dem heutigen Stand unserer Kenntnisse stellt sich das Lymphogranuloma inguinale in der Regel als eine örtliche Infektion dar, die auf die regionären Lymphdrüsen beschränkt bleibt, bisweilen aber auf den Lymphwegen auch die benachbarten Organe in Mitleidenschaft zieht (vgl. E. TENGWALL 1935). Unter besonderen Umständen kann das Lymphogranuloma inguinale-Virus eine Allgemeininfektion verursachen (vgl. MELCZER, SIPOS und VENKEI) ähnlich wie bei den experimentellen Untersuchungen an Affen und Mäusen. In bezug auf die Pathogenese der Esthiomène und der entzündlichen Rectumstriktur wird auf den betreffenden Abschnitt verwiesen.

Literatur

AKIYAMA, T., u. H. MACHARA: Über die intravenöse Injektion von Frei-Antigen mit Therapolgabe bei Lymphogranulomatosis inguinalis. Hihu-to-Hitunyo **7**, 349 (1939). — ALERGANT, C. D.: Therapy of lymphogranuloma inguinale with 7218. Brit. J. vener. Dis. **29**, 218 (1953). — ALMKVIST, J.: Lymphogranuloma inguinale mit Primäreffekt. Verh. der Dermatol. Ges., Stockholm, 9. 11. 1927. — AOYAMA, A.: Studien über das Blut der Lymphogranuloma inguinale. Jap. J. Derm. **35**, 88 (1934). — Recherches expérimentales sur lymphogranulomatosis inguinalis. Jap. J. Derm. **43**, 21 (1938). — APPELMANS, M.: Conjonctivite infectieuse de Parinaud causée par le virus de la maladie de Nicolas-Favre. Ophthalmologica (Basel) **96**, 321 (1938/39). — D'AUNOY, R., and E. v. HAAM: The diagnostic value of the Frei reaction in lymphogranuloma inguinale. Amer. J. clin. Path. **6**, 529 (1936). — Veneral lymphogranuloma. Arch. Path. **27**, 1032 (1939). — AXELROD, S. J.: The diagnosis of lymphogranuloma venereum. An evaluation of a virus antigen (Lygranum) prepared from culture on chick embryo. Amer. J. Syph. **26**, 474 (1942).

BABONNEIX, T., et LAFOUT: Valeur de la réaction de Frei. (Cent réactions de controle chez l'enfant.) Bull. Soc. franç. Derm. Syph. **42**, 767 (1935). — BACON, H. E.: The specificity of the Frei test in lymphopathia venerea. Amer. J. dig. Dis. **2**, 570 (1935). — BANK, H. E.: Lymphogranuloma inguinale. Med. Bull. Veterans' Adm. (Wash.) **16**, 132 (1939). — BANOV jr., L.: Rectal lesions of lymphogranuloma venereum in childhood. Amer. J. Dis. Child. **83**, 660 (1952). — BARTH, C., u. W. L. ALEXENCO: Beitrag zur Frage der Lymphogranulomatosis inguinalis. Klin. Wschr. **1941 I**, 102. — BARWELL, C. F.: Extraction of a specific antigen from the virus of lymphogranuloma venereum. Nature (Lond.) **164**, 1013 (1949). — Some observations on the antigenic structure of psittacosis and lymphogranuloma venereum viruses. I. Preparation and use in complement-fixation tests of antisera from different sources. Brit. J. exp. Path. **33**, 258 (1952). — Some observations on the antigenic structure of psittacosis and lymphogranuloma venereum viruses. II. Treatment of virus suspensions by various reagents and the specific activity of acid extracts. Brit. J. exp. Path. **33**, 268 (1952). — BEDSON, S. P.: The psittacosis-lymphogranuloma group of viruses. Brit. med. Bull. **9**, 226 (1953). — BEDSON, S. P., C. F. BARWELL, E. J. KING and L. W. J. BISHOP: The laboratory diagnosis of lymphogranuloma venereum. J. clin. Path. **2**, 241 (1949). — BEESON, P. B., and E. S. MILLER: Epidemiologic study of lymphogranuloma venereum, using complement fixation test. Amer. J. publ. Hlth **34**, 1076 (1944). — BEESON, P. B., M. J. WALL and A. HEYMAN: Isolation of virus of lymphogranuloma venereum from blood and spinal fluid of a human being. Proc. Soc. exp. Biol. (N.Y.) **62**, 306 (1946). — BENHAMOU, E., F. DESTAING jr., J. GAUTHIER et G. SORREL: Maladie de Nicolas-Favre à forme bubonique guérie spectaculairement par l'aurémycine donnée par voie orale. Bull. Soc. méd. Hôp. Paris **73**, 832 (1949). — BENSAUDE, R., A. LAMBLING et J. LAGARDE: La fréquence des différentes infections vénériennes chez les malades atteints de rectites pré-sténosantes et de rétrécissements du rectum (d'après 133 observations personelles). Bull. Soc. franç. Derm. Syph. **42**, 627 (1935). — BETTINGER, H.: Über Lymphogranuloma inguinale. Virchows Arch. path. Anat. **303**, 346 (1939). — BEZECNY, R., u. F. SAGHER: Orale Infektion mit Lymphogranuloma inguinale. Med. Klin. **1935 I**, 270. — BINKLEY, G. W., W. R. LOVE, W. F. SCHWARTZ, J. M. HITCH jr. and G. A. MARGARD: Mouse brain lymphogranuloma venereum antigen. Clinical experience at Cleveland city hospital. Arch. Derm. Syph. (Chic.) **38**, 383 (1938). — BLAIR, J. E.: The complement-fixation reaction with the antigen of lymphogranuloma venereum (lygranum). J. Immunol. **49**, 63 (1944). — BLANK, H., and G. RAKE: Viral and rickettsial diseases of the skin, eye and mucous membranes of man. Boston: Little, Brown & Company 1955. — BLOOM, D.: Lymphogranuloma inguinale of tongue and cervical glands. Arch. Derm. Syph. (Chic.) **28**, 810 (1933). — BRADY, J. P.: Immune transfusions in lymphogranuloma inguinale. Nav. med. Bull. **37**, 131 (1939). — BRANDT, R., and R. TORPIN: The dependability of the skin test in the diagnosis of lymphogranuloma venereum and chancroid, especially in the colored race. Amer. J. Syph. **24**, 632 (1940). — BRANDT, T.: Beitrag zur Kenntnis der Epidemiologie des Lymphogranuloma inguinale. Zbl. Haut- u. Geschl.-Kr. **47**, 297 (1933). — BROCCHIERI, G.: Rilievi statistici sulla malattia di Nicolas-Favre in Roma. G. ital. Derm. Sif. **82**, 672 (1941). — BROOM, J. C., and G. M. FINDLAY: Experiments on the filtration of climatic bubo (lymphogranuloma inguinale) virus through "gradocol" membranes. Brit. J. exp. Path. **17**, 135 (1936). — BUSCHKE, A.: Lymphogranuloma inguinale-Infektion an der Zunge. Klin. Wschr. **1931 II**, 1709.

CAMINOPETROS, J.: Recherches épidémiologiques et expérimentales sur la maladie de Nicolas et Favre. Longue persistance du virus de cette maladie dans l'organisme humain. Bull. Soc. Path. exot. **28**, 408 (1935). — L'immunité et ses caractères particuliers dans la lymphogranulomatose vénérienne. Bull. Acad. Méd. (Paris) **120**, 114 (1938). — Nouvelles recherches sur l'immunité dans la lymphogranulomatose vénérienne. Existence d'une réactivité particulière propre à chaque groupe de tissus réceptifs, déterminant l'évolution de l'infection. Z. Immun.-Forsch. **96**, 217 (1939). — CEDERCREUTZ, A.: Sur l'ulcère chronique de la verge dans la maladie de Nicolas et Favre. Ann. Derm. Syph. (Paris) **5**, 553 (1934). — CERUTTI, P.: Il virus del linfogranuloma inguinale benigno. Atti Soc. ital. Derm. Sif. **2**, 3 (1939). — Ricerche di chemioterapia con preparati sulfoamidici e di reinfezione nella malattia di Nicolas e Favre sperimentale. G. ital. Derm. Sif. **81**, 1031 (1940a). — Ricerche sperimentali sul virus della malattia di Nicolas e Favre: Isolamento di un ceppo del virus dall'-uomo-inoculazioni sperimentali all'uomo. Dermatologica (Basel) **81**, 217 (1940b). — CHEVALLIER, P., et J. BERNARD: Réaction de Frei négative au cours de poradésites inguinales certaines. Bull. Soc. franç. Derm. Syph. **39**, 769 (1932). — CHIAFFARELLI, R., e C. SCARAVELLI: Sulla linfogranulomatosi inguinale subacuta in A.Q.I. Osservazioni e contributo clinico su casi raccolti fra nazionali negli anni 1935-36-37. Prat. chir. **5**, 392 (1940). — CHRISTENSEN, P. M., and M. VOLKERT: Two complement-fixing antigens from infected yolk sacs. Acta path. microbiol. scand. **37**, 219 (1955). — CLAIRMONT, P.: Die chirurgische Bedeutung der Lymphogranulomatosis inguinalis. Chirurg. **6**, 473 (1934). — CLARK, E. G.: The epidemiology of syphilis. Amer. J. Med. **5**, 655 (1948). — Some aspects of the epidemiology of syphilis. Calcutta med. Rev. **21**, 301 (1954). — Modern concepts of epidemiology. J. chron. Dis. **2**, 593 (1955). — COATS, E. C., A. W. GRACE, G. W. RAKE and M. D. SPEISER: The minor venereal diseases: lymphogranuloma venereum, granuloma inguinale, chancroid, gonorrhea. Practioners' Conferences. Held at the New York Hospital-Cornell Medical Center **3**, 123 (1956). — COLE, H. N.: Chick embryo antigen test for lymphogranuloma venereum. Arch. Derm. Syph. (Chic.) **49**, 357 (1944). — COMBES, F. C., O. CANIZARES and S. LANDY: Lymphogranuloma venereum: diagnostic aids; formol-gel test. Amer. J. Syph. **29**, 611 (1945). — COMBES, F. C., O. CANIZARES and G. MORRIS: Frei test. Evaluation of chick embryo antigen (lygranum). Arch. Derm. Syph. (Chic.) **46**, 264 (1942). — CONNOR, W. H., E. A. LEVIN and E. E. ECKER: Observations on the Frei test. J. infect. Dis. **60**, 62 (1937). — DA COSTA, M. B.:,Lymphogranulomatose vénérienne multiple de jéjunum. « Granulome plasmocytaire du jéjunum avec réaction de Frei positive.» Arch. Mal. Appar. dig. **43**, 686 (1954). — COSTA, O. G.: On Nicolas-Favre-Disease (report of a case with generalized cutaneous lesions). Dermatologica (Basel) **107**, 426 (1953). — COSTELLO, M. J.: Lymphogranuloma venereum of unusual type. Arch. Derm. Syph. (Chic.) **69**, 635 (1954). — COSTELLO, M. J., and C. S. D'AVANZO: Lymphogranuloma venereum. Observations on three hundred and eighty-eight patients at Bellevue hospital. Arch. Derm. Syph. (Chic.) **57**, 112 (1948). — COTTINI, G. B.: Ricerche sull'eziologia del linfogranuloma inguinale. VII. Prima dimostrazione visiva del virus ottenuta in Italia dal focolaio umano e dal cervello di topino. Boll. Soc. med.-chir. Catania **7**, 290 (1939a). — Ricerche sull'eziologia del linfogranuloma inguinale. VIII. Presenza dei corpuscoli di Miyagawa negli strisci di cervello di topino dopo 57, 93, 102 e 108 giorni dall'inoculazione. Arch. ital. Med. sper. **4**, 1019 (1939b). — Ricerche sull'eziologia del linfogranuloma inguinale. XI. Tentativi di adattamento nel testicolo del coniglio del virus linfogranulomatose incorporato in glicerina od in olio di vaselina. Arch. ital. Med. sper. **5**, 731 (1939c). — In tema di eziologia del linfogranuloma inguinale. Notizie riassuntive sulla questione del virus linfogranulomatoso Rassegna sintetica. Arch. ital. Med. sper. **4**, 959 (1939d). — Alcuni semplici e facili metodi di colorazione per la dimostrazione visiva del virus del linfogranuloma inguinale. Arch. ital. Med. sper. **4**, 993 (1939e). — A proposito della reazione di Gaté e Papacostas nella diagnosi di linfogranulomatosi inguinale benigna. G. ital. Derm. Sif. **80**, 873 (1939f). — Ricerche sull'eziologia del linfogranuloma inguinale. XII. Precisazioni sulla etiologia delle alterazioni cerebrali provocate nel topino bianco sperimentalmente infettato con vari ceppi di virus di linfogranuloma inguinale. Med. sper. Arch. ital. **6**, 443 (1940). — Ricerche sull'eziologia del linfogranuloma inguinale. Nota riassuntiva dello studio comparativo eseguito su sette ceppi di virus di linfogranuloma inguinale. Atti Soc. ital. Derm. Sif. **2**, 1277 (1941a). — Rilievi clinico-statistici sui casi di linfogranuloma inguinale osservati nella clinica dermosifilopatica di Catania dal 1935 al 1939. Atti Soc. ital. Derm. Sif. **2**, 1308 (1941b). — COTTINI, G. B., e V. GRILLO: Ricerche sull'eziologia del linfogranuloma inguinale. XIII. Contributo anatomo-patologico allo studio delle lesioni cerebrali prodotte nel topino sperimentalmente inoculato con vari ceppi di virus del L.I. e con altro materiale. Med. sper. Arch. ital. **6**, 559 (1940). — COTTINI, G. B., e G. MEZZADRA: Ricerche sull'eziologia del linfogranuloma inguinale. IX. Variazioni morfologiche del supposto virus dopo passaggio su membrana corion allantoidea di embrione di pollo. Conferme e precisazioni di indagini precendenti. Arch. ital. Med. sper. **5**, 705 (1939a). — Ricerche sull'eziologia del linfogranuloma inguinale. X. Variazioni di capacità patogena del supposto virus verso il topino bianco dopo passaggio su membrana corion allantoidea di embrione di pollo. Arch. ital. Med. sper. **5**, 721 (1939b). — Ricerche sull'eziologia del linfogranuloma inguinale. XIV. Si puo preparare dell'antigene di Frei con membrana corion allantoidea di embrione di pollo inoculata con cervello di topino infettato con virus di linfogranuloma inguinale? Boll. Soc. med.-chir. Catania 8, 339 (1940). — COUTTS, W. E.: Lymphogranuloma venereum. A general review. Bull. Wld Hlth Org. **2**, 545 (1950). — COUTTS, W. E., J. MARTINI, I. BRIEVA, J. LERNER and A. SAID: Visible forms and possible life cycle of lymphogranuloma venereum virus. J. trop. Med. Hyg. **45**, 137 (1942). — COUTTS, W. E., and O. MONETTA: Hereditary transmission of lymphogranulomatosis venerea. J. trop. Med. Hyg. **41**, 279 (1938). — COUTTS, W. E., and E. SAEZ: Lymphogranulomatose des ganglions du cou consécutive à des rapports linguo-vulvaires. Ann. Mal. vénér. **31**, 24 (1936). — COVISA, BEJARANO u. J. GAY PRIETO: Über Lymphogranulomatosis inguinalis subacuta. Act. dermo-sifiliogr. (Madr.) **19**, 139 (1927). — CURTH, W.: Extragenital infection with the virus of lymphogranuloma inguinale. Arch. Derm. Syph. (Chic.) **28**, 376 (1933). — CURTH, W., H. OLLENDORFF CURTH and M. SANDERS: Chronic conjunctivitis due to the virus of venereal lymphogranuloma. J. Amer. med. Ass. **115**, 445 (1940).

DAVID, V. C., and M. LORING: Extragenital lesions of lymphogranuloma inguinale. J. Amer. med. Ass. **106**, 1875 (1936). — DECKER, D. A., O. CANIZARES and R. F. REIDER: Mouse brain antigen. Intravenous use in diagnosis of lymphogranuloma venereum. Arch. Derm. Syph. (Chic.) **40**, 397 (1939). — DEPAOLI, M.: Sull'istopatologia dell'intradermoreazione di Frei. Dermatologica (Basel) **103**, 158 (1951). — DEPAOLI, M., e M. DOGLIOTTI: Sul trasporto passivo dell'allergia nella malattia di Nicolas e Favre. Minerva derm. **31**, 26 (1955). — DESTÉFANO, FRANCISCO, et R. F. VACCAREZZA: Traitement de la poradénite inguinale subaigue par les injections d'émétique; résultats obtenus dans 85 cas. Presse méd. **35**, 1378 (1927). — DEWALD, W.: Lymphogranuloma inguinale. Hautarzt **3**, 337 (1952). — DICK, W.: Ist das Lymphogranuloma inguinale auf die Nachkommenschaft übertragbar? Med. Klin. **1936 I**, 319. — DULANEY, A. D., and H. PACKER: Observations upon the specificity of the complement fixation test for lymphogranuloma venereum. J. Immunol. **55**, 53 (1947). — DVIZKOV, P. P.: Zur Arbeit von H. S. SAVERDOV: Gibt es eine „subakute Leisten-Lymphogranulomatose" (Nicolas-Favreschen Krankheit) als selbständige nosologische Einheit venereischen Ursprungs? Vestn. Derm. Vener. **6**, 40 (1953).

„Editorial": The virus of lymphogranuloma venereum. Ann. intern. Med. **22**, 6 (1945). — ENGLESSON, H.: Gleichzeitiges Auftreten des Lymphogranuloma inguinale und des Ulcus molle. Acta derm.-venereol. (Stockh.) **21**, 118 (1940). — ESPÍLDORA, C., and W. E. COUTTS: Lymphogranuloma-venereum lesions of the eyes. Amer. J. Ophthal. **25**, 916 (1942). — EWELL, G. H., and R. H. JACKSON Sr.: Lymphopathia venereum with stricture of the rectum and fistula in ano. Urol. cutan. Rev. **45**, 22 (1941).

FAVRE, M.: Le virus poradénique. An. bras. Derm. Sif. **14**, 249 (1939). — Sur un caractère particulier du virus figuré de la lymphogranulomatose inguinale: L'argyrophilie. Le virus figuré vu sur coupes. Sa répartition dans le ganglion. C.R. Soc. Biol. (Paris) **133**, 182 (1940). — Le virus poradénique figure argyrophile et les inclusions cellulaires dans la lymphogranulomatose inguinale. Ann. Derm. Syph. (Paris) **8**, 187 (1942). — Histogenèse et parasitologie du ganglion poradénique. Ann. Derm. Syph. (Paris) **9**, 249 (1949). — Une recontre rare en clinique humaine: Virus lymphogranulomateux et cancer malpighien. Presse méd. **60**, 717 (1952). — FAVRE, M., et S. HELLERSTRÖM: Epidémiologie, étiologie, prophylaxie de la lymphogranulomatose inguinale. Rev. Hyg. **61**, 401 (1939). — FEIN, H. S., and F. BERCHENKO: Lymphogranuloma venereum. A review of twenty-six cases at a station hospital in India. Milit. Surg. **93**, 468 (1943). — FERRARI, A. V.: Osservazione di poroadenite inguinale in donna gravida senza trasmissione della malattia al neonato. Boll. Sez. region. Soc. ital. Derm. **3**, 301 (1937). — Transmissione della malattia di Nicolas e Favre per via orale. Atti Soc. ital. Derm. Sif. **2**, 1293 (1941). — FINDLAY, G. M.: Chemotherapeutic investigations on the virus of lymphogranuloma venereum. Lancet **1940 II**, 682. — FINDLAY, G. M., R. D. MACKENZIE and F. O. MACCALLUM: A morphological study of the virus of lymphogranuloma inguinale (climatic bubo). Trans. roy. Soc. trop. Med. Hyg. **32**, 183 (1938). — FISCHL, F.: Lymphogranulomatosis inguinalis. In Handbuch der Haut- und Geschlechtskrankheiten von J. JADASSOHN, Bd. 21, S. 463 (1927). — FLANDIN, C., et J. TURIAF: Technique et valeur de la réaction de Frei dans la maladie de Nicolas-Favre. Bull. Soc. franç. Derm. Syph. **43**, 320 (1936). — FLØYSTRUP, T., F. REYMANN and A. REYN: On the diagnosis of lymphogranuloma venereum by means of lygranum s.t. and lygranum c.f. Acta path. microbiol. scand. **27**, 94 (1950). — FRANCHI, F.: Ricerche sperimentali sulla istologia della reazione di Frei. G. ital. Derm. Sif. **80**, 369 (1939a). Ricerche sperimentali sulla reazione di Frei. Atti Soc. ital. Derm. Sif. **1**, 1145 (1939b). — FREI, W.: Eine neue Hautreaktion bei „Lymphogranuloma inguinale". Klin. Wschr. **4**, 2148 (1925). — Beitrag zur Spezifität der Lymphogranuloma inguinale-Reaktion. I. Teil. Über eine analoge, ebenfalls spezifische Reaktion beim Ulcus molle-Bubo. II. Teil. Zur Identität zwischen Lymphogranuloma inguinale und klimatischen Bubonen. Klin. Wschr. **6**, 2042 (1927a). — Lymphogranulomatosis inguinalis. Strumöse Bubonen, klimatische Bubonen. Klin. Wschr. **6**, 1097 (1927b). — Weitere Beiträge zur Kenntnis der Lymphogranulomatosis inguinalis und des Ulcus chronicum elephantiasticum vulvae et ani. Klin. Wschr. 8, 2038 (1929). — Lymphogranulomatosis inguinalis. Nebst einem Anhang über Esthiomène und entzündliche Rektumstriktur (im engeren Sinne). In: Neue Deutsche Klinik, Bd. 6, S. 543, 1930. — Spezifische Hautreaktionen mit natürlichen Antigenen bei infektiösen Erkrankungen. Klin. Wschr. **10**, 1340 (1931a). — Die Geschlechtskrankheit „Lymphogranulomatosis inguinalis“ und ihre soziale Bedeutung. Soziale Med. u. Hyg. **6**, 1 (1931b). — Zur Praxis der Lymphogranuloma inguinale-Reaktion. Klin. Wschr. **11**, 512 (1932a). — Zur Spezifität der Lymphogranuloma inguinale-Reaktion. Derm. Wschr. **1932 IIb**, 1575.— La preuve du virus lymphogranulomateux vivant dans les tissues des vulvites et rectites proliférantes et ulcérantes est-elle livrée avec sureté. Congr. franç. de chir. Paris 1934. — Die Lymphogranulomatosis inguinalis. Ergebn. ges. Med. **20**, 185 (1935). — Die Elephantiasis genito-anorectalis (Esthioméne und entzündliche Rektumstriktur). Eine Teilkrankheit der Lymphogranulomatosis inguinalis. Ergebn. ges. Med. **21**, 113 (1936). — Venereal lymphogranuloma. J. Amer. med. Ass. **110**, 1653 (1938). — On the skin test in lymphogranuloma inguinale. II. J. invest. Derm. **2**, 119 (1939). — Combating lymphogranuloma venereum. Arch. Derm. Syph. (Chic.) **47**, 830 (1943). — Frei, W., S. Hellerström, E. Wassén u. J. Wiese: Intracerebrale Impfungen mit Ulcus molle-Bacillen bei Affen. Klin. Wschr. **11**, 1143 (1932). — Frei, W., u. H. Hoffmann: Experimentelles und Klinisches zum „Lymphogranuloma inguinale“. Arch. Derm. Syph. (Berl.) **153**, 179 (1927). — Frei, W., u. A. Koppel: Ulcus vulvae chronicum elephantiasticum (Esthiomène) und sogenanntes Syphilome anorectal als Folgeerscheinungen der Lymphogranulomatosis inguinalis. Klin. Wschr. **7**, 2331 (1928). — Fujita, Z.: Klinische und histologische Studien über die sogenannten Esthiomène. Jap. J. Derm. **42**, 261 (1937). — Funk, C. F.: Sporadische Primärläsion einer lymphopatia venerea (Lymphogranuloma inguinale). Derm. Wschr. **131**, 129 (1955).

Galbraith, H.-J. B., C. W. Graham-Stewart and C. S. Nicol: Lymphogranuloma venereum. Brit. med. J. Brit. med. J. No 5058, 1402 (1957). — Gallego y Burín, M.: Elephantiasis genitalis und Nicolas-Favresche Krankheit. Rev. ibér. Parasit. **1**, 185 (1941). — Galvao Peixoto, P.: Das Antigen „Lygranum“ und das neue Sulfamid bei der Krankheit von Nicolas-Favre. An. bras. Derm. Sif. **16**, 47 (1941). — Gardner, L.: Simultaneous herpes zoster and lymphogranuloma venereum. Amer. J. Syph. **32**, 286 (1948). — Garzón, L.: Allergisches Ödem in einem Falle der Krankheit von Nicolas und Favre. Arch. Méd. int. **5**, 109 (1939). — Gate, J., et P. J. Michel: Un cas de maladie de Nicolas-Favre bilatérale, avec très grosses adénopathies iliaques et accident primitif ulcéreux atypique. Bull. Soc. franç. Derm. Syph. **36**, 289 (1929). — Gavrilof, W., et Fester: Recherches expérimentales sur le virus du lymphogranulome inguinal. (Souche du Pr Nauck.) Arch. Inst. Pasteur Tunis **28**, 1 (1939). — Gay Prieto, J.: Treponematosis y enfermedades venéreas. Editorial Cientifico-Médica, Barcelona-Madrid, Valencia-Lisboa 1955. — Geisler, H.: Zur Diagnose des Lymphogranuloma inguinale. Klin. Wschr. **7**, 497 (1928). — Gelperin, A.: Observations on specificity of Frei test in army personnel, using lygranum as antigen. Amer. J. Syph. **27**, 697 (1943). — Gey, G. O., and F. B. Bang: Experimental studies on the cultural behavior and the infectivity of lymphopathia venerea virus maintained in tissue culture. Bull. Johns Hopk. Hosp. **65**, 393 (1939). — Giorgio, A. de: Gli antigeni ed i fenomeni allergo-immunitari nella linfogranulomatosi inguinale benigna. Atti Soc. ital. Derm. Sif. **2**, 41 (1939). — Tentativi di deviazione del complemento nella malattia di Nicolas e Favre con l'antigene di cervello di topino linfogranulomatoso. Atti Soc. ital. Derm. Sif. **3**, 808 (1941). — Goldberg, J., and L. Banov jr.: Complement-fixation titres in tertiary lymphogranuloma venereum. A study of results after treatment with broadspectrum antibiotics. Brit. J. vener. Dis. **32**, 37 (1956). — Grabar, P., et R. Schoen: Mise en évidence d'anticorps tissulaires dans la maladie de Nicolas et Favre expérimentale de la souris. 1. Action neutralisante. Bull. Soc. Chim. biol. (Paris) **23**, 281 (1941a). — Mise en évidence d'anticorps tissulaires dans la maladie de Nicolas et Favre expérimentale de la souris. 2. Réaction de précipitation. Bull. Soc. Chim. biol. (Paris) **23**, 291 (1941b). — Grace, A. W.: Frei antigen prepared from mouse brain. Arch. Derm. Syph. (Chic.) **39**, 347 (1939). — The chick embryo antigen (Lygranum) test for lymphogranuloma venereum. Arch. Derm. Syph. (Chic.) **48**, 659 (1943). — Grace, A. W., L. Frank and R. J. Wyse: Effect of cortisone upon hypersensitivity due to lymphogranuloma venereum. Arch. Derm. Syph. (Chic.) **65**, 348 (1952). — Grace, A. W., and G. Rake: Complement fixation test for lymphogranuloma venereum. Arch. Derm. Syph. (Chic.) **48**, 619 (1943). — Grace, A. W., G. Rake and M. F. Shaffer: A new material (Lygranum) for performance of the Frei test for lymphogranuloma venereum. Proc. Soc. exp. Biol. (N.Y.) **45**, 259 (1940). — Grace, A. W., M. F. Shaffer and G. Rake: Further evidence concerning the specificity of the lymphogranuloma venereum complement-fixation test in syphilis. Amer. J. Syph. **27**, 44 (1943). — Gray, L. A.: Lymphopathia venereum — „lymphogranuloma inguinale“ — of the female urethra. Surg. Gynec. Obstet. **62**, 745 (1936). — Greaves, A. B., and S. R. Taggart: Serology, Frei reaction, and epidemiology of lymphogranuloma venereum. Amer. J. Syph. **37**, 273 (1953). — Greenblatt, R. B.: Management of chancroid, granuloma inguinale and lymphogranuloma venereum in general practice. Vener. Dis. Inform. Suppl. **19**, 1 (1943). — Antibiotics in treatment of lymphogranuloma venereum and granuloma inguinale. Ann. N.Y. Acad. Sci. **55**, 1082 (1952). — Lymphogranuloma venereum. U.S. Publ. Hlth Serv. **255**, 38 (1953). — Greenblatt, R. B., and R. Brandt: Intravenous vaccinotherapy in lymphogranuloma venereum. Amer. J. Syph. **25**, 751 (1941). — Greenblatt, R. B., and P. L. Wermer: Lymphogranuloma venereum. Med. Clin. N. Amer. **29**, 663 (1945). — Gregorio, E. de: Untersuchungen über die antigenetische Fähigkeit des Serums von Kranken mit subakuter inguinaler Lymphogranulomatose. Act. dermo-sifiliogr. (Madr.) **29**, 512 (1938). Behandlung der subakuten Lymphogranulomatosis inguinalis durch das Antigen von Frei. Rev. argent. Dermatosif. **23**, 67 (1939). — Beiträge zum Studium der subakuten Lymphogranulomatosis inguinalis. (Nicolas-Favre.) Act. dermo-sifiliogr. (Madr.) **32**, 548 (1941). — Der weiche Schanker und die Lymphogranulomatosis inguinalis subacuta vom sanitären Standpunkt. Verhütung, Erkennung und Behandlung. Medicina (Madr.) **10**, 402 (1942). — Gregorio, E. de, u. T. Cisneros: Allergie gegenüber Freischem Antigen bei Prostitutierten in Beziehung zu ihrer venerischen Pathologie. Act. dermosifiliogr. (Madr.) **33**, 528 (1942). — Aportaciones al estudio de la linfogranulomatosis inguinal subaguda. Act. dermo-sifiliogr. (Madr.) **48**, 105 (1957).

Haam, E. v., and R. D'Aunoy: Infectivity of the spinal fluid in lymphogranuloma inguinale. J. Amer. med. Ass. **106**, 1642 (1936). — Haim, A., and C. Mathewson jr.: Incidence of lymphogranuloma inguinale in San Francisco. J. Amer. med. Ass. **108**, 961 (1937). — Hammer, G.: Ein Beitrag zum Krankheitsbild des Lymphogranuloma. Z. Haut- u. Geschl.-Kr.. **5**, 476 (1948). — Hamre, D., and G. Rake: Studies on lymphogranuloma venereum. V. The action of some antibiotic substances and sulfonamides in vitro and in vivo upon the agents of feline pneumonitis and lymphogranuloma venereum. J. infect. Dis. **81**, 175 (1947). — Harrison, L. W., and W. Worms: The relation between some forms of non-gonococcal urethritis, lymphogranuloma inguinale, trachoma, and inclusion blennorrhoea. Brit. J. vener. Dis. **15**, 237 (1939). — Harrop, G. A., G. W. Rake and M. F. Shaffer: New clinical conceptions of lymphogranuloma venereum. Trans. Ass. Amer. Phycns **56**, 101 (1941 a). — A group of laboratory infections ascribed to lymphogranuloma venereum. Trans. Amer. clin. climat. Ass. **56**, 154 (1941 b). — Hashimoto, T., u. Y. Isaka: Conjunctivitis lymphogranulomatosa. Jap. J. Derm. **49**, 20 (1941). — Hashimoto, T., u. S. Koyama: Beiträge zur Kenntnis von Lymphogranuloma inguinale. Über den Virusträger. Jap. J. Derm. **38**, 952 (1935). — Hashimoto, T., M. Miyasawa, T. Tanaka, J. Kagaya u. A. Aiba: Beiträge zur Kenntnis von Lymphogranuloma inguinale, insbesondere über die sogenannten Zelleinschlüsse. Jap. J. Derm. **39**, 28 (1936). — Hashimoto, T., J. Takenouchi u. M. Ichidyo: Über eine Conjunctivitis lymphogranulomatosa bei einem Falle von Lymphogranuloma inguinale. Jap. J. Derm. **42**, 46 (1937). — Haynes jr., and A. Harley: Value of intradermal injection of serum as a diagnostic test for lymphogranuloma inguinale. Arch. Derm. Syph. (Chic.) **32**, 795 (1935). — Heilman, F. R.: Effect of penicillin on experimental infections with virus of venereal lymphogranuloma. Proc. Mayo Clin. **21**, 237 (1946). — Hellendall, H.: Experimental transmission of lymphogranuloma venereum virus through the placenta. Proc. Soc. exp. Biol. (N.Y.) **51**, 140 (1942). — Experimental transmission of lymphogranuloma venereum virus through the placenta. Amer. J. Surg. **70**, 320 (1945). — Heller, W.: Die Ausbreitung des Lymphogranuloma inguinale in Europa. Z. Hyg. Infekt.-Kr. **125**, 386 (1943). — Hellerström, S.: Über Lymphogranuloma inguinale und dessen Vorkommen in Stockholm. Acta Soc. Med. Suecanae **53**, 1 (1927 a). — Lymphogranuloma inguinale; durch Infektion bei Enucleation eines strumösen Bubos Übertragung auf die Axillardrüsen. Verh. der Dermatol. Ges., Stockholm 1927 b. — A case of lymphogranuloma "inguinale" in the axillary glands after an infection received on enucleating a hard bubo (Bubo strumosa). Acta derm.-venereol. (Stockh.) 8, 394 (1928 a). — Über Lymphogranuloma inguinale. Verh. der Dermatol. Ges. in Stockholm, Sitzg vom 14. 9. 1927. Zbl. Haut- u. Geschl.-Kr. **26**, 130 (1928 b). — Über Lymphogranuloma inguinale. Klin. Wschr. **7**, 313 (1928). — A contribution to the knowledge of lymphogranuloma inguinale. Acta derm.-venereol. (Stockh.) Suppl. **1**, 1 (1929 a). — Contribution à l'étude de la lymphogranulomatose inguinale (Maladie de Durand, Nicolas et Favre). Ann. Mal. vénér. **12**, 1077 (1929 b). — Über die Differentialdiagnose zwischen Lymphogranuloma inguinale und anderen Bubonenformen. Verhandlungen der Vierten Nordischen Pathologentagg. in Helsingfors am 2.—5. Juli 1929. Acta path. microbiol. scand., Suppl. **5**, 77 (1930a). — Lymphogranuloma inguinale und strumöse Bubonen. Klin. Wschr. **9**, 349 (1930). — Lymphogranuloma inguinale. Nord. med. T. **2**, 49 (1930 b). — Lymphogranuloma inguinale, den s.k. 4: de veneriska sjukdomen. T. milit. Hälsov. **4** (1930 c). — Eine Hautallergie gegen Lymphogranuloma inguinale durch 31 Jahre. Acta derm.-venereol. (Stockh.) **11**, 477 (1930 d). Zur Kenntnis der Hautallergie beim Lymphogranuloma inguinale. Klin. Wschr. **10**, 595 (1931 a). — Expériences avec l'intradermo-réaction dans la maladie de Nicolas-Favre. Bull. Soc. franç. Derm. Syph. **4**, 1 (1931 b). — Aussprache zum C. Levaditi: Lymphogranuloma Fosis inguinalis. Med. Klin. **49** (1931 c). — Beobachtungen über Allergie und Anergie bei Lymphogranuloma inguinale. Acta derm.-venereol. (Stockh.) **12**, 189 (1931 d). — A propos du traitement de la lymphogranulomatose inguinale subaiguë. Réunion Dermatol. de Strasbourg, 8 mars 1931 e. — A propos de la maladie de Nicolas-Favre. Réunion Dermatol. de Strasbourg, 8 mars 1931 f. — A propos de la présence d'un virus pathogène pour le singe dans certains bubons vénériens de l'homme. Réunion Dermatol. de Strasbourg, 8 mars 1931 g. — A propos de la lymphogranulomatose de Nicolas-Favre. Réunion Dermatol. de Strasbourg, 8 mars 1931 h. — Experimentelle Beobachtungen über Lymphogranuloma inguinale. Zbl. Haut- u. Geschl.-Kr. **38**, 575 (1931 i). — Experimentelle Untersuchungen über Lymphogranuloma inguinale (L. i.). Derm. Z. **61**, 395 (1931 k). — Strumöse Bubonen verschiedener Ätiologie. Acta derm.-venereol. (Stockh.) **12**, 253 (1931 l). —Lymphogranuloma inguinale- — Patient in afebrilem Stadium mit partieller Hemmung der Wa.R. Acta derm.-venereol. (Stockh.) **12**, 295 (1931 m). — Neuere, wichtige Ergebnisse auf dem Gebiet der Lymphogranuloma inguinale-Forschung. Zbl. Haut- u. Geschl.-Kr. **40**, 705 (1932). — Sur l'étiologie de la maladie Nicolas-Favre était actuel de cette question. Rev. franç. Derm. Vénér. **9**, 1 (1933). — Strictura recti mit positiver Intracutanreaktion auf Lymphogranuloma inguinale. Zbl. Haut- u. Geschl.-Kr. **47**, 295 (1934). — Fall av rektumstriktur med positiv intrakutanreaktion för lymphogranuloma inguinale. Läkartidn. **17** (1934). — Fall av rectumstriktur med positiv intrakutan och intravenös reaktion för lymphogranuloma inguinale. Nord. med. T. **9**, 714 (1935 a). — Das Lymphogranuloma inguinale. Dtsch. med. Wschr. **29**, 1105 (1935 b). — Welche Behandlungsmethoden haben sich bei der Lymphogranulomatosis inguinale bewährt? Derm. Wochenschr. **28**, 867 (1935 c). — Injections intraveineuses avec l'antigène de la lymphogranulomatose inguinale. Acta dermat.-venereol. (Stockh.) **17**, 293 (1936). — Aussprache zum Vortrag von C. E. Sonck: On the occurrence of solar-dermatitis in Lymphogranuloma inguinale. (Preliminary report.) Proceedings of the tenth meeting of the Northern Dermatological Society. Helsingfors 2—4 June, 1938 a. — Über den Wert der zur Erkennung der IV. Geschlechtskrankheit dienenden biologischen Reaktionen. Derm. Wschr. **106**, 264 (1938 b). — Lymphogranuloma inguinale from an immunobiological point of view. Acta dermat.-venereol. (Stockh.) **21**, 222 (1940). — Das Erythema nodosum-Problem im Lichte des Lymphogranuloma inguinale. Acta med. Scand. **109** (1941). — Hellerström, S., et M. Reenstierna: L'intradermo-réaction dans la lymphogranulomatose inguinale. C.R. Soc. Biol. (Paris) **97**, 1168 (1927). — Hellerström, S., u. E. Wassén: Meningo-enzephalitische Veränderungen bei Affen nach intracerebraler Impfung mit Lymphogranuloma inguinale. VIIIe Congr. internat. de Dermatologie et de Syphiligraphie, Copenhague 4 au 9 Aout 1930. — Ètudes du virus de la lymphogranulomatose inguinale (maladie de Nicolas-Favre). C.R. Soc. Biol. (Paris) **106**, 802 (1931 a). — Weitere Untersuchungen über die Natur des Lymphogranuloma inguinale-Virus. Z. Immun-Forsch. **73**, 113 (1931 a). — Studien über die Affinität des Lymphogranuloma inguinale-Virus zu verschiedenen Gewebssystemen beim Affen. Z. Immun-Forsch. **73**, 110 (1931 a). — Epidemiologi och etiologi beträffande Lymphogranuloma inguinale. Hygiea (Stockh.) **95**, 545 (1933 a). — Epidemiology and etiology of lymphogranuloma inguinale. Lennander Lecture, May 23 (1933 b). — Epidemiology and etiology of lymphogranuloma iuguinale, Paris: Masson & Cie 1934 a. — Lymphogranuloma inguinale och lagen av den 20 juni 1918 angående åtgärder mot utbredning av könssjukdomar i Sverige (Lex veneris). Svenska Läk.-Tidn. **37** (1934 b). — La lymphogranulomatose inguinale en Suéde, sa fréquence, son importance sociale et sa prophylaxie. Bull. Off. int. Hyg. publ. **27**, 1 (1935). — Hellerström, S., E. Wassén u. J. Wiese: Intracerebrale Impfungen mit Ulcus molle-Bacillen bei Affen. Klin. Wschr. **11**, 1143 (1932). — Herzberg, K., u. L. O. Koblmüller: Über den Erreger der klimatischen Bubonen. Klin. Wschr. **1937 II**, 1173. — Hess, P., u. H. Schwindt: Über sporadisches Auftreten von Lymphogranuloma inguinale. Derm. Wschr. **124**, 955 (1951). — Heyman, A.: The clinical and laboratory differentiation between chancroid and lymphogranuloma venereum. Amer. J. Syph. **30**, 279 (1946). — Heyman, A., and P. B. Beeson: The significance of immunologic tests in lymphogranuloma venereum and chancroid. Proc. Amer. Fed. clin. Res. **2**, 88 (1945). — Heyman, A., M. J. Wall and P. B. Beeson: The effect of sulfonamide therapy on the persistence of the virus of lymphogranuloma venereum in buboes. Amer. J. Syph. **31**, 81 (1947). — Heyman, A., and E. L. Webb: False positive serologic reactions for syphilis in lymphogranuloma venereum. J. vener. Dis. Inform. **27**, 122 (1946). — Hilleman, M. R.: Immunological studies on the psittacosis-lymphogranuloma group of viral agents. J. infect. Dis. **76**, 96 (1945). — Hilleman, M. R., D. A. Haig and R. J. Helmold: The indirect complement fixation, hemagglutination and conglutinating complement absorption tests for viruses of the psittacosis-lymphogranuloma venereum group. J. Immunol. **66**, 115 (1951). — In vivo and in vitro studies of serological specificity among viruses of the psittacosis-lymphogranuloma venereum group. J. Immunol. **68**, 121 (1952). — Hilleman, M. R., and C. Nigg: Studies on lymphogranuloma venereum complementfixing antigens. III. The solubility in either of an active fraction. J. Immunol. **53**, 201 (1946). — Studies on lymphogranuloma venereum complementfixing antigens. IV. Fractionation with organic solvents of antigens of the psittacosis-lymphogranuloma venereum group. J. Immunol. **59**, 349 (1948). — Hillemand, P., J. Patel et R. Rettori: Maladie de Nicolas-Favre bifocale, rectale et angulocolique gauche. Presse med. **1953**, 1738. — Hoffmann, E.: Fortschritte in der Venereologie (Erreger des Lymphogranuloma oder der Porade nitis venerea) nebst Bemerkungen über den Aufstieg der Dermatologie. Med. Klin. **1937 II**,

1400. — Hoge, R. H.: The diagnosis and treatment of certain infections of the vulva and vagina. J. south. Med. Surg. **112**, 389 (1951). — Hopkins, J. G.: Chronic conjunctivitis of the right eye, probably due to the virus of lymphogranuloma venereum. Arch. Derm. Syph. (Chic.) **39**, 742 (1939). — Howard, M. E., and W. S. Hull: Propagation of the virus of lymphogranuloma venereum on the chorioallantois of the developing egg. J. infect. Dis. **68**, 73 (1941). — Hübschmann, K.: Positive Seroreaktion auf Lues beim inguinalen Lymphogranuloma. Čas. Lék. čes. 1110 (1941). — Hurst, E. W., J. K. Landquist, P. Melvin, J. M. Peters, N. Senior, J. A. Silk and G. J. Stacey: The therapy of experimental psittacosis and lymphogranuloma venereum (inguinale). II. The activity of quinoxaline-1:4-dioxide and substituted and related compounds, with a note on the morphological changes induced in lymphogranuloma virus by these compounds and by antibiotics. Brit. J. Pharmacol. 8, 297 (1953). — Hurst, E. W., J. M. Peters and P. Melvin: The therapy of experimental psittacosis and lymphogranuloma venereum (inguinale). I. The comparative efficacy of penicillin, chloramphenicol, aureomycin, and terramycin. Brit. J. Pharmacol. **5**, 611 (1950).

Itikawa, T., u. R. Shinoda: Einiges über Frei-Antigen. Jap. J. Derm. **45**, 21 (1939).

Jacobson, F. W.: Observations on lymphogranuloma venereum. W. Indian med. J. **1**, 158 (1952). — Jame, L., et E. Aujaleu: A propos de la maladie de Nicolas-Favre. Considérations épidémiologiques. Rev. méd. franç. **7**, 623 (1935). — Jeanneret, H.: Blenorragie, lymphogranulome inguinal, chancre mou, urétrites nonspécifiques. Dermatologica (Basel) **101**, 302 (1950). — Blennorragie — Urétrites non spécifiques — Chancre mou — Lymphogranulome vénérien — Granulome inguinal. Dermatologica (Basel) **105**, 311 (1952). — Jones, H., G. Rake and B. Stearns: Studies on lymphogranuloma venereum. J. infect. Dis. **76**, 55 (1945). — Juguet, L.: Premiers traitements de lymphogranulomatose inguinale subaigue par les immunserums de l'institut Pasteur non spécifiques de cette affection. Bull. Soc. Path. exot. **42**, 345 (1949).

Karpov, S. P.: Zur Arbeit von A. S. Saverdov: Gibt es eine „subakute Leisten-Lymphogranulomatose" (Nicolas-Favresche Krankheit) als selbständige nosologische Einheit venerischen Ursprungs? Vestn. Vener. Derm. **6**, 38 (1953). — Keim, H. L., and R. F. Wakefield: Flaccid paraplegia following the diagnostic use of Frei antigen. Arch. Derm. Syph. (Chic.) **40**, 709 (1939). — Kempthorne, H. B. de: The diagnosis and management of inguinal buboes. J. roy. nav. med. Serv. **25**, 349 (1939). — Kian, L. P.: Sur l'aspécificité de la réaction de Frei. Recherches chez 230 enfants. Bull. Soc. franç. Derm. Syph. **44**, 2079 (1937). — King, A. J., C. F. Barwell and R. D. Catterall: Intradermal tests in the diagnosis of lymphogranuloma venereum. Brit. J. vener. Dis. **32**, 209 (1956). — Kitchevatz, M.: Autovaccinothérapie dans la maladie de Nicolas-Favre. Bull. Soc. franç. Derm. Syph. **34**, 876 (1927). — Kitchevatz, M., et V. Kitchevatz-Petrovitch: Contribution à l'étiologie de la maladie de Nicolas-Favre. Ètude bactériologique erréaction de fixation du complément (note prélim). Bull. Soc. franç. Derm. Syph. **34**, 879 (1927). — Klemperer, G., u. F. Klemperer: Neue deutsche Klinik. Handwörterbuch der praktischen Medizin mit besonderer Berücksichtigung der inneren Medizin, der Kinderheilkunde und ihrer Grenzgebiete. Berlin: Urban & Schwarzenberg 1930. — Knight, M. K.: Lymphopathia venerea and the Frei test. Surgery **5**, 736 (1939). — Knott, L. W., L. H. T. Bernstein, H. Eagle, T. E. Billings, R. L. Zobel and E. G. Clark: Differential diagnosis of lymphogranuloma venereum and chancroid by laboratory and skin tests. Amer. J. Syph. **27**, 657 (1943). — Koch, R. A., R. S. McDonald and M. S. Marshall: Public health aspects of lymphogranuloma venereum. Calif. Med. **71**, 178 (1949). — Kolin, O., J. Pitha u. F. Skorpil: Infektion mit inguinalem Lymphogranuloma. Srpski Arhiv **37**, 204 (1935). — Kornblith, B. A.: Lymphogranuloma venereum: Treatment of 300 cases. With special reference to the use of Frei antigen intravenously. Amer. J. med. Sci. **198**, 231 (1939). — Treatment of lymphogranuloma venereum and granuloma inguinale. N.Y. St. J. Med. **46**, 1358 (1946). — Koschucharoff, B.: Über das Vorkommen einer Infektion des Zentralnervensystems beim Lymphogranuloma inguinale. Klin. Wschr. **1938 I**, 876. — Koyama, S.: Beiträge zur Lymphogranulomatosis inguinalis. Jap. J. Derm. **35**, 88 (1934). — Kurotchkin, T. J., R. L. Libby, E. Gagnon and H. R. Cox: Size and morphology of the elementary bodies of the psittacosis-lymphogranuloma group of viruses. J. Immunol. **55**, 283 (1947).

Laube, P. J.: Lymphogranuloma venereum. Recent experiences in China. China med. J. **67**, 137 (1949). — Lebeuf, F.: La réaction de Frei. Rev. Hyg. industr. **61**, 498 (1939). — Le Coulant, P.: General manifestations of Nicolas-Favre disease. Ann. Derm. Syph. (Paris) 8, 5 (1948). — Lepinay et Donon: Aspects marocains de la maladie de Nicolas-Favre. Marseille méd. **75**, 459 (1938). — Lépine, P., J.-C. Levaditi et L. Reinie: Durée de conservation du pouvoir antigène du virus de la maladie de Nicolas et Favre (lymphogranuloma venereum). Ann. Inst. Pasteur **74**, 140 (1948). — Lépine, P., et V. Sautter: Méthode de coloration élective des corpuscules lymphogranulomateux. C.R. Soc. Biol. (Paris) **135**, 1001 (1941). — Letulle, R., et L. Dutter: La maladie de Nicolas et Favre. Presse méd. **1**, 506 (1939). — Levaditi, C.: Taille du virus de la lymphogranulomatose inguinale en rapport avec le cycle évolutif de ce virus. C.R. Soc. Biol. (Paris) **134**, 382 (1940). —

Ètude expérimentale, pathogénique, microbiologique et chimiothérapique de la maladie de Nicolas et Favre. Ann. Derm. Syph. (Paris) **1**, 417 (1941). — Cycle évolutif du virus lymphogranulomateux. C. R. Soc. Biol. (Paris) **138**, 4 (1944). — LEVADITI, C., J. BOLLACK, G. BASCH et DESVIGNES: Conjonctivite avec adénopathie due au virus de la maladie de Nicolas-Favre (lymphogranulomatose à localisation oculaire). Bull. Soc. franç. Derm. Syph. **43**, 1238 (1936). — LEVADITI, C., P. MOLLARET et L. REINIE: Identité étiologique entre la maladie de Nicolas et Favre (lymphogranulomatose inguinale) et certaines anorectites ou recto-colites végétantes. Ètude expérimentale. Bull. Acad. Méd. (Paris) **113**, sér. 3, 439 (1935). — LEVADITI, C., M. PAIC et D. KRASSNOFF: Ultrafiltration et dimensions approximatives du virus de la maladie de Nicolas et Favre. Rôle de la virulence. C.R. Soc. Biol. (Paris) **123**, 1048 (1936). — LEVADITI, C., R. SCHOEN et L. REINIÉ: Reproduction expérimentale de la conjonctivite lymphogranulomateuse (maladie de Nicolas et Favre) chez le chimpanzé. C.R. Acad. Sci. (Paris) **203**, 828 (1936). — LEVADITI, C., et A. VAISMAN: Effet curatif de la pénicilline dans la maladie de Nicolas-Favre de la souris. Bull. Acad. Méd. (Paris) **129**, 253 (1945). — Microbiologie. — Action de la chloromycétine (chloramphénicol) et de l'aurémycine sur le virus lymphogranulomateux (maladie de Nicolas-Favre). C.R. Acad. Sci. (Paris) **229**, 1274 (1949). — Antagonisme entre le virus lymphogranulomateux et le treponema pallidum. Ann. Inst. Pasteur **78**, 404 (1950). — LEVADITI, C., A. VAISMAN et L. REINIÉ: Chimiothérapie de la lymphogranulomatose inguinale (maladie de Nicolas et Favre). C.R. Soc. Biol. (Paris) **131**, 40 (1939). — LEVADITI, J. C., et P. LÉPINE: Les méthodes biologiques actuelles de diagnostic de la maladie de Nicolas et Favre et leurs conséquences. Sem. Hôp. Paris **27**, 1904 (1951). — LEVADITI, J.-C., P. LÉPINE, P. VINZENT et L. REINIÉ: Transmission direct de l'homme a la souris d'une souche de virus de la maladie de Nicolas et Favre (lymphogranuloma venereum). Ann. Inst. Pasteur **76**, 369 (1949). — LEVINE, S., J. G. M. BULLOWA and I. E. SCHEINBLUM: Antepartum transmission of 1 lymphogranuloma venereum antibodies and their duration in the infant. J. Immunol. **47**, 439 (1943). — LEVINE, S., E. C. HOLDER and J. G. M. BULLOWA: Complement fixation for lymphogranuloma venereum and for psittacosis with Frei reactions among pneumonia patients. J. Immunol. **46**, 183 (1943). — LÉVY-VALENSI, P., et S. DE SÈZE: Sur les complications nerveuses au cours de la maladie de Nicolas-Favre. Presse méd. Année **47 I**, 593 (1939). — LI, C. P.: Generalized infection with gastro-intestinal lesions produced in certain laboratory animals by the virus of lymphogranuloma inguinale. China med. J., Suppl. **3**, 349 (1940a). — A critical note on the inclusions and elementary bodies in lymphogranuloma inguinale. China med. J., Suppl. **3**, 359 (1940b). — LITARCZEK, S., et S. CHISAR: Lymphogranulomatose inguinale subaiguë. Péritonite et pleurésie lymphogranulomateuses concomitentes. Bull. Soc. méd. Hóp. Buc. **21**, 242 (1939). — LONGMIRE, W. P.: Acute conditions in patients with lymphogranuloma venereum. Surgery **15**, 997 (1944). — LOPEZ-VILLAFUERTES, ALVAREZ-CASCOS, JAQUETI-DEL-POZO Y DAUDEN-SALA: Linfogranulomatosis inguinal subaguda de Nicolas Favre. Act. dermo-sifiliogr. (Madr.) **45**, 329 (1954). — LUGER, N. M.: "Fever of unknown origin" due to lymphogranuloma venereum. Report of a case with diagnosis by the use of quantitative complementfixation tests. New Engl. J. Med. **238**, 44 (1948). Incidence of lymphogranuloma venereum as determined by quantitative complement fixation test. Amer. J. Syph. **34**, 351 (1950). — LUTZ, W.: Lymphogranuloma venereum extragenitale. Dermatologica (Basel) **107**, 267 (1953). — LYALL, T.: Lymphogranuloma venereum (Lymphogranuloma inguinale). Brit. J. vener. Dis. **31**, 179 (1955).

MACNIE, J. P.: Ocular lymphogranuloma venereum. Arch. Opthal. **25**, 255 (1941). — MACRAE, A. D.: Serological diagnosis of lymphogranuloma venereum. Brit. J. vener. Dis. **27**, 183 (1951). — MACRAE, A. D., and R. R. WILLCOX: Complement-fixation test for lymphogranuloma venereum in non-specific urethritis. Brit. J. vener. Dis. **29**, 231 (1953). — MALAMOS, B.: Züchtung des Lymphogranuloma inguinale-Virus auf Kaninchen-Cornea-Epithel-Kulturen. Zbl. Bakt., I. Abt. Orig. **143**, 1 (1938). — MANABE, K.: Über Lymphogranuloma inguinale-Virus gewonnen durch Gewebekultur. (I) Kultivierung im Gebrauch von verschiedenen Maus-Organen und Virulenz-Prüfung und der Maus. Jap. J. exp. Med. **17**, 333 (1939a). — Über Lymphogranuloma inguinale Virus gewonnen durch Gewebekultur. (II) Über den Entwicklungsprozeß in der Zelle und die Morphologie des Virus. Jap. J. exp. Med. **17**, 355 (1939b). — MARCUS, K.: Lymphogranuloma inguinale. Verhandlungen der Dermatologischen Gesellschaft in Stockholm, Sitzung vom 14. 9. 1927. Zbl. Haut- u. Geschl.-Kr. **26**, 130 (1928). — MARTINI, V.: Contributo al trattamento chirurgico della linfogranulomatosi inguinale subacuta olinfogranuloma venereo di Micheli. Atti Accad. Fisiocr. Siena **3**, 669 (1929). — MASSIAS, C.: Maladie de Nicolas-Favre en Cochinchine. Bull. Soc. Path. exot. **27**, 540 (1934). — MAY, J.: Maniére de faire le diagnostic de la maladie de Nicolas-Favre dans les cas d'anergie prolongée. Rev. franç. Derm. Vénér. **15**, 263 (1939). — MAYNARD, A. DE L., AA. PRIGOT and M. MARMELL: The effect of tetracycline hydrochloride in lymphogranuloma venereum and donovanosis. Amer. J. Syph. **38**, 606 (1954). — MAYR, H. K.: Die Formol-Gel-Reaktion beim Lymphogranuloma inguinale. Derm. Wschr. **1939 I**, 422. — MCKEE, C. M., G. RAKE and M. F. SHAFFER: Complement fixation test in lymphogranuloma venereum. Proc. Soc. exp. Biol. (N.Y.) **44**, 410 (1940). — MCLAUGHLIN, C. R.: Lymphogranuloma inguinale in the royal air force. Lancet 1945 I, 807. — MELCZER, N.: Diagnosi del linfogranuloma attraverso la ricerca diretta del virus. Atti Soc. ital. Derm. Sif. 2, 1284 (1941). — Lymphogranuloma inguinale. Acta Univ. Szeged. Sect. Med. 11 (1942). — MELCZER, N., u. A. DÓSA: Gibt es eine spezielle, nur in den späten Veränderungen vorkommende Form des Krankheitserregers des Lymphogranuloma inguinale? Börgyögy. vener. Szle 18, 115 (1940). — Zur Frage der als Spätformen des Lymphogranuloma-Erregers beschriebenen Gebilde. Dermatologica (Basel) 82, 364 (1940). — MELCZER, N., u. S. KÁROLY: Zur Frage des im intrauterinen Leben entstandenen sogenannten Lymphogranuloma inguinale congenitale. Orv. Hetil. 1940, 653. — MELCZER, N., K. SIPOS u. T. VENKEI: Generalisierendes tödliches Lymphogranuloma inguinale. Orv. Hetil. 1939, 6—8. — MELCZER, N., u. K. SIPOS: Über die Züchtbarkeit des Lymphogranulom-Erregers in der Chorion-Allantois von Hühnerembryonen. Acta derm.-venereol. (Stockh.) 22, 320 (1941). — MENEGHINI, N.: Inoculazione intracerebrale del virus del linfogranuloma inguinale benigne al pipistrello. Pathologica 32, 152 (1940). — MENK, W., u. W. MOHR: Kurze Mitteilung über den serologisch-experimentellen Nachweis antigen-verschiedener Typen des Lymphogranuloma inguinale-Virus. Klin. Wschr. 1941 II, 685. — MESROBEANU, L.: Contribution à l'étude cytologique de l'exsudat péritonéal produit chez le singe par l'inoculation intrapéritonéale du virus de la lymphogranulomatose inguinale bénigne (maladie de Nicolas-Favre). C.R. Soc. Biol. (Paris) 131, 1265 (1939). — MEYER, K. F.: Lymphogranuloma venereum, p. 450. Philadelphia-London-Montreal: J. B. Lippincott Company 1952 a. — Psittacosis — Lymphogranuloma group, p. 440. Philadelphia-London-Montreal: J. B. Lippincott Company 1952 b. — MIDANA, A.: Ricerche sulla reazione di deviazione del complemento nella malattia di Nicolas e Favre. G. ital. Derm. Sif. 79, 859 (1938). — Sull'origine istiogena dell'allergia cutanea nella malattia di Nicolas e Favre. G. ital. Derm. Sif. 81, 431 (1940 a). — Sul valore pratico della reazione di formol-gelificazione di Gaté e Papacostas e della prova di velocità di sedimentazione nella malattia di Nicolas e Favre. Dermosifilografo 15, 207 (1940 b). — Sul valore pratico della reazione di formol-gelificazione di Gaté-Papacostas e della prova di velocità di sedimentazione nella malattia di Nicolas e Favre. Atti Soc. ital. Derm. Sif. 2, 1285 (1941 a). — Sulla sede istiogena dell'allergia cutanea nella malattia di Nicolas e Favre. Atti Soc. ital. Derm. Sif. 2, 1288 (1941 b). — MIDANA, A., e C. DE GAUDENZI: Ricerche sul potere complementare del siero di sangue nella malattia di Nicolas e Favre. G. ital. Derm. Sif. 80, 1120 (1939). — MIDANA, A., e R. LEONE: Ricerche sulla deviazione del complemento con antigeni culturali nella malattia di Nicolas e Favre. G. ital. Derm. Sif. 81, 151 (1940 a). — Ricerche sulla cultura del virus della malattia di Nicolas e Favre. (Nota prelim.). G. ital. Derm. Sif. 81, 145 (1940 b). — MIDANA, A., e L. MARZOCCHI: Indagini patergometriche nella malattia di Nicolas e Favre. G. ital. Derm. Sif. 82, 74 (1941). — MIDANA, A., e G. MURTULA: Uretriti virosiche e virus della malattia di Nicolas e Favre. Minerva derm. 27, 3 (1952). — MIKHAIL, G. R.: Lymphogranuloma venereum in Egypt. J. Egypt. med. Ass. 37, 895 (1954). — MILIAN, G., et L. MICHAUX: Chancre ecthymateux du gland avec bubon inguinal. Etiologie ecthymateuse possible de certaines ulcérations génitales adénogènes crypto-génétiques. Rev. franç. Derm. Vénér. 6, 132 (1930). — MIYAGAWA, Y., T. MITAMURA, H. YAOI, N. ISHII, H. NAKAJIMA, J. OKANISHI, S. WATANABE and K. SATO: Studies on the virus of lymphogranuloma inguinale Nicolas, Favre and Durand. I. Rep. Jap. J. exp. Med. 13, 1 (1935). — MIYAGAWA, Y., T. MITAMURA, H. YAOI, N. ISHII and J. OKANISHI: Studies on the virus of lymphogranuloma inguinale Nicolas, Favre and Durand. II. Rep.: Experimental findings in mouse infection. Jap. J. exp. Med. 13, 331 (1935). — Studies on the virus of lymphogranuloma inguinale Nicolas, Favre and Durand. III. Rep.: Studies on filtration, especially ultrafiltration of the virus. Jap. J. exp. Med. 13, 723 (1935). — Studies on the virus of lymphogranuloma inguinale Nicolas, Favre and Durand. IV. Rep.: Cultivation of the virus on the chorio-allantoic membrane of the chicken embryo. Jap. J. exp. Med. 13, 733 (1935). — Studies on the virus of lymphogranuloma inguinale Nicolas, Favre and Durand. V. Rep.: Resistance of the virus to heat, cold and desiccation, virus dilution experiment, virulicidin and allergene neutralisation. Jap. J. exp. Med. 13, 739 (1935). — Studies on the virus of lymphogranuloma inguinale Nicolas, Favre and Durand. VI. Rep.: Inoculation experiment of the virus in small laboratory animals beside monkeys and mice. Jap. J. Med. 14, 197 (1936). — MIYAGAWA, Y., T. MITAMURA, H. YAOI, N. ISHII, J. OKANISHI, T. GOTO and S. SHIMIZU: Studies on the virus of lymphogranuloma inguinale, Nicolas, Favre and Durand. VII. Rep.: Cultivation of the virus by tissue. Culture method. Jap. J. exp. Med. 14, 207 (1936). — MIYAGAWA, Y., T. MITAMURA, H. YAOI, N. ISHII, J. OKANISHI, K. KANAZAWA and H. YAMADA: Studies on the virus of lymphogranuloma inguinale Nicolas, Favre and Durand. VIII. Rep.: Studies on the cultivation of the virus after Tamura. Meyer und Anders's reports. Jap. J. exp. Med. 14, 221 (1936). — MØLLER CHRISTENSEN, P.: Ornithosis. A study of virus and antigen. Copenhagen 1957. — MØLLER CHRISTENSEN, P., and M. VOLKERT: Two complement-fixing antigens from infected yolk sacs. II. The nature of the virus antigen and its relation to the phosphatide antigen. Acta path. microbiol. scand. 37, 219 (1955). — MORALES, F. H., and G. M. CARRERA: Lymphogranuloma venereum in Puerto Rico. A brief survey of its clinical manifestations and treatment in 45 cases. Puerto Rico J. publ. Hlth 18, 253 (1943). — MORENO, T. R.: Enfermedad de Nicolás Favre. Act. dermo-sifiliogr. (Madr.) 45, 208 (1953). — MORRIS, G. E., and O. CANIZARES: Chick embryo antigen. Intravenous use in diagnosis of lymphogranuloma venereum. Arch. Derm. Syph. (Chic.) 45, 953 (1942). — MOULONGUET, P.: Le traitement actual du rétrécissement rectal par maladie de Nicolas-Favre. Mém. Acad. Chir. 67, 430 (1941).

NAIR, V. G., and N. G. PANDALAI: Secondary lymphogranulomatosis of the anal margin. Indian J. vener. Dis. 2, 25 (1936). — NAUCK, E. G., u. B. MALAMOS: Über Erregerbefunde bei Lymphogranuloma inguinale. Arch. Schiffs- u. Tropenhyg. 41, 537 (1937). — NICOLAS, J., F. LEBEUF et J. ROUSSET: A propos de l'inoculabilité expérimentale de la maladie de Nicolas-Favre. Bull. Soc. franç. Derm. Syph. 36, 320 (1929). — NICOLAU, S.: Ulcére chronique lymphogranulomateux de la verge. Ann. Mal. vénér. 29, 721 (1934). — Lymphogranulomatose subaigue, Verh. 9. internat. Kongr. Dermat. 1, 619 (1935a). — Considérations sur la prophylaxie de la lymphogranulomatose inguinale. Bull. Off. int. Hyg. publ. 27, 505 (1935b). — Lymphogranulomatose inguinale d'origine non vénérienne chez une filette de 8 ans. Ann. Mal vénér. 31, 908 (1936). — NIELSEN, J. P.: Lymphogranuloma inguinale in Äthiopien. Wien. Z. inn. Med. 36, 233 (1955). — NIGG, C., A. W. GRACE and M. R. HILLEMAN: Use of urea- and phenol-treated skin test antigens for diagnosis of lymphogranuloma venereum. Proc. Soc. exp. Biol. (N.Y.) 64, 416 (1947). — NIGG, C., M. R. HILLEMAN and B. M. BOWSER: Studies on lymphogranuloma venereum complement-fixing antigens. I. Enhancement by phenol or boiling. J. Immunol. 53, 259 (1946). — NIMPFER, T. G.: Die Frühformen der Lymphogranulomatosis inguinalis, ihre frühzeitige Erkennung und Behandlung. Derm. Wschr. 121, 392 (1950). — NOHARA, F. S.: Lymphogranuloma inguinale, Ulcus molle, Bekämpfung der Geschlechtskrankheiten, Sexualwissenschaft. Übersicht über die Literatur von August 1939 bis Mai 1940. Dermatologica (Basel) 82, 369 (1940). — Lymphogranuloma inguinale, Ulcus molle und nichtvenerische Urogenitalaffektionen. VI. Übersicht über die Literatur von September 1941 bis August 1942. Dermatologica (Basel) 86, 301 (1942). — Lymphogranuloma inguinale, Ulcus molle und nichtvenerische Urogenitalaffektionen. VII. Übersicht über die Literatur von August 1942 bis August 1943. Dermatologica (Basel) 88, 352 (1943). — Übrige Geschlechtskrankheiten. Ulcus molle, Lymphogranuloma inguinale und nicht-venerische Urogenitalaffektionen. VIII. Übersicht über die Literatur (September 1943 bis August 1944). Dermatologica (Basel) 90, 293 (1944). — NYBERG, L. O., and C. E. SONCK: Lymphogranuloma inguinale in children. Report of 2 cases. Acta paediat. (Uppsala) 39, 433 (1950).

OELRICHS, L.: Untersuchungen über die unspezifische Frei-Reaktion bei tuberkulösen Meerschweinchen. Z. Immun-Forsch. 98, 167 (1940). — OTTOLINA, C.: The vesicular test. Diagnostic method of infection by poradenic (lymphogranuloma inguinale) virus. Amer. J. trop. Med. 21, 597 (1941).

PACKER, H., and A. D. DULANEY: Diagnostic tests in the differential diagnosis of anogenital lesions. Amer. J. Syph. 31, 69 (1947). — Diagnostic tests in the differential diagnosis of anogenital lesions. Amer. J. Syph. 32, 286 (1948). — PARKS, J., and C. K. FRASER: Lymphogranuloma venereum. Amer. Practit. (Philad.) 1, 371 (1947). — PAULSON, M.: A new diagnostic intradermal reaction with bowel antigen. Indicating the presence of the virus of venereal lymphogranuloma in the intestine and differentiating colitis associated with that virus. J. Amer. med. Ass. 109, 1880 (1937). — Bowel antigen. IV. The clinical use of a new method to determine the presence of the virus of lymphogranuloma venereum in the differential diagnosis of intestinal involvements. J. Amer. med. Ass. 112, 1788 (1939). — PAUTRIER, L.-M., et A. WEISS: Sur la valeur de l'intradermo-réaction de Frei (résultats négatifs obtenus sur 51 cas témoins indemmes de la maladie de Nicolas-Favre). Bull. Soc. franç. Derm. Syph. 41, 625 (1934). — PÉRIN, L., R. DUPERRAT et E. LAFONTAINE: Réaction de Frei systématique chez les prostituées. Ann. Derm. Syph. (Paris) 6, 23 (1946). — PERUCCIO, L.: Ricerche sulla parallergia nella malattia di Nicolas-Favre. Atti Soc. ital. Derm. Sif. 2, 1291 (1941). — PIRILÄ, P.: Beiträge zur Ätiologie des Lymphogranuloma inguinale. Derm. Wschr. 1942I, 121. — Is the lymphogranuloma venereum (lymphogranuloma inguinale) caused by a virus or a slimemold? Dermatologica (Basel) 106, 14 (1953). — PISACANE, C.: Sui diversi metodi di diagnosi biologica della linfogranulomatosi inguinale sub-acuta. Bull. Sez. region. Soc. ital. Derm. 2, 191 (1937). — PISACANE, C., e R. LOPRESTI: Alterazioni e potere antigene del liquor nella linfogranulomatosi inguinale sub-acuta. Rif. med. 55, 332 (1939). — POLICARO, R. D.: Sul valore etiologico del virus della malattia di Nicolas-Favre nella „induratio penis plastica". G. ital. Derm. Sif. 80, 571 (1939). — POSNER, A. C., E. B. SHAPERO and L. T. WRIGHT: A study of Frei tests on pregnant women at term and on the offspring of Frei test positive mothers. Harlem Hosp. Bull. 2, 131 (1949). — PRADO, E., y C. DA SILVA-LACAZ: Die Komplementbindungsreaktion bei venerischer Lymphogranulomatose. Rev. bras. Gastroent. 3, 183 (1951).

QUIROGA, M. I., u. L. JACHESKY: Bemerkungen zu einer Statistik über die Freische Reaktion. Rev. argent. Dermatosif. 21, 567 (1937).

RADAELI, A.: Considerazioni sulla patogenesi delle forme genito-ano-rettali nella malattia di Nicolas e Favre. Atti Soc. ital. Derm. Sif. 3, 901 (1941a). — Osservazioni cliniche e dati statistici sulla diffusione della Malattia di Nicolas e Favre in provincia di Brescia (con presentazione di fotografie, microfotografie e preparati istologici). Atti Soc. ital. Derm. Sif. **2**, 1310 (1941b). — Sulla malattia di Nicolas e Favre. Dati statistici, osservazioni cliniche, dati istologici. Arch. ital. Derm. **17**, 297 (1941c). — RAJAM, R. V., and P. N. RANGIAH: Lymphogranuloma venereum. Indian J. Derm. Venereol. **21** (1955). — RAKE, G.: Chemotherapy of lymphogranuloma venereum. Amer. J. trop. Med. **28**, 555 (1948). — RAKE, G., M. D. EATON and M. F. SHAFFER: Similarities and possible relationships among viruses of psittacosis, meningopneumonitis, and lymphogranuloma venereum. Proc. Soc. exp. Biol. (N.Y.) **48**, 528 (1941). — RAKE, G., and H. P. JONES: Studies on lymphogranuloma venereum. I. Development of the agent in the yolk sac of the chicken embryo. J. exp. Med. **75**, 323 (1942). — Studies on lymphogranuloma venereum. II. The association of specific toxins with agents of the lymphogranuloma-psittacosis group. J. exp. Med. **79**, 463 (1944). — The toxicologic and therapeutic action of penicillin on mice infected with the agent of lymphogranuloma venereum. Amer. J. Syph. **30**, 242 (1946). — RAKE, G., C. M. MCKEE and M. F. SHAFFER: Agent of lymphogranuloma venereum in the yolk-sac of the developing chick embryo. Proc. Soc. exp. Biol. (N.Y.) **43**, 332 (1940). — RAKE, G., M. F. SHAFFER, A. E. GRACE, C. M. MCKEE and H. P. JONES: New aids in the diagnosis of lymphogranuloma venereum. Amer. J. Syph. **25**, 687 (1941). — RAKE, G., M. F. SHAFFER, H. P. JONES and C. M. MCKEE: Soluble antigen in lymphogranuloma venereum. Proc. Soc. exp. biol. (N.Y.) **46**, 300 (1941). — RAKE, G., M. F. SHAFFER and P. THYGESON: Relationship of agents of trachoma and inclusion conjunctivitis to those of lymphogranuloma-psittacosis group. Proc. Soc. exp. biol. (N.Y.) **49**, 545 (1942). — RAKE, G. W.: The minor venereal diseases: Lymphogranuloma venereum, granuloma inguinale, chancroid, gonorrhea. Practitioners' conferences at the New York Hospital-Cornell Medical Center **3**, 123 (1956). — RAVAUT, P.: Leçons et démonstrations des Jeudis. Ètude biologique de la maladie de Nicolas-Favre. Arch. derm.-syph. (Paris) **141** (1933). — REYMANN, F.: Specificity of skin tests in lymphogranuloma venereum and chancroid. Acta derm.-venereol. (Stockh.) **31**, 257 (1951). — REYN, A.: Complement-fixation with lygranum antigen. Acta derm.-venereol. (Stockh.) **31**, 262 (1951). — RICHTER, W.: Stand der Studien über Lymphogranuloma inguinale in Japan. Derm. Wschr. **1939 II**, 1291. — RIVERS, T. M.: Viral and rickettsial infections of man. Philadelphia: J. B. Lippincott Company 1952. — RIZZI, V.: Risultati ottenuti con l'antigene-terapia in alcuni casi di poroadenite. Atti Soc. ital. Derm. Sif. **1**, 958 (1939). — ROBINSON, H. M., and H. M. ROBINSON jr.: Comparison of Frei antigens. Arch. Derm. Syph. (Chic.) **45**, 112 (1942). — RODANICHE, E. C.: Fate of the virus of lymphogranuloma venereum in infected mice receiving sulfonamide therapy. J. infect. Dis. **73**, 173 (1943). — RHODES, A. J., and C. E. VAN ROOYEN: Textbook of virology for students and practitioners of medicine. Baltimore: Williams & Wilkins 1953. — ROOT, H. S.: Granuloma inguinale and lymphogranuloma inguinale. Canad. med. Ass. J. **47**, 246 (1942). — ROSEN, I., H. ROSENFELD, D. BLOOM and F. KRASNOW: Lymphogranuloma venereum: Serum lipids and proteins. Arch. Derm. Syph. (Chic.) **39**, 211 (1939). — ROSENTHAL, T.: Diagnosis and treatment of venereal disease. Canad. J. publ. Hlth **42**, 207 (1951). — ROTH, D., and R. SCHULICK: Isolated cervical lymphogranuloma venereum in a child. Pediatrics **8**, 489 (1951). — ROTHCHILD, P. E., and G. A. HIGGINS: Acute lymphogranuloma venereum: A short review with observations on the surgical implications and changing geographic distribution. J. Urol. (Baltimore) **68**, 918 (1952). — ROUSSET: Lymphogranulomatose inguinale subaguë à début d'éléphantiasis vulvaire. Bull. Soc. franç. Derm. Syph. **61**, 58 (1954). — RUNYAN, J. W., L. M. KRAFT and I. GORDON: Effect of aureomycin on the survival of virus in lymphogranulomatous buboes. Amer. J. Med. **7**, 419 (1949).

SABIN, A. B., and C. D. ARING: Meningoencephalitis in man caused by the virus of lymphogranuloma venereum. J. Amer. med. Ass. **120**, 1376 (1942). — SABY, LEBEUF et BOURDON: Maladie de Nicolas-Favre avec anergie persistante. Bull. Soc. franç. Derm. Syph. **43**, 1329 (1936). — SAGHER, F.: Specific reactions occurring in treatment of lymphogranuloma venereum with immune animal serums. Brit. J. vener. Dis. **20**, 55 (1944). — SANDERS, M.: Studies on the cultivation of the virus of lymphogranuloma venereum. J. exp. Med. **71**, 113 (1940). — SANTORI, G.: Un caso di linfogranulomatosi inguinale accompagnato da urticaria e guarito in periodo preallergico con la sulfamido-piridina. Atti Soc. ital. Derm. Sif. **2**, 1301 (1941). — SAUCAG, M.: Ano-rectite proliférante et sténosante chez une femme marocaine à Frei et B.-W. positif. Bull. Soc. franç. Derm. Syph. **62**, 86 (1955). — SAVERDOV, A. S.: Äußerungen gegen die Argumentierungen von I. D. PERKEL, S. P. KARPOV, P. P. DVIZKOV u. JA. F. ZORNE zum Schutz der nosologischen Selbständigkeit des Lymphogranuloma inguinale (Nicolas-Favresche Krankheit). Vestn. Vener. Derm. **4**, 27 (1954). — SCHLOSSBERGER, H.: Lymphogranuloma inguinale. In Handbuch der Viruskrankheiten, Bd. 2, S. 418. Jena: Gustav Fischer 1939. — SCHLOSSBERGER, H., u. F. BÄR: Untersuchungen über die Wirkungsweise von Sulfonamidverbindungen bei der Infektion von Mäusen mit Streptokokken und Lymphogranuloma inguinale. Zbl. Bakt., I. Abt. Orig. **144**, 228 (1939). — SCHMIDT, W.: Zur Kenntnis der in Deutschland beobachteten Erkrankungen an Lymphogranuloma inguinale. Arch. Derm. Syph. (Berl.) **179**, 286 (1939). — Ulcus molle, Lymphogranuloma inguinale und Granuloma venereum. Z. Haut- u. Geschl.-Kr. **13**, 59 (1952). — SCHMIDT-LA BAUME, F., u. H. VOLLMAR: Zur Erregerfrage des Lymphogranuloma inguinale. Derm. Wschr. **1940 I**, 433. — SCHOEN, R.: Tumeurs et ultra-virus. Recherches sur le virus lymphogranulomateux. Ann. Inst. Pasteur **60**, 499 (1938a). — Inclusions cellulaires dans les éléments épendymaires chez les souris inoculées avec le virus de la maladie de Nicolas et Favre. C.R. Soc. Biol. (Paris) **127**, 677 (1938b). — La transmission de la maladie de Nicolas et Favre par instillation nasale chez la souris blanche. C.R. Acad. Sci. (Paris) **208**, 772 (1939a). La réinfection névraxique des souris blanches avec le virus de la maladie de Nicolas et Favre. C.R. Soc. Biol. (Paris) **131**, 475 (1939b). — Essais de transmission de la maladie de Nicolas et Favre au lapin et au cobaye, par instillation nasale du germe. C.R. Soc. Biol. (Paris) **131**, 1209 (1939c). — Nouvelles données expérimentales sur le virus de la lymphogranulomatose inguinale. Ann. Inst. Pasteur **62**, 260 (1939d). — La pneumopathie lymphogranulomateuse expérimentale des souris blanches. Transmission de l'infection parvoie nasale. Ann. Inst. Pasteur **65**, 336 (1940). — SCOTT jr., D. W.: Recurrent meningoencephalitis due to virus of lymphogranuloma venereum. Arch. intern. Med. **76**, 174 (1945). — SEIMEANU, A. T., u. C. ADAMESTEANU: Betrachtungen über das esthiomenale Syndrom lymphogranulomatösen Ursprungs. Spitalul **59**, 242 (1939). — SEMMOLA, L.: Osservazioni immunbiologiche nella poroadenite. Dermosifiliografo **14**, 677 (1939). — SENRA, J.: Enfermedad de Nicolas y Favre de localization perineal. Act. dermosifiliogr. (Madr.) **46**, 521 (1955). — SHAFFER, M. F., H. P. JONES, A. W. GRACE, D. M. HAMRE and G. RAKE: Use of the yolk sac of the developing chicken embryo in the isolation of the agent of lymphogranuloma venereum. J. infect. Dis. **75**, 109 (1944). — SHAFFER, M. F., and G. RAKE: Studies on Lymphogranuloma venereum: Evaluation of the complement fixation test with lygranum. J. Lab. clin. Med. **32**, 1060 (1947). — SHAFFER, M. F., G. RAKE and A. W. GRACE: Yolk sac antigens in the diagnosis and epidemiology of lymphogranuloma venereum. Amer. J. Syph. **26**, 271 (1942). — SHAFFER, M. F., G. RAKE, A. W. GRACE, C. M. MCKEE and H. P. JONES: Lymphogranuloma venereum (lymphopathia venerea) intercurrent with other venereal diseases. Amer. J. Syph. **25**, 699 (1941). — SHAFFER, M. F., G. RAKE and C. M. MCKEE: Agent of lymphogranuloma venereum in the lungsof mice. Proc. Soc. exp. Biol. (N.Y.) **44**, 408 (1940). — SHELDON, W. H., and A. HEYMAN: Lymphogranuloma venereum. A histological study of the primary lesion, bubonulus, and lymph nodes in case proved by isolation of the virus. Amer. J. Path. **23**, 653 (1947). — SIMONS, R. D. G. PH.: Clinical features of over 1.200 syphilitic chancres and chancroid and over 140 cases of lymphopathia venerea. The efficiency of the sanitube. Acta derm.-venereol. (Stockh.) **27**, 115 (1946). — SIMPSON, R. G.: The relation of lymphogranuloma venereum to syphilis and to falsely positive serologic tests for syphilis. Amer. J. Syph. **38**, 422 (1954). — SIPOS, K.: Experimentelle Untersuchungen über die Spezifität der Frei-Reaktion. Dermatologica (Basel) **98**, 137 (1949). — SMADEL, J. E., and E. B. JACKSON: Effect of chloromycetin on experimental infection with psittacosis and lymphogranuloma venereum viruses. Proc. Soc. exp. Biol. (N.Y.) **67**, 478 (1948). — SMADEL, J. E., K. WERTMAN and R. REAGAN: Yolk sac complement fixation antigen for use in psittacosis-lymphogranuloma venereum group of diseases. Proc. Soc. exp. Biol. (N.Y.) **54**, 70 (1943). — SMITH, L. M.: Histologic study of the Frei reaction papule. Arch. Derm. Syph. (Chic.) **41**, 120 (1940). — SONCK, C. E.: Über Lymphogranuloma inguinale bei Kindern. Nord. Med. **1**, 370 (1939). — Kann ein Lymphogranuloma inguinale auf ein Kind vererbt werden? Nord. Med. **5**, 371 (1940a). — Über Erythema nodosum und andere durch intracutane bzw. intravenöse Frei-Antigeninjektionen (etc.) bei Lymphogranuloma inguinale ausgelöste Komplikationen. Acta derm.-venereol. (Stockh.) **21**, 473 (1940b). — A 6. case from Finland of lymphogranuloma inguinale in children. Acta derm.-venereol. (Stockh.) **21**, 469 (1940c). — Über die Photosensibilität bei Lymphogranuloma inguinale. 1. Klinische Beobachtungen. Acta derm.-venereol. (Stockh.), Suppl. **6**, 499 (1941). — Über Lymphogranuloma inguinale bei Kindern. Ein siebenter Fall in Finnland. Acta derm.-venereol. (Stockh.) **24**, 206 (1943a). — Affections of eye in lymphogranuloma inguinale. Acta derm.-venereol. (Stockh.) **23**, 512 (1943b). — The preallergic period in lymphogranuloma inguinale. Some clinical observations. Acta derm.-venereol. (Stockh.) **24**, 73 (1943c). — On venereal lymphogranuloma in Finland. Some epidemiological and statistical observations from the 20-year period, 1925—1944, with demonstration of illustrations. Acta derm.-venereol. (Stockh.) **28**, 47 (1948). — Lymphogranuloma inguinale and results of sulfonamide treatment in Finland. Arch. Derm. Syph. (Chic.) **189**, 184 (1949a). — Investigation of 124 children born of mothers infected with lymphogranuloma inguinale. Acta derm.-venereol. (Stockh.) Suppl. 23, **29**, 1 (1949b). — Erythema nodosum in connection with lymphogranuloma inguinale. Acta derm.-venereol. (Stockh.) **31**, 517 (1951). — SQUIBB, E. R. & Sons: Lymphogranuloma venereum. A monograph. New York: E. R. Squibb & Sons 1943. — STANLEY, N. F., G. A. W. JOHNSTON and I. D. THOMAS: Lymphogranuloma venereum: a report of a case with the isolation of the virus. Med. J. Aust. **2**, 554 (1954). — STANNUS, H. S.: A sixth venereal disease. London: Baillière, Tindall & Cox 1933. — STANNUS, H. S., and G. M. FINDLAY: Lymphogranuloma (Poradenitis) inguinale. Lancet **1933 I**, 358. — STEIN, R. O.: Observations on thirty-five cases of venereal lymphogranuloma treated with sulfanilamide. Amer. J. Syph. **24**, 454 (1940). — STERZI, G.: Azione della bile sul virus della linfogranulomatosi inguinale. Ricerche sperimentali. Pathologica **31**, 341 (1939a). — Il siero di sangue di cavia sperimentalment infetta da linfogranulomatosi inguinale benigna, presenta proprietà virulicide nei riguardi del virus linfogranulomatose ? Boll. Ist. sieroter. milan. **18**, 744 (1939b). — STIGLIANI, R.: La malatti di Nicolas-Favre. Recenti Progr. Med. **18**, 75 (1955). — STRUNGE, B.: Komplement-bindnings-reaktion ved lymphogranuloma ingvinale. Ugeskr. Laeg. **113**, 1410 (1951).

TAKEMORI, N.: The actions of sulfonamide compounds and -aminobenzoic acid on the virus of lymphogranuloma inguinale and typhus rickettsiae in vitro. Jap. med. J. **2**, 1 (1949).— TAMAYO, E.: Betrachtungen über die Lymphogranulomatosis inguinalis. Arch. Med. int. **5**, 448 (1939). — TARANTELLI, E.: A proposito della frequenza della malattia di Nicolas Favre in Roma. G. ital. Derm. Sif. **82**, 1335 (1941). — TARSITANO, F.: Infettività del liquido cerebrospinale nel linfogranuloma inguinale. Rif. med. **1936**, 899. — TENGWALL, E.: Über Lymphogranuloma inguinale mit Peritonitis und Strangulationsileus. Chirurg **7**, 484 (1935). — THOMSEN, O.: Ein Vergleich zwischen den bei Lymphogranuloma inguinale und bei Dubois' Thymusabsceß bei angeborener Syphilis wahrgenommenen histologischen Veränderungen. Acta path. microbiol. scand. **6**, 379 (1929). — THOMSON, R. G., and E. L. HIGGINS: Lymphogranuloma venereum in childhood. Amer. J. Syph. **33**, 473 (1949). — TOKUJI, I., u. Y. IWATA: Lymphogranuloma inguinale im Kindesalter. Jap. J. Derm. **48**, 19 (1940). — TOMÉ BONA, J., u. A. MARTÍNEZ: Ein Fall von Lymphogranulomatosis inguinalis beim Kinde. Act. dermo-sifiliogr. (Madr.) **32**, 309 (1941).—TORRES, M., G. PEREZ y A. QUINONES: Enfermedad Nicolas Favre. Act. dermo-sifiliogr. (Madr.) **45**, 338 (1954). — TUCKER, H. A.: Inguinal lymphogranuloma venereum in the male: study of 750 consecutive cases from Panama. Amer. J. Syph. **29**, 619 (1945).

UCHIDA, K.: Study on lymphogranuloma venereum virus. J. Kyoto Prefect. Med. univ. **51**, 772 (1952).

VARTOLAS, N., R. CONSTANTINESCU u. G. MARES: Über die im Laufe des Jahres 1938 in der Geschlechtsabteilung des Militärspitals „Regina Elisabeth" behandelten Fälle von Lymphogranuloma inguinale (Nicolas-Favre). Rev. sanit. milit. (Buc.) **38**, 11 (1939). — VIGNE, P., et J. BONNET: Données statistiques et étiologiques sur les cas de maladie de Nicolas-Favre observés à la clinique dermatologique de Marseille. Marseille-méd. **75**, 11 (1938). — VILANOVA, X., y C. CARDENAL: Elefantiasis peneana linfogranulomatosa con intolerancia a la novocaina. Act. dermo-sifiliogr. (Madr.) **45**, 406 (1954). — VILCHES, A. M., A. S. PARODI and E. CHIALVA: Antigenic relationships (cutaneous sensitivity and complement fixation) between virus "X" baker virus and lymphogranuloma venereum virus. Medicina (B. Aires) **6**, 268 (1946). — VILLAFUERTES, L., C. ALVAREZ, J. DEL POZO y D. SALA: Linfogranulomatosis inguinal subaguda de Nicolas Favre. Act. dermo-sifiliogr. (Madr.) **45**, 329 (1954). — VOLKERT, M., and P. M. CHRISTENSEN: Studies on ornithosis in Denmark. Acta path. microbiol. scand. **35**, 584 (1954). — VOLKERT, M., and P. MØLLER CHRISTENSEN: Two ornithosis complement fixing antigens from infected yolk sacs. I. The phosphatide antigen, the virus antigen and methods for their preparation. Acta path. microbiol. scand. **37**, 211 (1955).

WALL, M. J.: Isolation of virus of lymphogranuloma venereum from 28 patients: Relative value of use of chick embryos and mice. J. Immunol. **54**, 59 (1946). — Complement-fixing antibodies of lymphogranuloma venereum in mice: their development and response to sulfonamide therapy. J. Immunol. **55**, 353 (1947). — WALL, M. J., A. HEYMAN and P. B. BEESON: Studies on complement fixation reaction in lymphogranuloma venereum. Amer. J. Syph. **31**, 289 (1947). — WARD, G. C., A. L. HILDINGER, R. A. MORRISSEY and J. P. BIRGE: Psittacosislymphogranuloma venereum virus antibodies in man. Experiences with thirty-seven persons with respiratory disease having significantly high antibody titers. J. Amer. med. Ass. **155**, 1146 (1954). — WASSÉN, E.: Studies of lymphogranuloma inguinale from etiological and immunological points of view. Acta path. microbiol. scand., Suppl. 23 (1935). — WAWERSIG, R.: Über die Verwendung von Tierantigen zur Freischen Reaktion beim Lymphogranuloma inguinale. Derm. Wschr. **1939 II**, 1348. — WEINSTOCK, H. L., and S. KEESAL: Lymphogranuloma venereum. Report of a case in a child. Urol. cutan. Rev. **50**, 520 (1946). — WETHERBEE, D. G., R. J. HILFER, B. MASPERO and D. M. KUHNS: The complement-fixation test in the diagnosis of lymphogranuloma venereum. Amer. J. clin. Path. **21**, 521 (1951). — WILLCOX, R. R.: Skin tests for lymphogranuloma venereum in non-specific urethritis. Acta derm.-venereol. (Stockh.) **34**, 430 (1954a). — WILLCOX, R. R.: Perspectives in venereology, 1953. Bull. Hyg. (Lond.) **29**, 543 (1954b). — Further progress in venereology. Brit. J. vener. Dis. **30**, 216 (1954c). — Perspectives in venereology, 1954. Bull. Hyg. (Lond.) **30**, 453 (1955). — WILLCOX, R. R., and J. T. STAMP: The complement fixation test for enzootic abortion in ewes in nonspecific urethritis with a comparison of the complement fixation test for lymphogranuloma venereum. Amer. J. Syph. **38**, 459 (1954). — WINGE, M.: Über Lymphogranuloma inguinale unter besonderer Berücksichtigung des Vorkommens bei Kindern. Klin. Wschr. **1941 II**, 1073. — WOLF, H. F. DE, and J. V. CLEVE: Lymphogranuloma inguinale. J. Amer.

med. Ass. **99**, 1065 (1932). — WONG, S. C., and H. R. COX: Action of aureomycin against experimental rickettsial and viral infections. Ann. N. Y. Acad. Sci. **51**, 290 (1948). — WOZONIG, H.: Das Lymphogranuloma inguinale in Äthiopien. Wien. Z. inn. Med. **36**, 233 (1955). — WRIGHT, L. T.: Possibility of blood bank transmission of lymphogranuloma venereum infection. Amer. J. Syph. **33**, 280 (1949). — WRIGHT, L. T., M. SANDERS, M. A. LOGAN, A. PRIGOT and L. M. HILL: Aureomycin: A new antibiotics with virucidal properties. I. A preliminary report on successful treatment in twenty-five cases of lymphogranuloma venereum. J. Amer. med. Ass. **138**, 408 (1948a). — The treatment of lymphogranuloma venereum and granuloma inguinale in humans with aureomycin. Ann. N.Y. Acad. Sci. **51**, 318 (1948b). — WRIGHT, L. T., G. A. SPENCER and A. OPPENHEIM: Incidence of asymptomatic lymphogranuloma venereum in a municipal hospital: survey based on 1,512 cases. Amer. J. Syph. **31**, 282 (1947).

ZARAFONETIS, C. J. D.: Meningo-encephalitis in lymphogranuloma venereum. New Engl. J. Med. **230**, 567 (1944).

Ohne Autor: Therapeutische Umfrage: Welche Behandlungsmethoden haben sich bei der Lymphogranulomatosis inguinalis bewährt? Derm. Wschr. **28**, 867 (1935).

Weitere Literaturangaben sind zu finden bei: STANNUS, H. ST.: A sixth veneral disease London 1933; GATELLIER, J., et A. WEISS: Pathogenie et traitement des rectites proliferantes et stenosantes, 43. Franz. Chirurgenkongr. Paris 1934; WASSÉN, ERIK: Studies of Lymphogranuloma inguinale from etiological and immunological points of view, Acta path. microbiol. scand., Suppl. **23** *und bei* RIVERS, THOMAS M., Viral and rickettsial infections of man, Philadelphia-London-Montreal: Lippincott 1948.

Es seien ferner noch folgende Arbeiten zitiert:

COUTTS, W. E.: A contribution to the history, origin and distribution of lymphogranuloma inguinale in South America. J. trop. Med. Hyg. **39**, 97—99 (1934). — DURAND, M., J. NICOLAS et M. FAVRE: Lymphogranulomatose inguinale subaiguë d'origine genital probable, peutêtre vénérienne. Soc. Méd. Hôp. Paris **31**, 1 (1913). — FAVRE, M.: La maladie de Nicolas et Favre. Nouv. Prat. **4**, 489 (1936). — FAVRE, M., and S. HELLERSTRÖM: The epidemiology, aetiology and prophylaxis of lymphogranuloma inguinale. Acta derm.-venereol. (Stockh.) **34**, Suppl. 30 (1954). — FINDLAY, G. M.: Experiments on the transmission of the virus of climatic bubo (lymphogranuloma inguinale) to animals. Trans. roy. Soc. trop. Med. Hyg. **27**, No 1, 35—66 (1933). — FREI, W.: Lymphogranulomatosis inguinalis. In: ARZT-ZIELER, Die Haut- und Geschlechtskrankheiten, Bd. V, S. 483. 1934. — Die Lymphogranulomatosis inguinalis. In: Spezielle Pathologie und Therapie innerer Krankheiten, Erg.-Bd. X, S. 185. 1935. — Die Elephantiasis genito-anorectalis. In: Spezielle Pathologie und Therapie innerer Krankheiten, Erg.-Bd. XI, S. 113. 1936. — GRACE, A. W., and F. H. SUSKIND: Successive transmission of the virus of lymphogranuloma inguinale through white mice. Proc. Soc. exp. Biol. (N.Y.) **32**, 71 (1934). — HAAM, E. v., and L. LICHTENSTEIN: Studies on animal transmission of lymphogranuloma inguinale. Proc. Soc. exp. Biol. (N.Y.) **32**, 949 (1935). — ISHIMITSU, K.: Mise en évidence des inclusions cytoplasmiques dans les lesions de lymphogranulomatose inguinale. Jap. J. exp. Med. **14**, 391 (1936). — ITIKAWA, T., u. IWATA. Y.: Lymphogranuloma inguinale im Kindesalter. Jap. J. Derm. **48**, Nr 1, 19 (1940). — L'HARDY: De l'adénite subaiguë simple del'aine à foyers puruients intragangliomaires. Thèse de Paris No 135 (1894/95). — LEVADITI, JEAN C.: La maladie de Nicolas Favre expérimentale. Paris: Librairie Maloine 1936. — LEVY, HAROLD: Lymphogranuloma venereum in childhood. Review of the literature with report of a case. J. Pediat. **11**, 812 (1937). — LÖHE, H., u. H. SCHLOSSBERGER: Der heutige Stand unserer Kenntnisse vom Lymphogranuloma inguinale. Med. Klin. **1937**, 43, 44. — LÖHE, H., H. SCHLOSSBERGER u. R. KRUMEICH: Übertragung des lymphogranulomatotischen Primäreffekts auf das Affenhirn, Rückübertragung auf den Affen nach vier Meerschweinchenpassagen. Med. Klin. **29**, 577 (1933). — MELCZER, N.: Lymphogranuloma inguinale. Acta Univ. Szeged. Sect. Med. **11** (1942). —MICHELSON, I. D., J. G. CROTTY and A. LYMAN: Pregnancy in lymphopathia venerea complicated by esthiomene and rectal stricture. Amer. J. Obstet. Gynec. **35**, 322. Abstr. in Zbl. Haut- u. Geschl.-Kr. **59**, 34 (1938). — NAUMANN, H. E.: Der klimatische Bubo und seine Therapie. Arch. Schiffs- u. Tropenhyg. **35**, 181—184 (1931). — PERKEL, J. D., u. D. G. TULBERMANN: Serodiagnostik der 4. venerischen Krankheit (Nicolas-Favre). Acta derm.-venereol. (Stockh.) **19**, 410 (1938). — SCHLOSSBERGER, H.: Lymphogranuloma inguinale. In: Handbuch der Viruskrankheiten von GILDEMEISTER, HAAGEN und WALDMAN, Bd. 2. Jena: Gustav Fischer 1939. — SIGEL, M. MICHAEL: Lymphogranuloma venereum. The University of Miami Press. Miami (Florida): Rose Printing Company 1962. — SIGEL, M. M., and R. POLLIKOFF: Reduction of group reactivity of complement fixing antigen of menignopneumonitis virus by potassium periodate. Proc. Soc. exp. Biol. (N.Y.) **84**, 517 (1953). — WLASSICS, T.: Über den Wert der zur Erkennung der IV. Geschlechtskrankheit dienenden biologischen Reaktionen. Derm. Wschr. **105**, 1445 (1937). — YAMASAKI, ISAO: Ein Fall von Esthiomene. Jap. J. Derm. **41**, 107 (1937).

Pathologische Anatomie des Lymphogranuloma inguinale

Von

Nikolaus Melczer-Pécs

Mit 25 Abbildungen

Einleitung

Durand, Nicolas und Favre, die das Lymphogranuloma inguinale zuerst als selbständige Geschlechtskrankheit erkannten, hielten das Leiden ursprünglich nur für eine *lokale Lymphknotenentzündung*.

Beim überwiegenden Teil der Fälle spielt sich das Lymphogranuloma inguinale tatsächlich in Form einer regionären Lymphknotenentzündung ab. Es gibt aber Fälle, bei denen die lokalen Symptome durch die infolge der Generalisierung der Krankheit entstehenden *Allgemeinerscheinungen* ganz in den Hintergrund gedrängt werden. Zwischen diesen beiden extremen Fällen kann eine ganze Reihe von fließenden Übergängen vorkommen.

Wegen seiner oberflächlichen Ähnlichkeit mit der Syphilis bezüglich des Krankheitsverlaufs unterschieden Löhe und Rosenfeld, später Hofhauser, Gidró, Coutts u. a. auch beim Lymphogranulom mehrere Stadien. Auf Grund dieser Auffassung kann man den Primäraffekt und die regionären Lymphknotenerkrankungen als Teile eines *Primärkomplexes* bzw. als die Erscheinungen des Primärstadiums, die *frühe* und *späte Allgemeinsymptome* als Erscheinungsformen des sekundären bzw. tertiären Stadiums betrachten.

Anatomisch gibt es aber einen wesentlichen Unterschied zwischen der Struktur der syphilitischen und lymphogranulomatösen Veränderungen. Im Gegenteil zu den Frühsyphiliden handelt es sich bei Frühlymphogranulom um charakteristisches Granulationsgewebe.

Ferner ist bekannt, daß abgesehen von dem Oedema indurativum und der interstitiellen Syphilis die Früh- und Späterscheinungen bei Syphilis durch hämatogene Metastasen, bei Lymphogranulom hingegen hauptsächlich durch *Propagation auf den Lymphwegen* entstehen. Da wir oft nicht sagen können, ob dabei diese Lymphwege nicht selber miterkrankt sind, ist es klar, daß in einzelnen Fällen das *Kontaguitäts-* und *lymphogene Lymphogranulom* ineinander übergehen können.

A. Primäre Erscheinungen

I. Pathologische Anatomie der erkrankten Lymphknoten

1. Die regionären Lymphknoten

Nach der grundlegenden Beschreibung von Durand, Nicolas und Favre (1913) sind für den lymphogranulomatösen Bubo in den wegen Periadenitiden verschmelzenden Lymphknoten verschiedene, schon mit freiem Auge sichtbare Stadien der Entzündung und Granulation kennzeichnend. Der große Teil des Bubos besteht aus wegen Periadenitis verdicktem Bindegewebe (Favre c).

Die Farbe der Knoten wechselt nach den Stadien der Granulation; bald sind sie lebhaft rot, bläulichviolett, bald weinrot, gräulichrot oder grau. Die Abscesse verleihen im Durchschnitt den Lymphknoten nicht selten ein wespennestähnliches Aussehen.

Die aufgeschnittenen frisch erkrankten Knoten sind gewöhnlich rot und angeschwollen. Bei anderen erscheinen in einem wenig fortgeschrittenem Stadium an der Schnittfläche gelbliche und weiße Flecken. Im Höhepunkt der Entzündung ist die Schnittfläche mit unscharf begrenzten und schwer entfernbaren, gelblichen, herdförmigen Granulationen und kleinen Abscessen bedeckt. Auf Incision kann sich der Absceßinhalt zum Teil oder völlig entleeren. Häufig ergießt sich der viscöse Eiter nicht, sondern erhebt sich kuppelartig von der Schnittfläche. Manchmal verschmelzen die kleineren Abscesse zu einem einzigen größeren Absceß, doch in der Umgebung finden sich auch dann mehrere vereinzelte Absceßchen. Eine völlige Einschmelzung tritt jedoch nach den Beobachtungen von DURAND, NICOLAS und FAVRE nicht ein.

TANAHASHI untersuchte exstirpierte, erkrankte Lymphknoten, die von 17 konservativ behandelten Fällen stammten. Schon makroskopisch zeigten diese auf der Schnittfläche in 15 Fällen die charakteristischen kleinen Abscesse. In einem Lymphknotenpaket fanden sich gelbe Flecken. Nach dem Grade der Absceßbildung kann sich der erkrankte Lymphknoten in eine gallertartige Masse umwandeln.

Demnach wird die lymphogranulomatöse Granulation durch vielfache selbständige, im Lymphknoteninnern verstreut und nacheinander sich ausbildende, bei typischen Fällen mit Fisteln aufbrechende Abscesse gekennzeichnet. Wegen seiner fistelbildenden Eigenschaft nannten DESTÉFANO und VACCAREZZA, nachher FIESSINGER das Lymphogranulom *Poradenitis.*

Noch vor der grundlegenden Arbeit von DURAND, NICOLAS und FAVRE gab KLOTZ eine vortreffliche pathologisch-anatomische Schilderung des *klimatischen Bubos.* Nach seiner Beschreibung sind die Lymphknoten im frühesten Stadium bläulichrot, mehr oder weniger vergrößert und durch ihre Kapsel können stecknadelkopf- bis gerstengroße Infiltrationen, Absceßchen durchscheinen. Die Lymphknotenkapsel und das Fettpolster unter der Haut sind in diesem Stadium noch nicht angegriffen. RAMEL (a) hingegen behauptet, daß die Entzündung des periganglionären Gewebes schon in diesem Stadium zu beobachten sei. Später, gleichzeitig mit der Anschwellung der Lymphknoten nehmen die hirsekorngroßen Abscesse an Größe und Zahl zu. Die Kapsel der Knoten ist jetzt schon verdickt, wegen der Entzündung des periganglionären Gewebes beginnt eine strumöse Umwandlung des Bubos, und die Lymphknoten verkleben miteinander. Inzwischen geht das benachbarte Fettgewebe größtenteils zugrunde. Im bereits ausgebildeten Stadium ist der Bubo mit der darüber gelegenen Haut verwachsen, aber zunächst noch leicht abtrennbar und das subcutane Fettgewebe wird durch ein entzündlich fibröses Gewebe ersetzt. Wegen der Vermehrung, Entartung und Verschwielung des periganglionären Bindegewebes verwächst der Bubo nicht nur mit der Haut, sondern auch mit der Muskelfascie, und die für das Lymphogranulom kennzeichnende Verschieblichkeit *(signe d'ébranlement Nicolas* und *Favre)* verschwindet. Wegen der Verschwielung des periganglionären Fettgewebes verwächst zuweilen der lymphogranulomatöse Bubo mit den benachbarten Gefäßen. Diese können deshalb bei Operation verletzt werden.

Demnach ist pathologisch-anatomisch für den lymphogranulomatösen Bubo äußerst charakteristisch, daß nicht nur in den verschiedenen zusammengewachsenen Lymphknoten, sondern *in einem und demselben Lymphknoten und im periganglionären Gewebe schon mit freiem Auge die verschiedenen Phasen der Entzündung zu beobachten sind.*

MÜLLER und JUSTI beschrieben die pathologisch-anatomischen Merkmale des klimatischen Bubos auf ganz ähnliche Weise. Nach ihnen bilden sich vorwiegend in den in der Nähe der Haut sitzenden Lymphknoten Abscesse; an den verhältnismäßig weichen, angeschwollenen, roten Schnittflächen sind viele runde oder untereinander zusammenfließende, unregelmäßig geformte Herde zu finden. In diesen an Tuberkeln oder Gummata erinnernden Granulationen befinden sich kleine Abscesse. Nie bilden sich aber durch die Verschmelzung größerer Gewebsstellen oder sogar von ganzen Paketen größere Eiteransammlungen.

Dagegen haben unter anderem PAUTRIER u. Mitarb. sowie FREI (a) auch Ulcus-molle-Bubo-ähnliche große Einschmelzungen beschrieben. Nach FREI (a) sollte eine dem durch die Streptobacillen verursachten Bubo ähnliche akute Absceßbildung im lymphogranulomatösen Bubo wahrscheinlich als Folge von *Mischinfektionen* auftreten können. In diesem seltenen Falle findet sich statt der geschilderten, charakteristischen multiplen Mikroabscesse eine kleinere oder größere Eiteransammlung. Die heftigere Eiterung kann infolge der Verschmelzung des periganglionären Bindegewebes ganze Lymphknoten loslösen, welche in der geöffneten Absceßhöhle frei schwimmen (FREI c).

In milderen Fällen verbreitet sich die Entzündung zumeist nicht weiter. Die kleinen hirsekorngroßen Abscesse können noch resorbiert werden. In charakteristischen Fällen jedoch dehnt sich die spezifische Entzündung auch auf die über dem Bubo befindliche *Haut* aus. Die Haut wird rot oder bläulichrot, an den Randteilen des Bubos oder in den selbständig gebliebenen Lymphknoten bilden sich Abscesse, welche die Haut hervorwölben lassen und mit Fisteln aufbrechen.

Nach Entleerung der Abscesse kann in hartnäckigen Fällen die Eiterung noch lange fortdauern *(chronicité désespérante Durand, Nicolas* und *Favre)*; die Lymphknoten werden wegen der raschen Bindegewebsentartung, der *Fibroadenie*, kompakt. In den Lymphknoten und um sie herum bildet sich alsbald ein hyalin entartendes Bindegewebe mit dichteren Fasern, das später schrumpft und verschwielt. SEI ist der Ansicht, daß in der Umwandlung des Bindegewebes den *Gitterfasern* des Lymphknotens eine große Rolle zufällt. Diese Fasern verwandeln sich schnell in kollagene Fasern. Inzwischen zieht sich die perifistuläre Epidermis auf das neu entstandene Bindegewebe, die Fisteln schließen sich, und der Prozeß heilt mit charakteristisch eingezogener Narbe.

Aber nicht nur das Lymphgewebe, sondern auch die *Lymph-* und *Blutgefäße* werden von der Krankheit angegriffen. In der Regel dehnt sich die Erkrankung auch auf die die Lymphknoten verbindenden, weiterziehenden Lymphgefäße aus. RAVAUT u. Mitarb. (a) u. a. fanden im lymphogranulomatösen Bubo infolge der spezifischen Entzündung verengte, schlängelnd gewordene knorpelharte Lymphgefäße. Sie fanden die Erkrankung der Lymphgefäße so charakteristisch, daß sie die Krankheit *Poradénolymphite* nannten.

2. Entzündung der iliacalen Lymphknoten

Die Schwellung der tiefen iliacalen Lymphknoten stellt ein richtiges Symptom des Lymphogranuloms dar. Sie führen niemals eine Entzündung der sie bedeckenden Haut herbei und vereitern in der Regel nicht, obwohl sich in ihnen die gleiche spezifische Granulation abspielt (NICOLAS und FAVRE). Nach FREI (a) tritt eine seltene Vereiterung wahrscheinlich infolge von Mischinfektionen ein. NICOLAS, FAVRE und LEBEUF beobachteten solche Fälle, bei denen der Durchbruch in die Nachbarschaft erfolgte. Im Falle von SANO löste die Schwellung der iliacalen Lymphknoten *psoitisartige* Symptome aus. Die Vereiterung der iliacalen Lymphknoten kann das Hüftgelenk ergreifen (HERZBERG). Auch BOŠNJĂKOVIČ (b) beobachtete einen Fall mit tiefem Absceß und Ikterus. MORIU sah beim Auftreten einer mit Ascites einhergehenden Peritonitis die Schwellung der iliacalen Lymphknoten. DICK teilte mit, daß wegen der Periadenitis der iliacalen Knoten die Krankheit eine Appendicitis nachahmen kann.

3. Entzündung der anorectalen Lymphknoten

Die seltenere Anschwellung der perirectalen Gerotaschen Lymphknoten des kleinen Beckens lassen sich vom Mastdarm aus palpieren. Es erkranken vorwiegend die Knoten der seitlichen und hinteren Gruppe. Nach FREI (b) kommt nur selten die Anschwellung der vor der Ampullenwand gelegenen Lymphknoten vor. FISCHER und SCHMIDT-LA BAUME beobachteten wegen der geschwollenen und den Mastdarm zusammenpressenden Anorectalknoten *subileusartige Symptome.*

II. Histopathologie des primären Komplexes

1. Primäraffekt

Die feingewebliche Struktur des *Primäraffektes* bei Lymphogranulom ist in der Mehrzahl der Fälle *nicht genügend charakteristisch.* Der Primäraffekt scheint je nach Alter und klinischem Bild verschieden zu sein. Im allgemeinen können wir histologisch *zwei Hauptformen,* die *erodierten* und die *geschwürigen* Abarten unterscheiden (Abb. 1).

Nach NICOLAS und FAVRE ist die Struktur des ulcerierten Primäraffektes *ziemlich charakteristisch.* Die Ränder des oberflächlichen Geschwürs, deren Epithel völlig fehlt, sind im Gegensatz zum Ulcus molle nichts unterminiert. Der Grund des Primäraffektes wird in ein oder zwei Schichten von mit der Oberfläche parallel liegenden Bindegewebszellen bedeckt. Unter diesen findet sich in der Cutis ein Infiltrat mit Gefäßneubildungen. Das Infiltrat enthält Lymphocyten, Plasmazellen und in geringer Zahl Mastzellen. In den tiefen Teilen des Infiltrats kann eine Höhle vorkommen, welche dem lenticulären oder sternförmigen Lymphknoten-Absceß entspricht. Auf Grund dieser Eigenart unterscheidet sich der lymphogranulomatöse Primäraffekt wesentlich von dem Primäraffekt der Syphilis, sowie von Herpes simplex, Ulcus molle und von einer Pyodermie. Von der ulcerösen Pyodermie läßt sie sich auch dadurch unterscheiden, daß an der Oberfläche der Veränderung keine polymorphkernigen weißen Blutkörperchen vorkommen.

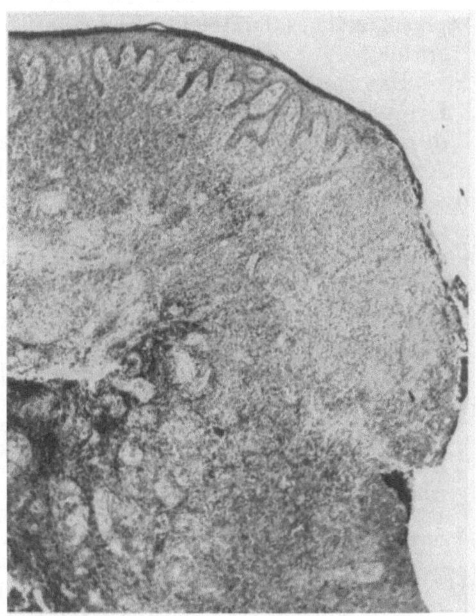

Abb. 1. Lymphogranuloma inguinale. Schnitt durch einen Primäraffekt. Im tieferen Teil der Lederhaut charakteristische Granulationsgewebe mit Mikroabscessen. Vergr. 80:1

Nach FREI (d) kann man in dem um die neugebildeten Gefäße herum und entlang der Gefäße sich anhäufenden, vorwiegend Plasmazellen enthaltenden Granulationsgewebe des Primäraffekts, den für das Lymphogranulom kennzeichnenden Formenreichtum der Zellen beobachten. Außerdem können sich in den oberflächlichen und tieferen Schichten, wie dies auch bei der lymphogranulomatösen Lymphknotenentzündung der Fall ist, kleine Knötchen und Abscesse bilden.

Nach DESTÉFANO und VACCAREZZA entsprach in ihren Fällen die primäre lymphogranulomatöse Veränderung einem *Plasmom.* Bei den Patienten von GANS verdickte sich die Epidermis an der Eintrittspforte infolge von Parakeratose und Acanthose, das Stratum lucidum und granulosum sind verschwunden, und in der Stachelzellenschicht fanden sich zahlreiche Zellteilungen, im Papillarkörper kamen dickwandige Gefäße und scharfbegrenzte, sich verbreitende Infiltrate vor. Perivasculäre Infiltration wurde von Gans nur vereinzelt gefunden. Im Infiltrat waren die elastischen und kollagenen Fasern vollkommen verschwunden und das Endothel der Gefäße war geschwollen. Das Infiltrat bestand hauptsächlich aus gelapptkernigen Leukocyten und wenig Lymphocyten; Plasmazellen fehlten in seinen Fällen vollkommen.

Im Gegensatz zur Beobachtung von Destéfano und Vaccarezza fanden Quiroga und Bosq übereinstimmend mit Gans in den primären Veränderungen nur wenig Plasmazellen. In diesen Fällen entstand in dem mit oberflächlichem Schorf bedeckten Geschwür ein Fibrinnetz mit einigen Leukocyten, unter dem ein lymphocytäres, auch einige Plasmazellen enthaltendes Infiltrat vorkam. Gelapptkernige Leukocyten finden sich zwar besonders in den Gefäßen und in deren Umgebung, aber nach den Verfassern, im Gegensatz zur Beobachtung von Gans, nur in geringer Anzahl. Quiroga und Bosq beobachteten außerdem die Verdickung der Gefäße, die Wucherung und Anschwellung des Endothels, die Vermehrung des Bindegewebes und an einzelnen Stellen auch die Veränderung der Nerven. Tarantelli fand im Scheideneingang an der Infektionsstelle ein plasmazelliges Infiltrat, welches auch Riesenzellen vom Langhansschen Typus enthielt.

Sannicandro beobachtete in dem Primäraffekt eine spezifische, dem in den Lymphknoten verlaufenden Prozeß ähnliche Granulation. Hingegen fand Bloom in den Geschwüren der Zunge keine spezifische Struktur. Trotz der klinischen Abweichung ist nach Quiroga und Bosq das histologische Bild gleichförmig. Das Infiltrat enthält Plasmazellen und Lymphocyten, während Polynuclearen nur hie und da zu sehen sind. Shinoda fand in der primären Veränderung größtenteils aus Lymphocyten, Leukocyten und Plasmazellen bestehende, perivasculäre Infiltrate. Bettinger beobachtete in den von ihm untersuchten zwei Primäraffekten in einem ein nicht charakteristisches Geschwür, im anderen zu der Oberfläche senkrecht stehende und untereinander parallel verlaufende, für das Granuloma venereum charakteristische Capillargefäße.

Nach den histologischen Untersuchungen von De Gregorio und Hijar fehlt am Primäraffekt das Epithel, dessen Rand wölbt sich ein wenig hervor und beugt sich auf das darunterliegende Bindegewebe. In der Hornschicht kam meistens Parakeratose vor. Das Epithel war acanthotisch mit eingewanderten Leukocyten. In der Lederhaut sind drei Schichten zu unterscheiden: 1. Ein echtes plasmombildendes, Plasmazellen, Leukocyten und Lymphocyten enthaltendes Infiltrat, durchwoben mit Gefäßen, deren Wände verdickt und deren Endothel geschwollen ist; darunter befindet sich 2. eine vorwiegend aus Plasmazellen bestehende Schicht. 3. Die unterste Schicht enthält dicke kollagene Fasern.

In einem Falle von Weissenbach und Témime entstand die primäre Veränderung in Form eines sich in Absceß verwandelnden Knötchens.

Nach den Untersuchungen von Sheldon und Heyman beginnen die ersten Veränderungen in den kleinen Gefäßen. In der Adventitia erscheinen große mononucleare Zellen mit folgendem Verschluß des Gefäßes und zentraler Nekrose des Infiltrats, in dem später polymorphkernige Leukocyten auftreten.

2. Struktur des lymphogranulomatösen Bubos

Ebenso wie bei Betrachtung mit freiem Auge findet man auch bei mikroskopischer Untersuchung, daß nicht nur in den verschiedenen erkrankten Lymphknoten, sondern *in einem und demselben Knoten zu gleicher Zeit die verschiedenen Stadien der Entzündung zu beobachten sind* (Abb. 2).

Im Anfang der spezifischen Entzündung verdickt sich das infolge von Periadenitis erkrankte Gewebe und umgibt die Knotenkapsel. Diese ist schwielig verdickt und mit neugebildeten Gefäßen, Plasmazellen durchwoben (Heller-

STRÖM a, FREI d). Aus der Kapsel dringen dickere Trabekeln in den Markteil des Lymphknotens. Von diesen sind einzelne infiltriert, andere gelichtet. Das entzündliche Gewebe dringt förmlich in den Knoten selbst ein, dessen Grenzen sich infolge der Adenitis und Periadenitis verwischen. Deshalb kann es in einzelnen Fällen oft nicht festgestellt werden, ob das beobachtete entzündliche Gewebe eigentlich zum Lymphknoten oder zum von der Periadenitis befallenen internodären Gewebe gehört. In den Follikeln treten an Stelle der Lymphocyten Monocyten, die Follikel verschmelzen miteinander, der Randsinus kann verschwinden, und auch die Keimzentren werden unregelmäßig. Auch die Capillargefäße vermehren sich wegen der diffusen lympho-conjunctivalen Entzündung (NICOLAS und FAVRE). GAMNA (a), GAMNA u. Mitarb. finden eine charakteristische

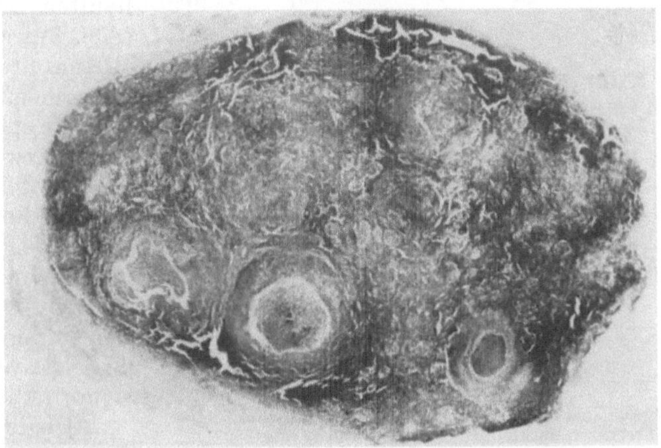

Abb. 2. Lymphogranuloma inguinale. Schnitt durch einen erkrankten Lymphknoten. Übersichtsbild. Zahlreiche miliare Granulations- und Erweichungsherde. Vergr. 8:1

Wucherung der Reticulumzellen in den Anfangsstadien. Dementsprechend beobachteten DURAND, NICOLAS und FAVRE zahlreiche Zellteilungen.

In einzelnen Lymphknoten ist zu Beginn des Prozesses nur eine diffuse Zellgranulation zu finden. Das entzündliche Parenchym erfährt eine völlige, ziemlich charakteristische Umwandlung. An Stelle des normalen lymphoiden Gewebes in den Lymphknoten tritt in dem befallenen Lymphknoten *polymorphes Granulationsgewebe* auf.

In milden Fällen ist gewöhnlich die Marksubstanz, oft auch zum Teil die Rindensubstanz mit diesem buntscheckigen, mannigfachen Granulationsgewebe ausgefüllt. Nach DURAND, NICOLAS und FAVRE wird also die normale Gewebsstruktur durch die sich ausbreitende Granulation verwischt, die Lymphknötchen verschwinden, höchstens sieht man hie und da der Kapsel entlang einen unversehrten Lymphfollikel.

Das Granulationsgewebe besteht zum kleineren oder größeren Teil aus Plasmazellen, Histiocyten, Monocyten, manchmal kommen auch mit Eosinophilen gemischte neutrophilkörnige Leukocyten vor. Außerdem enthält das Granulationsgewebe gleichfalls in wechselnder Menge Riesenzellen vom Langhansschen, seltener Sternbergschen Typus und Mastzellen. Dieses bunte, aus vielen Zellen aufgebaute Gewebe ähnelt in vieler Hinsicht dem Nägelischen malignen Granulom oder der Hodgkin-, Sternberg- und Paltaufschen Lymphogranulomatosis, und eben wegen dieser Ähnlichkeit des Gewebebildes nannten DURAND, NICOLAS und FAVRE die Krankheit *Lymphogranulomatose inguinale subaiguë*. Auf Grund dieser polymorphzelligen, bunten Granulation glaubte FAVRE, das Lymphogranulom der Lymphknoten unter anderem von der durch Tuberkulose, Syphilis, Pest, Ulcus molle, Pyodermien und Geschwulstmetastasen verursachten Adenitiden feingeweblich unterscheiden zu können.

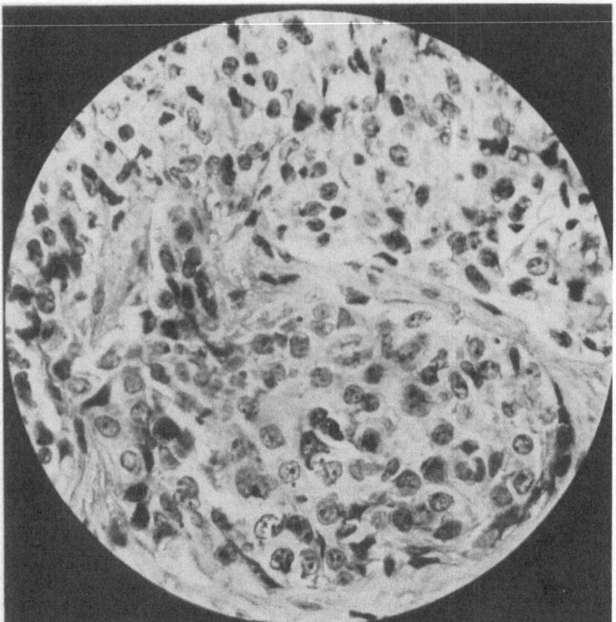

Abb. 3. Lymphogranuloma inguinale. Schnitt durch einen Lymphknoten. Epitheloidzellenherd im Markteil des Lymphknotens. Vergr. 800:1

In weiteren Stadien folgt der Zellenhyperplasie die Bildung von multiplen *tuberkelähnlichen Knötchen* im Lymphknoten. Diese Knötchen bestehen größtenteils aus angehäuften Epitheloidzellen (Abb. 3), welche manchmal Riesenzellen von Langhansschem Typus enthalten. Die epitheloidzelligen Herde bzw. gemischtzelligen Knötchen vergrößern sich mit Fortschreiten des Vorgangs, verschmelzen untereinander und werden zu lymphogranulomatösen Gummiknoten, *Gommes lymphogranulomatosiques* (Abb. 4).

Alsbald nekrotisiert der zentrale Teil der Knoten. Nach Virgillo entstehen die zentralen, nekrotischen Felder nicht durch Verkäsung, wie es von De Bellard angenommen wurde, sondern zufolge von

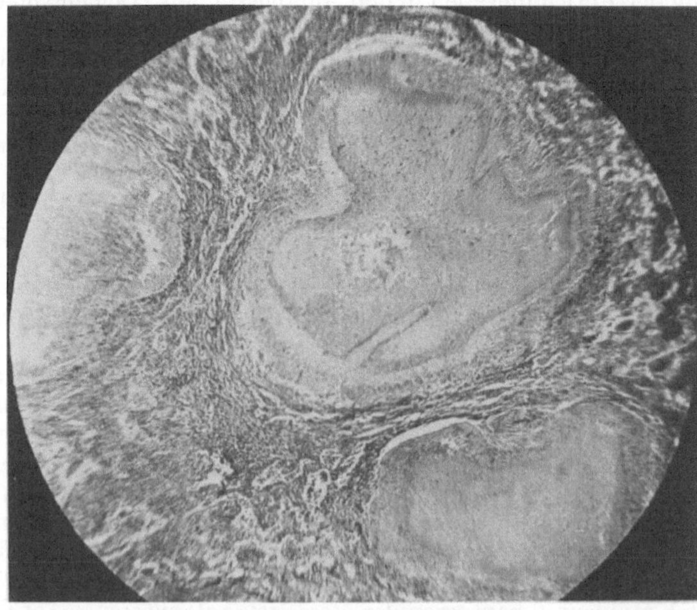

Abb. 4. Lymphogranuloma inguinale. Schnitt durch erkrankten Lymphknoten. Größere lymphogranulomatöse Gummiknötchen, *Gommes lymphogranulomatosiques*, mit palisadenartigem Epitheloidwall. Vergr. 120:1

Koagulationsnekrose. In diesem Stadium findet sich in der Mitte der Knoten eine feingranulierte oder homogene, aus zerfallenen Zellen bestehende Substanz, welche von einem epitheloidzelligen Wall umgeben ist. In diesem findet man Riesenzellen vom Langhansschen oder Sternbergschen Typus. Die beiden Riesenzellarten können eventuell auch gemischt vorkommen. Besonders in den kleineren Knoten ist der Epitheloidwall zu finden, und in diesem sieht man zuweilen auch Fibrin. Zwischen den Epitheloidzellen und den Riesenzellen wurden vielfältige Übergänge beobachtet. Riesenzellen können auch ohne Epitheloidzellen überall im entzündlichen Parenchym vorkommen. Der Epitheloidwall ist nach außen wiederum von einem plasmazellreichen Infiltrat umgeben (Abb. 5).

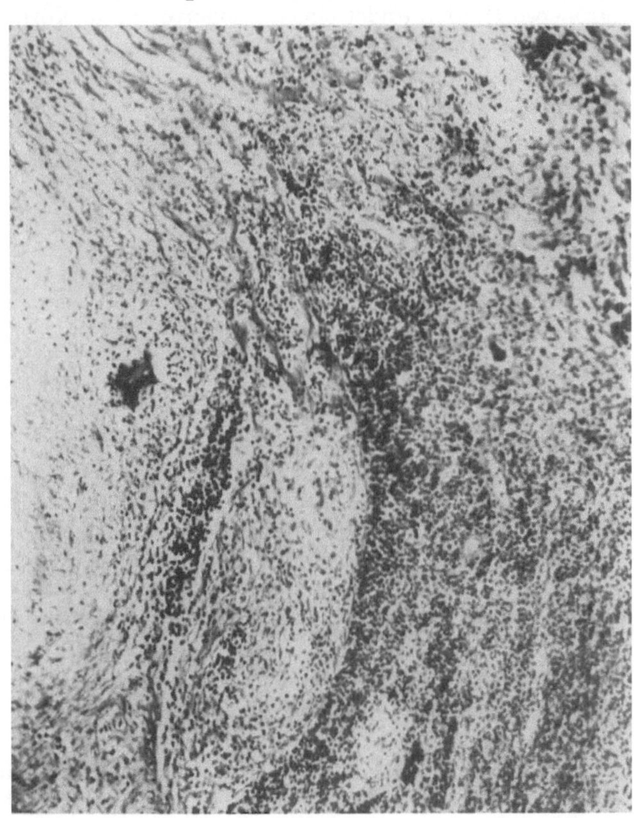

Abb. 5. Lymphogranuloma inguinale. Schnitt durch einen erkrankten Lymphknoten. Ein Gummiknötchen, *Gomme lymphogranulomateux*, mit Epitheloidzellenwall. Rechts am Rande des Knötchens Anhäufung von Lymphocyten. Links gegen den zentralen Teil homogene Nekrose. Zerstreut Riesenzellen. Vergr. 800:1

In den nekrotischen Zentralteil der Herde dringen bald Eiterzellen ein, wodurch kleine, unregelmäßige, oft *sternförmige* Abscesse entstehen (Nicolas und Favre). Diese Abscesse enthalten außer feinkörniger oder strukturloser Substanz und Zelltrümmern, große mononucleäre und gelapptkernige Leukocyten. Ihre Wand wird in einer oder mehreren Schichten aus Epitheloidzellen gebildet. Diese sind polygonal oder palisadenartig in länglicher Richtung des Abscesses ausgedehnt. In den Epitheloidzellen können zwei bis drei Kerne vorkommen, und so können wirkliche Riesenzellen entstehen. Diese finden sich gewöhnlich unter den Randzellen des Abscesses.

Bei einigen Herden kann sich der epitheloidzellige Wall verdünnen oder eine Unterbrechung erfahren. Die Palisadenzellen können ausnahmsweise sogar fehlen. Der Absceßeiter ist zäh, viscös, enthält polynucleäre Leukocyten, große Mononuclearen, chromatophile Körnchen. Die Entartung der Absceßzellen ist ausgeprägt. Das Plasma der Zellen nimmt eine acidophile Färbung auf. Häufig kann Kernpyknose, aber auch -fragmentation beobachtet werden. Später vermindert sich die Färbung, der Absceßinhalt wird homogen und die tuberkelähnlichen Granulationen verwandeln sich in *Gommes*, die meist noch vom epitheloidzelligen Wall umgrenzt sind. In den Gummen vermindert sich zum Teil die Kernfärbung. Im Falle einer älteren Infektion herrschen im feingeweblichen

Bild solche Gummiknoten vor. In den Schnitten der kranken Lymphknoten springen an einigen Stellen die homogenisierten, entarteten Gommes, an anderen Stellen die Abscesse in die Augen.

NICOLAS und FAVRE fanden im lymphogranulomatösen Bubo niemals die für die tuberkulöse Granulation charakteristische, sich verbreitende *Verkäsung*. Aber auch die Verflüssigung des Ulcus molle-Bubos unterscheidet sich völlig von den im lymphogranulomatösen Bubo entstehenden kleineren Abscessen. Bei größeren Herden findet eine gesteigerte axiale Körnchenbildung statt. Durch den epitheloidzelligen Wall dringen Mikrophagen und polynucleare weiße Blutkörperchen, die die zentrale nekrotische Substanz zu Absceßeiter verflüssigen.

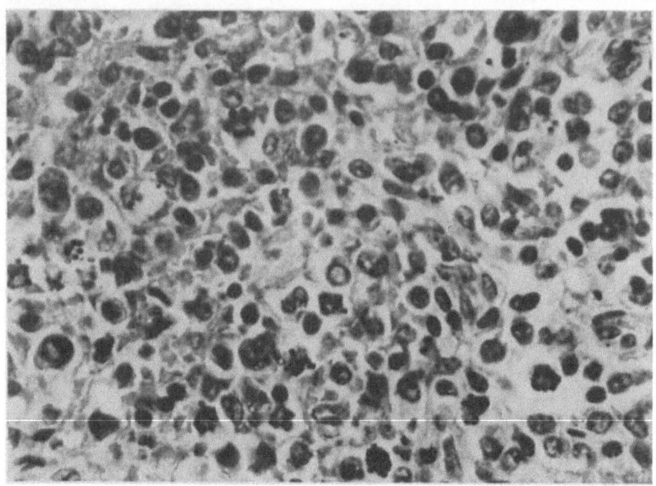

Abb. 6. Lymphogranuloma inguinale. Schnitt durch einen entzündeten Lymphknoten. Im polymorphen Granulationsgewebe befinden sich dunkel gefärbte pyknotische, fragmentierte Zellkerne, die Favre-Gamnaschen Körper. Vergr. 800:1

Auch im periadenitischen Gewebe können sich ähnliche größere oder kleinere Abscesse bilden.

Neuerdings hält FAVRE (a) die Absceßbildung für primär, aus der sich später das Gomme bildet. Der Epitheloidwall gestaltet sich sodann zum größten Teil in Bindegewebe um und nimmt in der Bildung der Fibroadenie teil.

Die Epitheloidzellschicht, die nicht selten auch Riesenzellen enthält, kann sich auch um die außer dem Parenchym des Knotens vorkommenden Gommes und Abscesse herum ausbilden. Sie ist in jeder Hinsicht den Tuberkeln oder den syphilitischen Gummen ähnlich (NICOLAS und FAVRE).

Der den zentralen Absceß umgebende palisadenähnliche Wall kann im Laufe der Absceßbildung auch gefranst werden. *Oft fehlt der Epitheloidwall, deshalb können wir auf Grund dessen nicht die Diagnose stellen.*

Die kleineren Knoten sind in der Regel rund, und auch der in ihnen sich bildende Absceß kann rund sein. Die größeren Herde und die Abscesse sind jedoch spalt- oder sternförmig oder unregelmäßig. BETTINGER fand nur ausnahmsweise sternförmige und nur selten echte, Leukocyten enthaltende wahre Abscesse. Nach ihm entstehen diese meistens aus epitheloidzelligen Herden mit zentraler krümeliger Nekrose, die außer Leukocyten die verschiedensten Kern- und Zelltrümmer enthalten.

Auch in einem extragenital septicämischen Falle fanden RAVAUT, BOULIN und RABEAU (b) Mikroabscesse, Epitheloid- und Riesenzellen.

GAMNA (b, c) fand in den Reticulumzellen der erkrankten menschlichen Lymphknoten, aber auch in den Histiocyten der Lymphknoten der mit lymphogranulomatösem Eiter verimpften Meerschweinchen, im Zellplasma, *Zelleinschlüsse* (Abb. 6 und 7). Diese ei-, seltener ringförmigen, mit lichtem Hof umgebenen Gebilde färben sich mit Kernfarbstoffen gut. Ihre Größenordnung erstreckt sich von der Sichtbarkeitsgrenze bis 2—5 μ; manchmal liegen acht bis zehn in einem Haufen.

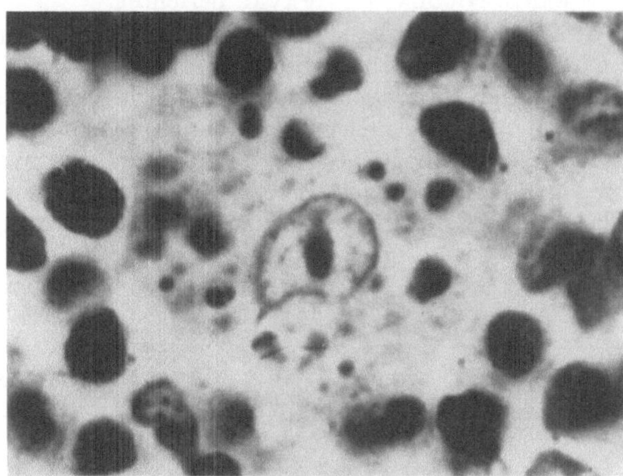

Abb. 7. Lymphogranuloma inguinale. Schnitt durch einen kranken Lymphknoten. Discus- und halbmondförmige Favre-Gamnasche Körper

Die von GAMNA beschriebenen Körper wurden schon von LETULLE und NATTAN-LARRIER, MÜLLER und JUSTI beobachtet. Auch FAVRE und sein Schüler PHYLACTOS, sowie CASSINI befaßten sich mit diesen Körpern. TOMMASI (a) fand diese in Monocyten, Leukocyten, ja auch extracellulär, doch nur in Ausstrichpräparaten. GAMNA hielt sie für Krankheitserreger, FAVRE, PHYLACTOS für Kerntrümmer und BORY (b) für die Entartungsprodukte der Plasmazellen, welche in jedem Plasmom vorkommen können. Sie sind nicht nur im Absceß, sondern auch außerhalb dessen zu finden (FAVRE a). Die ätiologische Bedeutung der zwischen ihnen befindlichen Körnchen ist noch ungeklärt (FREI d). Da aber diese mit gewöhnlichen Kernfarbstoffen und nach FEULGEN darstellbar sind, hielt sie auch MELCZER (c) für desoxyribonucleinhaltige Kernzerfallsprodukte.

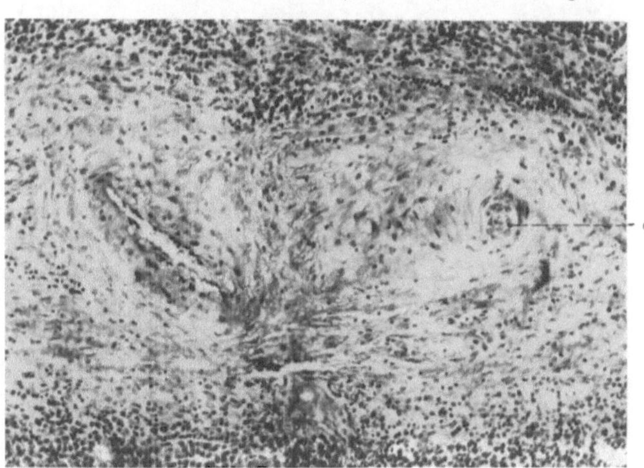

Abb. 8. Lymphogranuloma inguinale. Schnitt durch einen erkrankten Lymphknoten. Wandverdickung und hyaline Entartung einzelner Blutgefäße. Bei *a* Endarteritis obliterans wegen Intimawucherung. Vergr. 140:1

Außer den erwähnten Veränderungen in der Rindensubstanz kann die Wucherung der Endothelzellen des Lymphsinus und nach FREI (d) die Veränderungen aller drei Schichten der *Gefäße* als charakteristisch betrachtet werden. Die Gefäße werden nicht nur dicker, sondern sie verengern sich auch infolge der Endovasculitis (Abb. 8). Nach MÜLLER und JUSTI werden die Gefäße oft durch hyaline Thromben verschlossen (Abb. 9).

Nach HOEPPLI (a, b) sind die Gefäßwandveränderungen sehr auffallend. Dieser Forscher ist der Ansicht, daß von dem Erreger in erster Linie die Gefäßwandzellen angegriffen werden. Die Wand der kleinen Gefäße ist angeschwollen, die Kerne der Endothelzellen sind häufig chromatinarm, vergrößert, wellenartig gebogen. In den Gefäßen befinden sich oft losgelöste Endothelzellen.

Dagegen behauptet CAPPELLI (b) in seinen Fällen *keine* Gefäßveränderungen gefunden zu haben. DE BELLARD fand in dem kranken Lymphknoten Endarteriitis,

Thrombose und infolge von Berstung erkrankter Gefäße starke Hämorrhagie. Die Thrombose wurde nebst Endarteriitis auch von PICCININNI beobachtet. Von der Erkrankung und der Thrombose der Venen wurde übrigens auch schon von DURAND, NICOLAS und FAVRE berichtet.

Nach den Untersuchungen von SEI vermehren sich im klimatischen Bubo die *Gitterfasern*, um sich in kollagene Fasern zu verwandeln, wodurch sich der Knoten, infolge der Fibroadenie verhärtet. Die Gitterfasern gehen in den nekrotischen Teilen zugrunde. Demgegenüber beobachteten HOMMA und CHAGLASSIAN im Bubo der Ellbogengegend die Verminderung der Gitterfasern im epitheloidzelligen Granulationsgewebe; nach ihnen könne die lymphogranulomatöse Granulation auf Grund dieses Merkmals von der tuberkulösen unterschieden werden.

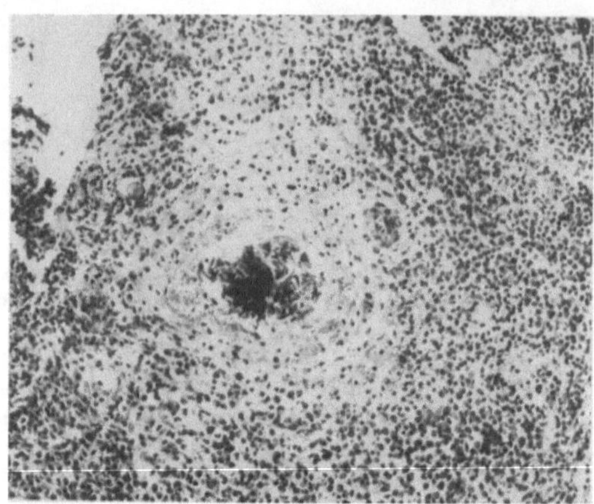

Abb. 9. Lymphogranuloma inguinale. Schnitt durch einen kranken Lymphknoten. Hyaline Thrombose und Nekrose in einer befallenen Arterie

BERTACCINI wies auf die Plasmomartigkeit der lymphogranulomatösen Granulation hin.

RUIZ und FOTHERINGHAM; KOLIN, PITHA und SKORPIL beobachteten bei extragenitaler Ansteckung, bei Achselbubo vorwiegend Bindegewebswucherung; das Ausbleiben der Eiterung schrieben sie relativer Immunität zu.

HIRAGA kennzeichnet die Krankheit an Hand seiner an 25 Fällen vorgenommenen Untersuchungen mit der Veränderung des Reticuloendothels, welche sich in diffuser Wucherung der Endothelzellen und in Absceß- bzw. Narbenbildungen äußert.

Die feingeweblichen Eigenschaften der mit dem lymphogranulomatösen identischen klimatischen Bubonen wurden schon vor dem Erscheinen der grundlegenden Arbeit von DURAND, NICOLAS und FAVRE, von MARION und GANDY, sowie LETULLE und NATTAN-LARRIER erörtert.

Zur Zeit des Ausbruchs des ersten Weltkrieges erschien auch die Arbeit von MÜLLER und JUSTI über den klimatischen Bubo. Ihre Untersuchungen stützten sich auf ein größeres Krankengut aus Honkong. Schon auf Grund dieser Arbeit wurde es später klar, daß feingeweblich, wie es dann von PHYLACTOS, SEI, H. W. HOFFMANN, BONNE (b), FINDLAY (a), HASHIMOTO, HELLERSTRÖM, HOEPPLI (a, b) u. a. bekräftigt wurde, zwischen dem klimatischen Bubo und der europäischen lymphogranulomatösen Knotenkrankheit *kein Unterschied besteht* und deren Struktur, abgesehen von den Schwankungen der Einzelfälle, vollkommen identisch ist.

HOEPPLI (b) beobachtete bei der Untersuchung von 36 Fällen des klimatischen Bubos äußerst übereinstimmende Veränderungen. Im allgemeinen bilden sich im Lymphknotengewebe folgende Veränderungen: kleine Abscesse, kleine Nekrosen, Verdickung des Reticulums, zu bindegewebiger Umwandlung geneigte Granulation, Entartung der Gefäßwand, die Lymphocyten ersetzende größere Zellen verschiedenen Ursprungs, sowie Plasmazellen kommen zum Vorschein. Es gelang bei der Hälfte der Fälle, besonders entlang der in Organisation befindlichen Nekrosen und Abscesse, in einer größeren Anzahl eosinophile Leukocyten nachzuweisen; in 64% seiner Fälle kamen Riesenzellen vor, und zwar sowohl vom Langhansschen als auch Sternbergschen Typus. Die letzteren waren seltener und lagen vorwiegend längs der bindegewebigen Umwandlung. Nach ihm ist es für die die Lymphocyten ersetzenden Granulationszellen kennzeichnend, daß diese größer sind und sich hell färben. Diese sind teilweise reticuläre, teilweise gewucherte Endothelzellen, teilweise aus den Keimzentren stammende *Lymphoblasten*; unter diesen kommen auch mehr oder weniger Plasmazellen vor. Hoeppli fand weder Hyalinzellen noch Russelsche fuchsinophile Körper.

Shinoda beobachtete am Anfang der Lymphknotenentzündung Lymphocyten- und Plasmazellanhäufung, später Lymphombildung, Wucherung des Reticuloendothels, Mikroabsceß- und Narbenbildung. In den von Tanahashi untersuchten Bubonen kamen in acht Fällen Abscesse und nekrotische Herde vor, in fünf Fällen Herdchen mit homogenisierten Nekrosen. In einem Fall herrschte das feingewebliche Bild fettige Degeneration, in einem anderen Vernarbung.

Auf Grund der erwähnten kann man nach Favre (a) in der lymphogranulomatösen Granulation *mehrere Stadien* unterscheiden. Zu Beginn entwickelt sich in den Lymphknoten eine diffuse spezifische Entzündung. Es entsteht eine von verschiedenen Zellarten (Plasma-, Bindegewebs-, Epitheloidzellen) zusammengesetzte Granulation, in der polymorphkernige Zellen nur in geringer Zahl vorhanden sind; noch seltener kommen Riesenzellen vor. Bald erscheinen im zentralen Teil der Granulationsherde Mikroabscesse: „*abscès nu de tissue cellulaires*", die noch nicht von einem epitheloidzelligen Wall umgeben sind. Derartige Abscesse können sich auch im periganglionären Bindegewebe bilden. In dem Absceß tritt jetzt eine Entartung auf. Plasmazellen sind nunmehr in großer Zahl vorhanden, und im Absceß kommen neben polynucleären Leukocyten Makrophagen vor. Die Kerne werden pyknotisch, es tritt Kernfragmentation auf und sodann zum Zeichen der Nekrose ist das Verschwinden der Kernfärbung zu beobachten. Der körnige Inhalt des Abscesses wird acidophil, und es bildet sich bald ein epitheloidzelliger Wall. Mit der Homogenisierung des Absceßinhaltes entsteht das *Gomme*.

Wie bei anderen Granulationen erscheinen auch bei Lymphogranulom in älteren Stadien im zellreichen Granulationsgewebe *kollagene Fasern*, die alsbald hyalin entarten, demzufolge sich das Bindegewebe in dichtfaseriges, keine elastischen Fasern enthaltendes, zellarmes Bindegewebe verwandelt. Auf diese Weise heilt der Prozeß mit einem schrumpfenden, verschwielenden Narbengewebe.

Die *Spezifität* der lymphogranulomatösen Granulation in den erkrankten regionären Lymphknoten war lange Zeit hindurch nicht umstritten. Durand, Nicolas und Favre vertraten nämlich in ihrer grundlegenden Arbeit die Auffassung, daß die Krankheit feingeweblich von jeder anderen Granulation unterschieden werden kann. Diese Ansicht wurde von Ramel, teilweise auch von Anders sowie Covisa, neuerdings von Gray und Barnes angenommen.

Nicolas und Favre halten später die Struktur des lymphogranulomatösen Bubos nur für *fast* charakteristisch. Auch nach der Meinung von Pund u. Mitarb. kann mittels histologischer Untersuchung die Diagnose mit Sicherheit gestellt werden.

In erster Linie kommt Hellerström (a) das Verdienst zu, die Aufmerksamkeit auf die *Anfechtbarkeit* der Lehre der völligen Spezifität zu lenken. Nach ihm ist die Struktur *charakteristisch, aber nicht unbedingt pathognomonisch*. Er war der Meinung, daß die Absonderung der Krankheit von der Tuberkulose wenigstens im Anfangsstadium völlig unmöglich sei.

Der Ähnlichkeit mit der tuberkulösen Struktur kann es zugeschrieben werden, daß z. B. Marion und Gandy, die sich zu Beginn des Jahrhunderts mit der histologischen Struktur des Lymphogranuloms befaßten, den Ursprung der Krankheit trotz der negativ ausgefallenen Tierversuche auf Grund des histologischen Bildes für tuberkulös hielten. Auch in Kiefers Falle lautete die histologische Diagnose „tuberkuloides Granulationsgewebe, kolliquative Tuberkulose".

Auf die histologische Ähnlichkeit mit der Tuberkulose wurde auch von Ravaut, Boulin und Rabeau (a), Hausmann, De Bellard hingewiesen. Pancotto untersuchte bei 93 Fällen die feingewebliche Struktur der erkrankten Lymphknoten. Auch nach ihm ist das histologische Bild zwar charakteristisch, doch nicht ganz spezifisch, deshalb ist es nötig in Zweifelsfällen den Verdacht auf eine tuberkulöse Erkrankung mit der allergischen Probe auszuschalten. Nach Radaeli, obgleich die Struktur der extranodösen Veränderungen nicht vollkommen spezifisch ist, ist sie doch in Gesellschaft von charakteristischen klinischen Symptomen für die Aufstellung der Diagnose geeignet.

Gaté gibt selbst zu, obgleich er die Differenzierung von der Tuberkulose auf histologischer Basis für möglich hielt, daß die histologische Struktur an sich nicht maßgebend ist. Diese Ansicht wird auch von Martinotti geteilt.

Ob der mikroskopische Befund so eindeutige Bilder gibt, daß aus dem histologischen Schnitt der erkrankten Lymphknoten die Diagnose der Krankheit gegestellt werden kann, untersuchte Ceelen die feingewebliche Struktur der erkrankten Lymphknoten im Früh- und Spätstadium. Die von Löhe zur Verfügung gestellten inguinalen Lymphknoten stammten von einem Kranken mit typischen Frühveränderungen.

Die Lymphknoten waren in ein bindegewebsreiches Entzündungsgewebe eingemauert. Die Kapsel, die vielfach sich unscharf abhebt, ist an mehreren Stellen durchbrochen durch ein Granulationsgewebe mit zahlreichen kleinen Gefäßen, so daß ein direkter Zusammenhang zwischen dem schwieligen perinodären und dem eigentlichen erkrankten Lymphknotengewebe zustande kommt. Ob der Vorgang sich von innen nach außen oder von außen nach innen ausbildet, gelang es ihm nicht mit Sicherheit zu entscheiden. Da die Durchbrechungen voneinander in regelmäßigen Abständen liegen, ist es möglich, daß diese den Einmündungsstellen der Vasa afferentia entsprechen. Im erhaltenen Gewebe des Knotens ist stellenweise die Bildung von Keimzentren deutlich zu erkennen, was darauf hindeutet, daß die Krankheit nicht das ganze Gewebe angreift. Besonders die subcapsulären Randgebiete waren erhalten geblieben. Das kennzeichnendste Merkmal war der ausdrückliche Kernzerfall. Ein anderes wesentliches Merkmal ist, was vielleicht für die Krankheit pathognomonisch erscheint, die ungewöhnliche Beteiligung von zahlreichen Plasmazellen. Diese bilden oft dichte Infiltrate um die Gefäße herum und dringen auch in das erhalten gebliebene lymphoide Gewebe ein. Ceelen weist darauf hin, daß abgesehen vom Plasmocytom des Lymphknotens kaum eine Granulation zu beobachten ist, in welcher Plasmazellen in so ungeheurer Menge vorkämen wie beim Lymphogranulom.

Die multiplen Granulationsherde mit zentralen Erweichungen ist für das Früh-Lymphogranulom ein typischer Befund. Deshalb kann nach Ceelen die Frage, ob es einen für das Lymphogranuloma inguinale charakteristischen histologischen Befund gibt, bis zu einem gewissen Grade bejaht werden.

Unter den Anhängern der Spezifität glaubt Gamna u. Mitarb. die lymphogranulomatöse Granulation sei durch den Mangel an Verkäsung, die geschichtete Struktur und den Gefäßreichtum der äußeren Schicht von der Tuberkulose gut zu unterscheiden.

Auch Bettinger schließt sich dieser Auffassung an. Die lymphogranulomatösen Granulationsherde sind größer und machen nie den Eindruck, daß sie aus Konglomeration entstanden wären. Er vertritt die Ansicht, daß auf Grund der Prüfung des ganzen Präparates oder von Serienschnitten die Diagnose doch histologisch gestellt werden kann. Vollkommen exstirpierte Bubonen geben nach ihm typische Bilder. Werden hingegen nur Absceßspaltungen oder Fistelauskratzungen untersucht, oder kommen die Fälle erst in späteren Stadien zur Behandlung, so ergibt das entfernte Granulationsgewebe zumeist keinen spezifischen Befund. Auch Reimers hält die histologische Untersuchung für ein wertvolles Hilfsmittel. Nach Hiraga Minoru sind für die lymphogranulomatösen Gewebsveränderungen, die sich ausbreitenden Wucherungen des reticuloendothelialen Systems, die gruppenartigen Anhäufungen der Endothelzellen oder die Absceßbildung, sodann Narbenbildung äußerst charakteristisch.

Auch von den syphilitischen Gummen können nach Frei (d) die lymphogranulomatösen Granulome durch die Epitheloidzellenschicht unterschieden werden. Schon früher hat Gamna diese Auffassung vertreten. Nach ihm soll die lymphogranulomatöse Granulation durch die Gefäßlosigkeit des mittleren Epitheloidzellenhaufens die an den Randteilen fehlende Bindegewebsgranulation und schließlich den relativen Reichtum an Riesenzellen gegenüber Syphilis gut abgegrenzt werden.

Hingegen stellt sich Hellerström (b) an Hand seiner Fälle auf den Standpunkt, daß eine Abgrenzung nicht nur der tuberkulösen, sondern auch der syphilitischen Adenitiden von den lymphogranulomatösen nicht möglich sei. Er betont, daß *nicht alle strumösen Bubonen von lymphogranulomatöser Ansteckung herstammen.*

Auch der Fall von LEVY und METZGER war histologisch nicht zu diagnostizieren. MUSGER, RUIZ und FOTHERINGHAM teilten ebenfalls diese Ansicht. LILLIE fand von 29 Fällen nur in etwa 58% charakteristische Veränderungen. Auch THOMSEN, später KOIKE sowie SIMARD hielten das histologische Bild nicht für charakteristisch.

FISCHER fand bei kongenitaler Syphilis und bei mykotischer Lymphadenitis eine sehr ähnliche Struktur. Hingegen nach GAMNA könne das Lymphogranulom von der Aktinomykose und Sporotrichose, wenigstens im Anfangsstadium durch die fehlende Eiterung unterschieden werden.

Auf Grund des Gesagten sind heute die meisten Forscher der Ansicht, daß die Diagnose des Lymphogranuloms allein auf Grund histologischer Untersuchung der erkrankten Lymphknoten nicht mit Sicherheit gestellt werden kann.

a) Bubonulus. Lymphgefäßveränderungen

Das Bindegewebe der Haut kann durch die Vermittlung der Lymphgefäße befallen werden. Infolge der spezifischen Entzündung der regionären Lymphgefäße können ein oder mehrere erweichende, unter Zurücklassung von Fisteln heilende *Bubonuli* entstehen. Nach CEDERCREUTZ, FREI (d) darf man diese weder mit der lymphogranulomatösen Primäraffektion, noch mit den späten elefantiastischen Geschwüren verwechseln. Auch dürfen diese nach FREI (d) nicht zu den sog. *Hautformen* gezählt werden.

CAPPELLI (a) fand in zwei Fällen die Struktur des lymphogranulomatösen *Bubonulus* vollkommen übereinstimmend mit der des lymphogranulomatösen Lymphknotens. Auch nach D'AUNOY und V. HAAM haben die Bubonuli eine vollkommen ähnliche Struktur wie die erkrankten Lymphknoten. FROBOESE fand um die Fistelöffnung des lymphogranulomatösen Bubonulus eine plasmazellige Granulation. In der mit dieser Veränderung benachbarten, gesunden Unterhaut sah er epitheloide und plasmazellige, tuberkelähnliche Knötchen, die jedoch keine Verkäsung aufwiesen. In den kleinen und mittelgroßen Gefäßen war außerdem *Endovasculitis proliferans*, sowie Verschluß der Gefäße zu beobachten.

Bei dem Falle von BOTTOLI entstand an der rechten großen Schamlippe wegen der Dilatation der Lymphgefäße eine aus stecknadelkopf- bis linsengroßen Vesikeln bestehende „*lympho-angio-ectasie vulvaire*“.

b) Die lymphogranulomatöse Entzündung der Haut

Nach FAVRE (b) greift das Leiden mit Vorliebe auch das Bindegewebe der Haut an. Der Prozeß wird im Bindegewebe der Leistenbeuge durch die Wucherung der Fibroblasten und Entzündung des Fettgewebes mit Riesenzellenbildung und Verschwielung des jungen Bindegewebes einhergehen. Plasmazellen wurden von FAVRE nur vereinzelt gefunden. Die Riesenzellen und die neugebildeten Gefäße verliehen dem Prozeß einen entzündlichen Charakter; dieser Verfasser fand in seinen Fällen weder Abscesse noch Favre-Gamnasche Körper. Die Charakteristik dieser „*cellulite en nappe*“ besteht nach ihm darin, daß sie mit keiner Eiterung einhergeht. Also falls der Krankheitsprozeß sich auf die den lymphogranulomatösen Bubo bedeckende Hautpartie ausdehnt, so spielt sich dort eine Granulation mit ganz ähnlichem Verlauf ab (PISACANE).

Bei flächenhaft ausbreitender Hautentzündung beobachteten CHEVALLIER und BERNARD in der Leistengegend, am Schamhügel seit Monaten bestehende, oberflächliche nußgroße Knoten. MELCZER (b) beobachtete an der Bauchwand einer Frau eine stellenweise erweichende, aufbrechende, mit Blasenbildung verbundene, flächenhafte *Cellulitis lymphogranulomatosa bullosa.*

In dem erkrankten Gebiet fand sich eine spezifische Granulation. In der Lederhaut aber zum Teil auch in der Unterhaut kamen mit Epitheloidwall umgebene kleinere und größere Abscesse und Knötchen vor. Sie waren aus einem für das Lymphogranulom charakteristischen Granulationsgewebe aufgebaut, welches aus Epitheloidzellen, Histiocyten, Monocyten, mit Plasmazellen gemischten Lymphocyten, Langhansschen Riesenzellen bestand. In den Abscessen, um diese herum und in den Knoten fanden sich die durch Kernzertrümmerung entstehenden Gamna-Favreschen chromatophilen Körper. Besonders auffallend waren die Veränderungen der Gefäße in der Leder- und Unterhaut. Sowohl in den Blut- wie in den Lymphgefäßen fanden sich vorwiegend Entzündung der inneren und mittleren Schicht, also Endo- und Mesovasculitis, Verdickung der Gefäßwände und an einzelnen Stellen infolge der Endothelwucherung ein völliger Verschluß der Gefäße. Zu diesen spezifischen Veränderungen gesellte sich eine Wucheratrophie des subcutanen Fettgewebes. Die Bildung von mehreren Abscessen sowie die primäre Infiltration längs der Lymphgefäße sprechen in diesem Falle für eine interstitielle, durch die Lymphgefäße erfolgte Ausbreitung, zu der sich aber wahrscheinlich auch eine Verbreitung per contiguitatem entlang der Gewebsspalten anschloß.

Solche sich verbreitende flächenhafte Infiltrate können offenbar aus den in der Bauchwand liegenden oberflächlichen *Nodi lymphatici abdominales* ausgehen (MELCZER b).

B. Frühsymptome

I. Die Ausbreitung der Krankheit im Körper

Über die Bewertung der Allgemeinsymptome und deren Zugehörigkeit zum Lymphogranulom herrscht in den einzelnen Punkten bis heute noch keine einheitliche Auffassung; einzelne Verfasser stellen den Zusammenhang mancher Allgemeinsymptome mit dem Lymphogranulom in Abrede.

Unseres heutigen Wissens kann das krankheitserregende Virus auch durch *hämatogene Streuungen* die Haut, das Rectum, das Sigma, das Colon descendens, und die ferneren Lymphknoten, die Schleimhaut und die Drüsen des urogenitalen Systems, ganz selten einzelne Knochen, Gelenke, Sehnenscheiden, das Auge, die Lunge, wahrscheinlich von den höheren Abschnitten des Darmtractus, den Magen und den Dünndarm, die serösen Häute, die Leber, das Pankreas und die Milz u. a. befallen.

TOMMASI (b) stellte bei Obduktion seines Lymphogranulomkranken die Ausbreitung des Leidens auf fernere Lymphknoten fest. In der Milz und Leber, im Bauchfell, Myocardium, Knochenmark und Gehirn fanden sich auch Herde. Nach ihm kommt bei Lymphogranulom ein *Tertiarismus* vor, wobei sich das Virus im ganzen Organismus verbreiten und *spezifische Erscheinungen* auslösen kann. EBERHARDT fand bei Operation entlang der Aorta und der rechtsseitigen A. und V. iliacalis vergrößerte Lymphknoten. Die Erkrankung der Leisten-, Bauch- und Halslymphknoten löste allgemeine Symptome und heftige Bauchschmerzen aus. Nach MIDANAS (b) Zusammenfassung kann die Krankheit außer der regionären Lymphknotenentzündung in Form von Elephantiasis genito-anorectalis, colo-recto-anale Veränderungen, Bindegewebsentzündung des kleinen Beckens, lymphogranulomatöser Urethritis mit periurethraler Infiltration und entlang des Orificium mit ulceröser Wucherung, Epididymitis, Vesiculitis, Prostatitis erscheinen. Außerdem können auf der Hautoberfläche, im Augapfel, in den Eingeweiden, Gelenken, im Blut- und Nervensystem Veränderungen auftreten. Die Spezifität solcher Allgemeinsymptome wurde in einzelnen Fällen durch die feingewebliche Struktur, die antigene Fähigkeit der aus den fraglichen Veränderungen bereiteten Gewebsaufschwemmungen zur Freischen Umkehrprobe, sowie durch erfolgreiche Tierimpfungen festgestellt.

An Hand von Tierimpfungen ist es bekannt, daß das Lymphogranulomvirus auch nach intrakranieller Impfung im Organismus ausgesät wird, und es gelingt, mit dem Blute und der Suspension einzelner Organe die Krankheit an empfängliche Tiere zu verimpfen. Die bei Tieren angewandten Masseninfektionen also gehen, wenn die Impfung angegangen ist, in der Regel mit Virämie einher, und es gelang das Virus im Blut (HELLERSTRÖM und WASSÉN a, FINDLAY b, LEVADITI), in der Milz, im Knochenmark und auch in den Lymphknoten (LEVADITI) nachzuweisen. Die bei Tierimpfungen nachweisbare Septicämie kommt jedoch bei Menschen nur selten vor.

Nach den Beobachtungen von v. HAAM und D'AUNOY (a) ist das Leiden in der Mehrzahl der Fälle örtlich und nur zuweilen generalisierend. Es scheint, daß es anfangs eine Generalisierung gibt, doch wird die Infektion vom Organismus bekämpft, und es bleiben nur örtliche Symptome zurück. Ist die Widerstandsfähigkeit nicht stark genug, so vollzieht sich eine Generalisierung; diese pflegt bei extragenitaler Ansteckung häufiger der Fall zu sein. Deshalb wird das Lymphogranulom von der Mehrzahl der Autoren (MIDANA b, COUTTS, v. HAAM und D'AUNOY a, MEYER, ROSENFELD und ANDERS u. a.) gar nicht für eine reine örtliche Krankheit gehalten.

Auch nach BOŠNJAKOVIČ (b) generalisiert sich das Lymphogranulom im Gegensatz zu den Versuchstieren beim Menschen nur selten. Nach AKIYAMA und MACHARA wird die Generalisierung des Leidens durch das Splenogramm und sonstige auf die Veränderungen des Reticuloendothels hinweisende Symptome erhärtet.

Aus diesbezüglichen grundlegenden Forschungen von SONCK ist es bekannt, daß bei Lymphogranulom im Durchschnitt mehr als die Hälfte der weiblichen und 14,5% der männlichen Patienten lichtsensibel ist. Es ist wahrscheinlich, das bei einigen Fällen beim Entstehen von Bindehautentzündungen und Hauterscheinungen auch dieser Faktor eine Rolle mitgespielt hat.

1. Hautsymptome im Frühstadium

Nach einigen Autoren soll die spezifische Granulation nicht nur in der primären Veränderung und im Bubonulus, sondern auch in verhältnismäßig seltenen *Hautsymptomen* vorkommen.

Im Frühstadium des Lymphogranuloms können nämlich verschiedenartige symmetrisch angeordnete urticarielle scharlach- (LÖHE und BLÜMMERS), masern- (MELCZER und SIPOS b), Erythema nodosum- (KUZNITZKY, KOPPEL, HELLERSTRÖM a, HURWITZ, RÁVNAY, SONCK u. a.) und multiformeartige (FREI d, NICOLAS, FAVRE und LEBEUF u. a.), oder pustulöse (JERSILD), eventuell gemischte (BUSCHKE, BOAS u. Mitarb., H. HOFFMANN u. a.) Efflorescenzen auftreten. In einzelnen Fällen sind diese regionär angeordnet (FUHS und VOLAVSEK, NICOLAU u. a.). Ihren Ursprung schreiben wir jetzt vorwiegend einer Aussaat durch den Blutstrom, entweder einer toxischen oder septischen hämatogenen Metastase zu.

GANS fand in Erythema nodosum-artigen Metastasen das Endothel der Gefäße geschwollen, um sie herum lag ein Leukocyteninfiltrat, welches in geringer Menge Lymphocyten enthielt. Bei einem Kranken von LÖHE sah ANDERS in dem Erythema nodosum-artigen Exanthem in der Subcutis hirsekorngroße nekrotische Felder, in welchen oxydasepositive Leukocyten lagen.

SAKURANE und NEZU hielten dagegen in ihrem Falle das während des Lymphogranuloms wiederholt auftretende Erythema nodosum-ähnliche Hautexanthem nicht für spezifisch, da das aus diesem hergestellte Antigen eine negative Frei-Probe gab. Auch in diesem Falle wucherte das Endothel der Gefäße in der tieferen Schicht der Lederhaut und in der Unterhaut, und die Gefäße verschlossen sich wegen Endovasculitis an mehreren Stellen. In den Gefäßwänden, sowie perivasculär waren vorwiegend aus Leukocyten bestehende Infiltrate zu finden. Zwischen den Leukocyten kamen gewucherte Bindegewebszellen, ferner Riesenzellen vom Langhansschen und Sternbergschen Typ in großer Menge vor.

Bei einem Kranken von FUHS und VOLAVSEK schwollen die Leistenknoten an, nachdem die rechtsseitigen Leistenlymphknoten aus therapeutischen Gründen zum Teil entfernt wurden. Gleichzeitig nahmen auch die axillaren und cubitalen Knoten an Größe zu, und auf der Haut wiederholt in beiden Leistengegenden bildeten sich regionäre Erythema multiforme- sowie nodosum-artige Efflorescenzen.

Bei dem Frei-positiven Kranken war das histologische Bild der exstirpierten inguinalen Lymphknoten ziemlich kennzeichnend. Von der feingeweblichen Struktur der regionären

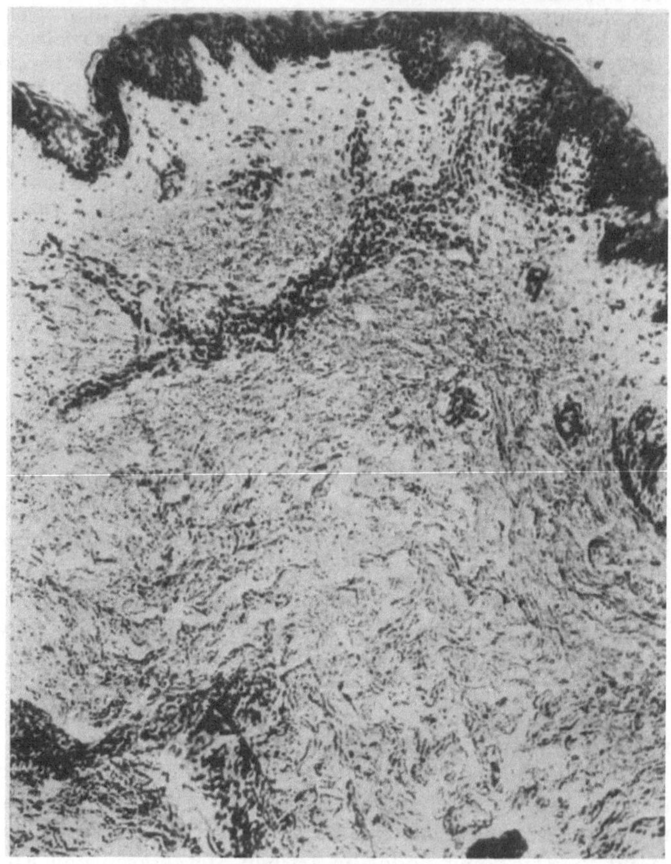

Abb. 10. Lymphogranuloma inguinale. Frühfall. Schnitt aus einer morbilliformen Efflorescenz des Unterarmes. Der Papillarkörper und der obere Teil des Stratum reticulare sind ödematös. Perivasculäre spezifische Infiltrate. Vergr. 80:1

multiforme- und nodosumartigen Efflorescenzen stehen in der Mitteilung keine Angaben zur Verfügung.

2. Augensymptome

Abgesehen von den schwer erklärbaren Gefäßveränderungen (KITAGAWA, FUNAKAWA), dem peripapillären Netzhautödem (ESPILDORA und COUTTS), oder der Retinitis (NAKANO und NAKAZAWA), die im Augenhintergrund beim Kranken mittels Spiegeluntersuchung in einer Anzahl der Fälle untersucht werden können, scheint es, daß das Virus eine Affinität auch zur *Bindehaut* aufweist.

Schon FREI (d) sah in einem Falle neben anderen Allgemeinerscheinungen eine Bindehautentzündung. LEVADITI u. Mitarb. fanden die Bindehaut entzündet. Die Augenspalten waren infolge der starken *Conjunctivitis* verengt und aus ihnen sickerte ein eitriges Sekret hervor. An der Bindehaut traten in diesem Falle überall follikuläre Knötchen auf. Dieses Augensymptom ist wahrscheinlich unter der Bezeichnung Parinaudsche Bindehautentzündung schon längst bekannt. Ähnliche Fälle haben BOLLACK u. Mitarb., ICHIJO, HASHIMOTO u. Mitarb., CURTH u. Mitarb. u. a. mitgeteilt. Das Symptom könne aber nach ICHIJO auch infolge von Tularämie entstehen.

Nach APPELMANS (a, b) bildete sich bei der zufälligen Infektion von *Ronse* in der Bindehaut feingeweblich *eine subakute Entzündung mit diffusem plasmazelligem Infiltrat und mit Gefäßneubildung.*

Am Auge einer Kranken beobachteten BENEDEK und OLKON neben spezifischen Hautveränderungen, Conjunctivitis, Corneatrübung, sodann akute Iritis. In den Hautefflorescenzen entsprach die feingewebliche Struktur dem Lymphogranulom.

Als Teilerscheinung der allgemeinen Photosensibilität gibt es nach SONCK bei Lymphogranuloma inguinale auch eine seltene, rezidivierende allergische Lichtconjunctivitis.

3. Allgemeinveränderungen cerebraler Art

Das Virus des Lymphogranuloms kann auch das Nervensystem angreifen. Der Liquor solcher Kranken kann antigene Fähigkeit verraten und zur Frei-Probe geeignet sein. In der Hälfte solcher Fälle sind die Globulin-Reaktionen positiv und die mit dem Liquor durchgeführten Tierimpfungen geben nach mehreren Forschern in einer Anzahl der Fälle positives Resultat (CRUZ, D'AUNOY und v. HAAM, RAJAM, KOSCHUCHAROFF, PISACANE und LOPRESTI, LÉVI-VALENSI und DE SÉZE, CHEVALLIER und BERNARD, MIDANA und VERCELLINO, KITAGAWA, FUNAKAWA, NAKANO und NAKAZAWA, HERRERA, JONESCO-MIHAIESTI und LONGHIN u. a.).

4. Orchitis, Cystitis und Epididymitis lymphogranulomatosa. Beziehungen zur Urethritis Waelsch. Katarrhale Entzündung des Uterus und der Vagina

Beim Lymphogranulom kann die Krankheit an den Schleimhäuten der Geschlechtsorgane entweder in Form einer Erosion bzw. oberflächlichen Ulceration oder in Form einer seropurulentes Exsudat erzeugenden Entzündung beginnen. SPILLMANN hat eine Mischform beschrieben, bei der außer Urethritis im Orificium externum Geschwüre entstanden. In den Fällen von CERUTTI und PAVANATI fanden sich papillomatöse Wucherungen, deren feingewebliche Struktur aber sich als *uncharakteristisch* erwies.

Nach den Beobachtungen von POLAK kann sich zu einer Waelsch-Urethritis in einigen Wochen auch ein inguinaler Bubo gesellen. Bei den Urethritis-Waelsch-Kranken tritt in 20% nach BIZZOZERO und MIDANA auch eine Epididymitis auf. Die Beziehungen der Waelsch-Urethritis zum Lymphogranulom und die wahre Natur der als Komplikationen auftretenden Erscheinungen sind noch nicht genügend geklärt.

MELCZER und VENKEI beobachteten bei einem Kranken eine sich zu Waelsch-Urethritis anschließende Epididymitis. Der Frei-positive Kranke hat außerdem einen charakteristischen strumösen, inguinalen Bubo und an der Scrotalhaut trat eine sich verbreitende Hautentzündung auf. In der kranken Scrotalhaut kamen miliare Herde mit Epitheloid- und Riesenzellen und beginnende Mikroabscesse vor. HUARD und JOYEUX nahmen gleichfalls auf Grund von histologischen

Untersuchungen bei einem Falle an, daß die Epididymitis und Funiculitis des Kranken von Lymphogranulom ausgelöst wurden.

COUTTS und HERRERA (c) fanden bei drei Fällen von lymphogranulomatöser Nebenhodenentzündung aus Lymphocyten und Plasmazellen bestehende Infiltrate und stellenweise in den Gefäßen Lymphthromben.

Nach FRANCHI (a) ergaben die nichtcharakteristischen Frühveränderungen auch bei lymphogranulomatöser *Adnexitis* ein Bild, welches feingeweblich spezifischer Granulation entsprach. BANCIU, MAISLER und BUTOIANU beobachteten bei der lymphogranulomatösen Entzündung der Bartholinschen Drüse ebenfalls eine Granulation. Eine charakteristische histologische Veränderung entstand auch bei der von BANCIU, MAISLER und KATZ-GALATI untersuchten *Urethrocervicotrigonitis proliferans lymphogranulomatosa.*

5. Sonstige Allgemeinsymptome

Unter den Symptomen, die im Frühstadium auftreten können, wissen wir von einzelnen auf Grund der erfolgreichen Tierimpfungen und Freischer Umkehrprobe, daß diese das Virus enthalten können. *Histologische Beweise liegen aber in der Literatur kaum vor.*

AOYAMA konnte bei seinem Kranken mit Peritonitis das Virus experimentell nachweisen. Auch bei ähnlichen Fällen von MORIU, LITARCZEK u. Mitarb. gaben die Tierimpfungen ein positives Resultat.

Unter den anderen Symptomen, so z. B. bei der Milz (FREI d), Milz- und Leberschwellung (RUGE), den Nieren-, Leber- und Lungen- (HANSEN), den Mund- und Gaumenmandelveränderungen (MALFATTI), den Lungenveränderungen (URBACH, MELCZER u. Mitarb.), bei allgemeiner Adenopathie (WIESE), den Augenlidödemen und der Pansinusitis (HUNTER), der Endokarditis (WEISSENBACH und BOUWENS), der Perikarditis (SHELDON u. Mitarb.) stehen histologische und tierexperimentelle Beweise *nicht* zur Verfügung zur Entscheidung der sicherlich lymphogranulomatösen Natur dieser Erscheinungen.

C. Spätsymptome

I. Allgemeine Bemerkungen

Mit Hilfe der Allergieprobe nach FREI gelang es auch, die Ätiologie der seit langem bekannten, aber in sehr wechselnden Krankheitsformen auftretenden *Esthiomène* bzw. *Syphilome anorectal* (FOURNIER) oder *Elephantiasis genito-anorectalis* (JERSILD) zu klären. Nach den Untersuchungen von FREI und KOPPEL (1928) gibt die Mehrzahl solcher Patienten die Frei-Probe und die Elephantiasis genito-anorectalis ist, wie dies von den Nachuntersuchern (JERSILD c, d, GAY-PRIETO, STRAUSS, HELLERSTRÖM a, GATELLIER und WEISS, BENSAUDE, LAMBLING und LAGARDE u. a.) in den folgenden Jahren bestätigt wurde, *überwiegend* lymphogranulomatösen Ursprungs.

Diese Spätveränderungen werden auch heute durch *zwei* Auffassungen erklärt. KOCH (b), JERSILD (c, d), ferner FREI und KOPPEL sind Anhänger der *Prädispositionstheorie.* Nach dieser Auffassung ist die Elephantiasis nur eine *Folgekrankheit* der Lymphknotenentzündung, nicht die Krankheit selbst und die Elephantiasis genito-anorectalis entsteht infolge des entzündlichen Verschlusses der tiefliegenden perirectalen Gerotaschen Lymphknoten. Von den meisten Forschern (MOCQUOT und GUIEYSSE, BARTHELS und BIBERSTEIN (c), SÉNÈQUE u. a.) wurde diese Anschauung nicht angenommen, da eine ganze Reihe von Mitteilungen Beweise dafür liefert, daß die lymphogranulomatöse Elephantiasis von dem Erreger selbst ausgelöst wird, der im kranken Gewebe in großer Menge vorhanden ist. Nach dieser Auffassung soll man die Ursache der lymphogranulomatösen Elephantiasis in einer *lokalen Entzündung* suchen, die durch den entweder unmittelbar, *per contiguitatem* oder auf den Lymphwegen in die Gewebe gelangten Erreger verursacht wird.

LÖHE und SCHLOSSBERGER stehen auf einem vermittelnden Standpunkt. Sie betonen, daß die pathologisch-anatomischen Veränderungen bei Spätlymphogranulom auf der hochgradigen Zerstörung der angegriffenen Lymphknoten, sowie auf der Schädigung der Lymphgefäße beruhen; nach ihnen handelt es sich aber in einem Teil dieser Fälle sicherlich nicht um sekundäre, durch Stauung bedingte Erscheinungen, sondern um primäre Produkte, die ihre Entstehung der Einwanderung des Erregers verdanken. Sie nehmen auch an, daß die Lues, die sich in ihrem Krankengut über 80% vorfand, durch die Schädigung der Lymphgefäße in der Entstehung der Spätschädigungen eine begünstigende Wirkung ausübt.

Die Späterscheinungen sind teils durch Inspektion schon erkennbare *charakteristische*, teils seltenere, *nichtcharakteristische* Veränderungen.

Heute, da wir wissen, daß die *Elephantiasis der Scham- und Aftergegend* von demselben Erreger ausgelöst wird wie die *narbige Rectumstruktur*, wird eine gesonderte Verhandlung auf Grund ihrer histologischen Struktur nur dadurch indiziert, daß auch die normale feingewebliche Struktur dieser Gegend voneinander abweicht, und bei der narbigen Rectumstriktur die Infektion nicht nur *unmittelbar*, sondern auch auf *retrograde* Weise durch die rückwärts gerichtete Lymphzirkulation auftreten kann. Winge glaubt, bei narbiger Rectumstriktur ist es wahrscheinlich, daß das Virus die Schleimhaut *direkt* angreift, und die Infektion sich nicht auf dem Wege der Lymphgefäße verbreitet.

Durand, Nicolas und Favre kannten noch nicht die Spätveränderungen des Lymphogranuloms. Deshalb sprachen sie sich natürlich in ihrer grundlegenden Arbeit über die Struktur derselben nicht aus. Nach dem Bekanntwerden der Arbeit von Frei und Koppel über den lymphogranulomatösen Ursprung der genito-ano-rectalen Veränderungen untersuchten Nicolas und Favre das elephantiastische Gewebe eines Rectumstriktur-Patienten und fanden die feingewebliche Struktur vollkommen identisch mit der der lymphogranulomatösen Bubonen; in dem verschiedene Zellen enthaltenden Infiltrat kamen auch lentikuläre Abscesse vor.

Auf Grund der französischen Autoren halten einige Verfasser histologisch den in den Spätveränderungen gefundenen Prozeß nur dann für charakteristisch, wenn kleine Mikroabscesse mit dem charakteristischen Epitheloidwall vorhanden sind. Andere dagegen sprechen von einer charakteristischen Struktur, wenn sie ohne Epitheloidwälle Granulationsherde finden.

Eine dritte Gruppe von Forschern, so z. B. Jersild (d), bestreitet, daß bei den elephantiastischen Spätveränderungen eine spezifische histologische Struktur vorkäme. In seinen Präparaten sah er niemals etwas anderes als chronische Entzündung.

In diese Gruppe gehört der überwiegende Teil der Fälle. Froboese fand unter seinen sieben Berliner Fällen nur in einem tuberkuloide Veränderungen. Deshalb war der Verfasser zuerst der Meinung, daß die lymphogranulomatöse Elephantiasis sich nicht unter einer örtlichen Wirkung des Erregers ausbilde. An Hand eines weiteren, spezifisch erscheinenden Falles neigt aber Froboese zu der Meinung, daß die Elephantiasis eine primäre Erscheinung sei. Eigentümlicherweise gehörten gerade in diese unspezifische Gruppe jene Fälle, welche Frei und Koppel, Nicolas, Favre, Lebeuf und Weigert nach Feststellung des lymphogranulomatösen Ursprungs der Elephantiasis genito-anorectalis, für die Identität der Krankheit histologisch prüften.

Nach Frei (d) könne sich die tuberkuloide Struktur auf parallergischer Basis entwickeln und müsse nicht unbedingt spezifisch sein.

Bei neun anorectalen und zehn genito-anorectalen Fällen fand Arsenio Nunes in dem kranken Gewebe, ähnlich dem multiplexen Myelom, in kleiner Menge Protein-Ablagerungen; als morphologisches Zeichen der Paraproteinämie kamen Russelsche fuchsinophile Körper, Hyalintropfen, Proteinkristalle und Amyloid vor. Diese Veränderungen waren nicht nur örtlich in den pathologischen Veränderungen, sondern auch in den Lymphknoten, an verschiedenen Teilen des Körpers, im Knochenmark und in den Nieren zu beobachten.

II. Pathologische Anatomie der Elephantiasis genito-anorectalis

1. Elephantiasis genitalis

Eine charakteristische feingewebliche Struktur bei der Elephantiasis genitalis fanden unter anderem NICOLAS, FAVRE, LEBEUF und CHARPY. NICOLAU, BROCQ und PLASSAT stellten aber außer Riesenzellen nur uncharakteristische Granulation fest. Nach BEZECNY kam im Papillarkörper ein streifenartiges plasmazelliges Infiltrat vor, in dessen Aufbau auch kleine Rundzellen teilnahmen. An den nekrotischen Teilen fanden sich außerdem Fremdkörperriesenzellen. STILLIANS beobachtete ein oberflächliches, Riesenzellen enthaltendes Granulationsgewebe und ein tiefes, von Lymphocyten und Epitheloidzellen aufgebautes Infiltrat. INSULANDER fand ein Granulationsgewebe, welches auch nekrotische Gebiete enthielt, KOYAMA, OBA und OKA, YAMASAKI beobachteten außer Granulationsgewebe starke Bindegewebswucherung.

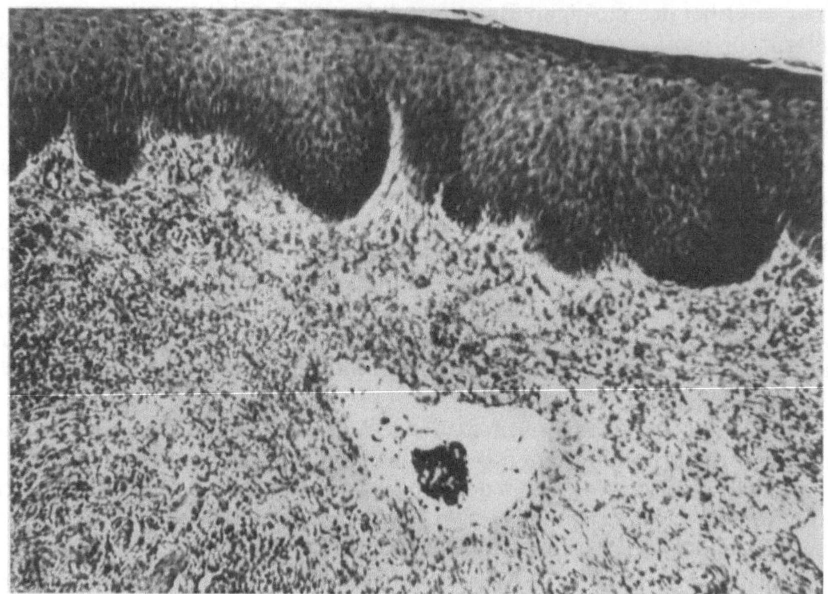

Abb. 11. Elephantiasis genito-anorectalis. Schnitt durch die kleine rechte Schamlippe. Perivasculäre Infiltrate, miliare Herde mit Riesenzellen. Lymphgefäßthrombus. Vergr. 80:1

HELLER sowie BUQUICCHIO fanden auch in der Epidermis Veränderungen. Die Epidermiszellen der Spätveränderungen zeigten ein der ballonierenden Degeneration ähnliches Bild. Unter der Epidermis lag ein aus Lymphocyten aufgebautes, aber auch viele Plasmazellen enthaltendes Infiltrat. Dabei kamen neugebildete Blutgefäße, Blutungen, erweiterte mit Lymphe gefüllte Lymphgefäße vor. Unter den Bindegewebsfasern gingen die kollagenen und elastischen Fasern zugrunde.

GAY-PRIETO und JOFRE fanden an den Randabschnitten der ulcerierten Teile Acanthose, in dem Infiltrat Plasma- und Riesenzellen. Die Gefäße waren teilweise verschlossen. Nach der Meinung von LÉPINAY und GRÉVIN könne man das Ulcus vulvae chronicum durch seine feingewebliche Struktur von der tuberkulösen Granulation absondern. SIMON beobachtete in den myrtiformen Wucherungen des Scheideneingangs Endo- und Perilymphangitis und die Obliteration der Lymphgefäße. Nach COUTTS und HERRERA (a) stellten bei Elephantiasis der äußeren männlichen Geschlechtsteile eine ähnliche Struktur wie bei dem Ulcus vulvae chronicum fest. Im Esthiomène-Gewebe fand FUJITA charakteristische Struktur. Tuberkuloide Struktur beobachtete unter anderem GOUGEROT und CARTEAUD (a), LASH, ARENAS, ARENAS und SAMMARTINO, GAY-PRIETO und JOFRE, SIMARD, KIEFER, sowie FURUKAWA (Abb. 11).

In einem Fall von Elephantiasis des Penis und Scrotum fanden sich nach BARTHELS und BIBERSTEIN (b) eine Acanthose, Papillomatose, und an einzelnen Stellen Hyperkeratose. Außer dem sich im oberen Teile der Cutis ausbreitenden Infiltrat kamen dickere, größtenteils hyalin entartete kollagene Fasern vor. Auch die glatten Muskelfasern der Tunica dartos waren entartet. Außer starken perivasculären Infiltraten fanden sie verschlossene, dann sich wieder ausbildende Lymphwege, an denen sie die Zeichen der Recanaliculisation festgestellt haben. Die Veränderungen ähnelten außerordentlich der im regionären Lymphknoten sich abspielenden Granulation, jedoch kamen keine nekrotischen Herde vor, was vielleicht der geringeren pathogenen Fähigkeit zuzuschreiben ist. Penisgeschwüre, die mit dem Ulcus vulvae chronicum identifiziert werden können, besitzen nach SĂRĂTEĂNU eine spezifische Struktur. NICOLAU fand bei Ulcus chronicum penis Plasmazelleninfiltrate. SEMMOLA fand bei chronischem Penisgeschwür typische, aber nicht spezifische Struktur. In der Cutis war vorwiegend plasmacelluläre Infiltration zu beobachten, die monolymphocytoide Zellen, Histiocyten, Epitheloidzellen, neutrophile sowie eosinophile Leukocyten enthielt. Die Plasmazellen kamen teilweise perivasculär vor.

2. Elephantiasis analis

Die Elephantiasis analis äußert sich in knotenförmigen Verdickungen und Verdichtungen der Mastdarmfalten, die bei oberflächlicher Betrachtung ein den hämorrhoidalen Knoten oder Condylomata lata ähnliches Bild geben können. LICHTENSTEIN schlug für die analen Feigwarzen den Namen „Lymphorrhoid“ vor.

Bei starker Wucherung und Verflachung können sich hahnenkammartige Feigwarzen entwickeln. Größere Granulationsgeschwülste, wie in den Fällen von WIEN und PERLSTEIN, und PARDO-CASTELLO u. a. kommen seltener vor. Auch die benachbarten Teile können elephantiastisch und ulcerös werden. Die Geschwüre sind von gleicher Art wie beim Ulcus vulvae chronicum. Sie sitzen meist zwischen den Hautfalten und können von hier aus auf den Damm und in den Mastdarm übergreifen.

In der Anal- und Perinealgegend sind oft hartnäckige Infiltrationen, *Abscesse* und *Fistelgänge* zu finden. Diese gehen von dem perirectalen Gewebe aus. Diese Veränderungen wurden von TRÉLAT beschrieben und JERSILD (d) hält sie für wichtige pathologisch-anatomische Zeichen. LAZZARI fand bei Obduktion, daß diese Trélatschen Fisteln von perirectalen Lymphknoten ausgehen. Fisteln können ohne jede andere elephantiastische Erscheinung auftreten.

NICOLAS, FAVRE, MASSI und LE CAT fanden in den perianalen elephantiastischen Feigwarzen außer starker Bindegewebswucherung eine Erweiterung der Gefäße und dichtes, etwas vielgestaltiges, vorwiegend Plasma-, Epitheloid- und Riesenzellen enthaltendes Granulationsgewebe.

In einzelnen Granulomen bildeten sich wegen der Nekrose des mittleren Teiles Abscesse aus.

3. Elephantiasis rectalis

a) Grob-anatomische Eigenschaften

Wie bei der Elephantiasis genitalis so ist auch bei der Erkrankung des Mastdarms der Verlauf mannigfaltig. Im allgemeinen sind auch hier *zwei Hauptformen* zu unterscheiden; die häufigere *ulceröse* und die seltenere *geschwürlose*, rein elephantiastische Form.

Bei wuchernder Mastdarmentzündung ist der untere Teil der Ampulle hart, verdickt, oberflächlich knotig, mit unregelmäßigen Körnchen bestreut. In der Schleimhaut finden wir Erosionen, oberflächliche und tiefere Abscesse, zwischen welchen kleinere oder größere narbige Gebiete liegen. Entlang der Narben kann die Schleimhaut auch *glatt* und *geschwürfrei* sein. Bensaude und Lambling (b) fanden die Darmwand ihres Kranken elastisch, und an der Schleimhaut waren harte Knötchen vorhanden.

Das Lumen des Mastdarms ist meistens verengt, aber auch *Erweiterungen* können vorkommen (Dimitriu und Stoia).

Die Rectumstriktur entwickelt sich in der Regel nach vorangegangener Schleimhautentzündung. Hingegen folgt der Entzündung nicht in jedem Fall eine Striktur.

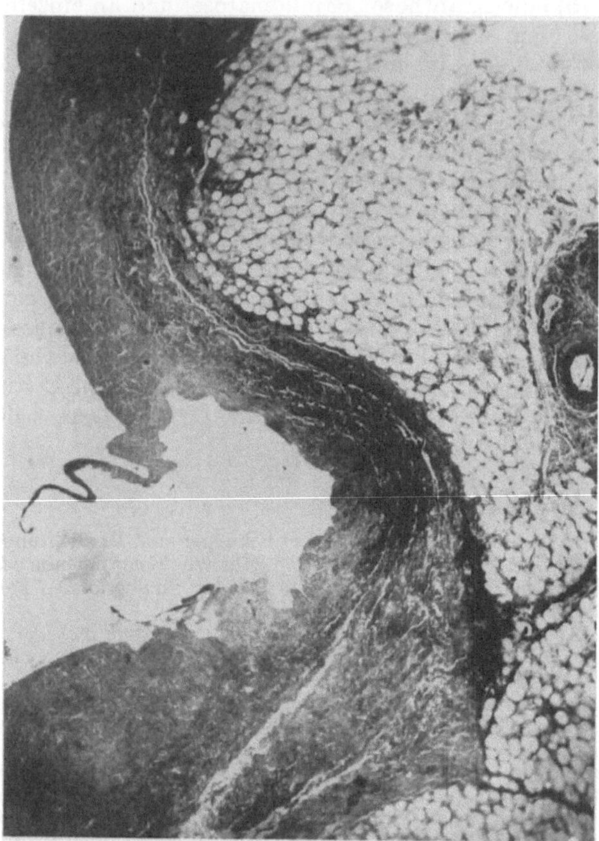

Abb. 12. Narbige Rectumstriktur. Schnitt durch die Striktur. Übersichtsbild. Vergr. 8:1

Nach der Statistik von Gatellier und Weiss greift die Striktur in 88% in einem 6 cm langen Abschnitt oberhalb des Afters die Darmwand an. Man findet die Striktur in der Regel etwa 4—5 cm über dem After, seltener an der Übergangsstelle in die Pars sphincterica eventuell in einer Höhe zwischen 6 und 8 cm.

Sowohl die Gestalt und Länge als der Grad der Striktur sind mannigfaltig. Was die Gestalt anbetrifft, kann sie ring-, röhren-, trichter-, eventuell kegelförmig sein. Die Länge beträgt 1—2 cm, kann aber auch 4—5 cm oder noch größer sein. Die Durchgängigkeit variiert von den völlig undurchdringlichen Formen bis zu solchen, die auch für den Finger durchgängig sind (Abb. 12). Bei Strikturen mäßigen Grades kann man die Darmwand mit Rectumspiegel für Kinder oder Harnröhrenspiegel untersuchen. Die Striktur selbst wird durch gewuchertes, dichtfaseriges Bindegewebe gebildet. Die Schleimhaut ist leicht verletzbar, blutet leicht, zuweilen, hauptsächlich entlang den Nerven findet man Leukokeratose. Gelingt es nicht, mit dem Finger durchzudringen oder wegen der Striktur eine Spiegeluntersuchung vorzunehmen, so kann man sich über die Verhältnisse oberhalb der Striktur nur schwer orientieren, da das Röntgenbild nach der Füllung des Mastdarmes mit leichtflüssigen Kontrastmitteln nur über den Grad der Striktur Aufschluß gibt.

Wie auf Längsschnitten von Operationsmaterial feststellbar ist, fehlt meistens die Schleimhaut. Die Darmwand, besonders die Submucosa, ist weiß, sklerotisch, beim Einschneiden entsteht ein knirschendes Geräusch. Es gibt aber auch Ausnahmen. Unterhalb der Striktur kann der Darm weich, elastisch und glatt bleiben, und nur in der Höhe der Striktur befindet sich ein steiferer Ring. Die Striktur selbst kann elastisch bleiben, ihr scharfer ring- oder sichelförmiger Rand ahmt in solchen Fällen eher eine kongenitale als entzündliche Darmstriktur nach (Schreiner-Bienert, Bensaude und Lambling b, Frei f).

Das perirectale *Fettgewebe* ist in verschiedenem Grade affiziert. Die rectale und die vaginale Untersuchung gibt oft kein rechtes Bild, und erst bei der Operation kann man einen entsprechenden Aufschluß gewinnen. In schweren Fällen kann sich auch das perirectale Gewebe narbig umwandeln und umgürtet dann panzerartig den mit ihm verwachsenen Mastdarm. Dieses narbige Gewebe kann sich aufwärts bis zur Excavatio rectouterina ausdehnen, es kann aber auch den Sigmadarm, ja zum Teil auch den unteren Abschnitt des absteigenden Dickdarmes umgeben. In der Regel reicht die Veränderung des Gewebes um den Darm herum so weit wie die des Darmes, weshalb dies ein guter Fingerzeig für den Chirurgen ist, wieweit bei der Operation der Darm zu entfernen ist. Im schwieligen Gewebe sind geschwollene Lymphknoten, verengte, dicke Lymphgefäße, kleine Abscesse zu finden. Größere Abscesse können in den Darm, den Scheideneingang, die Blase, die Bauchhöhle, schließlich auf den Damm oder den After durchbrechen und zur Bildung von miteinander zusammenhängenden oder selbständigen Fisteln führen. Nach FREI (f) könne man nicht entscheiden, was hiervon der ursprünglichen lymphogranulomatösen und was der Mischinfektion zuzuschreiben ist. JERSILD, FREI, ROEGHOLT, BARTHELS und BIBERSTEIN (a), CORACHAN, GATELLIER und WEISS sehen in diesen perirectalen Veränderungen das Hauptmoment, hingegen sei nach anderen Verfassern (MOCQUOT und GUIEYSSE, SÉNÈQUE a, CLAIRMONT, BENSAUDE und LAMBLING b, RACHET und CACHERA) das Ergriffensein des Darmes die primäre Erscheinung, und von dieser Stelle sollte dann der Prozeß um den Darm herum gelangen. Die Schwielenbildung des im Beckeninnern gelegenen Bindegewebes kann auch ohne Rectumstriktur, bei nur proliferierender Rectitis vorkommen (DIMITRIU und STOIA), hingegen muß diese auch bei Rectumstriktur nicht ausgesprochen sein (GATELLIER und WEISS).

Über die Veränderung des Bindegewebes des Beckens im Frühstadium ist nicht viel bekannt, da in solchen Fällen Operationen kaum vorgenommen wurden. Perirectale und perianale Abscesse können bereits früh erscheinen. Entlang der Striktur findet man ebensolche Variationen in der Zahl und Ausdehnung der Erosionen, Abscesse, Verdickungen, Knötchen wie im Mastdarm selbst. CHARLES-BLOCH und ZAGDOUN fanden bei zwei Fällen nach colo-rectaler Amputation, daß der ganze Beckenteil des Dickdarmes angegriffen war.

In einem Fall von HELLERSTRÖM (a) zeigte sich bei Operation das Colon transversum verdickt. Nach FREI (f) dehnte sich im Falle MOULONGUETs die Affektion bis zur Flexura linealis und machte mehrere Operationen notwendig. LLOMBART und MANERU fanden bei der Sektion einer an Pyonephrose gestorbenen Frau, die an narbiger Rectumstriktur litt, Ulceration, Hyperplasie und Verengung im Dünndarm.

JAFFÉ unterscheidet auf Grund der Obduktion von 100 Rectumstrikturkranken auch an den äußeren Genitalien auftretende charakteristische Elephantiasis, zu der sich keine Bindegewebsentzündung des kleinen Beckens gesellt. Nach ihm wird dieser Typ von einer *doppelten* Infektion verursacht. Wenn die Infektion nur im Rectum stattfindet, können die Genitalien völlig gesund bleiben. Nach ihm können die Darmveränderungen in verschiedener Höhe vorkommen und kommen auch solche Fälle vor, in denen sehr ausgebreitete Veränderungen zu beobachten sind, die voneinander unabhängig sind. In einzelnen Fällen können außer dem Dünndarm auch der Magen, die mesenterialen Lymphknoten oder die Nieren erkranken. PANCOTTO führte bei neun Todesfällen die Veränderungen des Colon sigmoideum, des Colon descendens, der Beckenorgane und der Beckenwand auf eine lymphogranulomatöse Erkrankung zurück. Bei einem Kranken von HILLEMAND u. Mitarb. entstanden an zwei Stellen, und zwar rectal und im rechten Winkel des Dickdarmes, Strikturen.

α) Das Lymphgefäßsystem des Beckens

Nach der Beschreibung von GEROTA, QUÉNU, WALDEYER, BRUHNS (a, b) u. a. sind die anatomischen Eigenschaften des Lymphgefäßsystems des Beckens bei beiden Geschlechtern wohl *die gleichen,* doch gibt es, wie JERSILD, BARTHELS und

Biberstein (a) darauf hingewiesen haben, *bedeutende Unterschiede* zwischen dem Lymphgefäßsystem des Mannes und der Frau.

Das Lymphgefäßsystem der Frau ist im allgemeinen geschlossen, einheitlicher, das des Mannes hat viele Seitenäste.

Die Eintrittspforte findet sich beim Manne im überwiegenden Teil am Penis. Bei der Infektion des äußeren Blattes der Vorhaut, der Frenulumgegend und der Haut des Penis gelangt das Virus in die *oberflächliche innere, obere inguinale Lymphknotengruppe.* Die Lymphgefäße der Eichel, der Kranzfurche und des Corpus cavernosum stehen fast ausnahmslos teils mit den oberflächlichen, teils mit den tiefen inguinalen Lymphknoten in Verbindung; letztere haben Anastomosen zu den iliacalen Knoten.

Dabei können einzelne Lymphgefäße durch die Muskulatur und den Schenkelkanal auch unmittelbar in die untere, nach Bruhns (a, b) in die seitliche Gruppe der *Lymphonodi iliacales mediales* münden.

Beim Manne stehen bei der Erkrankung der Leistenlymphknoten noch zwei Wege für die Lymphzirkulation offen: 1. kann sich von der Haut des Hodensackes zu den Anorectalknoten, dann durch die Vasa lymphacea haemorrhoidales superiores eine Zirkulation in umgekehrter Richtung ausbilden, 2. ist noch der Waldeyersche Weg frei: Penis—Hodensack—Hoden—Lymphonodi praeaortici (Barthels und Biberstein a).

In den später erkrankten Lymphknoten ist die Veränderung geringfügiger, weshalb es möglich ist, daß in den Gefäßen, die unmittelbar in die *Lymphonodi iliacales* und *iliacales interni* münden, die Zirkulation auch späterhin ungestört bleibt.

Bei der Frau gestalten sich die Verhältnisse wesentlich anders. Die Zentralstellen des Lymphsystems des Beckens werden zu überwiegendem Teil *unmittelbar* infiziert. Ohne die Erkrankung der Leistenknoten können die *Lymphonodi iliacales, iliacales interni (hypogastrici)* und anorectalen Knoten erkranken.

Die Gefäße des Scheideneingangs samt den oberflächlichen Bahnen der Klitoris münden in die Leistenlymphknoten. Die Gefäße der hinteren Scheidenwand ziehen unmittelbar gegen den Mastdarm. Auch bei der Frau kommen rückwärtslaufende Äste vor, die in die Anorectalknoten oder vor diesen vorübergehend in die Vasa haemorrhoidales superiores münden.

Die Lymphgefäße der Scheide anastomisieren in ihrem ersten Drittel bei Umgebung der kleinen Schamlippen mit den äußeren Lymphgefäßen, doch mündet ihre Hauptmasse unmittelbar in die iliacalen und hypogastrischen Knoten.

Nach Poirier ziehen die Gefäße des Hymens zu den Leistenknoten, nach Bruhns (a) gäbe es aber Verbindungsäste durch die kleinen Schamlippen.

Nach Bruhns (a) u. a. führt der überwiegende Teil der Lymphgefäße an der hinteren Wand des Mastdarmes dorsalwärts, tritt durch die Fascia propria recti und nimmt mit den Gerotaschen Anorectalknoten und teilweise mit den Vasa haemorrhoidales superiores die Verbindung auf.

Demnach wird bei der Frau die inguinale Lymphknotengruppe nur dann angegriffen, wenn die äußeren Partien des Scheideneingangs von der Infektion befallen werden. Liegt die Eingangspforte an der Scheide, am Muttermund oder an der hinteren Wand der Scheide, so greift das Virus die iliacalen und hypogastrischen Knoten an. Dabei werden unmittelbar auch die Anorectalknoten infiziert.

Die vernarbenden Lymphknoten, die die Lymphstauung verursachen, können bei klinischer Untersuchung der Aufmerksamkeit entgehen.

Der Verschluß der Anorectalknoten kann die Zirkulation in den hinteren Seitenästen aufheben.

Demgegenüber kommt bei dem Manne die Ansteckung der Anorectalknoten nur selten vor.

Die Verhältnisse des Lymphgefäßsystems lassen auch einige Eigentümlichkeiten der narbigen Rectumstriktur erklären. Wie bekannt, kommt die Striktur meistens in der Höhe von 2—6 cm vor, und dieser Umstand wird durch die Dichte des oberflächlichen Lymphnetzes an dieser Stelle hinreichend erklärt.

Nach BARTHELS und BIBERSTEIN ist es verständlich, daß die Lymphstauung dort am stärksten wird, wo das Netz am dichtesten ist und von wo aus es seinen Ursprung nimmt.

Diese Auffassung wird noch verständlicher, wenn man bedenkt, daß die ableitenden Gefäße in jene Knotengruppe münden, die bei der Frau am meisten einer unmittelbaren Infektion von der Scheide ausgesetzt ist.

Nach alldem können bei der Frau wahrscheinlich nicht nur die Anorectalknoten, sondern auch die iliacalen, hypogastrischen, inguinalen und sacralen Knoten *unmittelbar* angesteckt werden, was dann *auf retrograde Weise* die Ansteckung der zu den Lymphknoten gehörenden Gegenden hervorrufen kann.

b) Die histologische Struktur der Elephantiasis rectalis

Auch bei der Mastdarmstriktur nahmen einzelne Forscher eine *spezifische Struktur* an (NICOLAS, FAVRE, MASSI und LE CAT; NICOLAS, FAVRE, MASSI und LEBEUF u. a.). Auch nach BARTHELS und BIBERSTEIN löst der Erreger in der Darmwand charakteristische Veränderungen aus. HUND fand ebenfalls eine gut absonderbare feingewebliche Struktur. In dem Falle von BANCIU, MAISLER und KATZ-GALATI wies nur die Gewebsstruktur auf den lymphogranulomatösen Ursprung hin. Auch im Falle von STÜHMER sowie von KASE (a, b) war die Struktur der Veränderungen kennzeichnend. HAIM und MATHEWSON jun. zogen nach der Untersuchung von 23 Rectumstrikturkranken den Schluß, daß durch die feingewebliche Struktur eine Trennung von anderen Granulationen *möglich* sei.

GATÉ, MICHEL und CHAPUIS beobachteten in einem Fall in dem chronisch entzündeten Gewebe hie und da Riesenzellen. Nach HELLERSTRÖM (a) herrschte in den Plasmazellen, Riesenzellen, Nekrose, Gefäßentzündung aufweisenden chronischen Granulationen die Wucherung des Bindegewebes vor. SCHULZ berichtet von einem Rectumstrikturkranken, bei dem an Stelle der fehlenden Schleimhaut mit Fettgewebe gemischtes Granulationsgewebe zu finden war. BURCKHARDT gewann in einem seiner Fälle den Eindruck, daß der Prozeß von der Schleimhaut ausgegangen ist und die Periproktitis sich nur sekundär an die Darmentzündung anschloß. WIEN, PERLSTEIN und NEIMAN beobachteten die Umwandlung des einschichtigen Zylinderepithels der rectalen Schleimhaut in Pflasterpithel. ARENAS und SAMMARTINO fanden in der Darmwand zahlreiche Riesenzellen.

BARTHELS und BIBERSTEIN (a, c) fanden bei narbiger Rectumstriktur in Schnitten der Aftergegend die obersten Zellschichten der Epidermis verdickt und geschwollen. Auf dem Schleimhautepithel kann sich nach ihnen auch Leukoplakie bilden. Unter dem Epithel fanden sie ein sich ausbreitendes, aus neuen Gefäßen, Epitheloidzellen, Lymphocyten, Plasmazellen und eosinophilen Zellen bestehendes Infiltrat, in dem in geringer Zahl auch polynucleäre Leukocyten vorkamen. In der Ampulle ging das Epithel zugrunde, dessen Stelle durch Granulationsgewebe ersetzt wurde. In den Teilen unter der Schleimhaut fand sich ein im van Gieson-Präparat leuchtend rotes, hyalin entartetes, teilweise noch unversehrte kollagene Fasern enthaltendes Bindegewebe, dessen Bündel sich ungleich zerteilend die ödematösen Muskelfasern umflochten. Die normale Struktur der Darmwand war verschwunden. Unter dem Schleimhautepithel, und auch in der Muskelschicht lagen Granulationsherde in den verschiedensten Stadien. Das Granulationsgewebe wies auffallend viele eosinophile Leukocyten mit Riesenzellen gemischt auf. Die Abscesse waren von einem charakteristischen Epitheloidwall, nach außen durch eine Schicht von Lymphocyten umgeben.

Nach den meisten Forschern (KOCH b, BORTJEWICZ, VONWYL, LEINERT u. a.) kommen Riesenzellen im lymphogranulomatösen elephantiastischen Gewebe vor. Nach HELLER sind diese nicht von dem Langhans-Typus. FREUND beschrieb in der lymphogranulomatösen Elephantiasis Riesenzellen verschiedener Typen. Nach ihm kommen außer Riesenzellen des Langhans-Typus auch „Granulationsgewebsriesenzellen", die mit den ersteren genetisch verwandt sind, vor. Nach ALBERCA gestalten sich die Riesenzellen der Elephantiasis aus Fibroblasten. Die Fortsätze der Riesenfibroblasten dringen zwischen die Bindegewebsbündel ein. In einem Falle beobachtete er degenerierte Riesenzellen mit pyknotischen und zertrümmerten Kernen, deren Plasma Vacuolen und Granulationen enthielt. Die Plasmakörnchen gaben keine Hyalin-, Kolloid-, Fett- und Schleimreaktion. Einzelne Zellen enthielten auch Kristalle. In dem Falle von JÄGER kamen in den in Haufen vorkommenden Riesenzellen Fettsäure-Cholesterinkristalle und Vacuolen vor. Nach ihm entnahmen die Riesenzellen den benachbarten Talgdrüsenzellen die Fett- und Lipoidstoffe. Diese entsprechen also Fremdkörper-Riesenzellen. Nach BABÈS waren in seinem Falle die Riesenzellen der lymphogranulomatösen Elephantiasis von einer ganz besonderen Art. Es ordneten sich nämlich im zentralen Teil der mit Fortsätzen versehenen Riesenzellen die runden oder ovalen, ziemlich chromatinreichen Kerne rosettenartig. Die Vacuolen enthielten weder Glykogen noch Fett- und Lipoidstoffe. Er bezeichnete diese *„cellules géantes éléfantiasiques"*. Außer diesen großen Riesenzellen beobachtete er in dem fibromartigen Bindegewebe auch kleinere dreieckige Riesenzellen mit Fortsätzen und mit 1—3 ovalen Kernen.

E. MAYER und später CASPER beobachteten in ihren Fällen Riesenzellen des von BABÈS beschriebenen Typus. CASPER unterscheidet in diesen Riesenzellen drei Zonen: den kernfreien zentralen Teil, rosettenartig sich ordnende Kerne und eine äußere Zone, die aus eiweißhaltigen Schollen, ferner mit Sudan III sich färbenden Fetttropfen besteht.

Aber nicht nur in der Darmwand, sondern auch im periproctalen Gewebe fand sich ebenfalls ein charakteristisch aufgebautes Infiltrat. Nach BARTHELS und BIBERSTEIN sollen sich Abscesse vielleicht in den Lymphknoten ausbilden, da im Granulationsgewebe auch die Erweiterung des Lymphsinus zu beobachten war. Dabei war die krankhafte Veränderung der Gefäße und die perivasculäre Anordnung der Infiltrate augenfällig. Die spezifische Entzündung soll mit Endoarteriitis, Endo- und Periphlebitis einsetzen und die Verengerung des Darmlumens infolge ausgesprochener Disposition zur Narbenbildung zustande kommen.

PESSANO und SEMINARIO beobachteten bei einem Rectitis- und Elephantiasis analis-Kranken Acanthose, Dyskeratose, Parakeratose und Granulose in der Anusschleimhaut. Das verdickte Epithel sandte acanthotische Verlängerungen in die Cutis. In der Basalschicht fanden sich viele Zellteilungsfiguren; die Blutgefäße waren ausgedehnt mit Sklerosen und in der Cutis erwiesen sich Herdchen mit Nekrobiose, starke chronische Entzündung und alte Blutungen mit Narbenbildungen.

MELCZER beobachtete in den Feigwarzen seiner Elephantiasiskranken ein ziemlich charakteristisch zusammengesetztes Infiltrat mit Riesenzellen. In den jüngsten Veränderungen, im oberen Teil der Cutis, fanden sich erweiterte Gefäße und um sie herum verstreut kleinere, hauptsächlich Plasmazellen enthaltende, aber auch Riesenzellen aufweisende Granulome. In der stellenweise lymphoiden, anderswo weitmaschigen Bindegewebe-ähnlichen Lederhaut und Unterhaut, sowie in den erweiterten Lymphgefäßen lagen zum Sternbergschen Typus gehörende, runde oder unregelmäßig geformte große Riesenzellen mit teils zentral, teils exzentrisch gelegenen Kernen, die in der Regel pyknotisch, stellenweise jedoch fragmentiert waren.

Nach MELCZER (a) dürften die elastischen Fasern bereits am Anfang des Prozesses zugrunde gehen, hingegen zeigen die *Gitterfasern* in der ersten und zweiten Phase der Elephantiasis eine starke Vermehrung. Es ist möglich, daß die an Hartgummi erinnernde dichte Konsistenz der befallenen Gebiete diesem Umstand beizumessen ist (Abb. 13).

In diesem Falle begann die Ausbildung der Lymphhöhlen zu kleinerem Teile in der Epidermis. An einzelnen Stellen schwellen die Kerne der Epithelzellen allmählich an, ihre Färbung wird blasser, um schließlich samt dem Plasma ausgelöst zu werden; es bleiben nur die verdickten Randteile des Zellplasmas auf der Oberfläche zurück und geben ein netzähnliches Bild. Die Entartung der Epidermiszellen ähnelt den von KREIBICH in einem Bowen-Fall gefundenen Zellveränderungen, die er unter der Bezeichnung „*Epithelverflüssigung*" beschrieb.

Dann wächst in die entartete Zellgruppe von der Lederhaut her ein kleines, auch rote Blutkörperchen enthaltendes Gefäß hinein, welches wenigstens in einem Teil der Fälle einem dünnwandigen Präcapillar entspricht, und die Epidermis geht entlang der eindringenden Endothelknospen zugrunde. Ein kleinerer Teil der Lymphhöhlen war intracellulären Ursprungs. Nach dem Zerfall des Kernes entartet das Plasma hydropisch. Dann in das auf solche Weise entstandene Bläschen wachsen Haargefäße hinein, deren Endothelzellen wuchern und die Wand der entstehenden Lymphhöhle überziehen.

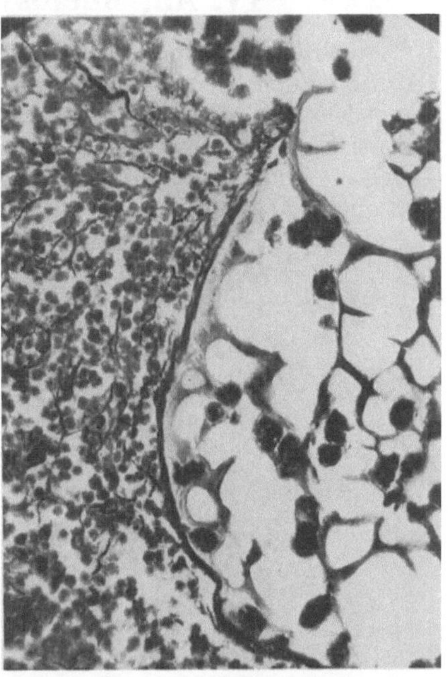

Abb. 13. Elephantiasis genito-anorectalis. Schnitt durch eine elephantiastische Feigwarze. Gitterfasern dargestellt nach BIELSCHOWSKY-MARESCH. Vergr. 600:1

Im Falle MELCZERs beruhte also der Prozeß in der Haut zweifellos auf der Veränderung und der Wucherung des Reticuloendothels. Da er denselben Prozeß sowohl in den menschlichen Lymphknoten als auch in denen von geimpften Tieren regelmäßig beobachten konnte, hält er wenigstens diese Art des Lymphogranuloms für eine Krankheit des Reticuloendothels, wozu sich dann sekundär sonstige Veränderungen als Folgeerscheinungen gesellen.

Verhältnismäßig kennzeichnende Veränderungen fand URBACH bei Rectumstriktur, der außer Acanthose in dem Stratum papillare erweiterte, perivasculär infiltrierte kleine Gefäße, im Stratum reticulare ein Granulationsgewebe beobachtete.

Eine andere Gruppe der Forscher fand zwar Granulation, ohne aber die Veränderungen von anderen ähnlichen Prozessen unterscheiden zu können. Solche *nichtcharakteristische Granulationen* kamen in den narbigen Rectumstrikturfällen von AUDRY und FABRE, BROCQ und PLASSAT, ODÉN, PAUTRIER, GLASSER und LABOURGADE vor. Auch HELLERSTRÖM (a) fand in einem seiner Fälle nur chronische, nichtcharakteristische eitrige Entzündung. In den Fällen von JERSILD kam ebenfalls nur chronische Entzündung vor.

III. Lymphknotenveränderungen im Spätstadium

Im Spätstadium fehlen nach CEELEN in den Lymphknoten völlig die exsudativentzündlichen Erscheinungen. Hier stehen wieder die Veränderungen der Kapsel und die Wucherungen des Reticuloendothels im Vordergrund. An der inneren Seite der Kapsel bildet sich eine subcapsuläre und auf dem Wege der Trabekeln in das Innere der Lymphknoten dringende plasmacelluläre Wucherung. Der Sinus wird von wuchernden Endothel- und Reticulumzellen ausgefüllt, demzufolge kommen zungenartige Sinuserweiterungen zustande, die sich vom Lymphknotengewebe wegen ihrer helleren Farbe gut unterscheiden lassen. Die Lymphknötchen enthalten Keimzentren mit zahlreichen Teilungen. Da in den entstehenden Epitheloidzellhaufen auch charakteristische Langhanssche Riesenzellen vorkommen, ist eine Differentialdiagnose gegenüber der Tuberkulose kaum möglich. *Einschmelzungsherde wie im Früh-Lymphogranulom konnten in dem Falle nirgends angetroffen werden.* Im Spätstadium bleibt die Struktur der Lymphknoten verhältnismäßig gut erhalten.

In den Leistenlymphknoten einer Rectumstrikturkranken konnte MELCZER die Wucherung des Reticuloendothels gut beobachten. Im Falle von FURUKAWA zeigten die erkrankten Leistenlymphknoten bei narbiger Rectumstriktur und gleichzeitiger Elephantiasis genitalis die gleichen spezifischen Granulationen.

IV. Allgemeinsymptome im Spätstadium

Auch im Spätstadium kann man selten Allgemeinerscheinungen beobachten. MELCZER und SIPOS beobachteten bei einer Rectumstrikturkranken einen an den unbedeckten Körperteilen wahrscheinlich auf Lichtwirkung entstandenen multiformartigen Hautausschlag. Das aus den Papeln hergestellte Antigen gab die Freische Umkehrprobe und in den Efflorescenzen fanden sich *spezifische* Granulationsherde (Abb. 14).

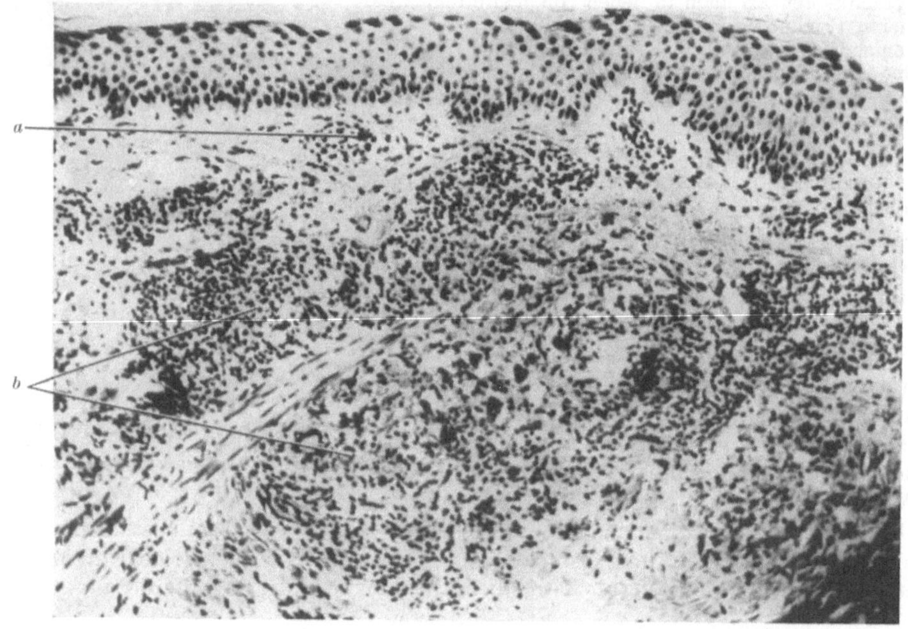

Abb. 14. Schnitt aus einer E. multiforme-ähnlichen Efflorescenz im Spätstadium des Lymphogranuloms. Vergr. 80:1. *a* Lymphfollikelartige Ansammlung von Lymphocyten und Plasmazellen; *b* tuberkelartige Infiltrate mit Epitheloid- und Langhansschen Riesenzellen

Die narbige Rectumstrikturkranke von FURUKAWA starb unter *Gehirndrucksymptomen.* Im Gehirn waren die Entzündungen der kleinen Gefäße und Nervenzellenveränderung zu beobachten.

V. Mischinfektion mit Syphilis

Schon im vorigen Jahrhundert war es bekannt, daß sich bei Syphilis in den Lymphknoten manchmal Erweichungen und Abscesse bilden können, welche sich nach MAURIAC (1890) auf spezifische Behandlung bessern. BASSEREAU fand in etwa 4%, ROLLET in 5,3%, FOURNIER (b) in 1,12% einen solchen sog. syphilitischen erweichenden Bubo.

Neuerdings wurde diese Erscheinung von KOCH (a), MARCUSE, FINSTERLIN u. a. untersucht. FINSTERLIN sammelte in Frankfurt während 24 Jahren 80 Fälle und fand histologisch mit Ausnahme der kleinen Gefäße überall Mesarteriitis, Bildung neuer Capillaren, Plasmazellenherde und im Gewebe des Knotens zahlreiche, beinahe auch mit freiem Auge sichtbare Erweichungen. *Nach* FREI *sollen die erweichenden syphilitischen Bubo-Fälle Folgen von Mischinfektion mit Lymphogranulom sein.*

THOMSEN hält die bei kongenitaler Syphilis auftretenden Thymusabscesse dem Lymphogranulom für sehr ähnlich. Ob diese gemischt durch die Spirochaeta pallida und das Lymphogranulomvirus verursacht werden, ist noch unentschieden, aber es ist auffallend, daß die diffuse Thymus-Sklerose häufiger bei Syphilis vorkommt.

VI. Die Elephantiasis der Schamgegend und die Schwangerschaft

Die Elephantiasis scheint in einzelnen Fällen die normale Entbindung nicht zu verhindern. Im Fall BECKMANNs entstanden tumorartige Verdickungen an den Schamlippen. Trotzdem ist die Entbindung ohne jedes Hindernis abgelaufen. Auch die von MICHELSON, CROTTY und KASSELBERG erwähnte Negerin, die an einer kompletten Elephantiasis litt, brachte ein gesundes Kind zur Welt.

Im Falle von HEALY, MACHADO HORTA sowie VIGNES wurde das Kind durch Kaiserschnitt zur Welt gebracht.

Nach LEONE können die Veränderungen der Vulva und der Scheide, die mit einer Entzündung der Gewebe des kleinen Beckens und der Eileiter einhergehen, die Unfruchtbarkeit der Frau herbeiführen.

Nach VIGNES sterben Früchte von Frauen mit lymphogranulomatösen Spätveränderungen meistens noch intrauterin ab.

VII. Die Elephantiasis genito-anorectalis als eine Vorkrebskrankheit

Über die Häufigkeit der Entstehung von bösartigen Geschwülsten bei Spätformen des Lymphogranuloma inguinale schwanken die Angaben. Nach der Mitteilung von LINSER und SCHMAUSS gelang es im Schrifttum und durch persönliche Mitteilungen, ihre drei eigenen Fälle miteinbegriffen, insgesamt 120 derartige Fälle zu sammeln.

Die erste diesbezügliche Arbeit stammt von FISCHER (1927), der bei einer Patientin mit narbiger Rectumstriktur ein verhornendes Plattenepithel-Carcinom fand.

Er dachte zuerst an einen Reizkrebs auf dem Boden einer Lues recti. Nach der Entdeckung von FREI und KOPPEL, daß bei diesen Rectumstrikturkranken die Frei-Probe meist positiv ist und die Elephantiasis genito-anorectalis einen lymphogranulomatösen Ursprung hat, revidierte er zusammen mit SCHMIDT-LA BAUME seine ursprüngliche Auffassung und teilte auf Grund der Anamnese und der klinischen und histologischen Befunde, sowie des positiven Ausfalles des Frei-Testes mit, es habe sich bei der Patientin um einen Krebs auf dem Boden des Lymphogranuloma inguinale gehandelt.

Ähnliche Malignom-Fälle haben COUTTS (Rundzellensarkom, 1935), LICCIONE (Adenocarcinom, 1936) beschrieben. Weitere Fälle stammen von BERNSTEIN; LISA; SMITH; PUND, GREENBLATT und HUIE; WEISSENBACH, MARTINEAU und SEGUIN; DAVID und LORING; BARBER und MURPHY; DIEBERT; CATTEL und WILLIAMS; GUZMAN; BINKLEY und DERRICK; FAVRE; SWINK u. a.

DAVID und LORING fanden bei 500 Mastdarmfistelfällen nur einmal Krebs. Nach ihnen ist die Beziehung chronisch entzündlicher Zustände der Aftergegend zur Entwicklung der Plattenepithelkrebse noch nicht geklärt. Auf Grund von drei anderen Beobachtungen glauben sie jedoch, daß das Lymphogranuloma inguinale gewisse Beziehungen zur späteren Krebsentstehung hat. In der Aussprache widersprechen ROSSER sowie SINGLETON dieser Ansicht. Beide Forscher betonten, daß sie in den Südstaaten der USA, wo das Lymphogranuloma inguinale unter der farbigen Bevölkerung stark verbreitet ist, bei Hunderten von Kranken mit Elephantiasis genito-anorectalis noch niemals die Entstehung eines Carcinoms im Bereich der lymphogranulomatösen Spätveränderungen gesehen haben.

BERNSTEIN beobachtete bei einer Frei-positiven Kranken einen Tumor am *After*, der sich als Carcinom erwies; auch in der Schleimhaut der Cervix und in der Vagina kamen carcinomatöse Wucherungen vor. Ein Carcinom entstand bei dem Kranken von BARTHEL auf dem Boden der Rectumstriktur. GAY-PRIETO u. Mitarb. beobachteten einen Peniskrebs bei Spätlymphogranulom. Im Falle von WHITE und MILLER entwickelte sich Krebs bei einer Rectumstrikturkranken in der analen Gegend. Der spinocelluläre Krebs entstand bei der Kranken von NEAGU und TODORESCU an dem elephantiastischen Scheideneingang. GUZMAN sah bei acht Kranken neben Spätlymphogranulom an den *Genitalien* Krebs auftreten.

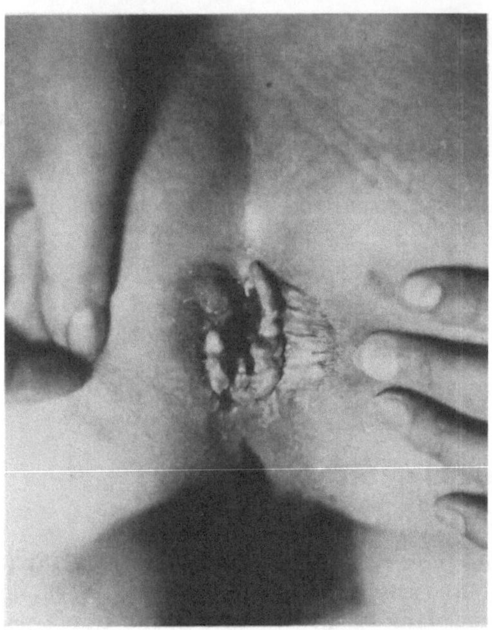

Abb. 15. Mucoepidermoides Carcinom bei Elephantiasis genitoanorectalis. Hahnenkammartige Feigwarzen um den After. Die Perianalgegend ist diffus krebsig infiltriert

FAVRE fand bei einer Lymphogranulomkranken basospinocellulären Krebs in der rechten Leiste. Auch im Falle von WEISSENBACH u. Mitarb. trat an der erkrankten Vulva ein basospinocellulärer Krebs auf. AKIMA und OHARA fanden in den inguinalen Lymphknoten einer Lymphogranulom-Kranken eine Metastase, die teilweise basocelluläre, teilweise spinocelluläre Zellnester enthielt.

Es ist das große Verdienst von LINSER und SCHMAUSS, daß sie unsere Aufmerksamkeit auf die Tendenz des Spätlymphogranuloms zur malignen Umwandlung gelenkt und unsere Kenntnisse in dieser Frage durch die Bearbeitung des umfangreichen aber recht zerstreuten einschlägigen Schrifttums erweitert haben.

Nach ihnen wird bei Spätlymphogranulom die Gefahr einer Geschwulstentstehung im allgemeinen unterschätzt. In ihren eigenen zwei Fällen entstand im Spätstadium des Lymphogranuloms ein verschleimtes Adenocarcinom in der Perinealgegend. Bei einem dritten Kranken mit einem Anorectalkrebs war die Entstehung des Carcinoms auf dem Boden eines Spätlymphogranuloms sehr wahrscheinlich. Laut der Schrifttumsangaben handelt es sich bei den im Spätstadium des Lymphogranuloms auftretenden Carcinomen zumeist um verhornende und in zweiter Linie verschleimende Plattenepithelcarcinome.

Die Mehrzahl der bei Spätlymphogranulom beschriebenen Krebse sind bei Frauen gefunden worden. Von den 120 Fällen, die LINSER und SCHMAUSS gesammelt hatten, waren 66 bei Frauen, 37 bei Männern aufgetreten; bei den übrigen 17 Fällen wurde das Geschlecht nicht mitgeteilt. Während der Krebs des Enddarmes und Afters gewöhnlich eine Erkrankung des höheren Alters ist, entsteht er bei Spätlymphogranulom meist schon im 4.—5. Jahrzehnt. Die Dauer des

Lymphogranuloms bei 19 Patienten betrug zumindest 10 Jahre. In ihren drei Fällen entstanden verschleimende Adenocarcinome 28, 25 bzw. 39 Jahre nach dem ersten Erscheinen der Elephantiasis genito-anorectalis am Perineum, mit Siegelringzellen, zahlreichen Mitosen und Kernatypien. Auch SZODORAY stellte einen ähnlichen Fall vor.

Pathologische Faktoren können unter gegebenen Umständen an den meisten Epithelzellen die Bildung von Schleim auslösen. Die Schleimbildung ist nach LETTERER sowie HELLWEG keine spezifische Funktion einzelner darauf abgestimmter Zellen, sondern eher eine primitive Zell-Leistung. In den Krebsen, die von Cylinderepithel tragenden Schleimhäuten ausgehen, ist die Bildung von epithelialem Schleim gut bekannt. Nach HELLWEG entspricht die

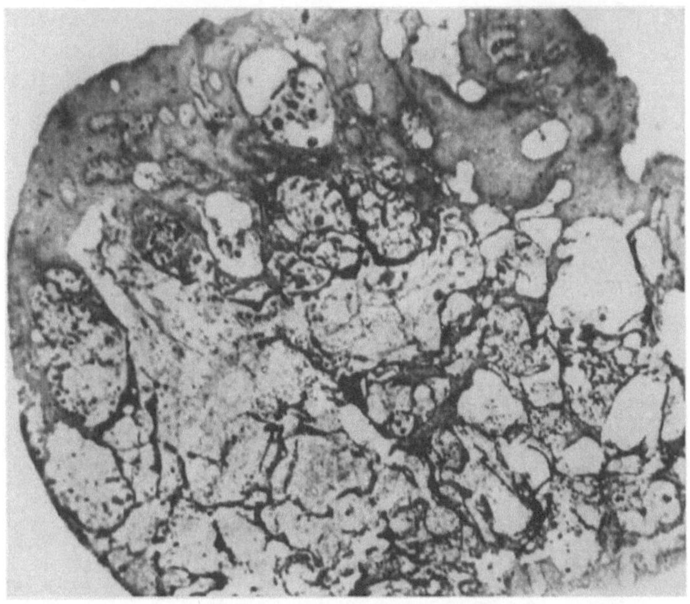

Abb. 16. Mucoepidermoides Carcinom bei Elephantiasis genitoanorectalis. Verdickte, acanthotische Epidermis. Aufgelockerte Struktur der Cutis. Zahllose Siegelringzellen und Riesenzellen sind sichtbar. Vergr. 16:1

dabei auftretende Sigelringzelle einer krebsigen Becherzelle. Bei Verschleimung in Krebsen spricht MASSON von „épithèliome à double métaplasie".

Es ist jedoch bekannt, daß man auch in ausdifferenzierten Plattenepithelkrebsen einzelner Lokalisationen manchmal monocelluläre oder in zusammenhängenden Zellgruppen auftretende Schleimbildung beobachten kann. STEWART u. Mitarb. (1945) bezeichneten die von ihnen beschriebenen schleimbildenden Carcinome als *„mucoepidermoids tumors"*. Unter den gleichen Namen teilten KAY (1954) sowie CLOSE und SCHWAB (1955) Krebse des Analkanals mit. Monocelluläre Verschleimung konnte HELLWEG in mehreren Plattenepithelcarcinomen des Anus beobachten. Ein ähnliches Carcinom der Glans penis wies nicht nur einzelne schleimgefüllte Zellen, sondern auch schleimgefüllte Hohlräume auf. In einem verhornenden Krebs des Anus enthielt nur die Metastase einzelne Schleimzellen und schleimgefüllte Hohlräume. Zwei Adenocancroide des Rectums zeigten ein an die ähnlichen Geschwülste des Uterus erinnerndes Bild. In der Haut der Extremitäten und des Rumpfes konnte HELLWEG *keine* Schleimzellen auffinden.

Nach LINSER und SCHMAUSS war bei den meisten Lymphogranuloma inguinale-Patienten zur Entwicklung des Malignoms eine Inkubationszeit von mehr als 20 Jahren feststellbar. Diese lange Latenzzeit kann vielleicht die Ursache sein, warum in tropischen Ländern keine sich zu Spätlymphogranulom anschließenden Carcinome beobachtet wurden. Schon unter dem gemäßigten Klima ist das durchschnittliche Lebensalter der Lymphogranuloma inguinale-Patienten mit Späterscheinungen sehr kurz. ORAVISTO stellte fest, daß von den 80 in Helsinki wegen

Spätlymphogranulom behandelten Kranken über die Hälfte schon 10 Jahre nach Beginn der Krankheit starb; nach 20 Jahren lebten nur noch 20% der Kranken.

Guzman schätzt die Gefahr des Malignewerdens bei Spätlymphogranulom weniger als 1%. Oravisto fand bösartige Neubildungen bei den späten lymphogranulomatösen Veränderungen in 1,25%, Rainey in 5%, Barber und Murphy in 8,6% und Wright sogar in 10%.

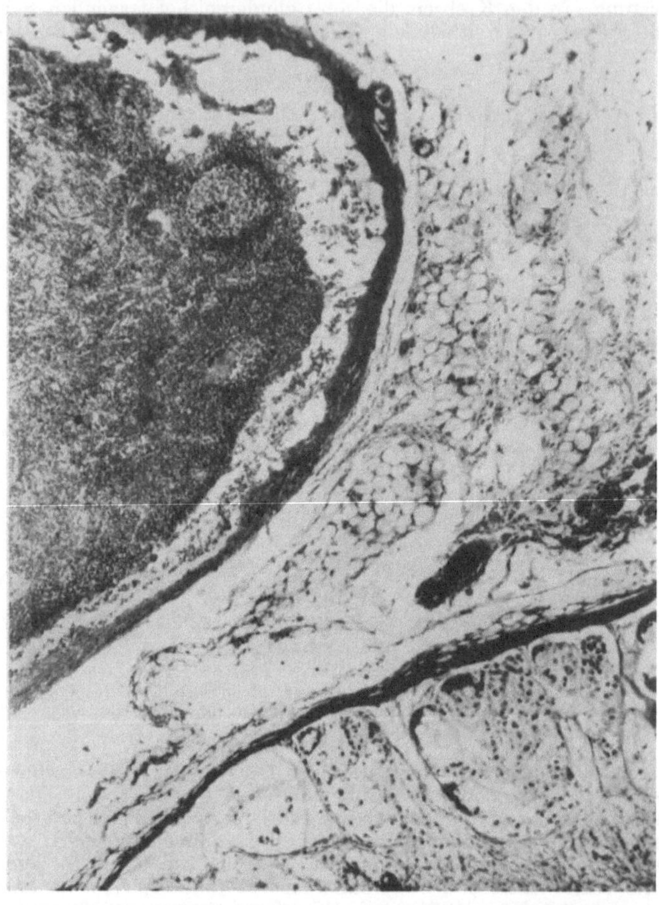

Abb. 17. Mucoepidermoides Carcinom bei Elephantiasis analis. Alveolär geordnete Krebszellenhaufen mit zahllosen Siegelringzellen. Metastase eines durch Lymphogranuloma inguinale erkrankten pararectalen Lymphknotens. Im Lymphsinus zahlreiche Siegelringzellen, in der Rindensubstanz zwei größere Erweichungsherde mit Epitheloidzellenwall. Am äußeren Rande des Knötchens Anhäufung von Lymphoidzellen. Die Kapsel des Lymphknotens ist verdickt und die spezifische Entzündung läßt die Struktur des Markteils und teilweise die des Rindenteils verschwinden. Vergr. 120:1

Neuerdings beschrieb Whimster in drei Fällen schleimbildende Krebse nichtlymphogranulomatösen Ursprungs in der Analgegend. Nach ihm nimmt diese seltene Geschwulstart ihren Ausgang von den heterotopen Schleimdrüsen des Enddarmes oder von den analen spokrinen Drüsen. Bei dem Kranken von Földvári ging das anale und sich in die umgebende Haut fortsetzende Adenocarcinom aus den analen Schleimdrüsen hervor. Nach Linser und Schmauss kann der Krebs bei Spätlymphogranulom aus den heterotopen, bei einzelnen Menschen sich von dem caudalen Abschnitt des Rectums bis zur Perianalhaut hin ausdehnenden Schleimdrüsen, sowie von den Choristomen oder Hamartomen dieser Gegend, aus den circumanalen apokrinen Drüsen, endlich selbst aus den in die den After umgebende Haut einbrechenden verhornenden oder verschleimenden Rectumcarcinomen hervorgehen.

Obwohl ein Teil der mucoepidermoiden Carcinome der Speicheldrüsen nach STEWART u. Mitarb. rezidivierte, verhielten sie sich aber im allgemeinen fast gutartig. BARLA-SZABÓ hielt die ähnlichen Tumoren der Mundhöhle als „*semimaligne*", da sie infiltrieren und rezidivieren, aber langsam wachsen, nur selten metastasieren und wenig strahlenempfindlich sind. In den Fällen von KAY und CLOSE und SCHWAB war die Prognose der mucoepidermoiden Krebse *günstiger* als die der verhornenden Analkrebse.

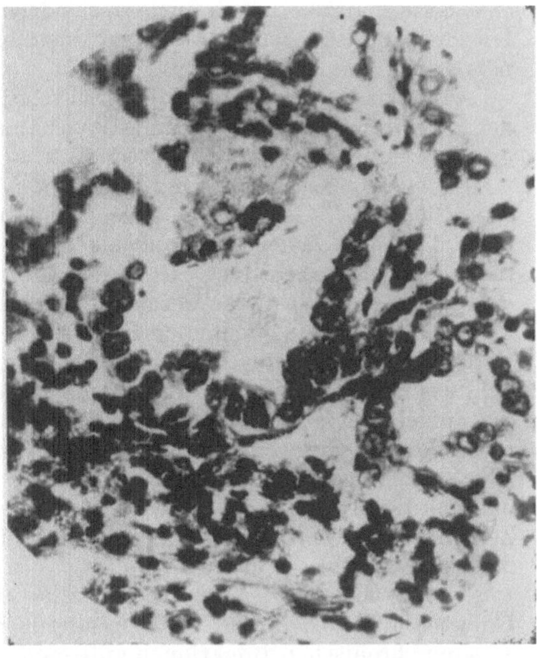

Abb. 18. Mucoepidermoides Carcinom bei Elephantiasis analis. Siegelringzellen und alveolär geordnete Krebszellen. Vergr. 465:1

Die Erkennung einer malignen Wucherung im Bereich von lymphogranulomatösen Spätveränderungen ist nicht immer leicht (WRIGHT, LINSER und SCHMAUSS). Das negative Ergebnis einer Biopsie ist stets nur mit Vorsicht zu bewerten. Oft ist

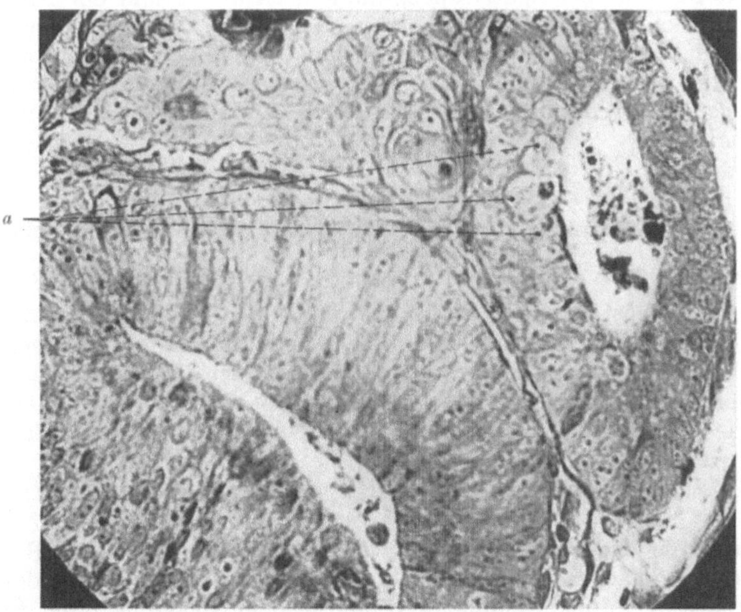

Abb. 19. Mucoepidermoides Carcinom bei Elephantiasis genitoanorectalis. Alveolär geordnete Krebszellenstränge mit zentralen schleimhaltigen Hohlräumen. An einzelnen Stellen (*a*) sind „klare", für die mucoepidermoiden Krebse anderer Lokalisation charakteristische Zellen vorhanden. Vergr. 465:1

eine Serie von Excisionen aus verschiedenen Stellen der pathologisch veränderten elephantiastischen Gebiete zur histologischen Diagnose der Malignisation notwendig.

Außer dem verkürzten Lebensalter der Patienten und der Schwierigkeiten der Biopsie scheint das langsame Wachstum und die verhältnismäßig gute Prognose der mucoepidermoiden Perianalkrebse die frühe Erkennung zu erschweren.

In mucoepidermoiden Carcinomen fällt die aufgelockerte Architektur dieser Geschwülste auf. Die Epithelstränge erscheinen durch Hohlräume wie durchlöchert und die Zellen sind verschieden. An einzelnen Stellen liegen die Zellen rosettenförmig angeordnet. Nach den bisherigen Erfahrungen ist es unmöglich, den Ausgangspunkt dieser Geschwülste genau zu lokalisieren.

MELCZER fand in den analen Feigwarzen einer Elephantiasis genitoanorectalis-Patientin, deren Damm diffus infiltriert war, das charakteristische feingewebliche Bild des mucoepidermoiden Carcinoms. Unter der acanthotischen Epidermis fiel die aufgelockerte Architektur der Cutis auf, in der schleimhaltige Hohlräume mit zahllosen Siegelringzellen vorhanden waren. An einzelnen Stellen fanden sich alveolär geordnete Krebszellenstränge mit zentral gelegenen und schleimhaltigen Hohlräumen. In diesen Krebssträngen kamen auch Anteile mit „klaren" Zellen vor, die auch in den mucoepidermoiden Carcinomen anderer Lokalisation mehrmals gesichtet wurden.

Fassen wir das Gesagte zusammen, so ergibt sich die Tatsache, daß maligne Umwandlungen bei den Spätveränderungen des Lymphogranuloms wie bei anderen chronischen Infektionen auftreten können. Da z.B. SINGLETON bei 181, BACON bei 648 Patienten mit narbiger Rectumstriktur kein komplizierendes Carcinom sahen und nach der Zusammenstellung von WHITE und MILLER unter den von acht Autoren stammenden 1812 Fällen Carcinom auf der Basis eines Spätlymphogranuloms nur in 1,7% auftrat, glaubten wir, daß Spätlymphogranulom in der Pathogenese des Krebses nur eine untergeordnete Rolle spielt.

Die Krebsgefahr bei Spätlymphogranulom ist auf Grund der Angaben von LINSER und SCHMAUSS viel ausgeprägter. Bei 13 von ihnen erfaßten Patienten trat, trotz der angelegten Anus praeter elfmal rectal und zweimal cervical ein Carcinom auf, obzwar bei sieben Kranken die Ausschaltung des Enddarmes durch einen Anus praeter mindestens 3 Jahre vor der Diagnose des Carcinoms vorgenommen wurde.

D. Sonstige histopathologische Angaben

1. Histologische Veränderungen an Stelle der positiven Frei-Probe

Nach SMITH löst die Intracutaninjektion bei Lymphogranulomatikern eine hyperergische Entzündung aus und in der Epidermis tritt ein Ödem auf, das eine Vesikelbildung und Spongiosis verursacht. Nach 72 Std erscheint um die Gefäße der Cutis herum ein aus Lymphocyten, polymorphkernigen Leukocyten bestehendes Infiltrat. Später enthalten die perivasculären Infiltrate nur Lymphocyten.

An der Stelle der positiven Intracutanprobe bildet sich meist nach einigen Wochen eine *spezifische Granulation*. RAMEL (a), SANNICANDRO fanden einige Wochen nach der Impfung ein tuberkelartiges, mit Epitheloid- und Riesenzellen gemischtes Granulationsgewebe, manchmal mit inselartig coagulierender Nekrose und Mikroabsceßbildung. VERCELLINO fand in dem 8 Tage nach der Probe ausgeschnittenen Gewebestück eine Granulation mit wenigen Riesenzellen vom Langhansschen Typ, ferner mit epitheloiden und vielen lymphoiden Zellen.

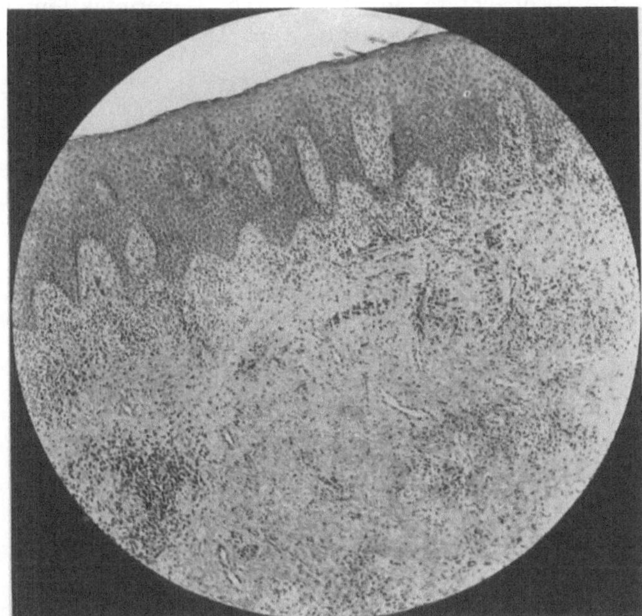

Abb. 20. Lymphogranuloma inguinale. Schnitt durch die Haut an Stelle der positiven Frei-Probe. Im Papillarkörper im tieferen Teile der Lederhaut Granulationsherde. Vergr. 120:1

20 Tage nach der Impfung wurde die Struktur der Granulation ausgesprochener tuberkelartig. In diesem Stadium beobachtete VERCELLINO außer der erwähnten spezifischen Granulation auch Gewebszerfall.

DEPAOLI beobachtete 122 Tage nach der Frei-Probe an der Stelle der Einspritzung des Antigens eine dem poradenitischen Granulationsgewebe entsprechende Struktur, was er damit erklärte, daß das Virus im Blut zirkuliert, und sich an Stelle der Intradermoreaktion anhäufen kann.

Im Gegensatz zu dem erwähnten Befund von DEPAOLI fand FRANCHI (b, c) auf den Stellen parallergischer Reaktionen, die an Lymphogranulomatikern durch andere Substanzen ausgelöst worden sind, keine einem isomorphen Reizeffekt entsprechende tuberkuloide Granulombildung. Bei Anwendung von Antigenen anderer Herkunft entstehen im allgemeinen gewöhnliche rundzellige Infiltrate.

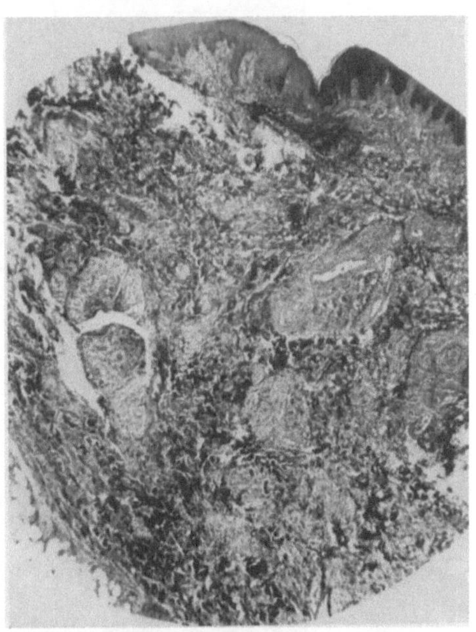

Abb. 21. Lymphogranuloma inguinale. Schnitt durch die Stelle einer Superinfektion. Es entstand charakteristisches Granulationsgewebe mit Riesenzellen. Vergr. 80:1

2. Die Struktur der Superinfektion

Nach WASSÉN löst die Superinfektion bei Menschen entlang der Gefäße und Lymphspalten eher eine *Zellwucherung* als eine Zellentartung aus.

TARANTELLI beobachtete in den durch Superinfektion hervorgerufenen Geschwüren des Penis in der Subcutis auch Plasmazellen enthaltende lymphocytäre Infiltrate.

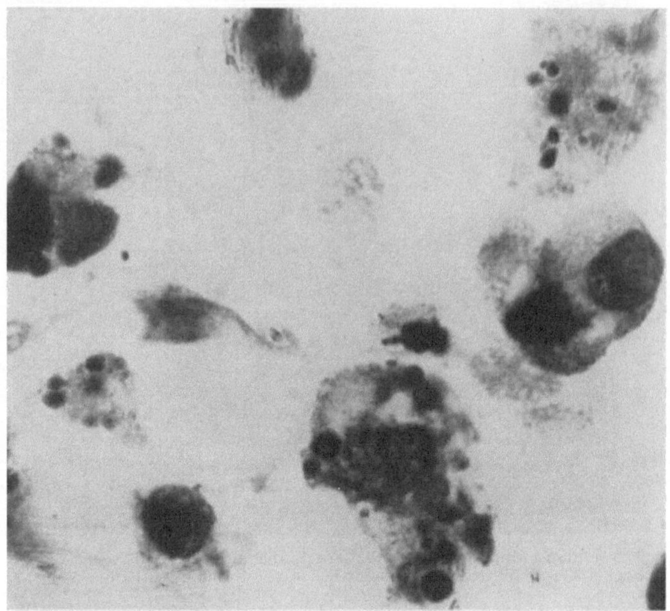

Abb. 22. Schnitt durch einen erkrankten Lymphknoten. Die intracellulären Zelleinschlüsse färben sich nach FEULGEN

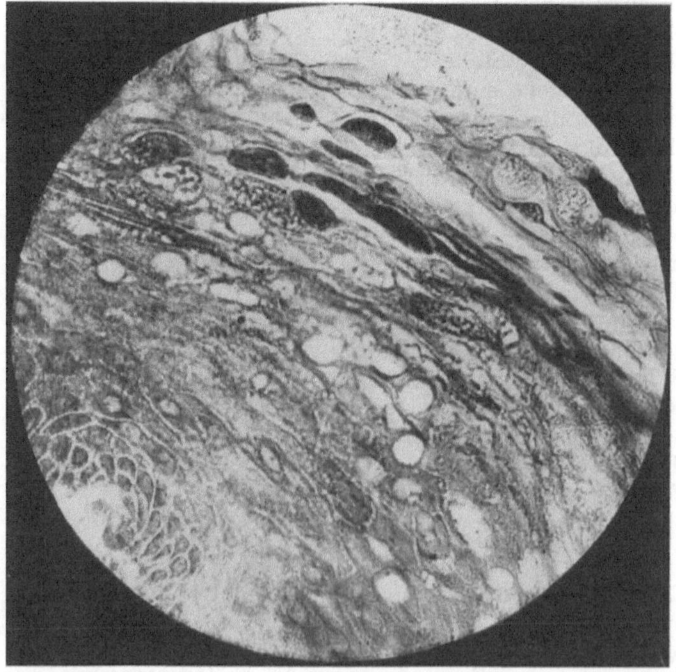

Abb. 23. Elephantiasis genito-anorectalis. In der Epidermis der analen Feigwarzen kerneinschlußartige Umwandlung der Kerne. Einzelne Kerne vergrößern sich und werden pyknotisch. Vom zentralen Teil her beginnend wandelt sich der ganze Kern zu einem dichten knäuelartigen Netzwerk um. Vergr. 26:1

3. Zelleinschlüsse bei Lymphogranulom

Abgesehen von den Gamna-Favreschen Körperchen, die wahrscheinlich aus Karyorrhexis entstandene Kerntrümmer sind (FAVRE a, PHYLACTOS a, FISCHL, GAY-PRIETO, MELCZER c u. a.) beschrieb FINDLAY (b) mit Eisen-Hämatoxylin sich färbende intracytoplasmatische Einschlüsse in den Gehirnhäuten der mit Lymphogranulom-Material geimpften Affen und in den spezifisch erkrankten Lymphknoten von Menschen und Meerschweinchen. Ähnliche Bildungen fand auch GRACE und SUSKIND im infizierten Mäusegehirn. ISHIMITSU teilte neuerdings mit, daß er in den Histiocyten, Ependym- und Gliazellen von geimpften Mäusegehirn, sowie in den Histiocyten von acht menschlichen Bubonen auf Dubosq-Brazil- und Bouinsche Fixierung und Säurefuchsin-Eisenhämatoxylin-Färbung nach LAIDLAW *acidophile Plasmaeinschlüsse fand.*

Der Zusammenhang dieser acidophilen und basophilen Plasmaeinschlüsse miteinander und mit den Gamna-Favreschen Körperchen scheint nicht genügend erforscht zu sein.

MELCZER (a) beobachtete in den Feigwarzen einer an riesenzelliger Elephantiasis leidenden Patientin in den Epidermiszellen verstreut *Kerneinschlüsse,* die vielleicht auch den Erreger enthalten. Diese Kerneinschlüsse ähnelten der von KREIBICH in einem Falle von Bowen-Krankheit gefundenen und aus Zelldegeneration entstandenen Epithelverflüssigung.

4. Veränderungen auf experimentelle Tierimpfungen

Nach erfolgreichen intracerebralen Übertragungen bei Affen fanden sich nach HELLERSTRÖM und WASSÉN bei der Sektion an der halb durchscheinenden, verdickten, matt glänzenden weichen Hirnhaut eine starke Hyperämie.

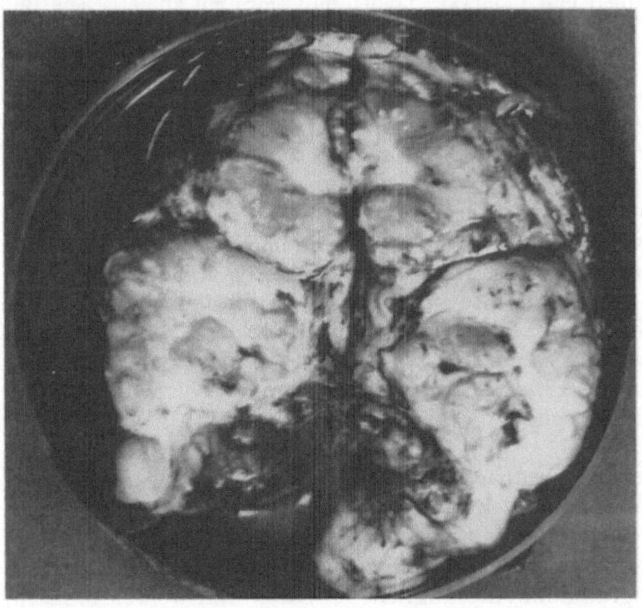

Abb. 24. Gehirn von subdural mit Buboeiter geimpften Macacus cynomolgus 23 Tage nach der Infektion mit Lymphogranulom-Material. Die Pia mater ist verdickt, matt glänzend und stark hyperämisch

Die weiche Hirnhaut war mit gelapptkernigen Leukocyten infiltriert, unter denen sich in Entartung begriffene Zellgruppen vorkamen. In dem der akuten Entzündung folgenden Stadium herrschen Lymphoidzellen mit Plasmazellen, sowie große mononucleäre Leukocyten vor; von den letzteren enthalten viele phagocytierte weiße oder rote Blutkörperchen. Perivasculär sind kleine Rundzellenhaufen zu beobachten. In den über der Hirnrinde befindlichen Teilen der Pia sind die Veränderungen ähnlich, und auch der Plexus chorioideus hat sich verändert. Infolge der sero-fibrinösen Entzündung sind die Hirnkammern erweitert, die Endothelzellen des Plexus losgelöst, dabei entstehen rundzellige Infiltrate und perivasculäre Zellanhäufung. Zuweilen greift die Infiltration in das Parenchym, in welchem sich dann kleine Höhlen bilden können.

Nach HELLERSTRÖM und WASSÉN zeigen die bei Affen auf intrakranielle Impfung auftretenden Gewebsveränderungen eine sehr große Ähnlichkeit mit der Struktur des lymphogranulomatösen Bubos.

Obgleich einzelne Tiere anscheinend gesund blieben, wurden auch bei diesen Tieren mikroskopisch spezifische Veränderungen festgestellt, und bei Übertragung erwies sich das Gehirn dieser Tiere als ansteckend.

In akuten Fällen findet Eiterung statt, in chronischen Fällen ist die Entzündung *proliferativ* und greift die Abkömmlinge des mittleren Keimblattes an. Es erkranken die Hirnhäute mit dem Plexus chorioideus, die Gefäße, das Gehirn und das Rückenmark.

Auch LEVADITI, RAVAUT, LÉPINE und SCHOEN (a) beobachteten bei intrakraniell geimpften Makakus *charakteristische* Veränderungen, welche von der Neurovaccine- und Herpes-Encephalitis gut abgesondert werden können.

RAVAUT, LEVADITI, LAMBLING und CACHERA bekräftigten, daß auf subdurale Impfung im Affengehirn *charakteristische* Gefäßveränderungen auftreten. Es entstanden Hyperämie an den Hirnhäuten, Hämorrhagien im Rückenmark, kleine perivasculäre Infiltrate aus Lymphocyten und vacuolisierten Monocyten am Septum pellucidum. Auch in der Hirnrinde kam ein perivasculäres Infiltrat mit dem Sternbergschen Typus ähnlichen Zellen zum Vorschein: derartige Zellen wurden auch in der Nachbarschaft der 4. Hirnkammer beobachtet.

BONNE, HORST und VERHAART fanden im Gehirn mit klimatischem Buboeiter intradural geimpften Affen nur geringfügige Veränderungen. Im Klein- und Großhirn fand sich ein aus runden Zellen und Leukocyten bestehendes, geringes meningeales Exsudat. Im Hirngewebe bildeten sich um die Capillaren herum palisadenartige Gliazellen und in der Rinde Hortega-Zellen, welche, wie im Hirn der Paralytiker, sich senkrecht der Rindenfläche zuordneten. Parallel mit der Vermehrung der Mikroglia ist die Schrumpfung der Ganglienzellen verbunden. Auch in der Molekularschicht des Kleinhirns erschienen an verschiedenen Stellen Hortega-Zellen.

FINDLAY (b) fand im geimpften Affenhirn ein aus Lymphocyten und gelapptkernigen Leukocyten aufgebautes meningeales Infiltrat.

HELLERSTRÖM und WASSÉN (b) fanden im Exsudat der experimentellen *Bauchfellentzündung* von Affen, außer gelapptkernigen Leukocyten große und kleine Monocyten, sowie rote Blutkörperchen; im Mesenterium und Omentum bildete sich eine dem lymphogranulomatösen Bubo des Menschen ähnliche Struktur.

BUSCHKE, BOAS und v. VÁSÁRHELYI spritzten lymphogranulomatösen Eiter in die Mastdarmgegend von zwei Rhesusaffen. Bei dem einen Versuchstier erschien eine charakteristische Gewebsveränderung, beim anderen ein beginnendes Granulom.

PHYLACTOS (b) beobachtete auf Hirnimpfung bei *Kaninchen* eine sich verbreitende Encephalomyelitis mit Gefäßerweiterungen und Hämorrhagien; in der Hirnrinde entstanden vorwiegend rundzellige Infiltrate. Ebenfalls charakteristische Veränderungen entstanden nach subduraler Infektion auch bei den für das Lymphogranulom empfänglichsten Affen und weißen Mäusen.

Mehrere Autoren haben auch bei anderen geimpften Tierarten spezifische Gewebsveränderungen nachgewiesen. Nach den Untersuchungen von MEYER, ROSENFELD und ANDERS gaben nach subcutaner Infektion beim Meerschweinchen die regionären geschwollenen Lymphknoten ein ziemlich charakteristisches Bild, so daß sie in vielen Fällen auch von der sehr ähnlichen tuberkulösen Granulation ohne Schwierigkeit abgesondert werden können. In der Regel befinden sich in der Granulation keine Gefäße, weshalb sie zur Nekrose sehr geneigt ist.

Nach MEYER, ROSENFELD und ANDERS sind die in den kranken Leistenlymphknoten von Meerschweinchen entstandene Veränderungen denen des Menschen sehr *ähnlich*; sie beobachteten auch in den Lungen charakteristische Veränderungen.

LEVADITI u. Mitarb. (e) fanden eine charakteristische Entzündung im Gehirn der intracerebral geimpften weißen *Mäuse*. Bei dieser Tierart werden auf Verimpfungen nach BACHMANN die Gefäße der Lymphknoten strotzend mit Blut

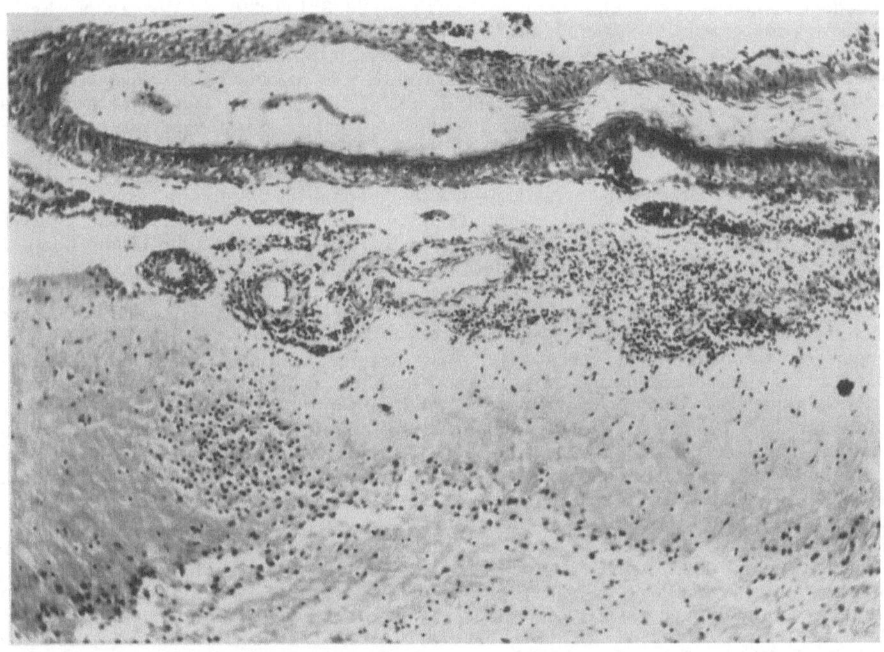

Abb. 25. Schnitt durch die Hirnrinde eines Kaninchens nach subduraler Infektion mit Buboeiter. Die Pia mater ist verdickt und infiltriert. In der Hirnrinde entzündliches Infiltrat. Vergr. 80:1

gefüllt, die Endothelzellen der Gefäße schwellen an, wodurch ihr Lumen sich verschließt und die Gefäßwand erleidet eine hyaline Entartung. An einzelnen Stellen löst sich das Endothel der Gefäße ab. Auf intracerebrale Impfung verschwanden die Purkinjeschen Zellen; 15—24 Std nach der Impfung zerfielen schon diese Zellen zu krümeligen Massen. Auch die Nissl-Substanz der Nervenzellen veränderte sich. In den Zellen der grauen Kerne stellt sich nach 2 Tagen eine ähnliche Veränderung ein. Auch die Zellkerne erkranken infolge von Karyorrhexis und Karyolysis.

Hingegen fanden COTTINI, COUTTS und HERRERA im subdural geimpften Mäusehirn *keine* spezifische Struktur.

Nach v. HAAM und HARTWELL erschien bei intrakraniell mit Erfolg geimpften Tieren (Maus, Katze, Kalb, Frettchen) eine hämorrhagische oder purulente *Conjunctivitis*, in der histologisch entzündliche Veränderungen zu finden waren.

SCHOEN untersuchte, ob Versuchstiere, die eine intrakranielle Infektion überstanden haben, gegenüber einer neuen Infektion empfänglich seien. Anscheinend besitzt das Gehirn vorbehandelter weißer Mäuse eine *Resistenz* gegen das Virus. Es gelang nämlich nicht, nach Superinfektion mit demselben Virus klinische Symptome darzustellen, und es fehlten auch die histologischen Veränderungen.

Literatur

AKIMA, T., u. K. OHARA: Inguinaldrüsencarcinom aus abgelaufenem Lymphogranuloma inguinale. Jap. J. Derm. **46**, 43 (1939). — AKIYAMA, T., u. H. MACHARA: Über die intravenöse Injektion von Frei-Antigen mit Therapolgabe bei Lymphogranulomatosis inguinalis. Hihu-to-Hitunyo **7**, 349 (1939). — ALBERCA, R.: Contribution à la connaissance histopathologique de l'éléphantiasis nostras. C.R. Soc. Biol. (Paris) **91**, 813 (1924). — ANDERS, H. E.: Über die Histogenese des auf das Meerschweinchen übertragenen Lymphogranuloma inguinale. Klin. Wschr. **1931 II**, 1655. — AOYAMA, A.: La péritonite aiguë suivant le cours de maladie de Nicolas et Favre. Jap. J. Derm. **40**, 135 (1936). — APPELMANS, M.: (a) Conjunctivite infectieuse de Parinaud causée par la virus de la maladie de Nicolas-Favre. Bull. Soc. belge Ophthal. **77**, 130 (1938). — (b) Conjunctivite infectieuse de Parinaud causée par la virus de la maladie de Nicolas-Favre. Ophthalmologica (Basel) **96**, 321 (1939). — ARENAS, N.: Estioméne de vulva. Soc. Obstet. B. Aires **10**, 467 (1931). — ARENAS, N., u. R. SAMMARTINO: Jersildscher genito-ano-rectaler Symptomenkomplex. Rev. Méd. lat.-amer. **20**, 972 (1935). — ARSENIO NUNES, M.: O syndroma morfologico de paraproteinose na doenca de Nicolas-Favre. Gaz. méd. port. **1954**, 639. — AUDRY, C., et J. FABRE: Syphilome ano-rectal hyperplasique. Intradermo-réaction négative au Frei, positive au Dmelcos. Bull. Soc. franç. Derm. Syph. **38**, 883 (1931). — D'AUNOY, R., and E. V. HAAM: Venereal lymphogranuloma. Arch. Path. **27**, 1032 (1939).

BABÈS, A. A.: Étude sur la cellule géante de l'éléphantiasis vulvaire. Rev. franç. Gynéc. **22**, 649 (1925). — BACHMANN, A.: Virus renforcé de la poradénité. C. R. Soc. Biol. (Paris) **117**, 1031 (1934). — BANCIU, A., A. MAISLER u. BUTOIANU: Eitrige, chronische Bartholinitis lymphogranulomatöser Natur. Zbl. Haut- u. Geschl.-Kr. **53**, 664 (1936). — BANCIU, A., A. MAISLER u. T. KATZ-GALATI: Die Nicolas-Favresche Krankheit und die Urethro-cervicotrigonitis proliferans. Rev. rom. Urol. **3**, 23 (1936). — BARBER, W. H., and W. B. MURPHY: Lymphogranuloma venereum. Ann. Surg. **113**, 30 (1941). — BARLA-SZABÓ, L.: Mucoepidermoid tumours of the oral cavity. Acta morph. Acad. Sci. hung. **5**, 133 (1955). — BARTHEL, K.: Rectalstenosen. Inaug.-Diss. Frankfurt a. M. 1931, S. 38. — BARTHELS, C., u. H. BIBERSTEIN: (a) Zur Ätiologie der „entzündlichen" Rectumstrikturen. Bruns' Beitr. klin. Chir. **152**, 161 (1931). — (b) Elephantiasis penis et scroti und Lymphogranulomatosis inguinalis. Bruns' Beitr. klin. Chir. **152**, 325 (1931). — (c) Zur Histogenese der nach Lymphogranulomatosis inguinalis auftretenden Rectumstriktur. Bruns' Beitr. klin. Chir. **152**, 464 (1931). — BASSEREAU, P. J. L.: Zit. nach E. ZURHELLE: Die Syphilis der Lymphgefäße und Lymphdrüsen. In JADASSOHNS Handbuch der Haut- und Geschlechtskrankheiten, Bd. 17/3, S. 47. 1928. — BECKMANN, M.: Geburt bei Ulcus vulvae chronicum elephantiasticum. Mschr. Geburtsh. Gynäk. **63**, 321 (1923). — BELLARD, E. P. DE: Subacute inguinale poradenitis, or climatic bubo. J. trop. Med. Hyg. **29**, 103 (1926). — BENEDEK, T., and D. B. OLKON: Lymphogranuloma venereum as a systemic disease. Report of a case with involvement of the skin and the eye. Amer. J. Syph. **25**, 28 (1941). — BENSAUDE, R., et A. LAMBLING: (a) Le rôle de la maladie de Nicolas-Favre dans l'étiologie du rétrécissement inflammatoire du rectum. C.R. Soc. Biol. (Paris) **108**, 1050 (1931). — (b) Maladie de Nicolas-Favre et lésions anorectals: stenose, ano-rectitis simples, fistules isolées. Paris méd. **1932**, 361. — (c) Discussion on the aetiology and treatment of fibrous stricture of the rectum (including lymphogranuloma inguinale). Proc. Soc. Med. Lond. **29**, 1441 (1936). — BENSAUDE, R., A. LAMBLING et J. LAGARDE: La fréquences de différentes infections vénériennes chez les malades atteints de rectites présténosantes et de rétrécissements du rectum (d'aprés 133 observations personelles). Bull. Soc. franç. Derm. Syph. **42**, 627 (1935). — BERNSTEIN, P.: Lymphogranuloma inguinale, carcinoma and syphilis. A triad diseases occurring in one patient. Amer. J. Obstet. Gynec. **29**, 718 (1935). — BERTACCINI, G.: Contributo alla quistione della linfogranulomatosi inguinale subacuta (Nicolas e Favre). G. ital. Derm. Sif. **67**, 1178 (1926). — BETTINGER, H.: Über Lymphogranuloma inguinale. Virchows Arch. path. Anat. **303**, 346 (1939). — BEZECNY, R.: Esthiomène. Zbl. Haut- u. Geschl.-Kr. **44**, 621 (1932). — BINKLEY, G. E., and W. B. DERRICK: The association of squamous cell cancer with anal manifestations of lymphogranuloma venereum. Amer. J. dig. Dis. **12**, 46 (1945). — BIZZOZERO, E., e F. FRANCHI: Uretriti, epididimiti ed orchioepididimiti poroadenitiche. Boll. Sez. region. Soc. ital. Derm. **3**, 304 (1937). — BIZZOZERO, E., et A. MIDANA: Sur la localisation urétrale de la maladie de Nicolas et Favre. Ann. Derm. Syph. (Paris) **9**, 849 (1938). — BLOOM, D.: Lymphogranuloma inguinale of the tongue and cervical glands. Report of a case. Arch. Derm. **28**, 810 (1933). — BOLLACK, I., G. BOSCH et P. DESVIGNES: Infection conjonctivale avec adénopathie due au virus de la maladie de Nicolas-Favre. Bull. Soc. Ophthal. Paris **5**, 409 (1936). — BONNE, C.: (a) Studien über klimatische Bubonen. I. Einleitende Bemerkungen. Geneesk. T. Ned.-Ind. **73**, 524 (1933). — (b) Studien über klimatische Bubonen. II. Die pathologische Histologie der klimatischen Bubonen. Geneesk. T. Ned.-Ind. **73**, 527 (1933). — BONNE, C., G. A. VAN DER HORST u. W. J. C. VERHAART: Studien über klimatische Bubonen. Geneesk. T. Ned.-Ind. **73**, 542

(1933). — Bortjewicz, A. M.: Elephantiasis vulvae. Prakticzesky Wratsch **1910**, 38. — Bory, L.: (a) Le chancre lymphogranulomateux. Bull. Soc. franç. Derm. Syph. **28**, 451 (1921). — (b) Sur la signification des corpuscules chromatophiles dans les lesions du microchancre poradénique (maladie de Nicolas-Favre). Bull. Soc. franç. Derm. Syph. **32**, 175 (1925). — Bosnjaković, S.: Beitrag zur Epidemiologie und Klinik der vierten venerischen Krankheit. Liječn. Vjesn. **60**, 746 u. engl. Zus.fass. 779 (1938). — Bottoli, A.: Rara compicanza di linfogranuloma inguinale: Linfo-angio-ectasia vulvare. Dermosifilografo **10**, 711 (1935). — Brocq, P., et E. Plassat: Volumineux esthiomène de la vulve traité chirurgicolement; examen histologique suites eloignées. Bull. Soc. Obstét. Gynéc. Paris **22**, **323** (1932). — Bruhns, C.: (a) Über die Lymphgefäße der weiblichen Genitalien nebst einigen Bemerkungen über die Topographie der Leistendrüsen. Arch. Anat. u. Physiol., Anat. Abt. **1898**, 57. — (b) Über die Lymphgefäße der äußeren männlichen Genitalien und die Zuflüsse der Leistendrüsen. Arch. Anat. u. Physiol., Anat. Abt. **1900**, 281. — Buquicchio, A.: Contributo di ricerche sulle ulcerazioni chroniche non venereo dei genitali esterni femminili. G. ital. Mal. vener. **65**, 1223 (1924). — Burckhardt, W.: Rektumstriktur und Polyarthritis chronica bei Lymphogranulomatosis inguinalis. Schweiz. med. Wschr. **1933 II**, 1330. — Buschke, A., A. Boas u. J. v. Vásárhelyi: Klinische und experimentelle Erfahrungen über Lymphogranuloma inguinale. Med. Klin. **1931 II**, 1562.

Cappelli, J.: (a) Sulla linfogranulomatosi inguinale cutanea di Nicolas e Favre. G. ital. Mal. vener. **65**, 396 (1924). — (b) Per la conoscenza della linfogranulomatosi inguinale subacuta (Nicolas e Favre). G. ital. Derm. **67**, 506 (1926). — Casper, W.: Die Riesenzellen der Elephantiasis vulvae chronica ulcerosa (Esthiomène). Virchows Arch. path. Anat. **269**, 706 (1928). — Cassini, G.: I corpuscoli di Favre-Gamna. A propositio della comunicazione del Dottore Trivellini su „Linfogranuloma inguinale ed adenite tubercolare". Boll. Soc. piemont. Chir. **1**, 887 (1931). — Cattel, R. B., and A. C. Williams: Epidermoid carcinoma of the anus and rectum. Arch. Surg. **46**, 336—349 (1943). — Cedercreutz, A.: Sur l'ulcère chronique de la verge dans la maladie de Nicolas-Favre. Bull. Soc. franç. Derm. Syph. **39**, 1351 (1932). — Ceelen, W.: Zur Pathologie des Lymphogranuloma inguinale. Med. Klin. **1937 II**, 1295. — Cerutti, P., e E. Pavanati: Linfogranulomatosi inguinale benigna. In: Malattia di Nicolas e Favre, Quarte malattia venerea, poroadenite inguinale. Torino: Minerva Medica 1938. — Charles-Bloch J., et J. Zagdoun: L'extension au côlon pelvien de la maladie de Nicolas-Favre (a propos de deux cas traités par amputation colo-rectale). Mém. Acad. Chir. **65**, 907 (1939). — Chevallier, P., et J. Bernard: (a) Forme cutanée pure de la maladie de Nicolas-Favre. Bull. Soc. franç. Derm. Syph. **39**, 1351 (1932). — (b) Les adénopathies inguinales. In Bibliothéque de la revue de méd. Paris: Félix Alcan 1932. — Close, A. St., and R. L. Schwab: A history of anal ducts and analduct carcinoma. Report of a case. Cancer (N.Y.) **8**, 979 (1955). — Corachan, N.: Die entzündliche Rektumstenose. Boll. Soc. piemont. Chir. **2**, 611 (1932). — Cottini, G. B.: Ricerche sull, eziologia del linfogranuloma inguinale. 12. Precisazione sulla citologia delle alterazioni cerebrali provocate nel topino bianco sperimentalmente infettato con ceppi di virus di linfogranuloma inguinale. Med. sper. **6**, **443** (1940). — Coutts, W. E.: Le lymphogranulome vénérien. Revue générale. Bull. Org. mond. Santé **2**, 579 (1950). — Coutts, W. E., u. J. M. Herrera: (a) Elephantiasis penis et scroti in ihrer Beziehung zur Lymphogranulomatosis venera. Derm. Wschr. **1934 I**, 784. — (b) Experimental transmission of Lymphogranuloma inguinale to guinea-pigs. J. trop. Med. Hyg. **38**, 53 (1935). — (c) Intracytoplasmische Einschließungen (Typus Miyagawa) im Falle sogenannter Epididymitis „non specifica" mit positiver Freischer Reaktion. Z. Urol. **32**, 439 (1938). — Covisa, J. S.: Lymphogranulomatose und Ducreyscher Bacillus. Actas dermo-sifiliogr. (Madr.) **25**, 274 (1933). — Cruz, H.: Der Liquor bei dem Krankheitsbild der genito-anorectalen Lymphogranulomatose. Rev. méd. Chile **65**, 49 (1937). — Curth, W., H. Ollendorff Curth and M. Sanders: Chronic conjunctivitis due to the virus of venereal lymphogranuloma. J. Amer. med. Ass. **115**, 445 (1940).

David, V. C., and M. Loring: The relation of chronic inflammation and especially lymphogranuloma inguinale to the development of squamous cell carcinoma of the rectum. Ann. Surg. **109**, 837 (1939). — Depaoli, M.: Sull'istopatologia dell'intradermo-reazione di Frei. Dermatologica (Basel) **103**, 158 (1951). — Destéfano, F., u. R. F. Vaccarezza: Subakute inguinale Poradenitis. Sem. méd. (Paris) **30**, 229 (1923). — Dick, W.: Peritonitis nach Sekundärinfektion von Lymphogranuloma inguinale-Bubonen. Bruns' Beitr. klin. Chir. **161**, 453 (1935). — Diebert, A. V., and R. B. Greenblatt: Malignancy and Lymphogranuloma venereum. Amer. J. Syph. **26**, 330 (1942). — Dimitriu, V., et I. Stoia: Les rectites infiltratives. Paris: Masson & Cie. 1933. — Durand, M., J. Nicolas et M. Favre: Lymphogranulomatose inguinale subaiguë d'origine génital probable peut-être vénérien. Bull. Soc. Méd. Hôp. Paris **35**, 274 (1913).

Eberhardt, Th. P.: Generalized lymphogranuloma inguinale. Ann. Surg. **107**, 380 (1938). — Espildora, C., u. W. E. Coutts: Augensymptome bei Lymphogranuloma inguinale. Rev. méd. Chile **62**, 633 (1934).

FAVRE, M.: (a) A propos du diagnostic des affections inflammatoires de la région inguinale. Note préliminaire. Bubons cancéreux. Cellulites en nappes de l'aine. Bull. Soc. franç. Derm. Syph. **40**, 53 (1933). — (b) Notes cliniques de pathologie inguinale. Bubons cancéreux d'aspect inflammatoire. Cellulites torpides en nappe de l'aine. A propos due diagnostic de la poradénite inguinale. Ann. Derm. Syph. (Paris) **4**, 909 (1933). — (c) Histogenèse et parasitologie du ganglion poradenique. Ann. Derm. Syph. (Paris) **9**, 249 (1949). — (d) Une rencontre rare en clinique humaine: Virus lymphogranulomateux et cancer malpighien. Etude anatomo-pathologique et parasitologique. Presse méd. **60**, 717 (1952). — FIESSINGER, N.: La lymphogranulomatose inguinale subaiguë. J. Prat. (Paris) **36**, 23 (1922). — FINDLAY, G. M.: (a) The relationship of climatic bubo and lymphogranuloma inguinale. Lancet **1932 II**, 11. — (b) Experiments on the transmission of the virus of climatic bubo (Lymphogranuloma inguinale) to animals. Trans. roy. Soc. trop. Med. Hyg. **27**, 35 (1933). — FINSTERLIN, A.: Über die Histopathologie der Drüsenerweichung im Frühstadium der Lues. Derm. Wschr. **70**, 97 (1920). — FISCHER, A. W.: Über umschriebene entzündliche Erkrankungen des Colon und Rectum mit besonderer Berücksichtigung des Lymphogranuloma inguinale. Klin. Wschr. **11**, 659 (1932). — FISCHER, A.W., u. F. SCHMIDT-LA BAUME: Rectalstrikturen und Lymphogranuloma inguinale. Dtsch. med. Wschr. **1932 I**, 527. — FISCHL, F.: Lymphogranulomatosis inguinalis. In JADASSOHNs Handbuch der Haut- und Geschlechtskrankheiten, Bd. 21, S. 463 (1927). — FÖLDVÁRI, F.: Adénocancer. Ann. Derm. Syph. (Paris) **80**, 45 (1953). — FOURNIER, H.: (a) Tertiäre Affektionen des Anus und des Rectum, Syphiloma ano-rectale und die syphilitische Verengung des Rectum. Paris: Porak 1875. — (b) Sur le traitement du bubon chancrelleux en particulier de l'exstirpation des variétés polyadenopathiques. Gaz. hebd. méd. chir. **3**, 223 (1897). — FRANCHI, F.: (a) Localizzazioni anomale della poradenite inguinale (malattia di Nicolas e Favre). Clinica chir. **12**, 49 (1936). — (b) Ricerche sperimentali sulla reazione di Frei. Atti Soc. ital. Derm. Sif. **1**, 1145 (1939). — (c) Ricerche sperimentali sulla istologie della reazione di Frei. G. ital. Derm. **80**, 369 (1939). — FREI, W.: (a) Atypische Lymphogranulomatosis inguinalis vom Aussehen eines schankrösen Ulcus molle-Bubos? Mischinfektion zwischen Lymphogranuloma inguinale und Ulcus molle mit atypischen Allergieverhältnissen. Zbl. Haut- u. Geschl.-Kr. **39**, 498 (1931). — (b) Der gegenwärtige Stand der Kenntnisse von der Elephantiasis genito-anorectalis (Esthiomène), entzündliche Rectumstriktur. Dtsch. med. Wschr. **1932 II**, 1964. — (c) Bildung eines großen Lymphdrüsensequesters bei Lymphogranulomatosis inguinalis. Zbl. Haut- u. Geschl.-Kr. **40**, 448 (1932). — (d) Die Lymphogranulomatosis inguinalis. In: Spezielle Pathologie und Therapie innerer Krankheiten, Erg.-Bd. 10, S. 185. 1935. — (e) Lymphogranulomatosis. In L. ARZT u. K. ZIELER, Die Haut- und Geschlechtskrankheiten, Bd. 5, S. 483. Wien u. Berlin: Urban & Schwarzenberg 1935. — (f) Die Elephantiasis genito-anorectalis. In: Spezielle Pathologie und Therapie innerer Krankheiten, Erg.-Bd. 11, S. 113. 1936. — FREI, W., u. A. KOPPEL: Ulcus vulvae chronicum elephantiasticum (Esthiomène) und sog. Syphilôme anorectal als Folgeerscheinungen der Lymphogranulomatosis inguinalis. Klin Wschr. **7**, 2331 (1928). — FREUND, E.: Beiträge zum Ulcus rodens vulvae. Beitr. Geburtsh. Gynäk. **1901**, 5. — FROBOESE, C.: Histologie eines Bubonulus bei Lymphogranulomatosis inguinalis. Arch. Derm. Syph. (Berl.) **168**, 173 (1933). — FUHS, H., u. W. VOLAVSEK: Über Lymphogranulomatosis inguinalis mit atypischem Verlauf und letalem Ausgang. Arch. Derm. Syph. (Berl.) **177**, 209 (1938). — FUJITA, Z.: Klinische und histologische Studien über die sogenannten Esthiomène. Jap. J. Derm. **42**, 261 (1937). — FUNAKAWA, Y.: Über den Augenbefund von Lymphogranulomatosis inguinalis. Acta Soc. Ophthal. jap. **38**, 1595 (1934). — FURUKAWA, R.: (a) Ein Sektionsfall von Esthiomène. Nagasaki Igakkai Zassi **17**, 1581 (1939). — (b) Ein Sektionsfall von Esthiomène. Acta med. Nagasaki **1**, 98 (1939).

GAMNA, C.: (a) Sulla linfogranulomatose inguinale. Ricerche cliniche ed etiologiche. Arch. Sci. med. **46**, 31 (1923). — (b) Sur l'étiologie de la lymphogranulomatose inguinale subaiguë. Presse méd. **32**, 404 (1924). — (c) Sull'etiologia del linfogranuloma inguinale. (Nuove osservazioni cliniche e ricerche sperimentali). Arch. Pat. Clin. med. **3**, 305 (1924). — GAMNA, C., e L. TOMMASI: Il linfogranuloma venereo. Rif. med. **45**, 1035 (1929). — GANS, M.: Remarques sur la lymphogranulomatose de Nicolas-Favre. Bull. Soc. franç. Derm. Syph. **38**, 544 (1931). — GATÉ, J.: Lymphogranulomatose inguinale subaiguë à foyers purulents intraganglionnaires d'origine génital probable peut-être vénérien. Thèse Lyon 1913. — GATÉ, J., P. J. MICHEL e A. CHAPUIS: Sténose rectal avec état papillomateux et végétant de la muqueuse anorectale. Discussion et diagnostic. Bull. Soc. franç. Derm. Syph. **40**, 1051 (1933). — GATELLIER, J., et A. WEISS: Pathogénie et traitement des rectitis proliferantes et sténosantes. Rapport présenté au 43. Congr. franç. Chirurgie, Paris 1934. — GAY-PRIETO, J.: (a) La Linfogranulomatosis subaguda benigne. Madrid 1933. — (b) Les formes cliniques anormales de la maladie de Nicolas-Favre chez les femmes. Bull. Soc. franç. Derm. Syph. **43**, 291 (1936). — GAY-PRIETO, J., M. ALVAREZ CASCOS y G. JAOUTTI: Curiosa associacion de linfogranuloma inguinal y epitelioma. Actas dermo-sifiliogr. (Madr.) **42**, 808 (1951). — GAY-PRIETO, J., u. J. JOFRE: Die reinen Hautformen der Lymphogranulomatosis inguinalis. Chronische elephantiasisartige Vulvageschwüre ohne Drüsenveränderungen. Actas dermo-sifiliogr. (Madr.) **25**, 693 (1933). — GIDRÓ, L.: Über einige Probleme des Lymphogranuloma inguinale. Chirurg **8**, 844 (1936). — GOUGEROT, H., et A. CARTEAUD: (a) Syndrome d'éléphantiasis rectoano-génital, abcédé et fistuleux «délutant», avec «nodules»: Véritables gommes de Nicolas-Favre. Bull. Soc. franç. Derm. Syph. **40**, 1725 (1933). — (b) Les débuts des syndromes recto-ano-génitaux éléphantiasiques: L'éléphantiasis localisé. La gomme du «Nicolas-Favre». Ann. Mal. vénér. **28**, 881 (1933). — GRACE, A. W., and F. H. SUSKIND: Lymphogranuloma inguinale. II. The cultivation of the virus in mice and its use in the preparation of Frei antigen. Arch. Derm. **33**, 853 (1936). — GRAY, L. A., and M. L. BARNES: Lymphogranuloma venereum in the female. Amer. J. Surg. **48**, 277 (1940). — GREGORIO, E. DE, u. A. HIJAR: Der lymphogranulomatöse Schanker. Rev. argent. Dermatosif. **22**, 429 (1938). — GUZMAN, L.: Co-existence of chronic lymphogranuloma and cancer. Radiology **41**, 151 (1943).

HAAM, E. v., and R. D'AUNOY: (a) Is lymphogranuloma inguinale a systematic disease? Amer. J. trop. Med. **16**, 527 (1936). — (b) Infectivity of the spinal fluid in lymphogranuloma inguinale. J. Amer. med. Ass. **106**, 1644 (1936). — HAAM, E. v., and R. HARTWELL: Experimental conjunctivitis caused by virus of lymphogranuloma inguinale. Amer. J. trop. Med. **39**, 190 (1936). — HAIM, A., and C. MATHEWSON jr.: Incidence of lymphogranuloma inguinale in San Francisco. J. Amer. med. Ass. **108**, 961 (1937). — HANSEN, H. B.: Lymphopathia venerea (lymphogranuloma inguinale) eine klinisch wichtige Erkrankung. Nord. Med. **1940**, 383. — HASHIMOTO, T.: Über eine besondere Art von Bubonen (sogenannten klimatischen Bubonen). Jap. J. Derm. **26**, 179 (1926). — (b) On the lymphogranulomatosis inguinalis. Jap. J. Derm. **39**, 114 (1936). — HASHIMOTO, T., and Y. ISAKA: Conjunctivitis lymphogranulomatosa. Jap. J. Derm. **49**, 20 (1941). — HAUSMANN, G.: Non tuberculous granulomatous lymphadenitis. Surg. Gynec. Obstet. **39**, 72 (1924). — HEALY, W. P.: Report of a case of intractable vulvar ulcer (esthiomene) cured by proteus vaccines. Amer. J. Obstet. Gynec. **4**, 286 (1922). — HELLER, J.: Über Esthiomene. Arch. Derm. Syph. (Berl.) **113**, 401 (1912). — HELLERSTRÖM, S.: (a) A contribution to the knowledge of lymphogranuloma inguinale. Acta derm.-venereol. (Stockh.), Suppl.-Bd. **1**, 1 (1929). — (b) Neuere, wichtigere Ergebnisse auf dem Gebiete der Lymphogranuloma inguinale-Forschung. Zbl. Haut- u. Geschl.-Kr. **40**, 705 (1932). — (c) Strictura recti mit positiver Intracutanreaktion auf Lymphogranuloma inguinale. Zbl. Haut- u. Geschl.-Kr. **47**, 295 (1933). — (d) Fall von Rectumstriktur mit positiver Frei-Reaktion. Zbl. Haut- u. Geschl.-Kr. **48**, 441 (1934). — (e) Fall av rektumstriktur med positiv intrakutanreaktion for lymphogranuloma inguinale. Svenska Läk.-Tidn. **17**, 457 (1934). — HELLERSTRÖM, S., u. E. WASSÉN: Meningo-encephalitische Veränderungen bei Affen nach intracerebraler Impfung mit Lymphogranuloma inguinale. Zbl. Haut- u. Geschl.-Kr. **37**, 732 (1931). — (b) Studien über die Affinität des Lymphogranuloma inguinale-Virus zu verschiedenen Gewebssystemen beim Affen. Z. Immun.-Forsch. **73**, 110 (1931). — HELLWEG, G.: Über Schleimbildung in Plattenepithelcarcinomen, insbesondere an der Portio uteri (Mucoepidermoidcarcinome). Z. Krebsforsch. **61**, 668 (1957). — HERRERA, J.: Der Liquor bei subakuter inguinaler Lymphogranulomatose. Rev. argent. Dermatosif. **20**, 244 (1936). — HERZBERG, J. A.: Ungewöhnlicher Verlauf eines Lymphogranuloma inguinale mit Zerstörung des Hüftgelenkes. Derm. Wschr. **108**, 673 (1939). — HILLEMAND, P., J. PATEL, et R. RETTORI: Maladie de Nicolas-Favre bi-focale, rectale et angulo-colique gauche. Presse méd. **1953**, 1738. — HIRAGA, M.: Histologische Untersuchungen über Lymphogranuloma inguinale. Jap. J. Derm. **42**, 273 (1937). — HOEPPLI, R.: (a) Zur pathologischen Anatomie der klimatischen Bubonen. Arch. Schiffs- u. Tropenhyg. **33**, 303 (1929). — (b) Über die Histopathologie der klimatischen Bubonen. Derm. Wschr. **90**, 305 (1930). — HOFFMANN, W. H.: Ein Partnerfall von Lymphogranuloma inguinale in Württemberg. Med. Klin. **27**, 571 (1931). — Lymphogranulomatosis venerea und klimatischer Bubo. Rev. médica Hamb. **3**, 323 (1922). — HOFHAUSER, J.: A IV. nemibetegség (lymphantiasis) sebészi jelentösége. Orv. Hetil. **79**, 691 (1935). — HOMMA, H., u. H. T. CHAGLASSIAN: Über einen Fall von extragenitalem Lymphogranuloma inguinale bei einer Krankenpflegerin. Wien. klin. Wschr. **1935 I**, 464. — HUARD, P., et B. JOYEUX: Epididymite lymphogranulomateuse du type Nicolas-Favre. Ann. Anat. path. **16**, 228 (1939). — HUND, W.: Lymphogranulomatosis inguinalis. Klimatische Bubonen und Ulcus chronicum elephantiasticum ani. Diss. Freiburg i. Br. 1931, S. 17. Ref. Zbl. Haut- u. Geschl.-Kr. **43**, 578 (1933). — HUNTER, R.: Lymphogranulomatosis inguinalis. Edema of the eyelids of undetermined nature. Arch. Derm. **34**, 342 (1936). — HURWITZ, S.: Lymphogranuloma inguinale. Geneesk. T. Ned.-Ind. **71**, 292 (1931).

ICHIJÔ, M.: Über die Beziehung der Parinaudschen Conjunctivitis zur Tularämie sowie zum Lymphogranuloma inguinale (Nicolas-Favresche Krankheit). Acta Soc. Ophthal. jap. **41**, 628 (1937). — INSULANDER, M.: Ein Fall von Esthiomène auf Basis von Lymphogranuloma inguinale. Zbl. Haut- u. Geschl.-Kr. **52**, 137 (1936). — ISHIMITSU, K.: Cytoplasmic inclusions in the lesion of experimental lymphogranulomatosis inguinale. Jap. J. exp. Med. **15**, 185 (1937).

JÄGER, E.: Elephantiasis vulvae. Inaug.-Diss. München 1909. — JAFFÉ, R.: La estreches rectal por enfermedad de Nicolas Favre (Observaciones de 100 casos) autopsiados en el Hospital Vargas. Org. Offic. Soc. Venez. Gastroenterologia, Endocrinologia y Nutrición Caracas **1948**, 5. — JERSILD, O.: (a) Contribution à l'étude de la pathogénie du soidisant syphilôme ano-rectal (Fournier). Ann. de Derm. Syph. (Paris) **1**, 62 (1920). — (b) Contribution a l'étude de la pathogénie du soidisant syphilôme ano-rectal (Fournier). Ann. Derm. Syph. (Paris) **2**, 433 (1921). — (c) Rétrécissements rectaux. Bull. Soc. franç. Derm. Syph. **39**, 1303 (1932). — (d) Elephantiasis genito-anorectalis. Derm. Wschr. **96**, 433 (1933). — (e) Lymphogranuloma inguinale mit universellem Exanthem. Zbl. Haut- u. Geschl.-Kr. **51**, 90 (1935). — JONESCO-MICHAIESTI, C., et SC. LONGHIN: Sur la presence du virus lymphogranulomateux dans le liquide céphalorachidien chez les malades porteurs de lymphogranulomatose inguinale. Verh. 9. intern. Kongr. Derm. **2**, 553 (1936).

KASE, S.: (a) Über die entzündliche Mastdarmverengung (insbesondere Lymphogranuloma inguinale). Verh. jap. chir. Ges. 1935, S. 60. — (b) Über die sogenannte vierte venerische Krankheit (Lymphogranuloma inguinale) des Dickdarmes und Rectums. Mitt. med. Ges. Ciba **76**, 4 (1938). — KAY, S.: Mucoepidermoid carcinoma of the anal canal and its relation to the anal ducts. Cancer (N.Y.) **7**, 359 (1954). — KIEFER, A.: Elephantiasis genito-anorectalis durch Lymphogranulomatosis inguinalis. Münch. med. Wschr. **1935 II**, 1638. — KITAGAWA, K.: Lymphogranulomatosis inguinalis. Report of 37 cases, especially clinical findings of cerebrospinal liquid an eye ground. J. orient. Med. **20**, 106 (1934). — KLOTZ, H. G.: Über die Entwicklung der sog. strumösen Bubonen. Berl. klin. Wschr. **27**, 132 (1890). — KOCH, FR.: (a) Über „Bubonuli syphilitici". Arch. Derm. Syph. (Berl.) **30**, 343 (1895). — (b) Über das „Ulcus vulvae" chronicum elephantiasticum. Arch. Derm. Syph. (Berl.) **34**, 205 (1896). — KOIKE, T.: Beiträge zur Histologie des Lymphogranuloma inguinale. Jap. J. Derm. **40**, 166 (1936). — KOLIN, O., J. PITHA u. F. SKORPIL: Extragenitale Ansteckung mit Lymphogranuloma inguinale. Čas. Lék. čes. **1934**, 491. — KOPPEL, A.: Lymphogranuloma inguinale mit akuten rheumatischen Erscheinungen. Klin. Wschr. **6**, 2469 (1927). — KOSCHUCHAROFF, B. A.: Über das Vorkommen einer Infektion des Zentralnervensystems beim Lymphogranuloma inguinale. Klin. Wschr. **1938 I**, 876. — KOYAMA, S.: Ein Fall von Esthiomène. Jap. J. Derm. **39**, 118 (1936). — KREIBICH, C.: Über Epithelverflüssigung. Arch. Derm. Syph. (Berl.) **164**, 121 (1931). — KUZNITZKY, H.: Gelenkbeschwerden bei Tartarusbehandlung. Zbl. Haut- u. Geschl.-Kr. **20**, 738 (1926).

LASH, A. F.: Secondary lymphogranulomatosis vulvae. Amer. J. Obstet. Gynec. **28**, 274 (1934). — LAZZARI, J. H.: The anorectal syndrome of lymphogranuloma. Amer. J. Surg. **34**, 316 (1936). — LEINERT, G.: Klinische und pathologisch-anatomische Untersuchungen über eine seltene Form von chronischer Ulceration der Vulva und ihre Heilungsprozesse. Arch. Hyg. (Berl.) **111**, 508 (1919). — LEONE, R.: Contributo alla conoscenza della malattia di Nicolas-Favre nella donna. Rapporto cronologico tra contagio ed estiomene e stenosi anorettale. G. ital. Derm. **78**, 277 (1937). — LÉPINAY, M., et P. GRÉVIN: Réaction de Frei positive dans deux cas d'ulcére chronique de la vulve et d'éléphantiasis vulvaire. Bull. Soc. franç. Derm. Syph. **40**, 785 (1933). — LETTERER, E.: Über epitheliale und mesodermale Schleimbildung in ihrer Beziehung zur schleimigen Metamorphose und schleimigen Degeneration. Leipzig: S. Hirzel 1932. — LETULLE, M., et L. NATTAN-LARRIER: Étude histologique du bubon climatique. Bull. Soc. Path. exot. **3**, 755 (1910). — LEVADITI, C.: Ätiologische und pathogene Studien über Lymphogranulomatose inguinale. Med. Klin. **1932 I**, 351. — LEVADITI, C., P. RAVAUT, P. LÉPINE, et R. SCHOEN: (a) Présence du virus de la lymphogranulomatose inguinale (maladie de Nicolas et Favre) dans les organes des signes inoculés par voie intracérébrale. C.R. Soc. Biol. (Paris) **107**, 959 (1931). — (b) Sur la présence d'un virus pathogène pour le singe dans certains bubons vénériens de l'homme. C. r. Acad. Sci. (Paris) **192**, 310 (1931). — (c) Sur la présence d'un virus pathogène pour le singe dans certains bubons vénériens de l'homme. Bull. Soc. franç. Derm. Syph. **38**, 576 (1931). — (d) L'affinité d'un virus isolé de la lymphogranulomatose inguinale (maladie de Nicolas et Favre) pour le système lymphatique du singe. C. R. Acad. Sci. (Paris) **192**, 1600 (1931). — (e) Étude expérimentale du virus de la lymphogranulomatose inguinale. C.R. Soc. Biol. (Paris) **107**, 1525 (1931). — LÉVI-VALENSI, et S. DE SÉZE: Sur les complications nerveuses au cours de la maladie de Nicolas-Favre. Presse méd. **1939 I**, 593. — LÉVY, G., et M. METZGER: Polyadénopathies inguinales suppurées de nature indéterminée, guéries par les injections intraveineuses d'iodure de potassium. Bull. Soc. franç. Derm. Syph. **32**, 165 (1925). — LICCIONE, W. T.: Venereal stricture of rectum; adenocarcinoma as a late complication of lymphogranuloma inguinale. Amer. J. Surg. **31**, 551—555 (1936). — LICHTENSTEIN, L.: Rectal stricture due to lymphopathia venerea, a clinical and pathologic study of six cases observed at necropsy. Ann. Surg. **104**, 279 (1936). — LILLIE, R. D.: Inguinal lymphadenitis. With special reference to the group known as climatic bubo. Arch. Path. 8, 19 (1929). — LINSER, K., u. A. K. SCHMAUSS: Carcinome bzw. Malignome und Spätformen der Lymphopathia venerea. Derm. Wschr. **135**, 337 (1957). — LISA, I. R.: Arch. Path. (Chic.) **21**, 252 (1936). Zit. nach LINSER und

SCHMAUSS. — LITARCZEK, S., et ST. CHISĂR: Lymphogranulomatose inguinale subaiguë. Péritonite et pleurésie lymphogranulomateuses concomitentes. Bull. Soc. méd. Hôp. Buc. **21**, 242 (1939). — LLOMBART, A., et J. MANERU: Sur la localisation de la maladie de Nicolas-Favre sur l'intestin grêle. Sténoses iléales multiples. (Conséquences tirées de l'autopsie de deux cas de sténose rectale d'origine lymphogranulomatose.) Ann. Anat. path. **16**, 597 (1939). — LÖHE, H.: (a) Ausgedehntes Exanthem bei Lymphogranuloma inguinale. Zbl. Haut- u. Geschl.-Kr. **37**, 314 (1931). — (b) Besondere Formen des Krankheitsbildes der Lymphopathia venerea. Derm. Wschr. **124**, 929 (1951). — LÖHE, H., u. K. BLÜMMERS: Weitere Beobachtungen über das Vorkommen der Lymphogranulomatosis inguinalis in Berlin. Med. Klin. **26**, 807 (1930). — LÖHE, H., u. H. ROSENFELD: Neue Ergebnisse über die Spätformen des Lymphogranuloma inguinale (Esthiomène). Med. Klin. **1932 II**, 1486. — LÖHE, H., u. H. SCHLOSSBERGER: Der heutige Stand unserer Kenntnisse von Lymphogranuloma inguinale. Med. Klin. **1937 II**, 1427.

MACHADO HORTA, H.: Linfogranuloma venéreo, elefantiase de vulva e gravidez. Rev. Ginec. Obstet. (Rio de J.) **1951**, 568. — MALFATTI, G.: Stomatite e angina linfogranulomatosa da virus di Nicolas e Favre. Otorinolaring. ital. **17**, 63 (1948). — MARCUSE, M.: Über erweichte Bubonen der Frühlues. Münch. med. Wschr. **1903 II**, 1121. — MARION, G., et CH. GANDY: L'ádénite subaiguë de l'aine à foyers purulents intraganglionnaires prétendue «simple». Arch. gén. méd. **187**, 129 (1901). — MARTINOTTI, L.: Linfogranulomatosi inguinale di Nicolas, Favre e Durand. G. Med. milit. **85**, 236 (1937). — MASSON, P., et L. BERGER: Épithéliomas á double métaplasie de la parotide. Bull. Ass. franç. Cancer **13**, 1366 (1924). — MAURIAC, CH.: Leçons sur les maladies vénériennes. 1883. — MAY, I.: Formas frustras de la poradenolinfitis supurada benigna. Rev. urug. Derm. Sif. **2**, 167 (1937). — MAYER, E.: Über die Riesenzellen der sogenannten Esthiomène. Klin. Wschr. **7**, 664 (1928). — MELCZER, N.: (a) Beiträge zur Histologie und Histogenese der lymphogranulomatösen Elephantiasis. (Kerneinschlußartige Gebilde in den Epidermiszellen der lymphogranulomatösen Feigwarzen.) Arch. Derm. Syph. (Berl.) **176**, 63 (1937). — (b) Bullöse, flächenhafte Hautentzündung im Frühstadium des Lymphogranuloma inguinale. Derm. Z. **78**, 337 (1938). — (c) Lymphogranuloma inguinale. Leipzig: Johann Ambrosius Barth; Budapest: K. Rényi 1942. — MELCZER, N., u. A. DÓSA: Zur Frage der als Spätformen des Lymphogranulom-Erregers beschriebenen Gebilde. Dermatologica (Basel) **82**, 364 (1940). — MELCZER, N., u. K. SIPOS: Spezifischer Hautausschlag im Spätstadium des Lymphogranuloma inguinale. Arch. Derm. Syph. (Berl.) **178**, 106 (1938). — (b) Morbilliformes Exanthem bei Lymphogranuloma inguinale. Derm. Wschr. **107**, 1488 (1938). — MELCZER, N., K. SIPOS u. T. VENKEI-WLASSICS: Mit schweren Allgemeinerscheinungen vergesellschaftetes, extragenitales, zum Tode führendes Lymphogranuloma inguinale. Arch. Derm. Syph. (Berl.) **178**, 124 (1938). — MELCZER, N., u. T. VENKEI-WLASSICS: A Waelsch-féle hugycsöhurut és a lymphogranuloma inguinale okozta hugycsölob azonossága. Orv. Hetil. **82**, 1227 (1938). — MEYER, K., H. ROSENFELD u. H. E. ANDERS: Erfolgreiche Übertragung des Lymphogranuloma inguinale auf Meerschweinchen. Klin. Wschr. **1931 II**, 1653, 1655. — MICHELSON, I. D., J. G. CROTTY and L. A. KASSELBERG: Pregnancy in lymphopathia venerea, complicated by esthiomène and rectal stricture. Amer. J. Obstet. Gynec. **35**, 322 (1938). — MIDANA, A.: (a) Eritema polimorfo e malattia di Nicolas-Favre. Boll. Sez. region. Soc. ital. Derm. **3**, 244 (1933). — (b) La malattia di Nicolas e Favre (linfogranulomatosi inguinale subacuta. Poroadenite inguinale). Parte clinica con particolare riguardo alle localizzazione extraghiandolari. Atti Soc. ital. Derm. Sif. **2**, 88 (1939). — MIDANA, A., et L. VERCELLINO: Les altérations du système nerveux central de l'homme dans la poroadenite inguinale. Bull. Soc. franç. Derm. Syph. **41**, 161 (1934). — MOCQUOT, P., et GUIEYSSE: Rectite ulcéreuse et sténosante. Bull. Soc. nat. Chir. Paris **59**, 1201 (1933). — MORIU, I.: Peritonitis bei der Lymphogranulomatosis inguinalis. Jap. J. Derm. **42**, 252 (1937). — MÜLLER, O., u. K. JUSTI: Beitrag zur Kenntnis der klimatischen Bubonen. Arch. Schiffs- u. Tropenhyg. **18**, 857 (1914). — MUSGER, A.: Ein weiterer Fall von Nicolas-Durand-Favrescher Krankheit. (L. i.) Zbl. Haut- u. Geschl.-Kr. **33**, 313 (1930).

NAKANO, M., u. K. NAKAZAWA: Über die Veränderung von Liquor und Augenhintergrund beim Lymphogranuloma inguinale. Jap. J. Derm. **40**, 160 (1936). — NEAGU, B., u. TH. TODORESCU: Epithelioma spinocellulare auf Grund einer Esthiomène (Lymphogranulomatosis inguinalis). Spitalul. **60**, 381 (1940). — NICOLAS, J.: Maladie de Nicolas-Favre. Notions récentes: Etiologie, Diagnostic, Traitement. Arch. derm. syph. (Paris) **3**, 201 (1931). — NICOLAS, J., et M. FAVRE: Maladie de Nicolas-Favre. Poradénolymphite suppurée, lymphogranulomatose inguinale subaigue d'origine génitale et vénérienne. Nouv. Prat. Derm. **4**, 477 (1936). — NICOLAS, J., M. FAVRE et F. LEBEUF: (a) Lymphogranulomatose inguinale opérée: Présence de ganglions iliaques suppurés, macroscopiquement semblables aux ganglions inguinaux. Bull. Soc. franç. Derm. Syph. **36**, 287 (1929). — (b) L'érythéme polymorphe au cours de la maladie de Nicolas-Favre. Bull. Soc. franç. Derm. Syph. **38**, 509 (1931). — NICOLAS, J., M. FAVRE, F. LEBEUF et J. CHARPY: Intradermo-réactions positives dans la maladie de Nicolas-Favre (trois cas) avec un antigene tiré d'une forme ano-rectale éléphantiastique de la maladie. Bull. Soc. franç. Derm. Syph. **39**, 24 (1932). — NICOLAS, J., M. FAVRE, F. LEBEUF et H. WEIGERT: Rétrécissement anorectal éléphantiasique: localisation aberrante de la maladie de Nicolas et Favre. Bull. Soc. franç. Derm. Syph. **38**, 120 (1931). — NICOLAS, J., M. FAVRE, G. MASSI et F. LEBEUF: Rétrécissement anorectal éléphantiasique. Forme aberrante de la maladie de Nicolas-Favre. Bull. Soc. franç. Derm. Syph. **38**, 533 (1931). — NICOLAS, J., M. FAVRE, G. MASSI et F. LE CAT: Nouveau cas de rétrécissement ano-rectal éléphantiasique, avec intradermo-réaction de Frei positive, et examen histologique. Bull. Soc. franç. Derm. Syph. **38**, 40 (1931). — NICOLAU, S.: Lésions cutanées lymphogranulomateuses vulvo-ano-rectal. Ann. Derm. Syph. (Paris) **5**, 1 (1934).

OBA, H., u. K. OKA: Ein Fall von Esthiomène. Jap. J. Derm. **41**, 107 (1937). — ODÉN, O.: Fall von Mastdarm- und Sigmaverengerung mit positiver intracutaner und intravenöser Reaktion auf Lymphogranuloma inguinale. Svenska Läk.-Tidn **1935**, 1730. — ORAVISTO, K. I..: Ann. Chir. Gynaec. Fenn. **40**. Suppl., 2 (1941). Zit. nach LINSER und SCHMAUSS.

PANCOTTO, E.: La «malattia di Nicolas e Favre» nella pratica del'Instituto di Patologia degli spedali Civili di Brescia. Atti Soc. ital. Derm. Sif. **2**, 1316 (1941). — PARDO-CASTELLO, V.: Lymphogranulomatosis inguinalis. Corp. iconum. morb. cut. **2**, 111 (1936). — PAUTRIER, L. M., R. GLASSER et A. LABOURGADE: Lésions verruqueuses, végétantes, éléphantiasiformes, du pourtour de l'orifice anal, de tout le pli fessier et du scrotum, s'accompagnant de lésions végétantes endo-rectales pouvant faire penser à une maladie de Nicolas-Favre, mais de nature indéterminée. Bull. Soc. franç. Derm. Syph. **43**, 896 (1936). — PAUTRIER, L. M., R. GLASSER et LANZENBERG: Lymphogranulomatose de Nicolas-Favre a suppuration large. Réaction a l'antigene de Frei. Bull. Soc. franç. Derm. **38**, 303 (1931). — PESSANO, J., et C. M. SEMINARIO: Rectitis und Elephantiasis analis durch Lymphogranulomatose (Nicolas-Favresche Krankheit). Rev. argent. Dermatosif. **22**, 207 (1938). — PHYLACTOS, A.: (a) Lymphogranulomatose des ganglions inguinaux. Thèse de Lyon **1922**, 12. — (b) Névraxite expérimentale du lapin par inoculation intracérébrale du virus de la lymphogranulomatose des ganglions inguinaux (Maladie de Nicolas et Favre). Presse méd. **1935 I**, 493. — PICCININNI, F.: Sul bubbone climatico. Contributo clinico e critico. Arch. ital. Sci. med. colon. **10**, 369 (1929). — PISACANE, C.: (a) Contributo allo studio della malattia di Nicolas e Favre (Ricerche cliniche, istologiche, biologiche e sperimentali). Arch. ital. Derm. **11**, 66 (1935). — (b) Sui diversi metodi di diagnosi biologica della linfogranulomatosi inguinale sub-acuta. Boll. Sez. region. Soc. ital. Dermat. **2**, 191 (1937). — PISACANE, C., e R. LOPRESTI: Alterazioni e potere antigene del liquor nella linfogranulomatosi inguinale subacuta. Rif. med. **55**, 332 (1939). — POLAK, H. J.: Lymphogranulomatosis inguinalis und Urethritis non specifica. Derm. Wschr. **1933 I**, 233. — PUND, E. R., R. B. GREENBLATT and G. B. HUIE: The role of the biopsy in diagnosis of venereal diseases. Histologic differentiation of venereal granuloma and lymphogranuloma and chancroid. Amer. J. Syph. **22**, 495 (1938).

QUÉNU, H., et N. HARTMANN: Chirurgie du rectum. Paris 1895. — QUIROGA, M. I., y P. BOSQ: El chancro lymphogranulomatoso. Enfermedad de Nicolas-Favre. Rev. argent. Dermatosif. **19**, 210 (1935).

RACHET, J., et R. CACHERA: (a) Un cas conjugal de rectite de Nicolas-Favre. Paris méd. **26**, 298 (1936). — (b) Les localisations ano-rectales de la maladie de Nicolas-Favre. Arch. des Mal. Appar. dig. **27**, 5 (1937). — RADAELI, A.: Sulla malattia di Nicolas e Favre. Dati statistici, osservazioni cliniche, dati istologici. Arch. ital. Derm. **17**, 297 (1941). — RAJAM, R. V.: Report of a fatal case of lymphogranuloma inguinale from meningo-encephalitis. Brit. J. vener. Dis. **12**, 237 (1936). — RAMEL, E.: (a) Beiträge zur Kenntnis der Lymphogranulomatosis inguinalis. Derm. Z. **53**, 482 (1928). — (b) Esthiomene ano-rectal. Pseudo-syphilome ano-rectal. Schweiz. med. Wschr. **1936 I**, 368. — RAVAUT, P., R. BOULIN et H. RABEAU: (a) Etude sur la «Poradeno-Lymphite». Ann. Derm. Syph. (Paris) (VI) **5**, 463 (1924). — (b) Sur une variété de poradéno-lymphite suppurée bénigne a forme septicémique, ses rapports avec la «lymphogranulomatose inguinale subaiguë» de M. M. Nicolas et Favre. Presse méd. **30**, 453 (1922). — RAVAUT, P., C. LEVADITI, A. LAMBLING et R. CACHERA: La présence du virus de la maladie de Nicolas-Favre dans les lésions d'une malade atteint d'ano-rectite ulcéro-végétante. Bull. Acad. Méd. (Paris) **107**, 98 (1932). — RÁVNAY, T.: Lymphogranuloma inguinale mit allgemeinen Frühsymptomen. Zbl. Haut- u. Geschl.-Kr. **67**, 658 (1941). — REIMERS, C.: Die Erkennung und chirurgische Behandlung des akuten Lymphogranuloma inguinale (klimatischer Bubo). Langenbecks Arch. klin. Chir. **194**, 264 (1939). — ROEGHOLT, M. N.: Das genito-rektale Syndrom. Klin. Wschr. 8, 1084 (1929). — ROLLET, J.: Zit. nach E. ZURHELLE, Die Syphilis der Lymphgefäße und Lymphdrüsen. In JADASSOHNs Handbuch der Haut- und Geschlechtskrankheiten, Bd. 17/3, S. 47 (1928). — RONSE, M.: Un cas d'infection accidentelle par le virus de Nicolas-Favre. Ann. Soc. belge Méd. trop. **18**, 639 (1938). — ROSSER: Discussion zu dem Vortrag von DAVID und LORING. Ann. Surg. **109**, 837 (1939). — RUGE, H.: Beitrag zur Klinik der sogenannten klimatischen Bubonen. Derm. Wschr. **1930 I**, 1. — RUIZ, F. R., y W. T. FOTHERINGHAM: Subakute inguinale Poradenitis. (Klimatischer Bubo.) Sem. méd. (B. Aires) **1930 II**, 1249.

SAKURANE, Y., u. H. NEZU: Ein Fall von Erythema nodosum kombiniert mit Lymphogranulomatosis inguinalis. Jap. J. Derm. **40**, 159 (1936). — SANO, M.: Sul particolare decorso clinico di un caso di linfogranulomatosi inguinale subacuta. Rinasc. med. **13**, 119 (1936). — SANNICANDRO, G.: Prime osservazioni in Puglia di malattia di Nicolas-Favre (24 casi). Boll. Sez. region. Soc. ital. Derm. **2**, 159 (1933). — SĂRĂTEĂNU, F.: Chronisches Lymphogranuloma inguinale-Geschwür des Gliedes bei einem Manne. Zbl. Haut- u. Geschl.-Kr. **55**, 514 (1937). — SCHOEN, R.: La réinfection névraxique des souris blanches avec le virus de la maladie de Nicolas et Favre. C.R. Soc. Biol. Paris **131**, 475 (1939). — SCHREINER-BIENERT, G.: Über entzündliche Strikturen des Rectums und ihre chirurgische Behandlung. Dtsch. Z. Chir. **228**, 105 (1930). — SCHULZ, K.: Spontane Rectumperforation bei Lymphogranuloma inguinale. Dtsch. med. Wschr. **1933 II**, 1535. — SEI, S.: Über die histologischen Veränderungen in den sogenannten klimatischen Bubonen unter besonderer Berücksichtigung der Gitterfasern. Arch. Schiffs- u. Tropenhyg. **27**, 81 (1923). — SEMMOLA, L.: Osservazioni istopatologiche su di un caso di ulcera cronica del pene la virus della malattia di Nicolas e Favre. Arch. De Vecchi Anat. pat. **2**, 192 (1939). — SÉNÉQUE, J.: (a) Maladie de Nicolas-Favre et rétrécissements du rectum. Presse méd. **1**, 22 (1932). — (b) Maladie de Nicolas-Favre et rétrecissements du rectum. Presse méd. **1943 I**, 376. — (c) Rectites inflammatoires et sténoses rectales. Bull. Soc. nat. Chir. **59**, 1233 (1933). — SHELDON, W. H., and A. HEYMAN: Lymphogranuloma venereum, a histologic study of the primary lesion, bubonulus and lymphnodes proved by isolation of the virus. Amer. J. Path. **23**, 653 (1947). — SHELDON, W. H., M. J. WALL, J. D. SLADE and A. HEYMAN: Lymphogranuloma venereum in a patient with mediastinal lymphadenopathy and pericarditis. Arch. intern. Med. **82**, 410 (1948). — SHINODA, R.: Über Primärläsion von Lymphogranuloma inguinale. Jap. J. Derm. **45**, 103 (1939). — SIMARD, L. C.: L'anatomie pathologique de la maladie de Nicolas-Favre. Un. méd. Can. **65**, 129 (1936). — SIMON, C.: „Myrtiforme" Vegetationen an der Vulva von elephantiastischer Struktur. Wien. med. Wschr. **1936 II**, 1323. — SINGLETON: Discussion zu dem Vortrag von DAVID und LORING. Ann. Surg. **109**, 837 (1939). — SMITH, L. M.: Histology study of the Frei reaction papule. Arch. Derm. **41**, 120 (1940). — SMITH, T. E.: Relation of ano-rectal diseases to malignancy. Dallas med. J. **23**, 118 (1937). Zit. nach LINSER und SCHMAUSS. — SONCK, C. E.: Über die Photosensibilität bei Lymphogranuloma inguinale. I. Klinische Beobachtungen. Acta derm.-venereol. (Stockh.) **22**, Suppl. 6 (1941). — SPILLMANN, L.: Les idées nouvelles sur les adénites inguinales. Rev. méd. Est **45**, 655 (1922). — STEWART, F. W., F. W. FOOTE and W. F. BECKER: Mucoepidermoid tumors of salivary glands. Ann. Surg. **122**, 820 (1945). — STILLIANS, A. W.: Esthiomène, probably lymphogranulomatosis inguinalis. Arch. Derm. **30** 142 (1934). — STRAUSS, H.: (a) Erkrankungen des Rektums und der Flexura sigmoidea. In KRAUS-BRUGSCH, Spezielle Pathologie Bd. 6, S. 243. 1922. — (b) Zur Frage der Ätiologie der „venerischen" Rectalstrikturen. Derm. Wschr. **1938 I**, 235. — STÜHMER, A.: Lymphogranuloma anorectale beim Manne. Zbl. Haut- u. Geschl.-Kr. **54**, 294 (1937). — SWINK, R. L.: Lymphogranuloma venereum associated with squamous cell carcinoma. Sth. med. J. (Bgham, Ala.) **42**, 217 (1949).

TANAHASHI, S.: Beiträge zur Kenntnis der Lymphogranulomatosis inguinalis. Zur Klinik von veralteten Fällen mit pathologisch-anatomischen Befunden der exstirpierten Drüsen. Jap. J. Derm. **44**, 1 (1938). — TARANTELLI, E.: Contagio inguinale linfogranulomatose inguinale subacuta. Superinfezione? Rif. med. **1935**, 1543. — THOMSEN, O.: Ein Vergleich zwischen den bei L. inguinale und bei Dubois Thymusabsceß bei angeborener Syphilis wahrgenommenen histologischen Veränderungen. Acta path. microbiol. scand. **6**, 379 (1929). — TOMMASI, L.: (a) Il linfogranuloma venereo. Pt. II. Rif. med. **1929** (1042). — (b) Linfogranulomatosi di Nicolas e Favre cronica, generalizzata, sistemica mortale. Rif. med. **1940**, 1421.

URBACH, E.: Lymphogranulomatosis inguinalis (Syndroma anorectale) mit Lungenerscheinungen und spezifischer Anergie. Zbl. Haut- u. Geschl.-Kr. **57**, 656 (1938).

VERCELLINO, I.: Sulla reazione di Frei. Boll. Sez. region., Soc. ital. Derm. **1**, 61 (1933). — VIGNES, H.: Dystocie par maladie de Nicolas-Favre. Bull. Acad. Méd. (Paris), III. s. **123**, 730 (1940). — VIRGILLO, F.: Nota riproduzione sperimentale del linfogranuloma inguinale subacuto. Ann. Med. nav. colon. **1**, 268 (1925). — VONWYL, A.: Über einen Fall von Elephantiasis vulvae. Gynaecologica Helv. **9**, 367 (1908).

WALDEYER, W.: Das Becken. Bonn 1899. — WASSÉN, E.: Studies of lymphogranuloma inguinale from etiological and immunological points of view. Copenhagen: Levin e Munksgaard 1935. — WEISSENBACH, R. J., et G. BOUWENS: Maladie de Nicolas-Favre et maladie de Bouillaud. Bull. Soc. franç. Derm. Syph. **44**, 2011 (1937). — WEISSENBACH, R. J., J. MARTINEAU et M. SÉGUIN: Esthiomène de la vulve avec rétrécissement du rectum. Epithelioma spinocellulaire. Bull. Soc. franç. Derm. Syph. **45**, 1785 (1938). — WEISSENBACH, R. J., et P. TÉMIME: Maladie de Nicolas et Favre avec poradenolymphite inguinale et chancre lymphogranulomateux du prépuce à type de nodule abcédé. Bull. Soc. franç. Derm. Syph. **46**, 33

(1939). — WHIMSTER, J. H.: Über schleimsezernierende Carcinome der Perianalregion. Hautarzt **4**, 41 (1953). — WHITE, B. H., and J. M. MILLER: Lymphogranuloma inguinale complicate by carcinoma. Amer. J. Syph. **37**, 177 (1953). — WIEN, M. S., and M. O. PERLSTEIN: Lymphogranuloma inguinale. Arch. Derm. **27**, 1038 (1933). — WIEN, M. S., M. O. PERLSTEIN and B. H. NEIMAN: Inguinal lymphogranuloma in its relation to stricture of the rectum. Arch. Path. **19**, 331 (1935). — WIESE, I.: Iliacaldrüsenvereiterung bei Lymphogranuloma inguinale. Zbl. Haut- u. Geschl.-Kr. **41**, 193 (1932). — WINGE, M.: Über Lymphogranuloma inguinale unter besonderer Berücksichtigung des Vorkommens bei Kindern. Klin. Wschr. **1941 II**, 1073. — WRIGHT, L. T., W. A. FREEMAN and J. V. BOLDEN: Lymphogranulomatous stricture of the rectum. Arch. Surg. **53**, 499 (1946).

YAMASAKI, J.: Ein Fall von Esthiomène. Jap. J. Derm. **41**, 107 (1937).

Klinik des Lymphogranuloma inguinale

Von

Annelore Henschler-Greifelt-Würzburg

und

Hans Schuermann†-Bonn

Mit 11 Abbildungen (davon 1 farbige)

Vorbemerkung

Das Lymphogranuloma inguinale stellt nicht — wie die an sich etwas unglücklich gewählte, aber einmal eingebürgerte Bezeichnung zu sagen scheint — einen auf die Leistenlymphknoten beschränkten Krankheitsprozeß dar. Es handelt sich vielmehr um eine ausgesprochene Allgemeinkrankheit, die in ihrem Verlauf ohne weiteres mit der Lues verglichen werden kann. Auch hier ist als Initialerscheinung ein meist genital lokalisierter Primäraffekt vorhanden, der jedoch — da nicht selten unauffällig, uncharakteristisch und flüchtig — meist unbemerkt bleibt, so daß gewissermaßen als Leitsymptom zuerst die vergrößerten, später in charakteristischer Weise einschmelzenden und fistelnden regionalen Lymphknoten wahrgenommen werden, die über viele Wochen das Bild beherrschen können. Daneben wird das Allgemeinbefinden durch Fieber, Kopfschmerzen, Abgeschlagenheit und Appetitlosigkeit und einen damit verbundenen Gewichtsverlust mehr oder minder stark beeinträchtigt. Diesen Früherscheinungen können manchmal schon nach Wochen, in der Regel jedoch erst nach Ablauf einiger Jahre, gelegentlich noch nach Jahrzehnten Spätmanifestationen folgen, die als außerordentlich chronische, fast stets progrediente Entzündungsprozesse in Form der genitoanalen Elephantiasis mit oder ohne Ulcerationen sowie der entzündlichen Rectumstriktur zu den gefürchtetsten Erscheinungsformen des Lymphogranuloma inguinale gehören. Diese auch therapeutisch oft nur unzureichend zu beherrschenden Veränderungen führen im Laufe der Zeit nicht selten zu schweren Zerstörungen ihrer Umgebung; die Beckenorgane können in den Krankheitsprozeß mit einbezogen werden, ausgedehnte Abscesse und Fistelsysteme bilden sich aus; viele Rectumstrikturen machen Colostomien nötig, die nicht selten durch Coeco- oder Ileostomien ersetzt werden müssen, weil die Entzündung nun auch weiter proximal gelegene Darmabschnitte ergriffen hat. Sekundärinfektionen, Perforationen oder die fortschreitende Kachexie führen in vielen Fällen ein frühzeitiges letales Ende herbei, andere Kranke erwartet ein jahrzehntelanges Siechtum.

Sowohl im Früh- als auch im Spätstadium können durch hämatogene Ausschwemmung des Lymphogranuloma inguinale-Virus oder dessen Stoffwechselprodukte andere Organsysteme in den Krankheitsprozeß einbezogen werden. Ausgedehnte Hautveränderungen — zumeist unter dem Bilde eines Erythema nodosum oder Erythema exsudativum multiforme verlaufend (s. Beitrag Sonck in diesem Handbuch) — werden recht oft beobachtet wie auch Gelenkaffektionen in mannigfacher Art. Die Beteiligung der Augen wie auch des Zentralnervensystems stellt eine verhältnismäßig häufige Komplikation dar. Mehr oder weniger ausgeprägte Serumeiweißverschiebungen sowie Beschleunigung der Blutkörperchensenkungsgeschwindigkeit sind fast stets nachzuweisen. Sektionsbefunde zeigen, daß auch Milz, Leber, Nieren und weitere innere Organe hochgradig verändert sein können.

Andererseits sind ähnlich wieder wie bei der Lues abortive Verlaufsformen möglich, die klinisch kaum in Erscheinung treten, aber eine Infektionsquelle darstellen können, wie auch völlig symptomlose Fälle, die sich lediglich durch einen positiven Frei-Test auszeichnen.

Es resultiert ein außerordentlich vielgestaltiges klinisches Bild, das durch schier unzählige Variationsmöglichkeiten eine weitere Bereicherung erfährt, so daß die Übersicht sich gelegentlich etwas schwierig gestaltet. Aus diesem Grunde möchten wir zunächst die lokalen Früh- und Spätmanifestationen des Lymphogranuloma inguinale und im Anschluß daran jene Erscheinungen an anderen Organsystemen zusammenhängend abhandeln, die in beiden Stadien auftreten können.

I. Lokalerscheinungen des Lymphogranuloma inguinale

1. Frühstadium

a) Geschlechterverteilung

Auffälligerweise erkranken — ähnlich wie beim Ulcus molle — wesentlich mehr Männer als Frauen an Lymphogranuloma inguinale. Bei alleiniger Berücksichtigung des Lymphogranuloma inguinale-*Frühstadiums* schwankt der Anteil der weiblichen Patienten in kleineren Statistiken zwischen 4,2 und 23%:

Hellerström (1929a)	von 47 Fällen	4,2% Frauen
Löhe u. Blümmers	von 51 Fällen	7,8% Frauen
Phylactos	von 15 Fällen	13,0% Frauen
Frei u. Hoffmann	von 50 Fällen	15,0% Frauen
Ravaut, Boulin u. Rabeau	von 25 Fällen	23,0% Frauen

Bei umfangreicherem Krankengut liegt die Schwankungsbreite beim *Frühstadium* erwartungsgemäß in etwas engeren Grenzen mit 5,6—15,2%.

Nicolau (1935b)	von 1009 Fällen	5,6% Frauen
Sézary, Kipfer u. Bouvrain	von 115 Fällen	8,7% Frauen
Costello u. d'Avanzo	von 344 Fällen	12,3% Frauen
W. Schmidt (1939)	von 210 Fällen	15,2% Frauen

Darüber hinaus ergibt die Einbeziehung auch der Lymphogranuloma inguinale-*Spätmanifestationen* in die statistische Berechnung keine nennenswerten Verschiebungen. Der Anteil der Frauen am Gesamtkrankengut (*Früh- und Spätstadium* des Lymphogranuloma inguinale) liegt bei Zugrundelegen größerer Statistiken zwischen 9 und 26,6%.

Koyama (1937)	von 200 Fällen	9,0% Frauen
Sézary, Kipfer u. Bouvrain	von 119 Fällen	11,8% Frauen
Nicolau (1935b)	von 1190 Fällen	18,0% Frauen
Costello u. d'Avanzo	von 388 Fällen	18,3% Frauen
Radaeli	von 149 Fällen	21,5% Frauen
Sonck (1951)	von 1195 Fällen	26,2% Frauen
W. Schmidt (1939)	von 273 Fällen	26,6% Frauen

Dies erscheint zunächst insofern überraschend, als die genitalen und anorectalen Späterscheinungen in der überwiegenden Mehrzahl der Fälle Frauen betreffen. Da der Anteil der Spätmanifestationen gemessen an der Gesamtzahl der Lymphogranuloma inguinale-Kranken jedoch lediglich etwa 4—18% (vgl. S. 563) beträgt, wird diese verhältnismäßig geringe Verschiebung verständlich.

Die Ursachen der unterschiedlichen Geschlechterverteilung erscheinen bis heute nicht völlig geklärt. Möglicherweise spielt hier eine geringere Empfänglichkeit der Frau gegenüber dem Lymphogranuloma inguinale-Virus eine Rolle, weiterhin sind die besonderen anatomischen Verhältnisse des weiblichen Beckenlymphsystems (vgl. S. 561) wohl von einer gewissen Bedeutung. Dafür sprechen unter anderem die Ergebnisse großer Untersuchungsreihen (z. B. in den Vereinigten Staaten), wobei positive Frei-Reaktionen ohne jegliche klinische Erscheinungen eines Lymphogranuloma inguinale weit häufiger bei Frauen als bei Männern festgestellt werden konnten. Einzelheiten darüber bei HELLERSTRÖM in diesem Handbuch.

b) Altersverteilung

Erwartungsgemäß finden wir die Höchstzahl an Lymphogranuloma inguinale-Erkrankungen im geschlechtsreifen Alter und hier wiederum mit einem Gipfelpunkt im 3. Lebensjahrzehnt (Tabelle 1). In guter Übereinstimmung mit diesen Zahlen stehen unter anderem die Angaben von LÖHE u. BLÜMMERS (51 Patienten) mit einem Durchschnittsalter von 20—30 Jahren, NICOLAU (1935b) (1190 Patienten) mit 86% der Erkrankungen im 3. Lebensjahrzehnt, KOYAMA (1937), dessen 200 Patienten sich auf das 20.—43. Lebensjahr verteilen und COSTELLO u. D'AVANZO, die ein Mittel von 30,4 Jahren errechneten.

Tabelle 1

	SEZARY u. Mitarb.	W. SCHMIDT		SONCK
Bis 20 Jahre . . .	8	20	Bis 19 Jahre	96
21—30 Jahre . . .	62	112	20—29 Jahre	652
31—40 Jahre . . .	32	45	30—39 Jahre	297
41—50 Jahre . . .	11	14	Über 40 Jahre	150
51—60 Jahre . . .	6	8		
Über 60 Jahre . .		3		
	119	202		1195

Die getrennte Altersverteilung von Männern und Frauen zeigt keine signifikanten Unterschiede. Die angegebenen Zahlen beziehen sich jeweils auf die Gesamtzahl der Patienten (Früh- und Spätmanifestationen). Bezüglich der Spätveränderungen speziell vgl. S. 562. Weitere Einzelheiten bei HELLERSTRÖM in diesem Handbuch.

c) Inkubationszeit

Da der Primäraffekt des Lymphogranuloma inguinale häufig sehr unauffällig ist und nur kurze Zeit bestehen bleibt, entgeht er nur zu oft der Beobachtung, so daß die Feststellung der Inkubationszeit vom suspekten Coitus bis zum Auftreten des Primäraffektes (sog. erste Inkubationszeit) oft nicht exakt möglich ist. Hinzu kommt, daß die Patienten — falls sie einen Primäraffekt überhaupt bemerken — deswegen meistens keinen Arzt aufsuchen und ihre diesbezüglichen späteren Angaben nur mit Vorsicht zu bewerten sind. Andererseits werden zugleich mit dem Lymphogranuloma inguinale nicht selten andere venerische Krankheiten erworben, so daß später nicht mehr mit Sicherheit entschieden werden kann, ob die inzwischen meist abgeheilten Genitalveränderungen tatsächlich Ausdruck eines Lymphogranuloma inguinale-Primäraffektes waren. FREI (1936) unterscheidet deshalb von dieser sog. ersten Inkubationszeit eine zweite Inkubationszeit, die von der Infektion bis zum Auftreten der ja meist als erstes Krankheitssymptom wahrgenommenen Leistenlymphknotenschwellungen gerechnet wird.

Nachdem beide Inkubationszeiten erheblichen Schwankungen unterliegen, die in extremen Fällen wenige Tage bis mehrere Monate betragen können, und sich ihre durchschnittliche Länge demnach nicht wesentlich voneinander unterscheidet, zudem die Lymphknotenschwellungen zuweilen gleichzeitig mit dem Primäraffekt oder auch bereits vor diesem auftreten, erscheint die Definition der Inkubationszeit nach Sézary und Friedmann am zweckmäßigsten: Sie reicht vom Zeitpunkt der Infektion bis zum Auftreten der ersten Erscheinungen des Lymphogranuloma inguinale, ganz gleich, ob diese sich als Primäraffekt, als Lymphadenitis oder in anderer Form manifestieren.

Unter Berücksichtigung subtil beobachteter Fälle, insbesondere solcher mit sicher zu ermittelndem Infektionstermin und Partnerinfektionen beträgt die Inkubationsdauer nach Phylactos 10—25 Tage, Frei und Hoffmann $1^1/_2$ bis 6 Wochen (im Mittel 2—3 Wochen), Hellerström (1929a) wenige Tage bis 4 Wochen (im allgemeinen 14 Tage), Sézary und Friedmann 10 Tage bis 3 Monate (durchschnittlich 1 Monat). Zahlreiche weitere Literaturangaben bewegen sich in gleichen Bereichen. Erwähnt seien hier noch die Zahlen Ruges, der von 105 Lymphogranuloma inguinale-Patienten in 52 Fällen die Inkubationsdauer ermitteln konnte:

Sie betrug: 5mal 5—10 Tage,
12mal 11—20 Tage,
15mal 21—30 Tage,
5mal 31—40 Tage,
10mal 41—50 Tage,
5mal über 50 Tage.

Im Krankengut von Fujita und Aoyama wird für 17% der Fälle eine Inkubation von 2—3 Wochen, für 46% von 3—4 Wochen und für 11,5% von 4 bis 7 Wochen angegeben.

Die Inkubation ist in warmen Ländern nicht — wie früher irrtümlich angenommen — kürzer als in gemäßigten Breiten. Sie beträgt auch dort im Mittel 10—30 Tage (Müller und Justi; Rost; Günther).

Über extrem kurze Inkubationszeiten berichten Photinos u. Mitarb., Jame, Aujaleu und Passa (4—6 Tage) u. a. Andererseits erschienen die ersten Manifestationen im Fall Touraine und Hesse nach 48 Tagen, Pautrier, Glasser und Lanzenberg nach 3 Monaten und bei dem Kranken von Bezecny (1932) sogar erst nach $4^1/_2$ Monaten.

Die Inkubationszeit nach experimenteller Infektion (Lymphogranuloma inguinale-Virus aus Affenhirnpassagen) eines Paralytikers von Levaditi, Marie und Lépine betrug 35 Tage. Die von Wassén — ebenfalls durch intrapräputiale Inoculation — infizierten Geisteskranken zeigten nach 15—24 Tagen die ersten Krankheitssymptome. Zwei Impfungen von Flarer und Pisacane führten nach 40 Tagen zur Manifestation des Lymphogranuloma inguinale. — In 3 Fällen von Bonne, van der Horst und Pet kam es 6—7 Wochen nach der Inoculation zu den ersten Krankheitserscheinungen.

d) Klinisches Bild

α) Primäraffekt

Der Lymphogranuloma inguinale-Primäraffekt (Chancre lymphogranulomateux, Ulcère vénérien adénogène — Nicolas und Favre, Microchancre poradénique Bory) ist gekennzeichnet durch sein uncharakteristisches Aussehen, das differentialdiagnostisch erhebliche Schwierigkeiten bereiten kann, durch Schmerzlosigkeit und Flüchtigkeit. Aus diesen Gründen wird er oft weder vom Patienten noch vom Arzt wahrgenommen. Da ein Teil der Primäraffekte ohne Narben abheilt, andererseits Mischinfektionen mit anderen venerischen Krankheiten nicht zu den Seltenheiten gehören, so daß die Genese etwa vorhandener Residuen eines Primäraffektes retrospektiv nicht geklärt werden kann, entstehen weitere Schwierigkeiten bezüglich der Feststellung ihrer Häufigkeit. Entgegen früheren Mitteilungen, die das Auftreten des Lymphogranuloma inguinale-Primäraffektes als seltenes Ereignis hervorheben, wurden bei Berücksichtigung größeren einschlägigen Krankengutes doch Primäraffekte in etwa 20—50% der Fälle festgestellt:

Löhe und Blümmers (51 Patienten) in 19,6%, Fujita (83 Patienten) in 21,6%, Hurwitz (109 Patienten) in 27,5%, Costello u. d'Avanzo (344 Patienten) in 29,4%, Cozzani (30 Patienten) in 40%, Nicolau und Banciu (1932a) (38 Patienten) in 52%, Nimpfer (93 Patienten) in 52,7%, Hellerström und Wassén (1933) (100 Patienten) in 53%, und Sézary und Drain (73 Patienten) in 53,4% der Fälle.

Dem Übertragungsmodus entsprechend ist der Primäraffekt in den meisten Fällen im Bereich des äußeren Genitale lokalisiert mit Prädilektionsstellen in der Kranzfurche, Glans penis, Praeputium beim Manne bzw. der Innenseite der kleinen, weniger der großen Labien, am Introitus vaginae, der hinteren Commissur und der Harnröhrenmündung bei der Frau. In diesem Zusammenhang sei erwähnt, daß Gibson bei beschnittenen Juden und Mohammedanern niemals ein Lymphogranuloma inguinale fand, wohl aber bei — nicht beschnittenen — Chinesen. Manchmal ist der Primäraffekt in der Urethra, wesentlich seltener in der Perianalregion bzw. in den distalen Abschnitten des Mastdarms (Valerio), in Einzelfällen im Bereich der Mundschleimhaut (Schuermann) bzw. bei Berufsinfektionen von Ärzten an den Händen zu finden.

Es ist das Verdienst vor allem der französischen Schule, die verschiedenen klinischen Erscheinungsbilder herausgestellt zu haben. Während Bory (1921) lediglich eine follikuläre, erosive, herpetiforme, oberflächliche, nicht infiltrierte Form von einer infiltrierten syphiloiden unterscheidet, nehmen Sézary und Drain eine weitgehendere Unterteilung vor, wobei aus der Bezeichnung der einzelnen Typen bereits das an sich Uncharakteristische, an andere Krankheiten erinnernde des Lymphogranuloma inguinale-Primäraffektes hervorgeht:

1. Type herpétiforme, gekennzeichnet durch eine kleine, oberflächliche Erosion ohne jedes Infiltrat, ohne Narbe abheilend und nur wenige Tage bestehend. (Abgrenzung vom Herpes simplex durch Kaninchencorneaversuch, wobei zu berücksichtigen ist, daß der Herpes simplex gelegentlich dem Lymphogranuloma inguinale-Virus als Eintrittspforte dienen kann.)

2. Type chancrelliforme, der rein klinisch ohne Berücksichtigung anderer Kriterien nicht vom Ulcus molle-Primäraffekt zu unterscheiden ist.

3. Type syphiloide; sein klinisches Bild stimmt völlig mit dem des luischen Primäraffektes überein.

4. Type nodulaire; diese Erscheinungsform hat noch am ehesten eine „spezifische" Note. Je nach der Tiefe der beteiligten Hautschichten und Ausdehnung werden folgende Untergruppen unterschieden:

a) Chancre folliculaire, charakterisiert durch ein follikuläres Knötchen, das ohne Narbe abzuheilen pflegt.

b) Chancre nodulaire pure, ein nicht ulcerierender bis kirschgroßer Knoten.

c) Chancre nodulaire ulcéré mit zentraler Ulceration und erheblicher Infiltration oder tiefer, enger, zentraler Einziehung, mit besonders deutlicher Narbe abheilend.

5. Type étalé oder Chancre en nappe. Dieses Erscheinungsbild gilt als selten. Es ist gekennzeichnet durch ein mehr oder weniger ausgedehntes, flächenhaftes Infiltrat und führt sehr leicht zu Verwechslungen mit Mischschankern.

Neben diesen klassischen Formen, von denen der herpetiforme Schanker am häufigsten beobachtet wird (bei SÉZARY und DRAIN in 73% der Fälle), sind Primäraffekte mit völlig abweichendem Erscheinungsbild bekannt. So wurden fünfzigcentimestück- bzw. einfrancstückgroße Ulcerationen im Bereich der Kranzfurche bzw. am Meatus urethrae beobachtet mit derben, wallartigen Rändern, die ein Neoplasma vortäuschten (sog. Riesenschanker) (SÉZARY und BOUWENS, SÉZARY und MASCHAS).

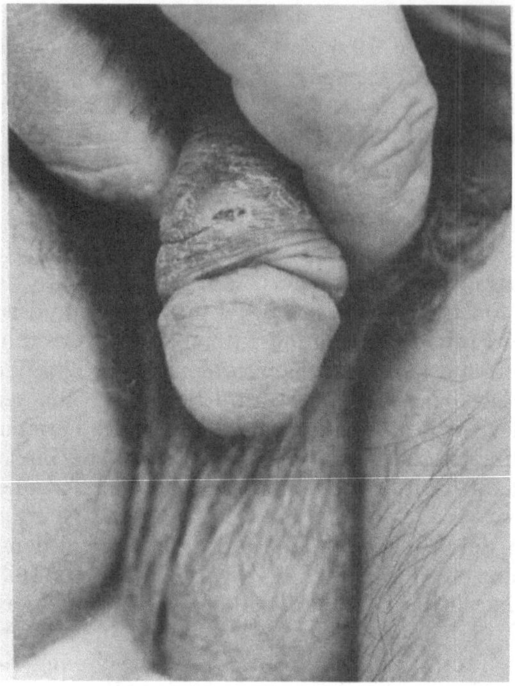

Abb. 1. Genitaler Primäraffekt des Lymphogranuloma inguinale

WEISSENBACH und TÉMIME berichten über einen erbsengroßen, weichen, fluktuierenden Tumor auf infiltrierter Unterlage an der Penisunterseite bei gleichzeitigem Ödem des Praeputiums, der alle Zeichen einer akuten Entzündung aufwies. In einem Falle von RAVAUT und SCHEIKEVITCH stand ein haselnußgroßer Schanker durch eine Fistel mit der Außenwelt in Verbindung.

In der Regel tritt der Lymphogranuloma inguinale-Primäraffekt in Einzahl auf, doch sind auch zwei und mehr Exemplare gleichzeitig beobachtet worden (z. B. unter 33 Fällen von SÉZARY und DRAIN dreimal), wobei einmal der Type chancrelliforme neben dem Type nodulaire, einmal der nodulaire-ulceröse Typ neben dem Type étalé festzustellen war. Bei multiplem Auftreten von Lymphogranuloma inguinale - Primärveränderungen, die gleichzeitig, kurz nacheinander (metachron) oder — als Ausdruck einer Superinfektion — in etwas größerem Zeitabstand erscheinen können, ist zu unterscheiden zwischen multiplen Primäraffekten in *einem* Lymphknotenbereich und in verschiedenen Lymphknotenbereichen (distanzierte Primäraffekte bzw. multiple Primärkomplexe) z. B. Genitalgegend und Mundhöhle. Andererseits kann die Lymphknotenkomponente *eines* Primärkomplexes doppelseitig lokalisiert sein.

Auch Abklatschprimäraffekte sind beobachtet worden. In einem Falle folgte einem 1,5:4 cm großen ulcerierten Primäraffekt mit etwas induriertem, aufgeworfenen Rand im Bereich der linken Scheidenwand nach 14 Tagen eine gleichartige Veränderung an korrespondierender Stelle der rechten Vaginalwand. Bei einer anderen Patientin waren bei der ersten Untersuchung bereits zwei ebenso ausgedehnte, sich gegenüberliegende Geschwüre an der rechten und linken Vaginalwand festzustellen (TORPIN, SANDERSON und BRANDT).

Sowohl bei Männern als auch bei Frauen kann der Primäraffekt intraurethral lokalisiert sein, nicht selten unter dem uncharakteristischen klinischen Bild einer chronischen „unspezifischen" Urethritis. Endoskopisch erweist er sich als Erosion oder flache Ulceration, gegebenenfalls mit einem umgebenden Infiltrat. Solche Primäraffekte wurden in den vorderen und hinteren Harnröhrenabschnitten festgestellt [HELLERSTRÖM (1929b), CURTH (1931), PREHN, CERUTTI u. PAVANATI (1938a), NIMPFER u. a.]. In Übereinstimmung damit stehen auch Untersuchungen von WILLCOX an 84 Patienten mit früherer oder gegenwärtiger „unspezifischer" Urethritis, bei denen sich in 13,1% ein positiver Frei-Test ergab. 62 Kontrollpersonen wiesen in 4,8% der Fälle eine positive Frei-Reaktion auf.

Der Lymphogranuloma inguinale-Primäraffekt bleibt im allgemeinen nur kurze Zeit bestehen, in der Regel 5—15 Tage in Abhängigkeit von der jeweiligen Erscheinungsform, wobei die oberflächlich lokalisierten herpetiformen und ein Teil der syphiloiden Primäraffekte sich am schnellsten zurückbilden, die anderen je nach Ausdehnung und Beteiligung tieferer Hautschichten längere Zeit bis zur Abheilung beanspruchen. Besonders der follikuläre Typ erweist sich oft als recht hartnäckig, er kann nach RAVAUT gelegentlich sogar die Rückbildung der inguinalen Bubonen überdauern. SÉZARY und FACQUET berichten über einen Primäraffekt vom follikulären Typ, der erst nach 10 Wochen abheilte. Ein sog. Riesenschanker (einfrancstückgroße Ulceration mit wallartigem Rand) bestand länger als 2—3 Monate (SÉZARY und MASCHAS). Auch BUSCHKE weist auf eine gelegentliche Persistenz des Primäraffektes hin.

Außer den hier beschriebenen reinen Lymphogranuloma inguinale-Primäraffekten gibt es nicht selten Mischinfektionen — zumeist mit Lues oder Ulcus molle —, wobei beide Krankheiten sich in Form eines gemeinsamen Primäraffektes manifestieren können (hierzu s. Kapitel Mischinfektionen).

Extragenitale Lymphogranuloma inguinale-Primäraffekte (Extremitäten, Nasenrachenraum, Mundhöhle) können durch perversen Geschlechtsverkehr oder durch Berufsinfektionen (Ärzte, Krankenpflegepersonal) bzw. ausnahmsweise Zufallsinfektionen (Verletzungen) zustande kommen. Die Eintrittspforte ist im ersteren Falle zumeist im Bereich des Anus oder der Mundhöhle bzw. des Nasenrachenraumes zu suchen, im letzteren in der Regel an den Händen. Der Infektionsmodus soll in diesem Rahmen keine weitere Berücksichtigung erfahren (hierzu s. Beitrag HELLERSTRÖM).

Ein Teil der in der Literatur als extragenital lokalisiertes Lymphogranuloma inguinale aufgeführten Fälle hält einer Kritik allerdings kaum stand. Wenn nicht zuverlässige anamnestische Angaben — wie z. B. bei der Infektion von Ärzten die vorangegangene Operation eines Lymphogranuloma inguinale-Kranken (KLOTZ, HELLERSTRÖM u. WASSÉN (1933), TANAHASHI u.a.) die Diagnose zumindest sehr wahrscheinlich machen, ist in jedem Falle nicht nur ein positiver Frei-Test zu fordern, sondern auch nach Möglichkeit der Virusnachweis in den jeweiligen Veränderungen (bzw. umgekehrter Frei-Test), unter allen Umständen sollten aber ähnliche Krankheitsbilder wie Tularämie, Tuberkulose und Katzenkratzkrankheit ausgeschlossen werden. In einem entsprechend gelagerten Fall SKORPILs z. B., der zwar einen positiven Frei-Test aufwies, spielt anamnestisch das Kratzen einer Katze im Bereich der vermuteten Eintrittspforte eine Rolle, so daß wir heute hier ein Lymphogranuloma inguinale wohl nicht ohne weiteres annehmen können. Als gesichert dürften dagegen die von HELLERSTRÖM, SKORPIL (ein weiterer Patient), GOUGEROT u. Mitarb., TANAHASHI sowie LUTZ publizierten Fälle gelten. Es handelt sich dabei um Primäraffekte zumeist in Form schnell heilender Geschwüre an den Fingern, die von cubital und/oder axillar lokalisierten, später erweichenden und fistelnden Bubonen gefolgt waren. Fast regelmäßig bestanden Temperaturen um 38°.

Die Eintrittspforte stellen kleinere Verletzungen dar, im Falle HELLERSTRÖMs z.B. durch eine Nagelfeile bedingt, bei der Krankenpflegerin von HOMMA und Chaglassian nach Blutentnahme an der Fingerbeere. Nimpfer beobachtete einen Primäraffekt in Form einer in Abheilung begriffenen Erosion an der rechten Wange bei völlig unveränderter Mund- und Zungenschleimhaut mit zahlreichen bis zu pflaumengroßen submaxillaren, cervicalen und infraclavicularen Lymphknoten. Über Primäraffekte bzw. Primärkomplexe im Nacken berichten unter anderem Nieuwenhuyse und van Putte, über solche im Bereich der unteren Extremitäten Lépinay und Grévin, über dem Steißbein Kiefer. Diese Fälle scheinen jedoch zum Teil nicht gesichert zu sein.

Wohl am häufigsten nach der analen Lokalisation ist der extragenitale Lymphogranuloma-inguinale Primäraffekt im Bereich der Tonsillen zu finden, gelegentlich auch in der Mundhöhle — hier vorwiegend an der Zungenspitze —, in vereinzelten Fällen sind Mundboden und Gaumen befallen (Buschke und Curth; Bloom; Bezecny und Sagher; Ramos und Silva; Midana (1938c); Gatti Manacini; Kogoj; Ferrari (1941); Molinari u. a. — Zusammenstellung bei Schuermann).

Das im übrigen ebenfalls wenig charakteristische klinische Bild der (in Ein- oder Mehrzahl) an den Tonsillen bzw. in der Mundhöhle lokalisierten Primäraffekte ist gekennzeichnet durch im allgemeinen flüchtige umschriebene Erosionen oder flache — ausnahmsweise tiefe — Ulcerationen von meist ovaler Form und gelbroter bis grauroter Farbe, wobei eine zackige Begrenzung auffällt. Zuweilen ist der Ulcusgrund mit einer grauweißlichen Pseudomembran belegt. In der Regel sind diese Initialerscheinungen wenig schmerzempfindlich (Bezecny und Kogoj geben starke Schmerzhaftigkeit an, in vereinzelten Fällen gehen Brennen und Schmerzen voraus), ihre Konsistenz ist gegenüber der unveränderten Umgebung kaum vermehrt. Die Primäraffekte sind durchschnittlich reiskorn- bis bohnengroß, können sich gelegentlich aber wesentlich weiter ausdehnen [z. B. bei Curth (1933) 3 bzw. 5 cm Durchmesser]. Bei dem Patienten Blooms zeigten sich als erste Lymphogranuloma inguinale-Manifestation schmerzhafte Bläschen an der Zungenspitze, der Kranke von Ferrari wies als erstes Zeichen lediglich eine leichte Tonsillitis auf. Bei dem durch Myerson mitgeteilten Fall gab ein derartiger uncharakteristischer Befund Anlaß zur Tonsillektomie. Die Diagnose wurde schließlich geklärt, als 8 Monate später im Bereich der rechten Fossa tonsillaris, der Gaumenbögen, des weichen Gaumens, im Naso- und Hypopharynx sowie auch im Larynx ausgedehnte Veränderungen festgestellt werden konnten, insbesondere eine bandförmige, flache, unregelmäßig begrenzte, milchig belegte, von einer Tonsillargrube zur anderen ziehende, derbe Ulceration im Bereich des weichen Gaumens. Ähnliche Veränderungen fanden sich in den übrigen genannten Lokalisationen. Im Bereich des Larynx fiel ein an einer Aryepiglottisfalte inserierender, blasser, glatter, derber, beweglicher, cystenähnlicher Tumor auf, der den ganzen Kehlkopf einnahm und bei kräftiger Inspiration auf den Kehldeckel drückte. Der Tumor wurde mit der Diathermieschlinge abgetragen, die übrigen, ebenfalls mehrere Monate bestehenden Veränderungen heilten unter einer Frei-Antigen-Behandlung narbig ab.

Diese interessante Mitteilung wie auch ähnliche Beobachtungen im Bereich der Zunge (chronische elephantiastische Schwellung vor allem des vorderen Zungendrittels, sklerosierend, ulcerös oder vegetierend — Buschke und Curth u. a.) legen die Vermutung nahe, daß es sich hierbei um der Esthiomène entsprechende Veränderungen der Spätperiode handelt, wie bereits Frei sowie Sulzberger u. a. angenommen haben.

Coutts glaubte mit der Zunahme des Lymphogranuloma inguinale bis dahin nicht bekannte Zungenaffektionen festgestellt zu haben, die unter dem Bilde einer Glossitis marginata verlaufen. Er selbst beobachtete bei zwölf Frei-positiven Patienten ohne sonstige Zeichen eines Lymphogranuloma inguinale derartige Veränderungen mit Schwellung und Infiltration besonders der Zungenränder, Einziehungen an der Zungenoberfläche, die ihr ein geborstenes Aussehen verleihen, und gelegentlich dickwandigen, von tiefen Rissen begrenzten Blasen. Diese mit einer uncharakteristischen Vergrößerung der regionalen Lymphknoten einhergehenden, wenig schmerzhaften Erscheinungen zeichneten sich durch besondere Hartnäckigkeit (monatelanger Verlauf) und Therapieresistenz aus. Derartige Befunde konnten jedoch später von anderen Autoren nicht erhoben werden, so daß BEZECNY und SAGHER u. a. ihre Zugehörigkeit zum Lymphogranuloma inguinale überhaupt in Zweifel ziehen.

Wenige Tage nach der Manifestation des Primäraffektes kommt es zu der charakteristischen „violetten" Entzündung der regionalen Lymphknoten, je nach Lokalisation der Initialerscheinungen entweder in den Kieferwinkeln, latero-cervical, präauricular und gelegentlich auch supraclavicular. Nicht selten ist die Lymphknotenbeteiligung doppelseitig. In einem Teil der Fälle ist ein Primäraffekt im Lympheinzugsgebiet nicht (oder nicht mehr?) festzustellen (bubo d'emblée).

Gelegentlich kommt es im Rahmen einer Generalisation des Lymphogranuloma inguinale — am ehesten wohl im Verlaufe von Erythema nodosum- bzw. Erythema exsudativum multiforme-Schüben — offenbar auch zu flüchtigen Veränderungen im Bereich der Mundhöhle etwa unter dem Bilde einer uncharakteristischen „Stomatitis", Glossitis oder Tonsillitis (LÖHE und BLÜMMERS, DE GREGORIO und ZATORRE, MALFATTI u. a.) bzw. zu einem ausgedehnten Enanthem der Mundschleimhaut (YAMAMOTO u. Mitarb. u. a.).

β) Lymphgefäße

Nach FREI (1932a) findet man im Frühstadium des Lymphogranuloma inguinale in etwa 4—5% der Fälle in Verbindung mit einem (oder mehreren) entzündeten Lymphknoten, seltener mit dem Primäraffekt oder einem Bubonulus (s. u.) eine *Lymphangitis*, die durch einen zumeist kurzen, derben, geschlängelt verlaufenden, kaum druckempfindlichen Strang gekennzeichnet ist. Im Bereich einer solchen Lymphangitis oder auch unabhängig von einer klinisch nachweisbaren Entzündung der Lymphgefäße kann sich analog den Verhältnissen bei Ulcus molle, Tularämie u. a. durch retrograden Lymphtransport ein *Bubonulus* (seltener auch mehrere Bubonuli) entwickeln. Diese auch als Nodularlymphangitis (Lymphangite nodulaire) bezeichnete Veränderung unterscheidet sich vom Primäraffekt des Lymphogranuloma inguinale durch ihren ausschließlich subcutanen Sitz bei Fehlen jeglicher Epithelalteration. Es handelt sich dabei um einen mäßig derben Knoten, der bis haselnußgroß werden kann, sich durch Fehlen von akuten Entzündungserscheinungen auszeichnet und gegen Haut und Unterlage gut verschieblich ist. Er stellt eine umschriebene Infiltration der Lymphgefäße dar und darf keinesfalls mit einer Lymphadenitis verwechselt werden. Der Bubonulus wird häufiger bei Männern als bei Frauen beobachtet; bei diesen zumeist an der Außenseite der großen Labien, bei jenen im Bereich des Penisrückens bzw. in der Kranzfurche. Manchmal ist proximal und/oder distal von dieser knotigen Auftreibung ein lymphangitischer Strang sichtbar bzw. palpabel. Gelegentlich können von einem Bubonulus *Hautabscesse* ihren Ausgang nehmen (CHEVALLIER und BERNARD 1932e, PINARD und FIEHRER u. a.). Nicht selten besteht auch hier ein *kollaterales Ödem*. Der Bubonulus kann sich bereits wenige Tage, im allgemeinen jedoch erst mehrere Wochen nach der Ausbildung des Primäraffektes bzw. der Leistenbubonen entwickeln und pflegt im Verlaufe mehrerer Tage eitrig einzuschmelzen (der steril entnommene Inhalt erwies sich als brauchbares Antigen — LÖHE und ROSENFELD, NICOLAU und BANCIU (1932b), BRANDT u. a.), um später nur sehr langsam mit oder ohne Hinterlassung von Fisteln abzuheilen. Bei einem Patienten MIDANAS (1938b) reichten die Fisteln bis zu den Corpora cavernosa und der Schambeingegend. Löhe und Rosenfeld sehen im Bubonulus bereits eine Übergangsstufe zwischen Früh- und Spätmanifestationen. Die Nodularlymphangitis kann übrigens erstes Symptom eines Lymphogranuloma inguinale sein. Ob sie in solchen Fällen als Primäraffekt angesehen werden darf (de Gregorio 1942), erscheint zumindest umstritten.

Ebenfalls Ausdruck einer entzündlichen Reaktion der Lymphgefäße ist die gelegentlich zu beobachtende sog. *Lymphoangioectasie vulvaire.* Sie besteht aus durch Dilatation der Lymphgefäße entstandenen stecknadelkopf- bis linsengroßen, dicht stehenden „Bläschen". (Cave Verwechslung mit Herpes simplex — Kaninchencorneaversuch!).

γ) Lymphknoten

αα) Inguinale Lymphknoten. Das markanteste Symptom, das zur Benennung der ganzen Krankheit als Lymphogranuloma inguinale Anlaß gab, ist die entzündliche Schwellung der dem Primäraffekt zugehörigen Lymphknotengruppen, am häufigsten also der im Bereich der Leistenbeugen. Da der Primäraffekt nur zu oft übersehen wird, ist die Affektion der Lymphknoten zumeist das erste klinisch wahrnehmbare Krankheitszeichen.

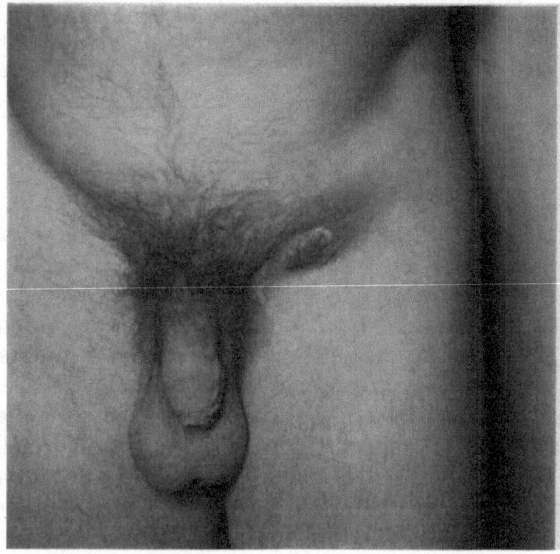

Abb. 2. Lymphogranuloma inguinale. Schwellung der Leisten-Lymphknoten mit mehreren kleinen vor dem Durchbruch stehenden Abscessen. Haut über den Lymphknoten und in deren Umgebung livide gerötet. (Sammlung Prof. Sonck)

Die Entzündung der Leistenlymphknoten beginnt im allgemeinen wenige Tage nach Auftreten des Primäraffektes — falls ein solcher nachzuweisen ist —, wobei die mediale, obere Leistenlymphknotengruppe bevorzugt befallen wird, die das Lymphabflußgebiet für das äußere Genitale darstellt. Die inguino-laterale Gruppe (Lymphfilter für die Analregion) wird wesentlich seltener befallen. Die Lymphadenitis kann einseitig oder doppelseitig zur Ausbildung kommen. Im letzteren Falle folgt meistens die eine Seite der anderen im Abstand von einigen Tagen. Die linke Seite scheint etwas häufiger beteiligt zu sein als die rechte, doch widersprechen sich die Statistiken in diesem Punkte. Eine doppelseitige Lokalisation wird in größeren Aufstellungen für 4—45% der Fälle angegeben [Breuil und Guillerm 4%, Nicolau (1935b) 8%, Nimpfer 13,9%, Kitchevatz und Alcalay (1937) 19%, Ruge 27%, Löhe und Blümmers 30%, Hellerström (1929a) 35%, Costello und d'Avanzo 39,9%, Hurwitz 45,8%].

Der normale Verlauf der Lymphknotenentzündung beim Lymphogranuloma inguinale wurde bereits von Durand, Nicolas und Favre in zwei Stadien eingeteilt: Ein Anfangsstadium (période de début) und ein voll ausgebildetes Stadium (période d'état).

Période de début

Ohne nennenswerte Beschwerden kommt es zu einer Entzündung eines — zumeist der oberen, inneren Leistenlymphknotengruppe angehörenden — Lymphknotens, der durchschnittlich bis zu Haselnußgröße anschwillt, dabei derb und indolent ist. Leichte, ziehende Schmerzen werden allenfalls beim Gehen, bei Ermüdung oder bei der Palpation empfunden. Gelegentlich kann bereits zu diesem Zeitpunkt Fieber zwischen 38 und 40° mit Schüttelfrösten auftreten (sog. fièvre d'emblée). Jetzt werden die benachbarten Lymphknoten in gleicher Weise befallen, sie sind jedoch noch gut voneinander abgrenzbar und in diesem Stadium kaum von der luischen Lymphadenitis zu unterscheiden. Doch bereits wenig später entwickelt sich die charakteristische Periadenitis, die sich schnell gegen die Oberfläche und auch in die Tiefe ausdehnt, weitere Lymphknotengruppen mit in den Krankheitsprozeß einbezieht und sie zu größeren Paketen verbacken läßt. Es kommt zur Ausbildung bis handflächengroßer, oft derber Konglomerate (manchmal so hart, daß an Aktinomykose gedacht wird — HELLERSTRÖM 1929a), über denen die Haut adhärent ist und zunächst eine entzündliche Rötung aufweist, die später blauroten bis violettroten Farbtönen weicht (sog. Adénite violette). Die entzündlichen Tumoren werden gewöhnlich hühnerei- bis gänseeigroß, in Einzelfällen auch größer; LANZENBERG beschreibt einen faustgroßen, BRION einen kindskopfgroßen inguinalen Bubo. Zu diesem Zeitpunkt kommt es fast immer zu einem Temperaturanstieg, nicht selten werden außerdem Appetitlosigkeit, Kopfschmerzen, Gelenkbeschwerden und andere Allgemeinsymptome beobachtet. Damit ist nach etwa 10—20 Tagen — vom Beginn der Lymphadenitis an gerechnet — die

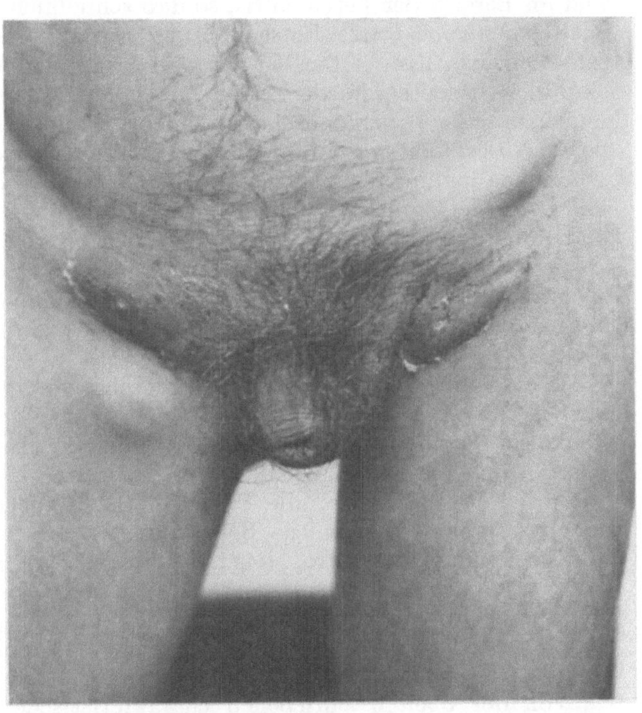

Abb. 3. Genitales Lymphogranuloma inguinale mit doppelseitiger regionaler Lymphknotenbeteiligung. Mehrere kleine Abscesse, zum Teil perforiert

Période d'état

erreicht, die charakterisiert ist durch ein Paket miteinander verbackener entzündeter Lymphknoten, nicht gegenüber der Haut, wohl aber auf der Unterlage, und zwar ohne wesentliche Schmerzen verschieblich (Signe d'ébranlement). Infolge der fortschreitenden Ausbreitung des Entzündungsprozesses werden schließlich auch unterhalb des Ligamentum inguinale liegende Lymphknoten ergriffen, die sich ebenfalls vorwölben, so daß dem Verlauf des Leistenbandes entsprechend eine Vertiefung entsteht, die — fälschlich — „Gjurićsche Furche" genannt wird und in typischen Fällen als diagnostisches Kriterium herangezogen werden kann. Die Furche war bereits vor GJURIĆ bekannt und ist später von ihm lediglich nochmals besonders herausgestellt worden. Sie ist im übrigen nicht pathognomonisch für Lymphogranuloma inguinale, da gleiche Beobachtungen gelegentlich auch beim Ulcus molle und bei unspezifischen Lymphadenitiden gemacht werden können (Sonck 1940a).

Mehr oder weniger schnell stellen sich nun Erweichungen zunächst meist im Bereich eines Lymphknotens ein, die sich durch Fluktuation zu erkennen geben. Nach einigen Tagen erfolgt der spontane Durchbruch nach außen mit Ausbildung einer oder mehrerer Fisteln. Dabei können vorübergehende Schmerzen vorhanden sein. Der gleiche Vorgang wiederholt sich in anderen Lymphknoten und im Bereich der Periadenitis, so daß schließlich zahlreiche Erweichungsherde entstehen (keine totale Einschmelzung wie z. B. beim Ulcus molle), jeder mit seiner eigenen Fistel. Dies ist das Bild des „strumösen Bubo", wobei strumös = skrofulös bedeutet in der früheren Annahme einer tuberkulösen Genese des Leidens. Das Vorhandensein zahlreicher kleiner Abscesse, die nicht zu größeren Absceßhöhlen konfluieren, ist ebenso charakteristisch für das Lymphogranuloma inguinale wie das Nebeneinander von noch derben, bereits erweichten und fistelnden Lymphknoten. Dieses Stadium dauert ohne Behandlung Wochen und Monate an, der Prozeß breitet sich langsam weiter aus, oft unter Temperaturanstieg erfolgen neue Durchbrüche nach außen. Die Fisteln schließen sich selten spontan, überhaupt besteht nur eine geringe Selbstheilungstendenz der Veränderungen. Diese „chronicité désespérante" wird von Durand, Nicolas und Favre als besonderes Merkmal herausgestellt.

Der Eiter selbst ist meist dünnflüssig, von weißlicher bis gelbgrünlicher Farbe, anfangs mehr viscös. An festen Bestandteilen sind polymorphkernige Leukocyten neben stabkernigen und jungen eosinophilen festgestellt worden (Durand Nicolas und Favre).

In der Regel kommen die Patienten 2—3 Wochen nach Beginn der Lymphadenitis erstmals in ärztliche Behandlung (Durand, Nicolas und Favre, Frei und Hoffmann, Phylactos, Hellerström 1929a), nach Costello und d'Avanzo sogar erst nach 30 Tagen, jedenfalls zu einem Zeitpunkt, zu dem die Lymphadenitis schon weit fortgeschritten ist. Von 47 Patienten Hellerströms erreichten 48% und von 53 Patienten von Fujita und Aoyama 46% das Stadium der Fistelbildung.

Von der oben beschriebenen charakteristischen Verlaufsweise gibt es Abweichungen nach verschiedensten Richtungen. So spielt sich zuweilen der Krankheitsprozeß in einem kürzeren Zeitraum ab, wobei die Entzündung höhere Grade erreicht und — nicht selten unter größeren Schmerzen — zu einer schnellen Einschmelzung führt. Abgesehen vom foudroyanten Verlauf bleibt dabei das klassische klinische Bild gewahrt. Ein ebenfalls überstürzter Krankheitsverlauf bestimmt die *Forme à grande abscès* (Pautrier), auch Forme purulente à large foyers oder von Chevallier und Bernard (1932e) Forme suppurée massive genannt, die die sonst üblichen multiplen, kleineren, eitrigen Einschmelzungen vermissen läßt und statt dessen aus einer großen Absceßhöhle besteht. Das klinische Bild entwickelt sich oft schneller und entspricht etwa dem eines Ulcus molle-Bubo. Nicolas und Rousset berichten über solche totalen Einschmelzungen mit mandarinen- bis eigroßen Abscessen. Außer der ersten Beobachtung von Pautrier, Glasser und Lanzenberg liegen diesbezügliche Mitteilungen vor von Hellerström (1929a); Gougerot und Cohen; Ravaut und Cachera; Sainz de Aja u. a. Besonders erwähnt sei noch ein Patient von Frei und Hoffmann, bei dem sich bereits 4 Tage nach der Infektion eine solche massive Einschmelzung entwickelte. Nach Incision wurde mit dem abfließenden Eiter ein ganzes Drüsenpaket ausgeschwemmt. Als Folge der schnellen Abscedierung können die umliegenden Lymphstränge teilweise mit zerstört werden, so daß eine Lymphorrhoe resultiert. Die Forme à grande abscès hat angeblich eine bessere Heilungstendenz als die gewöhnlichen strumösen Bubonen. Sie hinterläßt große, teilweise eingezogene, recht charakteristische Narben.

Andererseits kommen abortive Formen vor mit Ausbildung entzündlicher Infiltrate, die jedoch nicht eitrig einschmelzen. Hierher gehört die *Forme indurée non suppurée*, die CHEVALLIER und BERNARD (1932a) in drei Gruppen unterteilten: Eine abortive, akute, entzündliche Form (forme abortive fluxionnaire aiguë), eine abortive chronische Form mit großen Tumoren und eine abortive Form mit kleinen Lymphknoten. Letztere bietet das Bild einer banalen Lymphadenitis, da außer der eitrigen Einschmelzung auch die Periadenitis fehlt, so daß die ohnehin kaum vergrößerten Lymphknoten gut voneinander abgrenzbar bleiben. Verständlicherweise werden derart abortive Formen leicht verkannt oder auch gänzlich übersehen.

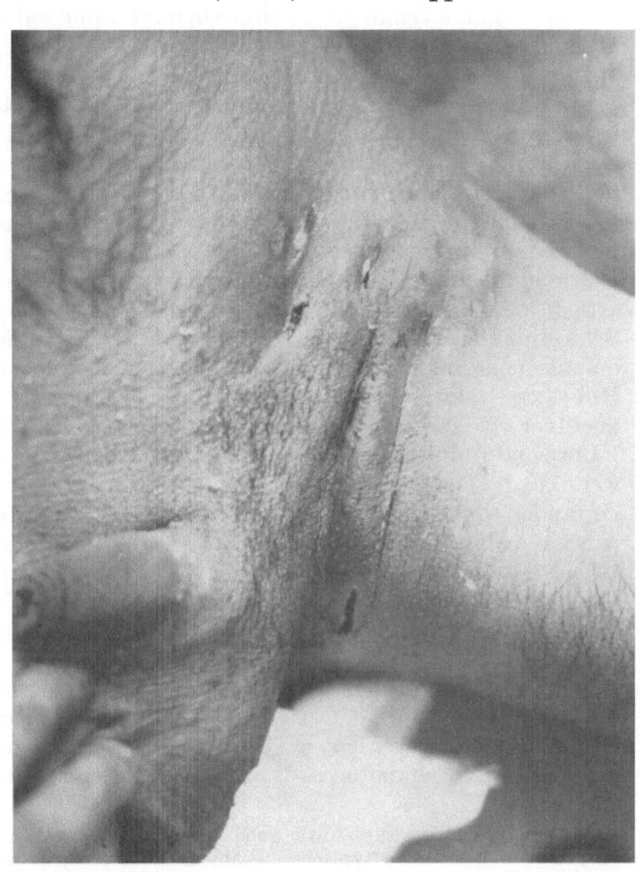

Abb. 4. Lymphogranuloma inguinale. Multiple Absceßbildungen regionaler Lymphknoten

Während im allgemeinen die Seltenheit abweichender Verlaufsformen hervorgehoben wird, gibt MELCZER für 51% seiner Fälle ein abortives Krankheitsgeschehen an: 7% verliefen unter den Erscheinungen einer abortiven akuten entzündlichen Form, 19% zeigten eine scheinbar uncharakteristische Lymphadenitis ohne Periadenitis (adénites benignes non suppurées à la maladie de NICOLAS et FAVRE), und 25% waren der abortiven chronischen Form mit großen Tumoren zuzuschreiben.

In diesem Zusammenhang sei erwähnt, daß in Ausnahmefällen Lymphogranuloma inguinale-Primäraffekte beobachtet werden, ohne daß eine Erkrankung der zugehörigen Lymphknoten auch nach längerer Beobachtungszeit festgestellt werden kann. KITAGAWA machte unter 37 Fällen drei derartige Beobachtungen. Ein Patient von SINODA mit einem gesicherten Primäraffekt im Sulcus coronarius zeigte im Verlaufe von 4 Monaten keine erkennbare Beteiligung der regionalen Lymphknoten.

ββ) Iliacale Lymphknoten. Die Entzündung der iliacalen Lymphknoten, die der inguinalen Lymphadenitis im Abstand von einigen Tagen folgen kann, stellt ein weiteres, recht charakteristisches, jedoch keineswegs pathognomonisches Merkmal des Lymphogranula inguinale dar. Diese Lymphknotengruppen liegen der dorsalen Beckenwand an und sind durch die Bauchdecken hindurch oder durch rectale Untersuchung zu palpieren. Während Phylactos (1922) die fast regelmäßige Einbeziehung der iliacalen Lymphknoten in den Krankheitsprozeß hervorhebt, hat sich dies durch spätere umfangreichere Untersuchungen nicht in der gleichen Form bestätigen lassen. Immerhin wurde eine Beteiligung der Iliacallymphknoten in durchschnittlich 50% der Fälle gefunden (Nimpfer 23,4%, Hellerström (1929a) 36%, Hurwitz 64,2%, Kitchevatz und Alcalay 68,4%, später 55,1%, Löhe und Blümmers 68,6%).

Da die iliacalen Lymphknotengruppen gewöhnlich erst als zweite Station befallen werden, ist hier zumeist die entzündliche Reaktion und damit auch die Zerstörung des lymphatischen Gewebes geringer; wohl kommt es auch hier zu multiplen Einschmelzungen in Form der typischen kleinen Abscesse, ein Durchbruch nach außen (s. u.) gehört jedoch zu den Seltenheiten, vielmehr bildet sich die Entzündung der iliacalen Lymphknoten nach Abheilung der inguinalen Erscheinungen fast stets spontan zurück. Ihre Persistenz ist gegenüber andersartigen Affektionen differentialdiagnostisch bedeutsam. Die entzündliche Schwellung hält sich zumeist in mäßigen Grenzen, doch wurden auch apfel- und mandarinengroße Tumoren beobachtet (Nimpfer, Lanzenberg, Nicolas und Rousset, Nicolas, Favre und Lebeuf). Nur in Ausnahmefällen kommt es zu massiver eitriger Einschmelzung. Über ein solches Ereignis berichten Nicolas, Favre und Lebeuf, die anläßlich der Exstirpation von erweichten Leistenbubonen weiter in die Tiefe vordrangen und einen Eiter enthaltenden iliacalen Lymphknoten vorfanden sowie einen weiteren mit kleinen Abscessen an der Kuppe. Die übrigen wurden belassen und bildeten sich später erwartungsgemäß spontan zurück. Bricht in seltenen Fällen ein solcher erweichter Iliacallymphknoten durch — nach Frei im allgemeinen infolge einer hinzugekommenen Mischinfektion — resultieren mannigfache Komplikationen durch auf die Nachbarschaft (Organe des kleinen Beckens, Hüftgelenk) übergreifende Entzündung. Derartige Beobachtungen sind in den entsprechenden späteren Kapiteln berücksichtigt.

Wenn auch von den tieferen Lymphknoten am häufigsten die iliacalen Gruppen befallen werden, so sind grundsätzlich gleichartige Veränderungen auch in anderen Lymphknoten insbesondere des kleinen Beckens und des Bauchraumes möglich.

γγ) **Polyadenitis.** Frei sowie auch Hellerström haben immer wieder betont, daß eine Polyadenitis nicht zum typischen Bilde des Lymphogranuloma inguinale gehört. Bei derartigen Fällen wird es sich eher um eine Mischinfektion mit Lues oder aber auch um gelegentliche Fehldiagnosen handeln. Es liegen jedoch ganz vereinzelte, auch durch Sektion bestätigte Beobachtungen einer generalisierten Lymphadenitis vor (Reichle und Connor, Melczer, Sipos und Venkei-Wlassics, Tommasi u. a.), wobei als Zeichen der Generalisation außerdem Milz-, Leber-, Nieren-, Myokard-, Gelenk- und eventuell weitere Veränderungen festzustellen waren.

2. Spätstadium

a) Nomenklatur

Für die chronisch entzündlichen, teils hypertrophisch-vegetierenden, teils elephantiastischen Veränderungen insbesondere des weiblichen Genitale, die nicht selten mit Fisteln oder Ausbildung von Ulcerationen, gelegentlich auch mit einer Entzündung des Rectums einhergehen, prägte Hugier 1848 den Namen *Esthiomène*. Diese Bezeichnung war in Deutschland noch lange gleichbedeutend mit Lupus vulvae. 1873 beschrieb Fournier ein Syndrom mit indolentem Ödem der Vulva und gleichzeitiger Entzündung der Leistenlymphknoten. Er nahm ursächlich eine Syphilis an, ohne dieses Krankheitsbild mit dem ebenfalls von ihm (1875) herausgestellten *Syphilôme anorectal* gleichzusetzen. Als letzteres bezeichnete er vorwiegend gummöse anorectale Veränderungen, die — da meist gleichzeitig mit Lues auftretend — als ebenfalls luisch bedingt aufgefaßt wurden. Das gleiche Krankheitsbild beschrieb übrigens der dänische Chirurg LARSEN bereits 1849. Für diese Elephantiasis des Rectums hat sich später insbesondere in Chirurgenkreisen die Bezeichnung *entzündliche Rectumstriktur (Rétrécissement inflammatoire, benign strictur of the rectum)* eingebürgert. 1896 publizierte dann KOCH 20 Beobachtungen von *Ulcus vulvae (simplex) chronicum elephantiasticum (non spezificum)*. Neben Ulcerationen der Vulva, Perforationen und Fistelbildung fielen gelegentlich Rectumstrikturen, vor allem aber eine fast regelmäßige Beteiligung der inguinalen Lymphknoten auf. Die Verödung dieser Lymphknoten infolge abgelaufener entzündlicher Prozesse wurde als Ursache für die resultierende Lymphstauung im Zuflußgebiet und damit auch für die elephantiastischen und ulcerösen Erscheinungen in der Genitalregion angesehen. JERSILD, den besonders die Häufigkeit der Kombination elephantiastischer Veränderungen der Vulva mit Rectalstriktur beeindruckte (in 60—70% seiner Fälle!), führte 1920 die Bezeichnung *Elephantiasis genito-ano-rectalis* — auch *genito-ano-rectales Syndrom* genannt — ein, wobei er die gemeinsame Pathogenese dieser Erscheinungen erstmalig unterstrich und Stauungserscheinungen infolge entzündlicher Veränderungen der Gerotaschen Anorectallymphknoten ursächlich verantwortlich machte. Es ist sein Verdienst, die Zusammengehörigkeit der bisher beschriebenen, verschiedenen Krankheitsbilder erkannt zu haben. Der Symptomenkomplex wird deswegen auch, besonders im französischen Schrifttum, als *Jersild-Syndrom* bezeichnet. FREI und KOPPEL (1928) blieb es vorbehalten, vermittels des Frei-Tests die gemeinsame Ätiologie der verschiedenen genito-ano-rectalen Veränderungen herauszufinden und sie als Spätmanifestationen des Lymphogranuloma inguinale zu erkennen. BARTHELS und BIBERSTEIN (1931 b) schließlich wiesen in der *Elephantiasis penis et scroti* das Gegenstück zur *Esthiomène* der Frau nach. Einen weiteren und abschließenden Schritt stellte endlich die Erkenntnis dar, daß es sich bei den genito-ano-rectalen Erscheinungen nicht um reine Stauungsfolgen, sondern um spezifische entzündliche Veränderungen handelt (vgl. Abschnitt Pathogenese).

b) Ätiologie

Die allgemeine Ätiologie des Lymphogranuloma inguinale ist an anderer Stelle (Beitrag HELLERSTRÖM) ausführlich abgehandelt. Bezüglich der früher angenommenen Ursachen des sog. Ulcus chronicum vulvae, die heute nur noch von historischem Interesse sind, wird auf das entsprechende von FABRY abgefaßte Kapitel im Handbuch JADASSOHN (1927) verwiesen. In Ergänzung dazu seien hier lediglich die Untersuchungen aufgeführt, die zur Klärung der Ätiologie, speziell der Spätmanifestationen beigetragen haben, deren Zugehörigkeit zum Lymphogranuloma inguinale erstmals von FREI und KOPPEL bzw. für die Elephantiasis penis et scroti von BARTHELS und BIBERSTEIN mittels der Freischen Reaktion nachgewiesen wurde. Zahlreiche Autoren — als einer der ersten JERSILD — bestätigten diese Befunde in den folgenden Jahren. Während alle derartigen Beobachtungen zunächst allein auf dem positiven Ausfall der Freischen Reaktion basierten, wurden sehr bald auch experimentelle Untersuchungen eingeleitet, um zu beweisen, daß es sich bei den Spätmanifestationen nicht nur um — sekundäre — Folgezustände (Stauungserscheinungen nach Verlegung der Lymphwege) handelt, wie dies FREI (1938) noch lange Zeit annahm, sondern um echte entzündliche Veränderungen im Sinne eines Lymphogranuloma inguinale. Insbesondere Partnerinfektionen bei Esthiomènekranken hatten zu derartigen Vermutungen Anlaß gegeben.

Während es MEYER, ROSENFELD und ANDERS gelang, einer Elephantiasis genitalis entstammendes Excisionsmaterial auf Meerschweinchen zu überimpfen und in zwei Passagen fortzuführen, konnten NICOLAS, FAVRE, LEBEUF und CHARPY mit Fisteleiter einer Elephantiasis ano-rectalis bei sicher Lymphogranuloma inguinale-Kranken eine positive Intracutanreaktion herbeiführen. RAVAUT, LEVADITI, LAMBLING und CACHERA sowie auch LÖHE gemeinsam mit SCHLOSSBERGER und KOCH übertrugen schließlich mit Erfolg von Spätmanifestationen entnommenes Granulationsgewebe auf Affenhirn, wobei sich der Affenhirnextrakt bei Lymphogranuloma inguinale-Kranken als Antigen wirksam erwies. Bezüglich Einzelheiten der Versuchsanordnung vgl. die Publikationen LÖHE,

Rosenfeld, Schlossberger und Krumeich; Koch (1933); Löhe und Schlossberger. Diese fundamentalen Ergebnisse wurden in der Folgezeit durch zahlreiche Nachuntersucher vollauf bestätigt.

c) Pathogenese

Während im vorigen Jahrhundert Versuche einer ätiologischen Deutung des weithin bekannten und klinisch auch weitgehend definierten Krankheitsbildes der Esthiomène sive Ulcus vulvae elephantiasticum sive Syphilôme anorectal

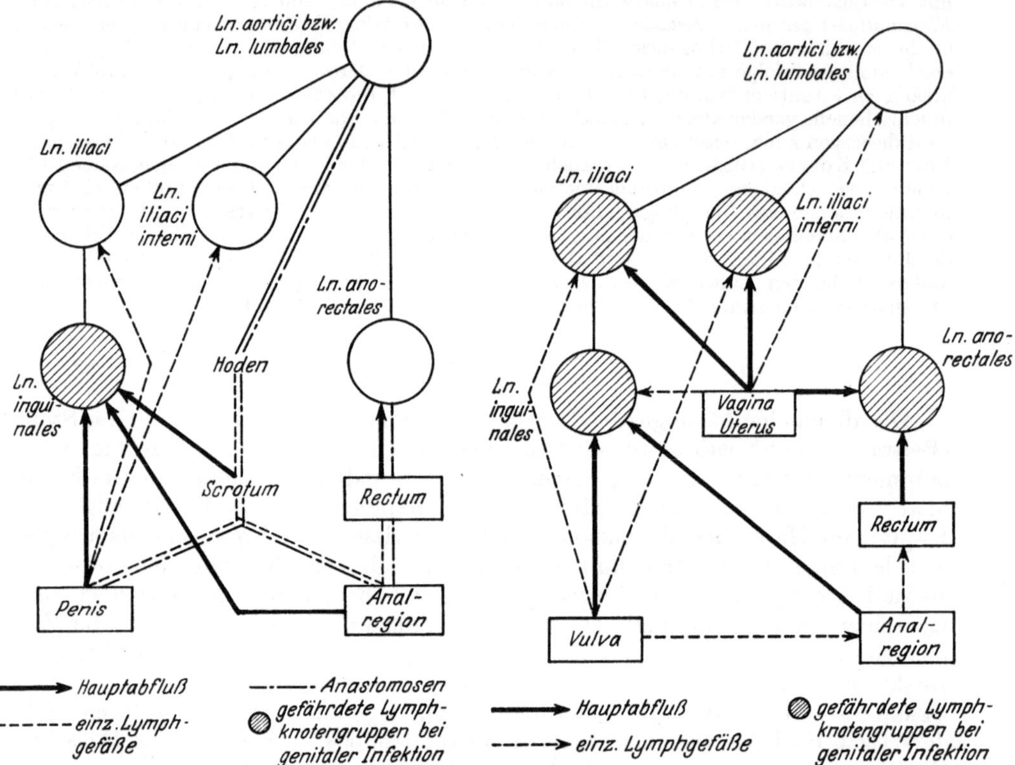

Abb. 5. Lymphabflußgebiet des männlichen Genitale

Abb. 6. Lymphabflußgebiet des weiblichen Genitale

im Vordergrund standen, wobei ursächlich vor allem Ulcus molle, Lues, Gonorrhoe, Tuberkulose, unspezifische Infektionen, wiederholte Traumen u. a. in Betracht gezogen wurden und bereits die Häufung des Leidens in sozial niedrigen Schichten und hier wieder insbesondere bei Prostituierten aufgefallen war, unterzog erstmals Koch (1896) auch die pathogenetischen Vorgänge einer eingehenderen Betrachtung. Da in einem großen Teil seiner Fälle eine Exstirpation der entzündeten Leistenlymphknoten vorausgegangen war, machte er eine — mindestens zum Teil durch den operativen Eingriff bedingte — Lymphstauung für die Ausbildung der vorwiegend genital lokalisierten elephantiastischen und ulcerösen Veränderungen verantwortlich. Auf Grund in anderem Zusammenhang angestellter Untersuchungen Jadassohns, der klinisch nicht vergrößerte und unverdächtig erscheinende Inguinallymphknoten mikroskopisch völlig destruiert und somit funktionsuntüchtig antraf, glaubte er eine Erklärung auch für diejenigen Fälle gefunden zu haben, bei denen sich klinisch kein Anhalt für eine Beteiligung der Inguinallymphknoten bot. JERSILD (1920), der die Zusammengehörigkeit der genitalen und ano-rectalen elephantiastischen Veränderungen erkannte, führte auf den Folgerungen KOCHs basierend schließlich auch die anorectale Elephantiasis auf eine örtliche Lymphstauung, und zwar infolge Zerstörung der Gerotaschen Anorectallymphknoten zurück.

Sowohl die vom Frühstadium stark abweichende Geschlechterverteilung der Spätmanifestationen insgesamt, als auch die bei Mann und Frau verschiedene Häufigkeit der einzelnen Formen und schließlich deren Kombinationsmöglichkeiten werden ohne Kenntnis der anatomischen Verhältnisse des Beckenlymphsystems nicht verständlich.

Es seien daher zwei im wesentlichen auf einer ausführlichen Beschreibung von BARTHELS und BIBERSTEIN (1931 a) basierende schematische Darstellungen eingefügt. Wie aus Abb. 5 ersichtlich, münden die Lymphgefäße des äußeren männlichen Genitale bis auf wenige Einzelstränge sämtlich in die inguinalen Lymphknoten ein, die bei einer Infektion also fast ausnahmslos mitbefallen werden. Die beim Manne vorhandenen Anastomosen, die zum Umgehen der blockierten inguinalen Lymphknotengruppen ausreichen, erklären weiter das seltene Vorkommen von Spätmanifestationen und die berechtigte Annahme insbesondere französischer Autoren, daß Rectumstrikturen bei Männern, abgesehen von seltenen Ausnahmen (z. B. primäre Infektion auch der Anorectallymphknoten über Anastomosen vom äußeren Genitale), in der Regel auf perverses sexuelles Verhalten zurückgeführt werden müssen.

Der Aufbau des weiblichen Beckenlymphsystems (Abb. 6) ist hingegen völlig anders. Allein die vorderen zwei Drittel der Vulva und die distalen Vaginalabschnitte — letztere lediglich mit vereinzelten direkten Strängen angegliedert — gehören zum Einzugsgebiet der Inguinallymphknoten. Vagina und Portio uteri dagegen, die als Infektionsort weitaus am häufigsten in Frage kommen, sind mit ihren Lymphgefäßen direkt an die höher liegenden Lymphknoten, und zwar an verschiedenste Gruppen angeschlossen, die primär gleichzeitig befallen werden und damit nach weitgehender oder völliger Zerstörung den gesamten Lymphstrom aus der Genital-, Anal- und Rectalregion blockieren können. Anastomosen stehen hier praktisch nicht zur Verfügung.

Selbst wenn die Inguinallymphknoten intakt geblieben sind, kommen sie hier für eine Umleitung nicht in Frage, da ihre efferenten Gefäße zu den — ja bereits blockierten — Iliacallymphknoten führen. Der Ausfall der Anorectallymphknoten sperrt die Anastomosen zur hinteren Vulva. Als einziger Weg bleiben einige, jedoch kaum ausreichende, direkte Verbindungen von oberer Vagina und Uterus zu den lumbalen Lymphknoten, die oft genug allerdings von den Anorectallymphknoten her bereits sekundär in den Prozeß einbezogen wurden, so daß eine völlige Stauung resultiert.

Berücksichtigt man schließlich, daß bei der Frau durch die Vagina die beiden Seiten des Lymphsystems weitgehend voneinander getrennt sind und sich somit Abflußmöglichkeiten über die eine Seite bei Verlegung der anderen infolge Fehlens entsprechender Anastomosen — die beim Manne vorhanden sind — verbieten, wird die Häufigkeit der Spätmanifestationen gerade beim weiblichen Geschlecht auch hierdurch weiterhin verständlich. Die große Rolle, die die Verlegung der Lymphabflußwege spielt, wird besonders am Beispiel der Lokalisation der Rectumstrikturen deutlich, die ihre Prädilektionsstellen in 2—6 cm Höhe vom Analring entfernt haben, BARTHELS und BIBERSTEIN sprechen sogar — vielleicht etwas übertrieben — von 2 *oder* 6 cm. Jedenfalls sind diese weitgehend konstanten Befunde nicht befriedigend mit einer Infektion der Rectalschleimhaut zu erklären, die abgesehen von perversem Coitus ja auf dem Blutwege erfolgen müßte. Die beiden Prädilektionsstellen (nahe Analring und Ampulla recti) aber haben eine völlig verschiedene Gefäßversorgung (A. haemorrh. med. und inf. aus A. pudenda int. bzw. direkt aus A. hypogastrica und A. haemorrh. sup. aus A. mes. inf.), andererseits kann auch das ausgedehnte, große Partien des Rectums gleichermaßen versorgende Venennetz nicht in Zusammenhang mit der konstanten Lokalisation der Rectumstrikturen gebracht werden. Der strikturierende Prozeß entwickelt sich ganz offenbar an jenen Stellen, die das dichteste Lymphgefäßnetz aufweisen (Barthels und Biberstein). Auch die Tatsache, daß gelegentlich höhere Darmabschnitte in den Stauungsprozeß einbezogen werden, läßt sich durch die Verschleppung des Virus in höher gelegene Lymphknotengruppen und letztlich deren Zerstörung zwanglos erklären.

Diese anatomisch-mechanisch fundierte Lymphstauungstheorie allein befriedigt allerdings insofern nicht, als ja sichere Partnerinfektionen bei an Spätveränderungen leidenden Patienten beobachtet wurden. Löhe und Rosenfeld, die unter anderem auch die Infektiosität der Spätveränderungen beweisen konnten, messen daher — wie übrigens auch Barthels und Biberstein — dem retrograden Lymphtransport des Virus eine große Bedeutung bei. Es ist anzunehmen, daß zunächst aus der Verlegung der Lymphgefäße eine Stauung und damit Ernährungsstörungen der betroffenen Gebiete resultieren, die ihrerseits zur Entwicklung produktiver (Elephantiasis) oder regressiver (Ulcera) Prozesse Anlaß geben, deren Lokalisation (hintere Commissur, Klitorisgegend), zum Teil von örtlichen mechanischen Reizen bzw. Traumen abhängt. In diesem Milieu kann sich gegebenenfalls das durch retrograden Transport dorthin verschleppte Virus ansiedeln und zu spezifischen entzündlichen und damit infektiösen Veränderungen führen. Daß tatsächlich eine Verschleppung des Virus durch retrograden Lymphtransport erfolgen kann, glauben Löhe und Rosenfeld durch entsprechende Beobachtungen und experimentelle Untersuchungen im Frühstadium des Lymphogranuloma inguinale belegen zu können. Sie führen in diesem Zusammenhang das Auftreten von Bubonuli am dorsalen Penislymphstrang bei doppelseitiger Leistenlymphknotenentzündung an sowie die Entwicklung eines Geschwürs am Oberschenkel im Lympheinzugsgebiet bei ebenfalls doppelseitiger Inguinallymphknotenaffektion. Sowohl das aus den Bubonuli als auch das aus dem Geschwürsexcisat gewonnene Material konnte in Meerschweinchenpassagen weitergezüchtet werden.

Es wurde lange Zeit angenommen, daß auch die Lues, die ja ebenfalls gerade das Lymphsystem mindestens in bestimmten Stadien bzw. bei gewissen Formen in Mitleidenschaft zieht, in diesem komplexen pathogenetischen Geschehen eine Rolle als schädigendes Agens spielt, zumal auffallend häufig beide Krankheiten zugleich beobachtet wurden. Jedoch konnten derartige Vermutungen niemals sicher bestätigt werden, so daß die Zusammenhänge — falls solche überhaupt bestehen — einstweilen im Dunkeln bleiben.

d) Häufigkeit der Spätmanifestationen. Geschlechterverteilung. Altersverteilung

Der Anteil der *Spätmanifestationen* am Gesamtkrankengut (Lymphogranuloma inguinale) beträgt auf Grund umfangreicherer statistischer Unterlagen zwischen etwa 4 und 18% (vgl. Tabelle 2).

Bezüglich der Häufigkeit der genitalen, anorectalen und genitoanorectalen Spätmanifestationen speziell liegen vergleichbare, umfangreichere Statistiken nicht in größerer Zahl vor, da die Patienten sich auf dermatologische, chirurgische und gynäkologische Krankenabteilungen verteilen. Bei Nicolau (1935b) hatten von 13 Männern 5 genitale und 8 anorectale Erscheinungen, von 168 Frauen 40 reine Genitalulcera, 68 eine genitale ulceröse Elephantiasis, 22 anorectale Manifestationen und 38 boten das Bild einer kompletten Elephantiasis genito-anorectalis. Die 40 Fälle von COSTELLO und D'AVANZO verteilen sich auf 31 Rectumstrikturen und 9 Proktitisfälle. GATELLIER und WEISS, die 280 Kranke mit Lymphogranuloma inguinale-Rectumstrikturen einer chirurgischen Klinik übersehen, fanden in 12,8% gleichzeitig eine Beteiligung der Genitalgegend. In Übereinstimmung mit diesen Angaben läßt sich bei Durchsicht der Literatur der Eindruck gewinnen, daß unter den Spätveränderungen des Lymphogranuloma inguinale die anorectalen Manifestationen bei beiden Geschlechtern dominieren, wobei bei Männern — falls Spätveränderungen überhaupt auftreten — diese am häufigsten als Rectumstrikturen zur Ausbildung kommen, in einem verhältnismäßig hohen Prozentsatz wohl nach perversem Geschlechtsverkehr. Das genito-ano-rectale Syndrom, vor allem bei Frauen vorkommend, ist an die zweite Stelle zu setzen, während allein auf das Genitale beschränkte Prozesse in der Minderzahl anzutreffen sind, wobei bei den Frauen die ulceröse Elephantiasis, bei Männern dagegen die reine Elephantiasis überwiegen dürfte.

Tabelle 2

	Gesamtzahl der L. i.-Kranken	Spätveränderungen in %	davon Frauen in %
SÉZARY, KIPFER, BOUVRAIN	119	4,2	80
PIUKOVIĆ (zit. von MELCZER)	366	7,0	nicht angegeben
COSTELLO, D'AVANZO	388	10,3	65
NICOLAU (1935b)	1190	15,2	93
SCHMIDT (1939)	273	17,9	79,5

Die Beurteilung der Häufigkeit von Spätmanifestationen überhaupt und der Relationen der einzelnen Krankheitsbilder erfährt jedoch gewisse Einschränkungen, da leichtere Fälle oft gar nicht in Krankenhausbehandlung kommen, andererseits die inguinalen Bubonen teilweise nicht lange genug nachbeobachtet wurden bzw. eine rechtzeitig eingeleitete Behandlung das mögliche Auftreten von Spätmanifestationen verhindert haben dürfte. Nach Berechnungen von COSTELLO und D'AVANZO, die ein großes Krankengut überblicken, kommen die Patienten im Durchschnitt erst 32 Monate nach Beginn der Spätveränderungen in Krankenhausbehandlung.

Spätveränderungen bei Männern sind durchschnittlich in 1—5% der Fälle zu erwarten. So wiesen unter den männlichen Kranken von SÉZARY, KIPFER und BOUVRAIN 0,9% Spätmanifestationen auf, NICOLAU (1935b) fand bei Lymphogranuloma inguinale-kranken Männern in 1,3%, COSTELLO und D'AVANZO in 4,4% und SCHMIDT (1939) in 5% der Fälle Späterscheinungen. In Übereinstimmung damit stehen die Erfahrungen SONCKs (1949a), der ebenfalls über ein großes Zahlenmaterial verfügt und die Möglichkeit der Ausbildung anorectaler Erscheinungen bei Männern mit 2% veranschlagt.

Im Gegensatz zu den Veränderungen der Leistenlymphknoten bzw. den Früherscheinungen (Einzelheiten bei HELLERSTRÖM), die größtenteils bei Männern zur Ausbildung kommen, sind die Spätmanifestationen ganz überwiegend bei Frauen zu finden (vgl. Tabelle 2). Das Verhältnis von Frauen:Männern schwankt bei den Spätveränderungen nach weiteren Angaben der Literatur zwischen 3:1 und 8:1. Nur ausnahmsweise fällt die Relation zugunsten des männlichen Geschlechts aus (MUNIZ, zit. v. MELCZER, 2,23:1; MATHEWSON sogar 4,3:1). Diese Abweichungen gehen à conto der Rectumstrikturen und dürften zumindest teilweise milieubedingt (Päderastie) sein bzw. auf rassischen

Unterschieden und Gewohnheiten beruhen. Insbesondere in Frankreich wurde die relative Häufigkeit von Rectumstrikturen bei Männern immer wieder hervorgehoben und ihre Ursache im widernatürlichen Geschlechtsverkehr gesehen.

Die *Altersverteilung* weist, abgesehen von der Verschiebung um etwa ein halbes Lebensjahrzehnt nach oben keine wesentlichen Unterschiede gegenüber der bei Frühveränderungen auf. Costello und d'Avanzo errechneten ein Durchschnittsalter von 38,4 Jahren. In Einzelfällen manifestieren sich die Späterscheinungen allerdings erst nach Jahrzehnten, andererseits können Kinder, die infolge unhygienischer Verhältnisse von ihren kranken Eltern infiziert werden, genitale, häufiger jedoch anorectale Erscheinungen aufweisen. Bezüglich weiterer Einzelheiten der Geschlechter- und Altersverteilung vgl. Hellerström.

e) Zeitpunkt des Auftretens von Spätmanifestationen

Das erscheinungsfreie Intervall zwischen den Früh- und Spätmanifestationen des Lymphogranuloma inguinale dürfte in der Regel — ähnlich wieder wie bei der Lues — 3—8, seltener 10 Jahre und mehr betragen. Bei einem Patienten von Eller bildete sich erst 20 Jahre nach der Leistenlymphknotenentzündung eine Elephantiasis penis aus, bei einem Kranken von Vigne u. Mitarb. sogar erst nach 27 Jahren, Lazzari u. a. geben eine Latenzzeit von 10 Jahren an. Andererseits gibt es sichere Spätmanifestationen, die sich bereits wenige Wochen oder Monate nach Auftreten der Leistenbubonen entwickeln (Frei und Koppel wenige Monate bis $^3/_4$ Jahr, Hashimoto, Koyama und Tanaka Rectumgeschwür unmittelbar nach Abheilung der inguinalen Lymphadenitis, Gougerot und Dreyfus Rectumstriktur, die sich unter den Augen der Beobachter entwickelte, 2 Monate nach primärer Rectalinfektion). Hierzu dürfte auch der 11jährige Patient von Banciu und Caratzali gehören, bei dem nach einem rectalen Primärinfekt gleichzeitig mit der Entwicklung der Leistenbubonen perianale Kondylome auftraten und sich später zusätzlich eine schwere Rectumstriktur entwickelte. Besonders aus den letzten beiden Beobachtungen geht hervor, wie schwierig gegebenenfalls die Beurteilung bezüglich der Zugehörigkeit der klinischen Erscheinungen zu den Früh- oder Spätmanifestationen sein kann. Die Verhältnisse werden noch wesentlich verwickelter bei der Zuordnung der sog. Hautformen des Lymphogranuloma inguinale, die sowohl Ausdruck einer persistierenden oder relativ spät aufgetretenen Früherscheinung als auch einer sich frühzeitig manifestierenden Späterscheinung sein können. Es gibt hier fließende Übergänge, deren Deutung oft reine Ansichtssache sein dürfte.

f) Klinisches Bild

Das klinische Bild des sich oft über Jahrzehnte erstreckenden Spätstadiums ist außerordentlich mannigfaltig. Die Hauptlokalisationen sind der Genital- und Analbereich sowie die distalen Abschnitte des Rectums, wobei sowohl das Genitale als auch die Anal- und Rectalgegend isoliert befallen werden können, andererseits Kombinationen zwischen allen drei Manifestationen in verschiedenster Form zu beobachten sind. Durch produktive und/oder destruktive Entzündungsvorgänge kann es unter anderem zu unförmigen elephantiastischen Veränderungen kommen, zu ausgedehnten Mutilationen — insbesondere im Genitalbereich der Frau —, zur Ausbildung zahlreicher Fisteln, die nicht selten eine Verbindung zwischen Rectum und Vagina herstellen, zu umfangreichen Verwachsungen im kleinen Becken, unter Umständen mit Funktionsausfall des inneren Genitale und gegebenenfalls Durchbruch in die benachbarten Hüftgelenke, zur Einbeziehung großer Teile des Dickdarms in den Krankheitsprozeß und schließlich zu verschiedensten

Allgemeinerscheinungen. All diese Komplikationen können schwerwiegende Folgen haben und enden nicht selten tödlich. Andererseits kommen abortive Formen vor, wobei der chronisch entzündliche Prozeß auf umschriebene Partien beschränkt bleibt und kaum Zerstörungen anrichtet.

Bei 50—90% aller Spätveränderungen lassen sich, wenn nicht manifeste Leistenbubonen, so doch Residuen einer früher durchgemachten inguinalen Lymphadenitis in Form charakteristischer Narben nachweisen. BENSAUDE und LAMBLING fanden bei 30 Rectumstrikturen in 25% der Fälle manifeste oder abgeklungene inguinale Bubonen, FREI und KOPPEL berichten in ihrer ersten diesbezüglichen Publikation über 12 Fälle mit 66% Leistenlymphknotenbeteiligung, SONCK (1943c) stellte unter 90 weiblichen Proktitisfällen 53% und unter 33 Patientinnen mit genito-ano-rectalem Syndrom 70% mit entsprechenden inguinalen Veränderungen fest. RODRIGUES, der 483 einschlägige Beobachtungen der Literatur zusammenstellte, errechnete eine — meist vorangehende — Beteiligung der Inguinallymphknoten von 86,8%. Dagegen fanden GATELLIER und WEISS unter 250 Rectumstrikturen nur in 22,14% Leistenbubonen. Auch WILDEGANS konnte bei 20 Frauen mit einer Rectumstriktur lediglich in 20% der Fälle diesbezügliche anamnestische Angaben erheben.

Die Einteilung der hauptsächlichsten Formen des Spätstadiums geht aus folgender Übersicht hervor (in Anlehnung an die Einteilung bei MELCZER):

Tabelle 3. *Elephantiasis genito-ano-rectalis*

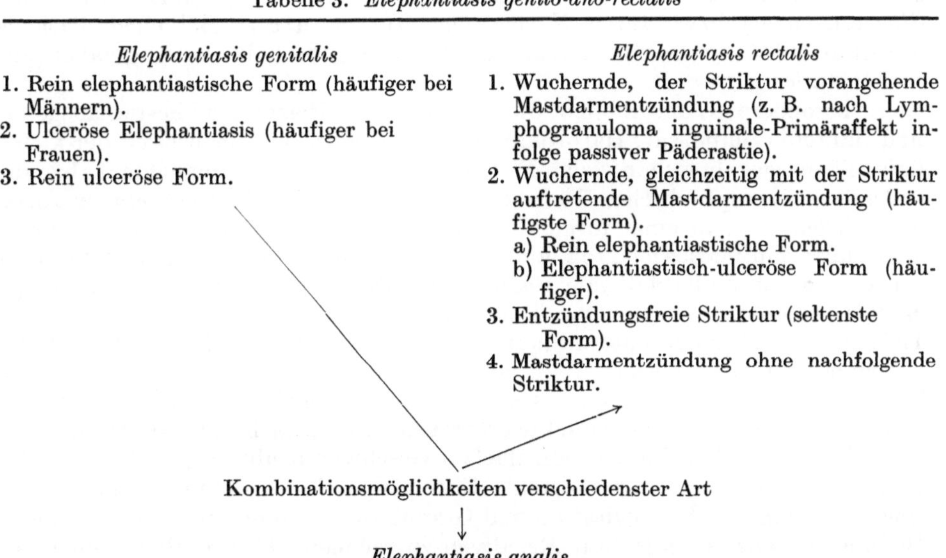

Elephantiasis genitalis
1. Rein elephantiastische Form (häufiger bei Männern).
2. Ulceröse Elephantiasis (häufiger bei Frauen).
3. Rein ulceröse Form.

Elephantiasis rectalis
1. Wuchernde, der Striktur vorangehende Mastdarmentzündung (z. B. nach Lymphogranuloma inguinale-Primäraffekt infolge passiver Päderastie).
2. Wuchernde, gleichzeitig mit der Striktur auftretende Mastdarmentzündung (häufigste Form).
   a) Rein elephantiastische Form.
   b) Elephantiastisch-ulceröse Form (häufiger).
3. Entzündungsfreie Striktur (seltenste Form).
4. Mastdarmentzündung ohne nachfolgende Striktur.

Kombinationsmöglichkeiten verschiedenster Art
↓
Elephantiasis analis
1. Rein elephantiastische Form.
2. Elephantiastisch-ulceröse Form.

α) Äußeres weibliches Genitale

Wie eingangs erwähnt, werden im Genitalbereich rein elephantiastische, rein ulceröse und ulcerös-elephantiastische Bilder unterschieden; letztere sind bei der Frau am häufigsten zu beobachten. Die Elephantiasis beginnt zumeist an den großen Labien, die zunächst teigige, später hartgummiartige Konsistenz annehmen. Sie kann einseitig oder doppelseitig auftreten, nicht selten folgt die eine Seite der anderen im Abstand von einiger Zeit unabhängig von einer einseitigen oder doppelseitigen Beteiligung der Inguinallymphknoten, die klinisch auch völlig unverdächtig sein können. Bereits Frei und Koppel sowie Frei (1929) haben auf derartige Konstellationen aufmerksam gemacht.

Die glatte oder unregelmäßig gestaltete (verruköse, tuberöse oder papillomatöse) Oberfläche der elephantiastisch veränderten Bezirke weist braunrote, seltener blaurote Farbtöne auf. Löhe (1951) beschreibt in einem seiner Fälle eine flächenhafte, tiefbraune Pigmentierung. Manchmal sind bei geringerer Schwellung lediglich strangartige Infiltrate in der Tiefe zu palpieren, in wieder anderen Fällen bilden sich große, derbe, elephantiastische Wülste aus, die das Mehrfache des normalen Volumens erreichen. Außer den großen Labien können die kleinen Labien und die Klitorisgegend, weiter die hintere Commissur und — seltener — Damm sowie Mons veneris beteiligt sein. Der Prozeß greift schließlich zuweilen auch auf die angrenzenden Partien der Oberschenkel und des Gesäßes über, jedoch ist dann meist zugleich eine anale oder ano-rectale Beteiligung zu konstatieren.

Die kleinen Labien wandeln sich in eigenartig gezackte, hahnenkammähnliche Gebilde mit teilweise macerierter Oberfläche um. Am Haut-Schleimhautübergang der Vagina und Urethra entstehen gelegentlich diffuse Sklerosierungen oder aber papillomatöse, manchmal beetartig angeordnete Wucherungen, die eine Striktur des Introitus vaginae bzw. der Harnröhrenmündung hervorrufen können, wobei selbst das Einführen eines dünnen Katheters unmöglich wird (Richter; Bezecny 1934b u.a.). Vaginalstrikturen entstehen weiter durch ausgedehnte Ulcerationen (Chargin u.a.) bzw. durch Narbenzüge (Haack u.a.). Bei einer Patientin Jersilds (1933b) war eine Vaginalstriktur 6 cm oberhalb des Vaginaleingangs zu konstatieren.

Insbesondere an den Stellen, die mechanischen Reizen am ehesten ausgesetzt sind (hintere Commissur, Harnröhrenmündung, Klitoris, Innenseiten der kleinen Labien), entwickeln sich in vielen Fällen kaum schmerzhafte, manchmal aber auch äußerst druckempfindliche, flache torpide Ulcerationen in wechselnder Anzahl und Ausdehnung, die einen fötiden Geruch verbreiten. Sie werden im allgemeinen nicht über fünfmarkstückgroß und zeichnen sich durch zuweilen recht derbe, wulstige, meist steil abfallende Ränder aus. Der Ulcusgrund zeigt eine unregelmäßige, schmierig belegte Oberfläche. Reichen die Ulcerationen weiter in die Tiefe, sind die Ränder unterminiert und teilweise flottierend. Nicolau (1935a) bezeichnet derartige Formen als Ulcus chronicum dissecans. Es kommt zur Ausbildung regelrechter Taschen, zwischen denen unregelmäßig gestaltete, hypertrophische und infiltrierte Zipfel hervorragen. In einem Fall Löhes (1951) waren besonders die großen Labien von flachen Geschwüren übersät, in die zahlreiche 1—3 cm in die Tiefe zu verfolgende Fistelgänge einmündeten. Wegen der geringen Neigung zur Epithelisation und Granulation besteht eine äußerst schlechte Heilungstendenz, stets ist mit Rezidiven zu rechnen. Gelegentlich dehnen sich die Ulcera an der einen Seite peripherwärts aus, während sie an der anderen langsam abheilen. In ihrer Umgebung werden zuweilen dunkelrote bis violettrote, scharf begrenzte Erytheme festgestellt, deren Oberfläche infolge kleinfleckiger Erosionen ein samtartiges Aussehen annimmt. Sie wandeln sich später in glänzende, hell-violette Flecken um oder heilen mit glatter Narbe ab (Koch). Die torpiden Geschwüre entwickeln sich in der Regel auf dem Boden der Elephantiasis, doch können sie auch gelegentlich bereits vor dieser in Erscheinung treten (Frei und Koppel).

In schweren Fällen richten die fortschreitenden Ulcerationen ausgedehnte Zerstörungen an, es kommt schließlich zur Ausbildung von Urethrovaginal- oder Rectovaginalfisteln, ja sogar zu einer regelrechten Kloakenbildung. In einem

Falle SONCKS (1940a) war infolge tiefgreifender Destruktion die Urethra zum größten Teil von ihrer Umgebung abgetrennt und nur noch mit der Columna rugarum anterior in Form eines fingerförmigen Zapfens verbunden.

GRAY verfügt über eine ganze Reihe von Beobachtungen mit weitgehender Zerstörung der Urethra durch derartige Ulcerationen, die sich zum Teil auch zu beiden Seiten des Rectums weitergefressen hatten.

Relativ häufig kommt es insbesondere durch eine zusätzliche Mischinfektion mit banalen Eitererregern (FREI 1929) zu mehr oder weniger ausgedehnten Fistelbildungen.

Wenn auch foudroyante Verlaufsweisen beschrieben sind, ist die Entwicklung der Spätmanifestationen im großen und ganzen doch außerordentlich chronisch und erstreckt sich über Jahrzehnte.

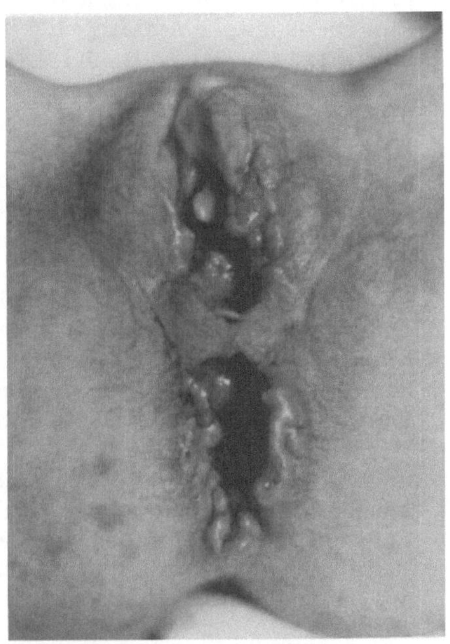

Abb. 7. Lymphogranuloma inguinale. Syndroma genito-ano-rectale. Zerstörung des Septum recto-vaginale, ausgedehnte Kloakenbildung. (Sammlung Prof. SONCK)

Neben diesen typischen Veränderungen kommen ausnahmsweise auch abweichende Bilder vor. So sahen CHEVALLIER und BERNARD (1932d) bei einer Prostituierten ein über mehrere Jahre bestehendes perimeatisches Ödem der Urethralmündung ohne sonstige Erscheinungen eines Lymphogranuloma inguinale. Erst später entwickelte sich das typische Bild einer Elephantiasis genitalis. COUTTS und MONETTA (1940) beobachteten unter 66 Frauen mit einer Elephantiasis der Vulva in 7,5% der Fälle eine penisförmige Elephantiasis des Praeputium clitoris. Es handelte sich in allen 5 Fällen um Prostituierte aus den niedrigsten Schichten. Einer verschieden stark ausgeprägten Elephantiasis der großen Labien folgte ein derbes ödematöses Infiltrat der Glans clitoris und des Praeputiums. Die Unterseite des penisförmigen Gebildes, das schließlich nach entsprechender Volumenzunahme die Urethralmündung und den Vaginaleingang verdeckte, war von Schleimhaut bedeckt, maceriert und schließlich ulceriert. Insbesondere am distalen Ende fiel eine ausgesprochen harte Konsistenz auf. Der am längsten (5 Jahre) beobachtete Fall zeigte außerdem an der Rückseite papulöse, an die sog. Pseudolues papulosa Lipschütz erinnernde Elemente. Hier dürften eventuell auch gleichartige Beschreibungen aus Südostasien von ROEGHOLT sowie BOERMA einzuordnen sein, die eine isolierte Elephantiasis der Klitorisgegend mit allerdings ungeklärter Ätiologie zum Gegenstand haben.

MIDANA (1939a) berichtet über eine doppelseitige Bartholinitis bei einem genito-ano-rectalen Syndrom, deren Zugehörigkeit zum Lymphogranuloma inguinale durch Herstellung eines wirksamen Antigens aus dem Drüsengewebe abgeleitet werden konnte.

β) Äußeres männliches Genitale

Stehen bei der Frau genitale Spätmanifestationen in Form einer ulcerösen Elephantiasis im Vordergrund bzw. ausgedehnte Veränderungen im Sinne einer

Elephantiasis genitoanorectalis, so kommen bei Männern am ehesten rein elephantiastische Bilder vor. Die sporadischen Mitteilungen der Literatur, die fast ausnahmslos Einzelbeobachtungen betreffen, unterstreichen die Seltenheit derartiger Affektionen.

In manchen Fällen hatten vor Jahren inguinale Bubonen bestanden (Striker und Ploch 14 Jahre vorher, Eller 20 Jahre vorher, Vigne u. Mitarb. 27 Jahre vorher), die zum Teil radikal chirurgisch ausgeräumt worden waren, so bei dem Patienten von Barthels und Biberstein (1931 b) 11 Jahre und bei dem von Nicolas, Lebeuf und Charpy 18 Monate vor Ausbildung der Spätmanifestationen. Hoffmann berichtet über eine Elephantiasis penis et scroti, die sich bereits 1 Jahr nach den Leistenbubonen entwickelte, ohne vorhergehende chirurgische Eingriffe. Die drei Kranken von Coutts und Herrera (1934) dagegen wiesen überhaupt keine klinisch erkennbaren Lymphknotenmanifestationen auf, auch Pinard, Delaitre und Chiche unterstreichen das Freibleiben der inguinalen Lymphknoten bei ihrem Fall. Die ursächliche Bedeutung radikaler chirurgischer Eingriffe für die Entwicklung der genitalen Elephantiasis sollte demnach nicht überschätzt werden.

Die Elephantiasis, die wohl durchwegs Penis und Scrotum zugleich betrifft, beginnt ohne erkennbare äußere Ursache und führt im Laufe mehrerer Monate zu einer Vergrößerung der betroffenen Partien um das Mehrfache ihres normalen Volumens, ohne aber jemals jene Dimensionen zu erreichen, die die Elephantiasis bei Filariosis auszeichnet. Lediglich Bassi berichtet über ein fetuskopfgroßes Scrotum. Gelegentlich greift die elephantiastische Schwellung auf Schamgegend und Leistenbeugen über (Coutts und Herrera 1934), auch kann es gleichzeitig zur Ausbildung von Fisteln kommen (Pinard, Delaitre und Chiche) bzw. zur Entwicklung von Abscessen (Barthels und Biberstein). Bei der von Burckhard beschriebenen Elephantiasis penis et scroti, die sich schubweise entwickelte und mit gleichzeitigen rezidivierenden Lymphknotenschwellungen in den Leistenbeugen einherging, bestanden außer umschriebenen Gewebsverdichtungen am Scrotum einige rappenstückgroße Infiltrate in der Präputialhaut sowie bleistiftdicke, von Infiltraten durchsetzte Stränge auf dem Dorsum penis und auf der Penisunterseite, möglicherweise als Ausdruck einer chronischen Lymphangitis.

Die elephantiastischen Partien sind derb und nicht schmerzhaft, ihre meist glatte Oberfläche kann zuweilen eine verruköse oder papillomatöse Note zeigen (Nicolau und Banciu 1932 a u. a.). Im Falle von Striker und Ploch sind Schübe von tiefsitzenden Bläschen mit gelblich-weißem bzw. blutigem Inhalt im Bereich der Glans penis bemerkenswert, die eine lokale Deformierung zur Folge hatten. Verständlicherweise kann die Elephantiasis des Genitale zur Impotentia coeundi führen.

Nicht selten treten wie im Falle Burckhards zunächst rezidivierende ödematöse Schwellungen des Penis und Scrotums in Erscheinung, die sich zunächst nach Tagen oder in wenigen Wochen vollkommen zurückbilden und zuweilen von einer ebenfalls rezidivierenden Phimose begleitet sind. Spätere Schübe klingen dann nicht mehr völlig ab, bis schließlich die voll ausgebildete Elephantiasis einen persistierenden Zustand schafft. Solche Verlaufsformen wurden von Barthels und Biberstein sowie Striker und Ploch beschrieben.

Barthels und Biberstein nehmen auf Grund eingehender histologischer Studien an, daß eine zunächst noch mögliche Rekanalisation der vom Entzündungsprozeß betroffenen Lymphgefäße das Abklingen der Ödemschübe für geraume Zeit ermöglicht, bis schließlich das immer spärlicher werdende Netz von Kollateralen zusammenbricht.

NICOLAU und BANCIU (1932a) berichten als erste über ein 4:2 cm großes balanopräputial lokalisiertes, von einem Ödem des Praeputiums begleitetes chronisches Ulcus, das 8 Monate bestand, ohne die geringste Heilungstendenz erkennen zu lassen. Die Leistenlymphknoten waren vergrößert, jedoch nicht verbacken oder entzündet. Die Autoren setzen dieses Ulcus in Analogie zu den entsprechenden Spätveränderungen des weiblichen Genitale.

Über Ulcera am männlichen Genitale im Sinne von Spätmanifestationen des Lymphogranuloma inguinale liegen nur ganz vereinzelte Mitteilungen vor. HOWARD u. Mitarb. erwähnen eine Elephantiasis mit Ulcera im Bereich des Penis, SEMMOLA beobachtete ein Ulcus am inneren Präputialblatt mit infiltriertem, aber nicht induriertem Grund. Er glaubt, daß das Penisgeschwür frühzeitiger auftritt als die entsprechenden Veränderungen der Vulva und nicht solange persistiert. Bei einem Kranken von DE GREGORIO (1936) entwickelte sich im Anschluß an eine balanopräputial lokalisierte chronische Ulceration eine Elephantiasis penis. Die Abgrenzung echter ulceröser Spätmanifestationen von persistierenden Primäraffekten bzw. Ulcera, die sich aus einem Bubonulus entwickeln und damit eher dem Frühstadium zuzurechnen sind, stößt oft auf erhebliche Schwierigkeiten und ist nicht immer mit Sicherheit vorzunehmen. Außerordentlich selten sind Kombinationen von Elephantiasis penis et scroti mit Rectumstrikturen anzutreffen (COLE, NAVARRO-MARTIN u. a.).

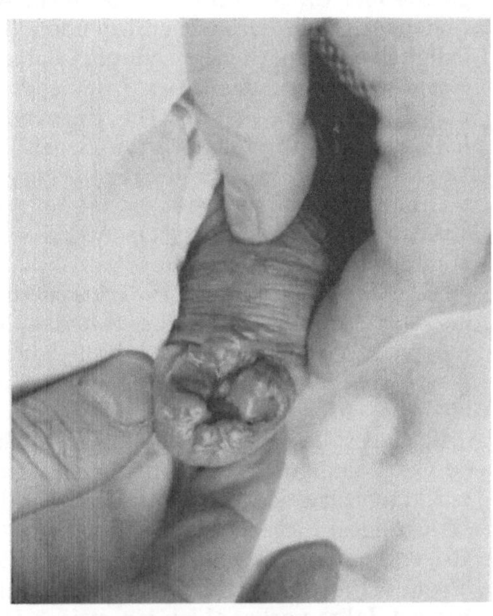

Abb. 8. Lymphogranuloma inguinale. Spätveränderungen an der Stelle des abgeheilten Primäraffektes

γ) Rectum

Die Erkrankung des Rectums kann prinzipiell auf zwei verschiedenen Wegen zustande kommen; einmal von der Schleimhaut aus — vorwiegend bei Männern infolge passiver Päderastie —, zum andern von der Serosa aus durch Übergreifen der Entzündung von den pararectalen Lymphknoten her. Der letztere Weg ist der häufigere und für die Spätmanifestationen charakteristische, während der Beginn des Prozesses im Bereich der Mucosa als Primärinfekt mit konsekutiver Entzündung der regionären Lymphknoten (hier also der pararectalen Gruppen) aufzufassen ist und strenggenommen zu den Frühveränderungen gerechnet werden muß. Da das voll entwickelte klinische Bild sich nicht von dem der typischen rectalen Spätmanifestationen unterscheidet, erscheint es gerechtfertigt, sämtliche im Enddarm lokalisierten Veränderungen unabhängig vom Zeitpunkt ihres Auftretens im gleichen Kapitel abzuhandeln.

Als erste Symptome treten Diarrhoen auf, die mit Obstipationen abwechseln können und später blutig-schleimig werden. Nur selten kommt es zu größeren Blutungen. Die Patienten werden von Tenesmen gequält und fürchten sich schließlich wegen der zunehmenden Schmerzhaftigkeit vor der Defäkation. Die Stühle sind bleistiftdünn oder ziegenkotartig. Vielfach besteht eine partielle Incontinentia alvi. Je nach Art und Ausdehnung der Veränderungen sind die Beschwerden mehr oder weniger stark ausgeprägt. Während in manchen Fällen schon wenige Wochen nach Beginn der Darmaffektion schwere Störungen auftreten, bleiben andere Patienten über Jahre weitgehend beschwerdefrei.

Der Krankheitsprozeß spielt sich in der Regel allein in den distalen Abschnitten des Rectums ab. Entsprechend der Lymphgefäßversorgung, die am proximalen und distalen Ende der Ampulla recti am ausgiebigsten ist, sind die Strikturen gerade hier (in 2—3 cm bzw. 6—8 cm Abstand vom Analring) am häufigsten zu finden. In dem dazwischenliegenden Bereich (Pars intermedia recti) dehnt sich lediglich ein spärliches Lymphgefäßnetz ohne direkte Verbindung durch die Rectalwand aus, das einer Infektion weniger zugänglich sein soll (Barthels und Biberstein 1931a). Die Entzündung der Schleimhaut ist häufiger oberhalb der Striktur lokalisiert und geht dieser im allgemeinen voraus, ausnahmsweise treten Proktitis und Stenose gleichzeitig in Erscheinung.

In vielen Fällen bleibt es bei einer chronischen Proktitis ohne nachfolgende strikturierende Prozesse, wesentlich seltener sind Stenosen ohne jegliche Entzündungszeichen anzutreffen.

Die *nicht stenosierende Proktitis* ist zu Beginn palpatorisch kaum nachzuweisen, erst später bildet sich eine tastbare höckerige Oberfläche aus, zuweilen sind polypöse Wucherungen oder derbe, wulstartige Infiltrate nachzuweisen. Es gibt auch hier rein elephantiastische und rein ulceröse Formen neben dem am häufigsten zu beobachtenden Mischtyp. Bei rektoskopischer Untersuchung fallen auf der diffus oder fleckförmig geröteten, verdickten, meist unregelmäßigen, leicht blutenden Schleimhaut vor allem oberflächliche Ulcerationen und Unterminierungen auf, daneben gelegentlich papillomähnliche weiße Knötchen oder hahnenkammartig angeordnete Schleimhautzapfen (Barthels und Biberstein, Löhe und Rosenfeld). Pessano sah eine Rectitis atrophicans. Eine zufällig entdeckte *abortive Proktitis* wird von Frei (1929) beschrieben: Der Frei-positive Patient hatte 4 Jahre vorher einen einseitigen inguinalen Bubo gehabt und wies nun eine leistenförmige fibröse Verdickung in Höhe der Prostatahinterwand auf. Bei der Spiegeluntersuchung wurde an der Rectumvorderseite eine ödematöse, mit Belägen versehene Schwellung festgestellt. — Die Schleimhautgeschwüre haben eine schlechte Heilungstendenz und hinterlassen glatte oder hypertrophische Narben mit stumpfer Oberfläche, die strangartige Einziehungen hervorrufen können.

Gelegentlich schon nach Wochen, in der Regel aber nach Monaten und Jahren bildet sich im Gefolge der hartnäckigen Proktitis in einer Vielzahl der Fälle eine *Rectumstriktur* aus. Je nach Sitz und Ausdehnung werden folgende Strikturen des Enddarms unterschieden (nach Peyton):

1. Analstriktur. Sie findet sich häufiger bei Frauen, bei denen der primär an der Vulva lokalisierte Prozeß auf dem Lymphweg die Analgegend erreicht und den Sphincter ani ext. mit ergreifen kann.

2. Rectale anuläre Striktur. Diese schmale ringförmige Striktur wird am häufigsten 2—3 cm oberhalb des Anus in der Pars analis recti angetroffen.

3. Rectale tubuläre Striktur. Sie entsteht durch die Vergrößerung der pararectalen Lymphknoten, die das Darmlumen konzentrisch einengen und eine große Ausdehnung erreichen kann.

4. Rectale kommunizierende Striktur. Hier bestehen neben der Stenose mehr oder weniger ausgedehnte Fisteln, die das Darmlumen mit der Nachbarschaft verbinden.

Die Länge der Stenosen dürfte im Durchschnitt 4—5 cm betragen, die anulären Strikturen zeigen eine geringere Ausdehnung, die tubulären können eine Länge von 8—10 cm erreichen (FISCHER und SCHMIDT-LA BAUME u. a.). FALCONER wies röntgenologisch eine 20 cm lange Stenose des unteren Rectums nach. Bei dem 11jährigen Patienten von BANCIU und CARATZALI hatte sich im Verlaufe von $4^1/_2$ Jahren eine filiforme Stenose im Bereich des gesamten Rectums und großer Teile des Sigmoids ausgebildet. Die Strikturen können so hochgradig sein, daß sie nur für kleinste Bougies gerade eben durchgängig sind. Es kommt indessen nur außerordentlich selten zu einer völligen Verlegung des Darmlumens. Vielfach ist jedoch das Anlegen eines Anus praeternaturalis nicht zu umgehen.

Die Schleimhaut im Bereich der Striktur ist rektoskopisch auch bei Benutzung von Kinderspiegeln infolge der Enge nicht einzusehen. Die Röntgenuntersuchung mit Kontrastmitteln ergibt ebenfalls keinen Aufschluß über die Gestaltung der Schleimhautoberfläche. ZANETTI stellte bei fünf Patienten mit Rectumstriktur vermittels Kontrasteinlaufs eine kleine, gerade, zylindrisch verengte Ampulle mit steifen Wänden und relativ regelmäßigen Umrissen dar, also uncharakteristische Befunde, denen keine differentialdiagnostische Bedeutung zukommt. Dagegen weist STEINERT auf den röntgenologisch feststellbaren großen Abstand zwischen Rectum und Os sacrum bei Lymphogranuloma inguinale bedingten Rectumstrikturen hin. Oberhalb der Striktur ist das Darmlumen gewöhnlich erheblich erweitert. So berichtet SZÉP über eine Dilatation des Coecum und des Colon descendens um das Dreifache. FALCONER fand oberhalb einer im distalen Rectumabschnitt lokalisierten 20 cm langen Striktur rigide, unbewegliche Darmkonturen mit teilweise unregelmäßigen, teilweise verstrichenen Haustren, auch das erweiterte Colon descendens wies eine unregelmäßige Haustration auf.

Der Entzündungsprozeß kann allmählich auch weiter proximal gelegene Darmabschnitte mit erfassen. Dies scheint häufiger der Fall zu sein als gemeinhin angenommen wird, zumal die höher gelegenen Darmabschnitte rein klinisch schwer zu beurteilen sind, insbesondere wenn eine Stenose den Weg versperrt. BARTHELS und BIBERSTEIN konnten rektoskopisch noch in 25 cm Höhe eine hochgradige Proktitis nachweisen, in 20 cm Höhe eine reichlich Eiter absondernde — sehr wahrscheinlich einem pararectalen Absceß entsprechende — Schleimhauttasche. In einem anderen Fall entwickelte sich $^1/_2$ Jahr nach Anlegen eines Anus praeter wegen einer 6 cm vom Anus entfernten Striktur eine weitere Striktur in 20 cm Höhe. Bei operativen Eingriffen dagegen findet man die höheren Darmabschnitte (Colon descendens, Colon transversum) nicht selten entzündlich verändert (HELLERSTRÖM 1934 u. a.), wobei allerdings zuweilen die Frage offen bleibt, ob es sich um spezifische Veränderungen handelt oder aber um — mechanisch bedingte — stercorale Ulcerationen (FISCHER und SCHMIDT-LA BAUME). Nach FREI (1938) können Strikturen selbst bis zum Colon transversum reichen. Das Aufsteigen der spezifischen Entzündung beweisen jene Fälle, in denen der im Gesunden angelegte Anus praeternaturalis (BANCIU und CARATZALI, GATELLIER und WEISS, RACHET und CACHERA, SONCK 1943c, WINGE, FALCONER u. a.) bzw. sogar die oralwärts von der doppelläufigen Colostomie gelegenen Darmabschnitte (STRÖMBECK, HELLSTRÖM — zit. von WINGE) schließlich ebenfalls in den Krankheitsprozeß einbezogen wurden. PUENTE konnte bei einer zur Obduktion gekommenen anorectalen Elephantiasis eine entzündliche Infiltration des unteren Dünndarmendes feststellen.

Die vergrößerten, anfangs derben, später erweichenden pararectalen Lymphknoten können bei rectaler Palpation nachzuweisen sein. Zunächst sind sie gut voneinander abgrenzbar, später verbacken sie miteinander und erscheinen als starre, manchmal panzerartige Konglomerate. Durch Einschmelzung bilden sich pararectale Abscesse aus, die nicht selten in das Lumen des Rectums oder aber in das Beckenbindegewebe und die benachbarten Organe durchbrechen;

häufig entstehen Fisteln, die jeweils unterhalb der Striktur ihren Ausgang nehmen und teilweise in der Perianalgegend münden. Haben sich die eingeschmolzenen Lymphknoten völlig entleert, wird die Fistel trocken. Jersild (1930) weist eigens auf dieses differentialdiagnostisch wichtige Charakteristikum hin, das bereits 1878 von Trélat (zit. von Jersild) als pathognomonisch für das Syphilôme anorectal bezeichnet wurde.

Während die von einer Elephantiasis genitalis befallenen Patienten sich größtenteils noch lange Zeit eines relativ guten Kräftezustandes erfreuen, verfallen die Rectumkranken aus verständlichen Gründen relativ schnell. Zunehmende Blässe und Abmagerung bis zur hochgradigen Kachexie kennzeichnen das fortgeschrittene Krankheitsbild. So überrascht es nicht, daß die Elephantiasis recti unter den Spätmanifestationen des Lymphogranuloma inguinale die größte Letalität aufweist und somit als eine der gefürchtetsten Verlaufsformen des Lymphogranuloma inguinale gilt.

δ) Anus

In der Regel sind ausschließlich anal lokalisierte Spätmanifestationen des Lymphogranuloma inguinale nicht isoliert zu beobachten, vielmehr zeigen sie sich im Gefolge einer Elephantiasis genitalis, in Verbindung mit einer Entzündung des Rectums oder aber als Teilerscheinung des genito-ano-rectalen Syndroms. In weniger ausgeprägten Fällen sind lediglich ein leichtes perianales Ödem (Löhe und Rosenfeld, Rachet und Cachera, Frei 1929 u. a.) oder verdickte und derbe Analfalten zu konstatieren, die auf den ersten Blick einem Hämorrhoidalkranz zum Verwechseln ähnlich sehen („Lymphorrhoid“ Lichtenstein). Weiter fortgeschrittene Bilder sind durch breitbasig aufsitzende, an der Analschleimhaut inserierende Kondylome, meist in Einzahl oder in halbkreisförmiger Anordnung, charakterisiert, die 1—2 cm lang werden können und durch tiefe Furchen unterteilt sind. Sie haben eine prall elastische bis derbe Konsistenz, ihre Oberfläche ist gewöhnlich glatt bei grauroten Farbtönen. Ulcerationen in den Furchen gehören im Gegensatz zu ähnlichen Bildern beim Ulcus molle zu den Seltenheiten (Sézary, Bardin und Chwatt). Löhe und Rosenfeld weisen dagegen auf sekundäre Ulcerationen der elephantiastischen Analschleimhaut eigens hin und führen sie auf Ernährungsstörungen infolge Behinderung des Lymphabflusses und retrograden Lymphtransport zurück. Die Perianalgegend kann in verschieden ausgedehnter Form infiltriert sein, häufig münden hier von pararectalen Abscessen ausgehende Fisteln, oder aber perianale Abscesse bilden sich aus. Auf die Analstrikturen wurde bereits bei der Abhandlung der Rectumstenosen eingegangen.

ε) Genito-ano-rectales Syndrom

Unter den zahlreichen Variationsmöglichkeiten der Lymphogranuloma inguinale-Spätmanifestationen, deren eines Extrem auf umschriebene Abschnitte begrenzt bleibende Veränderungen bilden (chronisches perimeatisches Ödem der Urethralmündung, perianales Ödem, isolierte Elephantiasis der Analfalten wenig ausgedehnte Proktitis, vereinzelte Perianalfisteln u. a.), stellt das Jersildsche Genito-ano-rectalsyndrom (= Elephantiasis genito-ano-rectalis) die ausgedehnteste Erscheinungsform dar. Sie kommt dann zustande, wenn inguinale (bzw. iliacale + hypogastrische Lymphknoten) *und* die pararectale Gruppe gleichermaßen zerstört sind. Je nachdem ob der Entzündungsprozeß zuerst die pararectalen oder die übrigen Lymphknotenstationen ausgeschaltet hat, folgen die genitalen den ano-rectalen Veränderungen oder umgekehrt (Jersild 1930) im

Laufe von Jahren oder Jahrzehnten. Die unterschiedlichen anatomischen Verhältnisse des Lymphsystems bei Mann und Frau (s. S. 561) erklären die extreme Seltenheit der Elephantiasis genito-ano-rectalis beim männlichen Geschlecht.

Es nimmt nicht wunder, daß bei derartig ausgedehnten Manifestationen auch am häufigsten hochgradige Zerstörungen anzutreffen sind. Straffe Narbenzüge können das elephantiastische Genitale in mehrere Lappen zerteilen, Ulcerationen und Strikturen den Vaginaleingang verlegen und damit die Kohabitation bzw. die Entbindung per vias naturales unmöglich machen (JERSILD 1931, VIGNES, SONCK 1940a u. a.). Die Urethralmündung kann völlig zerstört sein, Urethrovaginalfisteln bilden sich aus, nicht selten sind Rectovaginalfisteln vorhanden. Bilden sich Rectovaginalfisteln *und* Urethrovaginalfisteln aus, entsteht eine Kloake, aus der sich gleichzeitig Stuhl und Urin sowie gegebenenfalls Menstrualblut entleeren. Auch Rectovesical- bzw. Vaginovesicalfisteln sind beobachtet

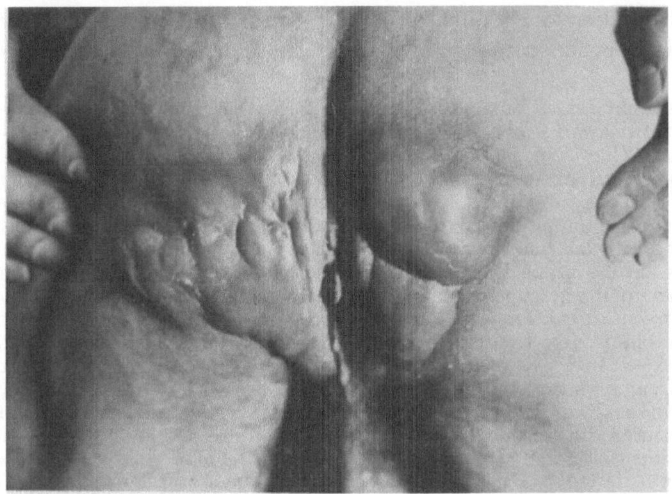

Abb. 9. Lymphogranuloma inguinale. Syndroma genito-ano-rectale

worden. GAY PRIETO (1936) konnte mit gefärbter Flüssigkeit eine Fistel zwischen Labium majus und Rectum nachweisen. Die Einmauerung der Urethra durch derbe Infiltrationen kann Urethralstenosen mit vollkommener Harnretention zur Folge haben, so daß chirurgische Eingriffe nötig werden. Zwei solche Konstellationen beschreibt JERSILD (1930, 1931), der im übrigen die seltene Gelegenheit hatte, einen Teil seiner früheren Patienten nach 8—10 Jahren erneut zu untersuchen. Sein diesbezüglicher Bericht über den weiteren Verlauf der Elephantiasis genito-ano-rectalis ist deshalb besonders wertvoll. WEISSENBACH, MARTINEAU und FOURESTIER beobachteten zwischen ano-rectalen und genitourethralen Veränderungen eine völlig unveränderte Hautpartie, deren Freibleiben unverständlich erschien, so daß das Nebeneinander zweier verschiedener Krankheitsprozesse in Erwägung gezogen wurde. Weiter fiel bei der Patientin eine Infiltration der Urethra mit konsekutiver Harninkontinenz auf. Den seltenen Fall einer Rectourethral- und Rectovesicalfistel bei einem Mann teilt schließlich DE GAUDENZI (1941) mit. Bezüglich weiterer Komplikationen in benachbarten Organen und Geweben vgl. die entsprechenden Abschnitte.

Spätmanifestationen außerhalb des genito-ano-rectalen Bereichs scheinen in vereinzelten Fällen in der Mundhöhle vorzukommen (vgl. S. 552).

3. Männlicher Uro-Genitaltrakt

Außer umschriebenen Primäraffekten im Bereich der Urethra (vgl. S. 550) werden gelegentlich „unspezifische“ chronische Urethritiden vom Typ Waelsch als erste Manifestation des Lymphogranuloma inguinale in Betracht gezogen. Finden sie sich bei Frei-positiven Patienten, die gleichzeitig Zeichen einer frischen oder abgelaufenen Leistenlymphknotenentzündung aufweisen und ist das Urethralsekret bei sicher Lymphogranuloma inguinale-Kranken als Antigen wirksam (Curth 1931, Polak, May u. a.), so erscheint nach Ausschluß anderer Ursachen (insbesondere einer Gonorrhoe) ihre Zugehörigkeit zum Lymphogranuloma inguinale weitgehend erwiesen. Wesentlich schwieriger zu beurteilen sind jene Fälle, die außer einem positiven Frei-Test keine weiteren Anhaltspunkte für eine Lymphogranuloma inguinale-Infektion bieten und insbesondere solche, die bei negativer Frei-Reaktion lediglich ein Urethralsekret mit antigenen Eigenschaften liefern. Gerade letztere Beobachtungen haben anhaltende Diskussionen entfacht bezüglich der Frage, ob die sog. „unspezifische“ Urethritis (Waelsch) generell als Lymphogranuloma inguinale bedingt aufzufassen sei (Midana 1939c, 1952).

Diese Ansicht schien zunächst durch die Tatsache gestützt zu werden, daß das Sekret solcher Urethritiskranker bei Patienten mit sicherem Lymphogranuloma inguinale als Antigen wirksam war. Eine Übertragung auf Affen und Mäuse sowie Züchtung des vermuteten Virus in Tierpassagen gelang jedoch nicht (Frei, Wiese und Klestadt; Melczer u. T. Venkei-Wlassics). Melczer u. Mitarb. sowie Löhe und Schlossberger warfen daher die Frage auf, ob nicht eine Gewöhnung des Lymphogranuloma inguinale-Virus an die menschliche Schleimhaut erfolgt sei, so daß eine Übertragung auf Tiere nicht mehr möglich ist. Frei (1932b) machte andererseits auf die große Empfindlichkeit Lymphogranuloma inguinale-Kranker gegenüber verschiedensten, ihnen zugeführten unspezifischen Antigenen aufmerksam und führte die positive Intracutanreaktion auf von Urethritis Waelsch-Kranken gewonnenes Antigen auf diese Eigenschaft der Lymphogranuloma inguinale-Kranken zurück. Kleeberg (1930) neigt zur gleichen Interpretation der Befunde. Andere Autoren nehmen eine Antigenverwandtschaft des Lymphogranuloma inguinale-Virus und des vermuteten Urethritisvirus an (Kalz; Bezecny 1934a; Fahlbusch und Zierl). Bizzozero und Midana sowie auch Melczer u. Mitarb. vertreten die Ansicht, daß das Lymphogranuloma inguinale gelegentlich unter dem Bilde einer unspezifischen Urethritis auftreten kann, jedoch nicht die einzige Ursache dieser Urethritisform darstellt. Diese Auffassung dürfte den Tatsachen wohl am ehesten gerecht werden.

Im Gegensatz zum weiblichen Geschlecht wird bei Männern im Spätstadium des Lymphogranuloma inguinale eine Beteiligung der Urethra kaum beobachtet. Lediglich Kleeberg (1932) berichtet über eine in Parallele zur Rectumstriktur zu setzende, knochenharte, das vordere Drittel der Urethra einnehmende, hochgradige Striktur mit zwei im Sulcus coronarius endenden Fisteln und einem die Corpora cavernosa erfassenden periurethralen Absceß. Daneben bestanden Urethritis. Balanitis und Phimose. Das Urethralsekret konnte als Lymphogranuloma inguinale-Antigen verwendet werden.

Ist schon die Zugehörigkeit entzündlicher Veränderungen der Urethra zum Lymphogranuloma inguinale zum Teil überhaupt umstritten, zum Teil nicht sicher nachzuweisen, so läßt sich oft noch schwieriger entscheiden, ob gelegentlich auftretende Epididymitiden, Orchitiden und Prostatitiden mit der Lymphogranuloma inguinale-Infektion in ursächlichem Zusammenhang stehen. Nur zu oft sind andere venerische Krankheiten vorausgegangen oder liegen Mischinfektionen vor, die eine endgültige Beurteilung nicht zulassen.

Nach Durchsicht des an sich schon wenig umfangreichen Materials verbleiben drei weitgehend gesicherte Fälle von Lymphogranuloma inguinale-bedingter Epididymitis (Coutts und Herrera 1938); weiter ein mit der Diagnose Hernia inguinalis eingelieferter Patient (Huard und Joyeux), bei dem zunächst eine schmerzhafte Schwellung des linken Hodens und Samenstranges festzustellen war mit Temperaturen um 39°. Es blieb eine hartnäckige und schmerzhafte Schwellung des Nebenhodens zurück sowie eine Verhärtung des Samenstranges mit multiplen Knoten. Bei der Operation wurden mehrere Abscesse festgestellt, einer davon am Vas deferens. Neben dem positiven Frei-Test sprach auch das histologische Bild des Nebenhodens für Lymphogranuloma inguinale. Weitere Einzelmitteilungen der Literatur betreffen eine nach außen durchgebrochene fistelnde Epididymitis ohne nachweisbare Beteiligung der Urethra bei vorhandenem Leistenbubo (SATO), eine Orchiepididymitis, die zur Sklerose dieser Organe führte (BIZOZZERO und FRANCHI), multiple Scrotalfisteln bei atrophischen Hoden (COSTELLO und D'AVANZO), eine zunächst schmerzlose Schwellung des Hodens, die schließlich zu zahlreichen Fisteln und Infiltraten am Perineum führte (KOCHS), kettenartig angeordnete, maiskorngroße, derbe Knötchen links lateral der Urethra bei gleichseitiger Hydrocele (FLORIT), eine außer einer Urethritis bestehende Funikulitis (SONCK 1943b) sowie eine Vergrößerung von Prostata und Samenbläschen bei gleichzeitiger Entzündung der Littréschen Drüsen im Gefolge einer chronischen Urethritis. Schließlich ventiliert MONACELLI auf Grund einiger eigener Beobachtungen die Frage eines Zusammenhangs zwischen Prostatahypertrophie und Lymphogranuloma inguinale, wobei das Lymphogranuloma inguinale als Schrittmacher in Erwägung gezogen wird.

MAY (1939) lenkte die Aufmerksamkeit auf Zusammenhänge zwischen Lymphogranuloma inguinale und Induratio penis plastica. Seine erste diesbezügliche Beobachtung betrifft einen Frei-positiven Patienten mit multiplen, persistierenden Ulcerationen in der Umschlagfalte bei partieller Phimose und chronischer Urethritis (Urethralsekret als Lymphogranuloma inguinale-Antigen wirksam), bei dem sich nach einiger Zeit ein derber Knoten im Sulcus coronarius und nach 4 Monaten eine doppelseitige Induratio penis plastica von großer Ausdehnung entwickelten; etwa gleichzeitig bildeten sich derbe Lymphstränge am Dorsum penis und im Lig. susp. penis aus, nach einem Jahr wurde eine inguinale Lymphadenitis (Forme fruste) konstatiert. Sämtliche Veränderungen heilten unter einer Behandlung mit Frei-Antigen ab.

Andere seiner eigenen und aus der Literatur zusammengetragene Fälle von Induratio penis plastica mit positivem Frei-Test erschienen allerdings weniger eindeutig, sie wiesen größtenteils keine sicheren klinischen Symptome eines Lymphogranuloma inguinale auf. Die Zusammenstellung MAYS von 75 Induratio penis plastica-Beobachtungen mit positivem Frei-Test in 80% der Fälle veranlaßte ihn zunächst wegen dieses mit den Rectumstrikturen vergleichbaren hohen Prozentsatzes positiver Frei-Reaktionen, die Induratio penis plastica als in der Regel Lymphogranuloma inguinale bedingt anzusehen. Diese Ergebnisse konnten jedoch durch andere Untersucher nicht im gleichen Maße bestätigt werden (COTTINI 1941 u.a.). Zudem ist unseres Wissens der Nachweis des Lymphogranuloma inguinale-Virus im Gewebe der Induratio penis plastica weder mikroskopisch noch experimentell durch Übertragung auf Versuchstiere oder in Form des umgekehrten Frei-Tests geführt worden. Da die bekanntermaßen therapeutisch im allgemeinen nur in gewissen Grenzen beeinflußbare Induratio penis plastica in einem Teil der Fälle trotz längerem Bestehen durch intravenöse Lymphogranuloma inguinale-Antigenbehandlung, Antimon- oder Sulfonamidapplikation zur Rückbildung gebracht werden konnte (MAY, MIDANA 1939c, MIRRA u. a.), und zwar gerade in jenen mit positiver Frei-Reaktion, darf man — wenn auch mit einer gewissen Reserve — das Lymphogranuloma inguinale als *einen* ätiologischen Faktor der Induratio penis plastica ansehen. Die Infektion müßte dann wohl im Bereich der Urethra erfolgt sein und auf dem Lymphwege das Bindegewebe in der Umgebung der Corpora cavernosa erreicht haben. In diesem Zusammenhang sei noch erwähnt, daß sowohl MAY und FUENTES als auch VIGNALES bei Dupuytrenscher Kontraktur eine positive Frei-Reaktion fanden.

4. Weiblicher Uro-Genitaltrakt

a) Urethra, Harnblase

Eine Beteiligung der Urethra im Frühstadium des Lymphogranuloma inguinale ist auch bei Frauen offenbar ein relativ seltenes Ereignis. Die intraurethralen Primäraffekte wurden bereits oben (Abschnitt Primäraffekt) berücksichtigt. Im Spätstadium wird der Harntrakt vor allem durch die krankhaften Veränderungen der Umgebung in Mitleidenschaft gezogen. Die häufig in der Nähe der Urethralmündung lokalisierten chronischen Ulcerationen zerstören zuweilen den distalen Anteil der Harnröhre, das elephantiastische Gewebe kann das Urethrallumen einengen oder völlig verlegen und eine Harnretention zur Folge haben (vgl. S. 573), schließlich ist die Ausbildung von Urethrovaginalfisteln möglich. Während sich diese Erscheinungen ohne weiteres in die verschiedenen Stadien einordnen lassen, nehmen jene Fälle eine gewisse Mittelstellung ein, die als einziges Symptom — zunächst für lange Zeit — eine chronische Urethritis aufweisen. So teilen Cerutti u. Mitarb. vier Beobachtungen von weiblicher Urethritis mit, die mit erheblicher Infiltration des periurethralen Gewebes einherging. Letzteres gab nach entsprechender Aufbereitung ein ausgezeichnetes Antigen. Die verdickte Schleimhaut ließ einige polypöse Gebilde erkennen. Die cystoskopische Untersuchung einer Frei-positiven Patientin Covalis u. Mitarb., die über Schmerzen bei der Miktion und Harndrang klagte und bei der sich erst 1 Jahr später eine Vaginalstriktur entwickelte, zeigte dicke Beläge auf einer ödematösen Schleimhaut und unregelmäßige Wucherungen insbesondere am Blasengrund. Das histologische Bild ließ für Lymphogranuloma inguinale typische Strukturen erkennen. Einen ähnlichen cystoskopischen Befund — mit bullöser Komponente — konnten übrigens Barthels und Biberstein (1931c) bei einer Patientin mit Rectumstriktur erheben.

Besonders erwähnenswert erscheint die Publikation von Gray, der wenigstens 23 Frei-positive Patientinnen einer gynäkologischen Abteilung mit zum Teil isoliertem Befall der Urethra übersieht. Sämtliche Fälle zeigten im Anfang die Symptome einer therapieresistenten chronischen Urethritis (Pollakisurie, Dysurie, Nykturie), oft über Monate und Jahre. Außer einer diffusen Injektion der Urethralschleimhaut ohne Eiterabsonderung wurden gelegentlich Ulcerationen besonders im proximalen Anteil beobachtet, im weiteren Verlauf kam in einem Teil der Fälle eine zumeist in der Nähe des Sphincter urethrae internus lokalisierte Striktur hinzu. Der Sphincter selbst war nie beteiligt, auch die Blasenschleimhaut blieb stets frei. Derartig gelagerte Fälle zeigten keine anderen Manifestationen eines Lymphogranuloma inguinale, auch keine Entzündung der inguinalen Lymphknoten. Neben diesen rein entzündlichen bzw. strikturierenden Formen beschreibt Gray schließlich eine dritte Gruppe — die umfangreichste seines Krankengutes —, die durch am Meatus urethrae beginnende Ulcerationen gekennzeichnet ist. Auch hier gingen lange Zeit uncharakteristische Beschwerden im Sinne einer chronischen Urethritis voraus. Während in einem Teil der Fälle gleichzeitig eine Elephantiasis genitalis bestand, erwiesen sich die übrigen als einzige nachweisbare Manifestation des Lymphogranuloma inguinale. Die von einem verdickten, unterminierten und undulierenden Rand umgebenen, weichen, leicht blutenden und teilweise grau belegten Ulcera mit granulierender, polypöser Basis waren 0,5—2 cm tief, einmal wurde der Sphincter urethrae internus erreicht, ein andermal erfolgte die Ausbreitung auch beiderseits des Rectums in die Tiefe. Als typisch werden Chronizität und Therapieresistenz hervorgehoben sowie die Neigung zu narbiger Umwandlung, aus der letztlich die Striktur resultiert. Das Rectum war bei allen Patientinnen unbeteiligt.

Auf Grund dieser zahlreichen, sehr subtil untersuchten und histologisch belegten Beobachtungen kann wohl kaum noch bezweifelt werden, daß es tatsächlich eine Lymphogranuloma inguinale bedingte Urethritis gibt. Weiterhin erscheint ihr Vorkommen in gehäufter Zahl auch bei Frauen bemerkenswert. Aus den Untersuchungen Grays kann schließlich auf eine vierte typische — wenn auch wesentlich seltenere — Spätmanifestation des Lymphogranuloma inguinale geschlossen werden mit gleichem Verlauf und Erscheinungsbild wie die Elephantiasis genitalis, analis und rectalis, die sich wie diese isoliert (hier also am Harntrakt) oder in Kombination mit den anderen Erscheinungsformen zeigen kann.

b) Uterus, Tuben, Ovarien

Entzündliche Prozesse des inneren Genitale im Frühstadium sind infolge ihrer Flüchtigkeit und mangels einer Indikation zu operativen Eingriffen, die zur Klärung der Diagnose beitragen könnten, meist schlecht zu erfassen. Die Symptome (weißlicher oder blutiger Fluor, Unterbauchschmerzen, gelegentlich Fieber) sind uncharakteristisch. Selbst wenn sich das Sekret bei sicher Lymphogranuloma inguinale-Kranken als Antigen wirksam erweist wie in einem von MARRAS mitgeteilten Falle mit einer deutlichen Cervixschwellung, ist dies kein sicherer Beweis für die Zugehörigkeit zum Lymphogranuloma inguinale, da derartiges Material nicht den Vorschriften FREIs (1925) entsprechend entnommen und aufgearbeitet werden kann und somit Fehlerquellen (z. B. unspezifische Reaktionen infolge Mischinfektion) in sich birgt. Kreuzschmerzen — besonders nach dem Hinlegen — können allein durch die meist reversible Entzündung der tiefen Beckenlymphknoten hervorgerufen werden. VAN HAAM und D'AUNOY (1936) beobachteten dieses Symptom bei 33% der weiblichen und nur bei 6% der männlichen Patienten und erblicken in dieser Relation zugleich einen Beweis für die häufigere Beteiligung der tiefen Beckenlymphknotengruppen bei der Frau. Gelegentlich wird die Zugehörigkeit der Veränderungen des inneren Genitale zum Lymphogranuloma inguinale jedoch im weiteren Verlauf durch Ausbildung typischer Spätmanifestationen zumindest wahrscheinlich gemacht, falls nicht Mischinfektionen mit anderen venerischen Krankheiten das Bild verschleiern. So hatte z. B. die 21jährige Patientin von RAVAUT, SÉNÈQUE und CACHERA 2 Jahre lang eine jeweils 3—4 Wochen anhaltende rezidivierende fieberhafte Perimetritis und Perisalpingitis (verdickte Adnexe bei fixiertem Uterus), bis sich ein entzündlicher Tumor in der Analgegend ausbildete, der später Fisteln hinterließ. Leistenlymphknotenveränderungen waren nicht beobachtet worden. Wegen uncharakteristischer fieberhafter Unterbauchbeschwerden wurde bei einer Patientin von D'AUNOY und SCHENKEN zunächst an eine chronische Cervicitis, chronische Beckenentzündung oder chronische Appendicitis gedacht und konservativ behandelt, bis ein gleichartiges Rezidiv nach 3 Monaten Anlaß zu operativem Vorgehen gab: Es wurden eine doppelseitige Salpingo-Oophorektomie sowie eine Appendektomie vorgenommen. Die makroskopisch als Salpingitis nodosa imponierende Entzündung zeigte histologisch die Züge eines Lymphogranuloma inguinale. Unter ähnlichen Konstellationen entschloß sich FRANCHI zur Operation und förderte in der linken Tuboovarialgegend eine — später als Lymphogranuloma inguinale-Antigen verwendbare — eitrige Masse zutage, die durch zahlreiche Adhäsionen mit Rectum und Sigmoid verbunden war. Der gleiche Autor beobachtete in 13,8% seiner Fälle eine Beteiligung des Beckenbindegewebes und sah in deren Folge häufig Rectumstrikturen oder genitale Elephantiasis. Nach LICHTENSTEIN können die chronisch entzündlichen Veränderungen des Beckenbindegewebes sogar die Darmwand durchbrechen (Sigmoid, Dünndarmschlingen) und zur Fistelbildung führen.

Die Beteiligung des inneren Genitale im Frühstadium dürfte zum Teil durch direkten Kontakt mit dem Lymphogranuloma inguinale-Virus (Portio bzw. Cervix!) zum Teil von der Periadenitis der tiefen Beckenlymphknoten aus zustande kommen, im Spätstadium dagegen spielt außerdem das Übergreifen der Entzündung von den pararectalen Lymphknoten auf das Beckenbindegewebe eine bedeutende Rolle [BARTHELS und BIBERSTEIN (1931a)], wobei ebenfalls Ovarien, Tuben und Parametrien in Mitleidenschaft gezogen werden können. Da die schweren Veränderungen insbesondere des Rectums nur zu oft ein operatives Vorgehen notwendig machen, läßt sich hier eher ein Einblick in die Verhältnisse der Beckenorgane gewinnen. So stellten Barthels und Biberstein bei der Rectumamputation einer 35jährigen Patientin außer festen Verwachsungen des Rectums in der Umgebung des Uterus ausgedehnte perimetritische Adhäsionen fest. In einem anderen Fall mußte das Vorhaben einer Rectumamputation aufgegeben werden, da schwielige Massen Rectum- und Vaginalwand völlig verlöteten und eine Isolierung nicht erlaubten. Zugleich erwies sich der Douglassche Raum als vollkommen schwielig vernarbt. Zwei weitere ihrer Patientinnen hatten außer einer Rectumstriktur entzündliche Adnextumoren. Palmieri palpierte bei einer Patientin, die sich 3 Jahre zuvor bei ihrem Ehemann infiziert hatte und seitdem an blutigem Fluor, Unterbauchschmerzen und leichtem Fieber litt, einen faustgroßen, schmerzhaften, nicht verschieblichen Adnextumor, außerdem ergab sich aus einer Probeexcision an der Portio uteri ein subakuter granulomatösentzündlicher Prozeß. Uterus und Adnexe wurden bis auf ein intaktes Ovar exstirpiert, der Tubeneiter zeigte dem Frei-Antigen entsprechende Eigenschaften. Corrêa, der drei Frauen mit Beckenbindegewebsentzündung bzw. Parametritis bei Lymphogranuloma inguinale beobachten konnte, stellt als differentialdiagnostisches Merkmal die Beweglichkeit des Uterus heraus, die den chirurgischen, vom Beckenrand aus zentripetal sich ausbreitenden Krankheiten des kleinen Beckens gleichermaßen eigen ist. Roegholt fiel bei seinem umfangreichen, allerdings nicht durch Frei-Test gesicherten einschlägigen Krankengut eine Amenorrhoe immer dann auf, wenn Verwachsungen zwischen Rectum und Uterus bzw. Adnexen nachzuweisen waren. Erwähnt sei schließlich noch eine wohl einmalige Beobachtung (Löhe 1951):

Bei der Frei-positiven Patientin hatten sich in der 6. Lebenswoche „Furunkel“ am Gesäß gezeigt. Im 6. Lebensjahr bestand 2 Monate lang ungeklärtes hohes Fieber. Bis zum 16. Lebensjahr wurde Darmbluten nach dem Stuhlgang beobachtet. Im Alter von 25 Jahren erfolgte die operative Entfernung eines Ovars mitsamt einer Geschwulst, mit 26 Jahren die eines kindskopfgroßen Tumors im großen Netz. Ein Jahr später heiratete die Frau, blieb jedoch kinderlos. Mit 32 Jahren stellte sich ein fieberhafter Darmkatarrh mit eitrigem Ausfluß aus dem After ein, vorübergehend konnte eine hochgradige Rectumstriktur nachgewiesen werden. Im Alter von 34 Jahren machte ein inoperabler, faustgroßer, blumenkohlartiger Tumor im linken Unterbauch das Anlegen eines künstlichen Afters notwendig. Schließlich bildeten sich weitere 3 Jahre später eiterabsondernde Fisteln in der Analgegend aus. Bei dem Ehemann der Patientin, der außer iliacalen Lymphknoten klinisch keine Zeichen eines Lymphogranuloma inguinale aufwies, wurde ebenfalls ein positiver Frei-Test festgestellt.

5. Haut

Die ausführliche Abhandlung der dem Lymphogranuloma inguinale zugehörigen Hautveränderungen, insbesondere der generalisierten bzw. der sog. reinen Hautformen findet sich in dem von Sonck verfaßten Kapitel dieses Handbuches. Wir können uns deshalb auf eine kurze Darstellung jener rein lokalen Manifestationen beschränken, die durch Übergreifen der primär am Lymphsystem lokalisierten Veränderungen auf das Hautorgan entstehen.

Frühstadium: Die Beteiligung der Haut kann grundsätzlich auf verschiedenen Wegen erfolgen. Am regelmäßigsten ist sie im Bereich der befallenen Lymphknoten anzutreffen, wo die entzündliche Reaktion zunächst des periglandulären Bindegewebes das kennzeichnende Verbacken der Lymphknoten zu größeren Paketen bewirkt, die schließlich gegenüber Haut und Fascie nicht mehr verschieblich sind (sog. signe d'ébranlement) und durch die entzündliche Rötung der obersten Hautschichten letztlich das charakteristische Bild des Lymphogranuloma inguinale-Bubo abrundet. Ausnahmsweise kommt es zu fieberhaften *phlegmo-*

nösen Entzündungen der bedeckenden Haut (GOUGEROT und DUCHAMP u. a.), gelegentlich wird durch Verlegung der zuführenden Lymphgefäße ein ausgedehntes *Ödem* der Umgebung (zumeist Unterbauch und Oberschenkel) verursacht (LÖHE 1951, SONCK 1940a u. a.).

Andererseits kann die Haut in der Umgebung des Primäraffektes in Mitleidenschaft gezogen werden, dies am häufigsten in Form des sog. *Frühödems* (meist nach mehreren Tagen bereits abklingende ödematöse Schwellung der Umgebung des Primäraffektes). Dieses Ödem wird insonderheit bei Mischinfektionen mit Lues beobachtet, in extremen Fällen unter dem Bilde einer *akuten Elephantiasis* des äußeren Genitale (GOMEZ ORBANEJA, DE GREGORIO 1947b u. a.). Weiter kann sich nach NICOLAU (1936) und DE GREGORIO (1937) gelegentlich aus dem Primäraffekt durch lokale Irritation ein chronisches Geschwür entwickeln. Dies würde nach Meinung der Autoren bis zu einem gewissen Grade die Häufigkeit von chronischen Lymphogranuloma inguinale-Ulcera bei Prostituierten erklären.

Eine weitere Möglichkeit der Hautbeteiligung ist schließlich durch Verbreitung des Lymphogranuloma inguinale-Virus über die Lymphwege bzw. entlang den Lymphgewebsspalten (z. T. durch retrograden Transport) gegeben. Es können sich so oberflächliche mehr oder weniger umschriebene Entzündungsprozesse der Haut entwickeln (*Infiltrate, Abscesse, sog. Cellulite en nappe, sog. Chancre noisette* u. a.), die also in keinem Zusammenhang mit eventuell vorhandenen Bubonen stehen. Vielfach sind die regionalen Lymphknoten überhaupt klinisch unverändert. Man spricht hier von sog. *reinen Hautformen* (hierzu s. Beitrag SONCK, S. 620).

Spätstadium: In einem Teil der Fälle kommen außer den bereits beschriebenen typischen Spätmanifestationen des Lymphogranuloma inguinale in der weiteren Umgebung der (peri-) genital- und (peri-) anal lokalisierten Veränderungen zusätzlich ausgedehnte Hauterscheinungen zur Ausbildung, die sich im Laufe mehrerer Monate entwickeln und sich wie alle Spätmanifestationen des Lymphogranuloma inguinale durch eine ausgesprochene Chronizität auszeichnen. Sie sind in der Regel im Bereich der Glutäen, über Kreuzbein und Schambein sowie an den Oberschenkeln lokalisiert und bestehen aus plattenartigen, knotigen oder wulstförmigen Infiltraten von hartgummiartiger Konsistenz, die zu großen tumorartigen Massen konfluieren können, nicht selten zentral erweichen, nach außen durchbrechen und zahlreiche Fisteln hinterlassen. Die Haut über diesen weitgehend indolenten Veränderungen weist blaurote bis braunrote Farbtöne auf, in den Randpartien sind gelegentlich als geschlängelte rote Streifen erkenntliche Lymphangitiden vorhanden. Die Infiltrate, die bisweilen die Glutäen in ganzer Ausdehnung, vielfach auch die Oberschenkelinnenseiten einnehmen, stehen zumeist durch Fisteln mit den genital bzw. anorectal lokalisierten Spätveränderungen bzw. mit regionalen Lymphknoten in Zusammenhang, können sich jedoch auch ohne klinisch nachweisbare Verbindungen zu den typischen Spätmanifestationen entwickeln. Über entsprechende Hautveränderungen berichten GOUGEROT und CARTEAUD; NICOLAU (1938); BURCKHARD; COSTELLO und DE OREO; FERNET und MATHIEU, LÖHE (1951) u. a. Neben den zur Hautoberfläche führenden Fisteln ist die Ausbildung eines weitverzweigten tiefen Fistelsystems charakteristisch, das auch über große Hautabschnitte ausgedehnte Infiltrate und Absceßhöhlen beinahe lückenlos miteinander verbindet. Durch Kontrastmittelfüllung können derartige Fistelsysteme, die sich des weiteren durch ungleichmäßige Lumina auszeichnen, auch röntgenologisch nachgewiesen werden (NICOLAU 1938; MIDANA 1938a u. a.). Ihr Verlauf ist im allgemeinen nicht an die Lymphgefäße gebunden. Gelegentlich erfolgende Sekundärinfektionen, unter anderem auch Erysipelschübe, runden das vielgestaltige klinische Bild ab.

II. Allgemeinerscheinungen des Lymphogranuloma inguinale

1. Fieber, Gewichtsabnahme

Der Charakter des Lymphogranuloma inguinale als Allgemeinkrankheit geht unter anderem bereits daraus hervor, daß in der überwiegenden Mehrzahl der Fälle das Befinden der Patienten deutlich beeinträchtigt ist, wenn auch in den verschiedenen Stadien in unterschiedlicher Form. Eines der am regelmäßigsten anzutreffenden diesbezüglichen Symptome stellt die schon in der ersten Mitteilung von Durand, Nicolas und Favre hervorgehobene Temperaturerhöhung (morgens jeweils geringer als abends ausgeprägt) dar, die gelegentlich als erstes Krankheitszeichen bereits vor der Manifestation der Lymphadenitis beobachtet wird, sich in der Regel jedoch während der Entwicklung der Bubonen zeigt, um meist zur Norm abzufallen, sobald die Entzündung der Lymphknoten ihren Höhepunkt erreicht hat; Hurwitz spricht von einem halbkreisförmigen Kurvenverlauf. Gelegentlich können jedoch subfebrile Temperaturen über Wochen und Monate bestehen bleiben.

Costello und d'Avanzo stellten unter ihren 344 Patienten in 68,9% Temperaturen um 38° fest, Sézary und de Font-Réaulx (42 Fälle) sogar in 90,5% (davon 43% zwischen 38 und 38,5°, 40,5% subfebrile Werte, 9,5% keine Temperaturen, 7% Fieber über 39°). Höhere Temperaturen finden sich vor allem bei foudroyanten Verlaufsformen mit schneller und massiver Einschmelzung der Bubonen und in jenen Fällen, die mit Gelenkbeschwerden und Erythema nodosum- bzw. Erythema exsudativum multiforme-Schüben einhergehen bzw. anderweitig eine Generalisierung erfahren. Auch therapeutische Eingriffe verschiedenster Art können neben Herdreaktionen erhebliche Temperatursteigerungen verursachen.

Während die initiale Temperaturerhöhung, die übrigens differentialdiagnostisch gegenüber Ulcus molle bedeutsam ist, im allgemeinen nur wenige Tage bestehen bleibt, kann auch ein intermittierender Fieberverlauf mit und ohne begleitenden Haut- und/oder Gelenkschüben bestehen und zu Verwechslungen mit Lymphogranulomatose Paltauf-Sternberg führen. Frei (1936) hebt die mögliche Aktivierung einer Malaria durch die Entwicklung des Lymphogranuloma inguinale hervor. Weiter können Fieberschübe durch Sekundärinfektion zustande kommen und selbstverständlich auch durch örtliche Rezidive. Ausgesprochen typhoide Verlaufsformen sind immer wieder beschrieben worden. Der Annahme, daß septische Krankheitsbilder nicht als Lymphogranuloma inguinale bedingt anzusehen sind (Chevallier und Bernard 1932a), kann man heute wohl nicht mehr beipflichten.

Es erscheint verständlich, daß gerade bei lang anhaltenden Fieberzuständen erhebliche Gewichtsverluste eintreten können, wenn diese auch nicht zu den charakteristischen Begleitsymptomen des Lymphogranuloma inguinale-Frühstadiums gehören. Außer dem anfänglichen Fieber und einer hierdurch bedingten Anorexie pflegen manchmal vorübergehende ziehende Schmerzen im Bereich der Leistenbeugen und Oberschenkel als Folge der inguinalen Lymphadenitis aufzutreten, im übrigen ist im weiteren Verlauf des Frühstadiums das Allgemeinbefinden nur wenig beeinträchtigt.

Auch im Spätstadium der Krankheit ändert sich zunächst am Allgemeinstatus der Patienten wenig. Nur selten bestehen subfebrile Temperaturen, Fieber kann bei stets möglicher Sekundärinfektion oder hier ebenfalls zu beobachtenden Schüben sog. id-Reaktionen auftreten. Infolge der geringen Schmerzhaftigkeit der Veränderungen ist es z. B. zahlreichen von diesem Leiden befallenen Prostituierten möglich, ihrem Gewerbe noch eine gewisse Zeit nachzugehen, bis sie wegen des später meist einsetzenden Gewichtsverlustes, der nicht selten zu einem ausgesprochenen Marasmus führt, zunehmend verfallen. Verständlicherweise verschlechtert sich der Allgemeinzustand der Patienten mit Rectumstriktur und Proktitis relativ schnell.

Wie eingreifend das Lymphogranuloma inguinale auf den Gesamtorganismus einwirken kann, geht auch daraus hervor, daß sich z. B. bei einem seit seinem 11. Lebensjahr an Lymphogranuloma inguinale-bedingten Rectumveränderungen leidenden 17jährigen, weitgehend abgemagerten Patienten keine sekundären Geschlechtsmerkmale ausgebildet hatten (Banciu und Caratzali).

2. Skeletsystem

Die Gelenkbeschwerden, die eines der am häufigsten anzutreffenden Begleitsymptome lokaler Lymphogranuloma inguinale-Erscheinungen darstellen und sowohl im Früh- als auch im Spätstadium angetroffen werden, können sich in verschiedener Weise manifestieren. Die einfachste Form stellen bloße *periartikuläre schmerzhafte Sensationen* dar, die durch Ausstrahlung von benachbarten Bubonen zustande kommen. Darüber hinaus werden außerordentlich häufig *Arthralgien* angetroffen, die gleichzeitig mit der fieberhaften Reaktion in Erscheinung treten und oft mit Erythema nodosum oder Erythema exsudativum multiforme gepaart sind. Weiter kommen vorübergehende *Monarthritiden* oder *Polyarthritiden* vor, die im allgemeinen keine röntgenologisch faßbaren Veränderungen hinterlassen sowie — in der Regel doppelseitige — *Hydrarthrosen,* teilweise rezidivierenden Charakters, die besonders gern die Kniegelenke befallen. Schließlich können sich in vereinzelten Fällen ausgesprochen *destruktive Gelenkveränderungen* ausbilden, die sich bevorzugt in den Hüftgelenken (einseitig) oder aber in den platten Knochen manifestieren.

Das Gros der in verschiedensten Einzelmitteilungen sowie auch Sammelstatistiken verzeichneten Gelenkbeschwerden machen zweifelsohne die reinen Arthralgien sowie die flüchtigen, im Durchschnitt etwa 2—3 Wochen andauernden Arthritiden aus, die als Monarthritis bevorzugt die großen, als Polyarthritis vornehmlich die kleinen Gelenke befallen.

Als Beispiel für die durchschnittliche Häufigkeit derartiger Veränderungen seien die von Sonck (1939, 1951) publizierten Zahlen angeführt, die auf einem umfangreichen, sehr subtil untersuchten Krankengut basieren: Unter 1485 Lymphogranuloma inguinale-Fällen aller Stadien wurden bei 98 (=6,6%) ausgesprochene Gelenksymptome in Form von Arthritiden und Hydrarthrosen beobachtet; von 48 Lymphogranuloma inguinale-Patienten mit Erythema nodosum hatten sogar 50% gleichzeitige Gelenkbeschwerden. Für 23 zusammengestellte Fälle der Weltliteratur, die Kinder unter 14 Jahren betreffen, gibt Sonck (1943c) die Häufigkeit von Hydrarthrosen mit 25% an.

Entsprechend den verschiedenen Stadien des Lymphogranuloma inguinale scheinen die akut verlaufenden Arthritiden vorwiegend im Frühstadium, die mehr chronischen Verlaufsformen dagegen eher im Spätstadium aufzutreten. Nur diese führen zu röntgenologisch faßbaren Gelenkveränderungen, die sich jedoch von Arthritiden anderer Genese praktisch nicht unterscheiden, allenfalls eine Demineralisation der knöchernen Anteile sowie eine Verschmälerung des Gelenkspaltes erkennen lassen (Carrasco; Aiguabella; Hissard und Lechevallier; Stropeni und Colombo u. a.). Diesen im Verlauf des Lymphogranuloma inguinale auftretenden Gelenkentzündungen ist einerseits ihr salicylrefraktäres Verhalten, andererseits ein verhältnismäßig promptes Ansprechen auf eine „spezifische" Lymphogranuloma inguinale-Therapie gemeinsam. Gelegentlich soll sich bereits die diagnostische Anwendung von Frei-Antigen günstig im Hinblick auf eine schnelle Rückbildung auswirken (Koppel). Sonck (1951) betont, daß ebenso wie die Erythema nodosum-Schübe auch die Arthritiden durch Sulfathiazolgaben provozierbar sind. Eine Provokation ist offenbar auch durch therapeutische Eingriffe anderer Art möglich: Frauchiger beobachtete z. B. die Manifestation einer Polyarthritis im Anschluß an eine Rectumresektion. Bei dem Kranken von Hissard und Lechevallier entwickelte sich nach einer Antimonbehandlung zunächst eine Arthritis des linken Hüftgelenkes (linksseitiger Bubo!) kurz darauf wurde das linke Knie in gleicher Weise befallen; zugleich trat aber auch eine dorsale Lymphangitis penis auf, wie überhaupt Gelenkbeschwerden nicht selten gerade bei Exacerbationen der lokalen Lymphogranuloma inguinale-Erscheinungen geklagt werden. — Es liegt natürlich im Bereich der Möglichkeiten, daß im Verlaufe eines Lymphogranuloma inguinale auch einmal eine echte rheumatische Polyarthritis als Zweitkrankheit auftritt. Weissenbach und Bouwens haben einen solchen Fall auf Grund des hochfieberhaften Verlaufs der Gelenkschübe, der gleichzeitigen Entwicklung einer Endokarditis sowie des guten Ansprechens auf Salicylgaben diagnostiziert.

Wie bereits erwähnt, sind die sich im Verlaufe des Lymphogranuloma inguinale entwickelnden *Hydrarthrosen* in der Regel doppelseitig und fast stets in den Kniegelenken lokalisiert. Sie zeichnen sich durch Schmerzlosigkeit, häufiges Rezidivieren und schlechtes Ansprechen auf jedwede Therapie aus. Durch Punktion lassen sich unerwartet große Mengen eines gelblichen, meist klaren, etwas viscösen Exsudates gewinnen. Das Sediment erweist sich bei kultureller Untersuchung als steril, zuweilen sind wenige Granulo- und Lymphocyten darin zu finden (Sonck 1939), gelegentlich jedoch auch eine größere Anzahl lymphoider Zellen (Banciu und Caratzali). Die letztgenannten Autoren wie auch Stropeni und Colombo, Sézary und Salembiez fanden das Gelenkpunktat als Lymphogranuloma inguinale-Antigen wirksam. Sonck (1939) dagegen konnte sich bei einigen seiner Fälle nicht von der antigenen Eigenschaft der Gelenkflüssigkeit überzeugen.

Die einzelnen Schübe können ohne erkennbare äußere Ursache ausgelöst werden (Sonck 1939 u. a.) oder aber auch mit Exacerbation der lokalen Lymphogranuloma inguinale-Manifestationen gekoppelt sein (Sézary und Salembiez u. a.). Sie pflegen sich anfangs im Verlaufe von wenigen (meist 2—3) Wochen zurückzubilden, bleiben später jedoch oft auch mehrere Monate bestehen. Solche Hydrarthrosen können über viele Jahre rezidivieren (z. B. Sonck 1939 5 Jahre, Banciu und Caratzali über 6 Jahre, Winge 7 Jahre). Bei einem kleinen Mädchen wurden intermittierende Kniegelenkschwellungen als erstes Symptom des Lymphogranuloma inguinale wahrgenommen (im 4. Lebensjahr), erst etwa 5 Jahre später entwickelte sich eine Rectumstriktur (Sonck 1939).

Durch die massiven Ergüsse leidet die Stabilität der Gelenke, ihre Flächen werden schließlich uneben, die Kapsel verdickt. Röntgenologisch stehen die Verbreiterung des Gelenkspaltes sowie eine mehr oder weniger ausgeprägte Demineralisation der Knochen im Vordergrund. Winge macht auf eine den Epiphysenlinien entsprechende fibrilläre, säulenartige, grobmaschige Struktur aufmerksam, die keine eigentliche Knochendestruktion darstellt. In einem seiner Fälle trat anläßlich der partiellen Synovektomie eines Knies eine hochrote, villös verdickte, leicht blutende Synovialis zutage, der Gelenkknorpel erschien stellenweise erweicht und hatte eine matte, unebene Oberfläche.

Gleichzeitig mit den Hydrarthrosen der Kniegelenke können zuweilen auch andere Gelenkmanifestationen vorhanden sein. Buschke u. Mitarb., Milian und Katchoura z. B. berichten über polyarthritisartige Symptome; eine Patientin von WINGE hatte neben dem Hydrops der Kniegelenke eine chronische Coxitis mit eigenartigen unscharf begrenzten, cystenähnlichen Aufhellungen. FRAUCHIGER stellte neben Kniegelenkhydrarthrosen und Schwellung eines Knöchelgelenkes eine Verdickung der Lateralseite des Radiusköpfchens, des lateralen Gelenkkapselanteils sowie eine Periostitis an der Außenseite des Radius fest. WARTER und MUGLER beobachteten bei einem 68jährigen Rektitis-Kranken außer einer Hydrarthrose des rechten Knies, chronische Arthritis der linken Hüfte und einer oberen Extremität sowie Versteifung eines Handgelenkes und einiger Finger. Inwieweit derartige Veränderungen hier auf das Lymphogranuloma inguinale bezogen werden können, mag bei dem fortgeschrittenen Lebensalter des Patienten allerdings dahingestellt bleiben. Die gleichen Autoren wollen auch eine sog. reine Gelenkform des Lymphogranuloma inguinale beobachtet haben bei einem 47jährigen Frei-positiven Patienten, der seit 17 Jahren wiederholte Gelenkbeschwerden hatte mit dem Resultat einer schweren Arthrosis deformans eines Knie- und beider Ellbogengelenke. — Besonders erwähnt sei noch eine Patientin (SONCK 1940b), bei der sich außer einer einseitigen Kniegelenkhydrarthrose unterhalb des linken Malleolus eine rezidivierende wurstförmige Anschwellung zeigte. SONCK deutet diese Erscheinung als *Tendovaginitis* (M. tibial. post.?) und nimmt auch im Hinblick auf den bestehenden Kniegelenkerguß eine Zugehörigkeit zum Lymphogranuloma inguinale an, obwohl das Punktat keine antigenen Eigenschaften aufwies.

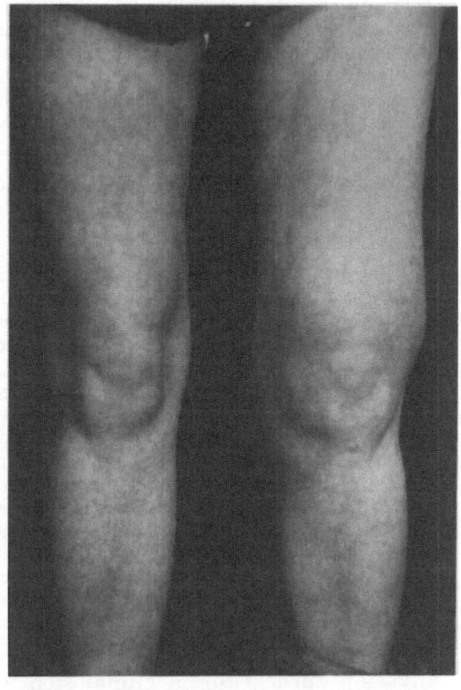

Abb. 10. Lymphogranuloma inguinale. Proctitis chronica. Hydrops genus sinistri. (Sammlung Prof. SONCK)

Die schwerste Form der Gelenkbeteiligung stellen ausgesprochen *destruktive Gelenkveränderungen* dar, die — stets einseitig — fast ausschließlich in den Hüftgelenken angetroffen werden. Bisher sind in der Weltliteratur lediglich zwei derartige Fälle publiziert worden, die als gesichert gelten können, nachdem das Gelenkpunktat antigene Eigenschaften zeigte.

SCHWARTZ stellte einen 50jährigen Frei-positiven Patienten vor, bei dem etwa 8 Monate nach Auftreten rechtsseitiger Bubonen, die früher mehrmals incidiert und drainiert worden waren, eine weitgehende Zerstörung des rechten Hüftgelenkes röntgenologisch nachgewiesen werden konnte: Femurkopf und Acetabulum waren destruiert, der Gelenkspalt obliteriert. Gleichzeitig bestand ein ausgedehnter Absceß unterhalb des rechten Leistenbandes, aus dem reichlich Pus entleert werden konnte. 3 Monate vorher hatten entsprechende Röntgenaufnahmen einen völlig normalen Befund ergeben, obwohl der Patient zu jenem Zeitpunkt bereits 3 Monate starke Schmerzen in diesem Gelenk verspürt hatte.

Während in diesem Falle der Infektionsweg nicht geklärt erscheint, kann bei der Beobachtung von HERZBERG bzw. FULDE und HERZBERG der Durchbruch eines eingeschmolzenen iliacalen Lymphknotens in das rechte Hüftgelenk mit großer Wahrscheinlichkeit angenommen werden.

Bereits bei der Operation des 23jährigen Frei-positiven Patienten, bei dem mit septischen Temperaturen einhergehende Bubonen im Bereich der rechten Leistenbeuge bestanden, zeigten sich zahlreiche vergrößerte Lymphknoten im Raum des kleinen Beckens, so daß von einer radikalen Ausräumung Abstand genommen wurde. Etwa 6 Monate später — der Patient war inzwischen beschwerdefrei entlassen worden — trat plötzlich aus völliger Gesundheit heraus unter Temperaturanstieg eine akute Entzündung des rechten Hüftgelenkes ein, die zu völliger Versteifung führte. Wenige Tage später brach ein tiefer Absceß in die Leistenbeuge durch, der sich durch Einlegen eines Drains bis in Höhe des 5. Lendenwirbels verfolgen ließ. Das betroffene Gelenk selbst erwies sich röntgenologisch als weitgehend destruiert, der Femurkopf war verkleinert, konturlos und etwas nach kranial verschoben, der Gelenkspalt nur noch angedeutet vorhanden, das Acetabulum ebenfalls partiell zerstört. Nach teilweisem Wiederaufbau des Knochens erfolgte ein Jahr später unter dem Bilde einer Pseudoperitonitis ein zweiter, gleichermaßen schwerer Schub im selben Gelenk mit anschließender neuerlicher Entleerung eines tiefen Abscesses in der Gegend der rechten Leistenbeuge. Durch Jodipinfüllung ließ sich eine große, vor und über dem Hüftgelenk liegende Absceßhöhle darstellen. Fast gleichzeitig bildete sich eine schmerzhafte Hydrarthrose des rechten Ellenbogengelenkes aus, die ohne Hinterlassung nachweisbarer Veränderungen verhältnismäßig schnell wieder abklang. Abgesehen von den übrigen Erscheinungen des Lymphogranuloma inguinale besserte sich auch der Befund des Hüftgelenkes so weit, daß der Patient später ohne nennenswerte Behinderung seinem Beruf als Schlächter wieder nachgehen konnte.

In zwei weiteren ähnlich gelagerten Fällen ist die Zugehörigkeit der Hüftgelenkveränderungen zum Lymphogranuloma inguinale weniger eindeutig, abgesehen davon, daß ein umgekehrter Frei-Test mit Gelenkflüssigkeit hier nicht durchgeführt wurde.

Bei dem 31jährigen Frei-positiven Patienten (Reichle und Connor), der etwa 6 Monate nach der Lymphogranuloma inguinale-Infektion ad exitum kam, traten nach Operation der Leistenbubonen unter anhaltenden Temperaturen zwischen 37 und 39° starke Schmerzen im rechten Hüftgelenk auf; wenige Tage später angefertigte Röntgenaufnahmen ergaben jedoch zunächst keinen pathologischen Befund. Erst nach vier weiteren Wochen konnte ein destruktiver Prozeß in diesem Gelenk nachgewiesen werden, der operativ angegangen wurde. Es entleerten sich große Eitermengen, die Gelenkknorpel waren erodiert. Unter anhaltenden Temperaturen und zunehmend schlechterem Allgemeinbefinden verstarb der Patient eine Woche später. Bei der Sektion wurden außer anderen, hier nicht zur Debatte stehenden Veränderungen innerer Organe eine ausgedehnte Beteiligung der Beckenlymphknoten bis in Höhe des Diaphragmas festgestellt sowie eine große, mit dickem gelben Eiter angefüllte Absceßhöhle, die den M. psoas teilweise zerstört hatte und in der Gegend des Coecums eröffnet war. Im rechten Hüftgelenk fiel eine Aufrauhung und Verfärbung von Femurkopf und Acetabulum auf, die übrigen Beckenknochen zeigten keine Veränderungen. Im Herzblut wurden kulturell weiße Staphylokokken nachgewiesen, im Absceßeiter außerdem auch Bact. coli; säurefeste Stäbchen waren nicht vorhanden.

Die Autoren möchten diese Befunde auf eine post mortem erfolgte Bakterieninvasion zurückführen, zumal sich weder klinisch noch histologisch ein Anhalt für eine pyogene Arthritis fand, auch eine Tuberkulose konnte ausgeschlossen werden. Weiter müßte hier aber auch wohl eine nach der Operation erfolgte Mischinfektion in Betracht gezogen werden.

Schließlich berichten Favre, Michel und Danic über einen 38jährigen Patienten, bei dem sich neben einer Eiterung der Leistenlymphknoten eine akute, zu völliger Ankylose führende Arthritis eines Hüftgelenkes einstellte, die 5 Jahre später auf Grund eines positiven Frei-Tests als wahrscheinlich Lymphogranuloma inguinale-bedingt angesehen wurde. Zu diesem Zeitpunkt waren außer der knöchernen Ankylose röntgenologisch Verdichtungsherde im oberen Drittel des Femurschaftes sowie im Gelenkkopf nachzuweisen.

Gemeinsam ist diesen Beobachtungen der plötzliche Beginn mit starken Schmerzen, das Fehlen röntgenologisch nachweisbarer Veränderungen in den ersten Krankheitswochen und die dann rapid einsetzende Destruktion des Gelenkes. In jedem Falle zeigten die inguinalen Bubonen eine schlechte Heilungstendenz. Während bei dem Kranken von Herzberg die Infektion des Hüftgelenkes von einem erweichten Iliacallymphknoten ihren Ausgang genommen haben dürfte, kommen für den Fall von Reichle und Connor neben dem retroperitonealen Absceß ursächlich wohl auch die Leistenbubonen selbst in Betracht, nachdem in tabula von da aus ins Hüftgelenk führende Fisteln festgestellt werden konnten. Übrigens wird auch bei den beiden von Carrasco beschriebenen Hüftgelenkarthritiden auf eine beträchtliche Vergrößerung der iliacalen Lymphknoten hingewiesen.

Außer einer Ausbreitung per continuitatem kann für diese herdnahen Gelenke grundsätzlich auch eine Erfassung auf dem Lymphwege angenommen werden, die hämatogene Ausschwemmung des auslösenden Agens (Lymphogranuloma inguinale-Virus, Toxine ?) dürfte hier eine geringere Rolle spielen, sie kommt nach allgemeiner Ansicht in diesem Zusammenhang vor allem für die herdfernen, flüchtigen Gelenkmanifestationen in Betracht.

WRIGHT und LOGAN, die zweimal eine *Zerstörung des medialen Schambeinanteiles* röntgenologisch nachweisen konnten (in einem Fall mit an Unterbauch und Oberschenkel ausmündenden kommunizierenden Fisteln in Verbindung stehend), nehmen hierfür eine Ausbreitung auf dem Lymphweg an. — In einem weiteren Fall beobachteten die gleichen Autoren im Verlauf einer schweren Lymphogranuloma inguinale-Rectumstriktur eine *Destruktion des Sternums* in Höhe des Übergangs zum Manubrium sterni. Darüber befand sich eine fistelnde Ulceration, die zunächst als luisches Gumma angesehen wurde, jedoch auf eine antisyphilitische Therapie nicht ansprach. Aktinomykose und Tuberkulose wurden ausgeschlossen, so daß die Zugehörigkeit zum Lymphogranuloma inguinale wahrscheinlich gemacht werden kann. Eine gleichzeitig bestehende Kyphoskoliose mit Ankylosierung mehrerer Wirbelkörper und Zerstörung einiger Intervertebralscheiben wurde als tuberkulös angesprochen.

LÖHE (1942) sah bei einem Frei-positiven Patienten mit periproktischen Abscessen den oben für das Sternum beschriebenen Veränderungen analoge Erscheinungen im Bereich der Halswirbelsäule. Auch hier zeigte sich als erstes eine wegen positiver Luesseroreaktionen zunächst als syphilitischen Ursprungs angesehene Geschwulst. Die Röntgenaufnahme ergab einen *weitgehend zerstörten 5. Halswirbel.* Während einer monatelangen Sulfonamidbehandlung heilte der entzündliche Prozeß schließlich unter Hinterlassung einer schmerzlosen Ankylose ab mit Spangenbildung vom 5.—7. Halswirbel.

Bei einem 60jährigen Frei-positiven Patienten, der vor vielen Jahren offenbar Leistenbubonen gehabt hatte, stellte LÖHE (1942) außer einem Pleuraerguß mit Schwartenbildung eine *abnorme Verkalkung der 1. Rippe* fest. Nach einem Jahr war röntgenologisch ein retrosternales Infiltrat in Höhe des rechten Sternoclaviculargelenkes sowie der 2. und 3. Rippe darzustellen. Unter einer kombinierten Behandlung mit Prontosil und Lymphogranuloma inguinale-Antigen trat eine heftige Herdreaktion mit Schmerzen im Bereich der gesamten rechten Thoraxseite auf, so daß auch hier an eine Zugehörigkeit zum Lymphogranuloma inguinale gedacht werden kann.

Gelenkmanifestationen können in verschiedener Ausprägung also sowohl im Früh- als auch im Spätstadium des Lymphogranuloma inguinale auftreten. Flüchtige, akute Affektionen in Form von bloßen Arthralgien oder aber unter dem Bilde von Mon- bzw. Polyarthritiden sind besonders im Frühstadium anzutreffen und müssen differentialdiagnostisch vor allem gegenüber gonorrhoischen und rheumatischen Gelenkprozessen abgegrenzt werden. In therapeutischer und prognostischer Hinsicht bieten sie keine Probleme.

Fast stets doppelseitige, zumeist in den Kniegelenken lokalisierte, rezidivierende Hydrarthrosen sowie mehr chronisch verlaufende Arthritiden, die zu bleibenden Deformierungen führen können, sind eher im Spätstadium zu erwarten. Bei ersteren sollte vor allem eine tuberkulöse Genese ausgeschlossen werden, letztere sind von gewöhnlichen Alterserscheinungen nicht immer mit Sicherheit zu unterscheiden. Auch die Reitersche Krankheit kommt differentialdiagnostisch in Betracht.

Größere Schwierigkeiten bereiten in dieser Hinsicht die — äußerst seltenen — destruierenden Gelenk- bzw. Knochenveränderungen, die sich ausschließlich im Bereich des Hüftgelenkes und der platten Knochen zu manifestieren scheinen. Hier ist an Osteomyelitis (pyogener und tuberkulöser Genese) zu denken, ferner an luische Gummen, Aktinomykose u. a. Die Prognose ist in jedem Falle als ernst zu bewerten, da stets mit erheblicher bleibender Funktionseinschränkung zu rechnen ist, wenn nicht Komplikationen ein letales Ende herbeiführen wie z. B. im Falle von REICHLE und CONNOR.

3. Zentralnervensystem

Seit den gelungenen Übertragungsversuchen des Lymphogranuloma inguinale auf Affenhirn (HELLERSTRÖM und WASSÉN 1930) bzw. Mäusehirn (LEVADITI, RAVAUT, LÉPINE und SCHOEN; zit. von LÉVY-VALENSI) ist die besondere Affinität des Lymphogranuloma inguinale-Erregers zum Zentralnervensystem zumindest für die Versuchstiere Affe und Maus bekannt. Es zeigen sich Veränderungen im Sinne einer Leptomeningitis bzw. (oft tödlich verlaufenden) Meningoencephalitis, klinisch besonders durch epileptiforme Anfälle gekennzeichnet. Da nur die mesodermalen Anteile des Gehirns (Meningen, Plexus chorioidei und Rückenmarkswurzeln) befallen sind, nicht dagegen das eigentliche Parenchym, spricht LEVADITI (zit. von LÉVY-VALENSI) von einer „Mesodermatose neurotrope". Dem entgegen stehen allerdings Untersuchungen von JONESCO-MIHAIESTI u. Mitarb., die nach intraperitonealer Inoculation von Affen eine ascendierende Neuritis mit Degeneration des Gollschen und Burdachschen Stranges und tabesähnlichen Symptomen beobachten konnten. Bei der Maus sollen motorische Störungen im Vordergrund stehen. CHEVALLIER u. Mitarb. beschreiben eine spasmodische Encephalitis nach Inoculation des Lymphogranuloma inguinale-Virus in die vordere Augenkammer von Kaninchen.

Wenn auch die experimentellen Untersuchungsbefunde nicht ohne weiteres auf die Verhältnisse beim Menschen übertragen werden können, so zeichnet sich doch aus zahlreichen Literaturmitteilungen auch bei der menschlichen Lymphogranuloma inguinale-Infektion eine mögliche Beteiligung des Zentralnervensystems ab. NICOLAS (zit. von LÉVY-VALENSI) deutete derartige Zusammenhänge bereits an, als er die im Frühstadium so oft zu beobachtenden Kopfschmerzen sowie die fieberhafte Reaktion als vorübergehende meningitische Reizung auffaßte. Neben derartigen flüchtigen Symptomen, zu denen auch ab und zu beobachtete Neuralgien als Ausdruck einer leichten Meningitis oder Radikulitis gerechnet werden können (MARINESCO und GRIGORESCU, CHEVALLIER und BERNARD 1932b u. a.), sind aber auch immer wieder schwere, nicht selten tödliche Verlaufsformen beschrieben worden zumeist unter dem Bilde einer Meningoencephalitis; psychische Alterationen wurden ebenfalls gelegentlich registriert.

SONCK (1951) z. B. sah bei einer Patientin 4 Monate nach der Lymphogranuloma inguinale-Infektion bei fast normalen Temperaturen meningeale Symptome in Form von starken Kopfschmerzen, Doppelbildern, Nystagmus und Nackensteifigkeit. Das Sensorium war zeitweise getrübt. Der Liquordruck wurde erhöht gefunden bei 13 Zellen und positiver Pandy-Reaktion. Eine Patientin von DAVID und LORING mit schweren Lymphogranuloma inguinale-Spätmanifestationen litt jahrelang an epileptiformen Anfällen, die sich unter einer Antimonbehandlung deutlich besserten. — Besonders SONCK (1940a) unterstreicht, daß gerade bei den chronischen Lymphogranuloma inguinale-Veränderungen „das Nervensystem labil geworden" sei. Er beobachtete mehrfach starkes Schwitzen an den Handtellern, Muskelzuckungen und Krampfanfälle. Wegen psychischer Störungen (eine nähere psychiatrische Analyse ist nicht mitgeteilt) mußten wenigstens sechs seiner Patienten in Irrenabteilungen eingewiesen werden. — SABIN und ARING berichten über eine akute Meningoencephalitis im Frühstadium des Lymphogranuloma inguinale mit erheblichem pathologischen Liquorbefund (4000 Leukocyten, 675 Erythrocyten, 250 mg-% Protein, Chloridgehalt zwischen 450 und 692 mg-%), der sich unter einer Sulfonamidbehandlung normalisierte. Hier wie auch in einem ähnlich gelagerten Fall von ZARAFONETIS (Frühstadium) sowie v. HAAM und D'AUNOY (1936a) (Spätstadium) konnte der Virusnachweis im Liquor bzw. post mortem in der Hirnsubstanz geführt werden. Bei einem Patienten SCOTTs (Frühstadium) verlief die Meningoencephalitis in mehreren Schüben, wurde jedoch überstanden. RAJAM beschreibt eine akute Menigoencephalitis mit letalem Ausgang innerhalb von 17 Std., die sich 4 Wochen nach Auftreten der Leistenbubonen und 3 Tage nach Incision eines entzündeten Lymphknotens manifestierte (plötzliches hohes Fieber, Bewußtlosigkeit, generalisierte Krampfanfälle, Cheyne-Stokes-Atmung; Reflexe gesteigert, Plantarreflex und Kernig positiv, keine Parese oder Lähmung der Extremitäten, keine Kieferklemme; Liquordruck gesteigert, 136 Zellen/cm^3, davon 90% Leukocyten, 95 mg-% Albumin, 25 mg-% Globulin, Goldsolkurve mit mehreren Zacken, Wa.R. negativ). Mit dem unverdünnten Liquor des Patienten konnte bei zwei sicher Lymphogranuloma inguinale-Kranken ein positiver Frei-Test ausgelöst werden. — TOMMASI erwähnt eine durch Sektion gesicherte Encephalitis interstitialis. — FURUKAWA verlor eine Esthiomène-Patientin unter akuten Hirndrucksymptomen. Histologisch zeigte sich eine Entzündung der kleinen Gefäße und Ganglienzellen. Abweichend von diesen Befunden sahen LÉVY-VALENSI und DE SÈZE im Verlaufe einer Lymphogranuloma inguinale-bedingten Anorektitis eine Meningo-*Myelitis* mit starker Liquoreiweißvermehrung. Kulturell konnte jedoch im Liquor Bact. proteus vulgare nachgewiesen werden, so daß sich die Frage erhebt, ob die Meningomyelitis etwa allein durch eine Proteus-Infektion verursacht wurde infolge Sekundärinfektion der Lymphogranuloma inguinale-Anorektitis (Proteusmeningitiden sollen jedoch ganz außerordentlich selten sein), oder aber das Bact. proteus vulgare gewissermaßen als Vehikel fungierte, das das Eindringen des Lymphogranuloma inguinale-Virus in das Zentralnervensystem überhaupt erst ermöglichte. Die Autoren neigen zur Annahme der letzten Möglichkeit.

Es erscheint immerhin bemerkenswert, daß sich diese schweren Alterationen des Zentralnervensystems sehr häufig im Anschluß an vorhergehende Reize entwickeln wie Exacerbation der inguinalen Lymphadenitis (SCOTT), Incision eines Bubo (RAJAM), Erythema nodosum- und Episkleritisschübe (SONCK 1951) oder Applikation von Frei-Antigen zu diagnostischen bzw. therapeutischen Zwecken. Bei einer Patientin SONCKs (1940a) z. B. trat wenige Stunden nach Anlegen des Frei-Testes neben einem Erythema nodosum und einer Episkleritis eine Trübung des Sensoriums für mehrere Tage ein. In einem anderen Fall wurden 20 Std nach intravenöser Injektion von Frei-Antigen Halluzinationen beobachtet, gefolgt von einem Erythema nodosum-Schub. — MARINESCO und GRIGORESCU beschrieben eine flüchtige Paraplegie im Verlaufe einer Frei-Antigen-Behandlung, KEIM und WAKEFIELD nach diagnostischer Anwendung von Lymphogranuloma inguinale-Antigen eine (rein motorische) Paraplegie vom Typ der Landryschen Paralyse, die sich im Laufe von 4 Monaten zurückbildete; Liquorveränderungen fehlten. Die Autoren rechnen mit der Möglichkeit, daß ruhende Viren durch die Antigenverabreichung aktiviert werden können. Diese Annahme würde eine gewisse Stütze durch die Beobachtungen von v. HAAM und D'AUNOY (1936a) erfahren, die bei zwei von acht Lymphogranuloma inguinale-Patienten den Virusnachweis im Liquor führen konnten ohne sonstige Abweichungen und abgesehen von Kopfschmerzen auch ohne jegliche klinische Symptome. MIDANA und VERCELLINO haben übrigens bereits früher mit dem Liquor von zwei unter elf Lymphogranuloma inguinale-Patienten ohne klinische Zeichen einer Zentralnervensystem-Beteiligung bei sicher Lymphogranuloma inguinale-Kranken eine positive Frei-Reaktion ausgelöst. Bezüglich der Rolle, die das Frei-Antigen bei der Auslösung zentral-nervöser Symptome spielen könnte, verweist schließlich SULZBERGER (1939) — bezugnehmend auf experimentelle Untersuchungen von RIVER, der bei Tieren Paraplegien nach Injektion von Hirnsubstanz (mit oder ohne Virusinfektion) erzeugen konnte —, auf die Möglichkeit, daß derartige Reaktionen bei Verwendung von (Mäuse-) Hirnantigen auch beim Menschen auftreten könnten.

Ohne sonstige für eine Beteiligung des Zentralnervensystems sprechende klinische Zeichen werden nicht gerade selten als einziges Symptom pathologische

Liquorbefunde festgestellt (in allen Stadien des Lymphogranuloma inguinale): Geringe Zellvermehrung (teilweise lymphocytäre Reaktion) mit oder ohne Eiweißanstieg (MIDANA und VERCELLINO, MOLLARET und VIEUCHANGE, PISACANE und LOPRESTI u. a.) bzw. Drucksteigerung (KITAGAWA u. a.). v. HAAM und D'AUNOY (1936a), KOSCHUCHAROFF; RAVAUT und SCHEIKEVITCH; CRUZ u. a. konnten dagegen nur in vereinzelten Fällen derartige Abweichungen konstatieren; ESPILDORA und COUTTS fanden den Liquordruck normal. KOSCHUCHAROFF stellte keine beweisenden Veränderungen der Goldsol-, Benzoin-, Kolloid- und Mastixreaktion fest.

Einen besseren Überblick insbesondere in bezug auf die zu erwartende Häufigkeit derartiger Veränderungen vermitteln auch hier wieder größere Untersuchungsreihen. LEIFER z. B. fand unter 25 Fällen (Männer im akuten Lymphogranuloma inguinale-Stadium) zweimal eine Liquoreiweißvermehrung (57 bzw. 72,9 mg-%) und bei elf Untersuchten siebenmal eine Reduzierung des Chloridgehaltes, während Liquorzucker und Goldsolreaktion keine Abweichungen zeigten. — PRADO, DOS REIS und BEI berücksichtigten bei der Liquoruntersuchung von 68 Lymphogranuloma inguinale-Kranken aller Stadien Druck, Zellzahl, Eiweiß-, Chlorid- und Zuckergehalt sowie Mastixreaktion. Lediglich bei fünf Patienten zeigten sich Unregelmäßigkeiten (einmal Anstieg des Liquorzuckers, dreimal Zellvermehrung — 15—22 Zellen — einmal Liquordrucksteigerung). — Schließlich untersuchten FINBERG u. Mitarb. 82 gesicherte, zumeist dem Spätstadium zugehörige Lymphogranuloma inguinale-Fälle (ohne gleichzeitige Lues, Hypertonie oder Arteriosklerose) und stellten bei 19 Kranken (= 23,2%) wenig ausgeprägte pathologische Liquorbefunde fest in Form von geringgradiger Eiweißvermehrung oder leichten Abweichungen der Mastixkurve (zwölf dieser Patienten hatten Spätmanifestationen, sieben außer einem positiven Frei-Test zur Zeit keine klinischen Zeichen eines Lymphogranuloma inguinale). Von 108 Kontrollen dagegen wurden nur in 1,85% gleichartige Befunde erhoben. Sämtliche diesbezüglich untersuchten Fälle des Frühstadiums zeigten normale Liquorverhältnisse.

Im Gegensatz zu den relativ häufigen unspezifisch positiven Lues-Seroreaktionen im Blut werden unspezifische Luesreaktionen im Liquor bei Lymphogranuloma inguinale-Kranken praktisch nicht beobachtet (MIDANA und VERCELLINO, MOLLARET und VIEUCHANGE, v. HAAM und D'AUNOY (1936a), KOSCHUCHAROFF; RAVAUT und SCHEIKEVITCH; CRUZ; LEIFER; FINBERG u. Mitarb. u. a.).

Aus den mitgeteilten Literaturberichten ist zusammenfassend zu entnehmen, daß, ähnlich etwa wie in den ersten Stadien der Lues, auch im Frühstadium des Lymphogranuloma inguinale verhältnismäßig oft meningeale Reizungen (mehr oder minder starke Kopfschmerzen, eventuell Neuralgien) auftreten, die jedoch in der Regel wohl infolge ihres passageren Charakters zumeist objektiv nicht erfaßbar sind. Akute Meningoencephalitiden können sich als schwere Komplikation namentlich im Frühstadium des Lymphogranuloma inguinale manifestieren und sind prognostisch sehr ernst zu bewerten. Im Spätstadium dagegen sind akute Hirnsymptome offenbar wesentlich seltener zu verzeichnen, hier scheinen sich Veränderungen mehr chronischer Art abzuspielen, die sich im günstigsten Falle durch geringe Zell- und Eiweißvermehrung im Liquor abzeichnen (koordiniert mit Serumhyperproteinämie ?) ohne sonstige faßbare zentralnervöse Symptome, oder aber durch Krampfanfälle und psychische Störungen ihren äußeren Niederschlag finden.

4. Augen

Die Beteiligung der Augen dürfte häufiger sein als gemeinhin angenommen wird. Wenn auch z. B. COLE unter 37 Lymphogranuloma inguinale-Fällen nur dreimal, v. HAAM und D'AUNOY (1936a) unter 461 einmal und COSTELLO und D'AVANZO unter 254 lediglich viermal eine offenbar zugehörige Conjunctivitis feststellten, berichtet SONCK (1943a), der bei seinen umfangreichen Untersuchungen an einem Krankengut von fast 300 Patienten auch die Augenaffektionen besonders berücksichtigte, über Augenbeteiligung in 23 Fällen (davon viermal rezidivierende Iritis, siebenmal Conjunctivitis, einmal herpetiforme Hornhauterosionen, einmal subkonjunktivale Ekchymosen, zehnmal Episkleritis). Bereits bei Durchsicht der Literatur fällt auf, daß die diesbezüglichen Einzelbeobachtungen in der Mehrzahl Patienten mit gleichzeitigen Gelenk- und/oder Hauterscheinungen betreffen (KUZNITZKY; KOPPEL; FREI 1932a, LIEBREICH und GOTTLIEB, BENEDEK und OLKON u. a.). Insbesondere SONCK (1943a) hat auf hier zweifellos bestehende Zusammenhänge hingewiesen. Bei seinen 23 Fällen mit Augenveränderungen hatten 71% Gelenkbeschwerden (46% Hydrarthrosen), 29% Erythema nodosum und 78% Lichtausschläge. Andererseits beobachtete er unter 47 Lymphogranuloma inguinale-Patienten mit Erythema nodosum sieben Fälle mit sog. allergischen Augenaffektionen. SONCK ist geneigt, diese unter dem Bilde einer Conjunctivitis, Episkleritis oder Iritis bzw. Iridocyclitis verlaufenden Schübe den ebenfalls schubweise auftretenden Gelenk- und Hautmanifestationen gleichzusetzen und bezeichnet diese auf hämatogenem Wege entstandenen Manifestationen als Lymphogranulomatide. Er betont, daß diese id-Reaktionen besonders im Spätstadium und häufiger bei Frauen als bei Männern auftreten und weiterhin die Möglichkeit einer Provokation durch diagnostische und therapeutische Eingriffe (Frei-Antigen, Fuadin- bzw. Sulfonamid-Behandlung, Röntgenbestrahlung, chirurgische Eingriffe u. a.). Derartige Beobachtungen wurden auch von SAENZ (Augen-, Haut- und Gelenkaffektionen nach Röntgenbestrahlung), BENEDEK und OLKON (schubweise Augen- und Hautmanifestationen unter Fuadin-Therapie) u. a. publiziert.

Die sog. allergische *Conjunctivitis* tritt doppelseitig zumeist wohl unter dem Bilde einer Conjunctivitis phlyctaenulosa in Erscheinung. Sie zeichnet sich weiter aus durch die Flüchtigkeit der entzündlichen Reaktionen und gelegentlichen Verlauf in Schüben. Hierzu kann im weiteren Sinne auch die auf einer Photosensibilität beruhende *Lichtconjunctivitis* gerechnet werden, die fast ausschließlich im Frühjahr auftritt und von SONCK in 1—2% aller Lymphogranuloma inguinale-Fälle festgestellt wurde. Der gleiche Autor beobachtete bei einer an Lymphogranuloma inguinale-Proktitis erkrankten Patientin *subkonjunktivale Ekchymosen*, deren Ätiologie jedoch nicht sicher zu klären war. Er setzt diese Erscheinung in Analogie zu den im Verlaufe des Lymphogranuloma inguinale gelegentlich auftretenden Purpura-Schüben.

Diesen akuten flüchtigen Bindehautaffektionen steht eine Lymphogranuloma inguinale-bedingte *chronische Conjunctivitis* als Teilsymptom des sog. Parinaud-Syndroms gegenüber, wobei sich im Bereich der Conjunctiva palpebrae und der Übergangsfalten stecknadelkopfgroße entzündliche Knötchen entwickeln, die später geschwürig zerfallen können. Hinzu kommt eine Schwellung der zugehörigen präauricularen, gelegentlich auch der submaxillaren Lymphknoten, die zuweilen einschmelzen. Charakteristisch ist die Einseitigkeit der Veränderungen und ihr Verlauf über Monate, eventuell Jahre (CURTH, CURTH und SANDERS u. a.). Es ist das Verdienst von LEVADITI, BOLLACK u. Mitarb. sowie HASHIMOTO u. Mitarb. (1940), das Lymphogranuloma inguinale als einen ätiologischen Faktor des sog. Parinaud-Syndroms erkannt und durch Tierversuche bzw. umgekehrten Frei-Test bewiesen zu haben. Ihre Untersuchungen wurden später von ICHIJÔ; CURTH, CURTH und SANDERS u. a. bestätigt. OUWEJAN (zit. von MACNIE) sowie APPELMANS teilten weitere einschlägige Beobachtungen mit, wobei die letztere die

Laborinfektion einer mit dem Lymphogranuloma inguinale-Virus arbeitenden Ärztin betrifft.

Gewöhnlich folgt die Schwellung der regionalen Lymphknoten wenige Tage nach Beginn der Conjunctivitis, ausnahmsweise wurde die Bindehautentzündung erst nach Ausbildung der Lymphadenitis beobachtet (Levaditi, Bollack u. Mitarb.). Im Falle Appelmans waren außer den präauricularen und submaxillaren auch die cervicalen und clavicularen Lymphknoten mitbefallen. Dabei bestanden Temperaturen zwischen 37,5 und 38,5^0. Es handelte sich bei dieser Patientin (Laborärztin) übrigens um die ersten Manifestationen des Lymphogranuloma inguinale, die aber wohl kaum im Sinne eines Primäraffektes (Conjunctivitis) aufgefaßt werden können, nachdem der Frei-Test bereits zu Beginn der Augenentzündung positiv ausfiel, die Infektion also längere Zeit zurückliegen müßte. Pathogenetisch wird für diese, mit regionärer Lymphadenitis einhergehende chronische Conjunctivitis, die sowohl im Früh- als auch im Spätstadium auftreten kann, eine Autoinoculation des Virus oder eine hämatogene Streuung in Betracht gezogen.

Weit seltener wird eine Beteiligung der Cornea beobachtet. Meyer und Reber berichteten erstmals über eine *Keratoconjunctivitis* bei einer Frei-positiven Patientin mit Rectumstriktur. Oliphant u. Mitarb. stellten entsprechende Veränderungen bei einem Laboranten fest, Sonck konnte eine rezidivierende Keratitis dendritica bei einer Patientin mit Lymphogranuloma inguinale-Spätmanifestationen und Lichtausschlag beobachten. Scheie u. Mitarb. stellten auf Grund fünf eigener Fälle, die alle durch die typischen von Meyer und Reber bereits beschriebenen Augenveränderungen überhaupt erst als Lymphogranuloma inguinale erkannt wurden, das Charakteristische dieses Krankheitsbildes heraus: Die fast durchwegs einseitig auftretenden Veränderungen beginnen mit kleinen, später konfluierenden Hornhautinfiltraten am oberen Limbus corneae und dehnen sich hier bogenförmig aus, wobei sie schließlich ein Drittel bis die Hälfte des Cornealrandes einnehmen können und auch die tiefen Schichten der hier überdies verdickten Cornea mitbefallen. Neben der limbusnahen bandförmigen Ausbreitung und der Ausdehnung in die Tiefe ist eine besonders massive, epaulettenpannusartige, vorwiegend oberflächliche Vascularisation hervorzuheben. Eine begleitende Iridocyclitis rundet das Bild ab. In zwei Fällen wurden umschriebene Infiltrate auch am unteren Limbus corneae festgestellt, in einem weiteren dehnten sich die Infiltrate schließlich über die gesamte Cornea aus, so daß der Visus zumindest vorübergehend bedeutend beeinträchtigt wurde. Auch Hashimoto u. Mitarb. (1940) berichten über eine Keratitis disciformis im Zentrum der Cornea.

Wie bereits oben erwähnt, bildet sich im Verlaufe der Krankheit (Früh- und Spätstadium) gelegentlich eine *Episkleritis* als Ausdruck eines allergisch-hyperergischen Geschehens aus (Kuznitzky; Koppel; Liebreich und Gottlieb; Sonck u. a.). Sehr häufig verläuft sie unter dem Bilde einer sog. Episcleritis periodica fugax, also in flüchtigen, periodisch wiederkehrenden Schüben.

Auch rezidivierende *Iritis* bzw. *Iridocyclitis* wurde zuweilen beobachtet (Benedek und Olkon; Sonck u. a.), die sich als außerordentlich hartnäckig erweist und eine zweifelhafte Prognose hat. So führten die jeweils gleichzeitig mit exanthematischen Hauterscheinungen unter einer Fuadinbehandlung aufflammenden Iridocyclitis-Schübe bei dem Patienten von Benedek und Olkon schließlich zur Ausbildung von Synechien, einer vorübergehenden Steigerung des intraocularen Drucks und zu einem weitgehenden Verlust des Visus. Diese Symptome ließen den Verdacht auf eine „toxische Retrobulbärneuritis" aufkommen. Auch Fundusveränderungen (s. u.) waren nachzuweisen. Außerdem zeigten sich neben Glaskörpertrübungen Präcipitate an der Hornhauthinterwand, schließlich entwickelte sich eine subcapsuläre Katarakt.

Relativ häufig werden sowohl im Früh- als auch im Spätstadium des Lymphogranuloma inguinale *Veränderungen des Augenhintergrundes* festgestellt (KITAGAWA in 70%, ESPILDORA u. Mitarb. in 49%, CHAIGNEAU [zit. von MACNIE] in 47,1% der Fälle). Sie bestehen nach KITAGAWA sowie FUNAKAWA in einem ein- oder doppelseitigen peripapillären Ödem, Dilatation und Schlängelung der Retinagefäße, die im ganzen dunkler erscheinen. Eine gleichzeitige Erhöhung des Liquordruckes kann, braucht aber nicht vorhanden zu sein. NAKANO und NAKAZAWA, die unter anderem einen Fall von Retinitis und Neuritis optica publizierten, ESPILDORA u. Mitarb., später auch SONCK bestätigten diese Befunde im wesentlichen, wobei ESPILDORA u. Mitarb. außerdem auf eine Drucksteigerung der Retinaarterien aufmerksam machen, die sie bei der Mehrzahl ihrer Patienten nachweisen konnten und infolge Fehlens einer Blut- oder Liquordruckerhöhung ursächlich auf einen solitären Hirndruck beziehen. Es wird unterstrichen, daß keine Beziehungen zwischen der Ausprägung der Fundusveränderungen und der Schwere bzw. Akuität der sonstigen Lymphogranuloma inguinale-Manifestationen bestehen. KORNBLITH (zit. von MACNIE) berichtet über eine flammenförmige Fundushämorrhagie, auch BENEDEK und OLKON sahen bei ihrem Patienten Hämorrhagien neben einem peripapillären Ödem und fleckigen Exsudaten. Bei Frei-positiven Patienten mit Induratio penis plastica heben übrigens VASQUEZ BARRIÈRE und MAY über die bereits bekannten Augenveränderungen hinaus qualitative und quantitative Veränderungen des Hornhautgewebes und dessen Nervenfasern hervor sowie eine gelegentliche Verminderung des intraocularen Druckes.

Die beim Menschen beobachteten Augenveränderungen konnten übrigens zum Teil auch im Tierversuch experimentell durch intraoculare oder intracerebrale Überimpfung nachgewiesen werden (HANSMANN; LEVADITI, SCHOEN und REINIÉ; MIYAGAWA u. Mitarb.; SATANI u. SANO; v. HAAM und HARTWELL; FINDLAY; COTTINI 1938; MACNIE u. a.).

5. Innere Organe

Manchmal schon im Früh-, eher im Verlaufe des Spätstadiums wird gelegentlich eine gewisse Vergrößerung von *Milz* und *Leber* festgestellt, deren Zugehörigkeit zum Lymphogranuloma inguinale jedoch nicht immer erwiesen zu sein scheint. Nach FREI (1936) dürften derartige Befunde eher durch Mischinfektionen oder die Aktivierung einer Malaria hervorgerufen werden. Bei einem Patienten von LITARCZEK und CHISĂR, bei dem neben inguinalen Bubonen eine Pleuritis und Ascites festgestellt wurden, zeigte die Peritonealflüssigkeit im umgekehrten Frei-Test antigene Eigenschaften. BARTH und ALEXENCO konnten mit dem Leberpunktat eines Lymphogranuloma inguinale-Kranken mit Lebervergrößerung und Ikterus Mäuse intracerebral infizieren, die nach 6 Tagen an „charakteristischen paralytischen Erscheinungen" eingingen. Auch bei einem Patienten von RAETZEL wurden Lebervergrößerung sowie Ascites und doppelseitige Pleuritis nachgewiesen. In manchen Fällen kommt es im Verlaufe der chronischen Entzündungserscheinungen zu einer Amyloidose von Leber, Milz und *Nieren*. JULIUSBERG (zit. von FAVRE und HELLERSTRÖM) z. B. fand unter 93 Rectumstrikturen 29mal eine Amyloidose der inneren Organe; diesbezügliche Einzelberichte liegen weiter vor von MELCZER u. Mitarb. (1939), PUENTE u. a. Mehrfach war eine chronische Nephritis die Todesursache (HOWARD u. Mitarb., LLOMBART und MAÑERU u. a.). MIDANA (1940b), der die Nierentätigkeit von 18 Patienten mit Lymphogranuloma inguinale-Spätmanifestationen durch „Ureal clearance“ überprüfte, fand in 72% der Fälle die Werte niedriger als in der Norm. Er führt diese Befunde weniger auf einen eigentlichen Nierenschaden als vielmehr auf einen extrarenalen Faktor zurück, wobei er vor allem an eine durch Sekundärinfektion oder Stauung beeinträchtigte Leber denkt.

Während eine Beteiligung des Magens unseres Wissens bisher nicht beobachtet wurde, können sich in vereinzelten Fällen im Dünndarm den Rectummanifestationen analoge Erscheinungen ausbilden. So fanden Llombart und Mañeru anläßlich der Sektion einer Patientin mit Lymphogranuloma inguinale-Rectumstriktur zahlreiche Stenosen im Bereich des *Ileums* mit Schleimhautulcerationen und -hyperplasie, deren histologisches Bild dem der veränderten Rectalschleimhaut völlig entsprach. Der Autor läßt offen, ob ein unmittelbares Höherwandern des Lymphogranuloma inguinale-Virus oder eine Verschleppung auf dem Blut- bzw. Lymphweg für die Entwicklung dieser Erscheinungen verantwortlich zu machen ist. Da Costa fand bei einem Frei-positiven jungen Mann, der kurz zuvor ein typisches Lymphogranuloma inguinale durchgemacht hatte und nun wegen unklarer rezidivierender Bauchbeschwerden mit Fettstühlen erneut zur Krankenhausaufnahme kam, röntgenologisch multiple Dünndarmstenosen. Diese lagen — wie die Operation aufdeckte — im Bereich des *Jejunums*; es handelte sich um plasmazellreiche Granulome sowie eine herdförmige Amyloidbildung. Für einen ihrer Fälle nehmen Gay Prieto u. Mitarb. als Ausgangspunkt die Lymphogranuloma inguinale-Infektion der Appendix bzw. der Ileo-Cöcalgegend an. Bei diesem Frei-positiven Patienten, der sonst keine Zeichen eines Lymphogranuloma inguinale aufwies, war nach Operation eines doppelseitigen Leistenbruches und Appendektomie im Bruchsack rechtsseitig keine p.p. Abheilung erfolgt, sondern es bildeten sich bis nußgroße, später fistelnde, entzündliche Knoten auf einer beträchtlich infiltrierten Hautpartie aus, die im umgekehrten Frei-Test antigene Eigenschaften entfalteten. Lymphogranuloma inguinale-Manifestationen im Bereich des Dünndarms kommen also offenbar selten vor, mit einer Beteiligung der *oberen Dickdarmabschnitte* muß dagegen schon eher gerechnet werden (hierzu s. Kapitel Anorectale Spätmanifestationen).

Die Zugehörigkeit von *Lungen- und Pleuraerscheinungen* zum Lymphogranuloma inguinale dürfte außerordentlich schwer zu beurteilen sein. In einer Reihe von Fällen werden eine Pleuritis bzw. Residuen einer solchen erwähnt, deren Genese jedoch nicht geklärt erscheint. Urbach hingegen konnte einen Patienten mit anorectalem Lymphogranuloma inguinale demonstrieren, der früher einen positiven Frei-Test gezeigt hatte, dann zwar auf die Intracutanprobe negativ reagierte, jedoch nach intravenöser Applikation von Frei-Antigen mehrere Tage Temperaturen bekam. Röntgenologisch wurde nun in den vorher unauffälligen Lungen eine beidseitige intensive Verschattung nachgewiesen, die aus bis kirschgroßen, konfluierenden, weichteildichten Flecken und peribronchial angeordneten Streifen bestand bei Verbreiterung des Hilusschattens. Da sich der Patient tuberkulinnegativ verhielt, ist Urbach geneigt, diese Veränderungen nicht als Lungentuberkulose, sondern als Lymphogranuloma inguinale-Metastase im anergischen Stadium anzusehen. — Bei einem Frei-positiven Patienten (Löhe (1942), der ein Jahr zuvor eine Pneumonie des rechten Oberlappens mit nachfolgendem Erguß im rechten Sinus phrenico-costalis und Schwartenbildung durchgemacht hatte, entwickelte sich neben einer abnormen Verkalkung der ersten Rippe ein retrosternales Infiltrat. Im Verlauf einer Frei-Antigen-Behandlung kam es zu einer „heftigen Reaktion“ mit Schmerzen in der gesamten rechten Thoraxhälfte. In einem weiteren Falle stellte Löhe einen Tumor im rechten Lungenraum fest, der durch eine langdauernde Prontosilbehandlung zum Verschwinden gebracht werden konnte. Hier wird die Möglichkeit einer Verschleppung des Virus über den Ductus thoracicus in Erwägung gezogen. Beide Patienten hatten vor vielen Jahren Leistenbubonen gehabt und wiesen daselbst charakteristische Narben auf.

Auch eine Beteiligung des *Herzens* wurde in vereinzelten Fällen angenommen. So verzeichnet SONCK (1951) während eines Erythema nodosum-Schubes mit gleichzeitigen arthritischen Erscheinungen und Episkleritis ein systolisches Geräusch über der Herzspitze, in einem anderen Fall stellte sich nach Thermokauterisation einer Lymphogranuloma inguinale-Proktitis plötzlich eine Endokarditis mit Fieber bis 40° ein. Der schon mehrmals erwähnte 11jährige Patient von BANCIU und CARATZALI hatte ebenfalls eine Endokarditis, die als Lymphogranuloma inguinale-bedingt aufgefaßt wurde. TOMMASI erwähnt in einem Sektionsfalle Myokardbeteiligung.

6. Blut

a) Blutbild, Knochenmark, Splenogramm

Die Entwicklung der Lymphogranuloma inguinale-Bubonen geht bis zum Erreichen ihres Höhepunktes in der Regel mit zunehmender Leukocytose (um 10000—18000), Linksverschiebung sowie Monocytose einher. Während anfänglich nicht selten eine Lymphopenie besteht, kommt es mit zunehmendem Entzündungsgrad der lokalen Erscheinungen zu einer Lymphocytose bei gleichzeitiger, oft beträchtlicher Vermehrung der Monocyten. Die Zahl der Eosinophilen und Basophilen wird im allgemeinen unverändert gefunden. Derartige Blutbefunde wurden erstmals von C. T. NICOLAU beschrieben und von zahlreichen Nachuntersuchern weitgehend bestätigt. Erwähnt seien hier die umfangreichen Untersuchungsreihen von RUGE (350 Blutuntersuchungen), HURWITZ (109 Fälle mit 50 Blutbildkontrollen), KOYAMA (60 Fälle), ISHIZUKA 1938a (130 Fälle), NIMPFER u. a., wobei HURWITZ eine Lympho- und Monocytose nicht feststellen konnte, dagegen oftmals Vacuolenbildung und toxische Granulierung der Neutrophilen. Die Linksverschiebung lag bei seinem Krankengut zwischen 15 und 30%. ISHIZUKA fand die Monocytose besonders im Stadium der Eiterung vermehrt, KOYAMA (1938) unterstreicht — als einer von wenigen — das Vorliegen einer Eosinophilie. Nach NIMPFER ist von den drei Hauptmerkmalen am regelmäßigsten die Linksverschiebung anzutreffen, dann folgen Monocytose und schließlich Leukocytose. MAURO beobachtete in fünf Fällen eine ausgesprochene Histiocytose mit Werten zwischen 10 und 27%. Bei einem schwerkranken Patienten RUGEs wurden auch Myelocyten ausgeschwemmt.

Größere Statistiken über Blutbildveränderungen im Spätstadium liegen uns nicht vor, offenbar bestehen keine wesentlichen Besonderheiten. Neben einer Leukocytose mit mehr oder minder deutlicher Linksverschiebung ist bei den chronischen Verlaufsformen noch eine hypochrome Anämie zu konstatieren, bei Rectalveränderungen mit anhaltenden Blutverlusten kann sie höhere Grade erreichen. SONCK (1940a) beobachtete in einem solchen Falle eine progrediente hyperchrome Anämie (Hb 30%, F.I. 1,4, 3000 Leukocyten) mit tödlichem Ausgang, nachdem der Rectalprozeß unter einer Sulfonamidbehandlung symptomfrei geworden war. Ob hier Zusammenhänge mit dem Lymphogranuloma inguinale bestehen, bleibt offen. Selbstverständlich kommen sekundär anämische Zustände auch im Frühstadium des Lymphogranuloma inguinale zur Beobachtung (vgl. die Untersuchungen von KAMPMEIER u. Mitarb.).

Über Knochen- bzw. Sternalmarkveränderungen liegen lediglich ganz vereinzelte Untersuchungsergebnisse vor. So konnte TOMMASI in tabula eine

Knochenmarkbeteiligung feststellen. Gsell fiel im *Sternalmark* eines Rectumstrikturkranken eine außergewöhnlich starke plasmacelluläre Reaktion auf, die an bei Myelomen vorkommende Bilder erinnerte. Er spricht von „reichlichem Vorkommen nicht nur kleiner, reifer Plasmazellformen, sondern auch größerer jungkerniger, im Verband liegender Elemente". In diesem Zusammenhang sei auch vermerkt, daß Videla im *Splenogramm* von zwölf Lymphogranuloma inguinale-Kranken eine Verringerung der Lymphocyten bei Vermehrung der Neutrophilen und Monocyten beobachten konnte.

b) Blutkörperchensenkungsgeschwindigkeit

Die beschleunigte Blutkörperchensenkungsgeschwindigkeit stellt ein relativ zuverlässiges diagnostisches Merkmal dar, das auch für die Beurteilung des weiteren Krankheitsverlaufes gegebenenfalls mit herangezogen werden kann. Jersild (1921) sowie C. T. Nicolau machten erstmals auf derartige Zusammenhänge aufmerksam, die durch umfangreiche diesbezügliche Untersuchungen späterer Autoren bestätigt werden konnten (Hurwitz; Peruccio; Schmidt 1938; Diaconescu u. Mitarb.; Ishizuka 1938a; Koyama 1938; Midana 1940a; Nimpfer u. a.). Es besteht dahingehend Übereinstimmung, daß sich die Beschleunigung der Blutkörperchensenkungsgeschwindigkeit, die etwa um die 3. Krankheitswoche einsetzt, im Frühstadium mit Werten im allgemeinen zwischen 20 und 60 mm n.W./1. Std in mäßigen Grenzen hält, im Spätstadium dagegen wesentlich stärker ausgeprägt ist. Werte über 100 mm in der 1. Std sind hier keine Seltenheit. Bei Abheilen der krankhaften Veränderungen kehren in der Regel — jedenfalls im Frühstadium — normale Werte zurück, so daß viele im Rückgang der Blutkörperchensenkungsgeschwindigkeit einen Maßstab für den Erfolg der Behandlung sehen. Ein Wiederanstieg soll bis zu einem gewissen Grad für ein beginnendes Rezidiv sprechen. Rabelo wie auch Diaconescu u. Mitarb. schließen bei stärkerer Senkungsbeschleunigung bei Lues auf einen Mischinfekt mit Lymphogranuloma inguinale und messen diesem Symptom besondere Bedeutung zu, insofern als der Frei-Test zu Beginn des Lymphogranuloma inguinale ja noch negativ ausfällt. Der Wert der Blutkörperchensenkungsgeschwindigkeit für die Lymphogranuloma inguinale-Diagnostik sollte jedoch nicht überschätzt werden, zumal gelegentlich kaum merkliche Unterschiede bestehen.

c) Eiweißlabilitätsproben

Ein weitgehend konstantes, für die Diagnostik des Lymphogranuloma inguinale recht bedeutsames Begleitsymptom stellen Serumeiweißverschiebungen dar in Form von *Hyperproteinämie* bei gleichzeitiger *Hyperglobulinämie*. Williams und Gutman wiesen erstmalig auf derartige Befunde hin, die später in größeren Untersuchungsreihen vollauf bestätigt werden konnten (M. Jersild; Howard, Eisenman und Strauss; Jones und Rome; Kampmeier, Smith und Larsen u. a.). Während Williams und Gutman Hyperproteinämie mit Hyperglobulinämie in 74% ihrer 35 Fälle feststellen konnten, berichten andere Autoren (s. o.) über entsprechende Befunde in rund 90% der Fälle, wobei die extremsten Werte im Spätstadium des Lymphogranuloma inguinale gefunden werden (z. B. 12,4 g-% Gesamteiweiß bei 77% relativem Globulingehalt; M. Jersild). Im Frühstadium ist die Serumeiweißverschiebung wohl weniger eindrucksvoll (sie beginnt etwa 3 Wochen nach Manifestation der Bubonen), doch in der Mehrzahl der Fälle deutlich nachzuweisen (bei M. Jersild z. B. in 86% aller Fälle gegenüber 96% im Spätstadium). Eine Beziehung zwischen Aktivität des Krankheitsprozesses und Serumeiweißgehalt läßt sich nicht ableiten, jedoch ist gewöhnlich eine Normalisierung der Serumbefunde etwa parallel mit der der Blutkörperchensenkungsgeschwindigkeit zu erwarten. Zur Information seien hier die von HOWARD, EISENMAN und STRAUSS gefundenen Durchschnittszahlen in tabellarischer Form wiedergegeben (81 Patienten, s. Tabelle 4).

Bis zu einem gewissen Grade soll man bei Nichtabsinken der erhöhten Serumeiweißwerte auf einen möglicherweise klinisch nicht in Erscheinung tretenden noch aktiven Lymphogranuloma inguinale-Herd schließen können. Nach HOWARD, EISENMAN und STRAUSS verstärkt eine gleichzeitige manifeste Lues die Eiweißverschiebung in allen Lymphogranuloma inguinale-Stadien — eventuell auch eine Tuberkulose (z. B. ein Fall mit Lupus vulgaris im Frühstadium des Lymphogranuloma inguinale) —, auch kann sie das Absinken der Werte zur Norm nach Abheilung des Lymphogranuloma inguinale verhindern. Eine Lues latens dagegen soll keinen ungünstigen Einfluß auf das Verhalten der Serumproteine ausüben ebenfalls nicht Ulcus molle oder Gonorrhoe.

Tabelle 4

	Gesamteiweiß (g-%)	Globulinfraktion (g-%)
Kontrollpersonen	6,88	1,91
Manifestes Frühstadium	8,88	3,88
Abgeheiltes Frühstadium	7,37	2,95
Verschiedene Spätmanifestationen	7—11	3—7

Während bezüglich Hyperproteinämie und Hyperglobulinämie Übereinstimmung zu bestehen scheint, sind die Ansichten über das Verhalten der Albumine offensichtlich geteilt. Während HOWARD, EISENMAN und STRAUSS zu dem Ergebnis kommen, daß die Globulinvermehrung auf Kosten der Albumine erfolgt — wie übrigens bis zu einem gewissen Grade auch aus den Untersuchungen von ROSEN u. Mitarb. hervorgeht, die stets eine Globulinvermehrung, jedoch durchaus nicht immer auch eine Gesamteiweißerhöhung feststellen konnten —, möchten KAMPMEIER u. Mitarb. auf Grund ihrer Befunde (sie fanden bis auf wenige Patienten mit Spätmanifestationen die Serumalbumine *nicht* vermindert) einen Globulinanstieg als *kompensatorische* Reaktion ausschließen. Bei gleichzeitiger Berücksichtigung von Erythrocytenzahl, Hämoglobin- und Hämatokritwert ergab sich weiterhin kein Anhalt für eine, die Serumeiweißwerte ihrerseits beeinflussende Hämokonzentration. Im Gegenteil fand sich bei den meisten Patienten (bei den Frauen sogar in 100%) eine deutliche sekundäre Anämie, bedingt durch Mangelernährung, die also eher einen Albuminabfall hätte erwarten lassen. Die gleichen Autoren wie auch bereits WILLIAMS und GUTMAN konnten in keinem Falle *Bence-Jones-Eiweißkörper* nachweisen. GUTMAN u. Mitarb. fanden die Euglobulinfraktion am meisten betroffen. Elektrophoretische Untersuchungen, die eine weitere Auftrennung der Eiweißfraktion erlaubt hätten, liegen bisher unseres Wissens nicht vor. In diesem Zusammenhang sei noch erwähnt, daß der *Rest-Stickstoff* von den verschiedensten Untersuchern fast stets unverändert gefunden wurde.

Ähnliche Serumeiweißbefunde (Hyperproteinämie durch Hyperglobulinämie) wie beim Lymphogranuloma inguinale kommen eigentlich nur noch bei Kala-Azar, Lepra und multiplem Myelom — also recht selten — vor. Andere chronische Infektionskrankheiten sowie Lebercirrhosen haben zwar ebenfalls eine Globulinvermehrung zur Folge, doch geht diese in der Regel auf Kosten der Serumalbumine, so daß der Gesamteiweißwert praktisch unverändert bleibt.

Fast ebenso häufig wie die oben abgehandelten Serumeiweißverschiebungen ist ein positiver Ausfall der *Formolgel-Reaktion* zu verzeichnen (GUTMAN und WISE; TASAKI und KAMIMURA; M. JERSILD; PERKEL und TULBERMANN; LONGHIN und

Stoian-Jonesco; Midana u. a.). Diese Reaktion fällt durchschnittlich in 82,5% (Perkel und Tulbermann) bis 90% der Fälle (Midana 1940a) positiv aus, M. Jersild errechnete für das Frühstadium 53% und für die Spätmanifestationen 92%. Nach Perkel und Tulbermann sind positive Ergebnisse frühestens nach der zweiten Krankheitswoche zu erwarten. Unter Berücksichtigung der Tatsache, daß die Formolgel-Reaktion bei einem Durchschnittsuntersuchungsgut (z. B. in Wa.R.-Laboratorien) nur selten positiv ausfällt (z. B. bei Bing — zit. von M. Jersild — unter 3695 Sera nur in etwa 2‰, ähnlich bei Perkel und Tulbermann), so kommt dieser Untersuchungsmethode beim Lymphogranuloma inguinale doch eine gewisse diagnostische Bedeutung zu, wenn ihr Wert auch nicht überschätzt werden soll, wie z. B. Cottini (1939) betont, der einen positiven Ausfall der Formolgelreaktion auch relativ häufig bei anderen Haut- und Geschlechtskrankheiten feststellen konnte. Ähnlich verhält es sich mit der *Takata-Ara-Reaktion* (Aoyama, M. Jersild, Jones und Rome u. a.) und dem *Weltmann-Koagulationsband* (Ishizuka 1938b). Diese Proben haben jedoch für die Lymphogranuloma inguinale-Diagnostik wenig Bedeutung erlangt.

Jones und Rome, die 79 Lymphogranuloma inguinale-Kranke untersuchten, fanden Galaktosetoleranz, Bromsulfaleinausscheidung, Serum-Urobilinogen und -bilirubin nicht pathologisch verändert.

Die *Kongorotspeicherungsfähigkeit* nimmt nach de Gaudenzi (1939) im Verlaufe des Lymphogranuloma inguinale zu, ohne jedoch Rückschlüsse auf Krankheitsdauer und Immunitätsvorgänge zu gestatten. Im Hinblick auf die Chronizität des Leidens und die späterhin — auch autoptisch bestätigte — erfolgende Ausbildung einer Amyloidose der Organe dürften derartige Befunde kaum überraschen.

d) Luesseroreaktionen, antikomplementäres Verhalten

Bereits 1922 haben Ravaut und Rabeau auf das Vorkommen offensichtlich unspezifisch positiver Luesseroreaktionen beim Lymphogranuloma inguinale hingewiesen, die sich durch schwankend positive Ergebnisse in den einzelnen, jeweils durchgeführten Reaktionen (Wa.R., Kahn usw.) und durch ihren vorübergehenden Charakter (meist während der Fieberperiode, aber auch unabhängig davon; Hellerström 1931a, b u. a.) auszeichnen. Bei Durchsicht der Literatur stößt man immer wieder auf diesbezügliche Hinweise. Andererseits ist zu bedenken, daß sehr zahlreiche Lymphogranuloma inguinale-Patienten, besonders jene mit Spätmanifestationen, gleichzeitig eine Lues haben oder hatten (bei Frei 1929 z. B. 60%, bei Löhe und Schlossberger 80%), so daß sichere Zahlenangaben über die Häufigkeit tatsächlich unspezifisch positiver, also biologisch falscher Luesseroreaktionen bei Lymphogranuloma inguinale nicht zu erhalten sind. Dieses Problem könnte nur unter Zuhilfenahme des seit einigen Jahren in die Luesserologie eingeführten (spezifischen) Treponema pallidum-Immobilisierungstests (Nelson-Mayer-Test) aufgeklärt werden.

So wie es sicher unspezifisch positive Luesseroreaktionen bei Lymphogranuloma inguinale gibt, kommen aber umgekehrt auch — gar nicht einmal so selten — durch ein gleichzeitig bestehendes Lymphogranuloma inguinale bedingte unspezifisch negative Luesseroreaktionen bei manifester Lues vor (Frei; Löhe und Rosenfeld u. a.). Positive Ergebnisse treten in solchen Fällen erst dann in Erscheinung, wenn das Lymphogranuloma inguinale in Abheilung begriffen ist bzw. seinen Höhepunkt überschritten hat.

Am Rande sei erwähnt, daß bei Mischinfektionen von Lues und Lymphogranuloma inguinale die Lues das Positivwerden der Frei-Reaktion verhindern kann (sozusagen also unspezifisch negativer Frei-Test) (Frei, Hellerström;

Löhe und Rosenfeld; Haim und Mathewson; Löhe und Schlossberger u. a.). Erst nach erfolgter Luesbehandlung läßt sich bei derartigen Mischinfektionen eine positive Frei-Reaktion auslösen (hierzu s. auch Kapitel Mischinfektionen).

Gelegentlich können Sera von Lymphogranuloma inguinale-Kranken *antikomplementäres Verhalten* zeigen, worauf Gutman u. Mitarb. erstmals aufmerksam machten. Ihre Befunde (22% der Sera ihrer Frei-positiven Patienten wiesen diese Eigenschaft auf) konnten durch spätere Untersucher jedoch nicht bestätigt werden. Jersild z. B. fand unter 55 Fällen nur zweimal, Kampmeier u. Mitarb. unter 67 Fällen einmal antikomplementäres Verhalten, so daß diesem Merkmal also keine Bedeutung für die Lymphogranuloma inguinale-Diagnostik zukommt.

III. Asymptomatisches Lymphogranuloma inguinale: siehe Beitrag Hellerström *S. 426*

IV. Mischinfektionen mit anderen venerischen und nicht venerischen Krankheiten

Da das Lymphogranuloma inguinale in sozial niederen Schichten und hier wieder bei Prostituierten besonders verbreitet ist, sind *Mischinfektionen mit anderen Geschlechtskrankheiten* nicht eben selten; diese können gleichzeitig oder zu verschiedenen Zeitpunkten erworben werden, gelegentlich dient ein gemeinsamer Primäraffekt als Eintrittspforte. Bei dem so uncharakteristischen Aussehen der Lymphogranuloma inguinale-Primäraffektion wird das Bild der Mischinfektion verständlicherweise zunächst durch die andere Geschlechtskrankheit beherrscht, bis die Entwicklung der typischen Leistenbubonen schließlich auf die Lymphogranuloma inguinale-Infektion hinweist. Hierbei ist zu bedenken, daß Lymphogranuloma inguinale-Primäraffekte das Bild der luischen als auch der Ulcus molle-Initialerscheinung täuschend nachahmen können, der Beweis für eine Mischinfektion also durch den Erregernachweis zu erbringen ist. Andererseits sollte insbesondere bei Ulcus molle stets auch nach Lymphogranuloma inguinale gefahndet werden. Nimpfer z. B. konnte durch systematische Untersuchung von Ausstrichen in 22 Fällen von Ulcus molle den Virusnachweis führen und so bereits frühzeitig die gleichzeitige Lymphogranuloma inguinale-Infektion erkennen. In Einzelfällen gelingt es, den — oft flüchtigen — Lymphogranuloma inguinale-Primäraffekt gesondert zu beobachten; er ist wegen der kürzeren Inkubationszeit bereits einige Tage vor dem luischen zu erwarten (Frei und Hoffmann u. a.). Die Häufigkeit von Mischinfekten verschiedener Geschlechtskrankheiten richtet sich nach deren jeweiliger Verbreitung in den entsprechenden Beobachtungsbereichen (hierzu vgl. Beitrag Hellerström in diesem Handbuch). Weitaus am meisten sind Kombinationen von Lymphogranuloma inguinale und Lues anzutreffen (nach Frei und Hoffmann u. a. in etwa 60%, nach Löhe und Schlossberger sogar in 80% der Fälle), dann folgen in einigem Abstand Ulcus molle, Gonorrhoe und schließlich Granuloma venereum. Gelegentlich wird über gleichzeitige Infektion mit drei bzw. vier Geschlechtskrankheiten berichtet (Jersild 1933, Gaté u. Mitarb. 1933, Müller; Torpin, Sanderson u. Mitarb., Costello und d'Avanzo u. a.). Kitchevatz (1930) beobachtete eine *Mischinfektion mit Herpes simplex*, die durch positiven Ausfall des Kaninchen-Cornea-Versuchs gesichert werden konnte (Material aus Haut und Lymphknoten). Selbstverständlich sind auch *Mischinfektionen mit banalen Eitererregern* möglich, die in vielen Fällen für die massive Einschmelzung, insbesondere auch der iliacalen Lymphknoten und für septische Verlaufsformen verantwortlich zu machen sind.

Hinsichtlich der Manifestation mehrerer Geschlechtskrankheiten im Bereich der Eintrittspforte ergeben sich einige *differentialdiagnostische Besonderheiten.* Nach May (1938) ist bei Auftreten eines „kalten“ Vorhautödems mit Infiltration der dorsalen Lymphstränge im Verlauf einer Gonorrhoe (etwa nach 3—4 Wochen) stets an eine Mischinfektion mit Lymphogranuloma inguinale zu denken. de Gregorio (1947a) weist auf die akute Elephantiasis des männlichen Genitale in Form von Penis- und Scrotalödem als erstem Symptom des Lymphogranuloma inguinale hin, das speziell bei gleichzeitiger frischer Lues zur Entwicklung kommt. Diese ödematöse Schwellung pflegt sich bereits während der antiluischen Therapie weitgehend oder völlig zurückzubilden, rezidiviert jedoch, falls eine Behandlung auch des Lymphogranuloma inguinale nicht erfolgt.

Während bei Mischinfekten mit Lues im Bereich der regionalen Lymphknoten in der Regel das Lymphogranuloma inguinale das Bild beherrscht und die Lues allenfalls durch eine Skleradenitis der nicht befallenen Seite bei einseitigem Lymphogranuloma inguinale zu erkennen ist, bzw. später durch die charakteristische Polyskleradenitis, kann bei gleichzeitiger Erkrankung an Lymphogranuloma inguinale und Ulcus molle zunächst ein typischer Ulcus molle-Bubo in Erscheinung treten, der sich unter einer Vaccinebehandlung jedoch nicht völlig zurückbildet und später durch einen chronisch fistelnden Lymphogranuloma inguinale-Bubo verdrängt wird (Frei 1936, Gaté und Charpy; Nicolas, Favre, Lebeuf und Charpy u. a.). In anderen Fällen bietet der Primäraffekt das Bild des Ulcus molle, die regionalen Lymphknoten dagegen von vornherein das typischer Lymphogranuloma inguinale-Bubonen (Frei 1935b, Jersild 1933, Ravaut und Cachera u. a.). Erweichende Lymphknoten im Verlaufe einer Lues sind fast stets auf eine Mischinfektion mit Lymphogranuloma inguinale zurückzuführen. Frei u. a. unterstreichen darüber hinaus, daß sich — ähnlich wie bei der Kombination von Lues und Tuberkulose — in derartigen Fällen auch die Lymphogranuloma inguinale-Bubonen unter einer antiluischen Behandlung weitgehend zurückbilden. Die Differentialdiagnose kann dadurch noch besonders erschwert werden, daß sich Lues und Lymphogranuloma inguinale hinsichtlich der Seroreaktionen bzw. des Frei-Tests gelegentlich gegenseitig beeinflussen (sog. Konkurrenz der Antigene — Hellerström 1940), insofern als bei gleichzeitiger frischer Lues (Ähnliches gilt übrigens auch — weit seltener — für eine gleichzeitige Tuberkulose) die Frei-Reaktion gelegentlich negativ ausfällt und erst im Verlaufe der antiluischen Behandlung positiv wird, andererseits kann das Lymphogranuloma inguinale unspezifisch negative Luesseroreaktionen bewirken, die ihrerseits erst dann positiv werden, wenn das Lymphogranuloma inguinale in Abheilung begriffen ist. Auch unspezifisch positive, also biologisch falsche Luesseroreaktionen im Verlaufe eines Lymphogranuloma inguinale werden beschrieben (hierzu s. auch Kapitel Luesseroreaktionen). Nicolas, Favre und Lebeuf (1931) weisen auf entsprechende Beobachtungen hinsichtlich eines vorübergehenden negativen Ausfalls von Frei- bzw. Ito-Reenstierna-Reaktion bei Mischinfektionen von Lymphogranuloma inguinale und Ulcus molle hin. Die Gonorrhoe dagegen scheint die diesbezüglichen Immunitätsverhältnisse nicht zu beeinflussen.

Eine gewisse Rolle spielen weiter *Mischinfektionen von Lymphogranuloma inguinale und Tuberkulose* (Frei 1927c; Chevallier 1932c; Ramel; Melczer und Sipos u. a.), wobei in der Regel die hinzugekommene Lymphogranuloma inguinale-Infektion eine latente Tuberkulose zu aktivieren scheint. Weiter hält Frei die hämatogene Absiedlung von Tuberkelbakterien in Lymphogranuloma inguinale-infizierten Lymphknoten für möglich wie auch eine völlige Zerstörung des Lymphogranuloma inguinale-Gewebes durch eine nachfolgende Tuberkulose.

V. Kombination mit malignen Tumoren

Das oft jahrzehntelange Bestehen chronischer, mit Fistelbildung und Ulceration einhergehender Entzündungsprozesse, wie sie die Spätmanifestationen des Lymphogranuloma inguinale darstellen, läßt zwanglos die Frage aufwerfen, inwieweit sich auf dem Boden dieser Veränderungen maligne Tumoren entwickeln. Obwohl über ähnlich gelagerte Konstellationen, wie z. B. Entwicklung maligner Tumoren auf Lupus vulgaris, Lupus erythematodes chronicus, lange bestehenden Ulcera cruris varicosa, Röntgenschäden, Verbrennungsnarben — um von verschiedenen hier interessierenden ätiologischen Möglichkeiten nur jeweils einzelne zu nennen — seit langem Einigkeit bezüglich deren Neigung zu maligner Entartung herrscht, wurden bei den Spätmanifestationen des Lymphogranuloma inguinale derartige Zusammenhänge zunächst offenbar kaum ventiliert. Seit den ersten diesbezüglichen Einzelmitteilungen (FISCHER und SCHMIDT-LA BAUME 1932 im deutschen, BERNSTEIN 1935 im angloamerikanischen Schrifttum), die die Entstehung eines Carcinoms auf dem Boden Lymphogranuloma inguinale-bedingter Anorectalveränderungen betreffen, wurden lediglich sporadische Einzelfälle bekannt, bis sich 1939 DAVID und LORING erstmals eingehender mit diesem Fragenkomplex beschäftigten. Obwohl inzwischen WHITE und MILLER (1953) 60 entsprechende Fälle der amerikanischen und LINSER und SCHMAUSS 120 Fälle der Weltliteratur (einschließlich drei eigenen) zusammentrugen, konnte die Klärung dieses Problems kaum vorwärts getrieben werden. Wenn auch die Zahl von 60 bzw. 120 derartig gelagerten Fällen zunächst beachtlich erscheint, so ist sie doch gemessen an der Gesamthäufigkeit von Lymphogranuloma inguinale-Spätmanifestationen gering. Die Übersicht über die tatsächlichen Verhältnisse wird insofern besonders erschwert, als sich statistisch vergleichbare Zahlen kaum ermitteln lassen. Zum besseren Verständnis der folgenden Erörterungen seien in Anlehnung an WHITE und MILLER die Ergebnisse einiger größerer Statistiken zusammengestellt (Tabelle 5).

Tabelle 5

Autoren	Jahr	Zahl und Art der Fälle	Davon gleichzeitig Carcinom %
GATELLIER u. WEISS	1934	250 (entzündliche Rectumstrikturen)	—
SINGLETON	1939	181 (Lymphogranuloma inguinale-Spätmanifestationen)	—
SMITH u. CUSTER	1950	558 („chirurgische“ Fälle)	0,18
DAVID u. LORING	1939	etwa 300 (Lymphogranuloma inguinale-Spätmanifestationen)	etwa 0,7
ORAVIŠTO	1951	80 („chirurgische“ Lymphogranuloma inguinale-Fälle)	1,25
WRIGHT u. Mitarb.	1946	476 (offenbar Lymphogranuloma inguinale-Spätmanifestationen)	1,26
WOODS u. HANLON (zit. von WHITE u. MILLER)	1944	192 (entzündliche Rectumstrikturen)	1,6
FRANK (zit. von WHITE u. MILLER)	1935	80 (offenbar Lymphogranuloma inguinale-Spätmanifestationen)	2,5
KREMER	1948	62 (offenbar Lymphogranuloma inguinale-Spätmanifestationen)	4,8
RANEY (zit. von LINSER u. SCHMAUSS)	1954	etwa 200 (Lymphogranuloma inguinale-Rectumstrikturen)	etwa 5,0
PUND u. Mitarb.	1938	35 (Lymphogranuloma imguinale-Spätmanifestationen)	5,7
BARBER u. MURPHY	1941	35 (Lymphogranuloma inguinale-Spätmanifestationen)	8,6

Die unterschiedliche Zusammensetzung des Krankengutes geht aus dieser Aufstellung bereits deutlich hervor: Abgesehen von dem völlig verschiedenen zahlenmäßigen Umfang der jeweiligen Beobachtungsreihen handelt es sich teilweise um Material aus mehr chirurgisch, teilweise aus mehr dermato-venerologisch orientierten Krankenabteilungen. Darüber hinaus dürften unter anderem auch rassische und klimatische Unterschiede eine gewisse Rolle spielen. So weisen z. B. Linser und Schmauss darauf hin, daß ein Zusammentreffen von malignen Tumoren und Lymphogranuloma inguinale-Spätmanifestationen zumeist in Zonen gemäßigten Klimas beobachtet wird, wesentlich weniger dagegen in warmen Ländern, wo das Lymphogranuloma inguinale an sich doch ungleich weiter verbreitet ist. Dieser Unterschied könnte durch die dortigen schlechteren hygienischen Verhältnisse und die damit verbundene geringere Lebenserwartung der Bevölkerung bis zu einem gewissen Grad erklärt werden. Weiter ist zu bedenken, daß in den zahlenmäßigen Aufstellungen jeweils alle Patienten ohne Rücksicht auf Lebensalter, Krankheitsdauer, gleichzeitige Infektion mit anderen venerischen Krankheiten u. a. registriert wurden, ganz abgesehen davon, daß einmal nur allzugern Lymphogranuloma inguinale-Spätmanifestationen allein vom klinischen Bild her ohne weitere Sicherung diagnostiziert werden, und zum anderen im Verlauf des chronischen Leidens die Entwicklung maligner Tumoren in den zerklüfteten und fistelnden, unübersichtlichen Spätveränderungen die Entwicklung maligner Tumoren auch einmal übersehen werden kann. Auch die Tatsache der Verbreitung des Lymphogranuloma inguinale in sozial niederen Schichten, die mindestens im weiteren Verlauf ihres Siechtums gegebenenfalls gar keinen Arzt mehr aufsuchen, birgt eine weitere Fehlermöglichkeit in sich. All diese Faktoren dürften zu der großen Diskrepanz der vorliegenden Ergebnisse nicht unwesentlich beitragen.

Wenn sich die Häufigkeit maligner Tumoren auf dem Boden von Lymphogranuloma inguinale-Späterscheinungen auch nicht annähernd sicher ermitteln läßt und somit erst recht nicht entschieden werden kann, ob es sich lediglich um ein zufälliges Zusammentreffen handelt, oder ob die chronischen Lymphogranuloma inguinale-Erscheinungen einen ätiologischen Faktor für die Krebsentwicklung darstellen, so scheint eine Kombination der beiden Krankheiten doch immerhin ein verhältnismäßig seltenes Ereignis zu sein. In diesem Sinne äußern sich auch Autoren wie Favre (noch 1952), Frei (1936) und Löhe (1951), die doch zu den besten Kennern des Lymphogranuloma inguinale gehören und sich jahrzehntelang eingehend mit diesem Krankheitsbild beschäftigt haben.

Es bleibt jedoch die Tatsache bestehen, daß sich maligne Tumoren auf Lymphogranuloma inguinale-Spätmanifestationen entwickeln können, und es läßt sich aus den zahlreichen Einzelbeobachtungen ablesen, daß die maligne Entartung in der Regel erst nach 10-, meist jedoch nach 20- und mehrjährigem Bestehen der Lymphogranuloma inguinale-Spätveränderungen zur Ausbildung kommt. Hier ergibt sich nun eine gewisse Erklärungsmöglichkeit für das relativ seltene Zusammentreffen beider Leiden. Stellt man nämlich einerseits die im Durchschnitt geringere Lebenserwartung Lymphogranuloma inguinale-Kranker im Spätstadium in Rechnung (von 80 Patienten mit Lymphogranuloma inguinale-bedingten Rectalerscheinungen Oravistos z. B. waren über die Hälfte bereits nach 10 Jahren gestorben, nach 20 Jahren lebten noch 20%!) und andererseits die lange Latenzzeit von 10—20 und mehr Jahren bis zur Entwicklung maligner Prozesse, so ist zu erwarten, daß ein großer Teil der Lymphogranuloma inguinale-Kranken das Lebensalter gar nicht erreicht, das bis zur Manifestation maligner Tumoren notwendig wäre.

Bezüglich der Lokalisation maligner Tumoren auf Lymphogranuloma inguinale-Späterscheinungen haben LINSER und SCHMAUSS nachstehende Verteilung ermittelt (120 Fälle):

50,8% Anus und Rectum,
22,5% Vulva
16,7% Penis
6,7% Cervix,
0,8% Mund
2,5% ohne nähere Angaben.

Aus der Mitteilung der gleichen Autoren lassen sich bezüglich der feingeweblichen Struktur für die anorectal lokalisierten Malignome folgende Zahlen errechnen (61 Fälle):

47,5% Plattenepithelcarcinome,
23,0% Adenocarcinome,
1,6% Sarkome,
27,9% ohne nähere Angaben.

In diesem Zusammenhang erscheinen uns noch einige kasuistische Mitteilungen erwähnenswert.

Die eine betrifft einen Frei-positiven 38jährigen Japaner (AKIMA und OHARA), bei dem sich auf einem 13 Jahre lang bestehenden einseitigen Leistenbubo im Verlaufe eines Jahres ein gänseeigroßer, knorpelharter Tumor mit zentraler Ulceration entwickelt hatte, der sich histologisch als Plattenepithel- und Basalzellcarcinom erwies. — In gleicher Lokalisation auf dem Boden einer — sehr seltenen — Elephantiasis inguinalis (Gesamtkrankheitsdauer mindestens 14 Jahre) bildete sich bei einer 71jährigen Patientin LÖHEs (1951) ein 9×5 cm großes Ulcus mit steil abfallenden, derben wulstigen Rändern aus. Die Diagnose Retothelsarkom wurde auch durch Sektion bestätigt.

VI. Prognose

Die Prognose des Lymphogranuloma inguinale ist abhängig von dem Zeitpunkt, zu dem die Kranken in Behandlung kommen und weiter von der Art der eingeschlagenen Therapie (hierzu s. Kapitel LÖHE). Abgesehen davon bestehen jedoch a priori grundlegende Unterschiede zwischen Früh- und Spätmanifestationen.

In der Regel ist mit der Abheilung von unkomplizierten Frühveränderungen des Lymphogranuloma inguinale im Verlaufe von durchschnittlich 3—4 Monaten zu rechnen, bei sehr früh einsetzender Behandlung kann die Rückbildung schon innerhalb von 8 Wochen abgeschlossen sein; sind bereits Fisteln vorhanden, ist der Heilverlauf im allgemeinen schleppender und beansprucht mehrere Monate. Gelegentlich erfolgt auch eine spontane Abheilung von Lymphogranuloma inguinale-Bubonen (ausführliche Literatur darüber bei LÖHE und SCHLOSSBERGER). Die Häufigkeit von Rezidiven richtet sich nach Art und Intensität der Behandlung, bei sachgemäß durchgeführten modernen Therapieverfahren dürften jedoch Rückfälle kaum vorkommen. Die Prognose des Lymphogranuloma inguinale im Frühstadium ist also heute als recht günstig zu bezeichnen, sofern es sich um lokal beschränkte Veränderungen handelt. Das Auftreten jeglicher Komplikationen erheischt jedoch äußerste Zurückhaltung hinsichtlich der prognostischen Beurteilung, können doch — wenn auch nur in vereinzelten Fällen — Mischinfektionen mit Eitererregern, ein Durchbruch erweichter Iliacallymphknoten in die Bauchhöhle, die Beteiligung des Zentralnervensystems (Meningoencephalitis), der Gelenke (destruierende Prozesse) oder eine Generalisation des Lymphogranuloma inguinale unter anderem einen lebensbedrohlichen Zustand oder sogar das letale Ende herbeiführen. Es darf schließlich nicht vergessen werden, daß ohne rechtzeitige und ausreichende Behandlung in jedem Falle die Möglichkeit der Entwicklung von Spätmanifestationen besteht, die ihrerseits die gefürchtetste Komplikation lokaler Lymphogranuloma inguinale-Erscheinungen darstellen. Diese sind generell als prognostisch ungünstig zu bewerten, falls es sich nicht um — allerdings recht seltene — Abortivformen handelt. Spontane Rückbildung kommt hier nur in Ausnahmefällen vor (Jersild 1930, Hellerström 1929a u. a.), selbst intensives therapeutisches Vorgehen führt oft nicht zu einem nennenswerten Erfolg, vielmehr schreiten die Veränderungen nicht selten trotz Behandlung unaufhaltsam fort. Die schlechteste Prognose haben die Rectalveränderungen. Jersild (1930) z. B. gibt 62,5% Todesfälle an und betont dabei, daß es sich meistens um sehr junge Frauen gehandelt habe. Von 80 entsprechenden Kranken Oravistos starben über die Hälfte innerhalb der ersten 10 Jahre, 80% innerhalb von 20 Jahren, wobei das Durchschnittsalter bei 39 Jahren lag. Nach Martin überleben Patienten mit entzündlicher Rectumstriktur selten das 50. Lebensjahr. Die Todesursache stellen hier vor allem hochgradige Kachexie, Durchbruch pararectaler Abscesse in die Bauchhöhle (mit und ohne Mischinfektion) sowie Ileus, gelegentlich auch eine Niereninsuffizienz dar, weiter Zweiterkrankungen an Tuberkulose, Bronchopneumonie u. a., auch die oft unumgänglichen eingreifenden operativen Verfahren werden manchmal nicht mehr überstanden und Perforationen durch Bougiebehandlung, die die Patienten später oft selbst vornehmen, stellen keine Seltenheit dar.

Bei noch geringer Ausdehnung der anorectalen Veränderungen führt ein rein chemotherapeutisches Vorgehen in einem Teil der Fälle noch zum gewünschten Erfolg. Weit häufiger ist jedoch die gleichzeitige — zumindest temporäre — Ausschaltung der befallenen Darmabschnitte durch Anlegen eines Anus praeternaturalis notwendig, gelegentlich lassen sich Rectumresektionen nicht umgehen. Gar nicht so selten werden im weiteren Verlauf auch die proximal vom künstlichen After gelegenen Darmabschnitte befallen, so daß z. B. eine Colostomie später durch eine Ileostomie ersetzt werden muß.

Die Prognose der genitalen Spätmanifestationen ist etwas günstiger zu stellen. Die zwar oft ausgedehnten, selbst mutilierenden, in der Regel weitgehend schmerzlosen Veränderungen hindern z. B. viele Prostituierte nicht daran, noch jahrelang ihrem Gewerbe nachzugehen. Krankheitsverläufe über 10, 15 und 20 Jahre sind hier keine Seltenheit. Auch bei den rein genital lokalisierten Veränderungen führt der chronische Entzündungsprozeß schließlich zu einem fortschreitenden Marasmus, der letztlich die Todesursache darstellt, wenn nicht Zweiterkrankungen — besonders wieder die Tuberkulose — den bereits geschwächten Organismus frühzeitiger zugrunde richten.

Ein besonderes Problem stellen *Schwangerschaften bei vorhandenen Lymphogranuloma inguinale-Spätmanifestationen* dar. Vorauszuschicken ist, daß ein gewisser Prozentsatz der Patientinnen mit Lymphogranuloma inguinale-Späterscheinungen infertil ist. Wright, Freeman und Bolden z. B. verzeichnen 77 Patientinnen mit Lymphogranuloma inguinale-Rectumstriktur, die vor deren Entwicklung entbunden hatten, dagegen nur 22, die bei bereits manifesten Rectalveränderungen gravide wurden. Dies mag zum Teil durch eine Impotentia coeundi bedingt sein, wobei Destruktionen der Vagina sowie eine hochgradige Elephantiasis genitalis hindernd wirken, weiter könnte eine Lymphogranuloma inguinale-bedingte Salpingitis eine Rolle spielen. Sehr häufig dürfte weniger das Lymphogranuloma inguinale selbst als vielmehr eine gleichzeitige oder vorausgegangene Gonorrhoe für die Sterilität der Patientinnen verantwortlich zeichnen. Die Ursache der relativ häufig beobachteten Infertilität der Patientinnen erscheint insbesondere infolge der vielfachen Mischinfektionen bisher nicht ausreichend geklärt. Aborte bzw. Frühgeburten sind wohl fast stets durch andere Faktoren bedingt, letztere unter anderem durch Lues. Die Lymphogranuloma inguinale-Infektion selbst ist für derartige Ereignisse wohl kaum verantwortlich zu machen. SONCK (1951) z. B. stellte an die 100 Fälle der Weltliteratur sowie 124 eigene Beobachtungen zusammen, wobei von Lymphogranuloma inguinale-kranken Müttern jeweils eine reife Frucht geboren wurde. Eine diaplacentare Übertragung des Lymphogranuloma inguinale scheint nicht zu erfolgen: Lediglich DICK stellte bei dem Säugling einer Lymphogranuloma inguinale-Kranken noch im 5. Lebensmonat eine positive Frei-Reaktion fest (eine spätere Nachuntersuchung ist offenbar nicht erfolgt); bei anderen Neugeborenen (MELCZER und SIPOS sowie WILSON und HESSELTINE) wurde die anfangs positive Frei-Reaktion später negativ, so daß hier — ähnlich wieder wie bei der Lues — an passiv übertragene mütterliche Antikörper zu denken ist. FERRARI (1937), COUTTS und MONETTA (1938), MICHELSON u. Mitarb. u. a. konnten unmittelbar nach erfolgtem Partus bei den Kindern einwandfrei negative Frei-Reaktionen nachweisen. Eine Gefährdung des Neugeborenen durch die Lymphogranuloma inguinale-Infektion der Mutter braucht also praktisch nicht in Betracht gezogen zu werden (hierzu s. auch Kapitel HELLERSTRÖM), dagegen können die Lymphogranuloma inguinale-Spätmanifestationen gelegentlich ein Geburtshindernis darstellen bzw. zu Komplikationen führen. KASSEBOHM und SCHREIBER z. B. beschreiben eine Rectumruptur im Verlaufe des Partus, in anderen Fällen mußte eine Sectio caesarea durchgeführt werden (SONCK 1940c, COSTELLO und D'AVANZO u. a.). Andererseits behinderten ausgedehnte elephantiastische Veränderungen den Geburtsvorgang nicht in nennenswerter Weise. Eine Patientin von MICHELSON u. Mitarb. z. B. mit einer grapefruitgroßen Elephantiasis des linken Labium majus konnte spontan entbinden. KASSEBOHM und SCHREIBER, die im übrigen 18 rechtzeitige Geburten bei Lymphogranuloma inguinale-Rectumstriktur verzeichnen konnten, empfehlen jedoch in derartigen Fällen zu gegebener Zeit eine Interruptio, um mögliche Komplikationen für die Mutter verhindern zu können. Sonst sollte der rechtzeitige Partus abgewartet, eventuell ein Kaiserschnitt vorgenommen werden. Auf jeden Fall ist nach Meinung dieser Autoren eine instrumentelle Entwicklung des Kindes zu vermeiden, da infolge der Unübersichtlichkeit der Verhältnisse mit Rupturen bzw. Perforationen gerechnet werden muß. Es ist nichts Sicheres darüber bekannt, daß die Schwangerschaft sich ungünstig auf eine vorhandene Lymphogranuloma inguinale-Infektion im Sinne einer Aktivierung auswirken könnte.

In diesem Zusammenhang sei noch erwähnt, daß Lymphogranuloma inguinale-Spätmanifestationen noch nach vielen Jahren ansteckend sein können (LÖHE und ROSENFELD u. a.) bzw. sog. latente Lymphogranuloma inguinale-Infektionen gegebenenfalls eine Infektionsquelle darstellen. Auch nach Feststellung der Heilung, die nur durch äußerst subtile Untersuchung möglich ist, sollte deshalb in Übereinstimmung mit NIMPFER u. a. eine längere Nachbeobachtungszeit angesetzt werden, zumal bisher nicht hinreichend erwiesen scheint, daß klinische und bakteriologische Heilung konform gehen. Der Rückgang der Blutkörperchensenkungsgeschwindigkeit sowie die Normalisierung der Serumeiweißverhältnisse sind für eine diesbezügliche Beurteilung nur beschränkt verwertbar.

VII. Diagnose

Bei Vorliegen typischer, in Form vieler kleinerer Abscesse erweichter, miteinander und mit der violetten Haut verbackener, fistelnder Leistenlymphknoten läßt sich die Diagnose Lymphogranuloma inguinale unschwer rein *klinisch* stellen, zumal wenn gleichzeitig das Allgemeinbefinden beeinträchtigt ist, Temperaturen bestehen und eine entsprechende Anamnese vorliegt. Auch die Anschwellung der iliacalen Lymphknoten, die palpatorisch an der Beckenwand nachzuweisen sind, stellt ein wichtiges — wenn auch nicht beweisendes — klinisches Symptom dar. Die Erkennung wird jedoch bereits schwieriger, wenn es sich um foudroyante Verlaufsformen mit schneller und massiver Einschmelzung handelt, die zunächst sehr an Ulcus molle-Bubonen erinnern. Im weiteren Verlauf kommt es dann aber eigentlich stets zu einer Beruhigung des Prozesses, so daß schließlich doch das typische Bild des Lymphogranuloma inguinale resultiert. Schwieriger sind abortive Lymphogranuloma inguinale-bedingte Lymphknotenaffektionen zu deuten, die von einer banalen Lymphadenitis oft kaum abzutrennen sind. Schließlich ist eine diagnostische Zuordnung des Lymphogranuloma inguinale-Primäraffektes vor Entwicklung der Bubonen überhaupt nicht sicher möglich, da ein Erregernachweis — zumindest in der Praxis — nicht geführt werden kann, der Frei-Test noch negativ ausfällt und das uncharakteristische klinische Bild höchstens vage Vermutungen zuläßt. Zahlreiche kleine, zumeist eingezogene Narben, manchmal zwischen wulstförmigen Hautfalten liegend sprechen insbesondere bei Lokalisation in den Leistenbeugen für ein abgelaufenes Lymphogranuloma inguinale.

Wenn auch für den Geübten in typischen Fällen eine rein klinische Diagnose fast stets möglich ist, sollte man doch heute, da einwandfreie Antigene handelsüblich und ohne große Schwierigkeiten zu beschaffen sind, nicht auf eine Bestätigung des klinischen Befundes durch die *Freische Reaktion*, deren große diagnostische Bedeutung seit Jahrzehnten unumstritten ist, verzichten. Bezüglich Art, Herstellungsweise, Brauchbarkeit der Antigene sowie Einzelheiten der Durchführung des Frei-Tests und der verschiedenen Reaktionsweise des Organismus auf die Zuführung des Antigens sei auf die ausführliche Abhandlung im Beitrag Hellerström verwiesen. An dieser Stelle sollen lediglich in Kürze die für den Kliniker unumgänglich wichtigen Besonderheiten zusammengestellt werden, die für die diagnostische Beurteilung bedeutsam sind.

Zunächst sei daran erinnert, daß ein intracutaner Frei-Test nur dann als positiv angesehen werden kann, wenn sich nach Ablauf von 48 Std eine papulöse Reaktion von mindestens 5 mm Durchmesser an der Impfstelle entwickelt, die mehrere Tage bestehenbleibt und palpatorisch oft besser als visuell wahrzunehmen ist. Bloße Erytheme oder vorübergehende Frühreaktionen vor Ablauf von 48 Std haben in jedem Falle als unspezifisch zu gelten.

In Ergänzung zur Intracutanprobe oder an deren Stelle kann die sog. „intravenöse Frei-Reaktion" (Hellerström 1931a) vorgenommen werden, die ebenso spezifisch zu bewerten ist und sich in Form eines nach etwa 6 Std einsetzenden, mehrere Stunden anhaltenden Fieberanstiegs (gelegentlich bis 40°) darbietet. Diese Probe zeigt zuweilen auch dann einen positiven Ausfall, wenn die intracutane negativ bleibt und umgekehrt.

Weiterhin kann die sog. *Umkehrprobe* vorgenommen werden, wobei Lymphogranuloma inguinale-verdächtigen, geschlossenen Veränderungen unter sterilen Kautelen Material entnommen, nach Vorschrift zu Antigen verarbeitet und sicher Lymphogranuloma inguinale-Kranken verabfolgt wird. Nur diese zeigen gegebenenfalls positive Reaktionen, gesunde Kontrollen bleiben stets negativ. Die Umkehrprobe findet besonders in jenen Fällen Anwendung, die sich bei intracutaner und/oder intravenöser Applikation eines bekannten Lymphogranuloma inguinale-Antigens negativ verhalten, sei es infolge einer vorübergehenden Anergie oder noch nicht voll ausgebildeter Allergie des betreffenden Patienten, sei es um die Zugehörigkeit ungewöhnlicher Manifestationen zum Lymphogranuloma inguinale bestätigen zu können.

Es sollte stets bedacht werden, daß eine positive Frei-Reaktion nicht mehr und nicht weniger aussagt, als daß der betreffende Patient ein Lymphogranuloma inguinale hat oder zu irgendeiner Zeit gehabt hat, wobei die gerade vorliegenden, verdächtigen Veränderungen durchaus auch anderer Genese sein können. Bekanntlich kann der Frei-Test noch Jahrzehnte nach einer abgelaufenen Lymphogranuloma inguinale-Infektion positiv ausfallen.

Andererseits schließt ein negativer Frei-Test das Vorliegen eines Lymphogranuloma inguinale nicht aus. Dieser Tatsache muß besonders in den ersten Wochen post infectionem Rechnung getragen werden, da die Frei-Probe in der Regel erst zum Zeitpunkt des Verbackens der befallenen Lymphknoten mit der Haut positiv wird, also im Durchschnitt etwa 3 Wochen nach Beginn der Lymphadenitis. Weiter kann ein negativer Frei-Test bei vorhandenem Lymphogranuloma inguinale durch eine gleichzeitige floride Lues oder durch eine frische Ulcus molle-Infektion verursacht werden, wobei zwischen einer vorübergehenden Anergie gegenüber dem Lymphogranuloma inguinale-Antigen und einer noch nicht ausgebildeten Allergie zu unterscheiden ist. Ähnliches gilt — wenn auch weit seltener — für Lymphogranuloma inguinale bei gleichzeitiger Tuberkulose oder septicämischen Prozessen. Generalisierte Lymphogranuloma inguinale-Infektionen zeigen gelegentlich ebenfalls ein mehr oder weniger lange anhaltendes anergisches Verhalten, ebenso wie mit hohem Fieber einhergehende Erkrankungen an Lymphogranuloma inguinale. In vereinzelten Fällen kann auch einmal eine prämenstruelle Reaktionsschwäche die Frei-Reaktion hemmen. Schließlich zieht FREI (1936) die Möglichkeit in Erwägung, daß — ähnlich wie bei Lues III und Neurolues die Seroreaktionen — die Frei-Reaktion im Verlaufe sehr lange bestehender Lymphogranuloma inguinale-Spätmanifestationen ohne klinische Heilung negativ werden kann. Derartige Konstellationen wie auch der Wechsel Frei-positiver und Frei-negativer Phasen ohne erkennbare Ursache dürften große Ausnahmen darstellen.

Es soll hier nicht unerwähnt bleiben, daß die Applikation von Frei-Antigen gelegentlich mit leichteren oder auch schweren Komplikationen verbunden ist. Abgesehen davon, daß Nekrosen an der Impfstelle mit bleibenden Narben auftreten können, kommt es nicht eben selten zu „Mitreaktionen", vor allem der Haut (Erythema nodosum, Erythema exsudativum multiforme), der Augen (Conjunctivitis, Episkleritis) oder der Gelenke (Polyarthritis, Hydrarthrosen), in einzelnen Fällen wurden Halluzinationen beobachtet. Weiter ist mit der Möglichkeit von teilweise recht heftigen Herdreaktionen zu rechnen, die zur spontanen Perforation der Veränderungen führen können. In einem Fall von SCHULZ hatte ein solches Ereignis den Tod des Patienten zur Folge. Deshalb sollte bei besonderer Akuität der Erscheinungen und speziell bei deren Lokalisation in Nachbarschaft der Bauchhöhle die Applikation von Frei-Antigen stets auf einen späteren Zeitpunkt verschoben werden, zu dem die entzündliche Reaktion weitgehend abgeklungen ist.

Eine gewisse Bereicherung der Lymphogranuloma inguinale-Diagnostik stellt heute die *Komplementbindungsreaktion* dar, deren Spezifität jedoch offenbar nicht die der intracutanen Frei-Reaktion erreicht (hierzu vgl. HELLERSTRÖM). Bezüglich des histologischen Bildes, das allein das Vorliegen eines Lymphogranuloma inguinale niemals beweisen kann, vgl. Beitrag MELCZER in diesem Band. Die Durchführung von *Tierversuchen* kommt wohl nur für wissenschaftliche Zwecke in Frage, ebenfalls der *direkte Virusnachweis*, der ohnehin nur einen beschränkten diagnostischen Wert besitzt, da sich das Lymphogranuloma inguinale-Virus morphologisch und färberisch nicht von anderen Viren der gleichen Gruppe trennen läßt. Auf jeden Fall sollte immer auch auf das Vorliegen anderer Geschlechtskrankheiten gefahndet werden, da mit Mischinfektionen gerechnet werden muß.

Die Diagnostik der Lymphogranuloma inguinale-Spätmanifestationen erfordert über die bereits erwähnten Untersuchungsmethoden hinaus noch weitere Maßnahmen. In jedem Falle sollte eine digitale vaginale und rectale Untersuchung vorgenommen werden, um die Ausdehnung der Veränderungen im Innern beurteilen zu können. Insbesondere ist auf die Adnexe und die Beschaffenheit des pararectalen Gewebes zu achten, letzteres läßt sich am besten von der Vagina her palpieren. Rectumstenosen sind durch digitale Untersuchung in Verbindung mit einer Besichtigung der Faeces (Konsistenz, Form, Blutbeimengungen) praktisch immer zu diagnostizieren. Vor der Durchführung einer Rectoskopie wird vielfach gewarnt, da sie als diagnostisches Hilfsmittel hier meistens überflüssig, andererseits aber nicht gefahrlos ist (Perforationen sind mehrfach vorgekommen). Stattdessen sollte — falls notwendig — auf die Röntgen-Kontrastdarstellung des (End-) Darms zurückgegriffen werden, die allerdings nicht ohne weiteres über die Beschaffenheit der Schleimhautoberfläche Aufschluß geben kann. — Bis zu einem gewissen Grade kommt bei den Lymphogranuloma inguinale-Spätveränderungen auch der hochgradig beschleunigten Blutkörperchensenkungsgeschwindigkeit und den Serumeiweißverschiebungen (Hyperproteinämie, Hyperglobulinämie, Umkehr des Albumin/Globulin-Quotienten), sowie der Sternalmarkuntersuchung (Plasmazellproliferation), eine diagnostische Bedeutung zu.

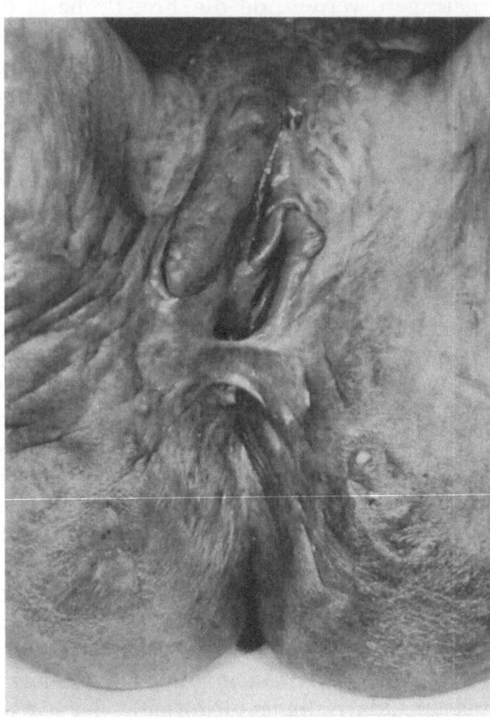

Abb. 11. Lymphogranuloma inguinale-ähnliches Erscheinungsbild. Freische Probe — auch Umkehrprobe — mit zahlreichen Antigenen negativ. Lymphogranuloma inguinale-Komplementbindung negativ. Kein Ansprechen auf Sulfonamide und zahlreiche Antibiotica. Keine Blastomykose, keine Tbc subcutanea fistulosa. (In der Literatur existieren ähnliche verschieden etikettierte Zustände. Morbus sui generis?)

Es sei hier nochmals daran erinnert, daß die klinische Diagnose der Lymphogranuloma inguinale-Spätmanifestationen nicht vom Vorhandensein von Leistenbubonen oder deren Residuen abhängig gemacht werden darf. Vielfach — besonders bei Frauen — werden jene bekanntlich gar nicht in den Krankheitsprozeß einbezogen. Entzündliche Bubonen sind — wenn überhaupt — allenfalls zu Beginn der Spätveränderungen noch anzutreffen, ihre Entwicklung im weiteren Verlauf des Leidens ist fast stets auf eine Sekundärinfektion zurückzuführen.

Nach Frei (1936) ist das Vorliegen einer Elephantiasis genito-ano-rectalis (sog. Jersild-Syndrom) „unbedingt für Lymphogranuloma inguinale beweisend", auch bei einer typischen Elephantiasis ano-rectalis hält er die Lymphogranuloma inguinale-Diagnose „so gut wie sicher", für „mindestens überaus wahrscheinlich" sieht er auch die Diagnose der Elephantiasis rectalis („entzündliche Rectumstriktur“) an, bis zu einem gewissen Grade auch die der proliferierenden Proktitis und isolierten Elephantiasis analis. Die rein genitalen Veränderungen, vor allen Dingen beim Manne, bedürfen seiner Meinung nach unter allen Umständen der Bestätigung durch die Frei-Reaktion. Wir selbst möchten in jedem Falle die Lymphogranuloma inguinale-Diagnose letztlich vom positiven Ausfall der Frei-Probe abhängig machen, nicht nur deswegen, weil der einzelne Untersucher infolge der zurückgegangenen Frequenz an Lymphogranuloma inguinale-Infektionen heute im allgemeinen nicht mehr über so große diesbezügliche Erfahrungen verfügt, sondern auch weil offenbar „typische“ Bilder gelegentlich anderer Genese sein dürften. So hatten wir z. B. die seltene Gelegenheit, eine Patientin während eines über 8 Jahre (!) währenden, ununterbrochenen stationären Aufenthaltes beobachten zu können mit einer ausgeprägten Elephantiasis genitalis, Rectumstriktur und ausgedehnten wulstförmigen Infiltraten im Bereich der Glutäen und Oberschenkelinnenseiten mit Ausbildung eines weitverzweigten Fistelsystems (Abb. 11), deren Blutkörperchensenkungsgeschwindigkeit bereits nach der 1. Std jeweils Werte über 100 mm zeigte und die auch hochgradige typische Verschiebungen des Serumeiweißes aufwies. Die im Abstand von mehreren Monaten immer wieder angestellte Frei-Probe mit verschiedenen Antigenen (unter anderem Lygranum) fiel jedoch stets negativ aus, der Virusnachweis gelang ebenfalls nicht, so daß wir uns zu einer Lymphogranuloma inguinale-Diagnose nicht entschließen konnten; andere Ursachen, insbesondere auch Tuberkulose und Mykosen verschiedenster Art wurden ausgeschlossen. Die Veränderungen verhielten sich bisher stets therapierefraktär, obwohl die Patientin inzwischen mehr als 1 kg Supronal, 240 g Aureomycin, 150 g Achromycin, über 60 g Terramycin, größere Mengen Streptomycin, Jodkali, Fuadin u. a. sowie mehrere Serien Röntgenbestrahlungen erhalten hat.

VIII. Differentialdiagnose

1. Frühstadium

Bei Vorliegen genitaler Veränderungen bzw. Leistenlymphknotenaffektionen liegt der Verdacht auf eine Geschlechtskrankheit immer nahe. Es ist selbstverständlich, daß man auch bei Vorhandensein typischer Lymphogranuloma inguinale-Veränderungen eine begleitende andere Geschlechtskrankheit auszuschließen suchen muß (Erregernachweis, serologische Untersuchung usw.).

Am häufigsten werden differentialdiagnostische Schwierigkeiten gegenüber *Ulcus molle* zu erwarten sein, zumal dann, wenn eine foudroyante Verlaufsform des Lymphogranuloma inguinale mit schneller und massiver Einschmelzung vorliegt, oder aber ein Ulcus molle-Bubo einmal ein subakutes Bild bietet und insbesondere dann, wenn die Primäraffekte bereits abgeheilt sind. In solchen Fällen entscheidet der weitere Verlauf. Nur ausnahmsweise bleibt der strumöse Charakter des Ulcus molle-Bubo erhalten (Hellerström 1931c). Es sei hier nur in Erinnerung gebracht, daß die Ulcus molle-Infektion im Gegensatz zum Lymphogranuloma inguinale meist ohne Fieber einhergeht, die Bubonen schmerzhaft sind und eine Autoinoculation — falls geeignetes Material vorhanden — angeht.

Die Abgrenzung gegenüber einer floriden *Lues* dürfte in der Regel keine besonderen Schwierigkeiten bereiten. Der Treponemennachweis gegebenenfalls in den Lymphknoten gelingt verhältnismäßig leicht, darüber hinaus weisen die sich in der Folge entwickelnde Polyskleradenitis und eventuellen Exantheme den Weg. Eine Therapie ex juvantibus hat bei Verdacht auf Lymphogranuloma inguinale keinen Sinn, da sich die Lymphogranuloma inguinale-Bubonen — vorausgesetzt daß eine Mischinfektion mit frischer Lues vorliegt — sehr häufig zunächst auch unter antisyphilitischer Therapie zurückbilden. Bei Beurteilung der serologischen Ergebnisse und des Frei-Tests sollte bedacht werden, daß das Lymphogranuloma inguinale unspezifisch positive und unspezifisch negative (also biologisch falsche) Luesseroreaktionen bedingen kann, und daß andererseits eine gleichzeitige Lues gelegentlich die Frei-Reaktion zu hemmen vermag.

Nach Hellerström (1931 c) können in seltenen Fällen die Leistenlymphknoten bei Lues ausgesprochen strumösen Charakter haben, möglicherweise bedingt durch eine Mischinfektion mit banalen Eitererregern. Frei (1936) dagegen unterstreicht, daß derartige Bubonen bei Lues stets auf eine Mischinfektion mit Lymphogranuloma inguinale zurückzuführen sind. Selbstverständlich können auch bei einer luischen Infektion gelegentlich vergrößerte Iliacallymphknoten (im Rahmen einer Polyskleradenitis) palpiert werden.

Relativ häufig bereitet auch die *Tuberkulose* (tuberkulöser Primärkomplex, Scrofuloderm) differentialdiagnostische Schwierigkeiten, wenn auch isolierte Scrofuloderme im Bereich der Leistenbeugen zu den Seltenheiten gehören dürften. Sie zeichnen sich durch eine außerordentliche Chronizität aus und bestehen oft viele Jahre. Hier kann vor allem der direkte Erregernachweis bzw. Tierversuch weiterführen.

Das Vorliegen einer *Tularämie* sowie einer *Katzenkratzkrankheit* ist besonders bei extragenital lokalisiertem Lymphogranuloma inguinale (Hals, obere Extremitäten) in Erwägung zu ziehen. Hier führt die intracutane Applikation der entsprechenden Antigene eine weitere Klärung herbei. Primäraffekte der Tularämie und der Katzenkratzkrankheit können aber durchaus am Genitale lokalisiert sein.

Die *banale Infektion mit Eitererregern* ist kaum zu verkennen, ein *Herpes simplex genitalis* kann jederzeit durch den Kaninchencorneaversuch verifiziert bzw. ausgeschlossen werden.

Systemkrankheiten wie Lymphogranulomatose Paltauf-Sternberg, Leukosen, Retikulosen usw. befallen nur selten (und höchstens zu Beginn) einzelne Lymphknotengruppen, allenfalls werden histologische Untersuchung, Blutbild, Beurteilung des Sternalmarkes usw. die Klärung bringen.

Gelegentlich sind auch maligne Tumoren bzw. deren Metastasen in der Leistengegend lokalisiert; ihre Erkennung dürfte jedoch stets histologisch möglich sein. Löhe und Rosenfeld beobachteten ein isoliertes Myxödem in der Inguinalgegend.

2. Spätstadium

Wenn auch „typische“ genito-ano-rectale Veränderungen fast stets auf ein Lymphogranuloma inguinale zurückgeführt werden können, sind oft doch mannigfache differentialdiagnostische Möglichkeiten in Erwägung zu ziehen. Dies gilt vor allem für die ano-rectalen Manifestationen. Am häufigsten wird hier die Fehldiagnose *Lues III* oder aber *Condylomata lata* gestellt, nicht selten begnügt man sich mit der Annahme von „*Hämorrhoiden*“ oder eines „*Analprolaps*“. Die *Colitis ulcerosa* zeigt große Ähnlichkeit mit der Lymphogranuloma inguinale-Rektitis im Anfangsstadium. Eine *gonorrhoische Proktitis* kann durch den Erregernachweis in Spülpräparaten ausgeschlossen werden. Im übrigen verläuft sie in der Regel recht milde, oft sind Jucken und Brennen die einzigen Symptome. Es besteht eine Hyperämie etwa bis zur Höhe der Morgagnischen Krypten, Ulcerationen sind äußerst selten, gonorrhoebedingte Strikturen kommen praktisch nicht vor. *Ulcera mollia* sind selten anal lokalisiert, sie entwickeln sich relativ rasch, sind schmerzhaft, bluten leicht und haben keine Selbstheilungstendenz. Es besteht eine radiäre Anordnung der verdickten Analfalten, in denen die zentral ulcerierten Veränderungen mit unterminierten Rändern sitzen. Der Nachweis von Streptobacillen (Haemophilus ducreyi) wird die Diagnose schnell klären. Ein Übergreifen auf das Rectum kommt praktisch nicht vor, lediglich in einem gesicherten Falle KAGAYAS waren die anal lokalisierten Geschwüre durch Fisteln mit dem Rectum verbunden, woselbst rektoskopisch in 1,5 cm Höhe eine Ulceration festgestellt werden konnte. — Die anorectale *Tuberkulose,* besonders die Tuberculosis subcutanea fistulosa, die bereits zu elephantiastischen Schwellungen führen kann, wird sich im allgemeinen durch mikroskopische und kulturelle Untersuchung bzw. Tierversuch verifizieren lassen, sie dürfte darüber hinaus selten die einzige Manifestation der Tuberkulose darstellen. Ganz ähnliche Bilder verursacht auch die *Nokardiose.* An *Aktinomykose* ist vor allem dann zu denken, wenn die rectalen Veränderungen weiter oben etwa in Höhe des Douglasschen Raums sitzen, auch hier kommt es zu periproktischen Verdickungen und Fistelbildung, selten bilden sich Stenosen aus. Gelegentlich kann auch einmal eine *Diverticulitis,* die sich durch schwielige Verdickung und narbige Schrumpfung der Darmwand zu erkennen gibt, als Lymphogranuloma inguinale verkannt werden. Sie ist jedoch zumeist in der Gegend der Flexura sigmoidea lokalisiert. Stets sollte auch an die Möglichkeit eines *Rectumcarcinoms* gedacht werden. *Lepra und Bilharziose* kommen nur in Ausnahmefällen als Ursache für Rectumstrikturen in Frage. *Filariosis* und *Granuloma venereum* sind in unseren Breiten kaum in differentialdiagnostische Erwägung zu ziehen. Beide Krankheiten führen zu enormen elephantiastischen Veränderungen vor allem genital, deren Ausdehnung das Lymphogranuloma inguinale in keiner Weise erreicht. Auch die Elephantiasis infolge *Erysipels* hat nicht derartige Ausmaße. (Das *Ulcus molle* dagegen kommt im Gegensatz zur früheren Auffassung für elephantiastische Veränderungen ätiologisch kaum in Betracht.) GAY PRIETO (1936) erwähnt in seinen differentialdiagnostischen Betrachtungen bezüglich der Abgrenzung rein ulceröser Lymphogranuloma inguinale-Spätveränderungen noch das *Ulcus chronicum simplex vulvae* (CLÉMENT SIMON). *Maligne Tumoren* des äußeren Genitale sind durch histologische Untersuchung (gegebenenfalls von mehreren Entnahmestellen) zu erkennen, wobei berücksichtigt werden muß, daß Lymphogranuloma inguinale-Spätveränderungen gelegentlich maligne entarten können.

Literatur

AIGUABELLA, R.: Arthritis des Hüftgelenkes bei Lymphogranulomatosis inguinalis subacuta. Act. dermo-sifiliogr. (Madr.) **31**, 133 (1939). — AKIMA, T., u. K. OHARA: Inguinaldrüsencarcinom aus abgelaufenem Lymphogranuloma inguinale. Jap. J. Derm. **46**, 43 (1939). APPELMANS, M.: Conjunctivite infectieuse de Parinaud causée par le virus de la maladie de Nicolas-Favre. Ophthalmologica (Basel) **96**, 321 (1939). — AOYAMA, A.: Studien über das Blut der Lymphogranuloma inguinale. Jap. J. Derm. **35**, 88 (1934). — D'AUNOY, R., and E. v. HAAM: Veneral lymphogranuloma. Arch. Path. **27**, 1032 (1939). — D'AUNOY, R., and J. R. SCHENKEN: Lymphogranuloma as a cause of pelvic inflammatory disease. J. Amer. med. Ass. **110**, 799 (1938).

BANCIU, A., et A. CARATZALI: Un cas de maladie de Nicolas et Favre à manifestations multiples. Ann. Derm. Syph. (Paris) **1938**, 100. — BARBER, W. H., and W. B. MURPHY: Lymphogranuloma venereum. Ann. Surg. **113**, 30 (1941). — BARTH, C., u. W. L. ALEXENCO: Beitrag zur Frage der Lymphogranulomatosis inguinalis. Klin. Wschr. **1941**, 102. — BARTHELS, C., u. H. BIBERSTEIN: Zur Ätiologie der „entzündlichen" Rectumstrikturen (Lymphogranulomatosis inguinalis als Grundkrankheit). Bruns' Beitr. klin. Chir. **152**, 161 (1931a). — Elephantiasis penis et scroti und Lymphogranulomatosis inguinalis. Bruns' Beitr. klin. Chir. **152**, 325 (1931b). — Zur Histogenese der nach Lymphogranulomatosis inguinalis auftretenden Rectumstrikturen. Bruns' Beitr. klin. Chir. **152**, 464 (1931c). — BASSI, N.: Sopra un caso di sindrome elefantiasica genitale da linfogranuloma inguinale trattato con i sulfoni. Dermosifilografo **25**, 287 (1951). — BENEDEK, T., and D. B. OLKON: Lymphogranuloma venereum as a systemic disease. Amer. J. Syph. **25**, 28 (1941). — BENSAUDE, R., et A. LAMBLING: Maladie de Nicolas-Favre et lésions ano-rectales. Sténoses anorectites simples, fistules isolées. Paris méd. **1932**, 361. — BERNSTEIN, P.: Lymphogranuloma inguinale, carcinoma and syphilis. Amer. J. Obstet. Gynec. **29**, 718 (1935). — BEZECNY, R.: Lymphogranuloma inguinale. Zbl. Haut- u. Geschl.-Kr. **41**, 419 (1932). — Gekreuzte Überempfindlichkeitsreaktion bei Lymphogranuloma inguinale und Urethritis Typus Waelsch. Med. Klin. **1934**a, 121. — Spätform des Lymphogranuloma inguinale in der Urethra. Derm. Wschr. **98**, 31 (1934b). — BEZECNY, R., u. F. SAGHER: Orale Infektion mit Lymphogranuloma inguinale. Med. Klin. **1935**, 270. — BIZZOZERO, E., e F. FRANCHI: Uretriti, epididimiti ed orchiepididimiti poroadenitiche. Boll. Sez. region. Soc. ital. Derm. **3**, 304 (1937). — BIZZOZERO, E., et A. MIDANA: Sur la localisation urétrale de la maladie de Nicolas et Favre. Ann. Derm. Syph. (Paris) **1938**, 849. — BLOOM, D.: Lymphogranuloma inguinale of the tongue and cervical glands. Arch. Derm. Syph. (Chic.) **28**, 810 (1933). — BOERMA, N. J. A. T.: Über das genito-rectale Syndrom. Wien. med. Wschr. **1935**, 1388. — BONNE, C., G. A. VAN DER HORST u. M. A. PET: Studien über klimatische Bubonen. Geneesk. T. Ned.-Ind. **73**, 536 (1933). — BORY, L.: Le chancre lympho-granulomateux. Bull. Soc. franç. Derm. Syph. **1921**, 451. — BRANDT, R.: "Bubonulus" in lymphogranuloma venereum. Arch. Derm. Syph. (Chic.) **42**, 811 (1940). — BRAULT, J.: Traitement des adénites inguinales à forme aiguë et subaiguë. Lyon méd. **75**, 286, 330 (1894). — BREUIL et GUILLERM: Contribution à l'étude du diagnostic et du traitement de la lymphogranulomatose inguinale. Arch. Méd. nav. **128**, 1009 (1938). — BRION, W.: Diskussionsbemerkung bei LANZENBERG: Lymphogranulomatose de Nicolas-Favre. Bull. Soc. franç. Derm. Syph. **1930**, 767. — BURCKHARD, W.: Zwei Fälle von atypischem Lymphogranuloma inguinale. Arch. Derm. Syph. (Berl.) **170**, 320 (1934). — BUSCHKE, A.: Lymphogranuloma inguinale-Infektion an der Zunge. Zbl. Haut- u. Geschl.-Kr. **40**, 153 (1931). — BUSCHKE, A., A. BAAS u. V. VASARHELYI: Klinische und experimentelle Erfahrungen über Lymphogranuloma inguinale. Med. Klin. **1931**, 1562. — BUSCHKE, A., u. W. CURTH: Über die extragenitale Lokalisation des Lymphogranuloma inguinale. Klin. Wschr. **1931**, 1709.

CARRASCO, C.: Maladie de Nicolas-Favre avec arthrite de la hanche. Bull. Soc. franç. Derm. Syph. **1935**, 1556. — CERUTTI, P., e E. PAVANATI: Ancora sull' uretrite linfogranulomatosa della donna. Atti. Soc. ital. Derm. Sif. **1**, 419 (1938a). — Linfogranulomatosi inguinale benigna. Torino: Minerva Medica 1938b. — CHARGIN, L.: Lymphogranuloma venereum. Vaginal stenosis. Esthiomène. Generalized eruption after sulfonamide therapy. Arch. Derm. Syph. (Chic.) **40**, 617 (1939). — CHEVALLIER, P., et J. BERNARD: Les adénopathies inguinales. Paris: Alcan 1932a. — La méningite chronique attenuée de la poradénite inguinale humaine. Sang **6**, 573 (1932b). — Réaction de Frei négative au cours de poradénites inguinales certaines. Bull. Soc. franç. Derm. Syph. **1932**c, 771. — Oedème chronique periméatique; reaction de Frei positive. Bull. Soc. franç. Derm. Syph. **1932**d, 1232. — Forme cutanée pure de la maladie de Nicolas-Favre. Bull. Soc. franç. Derm. Syph. **1932**e, 1351. — CHEVALLIER, P., M. LÉVY-BRUHL, R. MORICARD et P. ALQUIER: La névraxite inguinogranulomateuse du lapin. Bull. Soc. franç. Derm. Syph. **1931**, 754. — COLE, H. N.: Lymphogranuloma inguinale, the fourth venereal disease. Its relation to stricture of the rectum. J. Amer. med. Ass. **101**, 1069 (1933). — CORRÊA, C.: Pelvicellulitis und Parametritis lymphogranulomatosa. An. bras. Ginec. **4**, 539 (1937). — COSTA, B. DA: Lymphogranulomatose vénérienne multiple de jéjunum. «Granulome plasmocytaire du jéjunum» avec réaction de Frei positive. Arch. Mal. Appar. dig. **43**, 686 (1954). — COSTELLO, M. J., and C. S. D'AVANZO: Lymphogranuloma venereum. Observations on three hundred and eighty-eight patients at Bellevue Hospital. Arch. Derm. Syph. (Chic.) **57**, 112 (1948). — COSTELLO, M. J., and G. DE OREO: Lymphogranuloma venereum. Report of an unusual example involving the lymphatic glands of the buttock and adjacent regions. Arch. Derm. Syph. (Chic.) **43**, 997 (1941). — COTTINI, G. B.: Ricerche sull'eziologia del linfogranuloma inguinale. Presenza del virus in sezioni di congiuntiva di topini infettati per via cerebrale. Rif. med. **54**, 901 (1938). — A proposito della reazione de Gaté e Papacostas nella diagnosi di linfogranulomatosi inguinale benigna. G. ital. Derm. Sif. **80**, 873 (1939). — Rilievi clinico-statistici sui casi di linfogranuloma inguinale osservati nella clinica dermosifilopatica di Catania dal 1935 al 1939. Atti Soc. ital. Derm. Sif. **2**, 1308 (**1941**). — COUTTS, W. E.: Glossitis marginata in ihrer Beziehung zur Lymphogranulomatosis inguinalis. Derm. Wschr. **97**, 1664 (1933). — COUTTS, W. E., u. J. M. HERRERA: Elephantiasis penis et scroti in ihrer Beziehung zur Lymphogranulomatosis venerea. Derm. Wschr. **98**, 784 (**1941**). — Intracytoplasmatische Einschließungen (Typus Miyagawa) im Fall sogenannter Epididymitis „non specifica" mit positiver Freischer Reaktion. Z. Urol. **32**, 439 (1938). — COUTTS, W. E., and O. MONETTA: Hereditary transmission of lymphogranulomatosis venerea. J. trop. Med. Hyg. **41**, 279 (1938). — Peniform elephantiasis of the praeputium clitoridis in lymphogranuloma venereum. Arch. Derm. Syph. (Chic.) **42**, 438 (1940). — COUTTS, W. E., L. OPAZO and M. MONTENEGRO: Digestive tract infection by the virus of lymphogranuloma inguinale. Amer. J. dig. Dis. **7**, 287 (1940). — COVALI, N., V. TUCHEL et J. BRATU: Méato-urétro-cystite lymphogranulomateuse primitive avec l'invasion consécutive du vagin. Rev. rom. Urol. (Rumänien) **7**, 99 (1940). — COZZANI, G.: Sopra trenta casi di malattia di Nicolas e Favre (contributo clinico casistico e sperimentale). Arch. ital. Derm. **16**, 305 (1940). — CRUZ, H.: Der Liquor bei dem Krankheitsbild der genito-ano-rectalen Lymphogranulomatose. Rev. méd. Chile **65**, 49 (1937). — CURTH, W.: Zur Kenntnis des Lymphogranuloma inguinale. Med. klin. **1931**, 1176. — Extragenital infection with the virus of lymphogranuloma inguinale. Arch. Derm. Syph. (Chic.) **28**, 376 (1933). — CURTH, W., H. OLLENDORFF-CURTH and M. SANDERS: Personal communication to the author; bei J. P. MACNIE. Arch. Ophthal. **25**, 255 (1941).

DAVID, V. C., and M. LORING: The relation of chronic inflammation and especially lymphogranuloma inguinale to the development of squamous cell carcinoma of the rectum. Ann. Surg. **109**, 837 (1939). — DIACONESCU, N., V. CONSTANTINESCU, R. CONSTANTINESCU u. D. CONSTANTINESCU: Die Blutsenkungsgeschwindigkeit bei Lymphogranuloma inguinale und ihre Veränderungen infolge der verschiedenen Behandlungsarten. Rev. sanit. milit. (Buc.) **37**, 717 (1938). — DICK, W.: Ist das Lymphogranuloma inguinale auf die Nachkommenschaft übertragbar? Med. Klin. **32**, 319 (1936). — DURAND, M., J. NICOLAS et M. FAVRE: Lymphogranulomatose inguinale subaiguë d'origine génitale probable, peut-être vénérienne. Bull. Soc. méd. Hôp. Paris **35**, 274 (1913).

EBERHARDT, T. P.: Generalized lymphogranuloma inguinale. Ann. Surg. **107**, 380 (1938). — ELLER, J. J.: Esthiomène (elephantiasis of penis and scrotum) due to lymphogranuloma venereum. Arch. Derm. Syph. (Chic.) **65**, 247 (1952). — ESPILDORA, C., y W. E. COUTTS: Signos oculares de la linfogranulomatosis inguinal sub-aguda. Rev. méd. Chile **62**, 633 (1934).

FABRY, J.: Ulcus chronicum vulvae et ani. In J. JADASSOHNs Handbuch der Haut- und Geschlechtskrankheiten, Bd. XXI, S. 415. Berlin: Springer 1927. — FAHLBUSCH, W., u. R. ZIERL: Gekreuzte Überempfindlichkeitsreaktion bei Urethritis non specifica „Typ Waelsch" bei Lymphogranuloma inguinale. Derm. Wschr. **105**, 1177 (1937). — FALCONER, B.: Côlite spécifique comme maladie subséquente de la lymphogranulomatose inguinale. Acta derm.-venereol. (Stockh.) **19**, 185 (1938). — FAVRE, M.: Une rencontre rare en clinique humaine: Virus lymphogranulomateux et cancer malpigien. Presse méd. **60**, 717 (1952). — FAVRE, M., et S. HELLERSTRÖM: Epidémiologie, étiologie, prophylaxie de la lymphogranulomatose inguinale. Rev. Hyg. Méd. soc. **61**, 401 (1939). — FAVRE, M., P. J. MICHEL et P. DANIC: Arthrite aiguë de la hanche de nature indéterminée (1932) terminée par une ankylose complète. Lésions osseuses femorales satellites. Discussion rétrospective de la nature lymphogranulomateuse probable de cette arthrite (1938). Arguments cliniques et biologiques. Bull. Soc. franç. Derm. Syph. **45**, 501 (1938). — FERNET, P., et P. MATHIEU: Maladie de Nicolas-Favre. Bull. Soc. franç. Derm. Syph. **47**, 110 (1940). — FERRARI, A. V.: Osservazione di poroadenite inguinale in donna gravida senza transmissione della malattia al neonato. Boll. Sez. region. Soc. ital. Derm. **3**, 301 (1937). — Infezione da malattia di Nicolas e Favre con localizzazione glandolari inguinali ed uretrite con lesioni del veru montanum e prostatite. Atti. Soc. ital. Derm. Sif. **1**, 424 (1938). — Transmissione della malattia di Nicolas e Favre per via orale. Atti Soc. ital. Derm. Sif. **2**, 1293 (1941). — FINBERG, L., R. E. LORD and M. T. CENAC: Characteristics of the cerebrospinal fluid in lymphogranuloma venereum. J. vener. Dis. Inform. **30**, 291 (1949). — FINDLAY, G. M.: Climatic bubo or lymphogranuloma inguinale, experimental investigation. Trans. roy. Soc. trop. Med. Hyg. **31**, 587 (1938). — FISCHER, A. W., u. F. SCHMIDT-LA BAUME: Rectalstrikturen und Lymphogranuloma inguinale. Dtsch. med. Wschr. **1932**, 527. — FLARER, F., e C. PISACANE: Tentativi di inoculazione sperimentale della linfogranulomatosi inguinale sub-acuta. Boll. Soc. ital. Biol. sper. **9**, 874 (1934). — FLORIT, A.: Entzündliche Veränderungen um die Harnröhre nach klimatischem Bubo. Rev. urug. Derm. Sif. **3**, 331 (1938). — FOURNIER, A.: Leçon sur la syphilis. Paris 1873. — Leçon sur la syphilis tertiaire. Bureau du Journal l'école de Médicine. Paris 1875. — FRANCHI, F.: Su di un caso di parametrite causata dal virus della poroadenite inguinale (malattia di Nicolas e Favre). G. ital. Derm. Sif. **75**, 2003 (1934). — FRAUCHIGER, E.: Polyarthritis lymphogranulomatosa inguinalis tarda. Mitt. I. Schweiz. med. Wschr. **63**, 1207 (1933). — FREI, W.: Eine neue Hautreaktion bei Lymphogranuloma inguinale. Klin. Wschr. **1925**, 2148. — Lymphogranulomatosis inguinalis. Strumöse Bubonen, klimatische Bubonen. Klin. Wschr. **1927**a, 1097. — Beiträge zur Spezifität der Lymphogranuloma inguinale-Reaktion. Über eine analoge, ebenfalls spezifische Reaktion beim Ulcus molle-Bubo. Zur Identität zwischen Lymphogranuloma inguinale und klimatischen Bubonen. Klin. Wschr. **1927**b, 2042. — Lymphogranulomatosis inguinalis, Tuberkulose der Mundschleimhaut, Mischinfektion von Lymphogranulomatosis inguinalis und Tuberkulose in den Submaxillardrüsen. Zbl. Haut- u. Geschl.-Kr. **24**, 584 (1927c). — Weitere Beiträge zur Kenntnis der Lymphogranulomatosis inguinalis und des Ulcus chronicum elephantiasticum vulvae et ani. Klin. Wschr. **1929**, 2038. — Lymphogranulomatosis inguinalis mit Lymph. ing.-Bubonulus und Erythema exsud. multiformeähnlichem Exanthem. Zbl. Haut- u. Geschl.-Kr. **40**, 156 (1932a). — Zur Spezifität der Lymphogranuloma inguinale-Reaktion. Derm. Wschr. **95**, 1575 (1932b). — Lymphogranulomatosis inguinalis. In L. ARZT u. K. ZIELER: Die Haut- und Geschlechtskrankheiten. Berlin u. Wien: Urban & Schwarzenberg 1935a. — Die Lymphogranulomatosis inguinalis. Ergebn. ges.

Med. 20, 185 (1935b). — Die Elephantiasis genito-anorectalis. (Esthiomène und entzündliche Rektumstriktur.) Eine Teilkrankheit der Lymphogranulomatosis inguinalis. Ergebn. ges. Med. 21, 113 (1936). — Venereal granuloma. J. Amer. med. Ass. 110, 1653 (1938). — Frei, W., u. H. Hoffmann: Experimentelles und Klinisches zum Lymphogranuloma inguinale. Arch. Derm. Syph. (Berl.) 153, 179 (1927). — Frei, W., u. A. Koppel: Ulcus vulvae chronicum elephantiasticum (Esthiomène) und sogenanntes Syphilôme anorectal als Folgeerscheinungen der Lymphogranulomatosis inguinalis. Klin. Wschr. 1928, 2331. — Frei, W., J. Wiese u. F. Klestadt: Harnröhrensekret und Lymphogranuloma inguinale-Reaktion. Klin. Wschr. 1932, 2114. — Fujita, Z.: Über die Lymphogranulomatosis inguinalis (VI): L. i. bei den Prostituierten (2. Teil). Jap. J. Derm. 39, 117 (1936). — Fujita, Z., u. A. Aoyama. Über Lymphogranulomatosis inguinalis. Jap. J. Derm. 26, 49 (1934). — Fulde, E., u. J. Herzberg: Über die Arthritis purulenta lymphogranulomatosa inguinalis acuta. Dtsch. Z. Chir. 251, 479 (1939). — Funakawa, Y.: Über den Augenbefund von Lymphogranulomatosis inguinalis. Acta Soc. ophthal. jap. 38, 1595 (1934). — Furukawa, R.: Ein Sektionsfall von Esthiomène. Acta med. Nagasaki. 1, 98 (1939).

Gaté, J., et J. Charpy: Bubon chancrelleux récent guéri par le Dmelcos intraveineux. Nouvelle poussée ganglionnaire indifférente à cette thérapeutique. Discussion du diagnostic. Bull. Soc. franç. Derm. Syph. 38, 736 (1931). — Gaté, J., P. Cuilleret et J. Charpy: Bubon chancrelleux guéri par le «Dmelcos» avec réaction de Wassermann paradoxale et réaction de Frei positive. Bull. Soc. franç Derm. Syph. 40, 363 (1933). — Gatellier, J., u. N. Weiss: Pathogenese und Behandlung der proliferierenden und stenosierenden Mastdarmentzündung. Ass. franç. Chir. 43. Congr., Paris 1934. — Gatti Manacini, C.: Localizzazione oro-faringea della malattia di Nicolas-Favre. Atti Soc. ital. Derm. Sif. 2, 1315 (1941). — Gatti Manacini, C., e G. Corvini: Localizzazione linquale della malattia di Nicolas-Favre. Boll. Mal. Orecch. 60, 17 (1941). — Gaudenzi, C. de: Sul comportamento del sistema reticulo-endoteliale della malattia di Nicolas e Favre. G. ital. Derm. Sif. 80, 363 (1939). — Rare e gravi complicazioni in casi de rettite infiltrativa stenosante da malattia di Nicolas e Favre. Atti Soc. ital. Derm. Sif. 2, 1295 (1941). — Gay Prieto, J.: Les formes cliniques anormales de la maladie de Nicolas-Favre chez les femmes. Bull. Soc. franç. Derm. Syph. 43, 291 (1936). —Gay Prieto, J., u. B. Lopez Martinez: Gutartige subakute Lymphogranulomatose der Bauchwand nach Operation eines Leistenbruches und einer Appendektomie. Act. dermo-sifiliogr. (Madr.) 33, 839 (1942). — Gibson, P. L.: The "non venereal" or climatic bubo. Brit. J. vener. Dis. 7, 243 (1931). — Gjurić, N. J.: Ein neuer Beitrag zur Kenntnis der Klinik und Therapie des Lymphogranuloma inguinale. Arch. Derm. Syph. (Berl.) 178, 194 (1939). — Gomez Orbaneja, J.: Akute genitale Elephantiasis des Mannes als Form der subakuten Lymphogranulomatosis inguinalis. Act. dermo-sifiliogr. (Madr.) 32, 353 (1941). — Gougerot, H., et A. Carteaud: Les débuts des syndromes recto-anogénitaux éléphantiasiques: L'éléphantiasis localisé. — La gomme du «Nicolas Favre». Ann. Mal. vénér. 28, 881 (1933). — Gougerot, H., et R. Cohen: Adénite à gros abscès unique, avec réaction de Frei positive, formation tardive d'une adénite à type de Nicolas-Favre. Bull. Soc. franç. Derm. Syph. 1931, 1105. — Gougerot, H., et B. Dreyfus: Évolution, sous les yeux de l'observateur, d'une maladie de Nicolas et Favre anorectale. Ann. Mal. vénér. 33, 32 (1938). — Gougerot, H., et M. Duchamp: Adénite aiguë fébrile de la maladie de Nicolas-Favre. Ann. Mal. vénér. 35, 73 (1940). — Gougerot, H., Marceron et Guex: Maladie de Nicolas-Favre accidentelle du membre supérieur. Ann. Mal. vénér. 35, 129 (1940). — Gray, L. A.: Lymphopatia venereum — "lymphogranuloma inguinale" — of the female urethra. Surg. Gynec. Obstet. 62, 745 (1936). — Greenblatt, R. B.: The newer venereal diseases. Their association and confusion with neoplastic disease. Amer. J. Surg. 49, 411 (1940). — Gregorio, E. de: Ulcération chronique et éléphantiasis de la verge et sténose rectale conjugale dans la maladie de Nicolas-Favre. Rév. franç. Derm. Vénér. 12, 259 (1936). — A proposito di alçuni casi di linfogranulomatosi inguinale subacuta con speciale riguardo alla diagnosi. G. ital. Derm. 78, 299 (1937). — Beiträge zum Studium der Lymphogranulomatosis inguinalis subacuta. Act. dermo-sifiliogr. (Madr.) 33, 413 (1942). — Beiträge zur Kenntnis der subakuten Inguinal-lymphogranulomatose mit hinzukommender syphilito-lymphogranulomatöser Infektion. Act. dermo-sifiliogr. (Madr.) 38, 628 (1947a). — Elephantiasis der Genitalien beim Manne als Anfangsform der subakuten inguinalen Lymphogranulomatose. Act. dermo-sifiliogr. (Madr.) 38, 1315 (1947b). — Gregorio, E. de, u. F. Zatorre: Beitrag zur Kenntnis des fistelförmigen chronischen Urethro-Peno-Scrotal-Syndroms infolge subakuter Lymphogranulomatose. Act. dermo.-sifiliogr. (Madr.) 40, 493 (1949). — Gsell, O.: Die Bedeutung der Serumeiweiß- und Knochenmarksveränderungen bei Lymphogranuloma inguinale. Klin. Wschr. 1939, 778. — Günther, R.: Beobachtungen über klimatische Bubonen bei Seeleuten. Arch. Schiffs- u. Tropenhyg. 29, 546 (1925). — Gutman, A. B., E. B. Gutman, R. Jillson and R. D. Williams: Acid-base equivalence of the blood in diseases associated with hyperglobulinemia: With special reference to lymphogranuloma inguinale and multiple myeloma. J. clin. Invest. 15, 475 (1936). — Gutman, A. B., and C. R. Wise: Positive formol-gel reaction associated with hyperglobulinemia in lymphogranuloma inguinale, multiple myeloma and hepatic cirrhosis. Proc. Soc. exp. Biol. (N.Y.) **35**, 124 (1936)...

HAACK, K.: Esthiomène, als Nebenbefund Syphilis gummosa auf alten Luesnarben der Unterschenkel. Zbl. Haut- u. Geschl.-Kr. **40**, 28 (1932). — HAAM, E. v., and R. D'AUNOY: Infectivity of the spinal fluid in lymphogranuloma inguinale. J. Amer. med. Ass. **106**, 1642 (1936a). — Is lymphogranuloma inguinale a systematic disease? Amer. J. trop. Med. Hyg. **16**, 527 (1936) b. — HAAM, E. v., u. R. HARTWELL: Experimental conjunctivitis caused by virus of lymphogranuloma inguinale. J. trop. Med. Hyg. **39**, 190 (1936). — HAIM, A., and C. MATHEWSON jr.: Incidence of lymphogranuloma inguinale in San Francisco. J. Amer. med. Ass. **108**, 961 (1937). — HANSMANN, G. H.: Non-tuberculous granulomatous lymphadenitis. Surg. Gynec. Obstet. **39**, 72 (1924). — HASHIMOTO, T., S. KOYAMA u. H. TANAKA: Fall von Rectumgeschwür, das sich nach Ablauf von Lymphogranulomatosis inguinalis entwickelte. Jap. J. Derm. **38**, 145 (1935). — HASHIMOTO, T., M. MIKUNI u. Y. ISAKA: Über die conjunctivale Infektion des Lymphogranuloma inguinale als Ätiologie der Parinaudschen Krankheit. Jap. J. Derm. **48**, 28 (1940). — HASHIMOTO, T., J. TAKENOUCHI u. M. ICHIDYO: Über eine Conjunctivitis lymphogranulomatosa bei einem Fall von Lymphogranuloma inguinale. Jap. J. Derm. **42**, 46 (1937). — HELLERSTRÖM, S.: A contribution to the knowledge of lymphogranuloma inguinale. Acta derm.-venereol. (Stockh.), Suppl. **1** (1929a). — Lymphogranuloma inguinale. Zbl. Haut- u. Geschl.-Kr. **29**, 417 (1929b). — Beobachtungen über Allergie und Anergie bei Lymphogranuloma inguinale. Acta derm.-venereol. (Stockh.) **12**, 189 (1931a). — Lymphogranuloma inguinale-Patient in afebrilem Stadium mit partieller Hemmung der Wa.R. Acta derm.-venereol. (Stockh.) **12**, 295 (1931b). — Strumöse Bubonen verschiedener Ätiologie. Acta derm.-venereol. (Stockh.) **12**, 254 (1931c). — Strictura recti mit positiver Intracutanreaktion auf Lymphogranuloma inguinale. Zbl. Haut- u. Geschl.-Kr. **47**, 295 (1934). — Lymphogranuloma inguinale from an immunobiological point of view. Acta derm.-venereol. (Stockh.) **21**, 222 (1940). — HELLERSTRÖM, S., u. E. WASSÉN: Meningoencephalitische Veränderungen bei Affen nach intracerebraler Impfung mit Lymphogranuloma inguinale. VIII. Congr. internat. Dermatol. et Siphilol. Kopenhagen **1930**, S. 1147. — Epidemiologie und Ätiologie des Lymphogranuloma inguinale. Hygiea (Stockh.) **95**, 545 (1933). — HERZBERG, J.: Ungewöhnlicher Verlauf eines Lymphogranuloma inguinale mit Zerstörung des Hüftgelenkes. Derm. Wschr. **108**, 673 (1939). — HISSARD, R., et LECHEVALLIER: Maladie de Nicolas-Favre, adénopathie inguino-abdominale, arthrite de la hanche, arthrite du genou homolatérales gauches. Bull. Soc. franç. Derm. Syph. **43**, 1524 (1936). — HOFFMANN, H.: Ein Partnerfall von Lymphogranuloma inguinale in Württemberg. Med. Klin. **1931**, 583. — HOMMA, H., u. H. T. CHAGLASSIAN: Über einen Fall von extragenitalem Lymphogranuloma inguinale bei einer Krankenpflegerin. Wien. Klin. Wschr. **1935**, 464. — HOWARD, M. E., A. J. EISENMAN and M. J. STRAUSS: Alterations in the serum proteins in lymphopatia venerea. Amer. J. Syph. **23**, 83 (1939). — HUARD, P., et B. JOYEUX: Epididymite lymphogranulomateuse du type Nicolas-Favre. Ann. Anat. path. **16**, 228 (1939). — HUGIER, P. L.: Mémoire sur l'esthiomène ou dartre rongeante de la région vulvoanale. Mém. Acad. Méd. (Paris) 1848. — HURWITZ: Lymphogranuloma inguinale. Geneesk. T. Ned.-Ind. **71**, 292 (1931).

ICHIJÔ, M.: Über die Beziehungen der Parinaudschen Conjunctivitis zum Lymphogranuloma inguinale. Acta Soc. ophthal. jap. **41**, 1487 (1937). — ISHIZUKA, T.: Über das Blutbild und die Senkungsgeschwindigkeit der Erythrocyten bei Lymphogranulomatosis inguinalis. Jap. J. Derm. **43**, 73 (1938a). — Über das Koagulationsband nach Weltmann bei Lymphogranulomatosis inguinalis. Jap. J. Derm. **43**, 126 (1938b).

JAME, L., E. AUJALEU et J. PASSA: A propos de la maladie de Nicolas-Favre. Considérations épidémiologiques. Rev. méd. franç. **7**, 623 (1935). — JERSILD, M.: Altérations des protéines sériques chez des malades atteints de lymphogranulomatose inguinale (Nicolas-Favre) et du syndrome génito-anorectal (Jersild). Acta derm.-venereol. (Stockh.) **18**, 491 (1937). — JERSILD, O.: Contribution à l'étude de la pathogénie du soi-disant syphilome anorectal (Fournier). Ann. Derm. Syph. (Paris) **1920**, 62. — Note supplémentaire sur l'éléphantiasis ano-rectal (syphilome ano-rectal de Fournier). Ann. Derm. Syph. (Paris) **1921**, 433. — Les intradermo-réactions dans le chancre mou et dans la lymphogranulomatose inguinale considérées spécialement dans leurs rapports avec l'étiologie du syphilome ano-rectal. Ann. Derm. Syph. (Paris) **1930**, 577. — Quatre nouveaux cas de syphilome ano-rectal et d'esthiomène avec intradermo-réaction de Frei positive. Bull. Soc. franç. Derm. Syph. **1931**, 537. — Infections combinées de la lymphogranulomatose inguinale et d'autres affections vénériennes dans le même chancre. Zbl. Haut- u. Geschl.-Kr. **37**, 733 (1933a). — Elephantiasis genitoanorectalis. Derm. Wschr. **96**, 433 (1933b). — JONES, C. A., and H. P. ROME: Lymphogranuloma venereum as a systemic disease. New. int. Clin. **2**, N. s. 1, 178 (1938). — JONESCO-MIHAIESTI, A. TUPA, B. WISMER et G. BADENSKI: Syndrome aiguë pseudotabétique à la suite de l'inoculation expérimentale de filtrat de lymphogranulome inguinal (Nicolas-Favre). C. R. Acad. Sci. (Paris) **195**, 562 (1932).

Kagaya, J.: Ulcus molle analis. Jap. J. Derm. **41**. 112 (1937). — Kalz, F.: Lymphogranuloma inguinale und Urethritis Typus Waelsch. Med. Klin. **1933**, 1678. — Kampmeier, R. H., D. W. Smith and R. M. Larsen: Blood studies in lymphogranuloma venereum with special reference to serum proteins. Amer. J. med. Sci. **198**, 516 (1939). — Kassebohm, F. A., and M. J. Schreiber: Spontaneous delivery complicated by rectal stricture, rectovaginal fistula and rupture of the rectum. Amer. J. Obstet. Gynec. **31**, 674 (1936). — Keim, H. L., and R. F. Wakefield: Flaccid paraplegia following the diagnostic use of Frei-Antigen. Arch. Derm. Syph. (Chic.) **40**, 709 (1939). — Kiefer: Elephantiasis genito-anorectalis durch Lymphogranulomatosis inguinalis. Münch. med. Wschr. **1935**, 1638. — Kitagawa, K.: Report of 37 cases of inguinal lymphogranuloma. J. orient. Med. **20**, 48 (1934). — Kitchevatz, M.: Diskussionsbeitrag zu O. Jersild, Infections combinées de la lymphogranuloma inguinale et d'autres affections vénériennes dans la même chancre. VIIIe Congr. internat. de Dermatologie et de Syphilografie, Kopenhagen 1930. Kopenhagen: Engelsen u. Schrøder 1931. S. 1154. — Kitchevatz, M., et N. Alcalay: Différentes localisations dans la maladie de Nicolas-Favre. Bull. Soc. franç. Derm. Syph. **41**, 479 (1934). — Contribution à la question de la localisation de la maladie de Nicolas-Favre. Bull. Soc. franç. Derm. Syph. **44**, 2120 (1937). — Kleeberg, L.: Lymphdrüsenvereiterung bei Ulcus molle-ähnlicher Erosion mit positiver Lymphogranuloma-Reaktion. Polyvalente Überempfindlichkeit gegen Trichophytin, Gonargin, Staph. aureus-Vaccin. Zbl. Haut- u. Geschl.-Kr. **34**, 533 (1930). — Urethralstriktur und Urethralfisteln bei Lymphogranuloma inguinale, positive L.i.-Reaktion mit Urethritiseiter. Zbl. Haut- u. Geschl.-Kr. **41**, 194 (1932). — Klotz, H. G.: Über die Entwicklung der sogenannten strumösen Bubonen und die Indicationen für die frühzeitige Exstirpation derselben. Berl. klin. Wschr. **27**, 132, 153, 175 (1890). — Koch, F.: Über das „Ulcus vulvae" (chronicum elephantiasticum etc.). Arch. Derm. Syph. (Berl.) 34, 205 (1896). — Experimentelle Untersuchungen über das Lymphogranuloma inguinale. Derm. Z. **65**, 207 (1933). — Kochs, A. G.: Knotige, cutane und subcutane Infiltrate am Damm, Lymphogranuloma inguinale. Zbl. Haut- u. Geschl.-Kr. **66**, 5 (1941). — Kogoj, F.: Poroadenitis (M. Nicolas-Favre linguae). Zbl. Haut- u. Geschl.-Kr. **67**, 528 (1941). — Koppel, A.: Lymphogranuloma inguinale mit akuten rheumatischen Erscheinungen. Klin. Wschr. **1927**, 2469. — Koschucharoff, B.: Über das Vorkommen einer Infektion des Zentralnervensystems beim Lymphogranuloma inguinale. Klin. Wschr. **1938**, 876. — Koyama, S.: Lymphogranuloma inguinale bei der Frau. Jap. J. Derm. **41**, 130 (1937). — Beiträge zur Kenntnis von Lymphogranuloma inguinale. I. Über das Blutbild. Jap. J. Derm. **43**, 1 (1938). — Kremer, H. U.: Case of lymphogranuloma venereum with coexistent carcinoma of the rectum. Urol. cutan. Rev. **52**, 534 (1948). — Kuznitzky, E.: Gelenkbeschwerden bei Tartarusbehandlung. Zbl. Haut- u. Geschl.-Kr. **20**, 738 (1926).

Lanzenberg, P.: Lymphogranulomatose de Nicolas-Favre. Bull. Soc. franç. Derm. Syph. **1930**, 765. — Larsen, S. E.: Praktiske bemaerkinger over stricturer i masttarmen. Hospitals-Meddelelser **2**, 289 (1849). — Lazzari, J. H.: The anorectal syndrome of lymphogranuloma. Amer. J. Surg. **34**, 316, 330 (1936). — Leifer, W.: Observations on spinal fluid in lymphogranuloma venereum. Arch. Derm. Syph. (Chic.) **56**, 699 (1947). — Lépinay, E., et Grévin: A propos de deux cas de maladie des Nicolas-Favre (Contamination maritale). Bull. Soc. franç. Derm. Syph. **39**, 823 (1932). — Levaditi, C., J. Bollack, G. Basch et P. Desvignes: Conjunctive avec adénopathie due au virus de la maladie de Nicolas-Favre (lymphogranulomatose à localisation oculaire). Bull. Soc. franç. Derm. Syph. **1936**, 1238. — Levaditi, C., A. Marie et P. Lépine: Conservation de la virulence du virus lymphogranulomateux. C.R. Soc. Biol. (Paris) **107**, 1496 (1931). — Levaditi, C., R. Schoen et L. Reinié: Reproduction expérimentale de la conjunctivite lymphogranulomateuse (maladie de Nicolas-Favre) chez le chimpanzé. C.R. Acad. Sci. (Paris) **203**, 828 (1936). — Lévy-Valensi, P., et S. de Sèze: Sur les complications nerveuses au cours de la maladie de Nicolas-Favre. Presse méd. **1939**, 593. — Lichtenstein, L.: Rectal stricture due to lymphopathia venereum. A clinical and pathologic study of six cases observed at necropsy. Ann. Surg. **104**, 279 (1936). — Liebreich, E., et F. Gottlieb: Lymphogranuloma inguinal (maladie de Nicolas et Favre) accompagné d'arthrite, episclérite et manifestations cutanées sous l'aspect d'erythème polymorphe. Cas de contagion conjugale. Bull. Soc. méd. Hôp. Buc. **14**, 554 (1932). — Linser, K., u. A. K. Schmauss: Karzinome bzw. Malignome in Spätformen der Lymphopathia venerea. Derm. Wschr. **135**, 337 (1957). — Litarczek, St., et St. Chisăr: Lymphogranuloma inguinale subaiguë. Péritonite et pleurésie lymphogranulomateuses concomitentes. Bull. Soc. méd. Hôp. Buc. **21**, 242 (1939). — Llombart, A., et J. Mañeru: Sur la localisation de la maladie de Nicolas-Favre sur l'intestine grele. Sténoses iléales multiples. Ann. Anat. path. **16**, 597 (1939). — Löhe, H.: Contributo alla conoscenza del linfogranuloma inguinale. Atti. Soc. ital. Derm. Sif. **5**, 850 (1942). — Besondere Formen des Krankheitsbildes der Lymphopathia venerea. Derm. Wschr. **124**, 929 (1951). — Löhe, H., u. Blümmers: Weitere Mitteilungen über die Lymphogranulomatosis inguinalis. Med. Klin. **1931**, 614. — Löhe, H., u. H. Rosenfeld: Neue Ergebnisse über die Spätformen des Lymphogranuloma inguinale (Esthiomène).

Med. Klin. **1932**, 1486. — LÖHE, H., H. ROSENFELD, H. SCHLOSSBERGER u. R. KRUMEICH: Übertragung des lymphogranulomatotischen Primäraffekts auf das Affenhirn, Rückübertragung auf den Affen nach 4 Meerschweinchenpassagen. Med. Klin. **1933**, 577. — LÖHE, H., u. H. SCHLOSSBERGER: Der heutige Stand unserer Kenntnisse vom Lymphogranuloma inguinale. Med. Klin. **1937**, 1427, 1471. — LONGHIN, S., et P. STOIAN-JONESCO: Nouvelles recherches sur la formolgel réaction et l'hyperprotéinémie dans la maladie de Nicolas-Favre. C.R. Soc. Biol. (Paris) **127**, 729 (1938). — LUTZ, W.: Lymphogranuloma venereum extragenitale. Dermatologica (Basel) **107**, 267 (1953).

MACNIE, J. P.: Ocular lymphogranuloma venereum. Arch. Ophthal. **25**, 255 (1941). — MALFATTI, G.: Stomatite ed angina linfogranulomatosa da virus di Nicolas e Favre. Otorinolaring. ital. **17**, 63 (1948). — MARINESCO, G., et D. GRIGORESCU: Guérison d'un cas de paraplégie flasque postvaccinotherapique chez un malade atteint de la maladie de Nicolas-Favre. Rev. neurol. **63**, 713 (1935). — MARRAS, A.: Contagi multipli da poroadenite asintomatica. Atti Soc. ital. Derm. Sif. **1**, 947 (1939). — MARTIN, C. F.: Stricture of the rectum. Some of its problems. J. Amer. med. Ass. **101**, 1550 (1933). — MATHEWSON jr., C.: Inflammatory strictures of the rectum associated with venereal lymphogranuloma. J. Amer. med. Ass. **110**, 709 (1938). — MAURO, E.: Das Blutbild bei der Lymphogranulomatosis inguinalis. Folia clín. biol. (S. Paulo) **10**, 64 (1938). — MAY, J.: Verknüpfungen des klimatischen Bubo mit anderen Krankheiten: Weicher Schanker mit Drüsenschwellung und klimatischer Bubo. Rev. urug. Derm. Sif. **3**, 320, 345, 385 (1938). — Contribution à l'éclaircissement du problème étiologique de l'induratio penis plastica. Ann. Derm. Syph. (Paris) **1939**, 745. — MAY, J., et B. V. FUENTES: "Induratio penis plastica" survenue chez un malade atteint de sténose rectale. Bull. Soc. franç. Derm. Syph. **47**, 81 (1940). — MELCZER, N.: Lymphogranuloma inguinale. Leipzig: Johann Ambrosius Barth 1942. — MELCZER, N., u. K. SIPOS: Durand-Nicolas-Favre-Krankheit der Leistendrüse mit Tuberkulose kompliziert. Orv. Hetil. **1938**, 990. — Zur Frage der kongenitalen Übertragbarkeit des Lymphogranuloma inguinale. Dermatologica (Basel) **81**, 163 (1940). — MELCZER, N., K. SIPOS u. T. VENKEI-WLASSICS: Mit schweren Allgemeinerscheinungen vergesellschaftetes extragenitales, zum Tode führendes Lymphogranuloma inguinale. Arch. Derm. Syph. (Berl.) **178**, 124 (1939). — MELCZER, N., u. T. VENKEI-WLASSICS: Beiträge zu lymphogranulomatösem Ursprung der Urethritis Waelsch. Derm. Wschr. **109**, 919 (1939). — MEYER, G. P., and J. REBER: A case of corneal ulcer associated with lymphogranuloma venereum. Amer. J. Ophthal. **24**, 161 (1941). — MEYER, K., H. ROSENFELD u. H. E. ANDERS: Erfolgreiche Übertragung des Lymphogranuloma inguinale auf Meerschweinchen. Klin. Wschr. **1931**, 1653. — MICHELSON, J. D., J. G. CROTTY and L. A. KASSELBERG: Pregnancy in lymphopathia venerea, complicated by esthiomène and rectal stricture. Amer. J. Obstet. Gynec. **35**, 322 (1938). — MIDANA, A.: Eccezionale varietà di fistole multiple migratrici profunde da virus della malattia di Nicolas-Favre. Dermosifilografo **13**, 232 (1938a). — Estesa fistola del dorso del membro, secondaria a linfangite nodulare, da virus della malattia di Nicolas e Favre. Dermosifilografo **13**, 683 (1938b). — Adenite sottomascellare bilaterale di natura poroadenitica. Arch. ital. Chir. **53**, Donati-Festschr. **4**, 88 (1938c). — Bartolinite bilaterale da virus della malattia di Nicolas e Favre. G. ital. Derm. Sif. **80**, 115 (1939a). — La malattia di Nicolas e Favre (linfogranulomatosi inguinale subacuta, poroadenite inguinale). Parte clinica con particolare riguardo alle localizzazioni extraglandolari. Atti. Soc. ital. Derm. Sif. **2**, 88 (1939b). — „Induratio penis plastica" e malattia di Nicolas-Favre. Dermosifilografo **14**, 163 (1939c). — Sul valore pratico della reazione di formolgelificazione di Gaté e Papacostas e della prova di velocità di sedimentazione nella malattia di Nicolas e Favre. Dermosifilografo **15**, 207 (1940a). — Ricerche sulla funzione renale nelle localizzazioni anorettali della malattia di Nicolas e Favre. G. ital. Derm. Sif. **81**, 301 (1940b). — MIDANA, A., e G. MURTULA: Uretriti virosiche e virus della malattia di Nicolas e Favre. Minerva derm. **27**, 193 (1952). — MIDANA, A., et L. VERCELLINO: Les altérations du système nerveux central de l'homme dans la poradénite inguinale. Bull. Soc. franç. Derm. Syph. **41**, 161 (1934). — MILIAN et KATCHOURA: Abscès de la verge, bubon suppuré, érytheme noueux sans germes décelables par frottis, cultures et inoculations. Bull. Soc. franç. Derm. Syph. **40**, 1294 (1933). — MIRRA, G.: Contributo allo studio sui rapporti tra induratio penis plastica e malattia di Nicolas-Favre. Ann. Med. nav. colon. **47**, 588 (1941). — MIYAGAWA, Y., T. MITAMURA, H. YAOI, N. ISHII, J. OKANISHI, K. KUNAZAWA and H. YAMADA: Studies on the virus of lymphogranuloma inguinale Nicolas, Favre and Durand. VIII. Rep.: Studies on the cultivation of the virus after Tamura, Meyer and Anders's reports. Jap. J. exp. Med. **14**, 197 (1936). — MOLINARI, G.: Localizzazione linguale della malattia di Nicolas-Favre. Rif. med. **1942**, 365. — MOLLARET, P., et J. VIEUCHANGE: Recherches sur le liquide céphalorachidien dans la forme rectale de la maladie de Nicolas-Favre. C.R. Soc. Biol. (Paris) **125**, 936 (1937). — MONACELLI, M.: Si può a un certo numero di casi della cosidetto ipertrofia prostatica attribuire un nesso eziologico con la linfogranulomatosi inguinale subacuta? Policlinico, Sez. prat. **1940**, 1581. — MÜLLER, F.: Lymphogranuloma inguinale + Lues I + Ulcus molle. Zbl. Haut- u. Geschl.-Kr. **65**, 518 (1940). — MÜLLER, O., u. K. JUSTI: Beitrag zur Kenntnis der klimatischen Bubonen. Arch. Schiffs- u. Tropenhyg. **18**, Suppl. 8, 855 (1914). — Myerson, M. C.: Lymphogranuloma venereum of hypopharynx and larynx. J. Amer. med. Ass. **117**, 1877 (1941).

Nakano, M., u. K. Nakazawa: Über die Veränderung von Liquor und Augenhintergrund beim Lymphogranuloma inguinale. Jap. J. Derm. **40**, 160 (1936), — Navarro Martin, A.: Elefantiasis peneoscrotal de origin linfogranulomatoso. Act. dermo-sifiliogr. (Madr.) **27**, 425 (1935). — Nicolas, J., et M. Favre: Maladie de Nicolas-Favre. In: Nouvelle practique dermatologique, tome IV, p. 477. Paris: Masson & Cie. 1936. — Nicolas, J., M. Favre et F. Lebeuf: Lymphogranulomatose inguinale opérée: présence de ganglions iliaques suppurés, macroscopiquement semblables aux ganglions inguinaux. Bull. Soc. franç. Derm. Syph. **1929**, 287. — L'intradermo-réaction aux divers antigènes spécifiques dans la maladie de Nicolas-Favre. Ses modalités. Ses variations au cours des associations avec la syphilis et la chancrelle. Bull. Soc. franç. Derm. Syph. **1931**, 552. — Nicolas, J., M. Favre, F. Lebeuf et J. Charpy: Nouveau cas d'anergie à l'antigène lymphogranulomateux dans une association de maladie de Nicolas-Favre et de syphilis. Bull. Soc. franç. Derm. Syph. **1932**, 21. — Nicolas, J., F. Lebeuf et J. Charpy: Eléphantiasis génital chez un malade opéré, il y a 18 mois pour maladie de Nicolas-Favre. Étude des intradermoréactions. Bull. Soc. franç. Derm. Syph. **1932**, 27. — Nicolas, J., et J. Rousset: Poradénite à volumineux abscès. Bull. Soc. franç. Derm. Syph. **1936**, 13. — Nicolau, C. T.: Modifications hématologiques dans le lymphogranulome inguinal benign (maladie de Nicolas et Favre). Bull. Soc. méd. Hôp. Buc. **13**, 45 (1931).— Nicolau, S.: Bubon inguinal lymphogranulomateux ouvert, avec longue fistule profonde et contournée. Ulcère chronic du vagin. Bull. Soc. franç. Derm. Syph. **1935**a, 542. — Lymphogranulomatose subaiguë. Deliberationes congressus dermatologorum internationalis IX; vol. 1, p. 619. Institutum typographicum „pátria" S. A., Budapest 1935b. — Chancre lymphogranulomateux prolongé ou bien transformation du chancre en ulcère chronique vulvaire. Bull. Soc. franç. Derm. Syph. **1936**, 318. — Sur un nouveau cas de fistule lymphogranulomateuse profonde ouverte à la face postérieure de la cuisse. Ann. Mal. vénér. **33**, 193 (1938a). — Contributions à l'étude de la lymphogranulomatose cutanée subaiguë. Ann. Derm. Syph. (Paris) **1938**b, 327. — Nicolau, S., et A. Banciu: Contribution à l'étude de la lymphogranulomatose inguinale (maladie de Nicolas-Favre). Ann. Derm. Syph. (Paris) **1932**a, 332. — Lymphite suppurée de la verge accompagnant le bubon lymphogranulomateux. Ann. Mal. vénér. **1932**b, 609. — Nieuwenhuyse, J., u. P. J. van Putte: Ein Fall eines venerischen Zwei-Virusschankers im Nacken. Ned. T. Geneesk **1936**, 5322. — Nimpfer, T. G.: Die Frühformen des Lymphogranuloma inguinale, ihre frühzeitige Erkennung und Behandlung. Derm. Wschr. **121**, 368, 392 (1950).

Oliphant, J. W., W. F. Powell and T. C. Perrin: Sulfadiazine in lymphogranuloma venereum ophthalmitis. J. Amer. med. Ass. **118**, 973 (1942). — Oravisto, K. J.: Lymphogranuloma venereum recti. Ann. Chir. Gynaec. Fenn. **40**, Suppl. 2 (1951).

Palmieri, G.: Cervicite, endometrite, salpingite e pelviperitonite circoscritta da linfogranuloma venereo coniugale. Ginecologia (Torino) **9**, 107 (1943). — Pautrier, L. M., R. Glasser et P. Lanzenberg: Volumineuses adénopathies inguinales avec poly-adénites et peri-adénites se présentant cliniquement comme un Nicolas-Favre, mais avec suppuration rapide, en masse. Bull. Soc. franç. Derm. Syph. **1930**, 1224. — Perkel, J. D., u. D. G. Tulbermann: Serodiagnostik der 4. venerischen Krankheit (Nicolas-Favre). Acta derm.-venereol. (Stockh.) **19**, 410 (1938). — Peruccio, L.: La velocità di sedimentazione nella malattia di Nicolas e Favre. G. ital. Derm. Sif. **78**, 293 (1937). — Pessano, J., u. C. M. Seminario: Rectitis und Elephantiasis analis durch Lymphogranulomatose (Nicolas-Favre-Krankheit). Rev. argent. Dermatosif. **22**, 207 (1938). — Peyton, T. R.: A classification of rectal strictures due to lymphogranuloma venereum. Amer. J. Syph. **24**, 360 (1940). — Photinos, G., A. Relias u. Vossiniotis: Lymphogranuloma inguinale. Zbl. Haut- u. Geschl.-Kr. **48**, 598 (1934). — Phylactos, A.: Lymphogranulomatose des ganglions inguinaux. Thèse de Lyon 1922. — Pinard, M., R. Delaitre et Chiche: Eléphantiasis de la verge et des bourses, abscès urineux. Maladie de Nicolas-Favre. Bull. Soc. franç. Derm. Syph. **1937**, 2005. — Pinard, M., et A. Fiehrer: Forme cutanée de la maladie de Nicolas-Favre. Réactivation d'une intradermo-réaction de Frei ou réaction retardée. Bull. Soc. franç. Derm. Syph. **1932**, 1630. — Pisacane, C., e R. Lopresti: Alterazioni e potere antigene del liquor nella linfogranulomatosi inguinale sub-acuta. Rif. med. **55**, 332 (1939). — Polak, H. J.: Lymphogranulomatosis inguinalis und Urethritis non spezifica. Derm. Wschr. **96**, 233 (1933). — Prado, E., J. B. dos Reis u. A. Bei: Der Liquor cerebrospinalis bei venerischer Lymphogranulomatose (Lymphogranuloma inguinale). Arch. Neuro-psiquiat. (S. Paulo) **7**, 401 (1949). — Prehn, D. T.: Lymphogranuloma venereum and associated diseases. Arch. Derm. Syph. (Chic.) **35**, 231 (1937). — Puente, J. J.: Anatomisch-klinische Formen der Esthiomène der Vulva und des ano-recto-genitalen Symptomenkomplexes. Ihre Beziehungen zur Lymphogranulomatosis inguinalis. Rev. méd. lat.-amer. **23**, 367 (1938). — Pund, E. R.,

R. B. GREENBLATT and G. B. HUIE: The role of the biopsy in diagnosis of venereal diseases. Amer. J. Syph. 22, 495 (1938).

RABELO jun.: Blutsenkung bei der Nicolas-Favreschen Krankheit. Mögliche Nutzbarkeit dieser Untersuchung bei der Diagnose und Prognose der Erkrankung. Prophylaktische Bedeutung. An. bras. Derm. Sif. 11, 15 (1936). — RACHET, J., et R. CACHERA: Les localisations ano-rectales de la maladie de Nicolas-Favre. Arch. Mal. Appar. dig. 27, 5 (1937). — RADAELI, A.: Osservazioni cliniche e dati statistici sulla diffusione della malattia di Nicolas e Favre in provincia di Brescia (con presentazione di fotografie, mikrofotografie e preparati istologici). Atti. Soc. ital. Derm. Sif. 2, 1310 (1941). — RAETZEL, R.: Drei Fälle von Lymphogranulomatosis inguinalis. Ugeskr. Laeg. 1938, 164. — RAJAM, R. V.: Report of a fatal case of lymphogranuloma inguinale from meningoencephalitis. Brit. J. vener. Dis. 12, 237 (1936). — RAMEL, M.: Diskussion bei P. CHEVALLIER u. J. BERNARD: Réactions de Frei négative au cours de poradénites inguinales certaines. Bull. Soc. franç. Derm. Syph. 1932, 771. — RAMOS, J., u. J. SILVA: Lymphogranuloma inguinale an Hals und Zunge. Arch. Derm. Sif. S. Paulo 2, 87 (1938). — RAVAUT, P.: Diskussion bei A. SEZARY u. J. FAQUET: Type folliculaire du chancre lymphogranulomateux. Bull. Soc. franç. Derm. Syph. 1934, 67. — RAVAUT, P., BOULIN et H. RABEAU: Étude sur la «poradénolymphite». Ann. Derm. Syph. (Paris) 1924, 463. — RAVAUT, P., et R. CACHERA: Bubon chancrelleux et maladie de Nicolas-Favre. (Recherches biologiques, cliniques et thérapeutiques.) Ann. Derm. Syph. (Paris) 1932, 97, 214. — RAVAUT, P., C. LEVADITI, A. LAMBLING et R. CACHERA: La présence du virus de la maladie de Nicolas-Favre dans les lésions d'une malade atteint d'ano-rectite ulcéro-végétante. Bull. Acad. Méd. (Paris) 107, 98 (1932). — RAVAUT, P., et H. RABEAU: Réaction de Bordet-Wassermann passagèrement positive et oscillante au cours de l'affection dite «Lymphogranulomatose inguinale» subaiguë des ganglions de l'aine. Ann. Derm. Syph. (Paris) 1922, 80. — RAVAUT, P., et L. SCHEIKEVITCH: Lymphogranuloma inguinale. Bull. Soc. Méd. Paris 45, 301 (1921). — RAVAUT, P., J. SÉNÈQUE et R. CACHERA: Réaction de Frei positive chez une malade atteinte de périmétrite et péri-salpingite avec rétrécissement du rectum et fistules péri-anales. Resultats du traitement médical. Bull. Soc. franç. Derm. Syph. 1931, 1450. — REICHLE, H. S., and H. CONNOR: Lymphogranuloma inguinale. Report of a case with involvements of retroperitoneal lymph nodes and probable involvement of the hip joint, adrenals and kidneys, with autopsy. Arch. Derm. Syph. (Chic.) 32, 196 (1935). — RICHTER, W.: Lymphogranulomatose des Scheideneingangs. Z. Geburtsh. Gynäk. 103, 427 (1932). — RODRIGUES, F. V.: Über die Frage der Esthiomène. An. bras. Ginec. 2, 129 (1937). — ROEGHOLT, M. N.: Das genito-rectale Syndrom. Klin. Wschr. 1929, 1084. — RONSE, M.: Un cas d'infection accidentelle par le virus de Nicolas-Favre. Ann. Soc. belge. Méd. trop. 18, 639 (1938). — ROSEN, I., H. ROSENFELD, D. BLOOM and F. KRASNOW: Lymphogranuloma venereum. Serum lipids and proteins. Arch. Derm. Syph. (Chic.) 39, 211 (1939). — ROST, G.: Klimatische Bubonen. Arch. Schiffs- u. Tropenhyg. 16, 20 (1912). — Ulcération chronique éléphantiasique de l'anus. Bull. Soc. franç. Derm. Syph. 1931, 543. — RUGE, H.: Beitrag zur Klinik der sog. klimatischen Bubonen (105 Fälle). Derm. Wschr. 90, 1 (1930).

SABIN, A. B., and C. D. ARING: Meningoencephalitis in man caused by the virus of lymphogranuloma venereum. J. Amer. med. Ass. 120, 1376 (1942). — SAENZ, B.: Unusual form of allergic cutaneous reaction in lymphogranulomatosis inguinalis. Arch. Derm. Syph. (Chic.) 31, 348 (1935). — SAINZ DE AJA, E. A.: Lymphogranulomatose und Syphilis. Act. dermosifiliogr. (Madr.) 25, 271 (1932). — SATANI, Y., and J. SANO: Experimental studies in lymphogranuloma inguinale. Jap. J. exp. Med. 14, 523 (1936). — SATO, A.: Epididymitis im Verlaufe von Lymphogranulomatosis inguinalis. Jap. J. Derm. 39, 75 (1936). — SCHEIE, H. G., A. S. CRANDALL and W. HENLE: Keratitis associated with lymphogranuloma venereum. J. Amer. med. Ass. 135, 333 (1947). — SCHMIDT, W.: Die Bedeutung der BSG für die Beurteilung des Lymphogranuloma inguinale. Wien. klin. Wschr. 1938, 1100. — Zur Kenntnis der in Deutschland beobachteten Erkrankungen an Lymphogranuloma inguinale. Arch. Derm. Syph. (Berl.) 179, 286 (1939). — Ulcus molle, Lymphogranuloma inguinale und Granuloma venereum. Z. Haut- u. Geschl.-Kr. 13, 59 (1952). — SCHUERMANN, H.: Krankheiten der Mundschleimhaut und der Lippen, S. 91. München u. Berlin: Urban & Schwarzenberg 1958. — SCHULZ, K.: Spontane Rectumperforation bei Lymphogranuloma inguinale. Dtsch. med. Wschr. 1933, 1535. — SCHWARTZ, F. W.: Lymphogranuloma venereum with extension to the hip. Arch. Derm. Syph. (Chic.) 38, 133 (1938). — SCOTT jr., D. W.: Recurrent meningoencephalitis due to the virus of lymphogranuloma venereum. Arch. intern. Med. 76, 174 (1945). — SEMMOLA, L.: Contributo allo studio delle forme attipiche della malattia di Nicolas e Favre. Su di un caso di ulcera cronica del pene da virus poroadenitico. Dermosifilografo 15, 1 (1940). — SÉZARY, A., P. BARDIN et L. CHWATT: Anite lymphogranulomateuse proliférante. Bull. Soc. franç. Derm. Syph. 1935, 1386. — SÉZARY, A., et G. BOUWENS: Chancre lymphogranulomateux pseudo-néoplasique. Bull. Soc. franç. Derm. Syph. 1939, 50. — SÉZARY, A., et M. DRAIN: La fréquence et les formes cliniques du chancre lymphogranulomateux (maladie de Nicolas-Favre). Bull. Soc. franç. Derm. Syph. 1935, 757. — SÉZARY, A., et J. Facquet: Type folliculaire du chancre lymphogranulomateux. Bull. Soc. franç. Derm. Syph. **1934**, 67. — Sézary, A., et P. de Font-Réaulx: La fièvre dans la lymphogranulomatose inguinale. Bull. Soc. franç. Derm. Syph. **1937**, 1749. — Sézary, A., et E. Friedmann: La durée de l'incubation dans la maladie de Nicolas-Favre. Bull. Soc. franç. Derm. Syph. **1936**, 1687. — Sézary, A., M. Kipfer et Y. Bouvrain: Epidémiologie de la lymphogranulomatose inguinale (maladie de Nicolas-Favre) et ano-rectale. Bull. Soc. franç. Derm. Syph. **1938**, 350. — Sézary, A., et H. Maschas: Chancre lymphogranulomateux géant pseudonéoplasique. Bull. Soc. franç. Derm. Syph. **1938**, 574. — Sézary, A., et M. Salembiez: Hydrarthrose récidivante et maladie de Nicolas-Favre. Bull. Soc. franç. Derm. Syph. **1936**, 1573. — Singleton, A. D.: Diskussion bei V. C. David u. M. Loring. Ann. Surg. **109**, 837 (1939). — Sinoda, R.: Lymphogranulomatosis inguinalis-Schanker ohne Lymphdrüsenbeteiligung. Jap. J. Derm. **48**, 39 (1940). — Skorpil, F.: Über die außergeschlechtliche Ansteckung durch Lymphogranuloma inguinale. Arch. Derm. Syph. (Berl.) **171**, 489 (1935). — Smith, E. B., and R. P. Custer: The histopathology of lymphogranuloma venereum. J. Urol. (Baltimore) **63**, 546 (1950). — Sonck, C. E.: Five cases of lymphogranuloma inguinale in children (with rectal manifestations and arthropaties). Acta derm.-venereol. (Stockh.) **20**, 171 (1939). — Über Erythema nodosum und andere durch intracutane bzw. intravenöse Frei-Antigen-Injektionen (etc.) bei Lymphogranuloma inguinale ausgelöste Komplikationen. Acta derm.-venereol. (Stockh.) **21**, 473 (1940a). — Ein Fall von Lymphogranuloma inguinale (Syndroma genito-anorectale) mit exsudativer Tendovaginitis. Acta derm.-venereol. (Stockh.) **21**, 530 (1940b). — Kann ein Lymphogranuloma inguinale auf ein Kind vererbt werden? Nord. Med. **1940**c, 371. — Die Augenaffektionen beim Lymphogranuloma inguinale. Acta derm.-venereol. (Stockh.) **23**, 512 (1943a). — Subakutes Lymphogranuloma inguinale mit Infiltrat oder Senkungsabsceß im Scrotum. Bericht über drei Fälle. Acta derm.-venereol. (Stockh.) **23**, 547 (1943b). — Über Lymphogranuloma inguinale bei Kindern. Ein 7. Fall in Finnland. Acta derm.-venereol. (Stockh.) **24**, 206 (1943c). — Über das Lymphogranuloma inguinale und seine Sulfabehandlung. Ergebnisse aus Finnland. Arch. Derm. Syph. (Berl.) **189**, 184 (1949a). — Investigation of 120 children borne of mothers infected with lymphogranuloma inguinale. Acta derm.-venereol. (Stockh.) **29**, Suppl. 23 (1949b). — Erythema nodosum in connection with lymphogranuloma inguinale. Acta derm.-venereol. (Stockh.) **31**, 517 (1951). — Steinert, R.: Die Rektumverengung bei Lymphopathia venerea und ihr röntgenologisches Bild. Acta radiol. (Stockh.) **21**, 368 (1940). — Striker, G. V., and B. Ploch: Elephantiasis of the penis and scrotum. Arch. Derm. Syph. (Chic.) **32**, 86 (1935). — Stropeni, L., e C. Colombo: Artrite dell'anca da malattia di Nicolas-Favre. Arthritis poradenitica. Rif. med. **1939**, 3. — Sulzberger, B.: Diskussion bei Curth, W.: Extragenital infection with the virus of lymphogranuloma inguinale. Arch. Derm. Syph. (Chic.) **28**, 376 (1933). — Diskussion bei H. L. Keim u. R. F. Wakefield: Flaccid paraplegia following the diagnostic use of Frei-antigen. Arch. Derm. Syph. (Chic.) **40**, 709 (1939). — Szép, E.: Lymphogranuloma ani et recti. Zbl. Haut- u. Geschl.-Kr. **69**, 130 (1943).

Tanahashi, S.: Ein Fall von Achseldrüsenschwellung infolge extragenitaler Infektion durch Lymphogranulomatosis inguinalis. Jap. J. Derm. **40**, 113 (1936). — Tasaki, K., and T. Kamimura: Frei- and Ito-reaction by licensed prostitutes in Mukden and a comment on the contagious origin of "lymphogranuloma inguinale". J. orient. Med. **27**, 117 (1937). — Tommasi, L.: Linfogranulomatosi di Nicolas e Favre cronica, generalizzata, sistemica mortale. (Adenopatia sistemica, osteomielopatia, sindrome di Banti, miocardite ed encefalite interstiziale.) Rif. med. **1940**, 1421. — Torpin, R., E. R. Greenblatt, E. R. Pund and E. J. Sanderson: Lymphogranuloma venereum in the female. A clinical study of ninty-six consecutive cases. Amer. J. Surg. **3**, **43**, 688 (1939). — Torpin, R., E. S. Sanderson and R. Brandt: Contact ulcers in granuloma inguinale. Urol. cutan. Rev. **43**, 617 (1939). — Touraine, A., et J. Hesse: Lymphogranulomatose inguinale d'origine tropicale (bubon climatique). Bull. Soc. franç. Derm. Syph. **1932**, 668. — Touraine, A., Néret et P. Camus: Maladie de Nicolas-Favre conjugale (forme urétrale pure chez l'homme). Bull. Soc. franç. Derm. Syph. **1938**, 1851.

Urbach: Lymphogranulomatosis inguinalis (syndroma anorectale) mit Lungenerscheinungen und spezifischer Anergie? Zbl. Haut- u. Geschl.-Kr. **57**, 656 (1938).

Vasquez Barrière, A., et J. May: Les symptômes oculaires (syndrome Funakawa-Kitagawa) dans l'«induratio penis plastica». Bull. Soc. franç. Derm. Syph. **1940**, 167. — Valerio, A.: Lymphogranulomatous rectal stenosis. Urol. cutan. Rev. **43**, 391 (1939). — Vergara, L.: Der Augenhintergrund bei Kranken mit venerischer Lymphogranulomatose. An. Soc. mex. Oftal. **12**, 86 (1938). — Videla, C. A.: Le splénogramme dans la maladie de Nicolas-Favre. Verh. 4. Internat. Kongr. vergl. Path. **2**, 223 (1939). — Vignales: «Induratio penis plastica» survenue chez un malade atteint de sténose rectale. Mitt. auf Réunion de la Clinica Dermatologica del Hospital Maciel Sept./Okt. 1939. — Vigne, P., u. J. Bonnet: Données statistiques et étiologiques sur les cas de maladie de Nicolas-Favre observés à al clinique dermatologique de Marseille. Marseille méd. **75**, 11 (1938). — VIGNES, H.: Dystocie par maladie de Nicolas-Favre. Bull. Acad. Méd. (Paris) **123**, 730 (1940).

WARTER, J., et A. MUGLER: Artrites chroniques dues à la maladie de Nicolas et Favre. Sem. Hôp. Paris **24**, 474 (1948). — WASSÉN, E.: Fortgesetzte experimentelle Untersuchungen über Lymphogranuloma inguinale. Zbl. Haut- u. Geschl.-Kr. **48**, 440 (1933). — WEISSENBACH, R. J., et G. BOUWENS: Maladie de Nicolas-Favre et maladie de Bouillaud. Bull. Soc. franç. Derm. Syph. **1937**, 2011. — WEISSENBACH, R. J., J. MARTINEAU et FOURESTIER: Maladie de Nicolas-Favre de type anorectal et vulvo-uréthro-vésical avec incontinence d'urine. Bull. Soc. franç. Derm. Syph. **1934**, 765. — WEISSENBACH, R. J., et P. TÉMIME: Maladie de Nicolas et Favre avec poradénolymphite inguinale et chancre lymphogranulomateux du prépuce à type de nodule abcédé. Bull. Soc. franç. Derm. Syph. **1939**, 33. —WHITE, H. B., and J. M. MILLER: Lymphogranuloma inguinale complicated by carcinoma. Amer. J. Syph. **37**, 177 (1953). — WILDEGANS, H.: Zur Ätiologie und chirurgischen Behandlung der entzündlichen Rektumstriktur. Med. Klin. **1938**, 544. — WILLCOX, R. R.: Skin tests for lymphogranuloma venereum in non-specific urethritis. Acta derm.-venereol. (Stockh.). **34**, 430 (1954). — WILLIAMS, R. D., and A. B. GUTMAN: Hyperproteinemia with reversal of the albumin: globulin ratio in Lymphogranuloma inguinale. Proc. Soc. exp. Biol. (N.Y.) **34**, 91 (1936). — WILSON, C. L., and H. C. HESSELTINE: Effect of lymphogranuloma venereum on pregnancy, labor and the fetus. Amer. J. Obstet. Gynec. **43**, 459 (1942). — WINGE, M.: Über Lymphogranuloma inguinale unter besonderer Berücksichtigung des Vorkommens bei Kindern. Klin. Wschr. **1941**, 1073. — WRIGHT, L. T., W. A. FREEMAN and J. V. BOLDEN: Lymphogranulomatous stricture of the rectum. Arch. Surg. **53**, 499 (1946). — WRIGHT, L. T., and M. LOGAN: Osseous changes associated with lymphogranuloma venereum. Arch. Surg. **39**, 108 (1939).

YAMAMOTO, T., u. K. MITSUMOTO: Angina ulcerosa bei Lymphogranuloma inguinale. Otologi (Tokio) **9**, 526 (1936).

ZANETTI, S.: Stenosi ano-rettali di natura poroadenitica. Iconografia radiografica. Atti. Soc. ital. Derm. Sif. **2**, 1305 (1941). — ZARAFONETIS, J. D.: Meningoencephalitis and lymphogranuloma inguinale. New Engl. J. Med. **1944**.

Hautveränderungen bei Lymphogranuloma inguinale

Von

Carl Eric Sonck - Turku (Finnland)

Mit 11 Abbildungen

Vorbemerkungen

Die Haut kann bei Lymphogranuloma inguinale in mannigfacher Art am Krankheitsprozeß beteiligt sein. Die Primärläsionen und Lymphgefäßentzündungen des Frühstadiums, mit Bubonuli, Begleitödemen und -phlegmonen, wie auch die zum Spätstadium gehörenden chronischen Hautinfiltrate und Fisteln sowie die ulcerösen und elephantiastischen Veränderungen an den Genitalorganen und am Anus seien hier nur kurz erwähnt, da sie an anderer Stelle näher beschrieben sind. Die Besprechung der spezifischen lymphogranulomatösen Hautallergie, der Frei-Reaktion, findet auch in anderem Zusammenhang statt.

Die hier zu besprechenden Hautveränderungen können ihrer verschiedenen Art entsprechend in folgende vier Gruppen eingeteilt werden:

1. Lokale Hautaffektionen infolge Übergreifens des Lymphogranuloma inguinale-Prozesses aus einem benachbarten Krankheitsherd (sog. reine Hautformen),
2. Erythema nodosum, Erythema multiforme und andere hämatogen entstandene Hauterscheinungen (Mikrobide),
3. die polymorphe, durch Lymphogranuloma inguinale-Virus hervorgerufene Lichtdermatose,
4. sonstige Hauterscheinungen.

I. Lokale Hautformen des Lymphogranuloma inguinale

1. Im Frühstadium

Bei der Leistendrüsenentzündung des subakuten Lymphogranuloma inguinale bleibt der spezifische Krankheitsprozeß keineswegs auf die Lymphknoten begrenzt, sondern umfaßt meistens auch die angrenzenden Gewebe. In der entzündlich geröteten Haut über den geschwollenen Lymphknoten läßt sich das Vorhandensein des Virus mit der Cantharidenblasenmethode nachweisen (Franchi 1934). Auch die histologischen Veränderungen dieser Hautabschnitte deuten auf aktive lymphogranulomatöse Entzündungsvorgänge hin (Pisacane 1935).

Bisweilen kommt es, sei es durch Fortleitung des Virus in den Lymphwegen (Cedercreutz 1928) oder auch, und sogar hauptsächlich, längs der Bindegewebslücken (Nicolau) zu einer viel umgreifenderen Verbreitung des Lymphogranuloma inguinale-Prozesses in die Haut- und Unterhautgewebe der benachbarten Regionen. Schon im Frühstadium kann die Entzündung aus den Bubonen auf die Schamgegend und die Abdominalwand bzw. auf die Perianalgegend und den Oberschenkel übergreifen unter Bildung entzündlicher cutaner und subcutaner Infiltrate verschiedener Größe, mit blaurötlicher bis bräunlicher Verfärbung der

Haut und chronischer, oft monate- oder jahrelanger Vereiterungen und Fistelbildungen (CEDERCREUTZ 1928; LIEBREICH und GOTTLIEB 1932; CHEVALLIER und BERNARD 1932b; SÉZARY 1932; SENEAR und WIEN 1933; STÜHMER 1935; JAME, RIOU und HENRION 1935; CHEVALLIER 1936; MARRAS 1936; NICOLAU 1938; MELCZER 1938; VILLEQUEZ und GRÜPPER 1938; WARREN 1938; NANDE ARAMBURÚ 1939; MAY 1940; DE GREGORIO 1944; BIANCHI, CARRERA und SEOANE 1946; CARRERA und SEOANE 1946; RAJAM und RANGIAH 1955).

Bei einem 36jährigen brasilianischen Neger (COSTA 1943), wie auch bei einem in Finnland um 1938/39 von JOHANSSON behandelten Mann erreichten die fistulierenden Infiltrate beinahe die Höhe des Nabels.

In seltenen Fällen kann sich ein weitverbreitetes Netzsystem von tiefen, miteinander *kommunizierenden Abscessen und Fistelgängen* auch am Oberschenkel (NICOLAU 1937 und 1938) oder am Gesäß ausbilden (SHEPLAN 1940; COSTELLO und DE OREO 1941; SONCK 1941; FINOCCHIARO 1942; DE GREGORIO 1944) und den Verdacht auf Tuberkulose oder tiefe Mykose erwecken.

BURCKHARDT (1934) sah bei einem 50jährigen Mann in der Glutäalgegend beiderseits der Analfalte je ein derbes, indolentes, lividrotes, mehr als handtellergroßes cutan-subcutanes Infiltrat von teils plattenartiger, teils knotiger Beschaffenheit und von zahlreichen Fisteln besetzt. Nach vorn reichte die Affektion bis in die Leistengegend. Kulturen auf Pilze und Tuberkelbacillen waren negativ, ebenso alle in Frage kommenden Hautreaktionen, mit Ausnahme der positiven Frei-Reaktion. Das Material einer Probeexcision, zu Antigen verarbeitet, gab die positive Freische Umkehrprobe bei sechs sicheren Lymphogranuloma inguinale-Kranken sowie beim Patienten selbst und negative Reaktionen bei neun Kontrollpatienten. Histologisch fand BURCKHARDT ein chronisches Granulationsgewebe (mit zahlreichen Plasmazellen, vereinzelten Riesenzellen) mit stellenweise tuberkuloiden Strukturen und einzelnen Mikroabscessen.

Einen ähnlichen Prozeß bei einem 53jährigen Mann mit noch größerer Ausdehnung und protrahiertem jahrelangem Verlauf beschrieben CARRERA und SEOANE 1946. Von der Sacralregion und den beiden Glutäen erstreckte sich der Prozeß auch auf Perineum und Scrotum. Ein Absceß erschien auch in der Cervicalregion. Die Möglichkeit einer Tuberkulose konnte ausgeschlossen werden (auch Meerschweinchenproben negativ).

Über ungewöhnlich ausgedehnte, chronische, beinahe über den ganzen Körper verbreitete suppurierende Hautläsionen bei einem 31jährigen Mann (mit positiver Wassermann-Reaktion) berichtete COSTA 1953.

Das Antigen aus dem Fisteleiter zeigte positive Hautreaktionen bei Lymphogranuloma inguinale-Kranken und negative bei den Kontrollpatienten sowohl in den Fällen von NICOLAU (1937 und 1938) als in denjenigen Fall von DE GREGORIO (1944), CARRERA und SEOANE (1946) und COSTA (1953).

Nach operativer Ausräumung erkrankter Leistendrüsen sah man gelegentlich das Auftreten von Phlegmonen mit multiplen Abscessen (RUGE 1930).

In anderen Fällen weist die lymphogranulomatöse Erkrankung der Haut einen mehr *ulcerösen* oder *ekthymatösen* Charakter auf und läßt dabei oft an eine ganz banale Sekundärinfektion denken. Nur zeigen sich die Ulcerationen und Pusteln oft außerordentlich therapieresistent gegen die gewöhnlichen Behandlungsmaßnahmen.

Die erste Beobachtung dieser Art dürfte die von BERTACCINI (1926) sein: multiple, nekrotische, therapieresistente Ulcerationen an den Schamlippen einer Frau mit Leistendrüsenentzündung. Über ulceröse Hauterscheinungen berichten ferner LÖHE und ROSENFELD (1932), MIDANA (1934), RODRÍGUEZ-FORNOS CUESTA (1935), STÜHMER (1935), LÓPEZ MUÉLLEDES (1936), GOUGEROT und DREYFUS (1937), MAY und RIVEIRO RIVERA (1937) und DE GREGORIO (1944).

Bei einem 25jährigen Mann mit faustgroßem Inguinalbubo sah MIDANA (1934) schubweise entstandene, schlecht heilende ekthymatöse Läsionen in verschiedenen Entwicklungsstadien an der Bauchwand, den Glutäen und an den Oberschenkeln. Neben einigen stark infiltrierten papulösen Elementen waren zahlreiche von Schorfen bedeckte, rotviolette Ulcerationen mit unregelmäßigen, teilweise unterminierten Rändern vorhanden. Autoinoculation von Eiter aus den Ulcerationen rief neue ähnliche Veränderungen hervor. Aus einer excidierten floriden Hautläsion konnte ein starkes Frei-Antigen hergestellt werden.

Antigene Eigenschaften in lymphogranulomatösen Pusteln und Hautulcerationen wurden ferner von Marras (1938) und von Policaro (1938) nachgewiesen. Eine lymphogranulomatöse Cellulitis der Bauchwand mit nodulären Erweichungsherden und Fisteln soll einmal auch als Komplikation einer Herniaoperation (Gay-Prieto und Lopez Martinez 1942) und einer Hysterektomie (Vilanova, Dulanto und Francino 1952) beobachtet worden sein. Im letztgenannten Fall war die Freische Umkehrprobe mit Fisteleiter positiv. Als möglicher Ausgangspunkt der Bauchwandinfektion wurde eine latente Iliacaldrüsenerkrankung vermutet.

Bei dem von Marras beobachteten Kranken, einem 15jährigen Jüngling mit linksseitigem suppurierendem Bubo inguinalis, der mit feuchten Umschlägen sowie mit Frei-Antigen und Antimoninjektionen intravenös behandelt wurde, traten während der Behandlung am linken Unterbauch zahlreiche linsen- bis erbsengroße *Pusteln* auf, die von Rötung und Infiltration umgeben waren und deren Inhalt sich in Bakterienkulturen als steril erwies, jedoch antigene Eigenschaften zeigte. Die unerwünschte Autoinoculation wurde offenbar durch die feuchten Umschläge (Maceration) befördert.

In demselben Jahre beschrieb auch Melczer (1938) eine bullöse flächenhafte Hautentzündung im Frühstadium des Lymphogranuloma inguinale bei einer 31jährigen Witwe. Bei der Kranken entstanden zuerst in der rechten Leiste, dann am Unterbauch harte Infiltrate, welche beide an mehreren Stellen erweichten und aufbrachen. Die Haut des Hypogastriums war in handgroßem Bereich bretthart infiltriert und trug auf der Mittellinie je eine nuß- und eine bohnengroße Blase mit dünnem, leicht trübem, eiweißreichem Exsudat, das sowohl in aeroben als in anaeroben Kulturen steril blieb, aber an einen Lymphogranuloma inguinale-Kranken geimpft die positive Freische Umkehrprobe gab. Aus dem Fisteleiter konnte das Virus auf Meerschweinchen und Mäuse übertragen werden.

Histologisch fand Melczer in der Cutis und zum Teil auch in der Subcutis kleinere und größere, mit epitheloidzelligem Wall umgebene Abscesse und Knoten. Die Knoten bestanden aus einem für das Lymphogranuloma inguinale charakteristischen Granulationsgewebe mit Epitheloidzellen, Histiocyten, Monocyten, Lymphocyten, Plasmazellen und Langhansschen Riesenzellen. Besonders auffallend waren die Veränderungen der Gefäße mit Entzündung und Verdickung der inneren und mittleren Schicht der Gefäßwände.

Melczer bezeichnet die Entzündung als *„cellulite en nappe"* und vermutet, daß die Ausbreitung des Prozesses sowohl durch die Lymphgefäße als auch längs den Gewebsspalten erfolgt sei. Der Ausdruck *„cellulites en nappes de l'aine"* wurde 1933 von Favre für ein ähnliches, ätiologisch jedoch unaufgeklärtes Infiltrat verwendet.

Die histiologische Untersuchung der im Frühstadium beobachteten lokalen Hautaffektionen („forme cutanée pure" — Chevallier) ist auch in vielen anderen hier erwähnten Fällen ausgeführt worden. Chevallier und Bernard fanden Infiltrate, die außer Lymphocyten und einer wechselnden histiocytären Reaktion sehr reichlich Plasmazellen und nur ganz vereinzelt Riesenzellen aufwiesen. Die nekrotischen, nach außen fistelnden Herde enthielten reichlich polymorphkernige Leukocyten, mit Epitheloidzellen in der Peripherie.

Ein Knötchen mit beginnender Fluktuation aus der Bauchwand (Nicolau 1938) zeigte eine recht diffuse, gegen die Umgebung jedoch durch dichtere Bindegewebszüge abgegrenzte Infiltration mit Lymphocyten und Plasmazellen, und innerhalb dieser Infiltration ein Knötchen mit zentraler Erweichung. Man sah im Zentrum des Knötchens einen Hohlraum mit Zelldetritus und polymorphkernigen Leukocyten, peripherwärts davon eine schlecht gefärbte mittlere Zone mit zum Teil pyknotischen Lymphocyten, Plasmazellen und Makrophagen und eine gut färbbare periphere Zone mit vorwiegend Plasmazellen.

Für ein näheres Studium der Histologie wird auf die Originalarbeiten von Chevallier und Bernard, Marras, Melczer, Midana und Nicolau verwiesen.

Sehr eigentümlich und schwer zu beurteilen ist der Fall von Benedek und Olkon (1941). Es handelt sich um einen 44jährigen Mann ohne Bubonen aber mit positiver Frei-Reaktion und mit rezidivierenden Ulcerationen an Penis, Scrotum und an den Innenseiten der Oberschenkel, die von einem disseminierten papulo-pustulösen Ausschlag am Rumpf und an den Schultern sowie von rezidivierenden Iritiden begleitet waren. In den Ulcerationen sollen Miyagawasche Elementarkörperchen nachgewiesen worden sein.

2. Im Spätstadium

Die bekannten Spätmanifestationen des Lymphogranuloma inguinale, das Ulcus chronicum vulvae (Esthiomène), die Elephantiasis vulvae und teilweise auch das Fourniersche Syphilôme ano-rectal haben enge Beziehungen zur Haut. Auch wenn sie, wenigstens zum Teil, als Hautveränderungen anzusehen sind, werden die klassischen Bilder dieser Spätmanifestationen hier nicht näher besprochen. Nur auf einige ungewöhnlichere Hautkomplikationen komme ich später zurück.

Die beim Manne schon im Frühstadium bisweilen am Penis vorkommenden lymphogranulomatösen Entzündungen der Lymphwege (*„lymphite nodulaire“*, *„lymphangite tronculaire“*, *Bubonuli* usw.) haben in seltenen Fällen den Anlaß zur Bildung von chronischen Fistelgängen, Infiltraten und Ulcerationen gegeben. Die ersten Fälle von *Ulcus chronicum penis* im Anschluß an Lymphogranuloma inguinale wurden von Nicolau und Banciu (ein Fall 1932), Cedercreutz (vier Fälle 1934) und Nicolau (ein Fall 1934) beschrieben. Nach Cedercreutz ist der von französischen Venerologen beschriebene sog. „Chancre en noisette“ kein Primäraffekt bei Lymphogranuloma inguinale, sondern ein aus einer Lymphangitis oder aus einem erweichten Bubonulus entstandenes Geschwür. Aus einem echten Primäraffekt bei Lymphogranuloma inguinale soll nie ein chronisches Ulcus entstehen können. Nach Nicolau (1934) und De Gregorio (1937) dagegen ist diese Umwandlung möglich.

In zwei Fällen (Glaze 1937; Peruccio 1937) kamen Ulcerationen sowohl am Penis als am Scrotum vor. Im letzteren Falle wurden auch Freische Umkehrproben mit Antigen aus den Ulcerationen gemacht. Midana (1938) beschrieb einen Fall von *Fistula dorsalis penis*, von der Vorhaut bis zur Wurzel des Gliedes reichend, mit antigenen Eigenschaften der sero-purulenten Flüssigkeit. Einen recht ähnlichen Fall findet man auch bei Sonck (1941).

Die bei männlichen Kranken bisweilen im Anschluß an Lymphogranuloma inguinale auftretende *Elephantiasis penis et scroti* wird hier — wie die Elephantiasis vulvae der Frauen — als genügend bekannt angenommen. Auf eine Beschreibung der typischen Symptome kann daher verzichtet werden. Ein paar exotische Berichte seien erwähnt:

Coutts und Ahumada (1937) sahen einen 36jährigen Mann mit alter unbehandelter Syphilis, schweren elephantiastischen Veränderungen an Penis und Scrotum und einem ausgedehnten, zum Teil psoriasiform-squamösen, zum Teil ekthymatösen Ausschlag über den Glutäen und den unteren Extremitäten. Die Luesseroreaktionen waren positiv, die Freische Reaktion negativ. Die Verff. glauben trotzdem, daß die Elephantiasis lymphogranulomatösen Ursprungs sei, weil ein aus den Hautefflorescenzen präpariertes Antigen bei Lymphogranuloma inguinale-Kranken positive, bei gesunden Kontrollen negative Intracutanreaktionen ergab. Später berichtet Coutts (1946), in Santiago 1931—1945 insgesamt 32 Fälle von Elephantiasis penis gesehen zu haben. (Keine Filariosis in diesen Gegenden.) Drei Kranke hatten ausgedehnte Hautläsionen (bei zwei von diesen Wa.R. +, Kahn +). Interessant war, bemerkt Coutts, daß ein wirksames Frei-Antigen aus den Ulcerationen hergestellt werden konnte, obwohl die Kranken selbst negative Frei-Reaktionen aufwiesen. Er glaubt, die Kranken seien anergisch infolge der extensiven Hautläsionen (s. auch Coutts 1938).

Aus der schönen Arbeit von Barthels und Biberstein über die elephantiastisch veränderte Scrotalhaut bei Lymphogranuloma inguinale möchte ich hier die *histologischen Befunde* (gekürzt) wiedergeben.

Die Epidermis zeigt Acanthose und Papillomatose. Im Stratum papillare des Coriums sind die elastischen Fasern auseinandergedrängt, zum Teil stärker gewunden und auch unregelmäßig. Die Bindegewebszone ist breiter als normal, die kollagenen Fasern stellen sich als breite, unregelmäßige, hyalinisierte Bänder dar. Dazu kommt ein diffuses kleinzelliges Infiltrat.

Im Stratum reticulare ist das Bindegewebe stark hyperplastisch und hyalinisiert. Die zahllosen kleinzelligen Infiltrate liegen hier nicht diffus verteilt, sondern sie lassen eine bestimmte Anordnung deutlich erkennen, indem sie überwiegend an die Nähe der Gefäße gebunden, jedoch eher seitlich (um die begleitenden Lymphgefäße) als streng perivasculär angelagert sind. Zuweilen sind die Infiltrate ziemlich groß, mehr granulomähnlich, und erinnern dabei an Bilder nicht verkäsender Tuberkel. Ein Wall von Lymphocyten umgibt das jugendliche Granulationsgewebe, in dessen Randpartien Riesenzellen eingelagert sind. Plasmazellen sind zahlreich vorhanden, die Beteiligung der Epitheloidzellen ist wechselnd. Die Riesenzellen sind in zwei Formen vorhanden: größere Riesenzellen mit randständigen Kernen und kleinere mit mehr zentraler Lagerung und unregelmäßiger Verteilung der Kerne. Die Lymphgefäße sind überall stark erweitert. Die Venen zeigen keine ungewöhnlichen Vorgänge, an den Arterien hingegen, besonders an den größeren, finden sich Auffaserungen der Elastica und Intimaauflagerungen, auch Veränderungen der Media, die als sklerotische und endarteriitische Gefäßprozesse angesprochen werden müssen.

Aus ihren histologischen Untersuchungen ziehen BARTHELS und BIBERSTEIN die folgende Schlußfolgerung: „Die eigenartigen Infiltrate und ‚Granulomherde‘ der Scrotalhaut sind mit ihrer Bindung an das Lymphnetz und mit ihrem Aufbau aus lymphocytären Zellen, Plasmazellen, eosinophilen Leukocyten und Riesenzellen so charakteristisch, daß wir kaum annehmen können, es handle sich nur um banal-entzündliche oder sekundär durch die Lymphstauung entstandene Erscheinungen. Denn zahlreiche Vergleiche, die wir mit histologischen Präparaten aus anderen ödematösen oder elephantiastischen Zuständen der Haut (traumatische Handrückenödeme, Elephantiasis nach rezidivierenden Erysipelen oder auf angeborener Grundlage) zur Klärung unternommen haben, ergaben niemals die gleichen Bilder. Dagegen finden wir weitgehende Übereinstimmung mit den histologischen Bildern frisch erkrankter Lymphogranuloma inguinale-Bubonen... In unserem Falle ist wohl mit einer geringeren Virulenz des unbekannten Lymphogranuloma inguinale-Erregers zu rechnen... Wir glauben, daß die schweren Veränderungen im Gewebe (Rectalwand, Vulva und Scrotalhaut) durch örtliche Entzündungsvorgänge, und zwar durch spezifische unterstützt werden, und nicht nur durch die Stauung allein bedingt sind... Es muß auf Grund der klinischen und histologischen Befunde angenommen werden, daß das unbekannte Lymphogranuloma inguinale-Virus einen Wucherungsreiz auf das umgebende Gewebe ausüben kann, ähnlich wie die Einwanderung der Filaria eine Bindegewebswucherung verursacht.“

Die im Anschluß an das entzündliche stenosierende Rectalleiden auftretenden Hautveränderungen, besonders die papillomatösen bzw. hahnenkammförmigen Wucherungen am Anus, gehören zum klassischen Bild des Fournierschen *Syphilôme ano-rectal.* Sie wurden histologisch untersucht, unter anderem auch von NICOLAS und FAVRE (zusammen mit MASSI, LEBEUF und LE CAT 1931).

Bisweilen beschränkt sich der cutane Krankheitsprozeß nicht nur auf die Haut der Geschlechtsteile und des Anus, sondern verbreitet sich noch weiter in die Umgebung. Ein typisches Beispiel ist die von NICOLAU (1934) beschriebene 27jährige Frau mit ausgedehnten, abszedierenden und ulcerierenden, plaqueartigen Infiltrationen an beiden Gesäßbacken (Abbildung auch im Nekamschen Bildwerk). Das aus dem Eiter eines fluktuierenden glutäalen Knötchens hergestellte Antigen gab die Freische Umkehrprobe. Die histologische Untersuchung zeigte einen durch das ganze Corium bis in die Subcutis reichenden Infiltrationsprozeß. In peripheren Abschnitten waren die Infiltrate mehr perivasculär angeordnet mit überwiegend Plasmazellen, aber auch reichlich Lymphocyten. Gegen die Mitte sah man eine ganz diffuse Infiltration mit den gleichen Zellen und dazu noch hie und da abgerundete oder ovale Knötchenformationen verschiedener Größe. Das Zentrum dieser Knötchen war degeneriert und zu einem ovalen oder spaltförmigen Hohlraum — da und dort mit lateralen Ausläufern — umgebildet, welcher mit Detritus und polymorphkernigen Leukocyten gefüllt war. Am Rande des zentralen Erweichungsherdes fanden sich degenerierte und schlecht färbbare Zellen verschiedener Art. Peripher davon folgte eine äußere, fast ausschließlich aus Plasmazellen bestehende Zone, ein veritables Plasmom. NICOLAU hält diese histologischen Befunde sehr charakteristisch für Lymphogranuloma inguinale.

Über Ulcerationen und Indurationen der Haut berichten auch CHEVALLIER und GORSE (1936), WIEN und PERLSTEIN (1937), FERNET und MATHIEU (1940),

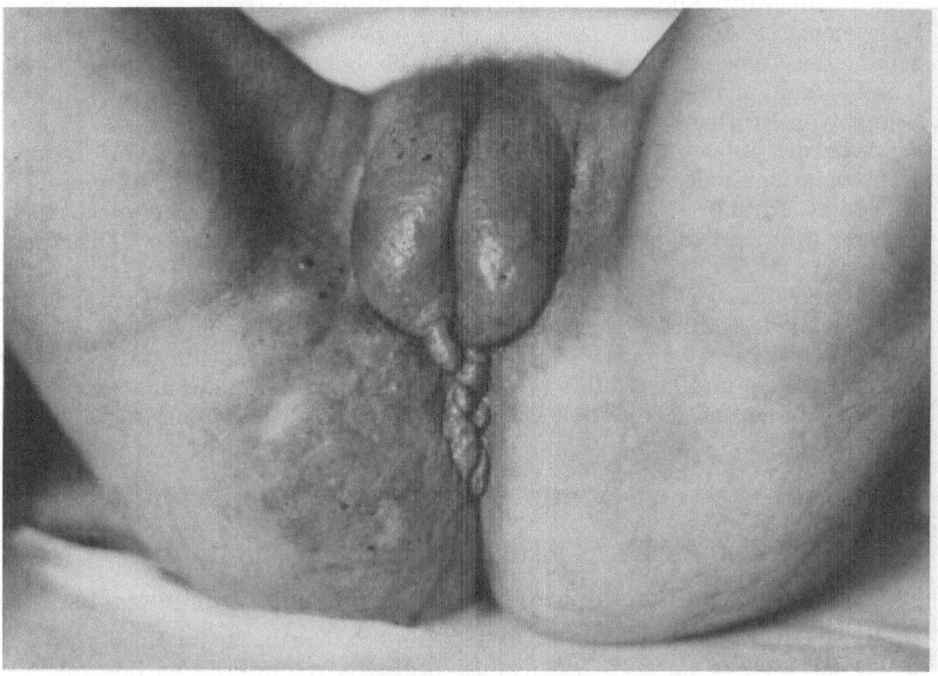

Abb. 1. Syndroma genito-ano-rectale mit breitem lymphogranulomatösem Hautinfiltrat

SONCK (1941) (s. Abb. 1) und DE GREGORIO (1944). MIDANA (1938) beschrieb eine 36jährige Frau mit zahlreichen, tiefen Fistelgängen in der Sacralregion und an beiden Gesäßbacken; aus dem Fistelsekret konnte ein kräftiges Frei-Antigen bereitet werden.

Besonders genannt seien noch die bei der Elephantiasis vulvae ab und zu beobachteten *papillomatösen* (PESSANO 1938) und *lymphangiektatischen* Hautveränderungen (FONTANA 1926; BOTTOLI 1935 und DEL GRANDE 1936).

Schwere fistuläre und papillomatöse Hautveränderungen der ganzen Perinealregion, nicht nur bei Frauen, sondern auch bei männlichen Patienten, findet man im südamerikanischen Schrifttum (z. B. bei MAY und CASTIGLIONI, NOGUEIRA 1938, MAY 1940). Bezüglich näherer Einzelheiten wird auf die Monographie von MAY hingewiesen.

Zur Differentialdiagnose der anogenitalen Spätmanifestationen des Lymphogranuloma inguinale sei bemerkt, daß nicht nur mykotische und tuberkulöse Infektionen, sondern auch rezidivierende Streptokokken- und banale Staphylokokkeninfektionen in der Ano-Genitalregion zur Bildung von proliferierenden und fistulierenden Hautaffektionen führen können, die große Ähnlichkeit mit den lymphogranulomatösen Hauterscheinungen darbieten. Beispiele solcher Fälle, mit negativer Frei-Reaktion, sind unter anderem von Baliña und Quiroga (1937) mitgeteilt worden.

Sehr interessant — und zugleich erschütternd — ist ein von Banciu und Caratzali (1938) mitgeteilter Fall: Ein Knabe, geb. 1919, Opfer der Sodomie (Coitus per anum) im Januar 1930; 6 Wochen später Bauchschmerzen. Tenesmen, Abgang von Blut und Eiter aus dem Rectum, Abmagerung, Anämie, Fieber ad 39—40° C. Etwas später Hahnenkammwucherungen im Anus und Schwellung der inguinalen Lymphknoten. Im April 1930 Erythema nodosum. Seit Dezember 1930 Endokarditis und 5—6mal jährlich rezidivierende Hydrarthrosen in beiden Kniegelenken. Appl. anus praeternaturalis 1935. Später wurde die ganze Umgebung der Colostomieöffnung von erbsen- bis bohnengroßen Knötchen (lésions lymphogranulomateuses cutanées) besetzt. Seit Juli 1936 auch zahlreiche Schübe von Erythema exsudativum multiforme.

Auch die Mutter der drei von Sonck (1939) beschriebenen, mit Lymphogranuloma inguinale angesteckten Kinder hatte in der Bauchhaut, unweit der Colostomieöffnung, suppurierende und ulcerierende, ätiologisch jedoch unaufgeklärte Infiltrate, und die Öffnung selbst war von papillomatösen Wucherungen umkränzt.

Zusammenfassend können wir sagen, daß unter den lokalen Lymphogranuloma inguinale-Hautaffektionen (forme cutanée pure) folgende morphologische Typen vorkommen können: *papillomatöse, nodulöse* (cutan-subcutane Infiltrate mit Erweichung und Fistelbildung), *ulceröse, ekthymatöse, bullöse* und *pustulöse* — eine Einteilung, die schon von Midana (1939) angegeben worden ist.

II. Hämatogen entstandene Hauterscheinungen (Mikrobide)

1. Erythema nodosum und Erythema multiforme

a) Erythema nodosum im Frühstadium des Lymphogranuloma inguinale

H. Süssmann beschrieb 1878 eine 18jährige Patientin, die im Herbst 1876 „in einem durch unregelmäßige Lebensweise bedingten verwahrlosten Zustande, mit Lymphdrüsenentzündungen in den beiden Leistengegenden und Scheidenblenorrhoe“ unter heftigen Fiebererscheinungen ein Erythema nodosum aufwies. Er meinte, daß dieser Fall „durch den eigentümlichen Verlauf und durch das ätiologische Moment die Aufmerksamkeit fesseln dürfte“. Das ätiologische Moment blieb diesmal unaufgeklärt, und erst 50 Jahre später, nach der Entdeckung des Freischen Antigens, wurde die Aufmerksamkeit erneut durch ähnliche Fälle gefesselt.

Kuznitzky demonstrierte 1926 einen Fall von Lymphogranuloma inguinale mit Erythema nodosum, rheumatischen Beschwerden und Episkleritis. Alice Koppel (1927) sah unter 49 Lymphogranuloma inguinale-Kranken drei mit Erythema nodosum und erheblicher Störung des Allgemeinbefindens; zwei von ihnen hatten außerdem eine Episkleritis beider Augen, der dritte Kranke statt der Episkleritis eine Anschwellung beider Hand- und Fußgelenke. „Man kann sich nicht dem Eindruck entziehen“, bemerkte Koppel, „daß hier ein ätiologischer Zusammenhang besteht.“ Ganz im Gegensatz zur früheren Auffassung von der rein lokalen Natur des Lymphogranuloma inguinale schienen diese Fälle den von Ravaut, Boulin und Rabeau ausgesprochenen Gedanken, das Lymphogranuloma inguinale sei eine Allgemeininfektion, zu stützen.

Zur Ursache dieser Hauterscheinungen bemerkt auch KUZNITZKY (1928), daß innerhalb kurzer Zeit schon drei fast gleichartige Fälle beobachtet wurden; eine zufällige Koinzidenz müßte somit ausgeschaltet werden. Er hält die Hauterscheinungen für Fernmetastasen septisch-toxischen Ursprungs. FREI sah (zusammen mit HOFFMANN 1927) ähnliche knötchenförmige Exantheme nach Antimosan-Injektionen und später (1928) nach Salvarsan und Spirobismol (= Jod + Bi + Chinin) und war anfangs geneigt, sie als toxische Arzneimittelreaktionen zu deuten, brachte sie aber später in Zusammenhang mit der Grundkrankheit. „Heute wird aber" — bemerken MELCZER und SIPOS 10 Jahre später — „die Spezifität dieser Symptome von niemandem mehr in Zweifel gezogen."

HELLERSTRÖM (1929) hatte unter 47 (45 ♂, 2 ♀) Lymphogranuloma inguinale-Fällen vier mit Erythema nodosum, drei Männer, eine Frau. Bei zwei von ihnen erschien der Ausschlag im Anschluß an eine Frei-Reaktion, genau zu der Zeit, als die Freische Hautreaktion ihren Höhepunkt erreichte. HELLERSTRÖM (1932) faßt diese Hauterscheinungen „als Reaktionen einer hochallergischen Haut auf hämatogen zugeführtes Antigen auf (Mikrobide Blochs)".

Einzelne Fälle von Erythema nodosum bei *männlichen* Lymphogranuloma inguinale-Kranken mit Bubo inguinalis sind später auch von einer Reihe anderer Autoren beschrieben worden (KLEEBERG und LOEWENSTEIN 1930; RUGE 1930; GANS 1931; NICOLAS, FAVRE und LEBEUF 1931; AMTMAN und PILOT 1932; DE GREGORIO 1932; JAME, HAMON und CARROT 1932; COLE 1933; MILIAN und KATCHOURA 1933; FRANCHI 1934; BOŠNJAKOVIĆ 1935; HALL 1935; CARNOT, CACHERA und MALLARMÉ 1936; SÉZARY und FRIEDMANN, zwei Fälle 1936; CHAPMAN und HAYDEN 1937; GRUPPER 1937; WIEN 1937; BOŠNJAKOVIĆ 1938; FINOCCHIARO 1938; GARZON 1939; MIDANA 1939; SONCK 1940).

HURWITZ (1931) sah bei 109 männlichen Lymphogranuloma inguinale-Kranken zwei mit Erythema nodosum, zwei mit Erythema multiforme und einen mit beiden Erythemformen. BRANDON (1932) sah drei Fälle von Erythema nodosum bzw. Erythema multiforme unter 145 Lymphogranuloma inguinale-Kranken. QUIROGA (1938) fand drei Fälle von Erythema nodosum und zwei Fälle von Erythema morbilliforme in einem Krankengut von 141 Patienten (133 Männer mit Bubonen, ein Mann und sieben Frauen mit Spätmanifestationen). JAWETZ (1948) zählte unter 19 hospitalisierten Lymphogranuloma inguinale-Kranken drei mit Erythema nodosum.

SONCK (1951) fand in Finnland unter 881 Männern mit Lymphogranuloma inguinale-Bubonen nur 16 mit Erythema nodosum und einen mit Erythema multiforme.

Frauen erkranken an Lymphogranuloma inguinale viel seltener als Männer, es ist darum verständlich, wenn das Erythema nodosum — das sonst viel öfter bei Frauen als bei Männern vorkommt — im Zusammenhang mit Lymphogranuloma inguinale weniger oft bei Frauen beobachtet wurde. Im Frühstadium, d. h. bei Frauen mit Leistendrüsenentzündung, ist — wenn ich von meinen eigenen Fällen absehe —, nur je ein Fall von HELLERSTRÖM (1929), KLEEBERG (1930), HOFFMANN (1931), CHEVALLIER und BERNARD (1932a) und von SAKURANE und NEZU (1936) zu verzeichnen.

In einigen Fällen ist auch das *gleichzeitige Vorkommen von Erythema nodosum und E. multiforme* im Frühstadium des Lymphogranuloma inguinale beobachtet worden (BUSCHKE, BOAS und v. VÀSÀRHELYI 1931, HOFFMANN 1931, HURWITZ 1931, MILIAN und GRUPPER 1936, MAY 1937, SONCK 1941, MIDANA 1948). Besonders diese gemischten Fälle waren oft von ausgesprochenen Störungen des Allgemeinbefindens begleitet, mit stürmischen, septicämischen Erscheinungen, Fieber ad 39—40° C, rheumatoiden Schmerzen, Gelenkschwellungen, zuweilen auch mit neuro-meningealen Reizsymptomen. Während die nodösen Efflorescenzen hauptsächlich an den unteren Extremitäten lokalisiert waren, kamen die multiformen Efflorescenzen meistens im Gesicht, am Hals, Nacken und an den Streckseiten der Arme vor.

Bei einem jungen Mann (Fuhs und Volavsek 1938) erschienen regionäre Eruptionen von Art eines Erythema nodosum und Erythema multiforme wiederholt am Unterbauch und an den Oberschenkeln. Durch die offenbleibende Incisionswunde nach einer partiellen Ausräumung des Inguinalbubos wurde der geschwächte Organismus von einer Sekundärinfektion mit Streptokokken befallen, die tödlich endete.

Ein Fall von Löhe und Blümmers (1931) gehört vielleicht auch hierher, obwohl die Efflorescenzen zum Teil mehr urticariell und flüchtig waren.

Die Zusammenstellung aller bisher erwähnten Fälle von Erythema nodosum im Frühstadium des Lymphogranuloma inguinale (auch die 8 gemischten Fälle) ergibt etwa 50 männliche und nur vier weibliche Fälle. Hierzu kommt nun noch die große Statistik von Sonck aus Finnland, 15 männliche und 20 weibliche Patienten. Die Häufigkeit ist aber auch bei den *männlichen* Kranken in der Tat recht niedrig. Wenn wir die Statistiken von Koppel, Hellerström, Hurwitz, Brandon und Quiroga zusammenschlagen, finden wir 15 Fälle auf etwa 480, d. h. etwa 3%. In Jugoslawien — wo nur ein paar Fälle auf bedeutend mehr als 200 Kranke beobachtet wurden — scheint die Frequenz nur um etwa 1% gewesen zu sein. Auch in Rumänien soll das Erythema nodosum sehr selten vorkommen. In Finnland fand Sonck 15 von 881, d. h. Erythema nodosum in 1,7% der männlichen Lymphogranuloma inguinale-Kranken. In einem großen Krankengut aus Amerika, 750 männliche Patienten mit Lymphogranuloma inguinale-Leistendrüsenentzündung, sah Tucker (1945) überhaupt kein spontanes Auftreten von Erythema nodosum. Bei 12 Kranken von 382, die mit *Sulfathiazol* behandelt wurden, mußte jedoch die Behandlung abgesetzt werden "because of untoward reactions such as erythema nodosum, joint effusions or conjunctivitis".

Aus Indien berichten Rajam und Rangiah (1955) unter beinahe 10000 Lymphogranuloma inguinale-Kranken (8731 Männern, 990 Frauen) überhaupt nur 46mal Hautausschläge gesehen zu haben (31 Männer, 15 Frauen), 26 im subakuten inguinalen Stadium der Erkrankung. Aus diesem Bericht ersehen wir, daß die polymorphen Erytheme im Anschluß an Lymphogranuloma inguinale in Indien viel seltener als in Nordeuropa auftreten (bei Frauen kaum in 1,5%, bei Männern höchstens in 0,3% der Fälle). Auch haben die indischen Fälle histologisch keine dem Erythema nodosum charakteristischen entzündlichen Veränderungen in den tieferen Schichten der Cutis und in der Subcutis gezeigt, weshalb es Rajam und Rangiah auch korrekter scheint, die nodösen Läsionen nur als „Erythema nodosum-*ähnlich*" zu bezeichnen.

Von besonderem Interesse ist auch die Beobachtung von Simpson (1950) von 333 an Lymphogranuloma inguinale-Bubonen erkrankten männlichen Engländern in Indien (s. S. 636). Unter diesen 333 trat kein spontanes Erythema nodosum auf. Dagegen wurde Erythema nodosum durch Sulfathiazol bei 20 von 190 Behandelten, d. h. in 10,5% der Fälle, hervorgerufen. (Zu der Frage der Sulfathiazolprovokation kommen wir noch auf S. 635 zurück.)

Über das Vorkommen von Lymphogranuloma inguinale und das Auftreten von Erythema nodosum in Finnland sind mehrere Arbeiten von Sonck (1939—1951) erschienen. In einem Krankengut von 314 an Lymphogranuloma inguinale leidenden *Frauen* war Erythema nodosum im Anschluß an Lymphogranuloma inguinale bei 32 (10%) beobachtet worden. Atypische und sulfathiazolprovozierte Fälle mitgezählt, bezieht sich die Totalsumme auf 39 Frauen (12% der Fälle).

Bei 20 Frauen (einschließlich ein 4jähriges Mädchen) trat der Ausschlag schon im Frühstadium, im Anschluß an die Bubonen auf.

b) Erythema nodosum im Spätstadium des Lymphogranuloma inguinale

Man darf wohl annehmen, daß das Erythema nodosum im Anschluß an Lymphogranuloma inguinale — ganz so wie bei der Tuberkulose — mit Vorliebe im Frühstadium der Grundkrankheit auftritt, d. h. wenn die lymphogranulomatöse — bzw. tuberkulöse — Allergie im starken Ansteigen ist oder ihren Höhepunkt erreicht hat. Wie aber bei Tuberkulösen ab und zu sog. postprimäre Fälle von Erythema nodosum zum Vorschein kommen können, ist das Auftreten von Erythema nodosum auch im Anschluß an die Spätmanifestationen des Lymphogranuloma inguinale durchaus möglich. Außerhalb Finnlands sind mir aus dem Schrifttum fünf solche Fälle an stenosierender Proktitis erkrankter Frauen bekannt (Barthels und Biberstein 1931, May 1940, Rajam und Rangiah 1955).

Beim schon erwähnten 11jährigen Knaben (Banciu und Caratzali 1938) mit rectaler Infektion kam das Erythema nodosum schon etwa 3 Monate nach der Ansteckung zum Vorschein — dieser Proktitisfall gehört somit zum Frühstadium. Im Verlauf der Erkrankung traten aber 6 Jahre später rezidivierende Schübe von Erythema exsudativum multiforme auf. die schon dem Spätstadium zuzurechnen sind.

In Finnland wurde Erythema nodosum im Spätstadium des Lymphogranuloma inguinale bei 19 Frauen gefunden (Sonck 1940 und 1951).

c) Erythema exsudativum multiforme im Frühstadium

In manchen Fällen können im Anschluß an Lymphogranuloma inguinale auch Erythema exsudativum multiforme-ähnliche Eruptionen auftreten. Bei *männlichen* Kranken im Frühstadium der Erkrankung sah Kitchevatz (1929) diesen Ausschlag in drei Fällen von 90 und Nicolas, Favre und Lebeuf (1931) bei zwei von 14 Lymphogranuloma inguinale-Kranken. Weitere einzelne Fälle dieser Art beschrieben ferner Gaté und Michel (1929), Milian und Massot (1930), Hurwitz (1931), Kogoj (1931), Pautrier (1931), Brandon (1932), Frei (1932), Lockwood Larsen (1932), Cole (1933), Froboese (1933), Zaoui (1934), Bošnjaković (1935), Cole (1935), Midana (1935), Rodríguez-Fornos Cuesta (1935), Schwarzwald (1935), Scaparone (1936, vier Fälle), Wien (1937), Tasaki (1937), Bošnjaković (1938) (mehrere), Piuković (1938), Midana (1939), May (1940) und Pisacane (1940). Rajam und Rangiah (1955) fanden unter 8400 männlichen Fällen von Lymphogranuloma inguinale nur 5 mit Erythema exsudativum multiforme.

Zuweilen sah man auch gemischte Fälle, mit Erythema nodosum an den Beinen und Erythema exsudativum multiforme an den Händen oder im Gesicht und im Nacken (s. S. 627).

Erythema multiforme im Frühstadium bei *Frauen* kam nur in seltenen Fällen zur Beobachtung (Liebreich und Gottlieb 1932, Midana 1933). Auch Rajam sah nur einen Fall. Nicolau (1936) sah den Ausschlag bei einem 8jährigen Mädchen mit bilateralen Leistenbubonen.

d) Erythema exsudativum multiforme im Spätstadium

Rezidivierende Schübe von Erythema multiforme im Anschluß an Elephantiasis vulvae beschrieb Sannicandro (1933). Auch Tarantelli (1935) sah den Ausschlag bei Ulcus vulvae. Marras (1936) beschrieb eine auf die Sacralregion beschränkte Eruption von papulovesiculösen Elementen im Anschluß an eine positive intracutane Frei-Reaktion bei einer Frau mit Parametritis.

Im Verlauf von chronischer stenosierender Proktitis bzw. Syndroma genito-ano-rectale bei Frauen sind auch einzelne Fälle von multiformen Erythemen beobachtet worden (GAY-PRIETO, SANCHEZ-COZAR und EGEA BUENO 1933; TAVARES DE SOUZA 1933; ROTNES 1935; DE GREGORIO 1937; NICOLAU 1937; MILONE und MIDANA 1940; PIÑOL AGUADÉ und UMBERT 1944; DE GREGORIO 1944; RAJAM und RANGIAH 1955).

Besonders hervorgehoben sei der Fall von GAY-PRIETO, SANCHEZ-COZAR und EGEA BUENO (1933): Bei dieser Patientin war das Syndroma genito-ano-rectale während 20 Jahre — d. h. seit Beginn der Lymphogranuloma inguinale-Erkrankung — von rezidivierenden Schüben eines polymorphen Erythems begleitet, die aber nach Exstirpation des Rectums ausblieben. Ähnliche, jahrelang rezidivierende polymorphe Erytheme bei Proktitiskranken, die gleichfalls nach einer Rectumexstirpation endgültig ausblieben, sah auch SONCK. Es handelte sich aber dabei um eine Lymphogranuloma inguinale-Photosensibilisierung (s. S. 648).

Sehr eindrucksvoll ist auch der Fall von LIEBREICH und GOTTLIEB (1932): Eine 48jährige Frau mit multiplen Fisteln in den Leisten, ödematöser Schwellung des Schamhügels, Entzündung im linken Kniegelenk und mit rezidivierenden Schüben von polymorphem Erythem, verbunden mit Episkleritiden als Begleitsymptom. Die einzelnen Efflorescenzen waren feste, intracutane graupen- bis erbsengroße Knötchen, zum Teil in circinärer Anordnung (vgl. die nodulären Lymphogranulomatide).

Eine ringförmige oder serpiginöse Anordnung der papulösen Elemente war kennzeichnend auch für den seit 14 Jahren jedes Frühjahr rezidivierenden Ausschlag einer 44jährigen Frau mit Rectumstriktur, beschrieben von ROTNES (1935).

Der 17jährige Knabe von BANCIU und CARATZALI (1938) mit chronischer Proktitis und mehrfachen Schüben von Erythema multiforme wurde schon erwähnt.

Zusammenfassend ist zu sagen, daß die Zahl der Fälle von Erythema multiforme, die mir aus der gesamten Weltliteratur bekannt sind, nicht viel über 60 liegt. Es sind etwa 50 männliche Fälle (die meisten im Anschluß an Bubonen) und kaum mehr als ein Dutzend weibliche Fälle (die meisten von diesen im Anschluß an chronische Proktitis bzw. das genito-anorectale Syndrom). In einem Fall (NICOLAU 1936) wurde das Erythema multiforme auch bei einem 8jährigen Mädchen gefunden.

BOŠNJAKOWIĆ, COLE und MIDANA geben an häufiger Erythema multiforme als Erythema nodosum gesehen zu haben. Dieser Auffassung kann ich an Hand meiner Beobachtungen in Finnland nicht beistimmen. In meinem Krankengut fand ich 55 Fälle Erythema nodosum-ähnlicher Eruptionen und höchstens zwei vom Typus Erythema multiforme, und auch bei diesen zwei Kranken (36jähriger Mann, 21jährige Frau) konnte das Mitwirken der Photosensibilität nicht mit Sicherheit ausgeschlossen werden.

Wäre es nicht denkbar, daß das Licht auch bei einigen der außerhalb Finnlands beobachteten Fälle von Erythema multiforme als wesentlicher Faktor mitgespielt hätte? Befallen waren ja meistens gerade das Gesicht, der Nacken und die Handrücken. Auch die Abbildungen bieten zuweilen große Ähnlichkeiten mit dem von SONCK beschriebenen Lichtausschlag.

e) Verlauf, Begleitsymptome usw.

In bezug auf die Symptomatologie kann gesagt werden, daß das Erythema nodosum im Anschluß an Lymphogranuloma inguinale oft das typische Bild eines klassischen Erythema nodosum gezeigt hat, mit Lokalisation hauptsächlich an den Unterschenkeln, aber zuweilen auch an den Armen. Wie schon aus den ersten Berichten von KUZNITZKY und KOPPEL hervorgeht, ist die Eruption oft von Fieber, Gelenkbeschwerden und „rheumatischen" Augenerscheinungen, wie Episkleritis oder Conjunctivitis begleitet. Die Conjunctivitis nimmt oft das Aussehen eines phlyktänulären Prozesses an.

SONCK (1951) sah unter seinen Lymphogranuloma inguinale-Erythema nodosum-Fällen begleitende Augenentzündungen bei sieben weiblichen Kranken. Sie hatten alle zugleich Gelenkbeschwerden, und bei zwei von ihnen waren auch *meningeale Reizsymptome,* leichte Nackensteifigkeit und leicht getrübtes Sensorium vorhanden. Über meningeale Symptome berichten auch SÉZARY und FRIEDMANN (1936), JAWETZ (1948) (2 Fälle) und MIDANA (1948).

Arthralgien sind sehr häufig vorhanden, in einer Minderzahl der Fälle entwickelt sich eine objektiv feststellbare Gelenkschwellung (KOPPEL 1927; BUSCHKE, BOAS und v. VÀSÀRHELYI 1931; NICOLAS, FAVRE und LEBEUF 1931; MILIAN und KATCHOURA 1933; MILIAN und GRUPPER 1936; CHAPMAN und HAYDEN 1937; JAWETZ 1948; MIDANA 1948). SONCK fand Gelenkschmerzen in seinem Krankengut bei 14 Frauen von 32 und bei zehn Männern von 16; bei acht Frauen und sechs Männern waren die Gelenke auch geschwollen.

Der Hautausschlag vollzieht sich — zuweilen in mehreren nacheinanderfolgenden Schüben — im Verlauf einiger, etwa 1—4 Wochen. Spontane Rezidive sind selten. Unter 55 Fällen kamen Rezidive nur dreimal zur Beobachtung (SONCK).

In den meisten Fällen sind leider keine histologischen Untersuchungen der Knoten vorgenommen worden. GANS (1931) gibt an, in einem papulösen, zum Teil Erythema nodosum-ähnlichen Ausschlag, der zwar zugleich auch von recht flüchtigem Charakter war, indem er in 5—6 Tagen abklang, histologisch nur recht oberflächliche perivasculäre Entzündungserscheinungen gefunden zu haben. Über uncharakteristische histologische Befunde berichten auch GATÉ und MICHEL (1929), HELLERSTRÖM (1929), SÉZARY und FRIEDMANN (1936). RAJAM und RANGIAH (1955) fanden in einer Reihe von Fällen nur oberflächliche Exsudation und Infiltration, weshalb sie sich auch der Diagnose Erythema nodosum gegenüber recht skeptisch stellen. Sie sind geneigt, ihre Fälle nur als Erythema nodosum-ähnlich zu bezeichnen.

Die *Erythema multiforme*-ähnlichen Eruptionen sind meistens an den Handrücken und Armen, im Nacken und Gesicht, bisweilen auch an den unteren Extremitäten oder an dem Rumpf lokalisiert. Auch dieser Ausschlag kann von einer Episkleritis oder Conjunctivitis (FREI 1932, LIEBREICH und GOTTLIEB 1932, FROBOESE 1933, SONCK 1951) wie auch von Gelenkentzündungen begleitet sein (NICOLAS, FAVRE und LEBEUF 1931, FREI 1932, BANCIU und CARATZALI 1938, SONCK 1951); so besonders auch in den Fällen, wo beide Erythemtypen kombiniert vorkamen (s. S. 627).

Die beim Lymphogranuloma inguinale auftretenden multiformen Erytheme scheinen durchgehend von dem gewöhnlichen gutartigen Typus zu sein. Auch in den seltenen Fällen (BUSCHKE, BOAS und v. VÀSÀRHELYI, SONCK, MIDANA), wo die Erkrankung einen schweren septicämischen Verlauf hatte, wurde der ominöse Charakter mehr von dem hohen Fieber und den artikulären und meningealen Reizerscheinungen als von der Art der Hautefflorescenzen diktiert. Schwere bullöse bzw. ,,pemphigoide" Formen mit bullösen Schleimhauterscheinungen sind mir nicht bekannt. Aphthöse Begleiterscheinungen kommen nur ausnahmsweise vor. Bei einer 22jährigen Frau (KLEEBERG 1930), mit Bubo inguinalis und Erythema nodosum am rechten Unterschenkel und linken Zeigefinger, erschienen beim Abklingen der nodösen Efflorescenzen plötzlich äußerst schmerzhafte aphthöse Erosionen massenhaft (etwa 40) auf beiden Labia majora et minora, zum Teil auf die Innenseiten der Oberschenkel übergreifend. Ähnliche kleine genitale Ulcerationen, jedoch nur 5 an der Zahl, sah auch SONCK (1941) bei einer Frau (Fall Nr. 12) mit Leistenbubonen, Erythema nodosum et multiforme, Episkleritis und Axillartemperaturen ad 40° C.

2. Andere Exanthemformen

a) Im Frühstadium

Die im Anschluß an Lymphogranuloma inguinale auftretenden Hautmanifestationen konnten in gewissen Fällen auch von dem klassischen Bilde des Erythema nodosum und Erythema multiforme erheblich abweichen. Sie konnten, wie schon erwähnt, flüchtiger und oberflächlicher sein als Erythema nodosum. Im Gegenteil beschreibt Garzón (1939) bei seinem Kranken zugleich ein beträchtliches Ödem an Händen und Füßen, das er als eine allergische Erscheinung deuten will. Rajam und Rangiah (1955) finden bei ihren Kranken symmetrische düsterrote und stark schmerzempfindliche Anschwellungen der Fingerenden und Zehen wahrscheinlich allergischer Genese.

Carnot, Cachera und Mallarmé (1936) beobachteten Erythema nodosum-Efflorescenzen mit hämorrhagischer Vesikelbildung. Die Eruption vollzog sich in mehreren Schüben und kam erst nach 6 Wochen zur Heilung. Papulo-pustulöse oder pustulöse Hauterscheinungen sah man ab und zu im Anschluß an chirurgische Eingriffe und andere Einwirkungen auf den Krankheitsherd (s. weiter unten).

Ruge jr. (1930) sah bei einem 21jährigen Matrosen mehrfache Schübe eines zum Teil urticariellen, zum Teil knötchenförmigen Erythems an den Streckseiten beider Unterschenkel und im unteren Teil des Oberschenkels. Urticarielle Efflorescenzen sind ferner von Löhe und Blümmers (1931) und Jannarone (1939), ausgedehnte morbilliforme Eruptionen von Lehmann und Pipkin (1933), Melczer und Sipos (1938) und Quiroga (1938), follikuläre „Id-Reaktionen" von O'Leary beobachtet worden.

Bei einem 22jährigen Mann mit Leistenbubo (Löhe und Blümmers 1931) zeigten sich im Bereich des Rumpfes ein ziemlich dicht stehendes maculopapulöses Exanthem und am linken Unterschenkel sechs etwa haselnußgroße cutan-subcutan gelegene Knoten, die im histologischen Bilde kleinste miliäre abszedierende Nekroseherde im subcutanen Gewebe aufwiesen. Zum Bilde gehörten noch fast tägliche Schübe von stark geröteten urticariellen Efflorescenzen. Das histologische Bild ließ an einen hämatogen-metastatischen Prozeß denken. Wiedmann (1935) beobachtete ein spärliches, aus stecknadelkopf- bis linsengroßen hellroten Papeln aufgebautes Exanthem, zuerst am Stamm, später auch an den Extremitäten bei einem 45jährigen Seemaschinisten mit inguinaler Drüsenschwellung. Histologisch bestanden neben leichter Hyperkeratose und Spongiose Ödem und perivasculäre Lymphocyteninfiltrate in den subpapillären Schichten der Cutis. Plasmazellen waren nur ganz vereinzelt vorhanden.

b) Im Spätstadium

Einen spezifischen rezidivierenden Hautausschlag im Spätstadium des Lymphogranuloma inguinale, bei einer an Syndroma genito-ano-rectale leidenden Frau, der schon vor 10 Jahren ein Anus iliacus angelegt worden war, beschrieben Melczer und Sipos (1938). An beiden Handrücken und Streckseiten der Unterarme fanden sich in symmetrischer Anordnung hanfsamenkorn- bis bohnengroße, an Erythema multiforme erinnernde Efflorescenzen, die jedoch in histologischem Bilde neben perivasculären Infiltraten lymphoider Zellen auch tuberkuloide Infiltrate mit zahlreichen Riesenzellen vom Langhansschen Typus und spärlichen Epitheloidzellen aufwiesen. Die Freische Umkehrprobe mit Gewebesuspension aus den Knötchen gab negative Resultate, dagegen glauben die Verfasser positive Tierimpfungen gemacht zu haben und betrachten den Ausschlag deshalb als hämatogen-metastatisch.

Als papulo-noduläres Lymphogranulomatid bezeichnet SONCK (1941 und 1951) einen rezidivierenden Ausschlag aus papulösen oder nodulären, etwa linsengroßen, lividroten Knötchen an den Extremitäten, den er bei acht weiblichen Kranken im Spätstadium des Lymphogranuloma inguinale gesehen hat. Die Efflorescenzen waren gern zirzinär gruppiert und hatten eine gewisse Ähnlichkeit mit tertiären Syphiliden. Im histologischen Bilde konnten jedoch keine tuberkuloiden Strukturen nachgewiesen werden, nur ziemlich dichte perivasculäre lymphocytäre Infiltrate.

3. Die Provokation von Hautmanifestationen

a) Provokation durch Frei-Antigen

HELLERSTRÖM (1929) beobachtete, daß das Erythema nodosum in zwei von vier Fällen gerade zu dem Zeitpunkt auftrat, als die kurz vorher ausgeführte Freische Intracutanreaktion ihren Höhepunkt erreichte. In einem Fall gelang es ihm nach einiger Zeit durch wiederholte Ausführung der Frei-Reaktion einen nochmaligen Ausbruch von Erythema nodosum hervorzurufen.

Analoge Verhältnisse finden wir auch bei anderen Infektionen: Das Auftreten von Erythema nodosum bei Tuberkulose nach Tuberkulintesten (MORO 1909), bei Trichophytie nach Trichophytin-Injektionen (BLOCH 1913), bei sekundärer Syphilis nach intravenösen Luetininjektionen (HEDÉN 1936) und bei Streptococcus-Infektionen nach Injektion von Streptococcusvaccinen (COBURN und MOORE 1936).

Durch intracutane Frei-Reaktionen haben später auch andere Autoren eine Provokation von Ausschlägen herbeigeführt, teils in Form eines Erythema nodosum (BRANDON 1932, BOŠNJAKOVIĆ 1935, CHAPMAN und HAYDEN 1937, SONCK 1940), teils in Form eines Erythema exsudativum multiforme (die Fälle von TAVARES DE SOUZA 1933, MIDANA 1935, MARRAS 1936, MILIAN und GRUPPER 1936, PIUKOVIĆ 1938, MILONE und MIDANA 1940).

Bei einer 32jährigen Frau mit Rectumstriktur erschien plötzlich im Anschluß an die erste Frei-Probe eine Gruppe von roten linsengroßen und kleineren papulösen oder nodulösen Efflorescenzen distal am selben Unterarm, unweit des Handgelenks (SONCK 1940).

MILONE und MIDANA (1940) beschreiben bei einer 40jährigen Proktitiskranken mit rezidivierenden Kniegelenkhydrarthrosen das Auftreten von Erythema multiforme an den Handrücken 24 Std nach Ausführung einer Freischen Intracutanreaktion. Gleichzeitig mit der Eruption traten Schmerzen im Kniegelenk auf und die Temperatur stieg auf 39° C. Nach MILONE und MIDANA deuten diese Symptome auf eine Mobilisierung des Virus infolge der durch die intracutane Frei-Reaktion ausgelösten Herdreaktion.

Atypische *pustulöse* Hauterscheinungen bei drei Kranken im Anschluß an Intracutanproben sah HICKAM (1945).

Vor der Einführung der Sulfonamidtherapie wurde das Frei-Antigen oft auch zu therapeutischen Zwecken *intravenös* verabreicht. Bemerkenswerterweise hat das Schrifttum über Komplikationen im Anschluß an diese Injektionen nicht viel zu berichten. Außer den regelmäßig auftretenden Fieberreaktionen, oft bis 39° C — gelegentlich mit Gelenkschmerzen —, gibt z. B. KORNBLITH (1939) an, bei Behandlung von 300 Kranken nur ausnahmsweise einen generalisierten maculo-erythematösen, in 48 Std abklingenden Ausschlag gesehen zu haben. In Finnland wurde diese Behandlungsart nur in wenigen, kaum mehr als zehn Fällen versucht. Bei drei Kranken provozierte die intravenöse Injektion Erythema nodosum-ähnliche Eruptionen hervor. Bei einer der Kranken war der Ausschlag außerdem von merkwürdigen psychotischen Symptomen begleitet (SONCK 1940 und 1951).

Bei einem 38jährigen Mann mit Bubo inguinalis entstand 24 Std nach der ersten intravenösen Injektion von 0,2 cm^3 Buboeiter in Verdünnung 1:50 eine starke Herdreaktion in den erkrankten Lymphknoten, ein Temperaturanstieg ad 39,2° C und ein Ausbruch von roten, an Frei-Reaktionen erinnernden, 1—2 cm breiten und kleineren, knötchenförmigen Infiltraten in der rechten Schultergegend (s. Abb. 2). Die Efflorescenzen klangen in 1—2 Wochen ab. Ein minimales Rezidiv zeigte sich 5 Wochen später im Anschluß an die 6. Antigeninjektion.

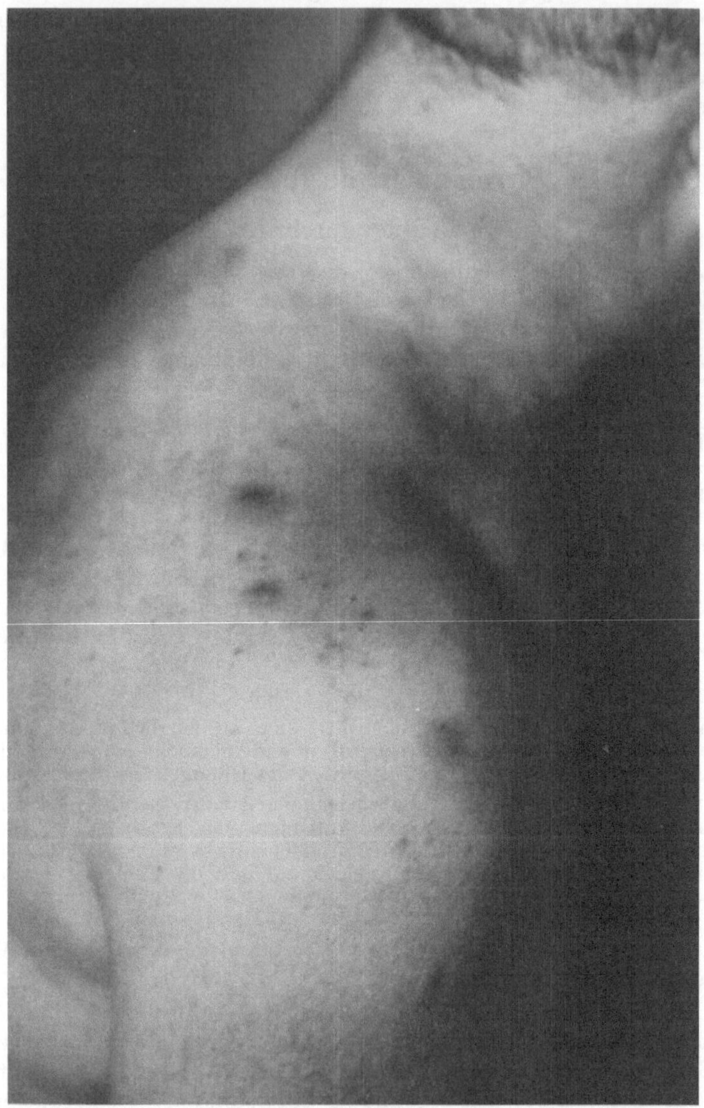

Abb. 2. Knötchenförmige Hautinfiltrate 24 Std nach einer intravenösen Injektion von 0,2 cm³ Buboeiter in Verdünnung 1:50

Bei einer 29jährigen Frau mit Syndroma genito-ano-rectale beobachtete Sonck 2 Tage nach der vierten intravenösen Antigeninjektion (0,2 cm³ von inaktiviertem Buboeiter in Verdünnung 1:20) in der linken Kniegegend zwei kleine, an Erythema nodosum erinnernde nodöse Infiltrate. Jedesmal entstand aber etwa *20 Std nach der Injektion* und sogar bei einer Körpertemperatur von nur 37,1° C eine eigentümliche *psychotische Reaktion*, mit starker Erregung, Verwirrung und Halluzinationen (allergische Gehirnreaktion ?).

Recht eigenartige, als hyperallergisch gedeutete Erscheinungen im Anschluß an Freische Intracutanreaktionen bei einer 50jährigen, an Syndroma genito-anorectale erkrankten Frau beschreibt NICOLAU (1937). Wiederholte Frei-Reaktionen, wie auch eine Ito-Reaktion zeigten ein von dem gewöhnlichen abweichendes, kokardenähnliches Bild, in dem das eigentliche Infiltrat kreisförmig von linsen- bis erbsengroßen Miniaturinfiltraten umgeben war. Zerstreute, als Erythema exsudativum multiforme gedeutete Papeln erschienen außerdem hie und da an den Armen und Beinen. Etwa einen Monat später und 24 Std nach einer Dick-Probe, wurde ein Wiederaufflammen der alten Frei- und Ito-Reaktionen wahrgenommen. (Vgl. das Aufflammen frischer und das Wiederaufflammen abgeklungener Frei-Reaktionen durch die Einwirkung der Sonne, S. 647.)

b) Provokation durch Röntgenbehandlung, chirurgische Eingriffe u. dgl.

Ausbrüche von Erythema nodosum nach Röntgenbehandlung der Bubonen erwähnen NICOLAS, FAVRE und LEBEUF 1931, BRANDON (1932), SONCK (1940 und 1951), Ausbrüche vom Typus des Erythema exsudativum multiforme beschreiben LOCKWOOD LARSEN (1932), SCHWARZWALD (1935) und GRUPPER (1937). GRUPPER (1937) sah in einem Fall (44jährige Frau mit Bubo inguinalis l. a.) auch papulo-vesiculöse bis *pustulöse* Efflorescenzen am 10. Tag nach der ersten Röntgenbehandlung, zuerst in der Nähe der Bubonen, später auch an den Extremitäten. SCHWARZWALD (1935) und SAENZ (1935) sahen disseminierte papulo-pustulöse Exantheme. JERSILDS Patient (1935) wurde am 14. Tage nach der Röntgenbehandlung hochfebril (40,6° C) und bekam ein universelles pustulöses Exanthem.

SAENZ (1935) beschreibt einen sehr ausgebreiteten papulopustulösen Ausschlag mit Erosionen in der Mundschleimhaut, phlyktänulärer Conjunctivitis und Arthralgien bei einem 39jährigen Mann im Anschluß an eine Herdreaktion nach Röntgenbehandlung des Leistenbubos. Rote, an Frei-Reaktionen erinnernde, etwa erbsengroße Knötchen, oft mit einer Vesicopustel, d. h. einer kleinen zentralen Nekrose auf der Mitte, kamen in großer Anzahl im Gesicht, am Rumpf — z. B. am Rücken etwa 40 Efflorescenzen — und an den Streckseiten der Extremitäten vor. Die Duration der Efflorescenzen war lang, etwa 3 Wochen. Die Freische Umkehrprobe mit Antigen aus den Knötchen fiel negativ aus. Von besonderem Interesse ist die histologisch nachweisbare tuberkuloide Struktur der Knötchen; kleine, zentrale Nekrosen mit Riesenzellen, umgeben von Epitheloidzellen.

Die Punktion oder Excision des Leistenbubos als provokatorischer Faktor wird von JERSILD (1935), CARNOT, CACHERA und MALLARMÉ (1936), GOLDBERG und FONDE (1936) und SONCK (1951) angeführt.

Einen plötzlichen Ausbruch von zahlreichen, an positive Frei-Reaktionen erinnernde Infiltrate am Stamm, Nacken und an der linken Hand 48 Std nach der Incision eines $2^1/_2$ Monate alten Inguinalbubos beschreiben GOLDBERG und FONDE (1936). Histologisch fanden sich Ödem, erweiterte Gefäße und kleinzellige Infiltration, hauptsächlich von Lymphocyten, aber keine tuberkuloide Strukturen. Die Freische Umkehrprobe mit Gewebsextrakt aus den Efflorescenzen war negativ. GOLDBERG und FONDE möchten den Fall als ein „Lymphogranulomatid" ansehen.

Erwähnt seien noch zwei Frauen — je 34 und 33 Jahre alt — mit Rectumstriktur; die eine bekam nach einer Analfisteloperation ein Infiltrat am Unterschenkel, bei der anderen erschien 48 Std nach Dilatation der Striktur ein Ausbruch von papulo-nodulären Efflorescenzen in der linken Glutäalgegend, mit Temperaturanstieg ad 39,3° C (SONCK 1941 und 1951).

c) Provokation durch Sulfathiazol

Eruptionen vom Charakter des Erythema nodosum stellen im Rahmen der Arzneiexantheme eine ganz ungewöhnliche Erscheinung dar (MIESCHER 1943). Das relativ häufige Vorkommen von Erythema nodosum im Anschluß an Sulfathiazolmedikation ist daher besonders auffallend, um so mehr weil die Exantheme anderer Sulfonamidderivate nicht, oder nur ganz ausnahmsweise, unter dem Bilde eines Erythema nodosum verlaufen.

Wie schon GSELL (1940), BERGLUND und FRISK (1941), LÖFGREN (1943) und MIESCHER (1943) hervorgehoben haben, ist die Häufigkeit, mit welcher nodöse Sulfathiazolexantheme auftreten, je nach der behandelten Krankheit verschieden. Sie werden z. B. bei Angina, Tuberkulose und Polyarthritis öfters gesehen, dagegen sehr selten bei z. B. lobärer Pneumonie und Poliomyelitis. Als eine Infektion mit besonderer Vorliebe für die Lymphknoten gehört auch das Lymphogranuloma inguinale — wie die zahlreichen oben angeführten Beispiele darlegen — zu den vom Erythema nodosum bevorzugten Grundkrankheiten. Daraus folgt, daß wir auch bei Behandlung der Lymphogranuloma inguinale-Kranken mit Sulfathiazol das Auftreten nodöser Exantheme zu erwarten haben.

In einem Krankengut (TUCKER 1945) von 382 sulfathiazolbehandelten Männern mit Lymphogranuloma inguinale-Bubonen mußte das Medikament in 12 Fällen wegen Auftretens von Erythema nodosum, Hydrarthrosen oder Conjunctivitis ausgesetzt werden. Einen Ausbruch von Sulfathiazol-Erythema nodosum sahen auch COLE und JEWELL (1946), bei einer Frau mit Bubonen, 8 Tage nach Beginn der Behandlung. Einleuchtend sind die von SIMPSON (1950) mitgeteilten Ergebnisse von der Behandlung männlicher Engländer in Indien. Von 333 Kranken mit Lymphogranuloma inguinale-Bubonen — die kein spontanes Erythema nodosum gezeigt hatten — wurden 147 mit Sulfonamid, 190 mit Sulfathiazol behandelt. Das Sulfonamid rief kein Erythema nodosum hervor, in der Sulfathiazolgruppe dagegen trat Erythema nodosum bei 20 von 190, d. h. in 10,5% der Fälle auf. In einem Kontrollmaterial sulfathiazolbehandelter Fälle von weichem Schanker und unspezifischer Urethritis und Balanitis zeigte sich Erythema nodosum nur in zwei Fällen von 860 (0,23%). SIMPSON sieht hierin einen klaren Hinweis auf die engen Beziehungen zwischen Lymphogranuloma inguinale und Erythema nodosum und auf die Selektivität der Provokation.

SONCK (1951) hat das Sulfathiazol-Erythema nodosum bei fünf weiblichen Kranken beschrieben, die seit 12—15 Jahren an stenosierender Proktitis litten. Alle fünf zeigten gleichzeitig mit dem Hautausschlag auch eine Sulfathiazolarthritis, mit Schmerzen, Steifigkeit und Schwellung der Gelenke. Bei einer trat auch eine Episkleritis auf. Zwei von den Kranken hatten 15 Jahre früher ein Erythema nodosum auch im Anschluß an den Leistenbubonen gehabt; bei diesen beiden Kranken konnten nodöse Exantheme durch Sulfathiazol wiederholt provoziert werden. Die Zahl der Sulfathiazolexantheme in Finnland ist gering, weil die meisten Lymphogranuloma inguinale-Kranken nicht mit Sulfathiazol, sondern mit Uliron oder Sulfanilamid behandelt wurden.

III. Zur Frage der Ätiologie und Pathogenese der polymorphen Erytheme

Von der Ursache und dem Entstehungsmechanismus der polymorphen Erytheme haben wir noch keine klare Vorstellung. Immerhin kann man sagen, daß das Auftreten dieser Exantheme im Anschluß an eine Lymphogranuloma inguinale-Infektion nicht nur ein Zufall ist. Besonders die durch Provokation mit Buboantigen hervorgerufenen Ausbrüche deuten auf einen wirklichen Zusammenhang mit dieser Grundkrankheit. Manche Autoren — wie MELCZER und SIPOS — betrachten die Hauterscheinungen als spezifisch. Um die Spezifität zu beweisen hat man versucht antigene Eigenschaften in den Hautefflorescenzen nachzuweisen.

Mit Gewebesuspension aus excidierten Efflorescenzen oder mit Blasenflüssigkeit aus künstlich auf den Efflorescenzen erzeugten Kohlensäureschnee- und Cantharidenblasen hat man an den Kranken selbst und an anderen Lymphogranuloma inguinale-Kranken Freische Umkehrproben gemacht. In der Mehrzahl der Fälle fielen diese Versuche negativ aus, sowohl bei Erythema nodosum (HELLERSTRÖM 1929, FRANCHI 1934) als bei Erythema exsudativum multiforme (KITCHEVATZ 1929; GAY-PRIETO, SANCHEZ-COZAR und EGEA BUENO 1933; MIDANA 1933; MELCZER und SIPOS 1938) und bei papulo-pustulösen Eruptionen (SAENZ 1935, GOLDBERG und FONDE 1936).

Nur in einem Fall von Erythema nodosum glaubt KLEEBERG (1930) mit dem Cantharidenblaseninhalt bei zwei von fünf Lymphogranulomkranken eine schwache, aber deutliche Freische Reaktion erhalten zu haben. Gesunde reagierten negativ. Ein Kontrollversuch mit dem Cantharidenblaseninhalt eines „genuinen“ Erythema nodosum war ebenfalls negativ. KLEEBERG sieht hierin einen Beweis dafür, daß das Erythema nodosum und Lymphogranuloma inguinale eng zusammengehören, und daß es sich hierbei um einen metastatischen Prozeß septischer oder toxischer Produkte handeln müsse. In zwei Fällen von drei konnte auch DE GREGORIO (1944) in der mit Kohlensäureerfrierung hervorgerufenen Blasenflüssigkeit deutliche antigene Eigenschaften nachweisen.

Bei Erythema exsudativum multiforme hat MIDANA (1935) durch ein besonderes Verfahren (previa tindallizzazione e congelazioni ripetute) ein potentes Antigen erhalten. In positiver Richtung gingen angeblich auch die Versuche von SCAPARONE (1936).

Ein Versuch von BOSTRÖM und HELLERSTRÖM (1935) in einem Fall von Lymphogranuloma inguinale-Erythema nodosum mit Hilfe von WARBURGs Apparatur die Einwirkung von Lymphogranuloma inguinale-Antigen auf die anaerobe Glykolyse in der Haut zu prüfen. blieb erfolglos.

Recht allgemein ist die Ansicht, daß das Erythema nodosum eine morphologische aber keine ätiologische Einheit sei. Viele verschiedene Infektionen kommen als ätiologischer Hintergrund in Betracht, an erster Stelle Tuberkulose und Streptokokkeninfektionen. Wie bei der Tuberkulose ist das Erythema nodosum auch bei dem Lymphogranuloma inguinale auf alle Fälle ein sicheres Zeichen dafür, daß der Organismus gegen eine Infektion kämpft. Die Eruptionen entwickeln sich meistens unter dem Bilde eines Infektionsprozesses, mit Temperaturanstieg oft bis 39° C, Gelenkschmerzen usw.

Viele Autoren, wie FREI, DE GREGORIO, KOPPEL, HELLERSTRÖM, SANNICANDRO, MIDANA — um nur einige zu nennen — sehen die polymorphen Erytheme bei Lymphogranuloma inguinale als Reaktionen einer hochallergischen Haut gegen hämatogen zugeführtes Antigen, d. h. als Id-Reaktionen, hervorgerufen von Hautembolien mit Virus.

Mit E. HOFFMANN könnte man sich denken, daß die Mikroben dabei in den feinsten Vasa vasorum, am Grund der Klappen tiefer Venen fixiert werden und hier infarktähnliche Prozesse hervorrufen.

In einem Fall (SONCK 1951) von Erythema nodosum-Rezidiv, provoziert durch Sulfathiazol, saßen zwei nodöse Infiltrate (20 und 25 mm im Durchmesser) genau über der Vena cutanea femoris lateralis, und 4—5 Tage später entstand in der Vene eine bis zu der Leistengegend reichende Thrombophlebitis.

Selbstverständlich darf die Möglichkeit eines Mitbestehens anderer Infektionen, besonders der Tuberkulose und Streptokokkeninfektionen bei den Lymphogranuloma inguinale-Kranken nicht übersehen werden.

Der Tuberkulose hat man besondere Aufmerksamkeit gewidmet. HELLERSTRÖM sagt: „In keinem von meinen Fällen konnten irgendwelche anamnestischen, klinischen oder röntgenologischen Belege für die Annahme des Vorhandenseins irgendeines aktiven tuberkulösen Prozesses bei den Patienten erhalten werden.“ Auch für die französischen Fälle (Zaoui 1934) wird der Tuberkulose als mitwirkendem Faktor keine Bedeutung zugemessen. Grupper (1937) kommt zu demselben Schluß bei einer kritischen Bewertung von zwei eigenen Fällen und 24 aus dem Schrifttum. In dem großen finnischen Krankengut (55 Fälle) findet Sonck 1951 keine Anhaltspunkte für die tuberkulöse Ätiologie.

Schwieriger zu beurteilen ist die Bedeutung der Streptokokkeninfektionen, die latenten Fokalherde einbegriffen.

Ein Beispiel bietet der Fall von Milian und Grupper (1936), in dem 7 Wochen nach Beginn der Leistendrüsenerkrankung eine Angina hinzutrat und am 3. Tag der Angina eine Eruption von Erythema nodosum und Erythema exsudativum multiforme. Ein paar Wochen später erschien ein neuer Schub von Erythema multiforme, diesmal im Anschluß an eine Frei-Probe. Nach Milian entstand die Eruption durch ein Zusammenwirken dieser beiden Infektionen, er betrachtet das Erythema nodosum als ein *„accident biotropique“*.

Auch nach Westergren ist die Ätiologie komplex; er führt das Erythema nodosum der Tuberkulösen — wie auch die infektionsallergischen Augen- und Gelenkerscheinungen — auf multiple bzw. gemischte Infektionen zurück. Besonders die Streptokokken können im Verlauf der Tuberkulose als *„spreading factor“* mitwirken.

Unter den vier Kranken Hellerströms (1929) entstand das Erythema nodosum in einem Fall unmittelbar nach einer Rachenentzündung. In dem Krankengut von Sonck kommen in 6 Fällen eine Angina, in einem eine Erkältung und in vielen Fällen cariöse Zähne in Betracht. In diesem Krankengut, wie auch in vielen anderen Fällen der Weltliteratur, wird es nicht leicht sein, die Möglichkeit einer Koexistenz banaler Fokalherde mit Sicherheit auszuschließen.

Sonck (1951) hat die monatliche und jährliche Verteilung der Fälle von Erythema nodosum im Gefolge von Lymphogranuloma inguinale mit den entsprechenden Kurven und Ziffern für Erythema nodosum und Lymphogranuloma inguinale derselben Zeitperiode verglichen. Die Kurve für die Jahreszeiten zeigte dabei keine Kongruenz mit der Lymphogranuloma inguinale-Kurve, hatte aber eine Tendenz der allgemeinen Erythema nodosum-Kurve zu folgen, mit ausgesprochener Abnahme der Frequenz in den Sommermonaten. Daß der Ausschlag rein lymphogranulomatösen Ursprungs sei, findet Sonck unwahrscheinlich. Es muß eher an eine komplexe Ätio-Pathogenese oder Biotropismus im Sinne Milians gedacht werden. Die Möglichkeit eines noch unbekannten ätiologischen Faktors (Virus ?) kommt auch in Frage. Jedenfalls scheint der Lymphogranuloma inguinale-Allergie — ähnlich wie der tuberkulösen — eine besondere Bedeutung als disponierender Faktor zuzukommen.

IV. Die polymorphe, durch Lymphogranuloma inguinale-Virus hervorgerufene Lichtdermatose

Im Jahre 1934 berichtete der spanische Autor de la Cuesta Almonacid über einen juckenden papulo-urticariellen bzw. papulo-vesiculösen Ausschlag bei drei an Lymphogranuloma inguinale leidenden männlichen Kranken mit inguinalen Drüsenschwellungen. Die Lokalisation in den unbedeckten Körperregionen ließ an die Mitwirkung der Sonne beim Zustandekommen des Ausschlages denken. Der Autor faßte den Ausschlag zunächst als embolisch auf, später jedoch als eine durch Antimonbehandlung bewirkte Photosensibilisierung.

(Einer der Kranken hatte zwar angeblich kein Antimon bekommen.) Bei der Besprechung der Fälle wurde aber auch eine rein lymphogranulomatöse Photosensibilität in Erwägung gezogen.

Einen ähnlichen, sehr eindrucksvollen Fall von Lichtausschlag im Anschluß an Lymphogranuloma inguinale-Bubonen bei einer Frau sah SONCK schon im Frühjahr 1929, glaubte aber zunächst nur an ein zufälliges Zusammentreffen. Später stellte es sich heraus, daß der Lichtausschlag bei Lymphogranuloma inguinale kein Zufall ist. Im Gegenteil — bei der weißen Rasse und besonders in den nördlichen Ländern wie z. B. Finnland, hat man in einer sehr großen Prozentzahl der Lymphogranuloma inguinale-Fälle mit Lichtsensibilisierung zu rechnen. In diesen Gegenden ist der Lichtausschlag, wie SONCK (1938 und 1941) durch ausgiebige Untersuchungen darlegen konnte, die bei weitem häufigste und wichtigste Hauterscheinung der Lymphogranuloma inguinale-Kranken.

In den Jahren 1925—1939 war das Lymphogranuloma inguinale in Finnland in den Gegenden von Helsinki (Helsingfors) und Viipuri (Wiborg) beinahe endemisch (vgl. S. 434). Unter 357 weiblichen Kranken, die von SONCK untersucht wurden, war der Lichtausschlag bei 191 beobachtet worden. Die Photosensibilität zeigte sich in den chronischen Formen der Erkrankung (Proktitis und Strictura recti, Ulcus chronicum vulvae bzw. Syndroma genito-ano-rectale) bei Frauen in 62% der Fälle und in den subakuten Fällen (Bubo inguinalis) bei Frauen in 30%, bei Männern in 12% der Fälle (SONCK 1952).

Aus anderen Ländern liegen nur sehr spärliche Beobachtungen von Lymphogranuloma inguinale-Lichtausschlag vor. Außer den drei spanischen Fällen sind mir nur Einzelfälle aus Italien (MIDANA), Jugoslawien (mitgeteilt von KOGOJ) und Nordamerika (EPSTEIN; URBACH) bekannt. In Japan hat OHMORI (1939) einen Fall von polymorphem Lichtausschlag im Anschluß an suppurierenden Inguinalbubonen beschrieben. Trotz dem angeblich negativen Ausfall der Intracutanreaktionen nach FREI und ITO bin ich geneigt in diesem Fall ein Lymphogranuloma inguinale zu wittern. Auch aus Indien sind nur vier Fälle vom Lymphogranuloma inguinale-Lichtausschlag berichtet worden (RAJAM und RANGIAH 1955); die aktinischen Dermatitiden sind in Indien sehr selten.

Auf S. 630 wurde schon die Vermutung ausgesprochen, daß einige der als Erythema exsudativum multiforme beschriebenen Fälle, besonders die weniger typischen, mehrmals rezidivierenden, ausschließlich an unbedeckten Körperteilen (z. B. an Vorderarmen, Handrücken, Nacken, Seitenteilen des Halses) lokalisierten Fälle tatsächlich der aktinischen Dermatitis zuzurechnen seien.

Andererseits sind wohl viele Fälle als Lichtausschlag veröffentlicht worden, ohne daß die wahre Ätiologie aufgeklärt wurde. Als z. B. eine junge Frau, die auf dem Lande die Sonne gut vertragen hatte, nach Umsiedelung in die Großstadt plötzlich photosensibel wurde, wäre eine Frei-Probe angebracht gewesen. Das wurde aber fast regelmäßig versäumt, und wir finden Anamnese und Status in bezug auf Lymphogranuloma inguinale mangelhaft. Genital- und Mastdarmsymptome werden von den Kranken gern verheimlicht.

Bei den Negern, unter denen die Mehrzahl besonders der weiblichen Lymphogranuloma inguinale-Fälle in den USA rekrutiert wird, dürfte der polymorphe Lichtausschlag eine Seltenheit sein.

Nach dem Verschwinden des Lymphogranuloma inguinale sind auch in Finnland keine Lymphogranuloma inguinale-Lichtausschläge mehr gesehen worden, und dieses Krankheitsbild hat seine praktische Bedeutung verloren. Aus theoretischem Gesichtspunkt bieten diese Lichtausschläge genug von Interesse um eine nähere Darstellung derselben zu berechtigen. Die folgenden Angaben entnehmen wir hauptsächlich der Monographie von SONCK (1941) (Über die Photosensibilität bei Lymphogranuloma inguinale), wo der Verf. nicht sein ganzes Krankengut, sondern nur 200 weibliche und 200 männliche Fälle bewertet hat. In dieser Zusammenstellung finden wir den Lichtausschlag bei 111 weiblichen und 29 männlichen Kranken. In etwa 40% der photosensiblen Fälle hat der Verf. den Ausschlag selber verfolgt, in den übrigen Fällen gründet sich die Beschreibung teils auf Angaben in den Krankengeschichten, teils und hauptsächlich auf die eigenen Mitteilungen der Kranken. Die eigenen Beobachtungen umfassen 5 Jahre (1936—1940) und sind hauptsächlich von Ende April oder Anfang Mai bis Mitte oder Ende Juli gemacht worden.

Der Lichtausschlag bei Lymphogranuloma inguinale hat sich als eine Mustererkrankung für das Studium der Photosensibilität erwiesen. Die Eruptionen werden durch die Bestrahlung mit erstaunlicher Regelmäßigkeit ausgelöst, klingen in wenigen Tagen — spätestens in einer Woche — ab und können mit derselben Regelmäßigkeit mehrmals wiederholt werden bis zu eintretender Gewöhnung. *Daß wir es hier mit einer von einer Virusinfektion hervorgerufenen Photosensibilisierung zu tun haben, darf als erwiesene Tatsache gelten.* Über den Entstehungsmechanismus und die als Sensibilisatoren wirksamen Substanzen (ob Porphyrine, Indolderivate oder Produkte anderer Art) ist man nicht im klaren. Wenn auch in gewissen Fällen die Möglichkeit eines hämatogenen Mikrobids nicht ganz von der Hand zu weisen ist, möchte SONCK die überwiegende Mehrzahl dieser Lymphogranuloma inguinale-Lichtausschläge vorläufig als photoallergische Reaktionen betrachten.

Alle Kranken (mit Ausnahme von drei an Lymphogranuloma inguinale erkrankten Kindern) haben den Lichtausschlag erst im reifen Alter und plötzlich, überraschenderweise bekommen, ohne früher je an Lichtempfindlichkeit gelitten zu haben. In allen Fällen ist der Lichtausschlag erst nach der Ansteckung mit Lymphogranuloma inguinale aufgetreten, und die Freische Intracutanreaktion ist bei sämtlichen Kranken positiv. *Mit der Heilung des Grundleidens — z. B. nach erfolgreicher Sulfabehandlung — verschwindet auch die Photosensibilität.* Die Sensibilisierung gegen Licht hat in diesen Fällen nichts mit Arzneien zu tun. Die meisten Kranken hatten keine Medikamente bekommen. Sulfonamide kamen erst später zur Anwendung.

Der Ausschlag wird nur durch Bestrahlung mit Sonnenschein hervorgerufen. Mit künstlicher Höhensonne und Hg-Licht gelang es nicht.

Die mehr als 150 Bestrahlunsversuche an photosensiblen Lymphogranuloma inguinale-Kranken haben nun folgendes ergeben:

1. Belichtung und Latenzzeit

Bei hellem Sonnenschein genügt in einigen Fällen sogar eine Exponierung von nur 10 min, um in anscheinend intakter Haut, nach einer Latenzzeit von etwa 1—3 Std, 1—2 mm breite, juckende Knötchen hervorzurufen. Bei längerer Exponierung werden die ersten Primärefflorescenzen zuweilen schon nach 20 bis 25 min sichtbar. Bei wiederholter Bestrahlung noch nicht abgeklungener Efflorescenzen macht sich die Wirkung manchmal schon etwa 5—10 min nach dem Beginn der Exponierung als Prickelgefühl und erhöhte Rötung bemerkbar. In den meisten Fällen scheint eine Bestrahlung von 30 min zu genügen, um eine deutliche pathologische Reaktion hervorzurufen, zumal bei Wiederholung der Bestrahlung an aufeinanderfolgenden Tagen.

Zuerst erscheint ein papulöser oder papulo-urticarieller Ausschlag in Form geröteter, aus der Haut emporragender Knötchen ohne diffuse Rötung. Die Papeln erreichen ihre größte Entfaltung gewöhnlich schon etwa 3—4 Std nach der Exponierung, vorausgesetzt, daß die Wirkung der Bestrahlung genügend stark war. Eine diffuse Rötung zeigt sich im belichteten Felde frühestens eine Stunde, meistens erst 2—3 Std nach Beginn der Exponierung, um einige Stunden später wieder abzunehmen. Nach kürzeren Bestrahlungen (20 min oder weniger) stellt sich meist keine sichtbare diffuse Rötung ein; die papulo-urticariellen Efflorescenzen kommen somit als gerötete, nur von einer schmalen Rötung umgebene Knötchen in sonst blasser (scheinbar intakter) Haut zum Vorschein. Die Latenzzeit ist immer ziemlich kurz, und die Efflorescenzen sind spätestens am folgenden Morgen voll entwickelt.

2. Die Morphologie des Lymphogranuloma inguinale-Lichtausschlages

In einem Viertel der Fälle — und besonders bei Männern — überschreiten die Efflorescenzen trotz längerer Bestrahlung nicht die Größe eines Stecknadelkopfes. In anderen Fällen werden sie auch nach recht kurzen Bestrahlungen linsengroß. Zuweilen sind diese großen Papeln auffallend zerstreut, nur schwach

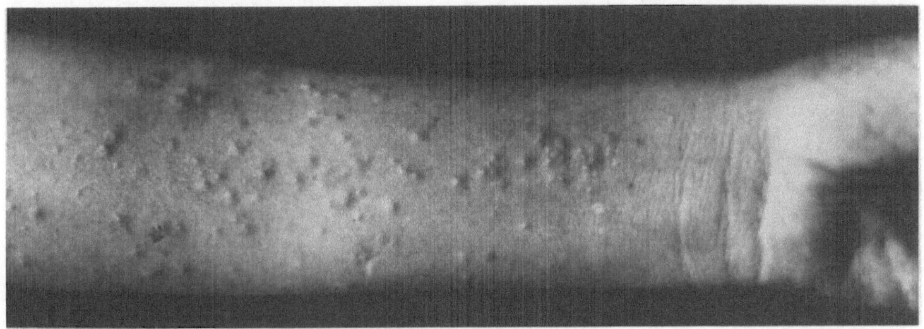

Abb. 3. Lymphogranuloma inguinale-Lichtausschlag mit stark über das Hautniveau emporragenden Papeln

gerötet und ragen kegelförmig aus beinahe intakt erscheinender Haut empor (Abb. 3). In anderen Fällen sieht man mehr kuppelförmige, runde, derbe, recht helle und glänzende, 3—7 mm breite papulo-urticarielle bzw. papulo-vesiculöse, an gequollene Sagokörner erinnernde Knötchen in ziemlich dichter Aussaat auf geröteter, schließlich ödematös geschwollener Haut (Abb. 4 u. 5). Diese Form ist besonders charakteristisch. Die Efflorescenzen sind ziemlich gleichmäßig zerstreut ohne irgendwelche Figuren zu bilden. (Um Frei-Papeln herum bilden sie jedoch gern eine dichtere Anhäufung.) Gleichzeitig mit den großen Efflorescenzen können gegebenenfalls bei denselben Kranken die weniger empfindlichen Regionen nur 1—2 mm große Knötchen aufweisen. In vielen Fällen können die papulo-urticariellen Efflorescenzen auch flacher, breiter und stärker gerötet sein, wie Insektenstiche. In etwa 23% der Fälle war der Ausschlag hauptsächlich erythematös, zum Teil unregelmäßig und konfluierend. Strophulusähnliche Efflorescenzen sind weniger häufig. Blasenbildung konnte auch bei lang währender Bestrahlung (bis 4 Std) nicht beobachtet werden. Ekzematöse Erscheinungen, Kratzeffekte und Borkenbildung gehören nicht zum Bilde. Keine nennenswerte Lichenifikation, nur mäßige Desquamation.

Alle diese Lichtausschläge klingen, vor Sonne geschützt, in spätestens 8 Tagen ab. Die erythematösen Eruptionen verschwinden gewöhnlich schon in 2 Tagen, die mikropapulösen bleiben selten länger als 3 Tage sichtbar, die übrigen brauchen gern 3—4 Tage zum Abklingen.

Kleine *Petechien* um die Follikelmündungen herum entstehen bei Lymphogranuloma inguinale-Kranken auffallend leicht nicht nur nach wiederholten Bestrahlungen, sondern zuweilen auch nach recht kurzen Bestrahlungen, wie der Patient sie früher ohne nennenswerte Symptome vertragen hat.

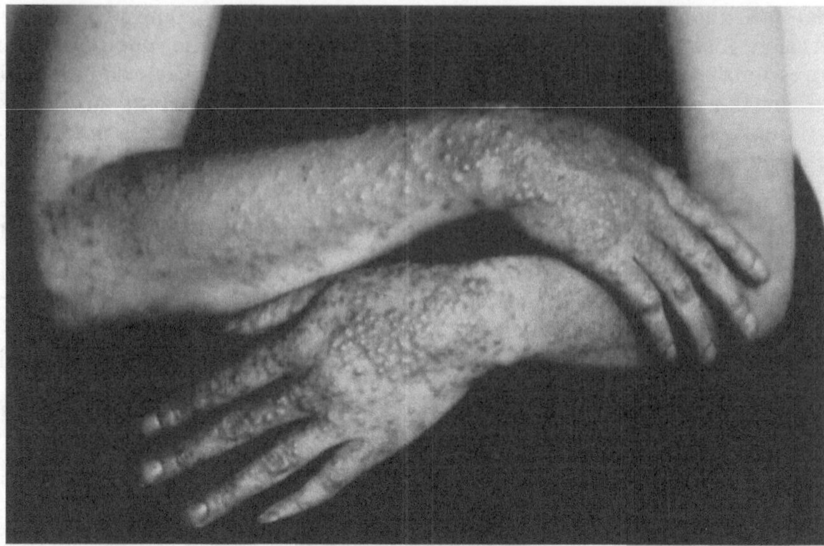

Abb. 4. Intensiver Lymphogranuloma inguinale-Lichtausschlag (nach 30 + 60 + 20 + 120 min Exp. am 2. 6, 5. 6., 6. 6. und 8. 6. 38)

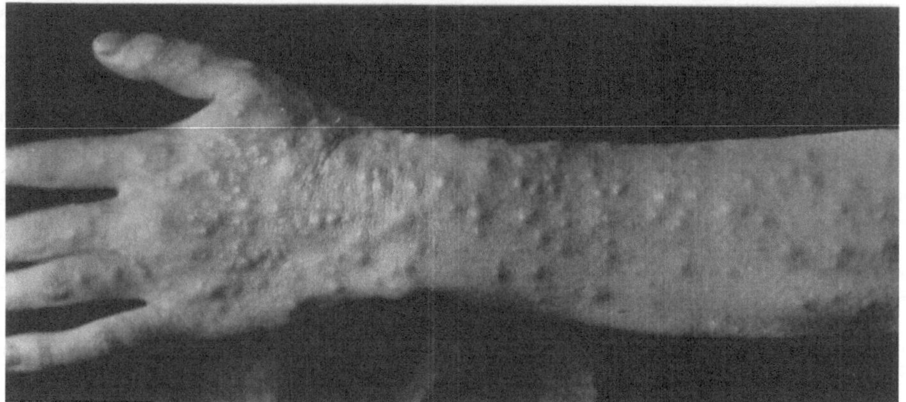

Abb. 5. Dieselbe Kranke wie in Abb. 4, aber 1 Jahr später (und nach 20 + 30 min Exp. am 17. 5. und 18. 5. 39)

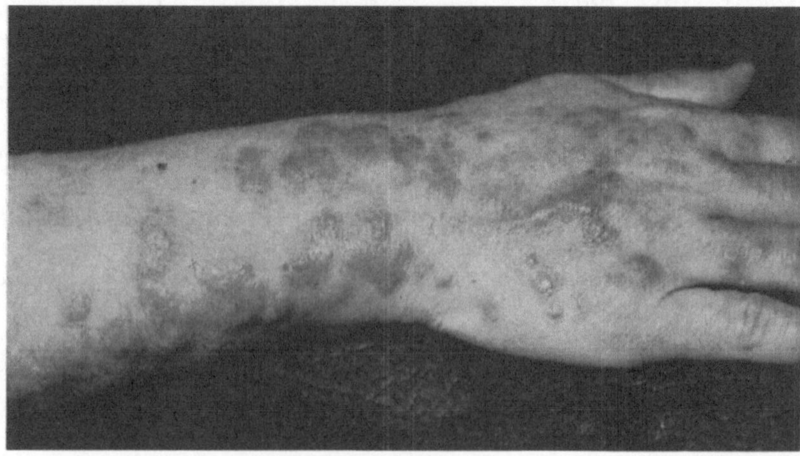

Abb. 6. Lymphogranuloma inguinale-Lichtausschlag mit Erythema multiforme-ähnlichen Zügen

Um die *wirksamen Wellenbereiche* zu bestimmen, sind einige Kranke mit Sonnenschein durch Schott-Filter bestrahlt worden. Am schönsten traten die papulösen Efflorescenzen unter den nur für langwelligere ultraviolette Strahlen durchlässigen Filter (UG 2, BG 1, BG 4, BG 9) hervor. Unter den auch für kürzere UV-Strahlen durchlässigen Filtern UG 5 und BG 24 kam neben der papulo-urticariellen Reaktion zugleich eine störende Erythemwirkung zustande. Unter denjenigen Filtern, die nur für sichtbare und für ultrarote Strahlen durchlässig waren, konnte keine sichtbare Wirkung wahrgenommen werden. Die Lymphogranuloma inguinale-Lichtausschläge scheinen vorwiegend von den langwelligeren ultravioletten Strahlen (3000—4000 Å) hervorgerufen zu werden.

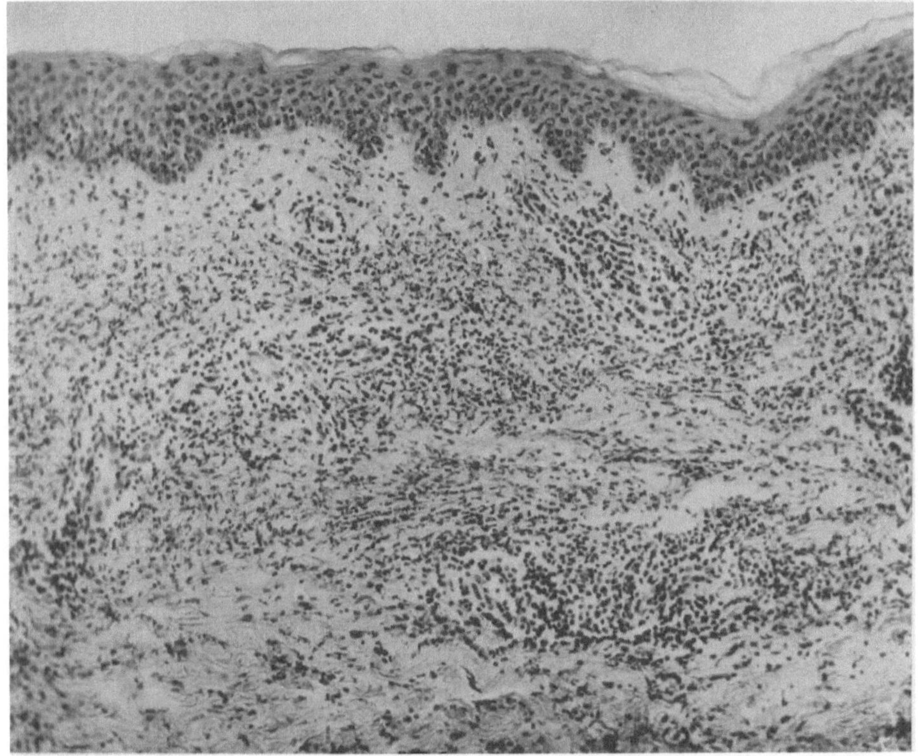

Abb. 7. Lymphogranuloma inguinale-Lichtausschlag. Typisches histologisches Bild einer papulösen Efflorescenz mit diffuser cellulärer Infiltration der ganzen oberen Hälfte der Cutis

3. Histologie des Lymphogranuloma inguinale-Lichtausschlages

Die *Epidermis* zeigt meistens nur geringe Veränderungen. In frischen Fällen ist sie ganz normal. Nach wiederholten Bestrahlungen kann die Hornschicht leicht hyperkeratotisch sein, oft netzartig locker, und das Stratum granulosum erscheint strukturlos und gequollen. Die Kerne des Stratum Malpighii können zum Teil achromatisch sein. In der Regel ist so gut wie kein Ödem vorhanden. Die Basalzellschicht ist nach unten meistens scharf abgegrenzt. Der Pigmentgehalt ist meistens gering oder mäßig, zuweilen aber auch recht reichlich. Keine (oder höchstens vereinzelte) Chromatophoren in der Subpapillarschicht.

Auffallender sind die Veränderungen in der *Cutis*.

In den jungen kleinen Primärefflorescenzen sind die Gefäße der oberen Cutis etwas dilatiert, das Endothel ist leicht geschwollen. Kleine perivasculäre Infiltrate mit Lymphocyten und einigen polymorphonucleären Leukocyten sind vorhanden.

Die größeren Papeln bzw. papulo-urticariellen Efflorescenzen zeigen neben leichtem Ödem in der Subpapillarschicht oft bedeutende Veränderungen der

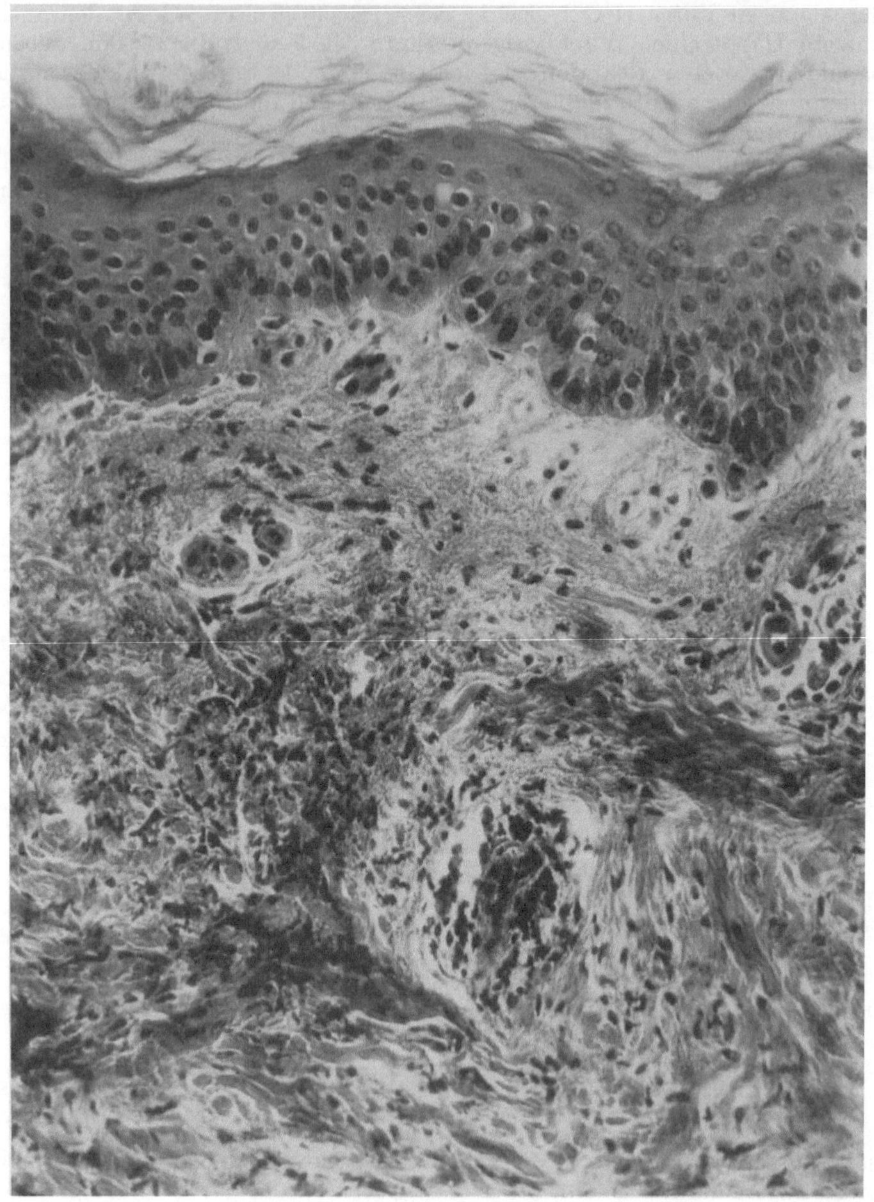

Abb. 8. Lymphogranuloma inguinale-Lichtausschlag mit obliterierten Capillaren und degenerativen Veränderungen im Bindegewebe

Blutgefäße in der ganzen oberen Hälfte der Cutis, mit deutlicher Endothelverdickung und stark gequollenen Endothelzellen. In einigen Fällen sind die Lumina der meisten Capillaren und Präcapillaren okkludiert, und die Gefäßwände zeigen eine ausgesprochene hyaline Entartung (Abb. 8). Auch Thrombosen kommen vor. Die Gefäße sind meistens mit dichten perivasculären Infiltratmänteln umgeben. An manchen Stellen sieht man die ganze Gefäßwand dicht

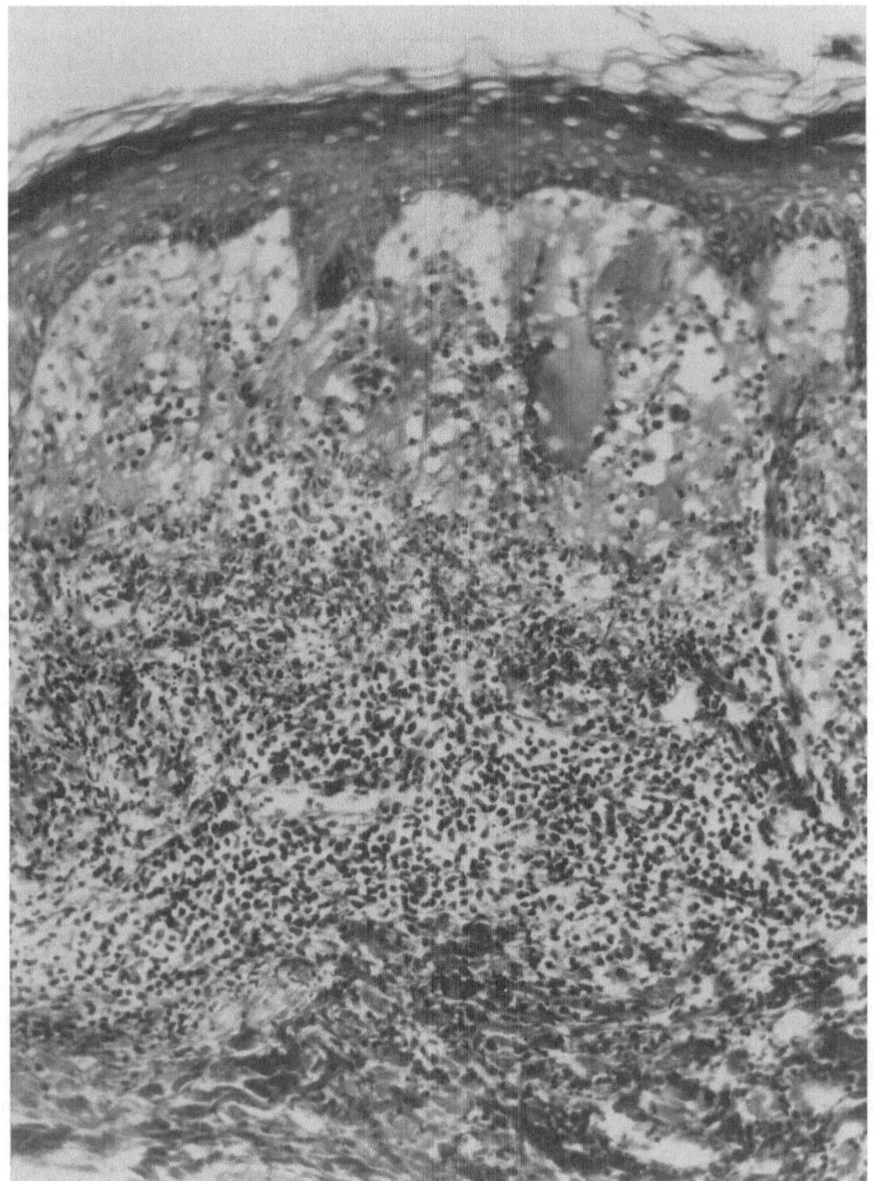

Abb. 9. Derselbe vesico-papulöse Ausschlag wie in Abb. 4. (Histologischer Befund am 9. 6. 38)

besetzt von auswandernden Zellen, hauptsächlich Lymphocyten. Einige von den perivasculären Infiltraten enthalten auch reichlich polymorphonucleäre Leukocyten, die jedoch größtenteils fadenartig ausgezogen und zerfallen erscheinen. Das Bindegewebe in diesen Gebieten weist Zeichen von krankhaften Veränderungen auf, mit gequollenen Strukturen, kleinen nekrobiotischen Herden und

Anzeichen von basophiler Färbung. Stellenweise können auch kleine unauffällige Extravasationen von Erythrocyten vorkommen. Oft sieht man überall auch in dem zwischen den Gefäßen liegenden Bindegewebe der oberen Abschnitte des Stratum reticulare diffuse Infiltrationen von cellulären Elementen, größtenteils von Leukocyten, die teils leukoklasisch zerfallen oder fadenartig ausgezogen erscheinen. Die Zahl der Kerntrümmer ist jedoch nicht so auffallend als in den Mikrobiden. Auch einzelne Plasmazellen können vorhanden sein, wie auch Histiocyten, die dem Infiltrat schon ein wenig granulomatöses Gepräge verleihen können. Eosinophile Zellen sind nicht vorhanden (Abb. 7).

In den ausgeprägtesten Fällen, mit den gequollenen papulo-vesiculösen „Sagokorn-Efflorescenzen" und diffuser Schwellung der Haut (Abb. 9) finden wir ein beträchtliches Ödem in der Subpapillarschicht, das schon zum Teil zur Aufhebung der Epidermis von der darunterliegenden Cutis führen kann. (Die Epidermis aber zeigt nur Spuren von Ödem.) Die relativ große Zahl der Histiocyten verleihen den perivasculären Infiltraten ein etwas granulomatöses Gepräge.

4. Die Lokalisation des Lymphogranuloma inguinale-Lichtausschlages

Der Sonnenausschlag bei Lymphogranuloma inguinale zeigt sich streng auf die von den Sonnenstrahlen getroffenen Hautbezirke lokalisiert und ist nicht an unbelichteten Stellen beobachtet worden. Die bestrahlten Regionen werden aber keineswegs gleich stark befallen. Dies erklärt sich teilweise aus individuellen Abweichungen, in den meisten Fällen weist die Lokalisation jedoch auch gewisse, recht charakteristische gemeinsame Züge auf.

Im allgemeinen sind die Extremitäten empfindlicher als der Rumpf und die Streckseiten der Extremitäten oft empfindlicher als die Beugeseiten. Die Vorderarme werden mehr befallen als die Oberarme, die Unterschenkel mehr als die Oberschenkel und die oberen Teile des Rumpfes (Hals, Nacken und Sternoclaviculardreieck) mehr als die unteren Teile (Bauch, Rücken, Hüften).

Somit scheint der Lichtausschlag mit Vorliebe in denjenigen Regionen aufzutreten, wo die Empfindlichkeit für UV-Lichtreaktion schwächer ist, und diese beiden Lichtreaktionen verhalten sich also bezüglich der regionären Empfindlichkeit beinahe entgegengesetzt.

Das Gesicht und die Handrücken zeigen sich in den einzelnen Fällen sehr verschieden empfindlich, bei einigen Patienten resistent, bei anderen dagegen stark befallen. Die regionäre Ausbreitung des Lichtausschlages zeigt bei Frauen und Männern keine auffallenden Differenzen.

Die Vorderarme sind am häufigsten befallen (bei 95% der photosensiblen Frauen, bei 96% der photosensiblen Männer), danach folgen: Sternoclaviculardreieck, Hals, Oberarme, Nacken, Unterschenkel, Handrücken und Gesicht. Das Gesicht wurde bei 63% der Frauen, bei 42% der Männer als beteiligt angegeben. Am wenigsten empfindlich sind: unterer Rücken, Hüften, Bauch, Mammae, Fußsohlen und Handteller.

Die dem Krankheitsherde am nächsten liegenden Regionen (Hüften, Genitalregion und Bauch) zeigten nach Exponierung gar keine oder nur sehr geringe Lichtausschläge.

Von dem *Stamme* zeigten sich oft nur die oberen Teile (Hals, Nacken, Sternoclaviculardreieck) stärker empfindlich. Recht auffallend schien die Lokalisation der Efflorescenzen im Bereich des Thorax zu sein. Die oberen Bezirke waren empfindlicher als die unteren und die medialen empfindlicher als die lateralen. Dies galt oft sowohl für die Hinter- als für die Vorderseite, allerdings war die Vorderseite gewöhnlich etwas stärker empfindlich. Die papulösen Efflorescenzen zeigten die schönste Ausbildung im Jugulum und über das Manubrium sterni bzw. im Nacken und in der Interscapulargegend. Kleinere Efflorescenzen erschienen disseminiert in den obersten Regionen bis zur Akromialgegend, in den unteren dagegen nur um die Mittellinie lokalisiert, während die Seitenpartien und die Mammae meistens verschont blieben.

Die ungleiche Beteiligung verschiedener Regionen an der Lymphogranuloma inguinale-Photosensibilität wird von Abb. 10 veranschaulicht. Von diesen als recht charakteristisch aufzufassenden Lokalisationstypen gibt es natürlich manche Abweichungen.

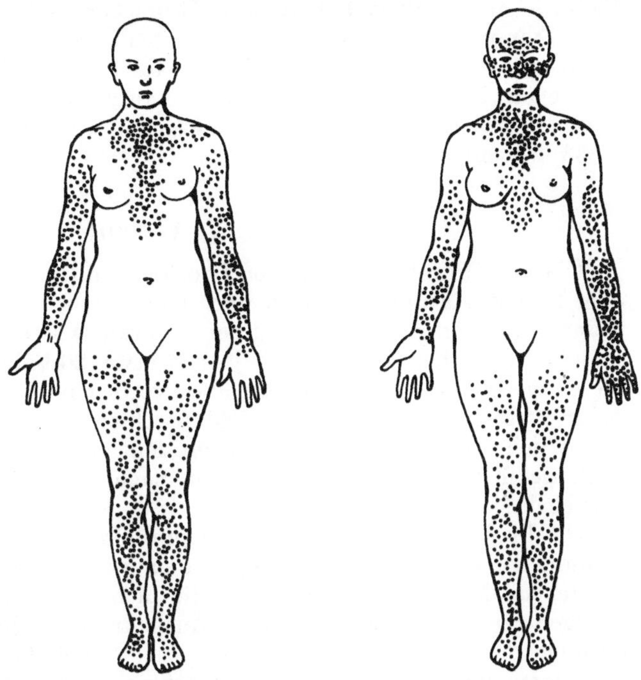

Abb. 10. Die regionäre Verteilung der Lichtüberempfindlichkeit

In Fällen, wo Lichtüberempfindlichkeit während mehr als eines Sommers vorhanden war, sind zuweilen Veränderungen in der Lokalisation (hauptsächlich im Umfang der Ausbreitung) beobachtet worden. So z. B. kann das Gesicht, das im einen Jahr resistent war, im folgenden Jahr stark befallen sein. In anderen Fällen hat ein Ausschlag, der früher eine größere Ausbreitung gezeigt hat, später seine Lokalisation ausschließlich auf Wangen, Ohren und Nase beschränkt.

5. Bestrahlung von Frei-Reaktionen

In mehreren Fällen beobachtete Sonck eine spezielle Empfindlichkeit gegen Sonnenschein in der Frei-Reaktionsstelle und in deren nächster Umgebung, die sich in einem kräftigen Aufflammen und einer Verstärkung der ursprünglichen Reaktion äußerte. (Frei-Reaktionen, die nicht gegen Sonnenlicht geschützt waren, können zu einem falschen Schluß hinsichtlich der Reaktionsstärke führen.)

Bei Beleuchtung von 48 Std alten und älteren Frei-Papeln können verschiedene Wirkungen entstehen: 1. Eine Verstärkung und Vergrößerung des erythematösen Halo, 2. circumscripte, kokardenähnliche Anhäufung von 1—2 mm breiten Papeln um das Frei-Infiltrat, 3. Petechienbildung in dem Infiltrat. Die Ergebnisse sind weniger deutlich bei Bestrahlung frischer, höchstens 24 Std alter Frei-Reaktionen. Die Efflorescenzen eines Lichtausschlages zeigten sich oft auch in einer dichteren Ansammlung um die Frei-Papel gruppiert. Auch vollkommen abgeklungene Frei-Reaktionen (sogar 1 Jahr alte Narben) können zuweilen nach Sonnenbestrahlung ein „Wiederaufflammen" in Form einer starken umschriebenen Rötung zeigen.

6. Begleitsymptome

Der Ausschlag ist oft von Juckreiz begleitet. Das Jucken pflegt nur auf den angegriffenen Hautbezirk lokalisiert und recht flüchtig zu sein, meistens verschwindet es schon nach einigen Stunden. Unter 111 Kranken war es sehr belästigend bei fünf, stark bei 40, mäßig bei 32, schwach und unbedeutend bei 23 und fehlte bei elf Kranken. Trotz des starken Juckens werden Kratzeffekte selten gesehen.

In vielen Fällen wird auch über Brennen und Prickeln (Stechen) geklagt. Oft ist der Lichtausschlag, besonders bei den von dem chronischen Krankheitsprozeß gequälten Frauen, von einem deutlichen Gefühl der Unruhe, Beklemmung und Übelkeit begleitet. Auch Schwindel, Kopfschmerzen, Schüttelfrost und Fieber — in einzelnen Fällen sogar Erbrechen — kamen vor. Vielleicht können diese Symptome zum Teil als psychosomatisch aufgefaßt werden. Es sei jedoch an dieser Stelle noch daran erinnert, daß auch die von Buchweizenexanthem befallenen Tiere im Sonnenschein starke Allgemeinerscheinungen (Unruhe, Juckreiz, Tobsucht usw.) aufweisen können, was seinerzeit schon C. H. HERTWIG (1833) hervorgehoben hat.

7. Verlauf

Über die Inkubationszeit der Photosensibilität (d. h. den Zeitraum zwischen dem Eintrittsdatum des Virus und dem Tag, an dem es erstmals möglich gewesen wäre, den Lichtausschlag hervorzurufen) sind genaue Bestimmungen sehr schwer zu machen. SONCK hat jedoch etwa 20 Fälle aufbringen können, über die einigermaßen brauchbare Angaben vorliegen.

In diesen Fällen kam der Lichtausschlag meistens erst etwa 7—12 (durchschnittlich etwa 9—10) Wochen nach dem ansteckenden Coitus und etwa 4—8 (durchschnittlich etwa 5—6) Wochen nach den ersten Drüsensymptomen zum Vorschein.

Die Photosensibilität bei Lymphogranuloma inguinale verschwindet mit der Heilung des Grundleidens. Dies gilt als allgemeine Regel.

Bei subakuter Adenitis kommen die Lichtausschläge daher nur während eines einzigen Sommers zum Vorschein. Ausnahmsweise hat sich der Ausschlag noch im folgenden Frühling eine Zeitlang gezeigt. Bei chronisch erkrankten Lymphogranuloma inguinale-Patienten erstreckt sich die Lichtüberempfindlichkeit oft über mehrere Jahre. Der Lichtausschlag hat also von Jahr zu Jahr jeden Frühling rezidiviert. In den meisten Fällen scheinen diese Rezidive allmählich immer schwächer geworden zu sein, und nach kürzerer oder längerer Dauer ist die Lichtüberempfindlichkeit schließlich praktisch genommen erloschen. Es gibt jedoch auch Fälle, in denen die Eruptionen seit mehr als 10 Jahren jeden Frühling mit fast unverminderter Kraft aufgetreten sind.

Bei fünf Kranken verschwand die Photosensibilität nach der Radikaloperation (Exstirpatio recti), bei drei Kranken war dies indessen nicht der Fall. Die Anlegung eines Anus praeternaturalis allein schien oft keinen nennenswerten Effekt auf die Lichtausschläge zu haben. In Fällen, wo die Photosensibilität bestehen geblieben ist, trotzdem die Patienten keine typischen Lymphogranuloma inguinale-Symptome mehr aufweisen, muß mit der Möglichkeit eines latenten Krankheitsprozesses gerechnet werden.

8. Pigmentierung und Gewöhnung

In sonnigen Ländern (Indien) ist der Lymphogranuloma inguinale-Lichtausschlag nur ausnahmsweise beobachtet worden, bei Negern überhaupt nicht. Während des langen, ziemlich sonnenarmen Winters im Norden blaßt die Lichtpigmentierung weitgehend ab, und es ist verständlich, daß Photosensibilisierungen bei Einwirkung der Frühlingssonne auf die helle Haut leichter entstehen. Man könnte sich nun denken, daß die individuelle Pigmentierung (Augen- und Haarfarbe) auch in dem nördlichen Klima von entscheidender Bedeutung für die Entstehung des Lymphogranuloma inguinale-Lichtausschlages sei. Das ist indessen nicht der Fall. Der Lymphogranuloma inguinale-Lichtausschlag tritt auch bei Brünetten auf, wenn es schon möglich ist, daß sich die Photosensibilität mit größerer Leichtigkeit bei den Rothaarigen und Hellblonden äußert.

Von 85 Frauen mit Lichtausschlag waren sechs rotblond, 35 hell, 21 mittelstark pigmentiert und 23 dunkel. Von 61 Frauen ohne Lichtausschlag waren eine rotblond, 32 hell, 19 mittelstark pigmentiert und neun dunkel. Auch unter den männlichen Kranken war kein deutlicher Unterschied hinsichtlich der Pigmentierung feststellbar.

Vielmehr scheint aus den Untersuchungen an diesen Lymphogranuloma inguinale-Kranken hervorzugehen, daß die Lichttoleranz und der Grad der Pigmentierung voneinander weitgehend unabhängig sein können. Bei einigen Brünetten, die trotz der chronischen Krankheit eine gute Lichtpigmentierung

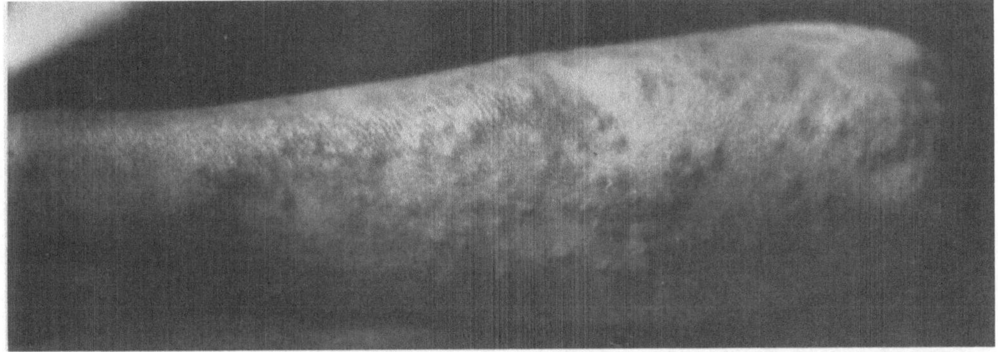

Abb. 11. Lymphogranuloma inguinale-Lichtausschlag mit gruppierten Knötchen (photosensibles Mikrobild?)

nach Sonnenbestrahlung erkennen ließen, sah man die Lichtpigmentierung sich schneller als die Gewöhnung entwickeln. Trotz starker Lichtpigmentierung konnte bei diesen Kranken ein papulöser Lichtausschlag hervorgerufen werden. Auch trat der Lichtausschlag in einigen nach vorhergehenden Hg-Lichtexperimenten zurückgebliebenen Pigmentflecken mit etwa gleicher Intensität wie in der Umgebung auf.

Bei einer Kranken mit stenosierender Proktitis gelang es wiederholt papulöse Efflorescenzen in einem braunpigmentierten Hautbezirk hervorzurufen, während umliegende weiße Hautbezirke nur mit einer leichten diffusen Rötung reagierten. Dieser Fall (Abb. 11) weicht von den übrigen insofern ab, daß die durch Lichtwirkung hervorprovozierten Elemente in Gruppen angeordnet sind und an ein lichtsensibles Mikrobid denken lassen.

Der Lymphogranuloma inguinale-Lichtausschlag hinterläßt meistens keine nennenswert erhöhte Pigmentierung. Eine starke und längere Zeit anhaltende Pigmentierung wurde nur in einem Fall gesehen.

Viele Lymphogranuloma inguinale-Kranke geben an, während der Krankheit (besonders in dem chronischen Stadium) eine deutliche Abschwächung der allgemeinen Lichtpigmentierung wahrgenommen zu haben. Trotz der abgeschwächten Pigmentierung scheint bei den meisten Patienten jedoch eine mehr oder weniger deutliche Gewöhnung oder Desensibilisierung einzutreten.

Etwa ein Viertel der Kranken behauptet zwar bis zum Herbst von den Lichtausschlägen belästigt zu sein und keine genügende Gewöhnung während des Sommers wahrzunehmen. Andere haben aber eine deutliche Abnahme der Lichtempfindlichkeit in der zweiten Hälfte des Sommers beobachtet. Ein Drittel der Kranken hat den Ausschlag überhaupt nur im Frühling und im Vorsommer bemerkt.

9. Allergie

Unter den chronisch erkrankten weiblichen Kranken *mit* Lichtausschlag kamen Gelenkerscheinungen zu 33%, Augenentzündungen zu 19%, und Erythema nodosum zu 16% der Fälle vor. Die entsprechenden Werte bei Kranken *ohne* Lichtausschlag waren 19%, 7% und 4%. Auffallend starke Frei-Reaktionen kamen bei Photosensiblen zu 32%, bei Nichtphotosensiblen zu 9% vor. Vielleicht darf man also von gewissen Berührungspunkten zwischen der Lymphogranuloma inguinale-Allergie und der Lymphogranuloma inguinale-Photosensibilität reden. Die nähere Aufklärung der Photosensibilisierungsvorgänge steht noch aus. Die Möglichkeit, der Lichtausschlag sei ein Mikrobid, ist weniger plausibel. Das gesetzmäßige Auftreten der Efflorescenzen und die gleichmäßige Verteilung derselben in dem belichteten Felde weicht zu viel von dem klinischen Bild der embolisch auftretenden Mikrobide (Erythema nodosum z.B.) ab. Wahre Zwischenformen werden auch vermißt. Sonck hat vergeblich versucht, einen abklingenden Lichtausschlag durch intracutane oder intravenöse Frei-Antigeninjektionen zu reaktivieren. Durch intravenöse Antigentherapie hat er in den lichtnegativen Fällen keine erhöhte Photosensibilität hervorrufen können. (Die Versuche sind freilich nur in sehr vorsichtiger Dosierung ausgeführt worden.) Zur Aktivierung der Frei-Reaktionen durch Licht kann bemerkt werden, daß auch Mantoux-Reaktionen Ähnliches zeigen können.

Auch nach Ausbildung der Frei-Allergie scheint der Lichtausschlag nicht bei der ersten Exponierung der Sonne aufzutreten, sondern erst bei später wiederholten Exponierungen. Und hierbei tritt der Ausschlag plötzlich in voller Stärke hervor.

Eine der Kranken erzählte z. B., daß ihr Lichtausschlag drei Frühjahre nacheinander, jedes Jahr erst etwa nach dem dritten Sonnenbad ausgelöst wurde. Eine andere Patientin, mit Genitalgeschwür und Leistendrüsenentzündung seit 6—7 Wochen, zeigte am 20. 5. eine deutlich positive Frei-Reaktion, wurde am 24. 5. und 26. 5. etwa $1^1/_2$ Std bestrahlt, ohne daß Lichtausschläge entstanden, bekam aber am 2. 6. nach 40 min Bestrahlung ein ausgeprägtes Lichtexanthem. Aus diesen und anderen ähnlichen Beobachtungen gelangt Sonck zu der Vermutung, daß der Lymphogranuloma inguinale-Lichtausschlag eine photoallergische Erscheinung sei. Diese Frage ist leider nicht genügend studiert worden.

10. Einige klinische Untersuchungen

Bezüglich der Protein- und Lipoidwerte des Blutserums sowie der Blutbilder ist kein Unterschied zwischen den photosensiblen und den nichtphotosensiblen Lymphogranuloma inguinale-Patienten zu beobachten. Das gleichzeitige Bestehen einer Luesinfektion scheint auch keinen Einfluß auf die Photosensibilitätserscheinungen auszuüben. Bei den am stärksten lichtsensiblen Lymphogranuloma inguinale-Patienten ist eine deutliche, obwohl recht geringe Zunahme der ätherlöslichen Porphyrine im Harn konstatiert worden.

Die der Ätherfraktion zugesetzte Salzsäurelösung färbt sich in den stärker photosensiblen Fällen hellrosa. Bei einer solchen Kranken mit Rectumstriktur ist auch ein starkes Kimmigsches „Lichtband“ konstatiert worden.

11. Diagnose

Eine Differentialdiagnose ausschließlich von morphologischem Gesichtspunkt aus zwischen dem Lymphogranuloma inguinale-Lichtausschlag und den gewöhnlichen (Frei-negativen) chronisch-polymorphen Lichtausschlägen (Hutchinson-

HAXTHAUSEN) ist wohl in den meisten Fällen unmöglich. Von medikamentösen und anderen *ekzematösen* Lichtausschlägen scheidet sich der Lymphogranuloma inguinale-Lichtausschlag jedoch deutlich durch seinen mehr papulösen Charakter.

V. Sonstige Hauterscheinungen

LICHTENSTEIN (1936) macht uns aufmerksam auf das häufige Zusammentreffen von Rectumstriktur und *Pellagra* unter den farbigen Frauen in New Orleans. Unter 58 Frauen mit entzündlicher Rectumstriktur sah er achtmal (d. h. in 14% der Fälle) Pellagra mit typischen Hautsymptomen. Diese entwickeln sich erst sekundär zu den Mastdarmsymptomen. Pellagra als Nebenerscheinung bei Lymphogranuloma inguinale erwähnen auch SPIESMAN, LEVY u. BROTMAN (1937).

Selbstverständlich passiert eine so schwere und erschütternde Erkrankung wie Lymphogranuloma inguinale nicht ohne Spuren auf das neuro-vegetative System und die *Psyche* der Kranken zu setzen. Schon im Frühstadium zeigt sich in manchen Fällen ein starkes lokales *Schwitzen* in den Handtellern, die vom Schweiße förmlich triefend naß sind. In den schweren chronischen Fällen, besonders der Frauen, wird oft über Parästhesien, Cutis anserina, flüchtige Erytheme und andere nervöse (psychosomatische) Erscheinungen geklagt (SONCK 1940 und 1941).

Bei Lymphogranuloma inguinale liegt in vielen chronischen Fällen eine offenbar durch die Grundkrankheit bedingte *Abschwächung der Lichtpigmentierung* vor. Die alte volkstümliche Auffassung, schlechte Lichtpigmentierung sei ein Zeichen von Kränklichkeit, paßt also recht gut auf die Lymphogranuloma inguinale-Kranken. Nach der Heilung wird die Lichtpigmentierung meistens wieder normal.

Eine *dünne, feucht-kühle, samtartig weiche Haut*, z. B. an den Armen, ist oft recht kennzeichnend für Lymphogranuloma inguinale-Kranke mit chronischem Rectalleiden und ist zu einem gewissen Grad auch für die Diagnose brauchbar. Rauhe, trockene Haut spricht mehr für Carcinoma als für Lymphogranuloma recti. Gegebenenfalls kann eine samtartige Haut auch bei manchen anderen Zuständen vorkommen.

Literatur

AMTMAN, L., and I. PILOT: Lymphogranuloma inguinale. Report of three cases from Chicago. Arch. Derm. **26**, 868 (1932).

BALIÑA, P. L., y M. I. QUIROGA: Sindromes ano-recto-genitales en el hombre y linfogranulomatosis venérea. Rev. urug. Derm. Sif. **2**, No 5 (1937). — BANCIU, A., et A. CARATZALI: Un cas de maladie de Nicolas et Favre à manifestations multiples. Ann. Derm. Syph. (Paris) **9**, 100 (1938). — BARTHELS, C., u. H. BIBERSTEIN: Elephantiasis penis et scroti und Lymphogranulomatosis inguinalis. Bruns' Beitr. klin. Chir. **152**, 325 (1931a). — Zur Histogenese der nach Lymphogranulomatosis inguinalis auftretenden Rektumstrikturen. Bruns' Beitr. klin. Chir. **152**, 464 (1931b). — BENEDEK, T., and DORA B. OLKON: Lymphogranuloma venereum as a systemic disease. Report of a case with involvement of the skin and the eye. Amer. J. Syph. **25**, 28 (1941). — BERTACCINI, G.: Contributo alla quistione della linfogranulomatosi inguinale subacuta (Nicolas e Favre). G. ital. Derm. **67**, 1178 (1926). — BIANCHI, A. E., J. L. CARRERA y M. SEOANE: Observación de linfogranulomatosis venérea en una mujer; de tipo de tumor abdominal; anergia a la reacción de Frei, con serología positiva para lúes. Adenopatía inguinal. Forma cutánea de linfogranulomatosis venérea. Intervenciones abdominales innecesarias. Rev. argent. Dermatosif. **30**, 295 (1946). — BOŠNJAKOVIĆ, S.: Lymphogranuloma inguinale. Erythema exsudativum multiforme. Zbl. Haut- u. Geschl.-Kr. **49**, 407 (1935a) (Demonstr.). — Lymphogranuloma inguinale. Erythema nodosum. (Demonstr. a. d. Dermatovener. Sekt. in Zagreb.) Zbl. Haut- u. Geschl.-Kr. **51**, 325 (1935b). — Prilog epidemiologiji i klinici četvrte veneričke bolesti. Liječn. Vjesn. **60**, 746 (1938). Ref. Zbl. Haut- u. Geschl.-Kr. **62**, 73 (1939). — BOSTRÖM, C., u. S. HELLERSTRÖM: Die lokale Überempfindlichkeit der Haut bei gewissen Exanthemen besonders der Mikrobiden. Deliber. Congr. Derm. internat. IX, Budapest 1935, Bd I, S. 229. — BOTTOLI, A.:

Rara complicanza del linfogranuloma inguinale: Linfoangectasia vulvare. Boll. Sez. region. Soc. ital. Derm. **3**, 265 (1935). — Dermosifilografo **10**, 711 (1935). Ref. Ann. Derm. Syph. (Paris) **7**, 326 (1936). — BRANDON: Diagnose en behandeling van buboadenitis inguinalis. Geneesk. T. Ned.-Ind. **72**, 1473 (1932). — BURCKHARDT, W.: Zwei Fälle von atypischem Lymphogranuloma inguinale. Arch. Derm. Syph. (Berl.) **170**, 320 (1934). — BUSCHKE, A., A. BOAS u. J. v. VÀSÀRHELYI: Klinische und experimentelle Erfahrungen über Lymphogranuloma inguinale. Med. Klin. **27**, 1562 (1931).

CANNON, A. B.: Cutaneous and systemic manifestations of lymphogranuloma and its differential diagnosis. J. Conn. med. Soc. **3**, 329 (1939). — CARNOT, P., R. CACHERA et MALLARMÉ: Maladie de Nicolas-Favre et érythème noueux. Bull. Soc. méd. Hôp. Paris **52**, 1108 (1936). — CARRERA, J. L., y M. SEOANE: Linfogranulomatosis inguinal subaguda de forma cutánea. Rev. argent. Dermatosif. **30**, 290 (1946). — CEDERCREUTZ, A.: Om lymphogranulomatosis inguinalis, den s.k. fjärde könssjukdomen. Finska Läk.-Sällsk. Handl. **70**, 1036 (1928). — Om ulcus chronicum penis i anslutning till lymphogranuloma inguinale. Finska Läk.-Sällsk. Handl. **76**, 687 (1934a). — Sur l'ulcère chronique de la verge dans la maladie de Nicolas et Favre. Ann. Derm. Syph. (Paris) **5**, 553 (1934b). — CERUTTI, P., e E. PAVANATI: Linfogranulomatosi inguinale benigna. Malattia di Nicolas e Favre. Quarta malattia venerea, Poroadenite inguinale. Torino: Minerva Medica 1938 (Monographie, 375 S.). — CHAPMAN, E. M., and E. P. HAYDEN: Lymphogranuloma inguinale; A clinical study of thirty cases of the sixth venereal disease in natives of New England. New Engl. J. Med. **217**, 45 (1937). — CHEVALLIER, P.: Rapport pour servir à la discussion sur les ulcères chroniques de la vulve. Bull. Soc. franç. Derm. Syph. **43**, 236 (1936a). — Sur les ulcérations chroniques de la peau de la région inguino-abdominale crurale. La forme cutanée pure chronique de la poradénite. Bull. Soc. franç. Derm. Syph. **43**, 279 (1936b). — CHEVALLIER, P., et J. BERNARD: Ulcération vulvaire; adénopathies inguinales, érythème noueux avec éléments pustuleux. Réaction de Frei positive. Bull. Soc. franç. Derm. Syph. **39**, 760 (1932a). — Forme cutanée pure de la maladie de Nicolas-Favre. Bull. Soc. franç. Derm. Syph. **39**, 1351 (1932b). — CHEVALLIER, P., et J. GORSE: Forme cutanée inguinale pure tardive de la poradénite. Bull. Soc. franç. Derm. Syph. **43**, 428 (1936). — COLE, H. N.: Lymphogranuloma inguinale, the fourth venereal disease. Its relation to stricture of the rectum. J. Amer. med. Ass. **101**, 1069 (1933). — Arch. Derm. **31**, 363 (1935) (Aussprache). — COLE, W. J., and Th. C. JEWELL: Case of lymphogranuloma venereum (poradenolymphitis) in a white female. Canad. med. Ass. J. **55**, 379 (1946). — COSTA, O. G.: Lymphogranuloma venereum of unusual location and extent. Arch. Derm. **47**, 694 (1943). — On Nicolas-Favre-Disease (Report of a case with generalised cutaneous lesions). Dermatologica (Basel) **107**, 426 (1953). — COSTELLO, M. J., and G. DE OREO: Lymphogranuloma venereum: Report of an unusual example involving the lymphatic glands of the buttock and adjacent regions. Arch. Derm. **43**, 997 (1941). — COUTTS, W. E.: La linfogranulomatosis venerea y en especial sus manifestaciones genito-urinarias. Rev. chilena de Higiene y Med. prevent. **1**, 237—292 (1938). — Elephantiasis of the penis and scrotum and lymphogranuloma venereum infection. Dermatologica (Basel) **93**, 337 (1946). — COUTTS, W. E., and H. AHUMADA: Penoscrotal elephantiasis of lymphogranulomatous origin. Description of a case with psoriasiform cutaneous lesions and others resembling an ecthymatous pyoderma. Arch. Derm. **36**, 1014 (1937). — COUTTS, W. E., and T. BANDERAS BIANCHI: Lymphogranulomatosis venerea and its clinical syndromes. Urol. cutan. Rev. **38**, 263 (1934). — CUESTA ALMONACID, L. DE LA: Rev. méd. Santander 1931. — Tres casos de exantema en enfermedad de Nicolas-Favre. Act. dermo-sifiliogr. (Madr.) **26**, 272 (1934).

DEL GRANDE, L.: Sopra un caso di linfangectasie vulvari complicanti un estiomene di natura poroadenitica. Dermosifilografo **11**, 51 (1936). — DUFF, D.: Purpura in climatic bubo. West Afr. med. J. **1**, 42 (1928). Zit. bei CERUTTI u. PAVANATI.

EPSTEIN, ST.: Studies in abnormal human sensitivity to light. I. Prurigo aestivalis, eczema solare and urticaria photogenica. Report of 17 cases and review of the literature. J. invest. Derm. **5**, 187 (1942).

FAVRE, M.: A propos du diagnostic des affections inflammatoires de la région inguinale. Note préliminaire. Bull. Soc. franç. Derm. Syph. **40**, 53 (1933). — FERNET, P., et P. MATHIEU: Maladie de Nicolas-Favre. Bull. Soc. franç. Derm. Syph. **47**, 110 (1940). — FERRER, I.: Enfermedad de Nicolás y Favre a forma nodular dermo-hipodérmica. Vida nueva **40**, 81 (1937). — FINOCCHIARO, FR.: Linfogranuloma venereo e eritema nodoso. An. paul. Med. Cirurg **36**, 479 (1938). — Localização poradenítica na região glutea. Bol. Sanat. S. Lucas (S. Paulo) **4**, 40 (1942). — FONTANA: Linfangectasie vulvari de elefantiasi dell'arto inferiore destro. Dermosifilografo No 5, 248 (1926). — FRANCHI, F.: Eritema nodoso e poradenite inguinale. Boll. Sez. region. Soc. ital. Derm. **1**, 45 (1934). Ref. Zbl. Haut- u. Geschl.-Kr. **49**, 284 (1935). — FREI, W.: Nodöse Exantheme nach Salvarsan und nach Spirobismol. Zbl. Haut- u. Geschl.-Kr. **25**, 401 (1928a). (Aussprache.) Zbl. Haut- u. Geschl.-Kr. **25**, 403 (1928b). — Lymphogranulomatosis ing. mit Lymph. ing.-Bubonulus und Erythema exsud.

multiforme-ähnlichem Exanthem. Zbl. Haut- u. Geschl.-Kr. **40**, 156 (1932) (Demonstr.). — FREI, W., u. H. HOFFMANN: Experimentelles und Klinisches zum „Lymphogranuloma inguinale". Arch. Derm. Syph. (Berl.) **153**, 179 (1927). — FROBOESE, C.: Histologie eines Bubonulus bei Lymphogranulomatosis inguinalis. Arch. Derm. Syph. (Berl.) **168**, 173 (1933). — FUHS, H., u. W. VOLAVSEK: Über Lymphogranulomatosis inguinalis mit atypischem Verlauf und letalem Ausgang. Arch. Derm. Syph. (Berl.) **177**, 209 (1938).

GALFETTI URIOSTE, C.: Poradenolinfitis con gran infiltración de la pared abdominal. Rev. urug. Derm. **3**, 657 (1938). — Eritema polimorfo en un caso de linfogranulomatosis venérea. 33 R. de la C. Dermat. del H. Maciel 17. 5. 1939. (Zit. bei MAY.) — GANS, O.: Remarques sur la lymphogranulomatose de Nicolas-Favre. Bull. Soc. franç. Derm. Syph. **38**, 544 (1931). — GARZÓN, L.: Edema alérgico en un caso de enfermedad de Nicolás y Favre. Arch. Med. interna **5**, 109 (1939). — GATÉ, J., et P. J. MICHEL: Un cas d'érythème exsudatif multiforme au cours de la maladie de Nicolas-Favre. IV Congr. des dermatologistes et syphiligraphes de langue française, Paris 1929. Part II: Discuss. & communic. divers. Masson & Cie. 1929, S. 95. — GAY PRIETO, J., y B. LOPEZ MARTINEZ: Linfogranulomatosis subaguda benigna de la pared abdominal, consecutiva á la cura quirurgica de une hernia inguinal y apendicectomia. Act. dermo-sifiliogr. (Madr.) **33**, 839 (1942). — GAY PRIETO, J., B. SANCHEZ COZAR y L. EGEA BUENO: Nueva contribución al estudio de la histopatogenia de estenosis rectal linfogranulomatosa. Act. dermo-sifiliogr. **25**, 737 (1933). — GLAZE, A. L.: J. Amer. med. Ass. **108**, 31 (1937) (Aussprache). — GOLDBERG, L. C., and G. H. FONDE: Recurrent "lymphogranulomatid" (?) reactions in the course of lymphogranuloma venereum; Report of a case. Arch. Derm. **34**, 478 (1936). — GOUGEROT, H., et B. DREYFUS: Poradénite suppurée et périadénite lipomateuse inguino-crurale; ulcérations cutanées fessières. Ann. Mal. vénér. **32**, 697 (1937). — GREGORIO, E. DE: Contribución al estudio de la linfogranulomatosis inguinal subaguda (Enfermedad de Nicolas-Favre). Ecos españ. Derm. y Sif., Madrid 1932, 114 Seiten. — Ulcération chronique et éléphantiasis de la verge et sténose rectale conjugale dans la maladie de Nicolas-Favre. Rev. franç. Derm. Vénér. **12**, 259 (1936). — Un nuevo caso de contagio matrimonial de la linfogranulomatosis inguinal subaguda. (Estenosis rectal en la mujer, adenopatías inguinales y ulceración crónica del pene en el marido. Rev. argent. Dermatosif. **21**, 143 (1937). — Linfogranulomatosis inguinal subaguda. E. Berdejo Casañal, Zaragoza, 1944 (Monographie, 374 S.). — GREGORIO, E. DE, y FR. ZATORRE: Contribución al estudio del sindrome fistuloso cronico uretro-peneo-escrotal por la linfogranulomatosis inguinal subaguda. Act. dermo-sifiliogr. (Madr.) **40**, 493 (1949). Ref. Ann. Derm. Syph. (Paris) **10**, 327 (1950). — GREITHER, A.: Erythema nodosum und Erythema exsudativum multiforme. Sammelreferat über die Literatur von Ende 1945 bis Anfang 1953. Hautarzt **5**, 1, 49 (1954). — GRUPPER, CH.: Les problèmes des érythèmes noueux et des érythèmes polymorphes survenant au cours de la maladie de Nicolas-Favre. Thèse de Paris 1937 (90 S.).

HALL, T. B.: Arch. Derm. **31**, 582 (1935) (Aussprache). — HELLERSTRÖM, S.: A contribution to the knowledge of lymphogranuloma inguinale. Acta derm.-venereol. (Stockh.), Suppl. **1** (1929) Monographie. — Zur Kenntnis der Hautallergie beim Lymphogranuloma inguinale. Klin. Wschr. **10**, 595 (1931a). — Expériences avec l'intradermoréaction dans la maladie de Nicolas-Favre. Bull. Soc. franç. Derm. Syph. **38**, 560 (1931b). — Neuere, wichtigere Ergebnisse auf dem Gebiete der Lymphogranuloma-inguinale-Forschung. Zbl. Haut- u. Geschl.-Kr. **40**, 705 (1932). — Das Lymphogranuloma inguinale (Ätiologie und Therapie). Dtsch. med. Wschr. **1935**, 1105. — Das Erythema nodosum-Problem im Lichte des Lymphogranuloma inguinale. Acta med. scand. **109**, 1 (1941). — HICKAM, J. B.: Cutaneous and articular manifestations in lymphogranuloma venereum. Activation of the disease by the Frei test. Arch. Derm. **51**, 330 (1945). — HOFFMANN, E.: Über Psoriasis und das Köbnersche Phänomen. Z. Haut- u. Geschl.-Kr. **9**, 182 (186) (1950). — HOFFMANN, H.: Ein Partnerfall von Lymphogranuloma inguinale in Württemberg. Med. Klin. **27**, 583 (1931). — HURWITZ: Über Lymphogranuloma inguinale in Tjimahi. Sitzungsbericht am 14. 6. 1930. Geneesk. T. Ned.-Ind. **71**, 292 (1931).

JAME, L., J. HAMON et E. CARROT: Érythème noueux et zona au cours d'une maladie de Nicolas-Favre. Bull. Soc. Méd. milit. franç. **26**, 45 (1932) (Ref. bei GRUPPER). — JAME, L., M. RIOU et J. HENRION: Forme cutanée pure de la maladie de Nicolas-Favre. Bull. Soc. Méd. milit. franç. 1935. Zit. bei MAY. — JANNARONE, G.: Alcune osservazioni sulla poroadenite inguinale subacuta (Malattia di Nicolas & Favre). G. Med. milit. **87**, 748 (1939). Ref. Zbl. Haut- u. Geschl.-Kr. **64**, 71 (1940). — JAWETZ, E.: Venereal diseases in seamen in the postwar period. Stanf. med. Bull. **6**, 289 (1948). — JERSILD, O.: Lymphogranuloma inguinale mit universellem Exanthem. Zbl. Haut- u. Geschl.-Kr. **51**, 90 (1935). — JOHANSSON, B.: Persönliche Mitteilung.

KITCHEVATZ, M.: Quelle est la nature des éruptions de l'érythème polymorphe dans la maladie de Nicolas-Favre ? IV Congr. des dermatologistes et syphiligraphes de langue françcaise Paris 1929. Part II: Discuss. & communic. divers., Masson & Cie. 1929, S. 111. — KLEEBERG, L.: Lymphogranuloma inguinale mit Erythema nodosum und aphthösen Erscheinungen am

Genitale. Derm. Wschr. **91**, 1376 (1930). — KLEEBERG u. LOEWENSTEIN: Siehe KLEEBERG, (Nachtrag), S. 1379. — KOGOJ: Lymphogranuloma inguinale mit Erythema exsudativumähnlichem Exanthem. Zbl. Haut- u. Geschl.-Kr. **43**, 134 (1933) (Demonstr. 12. 11. 1931). — KOGOJ, FR.: Persönliche Mitteilung 1957. — KOPPEL, ALICE: Lymphogranuloma inguinale mit akuten rheumatischen Erscheinungen. Klin. Wschr. **6**, 2469 (1927). — KORNBLITH, B. A.: Lymphogranuloma venereum: Treatment of 300 cases. With special reference to the use of Frei antigen intravenously. Amer. J. med. Sci. **198**, 231 (1939). — KUZNITZKY: Gelenkbeschwerden bei Tartarusbehandlung. Zbl. Haut- u. Geschl.-Kr. **20**, 738 (1926). — (Aussprache.) Zbl. Haut- u. Geschl.-Kr. **25**, 403 (1928).

LEHMANN, C. F., and J. L. PIPKIN: Lymphopathia venerea. Tex. St. J. Med. **29**, 192 (1933). — Lymphopathia venerea with lichenoid rash. Arch. Derm. **31**, 581 (1935). — LICHTENSTEIN, L.: Rectal stricture. A clinical analysis of 58 cases, with observations on 154 Frei-positive cases of lymphogranuloma inguinale. Amer. J. Surg. **31**, 111 (1936a). — Rectal stricture due to lymphopathia venereum. A clinical and pathological study of six cases observed at necropsy. Ann. Surg. **104**, 279 (1936b). — LIEBREICH, E., et F. GOTTLIEB: Lymphogranulome inguinal (maladie de Nicolas et Favre) accompagné d'arthrite, épisclérite et manifestations cutanées sous l'aspect d'érythème polymorphe. Cas de contagion conjugale. Bull. Soc. méd. Hôp. Buc. **14**, 554 (1932). — LOCKWOOD LARSEN: Aussprache, s. BRANDON. — LÖHE, H., u. K. BLÜMMERS: Weitere Mitteilungen über die Lymphogranulomatosis inguinalis. Med. Klin. **27**, 614 (1931). — LÖHE, H., u. H. ROSENFELD: Neue Ergebnisse über die Spätformen des Lymphogranuloma inguinale (Esthiomene). Med. Klin. **1932 II**, 1486. — LÓPEZ MUÉLLEDES: Comm. Reunion Nacional, Granada 1936. Zit. bei DE GREGORIO 1944.

MARRAS, A.: Aspetti clinici non comuni di poroadenite inguinale. Boll. Sez. region. Soc. ital. Derm. **1**, 54 (1936). — Dermite pustolosa poroadenitica per autoinnesto. Atti Soc. ital. Derm. Sif. **17** (I), 952 (1938). — MAY y CASTIGLIONI: Zit. bei MAY 1940. — MAY, J.: Eritema polimorfo y nudoso evolucionando simultáneamente en un enfermo de Nicolas-Favre. Rev. Urug. de Derm. **1937**, 225. — Poradenolinfitis. Enfermedad de Nicolas-Favre. Linfogranulomatosis venérea. Rev. Urug. Derm. **5**, No 17—18 (1940). (Monographie, 422 S.). MAY, J., y R. RIVEIRO RIVERA: Gran edema del muslo en un caso de enfermedad de Nicolas-Favre con lesiones cutáneas, Rev. Urug. Derm. **1937**, 196. — MELCZER, N.: Bullöse, flächenhafte Hautentzündung im Frühstadium des Lymphogranuloma inguinale. Derm. Z. **78**, 337 (1938a). Idem: Gyógyászat **78**, 442 (1938b). — Lymphogranuloma inguinale, Tom XI, Szeged: Acta Litter. Scient. reg. Univ. Hung. Francisco-Iosephinae. Sect. Med. 1942 (Monographie, 566 S.). — MELCZER, N., u. K. SIPOS: Spezifischer Hautausschlag im Spätstadium des Lymphogranuloma inguinale. Arch. Derm. Syph. (Berl.) **178**, 106 (1938a). — Morbilliformes Exanthem bei Lymphogranuloma inguinale. Derm. Wschr. **107**, 1488 (1938b). — MIDANA, A.: Eritema polimorfo e malattia di Nicolas-Favre. Boll Sez. region. Soc. ital. Derm. **3**, 244 (1933). — Lesioni cutanee nella linfogranulomatosi inguinale acuta di Nicolas e Favre. Giorn. ital. Derm. **75**, 1743 (1934). — Sull'eziopatogenesi dell'eritema polimorfo nella poroadenite inguinale. G. ital. Derm. **76**, 1091 (1935). — Eccezionale varietà di fistole multiple migratrici profonde da virus della malattia di Nicolas-Favre. Dermosifilografo **13**, No 4, 232 (1938a). — Estesa fistola del dorso del membro, secondaria a linfangite nodulare, da virus della malattia di Nicolas e Favre. Dermosifilografo **13**, 683 (1938b). — La malattia di Nicolas e Favre. (Linfogranulomatosi inguinale subacuta. Poroadenite inguinale.) Parte clinica con particolare riguardo alle localizzazioni extraghiandolari. Atti Soc. ital. Derm. Sif. **17** (II), 88 (1939) (Monographie, 123 S.). — Malattia di Nicolas e Favre a decorso setticemico con localizzazione neuro-meningea. G. ital. Derm. **89**, 1113 (1948). — MIESCHER, G.: Über Cibazolexantheme und Cibazolfieber. Schweiz. med. Wschr. **73**, 521 (1943). — MILIAN, G., et CH. GRUPPER: Érythème noueux au cours de la maladie de Nicolas-Favre. Bull. Soc. méd. Hôp. Paris **52**, 1428 (1936). — MILIAN, G., et V. KATCHOURA: Abcès de la verge; bubon suppuré, érythème noueux sans germes décelables par frottis, cultures et inoculations. Bull. Soc. franç. Derm. Syph. **40**, 1294 (1933). — MILIAN et MASSOT: Maladie de Nicolas-Favre? Bull. Soc. franç. Derm. Syph. **37**, 1295 (1930). — MILONE, S., e A. MIDANA: Idrartro recidivante del ginocchio da virus della malattia di Nicolas e Favre. Minerva med. **31** (II), 519 (1940).

NANDE ARAMBURÚ: Bubón linfogranulomatoso supra púbico con gran plastrón abdominal. 34 R. de la Cl. Derm. del Hosp. Maciel 1939. Zit. bei MAY. — NICOLAS, J., M. FAVRE et F. LEBEUF: L'érythème polymorphe au cours de la maladie de Nicolas-Favre. Bull. Soc. franç. Derm. Syph. **38**, 509 (1931). — NICOLAS, J., M. FAVRE, G. MASSIA et F. LE CAT: Nouveau cas de rétrécissement ano-rectal éléphantiasique, avec intradermo-réaction de Frei positive, et examen histologique. Bull. Soc. franç. Derm. Syph. **38**, 406 (1931). — NICOLAS, J., M. FAVRE, G. MASSI et F. LEBEUF: Rétrécissement ano-rectal éléphantiasique. Forme aberrante de la maladie de Nicolas-Favre. Bull. Soc. franç. Derm. Syph. **38**, 533 (1931). — NICOLAU, S.: Lésions cutanées lymphogranulomateuses chez une femme atteinte du syndrome éléphantiasique vulvo-ano-rectal. Ann. Derm. Syph. (Paris) **5**, 1 (1934a). — Ulcère chronique lymphogranulomateux de la verge. Ann. Mal. vénér. **29**, 721 (1934b). — Lymphogranulomatose inguinale d'origine non vénérienne chez une fillette de huit ans. Ann. Mal. vénér. **31**, 908 (1936). — État hyperallergique avec éruptions complexes, créé, par l'intradermo-réaction de Frei, chez une lymphogranulomateuse. Ann. Derm. Syph. (Paris) **8**, 433 (1937a). — Maladie de Nicolas-Favre avec fistule migratrice profonde ouverte à la cuisse. Ann. Derm. Syph. (Paris) **8**, 801 (1937b). — Sur un nouveau cas de fistule lymphogranulomateuse profonde ouverte à la face postérieure de la cuisse. Ann. Mal. vénér. **33**, No 4, 193 (1938a). — Contributions à l'étude de la lymphogranulomatose cutanée subaigue. Ann. Derm. Syph. (Paris) **9**, 327 (1938b). — NICOLAU, S., et A. BANCIU: Contribution à l'étude de la lymphogranulomatose inguinale (maladie de Nicolas-Favre). Ann. Derm. Syph. (Paris) **3**, 332 (1932a). — Lymphite suppurée de la verge accompagnant le bubon lymphogranulomateux. Ann. Mal. vénér. **27**, 606 (1932b). — NOGUEIRA, A.: Síndrome de Jersild. 36 R. de la Cl. Dermat. del H. Maciel (16. 8. 1939). Zit. bei MAY 1940.

OHMORI, S.: Ein Beitrag zur Kenntnis der „chronischen polymorphen Lichtausschläge". Jap. J. Derm. Urol. **45**, 81 (1939). — O'LEARY, P. A.: J. Amer. med. Ass. **108**, 31 (1937) (Aussprache).

PAUTRIER, L.-M.: Bull. Soc. franç. Derm. Syph. **38**, 548 (1931) (Aussprache). — PERUCCIO, L.: Lesioni cutanee degli organi genitali maschili di natura poroadenitica. Dermosifilografo **12**, 360 (1937). — PESSANO, J.: Síndromes elefantiásicos vulvar-ano-rectal de probable etiología linfogranulomatosa. Rev. Urug. Derm. **1938**, 399. Zit. bei MAY 1940. — PIÑOL AGUADÉ, J., y UMBERT: Consideraciones acerca de un caso de eritema polimorfo en una enferma de estenosis rectal linfogranulomatosa. Act. dermo-sifiliogr. (Madr.) **35**, 521 (1944). — PISACANE, C.: Contributo allo studio delle forme extraganglionari della malattia di Nicolas e Favre (a proposito di un caso di induratio penis plastica e di un caso di eritema polimorfo). Rif. med. **56**, 1532 (1940). — PIUKOVIĆ: Lymphogranuloma inguinale mit einem Exanthem vom Typus eines Erythema exsudativum multiforme. Zbl. Haut- u. Geschl.-Kr. **60**. 203 (1938) (Demonstr.). — POLICARO, R. D.: Infezione simultanea di sifilide e poroadenite ignuinale. (Lesioni cutanee da virus linfogranulomatoso). Atti Soc. ital. Derm. Sif. **17** (I), 946 (1938). — PRUNES, R. L., y H. HEVIA PARGA: Formas cutáneas de la enfermedad de Nicolas-Favre. Rev. argent. dermatosif. **26**, 892 (1942).

QUIROGA, M. I.: La linfogranulomatosis venerea en la Republica Argentina. Rev. argent. Dermatosif. **22**, 591 (1938).

RAJAM, R. V.: Persönliche Mitteilung 1957. — RAJAM, R. V., and P. N. RANGIAH: Lymphogranuloma venereum. (Suppl. to Indian J. Derm. Venereol.), Medical Digest, Bombay 1955. (Monographie, 70 S., 12 Bildtafeln.) — RODRÍGUEZ-FORNOS CUESTA: Linfogranulomatosis y eritema polimorfo tratados con sales de oro. Act. dermo-sifiliogr. (Madr.) **28**, 51 (1935). — ROTNES, P.: Ulcus vulvae chronic. elephantiasticum og „anorektalt syfilom" samt et erythema multiforme-lignende eksantem hos en patient med positiv Freis reaksjon. Norsk Mag. Laegevidensk. **96**, 535 (1935). — RUGE, H.: Beitrag zur Klinik der sog. klimatischen Bubonen (105 Fälle). Derm. Wschr. **90**, 1 (1930).

SAENZ, B.: Unusual form of allergic cutaneous reaction in lymphogranulomatosis inguinalis. Report of a case. Arch. Derm. **31**, 348 (1935). — SAKURANE, Y., u. H. NEZU: Ein Fall von Erythema nodosum, kombiniert mit Lymphogranulomatosis inguinalis. Jap. J. Derm. **40**, 159 (1936). — SANNICANDRO, G.: Sopra 25 casi di malattia di Nicolas-Favre tipica ed atipica. Publ. in omaggio al Prof. UMBERTO MANTEGAZZA 28. Congr. di Derm. e Sifilogr. Tipografia gia Cooperativa, Pavia 1933. — SANTORI, G.: Un caso di linfogranulomatosi inguinale accompagnato da urticaria e guarito in periodo preallergico con la sulfamidopiridina. Atti Soc. ital. Derm. Sif. **2**, 1301 (1941). — SÁ PENELLA, L.: O eritema nodoso pelas sulfamidas. Comun. II Congr. luso-esp. Derm., Lisboa 1950, S. 97. — SCAPARONE, G.: Eritema polimorfo e poroadenite inguinale. Boll. Sez. region. Soc. ital. Derm. Sif. **1**, 260 (1936). — SCHWARZWALD, M.: Vier Fälle von Lymphogranuloma inguinale. Zbl. Haut- u. Geschl.-Kr. **51**, 326 (1935) (Demonstr.). — SELLEI, J.: Über das Entstehen des Hydroa vacciniforme s. aestivale. Arch. Derm. Syph. (Berl.) **174**, 177 (1936). — SENEAR, F. E., and M. S. WIEN: Lymphogranuloma inguinale. Arch. Derm. **26**, 1104 (1932) (Demonstr.). — Lymphogranuloma inguinale. Arch. Derm. **27**, 1037 (1933) (Demonstr.). — SÉZARY, A.: Le diagnostic de la maladie de Nicolas et Favre et l'intradermo-réaction de Frei. Presse méd. **1932**, 1894. — SÉZARY, A., et E. FRIEDMANN: Érythème noueux et maladie de Nicolas-Favre. Bull. Soc. franç. Derm. Syph. **43**, 559 (1936). — SHEPLAN, L.: Lymphogranuloma venereum of the buttock. Bull. Hosp. Jt Dis. (N.Y.) **1**, 115 (1940). — SIMPSON, R. G.: Erythema nodosum. The provocation phenomenon; with special reference to lymphogranuloma venereum (Nicolas-Favre). Dermatologia (Basel) **101**, 94 (1950). — SONCK, C. E.: Om lymphogranuloma inguinale hos barn. Nord. Med. **1939**a, 370. — Five cases of lymphogranuloma inguinale in children (with rectal manifestations and arthropathies). Acta derm.-venereol. (Stockh.) **20**, 171 (1939b). — On the occurrence of solar-dermatitis in lymphogranuloma inguinale. Acta derm.-venereol. (Stockh.) **20**, 529 (1939c). — Über Erythema nodosum und andere durch intrakutane bzw. intravenöse Frei-Antigeninjektionen (etc.) bei Lymphogranuloma inguinale ausgelöste Komplikationen. Acta derm.-venereol. (Stockh.) **21**, 473 (1940a). — Ein Fall von Lymphogranuloma inguinale (Syndroma genito-ano-rectale) mit exsudativer Tendovaginitis. Acta derm.-venereol. (Stockh.) **21**, 530 (1940b). Über die Photosensibilität bei Lymphogranuloma inguinale. I. Klinische Beobachtungen. Acta derm.-venereol. (Stockh.) **22**, Suppl. **6** (1941). (Monographie, 499 S. u. 15 Taf.). — Die Augenaffektionen bei Lymphogranuloma inguinale. Acta derm.-venereol. (Stockh.) **23**, 512 (1943). — Über das Lymphogranuloma inguinale und seine Sulfabehandlung. Ergebnisse aus Finnland. Arch. Derm. Syph. (Berl.) **189**, 184 (1949). — Erythema nodosum in connection with lymphogranuloma inguinale. Acta derm.-venereol. (Stockh.) **31**, 517 (1951). — Polymorphic solar dermatitis due to virus infection. Proceedings of X internat. Congr. Derm. London, 1952. Auch in Excerpta med. (Amst.), Sect. XIII, **6**, 314 (1952). — Spiesman, M. G., R. C. Levy and D. M. Brotman: Lymphogranuloma inguinale: Rectal stricture and prestricture. Amer. J. digest. Dis. Nutrit. **3**, 931 (1937). — Stühmer: Deliber. Congr. Derm. internat. IX., Budapest 1935. Abb. 607 in Nekams Corp. Iconum Morb. cut. 1938. — Süssmann, H.: Erythema nodosum. Berl. klin. Wschr. **1878**, 49.

Tarantelli, E.: Contagio coniugale da linfogranulomatosi inguinale subacuta. Superinfezione (?) Rif. med. **51**, 1543 (1935). — Tasaki, K.: Lymphogranulomatosis inguinalis (Maladie de Nicolas-Favre). Rep. 5. Experimental and clinical studies of "L.i.". J. orient. Med. **27**, 105 (1937). — Tavares de Souza: Quarta molestia venerea (syndroma genito-ano-rectal). Rev. Gynec. (Bras.) **27**, 470 (1933). — Tucker, H. A.: Inguinal lymphogranuloma venereum in the male. Amer. J. Syph., Gon. & vener. Dis. **29**, 619 (1945). — Surgical treatment of inguinal lymphogranuloma venereum. Amer. J. Syph. **30**, 495 (1946).

Urbach, E.: Mündliche Mitteilung.

Vilanova, X., F. Dulanto y J. Francino: Poradenolinfitis de la pared abdominal consecutiva a herida operatoria por histerectomia. Act. dermo-sifiliogr. (Madr.) **43**, 807 (1952). — Villequez et Grüpper: Complication cutanée au cours d'une maladie de Nicolas-Favre à forme inguinale. Bull. Soc. Méd. milit. franç. **32**, 480 (1938).

Warren, L. H.: Lymphogranuloma venereum. Arch. Derm. **38**, 158 (1938). — Wiedmann, A.: Bemerkungen zur Diagnose, Klinik und Therapie der Lymphogranulomatosis inguinalis. Derm. Wschr. **101**, 1319 (1935). — Wien, M. S.: J. Amer. med. Ass. **108**, 31 (1937) (Aussprache). — Wien, M. S., and M. O. Perlstein: Ulcerative lesions of the skin in lymphogranuloma inguinale. J. Amer. med. Ass. **108**, 27 (1937).

Zaoui, L.-J.: L'Érythème polymorphe dans la maladie de Nicolas-Favre. Thèse de Paris **1934.**

Die Behandlung des Lymphogranuloma inguinale

Von

Heinrich Löhe †-Berlin und Werner Schmidt-Mannheim

Mit 1 Abbildung

Vorbemerkung

Während die Ätiologie des Lymphogranuloma inguinale geklärt werden konnte, sind die Meinungen über die geeignetste Behandlungsmethode auch heute noch nicht einheitlich. Im Handbuch der Haut- und Geschlechtskrankheiten hat FISCHL unter Berücksichtigung des bis 1925 erschienenen Schrifttums die wenigen damals geübten Behandlungsverfahren angegeben, die nach unserem jetzigen Wissen als unzureichend zu bezeichnen sind. Er beschließt seine Ausführungen damit, daß „eine schnell wirkende ätiotrope Therapie wohl erst nach einwandfreier Feststellung des Erregers möglich ist". Bei dem so wechselvollen Verlauf der Krankheit, der einmal von der variierenden Virulenz der Keime, zum anderen von der sehr unterschiedlichen angeborenen Resistenz und der erworbenen Immunität des einzelnen Menschen abhängt, ist die Beurteilung des Behandlungserfolges nicht leicht, allzu stark von dem subjektiven Ermessen des Arztes beeinflußt. Auch wissen wir, daß eine gewisse Minderzahl von Fällen wenigstens klinisch spontan abheilen kann oder so leicht verläuft, daß der Arzt nicht zu Rate gezogen, das Überstehen der Krankheit nur als „Nebenbefund" später festgestellt wird, wie wir bei dem gehäuften Auftreten des Leidens in Berlin Ende der zwanziger Jahre sahen, auch andere beobachteten (FREI u. HOFFMANN, STANNUS, BONNE, VAN DER HORST u. PET, WASSÉN). Mit der besseren Kenntnis der Krankheit stellten wir nämlich bei allen durch Schwellung der Leistenlymphknoten oder durch Narben nach Bubooperationen verdächtigen Kranken die Frei-Reaktion an, die überraschend oft positiv ausfiel und zur richtigen Diagnose führte. — Die Behandlung, gleichgültig mit welcher Art begonnen wird, sollte tunlichst früh einsetzen, wie auch FREI, HELLERSTRÖM und ROBBA befürworten, um möglichst große Heilungsaussichten zu haben und dadurch den Kranken vor den schweren Spätfolgen tunlichst zu bewahren.

Es würde den Rahmen des Abschnittes weit überschreiten, auf die vielfältigen vor Einführung der Sulfonamide und Antibiotica geübten Behandlungsverfahren im einzelnen einzugehen. Nur die wesentlichen sollen in großen Zügen besprochen werden, da wir rückschauend feststellen müssen, daß sie nur in einer beschränkten Zahl, nur bei wirklichen Frühfällen wirkten und zur Heilung der Krankheit führten, daß aber die energischste Frühbehandlung bei nicht wenigen Patienten das Auftreten von Späterscheinungen nicht verhindern konnte. Für die heute geübte Behandlung haben die früheren Methoden praktisch keine wesentliche Bedeutung mehr und werden nur bei Versagen der Sulfonamide und Antibiotica zusätzlich verwendet.

I. Ältere Behandlungsmethoden (einschließlich Therapie mit Sulfonamiden)

1. Behandlung der Früherscheinungen

In den selten zu beobachtenden Fällen des Beginns der Krankheit in Form einer wenig schmerzhaften, daher meist unbeachtet gebliebenen kleinen erosiven Papel oder eines tiefcutanen Knötchens (Lymphogranuloma inguinale-Initial- oder Primäraffekt), die sich nach einer Inkubationszeit von 1—3 und auch mehr Wochen entwickeln, empfehlen sich Umschläge mit physiologischer Kochsalzlösung, um bei Mischinfektionen den Erreger anderer Krankheiten nachweisbar zu machen. Ist eine gleichzeitige Luesinfektion auszuschließen, kommt der Initialaffekt unter Trockenbehandlung mit Dermatol oder Vioform in der Regel ohne Narbe zum Abheilen.

Mit dem Einsetzen der regionären Lymphknotenschwellung, der Bildung eines Bubo, der dem Krankheitsbild sein Gepräge gibt, ihm auch den Namen „klimatischer Bubo" beigelegt hat, ändern sich grundlegend das klinische Bild und damit auch die Heilungsaussichten. — Bettruhe, feuchte Umschläge, am besten luftdichte Dunstverbände mit Bor-Bleiwasser oder essigsaurer Tonerde mit Zusatz von 30%igem Alkohol sind am Platze. Bei Rückbildung des Bubo kann man Jodvasogen, Ichthyol- oder Hirudoid-Salbe zur Beschleunigung der Resorption geben. Selbst wenn in einzelnen Lymphknoten eine geringe Einschmelzung sich ankündigt, kommt man in der Regel ohne chirurgischen Eingriff zum Ziel. Zur Hebung des Allgemeinbefindens sind vitaminreiche nahrhafte Kost, bei fieberfreien Patienten vorsichtige Bestrahlungen mit einer Quarzlampe von manchen Autoren empfohlen worden.

Neben diesen allgemein-ärztlichen Maßnahmen lassen sich die zur Behandlung angewandten älteren Methoden in vier Gruppen: chirurgische, physikalische, biologische und chemotherapeutische Verfahren einteilen.

a) Chirurgische Verfahren

Wohl als älteste chirurgische Behandlungsmethode ist bereits von H. G. Klotz (1890) die Ausräumung aller erkrankten Lymphknoten empfohlen worden (Klotz, Brault u. a.). Von anderen Klinikern wurde nur die Entfernung der ersten geschwollenen Lymphknoten, wenn noch die Haut über ihnen verschieblich war, vorgenommen, da bei ungestörtem Wundverlauf die Wunde per primam heilte, der Kranke in 10 Tagen wieder arbeitsfähig wurde. War in einem abscedierten Bubo deutliche Fluktuation vorhanden, so empfahl sich die bisweilen mehrfach zu wiederholende Punktion mit starker Kanüle und Injektion von Jodoformglycerin oder 1%igem Argent. nitric. oder Lugolscher Lösung. Waren mehrere Lymphknoten vereitert, so kamen wir schneller zum Ziel durch Ausräumung der nekrotischen Gewebsmassen mittels scharfen Löffels. Mit diesen kleinchirurgischen Maßnahmen erzielten wir in einer großen Zahl von Fällen schnelle Heilung. Der von manchen Autoren warm empfohlenen chirurgischen Radikalbehandlung konnten wir auf Grund unserer Erfahrungen nicht zustimmen. Abgesehen von dem sich lang hinziehenden Heilungsverlauf der großen Wundfläche, der zurückbleibenden sehr tiefen Narbe mit der Gefahr der Lymphstauung — wie uns eine Reihe von Fällen $^1/_2$ Jahr nach chirurgischer Totalausräumung lehrte — darf auch nicht vergessen werden, daß ja nicht die Erkrankung der oberflächlichen, vielmehr die der stets mitbefallenen iliacalen Lymphknoten, deren Ausräumung ja auf größte technische Schwierigkeiten stößt, von ausschlaggebender Bedeutung ist. — Phlegmonöse Formen mit meist mischinfizierten Senkungsabscessen nach Damm und Oberschenkeln — die auch heute noch von amerikanischen Autoren vornehmlich bei Farbigen beobachtet werden — erfordern Eröffnung mit Gegenincision und Drainage. Öfter sahen wir strumöse Geschwülste mit lange bestehenden Fisteln — gewöhnlich im Anschluß an zu früh gemachte Incisionen — die in weit unterminierte Höhlen führten und dann breite Spaltungen erforderten.

b) Röntgenbestrahlungen

Röntgenbestrahlungen wurden vor oder anschließend an die chirurgischen Eingriffe als Oberflächen-, Tiefen- oder Grenzstrahltherapie nach BUCKY vielfältig ausgeführt. Die anfangs enthusiastisch gerühmten Erfolge (KRUSPE, BRANDON u. a.) bestätigten sich in der Folgezeit nicht (SAKURANE und NEZU, KLÖBLE, TRIVELLINI, LÖHE u. ROSENFELD, BUSCHKE) und führten zur Aufgabe dieser Behandlungsmethode des Frühstadiums der Krankheit.

c) Immunbiologische Behandlungsverfahren

Wesentlich bessere Erfolge erwartete man von den *immunbiologischen Behandlungsverfahren,* als unspezifische und spezifische Reizkörpertherapie.

α) Die unspezifische Form

Unter der großen Zahl von Verfahren wurde die Eigenblutbehandlung viel geübt (KIENINGER, HURWITZ). Stark verbreitet war die Erzeugung künstlichen Fiebers (KEINING), durch intramuskuläre Milchinjektionen (KROMAYER, ROSENTHAL, ROSTENBERG, HURWITZ) durch eine Serie von intravenösen Pyrifer-Injektionen (SEREFIS, HAUSER) oder wirksamer, durch eine bis zwei intramuskuläre Injektionen von 40%igem Olobintin (LÖHE u. ROSENFELD) oder intravenöse Einspritzungen von Typhus- oder Paratyphus-Impfstoff (LOW und COOKE, LAZO GARCIA, SORLEY und GIBSON, HANSCHELL u. a.). — GAY PRIETO, LÖHE und BLÜMMERS, KLEEBERG und LÖWENSTEIN, ERBER, CURTH gaben Injektionen von Alt-Tuberkulin. In Frankreich erfreute sich der aus Streptobacillen hergestellte Impfstoff „Dmelcos" vorübergehend vielfältiger Anwendung (CHEVALLIER et BERNARD). — Trotz guter anfänglicher Einzelerfolge (MACCARI, MILIAN und MASSOT) wurde die unspezifische Reizkörpertherapie von FREI, LÖHE und ROSENFELD schon bald als unzureichend bezeichnet und abgelehnt.

β) Die spezifische aktive Immunisierung

Diese wurde in die Behandlung des Lymphogranuloma inguinale 1923 von DELBET eingeführt, der feinst zerriebenes Bubomaterial nach entsprechender Herrichtung intramuskulär injizierte, von guten Erfolgen berichtete, wie auch WISE, MONACELLI, MARGAROT und RIMBAUD, die den Impfstoff intracutan gaben. Auch WIEN und PERLSTEIN, die das Eiterantigen intradermal in 3—5tägigen Zwischenräumen in steigenden Dosen von 0,1—0,3 cm^3 verabfolgten, HERMANS, der es subcutan gab, waren von der guten Wirkung befriedigt. Injektionen in die erkrankten Lymphknoten leisteten auch nicht mehr (KITCHEVATZ, JAUSION, PERKEL und SOURSJIK). Wohl als wirksamste der aktiv immunisierenden Methoden erwiesen sich die 1931 von HELLERSTRÖM eingeführten intravenösen Antigeninjektionen in steigender Dosierung — die er als intravenöse Frei-Probe bezeichnete — die sich mit Recht hoher Anerkennung erfreuten, da sie fast ohne Temperatursteigerung verliefen und schon nach einer Woche eine bedeutende Besserung herbeiführten (GAY PRIETO, LÖHE, DE GREGORIO u. a.), wenn ihnen auch eine

Dauerwirkung nicht zuerkannt wurde (Flandin und Turiaf). Im Laufe unserer tierexperimentellen Arbeiten stellten wir neben dem aus erkrankten menschlichen Lymphknoten gewonnenen Impfstoff auch Antigene tierischer Herkunft dar, die sich, wie Ravaut, Levaditi und Maisler, auch uns als fast ebenso wirksam im allgemeinen erwiesen. So bewährten sich uns Antigene von verschieden alten Passagen von Mäusen, die bis zur 160. Passage und von Meerschweinchen, die seit 27 Monaten in damals 45. Passage gehalten waren, als durchaus zuverlässig. — In jüngerer Zeit wurden intradermale Antigeninjektionen, 5—6 zu 0,1 cm³ jeden 5. Tag erneut von brasilianischer Seite empfohlen (Rutowitsch und Gabbay 1952).

Versuche einer passiven Immunisierung knüpfen sich an die Namen von Kalz und Sagher, Toyama, Ichikawa und Shinoda, die Rekonvaleszentenserum von Lymphogranuloma inguinale-Kranken in Einzelmengen von durchschnittlich je 10 cm³ bis zu einer Gesamtmenge von 60—150 cm³ injizierten. Die Heilung erfolgte bei 30 Kranken etwa in 6 Wochen, Rezidive blieben jedoch nicht aus.

d) Chemotherapeutische Behandlungsverfahren

Der Übergang zur *Chemotherapie*, die als örtliche und allgemeine Behandlung mit verschiedenen Präparaten versucht wurde, bedeutete einen erheblichen Fortschritt.

α) Kupfersulfat

Kupfersulfat, 4%ig mit physiologischer Kochsalzlösung hergestellt, wurde in Dosen von 1 cm³ täglich an 20 aufeinander folgenden Tagen intravenös injiziert. Eine Zeitlang in Frankreich sehr beliebt (M. R. Campos und S. Calatayud), schrieben Carnot und Froment, besonders aber Petges dieser Medikation, vornehmlich vom kosmetischen Standpunkt aus, eine bessere Wirkung zu als chirurgischen Eingriffen. In Deutschland konnten Frei und Wiese dem Kupferpräparat „Cuprosol" nur eine zusätzliche Bedeutung als Ergänzung der von ihnen damals (1931) geübten Antimontherapie zubilligen.

β) Jod

Auch *Jod* fand zeitweise ausgiebige Verwendung, namentlich in Frankreich in Form der Lugolschen Lösung, die intravenös verabfolgt, als besonderswirksam galt (M. R. Campos und S. G. Calatayud). Auch die Darreichung per os (Franchi, Haxthausen, Cattaneo, Martinotti, Ferrari) war sehr beliebt, wobei von der Lösung (Jod 1,0 Kal. jodat., 2,0 Aq. dest. ad 100,0) anfangs täglich oder jeden 3. Tag einige Kubikzentimeter, später 5—10 cm³ und nach Ravaut und Cachera sogar 15—20 cm³ gegeben wurden. In Deutschland konnte das von Grippain eingeführte Jodpräparat Introcid, das in steigenden Dosen von 2—10 cm³ bis zur Gesamtmenge von 60 cm³ in Abständen von 2—5 Tagen gegeben wurde, sich nicht durchsetzen.

γ) Natrium salicylicum

Perorale Gaben von täglich 6—8 g oder intravenöse Injektionen von täglich 0,5 g in Traubenzuckerlösung sicherten dem Natr. salicyl. wegen der schnell eintretenden zuverlässigen Wirkung große Verbreitung und Anerkennung (Chevallier und Fiehrer, Touraine und Aubrun). Noch 1935 wurde das Präparat von Gautier als Mittel der Wahl bezeichnet, das durch Reyes 1937 auch in Argentinien Eingang fand.

δ) Antimonverbindungen

Viel höhere Anerkennung und Verbreitung gewannen die verschiedenen *Antimonverbindungen.* Ursprünglich war es Tartarus stibiatus, der 1%ig vor Gebrauch in keimfrei gemachter physiologischer Kochsalzlösung in steigenden Dosen von 2—5—8 cm³ langsam intravenös injiziert wurde, im ganzen 12—14 Injektionen (LUTZ, WOLF, TSCHIRKY, DESTÉFANO und VACCAREZZA, KUZNITZKY, H. HOFFMANN u. FREI). Wegen der nicht unbeträchtlichen Nebenwirkungen suchte man nach besser verträglichen Fertigpräparaten, so dem fünfwertigen Stibenyl, Stibosan und Neostibosan, unter welchen die Krankheitserscheinungen auf eine Gesamtmenge von 2,7 g in 15—20 Tagen abheilten. Besondere Wertschätzung und weite Verbreitung fand das Neostibosan wohl wegen des Ausbleibens von Nebenwirkungen (DE BELLARD, GARCIA MALDONALDO, JESSNER, FREI, DE GREGORIO, LEIDI). Andere Autoren fanden auch diese Tartaruspräparate wenig wirksam (BRANDON, KLÖBLE, TARANTELLI). — Noch breitere Anwendung erzielten zwei dreiwertige Präparate, das Antimosan und das Fuadin (WOLF, H. OULMANN, GREENBAUM). Hoher Wertschätzung erfreute sich besonders bei französischen Ärzten ein Präparat ihrer chemischen Industrie, Anthiomaline (Lithium antimonthiomalat), das 2—3mal wöchentlich intramuskulär injiziert wurde (NICOLAS, J., M. FAVRE, CH. PÉTOURAUD et G. CHANIAL), als Specificum gegen Lymphogranuloma inguinale von NICOLAU bezeichnet wurde. Gute Erfolge erzielten wir selbst mit Fuadin bzw. mit einem von I.G.-Farben zur Erprobung übergebenen Präparat, einer organischen Arsenverbindung, die Antimon enthält, zur intravenösen Injektion (Sdt 386 B).

ε) Gold

Gold, ein sehr beliebtes und viel angewandtes Präparat, das NAUMANN als Solganal in die Therapie eingeführt hatte und das in steigenden Dosen von 0,01 bis 0,5 zweimal wöchentlich intravenös verabreicht wurde. Noch wirksamer erwies sich uns (LÖHE und ROSENFELD) das Solganal in öliger Suspension. Für die ersten Injektionen verwendeten wir das 2%ige und, wenn gut vertragen, 20%iges Solganal, das in Mengen von 0,25—0,5 zweimal wöchentlich verabfolgt wurde bis zu einer Gesamtmenge von 1,5 g. Bei frühzeitig begonnener Behandlung sahen wir einen Rückgang der Infiltration, Verhinderung der eitrigen Einschmelzung und baldiges Eintrocknen der eiternden Fisteln. Wegen der guten Erfolge bei verhältnismäßig geringen Nebenwirkungen erfreuten sich die Goldpräparate vielseitiger Verwendung (LÖHE und ROSENFELD, BOSS und BUSCHKE, MEDINA und BIGNÉ, TANIMURA und TAMURA u. a.), während nur wenige Autoren von der Wirkung nicht befriedigt waren (LAZZARINI). — Sowohl bei Verwendung von Gold- wie von Antimonpräparaten sahen wir neben guten, durch ausgiebige, lang fortgesetzte Behandlung erzielten Erfolgen gelegentlich auch Versager; in solchen Fällen erwies sich der Wechsel des Präparates als zweckmäßig, indem wir z. B. von Tartarus stibiatus-Präparaten zum Solganal oder umgekehrt übergingen.

Bei Mischinfektionen von Lymphogranuloma inguinale behandelten wir bei frischer Lues zuerst antisyphilitisch mit Salvarsan und Wismut, die ja auf die alleinige Lymphogranuloma inguinale-Infektion keinen Einfluß haben. Handelte es sich um eine alte erscheinungsfreie Syphilis, so behandelten wir zuerst das Lymphogranuloma inguinale und sahen bei Verwendung von Solganal B oleosum die gleichzeitige Beeinflussung der alten Lues an der Besserung der positiven Seroreaktionen.

Um ein objektives Urteil geben zu können, haben wir uns bemüht, die mannigfachen, in den verschiedenen Kliniken geübten oder in der Literatur als erfolgreich bekanntgegebenen Behandlungsmethoden kritisch zu erproben, solange uns das große Krankengut zur Verfügung stand. Dabei mußten wir wie Frei, Hellerström u. a. die Erfahrung machen, daß es sehr schwer, nicht selten sogar unmöglich ist, unter der großen Zahl der bisweilen mit wenig berechtigtem Enthusiasmus empfohlenen Verfahren die einzelnen Behandlungsmethoden im Vergleich miteinander zu bewerten. Hinzu kommt, daß auch wir — wie bereits in der Einleitung bemerkt — die manchen Fällen innewohnende Kraft zur Selbstheilung in Rechnung stellen müssen. Wir lehnen aber die von einigen Skeptikern aufgestellte Behauptung in Übereinstimmung mit Frei mit Nachdruck ab, daß „unter der Behandlung nur diejenigen Fälle abheilen, die ohnedies ebensogut heilen würden", daß es sich bei der eingetretenen Rückbildung der erkrankten Lymphknoten um einen spontanen Rückgang handele. Wir werten vielmehr den Vorgang als echten Behandlungserfolg auf Grund unserer sorgfältigen klinischen Beobachtungen an dem großen, über 600 stationäre Patienten umfassenden Krankengut.

Es wäre unrichtig, wenn wir die mannigfachen, bei der schnellen Ausbreitung der Krankheit geschaffenen, an in- und ausländischen Kliniken geübten Behandlungsmethoden als unwirksam darstellen wollten. Wir sahen vielmehr nicht nur die schnelle Abheilung der Initialaffekte und der beginnenden Lymphknotenschwellung, sondern auch im Fortschreiten begriffene Eiterungen der Lymphknoten zum Stillstand bzw. zur Rückbildung kommen, so daß die Kranken in kurzer Zeit gesund und arbeitsfähig wurden. Daß aber andererseits die Einführung der Sulfonamide in die Behandlung des Lymphogranuloma inguinale einen wesentlichen Fortschritt brachte — wie wir im Nachstehenden beweisen —, wird allgemein anerkannt. Abgesehen davon, daß die Krankheit wesentlich verkürzt, mancher Kranke ambulant, ohne chirurgischen Eingriff behandelt werden konnte, ein wesentlich höherer Prozentsatz von Kranken gut auf die neue Behandlung — besser als auf irgendeines der früher angewandten Mittel — ansprach, so charakterisiert aber nichts den großen Wandel in der Beurteilung der verschiedenen Therapiewege besser als die allenthalben bekundete, einmütige Zustimmung zu der neuen Therapie auch von betont kritisch eingestellten Ärzten, nachdem sie die überraschend schnelle Wirkung, die gute Verträglichkeit der meist peroral verabfolgbaren Präparate kennengelernt hatten. — Daß auch die neuen Präparate keine Wundermittel darstellten, auch einzelne Versager bekanntgegeben wurden, vereinzelt unter den Frühfällen, in höherem Maße bei den Spätformen — wie wir sehen werden —, sei mit Nachdruck betont. Diese Mißerfolge suchte man dadurch zu verhüten, daß man zu der Sulfonamidbehandlung eine der früheren Behandlungsmethoden zusätzlich beibehielt, um entweder die therapeutische Wirkungsbreite zu vergrößern (Gjurić, Phylactos, Menk und Mohr u. a.) oder um ein nicht befriedigendes Behandlungsergebnis zu verbessern (Nimpfer). Jedenfalls ist kein namhafter Kliniker von der Sulfonamidtherapie zu einem der früher geübten Behandlungsverfahren zurückgegangen.

ζ) Sulfonamidverbindungen

Einen Wendepunkt bedeutete die Einführung der von Domagk entdeckten Sulfonamidverbindungen in die Chemotherapie des Lymphogranuloma inguinale, der ersten Viruserkrankung, die einer Behandlung mit Sulfonamiden sich zugänglich erwies. Gjurić gebührt das Verdienst, 1938 als erster erfolgreiche Versuche unternommen zu haben. Er teilte mit, daß ein mit Antimon kombiniert angewandtes ungarisches Sulfonamidpräparat und das Uliron, besonders in frischen, aber auch in subakuten Fällen sich hervorragend wirksam erwiesen. Bereits nach wenigen Tagen erfolgte die Rückbildung der Lymphknoten; Schmerzen, entzündliche Veränderungen und Erweichungen verschwanden auffallend rasch. Die Behandlungsdauer wurde wesentlich verkürzt und viele Kranke blieben arbeitsfähig. Die Resultate waren am besten, solange die entzündlichen Erscheinungen noch gering, die Schmerzen nicht groß waren. Noch besser waren GJURIĆs Erfolge in kombinierten Kuren mit Prontosilum album und gleichzeitiger Verabfolgung von Fuadininjektionen. In den ersten 5 Tagen erhielten die Patienten täglich 5 Tabletten, dann an 3 Tagen täglich 4 Tabletten und nach einer Pause von 3 Tagen erneut die gleiche Dosis, im ganzen 16—20 g Prontosil neben 3—10 Injektionen Fuadin.

Die experimentelle Grundlage für die Wirkungsweise des Prontosil auf das Lymphogranuloma inguinale schuf BÄR in der Schloßbergerschen experimentellen Abteilung des Institutes Robert Koch in Berlin 1937. Er stellte fest, daß mit Gehirnemulsion von Lymphogranuloma inguinale-kranken Mäusen intracerebral geimpfte Mäuse, die unter typischen Erscheinungen erkrankten und nach 6 bis 10 Tagen eingingen — durch subcutane Verabfolgung von Prontosilum album zwar nur in einigen Fällen geheilt wurden, daß bei anderen der sichtbare Heileffekt in einem verzögerten Krankheitsverlauf sich dartat. Da bei Lymphogranuloma inguinale-infizierten Menschen regelmäßig eine spezifische Hautüberempfindlichkeit eintritt, ein abortiver Krankheitsverlauf öfters beobachtet wird, voll entwickelte Krankheitsbilder bisweilen einen spontanen Rückgang zeigen, müssen wir dem menschlichen Organismus die Fähigkeit zuerkennen, mit spezifischen Abwehrmaßnahmen auf die Infektion zu antworten. Diese können zu einem vollen Erfolg führen, wenn durch die primäre chemotherapeutische Schädigung und Entwicklungshemmung des Lymphogranuloma inguinale-Virus die Heilkräfte des Organismus über die Infektion obsiegen, somit im Sinne SCHLOSSBERGERs ein komplexer Wirkungsmechanismus vorliegt. BÄRs Untersuchungsergebnisse wurden — unabhängig von ihm — fast gleichzeitig von LEVADITI erhoben, später in vollem Umfang von MACCALLUM und FINDLAY sowie anderen bestätigt. Auch nach MACCALLUM und FINDLAY führen die Sulfonamidpräparate nicht zur Zerstörung, sondern zu einer Schwächung des Virus, womit bei den behandelten Tieren eine gewisse Immunität sich ausbildet. Bestätigung erbrachten die experimentellen Untersuchungen von CERUTTI (1940) sowie CALLOMON und BROWN (1943). Auch LEVADITI und seine Mitarbeiter, die zur Erforschung der Krankheit wesentlich experimentell beigetragen haben, fanden einzelne Sulfonamidderivate sehr wirksam, da sie beim Tier den Erfolg der Übertragung des Virus von Mäusehirn auf Mäusehirn, sowie von Leistenlymphknoten von Affen auf Mäusehirn verhinderten. Trotz der großen Fortschritte auf experimentellem und klinischem Gebiet ist die Wirkungsweise der Sulfonamidpräparate noch in der Diskussion, da z. B. LÉPINAY, GREVIN und DONON dem Para-Aminosulfamid eine unmittelbare Wirkung auf das Virus zuschreiben. — In diesem Zusammenhang gewinnen auch die späterliegenden tierexperimentellen Untersuchungen von JONES, RAKE und STEARNS besonderes Interesse, in welchen sie 1945 nachweisen konnten, daß 30% der die Lymphogranuloma inguinale-Infektion unter Sulfonamideinwirkung überlebenden Mäuse Virusträger blieben. Daraus läßt sich wohl schließen, daß ein günstiges klinisches Behandlungsergebnis nicht unter allen Umständen die völlige Ausmerzung oder Unschädlichmachung des Virus voraussetzt, daß es vielmehr in latenter Form sehr wohl im Körper zurückbleiben kann. Dafür bietet die menschliche Lymphogranuloma inguinale-Infektion zuweilen eine Bestätigung, wie es die Mitteilung von HEYMAN, WALL und BEESON zeigt, denen 1947 der Virusnachweis aus einem excidierten Lymphknoten gelang — 6 Monate nach Krankheitsbeginn und 4 Monate nach erfolgreicher Behandlung mit 120 g Sulfathiazol.

Die Nachprüfungen der Ergebnisse von Gjurić setzten alsbald an vielen Stellen ein, wenn es sich dabei zunächst auch nur um Einzelbeobachtungen handelte: Phylactos ein Fall, Kubitzki zwei Fälle, Montel und Nguyen van Tho drei Fälle, Weissenbach, Bocage und Témime vier Fälle. Lépinay, Grevin und Donon, die neun Fälle behandelten, meinen, daß das Para-amino-sulfamid unmittelbar auf das Virus wirkt. — Sibirani sah in fünf Frühfällen auf 14tägige Verabreichung von Para-amino-phenylsulfamid schnelle Heilung. Nach Sézary, Friedmann und Bouwens wirkt Sulfamido-chrysoidin per os am besten von allen Präparaten, da nach 2—3tägiger Verabreichung die Entzündung schwindet, der Bubo sich verringert, Arbeitsfähigkeit in 2 Wochen erreicht wird. Sainz de Aja verabfolgte Prontosil gegen „klimatischen Bubo" per os oder als Injektion mit gutem Ergebnis. — Übereinstimmend bekundeten viele Autoren, daß die Resultate um so besser waren, je frischer die Fälle, während bei Fistelbildung der Erfolg erst nach längerer Zeit eintrat. Ein Teil der Autoren glaubte die Wirkung der Sulfonamide durch gleichzeitige Verabfolgung eines der früher gebräuchlichen Mittel (Tartarus stibiatus, Solganal B oleosum) verstärken zu sollen (Diaconescu, R. Constantinescu). Gay Prieto und Lopez fanden Uliron und Prontosil bei Frühfällen am wirksamsten.

Um ein eindeutiges Bild der Wirkung der Prontosilpräparate zu gewinnen, verzichteten wir (Löhe und Schmidt) auf jede andere Behandlung, abgesehen von lokaler Versorgung der Bubonen durch Schutzverbände und behandelten eine größere Zahl von frischen, geschlossenen, entzündlichen oder fistelnden inguinalen Bubonen ausschließlich peroral mit Prontosilum album, später rubrum. Es zeigte sich, daß der Erfolg bei allen frischen Krankheitsfällen fast schlagartig einsetzte, wie es bei der alten Behandlungsart fast niemals beobachtet wurde. Entzündliche Erscheinungen, Fieber und Schmerzen, auch kleinere Erweichungsherde in den Lymphknoten bildeten sich in wenigen Tagen zurück, das Allgemeinbefinden hob sich schnell, so daß die Arbeitsfähigkeit bald wieder hergestellt wurde.

Die im vorstehenden ausführlicher mitgeteilten Erfolgsberichte fanden in den folgenden Jahren aus den verschiedensten, vorwiegend europäischen und amerikanischen Ländern (Rumänien, USA) ihre volle Bestätigung, weshalb wir darauf verzichten können, die sehr große Zahl der Autoren im einzelnen anzuführen. Die Größe dieses mit der Einführung der Sulfonamide errungenen therapeutischen Fortschritts war so eindrucksvoll, daß Sonck, ein erfahrener Kenner der Krankheit, der auch über ein sehr großes Krankengut verfügte, noch 10 Jahre später voll Begeisterung erklärte, daß „die Einführung der Sulfonamide in die Behandlung des Lymphogranuloma inguinale auf die Kranken wie ein Sonnenaufgang gewirkt habe". Je höher die Zahl der erfaßten Kranken und je kritischer die Behandlungsergebnisse beurteilt wurden, so klarer zeichneten sich auch die Grenzen des selbst für diese Therapie Erreichbaren ab. Nach Hamilton, der im Jahre 1938 über zwei Sulfonamidversager berichtete, wurden bald weitere Rezidivfälle bekanntgegeben. Weissenbach und di Matteo stellten 1941 einen Patienten mit rechtsseitiger Lymphadenitis vor, der an 9 aufeinanderfolgenden Tagen 30 g Sulfonamide erhalten hatte, aber nach anfänglicher Besserung eine erneute Anschwellung mit Erweichung unter der Behandlung zeigte. Auch Burnier bestätigte an zwei frischen Krankheitsfällen das Versagen der Sulfonamide. Willcox, der über 120 Bubonenfälle berichtete, die mit Sulfanilamid, Sulfadiazin und auch mit Sulfapyridin behandelt waren, verzeichnete in 6,6% der Fälle Rezidive. Unter 84 von Nimpfer ausschließlich mit Albucid in mehreren 7-Tage-Stößen zu je 63 Tabletten behandelten Frühfällen kam es achtmal entweder zu unbefriedigenden Resultaten oder zu späteren Rückfällen — einer Versagerquote von 9,5%.

2. Behandlung der Späterscheinungen

Vorausgeschickt sei, daß es uns nicht nur durch Verimpfung von Buboneneiter, sondern auch durch Übertragung sowohl von Lymphogranuloma inguinale-Initialaffekten wie auch in Übereinstimmung mit entsprechenden Befunden von RAVAUT, LEVADITI, LAMBLING und CACHERA durch Verimpfung von Esthiomène-Material gelungen war, bei Versuchstieren (Affen, Meerschweinchen und Mäusen) die charakteristischen Erscheinungen der Lymphogranuloma inguinale-Infektion hervorzurufen (LÖHE und ROSENFELD, SCHLOSSBERGER und KRUMEICH, KOCH; — LÖHE und SCHLOSSBERGER). Diese mit den Resultaten der Frei-Reaktion übereinstimmenden Befunde waren ein weiterer Beweis dafür, daß es sich bei den Erscheinungen des Früh- wie Spätstadiums beim Lymphogranuloma inguinale um eine scharf umschriebene Infektionskrankheit mit einheitlichem Erreger handelte; zum besseren Verständnis besonders der Späterscheinungen sei auf die wichtigen anatomischen Grundlagen hingewiesen, die MARTIUS für das Lymphsystem der weiblichen Geschlechtsorgane festlegte, durch welche die Lokalisation und Ausbreitung des Krankheitsprozesses sich erklären. — Hier sei bemerkt, daß auch in unserem Krankengut — wie es die Regel ist — die Zahl der erkrankten Frauen die der Männer im Verhältnis 6:1 übertraf, auch in der Anamnese dieser Kranken in mehr als der Hälfte der Fälle Lues festzustellen war.

Um den Spätfolgen vorzubeugen, ist es von größter Wichtigkeit, wie schon früher betont, die Kranken so früh und energisch als möglich in Behandlung zu nehmen. — Unter den chemischen, zur Behandlung der Spätsymptome bewährten Mitteln, erwies sich das Solganal B oleosum als wohlgeeignet, da es auch gegen die Lues als wirksam befunden war (LÖHE und ROSENFELD). Daneben fanden auch Jod in Form der Lugolschen Lösung (BENSAUDE und LAMBLING), noch mehr die Antimonpräparate mit Erfolg viel Anwendung (GATÉ und CUILLERET, BLOOM u. a.). — NICOLAS, VILLARD, ROUSSET und THOMASSET sahen bei Kranken mit Elephantiasis genito-ano-rectalis wesentliche Besserung nach Anthiomaline-Injektionen.

Nach den ausgezeichneten Erfolgen der Sulfonamidtherapie im Frühstadium war es selbstverständlich, die Versuche auch auf die Späterscheinungen auszudehnen. HILLEMAND, ferner RACHET und CACHERA forderten auch bei den Späterscheinungen eine möglichst frühzeitige, weil aussichtsreiche Sulfonamidbehandlung; KNIGHT und DAVID fanden bei ihren Spätfällen das Sulfanilamid sehr wirksam; SÉZARY und WALTHER sahen bei zwei Fällen von narbiger Rectumstriktur eine ausgezeichnete Wirkung von Rubiazol, während andere Autoren bei Spätfällen nur geringen oder zweifelhaften Erfolg mit Sulfonamiden feststellten (TORPIN u. Mitarb.). Wir selbst beobachteten, wie unten ausgeführt wird, daß auch die oft über Jahre bestehenden genito-ano-rectalen Lymphogranuloma inguinale-Erkrankungen noch günstig zu beeinflussen waren, wenn auch eine völlige Heilung der schweren Veränderungen nur in Ausnahmefällen zu erwarten ist (LÖHE und SCHMIDT).

a) Behandlung der Elephantiasis genitalis

Bei reinem unkompliziertem Krankheitsbild ist durch sorgfältige Körperpflege das Auftreten von Geschwürsbildung zu verhüten. Elephantiastisch gestaute Wülste, kleine oberflächliche Ulcerationen und Fisteln werden nach den üblichen Methoden (Umschläge und Sitzbäder mit Kal. permang., Rivanol) versorgt. Ausgedehnte Geschwüre und Nekrosen verlangen Entfernung des kranken Gewebes mit Elektro- oder Kaltkaustik und anschließend plastische Operationen (KLEEBERG, WATSON). Auch spontane langsame Rückbildung der elephantiastischen

Veränderungen an Penis und Scrotum durch „Rekanalisation“ der Lymphgefäße wurde von BARTHELS und BIBERSTEIN beschrieben.

Daß ein chirurgischer Eingriff zu guten Resultaten führen kann, beweist die folgende Eigenbeobachtung aus der Hautklinik der Charité im Sommer 1914: 22jährige Patientin mit doppeltfaustgroßer Elephantiasis des linken großen und kleinen Labiums mit zahlreichen Geschwüren und Fisteln, die subcutan miteinander Verbindung hatten. In der linken Leistenbeuge war eine glatte, wohl 5 cm lange Narbe sichtbar. Da eine sehr lange bestehende chronische Gonorrhoe mit doppelseitiger Adnexitis, eine Gonorrhoe des Rectums vorlag, Gonokokken im Abstrich und auch in der Kultur nachgewiesen wurden, für Syphilis und Tuberkulose auch histologisch keine Anzeichen sich fanden, das Krankheitsbild des Lymphogranuloma inguinale damals der Klinik noch nicht bekannt war, wurden die Veränderungen als Folgezustand einer lange bestehenden chronischen Gonorrhoe bzw. eines Ulcus molle gangraenosum — der Nachweis der Streptobacillen gelang nicht — angesehen. — Therapie: Ich habe das gesamte kranke Gewebe bis ins Gesunde abgetragen, die Wundfläche mit Paquelin verschorft und mit 50%iger Lösung von Chlorzink geätzt; Jodoformverband. — Die Patientin sah ich am 14. Juli *1945* wieder. Nach ihrer Angabe war 1914 die Abheilung in der Hautklinik in etwa 2 Monaten erfolgt. — Heirat 1917, Mann im Kriege gefallen. — Bei der Untersuchung fand sich am Genitale links eine unauffällige, lange weiche Narbe, außerdem die oben erwähnte in der linken Leistenbeuge; eine Schwellung der inguinalen oder iliacalen Lymphknoten bestand nicht. Frei-Reaktion++++ positiv. Die Patientin fühlte sich wohl, war erwerbstätig.

b) Die Behandlung der entzündlichen Rectumstriktur

Diese Strikturform, die meist mit elephantiastischen Veränderungen der Aftergegend vergesellschaftet ist, gestaltet sich viel schwieriger und weniger aussichtsreich. Wenn auch von einzelnen guten Erfolgen durch Röntgen-Tiefenbestrahlung berichtet wurde (MARCHAND, zitiert nach GATELLIER und WEISS, ferner BARDY, der bei 14 von 16 Kranken Besserung sah), so ist sie nach unseren Erfahrungen wenig wirksam, bei narbigen Rectumstrikturen sogar kontraindiziert. Viel wirkungsvoller erwies sich die von BENSAUDE und LAMBLING, CAIN, MARCHAND, LÖHE und W. SCHMIDT vielgeübte Diathermie-Dehnungsbehandlung. Nach einer Serie von 12—15 Dilatationen wurde die Darmwand weich, nachgiebig; die Elastizität stellte sich durch Resorption des infiltrierten Gewebes wieder ein. Da aber nach einer Pause von 6—10 Wochen unter Umständen mit einer erneuten Verengung des Lumens zu rechnen war, empfahl sich „vorbeugend“ die Wiederholung der Dehnungskur. Im Gegensatz zu BENSAUDE und LAMBLING, die über die erfolgreiche Dehnungsbehandlung bei ihren zahlreichen Kranken berichten, warnte WILDEGANS — der bei narbiger Rectumstriktur vor jedem Eingriff die Anlegung eines Anus praeternaturalis fordert — wegen der Gefahr einer traumatischen Perforationsperitonitis vor Bougiekuren. Wohl als wirksamste Behandlung erwies sich (GOHRBANDT u. a.) — wie auch auf dem 43. französischen Chirurgenkongreß festgestellt wurde — die Anlegung eines Anus praeternaturalis, den an unseren zahlreichen Fällen die Chirurgen Prof. O. NORDMANN und Prof. A. W. MEYER vornahmen, während gleichzeitig Prontosil. rubrum, dreimal täglich eine Tablette zu 0,5 g und 2—3mal wöchentlich eine intramuskuläre Injektion von 5 cm³ über viele Wochen ohne ernstere Störungen vertragen wurde. Abgesehen davon, daß durch die Ruhigstellung des Enddarmes die heftigen Schmerzen bei der Defäkation sofort aufhörten, die Dilatation nach wenigen Tagen aufgenommen und bis zu erheblicher Höhe (Mastdarmbougie Hegar 30 bis 36) sorgsam in vielen Wochen fortgesetzt wurde, so war ein gar nicht hoch genug zu veranschlagender Faktor die psychische Entlastung der Patienten, die von einem jahrelang bestehenden sehr schweren Leiden befreit, Lebensfreude und Arbeitsfähigkeit wiedergewannen. Leider stellte sich nur eine kleine Zahl von Patienten, bei denen der Anus praeter nach 3—5 Monaten wieder geschlossen worden war (zwei Männer und fünf Frauen), in den ersten Nachkriegsjahren zur Untersuchung wieder ein. Alle waren arbeitswillig und -fähig, frei von Darmbeschwerden bis auf eine von einzelnen geklagte Darmträgheit. Trotzdem bei den Untersuchten seit etwa 4, 5 und mehr Jahren keine örtliche Behandlung mehr stattgefunden hatte, war die Schleimhaut des Enddarms glatt, kaum noch infiltriert, weich, nachgiebig, schmerzlos bei der Palpation. Die Frei-Reaktion war bei den Patienten durchwegs ++ bis +++ positiv, während sie nach Angabe der Patienten früher +++ bis ++++ positiv gewesen war. (Leider sind die alten Krankenblätter durch Kriegseinwirkung verloren.) — TELLER konnte im November 1948 eine unserer alten Patienten nachuntersuchen, die im Alter von 38 Jahren im Jahre 1939 wegen einer für einen Bleistift gerade durchgängigen Rectumstriktur, 6 cm oberhalb des Analringes, mit Prontosilum rubrum und einer Dehnungskur behandelt worden war, Anal- und Rectalschleimhaut wiesen nur leicht höckrige Beschaffenheit auf, Hegar-Bougie 21 war schmerzlos einzuführen. Seit der Entlassung der Patientin aus der Klinik war sie frei von Beschwerden, auch hatte eine erneute Behandlung nicht mehr stattgefunden.

Die ausgezeichnete Wirkung des Prontosil. rubr. auf das Lymphogranuloma inguinale veranschaulichen auch die folgenden kurz skizzierten ungewöhnlichen Krankheitsbilder:

1. 22jähriger Soldat. Arthritis purulenta acuta des rechten Hüftgelenks, von meinem damaligen Mitarbeiter J. HERZBERG beschrieben (zweiter Fall in der Weltliteratur). Im Anschluß an die ganz selten vorkommende Vereiterung der tiefen iliacalen Lymphknoten kam es zu einer eitrigen Entzündung des Gelenks mit umfangreicher Zerstörung des Femurkopfes und der Gelenkpfanne. Nach vierwöchentlicher stationärer Behandlung, während welcher der Patient zwölf Injektionen Prontosil. rubr. und täglich dreimal zwei Tabletten zu 0,5 g erhielt, erfolgte die Abheilung mit Verkürzung des Beins um $1^1/_2$ cm (Abb. 1).

2. 46jähriger Schauspieler. Geschwulst im Bereich der Halswirbelsäule; eiternde Fisteln an Penis, Scrotum und Perineum. Nach der Anamnese und dem stark positiven serologischen Befund als gummös angesehen. Ausgiebige antisyphilitische Behandlung änderte am klinischen Befund nichts. Auf Grund periproktitischer Abscesse, die seit mehreren Jahren bestanden und der stark positiven (++++) Frei-Reaktion von mir als Lymphogranuloma inguinale erfaßt. Abheilung nach zahlreichen Injektionen und sehr langer Darreichung von Prontosilum rubrum-Tabletten, mit fester, schmerzloser Verknöcherung und Spangenbildung vom 5.—7. Halswirbel. Die Fisteln an Anus, Damm und Scrotum mit Narben abgeheilt.

3. 47jähriger Kaufmann. Apfelgroßer Tumor im rechten Brustraum, als syphilitisch, tuberkulös, carcinomatös angesehen und behandelt. — 1943 fand ich in der linken Leiste eine Narbe, herrührend von einem Bubo vor 20 Jahren. Die stark positive Frei-Reaktion (++++) ließ mich die Diagnose „Lymphogranuloma inguinale-Tumor“ stellen. Behandlung wie in den beiden vorher beschriebenen Fällen führte in etwa 3 Monaten zur völligen Beseitigung der erheblichen Atembeschwerden unter langsamer Rückbildung der Geschwulst. Juni 1949 wurde klinisch und röntgenologisch die völlige Abheilung des Tumors vor der Ausreise nach den USA durch die amerikanische Kommission festgestellt.

4. 52jähriger Ingenieur in gutem Ernährungs- und Kräftezustand, wurde mir zur Behandlung der ulcerösen Hauttuberkulose des Gesichts und der Analgegend überwiesen. — Die Untersuchung ergab: ausgedehnter gummöser Geschwürsprozeß im Gesicht bei stark positiven (++++) Seroreaktionen und als Späterscheinungen von Lymphogranuloma inguinale elephantiastische Veränderungen des Analringes mit periproktitischen Abscessen bei stark positiver (++++) Frei-Reaktion. — Unter spezifischer Behandlung: Jodkalium, kombinierten Kuren mit Salvarsan und Wismut, anschließend Penicillin heilte der gummöse Prozeß schnell ab, während die Späterscheinungen des Lymphogranuloma inguinale, besonders auf Grund der warmen Empfehlungen amerikanischer Autoren, in längeren Pausen mit einer Serie von Aureomycinstößen zu je 26 g peroral behandelt wurden. Schlagartig hörte schon nach dem Beginn der Therapie die Sekretion auf, auch die Infiltration der Analgegend nahm

ab und eine der Fisteln schloß sich. Der Erfolg war leider nur vorübergehend, da schon nach geraumer Zeit eine stärkere Sekretion aus den nur verlegten Fisteln wieder einsetzte. Nach ausgiebiger Spaltung der verzweigten Fistelgänge, Auskratzung und Verätzung mit Chlorzink (50%ig) Rückkehr zur alten bewährten Therapie mit Prontosilum rubrum: dreimal täglich 0,5 per os und dreimal wöchentlich 1,0 intramuskulär etwa 10—12 Wochen. — Narbige Ausheilung der Fisteln, Rückbildung der elephantiastischen Infiltration im Bereich der Analgegend, so daß zur Zeit, seit über $1^1/_2$ Jahren, eine Heilung der örtlichen Krankheitsherde festgestellt werden kann.

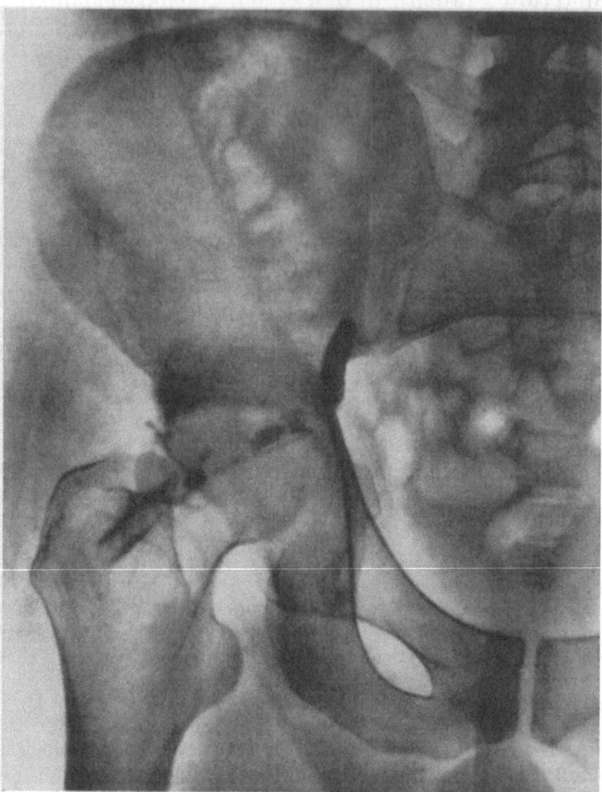

Abb. 1. Rechtes Hüftgelenk. Senkrecht gestellte, längliche, mit Kontrastmittel gefüllte Höhle oberhalb des rechten Hüftgelenkes. Von ihrem unteren Pol führt eine mäßig gefüllte Fistel schräg abwärts in die rechte Leistenbeuge

Bei den Lymphogranuloma inguinale-Spätformen, die von dem so vielgestaltigen klinischen Bild, von der Konstitution des Kranken und der vorausgegangenen Behandlung abhängen, ist es nicht möglich, prozentuale Angaben über die Erfolgschancen bei der Behandlung mit Sulfonamiden zu machen oder auch im Einzelfall eine zuverlässige Prognose zu stellen, da, wie Gatellier und Weiss ausführen, von einer Heilung nur dann gesprochen werden könne, wenn die Krankheit selbst nach 8 bis 9 Jahren nicht rezidiviert. Dieser wohlbedachten, berechtigten Forderung ist durchaus zuzustimmen und unsere Erfahrungen an den von uns behandelten und nach 8—10 Jahren nachuntersuchten Fällen, bestätigten die Auffassung von Gatellier und Weiss. Besonders bedauern wir es daher, daß wir einen Großteil unserer Patienten bei der starken Fluktuation der Bevölkerung in Krieg und Nachkriegszeit aus den Augen verloren haben und durch den Verlust der Krankenjournale, Röntgenfilme usw. die Bearbeitung dieser wichtigen Fragen für uns fast unmöglich geworden ist. — Um so größeres Interesse beansprucht daher eine Mitteilung von Levy, Holder und Bullowa (USA), die 1942 über ihre Erfahrungen an 120 rectalen Krankheitsformen berichteten und sich von der ausgezeichneten Wirkung von Natrium-Sulfanilyl-Sulfanilat tief beeindruckt zeigten. In einer späteren Veröffentlichung aus der gleichen Klinik mußten jedoch Wright, Freeman und Bolden zugeben, daß regelmäßige Nachuntersuchungen der betreffenden Kranken während der 3 folgenden Jahre gezeigt hatten, daß Dauererfolge nicht eingetreten waren. Sie faßten daher ihre Erfahrungen dahingehend zusammen, daß bei Krankheitsstadien, die der Strikturbildung vorauszugehen pflegen, zwar gelegentlich ein weiteres Fortschreiten des Prozesses verhindert werde, im allgemeinen aber bei ausgesprochenen Strikturen nur eine günstige Beeinflussung der Sekundärinfektionen zu erwarten sei. Diese Auffassung entspricht in großen Zügen auch unseren Erfahrungen.

3. Dosierung der Sulfonamide

Was die Dosierung der Sulfonamide betrifft, so wandte sich noch GJURIĆ entschieden gegen jede forcierte Anwendung, vor allem aber gegen die bei der Behandlung der Gonorrhoe erfolgreich geübte Stoßtherapie. Sein Bestreben, mit möglichst kleinen Einzel- und Gesamtdosen auszukommen, wurde in der ersten Zeit mit nur geringen Änderungen auch von anderen Therapeuten übernommen. So verordnete SÉZARY an 8 Tagen je sechs Tabletten Rubiazol (Prontosilum rubrum), SIBIRANI während 14 Tagen täglich 3 g Streptosil, WEISSENBACH täglich 2 g Rubiazol während 3—10 Tagen, EARLE an 5 Tagen je 3 g M u. B. 693. Bald aber führte das Bestreben, auch Therapieversager und vor allem die Lymphogranuloma inguinale-Spätformen ebenfalls günstig zu beeinflussen, teils zu einer verlängerten Behandlung mit verhältnismäßig niedrigen Tagesmengen, teils aber auch zum Übergang zu einer kräftigen Stoßtherapie. So gaben LÖHE und SCHMIDT ihren Kranken täglich 2—3 g Prontosilum rubrum per os und zusätzlich noch dreimal wöchentlich 5 cm^3 Prontosil. rubr. i.m., ohne daß wesentliche Nebenerscheinungen aufgetreten wären, die zum Absetzen der Behandlung genötigt hätten. Obwohl in frischen Fällen oft schon nach 10—12 g ein voller Erfolg eintrat, bildeten viel höhere Gesamtmengen von Prontosil die Regel. Nachdem innerhalb weniger Jahre in jedem Lande eine ausreichend große Zahl von wirksamen und durchwegs gut verträglichen Sulfonamidpräparaten zur Verfügung stand, so daß bei drohender Unverträglichkeit zu einem anderen Präparat übergewechselt werden konnte, setzte sich mehr und mehr die Stoßtherapie durch. Die Klinik LÖHE bevorzugte die Präparate Eleudron = Cibazol und Pyrimal = Debenal in mehreren aufeinanderfolgenden Stößen von täglich 6—8 Tabletten an 5 Tagen bzw. fünfmal täglich 2—3 Tabletten Supronal, das sich durch besonders gute Verträglichkeit auszeichnete. NIMPFER führte bis zur klinischen Heilung mit Albucid 2—4 Stöße und anschließend noch drei weitere Stöße von dreimal täglich drei Tabletten an 7 aufeinanderfolgenden Tagen durch, die durch Pausen von 6—7 Tagen voneinander getrennt waren. — SONCK bevorzugte bei seinen Patienten Uliron, Neo-Uliron, Sulfapyridin und Albucid, während ihm Sulfathiazol weniger wirksam erschien. Er strebte im ganzen wenigstens sechs Sulfonamidstöße an, für die er entweder 24 Tabletten Uliron an 4—5 Tagen oder 50 Tabletten eines der anderen Präparate an 7—10 Tagen verabfolgte. Bei unbefriedigender Wirkung empfahl er Wechsel der Präparate. MIDANA verordnete tägliche Gaben von 2 g Sulfonamid für die Dauer von 20 Tagen und Wiederholung nach 10—15tägiger Pause. Es bevorzugten ferner SCHAMBERG 3—4,5 g Sulfanilamid, HENLEY täglich 6 g verschiedener Sulfonamidpräparate, TUCKER einleitend 4 g Sulfathiazol, dann alle 4—6 Std 1 g bis zur Gesamtmenge von mindestens 40 g. Besonders behandelten auch die Amerikaner MARINO, TURELL, BUDA und NERB, die 4 Tage 6 g Sulfanilamid und anschließend 3 Monate hindurch täglich 3 g verordneten. Laufend ausgeführte Blutkontrollen sollten dazu dienen, Konzentrationen von mindestens 5 mg freien Sulfonamids auf 100 cm^3 Blut aufrechtzuerhalten. Bei diesem Stand des Wissens um die Heilkraft der Sulfonamide versuchte man, unter den zahlreichen zur Verfügung stehenden Präparaten im Tierexperiment diejenigen zu ermitteln, welche auf die Lymphogranuloma inguinale-Erreger die stärkste und nachhaltigste Wirkung auszuüben versprachen. Nach den Feststellungen FINDLAYs kommt dem

Sulfamethylthiazol eine überlegene Wirkung zu, jedoch verbot die hohe Toxicität dieser Substanz ihre Anwendung am Menschen. In der Wirkungsstärke folgten Sulfapyridin, Sulfathiazol und Prontosil. Als Ergebnis ähnlicher Vergleichsuntersuchungen bezeichnete Bär das Uliron als wirksamstes Präparat, während sich ihm Albucid und Sulfanilamid weniger bewährten. Callomon und Brown stellten als wirksamste Präparate gegen die Lymphogranuloma inguinale-Infektion der Maus das Sulfathiazol fest. An Wirksamkeit folgten Sulfapyridin und Sulfadiazin, als letzte in der Reihe der geprüften Substanzen das Sulfanilamid und Neoprontosil. Rodaniche bezeichnete sowohl für die Behandlung experimenteller Infektionen als auch für den Lymphogranuloma inguinale-kranken Menschen das Sulfaguanidin als besonders wirksam, wie es auch die Behandlungserfolge von Palmer, Kirsner und Rodaniche sowie Canizares und Morris für die menschliche Proktitis bestätigten. Tierexperimentelle Untersuchungen von Holder, Levine und Bullowa ergaben hinwiederum eine Überlegenheit von Sulfadiazin und Sulfathiazol gegenüber Sulfaguanidin und Natriumsulfanylsulfanilat. Dabei darf nicht vergessen werden, daß Rückschlüsse von der Wirkung am Tier auf menschliche Verhältnisse nur in sehr eingeschränktem Maße möglich und erlaubt sind. Die weiteren Beobachtungen haben gezeigt, daß nahezu alle bei Lymphogranuloma inguinale-kranken Menschen verwendeten Sulfonamidpräparate eine ausreichende Wirkung entfalten.

Auf Grund unserer eigenen, an einem recht großen Krankengut gewonnenen Erfahrungen und auf Grund einer kritischen Betrachtung des gewaltigen in- und ausländischen Schrifttums können wir feststellen, daß die Sulfonamidtherapie auch heute noch unbestreitbar ihre zuverlässige Wirkung bei der Behandlung des Lymphogranuloma inguinale bewahrt hat, auch neben den neuen antibiotischen Mitteln. Diese Erkenntnis gründet sich nicht nur auf unsere europäischen Eindrücke, sondern deckt sich mit der angloamerikanischen Auffassung, wie 1952 Robinson bekräftigte, indem er das Sulfathiazol und das Sulfadiazin als die Mittel der Wahl für die Routinebehandlung des Lymphogranuloma inguinale bezeichnete.

II. Behandlung mit antibiotischen Mitteln

1. Penicillin

Die aufsehenerregenden Erfolge, die im Anschluß an die 1941 erfolgte erstmalige Anwendung von Penicillin bei vielen bakteriellen Erkrankungen und ihren Folgezuständen errungen wurden, legten schon bald den Gedanken nahe, dieses Antibioticum auch bei Viruskrankheiten zu versuchen. Andrewes, King und van den Ende konnten 1943 den Nachweis erbringen, daß Penicillin das Wachstum von Lymphogranuloma inguinale-Virus in Gewebskulturen hemmt, aber es gelang ihnen unter der sehr niedrigen Dosierung nicht, auch intracerebral oder intranasal geimpfte Mäuse durch Penicillin-Injektionen vor spezifischen Infektionen zu schützen. Auch Rake und Jones stellten nur eine geringe Penicillinwirkung in vitro und in vivo fest. Erst Levaditi und Vaisman sowie Heilman konnten 1946 durch Verwendung höherer Penicillindosen den erstrebten tierexperimentellen Nachweis erbringen. Erstere verabreichten den Mäusen 7 Tage nach der Infektion vier subcutane Injektionen zu je 5000 E Penicillin; Heilman injizierte an 7 aufeinanderfolgenden Tagen je 1000 E. Obwohl Levaditi und Vaisman nach 16 Tagen bei 66% der Versuchstiere histologisch keine spezifischen Veränderungen in cerebro mehr nachweisen konnten, blieb bei einem Teil ihrer Versuchstiere, wie auch bei Heilman, das Virus weiter nachweisbar. Die Folgerung, daß Penicillin nur einen begrenzten therapeutischen Wert für menschliche Lymphogranuloma inguinale-Infektionen besitze, stimmte überein mit den recht uneinheitlichen Behandlungsresultaten von SLAUGHTER jr., MORGINSON, KILE, LEIFER, RAO, TÉMIME-ODDOZ u. a. In Westafrika fand WILLCOX nach Injektion von 100000 bzw. 200000 OE Penicillin bei 25 bubonenkranken Negern eine relativ hohe Versagerquote und somit keine Überlegenheit gegenüber der seitherigen Sulfonamidtherapie. Dagegen erreichte er bei zwei Europäern mit je 1000000 OE bereits nach 3 Tagen die vollständige Rückbildung der Lymphknoten. WILLCOX bezeichnete daher zu niedrige Penicillindosen beim Lymphogranuloma inguinale für zwecklos und betrachtete für Frühfälle die Injektion von 1000000 OE als Regelbehandlung. Das allgemeine Urteil gelangte jedoch mehr und mehr zu der Auffassung, daß Penicillin auch bei Erhöhung der Gesamtdosis von unzureichender Wirkung und deshalb für die Behandlung des Lymphogranuloma inguinale ungeeignet sei (NELSON, WRIGHT, ROBINSON, WOZONIG u. a.). Unsere eigenen Erfahrungen lauten nicht anders. Zwar beobachteten auch wir (LÖHE, TELLER) in mehreren Frühfällen die Rückbildung der Bubonen unter Temperaturabfall und Nachlassen der Schmerzen, daneben aber erkrankten in einzelnen Fällen als Ausdruck unveränderter Infektiosität des Virus neue Lymphknoten, teilweise mit Erweichung trotz erhöhter Penicillindosen. Bei einem unserer Patienten erfolgte die Einschmelzung des Lymphknotens 10 Tage nach Abschluß der Behandlung mit 6000000 OE; aus dem excidierten Lymphknoten ließ sich ein wirksames Frei-Antigen herstellen.

Bei Spätveränderungen war eine ausreichende Penicillinwirkung noch wesentlich seltener. In den USA kamen WRIGHT, FREEMAN und BOLDEN zu dem Ergebnis, daß die Anwendung von Penicillin bei Rectumstrikturen völlig wertlos sei. Auch wir selbst haben bei Spätfällen nach mehreren Behandlungsstößen zu je 6000000 OE mit Pausen von wenigen Tagen eine eindeutige spezifische Wirkung nicht erkennen können. Wohl kam es gelegentlich zur vorübergehenden Abheilung von Fisteln und torpiden Ulcerationen, auch zur Auflockerung infiltrativer Prozesse an der Rectalschleimhaut, so daß die Dehnungsbehandlung der Strikturen erleichtert wurde. Wir verzeichneten auch in fast allen Fällen die von den Patienten dankbar empfundene subjektive Besserung, insbesondere der Stuhlbeschwerden, aber wir gewannen doch nur den Eindruck, daß dieses Antibioticum allenfalls die sekundäre Infektion wirksam zu beeinflussen vermag, wodurch die eitrige Sekretion verringert, eine Steigerung der spezifischen Abwehrkräfte herbeigeführt wird. Eine sichere spezifische Heilwirkung aber haben wir (LÖHE, TELLER) nicht festgestellt. .

Was die lokale Anwendung von Penicillin bei infizierten Inguinallymphknoten schließlich betrifft, so fehlen darüber im Schrifttum größere Erfahrungsberichte. MAYNE und BAIN stellten bei einem Patienten innerhalb kurzer Zeit die völlige Rückbildung eines linksseitigen fistelnden Leistenlymphknotens fest, der trotz zweier Sulfonamidstöße und 14 Anthiomaline-Injektionen zur Perforation gekommen war, dann aber auf eine Penicillinlösung (1000 E/cm^3), mittels Tropfpipette in die Fistel injiziert, sehr rasch ansprach. Als Routinebehandlung schlugen die Verfasser vor, erweichte Lymphknoten zu punktieren, den Eiter zu aspirieren und durch die liegenbleibende Kanüle die Penicillinlösung zu injizieren.

2. Streptomycin

Wenn die mit Penicillin erzielten Resultate bei Lymphogranuloma inguinale-Infektionen recht bald enttäuschten, die mit so großen Hoffnungen aufgenommenen Versuche nach wenigen Jahren ganz eingestellt wurden, so vermochte sich das 1944 entdeckte Streptomycin und auch Dihydrostreptomycin noch weitaus weniger durchzusetzen. Im Gegensatz zu Wall konnten Hamre und Rake eine virushemmende Wirkung von Streptomycin auf den Erreger des Lymphogranuloma inguinale weder in vitro noch in vivo nachweisen. Über die Wirkung dieses Antibioticums bei menschlichen Infektionen vermitteln die spärlichen Erfahrungsberichte kein einheitliches Bild. Während Zina bei zwei Kranken mit akutem Drüsenbefall bereits nach 3 bzw. 5 g Streptomycin völlige Abheilung nach 2—3 Wochen sah, zeigten drei Patienten mit fistelnden Leistendrüsen, von Lambillon mit täglich 1 g Streptomycin behandelt, erst nach 4 Wochen deutliche Rückbildung. Bis zum erfolgreichen Abschluß der Behandlung wurden 107 bzw. 150 und 192 g des Antibioticums erforderlich, was einer Anwendungsdauer von $3^1/_2$—6 Monaten entsprach! Die außergewöhnlich lange Behandlungszeit und die nicht unbedenklichen Nebenwirkungen, mit denen bei größeren Streptomycinmengen gerechnet werden muß, führten schon bald zur Einstellung weiterer Versuche, zumal die etwa zur gleichen Zeit erschienenen Berichte über Aureomycin das Interesse an Penicillin und Streptomycin rasch schwinden ließen. Wenn in deutschen Veröffentlichungen noch in neuerer Zeit über die hervorragende Wirkung von Streptomycin in den USA in Referaten berichtet wurde, so ließ die Überprüfung der zitierten Quellen unschwer erkennen, daß die Referenten Berichte über die Streptomycinbehandlung von Granuloma venereum-Infektionen irrtümlich auf das Lymphogranuloma inguinale bezogen hatten.

3. Aureomycin

Bereits kurze Zeit nach der 1948 erfolgten Einführung von Aureomycin durch Duggar gaben Wong und Cox als Ergebnisse tierexperimenteller Untersuchungen bekannt, daß Hühnerembryonen in allen Fällen länger als 13 Tage am Leben blieben, wenn 30 min vor der Inoculation mit Lymphogranuloma inguinale-Virus eine einzige Injektion von 1 mg Aureomycin in den Dottersack der bebrüteten Eier erfolgte. Obgleich sich in den Dottersäcken dieser aureomycinbehandelten Eier Elementarkörperchen später nicht mehr nachweisen ließen, erwies sich ihr Vorhandensein in den meisten Fällen dadurch, daß Überimpfungen von vorbehandelten Embryonen auf Dottersäcke unvorbehandelter befruchteter Eier erfolgreich ausgingen und hieraus wieder den Nachweis von Elementarkörperchen ermöglichten. Mit Lymphogranuloma inguinale-Virus intracerebral infizierte Mäuse blieben in sieben von neun Fällen am Leben, wenn sie 72 Std nach der Infektion an 3 Tagen täglich 1 mg Aureomycin erhielten. Wurden diese Tiere erst 17 Tage post infectionem getötet, dann konnten Elementarkörperchen in Leber und Gehirn noch nachgewiesen werden. Bei erst nach 42 Tagen getöteten Tieren ließen sich keine Anzeichen der überstandenen Infektion mehr feststellen. Es scheint also trotz zweifellos vorhandener virucider Eigenschaften eine sofortige restlose Abtötung des Virus durch Aureomycin nicht stattzufinden.

Noch im Juli 1948 berichteten Wright, Sanders, Logan, Prigot und Hill als erste über außergewöhnlich günstige Behandlungsresultate mit Aureomycin bei Lymphogranuloma inguinale-kranken Menschen. Es handelte sich um acht Patienten mit spezifischen Bubonen, drei mit Proktitis und 14 mit benignen entzündlichen Rectumstrikturen. Alle erkrankten Inguinallymphknoten zeigten unter intramuskulärer Injektion von täglich 20 mg Aureomycin bereits nach 4 Tagen eine so weitgehende Rückbildung, wie sie innerhalb so kurzer Zeit mit anderen Behandlungsverfahren niemals beobachtet worden war. Bei drei Patienten waren vor Behandlungsbeginn gleichmäßig geformte und nach Giemsa gut färbbare Einschluß- und Elementarkörperchen nachgewiesen. Bereits 48 Std nach Behandlungsbeginn waren aber aus den gleichen Bubonen nur noch spärlich pleomorphe und sich nur schwach färbende Einschluß- und Elementarkörperchen nachzuweisen. Eine Woche später glückte der Nachweis der Erreger überhaupt nicht mehr. Auch bei der Proktitis mit und ohne Geschwürsbildung waren die Resultate bei gleicher Tagesdosierung ganz ausgezeichnet. In zwei Fällen hörten Schmerzen und schleimig-eitrige Absonderungen schon nach 4 Tagen auf, im dritten Fall vom 8. Tage ab auch die Rectalblutungen. Nach Abschluß der Behandlung mit zusammen 80 bzw. 200 und 220 mg Aureomycin, die in Tagesgaben von 20 mg intramuskulär gegeben wurden, waren rektoskopisch in keinem Falle mehr krankhafte Veränderungen festzustellen. Bei den 14 Patienten mit Rectumstrikturen schließlich fiel vor allem die subjektive Besserung auf. In acht Fällen wurde eine Dickenzunahme der Faeces festgestellt, in sechs Fällen hörten die schleimig-eitrigen Absonderungen, bei zwei Kranken die Blutungen auf. Palpatorisch ließ sich bei elf Patienten keine Befundänderung feststellen, in zwei Fällen waren die Strikturen weicher geworden und für den Finger eingängig; in einem weiteren Fall konnte die ursprünglich vorhandene strangförmige Verengung nach der Behandlung nicht mehr gefühlt werden. Auch diese 14 Kranken erhielten Tagesmengen von 10—20 mg intramuskulär in einer Gesamtdosis zwischen 160 und 1000 mg.

Längere Nachbeobachtungen fanden bei 14 von den 24 Patienten statt (zwei Kranke mit Bubonen, einer mit Proktitis, elf mit Rectumstrikturen). Beide Bubonenfälle blieben erscheinungsfrei; der Kranke mit Proktitis zeigte bald wieder die alten Symptome. Von den elf Rectumstrikturen ließen neun weder eine Verschlechterung des Tastbefundes erkennen, noch litten sie erneut unter Schmerzen, Absonderungen oder Blutabgang; die beiden anderen Fälle waren rezidiviert. Auf Grund dieser Erfahrungen und nach Bekanntgabe von zehn weiteren, ebenfalls intramuskulär mit Tagesgaben von 10—40 mg behandelten Aureomycin-Fällen gelangten WRIGHT u. Mitarb. zu dem Gesamturteil, daß die akute inguinale Adenopathie in wenigen Tagen mit Aureomycin auszuheilen, auch die Proktitis verhältnismäßig rasch zum Verschwinden zu bringen sei, wenngleich man in den letztgenannten Fällen mit Rezidiven zu rechnen habe, die aber auf erneute Behandlung wieder gut ansprechen. Bei den Rectumstrikturen sei zu bedenken, daß durch alleinige antibiotische Behandlung eine hochgradige, harte Striktur niemals völlig zur Rückbildung gebracht werden könne. Zum mindesten aber sei mit einer günstigen Beeinflussung der Sekundärinfektion zu rechnen, auch habe man bei aureomycinbehandelten Patienten noch niemals ein weiteres Fortschreiten des Krankheitsprozesses beobachtet. Als Indikation für chirurgische Eingriffe seien nur noch schwere mechanische Behinderungen anzuerkennen, die niemals versäumt, durch Colostomie oder Resektion der Striktur angegangen werden müßten. Jedem chirurgischen Eingriff habe eine Aureomycinbehandlung vorauszugehen, die Operation selbst sei unter Aureomycinschutz vorzunehmen. Später erhöhte die gleiche New Yorker Autorengruppe (PRIGOT, WRIGHT, LOGAN und DE LUCA) bei weiterhin ausgezeichneter Wirkung der Aureomycintherapie ihr Erfahrungsgut auf 49 Beobachtungen. Die vielfach als schmerzhaft empfundenen intramuskulären Injektionen wurden jetzt durch perorale bzw. intravenöse Darreichung ersetzt. Auch ohne bereits ein genaues Behandlungsschema ausarbeiten zu können, bezeichneten diese Autoren es als zweckmäßiger, viel als zu wenig Aureomycin zu geben. Von besonderer Bedeutung war ihre Feststellung, daß die perorale Wirkung der parenteralen nicht unterlegen ist. Als Durchschnittsgabe wurden dreimal täglich 250 mg per os empfohlen bzw. zweimal 200—500 mg intravenös, wobei gelegentlich eine Phlebitis auftreten kann. — Diese nicht ohne Enthusiasmus bekanntgegebenen Erfahrungsberichte veranlaßten auch andere Kliniken, das neue Antibioticum zu erproben, das durch die Nachprüfung zunächst fast nur an Einzelfällen eine allzu optimistische Beurteilung erfuhr. In den USA selbst behandelten COLLINS, PAINE und FINLAND einen Patienten mit doppelseitiger inguinaler Adenopathie mit gutem Erfolg. Auch DOWLING, LEPPER, CALDWELL jr., WHELTON und SWEET erzielten gute Resultate bei drei Bubonenkranken und zwei Fällen von Rectumstriktur. CANIZARES gab 3 Wochen lang täglich 2 g Aureomycin per os und erreichte bei zwei Bubonenfällen gute Abheilung; ein Patient mit rectalen Fisteln zeigte Besserung, zwei weitere mit rectalen Erscheinungen blieben unbeeinflußt. In Europa erzielte MIESCHER mit 40,5 g Aureomycin an 24 Behandlungstagen die auffallend rasche Behebung von Temperaturen und Schmerzen sowie die Schließung von Fisteln bei einer bisher therapieresistent gewesenen Patientin mit genito-ano-rectalem Syndrom. NORMAN heilte den doppelseitigen Drüsenbefall eines Seemanns mit viermal täglich 500 mg Aureomycin während 6 Tagen nach 14 Tagen aus. BENHAMOU, DESTAING, GAUTHIER und SORREL konnten einen Bubokranken mit dreimal täglich 750 mg Aureomycin per os bereits nach 6 Tagen ausheilen, während BAZIL die hühnereigroße Leistendrüse eines jungen Mädchens mit 30 g Aureomycin (15 Tage je 2 g) zwar erheblich besserte, die völlige Rückbildung aber erst durch Antimonbehandlung erreichte. In Belgisch-Kongo äußerten sich LAMBILLON sowie JEZIC sehr optimistisch über intramuskuläre Aureomycininjektionen. Bei Spätfällen empfand LAMBILLON das rasche Aufhören eitriger Absonderung, die narbige Abheilung von Geschwüren, die Schließung von Fisteln und die Erweichung von Strikturen als besonders eindrucksvoll.

Aber es wurden auch frühzeitig Stimmen laut, die auf Grund weniger günstiger Erfahrungen eine vorsichtige, abwartende Stellung einnahmen. THIERS, RACOUCHOT und PINET berichteten über zwei ausgesprochene Mißerfolge bei Rectumstrikturen, die mit 35 bzw. 47 g Aureomycin per os an 20 Tagen behandelt worden waren, ohne irgendeine Wirkung erkennen zu lassen. Auch ein junger Mann, der seit 3 Wochen an einem umfangreichen linksseitigen Leistenlymphknoten litt, zeigte nicht den erwarteten Behandlungserfolg. Noch während der Behandlung mit zusammen 60 g Aureomycin an 20 Tagen trat Erweichung ein, die zur Punktion des sterilen Eiters nötigte, worauf es erst zur langsamen Abheilung kam. Von vier Patienten, die ROBINSON, ZHEUTLIN und TRICE intramuskulär mit Gesamtmengen von 0,56—3,6 g während 4—15 Tagen behandelten, wies einer einen Bubo auf, der am 4. Behandlungstag spontan perforierte, noch 36 Tage fistelte und bis zur Abheilung 2 Monate benötigte. Bei zwei Kranken mit Proktitis blieb die objektive Besserung aus, und auch bei einer Frau mit Esthiomène kam es nicht zur Abheilung der genitalen und perinealen Geschwüre. An Stelle der schmerzhaften intramuskulären Injektionen erhielten weitere fünf Patienten, die an Bubonen litten, peroral zwischen 3,6 und 38 g im Laufe von 6—15 Tagen. Zwei Fälle heilten prompt ab, ein weiterer wurde leicht gebessert, der vierte zeigte nach 20 g Aureomycin an 5 Tagen zunächst eine deutliche Besserung, aber dann erneute Größenzunahme des Inguinalknotens mit Einschmelzung und spontanem Durchbruch. So sahen sich ROBINSON u. Mitarb. weder durch die Rückbildung der Bubonen noch die Abheilung genitaler Läsionen besonders beeindruckt. Auch ALERGANT verhielt sich auf Grund seiner Erfahrungen an sechs Patienten mit akuten inguinalen Lymphknotenentzündungen betont zurückhaltend. Zwar heilten vier Fälle unter viermal täglich 250 mg Aureomycin, insgesamt 7 g, rasch ab, aber bei einem weiteren Kranken war nach 4 Wochen noch keine befriedigende Rückbildung der Geschwulst erfolgt. Beim sechsten Patienten schließlich erbrachten 14 g Aureomycin (7 Tage je viermal 500 mg) nur eine ganz unwesentliche Besserung. Die Zwischenschaltung einer Penicillinkur von 5 Mega wegen Lues latens blieb, wie zu erwarten, ohne Einfluß. Auch ein nochmaliger Aureomycinstoß von 15 g (viermal täglich 250 mg an 15 Tagen) erzielte nur noch eine ganz geringfügige weitere Besserung.

Es ist kennzeichnend für die meisten bis 1950 veröffentlichten Aureomycin-Arbeiten, daß sie die Wirkung des Antibioticums auf menschliche Lymphogranuloma inguinale-Infektionen entweder ausgesprochen optimistisch beurteilen oder aber als wertlos abtun. Von letzteren seien nur OLANSKY und LANDMAN genannt, die trotz geringer eigener Erfahrung die Aureomycinwirkung als enttäuschend bezeichneten, in einem später erschienenen Erfahrungsbericht (WOOD, OLANSKY und EDMUNDSON) diese ersten Eindrücke jedoch korrigierten. Überhaupt zeigen die auf größerem Krankengut fußenden Veröffentlichungen nach 1950 eine sachlichere Beurteilung sowohl der Vorzüge (Abkürzung der Behandlungsdauer akuter Infektionen) als auch der Versager und Rückfälle, die zweifellos vorkommen.

WAMMOCK, GREENBLATT, DIENST, CHEN und WEST behandelten 20 Patienten verschiedener Stadien mit durchschnittlich viermal täglich 500 mg per os bis zu Gesamtmengen von mindestens 20—30 g. Die erzielten Resultate waren durchaus ermutigend, jedoch nicht ganz so überzeugend wie beim Granuloma venereum. Daß vor allem von 13 Frühfällen nur vier geheilt wurden, führte zu dem Urteil, daß Aureomycin den Sulfonamidpräparaten nur wenig überlegen sei. Von den mit 50—100 g behandelten Kranken mit Spätformen sprachen die Fälle von Proktitis und Rectumstrikturen offensichtlich besser an als die rein ulcerösen Formen. Etwa 70% der Patienten zeigten als Nebenerscheinungen Übelkeit, Erbrechen, Schwindel und Durchfälle. In drei Fällen mußte die Behandlung wegen kontinuierlichen Erbrechens abgebrochen werden. In einer weiteren Veröffentlichung berichtete GREENBLATT über 39 Fälle, die sich auf 20 Kranke mit Bubonen und 19 mit Proktitis, teilweise mit Rectumstriktur verteilten. Unter der genannten Dosierung erwiesen sich zwei Bubonenkranke als Versager, und auch bei sämtlichen rectalen Veränderungen war die Aureomycinwirkung, im ganzen gesehen, wenig überzeugend. SCHAMBERG, CARROZZINO und BOGER behandelten 24 Neger im frühen Bubonenstadium in acht Fällen mit viermal täglich 250 mg an 7 Tagen, in 16 Fällen mit viermal 500 mg an 10 Tagen. Abheilung trat in 22 Fällen ein. Bei zwei Kranken kam es trotz Wiederholung des Aureomycinstoßes zu Einschmelzung und Durchbruch, weshalb auf Sulfonamidbehandlung übergewechselt wurde. Trotz der verhältnismäßig niedrigen Patientenzahl entstand der Eindruck, daß Aureomycinstöße zu 20 g erfolgreicher waren als solche von 7 g. FLETCHER, SIGEL und ZINTEL gingen wegen der unzureichenden Wirkung anfänglich verabfolgter intramuskulärer Injektionen von täglich 20 mg bald auf orale Verabreichung von täglich 2 g Aureomycin über, anfänglich an 7, später an 28 einander folgenden Tagen. Bei einzelnen Kranken nötigten Übelkeit und Erbrechen zur Reduzierung der Tagesdosis auf 1 g bzw. zum Überwechseln auf andere Antibiotica, von denen Terramycin und Chloromycetin im allgemeinen gut vertragen wurden. Bei Nachbeobachtungszeiten von 8—11 Monaten heilten die Bubonen dreier Patienten innerhalb 14 Tagen ohne spätere Rezidive aus. Eine Frau mit Proktitis zeigte unter täglich 20 mg Aureomycin intramuskulär nach 10 Tagen eine erstaunliche Besserung der subjektiven und objektiven Symptome, 5 Monate später aber die Wiederkehr von Blutungen und Diarrhoen. Abermalige Behandlung mit täglich 1 g Aureomycin per os an 28 Tagen hatte jetzt nur noch ganz geringfügige Wirkung. Bei zwei von sieben Patienten mit Rectumstrikturen blieb jede Wirkung nach 28—70 g Aureomycin per os aus, weshalb man sich zur Colostomie entschloß. In den übrigen fünf Fällen kam es zu subjektiver und objektiver Besserung ohne Rückfall während 6—10monatiger

Nachbeobachtung. Bei sieben Kranken mit Rectumstriktur, bei denen bereits früher eine Colostomie vorgenommen worden war, kam es nicht zur Befundänderung, und nur drei Fälle zeigten eine leichte subjektive Besserung.

Im deutschen Schrifttum liegen größere Erfahrungen über die Aureomycinbehandlung früher Krankheitsstadien nicht vor, da Neuinfektionen an Lymphogranuloma inguinale bei uns seit Jahren zu den größten Seltenheiten gehören. Die mitgeteilten Einzelbeobachtungen und auch unsere eigenen, nur teilweise veröffentlichten Erfahrungen (Berlin: Löhe; Ludwigshafen: W. Schmidt und Boslet) beziehen sich deshalb fast ausnahmslos auf Späterscheinungen. Löhe berichtete 1950 über die günstige Wirkung von vier Aureomycinstößen zu je 20 g bei einem Patienten mit Rectumstriktur, der auf vorausgegangene Gold-, Antimon- und Sulfonamidbehandlung nur unwesentlich angesprochen hatte, jetzt aber unter anderem eine fast völlige Abheilung der Fisteln zeigte. Bei drei weiteren, wegen ihres klinischen Befundes ganz ungewöhnlichen Spätfällen erreichte Löhe zwar keine erhebliche Rückbildung der krankhaften Veränderungen, jedoch eine schnelle Abnahme der Eiterung aus Fisteln, die sich teilweise völlig schlossen. Die starre Infiltration der elephantiastischen Abschnitte wurde weicher; es kam zu partiellen Einschmelzungen, aber eine anhaltende günstige Beeinflussung oder gar Abheilung trat in keinem Falle ein. Auch die Absceßbildungen und elephantiastischen Veränderungen in der Analgegend eines weiteren Patienten sprachen auf drei Aureomycinstöße nur vorübergehend an und kamen erst nach Rückkehr zur altbewährten Behandlung mit Prontosil. rubr. zur äußerlichen Abheilung.

Dosierung und Dauer der Aureomycinbehandlung in den einzelnen Stadien des Lymphogranuloma inguinale werden erst im Anschluß an die Besprechung der übrigen Antibiotica gemeinsam abgehandelt, um Wiederholungen zu vermeiden.

4. Chloromycetin (Chloramphenicol)

Die experimentellen Grundlagen zur Anwendung des 1947 eingeführten Antibioticums Chloromycetin wurden von Smadel und Jackson geschaffen. Ihre Feststellungen an Lymphogranuloma inguinale-infizierten bebrüteten Hühnereiern und intracerebral bzw. intranasal infizierten Mäusen ergaben für Chloromycetin etwa die gleiche Wirksamkeit, wie sie von anderen Untersuchern für Penicillin und Sulfadiazin erwiesen war. Keines der drei Heilmittel aber ließ eine eindeutige spezifische Wirkung auf intracerebral infizierte Mäuse erkennen. So konnte es nicht wundern, daß auch die bei menschlichen Infektionen gewonnenen Behandlungsresultate nur von beschränktem Werte sind. Olansky und Landman wurden durch Chloromycetin völlig enttäuscht. Robinson und Zheutlin behandelten zwei Bubonenkranke mit 20 g Chloromycetin an 10 Tagen bzw. mit 30 g an 8 Tagen und stellten innerhalb von 36 bzw. 16 Tagen Abheilung fest. Ein anderer Patient dagegen, der seit 4 Monaten an Durchfällen und rectalen Blut- und Schleimabgängen litt, ließ nach zusammen 24 g Chloromycetin während 6 Tagen keine Besserung erkennen. Ein von Fletcher, Sigel und Zintel behandelter, ebenfalls an Proktitis leidender Kranker zeigte nach 28tägiger Behandlung mit täglich 3 g zwar zunächst eine deutliche Besserung, aber 2 Monate später ergab eine Rectoskopie die nunmehrige langsame Entwicklung einer Striktur. Canizares behandelte zwei Patienten mit 50 bzw. 60 g Chloromycetin, wobei der eine rezidivierte. Greenblatt sah bei 9 Bubonenkranken vier Versager, bei sechs Patienten mit Proktitis — teilweise kombiniert mit Rectumstrikturen — zwei ausgesprochene Versager, von denen nur einer auf erneute Behandlung etwas ansprach. Wegen der gegenüber Aureomycin offensichtlich schwächeren

Wirkung bezeichnete er mit WAMMOCK, CHEN, DIENST und WEST die Anwendung von Chloromycetin nur dann als angezeigt, wenn Aureomycin schlecht vertragen wird. Als gut empfand dagegen WOODWARD die Resultate bei drei mit 30—36 g während 14 Tagen behandelten Patienten. Mit Chloramphenicol, einem 1949 von BARTZ synthetisierten und mit Chloromycetin identischen Antibioticum, vermochten WOOD, OLANSKY und EDMUNDSON 17 von 18 Frühfällen durch 3—4 intramuskuläre Injektionen zu je 4 g in Abständen von 2—4 Tagen nach durchschnittlich 17 Tagen zu heilen, ein Ergebnis, das sie allerdings weniger befriedigte als die Anwendung von 20 g Aureomycin bei 15 Patienten des gleichen Krankheitsstadiums, die sie nach durchschnittlich 11,5 Tagen bereits heilten. Über ausgesprochen gute Erfolge mit Chloromycetin bei 32 Patienten, von denen 18 an akuten genito-inguinalen Affektionen, drei an Proktitis und elf an Rectumstrikturen litten, berichtete ferner ROWE. Die Mehrzahl seiner Kranken erhielt viermal täglich 500 mg per os, bei rectalen Krankheitsformen an mindestens 30 Tagen. Von den Frühfällen benötigte einer bis zur Abheilung eine 4wöchige Behandlung. Die übrigen 17 Patienten heilten nach 2—3 Wochen aus, darunter acht, die vorher erfolglos Sulfonamidpräparate erhalten hatten. Schwieriger waren die rectalen Krankheitsformen zu beurteilen, deren völlige Rückbildung nicht erwartet werden konnte. Bei diesem Vorbehalt ließen sich die erreichten Resultate doch als recht befriedigend bezeichnen, da es bei allen Kranken bis auf einen subjektiv und auch objektiv zur Besserung kam.

5. Terramycin

Noch im Jahre der Entdeckung von Terramycin (1950) teilten HURST, PETERS und MELVIN mit, daß bei vergleichenden Untersuchungen zwischen Aureomycin, Terramycin, Chloramphenicol und Penicillin die beiden erstgenannten Antibiotica sich als besonders wirksam erwiesen hatten. Gegenüber mit Lymphogranuloma inguinale-Virus infizierten Hühnerembryonen war Terramycin sogar noch wirksamer als Aureomycin, während bei intraperitoneal infizierten Mäusen kein Unterschied bestand. NIEDELMAN, PIERCE, HOFFSTEIN und MATTEUCCI bezeichneten nach verschiedenen Dosierungsversuchen die tägliche Gabe von 4 g Terramycin per os an 10 Tagen für akute Krankheitsfälle von Lymphogranuloma inguinale und die gleiche Tagesdosis an 20 Tagen für die chronischen Formen als besonders zweckdienlich. Zwar führte auch die Verwendung kleinerer Dosen zuweilen zu guten Resultaten, aber es kam doch häufiger zu Rückfällen oder zu verzögertem Heilungsverlauf. Von sechs Patienten mit Lymphogranuloma inguinale-Bubonen sprachen fünf ausgezeichnet auf die Behandlung an, während der sechste auch nach einem zweiten Terramycinstoß nach insgesamt 80 g rezidivierte. Enttäuschend waren die Ergebnisse bei drei Spätfällen: Eine Frau mit Rectumstriktur und ein Mann mit genitaler Elephantiasis zeigten nicht die geringste Wirkung; bei der zweiten Frau mit Proktitis und Rectumstriktur kam es zwar zunächst zu ungewöhnlich eindrucksvollem Abklingen der proktitischen Symptome, aber einen Monat später zum Rezidiv. Über zwölf Früh- und acht Spätfälle berichteten WRIGHT, WHITAKER, WILKINSON und BEINFIELD. Nach anfänglich viermal täglich 500 mg reduzierten sie die Tagesdosis ohne Verschlechterung der Resultate auf viermal täglich 250 mg. Bis zur Heilung vergingen bei den infizierten Inguinaldrüsen durchschnittlich 18,5 Tage, bei Proktitis (ohne Rectumstriktur) 25 Tage. Rezidive stellten sich bei drei Proktitiskranken und bei einem Patienten mit Rectumstriktur ein, so daß erneut Terramycin erforderlich wurde. Die Nachbeobachtung dieser 20 Patienten über 2—11 Monate durch WRIGHT, PRIGOT, DI LORENZO, WHITAKER und MARMELL ergab keine weiteren

Rückfälle. GREENBLATT sah bei vier Bubonenkranken zwei Versager. HENLEY behandelte in Westafrika 19 schwarze Soldaten, die im allerfrühesten Bubonenstadium ins Lazarett gekommen waren, mit täglich 4 g Terramycin bis zur völligen Heilung. Nur ein Fall, der zur Erweichung kam, war ein Versager. Die übrigen 18 Soldaten wurden geheilt und blieben rückfallfrei. Die entscheidende Besserung trat bereits nach durchschnittlich 4 Tagen ein. Bis zur Abheilung vergingen bei noch gut verschieblicher Haut durchschnittlich 4 Tage, bei bereits fixierter Haut 7,3 Tage, bei erweichten Drüsen und bei Fisteln 9,3 Tage.

6. Weitere Antibiotica

Die wenigen Erfahrungsberichte über später eingeführte Antibiotica haben neue Gesichtspunkte bisher nicht erbracht. WHITAKER, PRIGOT, MARMELL und MORGAN bezeichneten *Magnamycin* in Gesamtmengen von 10—40 g per os oder intravenös bei frischen Bubonenfällen als wertlos. Dagegen sprachen an der gleichen Klinik (MARMELL und PRIGOT) sechs Frühfälle gut auf 11—36 g *Tetracyclin* (Achromycin, Tetracyn) an. Auch *Erythromycin* (Erycinum) scheint sich bewährt zu haben (BANOV und GOLDBERG, CORDICE u. Mitarb., ALEXANDER und SCHOCH, DORN), nach MARMELL und PRIGOT vor allem in Form des Kombinationspräparates Erythrosulfa, welches in Tabletten zu 100 mg Erythromycin und je 83 mg Sulfadiazin, Sulfamerazin und Sulfamethazin zur Verfügung stand. Von Erythromycin wurden täglich 0,8—1,6 g, von Erythrosulfat täglich 8 Tabletten für 1—2 Wochen empfohlen. Bei frischen inguinalen Adenopathien erzielten ferner gute Resultate PEDOYA, LACROUX und GALLEY durch tägliche Gaben von 2—3 g *Spiramycin* (Rovamycin, Selectomycin). Das zahlenmäßig sehr beschränkte Erfahrungsgut läßt freilich eine endgültige Bewertung der neueren Antibiotica nicht zu. Dieser Vorbehalt gilt auch für angebliche Behandlungserfolge mit *Cortison* unter Penicillinschutz (QUINTIN und DULUC) und mit dem von ALERGANT empfohlenen „Versuchspräparat 17.025“ (5 methoxycarbonyl-6 methyl-4-(5-nitrofuryl)-2-oxy 1:2:3:4:tetrahydropyrimidin).

7. Kritische Betrachtungen über Wirksamkeit und Dosierung der Antibiotica

Um die Wirkung der Antibiotica auf Infektionen mit Lymphogranuloma inguinale beurteilen zu können, sei daran erinnert, daß die tierexperimentellen Befunde von WONG und COX, später auch von WAGNER, WEISS sowie GOGOLAK und WEISS keinen Zweifel an der Wirksamkeit von Aureomycin lassen. Das gleiche gilt für Terramycin auf Grund der Befunde von HURST, PETERS und MELVIN, nach den Untersuchungen von SMADEL und JACKSON bis zu einem gewissen Grade auch für Chloromycetin. Bei der menschlichen Infektion haben Aureomycin und Terramycin nicht nur Penicillin und Streptomycin an Wirksamkeit bei weitem übertroffen, sondern sie besitzen gemeinsam mit Chloromycetin und weiteren antibiotischen Mitteln auch noch den Vorzug, bei peroraler und parenteraler Anwendung gleich wirksam zu sein. Man mag, wie an anderer Stelle hervorgehoben, die bei Lymphogranuloma inguinale-Infektionen zuweilen beobachtete Neigung zur Selbstheilung durchaus in Rechnung stellen, bis zu einem gewissen Grade mancher „Erfolgs“-Meldung skeptisch gegenüberstehen, aber jeder erfahrene Therapeut kennt Krankheitsverläufe, die ihn von der eindeutigen Wirkung der neueren Antibiotica überzeugt haben. Wenn, um nur einen Autor zu nennen, GREENBLATT davon stark beeindruckt war, daß seit 6 Monaten vorhandene Leistendrüsenveränderungen binnen 11 Tagen zum Verschwinden kamen, oder wenn seit Jahren unverändert bestehende chronischindurierte Herde schon am 7. Behandlungstag eine deutliche Rückbildung erkennen ließen, so kann diese eindrucksvolle Wirkung nur dem Antibioticum zugeschrieben werden, und man darf solche, auch an anderen Orten gemachten Erfahrungen nicht als zufälliges zeitliches Zusammentreffen darstellen. Daß es daneben auch ausgesprochene Versager gibt, häufiger als zunächst erwartet, vermag den grundsätzlichen Wert der antibiotischen Therapie für das Lymphogranuloma inguinale nicht zu beeinträchtigen. Der Erfahrene wird bei Versagern oder gelegentlichen Unverträglichkeiten auf ein anderes Antibioticum oder eines der bewährten Sulfonamidpräparate zurückgreifen, um letzten Endes doch zu einer befriedigenden Gesamtwirkung zu kommen.

Wesentlich unklarer und noch immer Gegenstand von Untersuchungen ist ferner die Frage, ob es durch entsprechende Dosierung des Antibioticums gelingt, das Virus im Organismus völlig abzutöten oder ob, wie bei der Sulfonamidbehandlung, nur eine Abschwächung der Virulenz eintritt und durch die Abwehrkraft des Organismus die Infektion überwunden wird. Wong und Cox zeigten, daß intracerebral mit Lymphogranuloma inguinale-Virus infizierte Mäuse durch Aureomycinbehandlung am Leben blieben, 17 Tage nach der Infektion den Krankheitserreger noch in Leber und Gehirn enthielten, nicht aber, wenn die Tiere erst 42 Tage nach der Infektion getötet wurden. Demgegenüber aber blieb das Virus bei mit nicht lebensbedrohlichen Virusmengen infizierten, unbehandelten Kontrolltieren auch nach Ablauf von 42 Tagen noch nachweisbar. Diese Beobachtungen bestätigten zwar das Vorhandensein virucider Eigenschaften, aber sie widerlegten auch nicht die Deutung, daß nur eine Abschwächung des Virus eintritt, die endgültige Elimination aber dem Organismus selbst überlassen bleibt. Bei sicher virucider Wirkung müßte man — zumindest bei frischen Infektionen — erwarten, daß die wirksameren Antibiotica die Krankheitssymptome in einem hohen Prozentsatz, wie bei Lues und Gonorrhoe, innerhalb kurzer Zeit zum Verschwinden bringen. Das Schrifttum beweist jedoch den unterschiedlich langen Heilungsverlauf sowie das Vorkommen von Therapieversagern und Rezidiven selbst bei frischen Lymphogranuloma inguinale-Bubonen. Eine ausreichend spezifische Viruciditāt aber müßte zweifellos mit einer verläßlicheren therapeutischen Wirkung einhergehen. In noch höherem Maße gelten diese Vorbehalte für die jeglicher Therapie bis jetzt besonders schwer zugänglichen Spätveränderungen. Wenn auch Wright u. Mitarb. die Auffassung vertreten, daß es nach der Aureomycinbehandlung ihrer chronischen Erkrankungsfälle zwar zu Rückfällen, aber in keinem Falle zum Fortschreiten der eigentlichen Krankheit gekommen sei, so reicht die kurze Nachbeobachtung zu einem grundsätzlichen Urteil über die Dauerwirkung noch gar nicht aus. Die hartnäckig positiven spezifischen Seroreaktionen bei Spätveränderungen, auch nach ausgiebiger Behandlung — in auffallendem Gegensatz zu dem häufig bereits frühzeitig einsetzenden Titerabfall bei heilenden Lymphogranuloma inguinale-Bubonen — spricht jedenfalls dafür, daß die Antibiotica das Virus aus chronischen Krankheitsveränderungen bisher nicht zu entfernen vermochten (Fletcher u. Mitarb.). Die Verhältnisse liegen hier also ähnlich wie bei der Sulfonamidbehandlung.

Von besonderem Interesse ist sodann die Frage, ob und welche Unterschiede in der Wirkung der verschiedenen Antibiotica bestehen. In tierexperimentellen Untersuchungen wiesen Weiss sowie Gogolak und Weiss nach, daß Aureomycin eine deutliche Überlegenheit gegenüber Penicillin hat. Smadel und Jackson zeigten, daß Chloromycetin etwa den gleichen Wirkungsgrad wie Penicillin und Sulfadiazin besitzt. In sehr sorgfältigen Untersuchungen bewiesen Hurst, Peters und Melvin darüber hinaus, daß Terramycin und — nur wenig zurückbleibend — Aureomycin hochwirksam gegenüber Lymphogranuloma inguinale-infizierten Hühnerembryonen sind, während Chloramphenicol erst an dritter und Penicillin an vierter Stelle rangieren. Bei intraperitoneal infizierten Mäusen sind Aureomycin und Terramycin etwa gleich hoch wirksam, während Procain-Penicillin auch in hohen Dosen weniger stark und Chloramphenicol noch geringer wirkt. Interessanterweise waren Aureomycin und Procain-Penicillin kombiniert schlechter als Procain-Penicillin allein.

Beim Menschen ist es wegen der verschiedenartigen klinischen Bilder und der beschränkten Vergleichsmöglichkeiten weitaus schwieriger, Unterschiede in der Wirksamkeit verschiedener Heilmittel festzustellen, zumal auch die Angaben der Patienten über Unverträglichkeitserscheinungen eine objektive Beurteilung nicht selten erschweren. Greenblatt hatte bei 39 mit Aureomycin, 15 mit Chloromycetin und sechs mit Terramycin behandelten Krankheitsfällen aller Stadien den Eindruck, daß Aureomycin den beiden anderen Antibiotica deutlich überlegen sei, Chloromycetin und Terramycin deshalb nur bei Aureomycin-Unverträglichkeit anzuwenden seien. Auch Wood, Olansky und Edmundson hielten, wie schon erwähnt, Aureomycin für wirksamer als Chloramphenicol. Im Vergleich zur Sulfonamidbehandlung mit einer mittleren Behandlungsdauer von 13,65 Tagen errechnete Henley für 19 mit Terramycin behandelte Frühfälle eine Durchschnittszeit von 7,015 Tagen. Auch Schamberg fand, daß Aureomycin in wesentlich kürzerer Zeit etwa das gleiche leistet wie die prolongierte Sulfonamidbehandlung. Freilich sind tierexperimentelle Ergebnisse nicht vorbehaltlos auf menschliche Verhältnisse übertragbar, und die objektive Bewertung der angewandten Heilmethoden ist wegen des verschiedenartigen klinischen Befundes und der uneinheitlichen therapeutischen Beeinflußbarkeit, nicht zuletzt auch wegen des spärlichen Vorkommens in unseren Breiten, niemals zuverlässig. Wenn aber die Erfahrungen der einzelnen Autoren so weitgehend übereinstimmen — wie vorstehend dargelegt — so sind wir auch berechtigt, die entsprechenden praktischen Folgerungen zu ziehen. .Infolgedessen wäre Aureomycin als wirksamstes Antibioticum anzusehen, dicht gefolgt von Terramycin, über das noch keine ganz ausreichenden klinischen Erfahrungen vorliegen. Mit Abstand folgen Chloromycetin und hochdosiertes Penicillin, während Streptomycin als völlig unzureichend außer Betracht bleiben muß.

Dosierung. Bei Erprobung der Tagesmenge stellten Prigot, Wright, Logan und de Luca fest, daß es nicht ratsam ist, weniger als dreimal täglich 250 mg des Antibioticums zu geben. Heute sind täglich 1 oder 2 g üblich, die in vier Einzelgaben zu 250 bzw. 500 mg unterteilt werden (Alergant, Wammock u. Mitarb., Fletcher u. Mitarb., Canizares, Kornblith, Schamberg u. Mitarb., Rowe, Rothchild und Higgins, Greenblatt u. a.). Bei Terramycin empfahlen Niedelman u. Mitarb. sowie Henley sogar Tagesmengen von 4 g. Wright, Whitaker, Wilkinson und Beinfield ist beizupflichten, daß allzu hohen Tagesdosen nicht auch bessere Wirkungen folgen, in der Regel mit unterteilten Tagesgaben von 1 oder 2 g gute Resultate erzielt werden können.

8. Behandlungsdauer

Die Angaben über die zweckmäßigste Anwendungsdauer der Antibiotica zeigen recht große Schwankungen. Während Aureomycin anfangs nur an wenigen aufeinanderfolgenden Tagen gegeben wurde, war man später bestrebt, durch verlängerte Behandlung auch die Therapieversager zu erfassen und Rezidive zu verhindern. Alergant, anfänglich auch Fletcher und Schamberg mit ihren Mitarbeitern, empfahlen die 7tägige Anwendung, Niedelman, später auch Schamberg u. Mitarb. blieben nicht unter 10 Tagen; Canizares dehnte die Behandlung auf 3 Wochen, Fletcher u. Mitarb., sowie Rowe auf 4 Wochen, Rothchild und HIGGINS auf 6 Wochen aus. Andere Autoren führten die Behandlung bis zur eingetretenen Heilung weiter (WRIGHT, WHITAKER, WILKINSON und BEINFIELD, ferner HENLEY). Bei den Spätformen wird die Verabfolgung des Antibioticums an 20 (NIEDELMAN u. Mitarb.) oder 28 Tagen (FLETCHER u. Mitarb.), teils sogar ohne Unterbrechung bis zu 4 Monaten (ROWE) empfohlen. Vor einer ununterbrochenen, so langen Zufuhr sollte die Überlegung warnen, daß es durch Unterdrückung der Darmflora zu lästigen und langdauernden Erkrankungen kommen kann, weshalb man in Deutschland grundsätzlich zeitlich begrenzte Behandlungsstöße vorzieht (LÖHE, FUNK, BOSLET).

9. Durchführung der Behandlung in den einzelnen Krankheitsstadien

Die akute und subakute inguinale Lymphadenitis mit und ohne Initialaffekt, aber auch die vielfach mit hartnäckigen Fisteln einhergehenden chronischen Veränderungen lassen sich durch Verabreichung eines der genannten Antibiotica in einem hohen Prozentsatz zur Abheilung bringen. Wenn im Schrifttum bei inguinalen Lymphknotenveränderungen Zeiträume zwischen 4 Tagen und 3 Wochen bis zur Heilung angegeben werden, so sind diese immerhin erheblichen Differenzen in erster Linie auf die verschiedenartige Zusammensetzung des Krankengutes zurückzuführen. Am raschesten sprechen die Patienten an, deren Haut über den Leistendrüsen noch verschieblich ist. Aber auch bei beginnender Erweichung pflegt die Rückbildung in der Regel nach kurzer Zeit zu erfolgen. Bei bereits vorgeschrittener Einschmelzung vergeht freilich im allgemeinen mehr Zeit, bevor im Anschluß an Punktion, Stichincision oder Spontanperforation die Heilung eintritt.

Die meistverwendete Gesamtmenge beträgt für Aureomycin, Terramycin, Chloromycetin und die übrigen neueren Antibiotica 20 g, die 10 Tage, viermal täglich 500 mg, verabreicht werden. In vielen Fällen kommt es bereits während dieser Zeit zur Abheilung der Initialaffekte und zur Rückbildung der Lymphknoten. In USA und vielfach auch in anderen Ländern begnügt man sich mit einer einmaligen antibiotischen Behandlung und macht eine weitere nur bei Ausbleiben der vollständigen Rückbildung oder bei einem Rezidiv. Demgegenüber macht man in Deutschland weitere Behandlungsstöße, um einen höchstmöglichen therapeutischen Erfolg zu erzielen. Die Verhältnisse liegen hier ähnlich wie bei der Penicillintherapie der Lues, deren Behandlung mit nur einer Kur sich in Deutschland nur zögernd durchzusetzen beginnt. Wir sind der Meinung, daß die Behandlung des Lymphogranuloma inguinale nach den ersten 20 g des Antibioticums nicht beendet sein kann, vor allem dann nicht, wenn eine wesentliche Rückbildung der erkrankten Lymphknoten ausgeblieben ist oder wenn bisher unbeteiligte Leistendrüsen zusätzlich erkranken. In solchen Fällen dürfte es sich empfehlen, zunächst einen kräftigen Sulfonamidstoß und dann wieder ein Antibioticum — und zwar ein anderes als zu Beginn — zu verabfolgen. Durch einen solchen zielbewußten Wechsel wird man auch Patienten mit verzögertem Heilungsverlauf oder scheinbare Versager letzten Endes noch günstig beeinflussen können. Auch in England pflegt man neuerdings Sulfonamide und Antibiotica in mehreren Behandlungscyclen hintereinander zu reihen (ALERGANT, ERSKINE).

Ist die Rückbildung der erkrankten Lymphknoten befriedigend, eine ausgiebige Vernarbung der Fisteln eingetreten, so sollte man den Patienten unter Beobachtung halten, um auch lokale Rezidive und die überraschend schnell, möglicherweise aber erst nach Jahren auftretenden Spätveränderungen durch einige Behandlungsstöße von Sulfonamiden und Antibiotica als „Sicherheitskuren" fernzuhalten.

Wie wir im ersten Teil unseres Abschnitts ausführten, kann das Lymphogranuloma inguinale gerade in der genito-inguinalen Frühform in vielen Fällen durch alleinige Sulfonamidbehandlung zur Abheilung gebracht werden. Bei den noch relativ hohen Preisen der neueren Antibiotica und bei der erforderlichen großen Gesamtmenge ist es daher berechtigt, der stets an den Beginn zu setzenden kräftigen antibiotischen Therapie die Behandlung mit Sulfonamidpräparaten folgen zu lassen.

Über die Wirkung der Antibiotica bei den als Proktitis bezeichneten entzündlichen Veränderungen der Rectalschleimhaut besteht keine einhellige Meinung. In der ersten Zeit nach der Einführung von Aureomycin wurde zwar mehrfach auf das frappierende Verschwinden der Schmerzen, das Aufhören der Durchfälle, der blutigen und eitrigen Absonderungen hingewiesen, aber nicht selten stellten sich bereits nach wenigen Wochen Rückfälle ein, die auf erneute Behandlung teilweise wieder prompt ansprachen, teils aber ganz unbeeinflußbar blieben. Soweit wir das Schrifttum überblicken, fanden wir nicht einen einzigen Krankheitsfall, der nach der „völligen Abheilung" lange genug nachbeobachtet wurde und erscheinungsfrei blieb. Das zeigt, wie wichtig es ist, auch bei der Proktitis durch weitere Aureomycin- oder Terramycinkuren sowie Sulfonamidstöße als Sicherheitskuren Symptomfreiheit anzustreben. Gerade als Vorläufer einer sich anbahnenden Rectumstriktur verdient die Proktitis besonders sorgfältige Nachbeobachtung.

Die Aussichten, eine ausgesprochene Rectumstriktur heilen zu können, sind auch durch die antibiotische Behandlung kaum besser geworden. Wenn es in einzelnen Fällen tatsächlich zur völligen Rückbildung einer Striktur gekommen ist, wie z. B. WRIGHT, SANDERS, LOGAN, PRIGOT und HILL berichteten, dann kann es sich höchstens um verhältnismäßig frische, erst in der Entwicklung begriffene „Strikturierungen" gehandelt haben. Sorgfältige Beobachtungen zeigen, daß auch verhärtete Strikturen nach der Behandlung sich zuweilen weicher anfühlen durch die beim Bougieren erfolgende Resorption des Infiltrats, wie wir es von der Behandlung der gonorrhoischen Urethralstrikturen kennen. Aber diese Resultate — und das muß betont werden — unterscheiden sich nicht von den bei ausschließlicher Sulfonamidbehandlung erzielten. Die Zahl der Versager und auch der Rückfälle ist noch immer deprimierend groß, und auch heute noch ist ein operatives Vorgehen (Anus praeter) in vielen Fällen kaum zu vermeiden.

Was die übrigen Spätfolgen des Lymphogranuloma inguinale betrifft, so wurde verschiedentlich über die Abheilung umfangreicher elephantiastischer Veränderungen und phlegmonöser Zustände berichtet. Beobachtungen dieser Art sind zweifellos eindrucksvoll, aber sie treten nur in einer Minderzahl auf und wurden auch früher durch die Sulfonamidbehandlung von uns und anderen erzielt und zum Teil beschrieben. Auch die Abheilung torpider Ulcerationen und hartnäckiger Fisteln, die Verkleinerung der tiefgelegenen Beckenlymphknoten stellen stets beachtliche Erfolge dar, aber die Rezidivgefahr hat sich kaum wesentlich geändert. So bedeutet die Einführung der Antibiotica, hauptsächlich von Aureomycin und Terramycin, zwar eine wesentliche Ergänzung der früheren Sulfonamidbehandlung durch ihre größere Wirkungsbreite gerade bei Fällen, die auf Sulfonamide allein vielleicht nicht oder nur unzureichend angesprochen hätten. Die Überlegenheit der antibiotischen Behandlung an sich aber ist nicht unbedingt überzeugend, da man von einem spezifischen Heilmittel erwarten müßte, daß nicht nur ein bemerkenswerter Teil auch der Spätfälle zur Ausheilung kommt, sondern auch Rezidive zu den Ausnahmen gehören. Praktisch wird sich nach unserer Beurteilung die Anwendung der Antibiotica bei den verschiedenen Spätformen so gestalten, daß zur früheren Sulfonamidbehandlung Aureomycin- bzw. Terramycinstöße von je 20 g zusätzlich gegeben werden. Genauere Richtlinien aber lassen sich nur nach sorgfältiger Analyse des einzelnen Falles geben.

Bei kritischer Auswertung der verschiedenen, sich häufig widersprechenden Erfahrungsberichte kann gesagt werden, daß die Einführung der Antibiotica in die Therapie des Lymphogranuloma inguinale zweifellos unsere Behandlungsmöglichkeiten erweitert hat. Die genito-inguinale Frühform ist mit Aureomycin und Terramycin etwa im gleichen Prozentsatz der Fälle völlig ausheilbar, wie früher bei alleiniger Sulfonamidbehandlung, aber in wesentlich kürzerer Zeit. Die nicht strikturierende Proktitis spricht ebenfalls gut auf die Antibiotica an, aber in einem recht hohen Prozentsatz der Fälle ist bald mit Rezidiven zu rechnen. Bei den verschiedenen Spätformen kommt es, wie bei alleiniger Sulfonamidbehandlung, im allgemeinen nur zur günstigen Beeinflussung der Sekundärinfektion, während die Abheilung des eigentlichen Krankheitsprozesses zu den Ausnahmen zählt, überdies häufig nicht von Dauer ist. Durch Kombination von Sulfonamidstößen und antibiotischen Kuren lassen sich jedoch die Resultate wesentlich verbessern. Die Antibiotica stellen aber nicht, wie man erhofft hatte, spezifische Heilmittel für Lymphogranuloma inguinale-Kranke dar und führen deshalb ebensowenig wie die Sulfonamide in jedem Fall zum Rückgang aller krankhaften Veränderungen oder gar zur Heilung.

10. Feststellung der Heilung

Eine leicht auszuführende, zuverlässige Untersuchungsmethode zum Nachweis der erfolgten Heilung eines Lymphogranuloma inguinale besitzen wir nicht. Das Verschwinden der Einschlußkörperchen aus den Krankheitsherden läßt sich zwar durch wiederholte Gewebsentnahmen mikroskopisch und tierexperimentell nachweisen, aber nur durch geschulte, fachkundige Untersucher! Als besonders erschwerend kommt hinzu, daß der Sitz der Krankheitsherde die Probeexcision sehr erschwert (Rectumstrikturen) oder überhaupt nicht zuläßt (tiefe Beckendrüsen).

Die diagnostisch so wichtige Frei-Reaktion erlaubt leider keine Rückschlüsse auf den jeweiligen Krankheitszustand, da sie fast in jedem Falle während des ganzen Lebens positiv bleibt. Gegenteilige Beobachtungen (STEIN, AXELROD) erscheinen noch nicht hinreichend gesichert. Die Ausarbeitung einer spezifischen Komplementbindungsreaktion aus dem Serum Lymphogranuloma inguinale-kranker Menschen hatte sich lange Zeit als überaus schwierig erwiesen. Noch 1937 faßten LÖHE und SCHLOSSBERGER die Ergebnisse eigener (LÖHE und BLÜMMERS, HILDEBRAND) und fremder Untersuchungen dahin zusammen, daß eine serologische Diagnose des Lymphogranuloma inguinale als nicht möglich erscheine. Erst unter Verwendung von Lygranum, einer virushaltigen Suspension aus infiziertem Eidotter, arbeiteten McKEE, RAKE und SHAFFER 1940 eine verhältnismäßig zuverlässige Methode zur Anstellung der Komplementbindungsreaktion aus. Wieweit es mit ihr gelingt, verläßlich die Ausheilung zu beurteilen, läßt sich noch nicht sicher sagen. ALERGANT, ROBINSON, ZHEUTLIN und TRICE sowie GREENBLATT halten es nach ihren Erfahrungen nicht für möglich, aus dem Ausfall der Seroreaktionen prognostische Schlüsse zu ziehen. Während MACRAE, FLETCHER u. Mitarb. demgegenüber feststellten, daß die klinische Abheilung von Bubonen nahezu regelmäßig mit einem raschen Titerabfall im Serum einhergehe, konnten FLETCHER u. Mitarb. sowie GOLDBERG und BANOV bei Späterscheinungen einen regelrechten Ablauf der Seroreaktionen nicht feststellen. Immerhin gehen die Bemühungen weiter, eine serologische Methode auszuarbeiten, die den Ablauf der Lymphogranuloma inguinale-Infektion bis zur Heilung ebenso verfolgen läßt, wie es bei der Lues uns zur Selbstverständlichkeit geworden ist.

In Ermangelung zuverlässiger spezifischer Untersuchungsmethoden behalten einige unspezifische Reaktionen ihren, wenn auch beschränkten praktischen Wert. In Übereinstimmung mit Peruccio und Koyama zeigte W. Schmidt bereits vor längerer Zeit an größeren Patientenreihen, daß bei Lymphogranuloma inguinale-Bubonen die Blutsenkungsgeschwindigkeit in der Regel ansteigt, solange die Krankheit fortschreitet, dann aber abfällt und mit der Ausheilung wieder normale Werte erreicht. Auch Nimpfer konnte bei einem Großteil seiner Frühfälle durch laufende Kontrollen einen kurvenmäßigen Ablauf der Senkungswerte bestätigen. Daß bei Patienten mit floridem Lymphogranuloma inguinale häufig eine positive Formol-Gel-Reaktion sich findet, worüber unter anderem unser Mitarbeiter H. K. Mayr seinerzeit berichtete, und daß vielfach eine positive Takata-Ara-Reaktion und eine Serumglobulinvermehrung nachzuweisen ist, diente ebenfalls zu prognostischen Beurteilungen. Aber diese Befunde sind nicht so regelmäßig, daß sie zu weitreichenden Schlüssen berechtigen. Allenfalls dürfte dann die eingetretene klinische Heilung mit ganz besonderer Vorsicht ausgesprochen werden, wenn neben einer hartnäckigen Senkungsbeschleunigung auch Formol-Gel- und Takata-Ara-Reaktion positiv bleiben.

Aus dem klinischen Bilde allein wird man nur dann auf endgültige Heilung schließen können, wenn bei der Bubonenform die Lymphknoten klein geworden, derb und gut abgrenzbar sind und während einer mehrmonatigen Nachbeobachtung keine Neigung zum Rezidivieren erkennen lassen (Alergant, Nimpfer, Henley u. a.). Bei Spätveränderungen ist die Beurteilung ganz besonders schwierig, und man sollte nur von einer vermutlichen Heilung sprechen, wenn über mehrere Jahre ein Rückfall nicht festzustellen war.

Literatur

Alergant, C. D.: Aureomycin in Lymphogranuloma inguinale. Lancet **1950 I**, 950—951. — Lymphogranuloma inguinale in the male in Liverpool, England, 1947 to 1954. Brit. J. vener. Dis. **33**, 47 (1957). — Therapy of lymphogranuloma inguinale with 17,025. Brit. J. vener. Dis. **37**, 270 (1961). — Alexander, L. J., and A. G. Schoch: Erythromycin in venereal diseases. Amer. J. Syph. **38**, 107 (1954). — Alkalaj, N. A.: Über die Behandlung der Poradenitis mit intradermalen Reaktionen des Antigens „Poro“. Srpski Arkh. tselok. Lek. **33**, 949 (1931) [Serbo-kroatisch]. Ref. Zbl. Haut- u. Geschl.-Kr. **41**, 149 (1931). — Andrewes, C. H., H. King and M. van den Ende: Chemotherapeutic experiments with the viruses of influenza A, lymphogranuloma venereum and vaccinia. J. Path. Bact. **55**, 173 (1943). Zit. nach Heilman. — Axelrod, S. J.: The diagnosis of lymphogranuloma venereum. Amer. J. Syph. **26**, 474 (1942).

Bär, F.: Chemotherapeutische Versuche bei der experimentellen Infektion der Maus mit Lymphogranuloma inguinale. Klin. Wschr. **1938**, 588—590. — Zbl. Bakt., I. Abt. Ref. **129**, 236 (1938). — Banov jun., L., and J. Goldberg: Erythromycin treatment of lymphogranuloma venereum. Antibiot. Ann. 1953/54, 475 (1954). — Barthels, C., u. H. Biberstein: Elephantiasis penis et scroti und Lymphogranulomatosis inguinalis. Bruns' Beitr. klin. Chir. **152**, 325 (1931 a). — Zur Histogenese der nach Lymphogranulomatosis inguinalis auftretenden Rectumstrikturen. Bruns' Beitr. klin. Chir. **152**, 464 (1931 b). — Bazil: Maladie de Nicolas-Favre et auréomycine. Bull. Soc. franç. Derm. Syph. **59**, 24 (1952). — Benhamou, E., F. Destaing, J. Gauthier et G. Sorrel: Maladie de Nicolas-Favre à forme bubonique guérie spectaculairement par l'auréomycine donnée par voie orale. Presse méd. **57**, 571 (1949). Bensaude, R., et A. Lambling: Maladie de Nicolas-Favre et lésions ano-rectales: sténose, ano-rectites simples, fistules isolées. Paris méd. **1932**, 361—371. — Bonne, C., G. A. v. d. Horst u. M. A. Pet: Studien über klimatische Bubonen. Geneesk. T. Ned.-Ind. **73**, 536 (1933). Ref. Zbl. Haut- u. Geschl.-Kr. **46**, 520 (1933) [Holländisch]. — Boslet, W.: Lymphogranuloma inguinale. Z. Haut- u. Geschl.-Kr. **17**, 253 (1954); **18**, 345 (1955). — Boss, A., u. A. Buschke: Weitere klinische und therapeutische Erfahrungen über Lymphogranuloma inguinale. Med. Welt (Berlin) **1932**, 1206/1207. — Brandon: Diagnose und Behandlung der Buboadenitis inguinalis. Geneesk. T. Ned.-Ind. **72**, 1473 (1932). Ref. Zbl. Haut- u. Geschl.-Kr. **44**, 595 (1933) [Holländisch].

Callomon, F. T., u. H. Brown: Chemotherapie des experimentellen Lymphogranuloma venereum bei Mäusen. Z. Haut- u. Geschl.-Kr. **2**, 373 (1947). — Campos-Martin, R., u.

S. G. CALATAYUD: Behandlung der subakuten Lymphogranulomatosis inguinalis [Spanisch]. Ecos esp. Derm. 9, 239 (1933). Ref. Zbl. Haut- u. Geschl.-Kr. 45, 787 (1933). — CANIZARES, O.: Les nouveaux traitements des maladies veneriennes dites mineures. Paris méd. 40, 81 (1949). — CANIZARES, O., and G. E. MORRIS: Sulfaguanidine in the treatment of proctitis due to lymphogranuloma venereum. Arch. Derm. 44, 873 (1941). — CHEVALLIER, P., et A. FIEHRER: Sur le traitement de la maladie de Nicolas et Favre par le salicylate de soude. Bull. Soc. franç. Derm. Syph. 40, 1502 (1933). — COLLINS, H. S., TH. F. PAINE jun. u. M. FINLAND: Clinical studies with aureomycin. Ann. N.Y. Acad. Sci. 51, 231 (1948). — CORDICE jun., J. W. V., M. AVECILLA, M. MARMELL, B. A. SHIDLOVSKY and A. PRIGOT: Erythromycin: a preliminary report on its use in certain venereal diseases. Antibiot. Ann. 1953/54, 480 (1954). — CURTH, W.: Zur Kenntnis des Lymphogranuloma inguinale. Med. Klin. 1931, 1176—1177.

DESTÉFANO, F., u. R. F. VACCAREZZA: Behandlung der inguinalen Poradenitis durch Antimonsalze. Sem. méd. (españ.) 32, 1013 (1925) [Spanisch]. Ref. Zbl. Haut- u. Geschl.-Kr. 19, 914 (1925). — DORN, H.: Lymphogranuloma inguinale. Z. Haut- u. Geschl.-Kr. 20, 297 (1956). — DOWLING, H. F., M. H. LEPPER, E. R. CALDWELL jun., R. L. WHELTON and L. K. SWEET: Aureomycin in various infections: report of 180 cases and review of the clinical literature. Med. Ann. D. C. 18, 335 (1949).

EARLE, K. V.: Lymphopathia venerea treated with M. & B. 693. Lancet 1939 I, 985—986. — M. & B. 693 in lymphopathia venerea. Lancet 1939 II, 1265—1267. — ERBER, K.: Über die Tuberkulintherapie des Lymphogranuloma inguinale. Med. Klin. 1931, 15—16. — ERSKINE, D.: Lymphogranuloma venereum. A review of 61 cases. Brit. J. vener. Dis. 34, 163 (1958).

FINDLAY, G. M.: Chemotherapeutic investigations on the virus of lymphogranuloma venereum. Lancet 1940 II, 682—683. — FISCHL, F.: Lymphogranulomatosis inguinalis. In Handbuch der Haut- und Geschlechtskrankheiten, Bd. 21, S. 463—477. Berlin: Springer 1927. — FLANDIN, CH., et J. TURIAF: La thérapeutique de la maladie de Nicolas-Favre par les injections intraveineuses d'antigène lymphogranulomateux. Bull. Soc. franç. Derm. Syph. 43, 333 (1936). — FLETCHER, A., M. M. SIGEL and H. A. ZINTEL: Aureomycin therapy in lymphogranuloma venereum. Arch. Surg. 62, 239 (1951). — FREI, W.: Lymphogranulomatosis inguinalis. In: Neue deutsche Klinik, Bd. 6, S. 543—556. Berlin u. Wien: Urban & Schwarzenberg 1930. — Lymphogranulomatosis inguinalis. In: ARZT-ZIELER, Die Haut- und Geschlechtskrankheiten, Bd. 5, S. 483—514. Berlin u. Wien: Urban & Schwarzenberg 1935a. — Die Lymphogranulomatosis inguinalis. In: Ergebnisse der gesamten Medizin, Bd. 20, S. 185—236. Berlin u. Wien: Urban & Schwarzenberg 1935b. — FREI, W., u. H. HOFFMANN: Experimentelles und Klinisches zum Lymphogranuloma inguinale. Arch. Derm. Syph. (Berl.) 153, 179 (1927). — FREI, W., u. J. WIESE: Zur Behandlung der Lymphogranulomatosis inguinalis, insbesondere mit einem Kupferpräparat. Klin. Wschr. 1931, 404—406. — FUNK, C. F.: Sporadische Primärläsion einer Lymphopathia venerea. Derm. Wschr. 131, 129 (1955).

GAUTIER: Note sur l'emploi du salicylate de soude en injections intraveineuses dans le traitement de la maladie de Nicolas et Favre. Arch. Méd. nav. 125, 499 (1935). — GAY PRIETO, J.: Zum Studium der subakuten inguinalen Lymphogranulomatose [Spanisch]. Act. dermo-sifiliogr. (Madr.) 20, 122 (1928). Ref. Zbl. Haut- u. Geschl.-Kr. 28, 510 (1928). — GJURIC, N. J.: Neue Wege in der Behandlung des Lymphogranuloma inguinale. Münch. med. Wschr. 1938a, 335—337. — Ein neuer Beitrag zur Kenntnis der Klinik und Therapie des Lymphogranuloma inguinale. Arch. Derm. Syph. (Berl.) 178, 194 (1938b). — GOGOLAK, F. M., u. E. WEISS: Zit. nach HENLEY. — GOHRBANDT, E.: Miterkrankung des Rectums und des Urogenitalsystems bei Lymphogranuloma inguinale. Langenbecks Arch. klin. Chir. 177, 251, 611 (1933). — GOLDBERG, J., and L. BANOV jun.: Complement-fixation titres in tertiary lymphogranuloma venereum. A study of results after treatment with broad-spectrum antibiotics. Brit. J. vener. Dis. 32, 37 (1956). — GREENBLATT, R. B.: Antibiotics in treatment of lymphogranuloma venereum and granuloma inguinale. Ann. N.Y. Acad. Sci. 55, 1082 (1952). — GREENBLATT, R. B., R. B. DIENST and K. R. BALDWIN: Lymphogranuloma venereum and granuloma inguinale. Med. Clin. N. Amer. 43, 1493 (1959). — GREENBLATT, R. B., V. S. WAMMOCK, C. H. CHEN, R. B. DIENST and R. M. WEST: The newer antibiotics in the therapy of the venereal diseases other than syphilis. J. vener. Dis. Inform. 31, 45 (1950). — GREGORIO, E. DE: Spezifische intravenöse Antigentherapie bei subakutem Lymphogranuloma inguinale (Spanisch). Act. dermo-sifiliogr. (Madr.) 27, 690 (1935). Ref. Zbl. Haut- u. Geschl.-Kr. 51, 596 (1935). — GRIPPAIN, P.: Zur Therapie des Lymphogranuloma inguinale mit Introcid. Münch. med. Wschr. 1932, 1524—1525.

HAMILTON, G. R.: Treatment of venereal lymphogranuloma with sulfanilamide. Milit. Surg. 83, 431 (1938). — HAMRE, D., and G. RAKE: Studies on lymphogranuloma venereum. V. The action of some antibiotic substances and sulfonamides in vitro and in vivo upon the agents of feline pneumonitis and lymphogranuloma venereum. J. infect. Dis. 81, 175 (1947). —

Hanschell, H. M.: A note on climatic bubo. Brit. J. vener. Dis. **3**, 244 (1927). — Hauser, W.: Die Behandlung der klimatischen Bubonen mit Pyrifer. Arch. Schiffs- u. Tropenhyg. **39**, 68 (1935). — Heilman, F. R.: The effect of penicillin on experimental infections with the virus of venereal lymphogranuloma. Proc. Mayo Clin. **21**, 237 (1946). — Hellerström, S.: Zur Kenntnis der Hautallergie beim Lymphogranuloma inguinale. Klin. Wschr. **1931**, 595—597. — Henley, K. S.: Terramycin in early lymphogranuloma venereum. Brit. J. vener. Dis. **29**, 36 (1953). — Hermans, E. H.: Lymphogranuloma inguinale. Arch. Schiffs- u. Tropenhyg. **33**, Beih. 3, 298 (1929). — Herrel, W. E., u. E. Schulze: Penicillin und andere Antibiotica. Stuttgart: S. Hirzel 1949. — Herzberg, J.: Ungewöhnlicher Verlauf eines Lymphogranuloma inguinale mit Zerstörung des Hüftgelenkes. Derm. Wschr. **108, 673** (1939). — Heyman, A., M. J. Wall and P. B. Beeson: The effect of sulfonamide therapy on the persistance of the virus of lymphogranuloma venereum in buboes. Amer. J. Syph. **31**, 81 (1947). — Holder, E. C., S. Levine and I. G. M. Bullowa: In vitro action of sulfonamides on lymphogranuloma venereum virus. J. Pharmacol. exp. Ther. **74**, 99 (1942). — Hurst, E. W., J. M. Peters and P. Melvin: The therapy of experimental psittacosis and lymphogranuloma venereum. I. The comparative efficacy of penicillin, chloramphenicol, aureomycin and terramycin. Brit. J. Pharmacol. **5**, 611 (1950). — Hurwitz: Lymphogranuloma inguinale [Holländisch]. Geneesk. T. Ned.-Ind. **71**, 292 (1931). Ref. Zbl. Haut- u. Geschl.-Kr. **39**, 585 (1931).

Jausion, H.: Essai de traitement de la maladie de Nicolas-Favre par l'antigène de Frei. Bull. Soc. franç. Derm. Syph. **43**, 307 (1936). — Jezic, H.: L'auréomycine et la lymphogranulomatose inguinale subaigue. Ann. Soc. belge Méd. trop. **31**, 653 (1951). — Effet thérapeutique de l'auréomycine sur la maladie de Nicolas-Favre. Acta trop. (Basel) **9**, 69 (1952). — Jones, H., G. Rake and B. Stearns: Studies on lymphogranuloma venereum. III. The action of the sulfonamides on the agent of lymphogranuloma venereum. J. infect. Dis. **76**, 55 (1945).

Kalz, F.: Rekonvaleszentenserum bei Lymphogranuloma inguinale. Derm. Wschr. **95**, 1839 (1932). — Kalz, F., u. F. Sagher: Zur Therapie des Lymphogranuloma inguinale. Derm. Wschr. **97**, 1754 (1933). — Kile, R. L.: Discussion. Sth. med. J. (Bgham, Ala.) **38**, 326 (1945). — Killian, H.: Die Penicilline. Freiburg-Aulendorf: Cantor 1948. — Kitchevatz, M.: Le réalisation expérimentale de l'adénopathie du type de maladie de Nicolas-Favre. Bull. Soc. franç. Derm. Syph. **38**, 1176 (1931). — Kleeberg, L.: Lymphogranuloma inguinale mit Erythema nodosum und aphthösen Erscheinungen am Genitale. Zbl. Haut- u. Geschl.-Kr. **34**, 772 (1930). — Kleeberg, L., u. L. Löwenstein: Beitrag zur Kenntnis des Lymphogranuloma inguinale. Dtsch. med. Wschr. **1930**, 1824—1826. — Knight, A. A., and V. C. David: The treatment of venereal lymphogranuloma with sulfanilamide. J. Amer. med. Ass. **112**, 527 (1939). — Koch, F.: Experimentelle Untersuchungen über das Lymphogranuloma inguinale. Derm. Z. **65**, 207 (1933). — Kornblith, B. A.: Lymphogranuloma venereum and granuloma inguinale. J. Insur. Med. **5**, 30 (1950). — Kubitzki: Beitrag zur Behandlung lokaler und allgemeiner Infektionen und des Lymphogranuloma inguinale mit Prontosil. Dtsch. Militärarzt **3**, 116 (1938). — Kuznitzky, E.: Gelenkbeschwerden bei Tartarusbehandlung. Zbl. Haut- u. Geschl.-Kr. **20**, 738 (1926).

Lacroux, R., u. P. Galley: A propos de 15 cas de maladie de Nicolas-Favre. Essai de traitement par la spiramycine. Bull. Soc. franç. Derm. Syph. **63**, 160 (1956). — Lambillon, J.: Essai des nouveaux antibiotiques dans les cas avancés de maladie de Nicolas-Favre. Ann. Soc. belge Méd. trop. **30**, 487 (1950). — Lazzarini, L.: Osservazioni sulla poradenite inguinale. Atti Soc. lombarda Chir. **1**, 834 (1933). Ref. Zbl. Haut- u. Geschl.-Kr. **46**, 385 (1933). — Leidi, F.: La cura della porolinfoadenite inguinale di Nicolas e Favre coi preparati di antimonio. G. ital. derm. **70**, 1313 (1929). — Leifer, W.: The treatment of early syphilis with penicillin. J. Amer. med. Ass. **129**, 1247 (1945). — Lépinay, Grevin et Donon: Les sulfonamides dans la maladie de Nicolas-Favre. Ann. Mal. vénér. **33**, 585 (1938). — Levaditi, C.. et A. Vaisman: Effet curatif de la pénicilline dans la maladie de Nicolas-Favre de la souris. Bull. Acad. Méd. (Paris) **129**, 253 (1945). — Levy, I. G., E. C. Holder and I. G. M. Bullowa: Stricture of the rectum due to lymphogranuloma venereum; symptoms and treatment with sodium sulfanilyl sulfanilate. Amer. J. dig. Dis. **9**, 237 (1942). — Löhe, H.: Ausgedehntes Exanthem bei Lymphogranulomatosis inguinalis. Zbl. Haut- u. Geschl.-Kr. **37**, 314 (1931). — Was muß der praktische Arzt vom Lymphogranuloma inguinale wissen? Med. Klin. **1936**, 141—144. — Neue Wege in der Behandlung des Lymphogranuloma inguinale. Ther. d. Gegenw. **79**, 539 (1938). — Chemotherapeutica und Antibiotica in der Behandlung des Ulcus molle und der Lymphogranulomatosis inguinalis. Arch. Derm. Syph. (Berl.) **191**, 323 (1950a). Aureomycin bei Spätfällen von Lymphogranuloma inguinale und Pemphigus vulgaris. Derm. Wschr. **122**, 792 (1950b). — Besondere Formen des Krankheitsbildes der Lymphopathia venerea. Derm. Wschr. **124**, 929 (1951). — Diagnostische und therapeutische Besonderheiten bei der Lymphopathia venerea. Z. Haut- u. Geschl.-Kr. **20**, 169 (1956). — Löhe, H., u. K. Blümmers: Weitere Beobachtungen über das Vorkommen der Lymphogranulomatosis inguinalis in Berlin. Med. Klin. **1930**, 807—808. — Weitere Mitteilungen über die Lymphogranulomatosis inguinalis. Med. Klin. **1931**, 614—615. — Löhe, H., u. H. Rosenfeld:

Zur Therapie des Lymphogranuloma inguinale. Med. Klin. **1932** a, 895—897. — Neue Ergebnisse über die Spätformen des Lymphogranuloma inguinale. Med. Klin. **1932** b, 1486—1488. — Experimentelle Untersuchungen über das Lymphogranuloma inguinale. Derm. Z. **66**, 112 (1933). — LÖHE, H., H. ROSENFELD, H. SCHLOSSBERGER u. R. KRUMEICH: Übertragung des lymphogranulomatotischen Primäraffekts auf das Affenhirn, Rückübertragung auf den Affen nach 4 Meerschweinchenpassagen. Med. Klin. **1933**, 577—578. — LÖHE, H., u. H. SCHLOSSBERGER: Neuere klinisch-experimentelle Ergebnisse zur Frage des Lymphogranuloma inguinale. Derm. Z. **72**, 70 (1936). — Der heutige Stand unserer Kenntnisse vom Lymphogranuloma inguinale. Med. Klin. **1937**, 1427—1431. — LOW, G. C., and W. E. COOKE: Climatic bubo and its treatment by "proteinshock" and aspiration. J. State Med. **34**, 450 (1926).

MACCALLUM, F. O., and G. M. FINDLAY: Chemotherapeutic experiments on the virus of lymphogranuloma inguinale in the mouse. Lancet **1938 II**, 136—139. — MACRAE, A. D.: Serological diagnosis of lymphogranuloma venereum. Brit. J. vener. Dis. **27**, 183 (1951). — MARINO, A. W. M., R. TURELL, A. M. BUDA and L. NERB: The treatment of venereal lymphogranuloma with sulfanilamide. Amer. J. Surg. **46**, 343 (1939). — MARMELL, M., and A. PRIGOT: Tetracycline in the treatment of certain venereal diseases. Antibiot. and Chemother. **4**, 1117 (1954). — An erythromycin triple sulfonamide combination in the treatment of early lymphogranuloma venereum. Antibiot. Med. **1**, 385 (1955). — MAYNE, G. O., and A. D. BAIN: Local penicillin in lymphogranuloma inguinale. Brit. J. vener. Dis. **23**, 40 (1947). — MAYR, H. K.: Die Formol-Gel-Reaktion beim Lymphogranuloma inguinale. Derm. Wschr. **108**, 422 (1939). — MENK, W., u. W. MOHR: Versuche über eine chemotherapeutische Kurzbehandlung des Lymphogranuloma inguinale. Arch. Schiffs- u. Tropenhyg. **44**, 447 (1940). — MIDANA, A.: La nostra esperienza in tema di terapia delle rettiti da virus della malattia di Nicolas e Favre. Dermatologica (Basel) **82**, 339 (1940). — MIESCHER, G.: Die Aureomycinbehandlung des Lymphogranuloma inguinale. Schweiz. med. Wschr. **1949**, 1249. — MONACELLI, M.: Su l'antigenoterapia della malattia di Nicolas e Favre. Boll. Sez. reg. Soz. ital. derm. **2**, 184 (1937). — MONTEL, L. R., et NGUYEN-VAN-THO: Traitement de la maladie de Nicolas-Favre par les dérivés sulfamidés. Bull. Soc. franç. Derm. Syph. **45**, 652 (1938). — MORGINSON, W. J.: The clinical use of penicillin in dermatology. Sth. med. J. (Bgham, Ala.) **38**, 320 (1945).

NAUMANN, H. E.: Der klimatische Bubo und seine Therapie. Arch. Schiffs- u. Tropenhyg. **35**, 181 (1931). — NELSON: Zit. nach KILLIAN. — NICOLAS, J., M. FAVRE, CH. PÉTOURAUD et G. CHANIAL: Résultats du traitement d'un cas de poradénite inguinale par l'antimoniothiomalate de lithium. Bull. Soc. franç. Derm. Syph. **42**, 676 (1935). — NIEDELMAN, M. L., H. E. PIERCE jun., L. D. HOFFSTEIN and W. V. MATTEUCCI: Terramycin in the treatment of chancroid, lymphogranuloma venereum and granuloma inguinale. Amer. J. Syph. **35**, 482 (1951). — NIMPFER, TH. G.: Die Frühformen der Lymphogranulomatosis inguinalis, ihre frühzeitige Erkennung und Behandlung. Derm. Wschr. **121**, 368 (1950).

OLANSKY, S., and G. S. LANDMAN: Treatment of venereal diseases. Med. Ann. D.C. **19**, 491 (1950).

PALMER, W. L., I. B. KIRSNER and E. C. RODANICHE: Studies in lymphogranuloma infection of the rectum. J. Amer. med. Ass. **118**, 517 (1942). — PEDOYA, C.: Action de la spiramycine sur un cas de maladie de Nicolas-Favre. Bull. Soc. franç. Derm. Syph. **63**, 159 (1956). — PERKEL, J., u. V. SURSJIK: Behandlung der 4. Nicolas-Favreschen venerischen Krankheit mittels Injektionen von Milch, Glycerin und „Pusvaccine" in die erkrankten Drüsen. Sovet. Vestn. Vener. Derm. **2**, 288 (1933) [Russisch]. Zbl. Haut- u. Geschl.-Kr. **46**, 384 (1933). — PETGES, G., R. DAVID-CHAUSSEE and A. PETGES: Le traitement de la maladie de Nicolas et Favre par les injections intraveineuses de sulfate de cuivre ammoniacal. Bull. Soc. franç. Derm. Syph. **36**, 178 (1929). — PHYLACTOS, A.: Sur un cas de lymphogranulomatose inguinale guèrie par 4-sulfonamide-2,4-diaminoazobenzol. Bull. Soc. méd. mil. franç. **32**, 170 (1938). — PRIGOT, A., L. T. WRIGHT, M. A. LOGAN and F. R. DE LUCA: Anorectogenital lymphogranuloma venereum and granuloma inguinale treated with aureomycin. N.Y. St. J. Med. **49**, 1911 (1949).

QUINTIN et DULUC: Essai de corticothérapie dans la maladie de Nicolas et Favre. Bull. Soc. franç. Derm. Syph. **64**, 120 (1957).

RAKE, G., and H. P. JONES: The toxicologic and therapeutic action of penicillin on mice infected with the agent of lymphogranuloma venereum. Amer. J. Syph. **30**, 242 (1946). — RAO, N. V.: Zit. nach TÉMIME u. ODDOZ. — RAVAUT, P., C. LEVADITI et MAISLER: La valeur diagnostique et thérapeutique des injections intraveineuses du virus de la maladie de Nicolas-Favre d'origine simienne. Bull. Soc. franç. Derm. Syph. **39**, 1262 (1932). — REYES, H.: Lymphogranulomatosis subacuta benigna. Rev. Sanit. milit. argent. **36**, 664 (1937) [Spanisch]. Ref. Zbl. Haut- u. Geschl.-Kr. **58**, 394 (1938). — ROBINSON jun., H. M.: The treatment of granuloma inguinale, lymphogranuloma venereum, chancroid and gonorrhea. Arch. Derm. Syph. (Chic.) **64**, 284 (1951). — ROBINSON, R. C. V.: Newer antibiotics in the treatment of venereal disease. Brit. J. vener. Dis. **28**, 80 (1952). — Robinson, R. C. V., H. E. C. Zheutlin and E. R. Trice: Treatment of lymphogranuloma venereum with aureomycin. Amer. J. Syph. **34**, 67 (1950). — Rodaniche, E. C.: Sulfanilyguanidine and sulfanilamide in the treatment of lymphogranuloma venereum infections in mice. J. infect. Dis. **70**, 58 (1942). — Rothchild, Th. P. E., u. G. A. Higgins: Acute lymphogranuloma venereum: a short review with observations on the surgical implications and changing geographic distribution. J. Urol. (Baltimore) **68**, 918 (1952). — Rowe, R. J.: Evaluation of chloromycetin as an adjunct to the surgical management of lymphogranuloma venereum and segmental ulcerative colitis. Amer. J. Surg. **81**, 42 (1951). — Rutowitsch, M., u. I. Gabbay: Beitrag zur Behandlung der venerischen Lymphogranulomatose durch intradermale Injektion von Lygranum [Portugiesisch]. Ann. brasil. derm. **27**, 67 (1952). Ref. Zbl. Haut- u. Geschl.-Kr. **85**, 223 (1953).

Schamberg, I. L., O. M. Carrozzino and W. P. Boger: Treatment of early lymphogranuloma venereum with aureomycin. Amer. J. Syph. **35**, 370 (1951). — Schlossberger, H., u. F. Bär: Untersuchungen über die Wirkungsweise von Sulfonamidverbindungen bei der Infektion von Mäusen mit Streptokokken und Lymphogranuloma inguinale. Zbl. Bakt., I. Abt. Orig. **144**, 228 (1939). — Schmidt, W.: Die Bedeutung der Blutkörperchensenkungsgeschwindigkeit für die Beurteilung des Lymphogranuloma inguinale. Wien. klin. Wschr. **1938**, 1100—1101. — Zur Kenntnis der in Deutschland beobachteten Erkrankungen an Lymphogranuloma inguinale. Arch. Derm. Syph. (Berl.) **179**, 286 (1939). — Ulcus molle, Lymphogranuloma inguinale und Granuloma venereum. Z. Haut- u. Geschl.-Kr. **13**, 28 (1952). — Serefis, S.: Über den diagnostischen und therapeutischen Wert der Immunitätsphänomene beim Ulcus molle und klimatischen Bubo. Med. Welt (Berlin) **1933**, 1382—1384.— Sézary, A., E. Friedmann et G. Bouwens: L'action de la sulfamidochrysoidine sur la lymphogranulomatose vénérienne inguinale. Bull. Soc. franç. Derm. Syph. **45**, 1844 (1938). — Sibirani, M.: I preparati aminosulfamidici nella terapia della linfogranulomatosi inguinale subacuta. Atti Soc. ital. Derm. Sif. **1**, 498 (1938). — Slaughter jun., J. C.: Use of penicillin in treatment of venereal diseases and dermatoses at Fort Knox. Kentucky med. J. **42**, 348 (1944). — Smadel, J. E., u. E. B. Jackson: Effect of chloromycetin on experimental infection with psittacosis and lymphogranuloma venereum viruses. Proc. Soc. exp. Biol. (N.Y.) **67**, 478 (1948). — Sonck, C. E.: Über das Lymphogranuloma inguinale und seine Sulfabehandlung. Arch. Derm. Syph. (Berl.) **189**, 184 (1949). — Zur Chemotherapie des Lymphogranuloma inguinale. Arch. Derm. Syph. (Berl.) **191**, 338 (1950). — Sorley, E. R., and P. L. Gibson: Observation on the treatment of climatic bubo and allied diseases. Lancet **1933 II**, 1365—1367. — Stannus, H. St.: A sixth venereal disease. London: Baillière, Tindall & Cox 1933. — Stein, R. O.: Observations on 35 cases of venereal lymphogranuloma treated with sulfanilamide. Amer. J. Syph. **24**, **454** (1940).

Tanimura, Ch., u. M. Tamura: Goldtherapie bei Lymphogranuloma inguinale. Jap. J. Derm. Urol. **40**, 160 (1936). Ref. Zbl. Haut- u. Geschl.-Kr. **55**, 597 (1937). — Teller, H.: Beitrag zur derzeitigen Behandlung des Lymphogranuloma inguinale. Ther. d. Gegenw. 88, 28 (1949). — Témime, P., et L. Oddoz: Essai de traitement par la pénicilline d'un cas de lymphogranulomatose inguinale de Nicolas et Favre. Bull. Soc. franç. Derm. Syph. **55**, 205 (1948). — Thiers, H.: Phlegmon du creux ischiorectal. Réaction de Frei positive. Guérison par l'auréomycine. Bull. Soc. franç. Derm. Syph. **57**, 237 (1950). — Thiers, H., J. Racouchot et Pinet: A propos de l'emploi de l'auréomycine dans la maladie de Nicolas-Favre. Bull. Soc. franç. Derm. Syph. **57**, 258 (1950). — Touraine, A., et W. Aubrun: Maladie de Nicolas-Favre et salicylate de soude. Bull. Soc. franç. Derm. Syph. **40**, 1651 (1933). — Toyama, I., T. Ichikawa u. R. Shinoda: Behandlung der Lymphogranulomatosis inguinalis, besonders über die Wirkung der Rekonvaleszentenseren. Jap. J. Derm. Urol. **39**, 13 (1936). Ref. Zbl. Haut- u. Geschl.-Kr. **54**, 136 (1937). — Trivellini, A.: Linfogranuloma inguinale ed adenite tubercolose. Boll. Soc. piemont. ostetr. ginec. **1**, 856 (1931). — Tschirky, V.: Zur Kenntnis der lymphogranulomatose inguinale subaigue. Schweiz. med. Wschr. **1925**, 414—417. — Tucker, H. A.: Inguinal lymphogranuloma venereum in the male. Amer. J. Syph. **29**, 619 (1945).

Wagner, J. C.: Effect of aureomycin on ten strains of virus in the psittacosis-LGV group. J. clin. Invest. **28**, 1049 (1949). — Wall, M. J.: Zit. nach Hamre u. Rake. — Wammock, V. S., R. B. Greenblatt, R. B. Dienst, C. Chen and R. M. West: Aureomycin in the treatment of granuloma inguinale and lymphogranuloma venereum. J. invest. Derm. **14**, 427 (1950). — Weiss, E.: Zit. nach Henley. — Weissenbach, R. J., A. Bocage and P. Témime: Essai de traitement de la maladie de Nicolas et Favre par la p-aminophénylsulfamide. Bull. Soc. franç. Derm. Syph. **45**, 1669 (1938). — Weissenbach, R. J., et di Matteo: Maladie de Nicolas-Favre. Echec de la sulfamidothérapie. Bull. Soc. franç. Derm. Syph. **48**, 128 (1941). — Whitaker, J. C., A. Prigot, M. Marmell and E. G. Morgan: Magnamycin, a new antibiotic. Amer. J. Syph. **37**, 466 (1953). — Wien, M. S., and M. O. Perlstein: Intradermal treatment of Lymphogranuloma inguinale. Arch. Derm. Syph. (Chic.) **28**, 42 (1933). — The intradermal treatment of lymphogranuloma inguinale. Brit.

J. Derm. **49**, 63 (1937). — WILLCOX, R. R.: Simplified penicillin treatment of lymphogranuloma inguinale and other venereal diseases in West african troops. Postgrad. med. J. **22**, 97 (1946). — The treatment of climatic bubo in the African negro. Trans. roy. Soc. trop. Med. (Hyg.) **46**, 658 (1952). — WOLF, H. F. DE: Lymphogranuloma inguinale (treated with antimony and potassium tartrate). Arch. Derm. Syph. (Chic.) **26**, 1167 (1932). — Lymphogranuloma inguinale. Arch. Derm. Syph. (Chic.) **27**, 1033 (1933). — WONG, S. C., and H. R. COX: Action of aureomycin against experimental rickettsial and viral infections. Ann. N. Y.Acad. Sci. **51**, 290 (1948). — WOOD, C. E., S. OLANSKY and W. F. EDMUNDSON: Intramuscular chloramphenicol in outpatient treatment of venereal disease. Arch. Derm. Syph. (Chic.) **70**, 625 (1954). — WOODWARD, T. E.: Zit. nach H. M. ROBINSON. — WOZONIG, H.: Das Lymphogranuloma inguinale in Äthiopien. Wien. Z. inn. Med. **36**, 273 (1955). — WRIGHT, L. T., W. A. FREEMAN and J. V. BOLDEN: Lymphogranulomatous strictures of the rectum. Arch. Surg. **53**, 499 (1946). — WRIGHT, L. T., A. PRIGOT, J. C. DI LORENZO, J. C. WHITAKER and M. MARMELL: Oral terramycin in the rapid treatment of gonorrhea and other venereal diseases. Amer. J. Syph. **51**, 490 (1951). — WRIGHT, L. T., M. SANDERS, M. A. LOGAN, A. PRIGOT and L. M. HILL: Aureomycin: a new antibiotic with virucidal properties. J. Amer. med. Ass. **138**, 408 (1948). — The treatment of lymphogranuloma venereum and granuloma inguinale in humans with aureomycin. Ann. N.Y. Acad. Sci. **51**, 318 (1948). — WRIGHT, L. T., J. C. WHITAKER, R. S. WILKINSON and M. S. BEINFIELD: The treatment of lymphogranuloma venereum with terramycin. Antibiot. and Chemother. **1**, 193 (1951).

ZINA, G.: Ricerche cliniche sulla streptomicina nella cura della linfogranulomatosi inguinale. G. Batt. Immun. **39**, 145 (1948).

Nachtrag zum Literaturverzeichnis

BARTZ, Q. R.: Isolation and chemistry of chloramphenicol. J. clin. Invest. **28**, 1051 (1949).

CAIN, A., R. CATTAN et H. SIKORAV: Le traitement de la m. Nicolas-Favre rectale. Arch. Mal. Appar. dig. **28**, 650 (1938). — CARNOT, P., et FROMENT: Poradénie inguinale guérie par les injections intraveineuses de sels de cuivre. Paris méd. **14**, 233 (1924). — CERUTTI, P.: Ricerche sperimentali sul virus della m. Nicolas-Favre. Dermatologica (Basel) **81**, 217 (1940).

DIACONESCU, N., R. CONSTANTINESCU, D. CONSTANTINESCU u. M. COLUMBAN: Neue Beiträge zur Behandlung des Lymphogranuloma inguinale mit Fuadin und Prontosil. Rev. sanit. milit. (Buc.) **37**, 909 (1938). Ref. Zbl. Haut- u. Geschl.-Kr. **63**, 303 (1940).

GATÉ, J., et P. CUILLERET: Maladie de Nicolas-Favre rectale guérie par l'anthiomaline combinée à une dérivation temporaire. Bull. Soc. franç. Derm. Syph. **43**, 176 (1936). — GATELLIER, J., et A. WEISS: Pathogénie et traitement des rectites proliférantes et sténosantes. 43. Congr. de l'Assoc. franç. de Chirurgie, Paris 1934. — GAY PRIETO, J., M. GÓMEZ u. B. LÓPEZ: Behandlung der subakuten Lymphogranulomatosis inguinalis mit verschiedenen Sulfamidverbindungen. Act. dermo-sifiliogr. (Madr.) **30**, 493 (1939).

HILDEBRAND, H.: Serologische Untersuchungen über Lymphogranuloma inguinale. Zbl. Bakt., I. Abt. Orig. **137**, 245 (1936). — HILLEMAND, P.: A propos du traitement du rétrécissement du rectum. Arch. Mal. Appar. dig. **28**, 730 (1938).

KOYAMA, S.: Beiträge zur Kenntnis vom Lymphogranuloma inguinale. Jap. J. Derm. Urol. **43**, 37 (1938). Ref. Zbl. Haut- u. Geschl.-Kr. **59**, 620 (1938).

MARCHAND, J. H.: A propos du traitement des localisations ano-rectales de la maladie de Nicolas-Favre. Arch. Mal. Appar. dig. **28**, 833 (1938). — MARTIUS, H.: Grundlagen der Gynäkologie. Stuttgart: Georg Thieme 1950.

NICOLAS, J., J. VILLARD, J. ROUSSET et A. THOMASSET: Esthiomène vulvaire et rétrécissement du rectum. Bull. Soc. franç. Derm. Syph. **44**, 554 (1937). — NICOLAU, S.: Subakute Lymphogranulomatose. Vortrag 9. internat. Dermat. Kongr. Budapest 1935. Kongreßber. 2, 546 (1936). — NORMAN, V. A.: Case of lymphogranuloma venereum treated with aureomycin. Acta derm.-venereol. (Stockh.) **31**, 496 (1951).

PERUCCIO, L.: La velocità di sedimentazione nella malattia di Nicolas e Favre. G. ital. Derm. **78**, 293 (1937).

RACHET, J., et R. CACHERA: Le traitement des localisations ano-rectales de la maladie de Nicolas-Favre. Arch. Mal. Appar. dig. **28**, 735 (1938).

SAINZ DE AJA, E. A.: Lymphogranulomatosis inguinalis, Dermatitis Duhring und Prontosil. Act. dermo-sifiliogr. (Madr.) **30**, 207 (1939). Ref. Zbl. Haut- u. Geschl.-Kr. **62**, 241 (1939). — SÉZARY, A., et R. WALTHER: Traitement de la rectite lymphogranulomateuse par les dérivés de la sulfamide. Bull. Soc. franç. Derm. Syph. **45**, 1666 (1938).

TORPIN, R., R. B. GREENBLATT, E. R. PUND and E. S. SANDERSON: Lymphogranuloma venereum in the female. Amer. J. Surg. **43**, 688 (1939).

WASSÉN, E.: Studies of lymphogranuloma inguinale from etiologic and immunologic points of view. Acta path. microbiol. scand., Erg.-H. 23 (1935). — WATSON, E. M.: The surgery of genital elephantiasis. J. Urol. (Baltimore) **36**, 786 (1936). — WILDEGANS, H.: Zur Ätiologie und chirurgischen Behandlung der entzündlichen Rectumstriktur. Med. Klin. **1938**, 544—546.

Induratio penis plastica. Priapismus. Erkrankung der Schwellkörper

Von

Wolfgang Nikolowski-Augsburg

I. Induratio penis plastica

Einleitung

Die im Rahmen dieses Handbuchs 1927 veröffentlichte Monographie CALLOMONS (1927a) über die Induratio penis plastica hat — wenn auch bis heute offenbar nicht wieder in so vollkommener Weise — verschiedentlich Nachfolge gefunden, z. B. durch SCHERBER (1935), MOLINEUS (1951) usw.

Die einschlägigen Einzelmitteilungen während der letzten 3 Jahrzehnte sind zahlreich, vermehren unser Wissen um die pathologische Anatomie und um die Klinik der Induratio penis plastica nur wenig, bringen jedoch bezüglich der Ätiologie zum Teil neue, wenn auch nicht auf alle Fälle anwendbare Gesichtspunkte. Überwiegend und vorzugsweise beschäftigen sie sich mit therapeutischen Fragestellungen, ohne daß man freilich sagen könnte, die Behandlung der Induratio penis plastica sei heute kein Problem mehr, sondern es sei möglich, jeden Einzelfall der Heilung zuzuführen.

Dieser Sachlage entsprechend kann von der nachfolgenden Darstellung, deren Aufgabe eine Ergänzung der vor nahezu 30 Jahren niedergeschriebenen Ausführungen CALLOMONS (1927a) sein soll, nicht mehr erwartet werden, als daß hier eine sichtende und ordnende Zusammenfassung über das in der Zwischenzeit erschienene Schrifttum gebracht werde. Dabei wären Publikationen, die das bei CALLOMON (1927a) bereits niedergelegte Wissen lediglich bestätigen, möglichst kurz, abweichende oder während der Berichtszeit hinzugekommene Erkenntnisse ausführlicher und vor allem die recht vielfältige therapeutische Methodik breiter darzustellen. Eine kritische Stellungnahme ist freilich bezüglich aller Behandlungsmethoden nicht möglich, da infolge der relativen Seltenheit der Induratio penis plastica der einzelne nur mittels der einen oder anderen Methodik vergleichende Erfahrung sammeln kann.

In Tübingen wurden von 1945—1955 etwa 35 Fälle beobachtet, was (nur auf das männliche Krankengut bezogen) einer Frequenz von 0,15% entspricht (vgl. z. B. BÖHMER und UNGERER: 0,5%; SUZUKI: 0,03%).

1. Anatomische und pathologisch-anatomische Vorbemerkungen

Die Berichte über pathologisch-anatomische Befunde bei Induratio penis plastica sind in der Berichtszeit 1927—1955 recht selten, noch seltener offenbar als in dem CALLOMON (1927a) zur Verfügung stehenden Schrifttum, da nämlich die operative Behandlung einer Induratio penis plastica bis auf Ausnahmefälle

(s. S. 708) heute im allgemeinen verlassen ist und somit kaum histologisches Material[1] bearbeitbar ist (vgl. HEINE). An der Universitäts-Hautklinik Tübingen wurde beispielsweise von 1945—1955 kein einziger Fall von Induratio penis plastica operiert. Die genannten wenigen Veröffentlichungen bringen allerdings eine Erweiterung des bei CALLOMON (1927a) in dieser Hinsicht verarbeiteten Wissens.

Vorauszuschicken wären einige Bemerkungen über die Anatomie des Penis, insbesondere der Schwellkörper, da kurz nach dem Erscheinen des Callomonschen Handbuchbeitrages (1927a) die noch heute als Standardwerk gültige Monographie STIEVES über die männlichen Genitalorgane im Rahmen des von MOELLENDORF herausgegebenen Handbuchs der mikroskopischen Anatomie des Menschen erschien (1930) und da dort einige für die Genese der Induratio penis plastica durchaus beachtenswerte Erweiterungen des Grundlagenwissens niedergelegt sind.

Die ältere Auffassung, daß der Mann über zwei Rutenschwellkörper verfüge, wird von STIEVE als nicht zutreffend abgelehnt: Morphologisch, physiologisch und entwicklungsgeschichtlich ist nur ein Rutenschwellkörper vorhanden, welcher allerdings nach dem Schambein zu in zwei Schenkel ausläuft. Die den Schwellkörper überziehende, derbe, bindegewebige Hülle (Tunica albuginea) entsendet in der Längsmittelebene derbe Bindegewebszüge von der Harnröhrenseite gegen den Rücken des Schwellkörpers. Diese Züge, die in ihrer Gesamtheit als Ligamentum pectiniforme bezeichnet werden, bilden keine eigentliche Scheidewand, sondern stellen sich als gabelnde und verästelnde Züge und Zacken dar. Nach der Eichel zu sind die Züge relativ weit voneinander entfernt, nach der Symphyse zu liegen sie dichter unter gleichzeitiger Verbreiterung und Dickenzunahme.

Hiernach wird verständlich, daß die Induratio penis plastica sehr selten „zwischen den beiden Schwellkörpern", d. h.: im Innern des Penisschwellkörpers liegt und daß dieses seltene Ereignis eher proximal als distal zu erwarten ist.

Die Tunica albuginea des Corpus cavernosum penis, welche in der überwiegenden Mehrzahl aller Fälle das Ausgangssubstrat für die Induratio penis plastica darstellt, zeigt mindestens bis zum 5. Lebensjahr, wahrscheinlich auch noch länger, den gleichen Aufbau wie beim Neugeborenen: sie ist zellreich, feinfaserig, arm an Gefäßen und sehr dick. Die während der Reifezeit einsetzende Umwandlung bezeichnet BRACH als Sklerosierung, was von STIEVE als verwirrend kritisiert wird; denn die Tunica albuginea des Schwellkörpers beim Erwachsenen besteht aus einem sehr derben Bindegewebe, das ebensowenig den — pathologischen! — Vorgang der Sklerosierung durchlaufen hat wie etwa das Bindegewebe einer Sehne oder der Tunica albuginea des Hodens.

Die Tunica albuginea des Corpus cavernosum penis ist im Durchschnitt etwa 1 mm dick, bei Entleerung bis zu 2—3 mm, bei Füllung bis zu 0,5 mm — besteht im Erwachsenenalter aus einem dicht verfilzten, sehr derben kollagenen Gewebe, in welches ein weitmaschiges elastisches Fasernetz eingelagert ist.

Die kollagenen Fasern liegen hauptsächlich in der Längsrichtung — was die meist axiale Lagerung der Induratio penis plastica erklärt —, haben aber auch ring- und scheibenförmige Züge — womit die seltenen Ringformen der Induratio penis plastica ihre Deutung finden — und gerade hiervon ziehen einzelne dicke Balken in das Schwellkörpergewebe hinein.

Neben pathologisch-anatomischen Befunden, die von „für Induratio penis plastica typischen histologischen" Bildern sprechen (MATSUSHIMA), von dichten sklerotischen Bindegewebszügen (RICHER), von Verdickungen des kollagenen und elastischen Gewebes (KLÜKEN), sind namentlich die Hinweise HEINES und FARKAS über Vorkommen frischerer, zellreicherer Bindegewebswucherungen bzw. das Vorhandensein von die kleinen Gefäße umgebenden Fibroblasten im Sinne proliferativer Veränderungen sowie lymphocytärer Infiltrate (KLÜKEN) bemerkenswert. Derartige Befunde, die die Induratio penis plastica in eine Reihe mit den

[1] Bei POLKEY finden sich alle bis 1924 vorliegenden pathologisch-anatomischen Befunde in chronologischer Ordnung.

gutartigen Bindegewebsgeschwülsten stellen (FARKAS) und außerdem das Restieren von Teilen der Tunica albuginea in präpuberalen Verhältnissen vermuten lassen, werden bereits von CALLOMON (1927a) unter Beibringung von Bildmaterial erwähnt[1].

Auf die relative, aber nicht zu vernachlässigende Seltenheit der Einlagerung von Kalk, Knorpel oder Knochen in eine Induratio penis plastica wird unter anderem von MUSGER, SCHWARZKOPF (1952), KNETSCH hingewiesen, welch letzterer in einem eigenen Falle mit multiplen segmentär angeordneten stegförmigen Verknöcherungen zwar noch die Möglichkeit eines Penisknochenrestes diskutiert, im übrigen aber eine ebenfalls bei CALLOMON bereits ausführlich erörterte Gewebsmetaplasie für vorliegend hält. Über metaplastische Knochenbildung berichten des weiteren KLÜKEN, KHOUDADOV, KOMURO — der seine Beobachtung als in Japan alleinstehend ansieht —, ROTHMAN, ferner RIEGER, in dessen Beobachtung die im Rahmen eines sehr derben kernarmen Bindegewebes von auffallender Gefäßarmut erfolgte besonders kompakte Knochenbildung der Hervorhebung bedarf.

Obwohl CALLOMON (1927a) bereits, und zwar namentlich auf Grund der Jacobyschen Untersuchungen zu einer Ablehnung der Gleichsetzung von Os priapi und verknöcherter Induratio penis plastica kam, sei hier ausdrücklich nochmals auf die Erörterung STIEVEs verwiesen.

Dem bei vielen Tiergruppen, namentlich Insektenfressern, Feldmäusen, Nagetieren, Halbaffen und Affen (Schimpanse!) nachzuweisenden Penisknochen entspricht beim Menschen ein von MAYER (1834) bereits erwähntes prismatisches knorpelhartes Stückchen, welches im Innern der Eichel am Ende des Rutenschwellkörpers liegt und bei Negern stärker ausgeprägt sein soll als bei Europäern. Gerade Fälle von „dicht hinter der Glans" gelegener Induratio penis plastica (z. B. MAUL) sprechen für Entwicklung aus diesem Gebilde. HYRTL zeigte, daß letzteres stets aus derb-verfilztem Bindegewebe besteht und daß es niemals Knorpel oder Knochen aufweist. Feingeweblich verdankt dieses Gebilde der Tatsache sein Vorhandensein, daß die bindegewebige Grundlage der Eichel dadurch gebildet wird, daß Züge vom Lig. pectiniforme in die Glans penis ausstrahlen.

STIEVE betont, daß es noch nie gelungen sei, in der Eichel des Menschen Knorpel oder Knochen nachzuweisen, wohl aber im Bereiche der Fascie wie vor allem in der Tunica albuginea und in der Scheidewand des Corpus cavernosum penis, was jedoch immer als krankhafte Bildung anzusehen sei (vgl. FURUTA).

Besondere Beachtung verdienen nun aber die Gefäßbefunde einzelner Autoren. RICHER sah schwer veränderte Gefäße, und zwar im Sinne einer Endoperiarteriitis sowie verdickte Venenwände. SCHWARZKOPF (1947) und vorher schon HEINE berichten über Veränderungen, die einer Endangiitis obliterans völlig entsprachen und die an die von Erfrierungen und Gangrän gewohnten Bilder erinnerten. Ähnliche Mitteilungen scheinen CALLOMON nicht bekannt gewesen zu sein.

In diesem Zusammenhang verdient die Beobachtung WUCHERPFENNIGs über dorsale Strangbildung vor und während der Röntgentherapie Beachtung. Dagegen ist der Fall LOZINSKIJs offenbar auszuschließen. Der Hinweis auf eine Thrombophlebitis migrans sowie auf eine Erhöhung der Viscosität sprechen eher für eine Verwechslung mit Priapismus.

2. Ätiologie

Die Diagnose Induratio penis plastica benennt zunächst ein klinisches Bild, und entsprechend ist dem Palpationsbefund die Ursache nicht von vornherein angeschrieben.

So werden beispielsweise Fälle einer „Induratio penis plastica", in denen die Befragung ein einmaliges Trauma ergibt, bei palpatorischer Untersuchung im

[1] Vgl. hierzu STAMATOPOULOS: Zu Geh- und Sitzstörungen führende, einer Induratio penis plastica ähnliche Veränderungen an der Fascia lata.

allgemeinen nicht der Lage der echten Induratio penis plastica in der Tunica albuginea entsprechen, sondern richtiger als unechte Induratio penis plastica zu bezeichnen sein (vgl. KOCH). Verletzungen des kavernösen Gewebes — auch am Damm — führen zu einem Hämatom, welches unter Hinterlassung überschüssiger schwieliger Narbenbildung abheilen und zu Kohabitationsbehinderung führen kann (z. B. CIAMPOLINI).

Entsprechendes berichtet auch HABER und fügt hinzu, daß das „typische" (?) Bild günstig auf die schulmäßig geübte Radiumbehandlung ansprach. RICHER berichtet über vorausgehende Contusio penis; VOJTASEVSKIJ und TUCHSNID stellen 19 Fälle zusammen, wobei sich in der Anamnese elfmal ein Trauma bzw. stürmische Beiwohnungen, Coitus interruptus oder auch Arteriosklerose nachweisen ließen.

Im eigenen Krankengut findet sich lediglich eine einschlägige Beobachtung: Abknickung des erigierten Penis während des Coitus — Partnerin über dem in Rückenlage befindlichen Manne hockend — infolge brüsker Rückwärtsbewegung der Frau; mächtiger Bluterguß auf der Dorsalseite des Gliedes; bei der hiesigen etwa 2 Jahre später erfolgten Untersuchung doppelknotige, nicht in der Längsrichtung des Penis ziehende und nicht auf die Dorsalseite beschränkte derbe Narbe; Erektion seither nicht mehr vollkommen. Auf eine bis dahin durchgeführte Vitamin E-Behandlung (angeblich mehr als 10000 mg) keine Besserung, desgleichen keine Besserung nach der hier zur Anwendung gebrachten Röntgentherapie.

Ohne die bei CALLOMON (1927a) gebrachte Diskussion über die Bedeutung des Traumas für eine Induratio penis plastica zu wiederholen, kann doch wohl festgestellt werden, daß einerseits einmalige Traumen ein der „echten" Induratio penis plastica gelegentlich gleichendes klinisches Bild erzeugen können und daß andererseits chronisch wiederholten Mikrotraumen eine manifestationsfördernde Rolle für die Entwicklung der echten Induratio penis plastica nicht abgesprochen werden darf (vgl. Fall 3 bei NIKOLOWSKI: Patient steht als Polsterer seit Jahren unter Auflage des Penisrückens gegen die Tischkante).

Entsprechend wird man auch die Erörterungen UNGERERs deuten dürfen, daß nämlich auf der einen Seite einmaligen erotischen Extravaganzen wie Kompressionen oder Abknikkungen des erigierten Penis — auf der anderen Seite den ständig wiederholten stärkeren Druckschwankungen und vielleicht auch stärkeren Kälteeinwirkungen eine ätiologische Bedeutung zukommt (Einzelfälle s. bei UNGERER).

In ähnlicher Weise wie bezüglich der traumatischen Bedingtheit bzw. Mitbedingtheit der echten Induratio penis plastica ist auch in den immer wieder angeschuldigten Stoffwechselstörungen allenfalls ein begünstigender Faktor zu sehen. Das bringen MERENLENDER, DOBRZYNSKI für die gichtische Diathese zum Ausdruck (vgl. auch PENNER). RIVOIR sieht die Entwicklung der Induratio penis plastica auf dem Boden einer arthritischen Disposition, BREUCKMANN, MARKOVIC weisen auf einen Diabetes mellitus hin.

Es ist also in stoffwechselchemischer Hinsicht seit CALLOMONS (1927a) Zusammenfassung kein neuer Punkt hinzugekommen, und wir werden in Gicht, Arthritismus und Diabetes allenfalls einen Hinweis auf besondere konstitutionelle Veranlagungen sehen, konstitutionelle Besonderheiten, welche sich auch in einer Neigung zu Induratio penis plastica äußern können.

Dagegen bedarf der ablehnende Standpunkt CALLOMONs (1927a und 1954) bezüglich der ätiologischen Bedeutung der venerischen Infektionen einer ausführlichen kritischen Erörterung; denn in der Zwischenzeit ist um die ursächliche Rolle, die das Lymphogranuloma inguinale bei der Induratio penis plastica spielt, ein außerordentlich umfangreiches, zum Teil zustimmendes, zum Teil ablehnendes Schrifttum entstanden.

Der wohl erste Hinweis erfolgte durch MAY (1939a, 1939b, 1939c), der unter 14 eigenen Fällen von Induratio penis plastica zwölfmal eine positive Hautreaktion mit dem Frei-Antigen fand, aber bereits in der ersten Publikation betonte, daß die Induratio penis plastica lymphogranulomatös bedingt sein kann, aber nicht muß. Späterhin erweiterte MAY (1942) seine

Ergebnisse an mehr als 100 Fällen. Er fand in 80% eine positive Testreaktion und betonte aber erneut, daß sicherlich nicht in allen Fällen von Induratio penis plastica das Lymphogranuloma inguinale-Virus ursächlich in Frage käme; des weiteren, daß mittels des Wundsekretes einer Induratio penis plastica eine positive Frei-Reaktion erzeugt werden könnte, und schließlich, daß die Frei-positiven Fälle unter Antigenbehandlung einen Rückgang erkennen ließen.

Die Meinungen über die mögliche Bedeutung des Lymphogranuloma inguinale für die Entwicklung einer Induratio penis plastica sind auch heute noch geteilt. Man wird aber wohl nicht umhin können, die genannte Möglichkeit für gegeben anzuerkennen, zumindest in Ländern mit größerer Häufigkeit des Lymphogranuloma inguinale (May erhob seine Befunde in Uruguay!). Allerdings ist die lymphogranulomatöse Induratio penis plastica periurethral, die echte Induratio penis plastica der Tunica albuginea bzw. dem Septum pectiniforme entsprechend lokalisiert (vgl. Gay Prieto).

Nach Midana (1939a und b) überschätzte May die Bedeutung des genannten Virus, indem man dessen ursächliche Bedeutung zwar wohl im Einzelfall in Betracht ziehen, jedoch im allgemeinen noch statistisch sichern müsse. Er selbst beobachtete nur einen Frei-positiven Fall, und zwar handelte es sich hier um eine Induratio penis plastica mit gleichzeitiger Urethritis Waelsch, welche sich auf Antimonpräparate besserte, während Casaux, in dessen Beobachtung eine sichere lymphogranulomatöse Urethritis bestand, wegen des Nichtansprechens auf die Therapie die Induratio penis plastica anders bedingt deutet. Entsprechend anerkennen Conejo Mir wie auch Policaro (drei Fälle), daß das Lymphogranuloma wohl in einigen Fällen Ursache der Induratio penis plastica sein könne, daß aber noch ein besonderer histobiologischer Nachweis zu erbringen sei. Kaminsky usw. betonen, daß in ihrer Beobachtung der Frei-Test zwar stark, aber nur vorübergehend positiv ausfiel, so daß keine weiteren Schlußfolgerungen gezogen werden konnten. Fernet und Lavenant bestätigen May, daß 80% aller Fälle von Induratio penis plastica einen positiven Hauttest aufweisen (vgl. Tesano, 90%), berichten über eine begleitende Mastdarmstenose, erkennen aber an, daß sicherlich auch anders bedingte Fälle zur Beobachtung gelangen, Fälle, die durch andere bindegewebige Begleiterscheinungen wie Keloid, Dupuytrensche Kontraktur oder Sklerodermie ausgezeichnet sind und denen möglicherweise Störungen der Glandulae parathyreoideae zugrunde liegen. Mercadal Peyri, Carreras, Nogner-More sagen, daß für die lymphogranulomatöse Natur der Induratio penis plastica ex juvantibus der Beweis nicht ohne weiteres erbracht werden kann. Es gäbe im übrigen Fälle mit typischer Induratio penis plastica und positivem Frei-Test, welche auf Sulfonamide überhaupt nicht ansprechen. Daß das Alter hier eine Rolle spielt, ist wohl kaum anzunehmen. Sancho betont, daß der Frei-Test bei Induratio penis plastica gelegentlich mit dem einen Antigen positiv, mit dem anderen negativ sei. Conejo Mir untersuchte Induratio penis plastica und Dupuytrensche Kontraktur mit drei verschiedenen Antigenen und fand nur negative Reaktionsausfälle. Des weiteren sah der Autor bei intracutaner Injektion von Urethralsekret an einem an Lymphogranuloma inguinale leidenden Kranken eine negative Reaktion, was gegen die lymphogranulomatöse Ätiologie der Induratio penis plastica spricht. Ugazio und Martinez sehen trotz negativen Frei-eests in der Induratio penis plastica — wie auch in der Dupuytrenschen Kontraktur — eine Spätmanifestation des Lymphogranuloma inguinale. Gay Prieto und Lopez bestätigen an Hand von drei Fällen die Ansichten von May bezüglich des positiven Frei-Testes und bemerken, daß die lymphogranulomatöse Urethritis sehr leicht übersehen wird. Lana Martinez und Lana Salarrullana führen ebenfalls die Induratio penis plastica und die Dupuytrensche Kontraktur auf das Lymphogranuloma inguinale-Virus zurück, obwohl sie nur viermal einen positiven Frei-Test erzeugen konnten. Negativ äußern sich Cerutti und Pavanati (zwei Fälle), des weiteren Schwarzkopf (1947) und vor allem Melczer. Schwarzkopf fand in keinem Falle einer Induratio penis plastica einen positiven Frei-Test, Melczer bejaht die Möglichkeit einer lymphogranulomatösen Induratio penis plastica, trennt diese aber von der echten Form. Eine solche entwickelt sich auch bis zu 2 und 5 Jahren nach lymphogranulomatöser Urethritis nicht. Bei der echten Induratio penis plastica besteht weder anamnestisch noch klinisch oder auf Grund der Hautfunktionsproben ein Anhalt für Lymphogranuloma inguinale. Schließlich konnte auch bei Lymphogranuloma-Kranken mittels eines aus Mäusehirn nach Einbringung von Induratio penis plastica-Operationsmaterial hergestellten Antigens kein positiver Reaktionsausfall erzielt werden.

Trotz aller dieser Ausführungen und Diskussionen wird man auch heute noch den von Callomon (1927) wie auch jüngst wieder (1954) vertretenen Standpunkt anzuerkennen haben, daß nämlich die Geschlechtskrankheiten für die Entwicklung einer *echten* Induratio penis plastica *keine* ursächliche Bedeutung haben.

Nicht nur die mit dem Lymphogranuloma inguinale in kausalen Zusammenhang gebrachten Formen (s. S. 693), sondern auch alle anderen auf venerische Infektionen bezogenen Erkrankungen an Induratio penis plastica dürften klinisch kaum der echten Form einzugliedern sein (vgl. hierzu: KRECKE, GEBELE, NEWSKY und MELMANN, KWIATKOWSKI, PHOTINOS und PHOTINOS sowie PHOTINOS, ZAGANIARIS und VASSILIN; z. B. auch JERSILD: anamnestisch Gonorrhoe, Ulcus molle, jetzt Frei-Test dreifach positiv und — postgonorrhoisch? — Harnröhrenfistel mit luischem Primäraffekt, wobei ein weiterer Harnröhren-Primäraffekt eine Induration vortäuscht]).

Im Falle ORTALIS ähnelten auf Lues III zu beziehende Schwielenzüge einer Induratio penis plastica. Dieses Krankheitsbild war als Endzustand anzusehen und konnte entsprechend durch spezifische Therapie nicht mehr geändert werden (vgl. hierzu auch Übersicht bei KORTING und E. GOTTRON). In der Beobachtung FAINGOLDs fand sich eine Tabes dorsalis und eine Aortitis luica, weswegen hinsichtlich der Penisveränderungen die Frage aufzuwerfen ist, ob hier ein Gumma vorlag oder tatsächlich ein zufälliges Zusammentreffen mit echter Induratio penis plastica.

Wenn CALLOMON gegen Ende seiner ätiologischen Betrachtungen zu dem Schluß kommt, daß auch heute (1927) noch keine endgültige Klarheit über die Ursachen der Induratio penis plastica herrscht, so muß diese Aussage auch für den jetzigen Zeitpunkt (1955) bestehen bleiben. Allerdings hat die 1925 durch von GAZA vertretene Hypothese einer besonderen fibroplastischen Anlage in der Zwischenzeit einen wesentlichen Ausbau erfahren (vgl. z. B. TOURAINE u. RUEL: Polyfibromatose), so daß man heute wohl für die echte Induratio penis plastica ein dominantes Erbleiden mit einer besonderen an die Person gebundenen Reaktionsbereitschaft annehmen kann (GOTTRON, KAPLAN, VOLAVSEK). Selbst FERNET und LAVENANT anerkennen eine besondere Konstitution, wenn keine infektiöse Ursache auffindbar ist.

HEITE und SIEBRECHT (1950a u. b) folgern des weiteren in statistisch gesicherten Untersuchungen aus der Häufung während der Kriegs- und Nachkriegszeit (s. S. 695), daß alimentäre und endokrine Störfaktoren (s. S. 695f.: FERNET und LAVENANT, Glandulae parathyreoideae 1942 und 1943) schlummernde embryonale Tendenzen der Tunica albuginea zur Wucherung bringen können. Die engen Beziehungen zwischen Umstellungen im Hormonhaushalt und den Äußerungen der fibroplastischen Diathese finden durch die moderne Vitamin E-Behandlung und deren Erfolge eine wesentliche Stütze.

3. Epidemiologie

Es kann allerdings nicht ohne weiteres bejaht werden, daß das von verschiedenen Autoren festgestellte Ansteigen der Induratio penis plastica während der letzten Jahre bzw. Jahrzehnte, vor allem während des Krieges und der Nachkriegsjahre (UNGERER: 1941; LANA MARTINEZ und LANA SALLARRULLANA: 1942; SCHWARZKOPF: Maximum 1943; HESS: Maximum 1944; HEITE und SIEBRECHT: während wirtschaftlicher Notstände; BÖHMER und UNGERER: während der letzten 20 Jahre (vgl. dort Kurve); KOCH: Maximum 1947 und 1953; LINKE: 1933—1944 zehnmal, 1950—1953 25mal) eine echte Zunahme (LINKE) darstellt, da es sich möglicherweise nur um ein besseres diagnostisches Erfassen handelt. Wahrscheinlich kommt beiden Möglichkeiten eine Bedeutung zu, und der Hinweis auf einen Anstieg unter ungünstigen wirtschaftlichen, sozialen und Ernährungsverhältnissen verdient für die genetische Ausdeutung in besonderem Maße Beachtung (s. S. 695). Auch im Krankengut der Tübinger Klinik ist eine deutliche Steigerung während der Jahre bis etwa 1950, seither jedoch eine rückläufige Tendenz zu erkennen.

Lebensalter. Eine altersmäßige Verschiebung hat jedoch die Häufigkeitszunahme während der letzten 3 Jahrzehnte offenbar nicht mit sich gebracht (vgl. HEITE und SIEBRECHT). Die Induratio penis plastica manifestiert sich nach wie vor in erster Linie im Rückbildungsalter, ohne daß hier auf die Kritik CALLOMONs (1929) an JEFFERSON eingegangen sei. Die mögliche Manifestation auch in jüngeren Jahren beweist jedenfalls, daß das Greisenalter keineswegs die häufigste Ursache der Induratio penis plastica darstellt. FRICKE und OLDS beobachteten Fälle zwischen 32 und 69 Jahren und berechnen das Durchschnittsalter auf 54 Jahre. SCHWARZKOPF findet das Maximum zwischen 40 und 60 Jahren, HAMANN im 4. und 5. Lebensjahrzehnt, SUZUKI mehr als 40% aller Erkrankungen zwischen 50 und 60 Jahren, MUSGER zwischen 20 und 71, davon mehr als 50% zwischen 40 und 60 Jahren, VONESSEN mehr als 50% zwischen 40 und 50 Jahren, BÖHMER und UNGERER zwischen 51 und 58 Jahren, SIMIC zwischen 40 und 75, SOILAND und LINDBERG zwischen 40 und 70, KEYES 40—70, KOMURO zwischen 40 und 50, FERNET und LAVENANT zwischen 50 und 60, LINKE zwischen 40 und 67 Jahren, KOCH zwischen 21 und 75 Jahren, HESS zwischen 30 und 70 Jahren. In einzelnen Fällen wird freilich auch ein sehr viel früheres Erkrankungsalter angegeben, z. B. von KOMURO mit weniger als 20 Jahren, woraus KOMURO auf einen besonderen in Japan wirksamen Faktor schließt, LASTHAUS mit 19 Jahren, KOCH mit 21 Jahren, WOLFF mit 21 Jahren, GAY PRIETO und LOPEZ mit 25 Jahren, VONESSEN mit 28 Jahren, LANA MARTINEZ und LANA SALARRULLANA fast nur bei jungen Menschen.

Altersverteilung und frühestmögliche Erstmanifestation entsprechen somit auch nach dem neueren Schrifttum der Übersicht CALLOMONs (1927a).

4. Klinik

In gleicher Weise bringen auch die seitherigen Mitteilungen über die Klinik der Induratio penis plastica kaum neue Gesichtspunkte.

HAMANN (1938a) stellte 61 Fälle aus dem Krankengut der Breslauer Klinik zusammen. Dabei war die Induratio penis plastica 56mal am Dorsum, viermal im die Corpora cavernosa umgebenden Gewebe und einmal tief im Septum lokalisiert. Das entspricht weitgehend der Aufgliederung KOCHs: 66 Fälle, davon 52 dorsal, 11 lateral und 3 caudal lokalisiert. Das entspricht weiterhin den Angaben VONESSENs, der die Induratio penis plastica meistens dorsal, seltener seitlich und gelegentlich caudal lokalisiert fand, und der Einteilung SOILANDs und LINDBERGs in eine von der Tunica albuginea ausgehende oberflächliche und eine vom Septum bzw. den seitlichen Schwellkörperanteilen aus sich entwickelnde tiefe Form. Auch RIVOIR gibt an, daß die Induratio penis plastica zumeist auf die Dorsalseite der Tunica albuginea beschränkt bleibe.

v. JACHMANN (1937, 1938) spricht von einem gelegentlichen Wandern der Induratio penis plastica von proximal nach dorsal, was unter der Bestrahlung wiederholt auch von VONESSEN (1940, 1942) beobachtet wurde und was an Hand des eigenen Krankengutes für Einzelfälle zu bestätigen ist. Es handelte sich hierbei mehr um jüngere Individuen und um kürzere Zeit bestehende Erkrankungen an Induratio penis plastica. Die Wanderungstendenz war sowohl zentrifugal als auch zentripetal. Hierbei wie aber auch von vornherein kann es zur Entwicklung verschiedener, d. h. getrennter Knotenbildungen kommen (wodurch der erigierte Penis gegebenenfalls mehrere Abknickungen zeigt! s. S. 697).

Besonderheiten erwähnen FERNET und LAVENANT (Induratio penis plastica an der Peniswurzel und außerdem ringförmig an der Umschlagstelle des äußeren Präputialblattes), KLÜKEN (Verknöcherung der Induratio penis plastica und außerdem Induration des Bindegewebes im Praeputium[1]), SCHWARZKOPF (bohnen-

[1] Auf Grund eigener, auch histologischer Beobachtungen wäre es möglich, daß es sich hierbei um eine hochgradige Kraurosis penis gehandelt hat. Induratio penis plastica und Kraurosis penis sind beide an das Rückbildungsalter gebundene Krankheitszustände, weisen sonst aber keinerlei Verwandtschaft auf, was aus ihrer offenbar kaum beobachteten Koinzidenz ersichtlich ist.

große Verdickungen an der Peniswurzel mit röntgenologisch nachweisbaren Verknöcherungen und stäbchenförmigen Kalkschatten), SUGISAWA (typisches Bild mit röntgenologisch nachweisbaren Schatten in der Kranzfurche), MUSGER (unter 57 Fällen zehn verkalkende und eine verknöchernde Form). SZABO betont, daß die Prognose noch nicht verkalkter Formen am günstigsten sei, und FUHS hält in jedem Falle eine Röntgenaufnahme vor Behandlungsbeginn für angezeigt, da bei Verkalkung unbedingt eine Kombinationstherapie (Operation und Bestrahlung) erforderlich sei. Dieser Auffassung widerspricht MOLINEUS unter Hinweis auf die günstigen radiologischen Erfolge bei Peritendinitis calcificans.

Die Größe der Induratio penis plastica schwankt hinsichtlich der Dicke zwischen 0,5 und 2 cm, hinsichtlich der Breite von 1—4 cm und hinsichtlich der Länge von 2—8 cm (VOJTASEVSKIJ und TUCHŠNID) bzw. $^1/_2$—6 cm (VONESSEN). Die größte Ausdehnung erreichen die im mittleren Penisdrittel lokalisierten Formen, was zugleich auch die häufigste Lokalisation darstellt (VONESSEN). VOJTASEVSKIJ und TUCHŠNID fanden unter 19 Fällen achtmal die Peniswurzel, viermal die gesamte Pars pendulans, siebenmal das mittlere Drittel und viermal die Glans betroffen; — VONESSEN sechsmal die Wurzel und viermal die Gegend unmittelbar hinter der Glans (= bindegewebiger Übergang der Corpora cavernosa penis!! s. S. 691).

Im eigenen Krankengut ergab sich unter 18 genauer protokollierten Fällen eine Verteilung, wie sie die Tabelle 1 zeigt. Die Tabelle bestätigt also die Bevorzugung der Dorsalseite gegenüber den Seitenflächen sowie der Unterfläche, des weiteren die Bevorzugung des proximalen gegenüber dem mittleren und dem distalen Abschnitt. Einer solchen im allgemeinen gefundenen Verteilung stehen nur die Angaben KEYES über 55 eigene Fälle entgegen, unter welchen das mittlere und vordere Penisdrittel betont betroffen waren.

Tabelle 1

	Rücken	Seite	Unterfläche	zusammen
1. Vorderes Drittel	1	1	—	2
2. Vorderes und mittleres Drittel	2	—	—	2
3. Mittleres Drittel	4	1	—	5
4. Mittleres und hinteres Drittel	1	—	—	1
5. Hinteres Drittel	5	2	1	8
zusammen	13	4	1	18

Die Form der Induratio penis plastica steht bis zu einem gewissen Grade in Abhängigkeit von der Lokalisation. Entsprechend der häufigsten Lokalisation am Dorsalblatt der Tunica albuginea findet man überwiegend eine diskoide Platte, welche bei stärkerer Beteiligung des Septums — welches vielleicht überhaupt stets wenigstens angedeutet mitbetroffen ist? (SCHERBER) — kielförmig in die Tiefe reicht. Elliptische bzw. eiförmige, spangenartige und strängige, z. B. zwei getrennt verlaufende, wie Lymphstränge sich anfühlende Formen [vgl. FALKENSTEIN, STURM, NIKOLOWSKI (1953), GIORGI] werden seltener beobachtet.

Die Konsistenz der Induratio penis plastica läßt zweifelsohne Abhängigkeiten zur Bestandsdauer erkennen, d. h. die Derbheit nimmt mit der Länge der Bestandsdauer zu, wobei eine größere Derbheit mit zunehmendem Alter rascher in Erscheinung tritt. Insbesondere fällt im höheren Alter die Unterschiedlichkeit der Konsistenz deutlicher auf: Die zentrale Verhärtung bzw. Verhärtungen sind scharf gegenüber einer weicheren Peripherie abgesetzt, während in jüngeren Jahren die Konsistenzvermehrung langsamer und gleichmäßiger verläuft.

Das klinische Bild der Induratio penis plastica wird wesentlich durch die subjektiven Beschwerden der Kranken bestimmt, welche auch für die Beurteilung eines Behandlungserfolges mehr als der objektive Befund zu bewerten sind. Der an Induratio penis plastica leidende Kranke sucht den Arzt auf, weil er eine Verhärtung oder eine Abknickung des Gliedes, weil er schmerzhafte Erektionen oder weil er schmerzhafte Friktionen festgestellt hat.

Im eigenen Krankengut wurden folgende Angaben gemacht:

Feststellung einer Verhärtung 17mal;

Feststellung einer Abwinkelung 15mal, davon
- aufwärts 10mal,
- seitwärts 3mal,
- aufwärts und seitwärts 1mal,
- abwärts 1mal;

Feststellung schmerzhafter Friktionen 10mal;

Feststellung schmerzhafter Erektionen 7mal.

Eine exakte zeitliche Beziehung zwischen Länge der Bestandsdauer und Abknickung bzw. Schmerzhaftigkeit läßt sich nicht benennen, da nämlich der immer wieder behauptete plötzliche Beginn (LINKE) in Wirklichkeit nur das plötzliche Bemerken anläßlich eines besonderen Ereignisses bezeichnet, z. B. Feststellung beim Katheterisieren (VONESSEN). Immerhin lassen die wenigen Fälle des eigenen Krankengutes, in denen von den Kranken genaue Angaben zu erlangen waren, doch wohl die Aussage zu, daß mehrere Monate zwischen der ersten Feststellung einer Verhärtung und dem ersten Auftreten einer Abwinkelung vergehen können. Eine Schmerzhaftigkeit machte sich entweder gleichzeitig mit der Abbiegung oder auch erst z. B. 1, 2, 8 oder gar 15 Monate später bemerkbar. Schmerzen, Verbiegung sowie Induration gehen dabei keineswegs parallel, Deviation und Schmerzhaftigkeit können unter Umständen nur im Anfang vorhanden sein, um sich später zurückzubilden (vgl. MÜLLER). Man darf hieraus vielleicht den Schluß ziehen, daß die Abwinkelung in erster Linie an eine bestimmte Größe bzw. Größenzunahme gebunden ist, während die Schmerzhaftigkeit nicht der Größe parallel geht, sondern offenbar vielmehr in Abhängigkeit von der Lokalisation steht. Kranke nämlich, die über Schmerzen sowohl bei der Durchführung des Coitus als auch bei alleiniger Erektion klagten, hatten die Induratio penis plastica ausschließlich im vorderen oder mittleren Drittel lokalisiert, sofern eine Immissio penis überhaupt möglich war (vgl. Fall BRUCHHOLZ). Bei Lokalisation im hinteren Drittel wurde jedoch entweder vollkommene Beschwerdefreiheit oder aber Schmerzhaftigkeit nur bei Durchführung der Coitusbewegungen angegeben.

Beachtlich erscheint noch der Hinweis, daß in manchen Fällen Formgebung und Ortswahl darüber entscheiden, ob eine Abwinkelung statthat oder nicht. Im eigenen Krankengut fanden wir keine Abknickung bei paramedianen Strängen, bei flachen Querspangen im hinteren Drittel und bei Befall der seitlichen Rückenteile des hinteren Drittels.

Dem ausführlichen Eingehen auf die subjektiven und objektiven Krankheitssymptome an Hand des eigenen Beobachtungsgutes wäre noch als Besonderheit die Beobachtung SUZUKIs anzufügen: Blutung aus der Harnröhre bei medianer praktisch den gesamten Penis durchziehender Induratio penis plastica (vgl. Fall CALLOMON) und die Beobachtungen von SCHWARZKOPF und MOLINEUS. In differentialdiagnostischer Hinsicht ist dem entsprechenden Abschnitt CALLOMONs nicht viel hinzuzufügen. Wesentlich ist der dort gegebene Hinweis, daß die echte Induratio penis plastica während der Erektion nie verschwindet, was allerdings auch für einige andere — kaum verwechselbare — Erscheinungsbilder gilt. So erwähnt ANNING ein sklerosierendes Lipogranulom am Dorsum penis, MATSUSHIMA seit 8 Monaten bestehende Penistuberkulide, worunter sich eine histologisch gesicherte Induratio penis plastica entwickelte, GRÜTZ ein alle Körperregionen ergreifendes, zur Verhärtung führendes Krankheitsbild (HOFFMANN: Skleroedema Buschke ?) mit knorpelharten, durchaus einer Induratio penis plastica entsprechenden Einlagerungen am Penis.

Besondere Beachtung hat in klinischer Hinsicht und in Hinblick auf die Ätiologie der Induratio penis plastica auch während der letzten Jahrzehnte die Kombination von Induratio penis plastica und Dupuytrenscher Fingerkontraktur gefunden. Während GALEWSKY als Prozentsatz der bei Induratio penis plastica gleichzeitig beobachteten Fingerkontraktur nur etwa 2% angibt, VOLAVSEK etwa 5%, BÖHMER und UNGERER etwa 7%, ZUR VERTH-SCHEELE 9%, CALLOMON 10%, DE GREGORIO 10%, finden SCOTT und SCARDINO, HEITE und SIEBRECHT, HAMANN (siebenmal der Induratio penis plastica vorausgehend) sowie NIKOLOWSKI (1953) 23—28%. Das besagt doch wohl, daß mit zunehmender Beachtung des Zusammenvorkommens ein solches häufiger diagnostiziert wird.

Eine Koinzidenz wird als nicht vorhanden ausdrücklich vermerkt von ROTHMANN, der jedoch über fibromatöse Tumoren an Knien, Ellenbogen und Fingern berichtet, QUIROGA, v. LINKE (25 Fälle! dabei auch kein Keloid) und von VONESSEN (31 Fälle!!), während über ein Zusammenvorkommen außer von den Obengenannten berichtet wird von BRUCHHOLZ, MARTENSTEIN, GENNER, BÖHMER und UNGERER, KNETSCH, HEITE und SIEBRECHT, LANA MARTINEZ und LANA SALARRULLANA, SAINZ DE AJA und LOVELL, CONEJO MIR, HEINE, MARKOVIC, LANGER, KATZ-GALATI, wobei die Dupuytrensche Kontraktur auch doppelseitig auftreten kann. Beachtlich erscheint, daß Kombination von Induratio penis plastica und Dupuytren praktisch nur bei Kranken jenseits des 40. Lebensjahres angetroffen wird (VOLAVSEK). HEITE und SIEBRECHT sicherten die überdurchschnittlich häufige Kombination der Induratio penis plastica statistisch nicht nur für die Dupuytrensche Kontraktur, sondern auch für die Fibrosis mammae virilis, was an Hand des eigenen Krankengutes (bisher) nicht bestätigt werden kann.

Dagegen fand sich hier ein der Beobachtung SIMICs entsprechender Fall von Induratio penis plastica, Dupuytren und multiplen Lipomen. Induratio penis plastica, Dupuytren und Keloid sahen HAMANN, SCHREUS und GAHLEN, POLICARO, NIKOLOWSKI (ausführliche Schrifttumsnachweise über Koppelungssyndrome bei KORTING und E. GOTTRON). Induratio penis plastica, Dupuytrensche Kontraktur und genuine Epilepsie sah STÜHMER (1937a)[1].

5. Therapie

In gleicher Weise wie CALLOMON (1927a) dem den Behandlungsmöglichkeiten der Induratio penis plastica gewidmeten Abschnitt die Feststellung vorausschickt, daß die Induratio penis plastica offenbar nur in einem Teil aller Fälle heilbar bzw. besserungsfähig sei, ist auch den nachfolgenden ergänzenden Ausführungen voranzustellen, daß ein Teil aller einschlägigen Fälle — etwa $^1/_3$ — allem Anschein nach auf keine Therapie anspricht, daß es aber umgekehrt, im Gegensatz zur Dupuytrenschen Kontraktur auch Spontanheilungen gibt. Eine vergleichende Beurteilung der verschiedenen Behandlungsmöglichkeiten wird hierdurch beträchtlich erschwert, weswegen auf eine Gegenüberstellung der von den verschiedenen Autoren mitgeteilten Ergebnisse im einzelnen verzichtet wird (vgl. UNGERER, RAJKA). Ob eine Abhängigkeit zwischen Bestandsdauer der

[1] Der Zusammenhang zwischen genuiner Epilepsie und Dupuytrenscher Kontraktur wird immer wieder beachtet: SKOOG fand eine Dupuytrensche Kontraktur bei 42% aller Epileptiker, SCHORSCH dagegen nur in 0,44% (vgl. HILBERS).

Induratio penis plastica und Behandlungserfolg (KOCH) bzw. zwischen Alter des Kranken und therapeutischem Ergebnis besteht (SZABO), und ob man nach mehr als 2jähriger Bestandsdauer nurmehr von einem Behandlungsversuch (FRICKE und OLDS) wird sprechen können, sei dahingestellt. Die Erfahrungen am eigenen Beobachtungsgut lassen nur die Aussage zu, daß die Prognose weder an Hand der Vorgeschichte noch des allgemeinen und speziellen klinischen Befundes gestellt werden kann, sofern man von Verkalkungen und Verknöcherungen absieht, daß vielmehr Ansprechen oder Nichtansprechen auf die Therapie sich für uns völlig willkürlich vollziehen.

Die bei CALLOMON aufgeführten unterschiedlichen Behandlungsmaßnahmen sind auch während der Berichtszeit Gegenstand mehr oder weniger zahlreicher und ausführlicher Erörterungen gewesen. Bei der Durchsicht kann leicht der Eindruck entstehen, daß vergleichende Auseinandersetzungen heute wie damals weitgehend fruchtlos bleiben. — Neue Gesichtspunkte ergeben sich durch die Einführung der Behandlung mit Frei-Antigen (vgl. aber die obige Stellungnahme!) sowie vor allem der Vitamin E-Therapie. In radiologischer Hinsicht werden die Wirksamkeit von Radium und Röntgennahbestrahlung verglichen.

Obwohl man hätte glauben können, daß die luische Ätiologie der „echten" Induratio penis plastica wohl allgemein als widerlegt angesehen werde, finden sich immer wieder — wenn auch nur vereinzelt — Empfehlungen einer spezifischen antiluischen Therapie. KOMURO stellte allerdings bei Durchführung einer solchen Behandlung keine Erfolge fest, desgleichen nicht SUZUKI, wohl aber MIRRA.

FACIO sah eine Besserung nach Jodkali, in Verbindung mit Diathermie, MIDANA nach Antimon, nicht dagegen CASAUX. Die Empfehlung von Wismut, z. B. durch DEUTSCH geschieht demgegenüber offenbar nicht aus der Annahme einer spezifisch-luischen Ätiologie heraus, sondern in Verbindung mit einem Reiztherapeuticum (= wäßrige Lösung von basischem Wismuttartrat in Terpentinöl emulgiert). GENT kombiniert Olobintin mit Fibrolysin, v. JACHMANN Olobintin mit UKW. BERING gibt nur Olobintin, während KOCH die Radiumbehandlung mit 10% Olobintin + 10% Jodkalisalbe kombiniert.

Berichte über Erfolg oder Mißerfolg nur hygienisch-diätetischer Maßnahmen liegen aus der Berichtszeit nicht vor. Beachtenswert ist allerdings eine Mitteilung über Ausheilung und $1^1/_2$jährige Nachbeobachtung einer Induratio penis plastica durch Bindegewebsmassage nach DICKE (LEZIUS).

Es handelte sich um einen 57jährigen Mann, aus dessen Vorgeschichte namentlich eine Ischialgie der Erwähnung verdient. Im klinischen Bild imponierte ein Hypertonus der rechten, weniger der linken Gesäßhälfte sowie paravertebral von D_7 bis D_9. Außerdem fanden sich zirkuläre Einziehungen in der Höhe von D_{10} und D_{11}. Da Penis und Glutäalmuskulatur beide im Versorgungsbereich der A. iliaca int. liegen, und unter der Voraussetzung, daß dieser Muskelhypertonus auf einer Irritation des Sympathicus beruht, wäre der therapeutische Erfolg der Reflexmassage nach DICKE unter Hinweis auf die Korrespondenz der vasalen Hautbereiche der A. iliaca int. zu erklären.

Die Einzelmitteilung verdient insofern Beachtung, als bei dem verwandten Krankheitsbild der Dupuytrenschen Kontraktur neuerdings von GUTZEIT auf osteochondrotische HWS-Veränderungen hingewiesen wurde und entsprechende röntgenologische Untersuchungen im eigenen Krankengut auch bei Induratio penis plastica LWS-Osteochondrosen erbrachten.

Die Empfehlungen PÜRCKHAUERS: lokale Anwendung von Ichthyol-Guttaplast haben keinen Widerhall gefunden. Der Autor teilte später selbst mit, daß es nach Aussetzen dieser Behandlung zu Rückfällen kam. Dagegen verdienen die Vorschläge VOJTASEVSKIJS und TUCHŠNIDS, jeden 2. Tag Moorumschläge von 39—43° für die Dauer von 15—20 min auf Nacken, Schamberg und Innenfläche der Schenkel zu legen, Beachtung, zumal da die Autoren fast durchwegs über restitutio ad integrum berichten (reine Wärmewirkung? hormonaler Effekt?).

Eine bei CALLOMON bereits ausführlich besprochene Behandlungsmöglichkeit, die auch in den ersten Jahren der neuen Berichtszeit noch lebhaft diskutiert wurde, stellt die Verabfolgung von Allylsulfocarbamiden dar. Über gelegentliche Erfolge berichten MERENLENDER, ETCHEVARNE, GENT (75 Injektionen zu 2 cm^3 + 30 Ampullen zu 1 cm^3 Olobintin), FÜRST (Kombination mit Radium), während SUZUKI die Wirkungslosigkeit des Fibrolysins[1] sowie dse Neo-Salvarsans, Jodkali und Yatrencaseins feststellt. CORBINEAU verabfolgt 10% Thiosinaminlösung zweimal wöchentlich 2 cm^3 (in Verbindung mit Elektrolyse mittels Bénique-Sonde siebenmal 5—10 min bei 5—10 mA).

Relativ zahlreiche Stellungnahmen liegen zum Problem der Behandlung mit Frei-Antigen vor, welches man nach CASAUX am besten intravenös verabfolgt. MAY (1942) betont, daß nur einwandfreies menschliches Antigen Verwendung finden darf und daß mindestens 0,2 cm^3 injiziert werden müssen. Außer einer alleinigen Antigenanwendung empfiehlt MAY auch die Kombination mit Natrium-Salicylsäure (und eventuell Schwefel-Kupfer-Ammoniak sowie Lugolscher Lösung). FERNET und LAVENANT können über den Wert der in Rede stehenden Behandlung noch kein abschließendes Urteil abgeben. Eine Chemotherapie mit Sulfonamiden bei Frei-positiven Fällen von Induratio penis plastica kann erfolglos sein (MAY), während FERNET und LAVENANT gerade bei Frei-positiven Fällen auf Sulfonamide Rückbildung beobachteten, z. B. bei einem besonders bemerkenswerten Fall von Induratio penis plastica mit gleichzeitiger Präputialstenose (durch Lymphogranuloma inguinale ?). LANA MARTINEZ und LANA SALARRULLANA sahen weder auf Sulfonamide noch auf spezifisches Antigen ein Ansprechen. GAY PRIETO und LOPEZ konnten mit Uliron, CORDERO und HERRERA mit Sulfathiazol keinen Erfolg erzielen. Dagegen berichten MERCADAL PEYRI und DULANTO über günstige Ergebnisse mit Sulfanilamid. LANGER verabfolgte 6000000 IE Penicillin, täglich 400000 IE und konnte eine Rückbildung der Induratio penis plastica sowie der Dupuytrenschen Kontraktur feststellen, was jedoch von LÖHE an Hand von zwei Fällen nicht bestätigt werden konnte. KIPP sah ebenfalls einen Rückgang einer Induratio penis plastica bei einem wegen seiner fünften gonorrhoischen Erkrankung mit Penicillin behandelten Kranken. WILDE empfahl eine Behandlung mit weiblichem Keimdrüsenhormon: Er verabfolgte fünfmal Depot-Oestromon und stellte fest, daß nach 7 Wochen die Induratio penis plastica bei erhaltener Potenz geschwunden war. NIKOLOWSKI (1953) konnte mit Depot-Oestromon keinen therapeutischen Erfolg erzielen, mußte hingegen starkes Absinken der Potenz, in einem Falle vor allem der Libido feststellen, so daß sich der Betreffende, ein Strafgefangener (!), eine Weiterbehandlung verbat (vgl. auch AURIG und SÜSSE).

LANA MARTINEZ und LANA SALARRULLANA empfehlen weibliches und männliches Hormon in Verbindung mit Röntgen.

Auf Cortison, täglich 100 mg, sahen UGAZIO und MARTINEZ Besserungen (nach 10 Tagen!), auf ACTH (1. und 2. Tag: 25 E; 3.—6. Tag: 20 E; später wöchentlich 10 E; DOMENECH), jedoch ließen sich die Besserungen nach Aussetzen der Therapie nicht für dauernd halten.

Einen wesentlichen Fortschritt in der medikamentösen Behandlung der Induratio penis plastica schien während der letzten Jahre die Verabfolgung von hohen Dosen Tocopherol darzustellen.

Das Vitamin E wurde in die Behandlung der Induratio penis plastica eingeführt (WRIGLY, THOMSON, SCOTT und SCARDINO, PINTO, KATZ-GALATI, NIKOLOWSKI, GARTMANN und SIELER, AURIG und SUESSE), nachdem man bei der Dupuytrenschen Fingerkontraktur (Literatur bei KORTING und E. GOTTRON) bzw. allgemeiner beim Formenkreis der sog. primären Fibrositis bzw. bei Erkrankungen mit degenerativen Veränderungen des kollagenen Gewebes (s. bei HAGERMAN)

[1] Fibrolysin = Thiosinamin (= Allylthioharnstoff) in Verbindung mit Natriumsalicylat.

Erfolge gesehen hatte. Die Anwendung des Vitamins E ist damit zu begründen, daß man heute auf Grund zahlreicher experimenteller Befunde (vgl. Übersicht von Markees) einen Angriff des Tocopherols am Mesenchym im weitesten Sinne, insbesondere am kollagenen Bindegewebe und an den Gefäßen als gesichert ansehen darf, daß andererseits das pathologisch-anatomische Substrat (s. S. 691f.) der Induratio penis plastica sowohl dem der collagen disease als auch manchen im Tierexperiment durch Tocopherolverabfolgung vermeidbaren Veränderungen entspricht (s. bei Markees). Es ist bemerkenswert, daß Kindler schon früher die Induratio penis plastica als A- bzw. Hypovitaminose deutete, daß Vonessen die Induratio penis plastica sich bei einem Walfänger entwickeln sah, der ein halbes Jahr in der Arktis gelebt hatte, und daß das Auftreten der Induratio penis plastica immer wieder in Gefangenenlagern (Linke, Heite und Siebrecht) zu beobachten war.

Pinto gibt täglich eine Ampulle (mg ?) und sechs Tabletten Vitamin E (? mg) unter zusätzlicher Massage des Penis mit Oestrogensalbe; Scott und Scardino verabfolgen insgesamt 15000—30000 mg bei täglichen Gaben von 500 mg; Gartmann und Sieler geben sogar Gesamtdosen zwischen 30000 und 90000 mg bei täglicher Verabfolgung von 250 mg an und zeigen, daß der therapeutische Effekt der Höhe der Gesamtdosis parallel geht. Nikolowski verabfolgt demgegenüber täglich 150 mg und überschritt die Gesamtmenge von 10000 mg nur ausnahmsweise, betont jedoch, daß diese Dosis als relativ niedrig anzusehen sei und wahrscheinlich zweckmäßigerweise um das Mehrfache überschritten werden müsse, sofern nicht durch eine zusätzliche etwa 2—3 Monate nach Beginn der E-Medikation einzuleitende Strahlentherapie, für welche die E-Behandlung durch bessere Vascularisation eine gute Vorbereitung darstellt (Aurig und Suesse), der Erfolg verbessert werden kann, was von Pult bejaht, von Gahlen abgelehnt wird.

Besondere Beachtung verdienen die Hinweise Nikolowskis, daß bei Unausgeglichenheiten im endokrinen System eine hochdosierte Tocopheroltherapie zu Schädigungen der Spermiogenese wie auch zu Libidomangel führen kann. Er fordert daher, daß eine Behandlung der Induratio penis plastica mit hohen Dosen Vitamin E nur durchgeführt werden sollte, wenn regelmäßige Ejaculatkontrollen gewährleistet sind, sofern nicht im Beginn eine sicher normale Spermiogenese[1] vorliegt und sofern noch Kinderwunsch besteht. Entsprechende Untersuchungen von anderer Seite liegen bisher offenbar nicht vor.

Obwohl die Erfolgsquoten aus den oben dargelegten Gründen nicht streng vergleichbar sind, ergibt sich doch wohl, daß völlige Heilung bzw. ein sehr gutes Ergebnis in etwa 25% aller Fälle erzielt werden (vgl. Linke), während weitere 25—50% mehr oder weniger gebessert werden und der Rest nicht beeinflußt werden kann. Eine Tocopherol-Therapie ist nach dem derzeitigen Stande der Erfahrung vor allem bei lange bestehenden Formen, bei besonders starken Schmerzen, bei besonderer Derbheit und wohl auch im höheren Alter angezeigt. Jedenfalls kann man Pillokat nicht beipflichten, daß die Vitamin E-Behandlung der Induratio penis plastica zu teuer, zu langwierig und zu unsicher sei; Pillokat beobachtete nämlich die Entwicklung einer Induratio penis plastica unter aus anderer Indikation durchgeführter Vitamin E-Behandlung. Bei der Induratio penis plastica als einer noch ungeklärten und therapeutisch stets schwierig zu beeinflussenden Erkrankung ist der Versuch einer E-Behandlung stets zu unternehmen, und eine solche Behandlung muß als kassenüblich angesehen werden. Es geht nicht an, die Induratio penis plastica als nur kosmetisch störendes Leiden anzusehen bzw. die Induratio penis plastica von einer Leistungspflicht auszunehmen, unter Hinweis darauf, daß Störungen der Beischlaffähigkeit keiner Behandlung bedürften!

[1] Beim normalen Manne regt das Vitamin E offenbar im Gegenteil die Libido an.

Aber auch bei dieser jüngsten Behandlungsmethodik kommt das alte Erfahrungswissen um die Behandelbarkeit der Induratio penis plastica zum Ausdruck, daß eben nur ein Teil aller Fälle behandelbar ist, und es scheint besonders bemerkenswert, daß die Prozentzahlen ohne Rücksicht auf die angewandte Behandlungsmethodik annähernd gleich hoch sind. Das gilt für die Tocopherolbehandlung wie für eine Kombination von radiologischer und medikamentöser Therapie, und das gilt schließlich auch für die Röntgen- und Radiumbestrahlung (NIKOLOWSKI), denn die Ergebnisse WUCHERPFENNIGs oder PICKHANs, die mit 70—75% absoluten Heilerfolgen aus dem Rahmen fallen, sind doch wohl in bezug auf das funktionelle Resultat zu deuten, nicht aber als vollkommene anatomische Heilung anzusprechen. COVA stellte z. B. fest, daß nur $^1/_6$ aller funktionell gebesserten Fälle auch anatomisch gebessert waren. Die Überlegenheit der Radiumtherapie über die Röntgenbehandlung betonen ausdrücklich STURM (1934), BRUCHHOLZ, PICKHAN, KOCH, COVA, FELKE, SCHREUS, STÜHMER, während umgekehrt HESS und KNIERER dem Radium keinen Vorteil gegenüber der Tiefentherapie sowie der Nahbestrahlung nach CHAOUL zuerkennen. Besonders WUCHERPFENNIG weist eindringlich auf die Hodenbelastung durch Radium hin, welche weder durch Blei noch durch Distanz vollkommen zu schützen sind (vgl. PICKHAN, ausführliche Stellungnahme bei MOLINEUS).

Für die Radiumbestrahlung kann jedoch die Möglichkeit einer geringeren Hautbelastung als Vorteil angeführt werden, während eine ausschließliche Röntgenbestrahlung in Hinblick auf die gegebenenfalls erforderlich werdenden hohen Dosen — Überschreitung von 5000 r ist offenbar zwecklos (GAHLEN) — die Gefahr einer zu starken Belastung der oberflächlichen Gewebsschichten mit sich bringt. Dem Bericht DAHLs über ein Röntgenulcus post coitum entsprechend kam auch im hiesigen Krankengut ein ähnlich gelagerter Kombinationsschaden (Nahbestrahlung, FHA 5 cm, dreimal 600 r von zwei Feldern) zur Beobachtung. Im Regelfall führt die genannte Dosierung zu einer verschieden hochgradigen Epidermitis, welche therapeutisch stets beherrschbar bleibt, und nur zu den von verschiedenen Autoren erwähnten Spätveränderungen in Gestalt von Teleangiektasien und Pigmentverschiebungen führt (vgl. BÖHMER und UNGERER, FUHS, HESS, KNIERER, MUSGER, VOLAVSEK, WUCHERPFENNIG). Ulcera nach Radiumbestrahlung erwähnen FROHN und HECHT.

Über die im einzelnen bei Induratio penis plastica angewandten radiologischen Methoden unterrichtet die Tabelle 2 nach MOLINEUS).

Abgesehen von der unterschiedlichen Anwendung von Röntgenstrahlen (22 Autoren) oder Radiumstrahlen (23 Autoren) bzw. beider Bestrahlungsarten (sechs Autoren) und abgesehen von der unterschiedlichen Höhe der Einzeldosen fallen namentlich die unterschiedlich gewählten Abstände zwischen den einzelnen Bestrahlungen auf.

Es bestrahlen:
Täglich oder jeden 2. Tag z. B. GÜNSEL, KINDLER, NIKOLOWSKI, WUCHERPFENNIG;
wöchentlich z. B. KNIERER, REISNER;
jede 2. Woche z. B. FUHS, KUMER, OHLING;
monatlich z. B. BÖHMER und UNGERER, FELEKY und HOLITSCH, MUSGER, SIMIC, SOILAND und LINDBERG, VOLAVSEK, SCHWARZKOPF;
jeden 2. Monat z. B. LASTHAUS;
jeden 3. Monat z. B. HESS, MOLINEUS, VONESSEN.

Obwohl Röntgen- und Radiumbestrahlung offenbar zu etwa gleichwertigen Erfolgen führen, ist bei Sitz der Induratio penis plastica in der Peniswurzel mit Rücksicht auf die möglichen germinativen und genetischen Schädigungen der Nahbestrahlung das Wort zu reden. In ähnlicher Weise scheinen Konzentrierung und stärkere Fraktionierung sich im schließlichen Erfolg zu entsprechen, so daß man trotz der möglichen rascheren Erscheinungsfreiheit bei stärkerer Konzentrierung im Einzelfall mit Rücksicht auf die deutlich geringere Gefahr der Hautschädigung eine Fraktionierung bevorzugen wird.

Tabelle 2. *Bestrahlungs-*

Jahr der Veröffentlichung	Name	Pat.-Zahl	Ra Rö	Unvollständige Angaben	Serien: 1 konzentrierte Serie	Serien: mehrere Bestr.-Serien	Serien: wöchentlich
1912	Bernasconi . .	2	Rö		18×		
1913	Zur Verth und Scheele . . .	3	Rö				10× 10 min
1913	Dreyer	1	Ra				
1915	Waters und Colston	3	Rö		46× in 2 Mon.		
1916	Nahmacher . .	1	Ra	40×			
1918	Galewsky und Weiser . . .	12	Rö				
1922	Kumer	19	Ra				
1923	Hörnicke . . .	1	Rö				
1924	Riehl und Kumer	41	Ra	17 mg Mesothor.			
1927	Hermann . . .	15	Rö Mesothor.				
1929	Fuhs	80	Ra				
1929	Bélot und Lepenetier. . .	1	Rö				
1929	Feleky und Holitsch. . .	18	Rö				
1931	Peliza und Bélot	40	Rö				
1934	Musger	120	Ra				
1934	Soiland und Lindberg . .	6	Ra				
1934	Jovin	6	Ra				
1935	Scherber . . .	3 2	Rö Ra	6× 10 Std	15—20 mg	Rö: 3 Serien, je 3×3 H	
1936	Rivoir	3	Ra Rö	2 Fälle: postop.	10—12 St.		
1939	Rémy und Roux	1	Rö			3 Ser., je 6-12×	
1939	Fricke und Olds	34	Ra				
1939	Van der Sype .	2	Rö		8—10× 200 r		
1939	Knierer . . .	6	Rö				mehrmals 200
1940	Vonessen . . .	31	Ra				
1940	Günsel	2	Ra		10—14×		

methoden

stärkere Fraktionierung				Bestrahlungsbedingungen
14tägig	monatlich	2monatlich	3monatlich	
			2 ×	Radiumfirnis-Apparat
mehrm. 10 min				Harte Röhre; 9 HED Filter: 4 mm Al. Härte: 12 Wehnelt, 150 Fürsten-Einheiten
8—18×				Plattenträger. Maximal 40—50 mgh je cm² pro Bestrahlung
8—18×	$^2/_3$ HED 1—13×	3× 1 HED		s. KUMER
10—25×				Filter: 0,5 mm Ag; 2 mm Cu; 5 mm Paraffin 30—40 mgh/cm²; später: 15 bis 20 mgh
3 H auf jede Seite				5 mm Al; mittelharte Strahlung
	4× 300—400 r			
$3^1/_2$ h mehrm.				6,5 mm Al; mittelharte Strahlung
10—12× 15—40 mgh				Dominici-Röhrchen; Filter: 1 mm Messing
	2× 200 bis 300 mgh			Filter: 1 mm Messing
				Dazu intraurethral 40—100 mgh
			Ra: 1544 + 884 + 884 mgh	Distanz: 6 mm; Filter: 0,1 mm Pt
			1—3× 600 r	Gesamt: 3200 r Distanz: 2,5 cm 140 kV; 1,0 mm Al; 30 cm FHD
			2—10× 600—800 r	NAG; 5 cm FHD Moulage; Distanz: 6 mm Gesamt: 3500 bis 4000 r; Distanz: 3 cm

Tabelle 2

Jahr der Veröffentlichung	Name	Pat.-Zahl	Ra Rö	unvollständige Angaben	Serien: 1 konzentrierte Serie	mehrere Bestr.-Serien	wöchentlich
1940	Simic	8	Ra				
1940	Burford	18	Ra				
1941	Böhmer und Ungerer	104	1—2× 150 mgh				
1941	Volavsek	198	Ra				
1941	Beach	12	Ra Rö	180 mgh	Rö: 5×250 r		
1942	Vonessen	62	Ra				
1942	Kaplán	2	Rö		9—16×150 r		
1942	Farkas	17	Rö			800—1000 r mehrere Serien	
1943	D'Abreu	1	Ra		3×12 Std		
1945	Schourup	12	Rö			2-3×100-250 r 2. Serie n. 2-6 Wo.	
1946	Burford, Glenn und Burford	31	Ra	1—5× 50-150 mgh			
1946	Collings	5	Ra	1× 120-202 mgh			
1947	Giles	3	Rö				10×200 r
1947	Knierer	30	Rö				200—800 r
1947	Kindler	8	Rö			10×200 r 2. Serie n. 3 Mon.	
1947	Lasthaus	11	Ra				
1947	Schwarzkopf	18	Rö				
1947	Wucherpfennig	15	Rö		10×150 r + 10×200 r		
1947	Cova	12	Ra				
1948	Machado	11	Rö		3-6×250-300 r		
1948	Trostler	26	Rö				10-20×100 r
1949	Ohling	13	Rö Ra				
1949	Reisner		Ra			3—4 Serien je 3×500-600 r	
1949	Hess	40 8	Ra Rö		Rö: 10×200 r		
1949	Fricke und Varney	141	Ra				
1950	Maresova	6	Rö	800—1900 r Gesamtdosis			

Soiland und Lindberg halten die vom Septum ausgehende Induratio penis plastica stets für eine röntgenologische, die oberflächlich von der Tunica albuginea

(Fortsetzung)

stärkere Fraktionierung				Bestrahlungs-Bedingungen
14tägig	monatlich	2monatlich	3monatlich	
	1—3 × 0,5 bis 1,5 med/cm²			Moulage; Distanz 10 mm
	Ra: 6 × 300 bis Wdhlg. n. 6 Mon. 400 r			Rö: Glans: NAG; Radix: 115 kV, 23 cm FHD
10—15 × 15—40 mgh				Kontakt; Dominici-Röhrchen
				200 kV
			4—6 × 800 r	Moulage; Distanz: 6 mm
				110 kV, 4 mm Al 30 cm FHD
				Nadeln; 5 mm Pt. Screen
				Filter: 0,5 mm Cu; 40 cm FHD
			2 × 200 mgh	Maximal: 440 mgh
				200 kV; 0,5 mm Cu 50 cm FHD
mehrmals				NAG, 5 cm Distanz; Gesamt: 400 bis 4000 r
				190 kV; 30 cm FHD
		40 mgh je cm²		Distanz: 5 mm
	7—10 × 400 bis 500 r			
				2,5 mm Al HWS
			0,3—0,4 med je cm²	Moulage
				120 kV; 3 mm Al
Rö: 3 × 300 bis 400 r Ra: 2 × 250 mgh				170 kV; 30 cm FHD; 0,5 Cu + 1 Al Ra: Distanz 5 mm
				Interval: 4—6 Monate
			Ra: 5—6 × 900 r	Abstands-Moulage Rö: 130 kV; 3 mm Al
			1—3 × 1800 mgh	Distanz: 2,5 cm

aus sich entwickelnde Form für eine eventuelle chirurgische Indikation. VONESSEN stellt fest, daß durch vorausgehende UKW-Bestrahlungen die Induratio penis plastica auf eine nachfolgende Radiumtherapie nicht schneller anspricht, während umgekehrt LEHNER 20—25mal UKW für spätere radiologische Maßnahmen für günstig ansieht. CORBUS gibt 2—3 Wochen tägliche Diathermie, RUETE sah Erfolge durch UKW allein, desgleichen LEHNER, VON JACHMANN bei Kombination von UKW (20—25mal) und Olobintin unter acht Fällen dreimal Heilung, dreimal Besserung und zweimal völlig fehlende Beeinflussung. VOJTASEVSKIJ u. Mitarb. empfehlen die Kombination von Röntgenstrahlen, Durchwärmung und Iontophorese, SZABO Röntgenstrahlen und Diathermie, CORBUS Diathermie allein, und zwar 2—3 Wochen lang täglich 1 Std lang auf beiden Seiten des Gliedes. Hierunter kommt es angeblich zu weitgehender Rückbildung, wenn auch nicht zu vollkommenem Schwund. Die Ultraschalltherapie hat offenbar in den wenigen Fällen, in denen sie zur Anwendung gelangte, versagt (LEIDEL, BODE). MEYER und BOCKSTADE geben an, daß eine Kombination von Ultraschall und Elektrotherapie die reine Ultraschalltherapie übertreffe.

Die chirurgische Behandlung hat nurmehr wenige Fürsprecher, verdient es aber, vielleicht wieder bei bestimmten Indikationen angewandt zu werden. Allerdings ist hier auf die Beobachtung RICHERs hinzuweisen, der 2 Monate später eine gleiche Induration feststellen mußte. FERNET und LAVENANT empfehlen die operative Behandlung nur bei zur Ruhe gekommenen Prozessen. RIVOIR betont den Vorzug der Gewähr einer Dauerheilung nach Operation (s. oben RICHER!), sofern man sich auf die Dorsalseite der Tunica albuginea beschränkt. LOWSLEY u. Mitarb. operierten 50 Fälle, wovon 39mal sichere Erfolge als gut anzusprechen waren. Der Defekt, welcher nach Excision der Induratio penis plastica entstanden war, wurde mit Fettgewebe ausgefüllt. Im übrigen wird vielfach mit Rücksicht auf eine mögliche Beeinträchtigung der Potentia coeundi empfohlen, nur bei Vorliegen von Knochengewebe oder Kalkeinschlüssen operativ vorzugehen (vgl. VOLAVSEK). Nach den obigen Ausführungen (s. auch MOLINEUS) kann diesem Vorschlag nur bei Vorliegen von Knochen zugestimmt werden. Entsprechend stellt RIEGER nur dann die Operationsindikation, wenn die Röntgentherapie keinen genügenden Erfolg gebracht hat. Die Entfernung der Tunica albuginea ist erforderlich. Erektionen können auch erhalten bleiben bei Entfernung von Schwellkörpergewebe.

Nachtrag bei der Korrektur (1962):

Als neuartige Behandlungsmöglichkeiten, denen im Einzelfalle ein Erfolg nicht abgesprochen werden kann, sind in der Zwischenzeit intrafokale Injektionen mit Hyaluronidase [z.B. NIKOLOWSKI: Derm. Wschr. **138**, 778 (1958)] oder mit Corticoid-Kristall-Suspension oder auch mit einem Gemisch der genannten Substanzen [z.B. HIRTL: Urol. Internat. **13**, 1 (1962)] hinzugekommen. Da jedoch mit dieser Methodik beim verwandten Krankheitsbild des Keloides, zumindest bei Anwendung der Corticoide, gelegentlich unerwünschte Erweichungen und Nekrosen zur Beobachtung gelangen [vgl. Abb. 13 bei NIKOLOWSKI: Arch. klin. exp. Derm. **212**, 550 (1961); dort weitere Literatur], indem offenbar nicht nur eine Auflösung der vermehrten Grundsubstanz, sondern auch eine Zerstörung der Bindegewebsfibrillen stattfindet, erscheint es angezeigt, dieser Art der Behandlung gegenüber eine gewisse Zurückhaltung zu üben.

II. Priapismus

Obwohl seit der letzten monographischen Darstellung des Priapismus durch CALLOMON in diesem Handbuch (1927 b) eine Reihe kasuistischer, weniger dagegen zusammenfassender und deutender Mitteilungen erfolgte, ist unser Wissen um die

Pathogenese des Priapismus seither nicht wesentlich erweitert worden (vgl. HERZOG).

Die einschlägigen Veröffentlichungen sind der Seltenheit des Krankheitsbildes entsprechend gering.

So wurde an der Universitäts-Hautklinik Tübingen in den Jahren von 1945—1955 nur ein Fall von Priapismus beobachtet, was — nur auf das männliche Krankengut bezogen — einer prozentualen Häufigkeit von weniger als 0,01 entspricht. HERZOG sah an einer chirurgischen Klinik (Köln) in 8 Jahren unter 20000 Neuzugängen sieben Fälle (= 0,03%).

Mit Rücksicht auf diese Seltenheit des Priapismus verfügen nur wenige Autoren über eine größere klinische Erfahrung, und es ergeben sich — abgesehen von diagnostischen Irrtümern (vgl. BERGER, CASSUTO 1933, 1947, MEIROWSKY u. a.) — infolge Auswertung von Einzelfällen oft beträchtliche Diskrepanzen sowohl bezüglich der pathogenetischen Ausdeutung als auch des daraus abgeleiteten therapeutischen Vorgehens. Es ist daher wünschenswert, daß auch zukünftig alle einschlägigen Beobachtungen mitgeteilt und hinsichtlich des therapeutischen Ergebnisses verglichen werden; denn in vielen Fällen ist leider die *erfolgreiche* zugleich auch eine *verstümmelnde* Behandlung.

Aufgabe einer die Monographie CALLOMONs (1927b) ergänzenden Bearbeitung dürfte es daher insbesondere sein, die während der letzten 30 Jahre mitgeteilten Einzelbeobachtungen zusammenzutragen, das Unterscheidende wie das Verbindende des Einzelfalls hervorzukehren, die Möglichkeiten einer allgemein anwendbaren pathogenetischen Ausdeutung zu erörtern, sowie an Hand einer solchen Ausdeutung die Anzeichen der vorgeschlagenen recht verschiedenartigen Behandlungsmaßnahmen ordnend zu bestimmen.

Eine solche Darstellung hätte auch die Kritik LANDERs an manchen (chirurgischen) Lehr- und Handbüchern zu berücksichtigen und dessen Forderung nach einer im — stets möglichen — Eventualfall raschen Orientierungsgelegenheit für den in der Praxis oder Klinik tätigen Arzt zu genügen.

Unter möglicher Vorwegnahme des Ergebnisses sei hier die Erwartung ausgesprochen, daß sich das makroskopisch- und mikroskopisch-anatomisch einfache Bild des Priapismus als polyätiologisch bedingt erweise — wie dies auch bisher immer und überall festgestellt wurde (vgl. z. B. MARESCH und CHIARI) —, daß sich aber unter Zugrundelegung des physiologischen Erektionsvorganges für alle Priapismus-Formen ein weitgehend einheitliches pathogenetisches Geschehen ergebe und daß sich hieraus für den Therapeuten die Forderung aufstellen lasse: *Unter Berücksichtigung des ätiologischen Bedingungskomplexes dem Stadium des genetischen Ablaufs gemäß bzw. weniger ursächlich als vielmehr dem Zustand entsprechend zu behandeln.*

Es erscheint zweckmäßig, der ausführlichen Erörterung der Klinik und der Entstehungsbedingungen des Priapismus eine Darstellung der bei der normalen Erektion stattfindenden kreislaufmechanischen Vorgänge sowie deren nervöser Regulation vorauszuschicken.

Primär liegt nämlich dem Priapismus die gleiche Kreislaufkonstellation zugrunde wie der physiologischen Erektion, während sekundär beim Priapismus das Blut — im Gegensatz zu seiner dünnflüssigen Beschaffenheit bei der normalen Gliedsteifung — dickflüssiger bzw. „sirup“- oder „rübensaftartig“ wird —, jedoch (außer bei Leukämie) keine (vgl. KUHLE) oder wenigstens nicht immer Thrombenbildung erkennen läßt.

Diesbezügliche Vorbemerkungen sind um so mehr angezeigt, als sich bei CALLOMON (1927b) kein entsprechender Absatz findet und als des weiteren gerade während der letzten 3 Jahrzehnte unser Wissen um die Besonderheiten des Blutumlaufs im Penis wesentlich vertieft werden konnte.

Das Ineinandergreifen der Genitalreflexe kann vorausgesetzt werden (vgl. REIN). Dagegen bedarf das Zustandekommen der Erektion einiger Erläuterungen.

Die durch eine Erweiterung der zuführenden Blutgefäße und vermehrten Zustrom eingeleitete Erektion wird zum Teil offenbar durch eine Verengerung der abführenden Blutbahnen zur völligen Ausbildung gebracht. Während man aber früher annahm, daß diese Zusammenpressung der abführenden Venen namentlich durch Kontraktion des M. ischiocavernosus und des M. transversus perinei profundus zustande käme, wird heute diese Deutung als anatomisch unmöglich abgelehnt. Die Blutstauung erfolgt vermutlich vielmehr dadurch, daß die zentralen Teile der Corpora cavernosa penis sich zuerst füllen und durch ihren vergrößerten Umfang die von ihnen abgehenden und eine Strecke weit unter der Tunica albuginea verlaufenden postkavernösen Venen zusammendrücken. Es ist aber festzustellen, daß *auch auf der Höhe der Erektion vermehrt Blut abgeführt werden kann*, daß also (zumindest gegenüber dem Ruhezustand) trotz gegenteiliger Behauptungen keine (dauernde) Abflußdrosselung stattfindet. Jedenfalls werden die (dünnwandigen!) Venae emmissariae bei Anspannung der Tunica albuginea erweitert, umgekehrt bei Erschlaffung verengt (vgl. hierzu Stieve; Clara; Rotter und Schürmann; Conti).

Bei der schnellen Heranführung der großen Blutmengen spielen polsterartige und leistenförmige Bildungen der Intima eine wichtige Rolle: Im Ruhezustand des Penis bewirken sie eine Verengerung der Gefäße, so daß nur so viel Blut in die Schwellkörper gelangt, als durch die Venen ohne Stauung abfließen kann; bei der Erweiterung der Gefäße werden die durch die Polster verengten Stellen rascher erweitert, als dies bei einem regelmäßigen kreisförmigen Querschnitt der Fall wäre, so daß durch diese Stellen verhältnismäßig viel mehr Blut durchfließen kann als bei gewöhnlichen entsprechend erweiterten Arterien (Henderson und Roepke). Gleichzeitig mit dieser Erweiterung setzt, nerval gesteuert, eine Erschlaffung der glatten Muskulatur in den Balken der Schwellkörper ein. Die Arteriae helicinae, welche alle charakteristischen Merkmale der av-Anastomosen aufweisen (Längsmuskelbündel innerhalb der Ringmuskulatur; Epitheloidzellen in der Wand, welche im Bereich der Einmündung in den Blutraum vielfach allein die Gefäßwand bilden; fehlende Elastica intima; stets unvermittelter Übergang des dickwandigen av-Abschnittes in den nur von einem Endothel ausgekleideten kavernösen Raum, welcher dem venösen Abschnitt der av-Anastomose entspricht) werden geöffnet.

Ob es sich bei den Epitheloidzellen um Abkömmlinge der Muskulatur (Clara) oder um neuro-hormonale Zellen handelt (Sunder-Plassmann), in denen Acetylcholin produziert wird (v. Schumacher) bzw. Pressoreceptoren, von denen reflektorisch eine Reizung der Polsterarterien statthat, mag hier offen bleiben (vgl. Rotter und Schürmann; ausführliche Stellungnahme bei Staubesand). Jedenfalls bilden Sperrarterien, av-Anastomosen und Drosselvenen eine funktionelle Einheit[1].

Obwohl die Funktion der av-Anastomosen (im allgemeinen) sehr vorsichtig charakterisiert wird — z. B. Luckner: „Beeinflussung der Hämodynamik der terminalen Strombahn durch Kurzschluß von Capillargebieten, Beeinflussung der Blutströmung in den zugeordneten Venen und Änderung des Filtrationsdruckes in den vorgelagerten Capillaren" und also kaum mehr ausgesagt wird, als daß sie als spezielle Sondereinrichtungen einzelner Körperteile und Organe anzusprechen seien und entsprechend auch für besondere Leistung beansprucht werden (z. B. Beteiligung bei der Wärmeabgabe durch die Haut!), wird man wohl bezüglich des Penis nicht fehlgehen in der Annahme, daß außer der oben bereits genannten Abflußerschwerung auch die in der Vena dorsalis penis vorhandenen Intimapolster von längsverlaufenden, glatten Muskelzellen an der Drosselung des Blutabflusses beteiligt sind.

Sofern nun dieser jeder normalen Erektion eigentümliche Zustand des vermehrten Blutzustromes und des vermehrten Blutabflusses länger anhält — gleichgültig, ob ihm eine Änderung der Blutbeschaffenheit oder eine lokal-peripher oder zentralbedingte Störung zugrunde liegt, kann die ohnehin bei der Erektion sich einstellende Viscositätszunahme des Blutes (Rotenberg) derartig hochgradig werden, daß das eindickende Blut seinerseits den venösen Abfluß drosselt und dadurch die Bilder der verlängerten, schmerzhaften Erektion bzw. des eigentlichen Priapismus entstehen. Ollinger unterstreicht sicherlich mit Recht, daß es sich beim Priapismus trotz einer Vielzahl primär möglicher Auslösungen um ein Krankheitsgeschehen handelt, welches durch die lokal gegebenen anatomischen und physiologischen Besonderheiten geformt bzw geprägt wird.

[1] Wiederholt von Rotter und Schürmann erhobene Befunde von großen Venenplexus, welche die A. dors. penis lacunenartig umgeben, sprechen für noch weitere Möglichkeiten der Regulierung von Zu- und Abfluß.

Experimentelle Beiträge zum Problem des Priapismus liegen nur ganz vereinzelt vor. BULLIARD und LEHMANN führten an Ratten, sowie Mäusen, Meerschweinchen und Kaninchen, und zwar bei jungen, ausgewachsenen und senilen Tieren, Versuche mit Röntgenstrahlen, UV, Kurzwellen, Ozon bzw. Aufenthalt in ozonhaltiger Atmosphäre durch. Am verläßlichsten konnte ein Priapismus bei der jungen Ratte erzeugt werden, und zwar sowohl bei Bestrahlung des ganzen Tieres als auch bei Bestrahlung des Kopfes allein. Die zuletzt genannte Methodik war wirksamer. Es bestand eine Latenzzeit von 17 Tagen bis zu mehreren Wochen. Anhaltender Priapismus trat erst bei wiederholter Bestrahlung in Erscheinung. Der Priapismus wirkte sich ungünstig auf Allgemeinzustand und Infektionsresistenz aus. Bei der kastrierten und ausgewachsenen Ratte konnte kein Priapismus erzeugt, einmal eingetretener Priapismus dagegen durch Kastration nicht beseitigt werden.

In anderen Versuchen an infantilen Ratten und Mäusen konnten BULLIARD und HARTMANN durch 15—20 Injektionen je 1 cm³ Schwangerenharn Priapismus erzeugen. Nach Ansicht der Autoren spielt die Hypophyse beim Zustandekommen des Priapismus eine Rolle; denn durch Zufuhr von Follikelhormon allein konnte bei Ratten kein Priapismus hervorgerufen werden.

Unter Hinweis auf die älteren ausführlichen Schemata von BLUM und SCHEUER erscheint heuristisch eine doppelte Aufgliederung der verschiedenen Formen des Priapismus in Anlehnung an HAAR hinreichend:

1. Der rein nerval-funktionelle, peripher oder zentral ausgelöste Priapismus, der vielleicht richtiger als verlängerte Erektion angesprochen wird (HERZOG).

2. Der infolge lokaler Zirkulationsstörungen hervorgerufene Priapismus, der organische nichtreversible Veränderungen aufweist.

Die rein funktionellen sind sicher seltener als die organischen Formen (vgl. MATUSSEK), sind reversibel, können aber bzw. werden immer bei dauerndem Rückfall oder an sich längerem Bestand infolge zunehmender Bluteindickung und Thrombosierung in die unter 2. genannte Form übergehen.

Da aber der Kliniker überwiegend die andauernden Formen zu Gesicht bekommt, wird es verständlich, wenn CHAUVIN in einem Blut von besonderer Dickflüssigkeit bzw. Viscosität — nicht aber in einer Obliteration der Penisvenen noch einem Hämatom der Corpora cavernosa — das stets vorhandene und daher wesentliche pathogenetische Moment sieht. In gleicher Richtung zielt die Stellungnahme PAAS', welcher eine primär neurogene Auslösung des Priapismus zwar für möglich bzw. in vielen Fällen sogar für wahrscheinlich hält, dem Krankheitsbild jedoch, sofern nicht eine rasche Rückbildung erfolgt, eine spätere periphere Selbständigkeit oder Autonomie zuschreibt und mit Recht für dieses Stadium die therapeutische Konsequenz zieht, daß dann nurmehr mittels lokal angreifender Maßnahmen Erfolge zu erwarten sind.

Die unter 1. genannten nerval-funktionellen Priapismus-Formen beobachtet man bei mittelbarer oder unmittelbarer Irritation des Erektionszentrums im Sacralmark bzw. der von ihm ausgehenden nervösen Verbindungen.

Es verdient an dieser Stelle der besonderen Hervorhebung, daß auch bei einer sicherlich rein funktionellen Form wie im Falle SCHÖNFELDs im Liquor Druckerhöhung und Zellvermehrung festgestellt werden konnten.

In praktischer Hinsicht kommt hier zunächst der Lues eine Bedeutung zu, und jeder Priapismus sollte als ein mögliches Frühsymptom einer Syphilis, insbesondere einer Tabes dorsalis gewertet werden.

Spezifisch luische Gefäßveränderungen müssen sicherlich nicht immer die Ursache eines Priapismus bei Lues sein (vgl. hierzu MARESCH und CHIARI).

BERNARDI beobachtete einen 46jährigen Tabiker, bei welchem der Priapismus akut im Schlaf auftrat. Die Blutviscosität war gegenüber der Norm erhöht. Weder Jodkali noch die sonst sehr wirksame rectale Diathermie (s. S. 718), wohl aber die Incision brachte den therapeutischen Erfolg. Die Potentia coeundi blieb verloren, wobei allerdings zu bemerken ist, daß bei der Nachuntersuchung nach $^1/_2$ Jahr auch die Tabes dorsalis weiter fortgeschritten war.

Ob die Beobachtungen ALDERETEs und BERKEYs mit Sicherheit hier eingruppiert werden können, muß rückblickend offenbleiben. Im Falle ALDERETEs handelte es sich um einen 17jährigen Mann, dessen Priapismus, ohne daß leichtere Erektionsanfälle vorausgegangen wären, plötzlich und spontan auftrat und auf antiluische Behandlung zurückging. Der Verfasser versucht, an Hand dieser Beobachtung darzulegen, daß eine chirurgische Behandlung beim Priapismus nicht immer indiziert ist. — Ähnliches gilt für die drei Beobachtungen Berkeys, welcher sowohl Gonorrhoe, Epididymitiden als auch Luesinfektionen anamnestisch erwähnt und wohl ursächlich in Betracht zieht. Die Fälle sind vielleicht richtiger der Gruppe der lokal entzündlich bedingten Priapismus-Formen zuzuteilen.

Dagegen gehört die Beobachtung D'Abundos hierher: Priapismus bei luischer Meningomyelitis. Auf spezifische Behandlung trat nach $2^1/_2$ Monaten vollkommene Heilung des Priapismus ein. Desgleichen berichtet Frontz (1927a und b) über die günstige Beeinflussung eines Priapismus bei spinaler Lues durch Salvarsan.

In gleicher Weise kann der Priapismus ein (Früh-) Symptom anderer neurologischer Systemaffektionen, z. B. einer multiplen Sklerose (s. bei Haar) sein. Mitteilung über entsprechende Beobachtungen liegen aus der Berichtszeit offenbar nicht vor.

Entwicklungen eines Priapismus infolge Kompression des Rückenmarks wurde dagegen vereinzelt mitgeteilt, z. B. von Colston nach Trauma der Lumbalgegend, oder Fall 2 von Haar: Luxationsfraktur der Halswirbelsäule mit Querschnittssyndrom. In der Beobachtung Hamanns (1943) kann die ätiologische Bedingtheit nicht eindeutig festgelegt werden, wenn man nicht richtiger umgekehrt sagen will, daß gerade dieser Krankheitsfall die Rolle des *Bedingungskomplexes* für das Manifestwerden eines Priapismus veranschauliche: Es handelte sich nämlich um eine Rückenmarkskompression infolge Wirbelsäulentuberkulose *und* um eine myeloische Leukämie.

Im Falle Ollingers bestand ebenfalls eine Wirbelsäulentuberkulose (9. bis 10. Brustwirbel), in deren Folge sich ein Querschnittssyndrom mit Priapismus und nachfolgender Penisgangrän entwickelte. Bemerkenswerterweise bestand eine Hyperreflexie — infolge Wegfalls zentraler Hemmungen —, welche z.B. beim Cremasterreflex zu einer maximalen Peniserektion führte. Man kann hiernach der Ansicht Ollingers wohl zustimmen, daß die Häufigkeit der priapistischen Erektionen in Abhängigkeit von der Reizung des Erektionszentrums im Sacralmark stehe, die Dauer des Priapismus dagegen der Stase und Eindickung des Blutes im Schwellkörpergewebe zuzuschreiben sei. Im Hinblick hierauf erscheint es bemerkenswert, daß nach Abklingen des gangräneszierenden Vorganges sowie nach Verflüssigung und Ausschwemmung des eingedickten Blutes der Priapismus spontan zum Schwinden kam.

In der Beobachtung Miyanchis und Omoris fand sich eine Spondylarthrosis deformans des 11. Brustwirbels, bei Mühsam ein Hämatom der Caudalgegend (bei Lumbalpunktion Blutreste!) infolge eines 5 Monate zurückliegenden Unfalles. Dieser Gruppe der nervalfunktionellen Priapismus-Formen sind schließlich noch die Irritationszustände durch Aphrodisiaca zuzurechnen, und zwar in erster Linie durch Yohimbin, des weiteren durch Strychnin, welches in manchen Kombinationspräparaten des Handels enthalten ist.

Derartige Reizungen kommen vielleicht häufiger vor, als sie ärztlich registriert werden. In einer der Beobachtungen Scheideggers (1932) war neben örtlichen, weiter unten noch ausführlicher darzustellenden Vorgängen, die Medikation des Yohimbinpräparates Okasa offenbar an der Entwicklung des Priapismus beteiligt.

Es ist jedoch die Frage, ob man den durch das — als Sexualtonicum in Deutschland wohl kaum verwendete — Cantharidin bedingten Priapismus hier ebenfalls einordnen soll; denn während Strychnin und Yohimbin die Reflexerregbarkeit im Sacralmark heraufsetzen, das Yohimbin außerdem eine Lähmung der sympathischen Vasoconstrictorenendigungen herbeiführt, ist das Wesen der Cantharidin-Wirkung doch wohl in einer mit Vasodilatation einhergehenden sensiblen Reizung der Schleimhaut in Urogenitaltrakt zu suchen. Entsprechend wird man derartige ausgelöste Fälle von Priapismus vielleicht richtiger den im Anschluß an lokale Entzündungen im Bereich der Harn- und Geschlechtsorgane auftretenden Formen zuordnen.

Es erscheint denkbar, hier auch noch den Fall Richess anzuschließen: Priapismus von insgesamt 47tägiger Dauer nach alkoholischem Exzeß.

Die lokal-zirkulatorisch bedingten Priapismus-Formen können ihre Ursache zunächst in örtlich beschränkten Entzündungsvorgängen haben, z. B. in einer Cavernitis, ohne daß freilich jede Cavernitis zu einem Priapismus führen muß (vgl. das einschlägige Kapitel), oder in kleinen Verletzungen mit konsekutiven thrombischen Vorgängen (vgl. GOEBEL), wie man denn bei allen länger als 2 Tage bestehenden Priapismus-Formen mit Thrombosierungen zu rechnen hat (DAWSON).

In diese Gruppe gehören vielleicht die oben bereits erwähnten Beobachtungen BERKEYs, des weiteren offenbar der Fall VAN DUZENs: Priapismus im Anschluß an normale Erektion, und zwar als Folge eines die Nn. erigentes einbeziehenden infektionsbedingten Ödems und Entzündungszustandes des Penisgewebes.

Derartige Cavernitiden verdanken ihre Entstehung entweder — auf lymphogenem Wege — einem Herd der Nachbarschaft, z. B. bei Gonorrhoe, Ulcus phagedaenicum oder aber — auf hämatogenem Wege — einer Pyämie, was z. B. in einem der Fälle SCHEIDEGGERs (1933) zu erörtern wäre: Verschleppung von Keimen einer nekrotisierenden Tonsillitis, wobei allerdings Ansiedlung und Thrombosierung im Genitalbereich durch eine vorausgehende Unfallschädigung (Aufschlag auf einen Balken) bestimmt bzw. begünstigt wurden. Bei der Sektion fanden sich Thrombosen beider Beine sowie der Corpora cavernosa penis *und* des Corpus urethrae.

In einer der Beobachtungen CASSUTOs lag der priapistischen Dauererektion eine Prostatitis parenchymatosa zugrunde. Ob man hier den Priapismus nur lokalen entzündlichen Vorgängen oder aber, da außerdem Hämorrhoiden bestanden, nicht richtiger einem weitergreifenden phlebitischen Geschehen im Becken (s. S. 716) zuschreiben soll, bedarf der Diskussion. Im Falle MIESCHERs und FISCHERs bestand eine chronische gonorrhoische Prostatitis mit Thrombosen im Gebiete der Penisvenen einschließlich der Vena prof. penis (Röntgen-Penogramm!). In einer eigenen Beobachtung über Wochen hin sich wiederholender jeweils mehrere Stunden bestehender schmerzhafter Gliedsteifungen bei einem 50jährigen Kraftfahrer (!) fand sich ebenfalls eine chronische postgonorrhoische Prostatitis, welche nach 8,0 g Streptomycin ausgeheilt werden konnte. Die priapistischen Erektionen sind seither geschwunden. Es besteht normale Potentia coeundi. Thrombosen, meist in den Geflechten der abführenden Organe (SCHEIDEGGER) bzw. in den tiefen Beckenvenen (BAILEY), z. B. eine im Anschluß an eine Trümmerfraktur des Unterschenkels (Amputation) am Oberschenkel und im Beckenbereich aufgetretene Entzündung (WILHELM) kommen für die Entwicklung eines Priapismus ursächlich in Frage.

Im Anschluß hieran ist die wohl allein stehende, sehr bemerkenswerte Beobachtung HERZOGs zu erwähnen: isolierte Gefäßveränderungen der Vena dorsalis penis (hyaline Umwandlung der Intima-Muskulatur). Derartige Gefäßwandveränderungen werden an sich erst in höherem Alter angetroffen (vgl. ROTTER und SCHÜRMANN) und zwar in einem Lebensalter, in welchem man praktisch keine Fälle von Priapismus beobachtet.

In entsprechender Weise wie entzündliche Zustände im Schwellkörperbereich führen des weiteren Tumoren oder Tumormetastasen in den Corpora cavernosa zu Priapismus. Auch hier gilt wiederum für den Kliniker wie bei Tabes dorsalis (s. o.) oder Leukämie (s. S. 715), daß ein Priapismus ein erstes klinisches Symptom darstellt, weswegen man die genannten drei Krankheitszustände grundsätzlich bei jedem Fall von Priapismus in differentialdiagnostische Erwägung einzubeziehen hat. Offenbar wird kaum die Hälfte aller tumorös bedingten Priapismus-Formen intra vitam diagnostiziert. So findet sich in der Zusammenstellung HINEMANs über 173 Fälle von Priapismus kein Tumor.

Unter den Tumoren bzw. Tumormetastasen, die gelegentlich einen Priapismus hervorrufen, handelt es sich offenbar am häufigsten um Carcinome (vgl. Fall ALCOCK), selten um Sarkome[1] oder Endotheliome.

---

[1] Nach ZANARDI waren bis 1930 nur 30 Sarkom-Erkrankungen des Penis bekannt.

GARAFALO berichtete über einen 35jährigen Kranken, der an einem in die Lungen metastasierenden Hodentumor litt und bei dem sich wenige Tage nach linksseitiger Kastration infolge rasch fortschreitender Metastasierung in die Schwellkörper ein Priapismus entwickelte.

NIEWIESCH unterstreicht demgegenüber (an Hand histologischer Untersuchungen), daß auch der tumorös bedingte Priapismus im allgemeinen nicht einer kompakten Durchwachsung der Corpora cavernosa mit Tumormassen, sondern stasischen und thrombotischen Vorgängen im Schwellkörpergewebe seine Entstehung verdanke.

Der Autor beschreibt einen seit $1^1/_2$ Jahren bestehenden Priapismus bei einem 61jährigen an Rectum-Carcinom leidenden Manne. Im Falle KESSELLs handelte es sich um eine Neubildung an der rechten Ureteren-Mündung. Vorausgehende Symptome waren Dysurie und terminale Hämaturie. Nach operativer Entfernung des Tumors ließen sich in der Glans penis zwei feste, nicht schmerzhafte Knötchen tasten, desgleichen in den Corpora cavernosa penis, wodurch offenbar der Priapismus entstand. Bei der Sektion fanden sich Metastasen außerdem in der Prostata sowie in Nieren und Lungen. Ähnlich lagen die Bedingungen im Falle KREUTZMANNs: Druck eines Blasencarcinoms auf die Harnleiter. Aspiration und Incision brachten den Priapismus nicht zum Abklingen. CAMPBELL BEGG berichtet über einen 62jährigen Arbeiter, dessen Priapismus durch die Metastasen eines Hypernephroms bedingt war, GADRAT über Schwellkörpermetastasen eines auch in die Lungen metastasierenden Lebercarcinoms, wobei die Diagnose durch mikroskopische Untersuchung des aspirierten Gewebsbreies gelang.

Ein spindelzelliges Sarkom, welches von der Blasenumgebung seinen Ausgang nahm und in die Corpora cavernosa einwuchs, sah FRONTZ (1927a). Bemerkenswerterweise stellte sich ein 4 Monate (!) anhaltender Priapismus jedoch erst dann ein, als man wegen einer Hämaturie aus diagnostischen Gründen eine Cystoskopie durchgeführt hatte. Der Priapismus stellt sich also wiederum (s. S. 712) als ein Kombinationsschaden dar. Hier wie sicherlich im vielen anderen Fällen von Priapismus gelang die volle Aufklärung der Diagnose erst post mortem (FRONTZ und ALYEA).

Priapismus bei Endotheliom wird von CORNWALL und WHITAKER sowie von YAMAMOTO mitgeteilt. — In der Beobachtung von CORNWALL und WHITAKER lag ein an der Penisbasis lokalisiertes Angiosarkom (= Endotheliom ?) vor, welches sich durch schmerzhafte nächtliche Erektion bemerkbar machte und später zu Lungenmetastasen führte. Im Falle YAMAMOTOs entwickelte sich nach einem leichteren Dammtrauma eine schmerzhafte Verhärtung an der Peniswurzel, welche sich strangartig ausdehnte. Die wegen hinzukommender Blutungen vorgenommene histologische Untersuchung ergab ein alle Maschenräume erfüllendes Endotheliom. Bei der Amputatio penis totalis fiel die geringfügige Blutung auf.

An die Seite des inflammatorisch oder tumorös bedingten Priapismus gehören des weiteren — unter Hämatombildung (vgl. ZINSSER) — traumatisch bedingte Formen. — Sturz bzw. Fall auf Damm oder Scrotum sind hierbei in erster Linie ursächlich in Betracht zu ziehen, z. B. in der Beobachtung DEFESCHEs: schmerzhafte, jedes Lustgefühls bare Dauererektion etwa eine Stunde nach dem Unfall (letzter Coitus 5 Tage zurückliegend).

Komplex liegen die Verhältnisse im Bericht HEIDECKERs: Der Patient litt an einem cystitischen Reizzustand; eine kleine Penisverletzung mit nachfolgender Thrombose führte zum Priapismus. Die von CHAUVIN vertretene Auffassung, daß — etwa bei den traumatisch bedingten Fällen von Priapismus — eine örtliche Hämatombildung oder auch eine Obliteration von Penisvenen (vgl. hierzu den oben erwähnten Fall HERZOGs) allein keine hinreichende Erklärung für die Entwicklung eines Priapismus abgeben, daß darüber hinaus die Verstopfung der feinsten Gefäßlumina infolge Änderung der Viscosität stets zu erwägen sei, dürfte zu Recht bestehen. Das wird z. B. durch die Beobachtung eines etwas ungewöhnlichen traumatischen Priapismus unterstrichen (AARON und ROBBINS): Auftreten eines Priapismus bei einem 67jährigen Manne im Anschluß an Prostataresektion (Filter- und Stopfeffekt feinster Fibrinabscheidungen in den venösen Abflußwegen, wodurch das Bild einer „Pseudothrombose" entsteht, die ihrerseits geeignet ist, eine gewöhnliche Erektion in einen Priapismus zu verwandeln[1]).

Beachtenswert ist in diesem Zusammenhang die Tatsache, daß auch bei Hämophilie ein Priapismus vorkommen kann (s. bei KAUFMANN). Dies entspricht

[1] Es wäre denkbar, daß das oben erwähnte Inkret der av-Anastomosen den Viscositätsgrad bestimmt (MENZEL). Jedenfalls muß dem Endothel der kavernösen Räume unterstellt werden, daß es an sich eine feste Thrombose verhindert (GOEBEL).

der Erwartung insofern, als der Hämophile besonders zur traumatischen Hämatombildung neigt, widerspricht jedoch, da die mangelnde Gerinnungsneigung Thrombosierungen verhindern sollte.

Vielleicht kann die Krankenbeobachtung BEZZAs (seit 8 Jahren bestehender Priapismus bei einem 53jährigen Mann, angeblich infolge Elastizitätsverlustes der Fascia penis) den traumatisch bedingten und zu Narbenbildungen führenden Formen zugeordnet werden. Dagegen bereitet die Eingruppierung des Falles BERGER Schwierigkeiten. Die Verhärtung der V. dors. penis bis zur Einmündung in die V. prof. penis läßt an Blutungen in das kavernöse Gewebe (ZINSSER) und an die Möglichkeit einer diagnostischen Verwechslung mit einer Induratio penis plastica (MEIROWSKY) sowie schließlich aber auch an den Befund HERZOGs (s. S. 713) denken.

Die differentialdiagnostisch vielleicht bedeutsamste Form des Priapismus, nämlich der Priapismus bei Leukämie, welcher etwa 25% (DAWSON) bzw. 30 bis 40% (CRAVER) aller einschlägigen Beobachtungen ausmacht, in bezug auf die Gesamtzahl der leukämischen Erkrankungen, die in einem allgemeinen Krankenhaus weniger als 1% aller diagnostizierten Krankheiten betragen (KAPLAN), jedoch ein recht seltenes Ereignis darstellt, gehört ebenfalls in die Gruppe der lokal-zirkulatorisch bedingten Fälle, sofern man nicht besondere Veränderungen der Bluteiweiße in Anspruch nehmen kann.

Typische Fälle wurden in der Berichtszeit mitgeteilt unter anderem von BROWN und MCKEDDIE DOIG (mehrstündige Erektionen vorausgehend), BOGAERT, HAMANN (1943), ACHARD (nächtliche Dauererektionen, Coitus bringt keine Erleichterungen), PODKOMORSKI (24jähriger Patient, bis dato nie geschlechtlich verkehrt, Bestandsdauer 45 Tage, zunächst Tuberkulose für vorliegend gehalten), KAPLAN (1930) [Manifestation durch postgonorrhoische Prostatitis gefördert], STERN, MACCIOTTA (10jähriger Junge!).

Wie aber bei jeder anderen Form kann auch bei Leukämie der Priapismus gerade durch die Kohabitation provoziert werden (z. B. BARNEY, KRAUSE), wie denn auch mit starken körperlichen Erschütterungen einhergehende Tätigkeiten (Militärdienst!) — bei gleichzeitig andauernder häufiger sexueller Erregung und gleichzeitig ebenfalls häufigem Alkoholgenuß (RITTER) — oder ein akut die Peniswurzel treffendes Trauma (RÖSLER[1]) manifestationsbestimmend sein können.

Dabei sieht RÖSLER den Priapismus als primär traumatisch bedingt und sekundär leukämisch geworden an. Er zieht Vergleiche mit der Beobachtung LINIGERs und stellt heraus, daß beim initialen leukämischen Priapismus die celluläre Blutformel offenbar nicht von vornherein verändert zu sein braucht.

Der leukämische Priapismus verdankt seine Entstehung wahrscheinlich zum Teil dem Druck der vergrößerten Milz und der vergrößerten Lymphknoten auf die Venen (SMOLIKA) der Beckenhöhle, einer Stauungsthrombose also in Verbindung mit rascher Leukocytenvermehrung (MACCIOTTA). Für die zuletzt genannte Annahme wäre das — gelegentlich erwähnte — Abklingen des Priapismus mit dem akuten Stadium der Myelose anzuführen (vgl. Fall MACCIOTTA sowie Fall SMOLIKA: 6 Jahre bestehende myeloische Leukämie, Priapismus während des akuten Schubes, Abklingen nach 14 Tagen). Wesentlich ist fernerhin beim leukämischen Priapismus die Zunahme der Viscosität, welche an sich zu einer Verlangsamung der Blutströmung in den Corpora cavernosa führt; Stase und Eindickung sowie vermutlich Durchlässigkeitsänderungen der Hohlraumauskleidungen (auf Grund des hypoxämischen Zustandes) stellen Folgen hiervon dar.

Unter den allgemeinen Krankheitszuständen, die wie die Leukämie mit einer Erhöhung der Blutviscosität einhergehen (Polycythämie, Hyperglykämie, Hypercholesterinämie, Cryoglobulinämie, Plasmaproteinveränderungen, Sichelzellenanämie) wird namentlich die zuletzt genannte Anämie als Grundleiden bei Priapismus erwähnt.

---

[1] Der Schluß RÖSLERs, aus der Tatsache der Parallelität von akut aufgetretenem Priapismus und akut aufgetretenem Milztumor eine akut traumatisch bedingte Leukämie zu folgern, kann hier nur — ohne kritische Stellungnahme — erwähnt werden.

So beobachteten CHANDLER und KEHOE einen 46 Tage bestehenden Priapismus bei einem 23jährigen Neger im Anschluß an Geschlechtsverkehr und Alkoholgenuß. Sie bringen den Priapismus mit einer venösen Stase im Penis unter Herabsetzung der Sauerstoffversorgung, vermehrter Sichelung und dadurch bedingter weiterer Stase, Thrombose und Gefäßverschluß (GETZOFF) in Zusamenhang. DAWSON berichtet über zwei an Sichelzellen-Anämie leidende Neger mit Priapismus und weist auf die hohen Leukocytenwerte (20000—30000) hin. DIGGS und CHING beziehen den Priapismus bei Sichelzellenanämie auf ein Ineinandergreifen der länglichen Erythrocyten innerhalb der engen Gefäßlumina des Penis.

Wahrscheinlich sind die Befunde von BETKE und GREINACHER in dieser Hinsicht von Bedeutung. Bei der genannten Anämie gleichen die Grundbausteine des Hämoglobins zwar denen beim Normalen — auch verhält sich der Blutfarbstoff funktionell offenbar gleichartig —, ist jedoch physikalisch und chemisch in mancher Hinsicht vom Normal-Hämoglobin unterschieden, besitzt insbesondere eine vermehrte Neigung zur Hitzekoagulation.

Die Beobachtung GRONDs über Priapismus bei einem 38jährigen Farbigen mit Erhöhung der Blutviscosität gehört möglicherweise in diese Gruppe.

Wie bei der Leukämie, so kann Priapismus auch bei einer Reihe anderer Allgemeinkrankheiten als Begleitsymptom in Erscheinung treten. Unter Bezugnahme auf EICKHOFF, SCHEIDEGGER (1932, 1933), PATEL und HAAR wird man das pathogenetisch Wesentliche in einer marantischen Thrombose, in peripheren, zur Stase führenden Kreislaufschäden sowie in dyshorischen Störungen infolge Hypoxämie sehen müssen.

So berichtet z. B. SCHEIDEGGER (1932) über postinfektiöse Priapismus-Formen, wobei er ursächlich thrombotische Veränderungen in den Beckenvenen sowie hämorrhagische Infarzierungen des Beckenbindegewebes anführt. IMBERT beschreibt einen Fall von Priapismus bei einem Patienten, welcher 3 Jahre zuvor an einer schweren Polyarthritis rheumatica gelitten hatte. Das Krankheitsbild wurde unmittelbar im Anschluß an einen heftigen rheumatischen Anfall manifest. OCCHIPINTI sah einen 33 Tage anhaltenden Priapismus als Komplikation bei Influenza-Colitis, MALTESE LE ROY vermutete in seiner Beobachtung eine vorausgegangene Allgemeininfektion (fieberhafter Zustand). GATÉ sah Priapismus nach ermüdender Bergbesteigung bei kurz zuvor abgelaufener typhöser Phlebitis.

In den bisher zusammenfassend erläuterten Beobachtungen wurde unter anderem immer wieder das erstmalige Inerscheinungtreten des Priapismus im Anschluß an den Coitus erwähnt. Die physiologische Erektion, bei welcher die Blutströmung ohnehin verlangsamt ist und bei welcher vermutlich sogar eine gewisse Bluteindickung statthat, stellt offenbar einen der möglichen Manifestationsfaktoren für eine (asexuelle!) Dauerreaktion dar, für deren Zustandekommen jedoch außerdem eine unterschiedlich, z. B. nerval oder humoral bestimmte Bereitschaft vorhanden sein muß.

Es gibt darüber hinaus jedoch noch eine Reihe von Beobachtungen über intra- oder postcoitalen Priapismus, bei welchem in der Beiwohnung bzw. in einer Störung derselben die alleinig auffindbare Ursache erblickt werden muß In solchen Fällen wird man zunächst an eventuell unterschwellig bleibende Traumen sub coitu denken. BERGER erwähnt z. B. postcoitale Blutungen in das kavernöse Gewebe.

Für das Verständnis des beim Priapismus pathogenetisch wirksamen Mechanismus wesentlicher sind jene Beobachtungen, in denen es zu einer priapistischen Dauerreaktion im Anschluß an eine nicht vollkommen vollzogene Beiwohnung — ohne oder mit Intervall — kam; denn diese Fälle veranschaulichen, wie durch eine übergeordnete Dysregulation der Sexualreflexe die physiologische in die pathologische — = priapistische — Erektion übergehen kann. (Vgl. Fall NEUMANNs: 23jähriger verheirateter Mann, nach jedem Coitus immer länger bestehenbleibende Steifung, bis sich allmählich eine Dauererektion einstellte.)

In einer Beobachtung ALAPINs kam es zu einem 20tägigen Priapismus, da der normale eheliche Coitus durch das Dazwischentreten des erwachsenen Sohnes gestört wurde. ALAPIN vermutet, daß eine Abflußbehinderung infolge psychisch bedingten Krampfes der Mm. transvers. perin. ursächlich in Frage käme. Die gleiche Deutung gebraucht KUHLE. In dessen Fall wurde der Sexualakt durch die eintretende Wirtin unterbrochen. In der Mitteilung SCHÖNFELDS über einen 36 Tage anhaltenden Priapismus wurde der eheliche Verkehr durch plötzlich einsetzenden Fliegeralarm kurz vor der Ejaculation des Mannes beendet, indem die Ehefrau aus dem Bett sprang. In einer früheren eigenen Beobachtung schließlich handelte es sich um einen jung verheirateten Ehemann, der seine wegen einer leichteren Erkrankung in der Klinik befindliche Ehefrau besuchte, sich mit ihr in deren Krankenzimmer einschloß und im Sexualakt durch das Klopfen der Stationsschwester kurz vor dem Samenerguß gestört wurde. Es wäre abschließend noch der Fall LAEMMLES zu erwähnen: Maximale Reizung des Penis mit der Hand, Priapismus infolge anschließender Coitusverweigerung seitens der Frau.

Daß derartige Priapismus-Formen ihre Entstehung einem in dem Ablauf des genitalen Reflexgeschehens eingreifenden corticalen bzw. subcorticalen Störimpuls verdanken, ist wohl kaum zu widerlegen, wobei offenbar das zum Priapismus führende Ereignis um so wirksamer ist, je dichter die Auslösung des Ejaculationsreflexes bevorsteht.

Einer rein psychogenen Bedingtheit eines 36 Tage bestehenden Priapismus, und zwar allein durch Inzestwunsch gegenüber der Schwester, wie dies OBERNDORF angibt, kann dagegen nicht zugestimmt werden, da eine solche Deutung zu einem nur psychotherapeutischen Handeln verführen könnte, jeder länger als 48 Std bestehende Priapismus jedoch wegen der Gefähr der Penisgangrän (vgl. Fall 5 von DAWSON: Penisgangrän — Amputation — Urinphlegmone — Exitus!) einer aktiveren Therapie bedarf (vgl. MATUSSEK). Auf der anderen Seite ist bei Vorliegen von lediglich rückfälligen „verlängerten Erektionen“ (s. S. 711) ein psychotherapeutisches Vorgehen durchaus zu rechtfertigen, sofern die nötigen differentialdiagnostischen Untersuchungen durchgeführt wurden und solange noch keine Dauererektion eingetreten ist (sehr ausführliche Falldarstellung bei KEMPER).

Die Ansichten über das therapeutische Vorgehen beim Priapismus sind nicht einheitlich. Man kann jedoch die indizierten Behandlungsmaßnahmen vielleicht dadurch auf einen Nenner bringen, daß man sich an Hand der obigen Ausführungen über den rein nervalen funktionellen sowie über den entweder als Folge hiervon oder von vornherein selbständig auftretenden organisch-lokal-zirkulatorisch bedingten Priapismus bei der Aufstellung des Heilplanes weniger von der (mutmaßlichen) Ätiologie als vielmehr und in erster Linie vom Stadium und damit in gewissem Grade von der Länge der Bestandsdauer leiten läßt.

Darüber hinaus ist das therapeutische Handeln durch die Tatsache bestimmt, daß der Priapismus stets als ein ernster Krankheitszustand anzusehen ist. Jeder Priapismus bedeutet eine erhebliche Schädigung des Allgemeinbefindens — es besteht stets die Gefahr der aufsteigenden Infektion sowie der Gangrän. Des weiteren dürfen die psychischen Rückwirkungen nicht unterschätzt werden. Dagegen ist es nach dem derzeitigen Stande des Wissens unwahrscheinlich, daß sich aus einem Priapismus eine Induratio penis plastica entwickelt (vgl. PAAS).

HAAR empfiehlt beim funktionellen Priapismus — unter ständiger Puls- und Blutdruckkontrolle — die intravenöse Injektion von Suprarenin (ohne Mengenangabe!). Der Autor vertritt die Ansicht, daß man mittels Adrenalin bzw. Suprarenin die beiden Priapismus-Hauptgruppen (s. S. 711) unterscheiden könne; denn durch das Medikament werden die für die Entwicklung und Unterhaltung der Erektion bedeutsamen Rankenarterien und außerdem auch die mit epitheloidzelligen Intimapolstern versehenen zu- und abfließenden Penisgefäße verschlossen, so daß die pathologische Dauererektion durchbrochen werden kann.

Des weiteren sind für diese Form bzw. dieses Stadium Blockaden des N. pudend. an der Peniswurzel (LANDERS: Auf jeder Seite 10 cm^3 einer 4%igen Novocainlösung; DAWSON: Alkoholinjektion oder Durchschneidung), eventuell auch periarterielle oder Grenzstrangblockaden anzuraten. LANDERS sah hiernach viermal Relaxatio, während im Falle PAAS' selbst die doppelseitige lumbosacrale Grenzstrangresektion erfolglos blieb. BAILEY empfiehlt — für neurogene Fälle — die Spinalanaesthesie, HUHNER bei allen unklaren und psychoneurotisch bedingten Priapismus-Formen die epidurale Injektion von physiologischer Kochsalzlösung.

VAN DUZEN sah nach intravenöser Injektion von 1%iger Mercurochromlösung nach 2 Tagen einen „erheblichen Rückgang des entzündlichen Ödems“ (?!), NEUMANN nach täglichen Injektionen von Androstina (= Hodenvollextrakt).

Von den bisher genannten therapeutischen Maßnahmen ist nur selten ein Erfolg zu erwarten, da eben von vornherein ein Priapismus aus lokalzirkulatorischer Ursache vorliegt oder aber das lokale und kreislaufmäßige Moment immer mehr das Bild beherrschen. Stets soll man sich vor Augen halten, daß einerseits die Potenz umso eher erhalten bleibt, je früher der notwendige Eingriff erfolgt (MALTESE LE ROY), daß andererseits auch nach konservativer Behandlung eine Impotenz verbleiben kann (LANDERS), daß aber schließlich in einem bestimmten Rahmen wegen des zu offensichtlichen Nachteils chirurgischer Eingriffe Abwarten erlaubt ist.

Das Ansetzen von Blutegeln (RITTER) kann Erfolg bringen (SCHÖNFELD, bei 36 Tage bestehendem Priapismus nach Versagen anderer konservativer Maßnahmen), desgleichen die Anwendung von Antikoagulantien (WILHELM: Blutegel und täglich dreimal 2 Ampullen Thrombocid intravenös sowie Cumid; BAILEY: Dicumarinpräparate). Im Falle MIESCHERs und FISCHERs versagten jedoch die Antikoagulantien.

Sofern spinale Krankheitszustände und örtliche mechanische Hindernisse ausgeschlossen werden können, ist weiterhin in der rectalen Diathermie eine gute unterstützende Maßnahme (BAILEY) bzw. die „Methode der Wahl“ (RICHES) zu sehen. Im Fall von FORREST und GRAETZ führte diese Therapie erst nach etwa 50 Tagen zum Ziel. Eine Röntgentherapie kommt dagegen nur beim leukämischen Priapismus in Frage (BAILEY). (Vier Sitzungen offenbar mit zwei Erythemdosen von ventral und dorsal.) KAPLAN bestrahlt nur die Milz und bevorzugt lokal die Incision, führt aber den therapeutischen Erfolg in erster Linie auf die Bestrahlung zurück. STERN dagegen bestrahlt Penis und Milz.

Er hält die örtliche Heilwirkung der Bestrahlung für gesichert und verabfolgt — unter Abdeckung der Glans penis — mehrmals 20 bzw. 30% HED. Die Milz wird ebenfalls mit zweimal 20% HED belegt. Auch KRAUSE hält die kombinierte Bestrahlung von Milz und Penis (außer Glans auch Abdeckung des Praeputiums) für die wirkungsvollste Therapie des leukämischen Priapismus.

Die Bestrahlung der Milz wirkt dabei auf den Rückgang des Priapismus nicht nur infolge Verkleinerung des Milztumors mit konsekutiver Stauungsverminderung in den Beckenvenen günstig, sondern auch durch das Freisetzen proteolytischer Fermente. Letztere werden gerade auch bei der lokalen Bestrahlung wirksam: Abbau der Fibrinmassen, Lösung von Gefäßspasmen. Auch KRUCHEN, der beim leukämischen Priapismus zweimal 20% HED lokal verabfolgt, hält diese Behandlung für stets erfolgreich. Leider bleibt auch nach erfolgreicher Röntgenbehandlung eines Priapismus immer wieder Impotenz zurück (z. B. ACHARD). Im Falle BOGAERTS trat nach Röntgenbestrahlung der Milz keine Besserung ein, wohl aber auf Germanin. Zunächst schwanden die Schmerzen, später auch die Erektion.

Trotz dieser zahlreichen Behandlungsmöglichkeiten und trotz der Hoffnung, mittels der erst während der letzten Jahre erfolgreich entwickelten Therapie mit Antikoagulantien zukünftig bei manchem Fall von Priapismus einen rascheren Heileffekt zu erzielen, wird man in diesem oder jenem Fall einen chirurgischen Eingriff nicht umgehen können und sollte diesen nicht zu lange aufschieben (OCCHIPINTI). Eine abwartende bzw. konservative Behandlung ist allenfalls bis zur 2. und 3. Woche (KELLNER) bzw. bis zur 3. und 4. Woche (KUHLE) zu rechtfertigen, da innerhalb dieser Zeitspanne spontane Rückgänge noch möglich sind. Die Ausräumung des Schwellkörpergewebes ist technisch nicht schwierig, führt aber meistens zur Impotentia coeundi, was umso ernster zu bewerten ist, als die Libido erhalten bleibt (MÜHSAM, HERZOG). Wieweit der unter anderem von IMBERT, KELLNER eingeschlagene Weg (Incision am Damm, Auspressen des eingedickten Blutes, Naht der Haut *ohne* Tunica albuginea) eine erektive Impotenz vermeidet, kann von hier aus nicht beurteilt werden. Eine Ligatur der Dorsalarterie, wie sie unter anderem DAWSON erwähnt, sollte wegen der Gefahr der Penisgangrän möglichst vermieden werden (BAILEY). Das funktionelle Resultat nach Ausräumung gestaltet sich offenbar günstiger, wenn man nach der Incision von einer Drainage Abstand nimmt.

Noch schonender als ein solches Vorgehen und außerdem auch in der Frühbehandlung wirksam ist offenbar eine unter Antibioticaschutz in Lumbalanaesthesie oder Vollnarkose leicht durchführbare Punktion und Spülung der Corpora cavernosa. Man benutzt kurzgeschliffene Transfusionsnadeln und eine Citratlösung (BAILEY, CASSUTO: 10 cm^3 5%iges Natrium-Citrat) oder physiologische Kochsalzlösung (DAWSON, BAYER und DONOVAN). Die Spülungen sollen im Abstand von 3 Tagen wiederholt werden, und zwar solange, bis helles, dünnflüssiges Blut kommt. An den Zwischentagen kann vorsichtig mit Wärme behandelt werden. Offenbar kann mit einer Wiederherstellung der Potenz gerechnet werden (CASSUTO), sofern nicht das Maschengewebe zu weitgehend zerstört ist (CALLOMON 1927b). Auch bei Spontanheilungen fanden sich nämlich Nekrobiosen im kavernösen Gewebe sowie kleinzellige Infiltrate in der Fascie (ALAPIN), wodurch die in jedem Falle von Priapismus mögliche Impotenz ihre Erklärung findet.

Mit Rücksicht auf diese Tatsache, daß nämlich Impotenz beim Priapismus nicht nur nach der Operation, sondern eben auch nach konservativen oder gar ohne alle Behandlungsmaßnahmen zurückbleiben kann, ist man heute nicht mehr berechtigt, die Incision unbedingt als einen verstümmelnden Eingriff anzusehen. Mit einer Wiederkehr der Potenz ist noch nach 1—2 Jahren zu rechnen.

PAAS legte die Corpora cavernosa an der Wurzel frei und nähte in allen Schichten. Zwei Monate nach der Operation stellte sich die erste Erektion ein, nach 3 Monaten wurde die erste Kohabitation mit vollem Orgasmus vollzogen.

HERZOG untersuchte sechs Patienten 1—8 Jahre nach der Incision. Bei keinem war die erektive Potenz vollkommen, während die Libido viermal normal und zweimal vermindert war. Zwei Männer waren bedingt zur Kohabitation befähigt. Ein Patient benutzt einen 4 cm langen, an den Enden abgeschliffenen Gummigriff vom Fahrrad als Prothese und erzielte dadurch eine kräftigere und länger anhaltende Gliedfüllung, ohne daß der Gummi von der Partnerin bemerkt worden wäre.

Eine Durchschneidung verschiedener Dammuskeln, z. B. des M. ischiocavernosus (DAWSON), welcher Vorschlag offenbar auf den heute nicht mehr haltbaren Vorstellungen über das Zustandekommen der physiologischen (und pathologischen) Erektion beruht (= Abklemmung der den Penis entleerenden Venen durch die genannten Muskeln), ist wohl nicht mehr zu rechtfertigen.

III. Erkrankung der Schwellkörper

Abgesehen von Induratio penis plastica und Priapismus werden im Schrifttum der letzten Jahrzehnte Erkrankungen der Schwellkörper kaum erwähnt, wenn man von einzelnen Mitteilungen traumatisch, unspezifisch oder spezifisch entzündlich bedingter Cavernitiden sowie von offenbaren Verwechslungen mit Induratio penis plastica (z. B. FOUQUIAU u. TRUCHOT) oder Priapismus (z. B. GRAVES) absieht.

Buschke und Loewenstein erörtern ausführlich die Differentialdiagnose zwischen spezifischen und anderen entzündlichen sowie neoplastischen Cavernitiden unter Beibringung einer Beobachtung von primärer Cavernitis gummosa. Funk erläutert die Differenzen zwischen primärer und sekundärer luischer Cavernitis. Als wichtigstes diagnostisches Unterscheidungsmerkmal zwischen Lues bzw. Tuberkulose und Induratio penis plastica führt er die Lokalisation an — einmal im Schwellkörpergewebe selbst, zum anderen zwischen Haut und Corpus cavernosum — sowie das entzündliche Moment. Der ersten Angabe kann nicht unbedingt zugestimmt werden; denn die im Septum pectiniforme befindlichen Formen von Induratio penis plastica können, wenn auch selten, ohne Zusammenhang mit der Tunica albuginea auftreten. Langer sah bei einem 64jährigen Manne eine nur auf den Anfangsteil des periurethralen Gewebes beschränkte harte Infiltration, die auf spezifische Behandlung zurückging. Löhe berichtet über gummöse Infiltrationen der gesamten Corpora cavernosa. Auf spezifische Therapie erfolgte ebenfalls Rückbildung. Auch in der Beobachtung Maslows wurde die Diagnose einer gummösen Periurethritis und Cavernitis ex juvantibus bestätigt.

Über eine unspezifische Cavernitis berichtet z. B. Fischer: Bildung von entzündlichen Infiltraten im Corpus cavernosum urethrae (!), Ausdehnung auf das gesamte Corpus cavernosum penis, aufgetreten im Anschluß an Geschlechtsverkehr mit einer ein Okklusivpessar tragenden Frau. Es wurde die Anlegung einer suprapubischen Fistel notwendig. Buschke beobachtete nach Grippe eine mit beträchtlichen dysurischen Beschwerden einhergehende Cavernitis der hinteren zwei Drittel des Corpus cavernosum urethrae, welches einen knorpelharten, sehr schmerzhaften, scharf begrenzten Tumor darstellte. Trotz serologischer Negativität wurde zunächst eine spezifische Therapie versucht, da die Differentialdiagnose gegenüber Induratio penis plastica, Tuberkulose und anders bedingter Cavernitis nicht sicher zu stellen war. Sewell, Kasper, Norton und Broom sahen eine erweichende, verkäsende Cavernitis durch ein diphtherieähnliches Coryne-Bacterium. Die Infektion war vermutlich durch eine Erosion auf dem elephantiastischen Penis erfolgt. Popchristoff teilte eine Beobachtung einer Cavernitis suppurativa mit, aufgetreten im Anschluß an eine Balanitis gangraenosa und offenbar durch die fusospirilläre Symbiose bedingt. Unspezifische Cavernitiden beim Weibe (Klitoris) erwähnt Kriss.

Literatur

Aaron, G., and M. A. Robbins: Priapism, an unusual complication of transurethral prostatic resection. J. Urol. (Baltimore) **62**, 328 (1949). — Abundo, E. de: Su di un caso di priapismo in sogetto luetico. G. ital. Derm. **74**, 1331 (1933). — Achard, Ch.: Priapisme révélateur d'une leucémie myeloïde. Paris méd. **1930 I**, 539. — Agustin Sandro, J. L.: Beitrag zum Studium der Induratio penis plastica. Act. dermo-sifiliogr. (Madr.) **33**, 687 (1942) [Spanisch]. Ref. Zbl. Haut- u. Geschl.-Kr. **69**, 566 (1943). — Alapin, G.: Über Priapismus. Vestn. Khir. **13**, 124 (1928) [Russisch]. Ref. Zbl. Haut- u. Geschl.-Kr. **29**, 388 (1929). — Alcock, G.: Disk. zu Frontz, Trans. Amer. Ass. Gen.-urin. Surg. **20**, 315, 341 (1927). — Alderete, E.: Ein Fall von lange dauerndem Priapismus. Bol. Inst. Clin. Univ. Buenos Aires **2**, 575 (1926) [Spanisch]. Ref. Zbl. Haut- u. Geschl.-Kr. **24**, 857 (1927). — Anning, S. T.: Sclerosing lipogranuloma. Proc. roy. Soc. Med. **45**, 101 (1952). — Aurig, G., u. H. J. Süsse: Über neue Behandlungsmöglichkeiten der Induratio penis plastica. Strahlentherapie **89**, 433 (1952).

Bailey, H.: Persistent priapism. Brit. J. Surg. **35**, 298 (1948). — Balban: Disk. zu Wanderer. Zbl. Haut- u. Geschl.-Kr. **51**, 394 (1935). — Barney, J. Dellinger: Priapism complicating splenic leukemia. N.E. J. Med. **203**, 1013 (1930). — Barriere, V., et J. May: Les symptômes oculaires (syndrome Funikawa-Kitagawa) dans l'«induratio penis plastica». Bull. Soc. franç. Derm. Syph. **47**, 167 (1940). — Bayer, P., and H. Donovan: A case of priapism. Brit. J. Urol. **2**, 382 (1930). — Beach: Zit. nach Molineus. Fortschr.

Röntgenstr. **75**, 584 (1951). — Belot, J., et F. Lepennetier: Indurations multiples des corps caverneux, avec calcifications opaques aux rayons X. Leur traitement. Bull. Soc. Radiol. méd. France **16**, 102 (1928). — Berger: Priapismus. Zbl. Haut- u. Geschl.-Kr. **34**, 16 (1930). — Bering: Disk. zu Frohn. Zbl. Haut- u. Geschl.-Kr. **56**, 230 (1937). — Berkey, H. A.: Priapism. J. Urol. (Baltimore) **22**, 489 (1929). — Bernardi, R.: Priapismus. Sem. méd. (B. Aires) **1938 I**, 1465 [Spanisch]. Ref. Zbl. Haut- u. Geschl.-Kr. **62**, 711 (1939). — Betke, Kl., u. J. Greinacher: Untersuchungen über biologische und physikalisch-chemische Eigenschaften von Sichel-Zell-Haemoglobin. Klin. Wschr. **1955**, 611. — Bezza, P.: Su di un caso di priapismo. Riv. Chir. Med. **3**, 181 (1937). — Blum, V.: Über Priapismus. Wien. klin. Wschr. **1906**, 1133. — Bode, H. G.: Über Ultraschallbehandlung. Zbl. Haut- u. Geschl.-Kr. **73**, 172 (1949). — Böhmer, L., u. E. Ungerer: Zur Strahlentherapie der Induratio penis plastica. Strahlentherapie **70**, 457 (1941). — Bogaert, R.: Un cas de priapisme leucémique traité par la germanine, associée à la radiothérapie. Rev. belge Sci. méd. **11**, 36 (1939). — Boriss, E.: Disk. zu Szkotniczky, Z. urol. Chir. **26**, 142 (1929). — Bottler: Induratio penis plastica. Zbl. Haut- u. Geschl.-Kr. **57**, 492 (1938). — Brach: Zit. nach Stieve, Die männlichen Genitalorgane. In Handbuch der mikroskopischen Anatomie des Menschen, herausgegeben von Möllendorff, Bd. VII/2. Berlin: Springer 1930. — Breuckmann, H.: Induratio penis plastica bei Diabetes. Zbl. Haut- u. Geschl.-Kr. **63**, 106 (1940). — Brown, A. E., and McKeddie Doig: Priapism: A first symptom in myeloïd leuchaemia. Med. J. Aust. **2**, 521 (1926). — Bruchholz: Induratio penis plastica und Dupuytrensche Kontraktur. Zbl. Haut- u. Geschl.-Kr. **44**, 723 (1933). — Bruner: Disk. zu Merenlender. Zbl. Haut- u. Geschl.-Kr. **35**, 465 (1931). — Bulliard, H., et H. Hartmann: Production expérimentale du priapisme. Bull. Soc. Sexol. **2**, 357 (1935). — Bulliard, H., et P. Lehmann: Production du priapisme par les agents physiques. Bull. Soc. Sexol. **2**, 365 (1935). — Buschke: Geschwulstartige Neubildung des Corpus cavernosum urethrae (Lues?). Zbl. Haut- u. Geschl.-Kr. **28**, 411 (1929). — Buschke, H., u. L. Loewenstein: Über strikturierende Cavernitis gummosa der Harnröhre. Med. Klin. **1929 I**, 259. — Businco, O.: Induratio penis plastica. Münch. med. Wschr. **1951**, 849.

Callomon, F.: Induratio penis plastica. In Handbuch der Haut- und Geschlechtskrankheiten, hrsg. v. Jadassohn, Bd. XXI. Berlin: Springer 1927 (a). — Priapismus. In Handbuch der Haut- und Geschlechtskrankheiten, hrsg. v. Jadassohn, Bd. XXI. Berlin: Springer 1927 (b). — Ref. bem. zu Jefferson. Zbl. Haut- u. Geschl.-Kr. **28**, 626 (1929). — Ref.bem. zu Heidecker. Zbl. Haut- u. Geschl.-Kr. **34**, 393f. (1930). — Zur Geschichte und Nomenklatur der Induratio penis plastica (I.p.p.) nebst Bemerkungen zum Problem I.p.p., Dupuytren und histo-pathologisch ähnliche Bindegewebserkrankungen. Z. Haut- u. Geschl.-Kr. **17**, 349 (1954). — Campbell Begg, R.: Persistent priapism due to secondary carcinoma in the corpora cavernosa. Brit. med. J. **1938**, 10. — Canizares, O.: Psittacosis with positive Frei reaction. Arch. Derm. **63**, 802 (1951). — Carreras: Disk. zu Mercadal Peyri u. Dulanto. Act. dermo-sifiliogr. (Madr.) **33**, 806 (1942) [Spanisch]. Ref. Zbl. Haut- u. Geschl.-Kr. **69**, 566 (1943). — Carrillo Casaux, D.: Ein Fall von Induratio penis plastica der Corpora cavernosa nach Urethritis lymphogranulomatosa. Act. dermo-sifiliogr. (Madr.) **33**, 194 (1941) [Spanisch]. Ref. Zbl. Haut- u. Geschl.-Kr. **69**, 397 (1943). — Cassuto, A.: Induration plastique des corpora cavernosa (priapisme). Traitement. J. d'Urol. **35**, 208 (1933). — Induratio penis plastica: metodo di cura personale. Arch. ital. Derm. **20**, 46 (1947). — Cerutti, P., e E. Pavanati: Due casi di sindrome di La Peyronie (induratio penis plastica), uno dei quali con deposizioni calcaree. — Sul presento valore etiologico del virus della malattia di Nicolas e Favre. Atti Soc. med.-chir. Padova **16**, 135 (1938). — Chandler, B. F., and E. L. Kehoë: Priapism in Sickle cell anemia. U.S. armed Forces med. J. **3**, 1699 (1952). — Chauvin, E.: Quelques considerations sur la pathogénie du priapisme. A propos de deux cas personnels. J. d'Urol. **46**, 224 (1938). — Ciampolini, A.: Di un caso di „induratio penis" da causa traumatica. Contr. dell'Italia al V. congr. internaz. med. per gli infortuni del lavoro ecc. **1**, 193 (1929). — Clara, M.: Die arterio-venösen Anastomosen. Leipzig: Johann Ambrosius Barth 1939. — Collings, C. W.: Zit. nach Korting u. E. Gottron. Zbl. Haut- u. Geschl.-Kr. **84**, 1, 113 (1953). — Colston, J. A. C.: Disk. zu Frontz. Trans. Amer. Ass. gen.-urin. Surg. **20**, 315, 341 (1927). — Conejo Mir, J.: Induratio penis plastica y enfermedad de Dupuytren von Frei negative. Act. dermo.-sifiliogr. (Madr.) **32**, 834 (1941) [Spanisch]. Ref. Ann. Derm. Syph. (Paris), Sér. VIII, **7**, 445 (1947). — Conti, G.: L'érection du pénis humain et ses Cases morphologico-vasculaires. Acta anat. (Basel) **14**, 217 (1952). — Corbineau: Contribution à l'étude de l'induration plastique des corps caverneux. J. d'Urol. **24**, 522 (1927). — Corbus, Budd C.: Chronic cavernositis cured by diathermy. Report of case with description of technic. J. Urol. (Baltimore) **16**, 313 (1926). — Cordero, A., u. J. Herrera: Zit. nach Korting u. E. Gottron. Zbl. Haut- u. Geschl.-Kr. **84**, 1, 113 (1953). — Cordiviola, Luis A.: Induratio penis plastica. Frei-positiv. Rev. argent. Dermatosif. **22**, 385 (1938) [Spanisch]. Ref. Zbl. Haut- u. Geschl.-Kr. **61**, 486 (1939). — Cornwall, W. O., and L. Whitaker: Endothelioma of penis: a case report. J. Urol. (Baltimore) **69**, 307 (1953). — Cova, P. L.: L'induratio penis plastica (Risultati della radioterapia). G. ital. Derm. 88, 624 (1947). — CRAVER, L. F.: Priapism in leukemia. Surg. Clin. N.Amer. **13**, 472 (1933).

DAHL: Zit. nach PICKHAN, Strahlentherapie **97**, 101 (1955). — DAWSON, G. R.: Priapism. Report of five cases, two cases occurring with sickle cell anemia. J. Urol. (Baltimore) **42**, 821 (1939). — DEFESCHE, H. L. J. M.: Le priapisme (A propos d'un cas de priapisme traumatique). J. d'Urol. **47**, 465 (1939). — DEUTSCH, M.: Drei Fälle von Induratio penis plastica, mit Bismutterpentin behandelt. Börgyögy. vener. Szle **16**, 100 (1938) [Ungarisch]. Ref. Zbl. Haut- u. Geschl.-Kr. **61**, 65 (1939a). — Trois cas de sclérose des corps caverneux traités par le bismuth de térébenthine. Ann. Mal. vénér. **33**, 163 (1938b). — DIGGS u. CHING: Zit. nach CHANDLER u. KEHOË. U.S. armed Forces med. J. **3**, 1699 (1952). — DOBRZYNSKI: Disk. zu MERENLENDER. Zbl. Haut- u. Geschl.-Kr. **35**, 465 (1931). — DOMENECH, A. L.: ACTH en la induración plástica del pene. Prens. méd. argent. **1953**, 95 [Spanisch]. Ref. Zbl. Haut- u. Geschl.-Kr. **85**, 334 (1953). — DREYER: Disk. zu BERGER. Zbl. Haut- u. Geschl.-Kr. **34**, 16 (1930). — DUZEN, R. E. VAN: Priapism. With report of a case. J. Urol. (Baltimore) **20**, 497 (1928).

EICKHOFF: Zit. nach OLLINGER, Zbl. Chir. **1941**, 877. — ENDRES, R.: Behandlung der Induratio penis plastica. Med. klin. **1950**, 582. — EPHEMERIDES: Zit. nach POLKEY, Urol. cutan. Rev. **32**, 287 (1928). — ETCHEVARNE: Disk. zu QUIROGA, Rev. argent. Dermatosif. **15**, 188 (1931) [Spanisch]. Ref. Zbl. Haut- u. Geschl.-Kr. **41**, 152 (1932).

FACIO: Disk. zu QUIROGA, Rev. argent. Dermatosif. **15**, 188 (1931) [Spanisch]. Ref. Zbl. Haut- u. Geschl.-Kr. **41**, 152 (1932). — FAINGOLD, L.: Plastische Induration des Penis. Zbl. Haut- u. Geschl.-Kr. **28**, 28 (1929). — FALKENSTEIN: Induratio penis plastica. Zbl. Haut- u. Geschl.-Kr. **21**, 136 (1927). — FARKAS, J.: Über Induratio penis plastica und ihre Röntgenbehandlung. Magy. Röntgen Közl. **16**, 27 (1942) [Ungarisch]. Ref. Zbl. Haut- u. Geschl.-Kr. **68**, 545 (1942). — FELEKY, H., u. R. HOLITSCH: Über die konservative Therapie einzelner Erkrankungen der Geschlechtsorgane. Gyógyászat **67**, 1147 (1927) [Ungarisch]. Ref. Zbl. Haut- u. Geschl.-Kr. **29**, 857 (1929). — FELKE: Disk. zu FROHN, Zbl. Haut- u. Geschl.-Kr. **56**, 230 (1937). — Disk. zu VON JACHMANN, Zbl. Haut- u. Geschl.-Kr. **57**, 493 (1938). — FERNET et P. A. LAVENANT: Sclérose préputiale et induration plastique des corps caverneux. Reaction de Frei positive. Action de la sulfamido-thérapie. Ann. Derm. Syph. (Paris) Sér. VIII **2**, 476 (1942). — Induratio penis plastica. Paris méd. **1943**, 5. — FISCHER, A.: Ein Beitrag zur Behandlung der Cavernitis chronica urethrae. Z. urol. Chir. **40**, 63 (1934). — FISCHER, C.: Induratio penis plastica (Alopecia areata). Derm. Wschr. **109**,1267 (1939). — FORREST, F. P., and G. H. A. GRAETZ: A case of priapism. Brit. med. J. **1932 I**, 295. — FORSTER, E.: Behandlung der Induratio penis plastica. Med. Klin. **1950**, 1582. — FOUQUIAU, P., et P. TRUCHOT: Le traitement des cavernites chroniques par la radiotherapie. J. d'Urol. **29**, 71 (1930). — FRICKE: Zit. nach MOLINEUS, Fortschr. Röntgenstr. **75**, 584, (1951). — FRICKE, R. E., and J. W. OLDS: The radium treatment of Peyronie's disease. Amer. J. Roentgenol. **42**, 545 (1939). — FRICKE, R. E., u. J. H. VARNEY: Zit. nach MOLINEUS, Fortschr. Röntgenstr. **75**, 584 (1951). — FRIEBOES: Induratio penis plastica. Zbl. Haut- u. Geschl.-Kr. **32**, 414 (1930). — FROHN: Induratio penis plastica und Combustio nach Radiumbestrahlung. Zbl. Haut- u. Geschl.-Kr. **56**, 230 (1937). — FRONTZ, W. A.: Priapism of unusual etiology. Trans. Amer. Ass. gen. urin. Surg. **20**, 315, 341 (1927a). — Disk. zu FRONTZ, Trans. Amer. Ass. gen.-urin. Surg. **20**, 315, 341 (1927b). — FRONTZ, W. A., and E. P. ALYEA: Priapism of unusual etiology. J. Urol. (Baltimore) **20**, 135 (1928). — FÜRST, K.: Induratio penis plastica. Zbl. Haut- u. Geschl.-Kr. **26**, 666 (1928). — FUNK, C. F.: Gibt es eine primäre gummöse Cavernitis? Beitrag zur Kenntnis gummöser Schwellkörpererkrankungen. Derm. Z. **55**, 197 (1929). — FURUTA: Zit. nach STIEVE, Die männlichen Genitalorgane. In Handbuch der mikroskopischen Anatomie des Menschen, hrsg. v. MÖLLENDORFF, Bd. VII/2. Berlin: Springer 1930.

GADRAT, J.: Faux priapisme déterminé par une métastase caverneuse d'un cancer primitif du foie. Ann. Derm. Syph. (Paris) Sér. VII **1**, 621 (1930). — GAHLEN, W.: Zur Strahlenbehandlung der Induratio penis. Z. Haut- u. Geschl.-Kr. **13**, 184 (1952). — GALEWSKY: Disk. zu LOEWENSTEIN, Zbl. Haut- u. Geschl.-Kr. **30**, 560 (1929). — GARAFALO, F.: Priapismo da tumore metastatico dei corpi cavernosi del pene. Arch. ital. Derm. **7**, 20 (1931). — GARTMANN, H., u. H. SIELER: Zur Vitamin E-Behandlung der Induratio penis plastica. Derm. Wschr. **128**, 1213 (1953). — GATÉ u. CHALIER: Disk. zu GAYET u. BLANC, Bull. Soc. franç. Derm. syph. **40**, 35 (1933). — GAY PRIETO: Zit. nach CALLOMON, Zur Geschichte und Nomenklatur der Induratio penis plastica (I.p.p.) nebst Bemerkungen zum Problem I.p.p., Duputyren und histo-pathologisch ähnliche Bindegewebserkrankungen. Z. Haut- u. Geschl.-Kr. **17**, 349 (1954). — GAY PRIETO, J., u. P. LOPEZ: Induratio penis plastica und Krankheit von Nicolas-Favre. Act. dermo-sifiliogr. (Madr.) **30**, 728 (1939) [Spanisch]. Ref. Zbl. Haut- u. Geschl.-Kr. **64**, 146 (1940). — GAYET et H. BLANC: Un cas de priapisme prolongé. Bull. Soc. franç. Derm. Syph. **40**, 35 (1933). — GAZA v.: Hyperplasie mesenchymaler Gewebe als chirurgische Erkrankung. Zbl. Chir. **52**, 2784 (1925). —

GEBELE: Disk. zu KRECKE, Zbl. Chir. **54**, 2028 (1927). — GENNER: Induratio penis plastica. Zbl. Haut- u. Geschl.-Kr. **25**, 768 (1928). — GENT, W.: Bemerkungen zur Symptomatologie und Therapie der Induratio penis plastica. Derm. Wschr. **90**, 554 (1930). — GETZOFF: Zit. nach CHANDLER u. KEHOË, U.S. armed Forces med. J. **3**, 1699 (1952). — GILES: Zit. nach MOLINEUS, Fortschr. Röntgenstr. **75**, 584 (1951). — GIORDANO, L.: Su di un caso di priapismo. Minerva urol. **4**, 144 (1952). — GIORGI, P. DI: Induratio penis plastica. Ann. Soc. med. colon. Libia **2**, 117 (1938). — GOEBEL: Disk. zu HEIDECKER, Zbl. Chir. **1930**, 546. — GOTTRON, H. A.: Der personale Faktor bei Hautkrankheiten. In: Individualpathologie, hrsg. von ADAM u. CURTIUS. Jena: Gustav Fischer 1939. — GRAVES, R. C.: Disk. zu FRONTZ, Trans. Amer. Ass. gen.-urin. Surg. **20**, 315, 341 (1927). — Acute corpora cavernositis. An unusual lesion of the penis. Boston med. surg. J. **196**, 1043 (1927). — GREGORIO, E. DE: Ein Fall von Induratio penis plastica. Act. dermo-sifiliogr. (Madr.) **30**, 726 (1939) [Spanisch]. Ref. Zbl. Haut- u. Geschl.-Kr. **64**, 146 (1940). — GROND, J. TH. H.: Priapism. Arch. chir. neerl. **1**, 283 (1949). — GRÜTZ: Universelle Sclerodermie, Induratio penis plastica, Hodenatrophie. Zbl. Haut- u. Geschl.-Kr. **36**, 720 (1931). — GRUND, G.: Behandlung der Induratio penis plastica. Med. Klin. **1950**, 1582. — GÜNSEL, E.: Zur Radiumbehandlung der Induratio penis plastica. Strahlentherapie **68**, 694 (1940). — GUTZEIT, K.: Diagnose, Symptomatologie und konservative Therapie vertebraler Krankheitsbilder. Med. Klin. **1954**, 1865.

HAAR, H.: Zum Priapismus. Med. Klin. **1949**, 696. — HAMANN, H.: Induratio penis plastica, Dupuytrensche Fingerkontraktur und Keloid in ihren Beziehungen zueinander und die Frage der Erbbedingtheit dieser Krankheitszustände. Diss. Breslau 1938 (a). — Induratio penis plastica, Dupuytrensche Fingerkontraktur und Keloid in ihren Beziehungen zueinander und die Frage der Erbbedingtheit dieser Krankheitszustände. Zbl. Haut- u. Geschl.-Kr. **59**, 554 (1938b). — Induratio penis plastica, Dupuytrensche Kontraktur. Derm. Wschr. **110**, 449 (1940). — Priapismus bei myeloischer Leukämie. Zbl. Haut- u. Geschl.-Kr. **69**, 164 (1943). — HECHT: Radiumschädigung bei Induratio penis plastica. Zbl. Haut- u. Geschl.-Kr. **29**, 249 (1929). — HEIDECKER: Priapismus. Zbl. Chir. **1930**, 546. — HEINE, J.: Pathologisch-anatomische Befunde bei Induratio penis plastica. Dtsch. Z. Chir. **248**, 1 (1936). — Zur Pathogenese der Induratio penis plastica. Arch. Derm. Syph. (Berl.) **182**, 428 (1941). — HEITE, H. J., u. H. H. SIEBRECHT: Beitrag zur Pathogenese der Induratio penis plastica. Derm. Wschr. **121**, 1 (1950a). — Induratio penis plastica. Derm. Wschr. **122**. 890 (1950b). — HENDERSON, V. E., and M. H. ROEPKE: On the mechanism of erection. Amer. J. Physiol. **106**, 441 (1933). — HERXHEIMER, K.: Disk. zu LOEWENSTEIN, Zbl. Haut- u. Geschl.-Kr. **30**, 560 (1929). — HERZOG, W.: Zur Pathogenese des Priapismus. Langenbecks Arch. klin. Chir. **277**, 422 (1953). — HESS, P.: Die Radiumbehandlung der Induratio penis plastica. Strahlentherapie **80**, 231 (1949). — HESSE: Disk. zu FROHN, Zbl. Haut- u. Geschl.-Kr. **56**, 230 (1937). — HILBERS, B.: Ein Beitrag zur Dupuytrenschen Kontraktur. Med. Klin. **1955**, 484. — HILLEMAN, M. R.: Viruses of special interest to the dermatologist. A review. Arch. Derm. **61**, 210 (1950). — HINEMAN, F.: Priapism. Ann. Surg. **60**, 689 (1914). HOFFMANN: Disk. zu GRÜTZ, Zbl. Haut u. Geschl.-Kr. **36**, 720 (1931). — HOPF, G.: Induratio penis plastica. Zbl. Haut- u. Geschl.-Kr. **60**, 371 (1938). — HUHNER, M.: Some unusual cases of priapism. Med. J. Rec. **132**, 521 (1930). — HYRTL: Zit. nach STIEVE, Die männlichen Genitalorgane. In Handbuch der mikroskopischen Anatomie des Menschen, hrsg. v. MÖLLENDORFF, Bd. VII/2. Berlin: Springer 1930.

IMBERT: Un nouveau cas de priapisme prolongé rebelle au traitement médical, guéri parl 'incision des corps caverneux. Lyon méd. **138**, 565 (1926). — ISELIN: Disk. zu RICHER, J. d'Urol. **29**, 77 (1930).

JACHMANN, E. v.: Kurzwellenbehandlung in der Dermatologie unter besonderer Berücksichtigung des Krankheitsbildes der Induratio penis plastica. Derm. Wschr. **105**, 1006 (1937). — Zur Behandlung der Induratio penis plastica. Zbl. Haut- u. Geschl.-Kr. **57**, 493 (1938). — JACOBY: Zit. nach STIEVE, Die männlichen Genitalorgane. In Handbuch der mikroskopischen Anatomie des Menschen, hrsg. v. MÖLLENDORFF, Bd. VII/2. Berlin: Springer 1930. — JEFFERSON, CH. W.: Fibrous cavernositis: Case report. Urol. cutan. Rev. **32**, 375 (1928). — JERSILD: Intraurethrale Induration und Induration in einer periurethralen Fistel. Zbl. Haut- u. Geschl.-Kr. **34**, 283 (1930).

KAMINSKY, A., A. BRACERAS, J. HORLER y J. BONAMICO: Induratio penis plastica. Rev. argent. Dermatosif. **21**, 450 (1937) [Spanisch]. Ref. Zbl. Haut- u. Geschl.-Kr. **59**, 630 (1938). — KANDERS: Zit. nach MARESCH u. CHIARI, Penis und Urethra. In Handbuch der speziellen und pathologischen Anatomie und Histologie, hrsg. v. HENKE u. LUBARSCH, Bd. VI/3. Berlin: Springer 1931. — KAPLAN, J. J.: Radiotherapeutische Behandlung eines Falles von andauerndem Priapismus bei Leukämie. Strahlentherapie **36**, 391 (1930). — Zit. nach MOLINEUS, Fortschr. Röntgenstr. **75**, 584 (1951). — KATZ-GALATI, T.: Zit. nach KORTING u. E. GOTTRON, Zbl. Haut- u. Geschl.-Kr. **84**, 1, 113 (1953). — KAUFMANN, E.: Lehrbuch der speziellen pathologischen Anatomie. Leipzig und Berlin: W. de Gruyter & Co. 1929. —

Kaye, G. W. C., G. E. Bell u. W. Binks: Über die Möglichkeiten des Gammastrahlenschutzes bei Radiumarbeiten. Strahlentherapie **55**, 670 (1936). — Kellner, H.: Zur Behandlung des Priapismus. Zbl. Chir. **74**, 951 (1949). — Kemper, W.: An interesting case of priapism due to multiple secondary carcinomatous nodules in the corpora cavernosa. J. Urol. (Baltimore) **32**, 213 (1934). — Keyes: Disk. zu Kretschmer u. Fister, J. Urol. (Baltimore) **16**, 497, 553 (1926). — Khoudadov, D.: Ein Fall von plastischer Induration des Penis. Russk. vestn. Derm. **6**, 44 (1928) [Russisch]. Ref. Zbl. Haut- u. Geschl.-Kr. **28**, 223 (1929). — Kian: Die Unspezifität der Freischen Reaktion. Untersuchungen an 300 Kindern. Derm. Wschr. **108**, 173 (1939). — Kindler, E.: Zur Röntgenbestrahlung der Induratio penis plastica. Strahlentherapie **76**, 433 (1947). — Kipp: Induratio penis plastica. Z. Haut- u. Geschl.-Kr. **4**, 383 (1948). — Klüken, N.: Ossificacion de una „induratio penis" plastica. Act. dermo-sifiliogr. (Madr.) **43**, 696 (1952) [Spanisch]. Ref. Zbl. Haut- u. Geschl.-Kr. **84**, 87 (1953). — Knetsch, A.: Beitrag zur Induratio penis plastica. Fortschr. Röntgenstr. **72**, 377 (1950). — Knierer, W.: Zur Behandlung der Induratio penis plastica mit der Röntgennahbestrahlung nach Chaoul. Med. Mschr. **1**, 125 (1947). — Koch, R.: Zur Behandlung der Induratio penis plastica. Z. Haut- u. Geschl.-Kr. **12**, 514 (1954). — Komuro, S.: Beiträge zur Kenntnis der Induratio penis plastica. Jap. J. Derm. **41**, 118 (1937) [Japanisch mit dtsch. Zus.]. Ref. Zbl. Haut- u. Geschl.-Kr. **57**, 712 (1938). — Korting, G. W., u. E. Gottron: Sklerosen, Atrophien. Zbl. Haut- u. Geschl.-Kr. **84**, 1, 113 (1953). — Krause: Disk. zu Kruchen, Fortschr. Röntgenstr. **38**, 1135 (1928a). — Krause, P.: Zur Röntgentherapie des leukämischen Priapismus. Strahlentherapie **31**, 125 (1928b). — Krecke: Plastische Induration des Penis. Zbl. Chir. **54**, 2028 (1927). — Kretschmer, H. L., and G. M. Fister: Plastic induration of the penis. A report of sixteen cases. J. Urol. (Baltimore) **16**, 497, 553 (1926). — Kreutzmann, H. A. R.: Priapism. Urol. cutan. Rev. **42**, 485 (1938). — Kriss, B.: Cavernitis clitoridis acuta. Arch. Gynäk. **157**, 39 (1934). — Kruchen, C.: Leukämischer Priapismus und Röntgenbehandlung. Fortschr. Röntgenstr. **38**, 1135 (1928). — Kuhle, J.: Über Priapismus. Zbl. Chir. **1930**, 2102. — Kwiatkowski: Disk. zu Penner, Zbl. Haut- u. Geschl.-Kr. **61**, 623 (1939).

Lana Martinez, F., u. F. Lana Salarrullana: Beitrag zum Studium der Induratio plastica des Penis und der Dupuytrenschen Retraktion der Aponeurosis palmaris. Med. esp. **7**, 450 (1942) [Spanisch]. Ref. Zbl. Haut- u. Geschl.-Kr. **70**, 41 (1943). — Landers, H.: Der „idiopathische" Priapismus und seine Behandlung. Zbl. Chir. **75**, 409 (1950). — Lang, A.: Einige Worte zur Radiumtherapie der Induratio penis plastica. Börgyögy vener. Szle **17**, 97 (1939) [Ungarisch[. Ref. Zbl. Haut- u. Geschl.-Kr. **63**, 590 (1940). — Langer: Gummöse Cavernitis mit Striktur der Urethra. Zbl. Haut- u. Geschl.-Kr. **37**, 582 (1931). — Langer, E.: Induratio penis plastica und Dupuytrensche Kontraktur. Zbl. Haut- u. Geschl.-Kr. **76**, 316 (1951). — Lasthaus, M.: Beitrag zur Klinik und Behandlung der Induratio penis plastica. Zbl. Chir. **72**, 55 (1947). — Lehner: Disk. zu Lang, Börgyögy vener. Szle **17**, 97 (1939) «Ungarisch. Ref. Zbl. Haut- u. Geschl.-Kr. **63**, 590 (1940). — Leidel: Induratio penis plastica. Z. Haut- u. Geschl.-Kr. **6**, 83 (1949). — Lezius, F.: Über einen durch Dicke-Massage geheilten Fall von Induratio penis plastica. Medizinische **1952**, 1566. — Liniger: Zit. nach Rösler, Münch. med. Wschr. **1935**, 217. — Linke, S.: Röntgentherapie der Induratio penis plastica. Medizinische **1953**, 185. — Löhe: Lues III. Primäre Cavernitis gummosa. Zbl. Haut- u. Geschl.-Kr. **36**, 145 (1931). — Induratio penis plastica. Z. Haut- u. Geschl.-Kr. **6**, 522 (1949). — Induratio penis plastica. Derm. Wschr. **120**, 686 (1949). — Loewenstein: Induratio penis plastica. Zbl. Haut- u. Geschl.-Kr. **30**, 560 (1929). — Lowsley, O. S., u. Boyce: Zit. nach Molineus, Fortschr. Röntgenstr. **75**, 584 (1951). — Lozinskij, L. J.: Zur Frage der Pathogenese von Induratio penis plastica. Urologiya **16**, 90 (1939)]Russisch]. Ref. Zbl. Haut- u. Geschl.-Kr. **66**, 288 (1941). — Luckner, H.: Die Funktionen der arterio-venösen Anastomosen. In: Kapillaren und Interstitium, S. 78, hrsg. v. H. Bartelheimer u. H. Küchmeister. Stuttgart: Georg Thieme 1955.

Macciotta, G.: Priapismo rivelatore di una mielosi leucemica in un bambino. Petiatria, Riv. **42**, 1093 (1934). — Maltese Le Roy, C. A.: Su di un caso di priapismo acuto. Atti Soc. med.-chir. Padova **16**, 159 (1938). — Marchionini, A.: Induratio penis plastica. Zbl. Haut- u. Geschl.-Kr. **52**, 198 (1936). — Maresch, R., u. H. Chiari: Penis und Urethra. In Handbuch spezieller pathologischer Anatomie und Histologie, hrsg. v. Henke und Lubarsch, Bd. VI/3. Berlin: Springer 1931. — Markees, S.: Vitamin E. Int. Z. Vitaminforsch. **22**, 335 (1950). — Markovic: Induratio penis plastica und Dupuytrensche Kontraktur an beiden Händen. Zbl. Haut- u. Geschl.-Kr. **63**, 307 (1940). — Martenstein: Kombination von Induratio penis plastica und Dupuytrenscher Kontraktur. Zbl. Haut- u. Geschl.-Kr. **39**, 738 (1932). — Maslow, P.: Gummöse Periurethritis und Cavernitis. Sovet. Vestn. Vener. Derm. **4**, 172 (1935) [Russisch]. Ref. Zbl. Haut- u. Geschl.-Kr. **51**, 233 (1935). — Matsushima, M.: Ein Fall von Penistuberkuliden mit Induratio penis plastica. Jap. J. Derm. **31**, 84 (1931) [Japanisch]. Ref. Zbl. Haut- u. Geschl.-Kr. **39**, 596 (1932). — Matussek, P.: Funktionelle Sexualstörungen. In: Die Sexualität des Menschen, hrsg. v. H. Giese. Stuttgart: Ferdinand Enke 1954. — MAUL: Induratio penis plastica. Zbl. Haut- u. Geschl.-Kr. **22**, 617 (1927). — MAY, J.: Beitrag zur Ursache der Induratio penis plastica. Rev. urug. Derm. Sif. **3**, 164 (1938) [Spanisch]. Ref. Zbl. Haut- u. Geschl.-Kr. **64**, 59 (1940). — Das ätiologische Problem der plastischen Penisinduration. Montevideo 1937 [Spanisch] franz. Zus.]. Ref. Zbl. Haut- u. Geschl.-Kr. **61**, 403 (1939a). — Die Frei'sche Cutisreaktion bei der plastischen Penisinduration. Rev. argent. Dermatosif. **21**, 356 (1937) [Spanisch]. Ref. Zbl. Haut- u. Geschl.-Kr. **61**, 403 (1939b). — Contribution à l'étiologie de l'induration plastique du penis. Ref. Derm. Syph. (Paris) Sér. VII, **10**, 216 (1939c). — Contribution à l'éclaircissement du problème étiologique de l'induratio penis plastica. Ann. Derm. Syph. (Paris) Sér. VII, **10**, 745 (1939). — Statistics of cases of induratio penis plastica. Arch. Derm. **45**, 163 (1942). — MAY, J., et B. V. FUENTES: „Induratio penis plastica" survenue chez un malade atteint de sténose rectale. Bull. Soc. franç. Derm. Syph. **47**, 81 (1940). — MAYER: Zit. nach STIEVE, Die männlichen Genitalorgane. In Handbuch der mikroskopischen Anatomie des Menschen, hrsg. v. MÖLLENDORFF, Bd. VII/2. Berlin: Springer 1930. — MCKAY, R. W., and J. A. C. COLSTON: Priapism. A new method of treatment. J. Urol. (Baltimore) **19**, 121 (1928). — MEIROWSKY,: Disk. zu BERGER, Zbl. Haut- u. Geschl.-Kr. **34**, 16 (1930). — MELCZER, N.: Zur Ätiologie der Induratio penis plastica. Acta derm.-venereol. (Stockh.) **25**, 121 (1945). — Zit. nach KORTING u. E. GOTTRON, Zbl. Haut- u. Geschl.-Kr. **84**, 1, 113 (1953). — MERCADAL PEYRI: Disk. zu MERCADAL PEYRI u. DULANTO, Act. dermo-sifiliogr. (Madr.) **33**, 806 (1942) [Spanisch]. Ref. Zbl. Haut- u. Geschl.-Kr. **69**, 566 (1943). — MERCADAL PEYRI, J., u. F. DULANTO: Typische Induratio penis plastica mit wahrscheinlich lymphogranulomatösem Ursprung. Act. dermo-sifiliogr. **33**, 806 (1942) [Spanisch]. Ref. Zbl. Haut- u. Geschl.-Kr. **69**, 566| (1943). — MERENLENDER: Induratio penis plastica. Zbl. Haut- u. Geschl.-Kr. **35**, 465 (1931). — MEYER, J., et. VAN BOCKSTADE: Traitement de l'induration des corps caverneux (maladie de la Peyronie) par ultrasons et electrothérapie par courants croisés de moyenne fréquence. Bull. Soc. franç. Derm. Syph. 42 (1953). — MIDANA, A.: Induratio penis plastica e malattia di Nicolas-Favre. Atti Soc. ital. Derm. Sif. **1**, 1149 (1939a). — „Induratio penis plastica" e malattia di Nicolas-Favre. Dermosifilografo **14**, 163 (1939b). — MIESCHER, G., u. E. FISCHER: Priapismus. Dermatologica (Basel) **110**, 366 (1955). — MIRRA, G.: Contributo allo studio sui rapporti tra induratio penis plastica e malattia di Nicolas-Favre. Ann. Med. nav. colon. **47**, 588 (1941). — MIYAUCHI, K., u. S. OMORI: Über einen Fall von Priapismus. Jap. J. Urol. **27**, 451 (1938) [Japanisch]. Ref. Zbl. Haut- u. Geschl.-Kr. **61**, 448 (1939). — MOLINEUS, W.: Induratio penis plastica. Ein Bericht über 302 Fälle. Fortschr. Röntgenstr. **75**, 584 (1951). — MÜHSAM, E.: Über Priapismus. Langenbecks Arch. klin. Chir. **149**, 556 (1928). — MÜLLER, F.: Induratio penis plastica. Zbl. Haut- u. Geschl.-Kr. **46**, 149 (1933). — Induratio penis plastica. Zbl. Haut- u. Geschl.-Kr. 48, 514 (1934). — MUSGER, H.: Zur Radiumbehandlung der Induratio penis plastica. Wien. klin. Wschr. **1934 II**, 1352.

NEUMANN, H.: Heilung eines Falles von Priapismus durch Androstin „Ciba". Wien. med. Wschr. **1935 II**, 1324. — NEWSKY, D. P., and J. S. MELMANN: Induratio penis plastica. Urol. cutan. Rev. **41**, 185 (1937). — NICOLAS: Disk. zu GAYET u. BLANC, Bull. Soc. franç. Derm. Syph. **40**, 35 (1933). — NIEWIESCH, H.: Priapismus bei primären und metastatischen Geschwülsten in den Schwellkörpern des Penis. Dtsch. Z. Chir. **241**, 94 (1933). — NIKOLOWSKI, W.: Über die Bedeutung des Vitamins E für die Behandlung der Induratio penis plastica. Therapiewoche H. 10/11 (1951/52a). — Die Bedeutung des Vitamins E im Rahmen der Strahlenbehandlung der Induratio penis plastica. Strahlentherapie **87**, 113 (1952b). — Ätiologie, Prognose und Therapie der Induratio penis plastica. Medizinische **1953**, 1206. — Behandlung der Induratio penis plastica. Ärztl. Prax. **28**, 9 (1955). — NOGNER-MORE: Disk. zu MERCADAL PEYRI u. DULANTO, Act. dermo-sifiliogr. (Madr.) **33**, 806 (1942) [Spanisch]. Ref. Zbl. Haut- u. Geschl.-Kr. **69**, 566 (1943).

OBERNDORF, C. P.: Priapism of psychogenic origin. Arch. Neurol. (Chic.) **31**, 1292 (1934). — OCCHIPINTI, G.: Trentatré giorni di priapismo quale complicazione di una colite influenzale. Boll. Soc. med.-chir. Catania **3**, 476 (1934). — OHLING, A. C.: Über Induratio penis plastica. Strahlentherapie **78**, 81 (1949). — OLLINGER, P.: Über Priapismus. Zbl. Chir. **1941**, 877. — ORTALI, C.: Impotenza da „induratio penis". Gazz. Osp. Clin. **48**, 28 (1927).

PAAS, H. R.: Zur Ätiologie und Therapie des Priapismus. Zbl. Chir. **1934**, 687. — PARL: Induratio penis plastica. Zbl. Haut- u. Geschl.-Kr. **53**, 71 (1936). — PATEL: Zit. nach OLLINGER, Zbl. Chir. **1941**, 877. — PENNER: Induratio penis plastica. Zbl. Haut- u. Geschl.-Kr. **61**. 623 (1939). — PFAHLERS: Disk. zu FRICKE u. OLDS, Amer. J. Roentgenol. **42**, 545 (1939). — PHOTINOS, G., u. P. PHOTINOS: Induratio penis plastica. Zbl. Haut- u. Geschl.-Kr. **54**, 387 (1937). — PHOTINOS, G., ZAGANIARIS u. VASSILIN: Induratio penis plastica. Zbl. Haut- u. Geschl.-Kr. **46**, 693 (1933). — PICKHAN, A.: Strahlenbehandlung der Induratio penis plastica (Morbus Peyronie). Strahlentherapie **97**, 101 (1955). — PILLOKAT, A.: Ist die Behandlung der Induratio penis plastica mit Vitamin E ein Fortschritt? Eine Ergänzung zu der Arbeit von SÜSSE und AURIG. Dtsch. Gesundh.-Wes. **1952**, 1227. — PINTO: Zit. in Dermatologica (Basel) **100**, 200 (1950). — PODKOMORSKI, L.: Priapismus als erste Erscheinung myeloischer Leukämie. Przegl. derm. **26**, 5 (1931)]Polnisch]. Ref. Zbl. Haut- u. Geschl.-Kr. **38**, 427 (1931). — POLICARO, R. D.: Sul valore etiologica del virus della malattia di Nicolas-Favre nelle „induratio penis plastica". G. ital. Derm. **80**, 571 (1939). — POLKEY, H. J.: Induratio penis plastica. Urol. cutan. Rev. **32**, 287 (1928). — POPCHRISTOFF, P.: Balanitis gangraenosa. Cavernitis suppurativa. Zbl. Haut- u. Geschl.-Kr. **50**, 644 (1935). — PÜRCKHAUER: Induratio penis plastica. Zbl. Haut- u. Geschl.-Kr. **34**, 137 (1930). — Disk. zu BRUCHHOLZ, Zbl. Haut- u. Geschl.-Kr. **44**, 723 (1933). — PULT, H.: Erfahrungen bei der Behandlung der Kollagenosen mit Vitamin E. Dtsch. med. Wschr. **1954**, 471.

QUIROGA, M.: Induratio penis plastica (Krankenvorstellung). Rev. argent. Dermatosif. **15**, 188 (1931) [Spanisch]. Ref. Zbl. Haut- u. Geschl.-Kr. **41**, 152 (1932).

RAJKA: Disk. zu MÜLLER, Zbl. Haut- u. Geschl.-Kr. **46**, 149 (1933). — REIN, H.: Lehrbuch der Physiologie. Berlin: Springer 1938. — REISNER, A.: Behandlung der Hautgeschwülste. Strahlentherapie **79**, 381 (1949). — RÉMY et ROUX: Un cas d'induration plastique des corps caverneux traité et guéri par la radiothérapie. Bull. Soc. Electroradiol. méd. France **27**, 675 (1939). Ref. Zbl. ges. Radiol. **33**, 211 (1941). — RICHER, V.: Echec du traitement chirurgical pour une induration plastique des corps caverneux. J. Urol. **29**, 77 (1930). — RICHES, E. W.: A case of priapism, with a new method of treatment. Brit. J. Urol. **2**, 380 (1930). — RIEGER, O.: Ein Fall von Induratio penis plastica. Z. urol. Chir. **23**, 330 (1927). — RITTER, O.: Über einen Fall von Priapismus. Med. Welt **1935**, 451. — RIVOIR, J.: Induratio penis plastica. Z. Urol. **30**, 791 (1936). — RÖSLER, O.: Traumatische Leukämie und Priapismus. Münch. med. Wschr. **1935**, 217. — ROTENBERG: Zit. nach OLLINGER, Zbl. Chir. **1941**, 877. — ROTHMAN, ST.: Induratio penis plastica mit knochenharten periartikulären Tumoren. Zbl. Haut- u. Geschl.-Kr. **54**, 562 (1937). — ROTTER, W., u. R. SCHÜRMANN: Die Blutgefäße des menschlichen Penis. Virchows Arch. path. Anat. **318**, 352 (1950). — RUETE: Disk. zu FROHN, Zbl. Haut- u. Geschl.-Kr. **56**, 230 (1937).

SAINZ DE AJA, A., u. A. LOVELL: Dupuytrensche Kontraktur und Induratio penis plastica. Act. dermo-sifiliogr. (Madr.) **34**, 263 (1943) [Spanisch]. Ref. Zbl. Haut- u. Geschl.-Kr. **70**, 665 (1943). — SAMEK: Induratio penis plastica mit Radium behandelt. Zbl. Haut- u. Geschl.-Kr. **32**, 675 (1930). — SARAFFOF, D.: Großer im Bulbus urethrae eingekeilter Stein bei Induratio penis plastica. Z. Urol. **44**, 701 (1951). — SCHEELE, K.: Schäden der Harnorgane und der männlichen Geschlechtsorgane. In: Das ärztliche Gutachten im Versicherungswesen, hrsg. v. FISCHER, HERGET u. MOLINEUS. München: Johann Ambrosius Barth 1955. — SCHEIDEGGER, S.: Über Priapismus. Virchows. Arch. path. Anat. **283**, 178 (1932). — Über Priapismus bei Sepsis. Virchows Arch. path. Anat. **289**, 378 (1933). — SCHERBER, G.: Induratio penis plastica. In: Die Haut- und Geschlechtskrankheiten, hrsg. von ARZT u. ZIELER. Berlin u. Wien: Urban & Schwarzenberg 1935. — SCHEUER, O.: Über Priapismus. Arch. Derm. Syph. (Berl.) **109**, 449 (1911). — SCHMIDT, P. W.: Disk. zu v. JACHMANN, Zbl. Haut- u. Geschl.-Kr. **57**, 493 (1938). — SCHÖNFELD, W.: Priapismus durch Fliegeralarm. Derm. Wschr. **116**, 153 (1943). — SCHORSCH: Zit. nach HILBERS, Med. Klin. **1955**, 484. — SCHOURUP, K.: Plastic induration of penis. Acta radiol. (Stockh.) **26**, 313 (1945). — SCHREUS: Disk. zu v. JACHMANN, Zbl. Haut- u. Geschl.-Kr. **57**, 493 (1938). — SCHREUS, H. TH., u. W. GAHLEN: Spontankeloid, Induratio penis plastica und Dupuytrensche Kontraktur. Hautarzt **2**, 45 (1951). — SCHRÖDER, R.: Nebenwirkungen und klinische Erfolge bei Ultraschallbehandlung. Arch. phys. Ther. (Lpz.) **2**, 111 (1950). — SCHUMACHER, S.: Über die Bedeutung der arterio-venösen Anastomosen und der epitheloiden Muskelzellen (Quellzellen). Z. mikr.-anat. Forsch. **43**, 107 (1938). — SCHWARZKOPF, K.: Zur Ätiologie und Therapie der Induratio penis plastica. Z. Haut- u. Geschl.-Kr. **3**, 197 (1947). — Röntgenbefunde bei Induratio penis plastica. Hautarzt **3**, 282 (1952). — SCOTT, W. W., u. P. L. SCARDINO: Zit. nach KORTING u. E. GOTTRON, Zbl. Haut- u. Geschl.-Kr. **84**, 1, 113 (1953). — SEWELL, G., J. A. KASPER, J. F. NORTON and N. H. BROOM: Chronic cavernitis and spongiositis due to a diphtheroid bacillus. J. Urol. (Baltimore) **27**, 713 (1932). — SIMIC, A.: Die Radiumbehandlung der Induratio penis plastica. Radiol. Glasnik **4**, 16 (1940) [Serbokroatisch]. Ref. Zbl. Haut- u. Geschl.-Kr. **67**, 504 (1941). — SKOOG: Zit. nach HILBERS, Med. Klin. **1955**, 484. — SMOLIKA, L.: Zur Pathogenese des leukämischen Priapismus. Sovet urac. gaz. **12**, 965 (1935) [Russisch]. Ref. Zbl. Haut- u. Geschl.-Kr. **52**, 271 (1936). — SOILAND, A., and L. LINDBERG: Plastic induration of the penis. Amer. J. Cancer. **21**, 372 (1934). — STAMATOPOULOS, B.: Induratio plastica der Fascia lata. Bull. soc. grecque Chir. **2**, 54 (1929) [Griechisch]. Ref. Zbl. Haut- u. Geschl.-Kr. **34**, 122 (1930). — STAUBESAND, J.: Zur Morphologie der arteriovenösen Anastomosen. In: Kapillaren und Interstitium, hrsg. von H. BASTELHEIMER u. H. KÜCHMEISTER. Stuttgart: Georg Thieme 1955. — STERN, R.: Zur Behandlung des leukämischen Priapismus. Fortschr. Ther. **5**, 349 (1929). — STIEVE, H.: Die männlichen Genitalorgane. In Handbuch der mikroskopischen Anatomie des Menschen, hrsg. von W. v. MÖLLENDORFF, Bd. VII/2. Berlin: Springer 1930. — STÜHMER: Induratio penis plastica verbunden mit Dupuytren-Fingerkontraktur und Epilepsie. Zbl. Haut- u. Geschl.-Kr. **54**, 293 (1937a). — Induratio penis plastica. Zbl. Haut- u. Geschl.-Kr. **54**, 295 (1937b). — STURM: Induratio penis plastica. Zbl. Haut- u. Geschl.-Kr. **45**, 291 (1933). — Radium bei Induratio penis plastica. Zbl. Haut- u. Geschl.-Kr. **48**, 433 (1934). — SUGISAWA, M.: Ein Fall von Induratio penis plastica. Jap. J. Derm. **30**, 129 (1930). Ref. Zbl. Haut- u. Geschl.-Kr. **37**, 149 (1931). — SUNDER-PLASSMANN, P.: Durchblutungsschäden und ihre Behandlung. Stuttgart: Ferdinand Enke 1943. — SÜSSE, H. J., u. G. AURIG: Behandlung der Induratio penis plastica mit Vitamin E. Dtsch. Gesundh.-Wes. **1952**, 1223. — SUZUKI, T.: Über Induratio penis plastica. Act. derm. (Kyoto) **18**, 18 (1931) [Japanisch]. Ref. Zbl. Haut- u. Geschl.-Kr. **40**, 142 (1932). — SYPE, H. VAN DEN: Sclérose des corps caverneux. Deux cas traités par radiothérapie. J. belge Urol. **12**, 12 (1939). — SZABO, J.: Erfahrungen bei der Behandlung der Induratio penis plastica. Z. urol. Chir. **21**, 111 (1926). — SZKOTNICZKY, P.: Zwei Fälle von genitaler Selbstverletzung. Z. urol. Chir. **26**, 142 (1929).

TESANO: Disk. zu CORDIVIOLA, Rev. argent. Dermatosif. **22**, 385 (1938) [Spanisch]. Ref. Zbl. Haut- u. Geschl.-Kr. **61**, 486 (1939). — THOMSON, G. R.: Treatment of Dupuytren's contracture with vitamin E. Brit. med. J. **1949 II**, 1382. — TOSCHKE, G.: Zur Röntgenbestrahlung von Gelenkerkrankungen. Strahlentherapie **70**, 443 (1941). — TOURAINE, A., et H. RUEL: La polyfibromatose hereditaire. Ann. Derm. Syph. (Paris) Sér. VIII, **5**, 1 (1945). — TROSTLER: Zit. nach MOLINEUS, Fortschr. Röntgenstr. **75**, 584 (1951).

UGAZIO, D. A., y A. MARTINEZ: Induratio penis plástica. Ensayo terapéutico con cortisona. Rev. argent. Dermatosif. **35**, 253 (1951) [Spanisch]. Ref. Zbl. Haut- u. Geschl.-Kr. **85**, 103 (1953). — UHLMANN: Induratio penis plastica. Zbl. Haut- u. Geschl.-Kr. **30**, 564 (1929). — UNGERER, E.: Altes und Neues von der Induratio penis plastica. Med. Klin. **1941 I**, 188.

VERTH, M. ZUR, u. K. SCHEELE: Induratio penis plastica. Dtsch. Z. Chir. **121**, 298 (1913). — VOJTASEVSKIJ, J., u. J. TUCHSNID: Klinik und Therapie der Induratio penis plastica. Urologie **10**, 14 (1933) [Russisch]. Ref. Zbl. Haut- u. Geschl.-Kr. **47**, 540 (1934). — VOLAVSEK, W.: Zur Kenntnis der Induratio penis plastica. Z. Urol. **35**, 173 (1941). — VONESSEN, A.: Beitrag zur Klinik und Radiumtherapie der Induratio penis plastica. Strahlentherapie **67**, 63 (1940). — Zur Klinik und Radiumtherapie der Induratio penis plastica. Ther. d. Gegenw. **83**, 328 (1942).

WANDERER: Beginnende Induratio penis plastica nach schwerem gangräneszierendem Erysipel. Zbl. Haut- u. Geschl.-Kr. **51**, 394 (1935). — WATTENWYL, H. v., u. C. A. JOËL: Die Wirkung der Röntgenstrahlen auf den Rattenhoden. Strahlentherapie **70**, 160, 499, 588 (1941). — WILDE, W.: Behandlung der Induratio penis plastica. Med. Klin. **1950**, 1582. — WILHELM, E.: Zur Behandlung des Priapismus. Ther. d. Gegenw. **91**, 426 (1952). — WOLFF: Induratio penis plastica. Arch. Derm. Syph. (Berl.) **189**, 469 (1949a). — Induratio penis plastica. Zbl. Haut- u. Geschl.-Kr. **73**, 183 (1949b). — WRIGLY: Zit. nach GRUND, Med. Klin. **1950**, 1582. — WUCHERPFENNIG, V.: Zur Strahlenbehandlung der Induratio penis plastica. Strahlentherapie **76**, 114 (1947).

YAMAMOTO, K.: Ein stelener Fall von Priapismus, der durch Endothelioma intravasculare der Corpora cavernosa penis erzeugt wurde. Jap. J. Derm. **30**, 420 (1930) [Japanisch, dtsch. Zus.fass.]. Ref. Zbl. Haut- u. Geschl.-Kr. **35**, 714 (1931).

ZANARDI, F.: Sarcoma del pene d'origine traumatica. Cancro **2**, 232 (1931). — ZINSSER: Dis. zu BERGER, Zbl. Haut- u. Geschl.-Kr. **34**, 16 (1930).

Balanitis, Phimose und Paraphimose. Akute Gangrän der Genitalien

Von

Heinz Grimmer-Wiesbaden

Mit 27 Abbildungen

A. Balanitis

Eicheltripper, Eichelvorhautkatarrh, Balanoposthitis

a) Definition

Das klinische Merkmal einer Balanitis ist ein mehr oder minder flächenhaft sich ausbreitender spezifischer oder unspezifischer oberflächlicher Entzündungsprozeß der Glans. Bei gleichzeitiger Beteiligung des Praeputiums wird von einer Balanoposthitis gesprochen (*ἡ βάλανος* = Eichel, *τὸ ποσϑίον* = Vorhaut). Ist der Entzündungsvorgang durch erosive oder geschwürige Substanzverluste kompliziert, so ergeben sich zwar unterschiedliche klinische Ausdrucksformen, doch ist dabei zu beachten, daß der Begriff der Balanitis bzw. Balanoposthitis nur dann anzuwenden ist, wenn die das oberflächliche Entzündungsbild abwandelnden Substanzverluste sekundärer Natur sind und am Anfang des Geschehens die flächenhafte und oberflächliche Entzündung gestanden hat. Ein geschwüriger syphilitischer Primäraffekt oder ein Ulcus molle stellen also nach dieser begrifflichen Definition keine spezifische ulceröse Balanitis dar. Wird hingegen, wie dies häufig der Fall ist, neben einem ätiologisch definierten primär-geschwürigen Prozeß zugleich ein flächenhafter entzündlicher Reizzustand beobachtet, so wäre von einer sekundären Balanitis oder Balanoposthitis zu sprechen. Wird schließlich ein Krankheitsprozeß als ulceröse oder gangränöse Balanitis bezeichnet, so kommt dadurch zum Ausdruck, daß die geschwürigen Läsionen sich sekundär auf dem Boden einer diffusen Entzündung im Bereich des Vorhautraumes herausgebildet haben.

b) Einteilung

Die differentialdiagnostische Abgrenzung der verschiedenen Formen von Entzündungsabläufen im Präputialraum kann nach mehreren Gesichtspunkten erfolgen, unter denen zunächst dem klinisch-morphologischen Bilde der Vorrang gilt, wie dies z.B. aus den Bezeichnungen Balanitis vulgaris (simplex), Balanitis erosiva circinata oder Balanitis xerotica obliterans (post operationem) ersichtlich ist. Mit dem klinisch-morphologischen Begriff kann sich zugleich auch eine ätiologische Vorstellung verknüpfen, wie dies beispielsweise für das Krankheitsbild der Balanitis erosiva circinata zutrifft, wenn auch deren letztliche Ursache noch ungeklärt ist, an deren mikrobieller Bedingtheit jedoch andererseits nach allgemeiner Auffassung kein Zweifel bestehen dürfte.

Im Hinblick auf den summarischen Begriff der Balanitis vulgaris s. simplex kann die Unterteilung infolge des Fehlens von verbindlichen klinischen Merkmalen lediglich nach ätiologischen Gesichtspunkten durchgeführt werden (z.B. Balanitis diabetica, Balanitis durch verschiedene chemische Noxen).

Als dritter differentialdiagnostischer Faktor kommt die Verwertung des histopathologischen Substrates bei denjenigen Formen der Balanitis in Betracht, denen ein gut definiertes feingewebliches Bild zugrunde liegt und bei denen die Abgrenzung nach makroskopischen Merkmalen nicht oder wenigstens nicht in jedem Falle mit Sicherheit möglich ist (Balanitis chronica benigna circumscripta plasmacellularis gegenüber der Erythroplasie Queyrat). Schließlich gibt es noch eine besondere Form der chronischen, mit atrophischen Schrumpfungsvorgängen einhergehenden Balanitis, bei deren Abgrenzung weder das klinische Bild noch das feingewebliche Substrat eine zuverlässige Grundlage bieten, so daß die differentialdiagnostische Sonderstellung, wenn überhaupt, lediglich unter Berücksichtigung der pathogenetischen Besonderheiten herausgearbeitet werden kann (Balanitis xerotica obliterans „post operationem" gegenüber der Kraurosis penis et praeputii).

Das Kapitel der Entzündungen von Glans und Praeputium penis hat durch SCHERBER eine ausführliche und umfassende Bearbeitung erfahren, immerhin sind in den inzwischen vergangenen 30 Jahren neue Krankheitsbilder herausgestellt worden, die eine Ergänzung der Klinik der Balanitis erforderlich machen, und zwar handelt es sich dabei um die bereits erwähnte und von STÜHMER beschriebene Balanitis xerotica obliterans post operationem, die Balanitis specifica syphilitica von FOLLMANN, die von ZOON mitgeteilte Balanitis bzw. Balanoposthitis chronica circumscripta benigna plasmacellularis und schließlich die unter H. SCHUERMANN von REICH im Rahmen der Reiterschen Krankheit unter einem neuen ätiologischen bzw. pathogenetischen Aspekt betrachtete „Balanitis circinata parakeratotica", die auch mit der sprachlichen Kurzformel der „Reiter-Balanitis" belegt worden ist.

In den folgenden Abschnitten wird die Klinik der Balanitiden in Abweichung von der von SCHERBER gewählten Klassifizierung unterteilt in:

I. Balanitis vulgaris (simplex)
 durch chemische und mechanische Noxen
 Balanitis „seborrhoica"
 sekundäre Formen der Balanitis vulgaris
 Balanitis bei Gonorrhoe
 bei Arzneimittelexanthemen
 Balanitis als Teilerscheinung exanthematischer Erkrankungen
 Balanitis diabetica

II. Balanitis auf dem Boden örtlicher Gewebsveränderungen
 Balanitis xerotica obliterans post operationem (STÜHMER)
 Balanitis (Balanoposthitis) chronica circumscripta benigna plasmacellularis (ZOON)

III. Balanitis erosiva circinata

IV. Balanitis erosiva (circinata) gangraenosa
 Balanitis gangraenosa
 Ulcus gangraenosum s. phagedaenicum

V. Balanitis pustulo-ulcerosa (DU CASTEL)

VI. Balanitis circinata parakeratotica (REICH)

VII. Balanitiden durch spezifische lokale Infektion
 Balanitis specifica syphilitica (FOLLMANN)
 Balanitis durch hefeartige Mikroorganismen
 Balanitis diphtherica

I. Balanitis vulgaris (simplex)

Darunter werden banale diffuse Entzündungen im Vorhautraum verstanden, die sich in ätiologischer Hinsicht voneinander unterscheiden, im klinischen Bilde aber keine charakteristischen und auf die ursächlichen Bedingungen hinweisenden Merkmale bieten. Es sind die Formen, die Bataille und Berdal einst „balanites irritatives diffuses" genannt hatten.

a) Klinisches Bild

Es handelt sich um eine flächenhafte, gelegentlich auch durch unscharf begrenzte erythematöse Plaques gekennzeichnete Entzündung von graduell unterschiedlicher Ausprägung. Während weniger heftige entzündliche Erscheinungen lediglich ein mäßiges Erythem der Bedeckung von Glans und Praeputium bieten, machen sich stärkere Reizzustände durch ihre exsudative und mehr oder minder infiltrative Note bemerkbar, was klinisch durch das Auftreten eines serösen oder sogar eitrigen Fluors zum Ausdruck kommt. Als Folge der fast regelmäßig vorhandenen ödematösen Schwellung der Papillarkörper unterhalb der zarten Epidermis hat die Oberfläche eine deutliche granuläre Beschaffenheit, die nach Entfernung des Sekretes noch deutlicher zutage tritt. Auf dem Boden dieser Veränderungen können sich bei Steigerung des Entzündungsablaufes noch erosive oder kleinere ulceröse Läsionen herausbilden, die dem klinischen Bilde eine ausgesprochen polymorphe Note verleihen. Die erosiven sind ebenso wie die geschwürigen Oberflächendefekte von unterschiedlicher Größe, und zwar punktförmig bis flächenhaft, womit bereits Überleitungen zur erosiven oder ulcerösen bzw. gangränösen Balanitis entstehen. Es ist aber hervorzuheben, daß die erosiven Elemente nicht die scharfe Begrenzung und polycyclische Anordnung der Balanitis erosiva circinata haben, sondern unscharf konturiert und im Bereich eines flächenhaften Entzündungsfeldes lokalisiert sind. Mit der erosiven Balanitis von Bataille und Berdal besteht aber insofern ein gemeinsames Merkmal, als der Sulcus coronarius und seine nähere Umgebung die Vorzugslokalisation darstellen, d.h. der Bereich der Corona glandis und der proximale Anteil der inneren Vorhautlamelle. Ist auch der vordere Anteil der Glans in den Prozeß einbegriffen, so pflegen die Lippen der äußeren Harnröhrenmündung gerötet und geschwollen zu sein. Subjektive Empfindungen machen sich durch Brennen, Prickeln und Juckreiz bemerkbar und beim Auftreten erosiver oder ulceröser Substanzverluste besteht mehr oder minder eine Schmerzhaftigkeit, die bei Berührung stärker wird.

Eine gelegentliche *Komplikation* der vulgären Balanitis ist ein eventuell bis zu phimotischer Vorhautverengung führendes entzündliches Ödem des Praeputiums (Glockenschwengel). Die durch diesen Zustand bewirkte Stagnation des entzündlichen Sekretes bietet den den Präputialraum besiedelnden Mikroorganismen (Bakterien, Spirillen, Spirochäten, eventuell hefeartige Organismen) äußerst günstige Wachstums- und Vermehrungsbedingungen, wodurch die entzündliche Reaktion gesteigert und ein Circulus vitiosus entsteht, der zu äußerst schmerzhaften und zur Bettlägerigkeit zwingenden Schwellungszuständen Anlaß gibt. Eine Lymphangitis dorsalis und Lymphadenitis inguinalis können das Bild weiterhin komplizieren.

b) Ätiologie

Die häufigsten Ursachen der vulgären Balanitis sind verschiedene *chemische Noxen,* von denen die bekanntesten Quecksilber enthaltende Externa, Jodoform, übermangansaures Kali (Abb. 1), Rivanol, Carbolsäure, Lysol, Argentum nitr., sulfonamidhaltige Präparate sowie in den letzten Jahren auch die Antibiotica (Penicillin, Streptomycin, Terramycin, Sigmamycin) sind, und zwar letztere nicht allein auf dem Wege der lokalen Anwendung, sondern auch indirekt durch Ausscheidung des Antibioticums durch den Urin, wie wir dies bei oraler Applikation von Sigmamycin gesehen haben, wobei nicht immer mit Sicherheit zu entscheiden ist, ob die lokale entzündliche Reaktion im Präputialsack durch toxischen Einfluß oder als Ausdruck eines allergischen Reaktionsmechanismus gedeutet werden soll.

Im Falle SECKENDORFs handelte es sich um eine Balanitis erosiva, die durch ein prophylaktisch post coitum angewendetes Jodpräparat hervorgerufen war und im Bereich des Sulcus coronarius ein klinisches Bild gezeigt hatte, das luischen Papeln sehr nahe stand. SIMON beschreibt einen Fall von akuter Gangrän auf dem Boden einer vulgären Balanitis, die sich 2 Tage nach dem Geschlechtsverkehr (normal, buccal, anal) entwickelt hatte. Der entzündlich-ekzematoide Charakter der Erkrankung ließ ursächlich an den chemischen Reiz durch den Lippenstift der Partnerin denken, dies um so mehr, als bei dem Patienten zugleich auch eine ekzematoide Plaque im Bereich der linken Brustwarze bestanden hatte, wo ebenfalls Kontakt mit dem Lippenstift bestanden hatte („Balanite du rouge à lèvres").

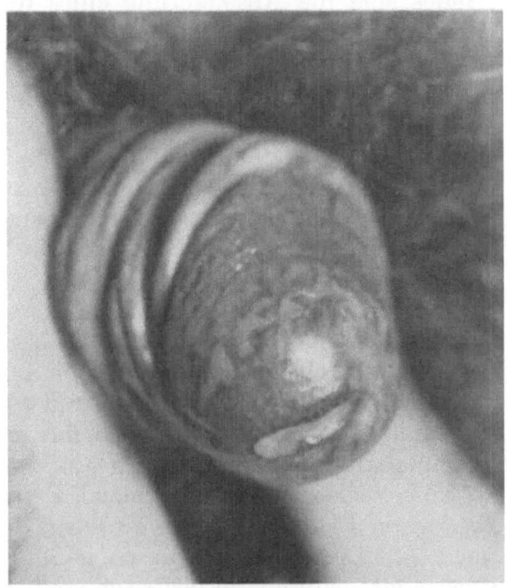

Abb. 1. Vulgäre erosive Balanitis durch zu hoch konzentrierte Kal. perm.-Lösung zur Behandlung einer unspezifischen Urethritis. Sekrettropfen vor der äußeren Harnröhrenmündung

Zu den durch chemische Noxen bewirkten Balanitisformen kann wohl auch der bei manchen Individuen im Anschluß an geschlechtlichen Verkehr auftretende balanopräputiale, mit Brennen und zuweilen heftigem Juckreiz einhergehende entzündliche Reizzustand gerechnet werden, dessen Ursache der chemische Charakter des Vaginalsekretes sein dürfte. SCHERBER erwähnt eine durch Pustelbildung gekennzeichnete Form der vulgären Balanitis nach dem Verkehr mit menstruierenden Frauen, bei der ursächlich die irritierenden Eigenschaften des postmenstruellen Sekretes in Betracht kommen. Neben der diffusen Rötung treten in diesen Fällen noch sekundär pustulöse Läsionen auf.

Die Entwicklung einer der erosiven Balanitis ähnlichen Eichelvorhautentzündung beobachtete SCHREUS nach intramuskulärer Injektion eines Wismutpräparates. Die dunkle Verfärbung des Smegmas führte der Autor auf Ablagerung und Abscheidung von Wismutsulfid zurück, ein Vorgang, der der Wismutablagerung am Zahnfleisch bei antiluischer Behandlung entspricht.

Das von BOKAY sen. und jun. bei einem 13jährigen Knaben beobachtete „Ulcus orificii externi urethrae" wird von SCHERBER als ulceröse Balanitis angesehen und als Folge einer Reizung durch ammoniakalischen Urin erklärt, weshalb es hier noch erwähnt werden soll. Als *mechanische* Ursachen, die zu balanitischen Reizzuständen führen, kommen in erster Linie übermäßige Friktionen der zarten balanopräputialen Epidermis in Betracht, wie sie recht häufig unter den Bedingungen der Masturbation oder der Kohabitation gegeben sind, und zwar besonders dann, wenn zugleich eine mehr oder minder phimotische Vorhautverengung vorliegt, die zu einer Verstärkung des mechanischen Reizmomentes beiträgt.

1. Balanitis „seborrhoica“

Hierbei handelt es sich um eine besondere, pathogenetisch noch ungeklärte Form der Balanitis, die bei manchen Individuen ohne erkennbare Ursache rezidivierend und mit verschieden langer Verlaufsdauer auftritt. Ursächlich wird in erster Linie eine Reizung der Oberfläche von Glans und Penis durch vermehrte Absonderung eines *pathologisch veränderten Smegmas* in Analogie zu den pathogenetischen Vorstellungen hinsichtlich des seborrhoischen Ekzems angenommen (FINGER, SCHERBER, MADDEN). Die richtungweisenden Merkmale des klinischen Bildes sind die Absonderung eines reichlichen dünnflüssigen und unangenehm riechenden Sekretes und das Auftreten von kleinen, unregelmäßig begrenzten und stellenweise miteinander konfluierenden erosiven Substanzverlusten. SCHERBER ist auf Grund bakteriologischer Untersuchungen zu der Auffassung gelangt, daß bei dieser von TOMMASOLI, NEUMANN und CASOLI (bei SCHERBER) als „seborrhoische“ Entzündung angesehenen und von NYSTRÖM mit anämischen und „dyskrasischen“ Zuständen in Zusammenhang gebrachten Balanitisform verschiedene Mikrobenarten von pathogenetischer Bedeutung seien, und zwar sowohl bei der Verflüssigung des Smegma wie bei der Erzeugung des entzündlichen Reizzustandes. Dieser Auffassung hat sich auch MADDEN angeschlossen. SCHERBER hat auf einen analogen Zustand beim weiblichen Geschlecht aufmerksam gemacht, wobei es sich um eine durch hartnäckigen Verlauf ausgezeichnete Vaginitis und Vulvitis handelt. Bei den Mikroben sind offenbar Vertreter aus der Reihe der grampositiven Staphylokokken, und zwar hauptsächlich der Staphylococcus aureus anhaemolyticus von ursächlicher Bedeutung. Daneben fand SCHERBER auch gramnegative Kokken, kurze gramnegative Bacillen, das „Virus des Smegmas“, so verschiedene Kokkenformen, Pseudodiphtheriebacillen, vibrioförmige und fusiforme Bakterien, verschiedene Spirochätenarten und filiforme Nekrosebacillen. Die letzteren, die nach SCHERBER für die Bakteriologie der Balanitis erosiva circinata charakteristisch sind, traten aber zahlenmäßig niemals stark in den Vordergrund, so daß sie das Bild nicht beherrschten. Außerdem war der bakteriologische Befund bei den verschiedenen Balanitiden so unterschiedlich, daß es nicht möglich war, verbindliche ätiologische Beziehungen zwischen den einzelnen Bakterienarten und der Balanitisform, bei der sie isoliert worden waren, herzustellen.

ARONSTAM meint offenbar diese sog. seborrhoische Balanitis, wenn er von „Erosionen der Talgdrüsenfollikel“ spricht. Der Autor bringt die Erkrankung, die er häufig bei unreinlichen Personen und solchen, die mit Ölen oder Paraffin beruflich in Berührung kommen, beobachtet hat, in ursächlichen Zusammenhang mit Mikroben aus der Reihe der Staphylokokken. Das klinische Bild weicht insofern von dem gewöhnlichen ab, als außer Erosionen noch kleine Abscesse der Talgdrüsenfollikel als Folge der lokalen Infektion in Erscheinung treten, nach deren Eröffnung minutiöse kraterförmige Substanzverluste auftreten.

2. Sekundäre Formen der vulgären Balanitis

Hierunter werden alle diejenigen Formen der banalen Balanitis verstanden, die sich auf dem Boden bereits bestehender Erkrankungen mit unterschiedlicher Ätiologie entfalten.

Am bekanntesten ist die „Balanitis kleiner Knaben“, wie sie sowohl bei der spontanen wie mechanischen Lösung der physiologischen Verklebung von Glans und Praeputium zustande kommt. Als Ursache der Entzündung ist ein Sekretionszustand im Cavum praeputiale anzusehen, der teils durch den mechanischen Reiz, der von partiellen brückenartigen Verbindungen der beiden Vorhautlamellen hervorgerufen wird, teils auch durch die im Verlaufe der spontanen Lösung der physiologischen Verklebung auftretende Verflüssigung der verbindenden Zelllagen zu erklären ist. Zu diesen Reizmomenten kommen noch Fremdkörperwirkungen seitens ungelöster solider Epithelstränge im Übergangsbereich von Vorhaut und Eichel hinzu. Der permanente Sekretionsreiz in Verbindung mit mechanischen Insultierungen ist der Boden für eine chronische Entzündung, die zu einer echten Phimose führen kann. Nach SCHERBER kann eine Balanitis bei Kindern auch nach völliger Lösung der physiologischen Adhärenz unter dem Bilde einer Balanitis vulgaris oder Balanitis erosiva circinata auftreten, wobei mikrobielle Einflüsse eine pathogenetische Rolle spielen. Die häufigste Ursache der sekundären Balanitiden ist in einer *phimotischen Vorhautverengung* zu erblicken, einem pathologischen Zustand also, mit dem das Bestehen eines Circulus vitiosus zwangsläufig gegeben ist, indem die im verengten Präputialraum sich abspielenden Entzündungsvorgänge zu einer Verstärkung der phimotischen Raumbeengung und diese wiederum zu einer Forcierung des entzündlichen Reizzustandes Anlaß geben.

Fälle von hartnäckiger Vorhautentzündung kommen gelegentlich als Folge einer *Anomalie des Präputiums* vor, indem, wie SIEVERS berichtet hat, das rüsselförmig überstehende, aber nicht verengte Präputium in seinem distalen Anteil anatomisch so beschaffen ist, daß die Präputialöffnung gegen die äußere Harnröhrenmündung exzentrisch verschoben ist und zur Behinderung des Harnablaufes führt. In derartigen Fällen ist es der im Vorhautsack zurückbleibende Harn, der zu dauernden und rezidivierenden Entzündungen führt.

Die Beseitigung dieses Zustandes läßt sich nur durch die operative Entfernung des überschüssigen Anteiles der Vorhaut, der sog. „Präputialklappe“ (SIEVERS), erreichen.

Die als *Begleiterscheinungen* einer Reihe von *entzündlichen Zuständen* akuter und chronischer Natur auftretenden vulgären Balanitiden sollen hier summarisch angeführt werden.

Bei längerem Bestand und spontanem Übergreifen auf das innere Präputialblatt kann eine Balanitis auf dem Boden eines *Erysipels* entstehen, wobei die verstärkte Smegmasekretion als zusätzliches entzündliches Reizmoment fungiert. Gelegentlich wird im Zusammenhang mit einem chronischen oder chronisch-rezidivierenden Erysipel eine Phimose beobachtet, die der Ausgangspunkt einer Entzündung im Vorhautraum ist. Die gleiche Pathogenese gilt für die Elephantiasis des äußeren männlichen Genitale als Folge entzündlicher Veränderungen der regionären Lymphknoten, Vereiterung von Lymphknoten mit narbiger Abheilung sowie aus verschiedenen Gründen durchgeführter Exstirpation der Leistenlymphknoten.

Urticaria oder *Quinckesches Ödem* sind von kurzer Bestandsdauer und geben daher nur selten Anlaß zu sekundären Entzündungen im Präputialraum, das gleiche gilt für *Ungeziefer* (Wanzen, Läuse, Scabiesmilben, Pediculi pubis). Infolge *Herz-* und *Kreislaufstörungen* oder auf der Grundlage *renaler Insuffizienz* treten ödematöse Schwellungszustände auch nicht selten im Bereich des Präputiums auf, die in Anbetracht des protrahierten Bestandes in gleicher Weise zu sekundären Entzündungen führen können wie jede andersartig bedingte Verengung der Vorhaut, so die *Altersphimose*, eine isolierte *Sklerodermie* des Präputiums, das *Peniscarcinom*, die *Tuberkulose*, die *Aktinomykose* oder eine *Erfrierung* (SCHERBER, MADDEN).

Hinzuweisen ist auf Balanitiden bzw. Balanoposthitiden, denen ursächlich der entzündliche Reiz durch Exsudate verschiedener Herkunft zugrundeliegt, so bei *Ulcus molle, luischem Primäraffekt, Condylomata acuminata, gonorrhoischer Urethritis* oder *unspezifischer Urethritis*. Besonders bemerkenswert ist ein von

WINKLER jun. mitgeteilter Fall: Eine 28jährige Frau infizierte sich durch Benutzung eines gemeinsamen Bettes bei ihrer frisch gegen Pocken geimpften Tochter im Genitalbereich (Vaccina inoculata der Vulva). Bei dem auf dem Wege des geschlechtlichen Verkehrs infizierten Ehemannes entwickelte sich eine entzündliche Phimose mit diffuser Balanitis und einzelnen zentral gedellten Pusteln.

3. Balanitis bei Gonorrhoe

Während bei der akuten, weniger der chronischen gonorrhoischen Urethritis durch den chemischen und macerierenden Reiz des eitrigen Sekretes unspezifische, eventuell mit phimotischer Schwellung verbundene entzündliche Reizzustände der Glansoberfläche und des inneren Präputialblattes vorkommen, sind Veränderungen, die mit dem direkten toxischen Einfluß der Gonokokken in ursächlichem Zusammenhang stehen, als äußerst zweifelhaft, zumindest aber als unbewiesen anzusehen. Abgesehen von der Tatsache, daß der von Plattenepithel ausgekleidete Vorhautsack für die Ansiedlung der Gonokokken kein geeignetes Substrat darstellt und BATAILLE und BERDAL bereits beweiskräftig dargelegt hatten, daß die Impfung der Erreger in den Vorhautsack keine spezifischen Veränderungen hervorruft, sind auch die Fälle, die zuerst von BAERMANN sowie JADASSOHN unter der Bezeichnung „Balanitis circinata gonorrhoica" in die Literatur eingegangen sind, dadurch ätiologisch unverbindlich, da es weder im Abstrich noch durch die Kultur gelungen war, die Gonokokken nachzuweisen. Auf Grund eigener Erfahrungen und der kritischen Durchsicht der Einzelpublikationen hat wohl SCHERBER in seinen Ausführungen über balanopräputiale Entzündungsvorgänge bei der Gonorrhoe berechtigte Zweifel an dem Vorkommen einer spezifisch-gonorrhoischen Balanitis gehabt und es vorgezogen, von einer „Balanitis bei Gonorrhoe" zu sprechen. Nachdem WIEDMANN (1934) anläßlich einer Krankendemonstration auf cutane Manifestationen bei der Reiterschen Erkrankung hingewiesen und damit die dieser Erkrankung bis dahin aufgelegte Trias (Urethritis, Conjunctivitis, Arthritis) aufgelöst hatte, erschien zugleich auch das Gebiet der „gonorrhoischen Hyperkeratosen" bzw. „Keratosis blennorrhoica" (VIDAL 1893) in einem völlig neuen pathogenetischen Lichte. Auf Grund der kritisch-historischen Untersuchungen von KUSKE, SCHUERMANN und HAUSER sowie REICH (Klinik SCHUERMANN) darf heute als gesichert gelten, daß ein beträchtlicher Teil der unter der Bezeichnung der „gonorrhoischen Keratosen" („Keratosis blennorrhagica") veröffentlichten Fälle als zum Syndrom des Morbus Reiter zugehörig anzusehen sind und somit auch die im Rahmen dieser „gonorrhoischen Hyperkeratosen" beschriebenen Veränderungen an der Glans und dem Praeputium („Balanitis circinata") zwanglos als cutane Teilmanifestation diesem Syndrom zugeordnet werden können. (Siehe hierzu den Abschnitt über die „Reiter-Balanitis" bzw. „Balanitis circinata parakeratotica".)

4. Balanitis bei Arzneimittelexanthemen

Entzündliche Erscheinungen der Glans und des Praeputiums werden gelegentlich als Teilerscheinung eines Arzneimittelexanthems oder als fixe Exantheme im Genitalbereich beobachtet. Es handelt sich demnach um allergisch (cutanvasculär) bedingte Gewebsreaktionen und eine Balanitis die als Arzneimittelnebenwirkung in Erscheinung tritt und nichts anderes als eine Dermatitis medicamentosa darstellt.

Das klinische Bild ist entsprechend der morphologischen Vielgestaltigkeit der Arzneimittelexantheme variabel und kann aus erythematösen oder vesiculösen Läsionen bestehen, nach deren Abheilung Pigmentierungen zurückbleiben können („verge noire" von FOURNIER).

Unter den Arzneimitteln, die von praktischer Bedeutung sind, wären in erster Linie Antipyrin und Phenolphthalein zu erwähnen. Bei Sensibilisierungen gegenüber Antipyrin kommen häufig vesiculöse Eruptionen mit erosiven Epithelveränderungen unter gleichzeitiger Beteiligung der Mundschleimhaut und mit Ödem der Augenlider vor (CALLOMON u. WILSON). Ein Gefühl des Brennens, eventuell sogar der Schmerzhaftigkeit kann die örtlichen Reaktionen begleiten. Bei rezidivierender Balanitis sollte man, wenn gleichzeitig Eruptionen am Schaft des Penis und anderen Hautpartien vorhanden sind, außer an Antipyrin auch immer an Phenolphthalein denken (KLAUDER). Es sei am Rande vermerkt, daß das klassische Beispiel eines fixen Arzneimittelexanthems unter dem Bilde des Erythema exsudativum multiforme die von BROCQ (1894) beschriebene „éruption érythematopigmentée fixe" ist, bei der es sich um eine Sensibil sierung gegenüber Antipyrin gehandelt hatte. Nach MADDEN erzeugt auch Phenolphthalein neben einer Eruption vom Typ der vulgären Balanitis eine solche nach Art eines multiformen Erythems.

In seltenen Fällen ereignet sich auch eine entzündliche Reaktion im Vorhautsack unter dem Einfluß von Arsen, Chinin, Jod (SCHERBER, MADDEN), sowie Pyramidon, Phenacetin, Barbituraten und Salicylaten (CALLOMON). Wenn eine allergische Reaktion im Sinne des fixen Arzneimittelexanthems nach der wiederholten Applikation auch immer auf den gleichen Ort beschränkt bleibt, so ist wiederum bekannt, daß der morphologische Charakter der Eruption nicht jedesmal der gleiche ist und das eine Mal erythematös, das andere Mal vesiculös sein kann.

Die *Diagnose* läßt sich nicht immer nach nur morphologischen Gesichtspunkten stellen, so daß sorgfältige anamnestische Erhebungen anzustellen sind, um die Abgrenzung gegenüber dem Herpes simplex oder einer ekzematösen Reaktion (Erythem, Bläschenbildung, Krusten wie bei den Arzneimittelreaktionen an Glans und Penis) zu ermöglichen. Gelegentlich muß der Expositionstest hinzugezogen werden, wie dies im Falle von HABER geschah, in dem die Übermpfindlichkeit gegenüber Phenolphthalein sich in Form von erythematösen juckenden Plaques mit Nässen und Krustenbildung neben gelegentlich ähnlichen Erscheinungen im Bereich der Hände, des Scrotums und der Munschleimhaut geäußert hatte. Bei einem der Ausbrüche bestand außerdem ein urethraler Fluor. Durch Zufuhr des von dem Patienten wegen einer Obstipation verwendeten und Phenolphthalein enthaltenden Agarols entwickelte sich innerhalb 4 Std in schwacher Form das gleiche Reaktionsbild wie zuvor.

5. Balanitis als Teilerscheinung exanthematischer Erkrankungen

Daß der Primäraffekt der Lues klinisch unter dem Bilde einer vulgären Balanitis verlaufen kann, zeigt das Krankheitsbild der Balanitis specifica syphilitica Follmann (s. diesen Abschnitt). Auch im *sekundärluischen* Stadium können spezifische Läsionen dem gewöhnlichen Bilde der diffusen Balanitis ähnlich sein. In dem Falle von FINGER handelte es sich um maculöse Efflorescenzen, die als scharf umschriebene und konfluierende schmerzlose Erosionen mit seröser Exsudation bei Ausbreitung über die ganze Oberfläche von Glans und Penis aufgetreten waren. Analoge Beobachtungen finden sich bei SCHERBER sowie KREIBICH.

Es sei darauf hingewiesen, daß KREIBICH in seiner Mitteilung von einer „Balanitis syphilitica" spricht, eine Nomenklatur, die nicht zur Verwechslung mit der von FOLLMANN herausgestellten Variante des luischen Primäraffektes führen sollte. Auf dem Boden eines sekundärluischen maculösen Exanthems kann sich bei dessen Lokalisation im Bereich der Glans eine phimotisch diffuse Balanitis entwickeln (Fall mit Abbildung bei MADDEN).

Andere luische Läsionen, die in ihrem eigentlichen Wesen wegen der morphologischen Ähnlichkeit mit balanitischen Prozessen verkannt werden können, treten in Form des „*Chancre combustiforme*" zutage. Sein besonderes Merkmal beruht darauf, daß er eine Erosion darstellt, die größere Anteile der Glans einnimmt. Mäßige Infiltration, der rotbraune Farbton und das Fehlen der mikrocyclischen Begrenzung mit nekrotischer Epithelkrause unterscheiden diese Variante des luischen Primäraffektes von der Balanitis erosiva circinata. SCHERBER erwähnt noch frische, multipel im Vorhautsack auftretende Primäraffekte, die durch Konfluenz dem Bilde der erosiven Balanitis recht ähnlich sein können. Dabei dürfte es sich um das von FOLLMANN herausgestellte Bild der syphilitischen Balanitis handeln.

Beim *Pemphigus vulgaris* treten in seltenen Fällen auch bullöse Elemente im Vorhautsack auf, nach deren Platzen sich sekundär ein entzündlicher Reizzustand, eventuell in Verbindung mit phimotischer Schwellung des Praeputiums entwickeln kann. Eine Balanitis mit Phimose beobachtete SCHERBER bei Lokalisation des *Pemphigus vegetans* im Präputialraum.

Im Gegensatz zum Pemphigus vulgaris tritt das *Erythema exsudativum multiforme* recht häufig im Genitalbereich auf, wo sich die charakteristischen Plaques erosiv umwandeln und ein geeignetes Terrain für sekundäre Infektionen schaffen, so daß es zur Entwicklung einer sekundären Balanitis kommt.

ACHILLES und NAGEL sahen bei zwei Fällen von *Ectodermosis erosiva pluriorificialis* eine Beteiligung der äußeren Genitalien. Bei einem 14jährigen Jungen waren das Praeputium und die Glans entzündlich gerötet, und in der näheren Umgebung der äußeren Harnröhrenmündung hatten sich vesiculöse Elemente entwickelt, während in dem zweiten Falle eines 13jährigen Jungen die gesamte Penis- und Scrotalhaut beteiligt war (Abb. 11 dieser Arbeit). Der Penisschaft war entzündlich geschwollen und besonders das äußere Präputialblatt von erosiven konfluierenden Plaques besetzt. Zugleich bestand eine schmerzhafte Urethritis mit Miktionsbeschwerden. Nach Abklingen des allgemeinen, sehr schweren Krankheitsbildes mußten leichtere Verklebungen von Glans und innerem Präputialblatt mit stumpfer Sonde gelöst werden, woraus hervorgeht, daß der Prozeß auch den Präputialraum befallen hatte.

Bei den *akuten Exanthemen* (Masern, Röteln, Scharlach) kommen unseres Wissens niemals Läsionen vor, während Varicelleneruptionen oder solche im Rahmen des Erythema infectiosum gelegentlich im Präputialsack vorkommen, dort aber ebensowenig wie Efflorescenzen der Variola mit dem Begriff der vulgären Balanitis vereinbar sind.

Lichen ruber und *Psoriasis vulgaris* kommen an der Glans und am Praeputium vor, haben aber mit der vulgären Balanitis im engeren Sinne ebenfalls nichts zu tun.

6. Balanitis diabetica

Das schon früher bekannte, von FRIEDREICH (1864) aber erstmalig nach klinischen und bakteriologischen Gesichtspunkten aus der Gruppe der unspezifischen Formen der Balanitis herausgestellte Krankheitsbild der diabetischen Balanitis hat seit der Bearbeitung durch SCHERBER in der Literatur keinen nennenswerten Niederschlag mehr gefunden. Es seien daher nur noch einmal die wesentlichen Merkmale dieses verhältnismäßig häufigen Entzündungsvorganges, der nichts weiter als eine vulgäre Balanitis darstellt, genannt. SCHERBER hat die diabetische Balanitis oder genauer Balanoposthitis in allen Entwicklungsstadien und Folgezuständen sorgfältig beobachtet. Es handelt sich um einen mit dem Gefühl des Juckreizes beginnenden entzündlichen Reizzustand, dessen objektives Zeichen zunächst die Absonderung eines dünnflüssigen Smegmas ist, das die Oberfläche von Glans und innerem Präputialblatt bedeckt. Mit dem Fortschreiten des Entzündungsvorganges stellen sich sekundäre Veränderungen verschiedener Art ein: erosive und fissurale Läsionen bei zunehmender Schwellung, besonders des Praeputiums, die schließlich zur phimotischen Einengung des Vorhautsackes bei weiterer Zunahme der Sekretion führt. Im Hinblick auf die makroskopische Beschaffenheit der Absonderung hebt SCHERBER deren flockige Beimischungen hervor. Erfolgt keine Behandlung, nimmt das Praeputium infolge der zunehmenden Infiltration und gleichzeitigen Schrumpfung eine faltige und derbe Beschaffenheit an (prépuce de carton von FOURNIER). Die auf dem Boden der entzündlichen Infiltration entstandenen Erosionen können sich zu geschwürigen Substanzverlusten umwandeln und Ausgangspunkt einer plötzlich in Erscheinung tretenden gangränösen Balanitis werden, ein Zustand, der mit lebhafter Schmerzhaftigkeit und Temperatursteigerung eingeleitet wird. Komplizierend können eine dorsale Lymphangitis und regionale Lymphadenitis, letztere eventuell mit eitriger Einschmelzung, hinzutreten. Als Ursache dieser Komplikation fand SCHERBER Streptokokken und bei Ausbreitung der lymphogen ascendierenden Entzündung in die Nachbarschaft tritt ein klinisches Bild auf, das mit dem Erysipel große Ähnlichkeit hat.

Die geschilderten örtlichen Symptome stellen in allgemein-pathologischem Sinne einen vollkommen unspezifischen Entzündungsvorgang dar, wie er zum Wesen der vulgären Balanitis gehört, so daß sich aus dem klinischen Bilde keine pathognomonischen Merkmale ablesen lassen, dennoch kennzeichnet diese Balanitisform ein Merkmal, das die Abgrenzung gegenüber den sonstigen balanopräputialen Reizzuständen meist ohne Schwierigkeit ermöglicht, nämlich die auffallende Hartnäckigkeit ihres Bestandes bei spontanen Schwankungen des Entzündungsvorganges, die keineswegs von großer Intensität zu sein brauchen und gelegentlich sogar von ausgesprochen unterschwelliger Natur sind. Diese Chronizität des Verlaufes macht nicht nur die allmähliche Entwicklung eines sekundären phimotisch-sklerotischen Zustandes, sondern auch die eines Carcinoms leicht verständlich. URBACH berichtet über einen 74jährigen Mann mit dem typischen Bilde einer Balanitis diabetica, deren Ätiologie erst durch die Hautzuckeruntersuchung („Hautdiabetes“) geklärt wurde, so daß demnach ein normaler Blutzuckerspiegel, oder, wie im Falle URBACHs, eine regelrechte Blutzuckerbelastungskurve über die eigentliche Ursache hinwegtäuschen kann. Mag auch der von URBACH ermittelte Wert von 80 mg-% (normal 67 mg-%), nicht sehr überzeugend sein, so ist andererseits nicht zu übersehen, daß in diesem Falle durch diätetische Maßnahmen in Verbindung mit Insulin eine rasche Besserung herbeigeführt werden konnte.

Hinsichtlich der *Ursache* der diabetischen Eichel-Vorhautentzündung dürfte die alte Auffassung GRÜBLERs (bei SCHERBER), nach der als entzündungserregender Faktor die im stagnierenden Harn unter mikrobiellem Einfluß sich entwickelnde milch- und harnsaure Gärung in Betracht kommt, nicht an Gültigkeit verloren haben. Somit dürfte der Nachweis von Pilzelementen und Bakterien nur ein zusätzliches Glied in der Kette der ursächlichen Bedingungen sein und nicht als Ausdruck einer primär pathogenen Wirkung dieser Mikroorganismen gelten, wobei es keine Frage ist, daß der pathologische Zuckergehalt der Haut des Diabetikers sowie die Benetzung der Oberfläche von Glans und Praeputium mit zuckerhaltigem Urin ein günstiges Terrain für die Vermehrung saprobischer Mikroorganismen (besonders Candida albicans) darstellen, die unter diesen äußeren Bedingungen von der saprophytären zur parasitären Lebensweise übergehen können.

Es liegt auf der Hand, daß die *Behandlung* der diabetischen Balanitis, die merkwürdig oft nicht erkannt wird, eine rein ätiologische ist, d.h. die Anwendung der für die Diabetestherapie gültigen Maßnahmen, denen gegenüber örtliche desinfizierende Spülungen u. a. in den Hintergrund treten, aber andererseits nicht zu vernachlässigen sind. Es sei als besonders wichtig noch darauf hingewiesen, daß antibiotische Mittel, besonders Breitspektrumantibiotica enthaltende Salben oder Puder zu vermeiden sind, da sie das Wachstum der meist vorhandenen hefeartigen Organismen begünstigen, so daß bei längerer Anwendung die Gefahr besteht, daß sich als Zweitkrankheit eine Candida-Balanitis herausbildet.

II. Balanitis auf dem Boden örtlicher Gewebsveränderungen

1. Balanitis xerotica obliterans (post operationem) Stühmer

a) Vorbemerkung

Das von Stühmer erstmalig 1928 beschriebene und von ihm als Balanitis xerotica obliterans (post operationem) bezeichnete Krankheitsbild hat bisher im Hinblick auf seine differentialdiagnostische Sonderstellung keinen definitiven Platz eingenommen, weil noch immer die Frage offensteht, inwiefern in der Gruppe der sklerosierenden und atrophisierenden Prozesse an Glans und Praeputium eine vorbehaltlose Abgrenzung der Stühmerschen Affektion vor allem gegenüber dem von Delbanco (1908) beschriebenen Krankheitsbild der Kraurosis glandis et praeputii penis durchzuführen wäre. Es ist zudem die Frage, ob Stühmer selbst die Priorität dieses Krankheitsbildes gebührt, da Madden angibt, daß sein Lehrer Michelson (Minnesota) auf diese Affektion schon früher durch Oppenheim (Wien) aufmerksam gemacht worden war. Madden selbst beschreibt auch die ersten drei von Michelson beobachteten Fälle der amerikanischen Literatur, wobei allerdings zu bemerken ist, daß sie sich *ohne* vorausgegangene Phimoseoperationen entwickelt hatten, somit der skleratrophische Prozeß der amerikanischen Fälle sich zumindest nicht als ein Zustand „post operationem" ansehen läßt. Bevor auf die engen Beziehungen zwischen Balanitis xerotica obliterans und Kraurosis eingegangen wird, ist es notwendig, auf die von Stühmer postulierten Krankheitssymptome und ihre Pathogenese einzugehen.

b) Klinisches Bild

Das klinische Bild ist im vollentwickelten Zustand durch die bläulichweißliche Verfärbung der Glansoberfläche mit pergamentartiger Beschaffenheit der veränderten Bezirke gekennzeichnet. Beim Übergreifen auf den Sulcus coronarius und das innere Präputialblatt treten infolge sekundärer Schrumpfungen Verziehungen sowie „pterygiumartige" Verwachsungen auf. Die Glans und die Innenseite des postoperativen Präputialstumpfes sind von harter, starrer Konsistenz. Daneben werden erosive Veränderungen und stellenweise Verdickungen der Epidermis der Glans beobachtet, die aber nicht die harte Konsistenz der Kraurosis penis erreichen. Die Verdickungen nehmen zuweilen auch die Gestalt einer Leiste an und ähneln dadurch einem Lichen ruber planus. Der Endzustand ist eine narbige Atrophie, die die Harnröhrenmündung einbezieht und zur Verengung des Meatus führt, so daß in extremen Fällen die Harnentleerung nur unter erheblichen Schwierigkeiten möglich ist. Novy sowie Farrington u. Mitarb. machten noch auf das Vorkommen von Teleangiektasien aufmerksam.

Subjektiv bestehen brennende Schmerzen, Spannungsgefühl bei der Erektion, das sich bis zu ausgesprochener Schmerzhaftigkeit steigern kann. Ferner gehört eine Abschwächung der Oberflächensensibilität mit Potenzstörungen zu den von STÜHMER herausgestellten Merkmalen.

Über die Beschaffenheit der Harnröhre bei der Balanitis xerotica obliterans finden sich in der Literatur nur wenige Angaben. Nach STÜHMERs Beobachtung war die Harnröhre im Bereich der Fossa navicularis atrophisch und die Veränderung reichte bis zu 2 cm hinter das Orificium externum (s. auch GRÜTZ). WELTON und NOWLIN führten in einem Falle, den sie allerdings für einen Lichen slcerosus et atrophicus hielten, die *Urethroskopie* durch, fanden aber bis auf geringfügige Veränderungen der äußeren Harnröhrenmündung keine Abweichungen. Einen bemerkenswerten urethrographischen Befund erhob in einem Falle FRÜHWALD. Es fand sich eine hochgradige Veränderung der Pars cavernosa, die nicht an allen Stellen gleichmäßig ausgeprägt war. In der Mitte der Pars cavernosa zeigte sich eine stärkere Verengung mit einer dahinter folgenden Erweiterung der ganzen Harnröhre. Vor der Pars bulbosa fand sich eine zweite Striktur, der ebenfalls eine retrostrikturale Dilatation folgte. Gleichzeitig wurde eine Erweiterung der Morgagnischen Lakunen hinter den stärkeren Strikturen festgestellt, die sich als Folge der Harnstauung bei der Miktion erklären ließen. Ob allerdings diese Stenosierungen mit der Balanitis xerotica obliterans in einem ursächlichen Zusammenhang standen, ließ sich nicht mit Sicherheit entscheiden, da gleichzeitig ein chronischer postgonorrhoischer Fluor bestand, der unabhängig von dem skleratrophischen Prozeß der Glans zur Harnröhrenverengung geführt haben könnte.

PIERARD u. Mitarb. fanden urethroskopisch lediglich eine blasse Färbung der Schleimhaut von einer Ausdehnung von 2 cm hinter dem Meatus, doch ordnen die Autoren ihren Fall eher dem Lichen sclerosus et atrophicus (white spot disease) zu.

c) Pathogenese

Die Entwicklung des Krankheitsbildes erfolgt nach STÜHMERs Ausführungen in der Weise, daß in einer verschieden langen Zeit (Wochen bis Monate, ausnahmsweise Jahre) nach einer lege artis durchgeführten Phimoseoperation zunächst ein „lästiger entzündlicher Prozeß mit Rötung und lederartiger Schwellung“ auftritt. Bei dem operativen Eingriff kann es sich entweder um eine Circumcision oder Dorsalincision gehandelt haben. Allmählich entwickelt sich eine Schrumpfung und „infolge erosiv-exsudativer Vorgänge kommt es zu Verwachsungen zwischen Glansoberfläche und dem postoperativen Präputialstumpf“.

Zur Erklärung der Ursache der entzündlichen Reaktion, die sich an der Oberfläche von Glans und Präputialstumpf abspielt und die schließlich in einen skleratrophischen Endzustand ausmündet, werden einerseits die Trockenheit der Epidermis der Glans nach der Operation und andererseits mechanische Verletzungen oder die Einwirkung irgendwelcher Krankheitserreger auf das postoperativ veränderte Terrain angenommen. Damit ergibt sich nach STÜHMERs Ansicht eine Parallele zu einem Mechanismus, der auch der Entwicklung der Xerose der Conjunctiva palpebralis zugrunde liegt. Demnach beruht der dem Krankheitsbild zugrunde liegende pathogenetische Ablauf auf einer vermutlich bakteriell bedingten und sich unterhalb des Glansepithels abspielenden chronischen Entzündung, die zunächst zu sekundären Gewebsveränderungen mit Epithelproliferation mit Hyperkeratose führt und nach längerem Bestand in einer Atrophie ihren Abschluß findet.

d) Histologie

Die Gelegenheit zum Studium des feingeweblichen Bildes hatte STÜHMER lediglich in einem seiner sechs Fälle, bei dem infolge erheblicher Obliteration des Orificium urethrae mit hochgradiger Behinderung der Urinentleerung eine chirurgische Intervention erforderlich war. Es handelte sich um einen verdickten und hahnenkammartig in das Lumen der Harnröhre vorspringenden Schleimhautanteil. Am Übergang von der intakten, mit mehrschichtigem Cylinderepithel ausgekleideten Harnröhrenschleimhaut zu dem mit Plattenepithel versehenen Anteil fand sich eine mäßig entzündlich infiltrierte Submucosa. Die Infiltrate waren meist perivasculär angeordnet und nach unten ziemlich scharf abgegrenzt. Auch in der Umgebung einiger Lacunen und Littréscher Drüsen waren Infiltrate vorhanden. Sie setzten sich aus Lymphocyten, zum Teil aus polynucleären Zellen zusammen, während Plasmazellen nur in geringerer Zahl zu beobachten waren. An der Stelle des Übergangs vom Cylinder- zum Plattenepithel waren Hyperkeratose mit starker Acanthose, vereinzelt auch parakeratotische Bezirke zu erkennen. Die subepitheliale Bindegewebsschicht war nur wenig verändert und zeigte eine mäßige perivasculäre Infiltration.

In Richtung auf das veränderte Epithel der Glans bestand ebenfalls Hyperkeratose, doch wird hier das Epithel schmäler, und im subepithelialen Bindegewebe fand sich ebenfalls eine nur mäßige perivasculäre Infiltration. Doch zeigte sich anscheinend herdförmig ein ziemlich starkes Ödem der papillären Schicht mit Kernverarmung und weitgehender Homogenisierung der Bindegewebsfasern. Das elastische Gewebe war weniger betroffen, es bestanden Brüchigkeit, Aufsplitterung und zum Teil schollige Veränderungen des elastischen Fasergerüstes in den ödematösen Bezirken.

e) Zur Frage der differentialdiagnostischen Sonderstellung der Balanitis xerotica obliterans

Die Publikation STÜHMERs hat zunächst eine beträchtliche Anzahl von kasuistischen Mitteilungen im Weltschrifttum auf den Plan gerufen, die die große Unsicherheit der nosologischen Eingruppierung deutlich erkennen lassen. Neben zustimmenden Äußerungen (SIMON, GAYET, SOBEL, CANNON, MARCHIONINI, TURLEY u. SHAW, TOSANTOS, C. BRAUN, SPRAFKE, FRÜHWALD, MORIMOTO, A. MÜLLER, H. BAUER, KONRAD, OBRTL, LA ROCCO, GRÜTZ, MIDANA, FRISHWASSER u. FINKLE, LEIFER, WELTON u. NOWLIN, FRANKS, JOHNSON, ROEDERER, LIMBERGER, LANG, KARRENBERG, LANDES u. MENSE, GRIEBEL, FRÖHLICH, BRUNS, RITTER, MADDEN) finden sich ablehnende, in denen das Krankheitsbild als identisch mit der Kraurosis penis et praeputii bzw. dem Lichen sclerosus et atrophicus angesehen wird und schließlich auch Stimmen, die die Frage der klinischen Einheitlichkeit offen lassen (BEEK, GENNER, SCHMIDT-LA BAUME, DE GREGORIO u. Mitarb., FREEMAN u. LAYMON, MOTA, DEGOS u. LEGRAIN, LEVER, ORMSBY u. MONTGOMERY, GANS u. STEIGLEDER, SCHÖNFELD, LUTZ, FOERSTER, POLLACK, KAMINSKY u. Mitarb., NAVARRO-MARTIN u. MATURI, CROSTI, MESDAGH u. ACHTEN, PIERARD u. Mitarb.). Auf einige der Arbeiten der genannten Autoren wird später noch eingegangen werden.

Die Bedenken, die STÜHMER selbst gegenüber der Identifizierung des von ihm herausgestellten Krankheitsbildes mit der Kraurosis Delbanco geltend macht, gründeten sich zunächst in erster Linie auf die unterschiedliche Pathogenese der beiden Affektionen, d. h., daß die Balanitis xerotica obliterans die Folge der Phimoseoperation und die Kraurosis das Endprodukt einer chronischen Entzündung ist. Es liegt auf der Hand, daß diese Feststellung nach allgemeinpathologischen Gesichtspunkten der Überzeugungskraft entbehrt, da auch die Balanitis xerotica obliterans nicht anders erklärbar ist denn als Folge eines chronischen, zunächst produktiven und im weiteren Verlauf regressiven Entzündungsablaufes. Aus dieser Betrachtung heraus hat wohl Stühmer auch seine ursprüngliche pathogenetische Auffassung später insofern erweitert, als er die Circumcision als *eine* der für die Entwicklung der Balanitis xerotica obliterans möglichen Ursachen betrachtete, da auch auf dem Boden einer langwierigen Balanitis Krankheitsbilder entstehen können, die der Balanitis xerotica ähneln. Als ursächliche Momente eines entzündlichen Reizzustandes hat Stühmer selbst medikamentöse örtliche Einflüsse sowie die Reizwirkung von Hautdesinfektionsmitteln in Betracht gezogen. In diesem Zusammenhang ist auf die kasuistischen Mitteilungen von Grütz hinzuweisen, der bei seinen sechs Fällen viermal die Entwicklung der Stühmerschen Affektion auch *ohne* ursprüngliches Vorliegen einer *Phimose* und *ohne* voraufgegangene *Phimoseoperation* auf dem Boden balanitischer Prozesse von mehr oder minder langer Dauer gesehen hat. In einem Falle konnte der anläßlich einer Leistenbruchoperation vorgenommene Jodanstrich von Glans und Praeputium mit anschließender Entzündung dieser Partien als Ausgangspunkt der Erkrankung unzweifelhaft sichergestellt werden. In einem anderen Falle lag eine diabetische Balanitis vor, die zur Balanitis xerotica obliterans geführt hatte, so daß also für die Pathogenese dieser Erkrankung entzündliche Vorgänge verschiedenen Ursprungs, und zwar banale, artefiziell-medikamentöse und vielleicht auch „konstitutionelle“ in Betracht kommen. Die Zuordnung zum Stühmerschen Krankheitsbild glaubte Grütz damit begründen zu können, daß der für die Kraurosis charakteristische *Juckreiz* fehlte und andererseits das Fehlen von bleibenden hypertrophischen Epithelveränderungen sowohl im klinischen wie im histologischen Bilde auch nicht mit den Merkmalen der Leukoplakie in Einklang gebracht werden konnte. Das subjektive Symptom des Juckreizes allerdings, das Stühmer lediglich geringgradig in einem seiner fünf Fälle festgestellt und sein Fehlen daher als pathognomonisch betrachtet hatte, verliert an differentialdiagnostischem Wert, wenn Beobachtungen anderer Autoren herangezogen und gegenübergestellt werden, die gerade dieses Symptom bei ihren Fällen von Balanitis Stühmer beobachtet hatten (Frühwald, Morimoto, Bauer, Konrad, Turley u. Shaw, Franks). Das wesentliche Moment, das Grütz veranlaßt haben könnte, das Stühmersche Krankheitsbild von der Kraurosis abzugrenzen, ist wohl darin zu erblicken, daß in seinen Fällen dem atrophisierenden Vorgang an der Glans balanitische Veränderungen voraufgegangen sind, wobei es sich um eine Anlehnung an die pathogenetische Deutung Delbancos handelt, nach der die Ursache der Kraurosis in einer funktionellen Störung der Sexualdrüsen gesehen wird. Die heute allgemein vertretene Auffassung geht allerdings dahin, daß die Kraurosis nichts anderes als die Folge eines chronischen Entzündungsprozesses ist, wie er z. B. häufig bei engem Praeputium vorkommt (Gans). Somit läßt sich zunächst die Feststellung treffen, daß das Symptom des Juckreizes ebensowenig wie die Operation einer Phimose Kriterien sind, die die Auffassung von der nosologischen Sonderstellung der Balanitis xerotica obliterans zu stützen vermögen. Es sei ergänzend noch vermerkt, daß auch im Anschluß an die Veröffentlichung von Delbanco kasuistische Beiträge über die Kraurosis glandis et praeputii bekannt wurden, aus denen ersichtlich war, daß der Juckreiz bei dieser Affektion fehlen konnte oder zumindest nur schwach ausgeprägt war, wie dies übrigens auch für die Kraurosis vulvae Gültigkeit hat (Walther). Es mag sogleich hinzugefügt werden, daß auch die *Urethralstenose* ein wichtiges Symptom der Kraurosis penis ist, womit sich die Feststellung ergibt, daß auch die von Stühmer als merkmalhaft hervorgehobene Verengung der Harnröhre, die ihn zur Verwendung des Epitheton „obliterans“ veranlaßt hatte, nicht für die differentialdiagnostische Abgrenzung der Balanitis xerotica obliterans von der Kraurosis penis verwertet werden kann. Ferner lassen auch die nach der ersten Veröffentlichung von Stühmer folgenden kasuistischen Mitteilungen keinen Zweifel daran, daß die Angabe Stühmers, die Balanitis xerotica obliterans beträfe im Gegensatz zur Kraurosis jüngere Individuen (20—30 Jahre), pathognomisch unverbindlich ist, zumal auch einer seiner Patienten 46 Jahre alt war. Es liegt eine nicht geringe Anzahl von Einzelbeobachtungen vor, bei denen es sich um Fälle handelt, die die von Stühmer angegebene Altersstufe wesentlich überschreiten (Griebel: 41; Beek: 35; Welton u. Nowlin: 38; La Rocco: 57; Morimoto: 64; Müller: 66; Grütz: 57, 60, 62, 66; C. Braun: 48; H. Bauer: 64; Degos u. Legrain: 48; Fröhlich: 60; Genner: 64; Brünauer: 69; Midana: 70; Roederer: 64; Farrington u. Mitarb.: 62; Navarro-Martin u. Maturi: fünf Fälle zwischen 46 und 70; Ritter: 74 Jahre). Es sei daran erinnert, daß sich Delbancos Fälle von Kraurosis im Alter von 39—58 Jahren befanden.

Schließlich wäre noch die Frage zu erörtern, ob das histopathologische Substrat der Stühmerschen Affektion tragfähige Anhaltspunkte bietet, die die Abgrenzung von der Kraurosis ermöglichen. Die Tatsache, daß Stühmer nur in einem einzigen Falle Gelegenheit hatte, das feingewebliche Substrat zu studieren, birgt den Nachteil in sich, daß die einem chronischen und zu skleratrophischen Umwandlungen führenden Entzündungsvorgang eigene Variationsbreite durch eine Einzelbetrachtung nicht erfaßt werden kann. Stühmer gelangte selbst zu der Feststellung, daß Delbanco sowie Galewsky im histologischen Bild der Kraurosis die gleichen Veränderungen gesehen hätten, wie sie bei der Balanitis xerotica obliterans vorkommen, doch seien sie im letzteren Falle hochgradiger ausgeprägt gewesen. Das wesentliche feingewebliche Merkmal in der Stühmerschen Originalbeschreibung ist das breite homogenisierte Bindegewebsband unterhalb einer atrophischen Deckepithelschicht. Diese Zone erschien zellarm und ödematös, und es war eine Verarmung oder sogar der Schwund der elastischen Fasern auffällig. Diese feingewebliche Struktur kehrte in allen späteren bioptischen Nachprüfungen anderer Autoren wieder, wobei sich die Feststellung ergibt, daß die für die Balanitis xerotica obliterans beschriebenen Veränderungen in gleicher Weise für das histologische Bild der Kraurosis penis et praeputii Gültigkeit haben (Frishwasser u. Finkle, Leifer, Franks, Welton u. Nowlin, Sprafke, Grütz). Dies trifft auch für die übrigen Veränderungen im Bereich der Cutis zu (perivasculäre Infiltration, Gefäßveränderungen, Zusammensetzung des entzündlichen Infiltrates aus Lymphocyten, Plasmazellen, teilweise Leukocyten), denen somit ebenfalls keine differentialdiagnostische Note zugesprochen werden kann.

Bemerkenswert ist eine ausführliche, dem Stühmerschen Krankheitsbild gewidmete Studie von De Gregorio, De Blasio und Hijar, weil sie einen recht klaren Einblick in die Pathogenese der geweblichen Vorgänge vermittelt. Die von Stühmer gewählte Krankheitsbezeichnung ersetzen die Autoren durch eine andere Nomenklatur, indem sie von einer „Balanitis inflammatoria chronica atrophicans et sclerosans“ sprechen. Daß es sich in der Benennung Balanitis „inflammatoria“ um eine Tautologie handelt, bedarf dabei kaum der Erwähnung. Von ihren zwölf Fällen waren nur sieben einer Circumcision unterworfen gewesen, womit der von verschiedenen Seiten hervorgehobene Tatbestand zum Ausdruck kommt, daß sich ein chronisch atrophisierender Prozeß auch ohne voraufgegangene Phimektomie ausbilden kann.

Die Autoren sind der heute wohl allgemein anerkannten Ansicht, daß der Entstehungsmechanismus ohne Schwierigkeit durch eine chronische Entzündung, unterhalten durch rezidivierende Balanoposthitiden auf dem Boden einer kongenitalen partiellen oder totalen Phimose, zu erklären sei. Die mangelhafte Möglichkeit lokaler Hygiene bei Individuen mit kongenitaler Phimose führt unter Mithilfe sekundärer bakterieller Besiedlung (Streptokokken, Staphylokokken, Spirillen usw.) zu rezidivierenden Balanoposthitiden und schließlich zu einem chronischen Entzündungszustand, dem eine Phase der Atrophie und Sklerose folgt. Die Autoren stützen ihre Auffassung auf histologische Studien, die sie zu *verschiedenen Zeitpunkten* der Entwicklung bei mehreren Patienten durchgeführt hatten. Es ergab sich dabei, daß es sich um einen geläufigen allgemein-pathologischen Vorgang handelt. Die pterygiumartigen Verklebungen zwischen Glans und innerem Präputialblatt stellen lediglich narbige Adhäsionen dar, und die Meatusstenose und Sklerose der Urethra sind nach Ansicht der Autoren Folgen einer chronischen Urethritis, die sich im Anschluß an eine Balanoposthitis entwickelt und wohl weniger Ausdruck der Ausbreitung der Sklerose der Glans ist. Wenn auch in einem Teil dieser Fälle die Existenz einer chronischen gonorrhoischen und nichtgonorrhoischen Urethritis konstatiert werden konnte, so ist es andererseits nicht abzustreiten, daß die Stenose der äußeren Harnröhrenmündung auch eine ausschließliche Folge der im vorderen Anteil der Glans sich abspielenden atrophisierenden und sklerosierenden Vorgänge ist.

Die nosologische Konzeption STÜHMERs wird von DE GREGORIO u. Mitarb. unter Stützung auf folgende Merkmale widerlegt: Einige Male konnten die von STÜHMER als postoperativ angesprochenen Symptome bereits *vor* der Operation der Phimose konstatiert werden, und zwar Verklebungen zwischen Glans und Praeputium, atrophische pigmentfreie Herde, glänzende Stellen und Schrumpfungen (Balanitis atrophicans), woraus hervorgeht, daß diese Veränderungen, d. h. eine atrophisierende Balanitis, bereits vor der Circumcision unterhalten werden können. Weiterhin wird festgestellt, daß die Balanitis xerotica obliterans bei Trägern eines langen phimotischen Praeputiums beobachtet wird, das nicht leicht retrahierbar ist, weshalb der Beginn der Erkrankung unbemerkt bleibt. Die auf dieser Grundlage sich entwickelnden Balanoposthitiden verlaufen mehr oder weniger akut oder torpid, im ernsteren Falle als akute lokale Entzündung hochgradig purulenter Natur mit Juckreiz, Prickeln, Brennen usw. Im letzteren Falle haben die Entzündungsvorgänge einen mehr blanden und chronisch-rezidivierenden Verlauf. So erkennt man bei Individuen, die das Praeputium retrahieren können, auf der Glans einige lebhaft gerötete entzündliche Plaques. Die Ausprägung der Entzündung wechselt von Fall zu Fall hinsichtlich Grad, Form und Ausdehnung und im weiteren Verlauf treten die von STÜHMER beschriebenen Symptome auf, und zwar Schleimhautbezirke verschiedenen Farbtons, hyperpigmentierte neben weißlichen, nichtglänzenden und atrophischen Läsionen. Man beobachtet auch noch eine frühere Phase, nämlich eine solche subakuter Natur, mehr oder weniger torpid, mit lebhaft rotem Farbton und blutenden Erosionen, und schließlich ein spätes Stadium, in dem die Glans sklerosiert, glanzlos und atrophisiert ist. Bei Individuen, die eine Circumcision durchgemacht haben, ist der atrophisierende und sklerosierende Prozeß von Narbenretraktionen im Bereich des Präputialstumpfes und der Zone um den Meatus herum begleitet. In einigen Fällen manifestiert sich die Sklerose über eine längere Strecke der Urethra, eventuell durch den ganzen Glansbereich hindurch, wodurch es zur Obliteration mit entsprechenden Miktionsbeschwerden kommt. Die Sklerosierung des Meatus und der Urethra im Glansbereich ist nach Ansicht der Autoren, wie oben erwähnt, das Endprodukt einer alten Urethritis, die durch rezidivierende Balanoposthitiden hervorgerufen sein kann, wenn nicht eine chronische Urethritis von vornherein bestanden hat. Dieser Urethralstenose begegnet man in einzelnen

Fällen und nicht mit Regelmäßigkeit, und sie kann erst mehrere Jahre nach dem chirurgischen Eingriff auftreten, jedoch nicht als postoperative Komplikation — wie STÜHMER annimmt —, sondern als Folge einer Urethritis. So vergehen mehrere Jahre, bis sich das ganze Syndrom der Erkrankung entwickelt (s. auch ROEDERER sowie SIMON).

Bei ihren Untersuchungen über die Histogenese atrophischer Vorgänge am phimotischen Praeputium sowie der Balanitis xerotica obliterans haben HERMANN und STÜTTGEN auch den histologischen Untersuchungen des Nervensystems eine sorgfältige Betrachtung gewidmet, wobei sich ergab, daß gerade die Stühmersche Affektion durch sehr intensive, wenn auch unspezifische Zerstörungen der nervösen Substanz ausgezeichnet ist, was mit zahlreichen instruktiven Abbildungen belegt wird.

Für eine Übereinstimmung der klinischen Merkmale der Kraurosis und der Balanitis xerotica obliterans spricht sich auch BEEK aus. Er hält eine Unterscheidung der verschiedenen chronisch schrumpfenden Balanitiden nach genetischen Gesichtspunkten für eine sinnvolle Einteilung, und zwar in die folgenden Formen:

1. Atrophia progressiva penis spontanea (Typus Delbanco).
2. Atrophia progressiva penis post balanitidem (Fälle von GRÜTZ, GENNER, BRÜNAUER u. a.).
3. Atrophia progressiva penis post operationem (Typus Stühmer).

Dieser Einteilung schließen sich unter Hinweis auf fünf eigene Beobachtungen auch NAVARRO-MARTIN und MATURI an, allerdings mit dem Unterschied, daß an Stelle der Bezeichnung „post balanitidem" diejenige von „post irritationem" gesetzt wird. Der Vollständigkeit halber sei noch eine andere, von TRABUCCO und COMMOTO gewählte Nomenklatur angeführt. Die Autoren sprechen von einer „Balanoposthitis xeroplastica obstructiva", womit sie zwei eigene Fälle bezeichnen, die mit der Symptomatologie der Stühmerschen Affektion übereinstimmen.

In der amerikanischen Literatur haben WELTON und NOWLIN (1949) 38 Fälle registriert, die in der Zeit von 1935—1947 veröffentlicht worden waren, wobei der erste Bericht von MADDEN (1935) stammt, während in Frankreich es SIMON war, der die französischen Ärzte 1937 erstmalig auf diese Affektion aufmerksam machte. In den USA waren es besonders FREEMAN und LAYMON (1941), deren 24 Fälle in der Statistik von WELTON und NOWLIN enthalten sind, die die Stühmersche Affektion einem systematischen Studium unterzogen hatten, wobei sie sich ebenfalls vor die unüberbrückbaren Schwierigkeiten hinsichtlich einer exakten Abgrenzung der Stühmerschen Affektion nicht nur von der Kraurosis und der Leukoplakie, sondern auch von der Sklerodermie und dem Lichen sclerosus et atrophicus gestellt sahen. In der Kasuistik von FREEMAN und LAYMON ist bemerkenswert, daß das Alter der Erkrankten vom 22. bis zum 65. Lebensjahr reichte, in keinem Falle eine Beziehung zu einer voraufgegangenen Circumcision bestand und wiederholte Balanoposthitiden nennenswerter Natur nur in einem Falle zu verzeichnen waren, während in jedem Falle eine Urethralstenose bestand. Hinsichtlich des Verlaufes, des klinischen Bildes und der histologischen Struktur decken sich die Merkmale mit den Befunden von DE GREGORIO u. Mitarb. Die Autoren gelangten allerdings zu der Auffassung, daß die Balanitis xerotica obliterans eine Variante des Lichen sclerosus et atrophicans sei. Auch KAMINSKY u. Mitarb. bekennen sich zu der nosologischen Ansicht von FREEMAN und LAYMON, doch halten sie andererseits eine vorausgegangene Beschneidung für einen unerläßlichen Kausalfaktor. Wir können LAYMON darin beipflichten, daß zwischen Balanitis xerotica obliterans, Kraurosis penis und Lichen sclerosus et atrophicus zumindest im vollausgebildeten Entwicklungsstadium keine verbindlichen histopathologischen Differenzen bestehen, dennoch aber dieser Umstand und die Tatsache, daß sie neben der Lokalisation am Penis auch den Befall anderer Hautpartien beobachtet hätten, nicht die Annahme der Indentität des atrophischen Lichen mit der von STÜHMER herausgestellten Affektion rechtfertigt. Andererseits gibt es im Genitalbereich pathologische Zustände, die dem Bilde der Balanitis xerotica obliterans morphologisch sehr nahe stehen, wie dies für den Fall von DEGOS und LEGRAIN Gültigkeit hat, bei dem es sich aber um eine Skleratrophie der Glans und der Harnröhrenmündung in Kombination mit einem histologisch gesicherten Lichen planus des Praeputiums („Scleratrophia balanopraeputialis meatica") gehandelt hat.

Die große Schwierigkeit, der Balanitis xerotica obliterans eine differentialdiagnostische Sonderstellung zuzuerkennen, besteht darin, daß — wie auch GEHRELS sowie RINALDI in einer ausführlichen Studie über die stenosierenden Genitalatrophien betonen — zu Atrophie und Schrumpfung führende Prozesse der Glans und des Praeputiums von ganz unterschiedlicher Pathogenese sein können, so daß sich aus dem definitiven Krankheitsprodukt meistenteils keine sicheren Rückschlüsse ziehen lassen. Nach klinisch-morphologischen und histopathologischen Gesichtspunkten dürfte eine Abtrennung der Kraurosis Delbanco von der Balanitis xerotica obliterans Stühmer der gesicherten Grundlage entbehren, so daß — wenn überhaupt — nur pathogenetische Unterscheidungsmöglichkeiten in Erwägung gezogen werden könnten. In diesem Sinne dürfte die Tatsache, daß die Stühmerschen Fälle Träger einer Phimose waren, von wesentlicher Bedeutung für die Entstehung der Atrophie sein, insofern, als sich in einem phimotischen Präpitualraum mehr oder minder subklinische und subjektiv vielleicht unbemerkte Entzündungsvorgänge abspielen, die die Grundlage für den von STÜHMER beobachteten Krankheitsprozeß darstellen. Dies deckt sich auch mit der von H. SCHUERMANN geäußerten pathogenetischen Deutung, daß nämlich die Circumcision keine ursächliche Bedeutung hat, sondern nur den Anstoß zur „Entartung" eines bereits präoperativ vorhanden gewesenen Entzündungsvorganges, der eventuell auch die Veranlassung zur Operation war, abgegeben habe. Dieser Auffassung, die auch von SALMONI vertreten wird, muß wohl zugestimmt werden, denn sie bringt nach allgemein-pathologischen Gesichtspunkten folgerichtig zum Ausdruck, daß nicht die Entfernung des Praeputiums die Grundlage für die Entwicklung des sklerosierenden und atrophisierenden Vorganges ist, sondern die im eingeengten Präputialraum sich abspielenden chronischen entzündlichen Reizzustände. Einen solchen Fall hat STÜHMER selbst demonstriert (40jähriger Mann), bei dem sich auf dem Boden einer Phimose eine chronische Balanitis mit erosiven Läsionen entwickelt und schließlich zur Atrophie von Glans und Praeputium geführt hatte („Balanitis atrophicans chronica"). Hierher gehört auch der Fall (57jähriger) von LA ROCCO („Xerosis balanitica"). Die gleiche pathogenetische Entwicklung dürfte dem Fall von RINALDI (27jähriger Kranker, auf dem Boden einer seit 3 Jahren bestehenden Balanoposthitis Entstehung einer Atrophie mit Meatusstenose, offenbar ohne Phimose) zugrunde liegen, so daß es eigentlich nicht erforderlich war, eine neue Nomenklatur zu wählen („Balanoposthitis inflammatoria chronica atrophicans").

Würde STÜHMERs Ansicht über die pathogenetische Bedeutung des operativen Eingriffes Gültigkeit haben, so müßte man zu der Annahme gelangen, daß die Erhaltung des Praeputiums die Entstehung der Balanitis xerotica obliterans entgegengewirkt hätte und die Aussage MARCHIONINIs, daß diese Erkrankung bei Völkern mit ritueller Beschneidung nicht vorkomme, nicht recht zu verstehen ist. So versteht sich auch ein von LINSER demonstrierter Kranker (69 Jahre) mit progredient verlaufener Balanitis xerotica obliterans nach unvollständiger Phimoseoperation, die sich erst nach totaler Circumcision deutlich besserte. Es sei noch daran erinnert, daß bereits FOURNIER von einer „Balanitis interstitialis et profunda" als Folge rezidivierender Balanitiden gesprochen hatte, worunter er einen skleratrophischen Endzustand verstand, der mit der Kraurosis von DELBANCO identisch ist.

Auf die Möglichkeit der Entstehung der Balanitis xerotica obliterans auf einem chronisch-entzündlichen Terrain weisen auch die Beobachtungen von HEINZMANN sowie von HOFMANN hin. Der 63jährige Patient von HEINZMANN hatte bereits vor der Operation eine sklerosierende Phimose am distalen Ende des Praeputiums, die eine hochgradige Erschwerung der Harnentleerung mit sich gebracht hatte. Nach der Operation besserte sich der Zustand, aber die restliche Vorhaut war nach 3 Monaten mit der Glansoberfläche verwachsen und die Miktion nur in feinstem Strahle möglich. Wegen der Gefahr der Harnstauung war die Penisamputation vorgenommen worden. HEINZMANN erklärte sich den Vorgang in der Weise, daß der bereits präoperativ vorhanden gewesene sklerotisch-phimotische Zustand des Praeputiums einen chronisch entzündlichen Reizzustand unterhalten hatte, der nach der augenscheinlich unvollkommenen Phimoseoperation weitergelaufen war, mit dem Ergebnis einer fast völligen Obliteration der Harnröhrenmündung.

Ähnlich liegt der Fall HOFMANNs, bei dem es sich um ein Kind handelte, das wenige Tage nach der Geburt circumcidiert worden war. 4 Wochen nach der Operation hatte sich das Praeputium wieder ausgebildet und war durch adhäsiv-entzündliche Vorgänge mit dem Glansepithel verwachsen. Am Meatus hatte sich eine Schwiele gebildet, die nur einen dünnen Harnstrahl durchließ, so daß chirurgische Korrektion notwendig wurde. Wenn es sich in beiden Fällen auch nicht um „lege artis" ausgeführte Circumcisionen gehandelt hatte, wie dies von STÜHMER postuliert wird, so kann doch nicht bestritten werden, daß die Anwesenheit des Praeputiums in der Pathogenese dieser Zustände eine unbedingte Voraussetzung war.

Fassen wir auf Grund der kritischen Beurteilung der von STÜHMER herausgestellten Merkmale im Hinblick auf die Vorgeschichte, auf die Altersverteilung, das klinische Bild, die feingewebliche Struktur und schließlich die subjektiven Symptome unsere Auffassung über die nosologische Einheitlichkeit der Balanitis xerotica obliterans noch einmal zusammen, so müssen wir feststellen, daß dieser Erkrankung kein Merkmal eigen ist, das eine Abgrenzung gegenüber der Kraurosis Delbanco bzw. der gleichsinnigen Balanitis interstitialis et profunda von FOURNIER mit Sicherheit rechtfertigt.

f) Prognose

Die Voraussage wird ganz beherrscht von der fortschreitenden Stenosierung der äußeren Harnröhrenmündung, während die atrophisierenden und sklerosierenden Vorgänge an Glans und Praeputium keine oder nur unwesentliche subjektive Symptome hervorrufen. GAYET betont ausdrücklich die mit der Striktur im Meatusbereich verbundene Komplikation im Hinblick auf die Harnretention, die Schädigung der hinteren Harnröhre, der Blase und der Nieren und schließlich die Möglichkeit der Entwicklung einer perinealen Phlegmone. Es ist ferner daran zu denken, daß gelegentlich die Entwicklung eines Carcinoms auf dem atrophisch-sklerotischen Terrain der Balanitis xerotica obliterans beobachtet worden ist (STÜHMER, GRÜTZ, ROEDERER).

g) Differentialdiagnose

Differentialdiagnostisch stehen, abgesehen von der sowohl hinsichtlich des klinischen Bildes wie auch der histologischen Struktur nicht sicher abgrenzbaren Kraurosis, die Leukoplakie, die Sklerodermie, der Lichen sclerosus et atrophicus zur Debatte. Während die Leukoplakie als hypertrophischer Prozeß der Epidermis in ausgeprägten Fällen bereits makroskopisch abgegrenzt werden kann, kommen Übergangsformen vor, die GEHRELS — allerdings nicht mit STÜHMERs Anerkennung — veranlaßt haben, die Stühmersche Affektion als Leukoplakie-Kraurosis anzusehen, weil in der einzigen von STÜHMER vorliegenden Beschreibung das feingewebliche Bild neben der Atrophie an einer Stelle auch eine Hypertrophie gezeigt hat. Die Sklerodermie und die Erythroplasie sind klinisch und histologisch gut abgrenzbar, während das an sich seltene Krankheitsbild des Lichen sclerosus et atrophicus im typisch ausgeprägten Falle auf Grund der zirzinären oder netzartigen Anordnung der glänzenden, unregelmäßig oder polygonal gestalteten papulösen Elemente klinisch-morphologisch leichter zu erkennen ist als mikroskopisch. Die genaue Inspektion der gesamten Körperoberfläche ist daher in jedem Falle zu fordern, damit nicht eventuelle Licheneruptionen übersehen werden. In der Regel sind aber die Papeln des Lichen sclerosus atrophicans diskret angeordnet oder konfluieren untereinander, wobei die zentrale Dellung der Papeln diagnostisch hinweisend ist. Papulöse Elemente gehören nicht zum Erscheinungsbild der Balanitis xerotica obliterans, ebenfalls nicht die gleichzeitige Lokalisation an extragenitalen Hautpartien. FREEMAN und LAYMON beziehen sich bei ihren Untersuchungen auf eine eigene Beobachtung, deren Merkmal darin besteht, daß bei einem Lichen sclerosus et atrophicus zugleich eine partielle Stenose des Meatus vorlag. Diese Komplikation lag auch in einem Falle von BECKER vor (Lichen sclerosus et atrophicus des Körpers mit partieller Stenose der Urethralmündung).

h) Therapie

Während die Atrophie der Glans lediglich im Interesse der Fernhaltung mechanischer Schädigung einer örtlichen Behandlung (nach STÜHMER Borsalbe) bedarf, wird die sich langsam progredient verhaltende Meatusstenose mit ihren potentionellen Gefahren der Harnretention mit Rückwirkung auf die hintere Harnröhre, die Blase und die Nieren Gegenstand einer rechtzeitigen chirurgischen Intervention, d.h. Spaltung der Harnröhrenmündung sein (z.B. Urosepsis mit Notwendigkeit der Penisamputation im Falle von HOFMANN). Mit einem Rezidiv der Stenosierung ist zu rechnen, so daß die Spaltung eventuell wiederholt werden muß. Bei geringeren Graden von Stenosierung kann die wiederholte Dilatierung der Harnröhre eine eventuell ausreichende Maßnahme sein. In den Fällen, wo sich der skleratrophische Prozeß bei noch vorhandenem oder phimotischem Praeputium entwickelt, ist die rechtzeitige Circumcision eine prophylaktische Maßnahme, um rezidivierende Balanoposthitiden zu vermeiden. Es verdient noch der Erwähnung, daß FARRINGTON u. Mitarb. durch intravenöse Verabreichung von 0,1%igem Novocain (4500 cm^3 innerhalb von 4 Tagen) einen deutlichen Rückgang der durch die Balanitis xerotica obliterans bedingten subjektiven und objektiven Symptome beobachteten. CHRISTIANSEN hat in seinen drei Fällen mit gutem Effekt lokale Injektionen von Hydrocortison angewendet. Unter der lokalen Behandlung von 1‰ Äthylmercurithiosalicylsäure, Dilatation der Harnröhre und Injektionen von Testosteronpropionat (20—25 mg jeden 2.—3. Tag über 7 Monate) sahen J. J. MEYER u. Mitarb. eine nahezu völlige Rückbildung einer skleratrophischen Balanitis, die sich in 10 Jahren auf dem Boden einer Phimose herausgebildet hatte.

2. Balanoposthitis chronica circumscripta benigna plasmacellularis (Zoon)

Synonyma: Balanoposthitis chronica plasmocytaria (Rendón Pizano), Plasmocytoma penis (Blau und Hyman), Balanoposthite à plasmocytes (Duperrat und Goetschel).

Dieses Krankheitsbild wurde von Zoon erstmalig in der niederländischen dermatologischen Gesellschaft 1950 demonstriert, und den bei dieser Gelegenheit zur Diskussion gestellten drei Fällen wurden 1952 fünf weitere hinzugefügt. Die Ähnlichkeit dieser Affektion mit der Erythroplasie Queyrat ist nach Zoons Angaben so groß („parfaitement semblable"), daß sie von der letzteren nur mit Sicherheit durch das histologische Bild abgegrenzt werden könne.

a) Klinisches Bild

Die *Lokalisation* der erythroplasieartigen Läsionen betraf in dem Material von Zoon in fünf Fällen das Dorsum glandis penis und das innere Präputialblatt, einmal das Dorsum glandis und den Sulcus coronarius und in den beiden übrigen Fällen einmal den Bereich um das Orificium urethrae (einschließlich Fossa navicularis urethrae) und das andere Mal das innere Präputialblatt. Die Dauer der Erkrankung betrug zwischen 1 und 20 Jahren und das Alter der Patienten 24, 25, 58, 60, 61, 64, 67 und 74 Jahre. In keinem der Fälle konnte eine Beteiligung der regionären Lymphknoten festgestellt werden. Subjektive Beschwerden oder Störungen der Kohabition hatten nicht vorgelegen. Trotz der von Zoon in seiner Originalbeschreibung angegebenen (und jüngst erst wieder von Rendón Pizano betonten) vollkommenen Übereinstimmung des klinischen Erscheinungsbildes der Balanitis plasmacellularis mit dem der Erythroplasie haben nachfolgende Beobachter versucht, pathognomonische Merkmale herauszustellen, die die Abgrenzung dieser beiden Affektionen bereits ohne Kenntnis des feingeweblichen Bildes mit großer Wahrscheinlichkeit ermöglichen. Garnier betont die *Multiplizität* der erythroplasieartigen Läsionen, ihren *unregelmäßigen* und teilweise *ausgezackten* Rand, Merkmale, auf die auch Nödl sowie Nikolowski und Wiehl als differentialdiagnostisch wichtig aufmerksam machen. Der Patient von Nödl war 62 Jahre alt, die Erkrankung hatte seit mehr als einem Jahr bestanden und war im Bereich der Prädilektionsorte, nämlich an der Glans penis und der inneren Lamelle des Praeputiums lokalisiert. Trotz der weitgehenden Ähnlichkeit mit der Erythroplasie waren im klinisch-morphologischen Bilde Merkmale wahrnehmbar, die auch ohne Biopsie die Diagnose ermöglichten, und zwar *punktförmige Blutungsherde* im Erkrankungsbereich, ein braunroter auf Hämosiderinablagerungen und somit auf einen cutan-vasculären Prozeß hinweisender Farbton, der von dem lebhaft roten Aussehen der Erythroplasie abweicht. Ein weiteres trennendes Merkmal wird in der an manchen Stellen wahrnehmbaren allmählichen Auflösung der Herde in Einzelelemente mit kleinsten *Gefäßektasien* und *Blutungsphänomenen* erblickt. Die Oberfläche der Läsion war lackartig glänzend, wie poliert aussehend im Gegensatz zu der gekörnten und samtartigen Oberfläche der Erythroplasie, die außerdem durch scharfe Randzeichnung charakterisiert ist. Blutungsphänomene kennzeichneten auch den Fall von Duperrat und Goetschel (85jähriger Mann), dürften jedoch nicht immer als obligates Symptom der Zoonschen Affektion angesehen werden, da sie in der Originalbeschreibung von Zoon nicht vermerkt werden, doch konnten auch wir sie in einem unserer eigenen zwei Fälle (65jähriger Mann, seit 2 Jahren bestehend; [s. Abb. 2 und 3)]; der zweite Patient war 49 Jahre alt) konstatieren. Dennoch verdient das Vorhandensein von Extravasaten als differentialdiagnostisches Merkmal Beachtung, da es bei der Erythroplasie nicht beobachtet wird und somit die von

ZOON genannten morphologischen Merkmale ergänzt.

Im Hinblick auf die drei von NIKOLOWSKI und WIEHL mitgeteilten Fälle (49, 58, 74 Jahre alt), deren klinisches Bild mit der Deskription von NÖDL weitgehend übereinstimmt, ist als besonders bemerkenswert die Tatsache hervorzuheben, daß die Autoren in einem ihrer Fälle (49jähriger Patient) neben der Lokalisation der Zoonschen Affektion am Genitale eine identische Veränderung auch an der *Wangenschleimhaut* (Pareiitis plasmacellularis) beobachtet hatten, der H. SCHUERMANN in der 2. Auflage seiner Monographie „Krankheiten der Lippen und der Mundschleimhaut" ein eigenes Kapitel gewidmet und die Mundhöhlenlokalisation schließlich durch die Beobachtung des Krankheitsbildes am harten Gaumen („Uranitis plasmacellularis") erweitert hat. Es bedarf weiterhin der Erwähnung, daß es von dem bisher beschriebenen klinischen Bilde gewisse *Abweichungen* gibt insofern, als der Fall von TAGLIAVINI und LANCELLOTTI, der zugleich der erste des italienischen Schrifttums ist, dadurch ausgezeichnet war, daß trotz feingeweblicher Übereinstimmung die Läsionen einen rosaroten Farbton und *erosive* fleckförmige *Veränderungen* aufwiesen mit der Tendenz zu Synechien zwischen innerem Präputialblatt und Glansoberfläche. Eine ähnliche Beobachtung machten ROEDERER (76 jähriger Mann, Verklebung zwischen innerem und äußerem Vorhautblatt und zum Teil ulceröse Veränderungen bei charakteristischer Histologie) und WINKLER. Bevor sich mit der Balanitis plasmacellularis deutsche Autoren beschäftigten, sind mehrere kasuistische Berichte in Frankreich erschienen. Nach der ersten Mitteilung durch ROEDERER (1953, später 1956)

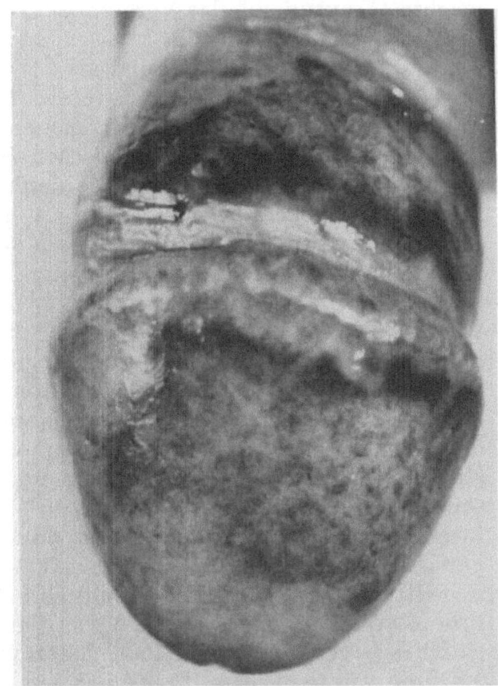

Abb. 2. 66jähriger Patient. Balanoposthitis chronica circumscripta benigna plasmacellularis

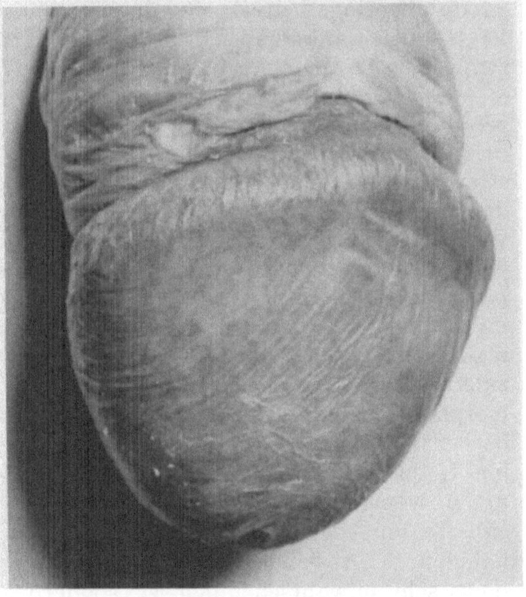

Abb. 3. Der gleiche Fall wie auf Abb. 2. Fast völlige Abheilung nach Circumcision. Die Narbe vor der Corona glandis ist durch eine Probeexcision bedingt

machte GARNIER auf das Vorkommen dieser Erkrankung auch beim *weiblichen Geschlecht* aufmerksam, die klinisch und histopathologisch dem von ZOON beschriebenen Bild entsprach und als „*Vulvite érythémateuse circonscrite benigne à type érythroplasique*“ bezeichnet wurde. In den beiden Fällen von GARNIER (30- und 28jährige Frau) waren die Läsionen im Bereich der Vulva lokalisiert, wobei im ersteren Falle im histologischen Bild Merkmale zur Beobachtung kamen, die zunächst an eine Erythroplasie denken lassen konnten (Kernanomalien der Retezellen, dyskeratotische Zellen mit pyknotischen Kernen, Acanthose, plasmacelluläres Infiltrat der Cutis), doch hatte die 5jährige Beobachtung keinen Anhaltspunkt für maligne Umwandlung geboten, so daß dieser Fall als mit der Zoonschen Affektion identisch angesehen werden konnte. Auch im zweiten Falle war das histologische Substrat für die Erythroplasie zunächst verdächtig, doch fehlten trotz 6monatigen Bestandes jegliche Anzeichen für maligne Entartung. Inzwischen hat auch ZOON (1955) zwei Fälle von „*Vulvitis plasmacellularis*“ demonstrieren können, die im feingeweblichen Bilde alle typischen Merkmale der Affektion gezeigt hatten. Je ein weiterer Fall der französischen Literatur stammt von GRACIANSKY, BOULLE und GRUPPER (1954) (74jähriger Mann mit seit 4 Jahren bestehenden erythematösen Plaques am Penis und an der Kranzfurche) sowie von DUPERRAT und GOETSCHEL (1955), der unter der Bezeichnung „Balanoposthite à plasmocytes“ publiziert worden war. Im deutschen Schrifttum hat HORNSTEIN (Klinik von H. SCHUERMANN) kürzlich eine ausführliche Darstellung eines Falles von „Vulvitis chronica plasmacellularis“ (58 jährige Frau) gebracht. Offenbar gehört auch der von CARTEAUD, MEYER und LEBRUN veröffentlichte Fall einer seit 20 Jahren bestehenden „Erythroplasie vulvaire“ bei einer 58jährigen Patientin hierher, doch steht der nosologisch sicheren Eingruppierung die fehlende histologische Untersuchung im Wege. Es dürfte allerdings kein Zweifel daran bestehen, daß im Falle des Vorliegens einer Erythroplasie innerhalb eines Zeitraumes von 20 Jahren bereits Merkmale einer atypischen Proliferation in Erscheinung getreten wären, so daß diese Beobachtung an dieser Stelle genannt werden darf. Die von SACHS und SACHS (1948) mitgeteilten zehn Fälle von „Erythroplasie Queyrat“ dürften mit großer Wahrscheinlichkeit auf einer irrtümlichen Deutung beruhen, da sich im histologischen Substrat keine Merkmale einer Prämalignität oder Malignität nachweisen ließen und der ausgesprochen plasmacelluläre Charakter des entzündlichen Infiltrates eher für die Zugehörigkeit dieser Fälle zur Balanitis plasmacellularis spricht. Wohl ist die Anwesenheit eines im wesentlichen aus plasmacellulären Elementen aufgebauten cutanen Infiltrates allein nicht beweisend für das Vorliegen der Identität mit der von ZOON herausgestellten Erkrankung, da bekanntlich die Stromareaktion, z. B. im Bereich von Basaliomen, chronischen Follikulitiden und nicht zuletzt der Erythroplasie Queyrat einen deutlichen und zuweilen fast monomorphen Plasmazellcharakter aufweisen kann, doch läßt sich das Fehlen spezifischer Abweichungen der epithelialen Zellstrukturen in den Fällen von SACHS und SACHS nicht mit der Diagnose der Erythroplasie in Einklang bringen, dies um so weniger, als es sich um Patienten jüdischer Abstammung, also Circumcidierte im Alter von 25—50 Jahren handelte, bei denen (mit wenigen Ausnahmen; s. Abschnitt über Phimose) nicht nur die Entwicklung eines Carcinoms sehr unwahrscheinlich ist, sondern auch, wie SULZBERGER erwähnt, noch niemals eine Erythroplasie festgestellt worden ist.

b) Ätiologie und Pathogenese

Hinsichtlich der bei der Balanitis plasmacellularis ursächlich obwaltenden Bedingungen sind bisher noch alle Fragen offen. In einem der Fälle von ZOON lag eine Phimose vor, deren Beziehung zur Krankheitsentstehung der Autor zwar für unwahrscheinlich hielt, auf Grund der Angaben von Nödl sowie Winkler aber nicht von der Hand zu weisen sein dürfte (in den neun Fällen von Winkler bestand in fünf eine Vorhautverengung). Der chronisch-produktive Entzündungsvorgang, der in der Plasmazelleninfiltration zum Ausdruck kommt, ist nach Nödls Auffassung die Folge einer Durchblutungsstörung, die vielleicht mit dem Erliegen der Hormonproduktion in Beziehung steht (s. auch Winkler). Wohl war der Patient von Nödl bereits 62 Jahre alt, so daß für diesen Fall eine derartige pathogenetische Deutung angenommen werden könnte, doch dürfte sie wiederum für andere Fälle nicht zutreffen, da z. B. zwei der Patienten Zoons 24 und 25 Jahre alt waren. Die Vermutung von Nikolowski und Wiehl, daß Traumen in der Nähe größerer Körperöffnungen eine Rolle spielen und zu der besonderen Reaktionsart, die für die Balanitis plasmacellularis eigentümlich ist, führen, wird auch von Winkler nicht abgelehnt, obwohl er in keinem seiner Fälle einen Anhaltspunkt für ein größeres Trauma gefunden hatte. Aber der Nachweis eines Keimzentrums (Reaktionszentrums) in einem Falle (s. auch Nikolowski und Wiehl sowie H. Schuermann) legt diese Möglichkeit nahe, da ein derartiger Reaktionstyp (lympho-reticuläre Hyperplasie) im Zusammenhang mit Traumen immer wieder zu beobachten ist. Es steht dem aber nichts entgegen, in den Fällen mit einer Phimose an einen chronischen äußeren Reizfaktor zu denken, eine pathogenetische Deutung, die die Beobachtungen von H. Schuermann an Fällen im Bereich der Mundschleimhaut (Urenitis plasmacellularis), bei denen äußere Reize, unter anderem Prothesen(druck)wirkungen, eine Rolle zu spielen scheinen, nahelegen. Neuerdings faßt H. Schuermann die den bisherigen Mitteilungen gemeinsame Lokalisation der Krankheitsäußerungen mit den Kennzeichen der entzündlich-reaktiven Plasmazellproliferation im histologischen Bilde unter dem Oberbegriff der „Plasmocytosis circumorificialis“ zusammen.

c) Histologie

Das histologische Substrat war in den Fällen von Zoon durch ein auffallend einheitliches Bild gekennzeichnet. Die Epidermis ist atrophisch und auf wenige Zellagen reduziert, lediglich in einem Falle bestand ein leichter Grad von acanthotischer Verbreiterung. Stellenweise besteht intra- und extracelluläres Ödem (Spongiose) sowie hydropische Schwellung und vacuoläre Beschaffenheit einzelner Zellen, die eine große Ähnlichkeit mit dyskeratotischen Elementen haben, doch finden sich keine mit den Verhältnissen der Erythroplasie zu vergleichenden Veränderungen, auch keine Mitosen. Das Stratum granulosum wird in allen histologischen Schnitten vermißt, auch besteht keine Hyperkeratose. Die Papillarkörper sind verstrichen, so daß die Begrenzung zwischen Epidermis und Cutis gradlinig verläuft.

Das im oberen Cutisanteil liegende entzündliche Infiltrat ist gegenüber dem darunter befindlichen etwas gequollenem Bindegewebe ziemlich scharf begrenzt, weniger deutlich gegenüber dem seitlich angrenzenden normalen Cutisbereich. In einigen Schnitten war das cutane Infiltrat durch einen schmalen Streifen reaktionslosen Bindegewebes von der Epidermis getrennt. Das celluläre Infiltrat setzt sich zum größten Teil aus *Plasmazellen* zusammen, daneben finden sich einzelne Mastzellen, die hauptsächlich entlang den Gefäßen und Nerven angeordnet sind, sowie vereinzelte Lymphocyten, Eosinophile und Fibroblasten. Die Capillaren sind in großer Zahl erweitert und ihre Wände verdickt. Als Folge des Ödems des Bindegewebes sind die elastischen Fasern auseinandergedrängt, zeigen aber keinerlei degenerative Veränderungen. In allen Schnitten werden Russelsche Körperchen angetroffen, die sich von den Plasmocyten ableiten; die Berliner Blau-Reaktion ist negativ.

Die bioptischen Analysen, die von einzelnen Nachbeobachtern angestellt wurden, führten einerseits zur Bestätigung des von ZOON beschriebenen feingeweblichen Aufbaues, erbrachten andererseits auch zugleich eine Erweiterung der histologischen Details. Statt einer Atrophie fand WENTHOLT (39jähriger Mann) eine mäßige Acanthose und in Abweichung bzw. Ergänzung der Zoonschen Deskription NÖDL stellenweise *Extravasate* von Erythrocyten und daneben im Bindegewebe liegende oder phagocytierte schollig-kristalline Einlagerungen mit positiver Turnbullblau-Reaktion (Hämosiderin), ein Befund, den wir bestätigen können. Ferner fielen sudanophile Granula in den geschwollenen Wandelelementen der erweiterten Gefäße auf und bei Anwendung der Gitterfaserfärbung neben einer erheblichen Capillarsprossung noch eine Wucherung der reticulären, perivasculären Keimgewebe sowie auffallender Reichtum an Russelschen Körperchen. NIKOLOWSKI und WIEHL heben ebenfalls das massenhaft Hämosiderin aufweisende und überwiegend aus Plasmazellen von sehr variabler Gestalt aufgebaute Infiltrat in ihrer ersten Krankenbeobachtung hervor, konnten jedoch eine Neubildung von Reticulumfasern nicht bestätigen. Die zweite Beobachtung der letztgenannten Autoren (74jähriger Patient, seit einem halben Jahr bestehend) ist dadurch eine Besonderheit, daß sich im histologischen Bild dieser in der Kranzfurche lokalisierten und auf das innere Präputialblatt übergreifenden Affektion im tieferen Coriumbereich „*Reaktionszentren*" erkennen ließen (Abb. 4 bei NIKOLOWSKI und WIEHL), was inzwischen wiederholt, unter anderen von H. SCHUERMANN sowie HORNSTEIN, bestätigt wurde. Die periphere Randzone dieser Reaktionszentren bestand aus Plasmazellen, während das Zentrum von dicht liegenden Zellen mit sehr großen. unregelmäßig konturierten und mehrere Kernkörperchen tragenden Kernen gebildet wird. Der übrige histologische Aufbau entspricht der Zoonschen Darstellung. Allerdings wurden diese Reaktionszentren in dem einen Falle bei den als „Pareiitis plasmacellularis" angesprochenen Veränderungen merk-

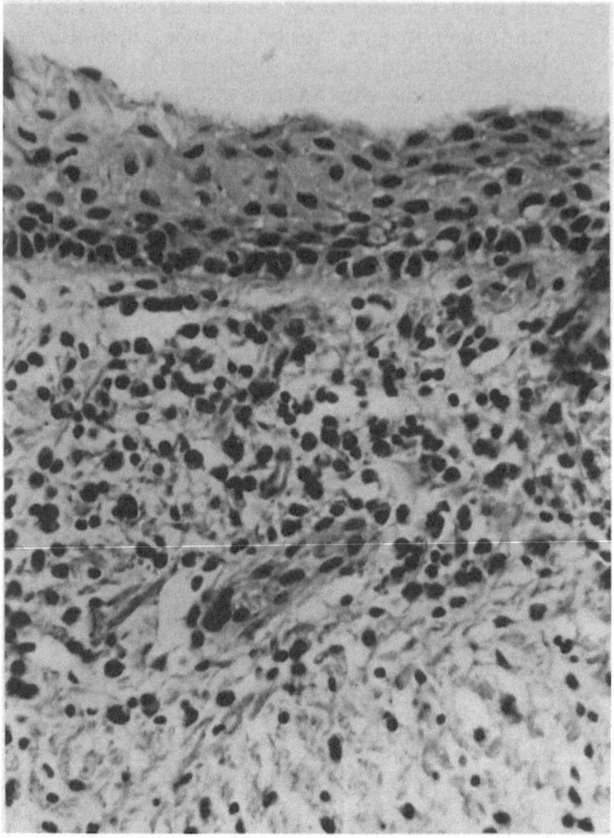

Abb. 4. Balanoposthitis chronica circumscripta benigna plasmacellularis. Fehlen des Stratum corneum. Intra- und intercelluläres Ödem des Stratum spinosum und Verstreichen der Interpapillarleisten. Vorwiegend plasmacelluläres Infiltrat der Cutis. Gefäßerweiterung mit Intimaschwellung und Ödem des Bindegewebes. (Vergr. 300mal)

würdigerweise vermißt. Den Nachweis von Reaktionszentren konnte auch Winkler in einem seiner neun Fälle (44, 50, 53, 59, 66, 66, 69, 70, 71 Jahre) führen. Im Falle von Tagliavini und Lancelotti wird ebenfalls das von Nödl konstatierte Vorkommen von Extravasaten mit Hämosiderinablagerung vermerkt, wie auch diese Autoren im Bereich des cutanen, vorwiegend

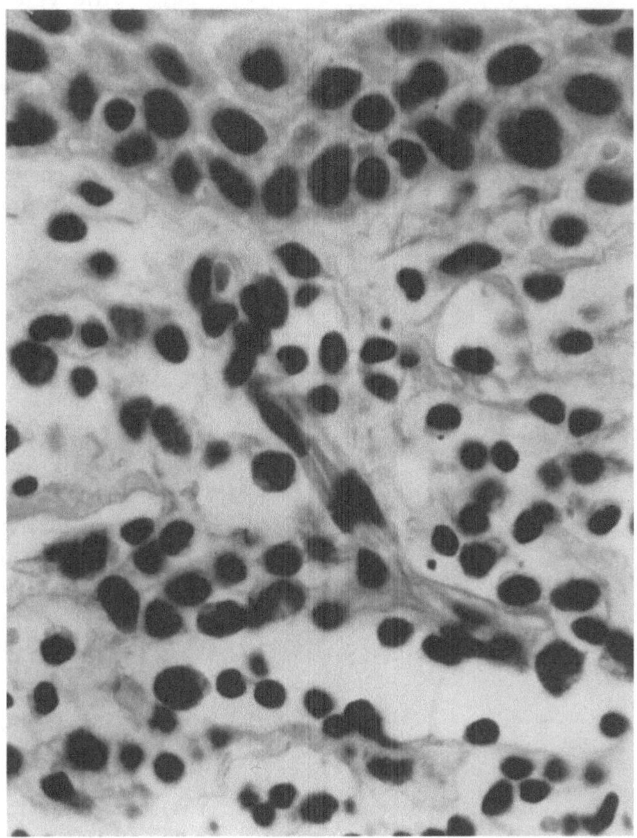

Abb. 5. Vergrößerung aus Abb. 4. Plasmacelluläres Infiltrat der Cutis. (Vergr. 900mal)

plasmocytären Infiltrates ziemlich grobe präkollagene Fasern, die ein grobmaschiges Netzwerk bildeten, nachweisen konnten. Eine Abweichung von der Originalbeschreibung Zoons war noch darin gegeben, daß die elastischen Fasern in der infiltrativen Zone der Cutis vollkommen verschwunden waren, wogegen wiederum Roederer (76jähriger Patient) lediglich eine durch das Ödem des Bindegewebes bedingte Auseinanderdrängung, aber keinerlei degenerative Veränderungen der elastischen Fasern beobachten konnte. Wenn auch die einzelnen Beobachter im Hinblick auf die Ausgestaltung des histopathologischen Substrates gewisse Abweichungen feststellten, so läßt die zusammenfassende Betrachtung doch die Schlußfolgerung zu, daß das von Zoon herausgestellte Krankheitsbild einen chronischen und irreversiblen Entzündungsprozeß mit balano-präputialer und vulvärer Lokalisation darstellt, der keine feingeweblichen Merkmale bietet, die eine Beziehung zur Erythroplasie Queyrat erkennen lassen. Eine Ausnahme stellen lediglich die bioptischen Befunde in den weiblichen Fällen von Garnier dar, wo die bereits erwähnten Kernanomalien im Bereich des Epidermisbandes nahe morphologische Beziehungen zur Erythroplasie (besonders dyskeratotische Zellen mit pyknotischen Kernen) vermuten ließen, und es erhebt sich die Frage, ob es sich in der Tat nicht doch um einen präblastomatösen Zustand gehandelt hat, da die von Garnier festgestellten Veränderungen in der Epidermis von keiner anderen Seite bestätigt worden sind und die Nachbeobachtungszeit in diesen Fällen (5 und $^1/_2$ Jahr) vielleicht eine zu kurze war, um die mögliche Entwicklung einer malignen Umwandlung auf dem Boden einer Erythroplasie mit Sicherheit auszuschließen. Immerhin darf festgestellt werden, daß die Anwesenheit eines plasma- bzw. plasmolymphocytären Infiltrates allein kein ausreichendes differentialdiagnostisches Kriterium zugunsten der Balanitis plasmacellularis ist, da, wie wir bereits bemerkt haben, derartige Infiltrate einen cellulären Reaktionsablauf darstellen, dem keinerlei spezifischer Charakter zuzusprechen ist. Es gehört demnach zur Diagnose der Zoonschen Affektion eine Beschaffenheit des Epidermisaufbaues, der die Elemente der Erythroplasie vermissen läßt.

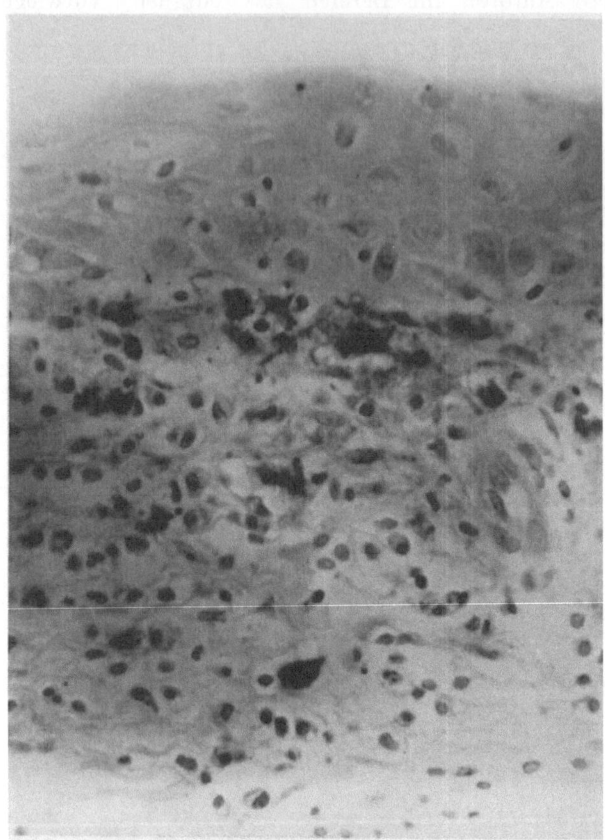

Abb. 6. Ausschnitt aus Abb. 4. Hämosiderinablagerungen in der Cutis (Berliner Blau)

d) Die nosologische Stellung der Balanitis Zoon

Im Rahmen dieser Erörterung erhebt sich die wichtige Frage, ob die von Zoon beschriebenen, im klinischen Bild erythroplasieartigen Veränderungen an Glans und Praeputium überhaupt den Charakter eines nosologisch selbständigen Krankheitsbildes mit definitivem histopathologischem Substrat haben. Blau und Hyman bringen in ihrem eigenen und histologisch gesichertem Material von 62 Fällen, die andernorts als Erythroplasie gedeutet worden waren (nur in 16 Fällen traf diese Diagnose zu), mehrere histologische Darstellungen (Abb. 2—5 bei Blau und Hyman), die keine für Morbus Bowen (= Erythroplasie) sprechenden Veränderungen, jedoch einen das histologische Bild beherrschenden Reichtum an Plasmazellen zeigten. Dieses Merkmal wird, wogegen nichts gesagt werden kann, für unspezifisch gehalten und als Ausdruck einer unter einem bestimmten histologischen Bild auftretenden Form einer unspezifischen Balanitis angesehen, wofür die Autoren die Bezeichnung „Plasmocytoma penis“ vorschlagen. Von NIKOLOWSKI und WIEHL wird die Frage zur Diskussion gestellt, ob derartige „Plasmocytome“ nichts anderes als eine standortgebundene (in Nähe größerer Körperöffnungen) besondere Reaktionsart auf einmalige gröbere oder dauernde kleinere Traumen darstellen könnten, da sie in ihrem eigenen Material anamnestische Anhaltspunkte für diese pathogenetische Deutung hatten. Es ist wohl keine Frage, daß es andererseits unspezifische erythroplasieartige chronische und offenbar gutartige balanopräputiale Entzündungsvorgänge gibt, die im histologischen Bilde keineswegs durch Reichtum an Plasmazellen hervortreten oder letztere sogar vermissen lassen. Dies gilt z.B. für die Beobachtung von ARRHIGI und STAHL, bei der es sich um seit 10 Jahren bestehende „typische Erythroplasieplaques“ im Meatusbereich gehandelt hat, deren mikroskopischem Aufbau neben einer mitosereichen Epithelhyperplasie im Papillarkörper ein lediglich aus Lymphocyten, Monocyten und Leukocyten aufgebautes perivasculäres Infiltrat zugrunde liegt. Derartige Fälle können vorerst nicht eingeordnet werden, da das feingewebliche Substrat keine Merkmale aufweist, die in irgendeiner Beziehung auffällig sind und daher lediglich den Charakter einer chronischen unspezifischen Entzündung tragen.

e) Zur Frage der Priorität der Originalbeschreibung

Bei der Frage nach dem Erstbeschreiber der von ZOON herausgestellten Erkrankung befinden wir uns in gleicher Lage wie gegenüber der Erythroplasie von Queyrat. FOURNIER und DARIER (1893) haben wohl als erste die letztere Erkrankung vor QUEYRAT (1913) gesehen und ihr die Bezeichnung „Epithélioma bénigne syphiloide de la verge“ gegeben, DARIER änderte später seinen Standpunkt aus der histologisch gewonnenen Erkenntnis heraus, daß sich die Erythroplasie zum Carcinom umwandeln könnte und nannte sie „Epithéliome papillaire nu“. DARIER schließlich nahm die von QUEYRAT gewählte Nomenklatur an, der in Analogie zu dem in der französischen Schule üblichen Begriff der Leukoplasie von einer Erythroplasie gesprochen hatte. Es dürfte als sicher gelten, daß auch schon vor ZOON andere Autoren diese besondere unspezifische Form einer chronischen Balanitis beobachtet hatten. NEGRI hat z. B. 1932 in einer Studie über die Erythroplasie, worauf auch BLAU und HYMAN hinweisen, eine Affektion unter der Bezeichnung „Plasmocitoma erosivo del glande simulante una eritroplasia di Queyrat“ beschrieben, die mit der Zoonschen Konzeption identisch sein dürfte. Es wurde bereits erwähnt, daß SACHS und SACHS, allerdings unbewußt und aus einer irrtümlichen histologischen Deutung heraus, unter der Erythroplasie eine Veränderung beschrieben haben, die ebenfalls nichts anderes als die von ZOON herausgestellte Erkrankung darstellen dürfte. ZOON selbst zitiert aus der niederländischen Literatur einen Fall eines 49jährigen Patienten von VAN SCHOUWEN (1948), dessen Affektion durch den Reichtum an plasmocytären Elementen und das Fehlen jeglicher Anzeichen von Malignität mit seinem Krankheitsbild identisch ist. Ungeachtet des Anspruchs auf Priorität wie auch der Frage nach der differentialdiagnostischen Sonderstellung der Balanitis plasmacellularis bleibt es das unbestreitbare Verdienst ZOONS, die Aufmerksamkeit auf eine Affektion gelenkt zu haben, die nach morphologisch-klinischen Gesichtspunkten nicht immer mit absoluter Sicherheit von der Erythroplasie abgegrenzt werden kann, sich histologisch aber als benigner chronisch-entzündlicher Prozeß dokumentiert, der keinerlei Merkmale von Malignität bzw. Präcancerose trägt, so daß sich aus dieser Tatsache von selbst der Standpunkt ableiten läßt, jeden klinisch als Erythroplasie anmutenden Prozeß im männlichen und auch weiblichen Genitalbereich (Glans, Praeputium, Vulva) wegen der daraus sich ergebenden wichtigen therapeutischen und prognostischen Folgerungen der bioptischen Betrachtung zu unterziehen. Somit hat Zoon ein Krankheitsbild hervorgehoben, das früher als Präcancerose angesprochen worden ist, sich aber als benigne erweist, womit sich Parallelen ergeben zu anderen Zuständen, die früher ebenfalls mit malignen Prozessen identifiziert worden waren (Acanthokeratom, juveniles Melanom). So dürfte die Frage nach der Priorität in den Hintergrund treten angesichts der Tatsache, daß nunmehr ein bisher verkannter chronisch-produktiver Entzündungsvorgang von Zoon mit einem fest umrissenen Nomenklaturbegriff belegt worden ist, dessen Bedeutung in differentialdiagnostischer und prognostischer Hinsicht unverkennbar ist. Wenn die Balanitis plasmacellularis nach Zoon benannt wird, so ergibt sich eine zwanglose Parallele zu einem bestimmten Typ einer Riesenzelle, die nach Langhans benannt wird, obwohl Virchow sie einige Jahre zuvor schon gesehen hatte, und es war schließlich Weigert, der sie Langhanssche Riesenzelle genannt hatte.

f) Differentialdiagnose

Bei der Abgrenzung der Balanitis plasmacellularis ist in erster Linie die *Erythroplasie* Queyrat zu berücksichtigen, mit der, wie bereits ausführlich dargestellt wurde, die Zoonsche Affektion trotz zuweilen diagnostisch richtungweisender klinischer und anamnestischer (langer Bestand ohne maligne Umwandlung, Blutungsphänomene, zentrale Aufhellung, ausgezackter Rand, Multiplizität der Läsionen) Merkmale nach Zoons Darstellung eine so weitgehende Ähnlichkeit hat, daß die Entscheidung nur durch die bioptische Analyse herbeigeführt werden kann. Es sei bemerkt, daß die der Balanoposthitis plasmacellularis von Nikolowski und Wiehl nachgesagte und für die Abgrenzung von der Erythroplasie als verwertbar angesehene zentrale Abblassung der Läsionen ein nicht für jeden Fall zutreffendes verbindliches Merkmal ist, zumal gerade die zeichnerische Illustration von drei Fällen, die Queyrat seinen 1911 veröffentlichten vier Fällen von Erythroplasie beigefügt hat, ausnahmslos die zentrale Abblassung unverkennbar aufzeigt. In unseren eigenen Fällen war die zentrale Abblassung allerdings durchaus vorhanden. Sollte eine Biopsie nicht durchführbar sein, weil von dem Patienten ein Eingriff im Genitalbereich nicht erwünscht wird, so kann auf dem Wege der „diagnosis ex juvantibus" in der Weise eine Entscheidung möglich gemacht werden, daß man sich der entzündungshemmenden Wirkung einer steroidhaltigen (Hydrocortison, Prednison, Prednisolon usw.) Salbe bedient. Im Gegensatz zur Erythroplasie werden mit Hilfe dieser Methode die lokalen Entzündungserscheinungen, wenn auch nur temporär, unterdrückt, wie dies auch Sulzberger beobachtet hat.

Die *Psoriasis vulgaris* und der *Lichen planus* sind selten solitär an Glans und Praeputium lokalisiert und in der Regel schon makroskopisch zu unterscheiden, andernfalls ist die feingewebliche Untersuchung ein sicherer Weg für die Erkennung. *Fixe Arzneimittelexantheme* müssen durch die Vorgeschichte und den Verlauf geklärt werden, während *spezifische Formen der Balanitis* (Balanitis luica Follmann, diphtherica, mycotica) anamnestisch, klinisch und bakteriologisch ohne Schwierigkeit abgegrenzt werden können. Der eventuell in Erwägung zu ziehende *Morbus Kaposi*, der sich in runden, nicht elevierten dunkelbraunen Plaques an der Glans penis manifestieren kann, läßt sich histologisch und aus dem gleichzeitigen Bestehen weiterer Lokalisationen unschwer erkennen.

Eine im deutschen Schrifttum vernachlässigte Affektion, die differentialdiagnostisch gelegentlich erwogen werden könnte, ist die von Sulzberger und

GARBE (1937) beschriebene *exsudative discoide und lichenoide chronische Dermatose* ("Distinctive exudative discoid und lichenoid-chronic dermatosis"). Diese prognostisch günstige Erkrankung verläuft in mehreren Phasen, die nicht immer scharf voneinander abgegrenzt werden können, und zwar in einer exsudativen, einem nummulären Ekzem ähnlichen, weiterhin in einer durch schuppende, lichenoide Papeln oder Plaques gekennzeichneten, dann in einer infiltrativen Phase nach Art des prämykotischen Stadiums und schließlich in einer urticariellen Phase. Das Auftreten der Läsion an der Glans penis ist nach SULZBERGER ein regelmäßiges und charakteristisches Ereignis. Zu Beginn der Erkrankung kann der Penis frei sein, bald zeigt sich jedoch eine erythematöse, diskoide, feuchte oder krustöse Läsion der Glans, selten des Penisschaftes, die später scharf begrenzt, trockener und flacher wird und ein lichenoides Aussehen erhält [Abb. 3 in Arch. of Dermat. **73**, 105 (1956)]. Nicht selten bleibt sie als Residuum nach Abklingen der Erkrankung als „persistent penile plaques" für Monate, selbst Jahre bestehen. Die Erkennung ergibt sich aus dem Zusammenhang mit dem übrigen Hautbild oder, wenn sie ein Residuum darstellt, aus der sorgfältig zu erhebenden Vorgeschichte. Das histologische Bild bietet die Merkmale der chronischen Entzündung (Acanthose, cutanes Infiltrat aus Lymphocyten, Plasmazellen, Leukocyten, Histiocyten).

g) Therapie

Neben der außerordentlichen Chronizität ist die Affektion durch therapieresistentes Verhalten gekennzeichnet, was auch für die Anwendung der Röntgenstrahlen Geltung hat. In sechs Fällen ZOONs sprach nur einer auf die Strahlenbehandlung an und heilte ab (50 kV, 2 mA, FH 2 cm, 3000 r). NIKOLOWSKI und WIEHL erlebten bei Nahbestrahlung (200 r, FH 3 cm, fraktionierte Dosen von 500, 400, 300, 200 r in 2—5tägigen Abständen) ein Rezidiv. NÖDL stellte unter der Behandlung von Tanninpuder im Wechsel mit Bor-Zinkpaste eine deutliche Rückbildung und ein noch deutlicheres Hervortreten des braunen Farbtones fest. Der Autor hält eine Spontanremission für nicht ausgeschlossen, womit wir ihm Recht geben müssen, da wir ebenso wie FRANK sowie H. SCHUERMANN die spontane Abheilung im Anschluß an eine Probeexcision bzw. Phimoseoperation gesehen haben (s. Abb. 3).

GRACIANSKY u. Mitarb. verabreichten mit gutem Ergebnis Testoviron (Depot-Testoviron, vier Injektionen à 50 mg), worauf die Läsionen ein ockerfarbenes Braun annahmen, und den kräftig roten samtartigen, für die Erythroplasie so bezeichnenden Ton verloren. Die gleiche Beobachtung eines günstigen Einflusses machte GRACIANSKY mit Oestrogenen bei der von ihm beschriebenen „Vulvite érythémateuse benigne circonscrite". SACHS und SACHS erlebten in drei Fällen eine sichere Abheilung bei lokaler Anwendung einer wäßrigen Neosalvarsanlösung (0,3 auf 4 cm^3 Aqua dest. zweimal wöchentlich für die Dauer von 2—3 Wochen). Da die Affektion in der Regel keinerlei subjektive Symptome verursacht, gelegentlich einmal mit Juckreiz verbunden ist, sind eingreifendere Maßnahmen einschließlich Röntgenbestrahlung nicht indiziert. Örtliche Anwendung von Hydrocortisonen bzw. Prednison oder Prednisolon ist zu empfehlen, da es von rascher Wirkung ist, doch beim Absetzen den Prozeß wieder hervortreten lassen wird, so daß wiederholte Applikation angebracht ist.

III. Balanitis erosiva circinata

(Ältere Nomenklatur: Gonorrhée catarrhale, Gonorrhée fausse, Blenorrhagie catarrhale.)

Dieses in seiner klinischen Ausprägung markante und daher meist leicht zu erkennende Krankheitsbild ist erstmalig von BATAILLE und BERDAL (1889) als nosologische Individualität von den übrigen Balanitisformen, um deren Klassifizierung Fournier (1874) sich bemüht hatte, abgegrenzt und im Hinblick auf seine Geschichte, experimentelle Übertragbarkeit sowie Bakteriologie und Histopathologie an Hand von 120 Fällen des Hôpital du Midi erschöpfend dargestellt worden. Bataille und Berdal gaben ihm die Bezeichnung „Balanoposthite érosive et circinée" unter Hinweis darauf, daß vor ihnen bereits Sydenham und Vercelloni sowie Astruc und Hunter eine unvollkommene Beschreibung dieser Erkrankung geliefert hätten. Der Begriff Balanoposthitis geht auf den Syphilidographen Desrielles zurück. Nähere Einzelheiten über die Geschichte der Balanitis und ihrer verschiedenen klinischen Formen finden sich bei Scherber.

a) Klinisches Bild und Verlauf

Die pathognomonisch richtungweisende Grundefflorescenz ist die runde, ovale oder längsovale, etwa stecknadelkopfgroße Erosion, die als Folge der Nekrose der Epidermis auftritt. Durch Konfluenz benachbarter *Erosionen* entstehen figurierte Bilder einer großen Zahl polycyclisch begrenzter Herde; die zuerst sehr kleine Erosion hat die Tendenz zur zentrifugalen Ausbreitung und kann daher einen größeren Durchmesser als die des Herpes simplex annehmen (letzterer mikrocyclisch nach Bataille und Berdal im Gegensatz zur makrocyclischen erosiven Balanitis). Die Randbeschaffenheit der erosiven Herde ist durch einen zarten weißlichen Epithelsaum gekennzeichnet, der sich deutlich von dem lebhaft geröteten erosiven Zentrum abhebt.

Der Verlauf ist ziemlich regelmäßig, indem die erosive Balanitis an irgendeiner Stelle, mit Vorliebe im Kranzfurchenbereich, mit einigen wenigen Erosionen beginnt und von dort aus nach allen Richtungen sich ausbreitet, um schließlich die gesamte von Vorhaut bedeckte Glans und das innere Präputialblatt in Anspruch zu nehmen, ohne dabei ihren polycyclischen Charakter zu verlieren. Im Bereich der Kranzfurche erscheint auf dem Höhepunkt des Prozesses eine ringförmige erosive Fläche, die aber immer aus den erosiven Einzelelementen durch Konfluenz hervorgegangen ist. Dieser Vorgang ist nach Berdal am 12.—15., nach Scherber mit unterschiedlicher Inkubationszeit, meistens aber zwischen dem 4. und 8. Tage auf dem Höhepunkt angelangt und geht mit fötider, starker Sekretion von gelblich-grünlicher Farbe einher. Durch Beteiligung des Praeputiums entwickelt sich ein entzündliches Ödem mit mehr oder minder stark ausgeprägter, sekundärer phimotischer Retraktionsbehinderung. Gelegentlich führt die Balanitis zu hochgradigem Ödem des Praeputiums und nach dessen Retraktion auch zu einer Paraphimose, wie dies in unserem Falle (Abb. 7) dargestellt ist. Die Paraphimosis externa war in diesem Falle nicht allein durch das entzündliche Ödem der Vorhaut, sondern darüber hinaus durch die präexistente leichte phimotische Beschaffenheit des Praeputiums hervorgerufen worden.

Bei Reposition der Vorhaut tritt in der Regel eine reichliche eitrige und äußerst fötide Sekretion in Erscheinung, die die gesamte Schleimhaut überzieht, so daß das eigentliche Bild der erosiven Balanoposthitis erst nach Reinigung der Oberfläche in charakteristischer Form zutage tritt. Die Ausbreitung der Läsionen kann auch so diffus sein, daß die polycyclischen erosiven Bezirke kaum noch deutlich sichtbar sind, da sich eine, die gesamte Oberfläche von Glans und innerem Präputialblatt einnehmende entzündliche Rötung präsentiert. Die dennoch meist noch wahrnehmbare bogige Begrenzung an einzelnen Stellen des Randgebietes wird in der Regel die Abgrenzung von einer vulgären Balanitis ermöglichen. Ist der entzündliche Reaktionsvorgang ein sehr heftiger, wobei meist Temperaturerhöhung eintritt, so sind die regionären *Lymphknoten* in einer Art beteiligt, die ganz an die

Verhältnisse des luischen Primäraffektes erinnert, wenn sie sich als indolent, vergrößert und verschieblich erweisen („Polyadenitis pseudosyphilitica"), gelegentlich können sie jedoch auch einmal ausgesprochen schmerzhaft sein. Tritt als Komplikation der regionären Lymphadenitis als äußerst seltenes Ereignis ein geschwüriger Zerfall ein, so handelt es sich dabei um eine Superinfektion durch andere als dem primären Krankheitsprozeß zugrunde liegende Mikroben. Die Lymphknoten sind bohnen- bis haselnußgroß (PÉRIN und SISSMANN), doch bestehen nicht immer regelmäßige Beziehungen zwischen dem Grad der örtlichen Entzündung von Glans und Praeputium und der Reaktion der regionären Lymphknoten. KISLIČENKO fand trotz heftiger klinischer Erscheinungen mit äußerst starker serös-eitriger Sekretion aus dem Präputialsack keinerlei entzündliche Beteiligung der Lymphknoten. Gelegentlich treten zu den rein erosiven Erscheinungen vereinzelte tiefere Substanzverluste, d. h. stecknadelkopf- oder linsengroße, zuweilen auch noch größere runde oder ovale, mit einem festhaftenden pseudomembranösen Belag versehene Geschwüre hinzu. Zuweilen erfolgen bei Berührung Blutungen, wie dies in drei der 36 Fälle von „venerischer Fusospirochätose" von v. HAAM der Fall war, wo bei einem sogar eine Gefäßunterbindung notwendig war.

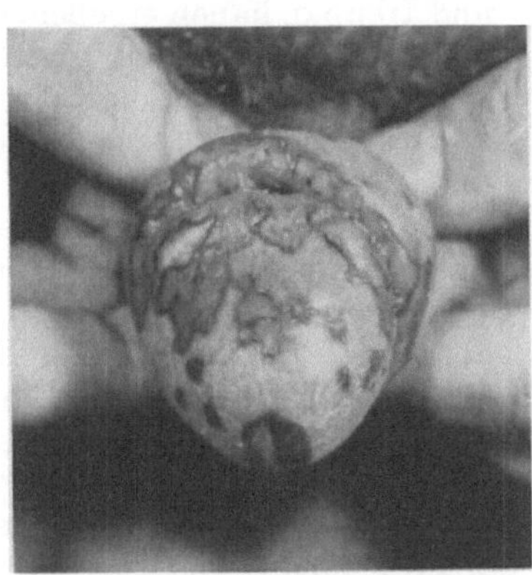

Abb. 7. Balanitis erosiva circinata (29jähriger Patient). Leichte Paraphimosis externa. Reinkultur von Staphyl. aur. haemol. aus dem Exsudat

Während BATAILLE und BERDAL diese durch den regelmäßigen, leicht erhabenen und entzündlich geröteten Randsaum gekennzeichneten Geschwüre vornehmlich in der Frenulumgegend beobachteten, fand SCHERBER sie häufiger im Sulcusbereich und auf der inneren Fläche des Präputialrandes, wo sie auf dem Boden von Fissuren entstehen. Nach unseren Beobachtungen sind diese einzeln und multipel am Präputialrand auftretenden, schmierig belegten und schmerzhaften Substanzverluste durch eine verhältnismäßig derb sich anfühlende entzündliche Infiltration auffällig und lassen dadurch zunächst den Verdacht auf einen luischen Primäraffekt aufkommen. Das für die erosive Balanitis pathognomonische makrocyclische Erscheinungsbild, das auch bei gleichzeitigem Vorhandensein tieferer Substanzverluste gewahrt bleibt, läßt in der Regel keine diagnostischen Schwierigkeiten entstehen, es sei denn, daß eine begleitende irreponible phimotische Schwellung die Inspektion der Glans und des inneren Präputialblattes verhindert. In diesen Fällen ist daher zunächst das Vorliegen einer Lues mit entsprechenden Untersuchungsmethoden (eventuell Lymphknotenpunktion) auszuschließen.

Der *Verlauf* der erosiven, meist recht schmerzhaften, gelegentlich auch nur brennende Sensationen bewirkenden Balanitis dauert nach BATAILLE und BERDAL 3—4 Wochen, verhält sich nach SCHERBER aber recht unterschiedlich. Die *Inkubationszeit* beträgt nach BATAILLE und BERDAL 10—12 Tage, nach den Beobachtungen von KILSIČENKO 8 Tage, während THOMSON 3—4 Tage angibt. Bei ihren experimentellen Untersuchungen machten BATAILLE und BERDAL einen Unterschied zwischen dem tatsächlichen, d.h. ohne Inkubationszeit sofort einsetzenden Beginn der Erkrankung („début réal") und dem vom Patienten bemerkten Beginn der klinischen Erscheinungen, d. h. etwa den Empfindungen bei gleichzeitiger balanopräputialer Exsudation („début apparent").

Die Erkrankung hinterläßt keine Immunität, sondern kann vielmehr in regelmäßigen Intervallen zu *Rezidiven* führen, wobei bemerkenswert ist, daß die Verlaufsform sich ändern kann. So beobachtete Kisličenko nach dem fieberfreien Verlauf einer unkomplizierten erosiven Balanitis nach 4 Wochen ein Rezidiv mit hohen Temperaturen unter septischen Bewegungen, was darauf zurückzuführen war, daß der Rückfall mit gangränösen Erscheinungen verbunden war. Es sei noch bemerkt, daß ein der Balanitis erosiva circinata identisches Bild auch im Bereich der *Klitoris* und ihres *Praeputiums* beobachtet wird (v. Haam, Scherber, Frei).

b) Ätiologie und Infektionsmodus

Die für die ätiologische Forschung grundlegenden Versuche von Bataille und Berdal haben ergeben, daß die erosive Balanitis sowohl autoinokulabel wie inokulabel ist, d.h. daß einerseits die Übertragung von Balanitiseiter auf den gesunden Teil der balanopräputialen Schleimhaut beim gleichen Individuum zu typischen aggregierten, polycyclisch konfluierenden Erosionen führt und andererseits mit dem gleichen Ergebnis auf gesunde Probanden übertragen werden kann. Daraus konnte auf die Übertragbarkeit durch *geschlechtlichen Verkehr* geschlossen werden, was Corbus und Harris einst veranlaßt hatte, die erosive Balanitis als „vierte Geschlechtskrankheit" zu bezeichnen. Scherber hat später die allgemein anerkannte Übertragbarkeit durch geschlechtlichen Verkehr am eigenen Krankengut bestätigt gefunden. Ein anderer, von Cirillo sowie Corbus und Harris sogar als am häufigsten betrachteter Übertragungsmodus ist der *Coitus per os*, eine Auffassung, die bereits vorher von Milian vertreten worden war und immer wieder Anhänger fand (Morton). Milian hatte die Entstehung einer Vulvitis erosiva gangraenosa bei einer Patientin in ursächliche Beziehung gebracht mit dem oralen Kontakt des an einer „fungösen Gingivitis" leidenden Ehemannes. Hierher gehört auch der Fall eines 30jährigen Mannes von Ferrabonet und Friess, der bereits in das Gebiet der Sexualpathologie gehört insofern, als es sich um die Entwicklung einer erosiven Balanitis nach geschlechtlichem Verkehr mit einem Huhn handelt. Bemerkenswert ist an dieser Beobachtung, daß nach Abheilung der erosiven Balanitis unter lokaler Arsenobenzolbehandlung eitrige und mäßig tiefe Geschwüre entwickelt hatten, die von akuter Leistenlymphknotenschwellung begleitet waren und in deren Sekret kulturell nicht wie im erosiven Zustand die fusospirilläre Symbiose, sondern Staphylokokken nachgewiesen worden waren. Es wäre eine einseitige und den tatsächlichen Verhältnissen nicht gerecht werdende Betrachtung, lediglich den Geschlechtsverkehr als den alleinigen Infektionsweg anzusehen, da die erosive Balanitis unter geeigneten äußeren Bedingungen, wie herabgesetzter allgemeiner Resistenz oder ungenügend durchgeführter Hygiene, besonders bei mehr oder minder phimotischem Vorhautsack, auch durch die physiologisch bereits vorhandenen Mikroorganismen hervorgerufen werden kann (Madden sowie Brams und Pilot), wenn auch nicht in Zweifel zu ziehen ist, daß sich diese Form der Balanitis häufig nach einer Kohabitation entwickelt.

Die bakteriologische Erforschung der Ätiologie erstreckte sich zunächst auf die Bemühung, einen spezifischen Krankheitserreger nachzuweisen, zumal die sicheren Beobachtungen einer Übertragung durch geschlechtlichen Verkehr in Parallele zum Ulcus molle diesen Gedanken sehr nahe legten.

Bataille und Berdal standen vor der großen Schwierigkeit, aus der Multiplizität der im Balanitiseiter nachzuweisenden Mikroorganismen sehr unterschiedlicher Art die für den Krankheitsprozeß verantwortlichen Individuen herauszustellen. Das signifikante quantitative Überwiegen der verschiedenen Arten und Varianten von *Spirochäten* legte deren pathogenetische, jedoch nicht sicherzustellende Bedeutung nahe. MÜLLER und SCHERBER (1905) gingen in der Erforschung der mikrobiellen Ätiologie der erosiven Balanitis insofern um einen Schritt weiter, als sie einmal die Bedeutung der *fusospirillären Symbiose* besonders herausstellten und weiterhin die Bakteriologie in ihrer Vielfältigkeit zu erfassen versuchten. Dabei ergab sich auch, daß die „vibrioförmigen" Bacillen die fusiformen Arten zahlenmäßig deutlich überwogen. Ferner fanden sich filiforme, dem Bangschen Nekrosebacillus morphologisch nahestehende Mikroben, zahlreiche grampositive Kokken sowie grampositive und in beträchtlicher Zahl gramnegative Stäbchen unterschiedlicher Größe u. a. m. Bei der bakteriologischen Durchsicht der Gewebsschnitte der erosiven Balanitis treten in dem symbiotischen Kollektiv die vibrioförmigen Bacillen neben verschiedenen Kokken in Erscheinung, und zwar besonders innerhalb des randständigen Epithelsaumes. Sie dringen ebenso wie die filiformen Typen und Spirochäten in tiefere Epithellagen vor, ohne aber in den cutanen Bereich zu gelangen. Hinsichtlich der detaillierten Beschreibung der Morphologie, der färberischen und kulturellen Eigenschaften sowie der Schwierigkeiten, die sich der Klassifizierung der bei der erosiven Balanitis anzutreffenden Spirochäten entgegenstellen, sei auf SCHERBER verwiesen.

Nach den gründlichen bakteriologischen Untersuchungen von SCHERBER und MÜLLER folgten weitere, die jedoch keine definitive Entscheidung über die Ätiologie der erosiven Balanitis gebracht und zum Teil auch zu sich widersprechenden Ergebnissen geführt hatten. So behauptet FRÖHLICH, im gesunden Präputialrand niemals Spirochäten gefunden zu haben, während er sie in 36 Fällen von Balanitis simplex, Balanitis erosiva circinata und Balanitis ulcerosa im Dunkelfeld und färberisch regelmäßig nachweisen konnte. Andererseits fanden BRAMS, PILOT und DAVIS im normalen Smegma von 100 Patienten (30 Negern, 70 Weißen) in 52% (Neger 41%, Weiße 59%) Spirochäten und fusiforme Stäbchen außer verschiedenen aeroben und anaerobengrampositiven und gramnegativen Bakterienarten, wie demgegenüber SCHULER auch Fälle unter dem typischen klinischen Bild der erosiven Balanitis beobachtet hatte, bei denen trotz der scheinbar strengen Symbiose von „vibrioförmigen" und fusiformen Bakterien mit Spirochäten letztere völlig fehlten oder zumindest in verschwindender Minderzahl auftraten. Auch wurden lediglich Spirochäten mit Stäbchen und Kokken ohne Nachweis von fusiformen Bacillen gefunden (PÉRIN und SISSMANN, „Balanoposthite à tréponèmes"). Sowohl aus den systematischen bakteriologischen Untersuchungen von SCHERBER wie denen von BRAMS u. Mitarb. geht hervor, daß im normalen Präputialsack auch konstant in großer Zahl pyogene Mikroorganismen, insbesondere Staphylokokken und Streptokokken vorkommen, die außerdem noch ein regelmäßiger Befund bei den verschiedenen übrigen Formen der Balanitis sind. In tierexperimentellen Studien kamen BRAMS u. Mitarb. zu dem wichtigen Ergebnis, daß die pathologischen Befunde (Exsudate im Peritoneum, zwischen den Pleurablättern, im Perikard) immer die gleichen waren, d. h. unabhängig davon, ob normales Smegma oder Material der erosiven oder gangränösen Balanitis verwendet worden war. Demnach darf festgestellt werden, daß die Bakteriologie der Balanitis erosiva in direkter Beziehung zu der des normalen Präputialraumes steht und es lediglich gewisser örtlicher Terrainveränderungen bedarf, damit entsprechend den Verhältnissen bei Noma, ulceröser Gingivitis und anderen infektiösen Zuständen den präexistenten Mikroben die Möglichkeit geboten wird, aus dem saprophytären in das parasitäre Verhalten überzugehen.

Mit diesen Feststellungen gelangen wir zu einem ätiologischen Standpunkt, der bereits von BATAILLE und BERDAL vertreten worden war, daß nämlich die

Annahme eines spezifischen Agens als nutzlos und einer „fixierten Idee“ gleichzusetzen sei. Wiederum wirft das charakteristische klinisch-morphologische Bild der erosiven Balanitis die bisher allerdings noch ungeklärte Frage auf, ob der Erkrankung nicht letzten Endes doch ein einheitlicher ätiologischer Faktor zugrunde liegt. BATAILLE und BERDAL wußten jedoch die Bedeutung des Terrains durchaus richtig zu bewerten, indem sie darauf hinwiesen, daß irgendwelche äußeren Reize (häufige Seifenwaschungen zählen z. B. zu den Reizmomenten) in Verbindung mit Smegma und Urin es seien, die das zarte Epithel des Präputialraumes dem Angriff saprobischer Mikroben zugänglich machten. Das Zusammenwirken dieser entzündungserregenden Momente führt zu einer serösen Sekretion, die ihrerseits die Lebensbedingungen der Mikroben fördert, woraus ein weiterer Reizzustand resultiert („cercle vitieuse“), der zum Untergang des Epithels führt. Ein praktisch wichtiger prädisponierender Terrainfaktor ist ein langes und dickes phimotisches Praeputium (SCHERBER, FREI, THOMSON, v. HAAM, CALLOMON u. WILSON u. a.), weil es der lokalen Hygiene schwer zugänglich ist, was wiederum zur Folge hat, daß die damit verbundene Sekretstauung den saprophytären, opportunistischen Mikroben und Spirochäten die Möglichkeit zur Entfaltung gewisser pathogener Eigenschaften bietet.

Wenn wir unsere Auffassung über die Ätiologie der erosiven Balanitis dahingehend formulieren, daß sie nicht durch einen spezifischen Erreger, sondern unter dem disponierenden Einfluß des veränderten Terrains durch den kollektiven Angriff sonst harmloser Mikroben hervorgerufen wird, so hat andererseits auch die Annahme, daß diese Erkrankung durch die *fusospirilläre Symbiose* bedingt ist und somit also eine Plaut-Vincentsche Affektion darstellt, von jeher zahlreiche Anhänger gehabt (neben SCHERBER, MILIAN, CORBUS und HARRIS, CIRILLO, PALMER, FERRABONET und FRIESS u. a.). Zumindest wird immer wieder die pathogene Bedeutung der Spirochäten (PERIN und SISSMANN) bzw. Spirillen in den Vordergrund gerückt.

Unter den Autoren, die sich dem Gegenstand der *fusospirillären Symbiose* in zahlreichen Untersuchungen zugewendet haben, dürfte besonders auf GINS hinzuweisen sein. Dieser Autor lehnt den Begriff der fusospirillären Symbiose als nicht zutreffend ab, da nach seinen umfangreichen bakteriologischen Untersuchungen die bei dieser Symbiose beteiligten Keimarten sich unabhängig voneinander weiterzüchten lassen, dennoch aber die Tatsache bestehen bleibt, daß sich die *Spirillen* im erkrankten Gewebe *regelmäßig* in Gemeinschaft mit einer oder mehreren Bakterienarten nachweisen lassen, und zwar ausnahmslos, wenn auch in wechselnder Zahl, mit fusiformen Bakterien (Clostridium multiforme Gins). Ebensogut können aber irgendwelche anderen Bakterien zusammen mit Spirillen gefunden werden. Da die Spirillen einen obligaten Befund darstellen, neigt GINS der Auffassung zu, daß diese Mikroorganismen als primäre Krankheitserreger anzusehen sind. Man könnte auf Grund dieser ätiologischen Konzeption, die zu den Begriffen „Spirillen-Angina“ (Plaut-Vincent) und „Spirillose der Mundhöhle“ Anlaß gegeben hat, geneigt sein, die Balanitis erosiva circinata als spirilläre Balanitis zu klassifizieren, wenn es SCHERBER selbst und auch uns möglich gewesen wäre, ausnahmslos in jedem Falle von erosiver Balanitis Spirillen nachzuweisen. Es ist durchaus anzunehmen, daß andere fakultative pathogene Mikroorganismen eine nicht unbedeutende Rolle spielen, wie wir es wiederholt an Fällen ohne Spirochätennachweis beobachtet haben. Die Inoculation vom Material der Reinkultur der von der erosiven Balanitis gewonnenen hämolytischen Staphylokokken führte innerhalb 24 Std zur Entwicklung vesiculopustulöser schlaffer Elemente, aus denen die gleichen Elemente wieder herausgezüchtet werden konnten, die dem Bilde der erosiven Balanitis zugehörig sind. Die Inoculation war durch leichte strichförmige und unblutige Scarifikation vorgenommen worden (Abb. 8). Auch in dem Falle eines 30jährigen Kranken von MOHR (Balanitis circinata [erosiva] gangraenosa et ulcerosa), welcher unter septischen Erscheinungen letal geendet hatte, waren nicht die fuso-spirilläre Symbiose in den primären Läsionen, sondern hämolysierende pyogene Staphylokokken als Ursache nachgewiesen und auch aus dem strömenden Blute gezüchtet worden. So bleibt zunächst nur die Feststellung, daß zwar die klinisch-morphologische Eigenständigkeit des Krankheitsbildes der Balanitis erosiva circinata allgemein anerkannt, die zu ihrer Entwicklung disponierenden Terrainbedingungen erkennbar, doch die endgültigen Beweise für das Vorliegen eines spezifischen Erregers noch ausstehen.

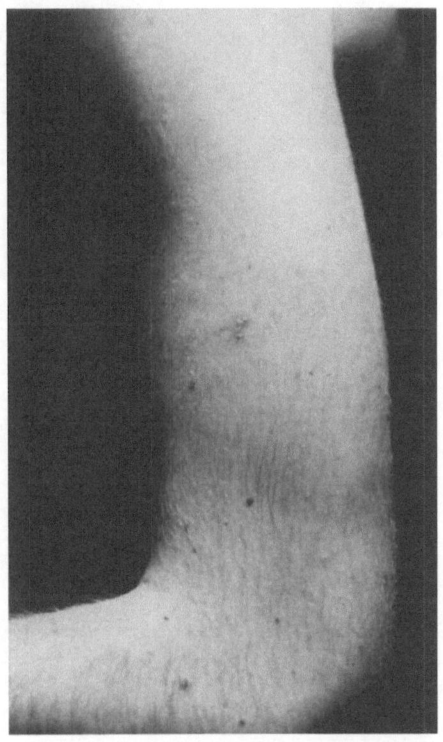

Abb. 8. Inoculation von Bakterien-Reinkultur der aus dem Fall Abb. 7 isolierten Staphylokokken durch oberflächiche Scarifikation. Multiple schlaffe vesiculopustulöse Elemente, aus denen das pathogene Agens zurückgezüchtet werden konnte

c) Differentialdiagnose

In erster Linie ist eine *luische Infektion* differentialdiagnostisch in Erwägung zu ziehen. Dabei bieten sich gegenüber multiplen frischen Primäraffekten weniger Schwierigkeiten als gegenüber der Balanitis specifica syphilitica Follmann, von der bekannt ist, daß ihr kein eigenes klinisches Bild zukommt, da sie sowohl unter den Merkmalen der diffusen erosiven als auch der circinären erosiven Balanitis auftreten kann. Der Nachweis der Spirochaeta pallida muß hier die Entscheidung herbeiführen. Hinsichtlich der Abgrenzung der Balanitis erosiva circinata von der Balanitis syphilitica wird auf den diesbezüglichen Abschnitt dieses Kapitels verweisen.

Frische und multipel auftretende *Primäraffekte* können der Balanitis erosiva circinata ähnlich sehen, doch wird auch in der Abgrenzung dieser Affektion der Erregerbefund unschwer zum Ziele führen. In ausgeprägten Fällen ist der luischen Primärläsion die Induration und der schinkenbraune Farbton eigen, der erosiven Balanitis der akute entzündliche Charakter des Einzelelementes und das Fehlen einer derben Infiltration. Weitere Anhaltspunkte ergeben sich aus der Art der Exsudation, die beim luischen Primäraffekt eine seröse und bei der erosiven Balanitis eine mehr serös-eitrige ist. Schließlich sind die Elemente der letzteren Affektion von einem feinen nekrotischen weißlichen Epithelsaum umgeben und liegen im Niveau der unveränderten Umgebung, während die luischen Läsionen einen roten Randsaum aufweisen. Die Erosionen der Balanitis sind sehr berührungsschmerzhaft im Gegensatz zum meist wenig schmerzhaften Primäarffekt. Die genannten morphologischen Merkmale können gelegentlich undeutlich ausgeprägt sein, so daß in zweifelhaften Fällen der Ausschluß der Lues durch mikroskopische Untersuchung vorzunehmen ist.

Luische Papeln der Glans und des Praeputiums sind stärker infiltriert und über das Niveau der gesunden Umgebung erhaben, von bräunlich-rotem Farbton und in der Regel durch gleichzeitige weitere Manifestationen des Sekundärstadiums einschließlich der Seroreaktionen leicht abzugrenzen.

Eine entzündliche Schwellung des Praeputiums, die sowohl den luischen Primäraffekt wie die erosive und die vulgäre Balanitis begleiten kann, stellt der Klärung der Ätiologie des zugrunde liegenden primären Prozesses nach klinischen Gesichtspunkten dann die allergrößten Schwierigkeiten entgegen, wenn die Retraktion des Praeputiums nicht möglich ist. Gelegentlich gelingt es, nach Reinigung des Präputialsackes mit physiologischer Kochsalzlösung oder Wasserstoffsuperoxyd Material für die Dunkelfelduntersuchung zu gewinnen und das Vorliegen einer Syphilis zu bestätigen oder auszuschließen; doch wird man in der Regel in derartigen Fällen auf die Punktion der regionären Lymphknoten zurückgreifen müssen. Ergibt die anamnestische Erhebung, daß der Erkrankte bereits vorher eine Phimose hatte, so wird angesichts der in einem solchen Falle nach Rückgang der Entzündungserscheinungen indizierten Circumcision durch eine zunächst vorzunehmende Spaltung der Vorhaut die Oberfläche von Glans und Praeputium der Inspektion zugänglich gemacht, wodurch sich die mikroskopische Klärung ermöglichen läßt. Wenn eine Lues ausgeschlossen worden ist, dürfte nur der *Herpes genitalis* noch ernstlich zu erwägen sein. Die Primärläsion des Herpes ist das Bläschen, die der Balanitis circinata erosiva die Erosion. Für die Herpesbläschen ist der erythematöse entzündliche Randsaum und die mikrocyclische Begrenzung der Erscheinungen pathognomonisch, für die Balanitis circinata erosiva die zarte weißliche und flottierende Epithelkrause und die makrocyclische Konfiguration der Einzelelemente. Während die erosive Balanitis die primären Entstehungsorte überschreitet, sogar die gesamte Oberfläche von Glans und Praeputium einnehmen kann, bleibt der Herpes lokalisiert. Das differentialdiagnostisch eventuell heranzuziehende Phänomen von Leloir (Bataille und Berdal) beruht darauf, daß die herpetische Erosion bei Druck zwischen den Fingern ein seröses Exsudat absondert, was bei der erosiven Balanitis nicht der Fall ist.

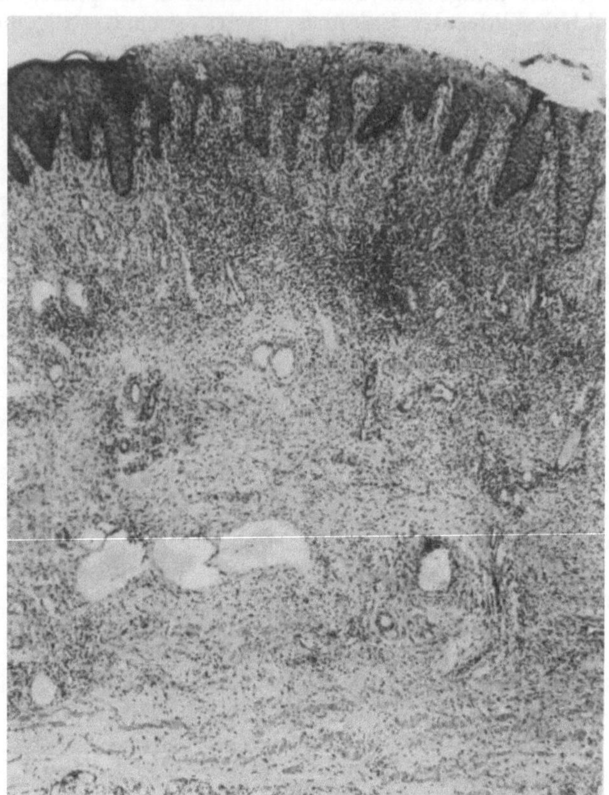

Abb. 9. Balanitis erosiva circinata (Sammlung Prof. Dr. Froboese, früherer Direktor des Pathologischen Instituts in Berlin-Spandau). (Vergr. 40mal)

d) Histologie

Entsprechend der klinisch-morphologischen Beschaffenheit der Primärläsion der Balanitis erosiva circinata zeigt sich im feingeweblichen Bilde ein Substanzverlust, der die oberflächlichen Epithellagen betrifft, so daß der subepitheliale Anteil der Cutis von einer dünnen Lage der Stachelzellschicht bedeckt ist. Am Rande der erosiven Läsionen zeigt sich eine lamellöse Auffaserung nekrotischer parakeratotischer Zellen entsprechend dem charakteristischen weißen Epithelsaum, der dem klinischen Bilde zugrunde liegt. Das Epithel ist im erosiven Bereich durch inter- und intracelluläres Ödem reticulär aufgelockert, von zahlreichen Granulocyten durchsetzt und die interpapillären Zapfen sind unregelmäßig verbreitert, andererseits auch von schlanker, sägezahnartiger Gestalt. Die Veränderungen im Bereich der Cutis tragen die Merkmale der exsudativen und infiltrativen Entzündung in Form eines bindegewebigen Ödems mit dichtem Infiltrat aus hauptsächlich Granulocyten und Lymphocyten, ferner Plasmazellen, Histiocyten und vereinzelten Eosinophilen. Die Gefäße sind erweitert, ihre Endothelien mehr oder minder geschwollen. Das Infiltrat nimmt nach der Tiefe an Dichte ab, erstreckt sich aber auch in den die Erosion umgebenden Bereich in lockerer Anordnung hinein (Abb. 9 und 10). (Über die Verteilung der Mikroorganismen im Gewebsbild siehe den Abschnitt über Balanitis gangraenosa und Ulcus gangraenosum.)

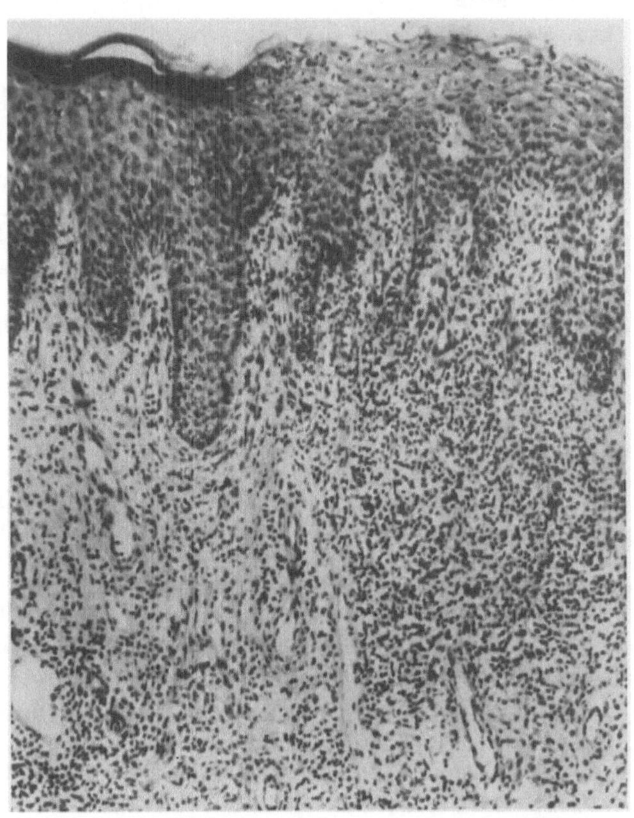

Abb. 10. Ausschnitt aus Abb. 9. Randbereich einer erosiven Läsion

e) Therapie

Lokale Spülungen mit 2%iger Lösung von Wasserstoffsuperoxyd, 5%iger Salvarsanlösung in 20%iger Glucose oder Penicillinlösung sind von sicherer Wirkung, wobei jedoch daran gedacht werden muß, daß die Anwendung von Penicillin eine eventuelle gleichzeitig vorhandene Lues verschleiern kann. Deshalb sollte dieses Mittel erst verwendet werden, wenn diese Möglichkeit mit Sicherheit ausgeschlossen werden kann. Neben Penicillin können örtlich auch andere Antibiotica (Tetracyclin und seine Abkömmlinge), eventuell in Verbindung mit Hydrocortison, Prednison oder Prednisolon verwendet werden, wovon es zahlreiche Handelspräparate gibt. Unter Anwendung von 1%iger Arg. nitr.-Lösung kann schnelle Abheilung erreicht werden (PÉRIN und SISSMANN). Liegt dem Prozeß eine phimotische Vorhautenge zugrunde, so ist deren Beseitigung eine wichtige und Rezidiven entgegentretende Maßnahme, da bekanntlich auf der vom Praeputium entblößten Glansoberfläche das Krankheitsbild nicht aufzutreten pflegt.

IV. Balanitis erosiva (circinata) gangraenosa. Balanitis gangraenosa. Ulcus gangraenosum s. phagedaenicum

Es dürfte gerechtfertigt sein, diese drei Erkrankungen nicht getrennt voneinander abzuhandeln, da kein Zweifel daran besteht, daß es sich bei ihnen lediglich um quantitativ unterschiedliche Äußerungen des ätiologisch gleichen Grundgeschehens handelt. Zwischen der Balanitis erosiva gangraenosa, der Balanitis gangraenosa und dem Ulcus gangraenosum gibt es ausgesprochen fließende Übergänge, so daß der entsprechende klinisch-morphologische Charakter und die Intensität des Verlaufes im Einzelfalle begrifflich in der Weise zum Ausdruck gebracht werden dürften, daß in den Fällen, wo der geschwürige Substanzverlust eine mehr oberflächliche Beschaffenheit zeigt und gegenüber den erosiven Läsionen zurücktritt von einer Balanitis erosiva gangraenosa und beim Auftreten tieferer und rascher sich ausbildender multipler Gewebszerstörungen mit weitgehend oder völlig bzw. nicht mehr erkennbaren erosiven Elementen von einer Balanitis gangraenosa zu sprechen wäre. Wenn auch SCHERBER geneigt ist, das Ulcus gangraenosum von den soeben genannten Zuständen abzugrenzen, so kann dies u. E. wohl nach erscheinungsbildlichen Grundsätzen erlaubt und sogar notwendig sein, nicht jedoch nach ätiologischen. Von einem Ulcus gangraenosum wäre also in den Fällen zu sprechen, in denen der Prozeß von vornherein foudroyant als tiefer reichendes solitäres Geschwür verläuft.

Am Beginn der Entwicklung der *Balanitis erosiva gangraenosa* steht wie bei der Balanitis Bataille und Berdal das kleine, aus der Epithelnekrose sich entwickelnde Element, das sich sehr rasch in ein napf- oder trichterförmiges Geschwür mit schmierigem, pseudomembranösem, gelblichem, gelbgrünlichem, zum Teil hämorrhagischem bis gangränös-schwärzlichem Belag fortentwickelt. Solange der scharfe elevierte Randsaum infiltriert und gerötet ist, vergrößert sich das Geschwür und nimmt einen Durchmesser von 0,5—1 cm oder auch erheblich mehr an. Es handelt sich bei dieser Form der Balanitis also um einen mehr oder minder akuten Entzündungsvorgang, der in der Intensität und Ausdehnung gewissen Schwankungen unterworfen ist, wobei die *Lokalisation* die gleiche wie bei der einfachen erosiven Form ist. Der Prädilektionsort ist auch hier der Bereich des Sulcus coronarius und seine nähere Umgebung, doch kann der Prozeß auch die übrigen Anteile von Glans und Praeputium betreffen. Solange der quantitative Anteil der erosiven Läsionen im Vordergrund steht, trifft die Bezeichnung Balanitis erosiva gangraenosa zu, ändert sich das Verhältnis der entzündlichen Produkte deutlich zugunsten der geschwürigen Substanzverluste, oder sind ausschließlich die letzteren vorhanden, so entspricht das klinische Bild dem der *Balanitis gangraenosa*. Bemerkenswert ist auch bei der gangränösen Variante, daß sie wie die erosive im engeren Sinne nur die vom Praeputium bedeckten Anteile betrifft.

Der *Verlauf* ist im Beginn durch die infolge tiefergreifender entzündlicher Vorgänge im Präputialraum bedingte ödematöse Schwellung der Vorhaut gekennzeichnet. Dieser Schwellungszustand kann so hochgradig sein, daß die Retraktion des Praeputiums nicht allein wegen der vorhandenen Schmerzhaftigkeit, sondern auch durch dessen Volumenzunahme rein mechanisch nicht mehr möglich ist. Eine regelmäßige Begleiterscheinung ist ein abundanter dünnflüssiger, gelblicher und zuweilen hämorrhagischer, äußerst fötider Ausfluß aus dem Präputialsack. Die Abheilung der Läsionen ist naturgemäß von der Ausdehnung der Gewebszerstörung abhängig. Oberflächliche Erosionen heilen ohne Residuen in Kürze ab, während tiefere Gewebszerstörungen, die entsprechend ihrer Ausdehnung zu Narbenbildung und eventuell mutilierenden Endzuständen führen, einen längeren Zeitraum von einigen Wochen brauchen. Dabei spielt der auch im histologischen Bilde nachgewiesene anatomische Gefäßwandschaden an den kleineren arteriellen Gefäßen eine nicht unwesentliche Rolle (v. HAAM). Der Faktor der veränderten Durchströmung und der dadurch bewirkten Herabsetzung der örtlichen Gewebsresistenz ist vielleicht auch für die Neigung zu Rezidiven, die in manchen Fällen zu beobachten ist, verantwortlich zu machen.

Das erstmalig von MATZENAUER (1910) an Hand einer größeren Kasuistik beschriebene und bei beiden Geschlechtern beobachtete *Ulcus gangraenosum* hat den Charakter eines rasch verlaufenden klinischen Prozesses, der mit der früheren Nosokomialgangrän identisch ist (MÜLLER u. SCHERBER, HEINE, DELPECHE). Diese Geschwüre kommen an verschiedenen Körperstellen vor, haben ihre Hauptlokalisation jedoch in der Genital- und Analregion. Nach der Auffassung von SCHERBER ist der alte Streit hinsichtlich der Unterscheidung des Phagedänismus von der Gangrän im Sinne von MATZENAUER dahingehend entschieden worden, daß es sich bei diesen Zuständen um klinisch und histologisch identische Prozesse handelt und das charakteristische Merkmal in geweblichen Zerstörungsvorgängen zum Ausdruck komme. Dabei stellt der phagedänische Gewebsuntergang lediglich einen höheren Intensitätsgrad im klinischen Sinne dar als die Gangrän, und im letzteren Falle verläuft der Prozeß langsamer, greift ebenfalls nach der Fläche und Tiefe um sich, doch sind die Schorfe trockener, zunderartiger oder mehr schlammartig („pulpös“), während es bei der phagedänischen Ulceration infolge der stärkeren serösen Exsudation zu einer rascheren Ablösung des zugrunde gegangenen Gewebes kommt.

Das Ulcus gangraenosum kann sich von vornherein ohne voraufgehende klinische Merkmale der erosiven Balanitis äußerst rasch herausbilden wie im Falle WESSLINGS, wo 2 Tage post coitum auf der Basis eines Erythemfleckes im Sulcus coronarius ohne lokale Schmerzhaftigkeit eine tiefe Gewebszerstörung aufgetreten war, die die halbe Glans ergriff. Auch im Falle von FRÜHWALD (57jähriger Mann) war der Sitz des gangränösen Geschwürs der Sulcus coronarius. Die Mehrzahl der kasuistischen Berichte bezieht sich zweifellos auf die Balanitis gangraenosa, was sich leicht daraus erklärt, daß das reine Ulcus gangraenosum ein seltenes Ereignis und in der Regel eine Komplikation der erosiv-circinären bzw. der erosiv-gangränösen Balanitis ist, wie es überhaupt zwischen der Balanitis vom Typ Bataille-Berdal, der Balanitis gangraenosa und dem Ulcus gangraenosum so zahlreiche Übergangsformen gibt, daß sie im einzelnen nicht aufgeführt werden können. Unter den 123 Fällen von Balanitis gangraenosa, die SCHERBER beobachtet hatte, entsprachen nur 27 dem klinischen Bilde des Ulcus gangraenosum.

Zur exemplarischen Verdeutlichung dieser Tatsache wird der Fall eines 45jährigen Mannes aufgeführt, bei dem sich innerhalb von 3 Tagen unter zunehmender, zu sekundär-phimotischer Verengung führender, sehr schmerzhafter glockenschwengelartiger Schwellung der Vorhaut zunächst ein kreisrunder Erythemfleck auf dem dorsalen Anteil des Praeputiums, der sich äußerst rasch gangränös bei bläulich-schwärzlicher Verfärbung veränderte. Das klinische

Bild entsprach dem des Ulcus gangraenosum. Nach chirurgischer Entfernung des „pulpösen“ Schorfes und Fensterung des Praeputiums trat die eigentliche Ausdehnung des Zerstörungsprozesses zutage, indem auf dem freigelegten

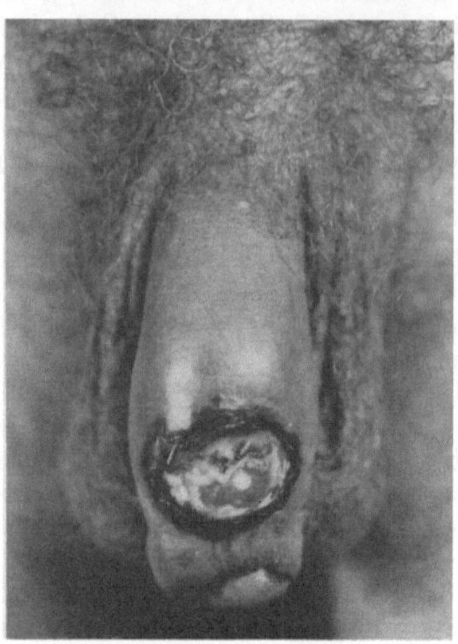

Abb. 11. Ulcus gangraenosum praeputii und Balanitis erosiva gangraenosa glandis. Fensterung des Praeputiums. Entzündliche Phimose

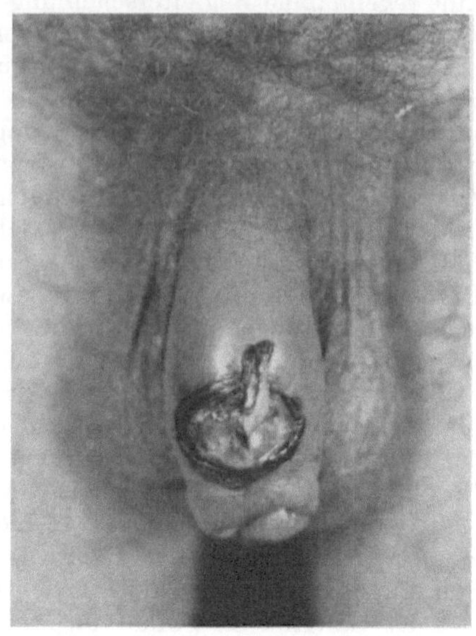

Abb. 12. 24 Std später. Rasches Fortschreiten der Gangrän des Praeputiums

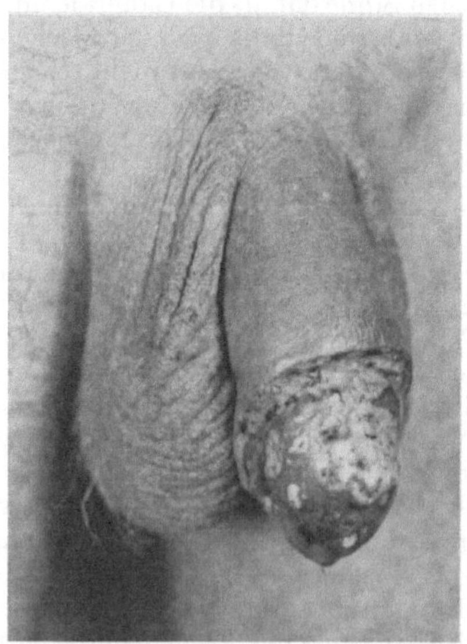

Abb. 13. Nach Circumcision multiple, aus erosiven Läsionen hervorgegangene gangränöse konfluierende Ulcera der Glans penis (Zustand 16 Tage nach Circumcision)

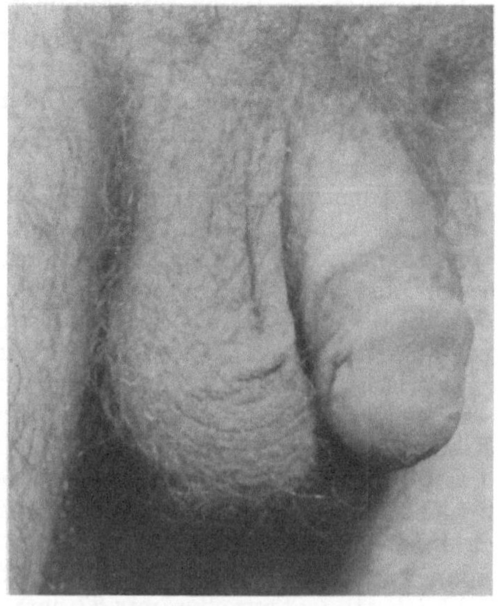

Abb. 14. Defektheilung. Zustand 3 Monate nach Circumcision

Anteil der Glans zahlreiche, mit einem pseudomembranösen gelblichen Belag bedeckte stecknadelkopf- bis linsengroße und größtenteils konfluierende Geschwüre sichtbar wurden, ein Bild, das die Merkmale der Balanitis gangraenosa trug. Um eine weitere Ausbreitung unter dem hochgradig und nicht retrahierbar geschwollenen Praeputium aufzuhalten, wurde eine Circumcision vorgenommen, und es treten auf der nunmehr freigelegten Glans die typischen kreisrunden Erosionen der erosiven Balanitis zutage (Diagnose: Balanitis erosiva gangraenosa der Glans mit Ulcus gangraenosum des Praeputiums) (Abb. 11—14).

In einem anderen Falle (45jähriger Mann) war die Entwicklung ähnlich. Innerhalb weniger Tage kam es zu einer teigig-rötlichen Schwellung des Praeputiums mit heftiger, äußerst übelriechender Absonderung aus dem Präputialsack ohne Zeichen einer sich anbahnenden Einbeziehung des Praeputiums in den Zerstörungsprozeß. Nach der durch die eingetretene phimotische Einschnürung notwendig gewordenen operativen Beseitigung des Praeputiums (Teilresektion) offenbarte sich auf der vorderen

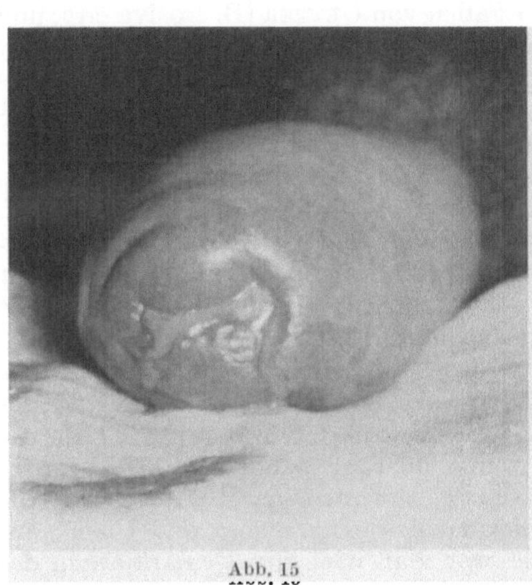

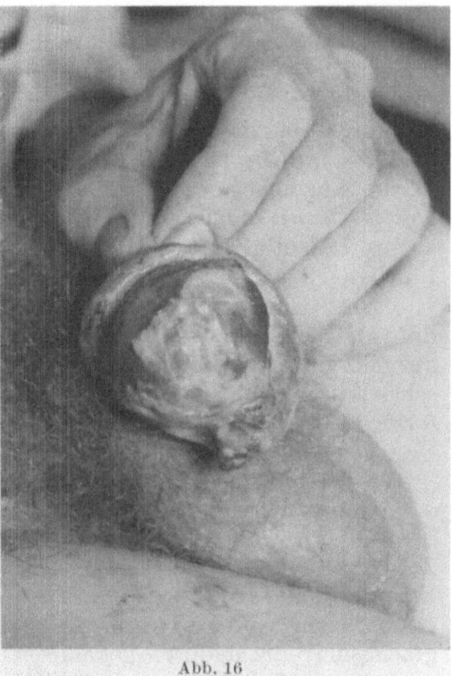

Abb. 15. Balanitis erosiva gangraenosa. Glockenschwengelödem des Penis mit starker fötider eitriger Sekretion aus dem Präputialblatt

Abb. 16. Zustand 3 Tage nach partieller Circumcision. Flächenhaftes, mit fibrinösem Belag überzogenes Ulcus gangraenosum des Dorsum glandis penis. Multiple kleinere Ulcera am Präputialstumpf. Entstehung aus erosiven Primärelementen

Hälfte des Dorsum glandis ein ausgedehntes, unregelmäßig begrenztes, von einem sero-fibrinösen Belag bedecktes Ulcus, an dessen polycyclischer Kontur die Herkunft aus erosiven Elementen abgelesen werden konnte. Dieser Entwicklungsvorgang wird dadurch unzweifelhaft, als an der Innenfläche des nach der Circumcision zunächst zurückgelassenen Präputialstumpfes sowie in der Umgebung des gangränösen Ulcus mehrere erosive und ulceröse, dem Bilde der Balanitis erosiva gangraenosa entsprechende Läsionen zu erkennen waren. Auch dieses Beispiel bringt die engen Beziehungen der Balanitis erosiva zum Ulcus gangraenosum zum Ausdruck (Abb. 15 u. 16).

Über Übergangsformen zwischen Balanitis erosiva circinata, Balanitis gangraenosa und Ulcus gangraenosum liegen vereinzelte Berichte vor, so von Popchristoff (mit gangraenösem Substanzverlust des größten Teiles der linken Hälfte der Glans) und Albrecht, doch handelt es sich in der Mehrzahl der kasuistischen Mitteilungen um die Balanitis gangraenosa (außer dem Material von Scherber, die Fälle von Nicolas u. Mitarb., Pétroud u. Vial, Kisličenko, Gaté u. Rousset, Frei, Gougerot, Joyeux u. Weill, Albrecht, Oetter).

Zum reinen Ulcus gangraenosum sind die Fälle von Tappeiner, Muscolino, einer der vier Fälle von Albrecht (die restlichen Balanitis gangraenosa), Oetter, Melczer, Scherber, Frei sowie Ponhold (Penis und Vulva) zu rechnen.

Die mit gangränösen tieferen Substanzdefekten verlaufenden Formen können ohne Störung des Allgemeinbefindens bleiben und nur als unangenehme Begleiterscheinung eine starke lokale Schmerzhaftigkeit zeigen, doch treten zuweilen auch Fieberreaktionen mit Schüttelfrost, Erbrechen und Kopfschmerzen auf, und dies besonders in den Fällen, die mit *Komplikationen* verbunden sind. Abgesehen von der fast regelmäßig vorhandenen entzündlichen *Phimose* kann auch einmal eine *Paraphimose* auftreten. So in einem Falle von Albrecht, bei dem es sich um ein Ulcus gangraenosum auf der ventralen Seite der Glans gehandelt hatte, bei dem der Substanzverlust so hochgradig war, daß nach Abstoßung des abgestorbenen Gewebes das Corpus cavernosum der Urethra freilag. Nach Abheilung blieb eine *Urethralfistel* zurück. In den beiden Fällen von Oetter (B. erosiva circ. und Ulcus gangraenosum) lag eine *Lymphangitis* des dorsalen Lymphstranges mit *Lymphadenitis inguinalis* vor. Nicht selten greift der Prozeß vom inneren auf das äußere Präputialblatt über und führt meist in der Dorsalregion zu einem Durchbruch nach außen, der bereits erwähnten „Fensterung" (Fälle von Gaté u. Rousset, Gougerot, Joyeux u. Weill). Dieses in der Regel keineswegs dramatische, zunächst aber immer bedrohlich erscheinende Ereignis kündet sich auf dem äußeren Vorhautblatt durch zunehmende entzündliche Rötung an umschriebener Stelle im Bereich des bereits ödematösen Praeputiums an und mit folgender, erst bläulich und schließlich schwärzlicher Verfärbung bildet sich die Gangrän aus, die sich nach einigen Tagen spontan demarkiert.

Von besonderer klinischer Dignität ist das Übergreifen des Prozesses auf das die Schwellkörper umgebende Bindegewebe, wobei es zur völligen Freilegung der Schwellkörper kommen kann (*Pericavernitis dissecans*, Scherber). Greift die Zerstörung auf die Corpora cavernosa selbst über, so handelt es sich um das Krankheitsbild der *Cavernitis suppurativa* oder *gangraenosa*. Hierher gehört die Beobachtung von Popchristoff (Balanitis erosiva gangraenosa und Ulcus gangraenosum), die dadurch gekennzeichnet war, daß nach der Demarkierung des gangränösen Geschwüres auf der linken Glanshälfte unter erneutem Temperaturanstieg und entzündlicher Schwellung der beiden Corpora cavernosa an der Basis des Penis deren Einbeziehung in den gangränösen Prozeß erfolgte.

Es wurde bereits erwähnt, daß Scherber sowie Frei auch beim *weiblichen Geschlecht* meist subklinisch verlaufende oder bei in Promiskuität lebenden Frauen sogar nur einen Zufallsbefund darstellende Läsionen im Bereich der Glans und des Praeputium clitoridis gesehen haben, die die typischen Merkmale der Balanitis erosiva circinata aufwiesen. Diese Veränderungen hat Frei ferner an den kleinen Labien, verhältnismäßig oft in der Umgebung des äußeren Muttermundes, in der perianalen Region und Scherber auch auf der Vaginalschleimhaut beobachtet. Dabei kommen auch Varianten vor, die der männlichen gangränösen Balanitis entsprechen. Auf das Vorkommen des Ulcus gangraenosum im weiblichen Genitalbereich oder dessen näherer Umgebung (Perineum, perianal) mit den gleichen zerstörenden Merkmalen wie beim Manne wird von Frei hingewiesen. Schwere Infektionskrankheiten, örtliche Ernährungsstörungen (z. B. Lymphstauungen in der Schwangerschaft) sind dabei disponierende Momente. Hierher gehört auch der Fall eines 18jährigen Mädchens von Zacharieff, bei dem sich eine akute gangränöse Ulceration der genito-femoralen Falten mit Ausbreitung zur Analgegend hin (weniger der kleinen und großen Labien) entwickelt hatte. Bemerkenswert ist, daß diese seltene Affektion auch unabhängig von geschlechtlichem Verkehr bei Kindern und Jungfrauen in Erscheinung treten kann.

Daß die allgemeine körperliche Reaktionslage für das Zustandekommen gangränöser Geschwürsprozesse von großer Bedeutung ist, unterliegt keinem Zweifel (TAPPEINER: bei zwei Fällen von Ulcus gangraenosum in dem einen Alkohol- und Nicotinabusus sowie schwere Erkältung, in dem anderen diabetische Stoffwechsellage, MUSCOLINO: sehr schlechter Allgemeinzustand bei 68jährigem Manne mit Ulcus gangraenosum), doch ist wie bei der erosiven so auch bei der gangränösen Balanitis bzw. dem Ulcus gangraenosum die anatomische Beschaffenheit des Praeputiums von ausschlaggebender Bedeutung für die Pathogenese dieser Zustände, wobei es sich bei diesem lokalen Faktor keineswegs immer um eine ausgesprochene Phimose absoluter oder relativer Art handeln muß, es genügt allein schon das Vorliegen eines dicken und langen Praeputiums (CAMPBELL, MORTON, REASONER, V. HAAM u. a.), besonders dann, wenn der örtlichen Hygiene im Hinblick auf die Reinhaltung des Präputialraumes zu wenig Beachtung geschenkt wird. Dies dürfte unter der materiell ungünstig situierten Bevölkerung besonders in Erwägung zu ziehen sein (REASONER)

a) Ätiologie

Fraglos trifft wie für die erosive so auch für die gangränöse Variante der Balanitis und sicher wohl auch für das Ulcus gangraenosum die von SCHERBER, PONHOLD u. a. behauptete geschlechtliche Übertragung als Infektionsmodus häufig zu (KISLIČENKO: 8 Tage post coitum, WESSLING: 2 Tage post coitum), doch dürfte entsprechend dem bei der Balanitis erosiva circinata Gesagten diese einseitige Betrachtung nicht am Platze sein, da die Tatsache, daß die bei den gangränösen Balanitisformen nachgewiesenen Mikroben auch im Smegma gesunder Männer (und Frauen) festgestellt worden sind, leicht verständlich erscheinen läßt, daß unter disponierenden Bedingungen allgemeiner Art (Diabetes, Alkoholismus), hauptsächlich aber lokaler Natur, sonst harmlose opportunistische Saprophyten parasitäre Eigenschaften erlangen können.

In erster Linie kommt wie bei der mikrobiellen Ätiologie der erosiven Balanitis wieder die Vincentsche Symbiose in Betracht, die Gruppe der fusiformen Bakterien in Gemeinschaft mit verschiedenen Spirochaetenarten (ZACHARIEFF bei Ulcus gangraenosum am weiblichen Genitale B. fusif. und Spir. refiring., OETTER bei Ulcus gangraenosum: Spirillen und fusiforme Bakterien, PÉRIN u. SISSMANN bei Balanitis gangraenosa: fusospirilläre Symbiose, GAY u. DIAZ DE VILLAR bei B. gangraenosa: Refringensformen mit Spirillen, gelegentlich auch mit fusiformen Stäbchen, REASONER: Vincentsche Symbiose; GATÉ u. ROUSSET: fusiforme Bakterien und gramnegative Balanitisspirochäten; GOUGEROT, JOYEUX u. WEILL: fusospirilläre Bakterienflora).

SCHERBER fand bei der mikroskopischen Untersuchung der Absonderungen bei Balanitis gangraenosa an Zahl die *Vincentsche Symbiose* als überwiegend, ferner kleine kommaförmige, schwach nach GRAM färbbare und sehr bewegliche *vibrioförmige Nekrosebacillen* und verschiedene Spirochätenarten (hauptsächlich die Balanitisspirochäte, die Spirochaeta refringens SCHAUDINN u. HOFFMANN), ferner das Treponema minutum, die Spirochaeta celerrima und zahlreiche andere Mikrobenarten, darunter auch *filiforme Nekrosebacillen*, die große Ähnlichkeit mit dem Bangschen Nekrosebacillus haben. Es ist angesichts der repräsentativen Zahl und Unterschiedlichkeit der in den Läsionen der gangränösen Balanitis (einschließlich Ulcus gangraenosum) auftretenden Mikroorganismen nicht möglich, verbindliche Aussagen über die ätiologische Bedeutung dieser oder jener Art zu machen. Der Umstand, daß die künstliche Züchtung und vor allem isolierte Reinzüchtung schwierig und nur unter bestimmten, meist anaeroben Bedingungen möglich ist, hat bisher wesentlich dazu beigetragen, die Erforschung der verschiedenen Balanitisformen nach spezifisch-ätiologischen Gesichtspunkten als wenig reizvollen Gegenstand zu betrachten, dies um so mehr, als diese Krankheitszustände nur in vereinzelten Fällen von besonderer klinischer Dignität und im Hinblick auf die Therapie nur selten problematisch sind.

Es verdient noch darauf hingewiesen zu werden, daß v. Haam die von Scherber erhobenen Befunde bestätigen konnte, insofern als er feststellte, daß die fusospirochätale Flora entsprechend dem Stadium der Läsionen wechselt. Bei diffusen Erosionen des männlichen Genitale überwog die grampositive Kokkenflora die Spirochäten und fusiformen Bakterien, während bei akuten geschwürigen Zuständen die Spirochäten zahlenmäßig im Vordergrund standen und bei tiefer fortschreitenden Ulcera mit Anhäufungen von reichlichem nekrotischem Material „Vibrionen“ und Fusiforme in großer Zahl nachzuweisen waren. Unter dem Einfluß der Therapie war das erste Zeichen der Besserung das Verschwinden der Spirochäten und Vibrionen, während Fusiforme und grampositive Kokken bis zur Beendigung der Heilung gefunden werden können. Daraus entnahm v. Haam, daß die Spirochäten und Vibrionen die am stärksten pathogenen innerhalb der symbiontischen Gruppe von Mikroorganismen und die Fusiformen die „hartnäckigsten“ seien. Gelegentlich scheinen auch gangränöse Zustände am männlichen Genitale aufzutreten, bei denen die Vincentsche Symbiose überhaupt keine Rolle gespielt hat, wie dies im Falle eines 57jährigen Mannes mit typischem Ulcus gangraenosum der Kranzfurche von Wessling mitgeteilt wurde, in dem *Diphtherie-Bacillen* nachgewiesen worden waren und keinerlei sonstige Bakterien. Die Diphtherie-Bacillen werden allerdings ätiologisch als nicht bedeutungsvoll angesehen, sondern nur als bestimmend für die Morphologie des Geschwürsprozesses. Andererseits haben weder Róna noch Scherber diese Bakterienart gefunden, wohl aber Pseudodiphtherie-Bacillen in den Sekretionsprodukten der Balanitis gangraenosa.

Hinsichtlich der mikrobiellen Ätiologie phagedänischer Penisgeschwüre wurde kürzlich von Melczer die *Virusgenese* zur Diskussion gestellt. Der Autor fand in seinem Material nur in 60% eine Fusospirochätose, aber in allen Fällen *Elementarkörper* in Gesellschaft verschiedener Bakterien, so daß er zu der Auffassung gelangte, es handele sich bei den phagedänischen Geschwüren um das Produkt einer *viromikrobiellen Symbiose,* denn bei Übertragungsversuchen am Menschen trat ein typisches phagedänisches Geschwür nur dann auf, wenn mit dem die „Elementarkörperchen“ enthaltenden Berkefield-Filtrat zugleich ein Suspension von Streptokokken inoculiert wurde. Damit sei nach der Ansicht Melczers das bei der Vincentschen Erkrankung gefundene Virus identisch mit dem Virus des Phagedänismus, so daß alle chronischen infektiösen Gangränen auf eine einheitliche gemeinsame Ursache zurückzuführen seien. Es wird im Abschnitt über die akute Gangrän der Genitalien über diesen Gegenstand noch einmal zu sprechen sein, und es mag an dieser Stelle nur noch erwähnt werden, daß es in Australien eine als „pizzle-rot“ bezeichnete, durch Bläschenbildung charakterisierte Balanoposthitis bei Schafen gibt, die durch den Geschlechtsakt übertragen wird. Experimentell konnten Tunicleff u. Matishek mit einem bakterienfreien Kulturfiltrat Infektionen an der Vulva, dem Penis und Praeputium der Schafe erzeugen, während sich ein gleichzeitig in allen Läsionen bei den Schafen regelmäßig gefundener gramnegativer Bacillus als nicht pathogen erwiesen hatte. Es mag dahingestellt bleiben, ob das bei den Schafen bekannte Krankheitsbild einer Balanitis mit Bläschenbildung identisch mit der erosiven Balanitis des Menschen ist, doch dürfte nicht zuletzt für die letztere Affektion der Möglichkeit der Virusgenese Aufmerksamkeit geschenkt werden, da die ätiologische Erforschung nach rein bakteriellen Gesichtspunkten bisher nicht zu einem endgültigen Ergebnis geführt hat.

Scherber hat die erosive und die gangränöse Balanitis einschließlich des Ulcus gangraenosum histologisch auch im Hinblick auf die Lagerung der Mikroorganismen untersucht und bezüglich der ersteren Form festgestellt, daß auf der Oberfläche der Erosion unter den symbiontischen Elementen in erster Linie grampositive vibrioförmige Bakterien vertreten, Kokken dagegen weniger zahlreich

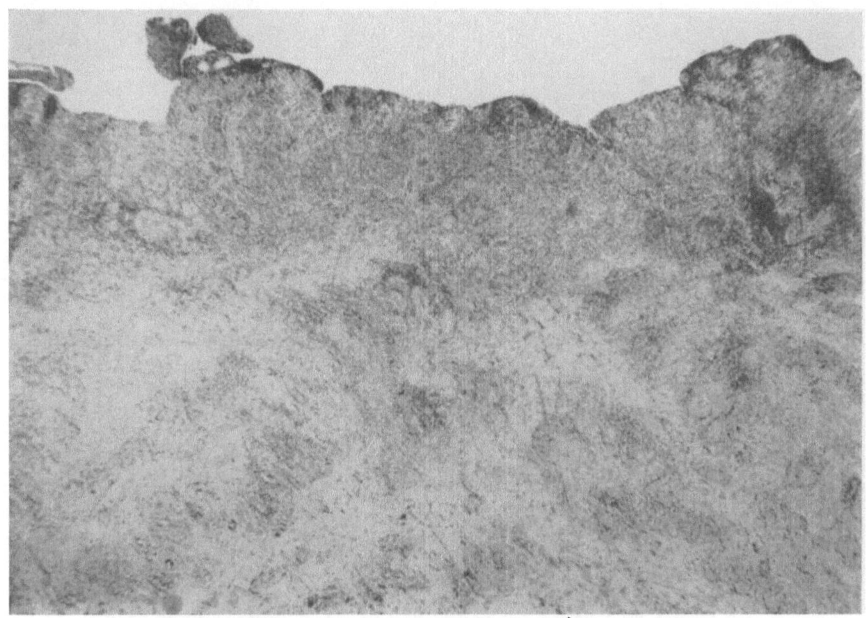

Abb. 17. Balanitis gangraenosa (18jähriger Patient). (Sammlung Prof. Froboese, früherer Direktor des Pathologischen Instituts in Berlin-Spandau.) (Vergr. 10mal)

waren. Diese Bakterien liegen im nekrotischen Epithel sehr dicht und bis in tiefere Schichten hinein, doch dringen sie nicht in die Cutis ein (Färbung nach Gram-Weigert). Mit der Levaditi-Färbung ließen sich in den Randgebieten der erosiven Herde filiforme Nekrosebacillen und Spirochäten nachweisen. Bei der Verteilung der Mikroorganismen im Gewebe der Balanitis gangraenosa und des Ulcus gangraenosum stimmen die Befunde Scherbers mit denen von v. Haam überein und beruhen im wesentlichen auf der Tatsache, daß die Organismen der Vincent-Gruppe unterhalb des geschädigten Gewebes vorgedrungen waren, und zwar die vibrioförmigen Elemente, die filiformen Nekrosebacillen sowie die Spirochäten, während die Kokken nach der Tiefe zahlenmäßig immer mehr zurücktreten. Aus den Darstellungen von Schnitten (Abb. 18 und 19 bei Scherber) wird ersichtlich, daß die Mikroorganismen (vibrioförmige, fusiforme B., filiforme Nekrosebacillen, Spirochäten) auch durch die entzündlich veränderten Gefäßwände hindurchdringen, somit also in die Blutbahn einwandern können. Auch Frei machte diese Feststellung und konstatierte den Einbruch der fusospirillären Symbionten in einen Gefäßthrombus. Nach Scherber haben die Spirochäten das größte Penetrationsvermögen, doch sind die Verhältnisse in den einzelnen Bezirken eines Gewebsschnittes recht unterschiedlich, und die Unterscheidung der einzelnen Arten (filiforme B. von den Spirochäten usw.) ist nicht

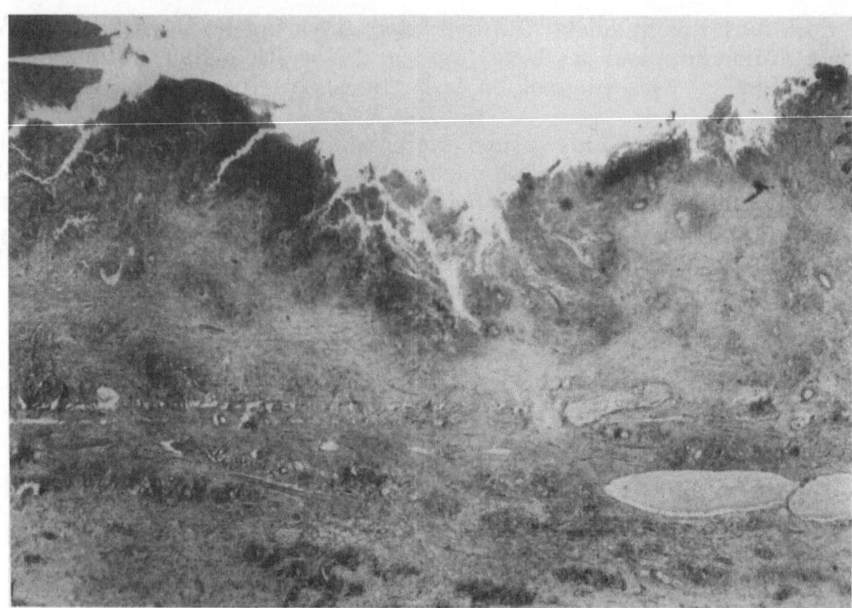

Abb. 18. Ulcus gangraenosum praeputii bei 23jährigem Patienten (Sammlung FROBOESE)

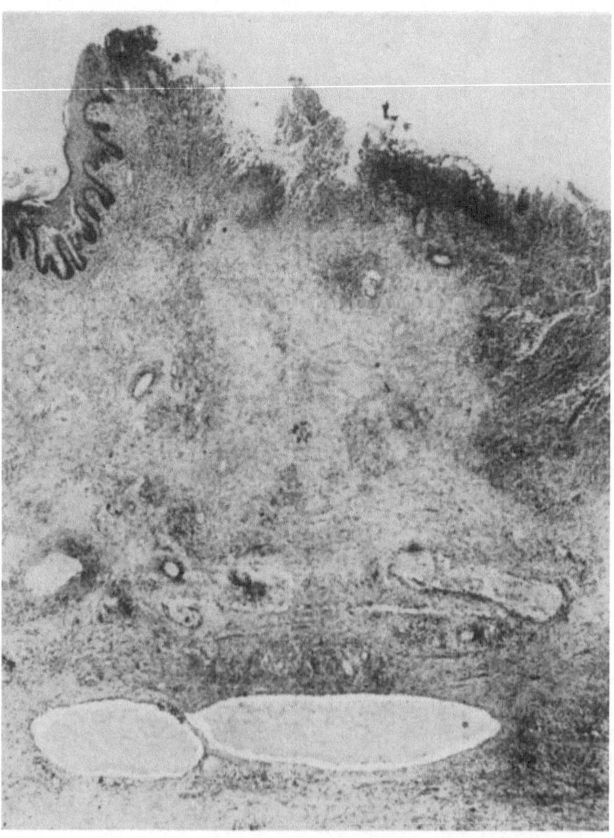

Abb. 19. Randbereich des Ulcus gangraenosum praeputi der Abb. 18

immer leicht, wie auch dem Mengenverhältnis der einzelnen Typen zueinander keine Regelmäßigkeit zugrunde liegt, so daß immer noch die Frage offen bleibt, welcher der genannten Organismen oder welcher Typ der Symbiose im einzelnen Falle die ursächlich ausschlaggebende Bedeutung hat.

b) Histologie

Die feingeweblichen Veränderungen der *Balanitis gangraenosa* sind infolge des unterschiedlichen Ausmaßes der gangränösen Substanzverluste voneinander abweichend und können oberflächlicher Natur sein, so daß in der äußeren nekrotisch strukturlosen und von Zelldetritus durchsetzten Schicht noch Reste der Retezapfen sichtbar sind, während bei tieferer Gewebszerstörung das Epithelband dem völligen Untergang anheimgefallen sein kann. In der Nachbarschaft der geschwürigen Läsionen können sich Veränderungen finden, die lediglich die Merkmale der erosiven Balanitis tragen. Die äußere nekrotische Zone ist von einem dichten Infiltratmantel umgeben, in dem die Granulocyten überwiegen, während Plasmazellen und Lymphocyten an Zahl zurücktreten. Die Gefäße sind strotzend mit Erythrocyten und Granulocyten gefüllt und ihre Endothelien zum Teil hochgradig geschwollen. Nach der Tiefe zu treten breitere ödematöse Bindegewebszüge hervor, in denen die Infiltrate hauptsächlich um die wandverdickten Gefäße herum angeordnet sind. Stellenweise sind die Gefäßlumina thrombosiert, auch kommt Diapedese von Erythrocyten vor. Mit der Abnahme der Aktivität des Entzündungsablaufes in den tieferen Bindegewebsschichten tritt die Beteiligung der leukocytären gegenüber den rundzelligen Elementen zurück. Die elastischen Fasern sind besonders in den äußeren Anteilen des gangränösen Geschwüres zerstört (Abb. 17).

Das *Ulcus gangraenosum* bedarf keiner besonderen Darstellung, da der Unterschied zur Balanitis gangraenosa lediglich quantitativer Art und durch das größere Ausmaß der Gewebszerstörung gegeben ist (Abb. 18 und 19).

V. Balanitis pustulo-ulcerosa (Du Castel)

Diese Form der Balanitis ist 1889 von Du Castel in seinen ,,Leçons sur les affections ulcéreuses des organes génitaux chez l'homme" beschrieben und trotz gewisser Ähnlichkeiten mit dem klinischen Bilde des Herpes genitalis von diesem abgegrenzt worden. Pautrier und Rietmann zitieren das morphologische Erscheinungsbild dieser besonderen Affektion, über die in der Literatur nur vereinzelte Mitteilungen vorliegen, wörtlich nach Du Castel: ,,Einige Tage post coitum suspectum zeigte sich in der Kranzfurche eine gräuliche Ulceration mit einem breiartigen diphtheroiden Belag und deutlich gerötetem Rand. Die Ränder der Ulceration sind polycyclisch und mikrocyclisch wie bei den Herpesgruppen, die Ulceration ist jedoch tiefer, sie bleibt nicht auf die oberflächlichen Epidermisschichten beschränkt, sondern erreicht immer die Cutis, die an den Stellen, wo sie nicht von einem diphtheroiden Belag überzogen ist, granuliert aussieht. Dieses Geschwür ist bei Reibung schmerzhaft, scheint aber keine so ausgesprochen präulceröse schmerzhafte Phase zu haben wie der Herpes genitalis. Bei der Balanitis pustulo-ulcerosa beobachtet man gewöhnlich im Sulcus coronarius mehrere Ulcerationen von unregelmäßiger Form und beträchtlicher Ausdehnung. Außerdem sind auf der Innenseite des Praeputiums und auf der Glans einige Pusteln vorhanden von der Größe eines großen Hirsekornes. Sie sind zugespitzt und eitern frühzeitig. Keine hat die Transparenz der Herpesbläschen mit ihrem serösen Inhalt."

Die Geschwüre entstehen durch Konfluieren der Pusteln und vergrößern sich durch periphere Entwicklung neuer eruptiver Elemente. Im Verlauf mehrerer

Tage und Wochen bilden sich auf der Glans und auf dem inneren Präputialblatt neue Pusteln, aus denen wieder Geschwüre werden, während die älteren durch Narbenbildung spontan zurückgehen. Die isolierten Pusteln vernarben in wenigen Tagen, die Ulcerationen brauchen etwas mehr Zeit und die Eiterung ist in der Regel mäßigen Grades. PAUTRIER und RIETMANN stellen fest, daß die von DU CASTEL beschriebene Affektion keine Anhänger gefunden hat und DARIER sie nicht einmal in seinen Précis erwähnt. (SCHERBER hat sich also wohl versehen, da er behauptet hat, diese Affektion sei von DARIER erwähnt worden.) BERDAL (1897) sowie BROCQ erwähnen diese Erkrankung, verfügen aber nicht über eigene Beobachtungen, erst PAUTRIER und RIETMANN beschreiben 1924 einen Fall eines 23jährigen Patienten, da sie die von DU CASTEL herausgestellte Balanitis der Vergessenheit entreißen wollten. In dem Fall von PAUTRIER und RIETMANN begann der Prozeß 10 Tage nach dem Geschlechtsverkehr mit einem zur Phimose führenden entzündlichen Ödem des Praeputiums, begleitet von Juckreiz und Schmerzhaftigkeit. Bei dem Versuch einer gewaltsamen Reposition zeigte sich eine Aussaat isolierter oder konfluierter Efflorescenzen im Sulcus coronarius und auf der Glans, bei denen es sich um purulente Bläschen handelte, die von einem stark geröteten Saum umgeben waren. Die Bläschendecke war nicht abgehoben, sondern lag auf der Unterlage fest auf und machte daher einen diphtheroiden Eindruck. Die Affektion war schmerzhaft und in der Inguinalregion waren einzelne schmerzlose Lymphknoten zu fühlen. Ferner hatten sich vereinzelt Ulcerationen mit polycyclischen Rändern gebildet.

a) Bakteriologische Untersuchung

Aus dem Inhalt der Vesiculopusteln und dem Geschabsel der Geschwüroberfläche wurden von PAUTRIER und RIETMANN zahlreiche kleine, sehr zarte gramnegative und von polynucleären Leukocyten phagocytierte Kokken beobachtet. Sie ließen sich auf Blutagar züchten, erschöpften sich aber nach einigen Passagen und gingen dann nicht mehr an. Die Verimpfung durch Scarifikation auf die Cornea und den Penis vom Kaninchen verlief negativ.

Die Autoren trennen die Affektion streng vom weichen Schanker und haben diese Möglichkeit durch den negativen Verlauf der Autoinoculation ausgeschlossen.

b) Differentialdiagnose

Die *Differentialdiagnose* gegenüber dem Herpes genitalis stützt sich auf das Merkmal, daß letztere Affektion niemals eine derartig massive Aussaat von eruptiven Elementen zeigt, sondern durch eine Gruppe von konfluierten Bläschen auf einer leicht geröteten Basis gekennzeichnet ist. Die Herpesbläschen sind gewölbt und keine zugespitzten Pusteln, die Bläschen serös-gelblich, die Bläschendecke zart und fragil, die poly- und mikrocyclischen Erosionen oberflächlicher, rötlich und nicht schmierig, die Entwicklung viel rascher. PAUTRIER und RIETMANN erkennen die differentialdiagnostische Sonderstellung der Affektion an, nicht aber die von DU CASTEL geäußerte ätiologische Auffassung, die dahin geht, daß er sie mit der Impetigo contagiosa in Analogie setzte. Das klinische Bild dieser Erkrankung ist sehr andersartig und hebt sich vor allen Dingen durch die charakteristischen, leicht zerbrechlichen Blasen von der Balanitis pustulo-ulcerosa ab.

PAUTRIER und RIETMANN halten den von ihnen gefundenen „Kokko-Bacillus“ mit großer Wahrscheinlichkeit für die Ursache, meinen aber, daß weitere Tierversuche zur Klärung der Ätiologie notwendig sind, da ihre eigenen Versuche an Kaninchen negativ ausgefallen sind.

VI. Balanitis circinata parakeratotica (Reiter-Balanitis)

In dem Abschnitt über die „Balanitis bei Gonorrhoe" wurde darauf hingewiesen, daß die ätiologische Auffassung hinsichtlich der „Keratosis blennorrhagica" („gonorrhoische Hyperkeratosen") durch die kritisch-historischen Nachforschungen an Einzelpublikationen, wie sie KUSKE begonnen und angeregt, SCHUERMANN und HAUSER sowie REICH fortgesetzt und zu einem vorläufigen Abschluß gebracht hatten, einen grundlegenden Wandel erfahren hat insofern, als festgestellt werden konnte, daß ein großer Teil der Fälle von „gonorrhoischen Hyperkeratosen", unter anderem also auch die früher als „Balanitis circinata gonorrhoica" bezeichnete Affektion, sich nunmehr zwanglos in das Syndrom des Morbus Reiter einordnen läßt. Unter dem Gesichtspunkt dieser diagnostischen Revision sind die folgenden Ausführungen zu verstehen.

a) Klinik

In einer Mitteilung (25jähriger Patient) über einen Fall von „Blennorrhagie" mit Arthropathien und Conjunctivitis gab CHAUFFARD (1897) erstmalig einen Hinweis auf „productions cornées" auf der Glans penis, die zugleich die primäre Hautaffektion im Rahmen dieses Syndroms waren und denen erst im weiteren Verlauf auch Hautmanifestationen anderer Lokalisation folgten. Nach CHAUFFARD sind die an der Glans und dem Praeputium auftretenden Veränderungen von mehreren Autoren beobachtet worden (historische Darstellung bei REICH), von denen unter den deutschen Autoren BAERMANN (1904) eine ausführlichere Beschreibung der im Rahmen der „gonorrhoischen Hyperkeratosen" auftretenden Balanitis („Balanitis circinata") gegeben hatte. Die Nomenklatur dieser Balanitisform ist einem wiederholten Wandel unterlegen, doch geht aus den verschiedenen Bezeichnungen deutlich der Hinweis auf die Sonderstellung gegenüber der Balanitis erosiva circinata Bataille und Berdal hervor (Balanitis „blennorrhoica", „blennorrhagica", „hyperkeratotica", „sicca"). ARNING und MEYER-DELIUS (1911) stellten in ihren sorgfältigen kasuistischen Einzelstudien die differentialdiagnostische Spezifität dieser von ihnen „Balanitis circinata hyperkeratotica" genannten Affektion heraus, ermittelten deren Häufigkeit (unter 4300 Fällen von Gonorrhoe 19 mit „gonorrhoischen Hyperkeratosen", bei 14 davon eine isolierte Balanitis circinata hyperkeratotica bei gleichzeitiger Conjunctivitis und Arthritis) und grenzten zwei klinische Formen voneinander ab:

1. bei kurzem oder gewöhnlich retrahiert getragenem Praeputium bilden sich unter dem trocknenden Lufteinfluß *keratotische* Efflorescenzen aus (von leicht gewölbten und haftenden „Hornschildchen" bzw. einer zarten weißgrauen Schuppe bedeckte Herde) und

2. bei bedeckter Glans *rote, feuchte, glänzende Flecke* mit zartem *Schuppenkranz*. (Bei dieser Form verhindert die Feuchtigkeit des Präputialsackes die Ansammlung und Anhäufung von Hornschuppen.) Der ersten klinischen Form entspricht die Deskription BAERMANNs, nach der es sich bei den im Rahmen der „gonorrhoischen Hyperkeratosen" auftretenden Balanitis um „linsengroße, runde, teils distinkte, teils konfluierende Herde mit einem krümeligen Belag bedeckt, der leicht zu entfernen ist", handelt. „Nach Entfernung des Belages liegt die rote, trockene, etwas papilläre gewucherte, von einer dünnen Epidermisschicht bedeckte Basis frei." Aus dieser treffenden morphologischen Beschreibung geht deutlich hervor, daß die *Primäreruption* der Balanitis circinata sich als *schuppender Erythemfleck* präsentiert, wie dies auch in dem noch zu erörternden histologischen Substrat leicht zu sehen ist. In Abhängigkeit von der quantitativen Beteiligung exsudativer Momente wird das klinische Aussehen variabel, aber in

der Grundgestaltung einheitlich sein. Im Falle von Sobotka (1913) lagen primär vesiculöse Elemente vor, die sich in „fast herpesartig zusammenfließende Substanzverluste mit roter nässender Fläche“ umgewandelt hatten, wobei zu bemerken ist, daß sich dieses Erscheinungsbild unter einem entzündlich geschwollenen Praeputium entwickelt hatte. Übrigens läßt die Durchsicht der Originalbeschreibung von Reiter (1916) erkennen, daß die Trias (Urethritis, Arthritis, Conjunctivitis) dieses Krankheitsbildes („Spirochaetosis arthritica“) mit einer Schwellung des Praeputiums vergesellschaftet war! Allerdings kann heute nicht mehr ermittelt werden, ob es sich um eine unspezifische sekundäre Balanitis bei einer Urethritis gehandelt hat oder um die für die Reitersche Erkrankung spezifische cutane Manifestation im Bereich von Glans bzw. von Glans und Praeputium.

Auch Postma (1937), der zuerst über die *ausschließliche Lokalisation* der Hauterscheinungen im *Bereich der Glansoberfläche* berichtet hatte, machte auf „rote Flecke, von denen einige eine Erosion von Stecknadelkopfgröße“ zeigten und „einige Bläschen“ aufmerksam, während Kruspe darüber hinaus in einem seiner fünf Fälle tiefere Substanzverluste mit *Geschwürsbildungen* festgestellt hatte (s. auch Reich). Kruspe (1939) sah bei zwei seiner vier Patienten mit Reiter-Syndrom spezifische Läsionen der Glans, die mit denen der exanthematischen Hauteruptionen identisch waren („makulo-papulöse Efflorescenzen, die von trockenen, hornartigen Krusten bedeckt sind“, auf der Glans und dem Penisschaft in dem einen, „hanfgroße Erosionen“ auf der Glans und am Übergang zum Sulcus coronarius in dem anderen Falle).

Aus der Durchsicht der Einzelpublikationen läßt sich ein recht charakteristisches klinisches Bild der Balanitis circinata als Ausdruck einer cutanen Manifestation des Reiter-Syndroms ableiten. Das Grundelement der Affektion ist das scharf begrenzte, stecknadelkopf- bis etwa linsengroße Erythem mit Schuppung. Nach Ablösung der Schuppen bleibt ein randständiger zarter Schuppensaum zurück. Durch Konfluenz der Einzelelemente bilden sich polycyclisch begrenzte Figurationen heraus, wie sie vom Bilde der Balanitis circinata erosiva her bekannt sind. Beim Vorliegen stärkerer exsudativer Erscheinungen ist die Primäreruption ein zartwandiges Bläschen, dem in der weiteren Entwicklung hyperkeratotische Erscheinungen folgen. Lokalisation der Efflorescenzen sind die Oberfläche der Glans einschließlich des Sulcus coronarius sowie das Praeputium und der Penisschaft. Die einzelnen Elemente verhalten sich stationär und zeigen, nachdem sie relativ plötzlich entstanden sind, kaum eine Tendenz zur weiteren Ausdehnung und klingen nach einigen Wochen oder Monaten ab. In der Regel verschwinden die balanopräputialen Läsionen in zeitlicher Übereinstimmung mit den übrigen Symptomen des Morbus Reiter, doch kommen auch Rezidive vor, wie sie Hollander u. Mitarb. in zwei Fällen beobachtet haben. Unter Hinweis auf die Fälle von Feiringer sowie Hollander u. Mitarb. und unter Berücksichtigung der eigenen Kasuistik macht Reich auf die beachtenswerte Tatsache aufmerksam, daß nach dem Abklingen der sonstigen Hauterscheinungen der Reiterschen Erkrankungen und sogar nach dem Rückgang aller übrigen Symptome die Balanitis circinata *persistieren* und damit einen wichtigen Hinweis auf das mehr oder weniger „stille“ Fortbestehen der Erkrankung geben kann (Abb. 20).

Die von Arning und Meyer-Delius hervorgehobene *Häufigkeit* der Balanitis circinata fand Schuermann (1943), der mit Hauser bis 1949 600 Fälle von Morbus Reiter zusammenstellen konnte — Reiter selbst hat aus der Weltliteratur von 1916—1956 157 Arbeiten ausfindig gemacht — in dem eigenen Material bestätigt, indem in elf Fällen mit spezifischen Hauterscheinungen sieben vertreten waren, die das klinische Bild der Balanitis circinata aufgewiesen hatten (als einzige cutane Manifestation). Innerhalb des repräsentativen Krankengutes (344 Patienten) von PARONEN (1948) befanden sich insgesamt 89 Fälle mit Hautveränderungen, bei denen 87 (97,5%) ausschließlich eine Balanitis circinata dargeboten hatten, während HOLLANDER diese cutane Manifestation bei seinen 25 Patienten achtmal gesehen hatte (unter anderem auch ulceröse Erscheinungen im Bereich der äußeren Harnröhrenmündung [„perimeatal ulceration"]). Es sei noch vermerkt, daß die Balanitis circinata in der Regel keinerlei subjektive Beschwerden macht und daher als ein „im Verborgenen blühendes Veilchen"

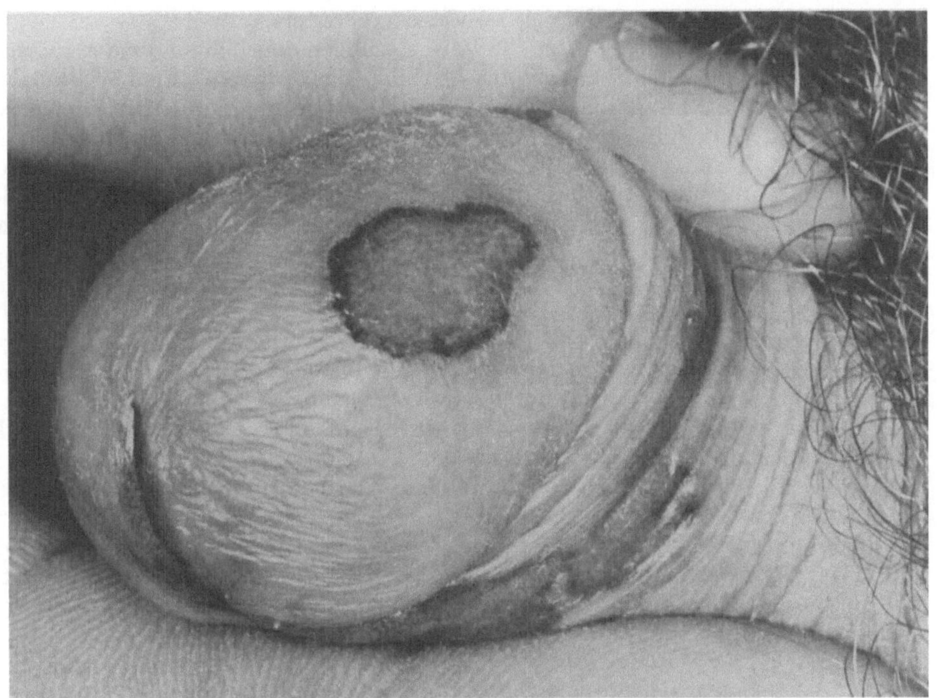

Abb. 20. „Reiter-Balanitis" (Sammlung Prof. SCHUERMANN, Bonn)

(ARNING u. MEYER-DELIUS) leicht der Aufmerksamkeit entgehen kann, dessen sorgfältige Beachtung hingegen wohl manchen Fall von rheumatoider Gelenkerkrankung (der Morbus Reiter macht keine Ankylosen!) in einem anderen Licht erscheinen lassen wird.

Im Hinblick auf die *Differentialdiagnose* kommt lediglich die Balanitis circinata erosiva in Betracht, die vielleicht im Beginn mit der Balanitis circinata der Reiterschen Erkrankung eine gewisse Ähnlichkeit haben kann, doch im weiteren und rasch voranschreitenden Verlauf mit der Entwicklung eines fötiden und reichlichen Exsudates sich von der ausgesprochen stationär sich verhaltenden und subjektiv erscheinungsfreien circinären Balanitis leicht abgegrenzt werden kann.

b) Histologie

Hyperkeratotische Läsionen der Haut im Rahmen der exanthematischen Eruptionen der Reiterschen Erkrankung sind mehrfach Gegenstand der histologischen Untersuchung gewesen, wogegen im Hinblick auf das histopathologische Substrat der Balanitis circinata die erste Beschreibung von REICH geliefert worden ist, dessen Befund daher wiedergegeben werden soll: es fand sich eine starke Verbreiterung der *Epidermis*, besonders im Bereich der Interpapillarzapfen, wobei die am Rande des Herdes gelegenen Zapfen die Tendenz haben, vom Zentrum her nach der Peripherie zu abzuweichen. Intercelluläres Ödem mit Verbreiterung der Intercellularbrücken, in die Epidermis einwandernde Histiocyten und Lymphocyten, die sich mit vereinzelten neutrophilen Leukocyten im Bereich der Hornschicht zu Mikropusteln anhäufen. Im Bereich des Herdes ist das Stratum corneum leicht verdickt und ausschließlich parakeratotisch verhornt. Im Randbereich des Herdes geht die parakeratotische Hornschicht unvermittelt in ein geringgradig verbreitertes kernloses Stratum corneum über. Das Stratum granulosum ist in diesem Bereich teilweise verbreitert.

Im *Stratum papillare* erinnern die Veränderungen deutlich an die der Psoriasis vulgaris, doch kommt als besonderes Merkmal das Auftreten kleiner Blutungsherde hinzu. Die Blutcapillaren sind weitgestellt und reich an roten Blutkörperchen, auffällige Erweiterung der Lymphgefäße und -spalten. An anderen Gefäßen, die keine zelligen Elemente enthalten, findet sich eine Endothelschwellung. Im Papillarkörper und den unmittelbar darunter befindlichen Bereichen finden sich perivasculäre und diffuse Infiltrate aus Histiocyten, Lymphocyten, vereinzelten Plasmazellen sowie vereinzelten Neutrophilen. Die elastischen Fasern sind frei von bemerkenswerten Veränderungen. Das *Stratum reticulare* ist ohne Auffälligkeiten.

Was dem feingeweblichen Bild Besonderheiten verleiht, sind die *Blutungen* und nach der Auffassung von Reich auch die Plasmazellen. Durch das Phänomen der Hämorrhagie deckt sich der feingewebliche Befund in besonderem Maße mit den beim Morbus Reiter beschriebenen hämorrhagischen Erscheinungen der Haut und der Mundschleimhaut (Reich).

Auf Grund des histologischen Befundes schlägt Reich die Bezeichnung (in Anlehnung an Baermann) Balanitis circinata „parakeratotica" oder unter Bezugnahme auf das Gesamtsyndrom: „Reiter-Balanitis" vor, womit zugleich die Spezifität dieser Balanitisform und die Identität ihrer feingeweblichen Struktur mit den übrigen Hautmanifestationen des Morbus Reiter zum Ausdruck kommt.

c) Ätiologie

Die Ätiologie der Reiterschen Erkrankung ist noch völlig ungeklärt, somit auch die der Reiter-Balanitis. Die von Reiter im Patientenblut nachgewiesene uud reingezüchtete, für Mäuse pathogene „Spirochaete forans" dürfte aus der Diskussion inzwischen ausgeschaltet sein, obwohl Reiter (1956) selbst die Wiederaufnahme der von ihm durchgeführten Versuche erneut empfohlen hat. Außer der „Reiter-Spirochäte" wurden verschiedene Mikroorganismen (Staphylokokkus, aureus und albus), Pseudodiphtheriebacillen, Enterokokken sowie Colibakterien [Kuske]) vermutet, doch hat in den letzten Jahren die Frage nach der eventuellen ätiologischen Bedeutung der sog. „L"-Organismen („Pleuropneumonia-like organisms") sowie der Bedeutung einer Zweiterkrankung nach Ruhr (H. Schuermann) aufmerksame Beachtung gefunden. Die sorgfältigen bakteriologischen Untersuchungen von Hall und Finegold (in acht Fällen nur einmal „L"-Organismen) lassen jedoch die ursächliche Rolle dieser Organismen recht fraglich erscheinen. Die pathogene Bedeutung dieser zwischen den Viren und Bakterien stehenden Mikroorganismen gilt also keineswegs als gesichert.

d) Therapie

Eine ätiotrope Therapie gibt es angesichts der Unkenntnis der Ursachen nicht. Über die symptomatische Behandlung wird auf das entsprechende Kapitel dieses Handbuches verwiesen.

VII. Balanitiden durch spezifische lokale Infektionen

1. Balanitis specifica syphilitica (Follmann)

Schon Fournier hat 1906 beim Studium der Syphilis d'emblée darauf hingewiesen, daß das Primärstadium der Erkrankung in der Form banaler Affektionen markiert auftreten und daher der Erkennung entgangen sein kann, wenn es sich unter dem Bilde eines Herpes simplex oder einer Balanitis erosiva manifestiert. Audry und Chatellier beschrieben 1921 eine Balanitis erosiva mit Polyadenitis purulenta und positiven Seroreaktionen, die unter spezifischer Behandlung innerhalb von 5 Tagen heilte, so daß die Annahme berechtigt ist, daß es sich bei diesem Falle um einen atypischen Primäraffekt gehandelt hat. Follmann hat das Verdienst, die Aufmerksamkeit auf die Tatsache gelenkt zu haben, daß die Primärlues auch anders als unter dem gewöhnlichen Bilde des indurierten Schankers auftreten kann, nämlich in der Form einer exsudativen Balanitis mit Adenopathia inguinalis bei positivem Spirochätenbefund und positiven Seroreaktionen. Sie repräsentiert sich also als Frühsymptom einer luischen Infektion.

Follmann beobachtete 1934 bei einem Kranken ein Symptom, welches keiner der bekannten klinischen Varianten der Initialsklerose der Lues entsprach und dennoch als die erste Manifestation dieser Erkrankung aufgefaßt werden mußte. Es handelte sich in dem Falle, auf den Follmann Bezug nimmt, um einen Kranken, bei dem 10 Tage post coitum der Vorhautsack gerötet und feucht wurde. Einige Tage später trat eine linksseitige indolente Lymphadenitis inguinalis auf. Der *lokale Befund* zeigte hellrote Verfärbung von Glans und innerem Präputialblatt und die Anwesenheit zahlreicher stecknadelkopf- bis hirsekorngroßer Erosionen. Im Vorhautsack fand sich ein weißliches seröses Exsudat, es bestanden keine Anzeichen einer Induration. In der linken Inguinalgegend war ein schmerzloser, haselnußgroßer harter Lymphknoten fühlbar. Die Urethra war frei und zeigte keinerlei Sekretion, kein Exanthem, die Mundschleimhaut war ebenfalls erscheinungsfrei. Die genaue lokale Inspektion deckte eine kaum wahrnehmbare hanfkorngroße gerötete Stelle neben dem Frenulum auf, in deren Bereich die entzündliche Infiltration ausgesprochener als an den übrigen Partien war. Die Läsion überragte nicht das Niveau der Umgebung, es lag also keine Sklerose vor, doch ergab die Dunkelfelduntersuchung des Sekretes aus dem Präputialsack einen typischen Spirochätenbefund. Wurden die Erosionen am inneren Präputialblatt sowie der Glans sorgfältig abgetrocknet, so trat aus ihnen reichlich Serum hervor, in dem sich bei der Dunkelfeldbetrachtung neben einer sehr geringen Anzahl von Bakterien in auffallend großer Menge Syphilisspirochäten nachweisen ließen. Follmann betont ausdrücklich, daß er andere Spirochäten, wie die bei gewissen Balanitiden in Gemeinschaft mit fusiformen Bakterien auftretenden Formen, nicht konstatiert hatte. Zur Sicherung der speziellen Ätiologie der Läsionen wurden wiederholt Dunkelfeldkontrollen auch aus tieferen Gewebsschichten vorgenommen, die jedesmal den gleichen Befund von Syphilisspirochäten ergaben. Die Wassermann-Reaktion war positiv.

Die histologische Untersuchung des inneren Präputialblattes und der Glans ergab ein übereinstimmendes Gewebsbild, und zwar waren im Epithel die Mitosen stellenweise vermehrt, in den intercellulären Räumen fanden sich an mehreren Stellen Wanderzellen mit langgestrecktem Protoplasma und dunkelgefärbtem, abgeplattetem Kern, die Interpapillarleisten waren etwas verlängert. Starke Erweiterung der Capillaren in den Papillen mit hochgradiger Hyperämie. In der Cutis bestand eine mäßige lymphocytäre Infiltration, die stellenweise um die Gefäße herum besonders dicht war. Vereinzelte Anhäufungen von Plasmazellen innerhalb des lymphocytären Infiltrates, vereinzelte Leukocyten und mäßige

Vermehrung der Fibroblasten. Es handelte sich also um ein feingewebliches Bild, das sich in vollem Einklang mit den für den luischen Primäraffekt typischen Merkmalen befindet.

Da nun die Anamnese des Patienten ergeben hatte, daß er vor 3 und 6 Wochen Verkehr gehabt hatte, nahm FOLLMANN an, daß angesichts der positiven Seroreaktionen und der regionären Lymphadenitis das vorliegende Bild einen luischen Primäraffekt darstelle, der unter einem bisher nicht beschriebenen Bilde in Erscheinung getreten sei. Er wählte für diese Affektion die Bezeichnung „Balanitis specifica syphilitica".

FOLLMANN weist noch auf einen von KREIBICH (1922 in Prag) vorgestellten Fall hin, bei dem zwar auch das klinische Bild einer Balanitis vorgelegen hatte, so daß er wohl als eine Balanitis luica anzusprechen war, doch mit dem grundlegenden Unterschied, daß die örtlichen Läsionen Manifestationen des sekundären Stadiums darstellten, ferner zugleich eine offene Sklerose am Penisschaft vorlag, so daß KREIBICH selbst die Affektion an der Glans als erodierte Roseolen angesprochen hatte.

Aus seiner Beobachtung zieht FOLLMANN den Schluß, daß mancher Fall von Syphilis d'emblée vielleicht nur deshalb als ein solcher angesprochen wird, weil die an Stelle des Primäraffektes auftretenden Veränderungen als eine Form der bekannten Balanitiden und nicht als spezifische Läsion angesehen worden waren. Im übrigen war FOLLMANN der bereits erwähnte, von AUDRY und CHATELLIER beschriebene Fall einer spezifischen erosiven Balanitis bekannt, doch hält er ihn nicht für eine Syphilis d'emblée, sondern für identisch mit dem von ihm selbst beobachteten Bild, wenn auch der endgültige Beweis dafür insofern nicht erbracht werden kann, als die Autoren nichts von einem positiven Spirochätenbefund oder einer histologischen Untersuchung erwähnen.

Im gleichen Jahre wie FOLLMANN veröffentlichte GERENCSER eine zweite und SZATHMARY eine dritte Beobachtung, die vollkommen mit dem von FOLLMANN beschriebenen Bilde übereinstimmten. Letzterer gab 1939 ein zweite Beobachtung bekannt mit dem Hinweis, daß in diesem Falle an Stelle einer circinären Anordnung der Efflorescenzen nach Art der Balanitis erosiva circinata eine *diffuse seröse Entzündung* das Merkmal der Affektion darstellte. Als *Äquivalent* fand er beim weiblichen Geschlecht eine *syphilitische Vulvovaginitis*, womit es sich um Beobachtungen handelt, die später von GERENCSER sowie Mlle. ULLMO an Hand eigener Erfahrungen bestätigt worden sind. Das Beobachtungsgut von GERENCSER betraf 28 Frauen im Alter von 22—32 Jahren, bei denen das klinische Bild durch eine Vulvitis congestiva mit starker seropurulenter Sekretion der Innenseite der großen oder der kleinen Labien gekennzeichnet war. Dabei fanden sich keine Erosionen und keine Infiltration, aber ein lebhafter roter Glanz der Schleimhaut, auf der in großer Zahl Spirochäten nachgewiesen werden konnten. Unter der kombinierten Salvarsan-Wismut-Behandlung erfolgte schnelle Abheilung. In dem Falle von Mlle. ULLMO fehlte das sicherste Kriterium der Lues, der Spirochätennachweis, so daß hinsichtlich der Zuordnung zur Vulvitis specifica Zurückhaltung geboten ist, wenn auch das Vorliegen einer luischen Infektion an sich durch die während der Beobachtung dieses Falles sich entwickelnde Seroaktivität außer Zweifel steht. Während KLAUDER der Meinung ist, daß das von FOLLMANN beschriebene Äquivalent des luischen Primäraffektes in etwa 2% der Fälle zu beobachten sei, hält FOLLMANN selbst sein Vorkommen für seltener und schätzt die Häufigkeit auf 1,0—0,5%. Als wichtige differentialdiagnostische Hinweise erwähnt KLAUDER das Fehlen von stärkeren Entzündungserscheinungen und die reichliche Sekretion von Serum. GOUGEROT, BLUM und MELLINAT bezeichnen die Balanitis Follmann als „balanite préchancreuse" und halten das klinisch-morphologische Bild für identisch mit der einst von BERDAL und BATAILLE beschriebenen Balanitis erosiva circinata. Nach ihren Untersuchungen finden sich im Dunkelfeld fusiforme Bacillen und Spirochäten, die sich sekundär den Syphilisspirochäten hinzugesellen, so daß sie dieses Vorkommnis für eine Mischinfektion entsprechend dem von ROLLET beschriebenen „chancre mixte" halten, somit also von der klinischen Sonderstellung der Balanitis specifica nicht überzeugt sind. FOLLMANN beobachtete 1936 einen zweiten Fall, der ihn veranlaßte, die Symptome dieser Affektion noch näher zu präzisieren. Es handelt sich um einen 42jährigen Mann, bei dem sich 4 Wochen nach dem letzten Verkehr eine Balanoposthitis mit heftiger seröser Sekretion und oberflächlichen Erosionen entwickelt hatte. Die inguinalen Lymphknoten waren beiderseits erbsengroß palpabel und indolent. Positiver Spirochätenbefund und positive Wassermann-Reaktion. 5 Tage nach Beginn der kombinierten Salvarsan-Wismutbehandlung waren die Erosionen abgeheilt und am Ende der ersten Kur mit 1,0 Wismut und 4,5 g Salvarsan waren auch die Seroreaktionen negativ geworden. Der Autor fügte seiner ersten Beobachtung noch einige Merkmale hinzu, und zwar die Anwesenheit von oberflächlichen Fissuren in dem serösen Entzündungsbereich von Glans und Praeputium, aus denen eine heftige, sich zu Tropfen sammelnde Sekretion von wasserklarer Farbe erfolgte. Im übrigen wurde jede Infiltration oder Verdickung in dem erosiven Bereich vermißt. Als abweichende Merkmale gegenüber den anderen Formen der Balanitis, insbesondere der Balanitis erosiva circinata, vermerkt FOLLMANN, daß die Erosionen trotz ihrer oberflächlichen Lage tiefer sind als die der erosiven Balanitis und die Exsudation heftiger als bei den übrigen Balanitistypen. Daneben gibt es noch weitere besondere Kennzeichen, die dieser spezifischen Balanitis ihr besonderes Gepräge verleihen, und dies ist hauptsächlich die Tatsache, daß neben der Balanitis sich eine Primärsklerose manifestiert, der aber immer erst die spezifische Balanitis vorangeht, so daß sich also die Verhältnisse umgekehrt verhalten wie bei der gewöhnlichen Entwicklung des Primäraffektes, bei dem erosive Erscheinungen sekundäre Veränderungen darstellen. Dazu steht auch die von GERENSCER gemachte Beobachtung in gutem Einklang, daß sich die Zahl der Spirochäten im Verlaufe der Entwicklung der spezifischen Balanitis vermehrt, während sie bei längerem Bestehen der Initialsklerose abzunehmen pflegt. Schließlich weist FOLLMANN noch darauf hin, daß die Wassermann-Reaktion bei der spezifischen Balanitis schon zu einem ungewöhnlich frühen Zeitpunkt positiv werden kann, eine Beobachtung, deren Allgemeingültigkeit aber infolge der geringen Zahl von nur zwei Fällen noch nicht behauptet werden kann. FOLLMANN erklärt sich diese Tatsache mit der Gefäßverteilung im Bereich der Glans penis, und zwar soll der Reichtum an Lymphgefäßen in diesem anatomischen Bereich bei einer ausgedehnten Entzündung die Möglichkeit zu ausgiebiger Toxinresorption bieten, die ihrerseits zu einem frühzeitig nachweisbaren Auftreten von Antikörpern Anlaß gibt. Die Mitteilungen von FOLLMANN haben das allgemeine Interesse an diesem frühluischen Symptom wachgerufen, wie aus der großen Zahl von Publikationen vorwiegend französischer, italienischer und spanischer Autoren ersichtlich wird, unter denen besonders auf die französischen Arbeiten von LEVEUF, DESCHAMPS, FREYRIA, PAGÈS und FREYRIA hinzuweisen ist.

An dem Falle von PAILHERET u. Mitarb. (62jähriger Mann) ist bemerkenswert, daß sich an der Stelle der luischen Balanitis mit Lokalisation am Praeputium und im Sulcus coronarius trotz Wismutbehandlung 4 Wochen später ein luischer Schanker ausgebildet hatte. Aus dem italienischen Schrifttum liegen seit 1942 kasuistische Mitteilungen vor von BESSONE (bei einem 53jährigen Mann neben typischem Primäraffekt am Frenulum multiple, nicht infiltrierte erosive Läsionen mit starker seröser Exsudation bei reichlichem Pallidabefund. Bei einer 37jährigen

Frau multiple, nicht indurierte Erscheinungen von erosivem Charakter mit Lokalisation am Praeputium clitoridis, den kleinen Labien und dem Introitus vaginae), BEGEY, BAGLIONI, STERZI, CUPI, NOTO, PAIS sowie TORCHI, aus Holland berichtete GOEDHART über vier einschlägige Fälle[1].

Weiterhin ist aus dem französischen Schrifttum auf die Arbeiten von TOURAINE und HARLEZ, PAGÈS und THEUERKAUFF, GOUGEROT sowie GOUGEROT, BLUM und MOLLINAT, BELGODÈRE, LÉVY, BOLGERT, GOUGEROT und VISSIAN sowie CUILLERET und SPIRA hinzuweisen. Der Fall der letztgenannten Autoren kann auf Grund des klinischen Aspektes (schmerzloses Ulcus von der Größe der linken Penishälfte) nicht der Balanitis Follmann zugerechnet werden, da es sich offensichtlich um einen typischen Primäraffekt mit fusospirillärer Superinfektion unter einem entzündlichen phimotischen Paerputium gehandelt hat. In der spanischen Literatur hat LEDO (1944) auf die spezifische luische Balanitis hingewiesen und NAVARRO-MARTIN (1950) 51 aus der Literatur zusammengestellten Fällen zwei eigene hinzugefügt.

Unter den französischen Autoren ist eine lebhafte Diskussion hinsichtlich der Frage nach der differentialdiagnostischen Sonderstellung der Balanitis Follmann entstanden. Nach der Auffassung BLUMs u. Mitarb. lassen sich nur diejenigen Formen einer Balanitis als primäre luische im Sinne von FOLLMANN verstehen, bei denen allein die Spirochaeta pallida gefunden wird, doch ergibt eine genauere Analyse der Beobachtungen von FOLLMANN, besonders im Hinblick auf die primärluische Vulvovaginitis, daß die Läsionen ein herpetisches Aussehen hatten, die an den symptomatischen Herpes erinnern, den er selbst zusammen mit LECA 1940 publiziert hat. Für GOUGEROT ist die Balanitis lediglich ein dem Primäraffekt vorausgehendes Ereignis, eine „Infection mixte syphilo-balanitique", für die er mit VISSIAN zusammen ein kasuistisches Beispiel zur Kenntnis bringt:

Ein 24jähriger Patient bietet das klinische Bild eines syphilitischen Primäraffektes in Kombination mit einer Balanoposthitis erosiva circinata. Die Inkubationszeiten der beiden Affektionen waren klar voneinander abzugrenzen, die Balanitis war 8 und der Primäraffekt sichtlich später, nämlich 48 Tage post coitum in Erscheinung getreten. Auch die bakteriologischen Befunde differierten, indem sich bei der Balanitis die großen Balanitisspirochäten neben fusiformen Bacillen und aus dem Primäraffekt die Syphilisspirochäten demonstrieren ließen. Die diffuse Balanitis war gleichzeitig mit einer akuten Gonorrhoe aufgetreten, die innerhalb von 5 Tagen mit der Sulfonamidbehandlung zur Abheilung kam. Zwei Tage nach Beginn einer kombinierten Penicillin-Wismutbehandlung waren beide Spirochätenarten aus den Läsionen verschwunden, nach 3 weiteren Tagen verkleinerten sich deutlich die spezifischen inguinalen beiderseitigen Lymphknoten und die Seroreaktionen blieben negativ.

Die klinischen Daten dieses Falles sind eindeutig und tragen nach GOUGEROTs Ansicht den Charakter einer typischen Mischinfektion, wobei das balanitisch veränderte Terrain als Eintrittspforte für die Pallida fungierte, deren Nachweis daher auch schon zu einem Zeitpunkt möglich ist, zu dem sich noch kein charateristischer Primäraffekt entwickelt hat. Es geht somit aus der Interpretation GOUGEROTs hervor, daß er die Balanitis Follmann als primäre luische Manifestation nicht anerkennt, sondern für eine Plaut-Vincentsche Affektion hält, die dem Primäraffekt vorangeht.

Vielleicht wird man nicht unberechtigt der Konzeption GOUGEROTs entgegenhalten können, daß die Annahme einer Mischinfektion erst dann wissenschaftlich

[1] Nach Fertigstellung des Manuskriptes ist in italienischer Sprache eine ausführliche monographische Bearbeitung der Follmannschen Balanitis unter dem Titel „La Balanite sifilitica primaria" (Balanite di Follmann) von L. CORICCIATI (Edizioni Minerva Medica, 1959) erscheinen.

exakt begründet ist, wenn die pathogene Rolle der fusospillilären Symbiose sichergestellt ist, was jedoch noch nicht der Fall ist. Die allgemeine Ansicht hinsichtlich der in Gemeinschaft mit fusiformen Bakterien bei verschiedenen Balanitisformen gefundenen und morphologisch recht differenten Spirochäten geht zur Zeit dahin, daß diese Organismen zur Entfaltung parasitärer Eigenschaften günstiger prädisponierender Terrainbedingungen bedürfen, also nicht primäre pathogene Fähigkeiten besitzen. NAVARRO-MARTIN, der sich eingehend mit der Balanitis Follmann auseinandergesetzt hat, vertritt die gleiche Ansicht und hält die Koinzidenz der Balanitisspirochäten mit der Pallida noch nicht für beweisend im Sinne einer Mischinfektion, vielmehr hält er die Pallida als alleinige Ursache der Balanitis und die saprophytären Spirochäten für banale Organismen, die in der Ausgestaltung der Läsion keine Rolle spielen. Es erscheint uns wichtig, zu bemerken, daß in GOUGEROTs Fall noch eine gonorrhoische Urethritis vorgelegen hat, so daß man versucht sein könnte, die Balanitis als Begleiterscheinung der gonorrhoischen Infektion zu betrachten und die im Dunkelfeld konstatierten grobwelligen Spirochäten als apathogene saprobische Elemente, womit sich die Schlußfolgerung ergeben würde, daß dieser Fall von GOUGEROT wohl eine Mischinfektion von Gonorrhoe und Lues repräsentiert und nicht geeignet erscheint, die von FOLLMANN herausgestellte Balanitis syphilitica als Frühsymptom der Primärlues in Abrede zu stellen.

Mit der Frage der Bedeutung der bei der Balanitis gefundenen Spirochäten hat sich auch FOLLMANN auseinandersetzen müssen, ohne jedoch zu einem unwiderlegbaren Standpunkt zu gelangen. Die bei der Balanitis specifica anzutreffenden grobwelligen Spirochäten sind nach seiner Ansicht akzessorischer und rein zufälliger Natur, aber doch insofern von Bedeutung, als sie das klinische Bild der spezifischen Balanitis nach Art der Balanitis erosiva circinata umgestalten können. PAGÈS und FREYRIA muß durchaus zugestimmt werden, wenn sie behaupten, daß jede Balanitis Follmann als echte spezifische Balanitis angesehen werden kann, wenn den banalen Spirochäten jegliche Pathogenität abgesprochen wird, daß aber unbedingt diejenigen Fälle für die Existenzberechtigung der Follmannschen Deutung sprechen, in denen lediglich Syphilisspirochäten ohne gleichzeitige Anwesenheit der übrigen Mikroorganismen konstatiert werden.

Solange das Problem der fusospilliären Symbiose nicht der Klärung zugeführt ist, kann mit Sicherheit also nur in solchen Fällen von einer Balanitis specifica syphilitica die Rede sein, bei denen die sorgfältige bakteriologische Untersuchung allein den Befund der Spirochaeta pallida ergibt. Man kann aber unzweifelhaft auch bei der gleichzeitigen Anwesenheit von saprobischen Spirochäten von einer spezifischen Balanitis bzw. Balanoposthitis sprechen, wenn diese das Äquivalent eines Primäraffektes darstellt, das entzündliche Reaktionsbild also den Charakter einer aus multiplen, diffusen oder circinär angeordneten erosiven Einzelelementen aufgebauten Balanitis während des ganzen Verlaufes beibehält. Entwickelt sich dagegen aus einer primär balanitischen Läsion mit gemischtem Spirochätenbefund ein typischer indurierter Primäraffekt, so wird eine sichere Entscheidung nicht getroffen werden können, weil die Frage nach der Bedeutung der saprobischen Spirochätenformen nicht eindeutig beantwortet werden kann.

PAGÈS und FREYRIA haben an Hand von 31 Fällen der französischen und anderssprachigen Literatur in 20 dieser Fälle Daten gefunden, die sorgfältig genug waren, um einer fruchtbaren Analyse zugänglich gemacht werden zu können. Diese Daten betreffen:

Die *Inkubationszeit*. Sie war in neun Fällen angegeben und zeigte eine Variationsbreite von 8—28 Tagen.

Das klinische Bild. Es präsentierte sich entsprechend den Beobachtungen von FOLLMANN als banale, mehr oder weniger erosive Balanitis oder unter dem Bilde der Balanitis erosiva circinata. Ein konstantes Merkmal der Affektion war die starke seröse Exsudation und das Fehlen der für den luischen Primäraffekt charakteristischen Induration. Bei vier Patienten kam es zur Entwicklung eines typischen Primäraffektes, bei einem waren zugleich sekundärluische Erscheinungen vorhanden.

Den balanitischen Läsionen können sich hinzugesellen eine banale unspezifische Urethritis, eine Phimose, eine akute Gonorrhoe, eine infiltrierte Erosion und schließlich ein typischer Schanker.

Die Adenopathia inguinalis. Sie wurde in den ausgewählten 20 Fällen in acht vermißt, war aber in den übrigen in der für die Lues charakteristischen Weise vorhanden, nur in einem Falle bestand eine akute entzündliche Lymphadenitis. Ein dorsaler Lymphstrang wurde ebenfalls konstatiert.

Die bakteriologische Untersuchung. Es wurden gefunden entweder die Spirochaeta pallida allein oder vergesellschaftet mit banalen Spirillen oder anderen Elementen der fusospillilären Symbiose.

Die serologischen Reaktionen. Zuweilen, besonders bei der ersten Kontrolle negativ und im weiteren Verlauf positiv werdend, so daß das Ergebnis also vom Zeitpunkt der Untersuchung abhängig war.

Pathologische Anatomie. Diese war nun einmal durchgeführt worden und zeigte ein Infiltrat im Papillarkörper und perivasculär mit einer lokalen Infiltration, die von der Oberfläche gegen die Tiefe fortschreitet.

Therapie. Es wurde allgemein eine rasche Abheilung unter der spezifischen Behandlung vermerkt.

Die Tatsache, daß das von FOLLMANN herausgestellte Krankheitsbild der spezifischen Balanitis oder Balanoposthitis kein eigenes morphologisches Gepräge aufweist, sondern unter dem Bilde der erosiven circinären oder diffusen erosiven Balanitis in Erscheinung tritt, läßt erkennen, daß die Diagnose und damit ihre Erkennung als frühluisches Symptom nur mit Hilfe des Spirochätennachweises, eventuell unterstützt durch die positiven Seroreaktionen, erkannt werden kann. Es haben somit die ganz allgemein für die Diagnostik der rezenten Lues in Betracht kommenden Kriterien Gültigkeit. Bereitet die Erkennung der Pallida infolge der gleichzeitigen Anwesenheit von saprophytären Spirochätenarten Schwierigkeiten, so wäre der nächste Schritt die Zuhilfenahme der Dunkelfelduntersuchung des Punktates der regionären inguinalen Lymphknoten, und wenn auch diese im Stich läßt, bleibt nur übrig, den Umschwung der Seroreaktionen abzuwarten.

Abschließend wird auf eine Reihe von Punkten hingewiesen, die von PAGÈS und FREYRIA ausgearbeitet worden sind und sich für die Klärung der Frage der Balanitis specifica syphilitica als förderlich erweisen werden:

1. Sich zu versichern, daß der Kranke nicht Träger einer alten Lues ist und die Seroreaktionen zunächst noch negativ sind.

2. Festzustellen, daß nicht bereits irgendeine Behandlung stattgefunden hat, die den normalen Verlauf der Erkrankung verändert haben könnte.

3. Nach der Möglichkeit einer banalen, nicht infektiösen Balanitis zu fahnden.

4. Sorgfältige klinische Untersuchung und möglichst präzise Anamnese hinsichtlich der Inkubationszeit.

5. Anwendung aller diagnostischen Möglichkeiten, um das wirkliche Vorliegen der Spirochaeta pallida festzustellen. Es wäre auch wünschenswert, eine experimentelle Prüfung des vorliegenden Stammes vorzunehmen.

6. Keine Behandlung durchzuführen, damit der spontane Krankheitsverlauf beobachtet werden kann: Heilung, Entwicklung eines indurierten Schankers, Auftreten positiver Seroreaktionen, Entwicklung einer Sekundärlues ohne voraufgegangenen Schanker.

7. Fahndung nach der Infektionsquelle und deren Untersuchung.

2. Balanitis durch hefeartige Organismen

Candida-Balanitis [Balanitis candidamycetica, Candidasis (Candidosis) balano-praeputialis]

Bei den durch hefeartige Mikroorganismen hervorgerufenen Krankheitserscheinungen im Genitalbereich treten entzündliche Reaktionen im Sinne einer Balanitis bzw. Balanoposthitis gegenüber den bekannten Lokalisationen in den intertriginösen Hautbereichen (Inguinal-, Scrotal-, Perianal-, Interdigitalgegenden) erheblich in den Hintergrund, so daß nur vereinzelte Berichte auf die Candida-Balanitis Bezug nehmen. Es dürfte aber auch anzunehmen sein, daß dieses Krankheitsbild in der Tat kein häufiges Ereignis darstellt, da gerade in den letzten Jahren dem Gebiete der Pathologie und Pathogenese der Candidasis eine zunehmende Beachtung geschenkt worden ist (Grimmer, Rieth, Kärcher, Wegmann, Seeliger, Fischer, Kalkoff u. Janke). Die Erklärung für das wachsende Interesse an der Klinik der Candida-Mykosen — wobei es sich ursächlich meist um die zu den imperfekten Hefen gehörende, d. h. keine Ascosporen bildende Candida albicans handelt — ist in erster Linie in der umfangreichen therapeutischen Verwendung von Antibiotica, hauptsächlich derjenigen mit breitem Wirkungsspektrum, zu suchen. Die im Vordergrunde stehende Auffassung über den Entwicklungsmechanismus der Candidamykosen wird von der Wirkung der Antibiotica auf die in einem natürlichen Gleichgewicht stehende mikrobielle physiologische Flora der Haut und Schleimhaut hergeleitet, d. h., daß die antibiotische Verdrängung der saprobischen Elemente den hefeartigen Organismen die Möglichkeit zur Vermehrungssteigerung bietet, weil sie nicht mehr unter dem Einfluß der von den Bakterien ausgehenden kompetitiven Gegenwirkungen stehen. Die Entstehung einer Candidasis auf diesem Wege ist ein Beispiel für eine Zweitkrankheit, die allerdings durch ihre umschriebene und therapeutisch kontrollierbare Lokalisation kaum eine Gefahr für den Gesamtorganismus darstellt. Eine sehr deutliche exemplarische Veranschaulichung für diesen Tatbestand geben die hauptsächlich von gynäkologischer Seite vorliegenden, allerdings nicht immer sehr kritisch gehaltenen Berichte über das Auftreten von Vaginitis oder Vulvovaginitis candidamycetica bei der protrahierten Behandlung von Fluorzuständen (Trichomonaden-, diabetogener, Oxyuren-, hormoneller Fluor) durch örtliche Applikation antibioticumhaltiger Zubereitungen (Pace u. Schantz, Brown, Sharp, Harris, Cannon, Smith, Jackson u. a.). Wenn in der letzten Zeit häufiger Mitteilungen über Candida-Fluor bis zu ausgesprochenem Vaginalsoor erscheinen, so mag dabei nicht unberücksichtigt bleiben, daß die einmal induzierte Zuwendung zu diesem Gegenstande leicht dessen vermehrtes Vorkommen vortäuschen kann, weil die voraufgegangene Vernachlässigung an diesem Ursachenkomplex vorbeigegangen ist und statistische Vergleiche daher nicht möglich sind.

Angesichts der häufigen Beobachtung der vulvo-vaginalen klinischen und subklinischen Candida-Mykosen, die immer wieder einmal zu konjugalen Übertragungen führen (Waisman, Jann), kann die Seltenheit balanopräputialer Entzündungszustände vielleicht mit einer natürlichen Resistenz der epithelialen Auskleidung des Vorhautraumes und dessen leichterer Zugänglichkeit für hygienische Maßnahmen erklärt werden. Es kommt hinzu, daß nicht in jedem Falle von

Soorkolpitis nach der Möglichkeit der Partnerinfektion geforscht wird. Bei derartigen Nachprüfungen konnte JANN zwei Männer untersuchen, die von den an Candida-Fluor leidenden Ehefrauen infiziert worden waren und eine Soor-Balanitis erworben hatten. JANN ist zudem der Meinung, daß auch der klinisch objektiv und subjektiv erscheinungsfreie „latente Soormikrobismus" zu Soorinfektionen des Partners führen kann, doch geht aus seinen Untersuchungen andererseits hervor, wie selten das Ereignis einer konjugalen Soorinfektion eintritt, da unter 217 Frauen mit Candida-Fluor nur zwei sichere und sechs vermutliche Fälle mit balanitischen Symptomen ermittelt werden konnten.

Die wiederholt erörterte Frage nach der primären Pathogenität von Candida albicans (neben anderen Candidaarten: C. stellatoidea, C. tropicalis, C. Krusei, C. parakrusei, C. pseudotropicalis, C. Guillermondi, C. parapsilosis) kann ohne Zweifel in bejahendem Sinne beantwortet werden, nachdem erst jüngst wieder durch Verimpfung der Pilzelemente in die Haut mit Sicherheit spezifische Läsionen produziert werden konnten (SCHIRREN u. RIETH, KÄRCHER). Auf der anderen Seite dürfte es keinem Zweifel unterliegen, daß für die Entfaltung pathogener Eigenschaften der hefeartigen Elemente adäquate Terrainbedingungen gegeben sein müssen, die zu einer Resistenzminderung örtlicher oder auch allgemeiner Natur führen (z. B. Diabetes, Anämien, konsumierende Krankheiten, Gravidität, längere Therapie mit Antibiotica oder Nebennierenrindensteroiden, Phimose). Ein zweiter wesentlicher Pathogenitätsfaktor ist in den quantitativen Verhältnissen gegeben insofern, als die Hefeelemente erst in einer größeren Anzahl die Fähigkeit erlangen, das Gewebe zu schädigen. Der Anteil dieser beiden Faktoren am Krankheitsgeschehen ist nicht immer mit Sicherheit zu bestimmen, doch ist es vorstellbar, daß ein massiver Candida-Fluor mit einer großen Zahl von Hefeelementen auch im Bereich normaler Oberflächenverhältnisse ohne sonstige Hilfsmomente zu balanopräputialen Entzündungen Anlaß geben kann. Dies dürfte für zwei gleichgeartete Beobachtungen von SEDLAČEK sowie BENEDEK zutreffen, in denen ein massiver Candida-Fluor die Ursache einer entsprechenden Balanitis war. Es sei am Rande vermerkt, daß die Übertragung der hefeartigen Organismen auf konjugalem Wege bei Männern nicht nur zu balanitischen Erscheinungen, sondern ebenso leicht, wenn nicht sogar häufiger, zu intertriginösen ekzematösen Reaktionsbildern im Inguinal-, Scrotal- oder Perianalbereich führen kann, wie dies die Fälle von WAISMAN zeigen. Der Autor hatte neun Frauen mit Vulvovaginitis durch Candida albicans beobachtet, deren Ehemänner, ohne sonstige begünstigende Störungen aufzuweisen (Diabetes usw.), an einer Candidasis im Genitalbereich, unter anderem auch an einer Balanitis, erkrankt waren. Vier der Ehefrauen waren gravide und fünf hatten kurz vor Ausbruch der genitalen Erkrankung der Ehemänner eine Behandlung mit Aureomycin und Terramycin erhalten und die Tatsache, daß die Ehepartner gesund waren, läßt den Autor zu der Annahme gelangen, daß die Infektion lediglich durch die Exposition gegenüber einer vermehrten Zahl von Hefeelementen, die unter normalen Umständen nicht mehr als lediglich vaginale Saprophyten darstellen, zustande gekommen sei. Nach mykologischen Gesichtspunkten kann die *Diagnose* einer Candida-Balanitis mit Sicherheit nur dann gestellt werden, wenn die nach den geltenden taxonomischen Merkmalen (LODDER u. KREGER-VAN RIJ) identifizierte Hefeart in Reinkultur im Tier- oder Humanversuch zu spezifischen Läsionen führt, aus denen die verimpften Elemente in Reinkultur wieder zurückgewonnen werden können. Diese Forderung ist deshalb zu erheben, weil angesichts der zahlreichen und unterschiedlichen, mit den Hefen gleichzeitig anzutreffenden Bakterienarten die ätiologische Beurteilung auf lediglich mikroskopischem Wege unmöglich ist. Eine Ausnahme dürfte dann statthaft sein, wenn das klinische Bild so charakteristisch ist, daß allein nach makroskopischen Anhaltspunkten bereits die Diagnose gestellt werden kann, was jedoch nicht immer der Fall ist.

Das *klinische Bild* der Balanitis candidamycetica ist recht unterschiedlich. Neben den bekannten, auf dem Boden eines Erythems sich herausbildenden, vereinzelt nebeneinander stehenden oder zu weißlichen Plaques konfluierenden Stippchen, in denen die Hefeelemente im Nativpräparat und kulturell leicht nachweisbar sind (Abb. 21), gibt es Veränderungen, die sich als kleine, sich erosiv umwandelnde Bläschen, ekzematöse nässende oder trokkene Papeln, Keratosen mit groblamellöser Schuppung und Rhagaden sowie dünne und grauweiße pseudomembranöse Auflagerungen manifestieren. Dieses klinische Bild sah SEDLAČEK in vier einschlägigen Fällen, bei denen der Entzündungsprozeß sowohl die Glans als auch das Praeputium betraf. In einem Falle von NIKOLOWSKI war die Glans penis Sitz von zahlreichen, nur vereinzelt konfluierenden, lebhaft roten, kaum linsengroßen Erythemen, die besonders dadurch gekennzeichnet waren, daß sie einen feinen weißlichen, zum Zentrum gerichteten und nicht flottierenden Schuppensaum trugen. Es handelte sich demnach um kreisrunde und oberflächliche Epidermisdefekte. In einem von BENEDEK ausführlich berichteten Falle (32jähriger Mann) war das klinische Bild durch die Bildung einer grauweißlichen, mit einem rötlichen Farbton versehenen Membran am inneren Präputialblatt gekennzeichnet. Unter der Membran, die sich in grauweißlichen Schüppchen und größeren Lamellen durch leichtes Schaben entfernen ließ, war die Haut mattrot und nicht blutend. Außer dem Praeputium war auch die Glans im Sulcusbereich betroffen, während das Frenulum, die distale Partie der Glans und die äußere Harnröhrenmündung erscheinungsfrei waren. Während BENEDEK sich bei der Diagnose auf den Nachweis der Pilzelemente im Nativpräparat und durch die Kultur beschränkte, führte SEDLAČEK zum Nachweis der Pathogenität in einem seiner Fälle den biologischen Versuch durch, der darin bestand, daß die Übertragung des ursächlichen Agens auf die Haut und Schleimhaut gesunder Probanden zur Entwicklung von Läsionen führte, die mit der Morphologie des typischen klinischen Bildes identisch waren.

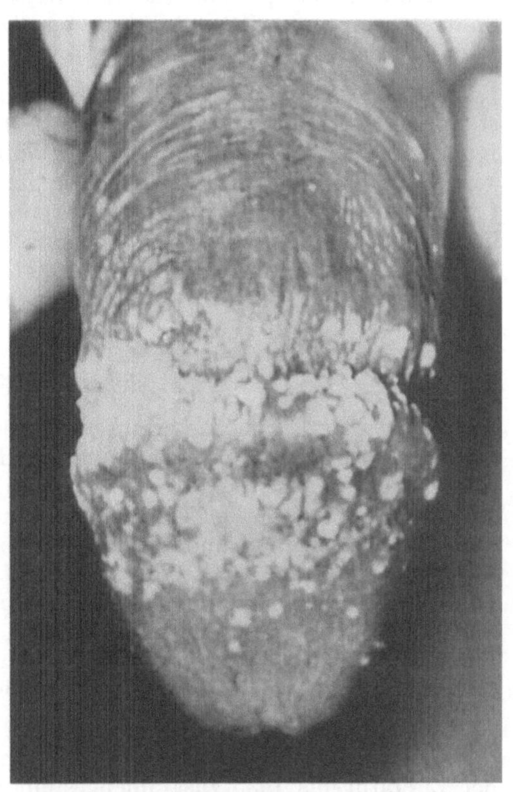

Abb. 21. Candida-Balanitis (Sammlung H. RIETH, Univ.-Hautklinik, Hamburg-Eppendorf, Direktor Prof. Dr. KIMMIG)

Anhangsweise sei erwähnt, daß über Balanitiden durch saprophytäre Pilzarten uns nur der Fall bekannt ist, den EHRMANN als *Mucor-Balanitis* (39jähriger Mann) demonstriert hat. Das klinische Bild bestand in mehreren scharf begrenzten einheitlichen Herden, deren Rand aus hellroten Bläschen aufgebaut war. Im

Zentrum heilten die Herde unter Schuppenbildung ab. Die Kultur ergab einen Schimmelpilz der Gattung Mucor, der sonst apathogen ist, gelegentlich aber bei der Balanitis diabetica gefunden wird. Die Intracutantestung mit einer aus dem isolierten Pilz hergestellten Vaccine war positiv. Die Besonderheit dieses Falles war darin gegeben, daß der Patient während eines 2jährigen Aufenthaltes in Ägypten (1945—1947) die Erkrankung zum ersten Male beobachtet hatte, die sich dann in Europa während des Winters zurückbildete und in der warmen Jahreszeit immer wieder rezidivierte. Durch Anwendung der Whitfieldschen Salbe wurde Abheilung erzielt.

Die *Behandlung* der Candidasis hat durch die neuerliche Einführung mykostatischer Antibiotica (Nystatin unter der Bezeichnung „Moronal", Heyden, München; „Tromalyt", Madaus) eine Wandlung erfahren und die bisher geübte Anwendung von Farbstoffen (Pyoktannin, Brillantgrün, Castellanische Lösung, Carbolgentianaviolett) in den Hintergrund gedrängt. Abgesehen von der örtlichen Behandlung ist der Allgemeinzustand, wobei in erster Linie an Diabetes zu denken ist, zu berücksichtigen und die Möglichkeit einer Übertragung durch geschlechtlichen Verkehr in Betracht zu ziehen.

3. Balanitis diphtherica

Eine durch Corynebacterium diphtheriae hervorgerufene Entzündung der Glans und des Praeputiums ist, soweit als Häufigkeitsmaßstab die in der Literatur niedergelegte Kasuistik herangezogen wird, als ein sehr seltenes Ereignis anzusehen. Unter 1400 Fällen von Rachendiphtherie haben HOYNE und LEVY (1930) nur einen Fall von sekundärer Penis-Diphtherie beobachtet. Es ist bemerkenswert, daß die ersten Fälle im gleichen Jahre von drei verschiedenen Autoren publiziert worden sind (MUNN, POST, MCCALLOM 1897). Weitere Mitteilungen erfolgten später durch O'BRIEN, BEATTY, RIVA ROCCI (1907), KOLMER (1912), COCHRANE, BODE (1921), PRINZING, VASILE (1929), SCHMIDT (1929), DAHR (1933), BOROVSKY (1935) und KEIZER sowie RAUSCHER (1940).

Die Erkrankung betrifft entsprechend der Altersverteilung bei der Rachendiphtherie in der Regel das *Kindesalter*. In den 21 Fällen, die von BOROVSKY aus der Literatur bis 1935 zusammengestellt worden sind, befand sich ein 11 Tage alter Säugling, die übrigen Patienten waren einige Wochen bis 7 Jahre alt, während es sich in drei weiteren um Erwachsene gehandelt hatte.

Im Hinblick auf die *Geschlechtsverteilung* der Diphtherie mit genitaler Lokalisation lassen die Zahlen von HOYNE und LEVY eine eindeutige Bevorzugung des weiblichen Geschlechtes erkennen, insofern als von 50 Fällen nur 15 das männliche Geschlecht betrafen.

Das *klinische Bild* bietet die bekannten morphologischen Merkmale mit pseudomembranösen Belegen und bedarf daher keiner besonderen Erörterung, doch kommen gelegentlich auch Abweichungen von dem gewohnten Bilde vor, wie z. B. in dem Falle eines $1^1/_2$jährigen Kindes von RAUSCHER, bei dem sich außer den gelblichen diphtherischen Plaques noch eine hochgradige teigige Schwellung der Scrotalhaut und des gesamten Praeputiums entwickelt hatte. Außerdem war das klinische Bild durch multiple Bläschenbildung auf der Scrotalhaut recht ungewöhnlich und bot zugleich als Komplikation den Verschluß der äußeren Harnröhrenmündung durch eine diphtherische Pseudomembran, die zu einer akuten Harnverhaltung geführt hatte. Nach Durchstoßen der Membran mittels einer Sonde konnte das Hindernis rasch beseitigt werden.

Zur Frage des *Infektionsmodus* ist zu bemerken, daß sich die Penisdiphtherie in acht Fällen im Anschluß an die *rituelle Circumcision* mit einer Inkubationszeit von 3—10 Tagen entwickelt hatte (Fälle von MUNN, O'BRIEN, BEATTY, BOROVSKY). Die Übertragung der Erreger erfolgte entweder durch die Umgebung, wie in dem Falle von MUNN durch die Mutter, bzw. den Bruder, oder, wie in der Kasuistik von BOROVSKY, durch den die Umschneidung ausführenden Kultusbeamten, der, selbst nicht erkrankt, als Bacillenträger ermittelt worden und nachweislich für fünf Fälle von Penisdiphtherie verantwortlich war. Hier ist auch auf die Mitteilung von PRINZING hinzuweisen, bei der es sich um einen 28jährigen Mann handelte, der die Penisdiphtherie durch seine Ehefrau aquiriert hatte, bei der kulturell aus dem Bereich der Vulva und des Rachens Diphtheriebakterien nachgewiesen werden konnten. In den übrigen, die Mehrzahl bildenden Fällen von BOROVSKY, war die Übertragung auf die Autoinoculation mit und auch ohne voraufgegangene Circumcision bei gleichzeitigem Bestehen einer Rachen- oder Nasendiphtherie zurückzuführen. Somit ist die im *Genitalbereich lokalisierte Diphtherie in der Regel sekundärer Natur*. Die sich im Anschluß an eine Umschneidung ereignenden Infektionen können aber auch in der Weise erklärt werden, daß saprophytär auf der Oberfläche von Glans und Praeputium lebende Diphtheriebakterien in den durch den Eingriff gesetzten Läsionen virulent werden, wie dies aus den Untersuchungen von BEATTY hervorgeht. Der Autor hat nämlich bei der Untersuchung von 100 Knaben aus Abstrichen der Glans und des Sulcus coronarius in 40% der Fälle positive Kulturen erhalten und festgestellt, daß einige dieser Organismen, die vor der Circumcision avirulent waren, nach dem Eingriff virulent wurden. Es ist schließlich auch einmal möglich — wie im Falle eines 7jährigen Knaben von HOYNE und LEVY —, daß mehrere Jahre nach der Umschneidung am Präputialstumpf eine Diphtherie mit Übergreifen auf die Glans penis zur Entwicklung kommt.

Es liegen vereinzelte Mitteilungen über *primäre Infektionen* vor. Der erste Bericht einer primären Infektion des Praeputiums stammt von POST (1897), zwei weitere gleichartige Beobachtungen von RIVA ROCCI (1907) und ein dritter Fall von VASILE (1928). In dem Fall von POST war die Übertragung ebenfalls aus der Umgebung zustande gekommen, da die Ehefrau, das Kind und der Schwager des Erkrankten, bei dem es sich um einen jungen Mann handelte, an einer Diphtherie litten. In dem Falle eines 11 Monate alten, nicht beschnittenen Knaben von KEIZER handelte es sich um eine primäre Balanoposthitis diphtherica. Daß die Diphtherie des Genitalbereiches die gleiche klinische Dignität wie die Nasen- oder Rachendiphtherie besitzt, geht gerade aus dem letzterwähnten Falle besonders eindringlich hervor, da sich als *Komplikation* eine Lähmung der Ciliarmuskeln und aller vier Extremitäten eingestellt hatte. Eine Parallele hierzu stellt die Beobachtung von COCHRANE dar (Tetraplegie). Gelegentlich kann der Verlauf sehr ernst sein und durch Toxikämie zum Tode führen (MUNN, BOROVSKY), doch ist es die Regel, daß die rechtzeitige parenterale sowie lokale Anwendung von Diphtherie-Antitoxin die Infektion zu beherrschen vermag.

Anhangsweise sei noch vermerkt, daß SCHERBER mehrfach eine „diffuse katarrhalische Balanitis" beschrieben hat, in deren dünnflüssigem eitrigem Sekret in manchen Fällen in großer Zahl Pseudodiphtheriebacillen nachgewiesen werden konnten („Pseudodiphtheriebacillen-Balanitis").

Therapie. Es gelten die gleichen Grundsätze wie für die Rachendiphtherie, d. h. möglichst frühzeitige Anwendung von Diphtherie-Serum neben lokalen desinfizierenden Maßnahmen (Rivanol, Pyoktannin, Penicillin, Tetracycline).

B. Phimose und Paraphimose

Anatomische Vorbemerkungen

Das Praeputium, dessen Anatomie SCHERBER an zahlreichen Schnitten untersucht hat, stellt einen bindegewebigen Hohlschlauch dar, dessen innere und äußere Lamelle von Plattenepithel ausgekleidet und durch weitmaschiges lockeres Bindegewebe zusammengehalten sind. Das Fasergewebe zeigt longitudinal und ringförmig verlaufende Züge, die die gesamte Circumferenz des Penisschaftes umspannen. Die den Übergang zwischen beiden Vorhautblättern darstellende und nicht bei allen Menschen in gleicher Stärke ausgeprägte Mittelschicht hat als besonderes Merkmal dichtgestellte kräftige, zirkulär und longitudinal verlaufende kollagene Fasern. Innerhalb des bindegewebigen Gefüges der Vorhautblätter besteht ein auffallender Reichtum an elastischen Fasern und Zellelementen (Rund-, Plasma- und Mastzellen, in den tieferen Bindegewebsschichten Fibrocyten), wobei zu bemerken ist, daß das kindliche Praeputium durch einen besonders reichlichen Gehalt an Plasmazellen ausgezeichnet ist. Im Hinblick auf den feingeweblichen Bau der inneren Lamelle ist auf die Anwesenheit großer und zahlreicher subepithelialer Saft- und Lymphspalten hinzuweisen, wie auch sonst das präputiale Bindegewebe sehr gefäßreich ist und über eine ausgiebige Versorgung mit nervösen Elementen verfügt. Ist einerseits die lockere bindegewebige Struktur und die reichliche Ausstattung mit Lymphspalten die anatomische Grundlage, die die Schwellungsbereitschaft der Vorhaut durch entzündliche Reize (Balanoposthitis) oder Stauung (Paraphimose) leicht erklärbar macht, so kommt noch ein weiteres Strukturmerkmal hinzu, das wiederum für das Verständnis der Entwicklung der *Phimose und Paraphimose* von besonderer Bedeutung ist, nämlich das von EHRMANN beschriebene *dorsale Faserbündel*, ein im Randbereich des Praeputiums liegendes und kräftig ausgebildetes Ringfasersystem, das die Fortsetzung des in der Mittelschicht verlaufenden ringförmigen Kollagenbündels darstellt. Dieser dorsale Faserkomplex, der sich gegen den ventralen Anteil des Praeputiums hin divergierend auflockert, spielt beim Zustandekommen des „*Frenularwulstes*" bei der Paraphimosis externa eine besondere Rolle. Von den *Hautanhangsgebilden* finden sich Talg- und Schweißdrüsen in individuell unterschiedlicher Anzahl im äußeren Vorhautblatt, während das innere nur Smegma enthaltende Epithelkrypten und vereinzelte Talgdrüsen besitzt. Schleimdrüsen kommen nicht vor, so daß der gelegentlich für das innere Vorhautblatt verwendete Ausdruck „Schleimhaut" nicht zutreffend ist.

Der wesentliche Unterschied im anatomischen Aufbau der beiden Vorhautblätter beruht darauf, daß das äußere gegenüber dem inneren über eine größere Dehnbarkeit und Elastizität verfügt, woraus sich der stärkere Widerstand des letzteren gegenüber Dehnungen und die einschnürende Wirkung bei entzündlichen Zuständen erklärt, so daß also bei Entzündungsvorgängen zwei Momente zur Wirkung gelangen: der Dehnungswiderstand des inneren Präputialblattes und die starke Füllung der subepithelialen Lymphräume dieser Lamelle.

1. Phimose

In der Darstellung dieses Kapitels wird im wesentlichen auf die ausführliche Monographie von SCHRÖDER, der das Schrifttum von 1886—1937 bearbeitet hat, Bezug genommen. SCHRÖDER wiederum hatte an die erschöpfende Darstellung dieser Affektion durch KAUFMANN angeknüpft, die auch von SCHERBER verwendet worden ist und die bis zum Jahre 1886 erschienenen Publikationen berücksichtigt. Wenn auch inzwischen der Gegenstand der Phimose als Krankheitsbild an sich in der Literatur keine nennenswerte Beachtung mehr findet, so leitet sich von ihm immerhin die schon in früheren Jahrzehnten, aber gerade recht rege in der Gegenwart immer wieder diskutierte Frage nach den pathogenetischen Beziehungen zwischen Phimose und Carcinom ab, die in letzter Konsequenz die Forderung nach der grundsätzlichen prophylaktischen Umschneidung von verschiedenen Seiten laut werden ließ.

a) Definition

Unter einer Phimose (φιμός = Maulkorb; φιμόω = verbinde das Maul) ist ein dauerndes Mißverhältnis zwischen dem Umfang der Glans und dem Durchmesser des Präputialrohres zu verstehen, wodurch in verschieden starkem Maße die Retraktion des Praeputiums teilweise oder vollkommen behindert ist (relative oder inkomplette und absolute oder komplette Phimose). Diese Begriffsbestimmung schließt sämtliche physiologische und pathologische Verwachsungen, Gewebsneubildungen (Tumoren), entzündliche Abläufe (Geschwüre, Balanoposthitiden) und sonstige zur Vorhauteinengung führende Zustände (z. B. Präputialsteine) aus, wenn nach ihrer Beseitigung die normale Beweglichkeit der Vorhaut wieder vorhanden ist. In den letztgenannten Fällen wäre von einer *Pseudophimose* zu sprechen. Der Begriff der Pseudophimose kommt auch für die nach der Geburt über einen verschieden langen Zeitraum bestehende und aus der Entwicklungsgeschichte von Glans und Praeputium zu erklärende physiologische Adhärenz von Glansoberfläche und innerer Vorhautlamelle zur Anwendung („Membrana balanopraeputialis"). MEURER spricht von einer „Verklebungsphimose" und TEMMING zutreffender von einer natürlichen Pseudophimose. Entzündliche Prozesse im Bereich der physiologischen epithelialen Verklebung können zu einer fibrösen Adhäsion führen, d.h. einer starren Verbindung zwischen Glansoberfläche und innerem Vorhautblatt, und es kann, wenn nach der Lösung der Adhäsionen die Retraktion des Praeputiums nicht möglich ist, nicht mit Sicherheit entschieden werden, ob der nunmehr bestehende phimotische Zustand die Folge narbiger Retraktionen oder einer angeborenen Phimose ist.

b) Die kongenitale Phimose

Angeborene, d. h. *echte Phimosen* im Sinne eines irreversiblen absoluten oder relativen Mißverhältnisses zwischen Glans und Präputium sind ein verhältnismäßig seltenes Vorkommnis, welches sich dann ergibt, wenn nach Lösung der physiologischen epithelialen Verklebung die Retraktion der Vorhaut nicht möglich ist. Aber auch eine frühzeitige Störung der allmählichen Lösung der Adhäsionen kann Ursache einer echten kongenitalen Phimose sein. Ferner macht das Praeputium ebenso wie die Glans einen Formwechsel durch, so daß z. B. das Praeputium seine kindliche Form beibehält, während die Glans sich normal entwickelt, so daß auf diese Weise sich ebenfalls eine angeborene Phimose herausbilden kann. Nach KAUFMANN lösen sich 50% aller physiologischen Verklebungen im 1. Lebensjahr, und die endgültige Lösung ist durchschnittlich im 2.—4. Lebensjahr vollendet, spätestens jedoch zur Zeit der Pubertät (SCHRÖDER, JOHNSON).

Das Vorkommen einer *familiären* Phimose ist von HESSE beobachtet worden, und zwar bei einem Vater mit seinen drei Söhnen, wobei bemerkenswert ist, daß beim Vater die Phimose die Grundlage für die Entwicklung eines Stachelzellcarcinoms gebildet hatte.

Die Entwicklung zu einer der beiden bekannten Formen der kongenitalen Phimose, der *hypertrophischen* und der *atrophischen*, wobei die letztere die seltenere ist, ist bereits entwicklungsgeschichtlich festgelegt (SCHERBER). Im allgemeinen entspricht die Länge des Praeputiums dem Längsdurchmesser der Glans, so daß die hypertrophische, durch ungewöhnlich starke Entwicklung der epithelialen und bindegewebigen Anteile gekennzeichnete Form sich in einer übermäßigen Länge des äußeren Vorhautblattes darbietet, eine anatomische Beschaffenheit, die zur Folge hat, daß die Umschlagstelle der beiden Vorhautblätter proximal gelegen ist, d. h. hinter der Präputialöffnung. Das klinische Bild dieser Vorhautenge ist durch die rüsselartige Verlängerung des Praeputiums charakterisiert („Elefantenrüssel", MEURER). Bei der atrophischen Phimose liegen die anatomischen Verhältnisse umgekehrt, indem das dünne, nur wenig dehnungsfähige Praeputium der Glans relativ eng anliegt und eine zuweilen gerade noch für eine Sonde durchgängige Öffnung hat, die zudem noch in einem lokalisatorischen Mißverhältnis, also exzentrisch zur äußeren Harnröhrenmündung steht. Diese Form ist wahrscheinlich die Folge einer narbigen Schrumpfung.

Für den Grad der Verengung ist in der Regel der relativ geringe Durchmesser des inneren Präputialringes maßgebend. Bei der hypertrophischen Phimose ist oft auch die äußere Lamelle derb und stark bindegewebig entwickelt, während die innere dagegen nur geringe Veränderungen bieten kann. Ein kurzes, schmales und zu tief angelegtes Frenulum kann hinzukommen und zur Verstärkung der Störung beitragen.

c) Die erworbene Phimose

Wenn sich eine Verengung der Vorhaut grundsätzlich in jedem Lebensalter entwickeln kann, so ist das Kindesalter doch deutlich bevorzugt. Unter den erworbenen Phimosen ist von der *jugendlichen* Phimose zu wissen, daß sie sich allmählich und dem Träger unbewußt zu entwickeln pflegt. Die Entstehung dieser Form dürfte sich durch Ausbleiben der Lösung der physiologischen balanopräputialen Adhäsionen allein vielleicht nicht erklären lassen, vielmehr ist anzunehmen, daß sekundäre, blande und unbemerkt verlaufende entzündliche Reizzustände im vorderen Abschnitt des Vorhautsackes zu einer allmählichen und progressiven bindegewebigen Verklebung unter Elastizitätsverlust führen, so daß das Praeputium in seiner normalen Entwicklung aufgehalten wird und hinter dem Wachstum der Glans zurückbleibt. Dieses Mißverhältnis der anatomischen Teile führt den Zustand der meist absoluten Phimose herbei. Die Entstehung des entzündlichen Reizzustandes erklärt SCHRÖDER durch bakterielle Zersetzung des Harnes, der sich infolge der rüsselartigen Form des kindlichen Praeputiums leicht anstauen kann. In den fünf Fällen von HIGUTO und KISYUTU handelt es sich um Phimosen entzündlicher Genese bei hypertrophischem Praeputium, wobei die narbige Retraktion sowohl das innere wie das äußere Vorhautblatt betroffen hatte.

Nach unseren Erfahrungen kann auch auf dem Boden des Ausbleibens der Lösung der physiologischen Verklebung unter anatomischen Bedingungen, die der atrophischen Phimose entsprechen und bei denen die äußere Harnröhrenmündung nicht von Vorhautteilen bedeckt ist, eine absolute Phimose auftreten, also offensichtlich auch ohne die Mitwirkung von entzündungserregenden bakteriell zersetztem Harn. Wir beobachteten einen 40jährigen Mann, bei dem seit der Kindheit beide Vorhautlamellen untereinander und diese wieder mit der Glans eine so hochgradige starre und lückenlose fibröse Verbindung aufgenommen hatten, daß alle anatomischen Anteile ein einheitliches Gebilde darstellten, das sich im Hinblick auf die Kohabitationsfähigkeit nicht im geringsten als störend erwiesen hatte. In anderen Fällen ist die bindegewebige irreversible Adhäsion infolge der ausgebliebenen Lösung des inneren Vorhautblattes vom Glansepithel nur partieller Natur, und zwar bei Zuständen hypertrophischer Phimose, bei der die Entstehung der Verwachsung durch den entzündlichen Reiz bakteriell zersetzten Harns, wie sie von SCHRÖDER angenommen wird, insofern naheliegt, als die Verklebung nur die vorderen, also der Harnröhrenmündung benachbarten Anteile von Glans und Praeputium betrifft. Dem Smegma scheint dabei nicht die Bedeutung eines chronisch entzündlichen Reizes zuzukommen, da sich bei der operativen Beseitigung der Phimose in der Regel der Sulcusbereich als von Entzündungserscheinungen frei erweist, obwohl sich sonst an dieser Stelle oft beträchtliche Smegmaansammlungen finden lassen.

Neben dieser milden und unbemerkt verlaufenden Entzündung mit der Folge einer irreversiblen Vorhautverengung können andererseits auch akute entzündliche Vorgänge eintreten, wie sie bei der *erworbenen Phimose der Erwachsenen* ursächlich an erster Stelle stehen. Unter den zahlreichen Ursachen der Phimosis acquisita der Erwachsenen steht die *unspezifische Balanitis* bzw. Balanoposthitis an Häufigkeit bereits im Vordergrund (entzündliche Phimose). Die *diabetische Balanitis* gibt verhältnismäßig selten Anlaß zu einer entzündlich verursachten Vorhautverengung. Unter den ursächlich in Betracht kommenden unspezifischen Entzündungen sind weiterhin zu nennen das *akute* oder *chronische Ekzem* verschiedener Genese und die *Kraurosis glandis et praeputii* („Phimose scléreuse", WEISSENBACH u. Mitarb.).

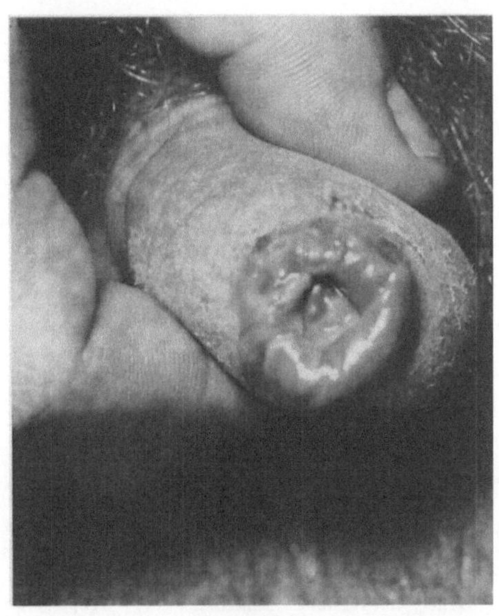

Abb. 22. Spezifisch-entzündliche Phimose durch multiple luische Papeln des Präputialraumes bei 28jährigem Patienten

Die *spezifischen phimogenen Ursachen* betreffen die *Gonorrhoe* infolge der sie gelegentlich begleitenden und dann in der Regel hochgradig ödematösen und schmerzhaften Balanoposthitis, ferner die *Lues* (Primäraffekt, Papeln, [Abb. 22], Gumma), das *Ulcus molle*, der *Herpes genitalis*, das *Erysipel*, das meistens präputiale Fissuren, die bei relativ engem Praeputium durch den Geschlechtsverkehr entstehen, als Eintrittpforte hat. Bei chronisch rezidivierendem Erysipel erklärt sich die Vorhautverengung ohne Schwierigkeit durch die Blockierung des Lymphabflusses, die im Laufe der Zeit zum Bilde der *genitalen Elephantiasis* führt, wie sich in gleicher Weise auch die Verlegung der regionären Lymphknoten bei *Lymphopathia venerea* auf den Lymphabfluß des Genitalbereiches auswirkt, so daß ein erheblich induriertes und starres verdicktes Praeputium resultiert, dessen Retraktion nicht mehr möglich ist (chronisch entzündliche Phimose). Mit Vorbehalt können auch die entzündlichen Phimosen bei Balanitis erosiva cricinata und Balanitis gangraenosa an dieser Stelle genannt werden, da sie durch mikrobielle Einflüsse bedingt sind, wenn auch ein als spezifisch anzusprechender Erreger bisher nicht isoliert worden ist.

Unter den *Tumoren*, die einmal mit phimotischer Vorhautveränderungen kompliziert sein können, sind hauptsächlich das *Peniscarcinom*, die *Erythroplasie Queyrat* und *Condylomata acuminata* zu nennen.

MERRICKS und COTTRELL (1953) berichten über einen Fall von Erythroplasie Queyrat (zugleich der 261. Fall der Weltliteratur), bei dem diese histologisch bestätigte präcancerotische Veränderung bei dem 79jährigen Patienten im Laufe von 3 Jahren zu einer Phimose geführt hatte. Das Praeputium war irreponibel, und bei dessen Freilegung zeigten sich zwei erhabene gewölbte Bezirke bei geschwürig veränderter Glans.

Auf das Peniscarcinom in seiner pathogenetischen Beziehung zur Phimose wird später noch eingegangen werden: an dieser Stelle sei lediglich vermerkt, daß das mit Phimose komplizierte Carcinom, worauf besonders KÖHLER sowie RUMMELHARDT hinwiesen, meist verkannt und lediglich für eine chronisch entzündliche Phimose gehalten wird. Besonderen Verdacht müssen in höherem Alter plötzlich irreponibel werdende Phimosen erwecken, da es sich dabei um eine Verstärkung des phimotischen Zustandes durch neoplastische Infiltration des Praeputiums handeln kann. Auch der mit dem Peniscarcinom einhergehende fötide Fluor wird leicht mit einer unspezifischen Balanitis und die Vergrößerung der regionören Lymphknoten mit einer lediglich unspezifischen entzündlichen Reaktion in ursächliche Beziehung gesetzt. Man erinnere sich daher immer der alten Regel von CHEVASSU: *wenn sich eine Phimose nach dem 40. Lebensjahre entwickelt, muß außer Diabetes immer ein beginnendes Carcinom in Erwägung gezogen werden!*

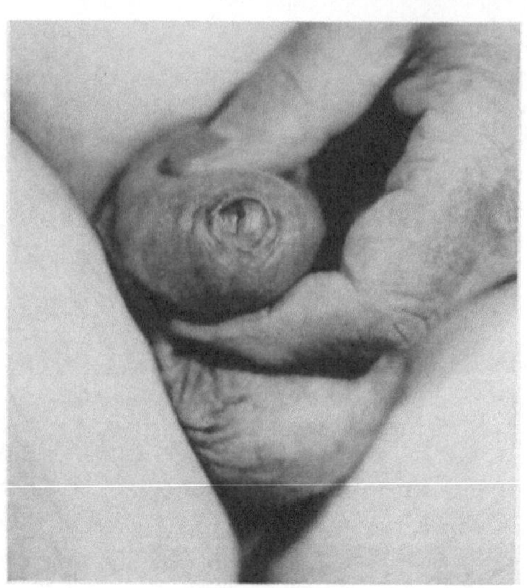

Abb. 23. Atrophische Altersphimose mit fortgeschrittener, irreversibler Einengung der Präputialöffnung (77jähriger Patient)

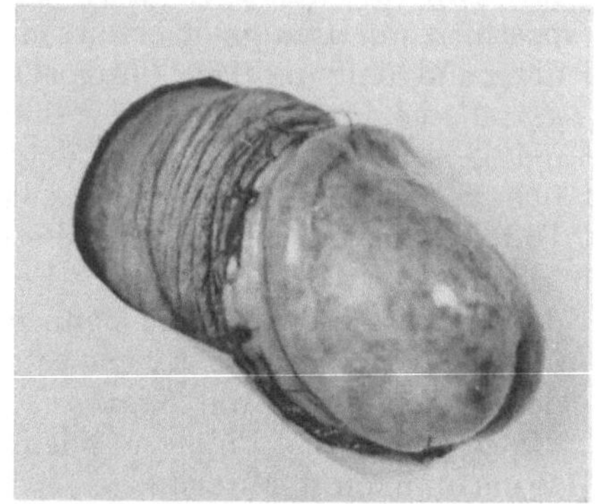

Abb. 24. Der gleiche Patient wie auf Abb. 23. Zustand unmittelbar nach Circumcision. Vulgäre Balanitis. Partielle leukoplakische Epithelverdickung

Medikamentöse Allergien im Sinne von Exanthemen, wobei es sich recht häufig um eine Teilmanifestation eines polymorphen Erythems (Erythema exsudativum multiforme) oder ein fixes Arzneimittelexanthem handelt (Antipyrin, Barbiturate, Sulfonamide, Antibiotica, jod- oder bromhaltige Verbindungen usw.) können Anlaß zu temporären Vorhautverengungen geben.

Seltenere Ursachen repräsentieren sich in Form der *Sklerodermie* des Präputialringes (GOUGEROT, DEGOS u. BOULLE, SCHERBER) oder, wie es in einem von GOTTRON beobachteten Falle sich ereignet hatte, in der Weise, daß die Ausbildung von Granulomen der *Schüller-Christianschen Krankheit* im Bereich der Vorhaut zur Phimose führen. LÖHE beobachtet die Ausbildung einer sekundären sklerotischen Phimose nach *Röntgenbestrahlung* eines verhornenden Plattenepithelcarcinoms der Glans und des Penis.

Schließlich ist noch darauf hinzuweisen, daß gelegentlich die unzweckmäßige *forcierte Lösung der physiologischen Vorhautverklebung* zur Bildung von Fissuren mit sekundärer phimotischer Narbenbildung mit oder ohne begleitende Sekundärinfektion führen kann. Eine gesondert zu betrachtende Form der Vorhautverengung ist die *Altersphimose* als Folge von atrophischen Rückbildungsvorgängen des Praeputiums und des Penis durch Schwellkörperschrumpfung, auf die Lovén an Hand von fünf Fällen vor einigen Jahren wieder aufmerksam gemacht hat, da sie in Vergessenheit geraten zu sein schien. Scherber sowie Schröder erklären diesen regressiven Vorgang damit, daß die Vorhaut für den altersatrophischen Penis zu lang ist und Schrumpfungsvorgänge sich am Rande daher ohne Widerstand entwickeln können. Vernachlässigung lokaler Reinhaltung und die damit verbundene Smegmazersetzung mit Ausbildung einer sekundären vulgären oder erosiven Balanitis schaffen den Boden für bindegewebige Adhäsionen, ein Vorgang, der mit dem, der zur Entwicklung der Kraurosis glandis et praeputii führt, pathogenetisch identisch ist. Es ist zu bemerken, daß nicht jede im Alter beobachtete Vorhautverengung immer eine Altersphimose sein muß, da es gelegentlich auch Fälle von angeborener echter Phimose gibt, die niemals einer operativen Korrektur unterzogen worden sind, und dies wohl deshalb nicht, weil sie keinerlei objektive oder subjektive Beschwerden verursacht haben, vor allem nicht einmal beim geschlechtlichen Verkehr als störend empfunden wurden, woraus hervorgeht, daß ein phimotisches, nicht mit der Glans verwachsenes Praeputium trotz der Unmöglichkeit ausreichender lokaler Hygiene nicht immer zu entzündlichen Reizzuständen führen muß (Abb. 23—25).

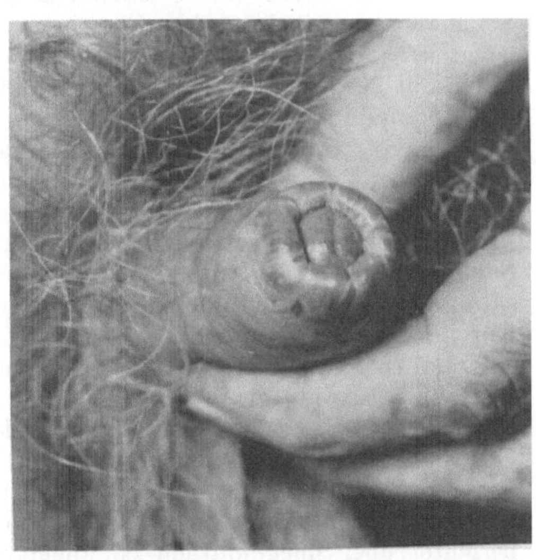

Abb. 25. Altersphimose mit chronisch-entzündlicher Infiltration der Präputialöffnung und radiären Fissuren am Limbus praeputii (69jähriger Patient)

d) Aus der Phimose sich ergebende Folgezustände

Die häufigste Komplikation der phimotischen Raumbeengung des Präputialraumes ergibt sich aus der mangelhaften Möglichkeit der Abscheidung der physiologischen Sekrete und der abgestoßenen Oberflächenepithelien sowie der Vermehrung und parasitären Wirkung verschiedener Mikroben und der durch diese bewirkten Zersetzung des Smegmas. Ist die Phimose eine hochgradige, so kommt bei der hypertrophischen Form die Retention von Harn als weiteres komplizierendes Moment hinzu, da dieser sog. „Restharn“ infolge bakterieller Zersetzung ebenfalls entzündungserregend wirkt. Oberflächliche vulgäre oder erosive *Balanitiden* oder *Balanoposthitiden* verschiedener Intensität und Dauer im Bereich des gesamten Oberflächenepithels von Glans und Praeputium oder an umschriebenen Bezirken, besonders im Bereich der Kranzfurche sowie stärkere entzündliche Manifestationen bis zu schweren gangränösen Zuständen können die Folge dieses mechanischen Hindernisses sein.

Das feingewebliche Endprodukt eines *chronisch-entzündlichen* Zustandes bei phimotischem Praeputium leitet sich aus einer regressiven bindegewebigen Umwandlung ab, die schließlich so hochgradig sein kann, daß Glans und Praeputium fast eine anatomische Einheit bilden. In der Regel jedoch behält das Praeputium eine gewisse und graduell unterschiedliche Beweglichkeit, die sich auf den geschlechtlichen Verkehr störend auswirkt und zu wiederholten entzündlichen Reizzuständen und zu Fissuren führt, die letztlich durch Narbenbildung zu progressiver Einengung Anlaß geben. Nach GALEWSKY, BENEDEK, CALLOMON u. WILSON u. a. wirkt die kongenitale Phimose besonders begünstigend auf die Entwicklung der *Leukoplakie*, wobei mechanische Druckmomente den wichtigsten pathogenetischen Faktor darstellen.

Wenn sich auf dem Boden der phimotischen Vorhauteinengung *subjektive Symptome* in Form von Juckreiz, Brennen, Kitzelgefühl oder auch leichter Schmerzhaftigkeit bemerkbar machen, so geben sie einen Hinweis auf einen leichten balanitischen Reizzustand, während ein ausgesprochenes entzündliches Ödem mit heftiger Schmerzhaftigkeit und eitriger Sekretion einen fortgeschrittenen Entzündungsprozeß darstellt (s. den Abschnitt über Balanitis).

Die hypertrophische Phimose kann zu so hochgradiger *Harnretention* führen, daß sich der Präputialsack ballonartig aufbläht und der Harn erst nach Erreichen eines bestimmten Überdruckes das mechanische Hindernis des extrem verengten Präputialringes überwinden und langsam abfließen kann, ein Ereignis, das von SCHRÖDER mit der Windkesselwirkung verglichen wird. Die dauerhafte Harnstauung kann auch zu anderen Komplikationen führen, und zwar zur allmählichen Entwicklung von *Präputialsteinen* (Smegmolithen), wobei das auf dem chronisch-entzündlichen Terrain gestaute Smegma als Kristallisationszentrum wirkt. BEUMER beschreibt einen Fall (9jähriger Indonesier), bei dem sich durch *Framboesienarben* eine narbige Phimose entwickelt hatte, die so komplett war, daß der Urin sich den Weg nach außen durch eine Fistel in der Penisraphe gesucht hatte. Dieser Zustand hatte zur Entwicklung eines Präputialsteines geführt, der ein Gewicht von 21 g und eine Größe von $3 \times 3 \times 3$ cm erreicht hatte. BRAUN berichtet über Smegmolithen bei angeborener Phimose mit pflasterartiger Umscheidung der gesamten Glans, wo nur im Bereich der äußeren Harnröhrenmündung ein für die Harnpassage ausreichender Bezirk ausgespart geblieben war. Die Konkremente waren aus eingedicktem Smegma ohne Inkrustation von Harnbestandteilen zusammengesetzt. Bemerkenswert ist auch eine Mitteilung von RIVOIR. Infolge einer Phimose hatten sich 14 schrotähnliche, wahrscheinlich während einer einzigen Miktion entleerte und aus Harnsäure aufgebaute Nierensteine im Präputialraum eingekapselt und zur akuten Harnretention geführt. Über Blasensteine, die im Vorhautsack steckengeblieben waren, berichtet auch TAPPEINER.

Präputialsteine wirken wie ein Circulus vitiosus im Bereich des Vorhautsackes, weil sie den vorhandenen Entzündungsvorgang unterhalten oder zeitweise sogar verstärken und somit die Entstehung weiterer Konkremente begünstigen oder zur Vergrößerung der bereits bestehenden führen. Schmerzhafte Entzündungen mit eitriger oder hämorrhagischer Sekretion aus dem Vorhautsack pflegen die komplizierenden Begleitumstände dieses Zustandes zu sein. Dekubitalgeschwüre des Praeputiums können zur spontanen Eliminierung der Konkremente führen, die in der Regel als multiple Elemente auftreten und deren Gewicht zwischen wenigen Grammen bis zu extremen Ausmaßen von 450 g variiert (SCHRÖDER). Der chemischen Zusammensetzung nach handelt es sich um Cholesterin, Calcium- und Ammoniumsalze sowie Magnesiumphosphat und Urate in Verbindung mit eingedicktem Smegma und Epithelzellen. Wenn zwar in der Regel der Konkrementbildung primär eine Phimose zugrunde liegt, so ist gelegentlich auch das umgekehrte beobachtet worden, nämlich die durch einen chronischen entzündlichen Reizzustand bewirkte phimotische Vorhauteinengung durch den von Smegmolithen ausgehenden Gewebsreiz (HEYMANN).

Eichelter sowie Johnston weisen auf einige Komplikationen bei lange bestehender Phimose der Erwachsenen hin, und zwar *Hernien* und *Analprolapse* als Folge starken Pressens beim Harnlassen bei starker Verengung der Präputialöffnung, ferner auf *Blasen-* und *Nierenerkrankungen* eventuell bis zur Hydronephrose durch Harnstauung.

Durch ammoniakalisch zersetzten Harn kommen bei der physiologischen Vorhautverengung der Kinder *schmerzhafte Geschwüre* vor, die mit sekundär narbiger Verengung des Meatus abheilen, ein Endzustand, der oft für angeboren angesehen wird.

e) Phimose und Carcinom

Der Gegenstand des Peniscarcinoms ist unter verschiedenen Gesichtspunkten erörtert worden, so von seiten der Ätiologie, der rassischen Immunität, der carcinogenen Eigenschaften des Smegmas, der Bedeutung einer voraufgegangenen Lues und der pathogenetischen Rolle der Vorhautverengung.

Die Frage des kausalen Zusammenhanges zwischen der durch die Phimose bewirkten chronischen Entzündung und dem Carcinom ist fast ausnahmslos von den Betrachtern dieses wichtigen Gegenstandes so einmütig beantwortet worden, daß man schon im letzten Drittel des vorigen Jahrhunderts die prophylaktische Circumcision in Betracht gezogen und empfohlen hat (Martin 1872, Konelski 1887, Lewin 1892, Schmuckler 1897, Hutchinson 1899 u. a.).

Es besteht wohl kaum ein Zweifel daran, daß der lediglich anatomische Tatbestand einer Vorhautverengung noch nicht die ursächlichen Bedingungen erklärt, die für die Entwicklung eines Carcinoms ausschlaggebend sind, vielmehr sind es die aus der Phimose sich ergebenden chronischen oder chronisch-rezidivierenden Entzündungsabläufe (Balanitiden, Sklerosierungen, Narben), die ein zur malignen Entwicklung disponierendes Terrain schaffen. Es dürfte auch daran zu denken sein, daß der chronische Reiz, der durch Harnretention oder Smegmastauung hervorgerufen wird, für die Carcinomgenese nicht unwesentlich ist (Plaut u. Kohn-Speyer, Konwenaar). Lavedan u. Mitarb. gehen sogar so weit, daß sie dem rezidivierenden Herpes genitalis carcinogene Eigenschaften zuschreiben.

Die *Lokalisation der Peniscarcinome* betrifft in der Mehrzahl der Fälle den Sulcus coronarius, denjenigen anatomischen Bezirk also, der den Prädilektionsort für balanitische Prozesse darstellt. Danach folgen die Glans und das innere Präputialblatt, während die Präputialöffnung und der Bereich der äußeren Harnröhrenmündung selten betroffen sind. Das äußere Vorhautblatt ist sehr selten einmal Sitz eines Carcinoms.

Daß entzündliche Folgezustände der Phimose nicht immer ein Carcinom bewirken müssen, ergibt sich aus den klinischen Erfahrungen mit der Altersphimose, dennoch ist die prädisponierende Bedeutung der chronischen Entzündung so allgemein bekannt und anerkannt, daß keine sachlichen Bedenken bestehen, diesen Tatbestand auch für die entzündlichen Komplikationen der Vorhautverengung gelten zu lassen (Schröder, Tappeiner, Cser, Weissenbach u. Mitarb., Hansson, Eichelter, Köhler, Gerö, Wille-Baumkauff, Wildbolz, Basset, Konwenaar, Lavedan u. Mitarb.). In den von Schröder bis 1936 zusammengetragenen Statistiken wird die unterschiedliche Häufigkeit des Anteils der Phimoseträger unter den Peniscarcinomen insofern ersichtlich, als sich die Relationen zwischen 18 und 100% bewegen. Die Feststellung von K. H. Bauer, einem tiefgründigen Kenner der Materie, daß nämlich das älteste Krebsexperiment in der Geschichte die völlige Verhütung des Peniscarcinoms durch die rituelle Umschneidung sei, ist zweifellos zutreffend und wird allgemein bestätigt, wenn auch hier der Satz Gültigkeit hat, daß Ausnahmen die

Regel bestätigen. Es liegen immerhin in der uns zugänglichen Weltliteratur einige Berichte vor, die ersichtlich machen, daß auch eine streng rituelle, also 8 Tage nach der Geburt vollzogene Circumcision keine absolut zuverlässige Carcinomprophylaxe zu sein braucht. Doch ist, wie MARCHIONINI auf Grund seiner Erfahrungen in Ankara erwähnt, bei den in einem späteren Alter (zwischen dem 4. und 9. Lebensjahr) beschnittenen Mohammedanern das Peniscarcinom durchaus seltener als bei Unbeschnittenen, eine Feststellung, die auch von GANS geäußert wird, daß nämlich das Peniscarcinom bei den beschnittenen Moslems relativ selten und bei den unbeschnittenen Hindus in Bombay dagegen häufiger gesehen wird. Diese Beobachtungen finden ihre Bestätigung in einem statistischen Bericht von NATH und GREWAL, aus dem hervorgeht, daß im Hinblick auf unbeschnittene Hindus von 1745 Gesamtcarcinomen 446 (25%) auf das Peniscarcinom, bei beschnittenen Mohammedanern unter 515 Gesamtcarcinomen 15 (3%) auf das Peniscarcinom entfallen. In Nordvietnam waren in der Aufstellung von JOYEUX u. NGYEN VAN NGYEN, bei der es sich um Unbeschnittene handelte, 41% aller malignen Tumoren Peniscarcinome. Auf der anderen Seite stehen die Zahlen von WOLBARST, der unter 1103 Peniscarcinomen und DEAN, der unter 102 Peniscarcinomen keinen Patienten jüdischer Abstammung fand. DEAN (1936) hat wohl den ersten Fall von Peniscarcinom bei einem Juden beobachtet, wobei zu bemerken ist, daß dieser seinen Ursprung in einer vorher kauterisierten luischen Läsion hatte (chronische Reizung durch mit Sondierungen behandelter narbiger Stenose des Meatus urethrae). Die Genese dieses Falles, die an Carcinombildung an Verbrennungsnarben erinnert, schaltet demnach für unsere Betrachtung aus. Der zweite, von REITMANN (1953) stammende Bericht betrifft zwar ebenfalls einen Angehörigen des jüdischen Glaubens, spricht aber offenbar nicht gegen den prophylaktischen Wert der rituellen Circumcision, da es sich dabei um ein ganz oberflächlich am *Penisschaft* lokalisiertes Spinaliom bei einem 73jährigen Manne handelte. In dem dritten von AMELAR (1956) berichteten Falle eines 87jährigen Mannes war wie im Falle von DEAN ein voraufgegangenes Trauma pathogenetisch bedeutungsvoll. Es handelte sich um ein Spinaliom des Penisschaftes mit beginnender Invasion. Einen Fall von Carcinom der Glans penis bei einem rituell beschnittenen Juden hat MARSHALL beschrieben, einen weiteren PAQUIN und PEARCE und schließlich zwei Fälle ČSER, der deshalb den prophylaktischen Wert der Umschneidung nicht anerkennen zu müssen glaubt. Von diesen sieben Fällen der Weltliteratur lassen lediglich diejenigen von MARSHALL, PAQUIN und PEARCE sowie ČSER die Schlußfolgerung zu, daß sehr selten auch einmal ein rituell Beschnittener ein Peniscarcinom erwerben kann (LENOWITZ u. GRAHAM). Hinzuweisen ist in diesem Zusammenhang auf die Mitteilung von SACHS u. SACHS, nach der bei Beschnittenen die Erythroplasie Queyrat beobachtet worden sein soll (s. auch den Abschnitt über Balanoposthitis chronica circumscripta benigna plasmacellularis).

DIETZ und DOUGHERTY belegen die seit langem bekannten Beziehungen zwischen Phimose und Peniscarcinom auf Grund von größeren Literaturstatistiken, wobei sich für den *prozentualen Anteil von Phimoseträgern unter den Peniscarcinomen* folgende Werte ergeben: RICORD 20,5%, NOBUJI 30%, HORN u. NEIBITH 30,7%, MANTEUFFEL 33,3%, KIRALY 42,1 bzw. 50%, SCHMIDT 50,0%, BRUCKHAUS 57,0%, KÜTTNER 54,0%, BRÜNING 60,0%, DEAN 74,0%, HEY 75,0%, DEMARQUAY 71,0%, BARRINGER u. DEAN 76,0%, MARTIN 85,0%, WOLBARST (Sammelstatistik) 85,0%, RAVICH u. RAVICH 85,0%.

Diese Aufstellung kann, ohne Anspruch auf Vollständigkeit erheben zu wollen, noch durch andere, in der Statistik von SCHRÖDER genannte Zahlen erweitert werden: KAUFMANN 18,0%, BRAGNOLI 33,0%, GERÖ 33,3%, DESSAIVE 38,0%,

Majanc 39,0%, Donner 51,0%, Föderl 55,0%, Grabcenko 65,0% Barney 85,0% und Butjagin 100% (relative Phimosen davon 35,0%).

Tappeiners Beobachtungen erstrecken sich auf 19 Fälle der Wiener Universitätshautklinik, in denen dem Peniscarcinom in 42% eine konnatale Phimose zugrunde lag. Kawaramura sah in seinem Material den pathogenetischen Zusammenhang zwischen Phimose und Peniscarcinom in 44,8%, wobei in 34,5% noch eine Lues in der Vorgeschichte eruiert worden war. Wille-Baumkauff stellte bei 70 Fällen von Peniscarcinom in 41% eine angeborene bzw. erworbene Phimose fest, in dem Material von Rummelhardt waren bei 38 Peniscarcinomen 54,6% Phimoseträger oder solche Personen, die ungenügend circumcidiert worden waren. Yutaka Fujii berichtet über einen Anteil von 83% Phimosen bei 42 Fällen von Peniscarcinom, Hesse von 58,8% bei 17, Melicow u. Ganem von 50% bei 23 Fällen und Lavedan, Ennuyer u. Baudouin von 38,0% in 71 Fällen von Peniscarcinom. Weitere kasuistische Berichte lieferten Weissenbach u. Mitarb., Carrié, Oetter, Matras.

Im Hinblick auf die *Altersverteilung* des Peniscarcinoms liegt in dem Material von Yutaka Fujii der Gipfel der Häufigkeit zwischen dem 40. und 50. Lebensjahr, wobei der jüngste Patient 22 Jahre alt war, während nach der statistischen Übersicht von Lavedan u. Mitarb. das mittlere Alter in Europa zwischen dem 40. und 70. Lebensjahre gelegen ist.

Die *carcinomprophylaktische Bedeutung des Zeitpunktes*, der für die *Umschneidung* gewählt wird, geht aus der Gegenüberstellung der Verhältnisse bei den rituell am 8. Lebenstage umschnittenen Juden mit denen der in der Zeit zwischen dem 3. Lebensjahre und der Pubertät der Circumcision unterzogenen Mohammedanern deutlich genug hervor, da, wie wir bereits gesehen haben, das Peniscarcinom bei den Angehörigen der letzteren Glaubensgemeinschaft, wenn auch gegenüber den Unbeschnittenen in zurücktretender Häufigkeit, vorkommt (Gottron, Gans, Marchionini, Matras, Ngyen X. Chu und Pham Bieu Tam). Es ist noch darauf hinzuweisen, daß neben dem späteren Zeitpunkt der Umschneidung als weiterer Faktor in Betracht zu ziehen ist, daß die Umschneidung bei den Mohammedanern nur eine partielle ist. So könnte also durch den verbliebenen Präputialrest auch noch eine Reizung unterhalten werden, wenn nicht bereits vor der Circumcision sich schon präcanceröse Bedingungen entwickelt haben sollten (Dean). Sampoerno konstatierte sieben sichere Peniscarcinome bei 78 Carcinomen bei Mohammedanern in Ostjava, die erst kurz vor der Pubertät beschnitten worden waren. Konwenaar sah bei den javanischen Mohammedanern trotz Beschneidung zwischen dem 8. und 14. Lebensjahr in 5—10% der Fälle ein Peniscarcinom. Diese Zahlen genügen, um die Tatsache in den Vordergrund zu stellen, daß eine nicht frühzeitig durchgeführte Circumcision ihren präventiven Charakter mindestens zum Teil einzubüßen scheint (Lavedan u. Mitarb.).

f) Therapie der Phimose

Die im Säuglingsalter auftretenden Vorhautverengungen sind selten echte Phimosen, sondern physiologische Adhäsionen zwischen Vorhaut- und Glansepithel, die bis etwa zum 2. oder 3. Lebensjahre zur Spontanlösung führen. Ist dies nicht der Fall, so gelingt ihre Beseitigung in der Regel durch manuelle oder instrumentelle, mit einer Knopfsonde auszuführende Lösung meist ohne Schwierigkeit. Findet sich unabhängig von diesen Verklebungen ein anatomisches Mißverhältnis zwischen dem Umfang der Glans und der Weite des Praeputiums, so handelt es sich um eine kongenitale (echte) Phimose, die operativ beseitigt werden muß. Sollte der Versuch einer unblutigen Dehnungsbehandlung an Stelle einer Operation gemacht werden, so kann nach den Erfahrungen von SCHRÖDER mit einem Erfolg nur bei leichten Fällen von kindlicher Phimose bis zum 2. Lebensjahr gerechnet werden, wobei zu berücksichtigen ist, daß durch dieses Verfahren kleinere Verletzungen gesetzt werden, die zur Narbenbildung und Verstärkung der Stenosierung führen. Die Lösung der physiologischen Adhäsion gelingt nach der Auffassung von EICHELTER in der Mehrzahl der Fälle bis zum 6. Lebensjahre, selten in einem höheren Alter.

Die echte Phimose, sei sie eine atrophische oder hypertrophische, soll ebenso wie die erworbene möglichst frühzeitig beseitigt werden, um den Folgezuständen der mit ihr meist verbundenen rezidivierenden Entzündungserscheinungen, die das Terrain für kraurotische oder leukoplakische Gewebsveränderungen und schließlich für die Carcinomentwicklung darstellen, entgegenzutreten.

Auf die zahlreichen operativen Methoden wird nicht eingegangen, da es unmöglich ist, die überaus zahlreichen Verfahren — EICHELTER hat aus den fast 85 Jahren zwischen 1865 (THIERSCH) und 1948 (SCHLAFF) 52 chirurgische Modifikationen angeführt —, die im allgemeinen von mehr historischer als praktisch-therapeutischer Bedeutung sind, im einzelnen anzuführen. In den großen chirurgischen Werken der letzten Jahre wird die einfache Circumcision außer der als Notoperation anzusehenden Dorsalincision als die übliche Methode angegeben. Da die einfache dorsale Spaltung (ROSER 1875) unschöne kosmetische Resultate ergibt, sei die besonders bei der atrophischen Form der Phimose bewährte Methode von SCHLOFFER (1901) hingewiesen, weil sie von allen Verfahren wohl die geringsten technischen Anforderungen stellt. Es ist rationeller, sich mit einer einzigen Methode vertraut zu machen, als mehrere mit unbefriedigendem Ergebnis zu versuchen. Diese Empfehlung ergibt sich daraus, daß der einzelne kaum Gelegenheit haben wird, Phimosen in so großer Zahl zu operieren, um ausreichendes Material zur gründlichen Sammlung von Erfahrungen zu gewinnen.

Prophylaktische Circumcision. Die aus einem umfangreichen statistischen Material abzuleitende und kaum noch ernsthaft bezweifelte pathogenetische Beziehung zwischen Phimose und Peniscarcinom hat vielerorts bereits zur Durchführung der prophylaktischen postnatalen Umschneidung geführt. Dies trifft besonders für die Vereinigten Staaten zu, wo sie als medizinisch-hygienisch begründete Maßnahme nicht nur im Hinblick auf die Carcinomprophylaxe, sondern auch mit Rücksicht auf die Vereinfachung der Geschlechtshygiene und Vorbeugung gegenüber anderen Erkrankungen des Penis, die bei Circumcidierten praktisch nicht vorkommen, geübt wird (Balanitis, Balanoposthitis, spitze Kondylome, letztere bei Beschnittenen selten). Nach SPEERT wurden z. B. von 1939—1951 in New York über 0,5 Mill. derartige prophylaktische Circumcisionen ausgeführt, während man in Deutschland dieser Maßnahme skeptisch oder sogar ablehnend gegenübersteht (OCHSENIUS, MEURER). DIETZ und DOUGHERTY lassen in einer vergleichenden Studie zur Frage der Beschneidung in Deutschland und den USA die unterschiedlichen Ansichten deutlich zutage treten. Dabei ist bemerkenswert, daß in den USA und Canada die Umschneidung seit über 4 Jahrzehnten als medizinisch begründete Routinemaßnahme nach der Geburt durchgeführt wird und während der letzten 10 Jahre 80—90% der in den Städten geborenen Kinder circumzidiert worden sind. Mit ähnlicher Häufigkeit wird dieser Eingriff auch in Australien und dem englisch sprechenden Südafrika, nicht so häufig in England und Neuseeland ausgeführt. Es besteht u. E. keine Aussicht, die prophylaktische Umschneidung auch in Deutschland einzuführen, es würde aber schon einen gewissen Fortschritt bedeuten, wenn erreicht würde, daß besonders im Interesse der Carcinomprophylaxe Träger von Phimosen rechtzeitig und lege artis der

Circumcision unterzogen werden könnten, wie auch Patienten mit chronisch-rezidivierenden Balanoposthitiden von der Notwendigkeit dieses Eingriffes überzeugt werden sollten.

2. Paraphimose

a) Formale Genese und klinisches Bild

Der Zustand der Paraphimose liegt vor, wenn das hinter die Corona glandis retrahierte Praeputium nicht mehr ohne manuelle Gewalt reponiert werden kann. Für den Grad der Konstriktion sind mehrere Faktoren verantwortlich, in erster Linie die zirkuläre Anordnung der kollagenen Fasern zwischen den beiden Vorhautlamellen, insbesondere das dorsale Faserbündel, in Verbindung mit der präexistenten lichten Weite des Praeputiums. Die Neigung zur Entwicklung der Paraphimose ist besonders dann gegeben, wenn ein anatomisches Mißverhältnis zwischen dem Umfang der Glans und des bindegewebigen Vorhautschlauches besteht, wie dies bei der angeborenen, der erworbenen oder der entzündlichen Phimose der Fall ist. Als förderlicher und die Umschnürung begünstigender Umstand wirkt sich das durch venöse Rückflußstauung bedingte Ödem der Glans aus, was zur Folge hat, daß der Widerstand der Corona glandis sich zunehmend steigert. Gleichzeitig tritt durch die ödematöse Schwellung der Glans eine vermehrte Konstriktion des einschnürenden Praeputialringes auf, die ihrerseits wieder die Rückflußstauung im Eichelbereich verstärkt, so daß schließlich der Zustand eines Circulus vitiosus gegeben ist.

Der formalen Genese nach werden zwei Arten von Paraphimose unterschieden: die *Paraphimosis interna* und die *Paraphimosis externa*. Die seltenere Form, die Paraphimosis interna, kommt dadurch zustande, daß bei verengter Präputialöffnung nach dem Zurückstreifen der Vorhaut hinter der Corona glandis zunächst nicht, wie es die Regel ist, das innere, sondern das äußere Vorhautblatt liegt, weil das zu straffe Ringfasersystem der Präputialöffnung (Limbus praeputii) nicht über die äußere Lamelle zurückgestreift werden konnte. Unmittelbar hinter der Corona befindet sich demnach das konstringierende Ringfasersystem (bes. das dorsale Faserbündel), während das äußere Vorhautblatt sich unter fortschreitender ödematöser Schwellung sackartig vorstülpt, wobei meist das Fenulum zum Teil vor dem Schnürring liegt und unter dessen Einfluß ebenfalls wulstartig anschwillt. Der bei der Paraphimosis interna vorliegende anatomische Zustand eines in sich abgeschlossenen Raumes gibt zu sekundären Entzündungserscheinungen Anlaß, die gegebenenfalls bis zur Nekrose und Freilegung der Tunica albuginea des Penisschaftes führen können.

Die häufigere Paraphimosis externa, die klinisch ebenso leicht wie die Paraphimosis interna zu erkennen ist, kommt dann zustande, wenn das äußere Vorhautblatt nicht nur über die Glans, sondern beim weiteren Zurückstreifen auch über den distalen Anteil der inneren Lamelle hinübergezogen wird. Unter der konstringierenden Wirkung besonders des dorsalen Faserbündels bildet sich ein meist hochgradiges kragenförmiges Ödem der inneren Lamelle, ein sog. spanischer Kragen, aus, wodurch die Reposition unmöglich wird. Auch in diesem Falle entsteht insofern ein Circulus vitiosus, als der Schnürring zum Stauungsödem der Glans führt, wodurch die Umschnürung eine noch engere wird. Die wechselseitige Beeinflussung von Schnürring und Stauungsödem führt in der gleichen Weise wie bei der Paraphimosis interna in unbehandeltem Zustand innerhalb weniger Tage zur ischämischen Nekrose des dorsalen Anteiles des Schnürringes und eventuell auch der darunter befindlichen Anteile des Penisschaftes, so daß bei der chirurgischen Sprengung der konstringierenden Fasern die freigelegte Tunica albuginea sichtbar wird. Unmittelbar hinter dem ringförmigen Wulst des inneren Vorhautblattes schließt sich das ebenfalls, aber meist weniger stark gewulstete äußere Vorhautblatt an, so daß zwischen diesen beiden Wülsten die dorsale Schnürfurche erst sichtbar wird, wenn sie voneinander abgedrängt werden. Es ist noch zu bemerken, daß auf der ventralen Seite das Ödem des Frenulums als sog. knopfförmiger Wulst in Erscheinung tritt. Der durch die ischämisierende Einschnürung bewirkte nekrotische Gewebsuntergang hat zur Folge, daß einerseits eine gewisse spontane Drainage des Ödems zustande kommt, andererseits aber die narbigen Verwachsungen bei vernachlässigten Fällen so weit fortgeschritten sind, daß ein irreversibler Zustand vorliegt, der eine blutige Reposition unumgänglich macht.

b) Ätiologie

Es kommen alle entzündlichen und nichtentzündlichen Vorgänge in Betracht, die im Praeputium selbst lokalisiert sind und durch ödematöse Schwellung des Bindegewebes zur Raumbeengung im Cavum praeputiale führen, und zwar besonders in den Fällen, wo bereits eine mehr oder minder starke phimotische Vorhautenge zuvor bestanden hat. Zu den entzündlichen Prozessen zählen die verschiedenen Formen der *Balanoposthitis*, ferner des *Ekzems* und das *Erysipel*, zu den nicht entzündlichen die kongenitale oder erworbene *Phimose*.

Zur Paraphimose kommt es naturgemäß erst dann, wenn das Praeputium hinter die Corona reponiert wird, sei es aus diagnostischen Gründen durch die Hand des Untersuchers oder auch durch den Patienten selbst. Diese Ereignisse sind allerdings seltener, denn, wie auch SCHERBER ermittelt hat, in der Regel liegen der paraphimotischen Incarceration masturbatorische Manipulationen oder ein geschlechtlicher Verkehr zugrunde, so daß es sich um das durch Friktion bedingte Ödem von Glans und Praeputium handelt, das zur Irreponibilität des letzteren führt.

Unter den „spezifischen" Ursachen ist auf die von EHRMANN erwähnte Form der Paraphimose hinzuweisen, bei der es sich um ein intensives Vorhautödem, eventuell auch der gesamten Penishaut handelt, wie sie als Beleiterscheinung der *Gonorrhoea anterior* beobachtet wird. SCHERBER erwähnt ferner Paraphimosen auf dem Boden eines *luischen Primäraffektes*, von *luischen Papeln*, *multiplen Ulcera mollia*, *intensiven Herpeseruptionen* und bei Einlagerung von *xanthomatösen Infiltraten*. Sehr seltene Vorkommnisse sind paraphimotische Zustände durch Einschnürung des Penisschaftes hinter dem Sulcus coronarius mittels Bindfäden, Haaren, Drähten, Ringen u. a. (SCHERBER, FREI). Als besondere Rarität kommen Paraphimosen auch einmal schon während der intrauterinen Entwicklung vor, wie aus den Berichten von HERMANS sowie KILJSTRA hervorgeht („intrauterine Paraphimose").

c) Therapie

Wie bei der Phimose sind auch für die Behandlung der Paraphimose zahlreiche Methoden angegeben worden, die SCHERBER im einzelnen bespricht, so daß eine Wiederholung nicht notwendig erscheint, vielmehr können wir uns darauf beschränken, die von uns geübte Methodik zu erwähnen und auf einige andere, weniger bekannte kurz hinzuweisen.

Besteht eine *Paraphimosis externa*, um die es sich in der Regel handelt, erst kurze Zeit (1 Std oder noch kürzer), so gelingt meist die manuelle Reposition in der Weise, daß die Glans mit Daumen-, Zeige- und Mittelfinger der einen Hand umfaßt und komprimiert wird, so daß die andere Hand das noch nicht sehr ödematöse Praeputium über die Glans zu streifen versuchen kann. Ist das Ödem von

Glans und Praeputium bereits fortgeschritten und die Umschnürung entsprechend stabiler geworden, so empfiehlt sich als erste und ohne nennenswerte Schmerzhaftigkeit durchzuführende Maßnahme, die Ödemflüssigkeit durch mehrere Einstiche mit einer sterilen Kanüle zu drainieren. Mit anschließenden massierenden und streichenden Bewegungen wird meist eine weitgehende Entschwellung erreicht, die die Möglichkeit der unblutigen Reposition bietet. Bei einem noch stärkeren Konstriktionszustand führen diese einfachen mechanischen Handgriffe nicht mehr zum Ziele. Zunächst wird sich oft noch der Versuch lohnen, ohne chirurgische Maßnahmen vorzugehen, doch wird es sich dabei nicht umgehen lassen, den Schnürring mit größerer Kraftanwendung zu dehnen, ein Verfahren, das ohne lokale Anaesthesie dem Patienten wegen allzu großer Schmerzhaftigkeit nicht mehr zugemutet werden kann. Etwa 10 cm^3 einer 2%igen Novocainlösung werden als Leitungsanaesthesie zirkulär mit zwei gegenüberliegenden Einstichen in den Bereich der Peniswurzel injiziert und wenn nach 15—20 min die Anaesthesie eingetreten ist, wird in der gleichen Weise wie dargelegt verfahren. Allerdings muß häufig eine so heftige Dehnung vorgenommen werden, daß sich das Einreißen des Schnürringes nicht vermeiden läßt. Es ist bei diesem Vorgehen, das meist zum erwünschten Erfolg führt, notwendig, mit beiden Zeigefingern unter den Schnürring zu gelangen, damit eine ausreichende Sprengung erreicht wird. Dieses Verfahren kann auch durch die Dorsalincision des Schnürringes, das sog. débridement, ersetzt werden, welches darauf beruht, daß nach Freilegen der Schnürfurche zwischen den ödematösen Wülsten des inneren und äußeren Praeputiums auf einer vom Sulcus coronarius her eingeführten Hohlsonde eine entlastende Dorsalincision bis nahe an die Tunica albuginea ausgeführt wird. In inveterierten Fällen wird auch die einfache Incision nicht mehr zum Ziele führen, da die bereits fortgeschrittenen narbigen Verwachsungen es notwendig machen, das gesamte veränderte Präputialgewebe zu excidieren, doch wird dabei ein Gewebsverlust herbeigeführt, der zu Narben- und Lappenbildungen führt, so daß nach Abklingen der entzündlichen Erscheinungen eine chirurgische Nachbehandlung vorgenommen werden muß.

Bei der *Paraphimosis interna* wird in der gleichen Weise vorgegangen.

Nach der Reposition empfehlen sich örtliche desinfizierende Maßnahmen zur Vorbeugung einer sekundären Infektion bzw. zur Beseitigung der bereits eingetretenen mikrobiellen Verunreinigungen (Spülungen des Vorhautsackes mit H_2O_2, Kal. perm., Jodoform, Dermatolpuder u. a.). Es sei noch auf ein Verfahren zur Behandlung der Paraphimose hingewiesen, wie es von RATLIFF angegeben worden ist. Der Autor hat in fünf Fällen von Paraphimose durch lokale Injektion von *Hyaluronidase* (150 E in 1 cm^3 NaCl physiol.) das Ödem innerhalb weniger Minuten so weitgehend zurückbringen können, daß unter Vermeidung der Dorsalincision die Reposition ohne nennenswerte Schmerzhaftigkeit gelang. In der gleichen Weise hat auch BAVASTRELLI erfolgreich einen Fall behandelt.

PIRNERs Vorgehen ist umständlicher und nicht ohne Hilfsperson durchführbar. Dorsal und zu beiden Seiten werden unter Führung einer Hohlsonde mit Nadelhalter und runder Nadel drei dicke Zwirnsfäden durch den Schnürring gelegt und mit Assistenz wird durch den Zug an den Fäden die Dehnung vorgenommen, so daß die Glans proximalwärts hinter den Schnürring zurückgedrängt werden kann. Dieses unblutige Verfahren hat sich auch bei älteren Leuten bewährt. Schließlich hatte SAUCAZ den Gedanken, bei einer seit 2 Wochen bestehenden Paraphimose mit Schwellung von Glans und Praeputium sowie Ulceration der gesamten Umschlagfalte den Ultraschall anzuwenden (10 min, 7—10 Watt bei direktem Kontakt mit Vaselinschutz), wodurch innerhalb 12 Std eine so ergiebige Rückbildung des Ödems erreicht werden konnte, daß die Reposition sofort gelang.

C. Akute Gangrän der Genitalien (FOURNIER'S Gangrän)

Synonyma: Gangrène foudroyante de la verge (FOURNIER 1883), Gangrène foudroyante spontanée des organs génitaux externes de l'homme (LALLEMAND 1884), Gangrän des Penis und des Scrotums (COENEN und PRZEDBORSKI 1911), Spontane infektiöse Gangrän des Penis und des Scrotums (KÜTTNER 1916), Gangrena acuta dei genitali (VENTURI 1929), Idiopathische Gangrän des Scrotums, Fulminante Gangrän unbekannter Ursache (GIBSON 1930), Gangräneszierendes Erysipel des Scrotums (MILBRADT 1933), Kryptogene fulminante Gangrän des Penis (MARQUES 1935), Gasgangrän des Scrotums (BERTOGLIO und RATLIFF 1943).

a) Historisches

Der erste Bericht über einen Fall von Genitalgangrän geht auf Grund der Nachforschungen von LEVINSON auf BOERHAVE (1753) zurück. Es handelte sich dabei um einen bei einem 40jährigen Manne auf dem Boden einer Harnretention entstandenen Krankheitsprozeß, der unter Hinterlassung einer Urinfistel abgeheilt war. Demnach war der akut verlaufene gangränöse Zerstörungsvorgang die Folge der Urininfiltration, die Ursache bekannt, während FOURNIER solche Formen der Gangrän des äußeren Genitale herausgestellt wissen wollte, bei denen die Ursache unbekannt war („spontan"). Nach der ersten Veröffentlichung FOURNIERs erschien in Paris (1884) eine These von LALLEMAND unter dem Titel „De la gangrène foudroyante spontanée des organs genitaux externes de l'homme", aus der ersichtlich war, daß die Erkrankung nicht nur im Bereich des Penis, sondern darüber hinaus auch am Scrotum lokalisiert sein kann. Nach den Angaben von LEVINSON sowie MCCREA wurde der erste Fall einer kindlichen Scrotalgangrän bei einem 14jährigen Jungen von BAURIENNE (1764) und einer Genitalgangrän bei einem Kleinkinde (12 Wochen alter Säugling mit „Erysipel" der Genitalorgane, das sich am 3. Tage mit einer Gangrän des Praeputiums und Scrotums kompliziert hatte) von HEBLER (1848) veröffentlicht, so daß die akute Gangrän der Genitalien bereits vor FOURNIER bekannt gewesen sein dürfte, obwohl NALOP in seinem Beitrag zur Geschichte der genitalen Gangrän die fünf von FOURNIER mitgeteilten Beobachtungen als die ersten Publikationen ansieht. WHITING (1905) hat aus der Weltliteratur 93 Fälle gesammelt, und einige Jahre später erfolgte eine Zusammenstellung von 203 Fällen durch COENEN und PRZEDBORSKI (1911), von denen 145 dem von FOURNIER herausgestellten Krankheitsbilde zugehörten, während unter den von RANDALL (1920) zusammengetragenen 147 Fällen 16 den Fournierschen Kriterien entsprachen. Ein repräsentatives statistisches Material hat mit 206 Fällen von idiopathischer Gangrän des Scrotums GIBSON (1930) gesichtet, und in einer umfangreichen Tabelle gibt schließlich MCCREA (1945) einen Überblick über die Publikationen in der Weltliteratur in der Zeit von 1764—1944 (267 Fälle von Gangrän des Penis und Scrotums, davon 123 dem Fournierschen Typ zugehörig). Daß die Erkrankung sich nicht selten auch im Kindesalter ereignet, läßt sich aus der Aufstellung von ALDERS entnehmen, nach der sich in der Weltliteratur bis 1954 eine Quote von 51 Fällen ergibt.

b) Definition

Bei der Durchsicht des ausgedehnten Schriftums macht sich die Tatsache bemerkbar, daß der Krankheitsbegriff der foudroyanten spontanen Gangrän der Genitalien im Sinne FOURNIERs, d. h. der plötzliche Beginn aus voller Gesundheit heraus, die stürmische Entwicklung des gangränösen Gewebsunterganges und das Fehlen der gewöhnlichen Ursachen der Gangrän, eine den Rahmen der ursprünglichen Konzeption überschreitende Ausweitung erfahren hat. Wenn auch die Auffassung der „spontanen“ oder „idiopathischen“ Entstehung der Erkrankung, wie noch gezeigt werden wird, ihre Gültigkeit inzwischen verloren hat, so bleiben doch die von FOURNIER erhobenen Postulate im Hinblick auf den besonderen markanten klinischen Charakter der Erkrankung die Grundlage der nosologischen Einordnung. Die allgemein anerkannte Ansicht über die Ätiologie der akuten Genitalgangrän geht dahin, daß das wesentliche Moment in einer lokalen mikrobiellen Infektion auf dem Boden einer Kontinuitätstrennung der Oberfläche zu sehen ist, womit demnach zum Ausdruck kommt, daß von einer „Spontaneität“, d. h. dem Fehlen einer Eintrittspforte für die jeweils in Betracht kommenden Mikroorganismen nicht die Rede sein kann. Immer sind es örtliche und eventuell unscheinbare oder sogar nicht nachweisbare Läsionen, die in Analogie zu den Vorbedingungen für die Entwicklung etwa eines Erysipels die Eintrittspforte für verschiedenartige pathogene Mikroorganismen darstellen, wobei es sich ebenso um geringfügige Kratzeffekte wie um bereits bestehende örtliche Erkrankungen (z. B. venerische Ulcera) handeln kann, die das Terrain für die Invasion der die Gangrän verursachenden Mikroorganismen darstellen. Nach dieser Definition sind gangränöse Prozesse im Genitalbereich, die durch mechanische, thermische oder chemische Einflüsse (z. B. narbige, zur Teilgangrän führende Strikturen nach Phimoseoperation, angiospastische Zustände durch Eiswasserumschläge, Gewebszerstörung durch konzentrierte Kaliumpermanganat-Umschläge u. a. m.) nicht hierher gehörig, wohl aber die in pathogenetischer Beziehung zu resistenzschwächenden Allgemein- oder Stoffwechselerkrankungen stehenden Formen (z. B. Diabetes, Leukämien, Anämien, Alkoholismus, Kachexie) oder im Rahmen von Infektionskrankheiten im engeren Sinne auftretenden gangränösen Prozesse (Masern, Varicellen, Variola, Fleckfieber, Typhus, Malaria u. a.), soweit sie dem klassischen Krankheitsbilde entsprechen.

c) Klinisches Bild und Verlauf

Die wesentlichen und die Diagnose im allgemeinen einfach gestaltenden Merkmale der akuten Gangrän der Genitalien sind nach FOURNIER der explosive Beginn aus völligem körperlichem Wohlbefinden heraus, die äußerst rasche Entwicklung des gangränösen Prozesses und das Fehlen der ursächlichen Bedingungen, wie sie von anderen Formen der Gangrän der Haut bekannt sind (Arteriosklerose, Diabetes, Urininfiltration u. a.). Diesen von FOURNIER erhobenen Kriterien wurden von MANSFIELD noch drei weitere hinzugefügt, um die klinische Eigenart dieses Krankheitsbildes näher zu präzisieren, und zwar die Lokalisation in einem wohl ausgedehnten, jedoch konstanten anatomischen Bereich, das rasche Abklingen der begleitenden Cellulitis und die nach Abstoßung der Nekrosen sehr rasch erfolgende Besserung des Allgemeinzustandes sowie schließlich die Tendenz zur Spontanheilung. Wohl könne, wie MANSFIELD meint, die vordere Abdominalwand in den Prozeß mit einbezogen werden, doch sei dieses Ereignis als äußerst selten anzusehen. Es muß aber darauf hingewiesen werden, daß einige Fälle beschrieben worden sind, die den von MANSFIELD angegebenen Bereich, nämlich den der äußeren Genitalien, erheblich überschreiten, und zwar solche, die die Gesäßbacken und den Damm ergriffen haben (CAMPBELL, CHWALLA) oder, wie im Material von ESAU, GIBSON, BRUNN und HARRIS, den Unterbauch bis zum Rippenbogen oder die Leistenbeuge bis zur Lendenwirbelsäule befallen haben. Die Ausbreitung der Gangrän vom primären Herd aus folgt dabei jeweils entlang dem durch die Fascien vorgeschriebenen Wege in der gleichen Weise, wie dies bei der Urininfiltration der Fall ist (AIRD). BERTOGLIO und RATLIFF haben wohl den schwersten der in der Literatur beschriebenen Fälle beobachtet. Dabei handelt es sich um einen 43jährigen Mann, dessen Gangrän mit einem periurethralen Absceß begonnen und über das Perineum, Scrotum, den Genitalbereich, das Abdomen und die rechte Flanke sich bis zur rechten Axilla ausgedehnt hatte und an diesem Punkte in ungewöhnlicher Weise nach Art eines Gasbrandes auf die Muskulatur übergegriffen hatte.

Die lokalen Erscheinungen, die sich innerhalb 24—48 Std zu ihrem Höhepunkt entwickeln, sind in der Regel von heftigen Allgemeinerscheinungen begleitet, hoher Temperatur bis 41°, Schüttelfrost, Kopfschmerzen, Übelkeit, Erbrechen und gelegentlich Trübung des Sensoriums. Zuweilen sind delirante Zustände oder Kollapserscheinungen des Kreislaufes sowie Diarrhoen zu beobachten.

Der klinische Allgemeineindruck trägt die Kennzeichen eines schweren septicämischen und zunächst prognostisch als äußerst dubiös anmutenden Zustandsbildes mit ausgesprochener Hinfälligkeit des anämisch aussehenden Kranken. Neben vermehrter Leukocytenzahl ist noch eine Reststickstofferhöhung beobachtet worden (MCPHERSON). Im Beginn der *örtlichen Veränderungen* zeigt sich unter stark erhöhter Körpertemperatur eine mit intensiver Schmerzhaftigkeit verbundene entzündliche Rötung und Schwellung, die in der Regel von einem derartigen Ausmaße ist, daß die betroffenen Genitalpartien um ein Mehrfaches vergrößert sind. Diesem Initialstadium folgt in raschem Ablauf eine bläulich-schwärzliche oder grünliche, auf die beginnende Gangrän hindeutende Verfärbung, und die infolge erheblicher ödematöser Gewebsspannung glänzend aussehende Epidermis löst sich von ihrer Unterlage, so daß es zu einer serösen Exsudation kommt, deren besonderes Merkmal ein äußerst fötider Geruch ist. Oft wandelt sich das unter der abgelösten Epidermis gebildete seröse Sekret in ein hämorrhagisches um. Die zu Beginn des Prozesses bestehende hochgradige örtliche Schmerzhaftigkeit läßt in dem Augenblick nach, wo die Gangrän vollkommen entwickelt ist und eine spontane Demarkation und Geschwürsbildung eingesetzt hat. Nach Sequestrierung des gangränösen Gewebes, die 3—5 Tage nach der Demarkation einsetzt, erfolgt unter Temperaturabfall der Umschlag, und die Besserung des Allgemeinbefindens tritt ebenso rasch ein wie es sich während des dramatischen Beginnes der Erkrankung verschlechtert hat.

Die inguinalen *Lymphknoten* sind in der Regel stark geschwollen und druckschmerzhaft, zeigen aber keine Neigung zur Einschmelzung oder zum Durchbruch.

Ein auch im eigenen Krankengut (zwei Fälle von akuter Gangrän des Scrotums) beobachtetes Symptom, das in den zahlreichen kasuistischen Berichten nicht regelmäßig erwähnt wird, macht sich in der Weise bemerkbar, daß bei der Palpation des gangränösen Gewebsbereiches eine deutliche *Crepitation* festgestellt werden kann. In den Fällen, wo das Symptom des Knisterns vorhanden ist, zeigt sich bei der Incision das Entweichen von Gas mit einem deutlich sprudelnden Geräusch. Dieses Merkmal hat dazu Veranlassung gegeben, von einer „Gasgangrän“ zu sprechen (SAN MIGUEL, BERTOGLIO und RATLIFF).

Die Gangrän, die sich in 3—6 Tagen zu voller Höhe entwickelt hat, kann an mehreren Stellen des Scrotums und des Penis in geringer oder umschriebener Ausdehnung zu gleicher Zeit beginnen und auch während des gesamten Verlaufes einen begrenzten Charakter beibehalten. Prädilektionsorte sind die unteren Abschnitte des Scrotums und das Praeputium. Ist die Ausdehnung des Prozesses auf einen eng umschriebenen Bereich begrenzt, so pflegen auch die Allgemeinerscheinungen nicht intensiv zu sein, andererseits kann auch beobachtet werden, daß ein merkwürdiges Mißverhältnis zwischen der Schwere des lokalen Prozesses und der Geringgradigkeit der Beeinträchtigung des Allgemeinbefindens besteht

(ESAU, CAMPBELL, GIBSON). Ist das Scrotum betroffen, so werden sämtliche Wandstrukturen, d. h. die Epidermis, Cutis, Subcutis und Tunica dartos in den gangränösen Prozeß einbezogen, so daß die durch die Tunica vaginalis geschützten Hoden völlig freiliegen, wobei besonders merkwürdig erscheint, daß dieser anatomische Tatbestand mit verhältnismäßig geringer Schmerzhaftigkeit verbunden

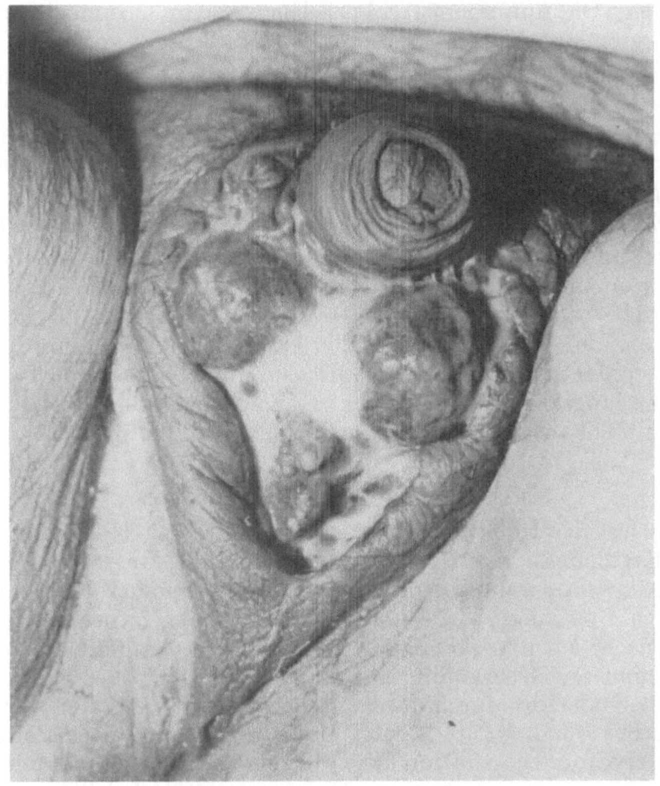

Abb. 26. Akute Gangrän des Scrotums. Zustand nach Abstoßung der gangränösen Gewebsanteile. Freiliegen beider Hoden. Beginnende Restitution

ist (Abb. 26). Gelegentlich kommt es bei der akuten Genitalgangrän zur Arrosion eines größeren Gefäßes und stärkerer Blutung, die die Gefäßunterbindung notwendig macht.

Entsprechend der erwähnten Selbstbegrenzung des Krankheitsprozesses werden bei Lokalisation der Gangrän im Bereich des Penis die Corpora cavernosa nicht betroffen, wie andererseits bei der Scrotalgangrän eine Zerstörung des Hodenparenchyms nicht erfolgt und auch die Samenstränge unbeteiligt bleiben. Es ist unseres Wissens nur ein Fall von COENEN und PRZEDBORSKI bekannt, bei dem Penis, Scrotum, Hoden und Nebenhoden befallen waren und ein weiterer Fall von CRUSSARD, bei dem die Testikel mitbeteiligt waren.

Im Hinblick auf die Scrotalgangrän ist noch hervorzuheben, daß sich als konstantes Merkmal der Erkrankung die spontane anatomische Begrenzung in der Weise bemerkbar macht, daß nach der Sequestrierung des gangränösen Gewebes je ein Hautlappen der beiden Scrotalflächen gegenüber der Innenseite der Oberschenkel und am oberen wie unteren Pol der Scrotalwurzel unbeteiligt zurückbleiben, von denen die Epithelisierung ihren Ausgang nimmt.

Wenn die Gangrän das Praeputium betrifft, pflegt sie in Form kreisrunder oder ovaler Geschwüre in Erscheinung zu treten, desgleichen bei der Lokalisation im Penisbereich, wo es sogar zum Verlust eines Teiles der Glans oder auch der gesamten Glans kommen kann. Es ist allerdings der subjektiven Auffassung unterworfen, ob Krankheitszustände der letztgenannten klinischen Ausprägung bereits als akute Gangrän anzusprechen oder eher dem Ulcus gangraenosum zugerechnet werden sollen. Die Auffassung, daß das Ulcus gangraenosum eine milde Verlaufsform der akuten Genitalgangrän sei, ist jedenfalls nicht von der Hand zu weisen.

Die akute Gangrän der Genitalien ist eine vorwiegend das männliche Geschlecht betreffende Erkrankung. Es liegen nur spärliche Berichte über ihr Vorkommen im Bereich des *weiblichen Genitale* vor (NARDUCCI: 15 Monate altes Mädchen; SOUPAULT: 50jährige Frau mit letalem Ausgang; v. HAAM: akute Gangrän der Vulva, Vagina, Cervix und des Uterus mit letalem Ausgang bei 32jähriger Patientin. Eine gleiche Beobachtung machten ARNOLD, ROBINSON, ROBERTS).

Vor der Einführung der Therapie mit Sulfonamiden und Antibiotica hatte die Erkrankung einen ausgesprochen ungünstigen Verlauf und war mit einer hohen Mortalitätsrate belastet. Sie betrug in dem Material von COENEN und PRZEDBORSKI 22,1%, dem von GIBSON bei 206 Fällen 26,7%, dem von RANDALL 32,1% und dem von McCREA nach der Lokalisation aufgeteilt bei 123 Fällen von fulminanter Penisgangrän 17% (21), bei 29 Scrotalgangränen 24,1% (7) und bei 23 Fällen mit Lokalisation sowohl am Penis wie am Scrotum 30,4% (7).

d) Ätiologie und Pathogenese

Ausgangsort der Infektion können *Läsionen* unterschiedlicher Art sein, oberflächliche Kratzeffekte durch stercoral verunreinigte Fingernägel bei unreinlichen Personen (CARVER), wahrscheinlich ein Infektionsmodus durch Darmmikroben, wie ihn auch BERNABEO sowie GREGORY annehmen, ferner kleine Verletzungen durch geschlechtlichen Verkehr (SAN MIGUEL: schwere und letal verlaufene akute Genitalgangrän mit Übergreifen auf Unterbauch und Oberschenkel, gleichzeitig aber Diabetes) oder die durch chirurgische Eingriffe gesetzten Gewebsverletzungen (SHAFIROFF: foudroyante Scrotal- und Penisgangrän nach Phimoseoperation; GREGORY: Hydrocelenoperation durch Inguinoscrotalschnitt mit septisch verlaufener Genitalgangrän; LEVINSON: Hernienoperation bei 16 Tage altem Knaben mit letal verlaufener Scrotalgangrän). Im Falle von FRIEDMANN war die mutmaßliche Eintrittspforte eine kleine, durch Fall eines Boilers am Praeputium hervorgerufene schlitzförmige Wunde. Im Material von ESAU handelte es sich um eine den gewöhnlichen anatomischen Bereich überschreitende, über die linke Leistenbeuge bis zur Lendenwirbelsäule sich ausbreitende Scrotal- und Penisgangrän bei einem Manne, der sich wegen einer Prostatahypertrophie seit vielen Jahren selbst katheterisierte, während im anderen Falle eine Scrotalgangrän vorlag, die von flachen, durch ein Bruchband verursachten Geschwüren ausgegangen war.

Die durch verschiedene Anlässe bewirkte *Einwanderung von virulenten Keimen aus der Harnröhre* kann ebenfalls zum Bilde der akuten Genitalgangrän führen, eine ursächliche Betrachtung, die besonders von GIBSON betont wurde, aber auf heftigen Widerstand gestoßen ist. Unter den Gegnern dieser Auffassung ist an erster Stelle auf McCREA hinzuweisen, der mit foudroyanter Gangrän ausschließlich diejenigen Fälle bezeichnet wissen möchte, die auf die Haut beschränkt bleiben, während alle übrigen Formen, die sich sekundär auf dem Boden einer Urinextravasation, von venerischen Geschwüren oder im Anschluß an Gefäßthrombosen entwickeln, als selbständige klinische Bilder abzugrenzen seien.

Gegen die ursächliche Auffassung der akuten Genitalgangrän im Sinne eines Zusammenhanges mit einer Harnröhrenstriktur mit oder ohne Urininfiltration nehmen auch GREGORY sowie EBRILL und O'DONOGHUE mit der Begründung Stellung, daß in der Mehrzahl der mitgeteilten Fälle die Harnröhrenstriktur nicht erwähnt, die Ausbreitung nicht dem Wege der Urininfiltration folge und schließlich eine isolierte, das Scrotum betreffende Gangrän nicht mit einer Urininfiltration vereinbar sei. Sicherlich sind dies nicht die Fälle, die FOURNIER unter dem von ihm herausgestellten klinischen Bilde gemeint hat, da sie nicht das Merkmal der „Spontaneität" aufweisen, andererseits kann aber die Berechtigung zur Einordnung der urethrogen entstandenen Gangränen in die Fourniersche Form daraus abgeleitet werden, daß sie unter dem klinischen Bilde der akuten Gangrän verlaufen und andererseits auch FOURNIER selbst es war, der den Standpunkt vertreten hat, daß die Erkrankung eine mikrobielle Ursache habe. Somit kann, wie es auch SCHERBERs Meinung ist, der Bereich der Urethralschleimhaut als Ausgangspunkt der Infektion durchaus einmal in Betracht kommen.

CONWAY und HIRSCH berichten über foudroyante Genitalgangrän infolge *Harnröhrenruptur* hinter einer gonorrhoischen Striktur durch starkes Pressen bei der Defäkation. Im Falle von CAMPBELL entstand eine akute Scrotalgangrän im Anschluß an eine mit *Harnröhrenverletzung* einhergehende Harnröhrendilatation mit anschließender Urethroskopie. Bei der Operation hatte sich ergeben, daß die Nekrose das interstitielle Gewebe ergriffen hatte und bis zum Bulbus urethrae vorgedrungen war. Die Tatsache, daß der Prozeß auf dem Boden einer Kontinuitätstrennung der Harnröhrenschleimhaut entstanden war, veranlaßte den Autor, den alten hypothetischen Begriff der „Phagedäna" anzuwenden, weil das Fourniersche Kriterium der „Spontaneität" nicht erfüllt war.

Auf dem Boden einer Urininfiltration waren auch die Fälle von ÖSTERREICHER entstanden (ein Fall von Penisgangrän, zwei Fälle von Gangrän des Penis und Scrotums). In zwei Fällen konnte kein sicherer Anhaltspunkt eruiert werden, im dritten hatte es sich um eine Spontanruptur der Harnröhre infolge postgonorrhoischer Striktur gehandelt.

Verletzungen der Harnröhre kommen ferner durch das Eindringen von *Blasensteinen* in die Schleimhaut zustande, um auf diese Weise Anlaß für die Entwicklung einer akuten Genitalgangrän durch Urininfiltration zu geben, desgleichen mechanische Verletzungen der Harnröhre, z. B. durch Schußverletzungen, wie sie im ersten Weltkrieg beobachtet wurden (NALOP).

Einige Berichte des Schrifttums weisen auf den Zusammenhang der akuten Genitalgangrän mit *spezifischen Läsionen* hin, Ereignisse, die also den Charakter der sekundären Gangrän haben. So war eine akute Penisgangrän die Komplikation eines syphilitischen Primäraffektes im Falle von RIVALIER und RACINE und von CHEVALLIER u. Mitarb. sowie MORICARD. Auch GATÉ, CUILLERET und THÉVENON hatten die Entwicklung eines ausgedehnten sekundären gangränösen Prozesses im Sulcus coronarius und am Praeputium auf dem Boden eines luischen Primäraffektes gesehen. In den vier Fällen von PERUCCIO war der eine auf dem Boden eines venerischen Geschwüres entstanden, das Ulcus molle war das disponierende Terrain in den Fällen von MILIAN und PÉRIN sowie von LORTAT-JACOB, FLANDRIN und DELILLE, während LANZANI eine schwere und hoch fieberhafte Scrotal- und Penisgangrän bei kurz vor der Abheilung stehenden Ulcera mollia beobachtet hatte.

Gelegentlich ist die akute Genitalgangrän auch eine Komplikation *unspezifischer örtlicher Läsionen* in Form von Balanoposthitiden, intertriginösen Ekzemen im Inguinoscrotalbereich, Analfisteln und entzündlichen Hämorrhoiden.

Eigener Fall. Ein 63jähriger Patient litt seit früher Jugend an Hämorrhoiden. Anläßlich einer schmerzhaften akuten Entzündung der Hämorrhoiden, die auf ärztliche Verordnung mit heißen Sitzbädern behandelt wurden, kam es zur Ruptur der Venen und innerhalb von 24 Std zur Schwellung, Rötung und Schmerzhaftigkeit des Scrotums. Im Verlaufe von 2 Tagen war das Scrotum auf Kindskopfgröße angeschwollen, entzündlich gerötet und am unteren Pol grünlich-schwarz verfärbt. Der gangränöse Bezirk war von einer sich bis auf das Perineum und die perianale Gegend erstreckenden Demarkationszone umgeben. Facies dolorosa, schwere Beeinträchtigung des Allgemeinbefindens, Temperatur 39° C. Innerhalb von 2 Tagen gangränöse Umwandlung auch der Damm- und Perianalregion. Chirurgisches Abtragen des gangränösen Gewebes, innerhalb von 6 Tagen Temperaturabfall zur Norm.

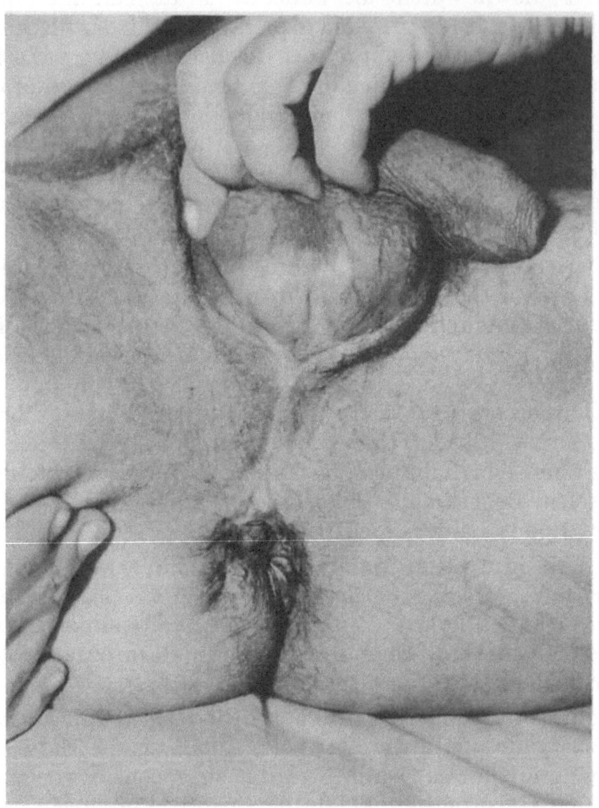

Abb. 27. Abgeheilte akute Scrotalgangrän auf dem Boden von entzündlichen Hämorrhoiden. Die Narbe auf dem Perineum zeigt den Ursprungsort des Prozesses. Zustand 10 Wochen nach Krankheitsbeginn (63jähriger Patient)

Die kulturelle Untersuchung ergab Staphyl. aureus haemol. Mit Rücksicht auf das schwere septicämisch anmutende Krankheitsbild Antibiotica (Penicillin, Streptomycin) bis zur Normalisierung der Temperatur. 12 Tage nach Erkrankungsbeginn setzte bereits die Epithelisierung vom Rande her ein, die endgültige Abheilung beanspruchte 10 Wochen. Die Abb. 27 zeigt das Ergebnis der spontanen Abheilung und zugleich entsprechend dem Verlauf der Narben die Ausbreitung der Infektion von den Hämorrhoidalvenen aus. Wegen der Schwere des Krankheitsbildes und der ausgesprochenen Prostration des Kranken war von einer photographischen Aufnahme des Anfangszustandes abgesehen worden.

Ein Beispiel für die Entstehung einer akuten Penisgangrän auf dem Boden einer „ekzematoiden *Balanoposthitis*" berichtet SIMON. Die Erkrankung hatte wenige Tage nach einem geschlechtlichen Verkehr (normal, buccal, *anal*) begonnen, so daß der Verdacht auf eine Infektion durch banale Darmkeine nahelag, wobei zu bemerken ist, daß man heute entgegen der früheren Auffassung von FOURNIER die akute Genitalgangrän in Frankreich als venerische Infektion anzusehen geneigt ist. Eine einfache Balanoposthitis war in einem der vier Fälle von PERUCCIO die Ursache einer akuten Genitalgangrän.

Vereinzelte kasuistische Mitteilungen lassen noch andere Entstehungsmöglichkeiten der akuten Genitalgangrän erkennen. Im Falle von LEVINSON (18 Monate alter Knabe) war ein superinfizierter *Insektenstich* am Oberschenkel der Ausgangsort einer örtlichen Gangrän, die sich über die Scrotalhaut bis in die Schamregion fortgesetzt hatte, während ein progredient verlaufendes *Ecthyma vulgare* fast des gesamten Integuments nach einem Bericht von VENTURI (57jähriger Mann) für die Entwicklung einer tödlich verlaufenen foudroyanten Gangrän des Scrotums und Praeputiums verantwortlich war. Die aus den Ecthymaherden isolierten Staphylokokken konnten neben Colibakterien auch aus dem gangränösen Gewebe isoliert werden. Die gleiche Beobachtung (staphylogenes Ecthyma vulgare am rechten Unterschenkel bei 31jährigem Patienten) machte SCHERBER, wobei die Frage offen bleibt, ob die im Bereich des Oberschenkels und der Scrotalhaut entstandenen Gangränherde Folge der direkten Inoculation oder der hämatogenen Verschleppung vom primären Ecthymaherd aus waren. Vielleicht gehört hierher auch die Beobachtung einer akuten Gangrän der Vulva, Vagina und Cervix mit letalem Ausgang bei schwerem toxischen Verlauf, die v. HAAM bei einer 32jährigen Patientin gemacht hatte, die seit einigen Wochen an einer Plaut-Vincent-Affektion des Mundes litt. v. HAAM nimmt eine metastatische Entstehung von dem oralen Primärherd aus an. Einen gleichen Fall erlebten ARNOLD, ROBINSON, ROBERTS. Als ein weiteres Beispiel ist noch auf eine Beobachtung von SKLARUK hinzuweisen, bei der es sich um eine akute Scrotalgangrän bei gleichzeitiger *Furunkulose* gehandelt hatte. Aus dem gangränösen Gewebe wurde der gleiche bakteriologische Befund wie aus den Furunkeln an den Unterschenkeln erhoben (Staphylokokken und an Bact. coli erinnernde gramnegative Stäbchen).

Ein bemerkenswerter und seltener Entstehungsmechanismus ergibt sich aus den beiden Fällen von COPE und BÜHLER (letal verlaufene Scrotalgangränen). Im ersten Falle lag eine primär *perforierte gangränöse Appendicitis* bei retroperitoneal gelegenem Appendix und im zweiten eine *akute hämorrhagische Pankreasfettgewebsnekrose* vor, so daß sich der Tatbestand ergibt, daß ein nekrotisierender und *gangränöser Prozeß im regionären retroperitonealen Gewebe*, der descendierend auf das Scrotum übergegriffen hatte, die Ursache der foudroyanten Gangrän war (beide Fälle autoptisch analysiert). Auf der gleichen pathogenetischen Ebene liegt die schon von NALOP erwähnte Entstehung einer Urinphlegmone im Anschluß an Verletzungen des Nierenbeckens, die sich bis in den Genitalbereich ausdehnen kann.

Damit sind die Entstehungsmöglichkeiten der akuten Genitalgangrän nicht erschöpft. Hatten sich die bisher diskutierten Formen auf dem Boden einer lokalen Störung oder durch direkte Fortleitung eines akuten Entzündungsprozesses aus entfernteren anatomischen Bereichen entwickelt, so kann die Haut der Genitalregion auch für bakterielle Infektionen infolge einer *allgemeinen Resistenzminderung* empfänglich werden. Derartige pathogenetische Momente repräsentieren sich in den kasuistischen Berichten von OSTROWSKI (*kachektischer Zustand* mit akuter Gangrän von Glans und Praeputium), LANZANI (nomaartiges Gangränbild bei 2jährigem Mädchen mit schwerem *Typhus*), KOURILSKY u. Mitarb. (akute aleukämische *Leukämie* mit letal verlaufener akuter Penisgangrän), GOLDSTEIN und JAFFÉ (akute Genitalgangrän bei chronischer lymphatischer *Leukämie* sowie im Anschluß an eine akut rezidivierte Epididymitis specifica bei 63jährigem *Diabetiker*). Das prädisponierende Moment der allgemeinen Resistenzminderung war ferner in dem Material von SKLARUK *(grippaler Infekt)* und BEJARANO u. HOMBRIA *(Pneumonie)* sowie von BOCHYNSKI (letale akute Genitalgangrän bei *perniziöser Anämie*) gegeben. Es wären noch sekundäre Formen der Genitalgangrän zu erwähnen, wie sie im Rahmen von *Infektionskrankheiten* im engeren Sinne zur Beobachtung gekommen sind, deren Verlauf mit erheblicher Beeinträchtigung der allgemeinen Abwehrlage einherging (zit. nach SCHERBER: PERLMANN bei Masern; KÜTTNER, BELITZKI und STRÜMPELL bei Fleckfieber; SPIVAK nach Varicellen, ROSTAN nach Variola; GOODEVE nach Cholera; FAUVEL, BEARDLY ORSOS, HELM bei Typhus; v. BÜNGNER, DEVRIENT bei Influenza; BACHRACH nach Diphtherie; PITHA nach Mumps; STEPHANSKY nach Masern, Scharlach und Keuchhusten und SCHRSCHASTINY und VERNEUIL nach Malaria.

Entgegen der allgemein vertretenen Ansicht, daß die akute Genitalgangrän eine lokale bakterielle Infektion mit septicämischen Erscheinungen ist, glaubt Mansfield in Übereinstimmung mit Berclay und Handrick das Wesen der Erkrankung in einer *Gefäßthrombose* infektiösen Ursprungs sehen zu können, zu der die kavernöse Sinusthrombose ein Analogon darstellt. Diese Auffassung hat nicht viel Wahrscheinlichkeit, da die initiale Verteilung der Läsionen gegen eine Thrombose der Septumgefäße des Scrotums spricht und bei dieser ätiologischen Konzeption auch positive Blutkulturen erwartet werden könnten, was durchaus nicht immer der Fall ist (Ebrill und O'Donoghue), wie andererseits auch die Ursache derartiger Thrombosen dunkel bleibt (Gregory). Wohl gehört zum histopathologischen Bilde der akuten Genitalgangrän unter anderem eine Thrombosierung von Gefäßen, wie dies auch vom Ulcus gangraenosum des Genitalbereiches bekannt ist, doch dürfte der Vorgang damit erklärt werden können, daß die in das Gewebe eindringenden Erreger zu einer toxischen Gefäßwandschädigung Anlaß geben, die im Sinne einer obliterierenden Endarteriitis der kleinen Gefäße sich manifestiert und den Untergang der entsprechenden Versorgungsgebiete zur Folge hat.

e) Bakteriologie der akuten Genitalgangrän

Wie bereits Fournier, so bezeichnete auch Milian die foudroyante Gangrän der Genitalorgane als eine „idiopathische Erkrankung", die nach seinen ausgedehnten bakteriologischen Forschungen durch einen spezifischen Mikroorganismus, und zwar den „Bacillus der Hautgangrän", hervorgerufen wird.

Auf dem 8. Internationalen Kongreß für Dermatologie und Syphilidologie in Kopenhagen (1930) berichtete Milian ausführlich über die biologischen Eigenschaften dieses Organismus, den er 1917 bei einem Fall von Präputialgangrän beobachtet hatte. Der kulturelle Befund stimmte mit dem eines Falles von akuter Gangrän der Genitalien überein, den er 1921 mit Périn zusammen beobachtet hatte.

Im *Tierversuch* rief der Organismus, der auf den gewöhnlichen Nährböden leicht züchtbar war, an der Injektionsstelle eine umschriebene feuchte Gangrän mit anschließender tödlicher Sepsis hervor. In weiteren Fällen fand Milian immer wieder diesen Keim, mit dem er bei Kaninchen regelmäßig eine experimentelle Hautgangrän erzeugen konnte. Die aus dem gangränösen Gewebe gleichzeitig isolierten Mikroben, namentlich Streptokokken, hatten keine derartige Wirkung. Es ist interessant, daß der Erreger auch bei anderen Affektionen isoliert werden konnte, so in einem Falle von Dermatitis herpetiformis Duhring im Blaseninhalt, wobei es zu brandigen Geschwüren und tödlicher Septicämie gekommen war. Diesen Keim fand Milian außerdem in chronischen Beingeschwüren mit geringer Heilungstendenz und in einem Falle von gangränöser Purpura. Er geht leicht in die Blutbahn über und konnte auch aus dem Blute durch Kultur dargestellt werden. Milian fand die Ähnlichkeit des Bacillus der Hautgangrän mit dem Streptobacillus des Ulcus molle so weitgehend, daß die genaue Identifizierung des letzteren durch Autoinoculation geschehen muß. Nach Milians Beschreibung ist der Erreger, der mit basischen Farbstoffen leicht färbbar ist, am besten mit Carbolfuchsin, durch stark gefärbte Enden und ein helles Mittelstück gekennzeichnet. Er bildet kurze, fast kokkenähnliche und lange bis fadenartige Formen, er gibt keine Indolreaktion und ist nicht hämolytisch. Während er gut in Gemeinschaft mit Strepto- und Staphylokokken wächst, wird er durch B. pyocyaneus in 36 Std aufgelöst. Zu seinen biologischen Merkmalen gehört ferner eine große Widerstandsfähigkeit gegen Sonnenlicht und Austrocknung, während er durch Kochen innerhalb von 5 min abgetötet wird. Nach seiner Morphologie nähert er sich der Pasteurella-Gruppe, nach seinem kulturellen Verhalten dem Proteus.

Eine ausführliche Studie widmete NATIVELLE (1930) dem Bac. gangraenae cutis Milian, den er in 14 Fällen von Hautgangrän nachweisen konnte. Es handelte sich um peritrich begeißelte gramnegative Stäbchen von 2—4 μ Länge und 0,6—0,7 μ Breite, die fakultative Anaerobier und vorzügliche Aerobier sind, Gelatine verflüssigen und auf allen üblichen Nährböden bei Zimmertemperatur innerhalb von 48 Std unter Entwicklung eines äußerst fötiden Geruches einen ausgedehnten Rasen bilden. Bei Meerschweinchen entwickelt sich nach subcutaner Injektion von 1 cm^3 einer 24stündigen Bouillonkultur eine entzündliche Schwellung mit purpuraartigen Flecken, in deren Zentrum sich innerhalb von 24 Std eine gangränöse Umwandlung vollzieht. Nach erfolgter Demarkation wird das gangränöse Gewebe um den 8. Tag herum abgestoßen, und es bleibt zunächst eine leicht eitrige Ulceration zurück, die innerhalb 2—3 Wochen abheilt.

Werden durch Blutkultur isolierte Keime oder solche nach mehreren Tierpassagen verwendet, sterben die Tiere bereits vor dem Auftreten einer lokalen Reaktion an der Injektionsstelle innerhalb 24—36 Std an einer Sepsis, wobei die Bakterien im Herzblut in Reinkultur nachgewiesen werden können. Beim Kaninchen ist das Erscheinungsbild heftiger, wie dies bereits von MILIAN konstatiert worden war. Das Serum von Kaninchen, welche die Infektion überstanden haben, zeigt hochgradige agglutinierende Fähigkeiten und läßt sich beim Versuchstier auch zur passiven Immunisierung verwenden.

Das empfänglichste Versuchstier ist nach MILIAN die Maus, bei der die subcutane Applikation von Kulturmaterial in Abhängigkeit von der Menge desselben in 1—45 Tagen tödlich wirkt.

Der Bacterium gangraenae cutis steht nach NATIVELLE durch seine kulturellen Eigentümlichkeiten der Gruppe des Bacterium proteus sehr nahe und durch seine pathogenen Fähigkeiten dem B. pyocyaneus oder B. fluorescens. Aber es gelang NATIVELLE nicht, mit Hilfe verschiedener Kulturverfahren eine blaue oder fluorescierende Variante des B. gangraenae cutis herauszuzüchten. Proteus stellt ebenfalls ein bewegliches Stäbchen dar, welches zuweilen wie ein Coccobacillus aussieht, ein andermal repräsentiert er sich in Form langer Stäbchen von 80 μ Länge und mehr. Die peritriche Begeißelung ist mit der des B. gangraenae cutis fast identisch. Die Ähnlichkeit der kuturellen Merkmale ist noch dadurch besonders frappierend, daß beide Keimarten innerhalb von 24 Std die ganze Nährbodenoberfläche besiedeln, das gleiche Aussehen und den gleichen unangenehmen Geruch haben. Schließlich gestatten auch die serologischen Merkmale (Agglutination, Komplementbindung) keine Abgrenzung der beiden Keimarten.

Könnte man somit vielleicht annehmen, daß es sich beim B. gangraenae cutis um einen Angehörigen der Proteusgruppe handele, so steht dem allerdings eine Abweichung im Wege, die sich aus der tierexperimentellen Beobachtung ergibt. Bei Versuchen mit verschiedenen Proteusstämmen ließ sich niemals eine Gangrän produzieren, wozu der Miliansche Bacillus aber konstant befähigt war. Im Hinblick auf seine Tierpathogenität steht also der B. pyocyaneus wieder dem Milianschen Organismus näher, weicht jedoch auf Grund seiner besonderen kulturellen Eigenschaften von diesem wieder ab. NATIVELLE hält demnach den B. gangraenae cutis wegen der von den Proteusstämmen differierenden Pathogenität für eine spezifische Art, die für die verschiedenen Gangränformen verantwortlich gemacht werden muß, und zwar lediglich für die gangränöse Form des Gewebsunterganges (sphacèle).

Nativelle geht also einen Schritt weiter als Milian, indem er den B. gangraenae cutis nicht für die alleinige Ursache der Gangrän hält, sondern ihm lediglich die Eigenschaft zuspricht, bei einem ulcerösen Prozeß unbekannter Ursache eine Sekundärinfektion zu bewirken mit der Folge, daß die einfache primär ulceröse Läsion in eine gangränöse umgewandelt wird. Eine exemplarische Veranschaulichung bietet die Phlyktäne, bei der im Initialstadium in den Blasen bei direkter Untersuchung und in der Kultur lediglich der Streptococcus angetroffen wird, während dagegen im Stadium der Nekrose der Streptococcus zusammen mit dem B. gangraenae cutis gefunden wird.

Trotz eingehenden Studiums des Milianschen Organismus war es Nativelle nicht möglich, eine sichere Entscheidung hinsichtlich dessen Stellung im System zu treffen. Er vermutet aber, daß es sich um eine *Variante des B. proteus* oder vielleicht um eine Übergangsform zwischen Proteus und Pyocyaneus handelt.

Die Züchtung des Bacillus der Hautgangrän gelang später neben einigen anderen Untersuchern noch Balog bei einem Falle von akuter Scrotalgangrän.

Die Tatsache, daß Sézary u. Mitarb. den Milianschen Bacillus wohl isoliert, aber nicht als tierpathogen befunden haben, veranlaßte Milian (1933) zu genaueren Nachforschungen über diese Divergenz der eigenen Beobachtungen mit denen von Sézary u..Mitarb. Milian hatte nämlich selbst von einem gangränösen Beingeschwür, das sich wahrscheinlich auf ein syphilitisches Ulcus aufgepfropft hatte, den B. gangraenae cutis isoliert und ebenfalls als apathogen im Tierversuch gefunden. Es zeigte sich aber, daß der Stamm merkwürdigerweise durch wiederholte Bouillonpassagen pathogen gemacht werden konnte. Da aus der Bakteriologie wiederum bekannt ist, daß die Virulenz eines Mikroorganismus durch Tierpassagen gesteigert werden kann, was Milian in dem vorliegenden Falle nicht gelungen war, ergab sich ihm die Vermutung, daß durch die Bouillonpassagen die Bacillen von den Bakteriophagen befreit worden sind, die bei der Heilung der Gangrän auf sie eingewirkt haben, so daß sie dadurch ihre Pathogenität wieder erlangt hatten.

Die spezifische Ätiologie der akuten Genitalgangrän wird im Hinblick auf den Milianschen Bacillus nur von wenigen Autoren anerkannt (Bochýnski 1933, sowie Gadrat und Bazex 1938).

Meleny gehört zu den ersten, die sich mit der Frage der ätiologischen Bedeutung des Milianschen Bacillus beschäftigt haben. Er gelangte zu der Auffassung, daß ihm keine spezifische Bedeutung beigemessen werden kann, sondern nur die Rolle eines sekundären Eindringlings, der in seinen mikroskopischen und kulturellen Eigenschaften von den Vertretern der Proteusgruppe nicht unterschieden werden kann. In der Analregion, also in der topographischen Nachbarschaft der Genitalorgane, werde er zwar öfter gefunden, was aber, wie auch Bodin meint, nicht zur Annahme berechtigt, diesen Keim als den ätiologischen Faktor zu betrachten.

In der Folgezeit haben zahlreiche bakteriologische Untersuchungen ergeben, daß die Befunde in den einzelnen Fällen von akuter Gangrän der Genitalien sehr uneinheitlich sind, so daß zwangsläufig auch recht unterschiedliche Auffassungen hinsichtlich der Ätiologie vom bakteriologischen Standpunkt aus vertreten worden sind.

Es kann gesagt werden, daß der Rahmen der Erörterungen über die Ätiologie der akuten Genitalgangrän der Milianschen Bacillen keinen Raum mehr einnimmt, dafür aber eine andere Bakterienart in den Vordergrund getreten ist, der schon die Schüler Fourniers eine ätiologische Bedeutung beigemessen haben, nämlich *Streptokokken*.

M. F. Campbell fand in fünf bakteriologisch untersuchten Fällen regelmäßig *hämolytische Streptokokken*, und dieser Befund veranlaßte ihn, die akute Genitalgangrän als eine *bestimmte Form des Erysipels* zu betrachten, zumal er selbst einen Fall beobachten konnte, bei dem sich auf dem Wege der Schmierinfektion 4 Tage nach Beginn der Scrotalgangrän ein Gesichts- und Arm-Erysipel entwickelt hatte. In der Tatsache des häufigen Nachweises von Streptokokken erblickte auch Nalop eine Berechtigung zu der Annahme, daß ein ätiologischer Zusammenhang der spontanen Gangrän mit dem gangränösen Erysipel gegeben ist, doch hat diese pathogenetische Betrachtungsweise, die von französischen Autoren übernommen worden ist, ebensowenig allgemeine Anerkennung gefunden wie die Miliansche Konzeption einer spezifischen Rolle des B. grangraenae cutis. Mansfield meint mit Recht, daß die Ansicht, die foudroyante Gangrän der Genitalien stelle ein fulminantes Erysipel dar, nicht gerechtfertigt sei, weil jede beweiskräftige Erklärung dafür fehle, aus welchem Grunde ein so schweres Erysipel nur in der Genitalregion und nicht in der gleichen Form auch an anderen Körperpartien zur Entwicklung kommen sollte, und ferner in diesem ätiologischen Sinne auch die Fälle nicht eingeordnet werden können, bei denen Streptokokken nicht nachgewiesen worden waren. Es ist noch hinzuzufügen, daß die Besonderheit des klinischen Bildes ebenfalls nicht recht mit dem Erysipel vereinbar ist, da der akuten Genitalgangrän der etwas erhabene, peripher in charakteristischer Weise sich ausbreitende Randsaum fehlt, wie überhaupt eine gangränöse Gewebszerstörung eine sehr seltene Komplikation des Erysipels ist. Wenn sich gelegentlich auf dem Boden des Erysipels gangränöse Gewebszerstörungen zeigen, dann sind diese sekundärer Natur und gestatten nicht den Rückschluß, daß es sich bei der akuten Genitalgangrän um ein primär gangränescierendes Erysipel handelt. Dagegen sprechen bereits die sehr unterschiedlichen bakteriologischen Befunde die, wie aus der nachfolgenden Tabelle (S. 818) ersichtlich ist, von verschiedenen Untersuchern erhoben worden sind.

Diese tabellarische Übersicht über eine nicht als vollständig anzusehende Reihe von Fällen von akuter Genitalgangrän, bei denen meist durch Kulturverfahren die bakteriologische Untersuchung vorgenommen worden war, läßt erkennen, daß in der Tat von einem spezifischen Erreger dieser Erkrankung nicht die Rede sein kann. Die ätiologischen Auffassungen der Untersucher waren einem ständigen Wechsel unterworfen und daher in ununterbrochener Folge Gegenstand der Kontroverse. Einigkeit besteht lediglich darüber, daß es sich bei dieser Erkrankung, wie dies bereits Fournier behauptet hatte, um eine mikrobiell bedingte Affektion handelt, weshalb auch die Bezeichnungen „idiopathisch“ oder „spontan“ nicht glücklich gewählt sein dürften.

Wenn zwar aus den bakteriologischen Erhebungen ein deutliches Überwiegen der Streptokokken auffällig ist, so liegt andererseits kein zwingender Anlaß dafür vor, diese Mikroorganismen als den spezifisch-ätiologischen Faktor der Genitalgangrän zu betrachten, da sich diese Auffassung nicht mit der Tatsache vereinbaren würde, daß bei dem gleichen Krankheitsprozeß eine Reihe anderer Mikroorganismen isoliert worden sind, unter anderem auch gasproduzierende Keimarten. Gibson, ein hervorragender Kenner der akuten Genitalgangrän, hat ein umfangreiches kasuistisches Material von 206 Fällen aus dem Zeitraum von 1821—1927 zusammengetragen und die bakteriologischen Befunde, soweit sie überhaupt erhoben worden sind, aufgeführt. Der bakteriologische Befund lag nur in 37 Fällen vor, doch trat dabei das Überwiegen der Streptokokken deutlich hervor (18 Fälle). In fünf Fällen lagen Streptokokken und Staphylokokken vor, in zwei nur Staphylokokken, während der Befund bei den übrigen 12 Fällen Bacterium perfringens, anaerobe, nicht näher differenzierte Organismen,

Tabelle. *Bakteriologische Befunde bei der akuten Genitalgangrän*

Autor	Berichtsjahr	Bakteriologischer Befund
CAMPBELL	1922	hämolytische Streptokokken
BEJARANO	1928	Proteus, Diplococcus lanceolatus B, Bacterium spirogenes und andere Mikroben
BODIN	1923	Baccillus fusiformis, Spirillen, Streptokokken
VENTURI	1929	Streptokokken, Colibakterien
SKLARUK	1929	Staphylokokken, gramnegative Stäbchen, wahrscheinlich Bacterium coli commune
OSTROWSKI	1930	Bacillus fusiformis, Spirillen
LEHMANN	1930	Streptokokken, Staphylokokken
LOUSTE u. Mitarb. . . .	1930	anaerobe Streptokokken
GIBSON	1930	gasbildende Bakterien
NALOP	1931	Streptokokken, Staphylokokken
ESQUIER u. ESCARTEFIGUE	1931	Balanitis-Spirochäten, seltene anaerobe Mikroorganismen vom Typ des Vibrio septicum
LANZANI	1932	Streptokokken
BERNABEO	1932	Bacterium Welchii
RIOSECO	1932	Bacillus gangraenae cutis, Streptokokken
CHWALLA	1933	hämolytische Streptokokken, Staphylococcus aureus, Corynebacterium diphtheriae
MELENY	1933	hämolytische Streptokokken
MUSCOLINO	1938	Streptokokken
PAMPARI	1938	Actinomyces bovis (ISRAELI)
CARVER	1938	hämolytische Streptokokken
BERTOGLIO u. RATLIFF .	1943	Bacterium Welchii
MCCREA	1945	Anhaemolyti Staphylococcus aureus, Streptococcus viridans
MAIR	1945	Streptokokken
MANSFIELD	1945	Streptokokken, Staphylokokken
D. H. RANDALL	1950	hämolytische Streptokokken, Proteus
MCPHERSON	1950	Streptococcus pyogenes Typ A
CAMPBELL	1955	anaerobe hämolytische Streptokokken, Clostrideum Welchii, Pseudomones pyocyaneus, hämolytische Staphylokokken
GREGORY	1955	aerobe coliforme Bacillen, Staphylokokken, anaerobe grampositive Kokken, große grampositive Bacillen

Bacillus aerogenes capsulatus, fusiforme Bakterien und Spirochäten, Proteus vulgaris, „anaerobe septische Bacillen", Staphylokokken und Bacterium fluorescens, grampositive Kokken, einmal Colibakterien aus dem Herzblut und schließlich in einem anderen Falle Streptokokken gemeinsam mit Staphylokokken und Colibakterien ergeben hatte.

Bei kritischer Betrachtung der von GIBSON aufgeführten bakteriologischen Befunde, denen wir in obiger Tabelle weitere hinzufügen konnten, ergibt sich nur wieder zwangsläufig die Auffassung, daß die ätiologische Erforschung des Krankheitsbildes vom bakteriologischen Gesichtspunkt bisher zu keinem verbindlichen Ergebnis gelangt ist. J. C. CAMPBELL kam bei der Durchsicht von 55 Fällen aus dem Schrifttum über akute Genitalgangrän zu der Auffassung, daß die Erkrankung durch Streptokokken hervorgerufen sei, wie dies bereits vorher MAIR (44 Fälle aus dem Schrifttum) behauptet hatte. CAMPBELL hatte übrigens in einem eigenen Falle neben anhämolytischen Streptokokken und Pseudomonas pyocyanea noch Clostridium Welchii isoliert, von dem er jedoch annimmt, daß es auf der feuchten Scrotalhaut nur als Commensale fungiert, da dieser Organismus bei einer zweiten bakteriologischen Untersuchung vermißt wurde.

Nachdem wir zu der Feststellung gelangt sind, daß sowohl die klar umschriebenen Merkmale des klinischen Bildes der akuten Genitalgangrän als auch die uneinheitlichen bakteriologischen Befunde die Annahme einer besonderen Variante des Erysipels sehr fragwürdig erscheinen lassen, erhebt sich die Frage, ob sich vielleicht Parallelen zu anderen Krankheitszuständen finden lassen, die eine Zuordnung zu einer bereits bekannten und im Hinblick auf die Eigenart des klinischen Gesamtbildes weitgehend ähnlichen Affektion gestatten. Unter Berücksichtigung der Geschwindigkeit der Entwicklung der fulminanten Genitalgangrän in Verbindung mit dem septischen Verlauf gibt es nur eine einzige Parallele zu einem anderen schweren gangränösen Prozeß, dessen infektiöse Ätiologie unumstritten ist: dem Gasbrand. In einem selbst beobachteten Fall von Fournierscher Gangrän fand GIBSON gasbildende Anaerobier, die er zugleich als das ursächliche Agens der Erkrankung ansah, während er den zugleich nachgewiesenen Streptokokken eine nur zweitrangige Bedeutung zuerkannte. Aus den Berichten über Gasbrand kann auch entnommen werden, daß mit den gasbildenden Mikroorganismen in der Regel Streptokokken symbiontisch leben. Mit dieser Auffassung über die Ätiologie der akuten Genitalgangrän verhilft der Autor einer Betrachtungsweise zu neuem Leben, die bereits von RANDALL (1920) geäußert worden war. Gasbildende Bakterien (Bacterium Welchii) sind auch von einigen anderen Autoren festgestellt worden, und zwar von BERNABEO, CAMPBELL sowie BERTOGLIO und RATLIFF. Die letztgenannten Autoren beschrieben zwei Fälle von akuter Scrotalgangrän, bei denen aus den Läsionen Bacterium Welchii (vermutlich aus verunreinigtem Urin stammend) isoliert wurde, sie heben aber zugleich auch hervor, daß die Erkrankung ganz andere klinische Merkmale trägt als die während des ersten Weltkrieges so häufig aufgetretenen Gasbrandinfektionen, von denen bekannt ist, daß sie primär das Muskelgewebe befallen, eine Lokalisation, die der akuten Gangrän der Genitalien fremd ist. Da BERTOGLIO und RATLIFF zugleich Streptokokken im gangränösen Gewebe nachgewiesen hatten, glauben sie die Entstehung der Erkrankung so deuten zu können, daß die Streptokokken den Gasbrandbakterien als Wegbereiter gedient haben, wie sie auch imstande sind, das Wachstum dieser Mikroorganismen zu stimulieren. BERNABEO konnte mit dem aus dem gangränösen Gewebe einer fulminanten Gangrän isolierten gasbildenden Anaerobier, der mit dem von WELCH und FRÄNKEL isolierten identisch war, eine Gangrän produzieren.

Das Argument, welches von GREGORY gegen den Gasbrand ins Feld geführt wird, nämlich die fehlende Gasbildung, kann nicht anerkannt werden, da es keinen Anspruch auf allgemeine Gültigkeit hat. Es gibt Fälle sowohl mit als auch ohne das Merkmal der Gasproduktion, eine Beobachtung, die bereits von RANDALL gemacht wurde und ihn zu einer Einteilung der Genitalgangrän in zwei verschiedene Formen veranlaßt hat, und zwar in eine durch gasbildende Organismen und eine durch Streptokokken hervorgerufene Form, bei der Gasbildung vermißt wird. So kann nach dem gegenwärtigen Stand in der Frage der Zuordnung der akuten Gangrän der Genitalien lediglich die Feststellung getroffen werden, daß zwar in einigen Fällen das Bacterium Welchii durch anaerobe Züchtung isoliert werden konnte, das klinische Bild dennoch trotz der zunächst frappierenden Ähnlichkeit im weiteren Verlauf nicht die charakteristischen Symptome des echten Gasbrandes aufweist, weil nämlich diese Erkrankung den anatomischen Bereich der Fournierschen Gangrän überschreitet und nicht die Tendenz zur Selbstbegrenzung, sondern im Gegenteil zum rapiden und foudroyanten Fortschreiten hat. Zur Klärung dieser differentialdiagnostischen Frage ist es von fundamentaler Wichtigkeit, daß in jedem Falle einer akuten Genitalgangrän die bakteriologische Diagnose unter Anwendung des anaeroben Kulturverfahrens durchgeführt und zugleich ein Abstrich mit Kapselfärbung vorgenommen wird, da bekanntlich das Bacterium Welchii der einzige pathogene Anaerobier ist, der eine

Kapsel besitzt. Die fehlende Übereinstimmung des Gasbrandes und der akuten Genitalgangrän im Hinblick auf die Ausbreitung im Gewebe würde allerdings den Befund von Gasbrandbakterien als unspezifisch erscheinen lassen, denn es ist nicht einzusehen, warum der gleiche Erreger zwei verschiedene Krankheitsbilder hervorrufen soll. So wird man sich der Annahme zuwenden müssen, daß in der Tat die in den zitierten Fällen nachgewiesenen Gasbrandbakterien nur als Commensalen in Erscheinung getreten sind, die vielleicht aus dem Harntrakt an den Ort der Erkrankung gelangt waren. Anaerobier kommen zwar gewöhnlich im Harntrakt nicht vor, doch ist Bacterium Welchii, ohne ein Gasödem verursacht zu haben, bei Cystitis und Pyelitis gefunden worden (BERTOGLIO und RATLIFF).

Bei den Bemühungen um die Klärung der Frage der Spezifität des Fournierschen Krankheitsbildes sind noch andere Mikroorganismen gefunden worden. Der Befund von Actinomyces bovis bei einer akuten Gangrän der äußeren Genitalien durch PAMPARI steht einzigartig da und läßt vermuten, daß die Aktinomyceten lediglich die Bedeutung saprophytärer Elemente hatten, da das Krankheitsbild der Aktinomykose einen vollkommen entgegengesetzten Charakter hat. Die gleiche Annahme ist wohl im Falle von CHWALLA gerechtfertigt, der neben hämolytischen Streptokokken und Staphylokokken noch Corynebacterium diphtheriae isolierte, dem wohl ebenfalls nur die Bedeutung eines sekundären Eindringlings zugesprochen werden kann.

BODIN weist darauf hin, daß die Bakteriologie der akuten Genitalgangrän wohl sehr uneinheitlich sei und sehr verschiedene Mikroben gefunden worden seien, durchweg jedoch spindelförmige Organismen (Bacillus fusiformis) und Spirillen, die mit Streptokokken zusammen vorkommen, wobei die letzteren eine wichtige Rolle zu spielen scheinen. Die Symbiose von *fusiformen Bacillen mit Spirillen* konstatierte auch OSTROWSKI in einem weitgehenden gangränösen Prozeß des Penis und Praeputiums, bei dem es zum Verlust der Glans gekommen war. Demgegenüber sind Meinungen laut geworden, die der fuso-spirillären Symbiose nur eine untergeordnete Bedeutung zuschreiben und sie als sekundäre Eindringlinge betrachten. So wie man sie z. B. bei der Balanitis gangraenosa findet, so auch bei anderen ulcero-membranösen Prozessen, aber, wie KLAUDER betont, lediglich als saprophytäre Elemente ohne spezifische Bedeutung für den Krankheitsprozeß. PONHOLD vertritt die Auffassung, daß die Anwesenheit von fuso-spirillären Elementen den Infektionsmodus nicht erklären könne, da diese Organismen auch im normalen Präputialsekret sowie im Vaginal- und Vulvasekret anzutreffen sind. Sie sind aber befähigt, aus dem Zustand des Saprophytismus in den des Parasitismus unter bestimmten, ihre Entwicklung begünstigenden Bedingungen überzugehen, so z. B. bei Schwächung der allgemeinen Resistenzlage gegenüber bakteriellen Infektionen, wie sie etwa durch Diabetes, Alkoholismus, Erkältungskrankheiten u. a. herbeigeführt wird. Über die Rolle der fusiformen Bakterien und Spirillen sind schon ausgiebige Diskussionen veranstaltet worden, doch ist bisher keine definitive Einstellung zur Frage der Pathogenität erkennbar geworden.

Von dermatologischer Seite hat MELCZER dem bakteriologischen Problem der *Fusospirillose* eingehende Untersuchungen gewidmet, weil es ihm im Verlaufe seiner Forschungen über die Ätiologie der phagedänischen Penisgeschwüre aufgefallen war, daß die genannte Symbiose nur in 60% der Fälle zu konstatieren war, in den übrigen Fällen also vermißt wurde. Trotz der uneinheitlichen Ätiologie der Krankheitsprozesse zeichneten sich aber das klinische Bild und der Verlauf durch ausgesprochene Einheitlichkeit aus. MELCZER fand nun, daß sowohl in den mit fusospirillärer Symbiose wie auch in den ohne sie verursachten Fällen ein gemeinsames bakteriologisches Merkmal vorhanden war, nämlich die *Elemen-*

tarkörperchen einer filtrierbaren Virusart in Gesellschaft mit verschiedenen Bakterien. In einem Falle eines „viro-fusospirochätären" gangränösen Penisgeschwüres ergab sich eine erfolgreiche Autoinoculation, aber bereits nach dem 4.—6. Tage nach der Inoculation konnten in der künstlich gesetzten Läsion keine fusiformen Bacillen oder Spirochäten mehr nachgewiesen werden. Da das Inoculationsgeschwür trotzdem fortschritt und eine charakteristische nekrotische Umwandlung durchmachte, zog MELCZER die Schlußfolgerung, daß weder die fusiformen Stäbchen noch die synergetischen Spirochäten für die nekrotische Gewebszerstörung verantwortlich waren, sondern an eine andere Keimart zu denken sei. Den Nachweis von Elementarkörperchen glaubte der Autor erbracht zu haben, als er bei Untersuchungen an 14 Fällen mit gangränöser Angina acht mit ulceröser Stomatitis und vier mit beiden Affektionen zugleich neben der fusospirochätären Symbiose sowie dem Spirillum sputigenum als ständigem Mundhöhlensaprophyten unter Anwendung virologischer Färbemethoden in den Läsionen meist extra-, seltener intracellulär gelegene Elementarkörperchen fand. Die Übertragung des mit physiologischer Kochsalzlösung verdünnten Eiters ergab bei intracutaner Injektion beim Kranken selbst oder bei freiwilligen Versuchspersonen in 70% der Versuche innerhalb 24—48 Std ein entzündliches Infiltrat, das sich zu einer Pustel umwandelte. Aus dem Eiter oder dem abgeschabten Geschwürsmaterial konnten neben verschiedenen Bakterien auch fusiforme Bacillen und Spirochäten nachgewiesen werden. Die Zahl dieser Organismen nahm aber täglich ab, so daß sie am 6.—10. Tage überhaupt nicht mehr nachzuweisen waren. Zu gleicher Zeit vermehrten sich die Elementarkörperchen, und zwar in der 2.—4. Woche, sie fanden sich zuweilen auch in charakteristischen intracellulären Haufen angeordnet. MELCZER stellte fest, daß dieses Virus dem von ihm nachgewiesenen Virus der Phagedänie ähnlich, wenn nicht sogar mit ihm identisch sei und der Gruppe der mittelgroßen filtrierbaren Keime zuzuordnen sei. Seine Größe entspricht etwa dem der Kuhpocken, die Körperchen sind rundlich, ohne Geißel und ohne selbständige Bewegung. Im Genesungsstadium sieht man nicht selten eine rickettsienartige Polymorphie, die Elementarkörperchen können dann die Gestalt von Stäbchen, Coccobacillen oder Diplokokken annehmen und unregelmäßige Involutionsformen bilden. Wurde das Filtrat von Geschwürseiter intracutan verimpft, so erfolgte keine Reaktion, wurde aber das Filtrat mit einer an sich unwirksamen Staphylokokkensuspension vermischt, so entstand in den meisten Fällen ein phagedänisches Geschwür. Aus diesen Impfresultaten gelangte der Autor zu der Ansicht, daß kein Zweifel mehr daran bestünde, daß sowohl die fusospirochätären als auch die anderen Gangränarten noch unbekannten Ursprungs durch ein „filtrierbares Virus" bedingt sind, das für sich allein unwirksam ist, dagegen in Gesellschaft mit anderen unspezifischen Mikroben wie fusiformen Bacillen, Spirochäten, eventuell Spirillen sowie verschiedenen Bakterien den Phagedänismus oder die Gangräneszierung auslösen.

Die von MELCZER beschriebenen Granula haben einige Jahre später auch RUITER u. Mitarb. bei einem Falle von Ulcus gangraenosum penis und Balanitis phagedaenica gesehen, sie nehmen aber an, daß es sich wohl nicht um ein Virus sensu strictiori handele, da sie morphologisch variabel und in Leukocyten eingeschlossen sind. Wenn ihnen überhaupt eine pathogene Bedeutung beigemessen werden kann, dann würde man sie eher der Gruppe der Rickettsien oder der *pleuropneumonieartigen Organismen* zuzuordnen haben.

Es kann nur noch einmal hervorgehoben werden, daß die akute Gangrän der Genitalien weder als eine „spontane" noch eine „idiopathische" Erkrankung angesprochen werden kann, weil mit dieser Bezeichnung zum Ausdruck gebracht wird, daß die Ursache der Affektion unbekannt ist. Es besteht aber wohl kein

Zweifel daran, daß die gangränöse Zerstörung des Gewebes unter dem Einfluß von Mikroben zustande kommt, wenn auch bisher infolge der Unterschiedlichkeit der bakteriologischen Befunde kein Anhaltspunkt dafür gegeben ist, daß irgendein spezifischer Mikroorganismus als ätiologischer Faktor in Betracht kommen könnte.

f) Therapie

Die Behandlung der akuten Genitalgangrän vollzieht sich unter dem Gesichtspunkt der Bekämpfung der lokalen bakteriellen Infektion und deren septicämische Auswirkungen auf den Gesamtorganismus. Frühzeitige Incisionen und Abtragung des gangränösen Gewebes ist in den Fällen mit foudroyanten Fortschreiten angezeigt, um der Entwicklung eines septischen Zustandes entgegenzutreten. Lokale desinfizierende Maßnahmen (Trypaflavin, Kaliumpermanganat, Wasserstoffsuperoxyd usw.) dürfen nicht vernachlässigt werden, obwohl der Schwerpunkt auf der Zufuhr von antibiotischen Mitteln liegt. Bei gleichzeitiger Einleitung der Therapie mit einem Breitspektrumantibioticum sollte zugleich eine bakteriologische Resistenzprüfung veranlaßt werden, um der Gefahr vorzubeugen, daß bestimmten, gegenüber einem Antibioticum widerstandsfähigen Mikroorganismen die Möglichkeiten zur ungehemmten Entwicklung geboten wird. Dies kann naturgemäß erst geschehen, wenn die Bakteriologie des vorliegenden Prozesses geklärt ist. Die Frage der eventuellen plastischen Deckung größerer Defekte wird selten auftauchen, da die Tendenz zur Spontanheilung und Bildung von Granulationsgewebe eine ausgesprochen gute ist. Wenn überhaupt bei größeren Substanzverlusten die freie Transplantation angezeigt ist, dann von dem Gesichtspunkt aus, daß eine Schädigung der Hoden und ihrer spermatogenen Funktion durch narbige Retraktionen vermieden werden soll, wie dies im Falle von RÓNA geschehen ist.

Literatur

A. Balanitis

ACHILLES, H., u. W. NAGEL: Zur Klinik der pluriorifiziellen Ektodermose. Ärztl. Wschr. **10**, 1074 (1955). — ACHTEN, G.: A propos d'un cas de Kraurosis du prépuce. Arch. belges Derm. **10**, 208 (1954). — ADLERMANN, E. J.: Vincent's infection of the penis (erosive balanitis). Differentialdiagnosis and report of a case. Urol. cutan. Rev. **54**, 330 (1950). — ALBRECHT: Gehäuftes Auftreten von Ulcus gangraenosum bei zum Teil noch voll ausgeprägtem Bilde einer Balanitis erosiva bzw. Balanitis gangraenosa. Schles. Dermat. Ges. 29. 5. 1937. Zbl. Haut- u. Geschl.-Kr. **58**, 243 (1938). — ARNING, E., u. H. MEYER-DELIUS: Beiträge zur Klinik der gonorrhoischen Hyperkeratosen. Arch. Derm. Syph. (Berl.) **108**, 3 (1911). — ARONSTAM, N. E.: Simple or non specific ulceration of the male genitalia. J. Mich. med. Soc. **55**, 804 (1950). — ARRHIGI, F., et A. STAHL: Lésions du gland à type clinique d'érythroplasie et histologiquement bénignes. Bull. Soc. franç. Derm. Syph. **62**, 460 (1955). — ASCOLI, R.: Di una non frequente forma infiammatoria a carico dei genitali maschili. La cosidetta gangrena spontanea dei genitali. Arch. ital. Urol. **15**, 565 (1938). — ASTRUC, u. HUNTER: Zit. BATAILLE u. BERDAL. — AUDRY, CH., et L. CHATELLIER: Syphilis cryptocarcinique à debut gangléonaire (syphilis à bouton d'emblée). Ann. Derm. Syph. (Paris) **2**, 303 (1921).

BAERMANN, G.: Über hyperkeratotische Exantheme bei schweren gonorrhoischen Infektionen. Arch. Derm. Syph. (Berl.) **69**, 363 (1904). — BAGLIONI, F.: Zit. PAGÈS u. FREYRIA. — BATAILLE et BERDAL: Sur une espèce de balano-posthite, la balanoposthite contagieuse. C. R. Soc. Biol. (Paris) (1889). — La balano-posthite érosive circinée. Méd. mod. Can. **2**, 340, 380, 400, 431 (1891). — BAUER, H.: Balanitis xerotica obliterans (Stühmer). Herbsttagg Ver-igg ehem. Westf. Dermatol., Düsseldorf 8. 11. 1931. Zbl. Haut- u. Geschl.-Kr. **40**, 584 (1932). — BEATTY, R. P.: Diphtheria of the glans penis following circumcision. Brit. med. J. **1907**, 2, 1582. — BEEK, C. H.: Balanitis xerotica obliterans. Niederl. Ver.igg Dermatol., Leiden 26. 5. 1935. Ned. T. Geneesk. **1935**, 5373. — Über die Kraurosis glandis et praeputii penis und die Balanitis xerotica obliterans und über ihre Beziehungen zueinander. Acta derm.-venereol. (Stockh.) **19**, 603 (1938). — BECKER, F.: Lichen sclerosus et atrophicans. Arch. Derm. Syph. (Berl.) **43**, 430 (1941). — BEGEY, A.: Sopra un caso di

„Balanitis specifica syphilitica“ di Follmann. G. Batt. Immun. **36**, 97 (1947). — Belgodère, G.: Balanite diabétique. Paris méd. **1**, 227 (1931). — Bull. Soc. franç. Derm. Syph. **8**, 265 (1948). — Benedek, T.: Über isolierte Vulvovaginitis oidiomycetica und Balanoposthitis oidiomycetica als konjugale Infektion bei einem gesunden Ehepaare. Derm. Wschr. **80**, 435 (1925). — Berdal: Traité des maladies vénér. Paris 1897. — Bessone, L.: Contributo clinico alla conoscenza delle forme atipiche e rare delle lesione sifilitiche iniziali. Arch. ital. Derm. **20**, 132 (1947). — Blau, S., and A. B. Hyman: Erythroplasie of Queyrat. An evaluation of the nature of the condition based on a critical review of the world literature and an analysis and tabulation of all published American cases and the material collected from 1933 to 1954 at the skin and cancer unit of the New York University Hospital. Acta derm.-venereol. (Stockh.) **35**, 341 (1955). — Blum, P.: Intervento alla Communicazione di Pagès et Theuerkauff. Bull. Soc. franç. Derm. Syph. **57**, 126 (1950). — Balanitis specifica syphilitica. Bull. Soc. franç. Derm. Syph. **57**, 126 (1950). — Blum, P., et G. Bralez: Les manifestations précoces de la syphilis acquise et l'appariton du chancre. Vie méd. **2**, 91 (1931). — Blum, P., et J. Leca: L'herpès symptomatique du chancre syphilitique. Ann. mal. vénér. (1940) zit. Freyria. — Bode, P.: Ein Fall von Diphtherie des Penis bei einem 6jährigen Knaben. Arch. Kinderheilk. **70**, 112 (1921). — Bókay sen u. jun.: Zit. Scherber, in Handbuch von Jadassohn, Bd. XXI. 1927. — Bolgert, M.: Bull. Soc. fıanç. Derm. Syph. **53**, 825 (1946). — Borovsky, M. P.: Diphtheria of the penis. J. Amer. med. Ass. **104**, 1399 (1935). — Brams, J., and J. Pilot: A study of erosive and gangrenous balanitis. Arch. Derm. Syph. (Chic.) **7**, 429 (1923a). — Brams, J., J. Pilot and D. J. Davis: Studies of fusiform bacilli and spirochetes. J. infest. Dis. **32**, 159 (1923b). — Braun, C.: Balanitis xerotica obliterans post operationem. Sitzg Ver.igg Nordwestdtsch. Dermatol., Rostock 25. u. 26. 5. 1929. Zbl. Haut- u. Geschl.-Kr. **32**, 413 (1930). — Braun, O.: Über einen Fall von Smegmolithen. Derm. Wschr. **123**, 539 (1951). — Brocq: Zit. Pautrier u. Rietmann. — Brownes, S. G.: Moniliasis following antibiotic therapy. Lancet **1954**, 1, 393—395. — Bruns: Balanitis xerotica obliterans post operationem. Zbl. Haut- u. Geschl.-Kr. **59**, 124 (1938).

Callomon, F. T.: Primäre Neubildungen des Genitalbezirkes. Hautarzt **8**, 241 (1957). — Callomon, F. T., and J. F. Wilson: The nonvenereal diseases of genitals, differentialdiagnosis and therapy. Springfield (Ill.): Charles & Thomas 1956. — Campbell, M. F.: Streptococcus scrotal and penile gangrene. Surg. Gynec. Obstet. **34**, 780 (1922). — Cannon, A. B.: Balanitis xerotica obliterans. Arch. Derm. Syph. (Chic.) **60**, 1027 (1949). — Cannon, P. R.: Changing pathologic picture of infection since introduction of chemotherapy and antibiotics. Bull. N.Y. Acad. Med. **31**, 87 (1955). — Carteaud, A., J. J. Meyer et P. Lebrun: Erythroplasie vulvaire datant de 20 ans, guérie en 2 mois par les aestrogènes. Bull. Soc. franç. Derm.p-Syph. **61**, 321 (1950). — Casoli: Zit. Scherber. — Castel. du: Zit. Pautrier u. Rietmann. — Chauffard, A.: Infection blenorrhagique grave avec productions cornées de la peau. Soc. méd. Hôp. Paris **14**, 569 (1897). — Christiansen, T.: Balanitis xerotica obliterans. Nord. Med. **58**, 1780 (1957). — Cirillo, G.: Alcune considerazioni intorno all'etiopatogenesi e cura della balanopostiti. Arch. ital. Derm. **2**, 224 (1927). — Cochrane, G.: Diphtheria of penis with paralytic lesions. Brit. J. Child. Dis. **18**, 86 (1921). — Corbus, B. C., and F. G. Harris: Erosive and gangrenous balanitis, the fourth venereal disease. J. Amer. med. Ass. **52**, 1474 (1909). — Coricciati, L.: La Calanite Sifilitica primaria (Balanitedi Follmann). Edizioni Minerva Medica 1959. — Crosti, A.: Leucoplacia glandis obliterans di Kraus-Fuchs o Balanitis xerotica obliterans Stühmer? Sez. region. Soc. ital. Derm. **2**, 148 (1936). — Čser, L.: Beitrag zum Peniskrebs. Zbl. Haut- u. Geschl.-Kr. **62**, 413 (1939). — Cuilleret, P., et Ch. Spira: Balanite de Follmann. Bull. Soc. franç. Derm. Syph. **56**, 373 (1949). — Cupi, N.: Du di un caso de balanite specifica sifilitica. Boll. Soc. ital. Med. Igiene trop., Sez. Eritrea **1**, 92 (1942).

Dahr: Zit. Borovsky. — Dalerne, L., et P. Courtin: Les gangrènes du nouveau-né. Gynéc. et Obstét. **4**, 484 (1952). — Darier, J.: Dermatologie, 2. Aufl. Bern: H. Huber 1949. — Degos, R. Ancelin et M. Legrain: Etat scléro-atrophice du gland et du méat associé à un lichen plan du fourreau. Bull. Soc. franç. Derm. Syph. **58**, 9 (1951). — Delbanco, E.: Kraurosis glandis et praeputii. Arch. Derm. Syph. (Berl.) **91**, 384 (1908). — Delpèche: Zit. Scherber, in Handbuch von Jadassohn, Bd. XXI, S. 289. 1927. — Deschamps, P. V. J.: Contribution à l'étude de la Balanite de Follmann. Thèse de Paris 1949. — Desrielles: Zit. Scherber, in Handbuch von Jadassohn, Bd. XXI. 1927. — Duperrat, B., u. G. Goetschel: Balano-posthite à plasmocytes. Bull. Soc. franç. Derm. Syph. **62**, 520 (1956).

Ehrmann, S.: Mukor-Balanitis. Österr. Dermatol. Ges. v. 13. 6. 1957. Derm. Wschr. **138**, 973 (1958).

Farrington, G., and F. K. Garvey: Balanitis xerotica obliterans (two cases). Urol. cutan. Rev. **2**, 96 (1947). — Ferrabonet, L., et R. Friess: Balanite érosive et lesions chancriformes balano-préputiales per contamination aviaire. Bull. Soc. franç. Derm. Syph. **39**, 486 (1932). — Finger, E.: Die Syphilis und die venerischen Krankheiten. Wien 1896. — Fischer, G. W.: Die Soorkomplikationen der Aureomycintherapie im Lichte tierexperimenteller Untersuchungen. Ann. Univ. sarav. Med. 3, 2/3 (1955). — FOERSTER: Disk.-Bemerk. zu FREEMAN u. LAYMON. — FOLLMANN, J.: Balanitis specifica (luetica). Derm. Wschr. 99, 1558 (1934). — Sur la «balanitis specifica syphilitica» (Balanite spécifique syphilitique). Ann. Derm. Syph. (Paris) 10, 681 (1939). — FOURNIER, A.: Traité de la syphilis. Paris 1906. — FOURNIER, A., u. J. DARIER: Epithélioma bénin syphiloide de la verge (épithéliome papillaire). Bull. Soc. franç. Derm. Syph. 4, 324 (1893). — FRANK: Zit. WINKLER jun. — FRANKS, A. G.: Balanitis xerotia obliterans. J. Urol. (Baltimore) 56, 243 (1946). — FREEMAN, CH., u. C. W. LAYMON: Balanitis xerotica obliterans. Arch. Derm. Syph. (Chic.) 44, 547 (1941). — Relationship of balanitis xerotica obliterans to lichen sclerosus and atrophicans. Arch. Derm. Syph. (Chic.) 49, 57 (1944). — FREI, W.: Balanitis gangraenosa mit Pericavernitis dissecans. Berl. Dermat. Ges. v. 14. 2. 1933. Zbl. Haut- u. Geschl.-Kr. 45, 547 (1933). — Balanitis, Phimose und Paraphimose. In: Haut- und Geschlechtskrankheiten von ARZT-ZIEHLER, Bd. V, S. 587—626. Berlin: Urban & Schwarzenberg 1935. — FREYRIA, J. L. R.: Thèse de Paris 1951. — FRIEDREICH: Zit. SCHERBER, in Handbuch von JADASSOHN, Bd. XXI. 1927. — FRISHWASSER, E. J., u. TH. FINKLE: Balanitis xerotica obliterans: report of a case. J. Urol. (Baltimore) 57, 359 (1947). — FRÖHLICH, W.: Über die Spirochaeten bei Balanitis. 3. Tagg Ungar. Dermat. Ges. v. 6. 6. 1931. Zbl. Haut- u. Geschl.-Kr. 40, 740 (1931). — Balanitis xerotica obliterans. Zbl. Haut- u. Geschl.-Kr. 63, 412 (1940). — FRÜHWALD, R.: Balanitis xerotica obliterans. Tagg Mitteldtsch. Dermatol., Dresden 29. 6. 1930. Zbl. Haut- u. Geschl.-Kr. 53, 605 (1930). — Penisgangrän. Demonstr.-Abend Chemn. Hautärzte v. 16. 2. 1938. Zbl. Haut- u. Geschl.-Kr. 39, 387 (1938). — Ein Urethrogramm bei Balanitis xerotica obliterans. Z. Haut- u. Geschl.-Kr. 24, 157 (1958).

GALEWSKY, E.: Über Leukokeratosis (Kraurosis) glandis et praeputii. Arch. Derm. Syph. (Berl.) 100, 263 (1910). — GANS, O., u. G. K. STEIGLEDER: Histologie der Hautkrankheiten. Berlin-Göttingen-Heidelberg: Springer 1958. — GARNIER, G.: Vulvite érythémateuse circonscrite bénigne à type érythroplasique. Bull. Soc. franç. Derm. Syph. 61, 102 (1954). — GATÉ, J., P. CUILLERET et I. S. THÉVENON: Gangrène localisée du fourreau de la verge ave fenestration de prépuce. Bull. Soc. franç. Derm. Syph. 39, 800, 832 (1932). — GATÉ, J., et J. ROUSSET: Contribution à l'étude de la gangrène des organs génitaux (à propos de deux cas de gangrène localisée de la verge due à l'association fuso-spirilleuse). Ann. Derm. Syph. (Paris) 10, 151 (1929). — GAY u. DIAZ DE VILLAR: Die schankerartigen Formen der gangränösen Balanitis Scherber-Müller. Act. dermo-sifiliogr. (Madr.) 23, 648 (1931). — GAYET, G.: A propos de la «balanitis xerotica obliterans». Lyon méd. 25, 648 (1938). — GEHRELS, P. E.: Die stenosierenden Genitalatrophien. Z. Haut- u. Geschl.-Kr. 16, 129 (1954). — GENNER, V.: Leukokeratosis penis. Dän. Dermat. Ges. v. 6. 11. 1930. Zbl. Haut- u. Geschl.-Kr. 36, 729 (1931). — 8. Internat. Kongr. Dermat. u. Syph., Kopenhagen 1930. Zbl. Haut- u. Geschl.-Kr. 37, 744 (1931). — GERENCSER, F.: Vulvitis specifica syphilitica. Dermatologica (Basel) 99, 375 (1949). — GINS, H. A.: Einführung in die Bakteriologie. München: C. Hauser 1949. — Die Plaut-Vincent-Infektion als pathogenetischer Begriff. Zbl. Bakt., I. Abt. Orig. 165, 450 (1956). — GOEDHART: Ned. T. Geneesk. 16 (1945). Ref. DESCHAMPS. — GOUGEROT, H.: Commentaire sur la Calanite primaire syphilitique de Follmann. Ann. Derm. Syph. (Paris) 8, 484 (1948). — GOUGEROT, H., P. BLUM et MELLINAT: Balanites préchancreuses dites de Follmann. Bull. Soc. franç. Derm. Syph. 6, 825 (1946). — GOUGEROT, H., JOYEUX et J. WEILL: Ulcération fuso-spirillaire terébrante du prépuce. Arch. derm.-syph. (Paris) 2, 682 (1930). — GOUGEROT, H., et RAGU: Gangrène fébrile de la verge. Adénite suppurée ulcéreuse après la guérison de la gangrène. Ann. Mal. vénér. 25, 832 (1930). — GOUGEROT, H., et L. VISSIAN: Le soidisant balanite syphilitique de Follmann. Infection mixte syphilidobalanique. Bull. Soc. franç. Derm. Syph. 54, 392 (1947). — GRACIANSKY, P. DE, S. BOULLE et G. GRUPPER: Balano-posthite circonscrite chronique à plasmocytes. Influence heureuse de la testostérone. Bull. Soc. franç. Derm. Syph. 61, 519 (1954). — GREGORIO, E. DE, R. DE BLASIO et A. HIJAR: Balanitis inflammatoria chronica atrophicans et sclerosans. Ann. Derm. Syph. (Paris) 10, 588 (1939). — GRIEBEL: Balanitis xerotica obliterans. Ver.igg Südwestdtsch. Dermatol. v. 7. 5. 1955. Zbl. Haut- u. Geschl.-Kr. 92, 394 (1955). — GRIMMER, H.: Antibiotica und Pilzerkrankungen der Haut und Schleimhaut. Antibiot. et Chemother. (Basel) 1, 180—234 (1954). — GRÜTZ, O.: Balanitis xerotica obliterans (Stühmer). Tagg Ver.igg Rhein.-Westf. Dermatol., Wuppertal-Elberfeld v. 27. 5. 1934. Zbl. Haut- u. Geschl.-Kr. 49, 299 (1935). — Beiträge zur Klinik der Balanitis xerotica obliterans (Stühmer). Derm. Wschr. 105, 1206 (1937).

HAAM, E. v.: Venereal spirochetosis. Amer. J. trop. Med. 18, 595 (1938). — HABER, H.: Fixed eruption and urethritis due to phenolphthalein. Brit. J. Derm. 62, 22 (1950). — HALL, W. H., and S. F. FINEGOLD: A study of 23 cases of Reiter's syndrome. Ann. intern. Med. 38, 533 (1953). — HARRIS, W. H.: Clinical problems created by antibiotic therapy. Virginia med. Mth. 81, 63 (1954). — HAUSER, W.: Die Reitersche Krankheit. In. Dermatologie und Venerologie von GOTTRON u. SCHÖNFELD, Bd. 2/I. Stuttgart: Georg Thieme 1958. — HEINE: Zit. SCHERBER. — HEINZMANN, D.: Obliteration der Harnröhrenmündung nach Phimoseoperation. Zbl. Chir. **62**, 19 (1937). — HERMANN, H., u. G. STÜTTGEN: Über die Histogenese atrophischer Vorgänge am phimotischen Präputium. Arch. Derm. Syph. (Berl.) **198**, 601 (1954). — HOFMANN, W.: Schwielenbildung und Verengerung des Harnröhreneinganges nach Phimoseoperation. Schweiz. med. Wschr. **1**, 142 (1940). — HOLLANDER, J. L., C. W. FOGARTY jr., N. R. ABRAMS and D. M. KYDD: Arthritis resembling Reiter's syndrome. J. Amer. med. Ass. **129**, 593 (1945). — HORNSTEIN, O.: Vulvitis chronica plasmacellularis. Hautarzt **11**, 165 (1960). — HOYNE, A. L., u. A. J. LEVY: Diphtheria of the penis. J. Amer. med. Ass. **94**, 1395 (1930).

JADASSOHN, J.: Zit. SCHERBER, in Handbuch von JADASSOHN Bd. XXI. 1927. — JACKSON, I. L.: The incidence of candida in obstretical patients. (History, incidence, diagnosis.) Amer. J. Obstet. Gynec. **72**, 648 (1956). — JAEGER, H., H. DELACRÉTAZ u. H. CHARUIS: Balanitis xerotica obliterans. Dermatologica (Basel) **110**, 383 (1955). — JANN, R.: Soorinfektion des weiblichen Genitales. Geburtsh. u. Frauenheilk. **12**, 931 (1952). — JOHNSON, H. M.: Balanitis xerotica obliterans. Arch. Derm. Syph. (Chic.) **49**, 299 (1944).

KÄRCHER, K. H.: Experimentelle Untersuchungen zur Pathogenität der Candida albicans. Arch. klin. exp. Derm. **202**, 424 (1956). — Zur Klinik und Pathogenese der Soorinfektion. Z. Haut- u. Geschl.-Kr. **24**, 321 (1958). — KALKOFF, K. W., u. D. JANKE: Mykosen der Haut. In: Dermatologie und Venerologie, Bd. II, 2 von GOTTRON und SCHÖNFELD: Georg Thieme 1958. — KAMINSKY, A., P. A. VIGLIOGLIA, H. KAPLAN y P. J. BOSQ: Balanitis xerotica obliterans: enfermedad de Stühmer. Rev. argent. Dermatosif. **34**, 262 (1931). — KARRENBERG, C. L.: Balanitis xerotica obliterans. Militärärztl. Tagg d. 16. Div. Westfront. v. 27. 10. 1939. Zbl. Haut- u. Geschl.-Kr. **64**, 488 (1940). — KEIZER, D. P. R.: Balanoposthitis diphtherica. Geneesk. T. Ned.-Ind. **65**, 685 (1940). — KIESSLING, W.: Eine neuzeitliche Behandlung der Balanitis, Posthitis, Balanoposthitis und akut entzündlichen Phimose. Derm. Wschr. **135**, 29 (1957). — KISLIĆENKO, L.: Beitrag zur Therapie der Balanitis erosiva et gangraenosa. Derm. Wschr. **98**, 598 (1934). — KLAUDER, J. V.: Diskussion zu MADDEN: The balanitides. J. Amer. med. Ass. **105**, 220, 420 (1935). — KOLMER, J. A.: Diphtheroid bacilli of penis, with report of two cases following circumcision. Arch. Pediat. **29**, 49 (1912). — KONRAD, E.: Balanitis xerotica obliterans. Wien. Dermatol. Ges. v. 16. 3. 1933. Zbl. Haut- u. Geschl.-Kr. **45**, 551 (1933). — KRAUS, A.: Über Leukoplakie (Leukokeratosis) penis. Arch. Derm. Syph. (Berl.) **86**, 137 (1907). — KREIBICH, H.: Balanitis luetica. Zbl. Haut- u. Geschl.-Kr. **7**, 310 (1922). — KRUSPE, M.: Zur Ätiologie der Reiterschen Erkrankung. Zbl. Haut- u. Geschl.-Kr. **68**, 562 (1942). — KUSKE, H.: Über die Hauterscheinungen bei Morbus Reiter (ein Beitrag zur Differentialdiagnose der sog. gonorrhoischen Keratosen). Arch. Derm. Syph. (Berl.) **179**, 58 (1939).

LANDES, E., u. K. I. MENSE: Balanitis xerotica obliterans (post operationem) Stühmer. Hautarzt **7**, 193 (1956). — LANG, J.: Balanitis xerotica obliterans. Zbl. Haut- u. Geschl.-Kr. **65**, 6 (1940). — LA ROCCO, C. G.: Xerosis balanitica. Arch. Derm. Syph. (Chic.) **33**, 748 (1936). — LAYMON, C. W.: Lichen sclerosus et atrophicus and related disorders. Arch. Derm. Syph. (Chic.) **64**, 620 (1951). — LEDO, E.: Sobre la „Balanitis specifica syphilitica.“ Act. dermo-sifiliogr. (Madr.) **35**, 585 (1944). — LEIFER, W.: Balanitis xerotica obliterans. Arch. Dermat. Syph. Chicago **49**, 118 (1944). — LELOIR: Zit. BATAILLE u. BERDAL. — LEREBOULLET, P., H. GAVOIS et J. BERNARD: Erysipèle généralisé du nouveau-né avec gangrène du scrotum suivi de guérison par le chloralhydrate de sulfamido-chrysoidine. Bull. Soc. Pédiat Paris **34**, 561 (1936). — LEVER, W. F.: Histopathology of the skin. Philadelphia and Montreal: J. B. Lippincott Comp. 1954. — LEVEUF, J.: Thèse de Paris 1947. — LÉVY, G.: Ref. BOLGERT, in: Bull. Soc. franç. Derm. Syph. **56**, 826 (1946). — LÉVY-BING et GERBAY: Balanite ulcereuse. Ann. Mal. vénér. **19**, 807 (1924). — LIMBERGER, S.: Meatusstenose bei Balanitis xerotica obliterans. Derm. Wschr. **134**, 832 (1956). — LINSER, K.: Balanitis xerotica obliterans. Dermat. Ges. b. d. Univers. Berlin v. 28. 11. 1953. Zbl. Haut- u. Geschl.-Kr. **89**, 372 (1954). — LODDER, J., and N. J. W. KREGER-VAN RIJ: The yeasts. A taxonomic study. Amsterdam: Holland Publishing Comp. 1952. — LUTZ, W.: Lehrbuch der Haut- und Geschlechtskrankheiten. Basel: S. Karger 1956.

MADDEN, J. F.: The balanitides. J. Amer. med. Ass. **105**, 420 (1935). — MARCHIONINI, A.: Balanitis xerotica obliterans post operationem (Stühmer). Zbl. Haut- u. Geschl.-Kr. **60**, 482 (1938). — MATZENAUER, R.: Zur Klinik und Ätiologie des Hospitalbrandes. Arch. Derm. Syph. (Berl.) **55**, 67 (1901). — MCCALLOM: Two cases of diphtheria of penis. J. Boston Soc. Med. Sci. **2**, 22 (1897). Zit. BOROVSKY. — MELCZER, N.: Zur Ätiologie des Ulcus gangraenosum penis. Dermatologica (Basel) **90**, 183 (1944). — Die fulminante Gangrän der äußeren Geschlechtsorgane. Acta derm.-venereol. (Stockh.) **25**, 338 (1945a). — Zur Klinik und Ätiologie der gangränösen Umwandlungen verschiedener Hautentzündungen. Acta derm.-venereol. (Stockh.) **25**, 350 (1945b). — Zur Ätiologie und Pathogenese der Vincentschen Angina, und Stomatitis ulcera-membranacea. Dermatologica (Basel) **94**, 13 (1947). — MESDAGH. CH., et G. ACHTEN: Kraurosis du prépuce (Balanitis xerotica obliterans). Arch. belges Derm **10**, 72 (1954). — MEYER, J. J., HAIMOVICI et NEUMANN: Balanite scléro-atrophique chez un phimotique transformée par les androgènes. Bull. Soc. franç. Derm. Syph. 57, 345 (1954). — MIDANA, A.: Sulla „balanitis xerotica obliterans post operationem" (Stühmer). G. ital. Derm. 77, 275 (1936). — MILIAN, G.: Ulcération fusosospirillaire du clitoris, contamination buccale. Rev. franç. Derm. Vénér. 2, 222 (1926). — Gangrène fuospirillaire de la verge. Rev. franç. Derm. Vénér. 14, 21 (1928). — Gangrène foudroyante des organs génitaux. Bull. Soc. franç. Derm. Syph. 36, 419 (1929). — Le bacille de la gangrène cutanée. 8. Internat. Kongr. Dermatol. u. Syph., Kopenhagen 5.—9. 8. 1930. Paris méd. 201, 68 (1930). — Recherches du bacille de la gangrène cutanée. Bull. Soc. franç. Derm. Syph. 40, 264 (1933). — Balanitis à staphylocoques et à bactérium cutis commune. Pyodermite périgénitale. Rev. franç. Derm. Vénér. 13, 153 (1937). — MOHR, H. J.: Tödlich verlaufene Balanitis circinata erosiva mit akuter lokalisierter reaktiver histiocytärer Reticulose der Inguinallymphknoten. Arch. Derm. Syph. (Berl.) 196, 485 (1953). — MORTON, H. H.: Genito-urinary diseases and syphilis, S. 545. New York: Physicians and Sorgeons Book Co. 1924. — MOTA, J.: Balanopostite esclero-atrofica (balanite de Stühmer). An. bras. Derm. Sif. 19, 77 (1944). — MÜLLER, A.: Ein Fall von Balanitis xerotica obliterans. Derm. Wschr. 93, 1372 (1931). — MÜLLER, A., u. G. SCHERBER: Zur Ätiologie und Klinik der Balanitis erosiva. Arch. Derm. Syph. (Berl.) 77, 110 (1905). — MÜLLER, R.: Medizinische Mikrobiologie. Berlin: Urban & Schwarzenberg 1946. — MUNN, W. P.: True diphtheria of penis. Pittsburg Med. Rev. 11, 43 (1897). — MUSCOLINO, M.: Sulla gangrena acuta dei genitali. Boll. Soc. med.-chir. Catania 6, 198 (1938).

NAVARRO-MARTIN, A., u. C. A. MATURI: Über die progressiv-atrophischen Prozesse der Glans und des Praeputiums (Kraurosis penis, Balanitis xerotica obliterans). Act. dermo.-sifiliogr. (Granada) 31, 223 (1940). — La balanitis sifilitica de Follmann. (Revision de la literatura y presentacion de dos nuevos casos), Actas dermo.-sifiliogr. (Madr.) 41, 791 (1950). — NEGRI, P.: Plasmocitoma erosivo del glande simulante una eritroplasia di Queyrat. Dermosifilografo 7, 155 (1932); 41, 832 (1932). — NEUMANN: Zit. SCHERBER, in Handbuch von JADASSOHN Bd. 21. 1927. — NICOLAS, I., F. LEBEUF et R. FROMMENT: Un cas de gangrène localisée de la verge à colibacillus. Bull. Soc. franç. Derm. Syph. 36, 703 (1929). — NIKOLOWSKI, W.: Über Hauterscheinungen der Soormykosen und deren Beziehungen zu den Antibiotika. Dtsch. med. Wschr. 15, 553 (1953). — NIKOLOWSKI, W., u. R. WIEHL: Pareiitis und Balanitis plasmacellularis. Arch. klin. exp. Derm. 202, 347 (1956). — NÖDL, F.: Zur Klinik und Histologie der Balanoposthitis chronica circumscripta benigna plasmacellularis Zoon. Arch. Derm. Syph. (Berl.) 198, 557 (1954). — NOTO, P.: Su di un caso di balanite specifica sifilitica de Follmann equivalente di sifiloma. G. ital. Derm. 88, 633 (1947). — NOVY, F. C.: Balanitis xerotica obliterans. Arch. Derm. Syph. (Berl.) 43, 397 (1941). — NOVY jr., F. G.: Balanitis xerotica obliterans. Arch. Derm. Syph. (Chic.) 43, 397 (1941). — NYSTRÖM: Zit. SCHERBER.

O'BRIEN, R.: Diphtheria of glans penis following circumcision. Brit. chir. J. 2, 908 (1907). — OBRTL, J.: Balanitis xerotica obliterans post operationem (Stühmer). Čs. Derm. 14, 121 (1933). Ref. Zbl. Haut- u. Geschl.-Kr. 46, 141 (1933). — Balanitis xerotica obliterans post operationem (Stühmer). Sitzg Tschech. wiss. Dermat.-Venerol. Ges. 3. 2. 1935. Zbl. Haut- u. Geschl.-Kr. 51, 244 (1935). — OETTER: Balanitis ulcerosa. Schles. Derm. Ges. v. 23. 4. 1938. Zbl. Haut- u. Geschl.-Kr. 59, 639 (1938). — ORMSBY, O. S., and H. MONTGOMERY: Diseases of the skin. Philadelphia: Lea & Febiger 1948.

PACE, H., and S. SCHANTZ: Nystatin (mycostatin) in the treatment of monilial and nonmonilial vaginitis. J. Amer. med. Ass. 162, 268 (1956). — PAGÈS, F., et J. L. R. FREYRIA: Le problème des balanites syphilitiques. Presse méd. 61, 665 (1953). — PAGÈS, F., u. H. THEUERKAUFF: Infection mixte syphilo-balanitique, soi-disant balanite syphilitique primaire de Follmann. Bull. Soc. franç. dermat. syph. 57, 125 (1950). — PAILHERET, P., FERRIEU et DAULEUX: Balanite de Follmann. Bull. Soc. franç. Derm. Syph. 60, 401 (1953). — PAIS, C.: Balanitis syphilitica primaria, Balanitis syphiliticas pecifica di Follmann. Ann. ital. Derm. Sif. 3, 26 (1948). — PALMER, G. P.: Erosive and gangrenous balanoposthitis. Report of two cases with brief literary review. Urol. cutan. Rev. 31, 297 (1927). — PARONEN, G.: Reiter's disease. A study of 344 cases observed in Finnland. Acta med. scand. 130 (Suppl.) (1948). — PAUTRIER, L. M. et L. M. RIETMANN: La balanite pustulo-ulcereuse de du Castel. Ann. Mal. vénér. 19, 481 (1924). — PÉRIN, L., et R. SISSMANN: Balano-posthite érosive circinée à tréponèmes. Bull. Soc. franç. Derm. Syph. 57, 417 (1950). — PIERARD, J., R. BAES et P. HUBAIN: Scléro-atrophie balano-préputiale. Arch. belges Derm. 10, 216 (1954). — POLLACK, E. L.: Balanitis xerotica obliterans or Kraurosis penis. Missouri Med. 52, 120 (1955). — PONHOLD, J.: Beitrag zum Ulcus gangraenosum penis et vulvae. Derm. Wschr. 116, 263 (1943). — POPCHRISTOFF, P.: Balanitis gangraenosa. Cavernitis suppurativa. Bulg. Dermat. Ges. v. 4. 6. 1934. Zbl. Haut- u. Geschl.-Kr. 50, 644 (1935). — POST, A.: Diphtheria of prepuce. J. Boston Soc. Med. Sci. 2, 6 (1897). — POSTMA, G.: A case of Reiter's disease. Acta derm. venereol. (Stockh.) 18, 691 (1937).

QUEYRAT, L.: Erythroplasie du gland. Bull. Soc. franç. Derm. Syph. 22, 378 (1911).

Rauscher, E. G.: Balanitis diphtherica. Münch. med. Wschr. 87, 537 (1940). — Reasoner, M.: Ulcerative and gangrenous balanitis. N. Y. St. J. Med. 27, 767 (1927). — Reich, H.: Balanitis circinata bei Reiterscher Krankheit. Arch. Derm. Syph. (Berl.) **194**, 1 (1952). — Reif, F. B.: Balanitis xerotica obliterans. Arch. Derm. Syph. (Berl.) **49**, 299 (1944). — Reiter, H.: Über eine bisher unerkannte Spirochaeteninfektion. (Spirochaetosis arthritica.) Dtsch. med. Wschr. **42**, 1535 (1916). — Die Reitersche Krankheit. Dtsch. med. Wschr. **82**, 1336 (1957). (Schrifttum von 1916—1957, 157 Zitate.) — Rendón Pizano, I.: Bálanoposthitis crónica plasmocitaria. Arch. argent. Derm. **7**, 107 (1957). — Rieth, H.: Untersuchungen zur Hefediagnostik in der Dermatologie. Arch. klin. exp. Derm. **207**, 413 (1958). — Rinaldi, V. G.: La balano-posthite infiammatoria cronica atrofizziante intesa come forma autonoma. Minerva derm. **31**, 378 (1956). — Ritter, H.: Balanitis xerotica obliterans. 1. Tagg Dermat. Ver.igg Groß-Hamburg v. 14.—15. 11. 1936. Zbl. Haut- u. Geschl.-Kr. **56**, 356 (1937). — Riva-Rocci, S.: Una localizzazione rara della difterite. Gazz. med. ital. **58**, 81 (1907). — Rocco, C. G. La: Xerosis balanitica (Balanitische Xerose). Arch. Derm. Syph. (Chic.) **33**, 748 (1936). — Roederer, J.: Un cas de balano-posthite à plasmocytes. Bull. Soc. franç. Derm. Syph. **60**, 110 (1953a). — Un cas d'épithélioma sur balanitis xerotica obliterans post operationem. Bull. Soc. franç. Derm. Syph. **60**, 327 (1953b). — La balanoposthite à plasmocytes de Zoon. Arch. belges Derm. **11**, 268 (1956). — Róna: Zit. Frei, in Haut- u. Geschl.-Kr. von Arzt-Zieler, Bd. V. 1935.

Sachs, W., and P. Sachs: Erythroplasia of Queyrat. Arch. Derm. Syph. (Chic.) **58**, 184 (1948). — Salmoni, R.: Sulle stenosi del meato uretrale e del primo tratto dell'uretra nelle fimosi infiammatorie (Balanits xerotica obliterans). Minerva urol. **5**, 58 (1953). — Scherber, G.: Balanitis. In Handbuch von Jadassohn, Bd. XXI, S. 263. Berlin: Springer 1927. — Schirren, C., u. H. Rieth: Folliculitis barbae durch Candida albicans. Arch. klin. exp. Derm. **202**, 577 (1956). — Schmidt, A.: Wunddiphtherie am Penis und Hodensack. Dtsch. Z. Chir. **265**, 125 (1929). — Schönfeld, W.: Dtsch. med. Wschr. **71**, 111 (1946). — Lehrbuch der Haut- und Geschlechtskrankheiten. Stuttgart: Georg Thieme 1956. — Schouwen van: Zit. Zoon. Ned. T. Geneesk. **94**, 1529 (1950). — Schreus, H. Th.: Ver.igg Düsseld. Dermat. 30. 1. 1951. Zbl. Haut- u. Geschl.-Kr. **81**, 407 (1952). — Schuermann, H.: Krankheiten der Mundschleimhaut und der Lippen, 2. Aufl. München u. Berlin: Urban & Schwarzenberg 1958. — Hautarzt **2**, 557 (1951). — Plasmocytosis circumorificialis. Dtsch. zahnärztl. Z. **15**, 601 (1960). — Schuermann, H., u. W. Hauser: Reitersche Krankheit. Med. Klin. **44**, 1269 (1949). — Seckendorf, E.: Balanitis erosiva arteficialis. Zur Kasuistik der Balanitis. Med. Welt (Berl.) **1934**, 684. — Sedláček, V.: Balanoposthitis caused by Candida. Čs. Derm. **26**, 64 (1951), engl. Zus.-fass. — Sharp, J. L.: Growth of Candida albicans during antibiotic therapy. Lancet **1954 I**, 393. — Sievers, R.: Klappenbildung der Vorhaut und ihre operative Behandlung. Ein Beitrag zur Anzeigestellung bei der kindlichen Phimose. Zbl. Chir. **1935**, 2290. — Simon, C.: Une affection sexuelle inconnue en France. Balanitis xerotica obliterans post-opérationem (Stühmer). Bull. méd. Toulouse 709 (1937). — Smith, D. T.: The disturbance of the normal bacterial ecology by the administration of antibiotics with Redevelopment of new clinical syndroma. Ann. intern. Med. **37**, 1135 (1952). — Sobel, N.: Balanitis xerotica obliterans. Arch. Derm. Syph. (Berl.) **58**, 607 (1948). — Sobotka, P.: Pustulös hyperkeratotisches Exanthem bei gonorrhoischer Allgemeinerkrankung. Derm. Wschr. **56**, 181, 218 (1913). — Sprafke, H.: Balanitis xerotica obliterans. Derm. Z. **59**, 27 (1930). — Balanitis xerotica obliterans. Zbl. Haut- u. Geschl.-Kr. **59**, 386 (1938). — Sterzi, G.: G. ital. Derm. Sif. **3**, 26 (1948). Zit. Pagès u. Freyria. — Stühmer, A.: Balanitis xerotica obliterans (post operationem) und ihre Beziehungen zur Kraurosis glandis et praeputii penis. Arch. Derm. Syph. (Berl.) **156**, 613 (1928). — Balanitis xerotica obliterans post operationem mit Ausgang in Carcinom. 60. Tagg Ver.igg Südwestdtsch. Dermat. 5. 5. 1935. Zbl. Haut- u. Geschl.-Kr. **52**, 194 (1936a). — Balanitis atrophicans chronica. 61. Tagg Südwestdtsch. Dermat. Ver.igg, Freiburg v. 10. 5. 1936. Zbl. Haut- u. Geschl.-Kr. **54**, 294 (1936b). — Balanitis xerotica obliterans post operationem mit Harnröhrenstriktur und Harnverhaltung infolge blasiger Abhebung der narbigen Harnröhrenschleimhaut. 61. Tagg Ver.igg Südwestdtsch. Dermat., Freiburg 1936. Zbl. Haut- u. Geschl.-Kr. **54**, 294 (1937). — Sulzberger, M. B., and W. Garbe: Nine cases of a distinctive exudative discoid and lichenoid chronic dermatosis. Arch. Derm. Syph. (Chic.) **36**, 247 (1937); **73**, 106 (1956). — Sulzberger, M. B., V. H. Witten and J. A. Hunt: Puzzling persistent penile plaques. Arch. Derm. Syph. (Chir.) **73**, 101 (1956). — Sydenham, u. Vercelloni: Zit. Bataille u. Berdal. Méd. mod. Can. **2**, 340 (1891). — Szathmary: Zit. Pagés u. Freyria sowie Follmann.

Tagliavini, R., e M. Lancellotti: Sopra un caso di balanoposthite cronica circoscrita benigna plasmacellulare di Zoon. Arch. ital. Derm. **28**, 440 (1957). — Tappeiner, S.: Ein weiterer Beitrag zur Pathogenese des Ulcus gangraenosum penis. Derm. Wschr. **2**, 1110 (1939). — Thomson, G. M.: Treatment of fusospirillare balanitis. Brit. med. J. **1943**, 485. — Tommasoli: Studi della balanoposthite ricorrente con un contributo alla flora dermatologica. G. ital. Mal. vener. 1880. — Torchi, M.: Osservazioni patogenetiche sulla balanitis sifilitica di Follmann. G. ital. Derm. **87**, 492 (1946). — TOSANTOS, R.: Balanitis xerotica obliterans. Act. dermo.-sifiliogr. (Madr.) **33**, 632 (1942). — TOURAINE, R.: Analyses de deux cas de Balanitis syphilitica primaire. Ann. Derm. Syph. (Paris) **1946**, 245. — TOURAINE, R., et HARLEZ: Balanite syphilitique primaire de Follmann. Bull. Soc. franç. Derm. Syph. **55**, 147 (1948). — TRABUCCO, A., y C. COMMOTO: Balanoposthitis xeroplástica obstructiva. Rev. argent. Urol. **16**, 15 (1947). — TUNICLEFF, E. A., and P. H. MATISHEK: A filtrable virus demonstrated to be the infective agent of bovine balanoposthitis. Science **2**, 283 (1941). — TURLEY, H. K., and J. L. SHAW: Balanitis xerotica obliterans: A case report. J. Urol. (Baltimore) **71**, 451 (1954).

ULLMO, A.: Vulvo-vaginite primaire syphilitique. Bull. Soc. franç. Derm. Syph. **56**, 325 (1949). — URBACH, E.: Balanitis diabetica, festgestellt durch den Nachweis eines isolierten Hautdiabetes. Sitzg Öster. Dermat. Ges., Wien 14. 1. 1937. Zbl. Haut- u. Geschl.-Kr. **57**, 10 (1938).

VASILE, B.: Difterite primitiva del prepuzio. Pediatrica **36**, 595 (1928). — VIDAL, E.: Eruption généralisée et symmétrique de croutes cornées avec chute des ongles d'origine blennorrhagique coincidant avec une polyarthrite de même nature. Ann. Derm. Syph. (Paris) **3**, (Paris) (1893).

WAISMAN, M.: Genitalmoniliasis as a conjugal infection. Arch. Derm. Syph. (Chic.) **70**, 718 (1954). — WALTHER, M.: Kraurosis glandis et praeputii. Zbl. Haut- u. Geschl.-Kr. **43**, 604 (1933). — Kraurosis glandis et praeputii bullosa. Zbl. Haut- u. Geschl.-Kr. **48**, 102 (1934). — WEGMANN, T.: Pilzerkrankungen innerer Organe als Folge von Behandlung mit Antibiotika unter besonderer Berücksichtigung des Respirationstraktes. Antibiot. et Chemother. (Basel) **1**, 235 (1954). — WELTON, D. G., and P. NOWLIN: Balanitis xerotica obliterans: Report of a case. Arch. Derm. Syph. (Chic.) **59**, 636 (1949). — WENTHOLT, H. M. M.: Balanitis plasmacellularis. 140. Tagg des Niederländ. Dermatol. Vereins, Groningen 22.—23. 5. 1954. Dermatologica (Basel) **110**, 175 (1955). — WIEDMANN, A.: Reitersche Erkrankung. Wien. klin. Wschr. **2**, 1245 (1934). — WINKLER, K.: Über die verschiedenen Formen der Balanoposthitis. Dtsch. Gesundh.-Wes. **13**, 421 (1958).

ZOON, J. J.: Balanitis circumscripta chronica met plasmacellen infiltrat. Ned. T. Geneesk. **94**, 1529 (1950). — Balanoposthite chronique circonscrite bénigne à plasmocytes (contra Erythroplasie de Queyrat). Dermatologica (Basel) **105**, 1 (1952a). — Balanitis chronica circumscripta benigna plasmacellularis. (Unterschiede gegenüber der Erythroplasie Queyrat.) Ned. T. Geneesk. **1952**b, 2349. — Balanitis und Vulvitis plasmacellularis. 142. Tagg. Ver.igg Niederländ. Dermatol. 22. 3. 1955. Dermatologica (Basel) **111**, 157 (1955).

B. Phimose und Paraphimose

AMELAR, R. D.: Carcinoma of the penis due to trauma occuring in a male patient circumcised at birth. J. Urol. (Baltimore) **75**, 728 (1956).

BARNEY, A. S.: Epithelioma of the penis. An analysis of 100 cases. Ann. Surg. **46**, 890 (1907). Zit. SCHRÖDER. — BARRINGER, B. S., u. A. L. DEAN jr.: Epithelioma of the penis. J. Urol. (Baltimore) **11**, 497 (1924). Zit. DIETZ u. DOUGHERTY. — BARRY, C. N.: A simple method for reduction of paraphimosis. J. Urol. (Baltimore) **71**, 450 (1954). — BASSET, J. W.: Carcinoma of the penis. Cancer **5**, 530 (1952). — BAUER, K. H.: Das Krebsproblem. Berlin-Göttingen-Heidelberg: Springer 1949. — Diskussionsbemerkungen zum Vortrag J. STENCZEL: Die Verhütung des Peniscarcinoms durch Vorbeugung im Säuglingsalter. Krebsarzt **9**, 298 (1954). — BAVASTRELLI, A.: Nuovo trattamento della parafimosi con iniezioni sottocutanee locali di jaluronidasi. Sicilia sanit. 8, 97 (1955). — BEUMER, G.: A large preputial stone. Docum. neerl. indones. Morb. trop. **5**, 353 (1953). — BRAGNOLI: Zit. SCHRÖDER. — BRUCKHAUS, P.: Zit. DIETZ u. DOUGHERTY. — BUTJAGIN: Zit. SCHRÖDER.

CALLOMON, F. T., and J. F. WILSON: The nonvenereal diseases of genitals. Etiology, differentialdiagnosis and therapy. Springfield (Ill.): Ch. C. Thomas 1956. — CARRIÉ, C.: Peniscarcinom. Ver.igg Düsseld. Dermatol. v. 23. 1. 1939. Zbl. Haut- u. Geschl.-Kr. **61**, 639 (1939). — CHEVASSU: Zit. NGUYEN XUAN CHU u. PHAN BIEN TAM. — ČSER, L.: Beitrag zum Peniskrebs. Zbl. Haut- u. Geschl.-Kr. **62**, 413 (1939).

DEAN jr., A. L.: Epithelioma of the penis. J. Urol. (Baltimore) **33**, 252 (1935). — Epithelioma of the penis in a jew who was circumcised in early infancy. Trans. Amer. Ass. gen.-urin. Surg. **29**, 493 (1936). — DEMARQUAY, J. N.: Maladies chirurgicales du pénis. V. Paris: Adrian Delahaye 1877. — DESSAIVE: Zit. SCHRÖDER. — DIETZ, O., u. E. C. DOUGHERTY: Vergleichende Studie zur Frage der Beschneidung in Deutschland und den Vereinigten Staaten. Dtsch. Gesundh.-Wes. **12**, 193 (1957). — DONNER: Zit. SCHRÖDER.

EHRMANN, L.: Phimose und Paraphimose. In Handbuch der Geschlechtskrankheiten, Bd. I. 1910. — EICHELTER, G.: Die Behandlung der Phimosen. Zugleich Mitteilung eines Behelfs in der Nachbehandlung der Operationsmethode nach Föderl. Wien. med. Wschr. **102**, 255 (1952).

FÖDERL, V.: Zur Klinik und Statistik des Peniscarcinoms. Dtsch. Z. Chir. **198**, 207 (1926).

GALEWSKY, E.: Über Leukokeratosis (Kraurosis) glandis et praeputii. Arch. Derm. Syph. (Berl.) **100**, 263 (1910). — GANS, O.: Diskussionsbemerkung zu J. STENCZEL: Die Verhütung des Peniscarcinoms durch Vorbeugung im Säuglingsalter. Krebsarzt **9**, 299 (1954). — GERÖ, G.: Über Penis-Carcinom. Zbl. Haut- u. Geschl.-Kr. **54**, 426 (1935). — GOTTRON, H.: Phimose als Folge von Granulomen bei M. Schüller-Christian. Schles. Dermat. Ges. v. 2. 7. 1938. Zbl. Haut- u. Geschl.-Kr. **60**, 376 (1938). — GOUGEROT, H., R. DEGOS, S. BOULLE et O. ELIASCHEFF: Sclérodermie de l'anneau préputial. Ann. Mal. vénér. **29**, 839 (1934). — GRABČENKO: Zit. SCHRÖDER. — GRIMMER, H.: Balanitis (Balanoposthitis) chronica circumscripte benigna plasmacellularis (Zoon). Z. Haut- u. Geschl.-Kr. **25**, XXV (1958). — Erythrophasic Queyrat. Z. Haut- u. Geschl.-Kr. **25**, XXV (1958).

HANSSON, C. J.: Cancer of the penis and its treatment. Acta radiol. (Stockh.) **19**, 443 (1938). — HARRENSTEIN, R. J.: Über Phimosis und Pseudophimosis bei Kindern. Zbl. Haut- u. Geschl.-Kr. **48**, 510 (1934). — HERMANS, J. A. H.: Intrauterine Paraphimose? Ned. T. Geneesk. **1**, 1494 (1932). — HESSE, E.: Spinocelluläres Carcinom des Penis bei familiärer Phimose. Zbl. Haut- u. Geschl.-Kr. **59**, 637 (1938). — HEY, W.: Practical observations on surgery, 3rd ed. London: T. Cadell, W. Davies 1814. — HEYMANN, K.: Praeputialsteine ohne Phimose. Z. Urol. 21, 305 (1927). — HIGUTO, K., u. B. KISYUTU: Über eine spezifisch erworbene Phimose bei koreanischen Kindern. Zbl. Haut- u. Geschl.-Kr. **66**, 39 (1941). — HORN, K. W., u. R. M. NEIBITH: Zit. DIETZ und DOUGHERTY. — HUTCHINSON: On epithelioma of the penis. Zit. SCHRÖDER.

JOHNSTON, J. H.: The use and abuse of circumcision. Med. Wld (Lond.) **75**, 651 (1952). — JOYEUX u. NGYEN VAN NGYEN: Zit. LAVEDAN, ENNUYER u. BAUDOUIN.

KAUFMANN, C.: Verletzungen und Krankheiten der männlichen Harnröhre und des Penis. Deutsche Chirurgie, 50a. 1886 (Gesamtliteratur bis 1886). — KAWARAMURA, T.: Peniskrebs. Jap. J. Derm. Urol. **45**, 23 (1939). — KEIL, E.: Zur Frage der Knabenbeschneidung. Hautarzt **6**, 496 (1955). — KILJSTRA, J. C.: Intra-uterine Paraphimosis. Ned. T. Geneesk. **76**, 5845 (1932). — KIRÁLY, J.: Beitrag zur Frage des Peniscarcinoms. Zbl. Haut- u. Geschl.-Kr. **56**, 689 (1940). — Arch. klin. Med. **203**, 646 (1942). — KÖHLER, G.: Das Peniscarcinom. Chirurg **17/18**, 213 (1947). — KONELSKI: Die Beschneidung der Juden vom Standpunkt der modernen Medizin. Zit. SCHRÖDER. — KONWENAAR, W.: Carcinoma penis und Beschneidung. Geneesk. T. Ned.-Ind. **73**, 1539 (1339).

LAVEDAN, J., A. ENNUYER et M. BAUDOUIN: Le cancer de la verge. (Étude pathologique et thérapeutique basée sur 74 observations). Bull. Ass. franç. Cancer **41**, 149 (1954). — LEDLIE, R. C. B., and D. W. SMITHERS: Carcinoma of the penis in a man circumcised in infancy. J. Urol. (Baltimore) **76**, 756 (1956). — LENOWITZ, H., and A. P. GRAHAM: Carcinoma of the penis. J. Urol. (Baltimore) **56**, 458 (1946). — LEWIN: Über rituelle und therapeutisch indizierte Circumcision. Mh. prakt. Derm. **14**, 523 (1892). — LOVÉN, K. A.: Über fünf Fälle von Phimosis bei Greisen. Acta chir. scand. **79**, 191 (1937).

MAJANC: Zit. SCHRÖDER. — MANTEUFFEL, J. H. K.: Ein Beitrag zur Statistik des Peniscarcinoms. Diss. Breslau 1900. — MARCHIONINI, A.: Die Bedeutung der Beschneidung für die Dermatologie. Hautarzt **4**, 408 (1953). — Disk.-Bemerk. zu STENCZEL. Krebsarzt **9**, 298 (1954). — MARSHALL, V. F.: Typical carcinoma of the penis in a male circumcised in infancy. Cancer (Philad.) **6**, 1044 (1953). — MARTIN: De la circoncision avec un nouvel appareil pour faire la. Gaz. med. **317**, 2026 (1872). — MATRAS, A.: Ca. penis auf phimotischer Basis. Sitzg. Öster. Dermat. Ges. 31. 1. 1952. Zbl. Haut- u. Geschl.-Kr. **80**, 118 (1952). — MELICOW, M. M., and E. J. GANEM: Cancerous and precancerous lesions of the penis; a clinical and pathological study based on twenty-three cases. J. Urol. (Baltimore) **55**, 486 (1946). — MERRICKS, J. W., and TH. L. C. COTTRELL: Erythroplasia of Queyrat. J. Urol. (Baltimore) **69**, 807 (1953). — MEURER, H.: Über die Phimose. Dtsch. med. Wschr. **80**, 1083 (1955).

NATH u. GREWAL: Zit. LAVEDAN, ENNUYER u. BAUDOUIN. — NGUYEN XUAN CHU et PHAM BIEU TAM: Le cancer de la verge chez les Vietnamiens. Presse méd. **62**, 125 (1954). — NOBUJI, H.: Carcinoma penis. Inaug.-Diss. München 1909.

OETTER: Carcinom des Penis bei kongenitaler Phimose. Ver.igg Düsseld. Dermatol. 23. 1. 1939. Zbl. Haut- u. Geschl.-Kr. **61**, 325 (1939).

PAQUIN jr., A. J., and J. M. PEARCE: Carcinoma of the penis in a man circumcised in infancy. J. Urol. (Baltimore) **74**, 626 (1955). — PIRNER, F.: Zur Reposition der Paraphimose. Zbl. Chir. 78, 267 (1953). — PLAUT, A., u. A. C. KOHN-SPEYER: Science **105**, 391 (1947). — The carcinogenic action of smegma. Science **104**, 39 (1949).

RATLIFF, R. K.: Hyaluronidase treatment of paraphimose. J. Amer. med. Ass. **155**, 746 (1954). — RAVICH, A., and R. A. RAVICH: Prophylaxis of cancer of the prostate, penis and cervix by circumcision. N.Y. St. J. Med. **51**, 1519 (1951). — REITMANN, P. H.: An unusual case of penile carcinoma. J. Urol. (Baltimore) **69**, 547 (1953). — RICORD, P.: Nouveau traité des maladies vénériennes. Paris: Blosse 1861. — RIVOIR, J.: Eingekapselte Präputialsteine in einer jahrelang bestehenden Phimose. Z. urol. Chir. **43**, 58 (1937). — ROSER: Zit. FREY, in Haut- und Geschlechtskrankheiten von ARZT-ZIELER, Bd. 5, S. 619. Berlin u. Wien: Urban & Schwarzenberg 1935. — RUMMELHARDT, S.: Das Peniscarcinom. Wien. med. Wschr. **101**, 909 (1951).

SACHS, W., and P. SACHS: Erythroplasie of Queyrat. Arch. Derm. Syph. (Chic.) **58**, 184 (1948). — SAMPOERNO: Peniscarcinom und Beschneidung. Dtsch. Z. Chir. **201**, 282 (1927). — SAUCAZ, M.: Réduction après une séance d'ultra-sons d'un paraphimosis datant de 15 jours. Bull. Soc. franç. Derm. Syph. **62**, 88 (1955). — SCHLOFFER: Zit. SCHERBER, in Handbuch von JADASSOHN, Bd. 21. 1927. — SCHMIDT, H. E.: Zur Ätiologie des Carcinoma penis. (Diss. Erlangen 1889.) Zit. DIETZ u. DOUGHERTY. — SCHMUCKLER: Die chirurgische Prophylaxe der Erkrankungen des Praeputiums. Zbl. Chir. **1897**, 39. — SCHRÖDER, V.: Die Phimose. Ergebn. Chir. Orthop. **30**, 489 (1937) (537 Zitate). — SPEERT, H.: Circumcision of the newborn, an appraisal of its present status. Obstet. and Gynec. **2**, 164 (1953). — STÜHMER, A.: Die Differentialdiagnose der entzündlichen Phimose. Med. Welt **19**, 1 (1938).

TAPPEINER, S.: Bösartige Geschwülste des Penis. Arch. Derm. Syph. (Berl.) **176**, 425 (1938). — TEMMING, H.: Zur Frage der Phimose und der natürlichen Pseudophimose. Kinderärztl. Prax. **9**, 516 (1938). — THIERSCH: Zit. KÖHLER.

WEISSENBACH, R. J., P. FERNET et L. FAULONG: Phimosis scléreux «Kraurosis penis». Bull. Soc. franç. Derm. Syph. **43**, 1630 (1936). — WEISSENBACH, R. J., P. FERNET, J. MARTINEAU et TENISSE: Epithéliome de la verge. Bull. Soc. franç. Derm. Syph. **45**, 1807 (1938). — WILDBOLZ, H.: Lehrbuch der Urologie. Berlin 1924. — WILLE-BAUMKAUFF, H.: Zur Prognose des Peniskarzinoms. Bruns' Beitr. klin. Chir. **179**, 507 (1950). — WOLBARST, A. L.: Universed circumcision. J. Amer. med. Ass. **62**, 92 (1914). — Circumcision and penile cancer. Lancet **1932 I**, 150.

YUTAKA, F.: Cancer of penis. Jap. J. Derm. **63**, 153 (1933).

C. Akute Gangrän der Genitalien

AIRD, J.: Companion in surgical studies, S. 981. Edinburgh: E. & S. Livington 1949. — ALDERS, N.: Scrotal gangrene of the newborn. Arch. Dis. Childh. **29**, 160 (1954). — ARNOLD, C. H.: Plaut-Vincent's infection of the vagina. J. Amer. med. Ass. **94**, 1461 (1930).

BALOG, P.: Neuer Fall von infektiöser Scrotalgangrän, verursacht durch den Bacillus gangraena cutis (Milian). Derm. Wschr. **1**, 231 (1933). — BAURIENNE,: Sur une laie contuse qui c'est terminée par sphacèle de tout le scrotum. Méd., Chir., Pharm. 20, 25. März 1764. Zit. MCCREA. — BEJARANO, J., u. M. HOMBRIA: Zur Klinik und Bakteriologie der gangränösen Genitalprozesse. Act. dermo.-sifiliogr. (Madr.) **20**, 263, 423 (1928). — BERCLAY, L. T., and E. B. HANDRICK: Plast. reconstr. Surg. **3**, 56 (1948). — BERNABEO, V.: Su di un caso di gangrena fulminante dei genitali. Rif. med. **1932**, 1057. — BERTOGLIO, I. S., and R. K. RATLIFF: Gasgangrene of the scrotum. Report of two cases. Urol. cutan. Rev. **47**, 352 (1943). BINDSLEV, G.: Ein Fall von tödlich verlaufender Genitalgangrän. Hospitals tidende **1932**, 322. — BOCHÝNSKI, Z.: Über verschiedene Formen der infektiösen Gangrän der äußeren Geschlechtsteile. Zbl. Haut- u. Geschl.-Kr. **48**, 261 (1934). — BODIN, E.: Gangrène foudroyante des organes génitaux chez la femme. Presse méd. **36**, 1611 (1928). — BOERHAVE, H.: Zit. LEVINSON. — BRUNN, H., and E. I. HARRIS: Idiopathic gangrene of the scrotum. Surg. Clin. N. Amer. **11**, 935 (1931).

CAMPBELL, J. C.: Fournier's gangrene. Brit. J. Urol. **27**, 106 (1955). — CAMPBELL, M. F.: Streptococcus scrotal and penile gangrene. Surg. Gynec. Obstet. **34**, 780 (1922). — CARVER, J.: Idiopathic gangrene of the scrotum. Brit. J. Urol. **11**, 68 (1939). — CHEVALLIER, P., M. LÉVY-BRÜHL et R. MORICARD: Un cas d'phagédénisme vulvaire (phagédénisme géométrique de Brocq et Simon). Bull. Soc. franç. Derm. **38**, 212 (1931). — Phagédénisme de la verge. Bull Soc. franç. Derm. Syph. **38**, 448 (1931). — CHWALLA, R.: Foudroyante Gangrän des äußeren Genitales. Z. urol. Chir. **38**, 129 (1933). — CIANI, M.: Gangrena acuta dei genitali seguita da morte in un bambino di 27 giorni. Dermosifilografo **11**, 358 (1936). COENEN, H., u. J. PRZEDBORSKI: Die Gangrän des Penis und des Scrotums. Bruns' Beitr. klin. Chir. 75 (1911). — CONWAY, B. P., and E. W. HIRSCH: Gangrene of the scrotum due to selfinduced rupture of the urethra. Illinois med. J. **52**, 493 (1927). — COPE, J. C., and V. V. BÜHLER: Gangrene of the scrotum as complication of retroperitoneal infection. J. Urol. (Baltimore) **69**, 188 (1953). — CRUSSARD: Zit. GIBSON.

DENNEHY, P. H.: Idiopathic gangrene of the scrotum (Fournier's gangrene). S. Afr. med. J. **25**, 222 (1951).

EBRILL, D., and M. O'DONOGHUE: Fournier's gangrene. Brit. J. Urol. **23**, 56 (1951). — ESAU, P.: Phlegmone und Gangrän am Penis und Scrotum. Langenbecks Arch. klin. Chir.

122, 635 (1923). — ESQUIER et ESCARTEFIGUE: A propos d'un cas de gangrene aigue de la verge. Bull. Soc. franç. Derm. Syph. 38, 228 (1931).

FOURNIER, A.: Gangrène foudroyante de la verge. Sem. méd. (Paris) 3, 345 (1883a). — Gangrène foudroyante de la verge. Méd. prat. 4, 589 (1883b). — Etude clinique de la gangrène foudroyante de la verge. Semaine méd. Paris 4, 691 (1884). — FRIEDMANN, S.: Gasgangrene of penis and scrotum. J. Urol. (Baltimore) 72, 51 (1954).

GADRAT, J., et A. BAZEX: Un cas de gangrène foudroyante des bourses. Hémoculture positive: Présence dans le sang d'un bacille du type «Bacillus gangraenae cutis». Bull. Soc. franç. Derm. Syph. 45, 1740 (1938). — GATÉ, J., P. CUILLERET et I. S. THÉVENON: Gangrène localisée du fourreau de la verge avec fenestration de prépuce. Bull. Soc. franç. Derm. Syph. 39, 800, 832 (1932). — GIBSON, TH.: Idiopathic gangrene of the scrotum with report of a case and review of literature. J. Urol. (Baltimore) 23, 125 (1930). — GOLDSTEIN, A. E., and B. M. JAFFE: Gangrene of the scrotum of two cases. Urol. cutan. Rev. 41, 779 (1937). — GREGORY, I. L.: Fournier's gangrene. Brit. J. Urol. 27, 116 (1955).

HAAM, E. v.: Venereal spirochetosis. Amer. J. trop. Med. 18, 595 (1938). — HEBLER: Brand des Hodensackes mit vollständiger Wiedersetzung. Med. Ztg Berlin, Nr 41, 188 (1848). HUBER, H. G.: Ein Beitrag zur Genitalgangrän bei Erysipel im frühen Kindesalter. Kinderärztl. Prax. 8, 5 (1937).

KLAUDER, J. V.: Diskussion zu Madden: The balanitides. J. Amer. med. Ass. 105, 220, 420 (1935). — KOURIELSKY, R., A. BEAUVY et P. ANGLADE: Leucose aiguë aleucémique simulante un érythème nouyeux et terminé par une gangrène de la verge. Bull. Soc. méd. Hôp. Paris 53, 1378 (1937). — KÜTTNER, H.: Die spontane infektiöse Gangrän des Penis und Scrotums bei Kriegsteilnehmern. Klin. Wschr. 4, 909 (1916).

LALLEMAND: De la gangrène foudroyante spontanée des organs genitaux externe de l'homme. Thèse Paris 1884. — LANZANI, V.: Sulle gangrene fulminanti dei genitali esterni. Dermosifilografo 7, 644 (1932). — LEHMANN, J.: Über Gangrän des Penis. Zbl. Haut- u. Geschl.-Kr. 149, 322 (1930). — LEVINSON, A.: Gangrene of the scrotum in infants and children. Amer. J. Dis. Child. 41, 1123 (1931). — LORTAT-JACOB, J. E.: La sérothérapie antigangréneuse dans la gangrène de la verge. Presse méd. 2, 1355 (1930). — LORTAT-JACOB, J. E., u. Y. BUREAU: Gangrène de la verge guérie par le sérum antigangréneuse de Weinberg. Bull. Soc. franç. Derm. Syph. 36, 430 (1929). — LORTAT-JACOB, J. E., FLANDRIN et POUMEAU-DELILLE: Nouveau cas de gangrène de la verge guérie par le sérothérapie. Bull. Soc. franç. Derm. Syph. 36, 1042 (1929). — LOUSTE, RIVALLIER et RACINE: Un cas de gangrène de la verge compliquant un chancre syphilitique. Bull. Soc. franç. Derm. Syph. 37, 1103 (1930).

MAIR, G. B.: Idiopathic gangrene of the scrotum. Lancet 1945 I, 464. — MANSFIELD, O. T.: Spontaneous gangrene of the scrotum (Fourniers gangrene). Brit. J. Urol. 275 (1945/1946). — MARQUES, S.: Kryptogene fulminante Gangrän des Penis. Arch. brasil. Cirurg. ortop. 3, 77 (1935). Ref. Zbl. Haut- u. Geschl.-Kr. 52, 591 (1935). — MCCREA, L. E.: Fulminating gangrene of the penis. Clinics 4, 796 (1945). — MCPHERSON, A. G.: Fulminating gangrene of the penis. Report of a case. Brit. J. Surg. 38, 118 (1950). — MELCZER, N.: Zur Ätiologie des Ulcus gangraenosum penis. Dermatologica (Basel) 90, 183 (1944). — Die fulminante Gangrän der äußeren Geschlechtsorgane. Acta derm.-venereol. (Stockh.) 25, 338 (1945a). — Zur Klinik und Ätiologie der gangränösen Umwandlungen verschiedener Hautentzündungen. Acta derm.-venereol. (Stockh.) 25, 350 (1945b). — MELENY, F. L.: A differential diagnosis between certain types if infectious gangrene of the skin. Surg. Gynec. Obstet. 56, 847 (1933). — MILBRADT, W.: Gangrän des Scrotums und Penis nach Infiltrationsanaesthesie (Infektion oder Adrenalinempfindlichkeit)? Arch. Derm. Syph. (Berl.) 168, 345 (1933). — MILIAN, G.: Gangrène fusospirillaire de la verge. Rev. franç. Derm Vénér. 14, 21 (1928). — Gangrène foudroyante des organes genitaux. Bull. Soc. franç. Derm. Syph. 36, 419 (1929). — Le bacille de la gangrène cutanée. 8. Internat. Kongr. Dermat. Syph., Kopenhagen 5.—9. 8. 1930. Paris med. 201, 68 (1930). — Recherches du bacille de la gangrène cutanée. Bull. Soc. franç. Derm. Syph. 40, 264 (1933). — Balanitis à staphylocoques et a bactérium cutis commune. Pyodermite périgénitale. Rev. franç. Derm. Vénér. 13, 153 (1937). — MILIAN, G., u. L. PERIN: Zit. MELCZER. — MORICARD: Zit. MCCREA. — MUSCOLINO, M.: Sulla gangrena acuta dei genitali. Boll. Soc. med.-chir. Catania 6, 198 (1938).

NALOP, E.: Ein Beitrag zur Geschichte der genitalen Gangrän an Hand eines Falles von spontaner Gangraena penis. Inaug.-Diss. Jena 1931. — NARDUCCI, F.: Gangrena dei genitali seguita da setticemia e morte in une bambina di 15 meni. Dermosifilografo 2, 330 (1927). — NATIVELLE, R.: Apropos d'un cas de gangrène de la verge présenté par M. M. Louste et Pinoche. Examen bactériologique. Bull. Soc. franç. Derm. Syph. 36, 418 (1929). — Un bacille des gangrènes cutanées. Ann. Inst. Pasteur 45, 169 (1930).

ÖSTERREICHER, E.: Beiträge zur Salvarsanbehandlung von Gangrän des Penis und des Scrotums auf Grund dreier Fälle. Orvoképzés 19, Sonderh. 106 (1929). — OSTROWSKI, ST.: Gangraena penis. Zbl. Haut- u. Geschl.-Kr. 32, 794 (1930).

PAMPARI, D.: Un caso di gangrena della verga da actinomyces. Le gangrene degli organi genitali esterni. Arch. ital. Chir. **44**, 357 (1936). — PERUCCIO, L.: Su alcuni casi de gangrena fulminante dei genitali. Boll. Sez. region Soc. ital. Derm. **1**, 22 (1937). — PHOTINOS, G., P. PHOTINOS u. RÉLIAS: Foudroyante Penisgangrän. Griech. Dermat.-Venereol. Ges. v. 10. 6. 1934. Zbl. Haut- u. Geschl.-Kr. **52**, 341 (1936). — PHOTINOS, P., et A. RÉLIAS: La gangrène foudroyante de la verge. Etude clinique bactériologique et expérimentale à l'occasion du premier cas observé en Grèce. Bull. Soc. franç. Derm. Syph. **41**, 1619 (1934). — PHOTINOS, G., u. SOUVATZIDES: Foudroyante Gangrän am Penis. Griech. Dermat.-Venereol. Ges. v. 10. 2. 1935. Zbl. Haut- u. Geschl.-Kr. **54**, 386 (1937). — Gangrän des Penis. Griech. Dermat.-Venereol. Ges. v. 14. 6. 1936. Zbl. Haut- u. Geschl.-Kr. **57**, 22 (1938a). — Gangrän des Penis. Griech. Dermat.-Venereol. Ges. v. 28. 2. 1937 (Athen). Zbl. Haut- u. Geschl.-Kr. **59**, 117 (1938b). — PONHOLD, J.: Beitrag zum Ulcus gangraenosum penis et vulvae. Derm. Wschr. **116**, 263 (1943).

RANDALL, A.: Idiopathic gangrene of the scrotum. J. Urol. (Baltimore) **4**, 219 (1920). — RANDALL, D. H.: A case of "idiopathic" gangrene of the scrotum. Brit. J. Surg. **37**, 368 (1950). — RIOSECO, E.: Zwei Fälle von rasch verlaufender Spontangangrän der äußeren Genitalien. Rev. méd. Chile **60**, 880 (1932). — ROBERTS, V. B.: Vincet's angina of vagina. J. Med. **10**, 125 (1929). — ROBINSON, H. R.: Infection of vagina by Vincet's spirillae, complicating pregnancy and puerperium. Tex. St. J. Med. **22**, 687 (1927). — RUITER, M., and H. M. M. WENTHOLT: A pleuropneumonia-like organism in primary fusospirochaetal gangrene of the penis. J. invest. Derm. **15**, 301 (1950). — The occurence of a pleuropneumonia-like organism in fusospirillary infections of the human genital mucosa. J. invest. Derm. **18**, 313 (1952).

SÉZARY, A., E. COMBE et M. CONTE: Remarques sur la bactériologie de la gangrène aiguë des organs génitaux. Bull. Soc. franç. Derm. Syph. **37**, **1143** (1930). — SHAFIROFF, B. G. P.: Gangrene of the scrotum and penis. Zbl. Haut- u. Geschl.-Kr. **49**, 478 (1935). — SIMON, C.: Gangrène aiguë de la verge sur balanite médiate. Bull. Soc. franç. Derm. Syph. **2**, 505 (1942). — SKLARUK, A. A.: Zur Frage der Hodensackgangrän. Urologiya **16**, 101 (1939). Ref. Zbl. Haut- u. Geschl.-Kr. **63**, 38 (1940). — SOUPAULT: Zit. MCCREA.

VENTURI, T.: Sopra un caso di gangrena dei genitali seguita da morte. G. ital. Derm. **70**, 470 (1929).

WHITING, A. D.: Gangrene of the scrotum. Ann. Surg. **41**, 841 (1905).

Ulcus vulvae acutum (Lipschütz[1])

Von

Josef Zelger-Innsbruck und **Anton Winkler**-Hamburg

Mit 17 Abbildungen

Synonyma: Ulcus pseudovenereum (Lipschütz), Ulcus pseudotuberculosum (Scherber), Scheidenbacillengeschwür (Scherber)

Bis zum Erscheinen des Lipschützschen Beitrages im Jadassohnschen Handbuch über das „Ulcus vulvae acutum" im Jahre 1927 waren in der Literatur erst etwa 60 Fälle dieses Krankheitsbildes bekannt. Inzwischen hat sich diese Zahl auf über 250 erhöht, und zwar liegen bis jetzt Kasuistiken aus folgenden 23 Ländern vor: Belgien, Bulgarien, Dänemark, Deutschland, England, Finnland, Frankreich, Griechenland, Holland, Italien, Japan, Jugoslawien, Norwegen, Österreich, Polen, Portugal, Rumänien, Rußland, Schweiz, Spanien, Tschechoslowakei, Türkei und USA. Darüber hinaus fand das Krankheitsbild des Ulcus vulvae acutum in der Zwischenzeit auch Aufnahme in die meisten dermatologischen, gynäkologischen und pädiatrischen Lehrbücher der Welt und zählt somit heute — rund 50 Jahre nach seiner Erstbeschreibung — zum unveräußerlichen Bestand der medizinischen Wissenschaft.

Definition

Die von Lipschütz aufgestellte Definition des Ulcus vulvae acutum hat auch noch heute weitgehende Gültigkeit; sie erfuhr in der Zwischenzeit nur in einzelnen Punkten eine Erweiterung bzw. Präzisierung: So konnte die Pathogenese des Geschwürsprozesses durch die genauere Kenntnis der Scheidenphysiologie näher aufgeklärt werden. In der Klinik wurde es auf Grund wiederholter Beobachtungen notwendig, die Lipschützsche Vorstellung von der ausnahmslosen Beschränkung des Krankheitsgeschehens auf die Vulva aufzugeben und die Möglichkeit einer Allgemeininfektion durch den Bacillus crassus mit Ausbildung von bakteriellen Metastasen bzw. Rheumatoiden anzunehmen. Auch der Einfluß anderer Erkrankungen auf die Entstehung des Ulcus vulvae acutum wurde an Hand zahlreicher Beispiele eingehend studiert. Schließlich verlangte die Neubeschreibung weiterer nichtvenerischer Geschwürsprozesse am weiblichen Genitale die Aufstellung einer genaueren Differentialdiagnose des Scheidenbacillengeschwürs. Bei Berücksichtigung dieser inzwischen gewonnenen Erkenntnisse ergibt sich für das Ulcus vulvae acutum heute folgende Definition:

„Dem Krankheitsbild des Ulcus vulvae acutum Lipschütz liegt wahrscheinlich eine Störung der hormonellen Regulation der Scheidenphysiologie zugrunde, die entweder primär zu bestimmten Lebenszeiten (Pubertät, Schwangerschaft) oder sekundär im Zusammenhang mit anderen Erkrankungen auftritt. Im Verlaufe dieser Dysregulation kommt es zu einer gesteigerten Proliferation und Desquama-

[1] Biographische Angaben bei Paul, Ullmann u. Zelger.

tion des Vaginalepithels. Der auf diese Weise vermehrte Scheideninhalt vermag infolge seines überreichlichen Glykogengehaltes die Döderleinschen Scheidenbacillen derart zu verstärkter Wucherung und fermentativer Tätigkeit anzuregen, daß alsbald eine mengen- und titermäßig über das normale Maß hinausgehende Milchsäurebildung einsetzt. Dadurch erhält das Vaginalsekret eine stark saure Reaktion und letztere ist die offenbar unmittelbare Ursache für das Auftreten der Krankheitserscheinungen an der Vulva.

Klinisch stellt sich als erstes ein reichlicher, schaumig-weißlicher Fluor vaginalis ein, der einen hohen Säuretiter aufweist und neben Schleim und Epithelzellen eine Reinkultur von Bacillus crassus enthält. Während das säuregewohnte und -resistente Vaginalepithel dadurch kaum einmal einen Schaden erleidet, entwickeln sich beim Abfließen des Scheideninhaltes an der Vulva und eventuell auch in ihrer näheren Umgebung Reizerscheinungen verschiedener Intensität, die subjektiv von einem starken brennenden Schmerz begleitet werden: In den leichteren Fällen tritt lediglich eine entzündliche Rötung und Schwellung der benetzten Hautstellen auf (desquamativer Scheidenkatarrh); in den schwereren Fällen bilden sich innerhalb dieser entzündeten Zone, und zwar am häufigsten an den Innenseiten der kleinen Labien Geschwüre verschiedener Morphologie aus (Ulcus vulvae acutum). Nicht selten erfolgt auch eine lokale Propagation des Vaginalsekretes in die Harnröhre, wo sich dann eine desquamative Urethritis entwickelt — subjektiv gekennzeichnet durch einen äußerst intensiven, brennenden Schmerz bei der Miktion.

Zu den Genitalerscheinungen gesellen sich in den meisten Fällen auch Zeichen einer Allgemeininfektion: Vielfach beschränken sich dieselben auf unspezifische Allgemeinerscheinungen wie Abgeschlagenheit, Fieber, Schüttelfrost, Kopf- und Gliederschmerzen und eine schmerzhafte Schwellung der regionären inguinalen Lymphknoten. Gelegentlich entwickeln sich aber auch hämatogen-bakterielle Metastasen (Mundaphthen, Exantheme verschiedener Morphologie) und Rheumatoide (Arthritis, Iritis, Pleuritis, Endokarditis). Das Vorliegen einer Allgemeininfektion ergibt sich auch aus der Allergie gegen den Bacillus crassus, die sich mitunter durch Intracutanteste oder serologische Reaktionen nachweisen läßt.

Das Ulcus vulvae acutum nimmt durchwegs einen raschen Verlauf; Rezidive kommen vor, sind aber nicht die Regel. Die Erkrankung tritt vorwiegend bei jüngeren Mädchen, besonders bei Virgines auf, seltener während der Schwangerschaft oder im Verlaufe anderer Krankheiten (z. B. Typhus, Paratyphus, Tuberkulose). Eine Kontagiosität des Leidens besteht nicht; auch fehlt ein sicherer Zusammenhang mit der Menstruation oder ein gehäuftes Auftreten in einer bestimmten Jahreszeit. Differentialdiagnostisch sind in erster Linie die venerischen Geschwüre abzugrenzen, daneben aber auch andere nichtvenerische Erkrankungen der Vulva, insbesonders die Aphthose.“

A. Klinik

I. Allgemeines

Die von LIPSCHÜTZ getroffenen allgemeinen Feststellungen über das Ulcus vulvae acutum — nämlich das Fehlen einer Kontagiosität, das deutliche Überwiegen jugendlicher Patientinnen und der bevorzugte Befall von Virgines — fanden in der Zwischenzeit an einem wesentlich vergrößerten Beobachtungsgut ihre volle Bestätigung.

Eine *Übertragung* des Ulcus vulvae acutum ist schon auf Grund der neuen Erkenntnisse in der Pathogenese dieses Geschwürsprozesses nicht möglich; gegen eine Kontagiosität sprechen aber auch die klinischen Befunde wie das Alter und der Stand der meisten Patientinnen (jüngere Mädchen, vorwiegend Virgines), die Anamnese (kein oder nur ein weit zurückliegender Geschlechtsverkehr), das Fehlen jeglicher Krankheitserscheinungen beim Partner bei drei Gegenüberstellungen (Dreyer, Glauberson, Posatti), das Fehlen eines analogen Krankheitsbildes beim Mann und schließlich das wiederholte Mißlingen der Auto- und Hetero-Inoculationen sowie der Tierversuche. Demgegenüber finden sich für eine Kontagiosität in der gesamten Literatur nur folgende, wenig zu verwertende Angaben: In zwei Fällen (Danbolt, Ferrari) ging dem Auftreten des Ulcus vulvae acutum ein Notzuchtsversuch voraus. Scherber (1) sah zwei Schwestern (3- und 5jährig) gleichzeitig an einem Scheidenbacillengeschwür erkranken; ihm gelang auch einmal neben vielen mißglückten Versuchen eine Inoculation des Geschwürssekretes auf die Genitalschleimhaut eines Meerschweinchens. Über ein positives Impfresultat berichten außer ihm nur noch Troisier-Bariety-Gabriel. Vereinzelt finden sich Mitteilungen über das Vorkommen von Bacillus crassus beim Mann: So konnte Brünauer bei einer desquamativen Urethritis im Sekret mikroskopisch und kulturell Crassusbacillen nachweisen und auch Lipschütz und Volk sahen in Abstrichen aus Substanzverlusten des Genitales und der Analgegend diese Keime. Eine einzige Mitteilung (Fernandez) beschreibt ein Ulcus vulvae acutum beim Mann; jedoch zweifelt selbst der Autor an dieser Diagnose.

Auch die Lipschützsche Ansicht über die *Altersverteilung* der Patientinnen erfuhr in der Zwischenzeit keine Abänderung: Nach Lipschütz dominieren die 14—20jährigen Mädchen; in einer eigenen Zusammenstellung, die 135 in der Literatur festgehaltene Beobachtungen umfaßt, entfielen rund 80% auf das 2. oder 3. Lebensjahrzehnt. In Korrelation zur Altersverteilung steht das bevorzugte Auftreten des Ulcus vulvae acutum bei Virgines: Lipschütz selbst sah unter 47 Fällen rund 75% Virgines, Scherber sogar 93%. In der Literaturzusammenstellung von Hartl haben 70%, in einer eigenen, 100 Fälle umfassenden Zusammenstellung noch 64% der Patientinnen ein intaktes Hymen. Unter den 36 Defloratae fanden sich 8 verheiratete Frauen, 9 Schwangere, 5 Multiparae und eine Prostituierte.

Der *Einfluß von Menstruation und Schwangerschaft* auf die Ausbildung des Ulcus vulvae acutum ist noch nicht völlig abgeklärt: In einer Reihe von Fällen entwickelten sich die Vulvageschwüre zur Zeit der Menstruation [Hammerschmidt-Korting, Finnerud, Sedallian-Monnet-Moinecourt, Leftakis, Talalov (1), Contreras], vereinzelt auch unmittelbar zuvor (Decker-Bruns) oder im Anschluß daran [Gougerot-Burnier-Uhry (1, 2)]. Bei anderen Beobachtungen wiederum fehlte jeder Zusammenhang mit dem Genitalcyclus: So wurde das Ulcus vulvae acutum bei unregelmäßigen oder fehlenden Menses [Pinard-Delaitre, Hartl, Popoff, Roederer-Sloimovici (1), Bureau, Wien-Perlstein], bei noch nicht menstruierenden Mädchen, bei Hysterektomierten (Lipschütz) und auch noch in der Menopause (Lewin) gesehen. Ein Auftreten des Ulcus vulvae während der Schwangerschaft ist in der Literatur bisher 10mal vermerkt [Dreyer, Falkenstein, Goldschlag, Itikawa-Shinoda, Pautrier-Roederer, Perpignano, Negrisoli, Carol-Ruys (2) und Buzzi in zwei Fällen]. Nach Hartl neigen in diesen Fällen die Vulvageschwüre zu besonders großer Ausdehnung sowie zu Hämorrhagien, vermutlich infolge der allgemeinen Gewebsauflockerung während der Gravidität. Auf Grund dieser klinischen Beobachtungen und in Hinblick auf die neueren pathogenetischen Vorstellungen erscheint ein begünstigender Einfluß von Schwangerschaft und Menstruation auf die Auslösung des Ulcus vulvae acutum nicht ausgeschlossen.

Einige Autoren [SCHERBER (1), VOLAVSEK, BINGEL, R. MIKI] wollen ein gehäuftes Auftreten des Ulcus vulvae acutum zu verschiedenen Jahreszeiten festgestellt haben. In einer eigenen, 32 Fälle umfassenden Zusammenstellung zeigt sich wohl auch eine leichte Zunahme der Erkrankungen im April und Mai, sowie eine Verringerung im November und Dezember, eine deutliche *jahreszeitliche Abhängigkeit* läßt sich jedoch nicht erkennen.

II. Symptomatologie

Das gelegentliche Übergehen der Vulvageschwüre in eine Allgemeininfektion mit hämatogen-bakteriellen Metastasen und Rheumatoiden machte es notwendig, für die Beschreibung der klinischen Erscheinungen eine übersichtliche Gliederung zu schaffen: Während einige französische Autoren (PAUTRIER-ROEDERER u. a.) sich noch im Jahre 1931 damit begnügten, nach dem Verlauf der Erkrankung zwischen akuten, subakuten und chronischen oder nach der Temperaturhöhe zwischen pyretischen und apyretischen Fällen zu unterscheiden, stellte SANTORI im Jahre 1932 als erster die auf das Genitale beschränkten Formen den mit Haut- und Mundschleimhauterscheinungen einhergehenden gegenüber und fügte als dritte Gruppe jene Fälle hinzu, bei denen das Ulcus vulvae acutum im Zusammenhang mit einer anderen Krankheit auftritt. Unter Berücksichtigung dieser beiden Einteilungen hat dann TALALOV (3) im Jahre 1940 die Abgrenzung folgender vier Formen vorgeschlagen: 1. gangränöse Form, 2. venerische Form vom Typus a) des weichen Schankers, b) dessen follikulärer Abart, c) des syphilitischen Schankers, 3. chronischer Verlauf und 4. verlaufend mit Haut- und Mundschleimhautmetastasen.

In Anlehnung an SANTORI kann man zwischen einer primären und einer sekundären Form des Ulcus vulvae acutum unterscheiden, je nachdem, ob sich der Geschwürsprozeß selbständig oder im Gefolge einer anderen Erkrankung entwickelt; diese Gegenüberstellung hat jedoch nur pathogenetisches Interesse, da sich das klinische Bild der beiden Gruppen völlig deckt. Für die Beschreibung der klinischen Erscheinungen eignet sich am besten eine Gliederung nach pathologisch-anatomischen Gesichtspunkten, zumal sich dabei die Lipschützsche Einteilung der Geschwürsformen unverändert einbauen läßt. Man unterscheidet am zweckmäßigsten zwischen einfachen und komplizierten Fällen von Ulcus vulvae acutum: Bei den einfachen Fällen beschränken sich die Krankheitserscheinungen auf die Genitalregion (Fluor vaginalis, Vulvageschwüre, Urethritis); die Veränderungen entstehen lediglich durch eine lokale Propagation des crassushaltigen Scheidensekrets. Bei den komplizierten Fällen gesellen sich zu den Genitalerscheinungen noch hämatogen-bakterielle Metastasen (Mundaphthen, Exantheme) und Rheumatoide (Arthritis, Iritis usw.) — also Symptome einer Crassus-Bacillämie. Das Kriterium für die Abgrenzung ist also das pathologisch-anatomische Manifestwerden von Komplikationen und nicht das Vorliegen einer Crassus-Bacillämie; denn letztere besteht — wie aus der oft stark ausgeprägten Beeinträchtigung des Allgemeinbefundes hervorgeht — zweifelsohne auch in manchen einfachen Fällen, ohne daß es dabei zu sichtbaren Fernkomplikationen kommt. Ob es neben den einfachen und komplizierten Fällen noch eine dritte Gruppe (latente Fälle) gibt, bei der sich auf dem Wege über eine kryptogenetische Sepsis mit dem Crassusbacillus Komplikationen ausbilden, ohne daß Vulvageschwüre vorliegen, bleibt vorläufig dahingestellt (ECHEVARRIA); theoretisch zumindest ist auch an diese Möglichkeit zu denken, zumal sich bei verschiedenen Beobachtungen die Komplikationen bereits vor den Genitalerscheinungen einstellten [MATRAS (3, 4), FUHS bzw. VOLAVSEK, BARSKY, CORNBLEET-JAFFE-BERNSTEIN u.a.].

1. Anamnese und Allgemeinerscheinungen

Die Angaben der Patientinnen über den Krankheitsbeginn sind ziemlich einheitlich: Als erstes tritt meist ein Hitzegefühl oder Jucken am äußeren Genitale auf; gleichzeitig bemerken die Patientinnen einen reichlichen schaumig-weißen Ausfluß. Innerhalb weniger Stunden bis Tage verschlechtern sich diese Erscheinungen wesentlich: Es stellt sich ein äußerst intensiver brennender Schmerz ein; die Vulva entzündet sich und schwillt an und wenig später erscheinen an ihrer Oberfläche auch schon die typischen Geschwüre. Zu gleicher Zeit können sich auch Störungen des Allgemeinbefindens einstellen. Ihre Intensität richtet sich nach der Art des Geschwürsprozesses: So sind die Allgemeinerscheinungen bei gangränösen Formen wesentlich stärker ausgeprägt als bei den venerischen und miliaren; aber auch bei den komplizierten Fällen sind sie im allgemeinen schwerer als bei den einfachen. Fast immer besteht Abgeschlagenheit, Müdigkeit, Schwächegefühl, Übelkeit u. dgl.; eine Temperaturerhöhung fehlt in den leichteren Fällen oder hält sich in bescheidenen Grenzen; in den schwereren Fällen tritt dagegen plötzlich Schüttelfrost mit hohem Fieber auf, das jedoch innerhalb einiger Tage wieder zur Norm absinkt. In seltenen Fällen (Malov) hält das Fieber längere Zeit an. Für die Dauer des Fiebers bestehen meist auch Kopf-, Leib- und Gliederschmerzen. Die beschriebenen Allgemeinerscheinungen verschwinden in der Regel schon nach wenigen Tagen wieder völlig und von diesem Zeitpunkt an wird das Krankheitsgeschehen ausschließlich von den Genitalerscheinungen und etwaigen Komplikationen bestimmt.

2. Genitalerscheinungen

Die Genitalerscheinungen kommen durch das crassushaltige Scheidensekret bzw. dessen lokale Propagation zustande; in genetisch-chronologischer Reihenfolge aufgezählt gehören hierher: a) der Fluor vaginalis, b) die Veränderungen an der Vulva und ihrer Umgebung und c) die Urethritis. Da Lipschütz in seinem Handbuchbeitrag die Urethritis überhaupt nicht und den Fluor vaginalis nur am Rande erwähnt, werden im folgenden vor allem diese beiden Punkte ausführlicher behandelt, während bezüglich der Veränderungen an der Vulva und ihrer Umgebung auch auf die Lipschützsche Beschreibung verwiesen sei.

a) Der Fluor vaginalis

Wohl hatte bereits Lipschütz vermerkt, daß viele Patientinnen über einen Ausfluß klagen; jedoch wußte man mit diesem Befund lange Zeit nichts anzufangen und schenkte ihm daher auch keine besondere Beachtung. Erst als die hormonellen und fermentativen Vorgänge in der Vagina genauer erforscht waren, erkannte man die essentielle Bedeutung, die dem Fluor vaginalis für die Entstehung des Ulcus vulvae acutum zukommt.

Tietze (1939) war der erste, der die Scheidenbacillengeschwüre mit dem Desquamativkatarrh in Beziehung brachte und ihr Zustandekommen auf die Einwirkung des aus der Vagina hervorquellenden, stark sauren Scheidensekretes zurückführte. Für einen Zusammenhang der beiden Erkrankungen spricht die Tatsache, daß sich die Lebensalter jener Patientinnen weitgehend decken, bei denen ein Desquamativkatarrh oder ein Ulcus vulvae acutum auftritt: Beide Erkrankungen finden sich nämlich am häufigsten bei Mädchen und jüngeren Frauen bzw. in der Schwangerschaft.

Der Fluor vaginalis ist meist sehr reichlich ausgebildet. Er hat ein schaumiges Aussehen und ist von milchig-weißer Farbe; in seltenen Fällen kann er auch eitriggelb (BLATT) oder gelb-rötlich gefärbt sein. Sehr charakteristisch ist der eigenartig fade Geruch des Ausflusses, der zur Differentialdiagnose gegenüber den gangränösen Genitalgeschwüren MATZENAUERs herangezogen werden kann.

Der Fluor vaginalis enthält mikroskopisch neben Schleim massenhaft Epithelzellen und eine Reinkultur von Crassusbacillen. Der Säuretiter, der normalerweise zwischen p_H 4,0 und 4,7 liegt, ist oft erhöht.

Trotz der mengen- und titermäßigen Zunahme des Scheidensekretes kommt es an der Vaginalwand infolge der ihr eigenen Säuretoleranz während der ganzen Erkrankung kaum einmal zu irgendwelchen Schädigungen; wohl ist die Schleimhaut auf Grund der gesteigerten Proliferation und Desquamation des Epithels etwas aufgelockert und succulent, darüber hinaus aber fehlen in der Regel stärkere Entzündungserscheinungen, im besonderen Geschwürsbildungen.

Der Desquamativkatarrh besteht in den einzelnen Fällen verschieden lange Zeit: Meist geht er schon nach wenigen Tagen wieder zurück und tritt dann nicht mehr in Erscheinung. Mitunter hält er aber auch länger an und kann sich dann vorübergehend wieder verstärken.

b) Die Veränderungen an der Vulva und ihrer Umgebung

Während der Fluor vaginalis an dem säuregewohnten und -resistenten Scheidenepithel im allgemeinen keine Schädigungen verursacht, ruft er bei seinem Abfließen aus der Vagina an der Vulva und ihrer Umgebung Entzündungserscheinungen verschieden großer Ausdehnung und Intensität hervor. Dieselben sind — ihrer Genese entsprechend — an den Innenseiten der kleinen Schamlippen immer zu finden und auch an der übrigen Vulva sehr häufig; dagegen sieht man sie in der Umgebung viel seltener. In den leichteren Fällen kommt es lediglich zu einer Rötung und Schwellung der Vulva (Vulvitis); dabei können die kleinen Schamlippen — plastisch serös angeschwollen — aus der Schamspalte hervorragen. In den schwereren Fällen treten innerhalb der Entzündungserscheinungen noch Geschwüre auf (Ulcus vulvae acutum).

Sowohl die Vulvitis, ganz besonders aber die Geschwüre gehen mit einem sehr intensiven brennenden *Schmerz* einher: Bereits die zarteste Berührung löst eine heftige Schmerzreaktion aus, so daß sich die Untersuchung — besonders bei kleineren Mädchen (CHANIAL-DANIC) — recht schwierig gestalten kann. Da jede Bewegung neue Schmerzen auslöst, bereitet auch das Sitzen und Gehen den Patientinnen große Qualen. Besonders schmerzhaft wird die Miktion empfunden, zum Teil wohl deshalb, weil dabei die Vulvaläsionen mit Harn benetzt werden, zum Teil aber auch infolge einer durch den Bacillus crassus unterhaltenen desquamativen Harnröhrenentzündung (s. u.). Nicht selten stellt sich sogar eine reflektorische Harnverhaltung ein, die zum Katheterisieren zwingen kann. Ein weiteres wichtiges Kennzeichen der Vulvaveränderungen ist ihre weitgehende *Geruchlosigkeit:* So wie der Fluor vaginalis verbreiten auch die Vulvitis und ihre Ulcerationen primär keinen oder nur einen unbestimmten faden Geruch. Erst wenn sich eine Sekundärinfektion, insbesondere mit der fuso-spirillären Symbiose einstellt, tritt ein stinkender, fauliger Foetor auf. Die Geruchlosigkeit wird somit zu einem wesentlichen Unterscheidungsmerkmal des Ulcus vulvae acutum gegenüber den gangränösen Genitalgeschwüren MATZENAUERs.

Was die *Lokalisation der Vulvageschwüre* anlangt, so finden sich dieselben am häufigsten (über 60% der Fälle) an den Innenseiten der Labia minora, da hier der Fluor vaginalis am reichlichsten und konzentriertesten ist bzw. am längsten haften bleibt und einwirken kann. Aber auch an jeder anderen Stelle der Vulva, einschließlich Vestibulum vaginae, können Geschwüre auftreten; seltener dagegen sind Ulcerationen im Perigenital- und Analbereich: In der Genitocruralfurche fanden sich Ulcera bei DANBOLT, MATRAS (1), SLAWNIN, TAGAMI (2), TALALOV (1) und WALTER-ROMAN, perineal bei DELBANCO, R. MIKI, PHIPPS, TALALOV (1), WALTER-ROMAN und STUEMPKE und im Analbereich bei BRÜNAUER, BUREAU, CAROL-RUYS (2), CHANIAL-DANIC, FALKENSTEIN, PHIPPS, SANTORI, SLAWNIN, STRYKER, TAGAMI (2) und TALALOV (1). In der Vagina finden sich im allgemeinen keine Geschwüre und es wird in der Literatur mehrfach betont, daß die Ulcerationen am Hymen bzw. am Orificium vaginae eine scharfe Begrenzung zeigten. Eine Ausnahme bildet folgender von KUMER an der Innsbrucker Universitäts-Hautklinik beobachteter, jedoch nicht publizierter Fall (Abb. 1a und b):

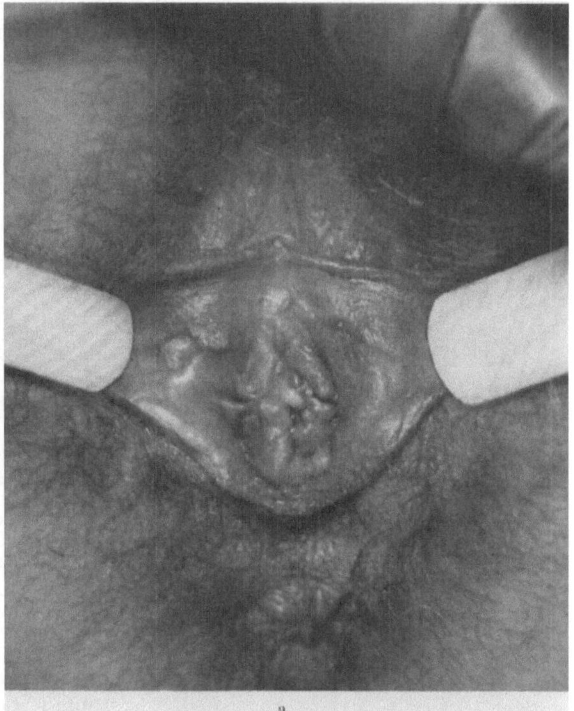

a

42jährige Unipara, die seit 8 Jahren mehrmals kleine Geschwürchen im Mund hatte. Vor 4 Wochen Auftreten von Vulvageschwüren; derzeit neben den Vulvageschwüren auch 3 Geschwüre am vorderen Scheidegewölbe und ein weiteres auf der vorderen Muttermundlippe, außerdem Mundaphthen. In den Genitalläsionen Reinkultur von Bacillus crassus, in den Mundaphthen neben grampositiven Kokken auch vereinzelt lange Stäbchen vom typischen Aussehen des Bacillus crassus.

Die *Anzahl der Vulvageschwüre* ist sehr verschieden: Ein singuläres Auftreten kommt äußerst selten vor (schankriformer Monotyp von PAUTRIER-ROEDERER); in den meisten Fällen findet sich eine beschränkte Anzahl von Läsionen, mitunter treten deren aber auch sehr viele auf. Eine Konfluenz der Geschwüre kommt nur ausnahmsweise vor, im allgemeinen bleiben sie isoliert bestehen. Dagegen sieht man sehr häufig sog. *Kontakt- oder Abklatsch-Ulcera* (Abb. 2): Bei diesen handelt es sich um annähernd gleich große und gleich tiefe Ulcerationen an zwei einander

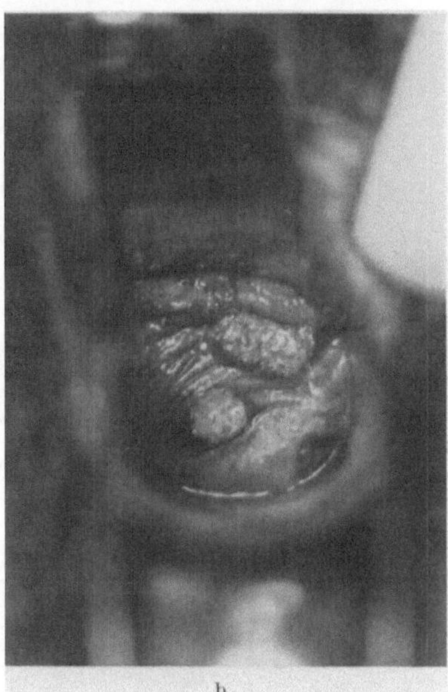

b

Abb. 1a u. b[1]. Ulcus vulvae acutum vom venerischen Typ mit Geschwüren am vorderen Scheidengewölbe

[1] Die Abb. 1—3, 6, 7 und 9—17 stammen aus der Photo-Sammlung Prof. KUMERs (Vorstand der Dermatologischen Universitätsklinik Innsbruck von 1928—1938).

berührenden Hautstellen wie vor allem an den Innenseiten der kleinen Schamlippen oder in den Sulci interlabiales; sie kommen dadurch zustande, daß das crassushaltige Scheidensekret, das an diesen Stellen schlecht abrinnt und daher längere Zeit einwirken kann, auf beiden Seiten in gleicher Ausdehnung und Intensität Zerstörungen hervorruft. Die Existenz von Abklatsch-Ulcera bestätigt einmal mehr den exogenen Entstehungsmodus der Vulvageschwüre, denn eine so auffällige Kongruenz zweier Geschwüre kann man sich endogen entstanden nicht vorstellen.

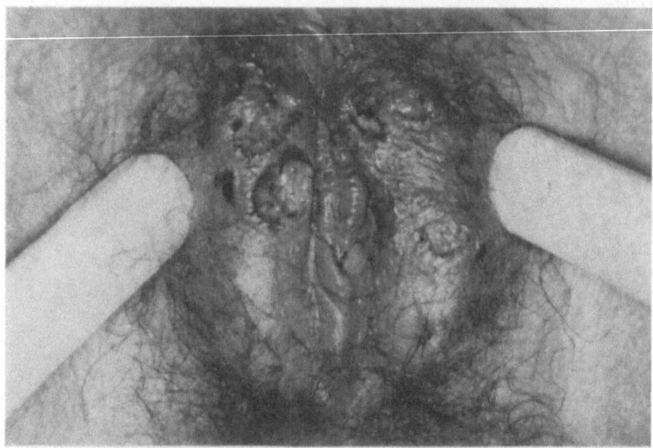

Abb. 2. Abklatsch-(Kontakt-)Geschwüre bei Ulcus vulvae acutum

Die *Morphologie der Vulvageschwüre* wurde von Lipschütz so prägnant beschrieben, daß hier nichts Wesentliches hinzugefügt werden muß. Lipschütz unterschied bekanntlich nach dem klinischen Bild drei verschiedene Typen — nämlich gangränöse (Abb. 3), venerische und miliare Geschwüre. Diese Einteilung hat sich in der Zwischenzeit bestens bewährt und wurde auch von den meisten Autoren übernommen, von Touraine (1, 2) sogar auf seine ,,Genitalaphthose" übertragen. Abänderungen der Nomenklatur, wie sie von Scherber (1), einigen französischen Autoren und teilweise auch von Touraine (1) inauguriert wurden, sowie Abgrenzungen weiterer Geschwürsformen konnten sich in der Literatur nicht behaupten und sind unseres Erachtens auch entbehrlich. Für Vergleichszwecke seien sie jedoch in Tabelle 1 einander gegenübergestellt.

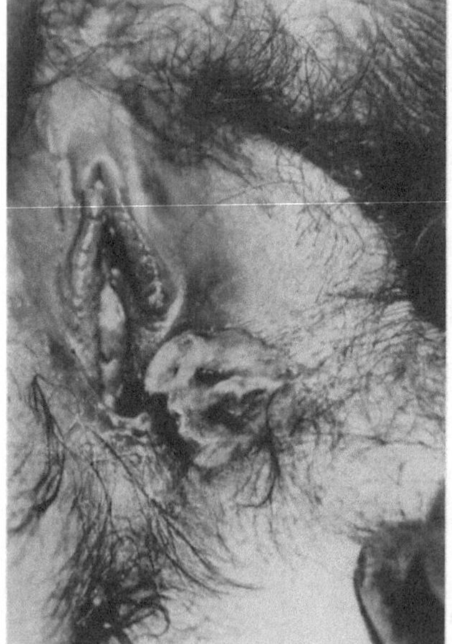

Abb. 3. Ulcus vulvae acutum vom gangränösen Typ

Tabelle 1. *Die verschiedenen Nomenklaturen der Geschwürstypen*

Geschwürstypen	Ulcus vulvae acutum			Genitalaphthose (Touraine)
	Lipschütz	Scherber	französische Autoren	
1. Typ . . .	gangränös	diphtherisch-nekrotisch	akut pyretisch	gangränös
2. Typ . . .	venerisch	pseudo-tuberkulös	subakut apyretisch	insulär
3. Typ . . .	miliar	follikulär	miliar	miliar
4. Typ . . .	—	—	unilokulär-schankriform	—

Es muß jedoch darauf hingewiesen werden, daß nicht alle Fälle das klassische Bild eines bestimmten Typs bieten, sondern daß auch Übergangsformen vorkommen können, die die Zuordnung zu einer der drei Typen schwer fallen lassen. Deshalb ist es auch problematisch, nur nach den Literaturangaben die *Häufigkeit der einzelnen Geschwürstypen* feststellen zu wollen. Es ist jedoch sicher — und darauf hat bereits LIPSCHÜTZ aufmerksam gemacht —, daß zahlenmäßig bei weitem die venerischen Geschwürsformen überwiegen. Eine eigene Beurteilung von 100 in der Literatur aufscheinenden Fällen ergab nur 25% gangränöse und 10% miliare Formen, wobei die letzteren meist nur als Begleiterscheinung von Geschwüren venerischen Typs beobachtet wurden.

Da das klinische Bild der drei Geschwürsformen bereits im Lipschützschen Handbuchbeitrag ausführlich beschrieben und durch zahlreiche Abbildungen belegt wurde, sei an dieser Stelle lediglich eine kurze tabellarische Gegenüberstellung der wichtigsten Merkmale gebracht (s. Tabelle 2). Diese Zusammenstellung erleichtert gleichzeitig auch die *Differentialdiagnose der einzelnen Geschwürstypen.*

Tabelle 2. *Gegenüberstellung der wichtigsten Merkmale der drei Geschwürstypen*

	Gangränöser Geschwürstyp	Venerischer Geschwürstyp	Miliarer Geschwürstyp
Häufigkeit	etwa 25%	etwa 75%	etwa 10% (meist nur als Begleiterscheinung des venerischen Geschwürstyps vorkommend)
Allgemeinerscheinungen	anfänglich stark ausgeprägt: hohes Fieber, Schüttelfrost, Kopf- und Gliederschmerzen usw.	nur geringgradige Störungen des Allgemeinbefindens, subfebrile Temperaturen	
Dauer	2—3 Wochen	mehrere Wochen bis einige Monate	wenige Tage
Verlauf	akut-stürmisch (über Nacht auftretend, Höhepunkt am 2. und 3. Tag)	subakut-verzögert (gelegentlich Nachschübe und Rezidive)	akut-mild (über Nacht auftretend, rasch abklingend)
Vulva	stark entzündlich gerötet und geschwollen	nur mäßig entzündlich gerötet und geringgradig geschwollen	
Regionäre Lymphknoten	meist vergrößert und schmerzhaft	meist nicht beteiligt	
Ulcera:			
Anzahl	einzelne	zahlreiche	meist zahlreiche
Größe	münzengroß	linsen- bis münzengroß	stecknadelspitz- bis stecknadelkopfgroß
Konfiguration	rundlich oder oval	rundlich, oval, fissurartig oder unregelmäßig	rundlich
Tiefe	oft tiefgreifend (Perforationen, Mutilationen)	meist oberflächlich	nur oberflächlich
Rand	oft unterminiert	selten unterminiert	nie unterminiert
Belag	festhaftender, schmutziggraugelber bis schwarzer Belag	grauweißer bis graugelber eitriger Belag	weißgelber eitriger Belag
Grund	eitrig-faserig, weich	rötlich, weich	rötlich, weich
Umgebung	stark reaktiv gerötet und geschwollen	wenig reaktiv gerötet und geschwollen	etwas eleviert
Abheilung	scharf begrenzte atrophe Narbe	meist keine Narbenbildung	nie Narbenbildung

Einige französische Autoren glaubten auf Grund ganz vereinzelter Beobachtungen den drei klassischen Geschwürsformen noch einen vierten, sog. schankriformen, unilokulären Typ hinzufügen zu dürfen, der eine gewisse Ähnlichkeit mit einem syphilitischen Primäraffekt haben und im allgemeinen nur singulär auftreten soll (PAUTRIER-ROEDERER, PINARD-DELAITRE, SOLDUGA). Nach den genannten Autoren ist das Ulcus bei diesem besonderen Typ ziemlich groß, rund bis oval und scharf begrenzt, sein Grund deutlich induriert; es wird von einer fibrinösen Schicht bedeckt und von einem schmalen, entzündlichen Halo umgeben; es besteht nur eine geringe Druckschmerzhaftigkeit und keine oder nur eine unbedeutende Schwellung der regionären inguinalen Lymphknoten. In einzelnen Fällen (BURNIER-CARTEAUD, BARJAKTAROVIĆ-MARINKOVIĆ) bestanden neben einem derartigen schankriformen Ulcus auch noch Läsionen vom venerischen und miliaren Typ. Von CAPPELLI wurde außerdem noch die Abgrenzung eines impetiginösen und eines vegetierenden Typs angeregt. Alle diese besonderen Formen haben sich jedoch in der Literatur nicht als eigenständige Typen durchsetzen können und dürften überdies auch entbehrlich sein (HARTL).

Das *Verhalten der regionären inguinalen Lymphknoten* ist nicht einheitlich: Etwa die Hälfte der Fälle zeigt klinisch normale Lymphknoten, die übrigen eine ein- oder beidseitige Anschwellung derselben bis auf Erbsen- oder Kirschkerngröße [ROEDERER-SLOIMOVICI (2)]. Die Konsistenz der Lymphknoten wird verschieden angegeben, manchmal derb, in anderen Fällen wiederum weich. Die Lymphknoten sind im allgemeinen indolent, nur gelegentlich besteht eine leichte Druckschmerzhaftigkeit.

Den Lymphknotenveränderungen wurde bisher in der Literatur keine Beachtung geschenkt. Wie jedoch aus Tabelle 3 ersichtlich ist, gehen jene Ulcus vulvae acutum-Fälle, die von Komplikationen begleitet werden, in einem wesentlich höheren Prozentsatz (fast 50%) mit Lymphknotenschwellungen einher, als die unkomplizierten Fälle (25%). Ob dieser Beobachtung eine Bedeutung zukommt oder nicht, muß vorläufig dahingestellt bleiben. Eventuell handelt es sich nur um eine fallweise unspezifische Entzündung der regionären Lymphabflußwege. Es wäre jedoch auch denkbar, daß die Lymphknotenschwellung durch eingeschwemmte Crassusbacillen hervorgerufen wird und somit ein Zeichen einer beginnenden Allgemeininfektion ist; findet sich doch — wie die Zusammenstellung zeigt — eine inguinale Lymphknotenschwellung besonders gern bei den komplizierten Fällen. Allerdings gelang es bei der einzigen, in der Literatur angeführten Lymphknotenpunktion durch MATRAS (4) nicht, den Bacillus crassus an dieser Stelle nachzuweisen.

Tabelle 3. *Beziehung zwischen inguinaler Lymphknotenschwellung und Komplikationen*

Unter 59 in der Literatur festgehaltenen Fällen mit Angaben über das Verhalten der inguinalen Lymphknoten waren

32 Fälle ohne Lymphknotenschwellungen, davon
- 24 Fälle ohne Komplikationen . . . . = 75%
- 8 Fälle mit Komplikationen . . . . = 25%

27 Fälle mit Lymphknotenschwellungen, davon
- 14 Fälle ohne Komplikationen . . . . = etwa 50%
- 13 Fälle mit Komplikationen . . . . = etwa 50%

c) Die Urethritis

Bei den topischen Verhältnissen der weiblichen Scham ist eine lokale Propagation des Bacillus crassus von der Vagina in die Urethra durchaus denkbar. Tatsächlich war auch schon LIPSCHÜTZ und SCHERBER das gelegentliche Vorkommen von Scheidenbacillen in der weiblichen Harnröhre bekannt. Nach BRÜNAUER können diese Keime dort auch leichte Reizzustände, eventuell sogar das Bild einer Pseudogonorrhoe hervorrufen. Es war daher naheliegend anzunehmen, daß es auch im Verlaufe des Ulcus vulvae acutum zu einer Beteiligung der Harnröhre am Krankheitsgeschehen kommen kann, und in der Tat hat DECKER-BRUNS einen solchen Fall beschrieben:

17jährige Virgo mit einem Ulcus vulvae acutum, bei der gleichzeitig auch die Symptome einer Urethritis auftraten. Orificium urethrae externum lebhaft gerötet; aus der Urethra entleert sich auf Druck etwas weißlich-schleimiges Sekret. Subjektiv Brennen beim Urinieren. Abstrich aus der Urethra: Schleim, massenhaft Epithelzellen und Leukocyten, Reinkultur von Bacillus crassus. Der Rückgang der Urethritis-Symptome ging parallel mit dem Schwinden der Crassusbacillen aus der Harnröhre.

Eine ähnliche Beobachtung liegt von CAPPELLI vor. Wenn dies auch die beiden einzigen bisher in der Literatur vermerkten Fälle sind, so kann man doch annehmen, daß eine Infektion der weiblichen Harnröhre mit Crassusbacillen im Verlaufe eines Ulcus vulvae acutum nicht allzu selten eintritt. Dafür würde auch sprechen, daß sich die in nahezu allen Fällen angegebenen Miktionsbeschwerden (UMANSKIJ u. a.) nicht immer nur durch das Benetzen der Vulvaläsionen mit Harn allein erklären lassen. Ist doch in manchen Fällen der brennende Schmerz bei der Miktion so intensiv, daß sich die Patientin oft lange nicht zum Urinieren entschließen kann bzw. eine temporäre, reflektorische Harnverhaltung eintritt [ROSENTHAL (1), PELI]; im Fall von ROEDERER-HEE mußte deshalb sogar ein Harnkatheter gelegt werden.

Die Tatsache, daß der Bacillus crassus im Verlaufe eines Ulcus vulvae acutum eine desquamative Urethritis hervorrufen kann, ist aber nicht nur für dieses Krankheitsbild von Interesse, sondern hat darüber hinaus auch für die Ätiologie der Pseudogonorrhoe eine Bedeutung, der bisher zu wenig Beachtung geschenkt wurde.

3. Komplikationen

In der Literatur finden sich schon sehr früh Mitteilungen über das Auftreten von Haut- und Mundschleimhauterscheinungen im Verlaufe eines Ulcus vulvae acutum: So berichten über Mundschleimhauterscheinungen neben LIPSCHÜTZ selbst (1923) noch SCHUGT (1925), DELBANCO (1926), CAROL-RUYS (1) (1928) und STUEMPKE (1928), über ein Erythema nodosum FROMMER (1925) und über Exantheme CAROL-RUYS (2) (1928) sowie FRÜHWALD (1929). Auf Grund der Lipschützschen Definition des Ulcus vulvae acutum als einer rein lokalen Affektion des äußeren weiblichen Genitales wurde diesen Befunden anfänglich wenig Beachtung geschenkt bzw. ein zufälliges Zusammentreffen zweier voneinander unabhängiger Erkrankungen angenommen. Immerhin veranlaßte die Häufung derartiger Fälle schließlich doch verschiedene Autoren, in diesen Efflorescenzen den Bacillus crassus zu suchen. Nach einzelnen negativen Resultaten [LIPSCHÜTZ, CAROL-RUYS (2), SCHUGT] gelang es dann im Jahre 1929 erstmals SAMEK-FISCHER, aus dem Blut kulturell und in einem Erythema nodosum-Knoten im Abstrich, kulturell und histologisch den Bacillus crassus nachzuweisen. Ihnen folgte 1931 ITO mit dem kulturellen Nachweis des Bacillus crassus in Mundaphthen. Diese Befunde konnten in der Folgezeit von zahlreichen anderen Autoren ebenfalls erhoben werden und somit dürfte die Zugehörigkeit der Haut- und Mundschleimhautveränderungen zum Ulcus vulvae acutum bewiesen sein.

a) Die Bacillämie

Den Bacillus crassus bei Ulcus vulvae acutum-Patientinnen im strömenden Blut nachzuweisen, wurde bisher 12mal versucht. Ein positives Resultat erzielten vier Autoren: SAMEK-FISCHER (1929), MATRAS (4) (1932), BUSSALAI (1934) in einem Fall und HOHMANN (1942). In den übrigen Fällen mißlang der Nachweis: KUMER (1, 2) (1930) Fall 2, WALTER-ROMAN (1930) in zwei Fällen, MATRAS (5) (1933), TALALOV (1) (1934) Fall 2, SCHERBER (1936), YAMAZAKI (1937) und HARTL (1947).

Wie aus der Mitteilung von HOHMANN hervorgeht, ist der Zeitpunkt der Untersuchung von großer Bedeutung:

15jährige Virgo, die wenige Tage nach dem Auftreten des Ulcus vulvae acutum Erythema nodosum-artige Knoten an den Streckseiten der Unterschenkel und Unterarme bekam. Bacillus crassus konnte aus den Vulvageschwüren und den Hautknoten gezüchtet werden. Von vier im Verlauf der Erkrankung angelegten Blutkulturen ergab lediglich die erste ein positives Resultat.

Demnach dürfte die Bacillämie nur vorübergehend bestehen, und zwar zu Beginn der Erkrankung, wo die Allgemeinerscheinungen am stärksten ausgeprägt sind.

Möglicherweise sind überhaupt die Allgemeinerscheinungen ein Symptom der Bacillämie und ihre Intensität ein Maßstab für die Massivität der Einschwemmung von Crassusbacillen in die Blutbahn; die an Haut und Mundschleimhaut auftretenden Komplikationen wären dann nur eine fallweise Begleiterscheinung der Bacillämie. In diesem Sinne würde auch der weiter unten angeführte Fall von MARSCHALL sprechen, bei dem eine schwere Sepsis des Bacillus crassus auf dem Wege über eine Endokarditis sogar zum Exitus letalis führte.

b) Die Mundaphthen

In der Literatur finden sich insgesamt 38 Fälle, bei denen das Ulcus vulvae acutum mit Mundaphthen (Abb. 4) einherging, das sind — bezogen auf eine Gesamtzahl von 250 Kasuistiken — rund 15% aller publizistisch festgehaltenen Ulcus vulvae acutum-Fälle. In 17 dieser 38 Fälle (s. Tabelle 4) gelang der Nachweis des Bacillus crassus in den Mundaphthen, und zwar nicht nur im Abstrich, sondern teilweise auch kulturell. Dagegen liegt keine Mitteilung vor über das Auffinden des Bacillus crassus im histologischen Präparat einer Mundaphthe.

Tabelle 4. *Bacillus crassus-Nachweis in Mundaphthen*

Publikationsjahr	Autor	Bacillus crassus-Nachweis in Mundaphthen			Andere Komplikationen
		Abstrich	Kultur	Histologie	
1931	ITO	—	+	—	
1932	MATRAS (4)	+	+	—	Exanthem, Gelenkschwellungen
1933	PHILADELPHY	+	+	—	
1934	TALALOV (1) (Fall 1)	+	—	—	Exanthem
1934	ROSENTHAL (2)	+	—	—	Exanthem
1935	NISHIMURA	+	—	—	Iritis
1936	TAGAMI (1, 2) (2 Fälle)	+	—	—	
1937	FUHS bzw. VOLAVSEK	+	+	—	Exanthem
1939	BERLIN	+	—	—	
1939	ECHEVARRIA	+	—	—	keine Genitalläsionen!
1941	CONTRERAS	+	—	—	Gelenk- und Bindehaut-Affektionen
1942	KATHE	+	—	—	
1952	HARADA-SAITO (4 Fälle)	+	—	—	Exantheme, Conjunctivitis

Die *Anzahl* der Mundaphthen wechselt: Ein singuläres Auftreten wurde beschrieben (ITO, ECHEVARRIA), ist jedoch nicht die Regel, meist liegen mehrere Läsionen vor. Die Lokalisation zeigt keine Bevorzugung bestimmter Mundhöhlenbezirke: Man fand Aphthen an den Lippen, am Zahnfleisch, an der Zunge (MONCORPS), im Kieferwinkel, am Gaumen, an den Tonsillen (COLE-DRIVER) und an der Uvula. FUHS bzw. VOLAVSEK sahen einzelne Läsionen sogar hinter dem Arcus palatopharyngicus, MATSUDA-TANEMURA auch an den oberen Luftwegen.

Morphologisch handelt es sich um typische Aphthen, die bald mehr als seichte Erosionen, bald mehr als oberflächliche Ulcera imponieren. Die Läsionen haben eine unregelmäßige, eventuell zackige Konfiguration und tragen einen eitrig-faserigen, graugelblichen Belag. Die Umgebung der Aphthe weist einen hyperämischen Halo auf, bei stärkerer entzündlicher Infiltration ist sie deutlich eleviert. Neben den voll ausgebildeten Aphthen sieht man gelegentlich auch hanfkorngroße entzündliche Maculae [TALALOV (1)] oder stecknadelkopfgroße Bläschen (KATHE); sie sind als abortive Formen bzw. Vorstufen aufzufassen. Einige Autoren berichten über eine gleichzeitig bestehende, diffuse entzündliche Rötung der Mundschleimhaut (CONTRERAS) bzw. des Zahnfleisches (CIPOLLARO) und der Pharynxschleimhaut [PHILADELPHY, TALALOV (1)].

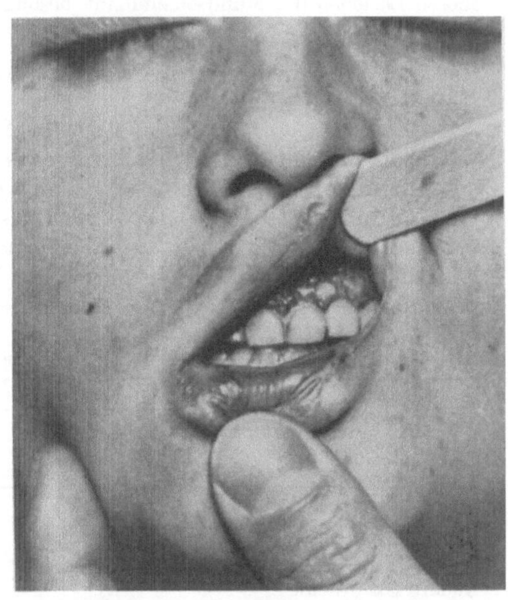

Abb. 4. Mundaphthen bei Ulcus vulvae acutum. [Aus W. VOLAVSEK, Arch. Derm. Syph. (Berl.) **176**, 391—396 (1938)]

Die Mundaphthen werden durchwegs als *schmerzhaft* bezeichnet. Ein Foetor ex ore besteht nicht. Dagegen findet sich vereinzelt eine geringgradige Vergrößerung und Druckschmerzhaftigkeit der regionären Lymphknoten [MATRAS (3, 4), PHILADELPHY].

Der *Zeitpunkt des Auftretens* der Mundaphthen ist nicht einheitlich: Meist entwickeln sie sich gleichzeitig mit den Vulvageschwüren [MATRAS (3, 4), TALALOV (1), ROSENTHAL (2), T. MIKI] oder nur kurze Zeit nach ihnen (PHILADELPHY, BERLIN). Es wurden aber auch Fälle beschrieben, bei denen die Mundaphthen den Vulvageschwüren um einige Tage vorausgingen. So berichten FUHS bzw. VOLAVSEK:

23jährige Patientin, bei der sich im Anschluß an Angina, Fieber und Mattigkeit Geschwürchen in der Mundhöhle und wenige Tage später Ulcera am Genitale sowie ein papulo-pustulöses, stellenweise multiforme-artiges Exanthem entwickelte. Bacillus crassus in den Vulvageschwüren, den Mundaphthen und im Pusteleiter sowohl im Abstrich als auch kulturell nachgewiesen.

Ähnliche Mitteilungen — allerdings ohne bakteriologischen Nachweis in den Mundaphthen — liegen noch von SCHERBER (1) und WALTER-ROMAN vor. SCHERBER (1) sowie FUHS bzw. VOLAVSEK deuten dieses Vorausgehen der Mundläsionen als Zeichen einer kryptogenetischen Sepsis durch den Bacillus crassus mit erst nachträglicher Entwicklung der Vulvageschwüre. Die Annahme einer kryptogenetischen Sepsis könnte auch den von ECHEVARRIA beobachteten Fall erklären, bei dem eine Mundaphthe mit positivem Bacillus crassus-Befund isoliert ohne ein Ulcus vulvae acutum auftrat.

Die *Dauer* der Mundaphthen steht in Korrelation zum Verlauf der Vulvageschwüre: In den akuten Fällen bestehen sie nur wenige Tage bis zu einigen Wochen [PHILADELPHY, TALALOV (1), MADERNA, FUHS bzw. VOLAVSEK]; bei MATRAS (4) traten sie schubweise auf und benötigten bis zur endgültigen Abheilung insgesamt 6 Wochen. Im Fall von KATHE traten sie andauernd durch 2 Jahre hindurch auf, im Fall von HOLZAPFEL in wechselnden Abständen sogar durch

10 Jahre, während sie sich in dem einen Fall von TAGAMI (2) bei jeder Menstruation einstellten.

Die Ausbildung von Mundläsionen im Verlaufe eines Ulcus vulvae acutum ist aber auch für die Ätiologie der Aphthen im allgemeinen von Bedeutung: Es ist naheliegend anzunehmen, daß es auch bei anderen Erkrankungen durch hämatogene Aussaat von Mikroorganismen zur Ausbildung aphthöser Erscheinungen der Mundschleimhaut kommen kann. Tatsächlich beschreibt auch URBACH aphthöse Efflorescenzen der Mundschleimhaut mit Nachschüben bei einer Geflügeltuberkulose. Nach KUMER (4) findet sich in der Aquarellsammlung von KREN ein Bild typischer Aphthen bei Diplococcus lanceolatus-Sepsis. Vielleicht handelt es sich auch bei einigen ätiologisch bisher noch nicht geklärten Fällen von Mundaphthen ebenfalls um derartige metastatische Aphthen. KUMER (4), der sich um die Differentialdiagnose der aphthösen Läsionen der Mundschleimhaut besonders bemüht hat, bezeichnete diese Aphthengruppe als „metastatische Aphthen“ und stellt sie in einer ausgezeichneten Übersicht den übrigen aphthösen Mundläsionen (chronisch-rezidivierende Aphthen, chronisch-rezidivierende Aphthosis, Aphthosis acuta Neumann, Aphthoid Pospischill und Stomatitis aphthosa) gegenüber.

c) Die Exantheme

In der Literatur finden sich insgesamt 30 Fälle, bei denen das Ulcus vulvae acutum mit einem Exanthem einherging, das sind — bezogen auf eine Gesamtzahl von 250 Kasuistiken — 12% aller bisher publizistisch festgehaltenen Ulcus vulvae acutum-Fälle. Die Exantheme treten unter verschiedenen Erscheinungsbildern auf (s. Tabelle 5): in elf Fällen bestanden die Exantheme aus papulo-vesiculo-pustulösen Efflorescenzen mit ulcerativer Neigung, in zwölf Fällen hatten

Tabelle 5. *Die verschiedenen Exanthem-Typen*

Exanthem-Typen	Bacillus crassus-Nachweis in den Exanthem-Efflorescenzen		Summe
	positiv	negativ bzw. nicht durchgeführt	
Papulo-vesiculo-pustulös	3	8	11
Erythema nodosum-artig	2	10	12
Erythema exsudativum multiforme-artig	—	3	3
Andere Exantheme	—	4	4
Summe	5	25	30

sie ein Erythema nodosum-artiges, in drei Fällen ein Erythema exsudativum multiforme-artiges Aussehen, zwei Fälle präsentierten sich als Purpura und je ein Fall als rubeoliformes Exanthem und als Erythema induratum. Der Nachweis des Bacillus crassus in Exanthem-Efflorescenzen gelang nur bei fünf dieser 30 Fälle, und zwar erfolgte er einmal im Abstrich, viermal durch Kultur und zweimal im histologischen Präparat (s. Tabelle 6).

Tabelle 6. *Bacillus crassus-Nachweis in Exanthem-Efflorescenzen*

Publikationsjahr	Autor	Exanthem-Typ	Bacillus crassus-Nachweis in Exanthem-Efflorescenzen			Andere Komplikationen
			Abstrich	Kultur	Histologie	
1929	SAMEK-FISCHER	E. nodosum-artig	—	+	+	—
1934	TALALOV (1) (Fall 1)	papulo-pustulös	—	—	+	Aphthen
1937	FUHS bzw. VOLAVSEK	papulo-pustulös, stellenweise multiform	+	+	—	Aphthen
1937	YAMAZAKI	pustulös, stellenweise multiform	—	+	—	Aphthen, Angina, Gelenkschwellungen
1942	HOHMANN	E. nodosum-artig	—	+	—	—

α) Papulo-vesiculo-pustulöse Exantheme

Hier liegen bisher elf Beobachtungen vor: In sechs Fällen bestand ein reines papulo-vesiculo-pustulöses Exanthem [CAROL-RUYS (2), WALTER-ROMAN in zwei Fällen, TALALOV (1) Fall 1, NEGRISOLI und FERREIRA-VIEIRA]; in vier weiteren Fällen fanden sich neben typischen papulo-vesiculo-pustulösen Elementen (s. Abbildung 5) auch noch andere Efflorescenzen, und zwar teils nodöse [KUMER (1, 2) —

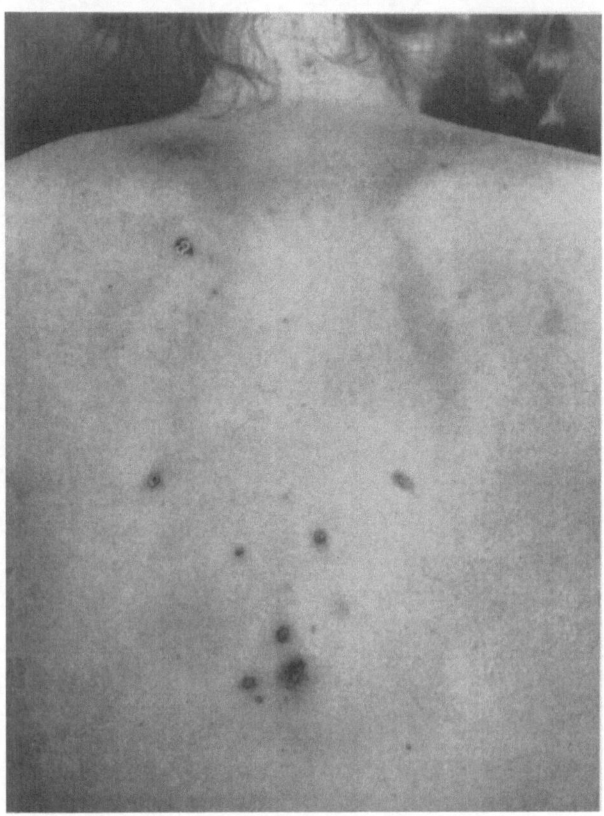

Abb. 5. Papulo-pustulöses Exanthem bei Ulcus vulvae acutum. [Aus W. VOLAVSEK, Arch. Derm. Syph. (Berl.) **176**, 391—396 (1938)]

s. Abb. 6a u. b und Abb. 7 —, YAMAZAKI], teils multiforme-artige (FUHS bzw. VOLAVSEK) und teils akneiforme [MATRAS (3, 4)]. Im 11. Fall (FRÜHWALD) ist lediglich das Vorhandensein eines papulösen Exanthems vermerkt, eine genauere Beschreibung desselben fehlt jedoch. Bei 3 von diesen 11 Beobachtungen gelang es den Bacillus crassus in den Exanthem-Efflorescenzen nachzuweisen: TALALOV (1) fand ihn im histologischen Präparat, FUHS bzw. VOLAVSEK und YAMAZAKI züchteten ihn aus dem Pusteleiter und FUHS bzw. VOLAVSEK sahen ihn außerdem auch im Pustelabstrich.

Die papulo-vesiculo-pustulösen Exantheme sind durchwegs spärlich disseminiert. Ihre Elemente treten gelegentlich gruppiert auf, sind jedoch im übrigen wahllos über die ganze Körperoberfläche verteilt ohne besondere Bevorzugung bestimmter Hautpartien; man findet sie nicht nur am Stamm und an den Extremitäten, einschließlich Hände und Füße, sondern auch am Hals, im Gesicht und auch auf der behaarten Kopfregion. Die typischen papulo-vesiculo-pustulösen

Elemente zeigen eine weitgehende Monomorphie: Es handelt sich um meist stecknadel- bis linsengroße, anfänglich hochrote, später bräunliche, indolente konische Papeln, die von einem entzündlichen Halo umgeben sind. Die größeren

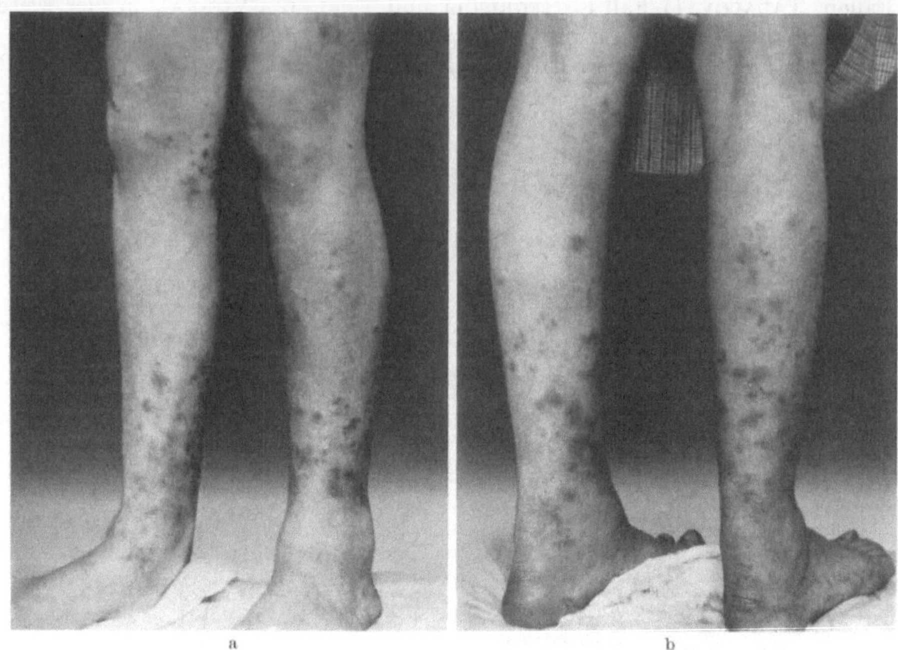

Abb. 6a u. b. Erythema nodosum-artiges, papulo-vesiculo-pustulöses Exanthem bei Ulcus vulvae acutum

Exemplare unter ihnen vacuolisieren sich bereits nach wenigen Stunden bzw. 1—2 Tagen (Papulo-Vesikeln). Der zu Beginn klare Inhalt trübt sich rasch und kann sogar eitrig werden (Papulo-Pusteln). In der Folge kommt es zur Eintrocknung und es bildet sich eine Schuppenkruste aus, die schließlich abgestoßen wird. Die Abheilung erfolgt entweder mit einer Restitutio ad integrum oder unter Zurücklassung einer Restpigmentierung bzw. einer kleinen kreisrunden Narbe. Bei besonders großen Papulopusteln kann es auch zur Exulceration kommen wie z. B. im Fall von TALALOV (1):

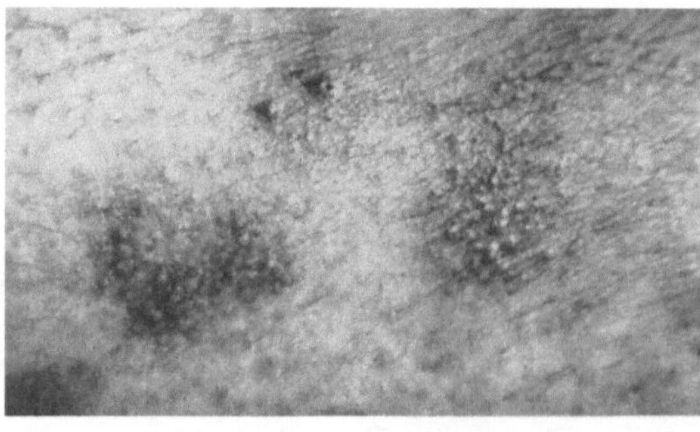

Abb. 7. Detailaufnahme von Abb. 6a u. b

16jährige Virgo, bei der plötzlich eine Erkältung mit Fieber und gleichzeitig damit ein Ulcus vulvae acutum mit Mundaphthen und einem papulo-pustulösen Exanthem auftraten. Im Bereich der rechten Axilla kam es zur Entwicklung von zwei verhältnismäßig tiefen erbsengroßen Geschwüren mit erhöhtem, etwas unterminiertem hyperämischem Rand. Die Basis des Geschwürs war bedeckt von einem fibrinös-eitrigen Belag. Bacillus crassus in den Genitalulcera, den Mundaphthen und den Geschwüren nachgewiesen.

Ein weiterer Fall mit ulceröser Umwandlung einzelner Papulo-Pusteln wurde von NEGRISOLI beschrieben.

β) Erythema nodosum-artige Exantheme

Hier liegen bisher zwölf Beobachtungen vor: In elf Fällen trat ein typisches Erythema nodosum auf: SAMEK-FISCHER — s. Abb. 8 —, BURNIER-CARTEAUD, DREYER, MATRAS (5), BARANOW, QUELLA, ROSENTHAL (2), SCHERBER (1) in zwei Fällen, COVISAS-BELTRAN und HOHMANN; im 12. Fall (CONTRERAS) fanden sich nodöse Hautknoten lediglich an beiden Armen:

26jährige Virgo, die bereits zweimal während der Periode an einer Entzündung der Schamteile erkrankte; das dritte Mal fanden sich neben Vulvageschwüren auch multiple Läsionen

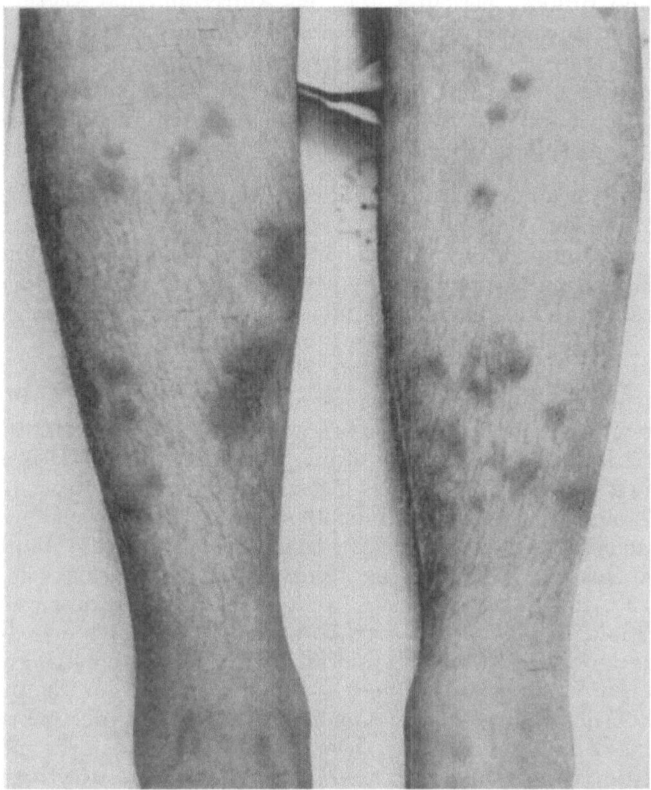

Abb. 8. Erythema nodosum bei Ulcus vulvae acutum. [Aus J. SAMEK und E. FISCHER, Arch. Derm. Syph. (Berl.) **158**, 729—733 (1929)]

in der Mundhöhle, sowie eine Irritation der Bindehaut, außerdem Erythema nodosum-artige Knoten an beiden Armen. Aus den Geschwüren der Scham und des Mundes ließ sich Bacillus crassus gewinnen.

Einzelne nodöse Efflorescenzen bestanden ferner bei den papulo-vesiculo-pustulösen Exanthemen, die von YAMAZAKI und KUMER (1, 2) beschrieben wurden. Der Nachweis des Bacillus crassus in nodösen Efflorescenzen gelang bisher erst zweimal, und zwar durch HOHMANN und SAMEK-FISCHER; beide kultivierten ihn aus den Hautknoten, SAMEK-FISCHER fanden ihn außerdem auch im histologischen Präparat.

γ) Erythema exsudativum multiforme-artige Exantheme

In drei Fällen bestand ein typisches Erythema exsudativum multiforme [WEINBERGER (2), BUSSALAI, POPOFF]; in zwei weiteren Fällen fanden sich einzelne multiforme-artige Efflorescenzen im Rahmen eines papulo-vesiculo-pustulösen

Exanthems [KUMER, (1, 2), FUHS bzw. VOLAVSEK]. Der Nachweis des Bacillus crassus in multiforme-artigen Efflorescenzen mißlang bisher, wohl aber konnten FUHS bzw. VOLAVSEK den Keim aus den gleichzeitig bestehenden papulo-vesiculo-pustulösen Elementen eliminieren.

δ) Andere Exantheme

In vier Mitteilungen wurden noch andere Exanthemformen angegeben: FROMMER und HARADA-SAITO sahen das Ulcus vulvae acutum mit Purpura einhergehen, bei CHEVALLIER (Fall 2) bestand gleichzeitig ein rubeoliformes Exanthem und BUREAU berichtet über das Auftreten eines Erythema induratum zusammen mit einem Ulcus vulvae acutum-Rezidiv. In einem weiteren Fall [MATRAS (3, 4)] traten bei einem papulo-vesiculo-pustulösen Exanthem interkurrent kleinfleckige und urticarielle Efflorescenzen auf. Bei keinem der angeführten Fälle findet sich ein Vermerk über einen gelungenen Bacillus crassus-Nachweis in den Exanthem-Efflorescenzen.

Bei den 30 Ulcus vulvae acutum-Fällen, die mit einem Exanthem einhergingen, fand sich 21mal ein Vermerk über das *Verhalten der inguinalen Lymphknoten:* 13mal waren sie ein- oder beidseitig etwas vergrößert und schmerzhaft, 8mal klinisch völlig normal. In einigen wenigen Fällen wird eine geringgradige, leicht schmerzhafte Schwellung einzelner anderer subcutaner Lymphknoten angegeben; nie bestand jedoch eine generalisierte Lymphadenitis.

Der *Zeitpunkt des Auftretens* der Exantheme ist nicht einheitlich: Meist treten sie gleichzeitig mit den Vulvageschwüren auf (FROMMER, WALTER-ROMAN Fall 2, MATRAS (3, 4), QUELLA, TALALOV (1) Fall 1, ROSENTHAL (2) FUHS bzw. VOLAVSEK und BUREAU] oder nur kurze Zeit nach ihnen (HOHMANN, SAMEK-FISCHER, FERREIRA-VIEIRA, DREYER). Bei POPOFF entwickelte sich das Exanthem eine Woche später, bei WEINBERGER (2) sogar 3 Wochen später. Wie bei den Mundaphthen sind aber auch hier Fälle bekannt, bei denen die Hauterscheinungen den Vulvageschwüren vorausgingen [KUMER (3, 4), CAROL-RUYS (2), WALTER-ROMAN Fall 1, BURNIER-CARTEAUD]. Will man nicht in diesen Fällen eine gemeinsame Ätiologie ablehnen, so muß man hier ebenfalls wie bei den Mundaphthen eine kryptogenetische Sepsis mit dem Bacillus crassus annehmen.

Die *Dauer der Hauterscheinungen* ist abhängig von der Exanthemform und dem Verhalten der Genitalerscheinungen: Während das rubeoliforme Exanthem von CHEVALLIER nur wenige Tage zu sehen war, bestanden die meisten anderen Exantheme durchwegs mehrere (3—7) Wochen. Das Erythema induratum (BUREAU) zeigte einen monatelangen Bestand. In zwei Fällen [MATRAS (3, 4), CAROL-RUYS (2)] hatten die Exantheme und Vulvageschwüre einen chronisch-rezidivierenden Verlauf und erstreckten sich über einige Monate bzw. nahezu 1 Jahr.

d) Andere Komplikationen

Vereinzelt wurden auch noch andere Komplikationen beobachtet: in sieben Fällen bestanden Gelenkaffektionen, in zwei Fällen eine Pleuritis und in fünf Fällen Augenveränderungen.

Die *Gelenkaffektionen* gingen unter dem Bilde akuter Infektarthritiden, sog. Rheumatoide einher: Unter Fieberanstieg traten plötzlich mono- oder polyartikuläre Arthralgien, in einzelnen Fällen sogar Arthritiden auf; in einem Fall (POPOFF) bestand gleichzeitig ein systolisches Geräusch an der Herzspitze mit lauter Propagation. Der Verlauf der Gelenkerscheinungen richtete sich nach dem übrigen Krankheitsgeschehen und war bald akut, bald subakut-rezidivierend.

Als rheumatisch-allergisches Geschehen sind wohl auch die beobachteten *Pleuritiden* zu deuten.

Bei den *Augenveränderungen* handelte es sich um Conjunctivitiden; in einem Fall (NISHIMURA) bestand außerdem noch eine Iritis:

16jährige Virgo mit einem Ulcus vulvae acutum vom miliaren Typ; am Zahnfleisch und an der Uvula aphthöse Erosionen und Geschwüre. Bacillus crassus in den genitalen und oralen Läsionen nachgewiesen. Am 26. Krankheitstag Auftreten von Tränenfluß, Conjunctivitis und Iritis am linken Auge.

Jene Fälle von Ulcus vulvae acutum, die mit Augenveränderungen einhergehen, haben Beziehung zum BEHCETschen Trisymptomenkomplex (rezidivierende Hypopyon-Iritis, aphthöse Läsionen der Mund- und Genitalschleimhaut, nodöse Exantheme). Eine Identifizierung ist jedoch nicht am Platze. Wahrscheinlich sind die Augenveränderungen in beiden Fällen nur „Epiphänomene" und auf dem gleichen pathogenetischen Wege, nämlich rheumatisch-allergisch, zustande gekommen.

Somit würde es sich sowohl bei den Gelenkaffektionen und den Pleuritiden als auch bei den Augenveränderungen nicht um hämatogen-bakterielle Metastasen des Bacillus crassus handeln, sondern um Symptome einer Infektionsallergie gegen diesen Keim. In diesem Sinne spricht auch die in der Literatur kaum beachtete Mitteilung von MARSCHALL über eine tödlich verlaufende Endokarditis durch den Döderleinschen Scheidenbacillus:

24jährige Patientin. Seit dem 11. Lebensjahr herzleidend, vor $3^1/_2$ Jahren Gelenkrheumatismus, seit vielen Wochen Fieber, Gelenkschwellungen, Herzklopfen, Schwindel. Klinische Diagnose: Endokarditis, Mitralvitium, Hirnembolie. 3 Tage vor dem Exitus wurden aus dem Blut Döderleinsche Scheidenbacillen gezüchtet. Sektion: Chronisch-rezidivierende ulceröse Endokarditis der Mitralis mit ganz frischen thrombotischen Auflagerungen; in letzteren mikroskopisch große Bakterienhaufen.

Bakteriologie: Aus Herzblut, Herzklappen, Milz und Leber wurden postmortal Scheidenbacillen gezüchtet; dieselben sind morphologisch und kulturell völlig typisch, ihr biologisches Verhalten etwas abweichend von der Norm, wahrscheinlich infolge Anpassung an das ungewohnte Milieu.

Serologie: Agglutination mit Patientenserum positiv, mit Kontrollsera negativ. Präcipitation mit Kaninchen-Immunsera ebenfalls positiv.

Es ist naheliegend, für diesen Fall eine kryptogenetische Sepsis mit dem Döderleinschen Scheidenbacillus anzunehmen, die nach jahrelangem Verlauf über eine rheumatische Endokarditis zum Tode führte. Ungeklärt bleibt der Modus des Eindringens der Scheidenbacillen in die Blutbahn.

4. Verlauf

Das Ulcus vulvae acutum nimmt — wie schon in der Namensgebung zum Ausdruck kommt — einen akuten Verlauf. Die Krankheitsdauer schwankt zwischen einer Woche (MINAMI-OKUNO) und 2 Monaten, beträgt jedoch im Durchschnitt 2—3 Wochen. Die Vulvageschwüre treten in der Regel zu Beginn der Erkrankung auf, etwaige Komplikationen meist zu gleicher Zeit oder etwas später. Eine umgekehrte Reihenfolge wurde beobachtet (s. oben), ist jedoch die Ausnahme.

In einem beachtlichen Prozentsatz der Fälle (etwa 15%) stellen sich Rezidive ein, die jedoch für sich betrachtet wiederum einen akuten Verlauf nehmen. Die Anzahl der Rezidive, so wie ihre Abstände sind unterschiedlich; die Erkrankung kann sich auf diese Weise über lange Zeit, manchmal über mehrere Jahre erstrecken. Als Beispiel für eine rezidivierende Form sei der Fall von MATRAS (1932) angeführt:

13jähriges Mädchen. Bereits vor einem Jahr Auftreten von Vulvageschwüren, Mundaphthen und einem papulo-pustulösen Exanthem. Diesmal die gleichen Veränderungen. Bacillus crassus in den Genitalulcera und in den Mundaphthen im Abstrich und kulturell nachgewiesen, auch Blutkultur positiv.

In äußerst seltenen Fällen sieht man die Rezidive so rasch aufeinanderfolgen, daß ein chronisch-rezidivierender Verlauf entsteht. So berichtet KATHE:

30jährige Defloratae. Seit 2 Jahren immer wieder schmerzhafte Geschwüre am Genitale und im Mund. Positiver Bacillus crassus-Nachweis an Zunge und Vulva.

III. Begleiterkrankungen und sonstige disponierende Faktoren

In einem nicht unbedeutenden Prozentsatz der Fälle tritt das Ulcus vulvae acutum im Gefolge einer anderen Erkrankung auf. Die relative Häufigkeit derartiger Kombinationen läßt einen pathogenetischen Zusammenhang vermuten, und zwar um so mehr, als in einzelnen Fällen ein solcher auch klinisch nicht von der Hand zu weisen ist. SCHERBER (1) und mit ihm einige andere Autoren (z. B. BERLIN, BRAUN, BRULE-HILLEMAND-GILBRIN) nehmen an, daß diese Erkrankungen eine mobilisierende und virulenzsteigernde Wirkung auf die Döderleinschen Scheidenbacillen ausüben. Auf Grund der modernen Vorstellungen über die Scheidenphysiologie ist es aber wahrscheinlicher, daß diese Erkrankungen zu einer Störung der hormonellen Regulation der Scheidenphysiologie führen und es auf diesem Wege zur Ausbildung des Ulcus vulvae acutum kommt (= sekundäre Form des Ulcus vulvae acutum, s. oben).

Mehrere Autoren berichten über das Auftreten eines Ulcus vulvae acutum im Verlaufe eines Typhus oder Paratyphus [LIPSCHÜTZ, SCHERBER (1), ASSNIN-SUTEJEW, ROSENTHAL (1), POLICARO, TROISIER-BARIÉTY-GABRIEL, BERLIN, GORLITZER und SEDALLIAN-MONNET-MOINECOURT]. Besonders lehrreich ist der Fall von BERLIN:

12jährige Virgo, die plötzlich zu fiebern beginnt. Am 6. Tag Auftreten eines Ulcus vulvae acutum vom gangränösen Typ, 4 Tage später mehrere Mundaphthen. Bacillus crassus in genitalen und oralen Läsionen nachgewiesen. Der später durchgeführte Gruber-Widal-Test war positiv, ebenso die Blutkultur auf Eberthsche Bacillen.

Wiederholte Beobachtungen liegen auch vor über die Ausbildung eines Ulcus vulvae acutum im Zusammenhang mit Erkrankungen des Respirationstraktes wie Angina (FUHS bzw. VOLAVSEK, DELBANCO, POPOFF-POPCHRISTOFF-ZACHARIEFF), Halsschmerzen (NIEBAUER), Schnupfen (ASSNIN-SUTEJEW in zwei Fällen), Erkältung [TALALOV (2), FINNERUD], Viruspneumonie (HAMMERSCHMIDT-KORTING) und Bronchitis (RADAELI). Auch zur Tuberkulose scheinen Beziehungen zu bestehen (LEFTAKIS, HOHMANN u. a.); eine Lungen- oder Lymphknoten-Tuberkulose lag vor bei LIPSCHÜTZ, SCHERBER (1), SAMEK-FISCHER, HOHMANN, TALALOV (1, 2), ASSNIN-SUTEJEW, ROEDERER-SLOIMOVICI (1, 2) und PINARD-DELAITRE, eine Hauttuberkulose bei BRÜNAUER und WEINBERGER (1). Besonders eindrucksvoll ist der 5. Fall von ASSNIN-SUTEJEW:

23jährige Virgo mit einer aktiven Lungentuberkulose. 5 Tage nach einem grippalen Infekt Ulcus vulvae acutum. Drei Rezidive, und zwar immer gleichzeitig mit einer Exacerbation des Lungenprozesses. Bacillus crassus jedesmal im Vaginalsekret und Geschwürsabstrich zu finden.

Unsicher ist der Zusammenhang bei einigen weiteren Erkrankungen: Otitis media mit pulmonaler Komplikation (CHANIAL-DANIC), Streptokokkenpyodermie (CORDERO), Furunkulose (7. Fall von ASSNIN-SUTEJEW), Herpes tonsurans (STRYKER). Auch der gleichzeitige Bestand einer Geschlechtskrankheit scheint kaum mehr als ein Zufallsbefund zu sein: Eine Gonorrhoe bestand bei NARDI, GULDBERG, POSATTI, eine Lues bei NARDI, SAGA, FUHS bzw. VOLAVSEK, MATRAS (5) und DUFKE.

Ob es außer diesen Erkrankungen auch noch andere disponierende Faktoren gibt, ist noch nicht genügend abgeklärt: Verschiedentlich wird ein Einfluß konstitutioneller Momente auf die Ausbildung des Ulcus vulvae acutum angenommen; im einzelnen werden somatische Unterentwicklung, asthenischer Habitus, Anämie, vasomotorische und endokrine Störungen angeschuldigt (MONACELLI, GRETSCHEL, MANGANOTTI, PINARD-DELAITRE, POPOFF, SCHUGT u. a.). Verschiedentlich wird auch angenommen, daß eine mechanische Irritation der Genitalschleimhaut die Ausbildung eines Ulcus vulvae acutum begünstigt: Masturbation nach NOEGGERATH-ECKSTEIN, Vergewaltigungen bei DANBOLT und FERRARI.

B. Histologie

1. Histologie der Vulvageschwüre

Die zahlreichen in der Zwischenzeit erfolgten histologischen Untersuchungen von Vulvageschwüren [SCHUGT, FINNERUD, ROEDERER-SLOIMOVICI (1, 2), SAMEK-

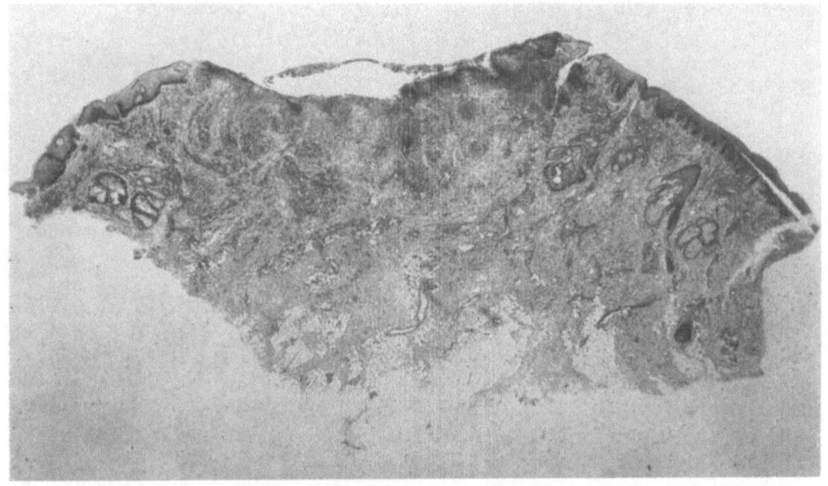

Abb. 9. Ulcus vulvae acutum — Übersicht

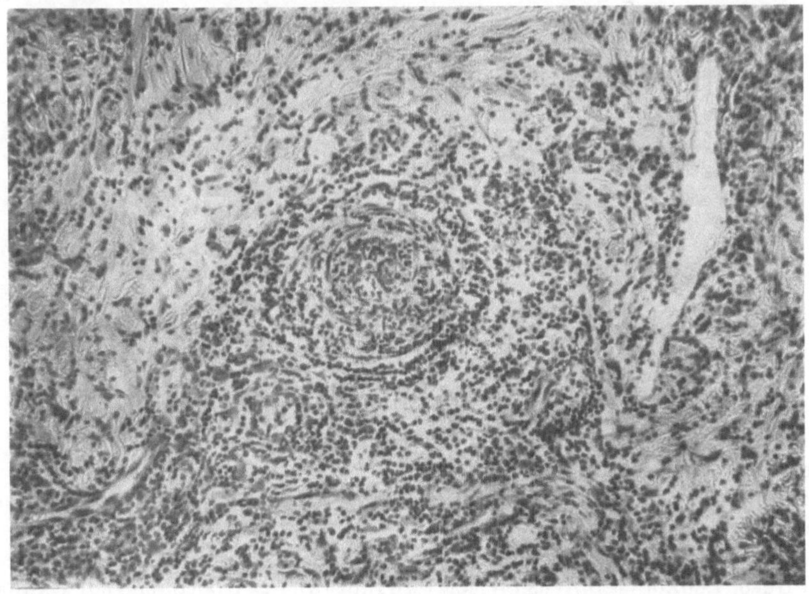

Abb. 10. Gefäßveränderungen des Ulcus vulvae acutum, Detail von Abb. 9

FISCHER, WALTER-ROMAN, KUMER (1) — s. Abb. 9, 10 und 11a, b, c —, ITO, WIEN-PERLSTEIN, BUZZI, ASSNIN-SUTEJEW, TALALOV (1), SCHERBER (1), NEGRISOLI, TAGAMI (2), POPOFF, PERPIGNANO, DECKER-BRUNS, FEICHTIGER] konnten der

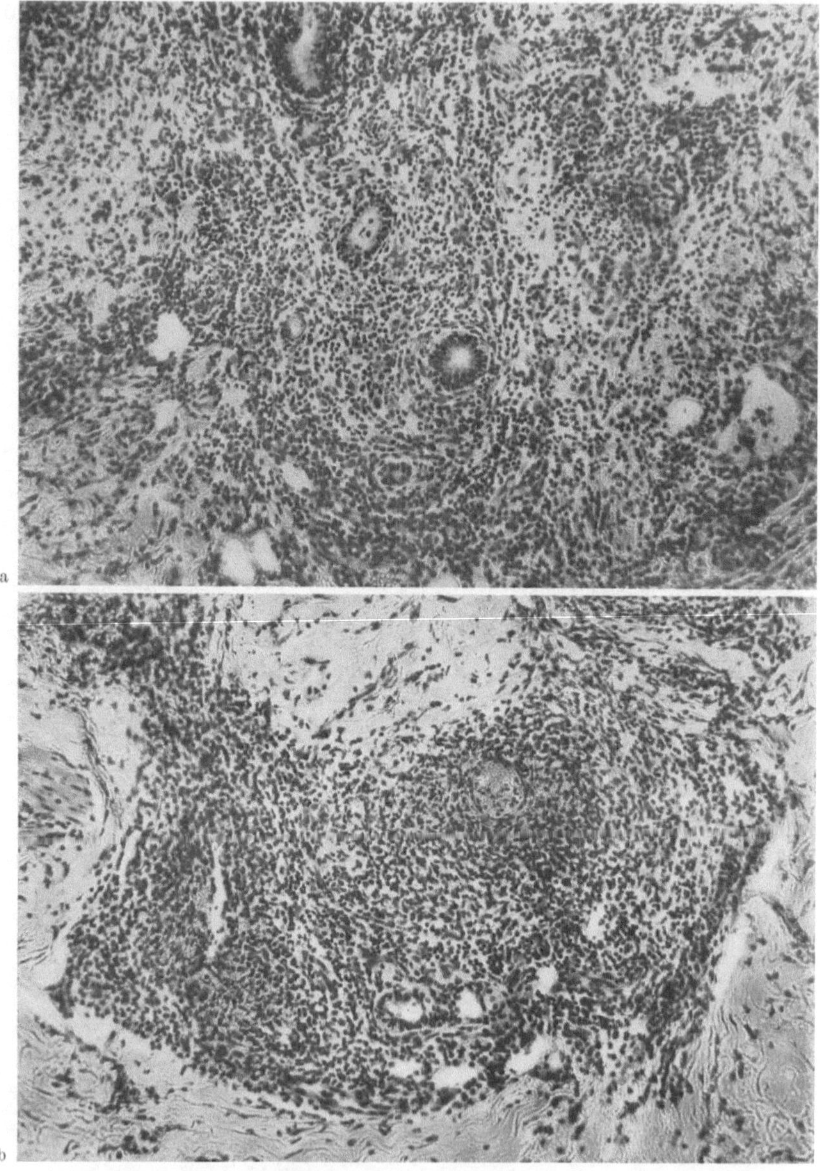

Abb. 11a—c. Infiltrat um Drüsen bei Ulcus vulvae acutum, Detail von Abb. 9

im Lipschützschen Handbuchbeitrag gegebenen und mit zahlreichen Abbildungen versehenen Beschreibung nichts wesentlich Neues hinzufügen; deshalb sei hier nur eine kurze Zusammenfassung der histologischen Merkmale gebracht und bezüglich der Details auf die Lipschützsche Abhandlung verwiesen.

In der 1. Phase tritt eine starke Erweiterung der Gefäß-Endstrombahn auf mit diffuser Leukocyteninvasion; letztere führt an der Oberfläche zur Exulceration mit Ausbildung einer eitrigen Zone und in den darunterliegenden Schichten durch Vereiterung kleiner Gefäße zu miliaren Pseudoabscessen.

In der 2. Phase stehen Gefäßveränderungen im Vordergrund, wie Erweiterung und zellige Anschoppung der Lumina, Aufquellung des Intimaendothels sowie

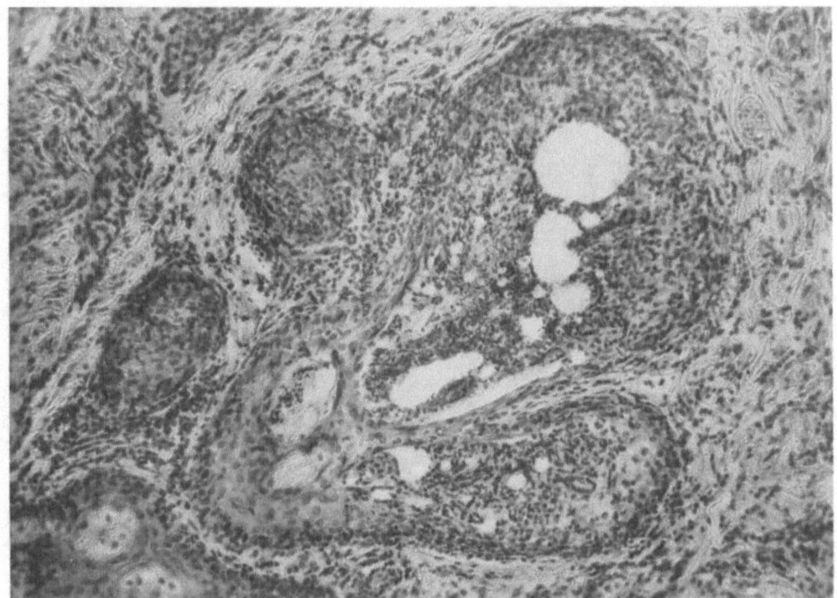

Abb. 11c

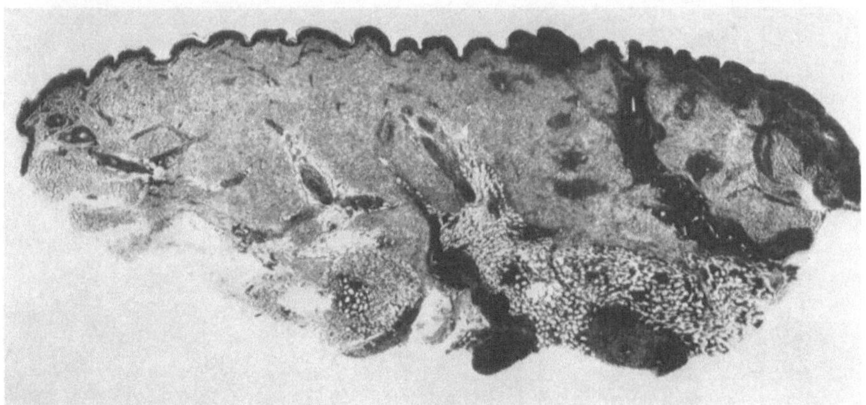

Abb. 12. Erythema nodosum-artiges, papulo-vesiculo-pustulöses Exanthem bei Ulcus vulvae acutum — Übersicht

ödematöse und zellige Verdickung der übrigen Gefäßwand mit Diapedese. Um die Gefäße bildet sich ein polymorpher Zellmantel aus weißen Blutzellen und verschiedenen Reizformen der Bindegewebszellen, um das Geschwür ein dichter Infiltrationswall aus denselben Elementen. Die kollagenen Bindegewebsfasern sind aufgelockert und gequollen, die elastischen rarefiziert.

In der 3. Phase kommt es zu einer reaktiven Entzündung mit Ausbildung eines unspezifischen Granulationsgewebes, die zur Abstoßung des nekrotischen Belages und in der Folge zur Schließung des Hautdefektes führt.

In zahlreichen Fällen [SCHERBER (1), FINNERUD, WALTER-ROMAN, KUMER (1), TALALOV (1), TAGAMI (2), R. MIKI, GULDBERG, ROEDERER-SLOIMOVICI (1 u. 2),

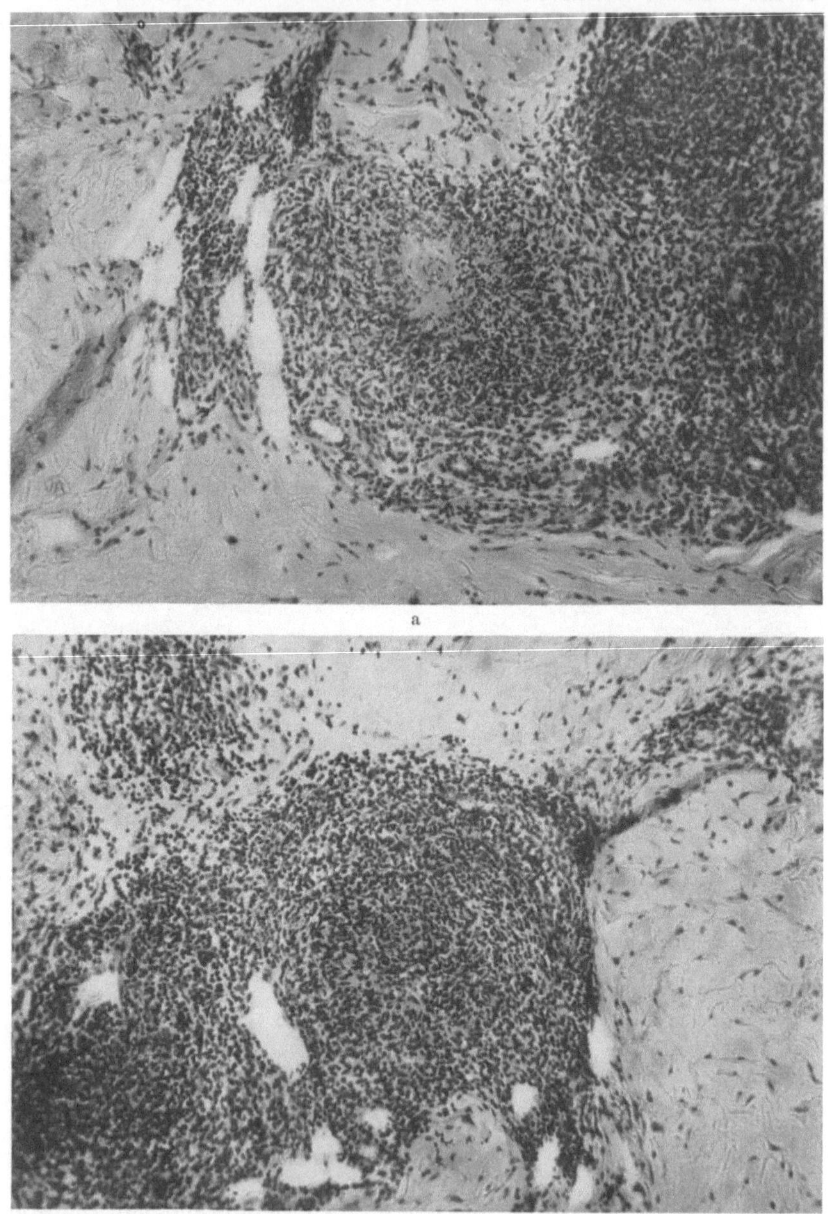

a

b

Abb. 13a u. b. Gefäßveränderungen des Exanthems, Detail von Abb. 12

POPOFF, PERPIGNANO] wurden im histologischen Präparat Crassusbacillen gefunden; im Gegensatz zu LIPSCHÜTZ und BRÜNAUER lagen sie vereinzelt auch in tieferen Gewebsschichten [KUMER (1, 2), SCHERBER (1)] bzw. außerhalb der Infiltrationszone (WALTER-ROMAN). Somit dürfte ein Einbruch von Keimen in die Blutbahn ohne weiteres möglich sein.

2. Histologie der Mundaphthen

Genauere Beschreibungen des mikroskopischen Gewebsbildes der Mundaphthen fehlen in der Literatur. Bei dem bisher einzigen bioptisch untersuchten Fall (Ito) findet sich lediglich die Angabe, daß in den Mundläsionen ähnliche histologische Veränderungen festzustellen sind wie in den Genitalulcera, nämlich „eine produktive und exsudative Periphlebitis und -arteriitis".

3. Histologie der Exantheme

Hier liegen bisher sechs Mitteilungen vor: in zwei Fällen [Walter-Roman, Talalov (1)] handelte es sich um papulo-vesiculo-pustulöse Exantheme, in den übrigen vier Fällen [Samek-Fischer, Kumer (1, 2) — s. Abb. 12 u. 13a, b —, Rosenthal (2), Hohmann] um ein Erythema nodosum. Histologische Beschreibungen der multiforme-artigen und der anderen Exantheme fehlen bisher in der Literatur.

a) Papulo-vesiculo-pustulöse Exantheme

Walter-Roman untersuchten einen excidierten Hautknoten: Sie fanden um den Follikel herum ein mächtiges Infiltrat aus vorwiegend polynucleären Zellen, nur spärlich Lymphocyten und Mastzellen, sowie Bindegewebszellen. Die Blutgefäße waren erweitert, die Venen mit weißen Blutkörperchen erfüllt. Es bestand eine geringfügige Proliferation der Intima mit Schwellung der Endothelien. Die kollagenen Fasern erschienen auseinandergedrängt, die elastischen deutlich rarefiziert. Die untere Follikelwand war zerstört, an der Follikelmündung das Epithel abgehoben und der so entstandene Hohlraum mit Leukocyten ausgefüllt. In der Umgebung des Krankheitsherdes lag eine Spongiose und Parakeratose der Epidermis vor. Crassusbacillen waren keine zu sehen.

Talalov (1) beschreibt die histologischen Veränderungen eines exulcerierten Knotens: Er sah den Geschwürsgrund von einer schmalen eitrig-faserigen Schicht bedeckt und von einem dichten Infiltrationswall umgeben, der sich in der Tiefe in perivasculäre Zellmäntel auflöste. Das Infiltrat bestand vorwiegend aus Lymphocyten, Histiocyten und Fibroblasten, daneben einzelne Leukocyten und Plasmazellen. Die kollagenen Fasern waren aufgequollen, die elastischen rarefiziert. Die Gefäße zeigten im Krankheitsbereich ein erweitertes Lumen, eine Schwellung ihres Epithels und eine ödematöse Verdickung ihrer Wand mit Leukocytendiapedese. Die Epidermis in der Umgebung wies eine Spongiose und Acanthose sowie eine ausgeprägte Leukocyteneinwanderung auf. In den mittleren Hautschichten „zahlreiche zusammengeklebte, plumpe Stäbchen, einzelne vom Typ des Bacillus crassus".

b) Erythema nodosum-artige Exantheme

Nach Samek-Fischer zeigt sich histologisch das für ein Erythema nodosum typische Bild: Die Hauptveränderungen spielen sich am cutanen Gefäßnetz ab. Hier finden sich dichte perivasculäre Zellmäntel aus lympho- und leukocytären Elementen, die stellenweise auch hämorrhagischen Charakter aufweisen können. Das Gefäßlumen ist vergrößert und von weißen Blutzellen erfüllt, die Intima gequollen und proliferiert, die Gefäßwand verdickt und von Leukocyten durchsetzt. Die kollagenen Fasern erscheinen im Bereich des Infiltrates auseinandergedrängt, die elastischen rarefiziert. Die Epidermis weist nur dort Veränderungen auf, wo das Infiltrat bis in den Papillarkörper reicht: An diesen Stellen besteht ein inter- und intracelluläres Ödem des Rete Malpighi.

Der Bacillus crassus wurde im histologischen Präparat nur von Hohmann und Samek-Fischer nachgewiesen: Hohmann sah „einige dicke Bacillen und deren

Bröckel"; SAMEK-FISCHER fanden „in den tieferen Schichten des Stratum reticulare an mehreren Stellen mycelartige Scheinfäden; die Bacillen lagen mitten im Gewebe in reaktionsloser Umgebung ohne Beziehung zu den Gefäßen".

C. Pathogenese

Die Aufklärung der Genese des Ulcus vulvae acutum hat seit der Aufstellung dieser Krankheitseinheit durch LIPSCHÜTZ immer wieder zahlreiche Forscher beschäftigt. Sieht man von jenen wenigen Autoren ab, die eine Eigenständigkeit dieses Krankheitsbildes bestreiten und es zusammen mit anderen Erkrankungen einem übergeordneten Krankheitsbegriff zugezählt wissen wollen [TOURAINE (1, 2) und Anhänger], so finden sich in der Literatur insgesamt drei Konzeptionen des Ulcus vulvae acutum, die Anspruch auf Beachtung verdienen, nämlich 1. die Lipschützsche Vorstellung von einer Pathogenitätssteigerung der Döderleinschen Scheidenbacillen, 2. die Theorie von TALALOV (3) über eine erhöhte Reagibilität des Organismus und 3. die Deutung des Ulcus vulvae acutum als einer Folgeerscheinung des Desquamativkatarrhs der Scheide durch TIETZE.

Allen drei Konzeptionen gemeinsam ist die Erkenntnis, daß das Ulcus vulvae acutum durch eine exogene Noxe ausgelöst wird und daß dabei den Döderleinschen Scheidenbacillen eine ursächliche Bedeutung zukommen muß. Der exogene Charakter der Vulvageschwüre ergibt sich aus dem in der Literatur zwar wiederholt vermerkten, aber nicht entsprechend gewürdigten Auftreten von Abklatsch- oder Kontaktulcera; denn eine so auffallende Kongruenz der Geschwürsgrenzen kann durch ein endogenes Agens nicht erklärt werden. Die ursächliche Rolle der Döderleinschen Scheidenbacillen bei der Ausbildung der Vulvageschwüre geht aus folgenden Beobachtungen hervor: Das reichliche, vielfach ausschließliche Vorkommen dieses Keimes in den Genitalulcera, ihr Nachweis im Blut, in den Mundaphthen und in den Exanthem-Efflorescenzen, die sich gelegentlich gegen den Bacillus crassus ausbildende Allergie, das Auftreten der Geschwüre in Lebensaltern, in denen bereits physiologischerweise die Döderleinschen Bacillen in der Scheidenflora dominieren, und das fast ausnahmslos zu beobachtende Freibleiben der Vaginalschleimhaut von Entzündungserscheinungen und Geschwüren, das für eine mangelnde Aggressivität der auslösenden Noxe spricht, was nur auf den Bacillus crassus zutrifft.

Wenn auch die angeführten Punkte für eine kausale Bedeutung des Bacillus crassus in der Pathogenese des Ulcus vulvae acutum sprechen, so sind sie doch nicht ausreichend, um dieses Krankheitsbild als Infektionskrankheit im Kochschen Sinne bezeichnen zu können; denn dafür sind nicht alle vorgeschriebenen Postulate erfüllt: So mißlangen bisher praktisch alle Impfversuche bei Mensch und Tier; ebenso fehlen jegliche Anhaltspunkte für eine Übertragung der Erkrankung von Mensch zu Mensch und außerdem ließen sich in vielen Fällen die Döderleinschen Stäbchen auch noch nach der klinischen Abheilung in der Vagina nachweisen. Es war daher naheliegend, anzunehmen, daß das Ulcus vulvae acutum durch eine Störung des symbiotischen Gleichgewichtes zwischen Organismus und Döderleinschen Bacillen zustandekommt, sei es durch eine Pathogenitätssteigerung der Keime (LIPSCHÜTZ), sei es durch eine erhöhte Reagibilität des Organismus [TALALOV (3)].

1. Die Konzeption von LIPSCHÜTZ

Nach LIPSCHÜTZ liegt dem Ulcus vulvae acutum eine Autoinfektion zugrunde; er nimmt an, daß die Döderleinschen Scheidenbacillen „plötzlich und scheinbar ganz ohne Veranlassung" durch eine „sprunghafte Variation" pathogenen Charakter annehmen und dann die Vulvageschwüre hervorrufen. LIPSCHÜTZ bezeichnet die pathogene Abart der Vaginalstäbchen als „Bacillus crassus".

Die Existenz zweier Keimformen — des saprophytären Bacillus vaginalis Döderlein und des pathogenen Bacillus crassus Lipschütz — ist experimentell allerdings noch nicht genügend bewiesen: Ein teilweise unterschiedliches Verhalten beschrieben bisher lediglich PAUTRIER-ROEDERER und YAMAMOTO-KUSUNOKI-HIRANO-TADOKORO (1, 2, 3, 4, 5); nach diesen Autoren fallen die Intradermoreaktionen mit den pathogenen Stämmen etwas stärker aus als mit den saprophytären. YAMAMOTO u. Mitarb. sahen außerdem auch im Elektronenmikroskop morphologische Unterschiede. Ansonsten aber verhalten sich beide Keimformen in morphologischer, kultureller, serologischer und biologischer Hinsicht völlig identisch [SCHERBER (1, 2) u. a.].

2. Die Konzeption von TALALOV

Nach TALALOV (3) kommt die Störung des symbiotischen Gleichgewichtes nicht durch eine Virulenzsteigerung der Scheidenbacillen zustande, sondern durch eine „erhöhte Reagibilität des Organismus", die sowohl durch eine spezifische, wie auch durch eine unspezifische Sensibilisierung induziert werden kann. Die Scheidenbacillen spielen nach dieser Ansicht nur die Rolle eines auslösenden Faktors.

Die Konzeption von TALALOV (3) stützt sich auf folgende Beobachtungen: Die wiederholt positiven Intradermoreaktion gegen Bacillus vaginalis Döderlein bzw. Bacillus crassus Lipschütz bei Ulcus vulvae acutum-Patientinnen [ROSENTHAL (1), SCHWARZKOPF, PAUTRIER-ROEDERER, ASSNIN-SUTEJEW, ITIKAWA-SHINODA, YAMAZAKI, TALALOV (3) und YAMAMOTO u. Mitarb.], der im Fall von YAMAZAKI gelungene Allergie-Übertragungsversuch nach PRAUSSNITZ-KÜSTNER auf eine gesunde Frau, der neben mehreren mißlungenen Versuchen auch einmal (ITIKAWA-SHINODA) geglückte Nachweis einer gekreuzten Metallergie gegen den Unna-Ducreyschen Streptobacillus und die durch TALALOV (3) selbst beschriebenen positiven Intradermoreaktionen mit Crassusvaccine auch bei unspezifisch sensibilisierten Kaninchen. Für das Vorhandensein einer regionären Erhöhung der Reagibilität spricht ferner die von TALALOV (3) in zwei Fällen gemachte Beobachtung, wonach bei Ulcus vulvae acutum-Patientinnen die Pirquetsche Hautprobe in der Umgebung der Vulvaläsionen stärker ausgeprägt ist als am Oberarm.

3. Die Konzeption von TIETZE

Eine ganz andere Auffassung von der Pathogenese des Ulcus vulvae acutum vertritt TIETZE (1939): Seine Konzeption basiert auf den modernen Erkenntnissen der Scheidenphysiologie. TIETZE hält das Ulcus vulvae acutum für eine Folgeerscheinung des Desquamativkatarrhs der Scheide, nimmt also an, daß die Vulvageschwüre auf Grund des dabei mengen- und titermäßig vermehrten, stark sauer reagierenden Fluor vaginalis zustande kommen.

Die Konzeption von TIETZE liefert die einfachste Erklärung für die auffällige Altersverteilung der Ulcus vulvae acutum-Patientinnen: Tritt doch das Lipschützsche Geschwür in der überwiegenden Zahl der Fälle in den gleichen Lebensaltern auf wie der Desquamativkatarrh der Scheide, nämlich in der Pubertät und in der Schwangerschaft. Aber auch das fast immer zu beobachtende Unversehrtbleiben der Vaginalschleimhaut wäre nach dieser Auffassung am leichtesten verständlich; denn das in diesem Fall angenommene schädliche Agens — der stark sauer reagierende Fluor vaginalis — vermag dem säuregewohnten und -resistenten Scheidenepithel nichts anzuhaben.

Unter diesen drei Konzeptionen verdient zweifelsohne die dritte den Vorrang: Denn die Auffassung von TIETZE vermag die Geschwürsentstehung am einfachsten und ohne Zuhilfenahme theoretischer Konstruktionen zu erklären. Es ist aber nicht ausgeschlossen, daß auch den beiden anderen Konzeptionen in der Pathogenese des Ulcus vulvae acutum eine Bedeutung zukommt, etwa in dem Sinne, daß sich im Verlaufe des Desquamativkatarrhs eine Variation der Scheidenbacillen vollzieht bzw. daß eine erhöhte Reagibilität des Organismus die Ausbildung der Vulvageschwüre erleichtert.

Unabhängig davon, wie es nun tatsächlich zur Entstehung des Ulcus vulvae acutum kommt, gestaltet sich der weitere Krankheitsverlauf: Die Crassusbacillen können einerseits durch lokale Propagation von der Vulva in die Harnröhre gelangen und dort eine desquamative Urethritis hervorrufen, andererseits aber auch von den Geschwüren aus in das Gewebe eindringen und zu einer Bacillämie führen. Der Einbruch von Crassusbacillen in die Blutbahn ist aber nur in den ersten Tagen nach der Ausbildung der Vulvageschwüre möglich, da sich später ein Infiltrationswall ausbildet, der eine weitere Invasion verhindert. Die Bacillämie äußert sich in den meisten Fällen lediglich durch Allgemeinerscheinungen wie Fieber, Schüttelfrost, Kopf- und Gliederschmerzen; gelegentlich führt sie aber auch zum Auftreten von Komplikationen, und zwar findet man einerseits echte hämatogen-bakterielle Metastasen wie Mundaphthen und Exantheme, andererseits auch infektionsallergische Erscheinungen, sog. Rheumatoide, wie Arthritis, Iritis u. dgl. Die nicht selten vorhandene inguinale Lymphknotenschwellung ist wohl als lymphogen-bakterielle Metastase zu betrachten.

Verschiedene Beobachtungen weisen darauf hin, daß auch eine kryptogenetische Sepsis mit Crassusbacillen möglich ist [SCHERBER (1), FUHS bzw. VOLAVSEK]. In diesen Fällen entwickeln sich als erstes die Allgemeinerscheinungen und Komplikationen, während die Vulvageschwüre erst nach einigen Tagen oder Wochen auftreten [FUHS bzw. VOLAVSEK, SCHERBER (1), KUMER (1) CAROL-RUYS (2), WALTER-ROMAN] oder überhaupt ausbleiben (ECHEVARRIA). KUMER (1) spricht in diesem Zusammenhang die Vermutung aus, daß vielleicht manche ungeklärten Fälle von Erythema nodosum beim weiblichen Geschlecht durch eine latente Crassusinfektion hervorgerufen werden.

D. Bakteriologie

LIPSCHÜTZ beschränkt sich in seinem Kapitel über die „Bakteriologie des Geschwürsprozesses" auf die Beschreibung der Eigenschaften des Bacillus crassus. Die neuen Erkenntnisse in der Pathologie des Ulcus vulvae acutum machen es notwendig, dieses Kapitel um die beiden Abschnitte „Bakteriologie und Physiologie der Scheide" und „Allergie" zu erweitern. Dafür sei der Abschnitt über den Bacillus crassus hier um so kürzer gefaßt und bezüglich der Details auf den Lipschützschen Handbuchbeitrag verwiesen.

1. Bakteriologie und Physiologie der Scheide

Am menschlichen Vaginalrohr lassen sich bakteriologisch drei Abschnitte unterscheiden: Cervix, Vagina und Vulva; die Grenze zwischen den beiden ersteren bildet das Orificium uteri externum, zwischen den beiden letzteren der Hymenalring. Der Cervixkanal ist unter physiologischen Verhältnissen während des ganzen Lebens keimfrei. Auch die Vagina enthält im Kindesalter nur wenige anaerobe Keime, bildet aber mit Einsetzen der Pubertät eine reichhaltige Säureflora aus, die während der ganzen generativen Epoche des Lebens bestehen bleibt, sich in der Schwangerschaft sogar verstärkt und erst nach der Menopause wieder allmählich verschwindet. Die Vulva schließlich besiedelt sich bereits wenige Stunden nach der Geburt mit den verschiedensten aeroben Keimen aus der Umwelt.

Auch der Säuretiter ist in den einzelnen Abschnitten des weiblichen Genitalrohres verschieden: Unter physiologischen Verhältnissen reagiert das Cervixsekret neutral bis leicht alkalisch (p_H 7,5—8,2), das Scheidensekret dagegen ausgesprochen sauer (p_H 4,0—4,7). Das alkalische Milieu im Cervixkanal ist durch die Sekretion der Cervixdrüsen bedingt. Für die Aufrechterhaltung der sauren Reaktion des Scheidensekretes ist folgender sinnvoller Mechanismus verantwortlich: Da die Scheide selbst keine Drüsen hat, setzt sich ihr Inhalt aus dem von der Portio abtropfenden Cervixschleim und den von der Vaginalwand ununterbrochen abschilfernden Epithelien zusammen. Letztere enthalten Glykogen, welches beim Zelluntergang durch freiwerdende diastatische Fermente in Disaccharide (Maltose, Dextrose) abgebaut wird, und zwar in einem solchen Umfang, daß der Zuckergehalt des Scheideninhaltes konstant 2—4% beträgt. Die Disaccharide ihrerseits werden durch die säurebildenden Bakterien der Scheide (vorwiegend Döderleinsche Stäbchen, vereinzelt auch vergrünende, seltener hämolysierende und anaerobe Streptokokken) in einem derartigen Ausmaß in Milchsäure weiter abgebaut, daß trotz des alkalischen Sekretstromes aus dem Cervixkanal und des ständigen Abfließens von Scheidensekret aus der Vulva in der Vagina konstant ein saures Milieu erhalten bleibt. Die Regulation dieser physiologisch-chemischen Vorgänge der Scheide erfolgt hormonell von den Eierstöcken aus.

Der verschiedene Säuretiter in den einzelnen Abschnitten des weiblichen Genitalschlauches stellt eine chemische Keimbarriere dar gegen die Ascension fremder, unter Umständen pathogener Keime, die sonst ungehindert in das obere Genitale, ja sogar bis zum Peritoneum gelangen könnten. Denn Keime, die ihre optimalen Lebensbedingungen in alkalischem oder neutralem Milieu finden, werden so bereits in der Vagina durch deren saures Sekret gestoppt, während die übrigen, ein saures Milieu bevorzugenden Keime im neutral bis leicht alkalisch reagierenden Cervixkanal zugrunde gehen.

Unter pathologischen Verhältnissen ändern sich in der Scheide Bakterienflora und p_H-Wert. Das klinische Substrat ist ein mehr oder weniger stark ausgeprägter Fluor vaginalis. Nach dem Säuretiter unterscheidet man zwischen einem Fluor mit zu niedrigen und einem mit zu hohen Säurewerten.

Bei zu geringer Säureproduktion steigt der p_H-Wert auf über 4,7 an: Im Abstrich finden sich massenhaft Leukocyten und Epithelzellen sowie die verschiedensten grampositiven und -negativen Bakterien (Diplo-, Strepto-, Staphylokokken, Escherichia coli, Pseudo-Diphtherie-Bacillen usw.), manchmal auch Protozoen wie Trichomonas vaginalis. Die Döderleinschen Scheidenbacillen treten dagegen zurück bzw. verschwinden ganz, da sie in dem neutralen bis alkalischen Milieu nicht zu existieren vermögen. Seit Manu af Heurlin (1910) unterscheidet man bekanntlich bei diesen Fällen vier Reinheitsgrade der Vagina:

Reinheitsgrad I: Normale Zusammensetzung des Scheidensekretes (fast nur Döderleinsche Stäbchen, dazu Epithelien).

Reinheitsgrad II: Wie I, jedoch dazu noch vereinzelt Leukocyten, Kokken, gramnegative Stäbchen und Vibrionen.

Reinheitsgrad III: Reichlich Leukocyten, gramnegative Stäbchen und grampositive Kokken; kaum noch Döderleinsche Stäbchen.

Reinheitsgrad IV: Reichlich Leukocyten, gramnegative Stäbchen und grampositive Kokken, dazu eventuell Vibrionen und Trichomonaden; keine Döderleinschen Stäbchen.

Die Ursache der zu geringen Säureproduktion liegt entweder in einer Verminderung des Glykogenangebotes (noch nicht funktionierende Ovarien im Kindesalter, nicht mehr funktionierende Ovarien älterer Frauen, ungenügende Funktion der Ovarien geschlechtsreifer Frauen) oder in einer Durchbrechung des Säureschutzes (vermehrter alkalischer Zufluß aus dem Cervixkanal bei verschiedenen pathologischen Zuständen des oberen Genitales, unzweckmäßige hygienische Maßnahmen).

Bei zu starker Säureproduktion — ein viel selteneres Ereignis — sinkt der p_H-Wert unter 4,0 ab: Im Abstrich finden sich ebenfalls reichlich Epithelzellen und Leukocyten, ansonsten jedoch fast nur Döderleinsche Scheidenbacillen, allerdings in enormer Anzahl (Desquamativkatarrh der Scheide). Die Ursache der zu starken Säureproduktion liegt in einem Überangebot von Glykogen infolge gesteigerter Epithelproliferation, hervorgerufen durch eine hormonelle Dysregulation durch das Ovar.

2. Der Bacillus crassus Lipschütz

Lipschütz nimmt an, daß die Döderleinschen Scheidenbacillen unter bestimmten Bedingungen durch eine „sprunghafte Variation" plötzlich pathogenen

Charakter bekommen können und dann das Ulcus vulvae acutum hervorrufen; er bezeichnete diese pathogene Abart der Vaginalstäbchen als „Bacillus crassus". Auf Grund der Lipschützschen Konzeption wurde wiederholt versucht, die Differenzierung einer saprophytären und einer pathogenen Keimform der Döderleinschen Scheidenbacillen vorzunehmen; jedoch erbrachten die diesbezüglichen Untersuchungen kein überzeugendes Resultat: Ein teilweise unterschiedliches Verhalten beschreiben lediglich PAUTRIER-ROEDERER und neuerdings YAMAMOTO u. Mitarb.; bei diesen Autoren fielen die Intradermoreaktionen mit Crassusvaccine etwas stärker aus als die mit der Vaccine von Döderleinschen Scheidenbacillen angestellten. Nach YAMAMOTO u. Mitarb. ist ferner im Tierversuch die Toxicität des Bacillus crassus etwas größer als die der Scheidenbacillen; außerdem soll nach diesen Autoren unter dem Elektronenmikroskop der Bacillus crassus eine dickere Membran besitzen. Im übrigen aber fanden weder YAMAMOTO u. Mitarb. noch alle anderen Forscher irgendwelche Unterschiede in morphologischer, kultureller, serologischer oder biologischer Hinsicht zwischen den beiden Keimen. Deshalb wird auch im folgenden der Bacillus crassus Lipschütz den Döderleinschen Scheidenbacillen gleichgesetzt und nur der Einheitlichkeit halber immer vom Bacillus crassus gesprochen. An der Bezeichnung Bacillus crassus sollte unseres Erachtens solange festgehalten werden, bis nicht endgültig die Fiktion einer Pathogenitätssteigerung widerlegt ist.

In der Systematik der Spaltpilze gehört der Bacillus crassus zu der Gruppe der Milchsäurebakterien (Lactobakterien), nach der neuen internationalen Nomenklatur Thermobakterien genannt (WINKLE). Die Gruppe umfaßt nach HALLMANN folgende Arten:

Döderleinsches Scheidenbacterium (Bacillus crassus Lipschütz),

Lactobacterium acidophilum Moro (am häufigsten im Säuglingsstuhl).

Lactobacterium Boas-Oppleri (vereinzelt im normalen Magensaft, vermehrt bei allen Stauungszuständen im Magen),

außerdem zahlreiche in Lebensmitteln vorkommende Bakterien.

Für den Bacillus crassus Lipschütz bzw. die Döderleinschen Scheidenbacillen existieren folgende *Synonyma:* Bacillus vaginalis (KRUSE), Bacillus vaginalis longus (MANU AF HEURLIN), Acidobacterium Döderlein (SCHLIRF), Lactobacillus Döderlein (BERGEY), Lactobacterium Döderlein (HALLMANN), Thermobacterium Döderlein (WINKLE), Plokamobacterium crassus (AKAMATU).

Bezüglich der Biologie des Bacillus crassus sei auf das entsprechende Kapitel im Lipschützschen Handbuchbeitrag verwiesen bzw. auf die einschlägigen Abschnitte in den bakteriologischen Lehrbüchern von HALLMANN und WINKLE. Hier sollen nur der Vollständigkeit halber in aller Kürze die wichtigsten Merkmale angeführt werden:

Vorkommen: Physiologisch in der menschlichen Scheide (besonders reichlich zur Zeit der Pubertät und in der Schwangerschaft), saprophytisch bei verschiedenen pathologischen Zuständen des weiblichen Genitales wie Vulvitis, Cervicitis, Urethritis usw., pathologisch beim Ulcus vulvae acutum Lipschütz in den Vulvageschwüren, eventuell auch im Blut und in Komplikationen, vereinzelt beim Mann (LIPSCHÜTZ, BRÜNAUER, VOLK).

Morphologie: Unbewegliches (geißelloses), im Durchschnitt 0,5 μ zu 3—5 μ großes, nicht sporenbildendes Stäbchen mit eckigen Enden, vielfach in Ketten liegend; keine Verzweigungen. Morphologische Varietäten: Plus- und Minusvarianten, degenerative (teratologische) Wuchsformen.

Färbung: Nimmt alle Anilin- und übrigen Farbstoffe an; gramnegativ. Manchmal unregelmäßig angefärbt.

Lagerung: Beim Ulcus vulvae acutum meist extracellulär, gelegentlich aber auch intracellulär mit Zeichen der Plasmolyse und -ptyse.

Kultur: Wachstum auf einfachen Nährböden wie Ascites-, Serum-, Blutagar usw., leichteres Angehen bei Zusatz von Traubenzucker (0,5—1,0%) oder auf Spezialnährböden (Würz-, Tomatenagar). Günstig ist vorherige Anreicherung in Zucker-, Würz- oder Leberbouillon [Matras (2)]. Temperaturoptimum: 37°. Wachstum anaerob etwas besser als aerob. Wuchsform: Auf festen Nährböden kleine flache Kolonien mit unregelmäßig zerfranstem Rand, in flüssigen Nährböden feines flockiges Sediment, gleichzeitig Trübung infolge Milchsäurebildung.

Vergärung: Gespalten werden Lactose, Dextrose, Saccharose, Mannose, Maltose, Fructose und Galaktose, nicht gespalten werden Xylose, Rhamnose, Mannit und Arabinose.

Bereits Lipschütz hat auf Grund zahlreicher eigener Versuche die Überzeugung gewonnen, daß der Bacillus crassus nicht überimpfbar ist. Diese Feststellung wurde in der Zwischenzeit durch eine Reihe von Autoren bestätigt: Sowohl das Geschwürssekret als auch das Gewebsmaterial der verschiedenen Komplikationen erwies sich als apathogen. Die Impfungen erfolgten bei den Patientinnen selbst [Lipschütz, Frommer, Schugt, Buquicchio, Finnerud, Kumer (1, 2), Walter-Roman, Pautrier-Roederer, Guldberg, Chevallier, Santori, Matras (5), Bussalai, Baranow, Assnin-Sutejew, Talalov (2), Scherber (1) Manganotti, Pinard-Delaitre, Popoff, Fuhs bzw. Volavsek, Perpignano, Hartl, Hammerschmidt-Korting], bei anderen gesunden Frauen [Kumer (1, 2), Walter-Roman, Perpignano] und bei Tieren (Scherber, Gottron, Samek-Fischer, Kumer (1, 2), Walter-Roman, Troisier-Bariety-Gabriel, Popoff, Perpignano] an den verschiedensten Haut- und Schleimhautstellen. In keinem einzigen Fall zeigte sich ein eindeutiges positives Resultat; zu einer leichtgradigen Reaktion kam es bei den Autoinoculationen von Pautrier-Roederer, Buquicchio, Chevallier und Manganotti und bei den Tierversuchen von Scherber, Kumer (1, 2) und Troisier-Bariety-Gabriel. Jedoch dürfte es sich hier nur um unspezifische Entzündungserscheinungen gehandelt haben.

Das Mißlingen der Inoculationsversuche hat klinisch-diagnostische und pathogenetische Bedeutung: So vertritt Kumer (3) den Standpunkt, daß gerade die Überimpfbarkeit eines Genitalgeschwüres gegen das Vorliegen eines Ulcus vulvae acutum spricht, und — wenn ein Ulcus molle ausgeschlossen werden kann — den Verdacht auf einen Herpes simplex lenken muß, der unter Umständen einmal einem Lipschützschen Geschwür entfernt ähnlich sein kann. In pathogenetischer Hinsicht weist die mangelnde Überimpfbarkeit darauf hin, daß die Störung des symbiotischen Gleichgewichtes zwischen Organismus und Scheidenbacillen nicht durch eine Pathogenitätssteigerung des Keimes bedingt sein kann, sondern in einem anderen Mechanismus zu suchen ist.

3. Allergie

Lipschütz selbst nimmt zur Frage einer Allergie nicht Stellung — gemäß seiner Auffassung des Ulcus vulvae acutum als einer rein lokalen Affektion des weiblichen Genitales. Verschiedene klinische Beobachtungen und zahlreiche in der Zwischenzeit angestellte Versuche scheinen jedoch darauf hinzuweisen, daß sich im Verlaufe eines Ulcus vulvae acutum eine gegen den Bacillus crassus gerichtete Allergie entwickeln kann bzw. daß eine unspezifische Sensibilisierung für die Auslösung des Krankheitsgeschehens von Bedeutung ist.

a) Intradermoreaktionen

Über einen positiven Ausfall der Intradermoreaktion mit Bacillus crassus-Vaccine berichten ROSENTHAL (1), SCHWARZKOPF, PAUTRIER-ROEDERER, ASSNIN-SUTEJEW (besonders stürmische Reaktion), ITIKAWA-SHINODA, YAMAZAKI, TALALOV (1) und YAMAMOTO u. Mitarb., über einen negativen Ausfall berichten KUMER (1, 2), ROEDERER-HEE, SANTORI. Ein positives Resultat zeigte sich auch bei dem in der Literatur bisher erst einmal vermerkten Allergie-Übertragungsversuch nach Praussnitz-Küstner (YAMAZAKI). Nach ITIKAWA-SHINODA verläuft die Intradermoreaktion gradmäßig parallel zur Schwere des Krankheitsbildes und zeigt keine bzw. nur eine schwache Remanenz. Bei PAUTRIER-ROEDERER und YAMAMOTO u. Mitarb. war die Intradermoreaktion mit Bacillus crassus Lipschütz etwas stärker als mit Bacillus vaginalis Döderlein; bei TALALOV (1) bestand dagegen kein Unterschied. TALALOV (3) erreichte im Tierversuch einen positiven Ausfall der Intradermoreaktion auch nach unspezifischer Sensibilisierung mit Normalserum.

Wiederholt wurde die *Ito-Reenstiernasche Reaktion* bei Ulcus vulvae acutum-Patientinnen angestellt (ITIKAWA-SHINODA, PINARD-DELAITRE, ROEDERER-HEE, SZENICER, GULDBERG, POPOFF, FERREIRA-VIEIRA, R. MIKI); sie zeigte aber nur bei ITIKAWA-SHINODA ein positives Ergebnis; in diesem Fall bestand sogar eine gekreuzte Metallergie. Bei zwei Ulcus vulvae acutum-Patientinnen von TALALOV (3) fiel die Pirquetsche Hautprobe an der Innenseite des Oberschenkels deutlich stärker aus als am Oberarm.

b) Seroreaktionen

Komplementbindungsversuche unternahmen CAROL-RUYS (2), SCHWARZKOPF, ROSENTHAL (2), ASSNIN-SUTEJEW, BUSSALAI, YAMAZAKI, FUHS bzw. VOLAVSEK und YAMAMOTO u. Mitarb. Über einen positiven Ausfall berichten nur ASSNIN-SUTEJEW, BUSSALAI und YAMAMOTO u. Mitarb.; ROSENTHAL (2) beurteilt das Ergebnis „dubiös“, alle anderen Autoren vermerken ein negatives Resultat.

Agglutinationsversuche unternahmen CAROL-RUYS (2), KUMER (1, 2) ROSENTHAL (2), SCHWARZKOPF, SANTORI, YAMAZAKI, HARADA-SAITO, MARSCHALL und YAMAMOTO u. Mitarb. Ein positives Resultat erhielten nur HARADO-SAITO, MARSCHALL und YAMAMOTO u. Mitarb. Erstere sahen einen positiven Ausfall der Agglutinationsversuche sowohl bei Ulcus vulvae acutum-Patientinnen wie auch bei gesunden Frauen mit Scheidenbacillenbefund, dagegen einen negativen Ausfall bei gesunden Frauen ohne Scheidenbacillenbefund. Im Tierversuch gelang bereits SCHERBER der Nachweis von Agglutininen. Eine positive Kälteagglutination fanden HAMMERSCHMIDT-KORTING in zwei Fällen und NIEBAUER in einem Fall; dagegen verlief die Kälteagglutination bei VIALKOWITSCH negativ. Die Präcipitation mit Kaninchen-Immunsera gelang im Fall von MARSCHALL.

Der Opsoningehalt wurde im Serum von CAROL-RUYS (2) und in künstlich gesetzten Blasen von TALALOV (3) geprüft, ohne daß sich in der Phagocytosekraft der Leukocyten für Crassusbacillen Unterschiede ergaben gegenüber Personen mit anderen Erkrankungen.

Die Beurteilung der Allergie-Prüfungsversuche ist nicht einfach: Nach den verschiedenen Beobachtungen ist die Möglichkeit der Ausbildung einer spezifischen Allergie gegen den Bacillus crassus nicht von der Hand zu weisen, und zwar nicht nur bei Ulcus vulvae acutum-Patientinnen, sondern offenbar auch bei gesunden Frauen mit einem positiven Scheidenbacillenbefund. Noch unklar ist die Rolle, welche eine unspezifische Sensibilisierung bei der Auslösung des Lipschützschen Geschwüres zu spielen vermag.

E. Differentialdiagnose

Von den zahlreichen Erkrankungen, die mit Geschwürsbildungen am weiblichen Genitale einhergehen, kann ein Großteil durch den Erregernachweis eindeutig vom Ulcus vulvae acutum Lipschütz abgegrenzt werden, so die venerischen Geschwüre (Lues, Ulcera mollia, Gonokokkengeschwüre), das Ulcus gangraenosum Matzenauer (Abb. 14), die tuberkulösen (Abb. 15), diphtherischen und typhösen Geschwüre, der Herpes simplex (PUSEY) (Abbildung 16) und die Vaccine-Efflorescenzen. Einige andere Erkrankungen, bei denen ein Erregernachweis nicht möglich ist, unterscheiden sich genügend sicher durch den klinischen Gesamtbefund vom Lipschützschen Geschwür wie z. B. die Genitalläsionen bei Pemphigus vulgaris, Erythema nodosum und Erythema exsudativum multiforme. Es gibt aber — und zwar nicht so selten — an der Vulva auch Läsionen, die in ihrem klinischen Aspekt sehr große Ähnlichkeit mit dem Ulcus vulvae acutum haben und deren Abgrenzung deshalb oft auf große Schwierigkeiten stößt. Nur von diesen letzteren soll hier die Rede sein.

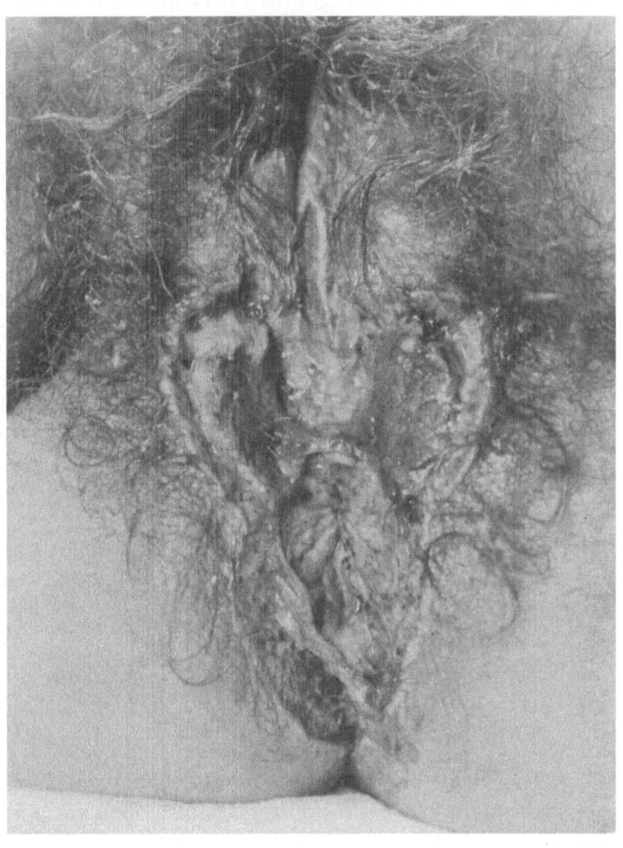

Abb. 14. Nosocomialgangrän Matzenauer

Die Existenz derartiger, nichtvenerischer Geschwüre am weiblichen Genitale geht sehr deutlich aus der Unzahl der Beschreibungen und Nomenklaturen hervor, die sich im Laufe der Zeit in der medizinischen Weltliteratur über dieses Gebiet angehäuft haben, wie aus folgender Aufzählung ersichtlich ist: „Vulvitis aphthosa" (PARROT-SARAZIN), „Aphthosis acuta" (NEUMANN), „Ulcus simplex" (BUSCHKE), „Insonte, oberflächliche Anogenitalgeschwüre" (WELANDER), „Ulcus pseudotuberculosum" (SCHERBER), „Ulcus pseudovenereum" (LIPSCHÜTZ), „Ulcus vulvae asepticum" (LENARTOWICZ), „Aphthosis" (PILS), „Vulvitis aphthosa gangraenosa" (SCHNABL), „Ulcus crenatum" [KUMER (3), s. Abb. 17] u. a. In einigen Fällen fanden sich die Geschwürsbildungen auch beim männlichen Geschlecht bzw. gingen mit Haut- und Mundschleimhauterscheinungen, Augenveränderungen u. dgl. einher.

Eine Differenzierung dieser verschiedenen Krankheitsbilder dürfte kaum möglich sein, zumal auch histologisch keine wesentlichen Unterschiede zwischen ihnen bestehen sollen. Es lag daher nahe, alle diese Geschwürsformen für identisch zu erklären und zu einer neuen Krankheitseinheit zusammenzufassen. Tatsächlich hat dies auch Touraine (1, 2) im Jahre 1941 versucht, indem er folgende Krankheitsbilder zur „*Aphthose*“ vereinigte: den Trisymptomenkomplex von Behcet (1), das Syndrom von Weekers-Reginster, die rezidivierende Hypopyon-Iritis, die Dermatostomatitis von Baader, das Ulcus vulvae acutum Lipschütz, die insonten, oberflächlichen Anogenitalgeschwüre Welanders (und wohl auch die übrigen der oben angeführten Krankheitsbilder), weiters die eitrige Balanitis von Du Castel, gewisse andere Balanitiden und Vulvitiden ulceröser, membranöser und gangränöser Art, einen Großteil der Stomatitiden — vielleicht auch die chronisch-rezidivierenden Aphthen des Mundes — und sogar einige Formen unspezifischer Urethritis. Nach Touraine (1, 2) ist das Krankheitsbild gekennzeichnet durch aphthöse Läsionen der Mund- und Genitalschleimhaut, charakteristische „aphthoide“ Efflorescenzen der Haut, weiters reaktive Exantheme verschiedener Art, Augenveränderungen und Arthralgien. Zu diesen Erscheinungen kommen noch mehr oder weniger stark ausgeprägte Allgemeinstörungen hinzu, wie Fieber, Asthenie, Anämie u. ä. Nach der Lokalisation der Krankheitserscheinungen unterscheidet Touraine (1) drei verschiedene Formen:

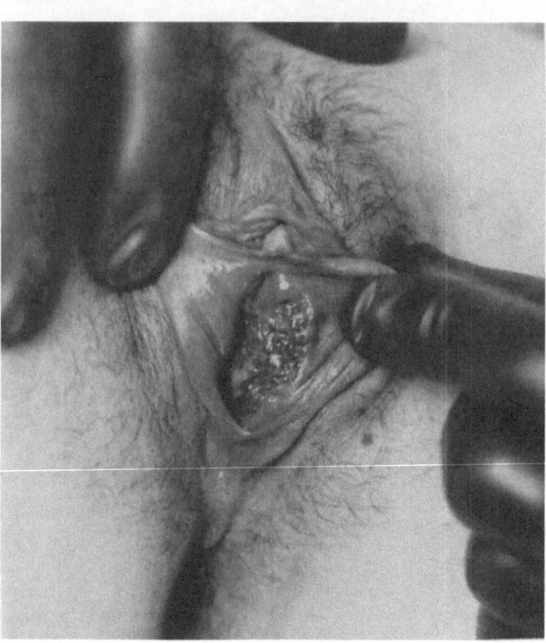

Abb. 15. Tuberculosis ulcerosa labii minoris

1. Die *Schleimhautaphthose* mit aphthösen Läsionen im Mund oder an der Genitalschleimhaut (unipolarer Befall) oder an beiden Schleimhäuten (bipolarer Befall).

2. Die *Haut-Schleimhautaphthose* mit den Erscheinungen der ersten Gruppe und zusätzlich „aphthoiden“ Efflorescenzen an der Haut.

3. Die *generalisierte Aphthose* mit den Erscheinungen der zweiten Gruppe und zusätzlich Allgemeinerscheinungen wie Exantheme, Arthralgien, Augenveränderungen usw.

Die Aphthose kommt nach Touraine (1, 2) bei beiden Geschlechtern vor und befällt vor allem jüngere Menschen. Sie ist gekennzeichnet durch einen eminent chronisch-rezidivierenden Verlauf und eine große Benignität, ausgenommen jene seltenen Fälle, bei denen es zur Beteiligung des N. opticus kommt oder sekundäre Komplikationen schwererer Art auftreten. Als Ursache der Aphthose vermutet Touraine (1) ein dem Herpes-Virus ähnliches Virus, ohne jedoch dafür einen experimentellen Nachweis erbringen zu können.

Im Gegensatz zum Subsumptionsversuch Touraines stehen die Bemühungen von Kumer (4) und Schuermann, durch eine genaue Analyse der verschiedenen aphthösen Erkrankungen etwas Klarheit in dieses schwierige Kapitel zu bringen.

KUMER (4) nimmt in seiner 1941 erschienenen Arbeit über „Aphthen und aphthöse Erkrankungen der Mundschleimhaut" zuerst die Abtrennung jener drei Krank-

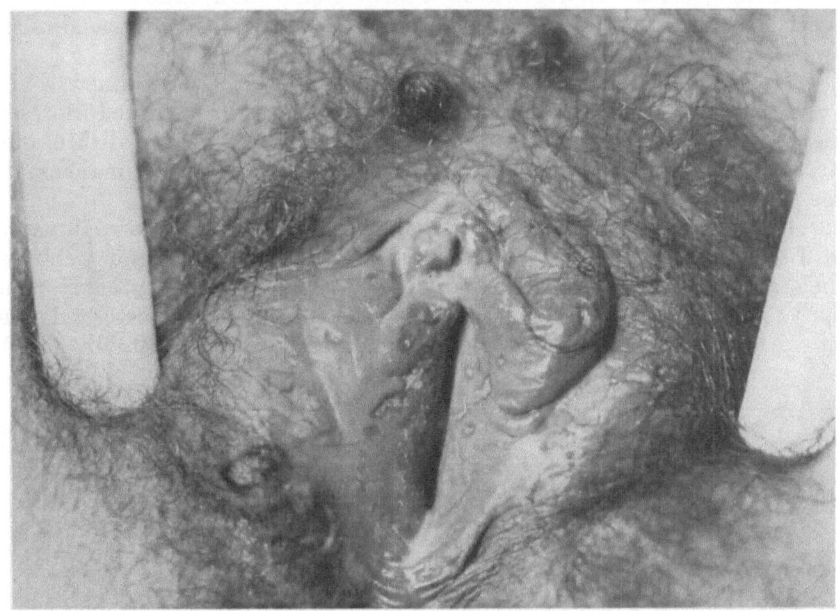

Abb. 16. Herpes simplex progenitalis

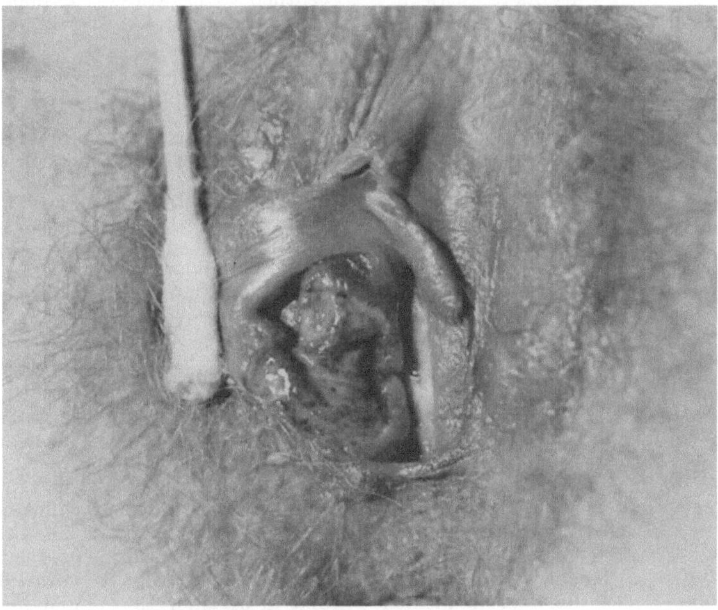

Abb. 17. Ulcus vulvae crenatum KUMER

heitsbilder vor, die nach allgemeiner Ansicht durch ein Virus hervorgerufen werden: Stomatitis epidemica (= Maul- und Klauenseuche), Stomatitis aphthosa und Aphthoid Pospischill. Anschließend separiert er die primär oder sekundär durch Bakterien bedingten aphthösen Läsionen der Mund- und Genitalschleimhaut wie das Ulcus vulvae acutum Lipschütz und die metastatischen Aphthen. Die restlichen, bisher ätiologisch noch nicht geklärten aphthösen Erkrankungen gliedert er nach dem klinischen Bild und grenzt unter ihnen folgende drei Formen ab:

1. *Chronisch-rezidivierende Aphthen:* Vorwiegend bei Erwachsenen, sehr selten bei Kindern; nur Mundschleimhaut befallen; selten mehr als drei Efflorescenzen; keine Allgemeinerscheinungen; chronisch-rezidivierender Verlauf; bakteriologische Untersuchung und Tierversuch negativ; Ätiologie unbekannt, manchmal familiäres Auftreten.

2. *Aphthosis acuta* NEUMANN: Bei Erwachsenen (Frauen bevorzugt); aphthöse, zum Teil geschwürig umgewandelte Läsionen im Mund und am Genitale (einschließlich Vagina); gelegentlich papulöse, pustulöse oder Erythema nodosumartige Exantheme sowie Iritis; akuter Beginn mit Allgemeinerscheinungen, rasche Abheilung; bakteriologischer Befund uncharakteristisch (in den Vulva-

Tabelle 7. *Differentialdiagnose des Ulcus vulvae acutum Lipschütz*

	Ulcus vulvae acutum (LIPSCHÜTZ)	Aphthosis acuta (NEUMANN)	Chronisch-rezidivierende Aphthosis
Befällt	meist Virgines, daneben auch junge Frauen und Schwangere	Erwachsene, vorwiegend Frauen	Erwachsene, beide Geschlechter
Genitalerscheinungen:			
Lokalisation	Vulva und perigenital, fast nie Vagina	Vagina, Vulva und perigenital	Vagina, Vulva und perigenital
Morphologie	meist Ulcerationen, oft Kontaktgeschwüre	seichte Läsionen, gelegentlich Ulcerationen, keine Kontaktgeschwüre	Bläschen und seichte Läsionen, keine Kontaktgeschwüre
Fluor vaginalis	sehr reichlich	fehlt	fehlt
Säuretiter des Scheidensekretes	meist erhöht	normal oder erniedrigt	normal oder erniedrigt
Urethra	oft Desquamativkatarrh	keine Beteiligung	keine Beteiligung
Allgemeinerscheinungen	vorhanden	vorhanden	fehlen oder nur unbedeutend
Andere Erscheinungen	nur selten Mundaphthen, Exantheme oder Rheumatoide	gelegentlich Mundaphthen, Exantheme, Augenveränderungen usw.	Mundaphthen, Exantheme, Augenveränderungen oder Arthralgien immer vorhanden, manchmal sogar ohne Genitalerscheinungen
Verlauf	akut	akut	chronisch-rezidivierend
Bakteriologie	Bacillus crassus in den Vulvageschwüren ausschließlich oder doch reichlich vorhanden, manchmal auch im Blut oder in Komplikationen nachweisbar	Bacillus crassus in den Vulvaläsionen nicht oder nur vereinzelt vorhanden, im Blut und in anderen Erscheinungen nie nachzuweisen	Bacillus crassus in den Vulvaläsionen nicht oder nur vereinzelt vorhanden, im Blut und in den anderen Erscheinungen nie nachzuweisen
Intradermoreaktion mit Crassusvaccine	eventuell positiv	negativ	negativ

geschwüren auch mitunter einzelne Crassusbacillen), Tierversuch negativ; Ätiologie unbekannt (Infektion ?).

3. *Chronisch-rezidivierende Aphthosis:* Erwachsene beider Geschlechter; aphthöse Läsionen im Mund und am Genitale (einschließlich Vagina), nicht selten Erythema nodosum-artige oder papulo-pustulöse Exantheme sowie Iritis; keine Allgemeinerscheinungen; chronisch-rezidivierender Verlauf über viele Jahre; bakteriologischer Befund und Tierversuch negativ; Ätiologie unbekannt.

Die KUMERsche Analyse hat zweifellos wesentlich zur Klärung des schwierigen Kapitels der nichtvenerischen Geschwürsbildungen am weiblichen Genitale beigetragen. Deshalb sei sie auch der hier gebrachten tabellarisch zusammengestellten Differentialdiagnose des Ulcus vulvae acutum Lipschütz zugrunde gelegt (s. Tabelle 7).

F. Therapie

Die meisten Fälle von Ulcus vulvae acutum Lipschütz kämen wohl auch ohne jegliche Therapie bzw. auf gewöhnliche hygienische Maßnahmen zur Abheilung. Eine zweckmäßige Behandlung vermag jedoch die manchmal sehr starken Beschwerden zu mildern und den Heilungsprozeß zu beschleunigen.

1. Die Lokalbehandlung

Desquamativkatarrh der Scheide und Ulcus vulvae acutum. Die Behebung des zu hohen Säuretiters bzw. die Beseitigung des übermäßigen Fluor vaginalis sowie die Bekämpfung der akuten Entzündungserscheinungen an der Vulva erfolgt am besten mit indifferenten Lösungen, die in Form von Sitzbädern, Waschungen, Spülungen und feuchten Vorlagen appliziert werden (SATO). Wegen der großen Schmerzhaftigkeit empfiehlt es sich, die Lösungen körperwarm und recht vorsichtig anzuwenden. Nach Sistieren der Vulvasekretion und Reinigung der Geschwüre werden auf die Hautdefekte granulationsanregende Salben aufgetragen. Zur Nachbehandlung empfehlen sich diverse Hygienica, welche die physiologischen Verhältnisse der Scheide herzustellen bzw. zu erhalten imstande sind.

Komplikationen. Die Behandlung der Mundaphthen geschieht am besten durch häufige Mundspülungen mit Teeabkochungen oder leicht adstringierenden Lösungen. Bei den papulo-vesiculo-pustulösen und den multiforme-artigen Exanthemen werden Schüttelmixturen, bei einem Erythema nodosum kühle Umschläge appliziert. Die rheumatischen Manifestationen verlangen die den entsprechenden Erkrankungen idiopathischer Genese eigene Behandlung.

2. Die Allgemeinbehandlung

Tritt das Ulcus vulvae acutum im Gefolge einer anderen Erkrankung auf, so ist natürlich dieselbe einer Behandlung zuzuführen. Ist es der Ausdruck einer ovariellen Dysfunktion, so müßte eigentlich eine Hormontherapie (PRIETO) eingeleitet werden; da jedoch die meisten Fälle auch durch die Lokalbehandlung allein zur Abheilung kommen, sollte diese immerhin nicht ganz indifferente Behandlung den therapieresistenten Fällen vorbehalten bleiben. Ebenfalls nur bei großer Hartnäckigkeit der Erscheinungen kommt die Züchtung und Verabreichung von Crassus-Autovaccine in Frage. Auch eine unspezifische Immunisierung kann in solchen Fällen versucht werden.

Eine Allgemeinbehandlung mit Chemotherapeutica oder Antibiotica hat wohl auf das Ulcus vulvae acutum keinen Einfluß, da der auf die Crassusbacillen bactericid wirkende Blutspiegel auf oralem oder parenteralem Wege praktisch nicht zu erreichen ist. DECKER-BRUNS gab deshalb in einem Fall Penicillin lokal in Form von Umschlägen in einer Konzentration von 50 E/cm³ und sah daraufhin ein rasches Zurückgehen der Krankheitserscheinungen. Immerhin wurde vereinzelt auch über eine gute Wirkung von Penicillininjektionen berichtet (BURCKHARDT, BARSKY).

Auch die Allgemeinbehandlung des Ulcus vulvae acutum mit anderen Bakteriostatica wie Salvarsan oder Trypaflavin hat auf das Krankheitsgeschehen keinen Einfluß; in zwei mit Neo-Salvarsan-Injektionen behandelten Fällen (CHEVALLIER, BUREAU) kam es sogar auf die Injektionen zur Exacerbation der Vulvageschwüre und zu Überempfindlichkeitserscheinungen. Eine ähnliche Reaktion sahen BRULE-HILLEMAND-GILBRIN auf Trypaflavin-Injektionen.

Literatur

Die bereits im Lipschützschen Handbuchbeitrag zitierten Publikationen wurden hier nicht mehr angeführt.

AKAMATU, K.: Über einen Fall von Ulcus vulvae acutum Lipschütz. Okayama Igakkai Zasshi **52**, 1699—1704 (1940). Ref. Zbl. Haut- u. Geschl.-Kr. **66**, 169 (1941). — ASSNIN, D., u. G. SUTEJEW: Zur Frage des Ulcus vulvae acutum Lipschütz. Arch. Derm. Syph. (Berl.) **169**, 470—477 (1934).

BAADER, E.: Dermatostomatitis. Arch. Derm. Syph. (Berl.) **149**, 261—268 (1925). — BARANOW, A.: Ulcus vulvae acutum und Erythema nodosum. Derm. Wschr. **1934**,316. — BARJAKTARVIĆ, N. S., u. V. MARINKOVIĆ: Ulcus vulvae acutum. Srpski arh. lek. **1951**, 10—11. Ref. Wien. med. Wschr. **102**, 392 (1952). — BARSKY, S.: Ulcus vulvae acutum (Lipschütz) with aphthous-like lesions of the mouth. Arch. Derm. Syph. (Chic.) **81**, 466 (1960). — BEHCET, H.: 1. Über rezidivierende, aphthöse, durch ein Virus verursachte Geschwüre am Mund, am Auge und an den Genitalien. Derm. Wschr. **1937 II**, 1152—1157. — 2. Kurze Mitteilung über Fokalsepsis mit aphthösen Erscheinungen an Mund, Genitalien und Veränderungen an den Augen, als wahrscheinliche Folge einer durch Virus bedingten Allgemeininfektion. Derm. Wschr. **1938 II**, 1037—1040. — BERLIN, C.: Ulcus vulvae acutum (Lipschütz), associated with typhoid fever. Arch. Derm. Syph. (Chic.) **39**, 89—91 (1939). — BINGEL, A. s. SCHERBER (1). — BLATT, O.: Casus pro diagnosi. Zbl. Haut- u. Geschl.-Kr. **20**, 538 (1926). — BRAUN, H.: Über das Ulcus vulvae typhosum. Z. Haut- u. Geschl.-Kr. **9**, 251—258 (1950). — BRÜNAUER, ST. R. s. SCHERBER (1). — BRULÉ, M., P. HILLEMAND et E. GILBRIN: Ulcère aigu de la vulve au début d'une fièvre typhoide. Bull. Soc. méd. Hôp. Paris **48**, 525—528 (1932). — BUQUICCHIO, A. s. LIPSCHÜTZ. — BURCKHARDT, W.: Ulcus vulvae acutum. Dermatologica (Basel) **112**, 559 (1956). — BUREAU, Y.: Ulcus vulvae acutum et tuberculides. Bull. Soc. franç. Derm. Syph. **45**, 1867—1869 (1938). — BURNIER, M., u. A. CARTEAUD: Un cas' d'ulcère aigu de la vulvae de Lipschütz. Ann. Mal. vénér. **26**, 590—594 (1931). — BUSCHKE, A. s. BUSCHKE, A., u. E. LANGER. — BUSCHKE, A., u. E. LANGER: Zur Kasuistik seltener Fälle von Gonorrhoe, Ulcus molle und Ulcus pseudovenereum (Ulcus simplex Buschke) beim Neugeborenen und Kind. Derm. Z. **45**, 11—17 (1925). — BUSSALAI, S.: Ulcus vulvae acutum di Lipschütz. Boll. Sez. reg. Soc. ital. Derm. **2**, 134—136 (1934). — BUZZI, B.: Su due casi di „Ulcus acutum" in gravedanza, con manifestazioni emorragiche. Ann. Ostet. Ginec. **55**, 1625—1646 (1933).

CALLOMON, F.: 1. Die nicht venerischen Genitalerkrankungen. Leipzig: Georg Thieme 1928. — 2. Die Behandlung nichtspezifischer Genitalgeschwüre. Fortschr. Therap. **7**, 300—308 (1931). — CAPELLI, J.: Nuovo contributo allo studio dell' „ulcus vulvae acutum". G. ital. Derm. **69**, 1320 (1928). — CAROL, W. L. L.: Ulcus „neuroticum" s. „aphthosum" mucosae oris et vulvae. Ned. T. Geneesk. **1935**, 2188—2196. Ref. Zbl. Haut- u. Geschl.-Kr. **52**, 56 (1935). — CAROL, W. L. L., u. A. C. RUYS: 1. Über Aphthosis und Ulcus vulvae acutum. Ned. T. Geneesk. **72**, 396—406 (1928). Ref. Zbl. Haut- u. Geschl.-Kr. **27**, 438 (1928). — 2. On aphthosis and ulcus vulvae acutum. Acta derm. venereol. (Stockh.) **9**, 123—141 (1928). CHANIAL, G., et P. DANIC: Un cas d'ulcère aigu de la vulve. Maladie de Lipschütz. Bull. Soc. franç. Derm. Syph. **45**, 1373—1375 (1938). — CHEVALLIER, P.: L'ulcère aigu de la vulve. Presse méd. **1932 I**, 98—103. — CIPOLLARO, A. C.: A case for diagnose (U.v.a. of L. ?). Arch. Derm. Syph. (Chic.) **60**, 1020 (1949). — COLE, H. N., and J. R. DRIVER: Ulcus vulvae acutum, with oral lesions (periadenitis mucosa necrotica recurrens). Arch. Derm. Syph. (Chic.) **32**, 119 (1935). — CONTRERAS, D. F.: Lipschützsche Krankheit. Act. dermo-sifiliogr. (Madr.) **32**, 680—685 (1941). Ref. Zbl. Haut- u. Geschl.-Kr. **68**, 398 (1942). — CORDERO, S. A.: Ein Fall von Ulcus vulvae acutum (Lipschütz). Act. dermo-sifiliogr. (Madr.) **31**, 249—256 (1940). Ref. Zbl. Haut- u. Geschl.-Kr. **66**, 55 (1941). — CORNBLEET, T., B. JAFFE and R. BERNSTEIN: Ulcus vulvae associated with aphthouslike lesions of the mouth successfully controlled with Triamcinolone. Arch. Derm. Syph. (Chic.) **81**, 622—623 (1960). — COVISA,

J. S., u. A. A. BELTRÁN: Ulcus vulvae acutum und multiformes Erythema von nodösem Typus. Act. dermo-sifiliogr. (Madr.) **27**, 908—910 (1935). Ref. Zbl. Haut- u. Geschl.-Kr. **52**, 230 (1936).

DANBOLT, N.: Ulcus vulvae acutum (Lipschütz). Norsk Mag. Lægevidensk. **89**, 579—582 (1928). Ref. Zbl. Haut- u. Geschl.-Kr. **29**, 595 (1929). — DECKER-BRUNS, G.: Urethritis bei Ulcus vulvae acutum, ein Beitrag zum Kapitel „Pseudogonorrhoe". Geburtsh. u. Frauenheilk. **10**, 868—873 (1950). — DELBANCO, E.: Ein Fall von Ulcus vulvae acutum (Lipschütz). Derm. Wschr. **1926**, 1603—1606. — DREYER, K.: Ulcus vulvae acutum und Erythema nodosum. Zbl. Haut- u. Geschl.-Kr. **40**, 25 (1932). — DU CASTEL s. TOURAINE (1). — DUFKE, F.: Ulcus vulvae acutum. Zbl. Haut- u. Geschl.-Kr. **33**, 22 (1930).

ECHEVARRIA, L.: Ulcus acutum Lipschütz an der Zunge. Act. dermo-sifiliogr. (Madr.) **30**, 266 (1939). Ref. Derm. Wschr. **1939**, 718.

FALKENSTEIN: Ulcera ad genitale (Ulcus vulvae acutum?). Zbl. Haut- u. Geschl.-Kr. **31**, 26 (1929). — FEICHTIGER, H.: Zum Krankheitsbild des Ulcus vulvae acutum. Zbl. ges. Gynäk. **23**, 897—901 (1953). — FERNANDEZ DE LA PORTILLA, J.: Ein Fall von Ulcus vulvae acutum (Lipschütz) beim männlichen Geschlecht? Act. dermo-sifiliogr. (Madr.) **27**, 977—978 (1935). Ref. Zbl. Haut- u. Geschl.-Kr. **52**, 231 (1936). — FERRARI, A. V.: Sull'ulcera acuta vulvare e sulla sua importanza medico-legale. Rif. med. **43**, 164—165 (1927). Ref. Zbl. Haut- u. Geschl.-Kr. **24**, 159 (1927). — FERREIRA, M. J., et M. VIEIRA: Maladie de Lipschütz (Ulcus vulvae acutum). Arq. pat. geral. (Coimbra) **12**, 125—144 (1940). Ref. Zbl. Haut- u. Geschl.-Kr. **68**, 649 (1942). — FINNERUD, C. W. s. LIPSCHÜTZ. — FROMMER, B. s. LIPSCHÜTZ. — FRÜHWALD, R.: Ulcera vulvae. Zbl. Haut- u. Geschl.-Kr. **29**, 25 (1929). — FUHS, H.: Ulcus vulvae acutum mit positivem Bacillenbefund in Haut-Schleimhautkomplikationen. Zbl. Haut- u. Geschl.-Kr. **56**, 442 (1937).

GLAUBERSOHN, S. A.: Über Ulcus acutum vulvae (Lipschütz-Czapin). Derm. Wschr. **1928 II**, 1766—1769. — GOLDSCHLAG, F.: Ulcus vulvae acutum Lipschütz. Zbl. Haut- u. Geschl.-Kr. **38**, 593 (1931). — GORLITZER, V.: Ulcus vulvae acutum bei Typhus abdominalis. Wien. med. Wschr. **1929 I**, 349—350. — GOTTRON, H.: Ulcus vulvae acutum. Derm. Z. **55**, 307 (1929). — GOUGEROT, H., M. BURNIER et P. UHRY: 1. Un cas d'ulcère aigu de la vulve. Bull. Soc. franç. Derm. Syph. **36**, 462 (1929). — 2. Un nouveau cas d'ulcère aigu de la vulve chez une vierge. Ann. Mal. vénér. **24**, 861—863 (1929). — GRETSCHEL, H. J.: Ulcus vulvae acutum. Derm. Wschr. **1943**, 175. — GULDBERG, G.: Welandersche Wunde an der Portio uteri. Ugeskr. Læg. **1931 I**, 391—392. Ref. Ber. ges. Gynäk. Geburtsh. **20**, 866 (1931).

HALLMANN, L.: Bakteriologie und Serologie. Stuttgart: Georg Thieme 1950. — HAMMERSCHMIDT, E., u. G. KORTING: Ein Beitrag zur Pathogenese des Ulcus vulvae acutum. Dermatologica (Basel) **99**, 362—371 (1949). — HARADA, A., and S. SAITO: Ulcus vulvae acutum (Lipschütz). Yokohama med. Bull. **3**, 105—112 (1952). Ref. Ber. ges. Gynäk. Geburtsh. **49**, 121 (1953). — HARTL, H.: Beitrag zur Kenntnis der akuten nichtvenerischen Geschwürsprozesse des weiblichen Genitale. Z. Geburtsh. Gynäk. **128**, 307—326 (1947). — HOHMANN, W. J.: Ulcus vulvae acutum, Bakteriämie durch den Bacillus crassus und Tuberkulose. Derm. Wschr. **1942**, 786—790. — HOLZAPFEL, H.: Persistierendes Ulcus vulvae, rezidivierende Aphthen im Munde. Zbl. Haut- u. Geschl.-Kr. **53**, 443 (1936).

ITIKAWA, T., u. R. SHINODA: Über die Hautallergie bei Ulcus vulvae acutum Lipschütz. Derm. Z. **79**, 83—86 (1939). — ITO, M.: Ein Fall von Ulcus vulvae acutum (Lipschütz) mit Mundschleimhauterscheinungen. Jap. J. Derm. Urol. **31**, 121 (1931).

JAFFÉ, K.: Ulcus vulvae acutum am Genitale mit aphthenähnlichem Ulcus an Zunge bei 23jähriger Frau. Zbl. Haut- u. Geschl.-Kr. **32**, 546 (1930). — JOHANSSON, B.: Drei Fälle von Ulcus vulvae acutum. Finska Läk.-Sällsk. Handl. **79**, 982—990 (1936). Ref. Zbl. Haut- u. Geschl.-Kr. **56**, 629 (1937).

KATHE, J.: Ulcus vulvae acutum mit Mundschleimhautbeteiligung. Zbl. Haut- u. Geschl.-Kr. **68**, 617 (1942). — KREN, O. zit. bei KUMER (1). — KUMER, L.: 1. Über Haut- und Mundschleimhauterscheinungen bei Ulcus vulvae acutum. Derm. Z. **57**, 401—411 (1930). — 2. Zur Frage des Ulcus vulvae acutum. Arch. Derm. Syph. (Berl.) **160**, 97—98 (1930). — 3. Zur Kenntnis der akuten nichtvenerischen Ulcerationen des weiblichen Genitales (Ulcus vulvae crenatum, Herpes genitalis, Nosokomialgangrän, Welander-Ulcus). Arch. Derm. Syph. (Berl.) **166**, 41—57 (1932). — 4. Aphthen und aphthöse Erscheinungen der Mundschleimhaut. Arch. Derm. Syph. (Berl.) **182**, 69—81 (1941).

LEFTAKIS, SP.: Ulcus vulvae acutum. Zbl. Gynäk. **57**, 119 (1933). — LENARTOWICZ s. LIPSCHÜTZ. — LEWIN, J.: Ulcus vulvae acutum Lipschütz-Tschapina. Kazan. med. Zh. **27**, 1 (1931). Ref. Derm. Z. **62**, 422 (1931). — LIPSCHÜTZ, B.: Ulcus vulvae acutum. In Handbuch der Haut- und Geschlechtskrankheiten, Bd. XXI, von J. JADASSOHN. Berlin: Springer 1927; dort auch weitere Literatur.

MADERNA, C.: Ulcera acuta vulvare di Lipschütz. Rif. med. **1934**, 486—490. — MALOV, A.: Ulcus vulvae acutum Lipschütz. Venerol. vestn. 8, 35—40 (1931). Ref. Zbl. Haut- u. Geschl.-

Kr. **41**, 159 (1932). — MANGANOTTI, G.: Sulle ulcerazioni acute non veneree dei genitali femminili. (Contributo clinico ed istologico.) Dermosifilografo **11**, 269—326 (1936). — MARSCHALL, F.: Der Döderleinsche Bacillus vaginalis als Endocarditiserreger. Zbl. Bakt., A. Abt. Orig. **141**, 153—159 (1938). — MATRAS, A.: 1. Ulcus vulvae acutum multiplex. Zbl. Haut- u. Geschl.-Kr. **28**, 523 (1929). — 2. Ulcus vulvae acutum. Zbl. Haut- u. Geschl.-Kr. **31**, 31 (1929). — 3. Ulcus vulvae acutum und aphthenartige Mundschleimhautveränderungen. Zbl. Haut- u. Geschl.-Kr. **42**, 167 (1932). — 4. Über aphthenartige Mundschleimhautveränderungen bei Ulcus vulvae acutum mit positivem Bac. crassus-Befund. Arch. Derm. Syph. (Berl.) **166**, 491—497 (1932). — 5. Ulcus vulvae acutum mit Erythema nodosum-ähnlichen Erscheinungen. Zbl. Haut- u. Geschl.-Kr. **46**, 416 (1933). — MATSUDA, R., u. T. TANEMURA: Ein seltener Fall von Ulcus vulvae acutum Lipschütz, dessen eigentümliche Veränderungen nicht nur am Schamteile, sondern auch in den oberen Luftwegen zur Beobachtung gekommen sind. Z. Oto-Rhino-Laryng. (Tokyo) **41**, 193 (1937). Ref. Zbl. Haut- u. Geschl.-Kr. **57**, 201 (1937). MIKI, R.: Ein Fall von Ulcus vulvae acutum. Jap. J. Derm. Urol. **43**, 110 (1938). — MIKI, T.: Ein Fall von Lipschützschem Geschwür mit Stomatitis aphthosa bei einem kleinen Mädchen. Jber. Kurashiki-Z. hosp. **14**, 197—201 (1940). Ref. Zbl. Haut- u. Geschl.-Kr. **66**, 170 (1941). — MINAMI, S., u. Y. OKUNO: Ein Fall von Ulcus vulvae acutum. Hihuto-Hirunyo (Fukuoka) **7**, 40 (1939). Ref. Derm. Wschr. **1940**, 110. — MONACELLI, M.: Un nuovo caso di „ulcus vulvae acutum" (Lipschütz). Policlinico, Sez. prat. **1928 II**, 1884—1889. — MONCORPS, C.: Ulcus vulvae acutum Lipschütz, zugleich Zungenulcus. Derm. Wschr. **1951**, 227.

NARDI, G.: Ulcus vulvae acutum di Lipschütz. G. ital. Derm. **73**, 1414—1429 (1932). — NEGRISOLI, M.: Su di un caso di ulcus vulvae acutum di Lipschütz. Dermosifilografo **11**, 241—251 (1936). — NEUMANN, I. s. LIPSCHÜTZ. — NIEBAUER, G.: Ulcus vulvae acutum Lipschütz. Derm. Wschr. **1955**, 605. — NISHIMURA, M.: Ein Fall von Ulcus vulvae acutum mit aphthenartigen Mundschleimhautveränderungen und akuter Iritis. Bull. Soc. japon. Syph. **12**, 149—161 (1935). Ref. Zbl. Haut- u. Geschl.-Kr. **52**, 522 (1936). — NOEGGERATH, C., u. A. ECKSTEIN: Handbuch der Kinderheilkunde von PFAUNDLER-SCHLOSSMANN, 3. Aufl., Bd. IV. Leipzig: Vogel 1923.

ORBANEJA, G., u. V. VIVANCOS: Ein Fall von Ulcus vulvae acutum Lipschütz. Act. dermo-sifiliogr. (Madr.) **44**, 44—45 (1952). Ref. Zbl. Haut- u. Geschl.-Kr. **85**, 116 (1953).

PARROT u. SARAZIN: Zit. bei W. L. L. CAROL u. A. C. RUYS (2). — PAUL, F.: Prof. Dr. Benjamin Lipschütz †. Med. Klin. **28**, 137 (1932). — PAUTRIER, L. M., et J. ROEDERER: Ulcère aigu de la vulve de Lipschütz. Bull. Soc. franç. Derm. Syph. **38**, 589—593 (1931). PELI, G.: Ulcus vulvae acutum di Lipschütz. Varietà miliare. G. ital. Derm. **81**, 157—164 (1940). — PERPIGNANO, G.: Su di un caso di ulcus vulvae acutum. Arch. ital. Derm. **15**, 138—147 (1939). — PHILADELPHY, A.: Über den Nachweis des Bacillus crassus in Efflorescenzen der Mundschleimhaut bei Ulcus vulvae acutum. Derm. Wschr. **1933 II**, 1556—1557. — PHIPPS, F.: Ulcus vulvae acutum. Bull. Soc. franç. Derm. Syph. **58**, 417 (1951). — PINARD, M., et R. DELAITRE: A propos d'un cas d'Ulcus vulvae acutum (maladie de Lipschütz). Paris méd. **1937 I**, 211—214. — PILS, H. s. LIPSCHÜTZ. — POLICARO, R. D.: Ulcus vulvae acutum und Typhus abdominalis. Arch. ital. Derm. **13**. 501 (1937). — POPOFF, M.: Das Ulcus vulvae acutum als Ausdruck des Erythema multiforme und nodosum. Bull. Soc. franç. Derm. Syph. **45**, 1254—1268 (1938). — POPOFF, L., P. POPCHRISTOFF u. B. ZACHARIEFF: Ulcus vulvae acutum Lipschütz. Zbl. Haut- u. Geschl.-Kr. **60**, 292 (1938). — POSATTI, F.: Ulcus vulvae acutum und Gonorrhoe. Wien. klin. Wschr. **1939 I**, 617—618. — PRIETO, V. I.: Über die Ätiopathologie und die Behandlung des akuten Ulcus nach Lipschütz. Act. dermo-sifiliogr. (Madr.) **38**, 455—466 (1947). Ref. Zbl. Haut- u. Geschl.-Kr. **72**, 462 (1949). — PUSEY, W. A.: Ulcus vulvae acutum and Herpes vulvae. Arch. Derm. Syph. (Chic.) **14**, 722 (1926).

QUELLA, M.: Ein Fall von Ulcus vulvae acutum mit Erythema-nodosum-ähnlichem Exanthem. Ber. ges. Gynäk. Geburtsh. **31**, 193 (1937).

RADAELI, G.: Osservazione intorno alle ulcerazioni vulvari acute: Forma necrotizzante pseudomembranosa con reperto positivo per il bazillus crassus di Lipschütz: Difficoltà nella interpretazione eziologica di altri casi. Atti Soc. ital. Derm. Sif. **3**, 734—740 (1941). — ROEDERER, J., et P. HEE: Ulcus vulvae acutum. Bull. Soc. franç. Derm. Syph. **57**, 138—139 (1950). — ROEDERER, J., et A. SLOIMOVICI: 1. Ulcère aigu de la vulve. Bull. Soc. franç. Derm. Syph. **34**, 263—267 (1927). — 2. L'ulcère aigu de la vulve, de Lipschütz. Ann. Derm. Syph. (Paris) **2**, 106—115 (1928). — ROSENTHAL, S.: 1. Zur Klinik, Bakteriologie und Ätiologie des Ulcus vulvae acutum. Arch. Derm. Syph. (Berl.) **162**, 95—101 (1930). — 2. Zur Frage über die Pathogenese des Ulcus vulvae acutum. Sovet. Vestn. Vener. Derm. **3**, 434—438 (1934). Ref. Derm. Wschr. **1934**, 1303.

SAGA, Y.: Ein Fall von einem durch Bacillus crassus verursachten Geschwür am Orificium urethrae externum bei einer Frau. Jap. J. Derm. Urol. **29**, 36 (1929). Ref. Zbl. Haut- u. Geschl.-Kr. **33**, 654 (1930). — SAMEK, J., u. E. FISCHER: Erythema nodosum als bakterielle Metastase eines Ulcus vulvae acutum. Arch. Derm. Syph. (Berl.) **158**, 729—733 (1929). — SANTORI, G.: Un caso di ulcus vulvae acutum. Dermosifilografo **7**, 695—704 (1932). —

SATO, T.: Ein Fall von Ulcus vulvae acutum. Jap. J. Derm. Urol. **33**, 7—8 (1933). — SCHERBER, G.: 1. Ulcus vulvae acutum. In: Die Haut- und Geschlechtskrankheiten, Bd. V, von L. ARZT u. K. ZIELER. Berlin u. Wien: Urban & Schwarzenberg 1935. — 2. Neuerliche Gegenüberstellung von zwei Fällen mit Genitalgeschwürsprozessen, im klinischen Bild dem Ulcus vulvae acutum entsprechend, im bakteriologischen Befund verschieden. Derm. Wschr. **1934 II**, 1553—1558. — SCHLIRF, K.: Zur Kenntnis der „acidophilen" Bakterien. Zbl. Bakt., I. Abt. Orig. **97**, 104—118 (1926). — SCHNABL, E.: Über Beziehungen von Vulvitis aphthosa zu Erythema nodosum. Derm. Wschr. **1927**, 1281—1283. — SCHUERMANN, H.: Krankheiten der Mundschleimhaut und der Lippen. München u. Berlin: Urban & Schwarzenberg 1955. — SCHUGT, P. s. SCHERBER (1). — SCHWARZKOPF, A.: Ulcus vulvae acutum. Zbl. Haut- u. Geschl.-Kr. **36**, 153 (1931). — SEDALLIAN, P., P. MONNET et J. MOINECOURT: Les ulcérationes vulvaires au cours del la fièvre typhoide. Presse méd. **1950**, 1445. — SLAWNIN, A.: Ulcera vulvae acuta. Derm. Wschr. **1935**, 496. — SOLDUGA, C. F.: Ulcus vulvae acutum Lipschütz. Act. dermo-sifiliogr. (Madr.) **24**, 49—61 (1931). Ref. Zbl. Haut- u. Geschl.-Kr. **41**, 159 (1932). — STRYKER, G. s. LIPSCHÜTZ. — STUEMPKE, G.: Ulcerous processes on the genitals. Urol. cutan. Rev. **32**, 223—228 (1928). — SZENICER, H.: Ulcus vulvae acutum. Zbl. Haut- u. Geschl.-Kr. **49**, 113 (1934).

TAGAMI, H.: 1. Zwei interessante Fälle von Ulcus vulvae acutum mit besonderer Berücksichtigung der Geschwürsbildung in der Mundschleimhaut und der histologische Befund desselben. Jap. J. Derm. Urol. **42**, 277—278 (1937). Ref. Zbl. Haut- u. Geschl.-Kr. **59**, 301 (1938). — 2. Zwei Fälle von Ulcus vulvae acutum mit besonderer Berücksichtigung des histologischen Befundes desselben. Jap. J. Derm. Urol. **39**, 47 (1936). — TALALOV, I. Z.: 1. Ulcus vulvae acutum accompanied by disease of skin and of oral mucosa. Arch. Derm. Syph. (Chic.) **30**, 510—516 (1934). — 2. Diphtheroide zackige Geschwüre der Vulva. Vestn. Vener. Derm. **12**, 1131—1134 (1937). Ref. Zbl. Haut- u. Geschl.-Kr. **59**, 508 (1938). — 3. Données expérimentales nouvelles sur l'étude d'étiologie et de pathogénèse de la vulve aiguë de Lipschütz-Tschapine. Vestn. Vener. Derm. **11**, 50—53 (1940). Ref. Zbl. Haut- u. Geschl.-Kr. **67**, 501—503 (1941). — TIETZE, K.: Das Fluorproblem. Geburtsh. u. Frauenheilk. **1**, 240—259 (1939). — TOURAINE, A.: 1. L'aphthose. Bull. Soc. franç. Derm. Syph. **48**, 61—104 (1941). — 2. L'aphthose. Presse méd. **1941 I**, 571—573. — TROISIER, J., M. BARIÉTY et P. GABRIEL: Ulcère aigu de la vulve et fièvre typhoide. Role du „B. crassus". Bull. Soc. méd. Hop. Paris **50**, 1593—1596 (1934).

ULLMANN, K.: Benjamin Lipschütz †. Zbl. Haut- u. Geschl.-Kr. **39**, 863—864 (1932). — UMANSKIJ, G.: Zur Lehre des Ulcus vulvae acutum. Russk. Vestn. Derm. **5**, 1043—1048 (1927). Ref. Zbl. Haut- u. Geschl.-Kr. **27**, 438 (1928). — URBACH, E. s. KUMER (4).

VIALKOWITSCH, B.: Ulcus vulvae acutum Lipschütz. Derm. Wschr. **1958**, 400. — VOLAVSEK, W.: Zur Ätiologie des Ulcus vulvae acutum und seiner Komplikationen. Arch. Derm. Syph. (Berl.) **176**, 391—396 (1938). — VOLK, R. s. LIPSCHÜTZ.

WALTER, F., u. I. ROMAN: Beitrag zur Kenntnis der hämatogenen Hautmetastasen bei Ulcus vulvae acutum. Derm. Wschr. **1930**, 705—709. — WEEKERS, L., et H. REGINSTER: Un nouveau syndrome: Iritis, ulceres aigus de la bouche et de la vulve. Sa parenté avec l'iritis récidivante a hypopion. Arch. Ophthal. (Paris) **2**, 697—705 (1938). — WEINBERGER, F.: 1. Ulcus vulvae acutum. Zbl. Haut- u. Geschl.-Kr. **32**, 676 (1930). — 2. Ulcus vulvae gangraenosum und Erythema exsudativum multiforme. Zbl. Haut- u. Geschl.-Kr. **36**, 706 (1931). — WELANDER, E. s. LIPSCHÜTZ. — WIEN, M. S., and M. O. PERLSTEIN: Ulcus vulvae acutum associated with lesions of the mouth. J. Amer. med. Ass. **98**, 461—466 (1932). — WINKLE, ST.: Mikrobiologische und serologische Diagnostik. Stuttgart: Gustav Fischer 1955.

YAMAMOTO, C., S. KUSUNOKI, K. HIRANO u. M. TADOKORO: 1. Untersuchungen über die Unterschiede zwischen Bacillus crassus Lipschütz und Bacillus vaginalis Döderlein. I. Vergleichende Untersuchungen der biologischen Eigenschaften. Jap. J. Derm. Urol. **65**, 277—281 (1955). Ref. Zbl. Haut- u. Geschl.-Kr. **94**, 143 (1956). — 2. Untersuchungen über die Unterschiede zwischen Bacillus crassus Lipschütz und Bacillus vaginalis Döderlein. II. Untersuchungen der immunologischen Aktivität. Jap. J. Derm. Urol. **65**, 282—289 (1955). Ref. Zbl. Haut- u. Geschl.-Kr. **94**, 143 (1956). — 3. Untersuchungen über die Unterschiede zwischen Bacillus crassus Lipschütz und Bacillus vaginalis Döderlein. III. Histopathologisches Verhalten und Impfversuche. Jap. J. Derm. Urol. **65**, 290—294 (1955). Ref. Zbl. Haut- u. Geschl.-Kr. **94**, 143 (1956). — 4. Untersuchungen über die Unterschiede zwischen Bacillus crassus Lipschütz und Bacillus vaginalis Döderlein. IV. Vergleichende Untersuchungen mittels Neutralisationsversuch und Bakteriolyse. Jap. J. Derm. Urol. **65**, 295—300 (1955). Ref. Zbl. Haut- u. Geschl.-Kr. **94**, 143 (1956). — 5. Untersuchungen über die Unterschiede zwischen Bacillus crassus Lipschütz und Bacillus vaginalis Döderlein. V. Elektronenmikroskopische Beobachtungen. Jap. J. Derm. Urol. **65**, 301—303 (1955). Ref. Zbl. Haut- u. Geschl.-Kr. **94**, 143 (1956). — YAMAZAKI, T.: Über einen Fall von Ulcus vulvae acutum Lipschütz. Jap. J. Derm. Urol. **41**, 105 (1937).

ZELGER, J.: In memoriam Professor Dr. BENJAMIN VON LIPSCHÜTZ (1878—1931). Wien. klin. Wschr. **1958**, 1024—1025.

Die nichtgonorrhoischen Harnröhrenentzündungen des Mannes

Von

Alois M. Memmesheimer-Essen

Mit 6 Abbildungen

Unter der Bezeichnung Urethritis non gonorrhoica werden heute alle Harnröhrenentzündungen zusammengefaßt, die nicht durch Gonokokken hervorgerufen werden. Als frühere Bezeichnungen sind hier Urethritis non spezifica, Urethritis simplex, abakterielle Urethritis, Urethritis blennorrhoides, Parablennorrhagie, Pseudogonorrhoe, Urethritis Typ Waelsch, Urethritis Typ Hecht, Urétrite non microbienne zu erwähnen. Diese Krankheitsgruppe ist nach Zurückgehen der Gonorrhoe zu einer erhöhten Bedeutung gelangt. Kongresse und Symposien (Monaco 1954, Catania 1957) haben dies hervorgehoben.

I. Allgemeines

Harkness u. Mitarb. fanden gemessen an der Gesamtzahl der Urethritiden in der Zeit von 1921—1939 17—21%, von 1939—1947 bis 31% und ab Juli 1948 bis 48% nichtgonorrhoischer Erkrankungen. Proppe machte 1943 die Feststellung, daß die unspezifische Urethritis bei der Truppe ebenso häufig vorkäme wie Lues und Gonorrhoe. Willcox hat in den Jahren 1951—1953 in England mit Wales 45203 Gonorrhoen und 31351 nichtgonorrhoische Harnröhrenentzündungen gezählt. Durel und Siboulet sahen in Paris neben 805 gonorrhoischen Harnröhrenentzündungen 472 nichtgonorrhoische. In Hunts Patientengut waren 1953 25% aller Urethritisfälle nichtgonorrhoische. In Italien haben Midana und Serri bei einer Zählung in 14 Städten 1346 gonorrhoische Harnröhrenentzündungen und 1054 nichtgonorrhoische festgestellt. 1952—1953 beobachteten sie unter 6250 Patienten 2710mal, also in 44,1%, die Erkrankung. Eingehende statistische Erhebungen von Grisolia, Bellanti und Vannugli sowie Cottini haben in den Jahren 1950—1956 zuerst eine geringe Abnahme später eine deutliche Zunahme ergeben. Auf eine Zahl von 100 Gonorrhoen kamen 1950 67,1, 1951 51,2, 1952 38,8, 1953 45,4, 1954 50,8 und 1955 71,5 nichtgonorrhoische Erkrankungen. Cuilleret und Pellerat sahen 1951 ebenso häufig nichtgonorrhoische wie gonorrhoische Harnröhrenentzündungen, bei Marinesoldaten sogar dreimal so häufig nichtgonorrhoische Erkrankungen. Aus den USA liegt eine Zusammenstellung von Ambrose vor, der bei der Marine neben 657 gonorrhoischen Harnröhrenentzündungen im gleichen Zeitraum 756 nichtgonorrhoische fand. In Breakeys Krankengut ist das Verhältnis der Gonorrhoe zur Nichtgonorrhoe wie 1:12. Während in unserer Klinik 1954 das Verhältnis der gonorrhoischen zu den nichtgonorrhoischen Erkrankungen noch 1,4:1,2 betrug, änderte sich das Verhältnis von 1955 an deutlich. Es beträgt heute 0,9:1,5—1,2. Man nimmt ganz allgemein jetzt auf 100 Harnröhrenentzündungen des Mannes 60 nichtgonorrhoische an. In manchen Kliniken erhöht sich diese Zahl auf 70—80% aller beobachteten Urethritiden.

Diese Zahlen zeigen die soziale Bedeutung der nichtgonorrhoischen Harnröhrenentzündungen. Längere Arbeitsunfähigkeit besonders bei Komplikationen, Infektionsgefahr für die Umgebung, hohe Behandlungskosten erfordern eine energische Bekämpfung.

Das Vorkommen der Erkrankung scheint weder durch Rasseneinflüsse noch durch regionale Verhältnisse beeinflußt zu werden, auch nicht durch die Jahreszeiten, das Alter der Befallenen und ihre sexuellen Gewohnheiten. Manche Autoren glauben, daß die Trichomonadenerkrankung bei der schwarzen Rasse häufiger sei. Inwieweit die Anwendung der Antibiotica bei der Häufigkeit eine Rolle spielt, ist noch nicht sicher. Eine Zunahme der Erkrankung wurde seit Beginn der antibiotischen Ära beobachtet. Sicherlich werden Harnröhrenentzündungen, bei denen Antibiotica und Sulfonamide nicht wirkten, leichter als nichtgonorrhoische erkannt als früher. Ob die Einwirkung der Antibiotica bzw. der Sulfonamide selbst ein Wachstum anderer Erreger in der Harnröhre begünstigt, ist noch nicht bekannt.

Auch über die Inkubationszeit sind die Angaben verschieden. Vielleicht ist sie länger als die der gonorrhoischen Erkrankung. Sicher geben gewisse auslösende Ursachen wie Alkohol und sexuelle Excesse die Möglichkeit des Wiedererwachens latenter Infektionen, oder Infektionsherde werden durch die genannten Einflüsse aktiv und lassen dadurch eine Harnröhrenentzündung in Erscheinung treten. Die Bedeutung der Prostata scheint dabei eine besonders große zu sein. Individuen mit Mißbildungen der Harnröhre (Hypospadie) scheinen besonders gefährdet. Nicht ganz geklärt ist noch die Frage, inwieweit bei den einzelnen Erkrankungsformen Frauen als Partner eine Rolle spielen.

Primär nichtgonorrhoische Urethritiden können die verschiedensten Ursachen haben. In einer geringen Zahl sind sie physikalisch bedingt. Häufiges Bougieren oder Auspressen der Harnröhre, Reiten, Rad- oder Motorradfahren, Eindringen von Fremdkörpern aus den verschiedensten Ursachen, Fliegen in großer Höhe (Unterdruckurethritiden), Verhalten von Steinkonkrementen sind hier zu nennen. Als chemische Reize kommen antikonzeptionelle Mittel bei Männern oder Frauen in Frage, die zur Veränderung der p_H-Werte, solchen der Schleimdrüsen oder der Prostata führen und dadurch die Ansiedlung bestimmter Keime ermöglichen. Auch die Anwendung zu konzentrierter oder ungeeigneter prophylaktischer Mittel kann zu einer Schleimhautreizung führen. Vielleicht haben auch gewisse Nahrungsmittel wie Spargel, Kresse, Wild, Austern, junges Bier, manche Mineralwässer bei Disponierten einen derartigen Einfluß. Dasselbe gilt für Medikamente (Arsen, Jodkali, Quecksilber, Phenolphthalein u. a.). Auf die allergischen Urethritiden hat kürzlich NARDELLI hingewiesen. Alkoholabusus wurde bereits genannt. Thermische Reize spielen eine geringere Rolle bei der Auslösung einer Urethritis. Dagegen werden sexuelle Reize (häufige Erektionen, Flirten), andere Hautkrankheiten, psychische Einflüsse wie Depressionen, Reflexe bei juckenden Hautkrankheiten als solche genannt. Über den Einfluß, den die Erkrankung auf den Patienten in psychischer Hinsicht ausübt, hat AGOSTINI interessante Untersuchungen veröffentlicht.

Verhältnismäßig häufig werden Bakterien und Bacillen als Erreger einer nichtgonorrhoischen Urethritis angeschuldigt. Dabei ist nicht zu vergessen, daß einige der zu nennenden Erreger, auch ohne Reizerscheinungen zu machen, in der Harnröhre leben. So konnte KLIKA bei 50 ganz gesunden Männern aus der ersten Harnportion in 50% Staphyl. albus, in 18% Korynebakterien, in 10% Staphyl.

aureus und in 2% Bact. alcaligenes u. a. m. finden. Als angeschuldigte Erreger nenne ich: Pneumokokken, Streptokokken, Staphylokokken, Enterokokken, Mikrococcus catarrhalis, Proteus, Escherichia coli, Bac. crassus, Pseudomonas pyocyanea, Bac. diphtheriae, pseudodiphtheriae, Koch, Friedländer, influenzae, Salmonellen, ferner Spirochäten, Treponemen, Pilze wie Candida albicans, Candida tropicalis, Candida Krusei, Trichosporon, Rhodotorulae, Cryptococcus, die später zu besprechenden Protozoen und Viren (Mumps, Herpes u. a.), Mimeae.

Zudem kann eine Urethritis bei Allgemeinerkrankungen (Typhus, Paratyphus, Grippe, Tuberkulose, Lepra, Windpocken, Hepatitis u. a. m.) auftreten, ohne daß die betreffenden Erreger in der Harnröhre festzustellen sind, ferner bei cystischen Veränderungen, bei Meatustumoren, vor allem bei Herdinfektion. In letzteren Fällen kommt es zu einer metastatischen Prostatitis und von hier aus zu einer Urethritis (Prostataurethritis). Die Reitersche Erkrankung wird andernorts abgehandelt.

Von den für die sog. Sterilisation der Harnröhre verantwortlichen Faktoren sollen der Harnfluß, der rein mechanisch die Harnröhre reinigt und der p_H-Wert des Urins von Wichtigkeit sein. Da diese beiden Faktoren keine wesentliche Bedeutung für die Entstehung einer unspezifischen Urethritis haben, wurde der Frage der Harninhibine besondere Aufmerksamkeit geschenkt. Sie wurde 1941 erstmalig von DOLD und DEEK bearbeitet. Diese Autoren stellten im frischen menschlichen Harn aktive antibakterielle Wirkstoffe fest, die auf das Wachstum zahlreicher Mikroorganismen eine wachstumshemmende Wirkung ausüben. Durch Zusatz steril entnommenen Harns zu einer gleichgroßen Menge 3%igen Agars konnten DOLD und DEEK ein verlangsamtes sowie ein geringeres Wachstum als bei Kontrollen beobachten. Der gleiche Effekt war zu erzielen, wenn man an Stelle des frischen einen Harn nahm, der im Wasserbad bis zu 100^0 erhitzt wurde. Unter den zahlreichen Bakterienarten, die zu den Versuchen benutzt wurden (Staphylokokken, Streptokokken, Vibrionen), wurden dabei Smegmabacillen nicht nur zeitlich, sondern auch quantitativ am stärksten gehemmt. 1947 bestätigte DOLD diese Befunde. Er fand auch eine bakteriostatische Wirkung gegenüber Tuberkelbacillen. COTTINI und SAPUPPO haben in Versuchen mit Staphylococcus albus im Harn von Patienten mit Urethritis non gonorrhoica wesentlich stärkeres Wachstum als im Harn Gesunder gefunden. Dasselbe sahen wir bei Smegmabacillen. Danach sind im Harn von Urethritispatienten die Inhibine deutlich vermindert, der Gehalt an wachstumsfördernden Substanzen dagegen mäßig erhöht.

Bei eigenen Nachprüfungen wurde wie folgt vorgegangen: Vom steril entnommenen Urin wurde ein Teil eine Stunde lang im Wasserbad gekocht, ein Teil gelangte frisch zur Untersuchung. Die Urine wurden mit der gleichen Menge Nährboden gemischt (je ein Teil mit flüssigem und ein Teil mit festem). Der p_H-Endwert wurde auf 7,2 gebracht. Zur Prüfung auf Inhibine wurde ein langsam wachsender Staphylococcus albus und Smegmabacillen verwandt. Bei der Untersuchung von Urethritispatientenurin wurde Urin Gesunder mituntersucht, außerdem lief zur Kontrolle eine Kultur mit, bei der der Urin durch Ringerlösung ersetzt war. Die Ablesung erfolgte nach 8, 24, 48 und 72 Std. Beurteilt wurden Schnelligkeit und Dichte des Wachstums.

Die Untersuchung des Urins Gesunder (59) ergab bei 20,3% (12) schnelles und starkes Wachstum (Verminderung der Inhibine). Der Rest zeigte deutlich gehemmtes Wachstum. Die Untersuchung der Urine von 31 Patienten mit Urethritis (Trichomonas, Einschlußkörperchen, PPLO) ergab bei 54 8% (17) schnelles und starkes Wachstum. Zeigten die mit Urin beschickten Kulturen schnelleres Wachstum als die mit Ringerlösung, so wurde dies, wie auch von den vorher genannten Autoren, als Vermehrung der wachstumsfördernden Stoffe gedeutet (bei Gesunden in 1%, bei Urethritiden in 4%).

Smegmabacillenkulturen ließen sich besser beurteilen als Staphylokokkenkulturen. Erstere sind also zur Prüfung auf Inhibine geeigneter. Der Unterschied zwischen gekochtem und frischem Urin war gering.

Man darf also das Fehlen von Inhibinen bei Urethritispatienten sehr oft annehmen. Vielleicht erklärt sich in einer Reihe von Erkrankungsfällen dadurch die ursächliche Bedeutung einer Anzahl von sonst harmlosen Erregern bei Entstehung der Erkrankung.

Überlegungen über die psychische Seite der Krankheitsentstehung hat MANGANOTTI angestellt. Nach ihm besteht kein Zweifel darüber, daß bei manchen Menschen die Drüsen und Schleimhäute auf verschiedene Gefühlssituationen reagieren und dadurch einen günstigen Boden schaffen für das Haften von Erregern oder die Einwirkung chemischer und physikalischer Faktoren.

Im folgenden sollen die Erkrankungen beschrieben werden, deren Ursachen bekannt oder wahrscheinlich sind. Es handelt sich um die Trichomonadenurethritis, die Erkrankung durch pleuropneumonieähnliche Organismen (PPLO) und L-Organismen, sowie diejenigen, bei denen Einschlußkörperchen gefunden werden. Es gibt hier noch zahlreiche Probleme, die einer genauen wissenschaftlichen Erforschung bedürfen. FLARER hat dies hervorgehoben. DUREL u. Mitarb. fanden bei ihren Patienten in 12—15% Trichomonas, in 4,05% Chlamydozoen und 7.4% L-Formen. NITSCHKE hatte in 12% seiner unspezifischen Urethritiden Trichomonaserreger.

Rein praktisch wird man also beim Vorliegen einer unspezifischen Harnröhrenentzündung und bei Fehlen einer Allgemeinerkrankung (Infektionskrankheiten, Stoffwechselerkrankungen) in erster Linie auf Trichomonas vaginalis fahnden und Kulturen auf PPLO anlegen. Die Ausstriche sind eingehend auf Einschlußkörperchen zu durchforschen. Weiterhin wird man Pilzuntersuchungen vornehmen. Auch auf andere Protozoen und Bakterien ist zu achten. Die Routineuntersuchung wird eine serologische Kontrolle einschließen mit Komplementbindungsreaktionen auf Syphilis, Gonokokken-, Streptokokken-, Staphylokokken- und Colibakterienantigen. Ferner ist eine genaue Untersuchung der Anhangsorgane, insbesondere die der Prostata notwendig. Auf die Partner ist besonders zu achten.

Die Diagnose Prostatitis ist nicht immer leicht zu stellen. Der einmalige negative Befund beim Exprimat oder der palpatorisch normale Befund schließen die Erkrankung nicht aus. Oft zeigt sich erst nach ein bis zwei Prostatadiathermien das Vorhandensein von Eiterkörperchen im Sekret. Leider sind die üblichen Kurzwellendurchwärmungen mit Plattenelektroden für Prostatitis ungeeignet. Notwendig ist die Langwellendiathermie, bei der die Elektrode in den Darm eingeführt wird. Auch die exakte Untersuchung der Samenbläschen, die viel zu wenig bei negativem Prostatabefund geübt wird, läßt manchmal einen Krankheitsherd erkennen.

II. Urethritis durch Trichomonas vaginalis

Seitdem die ursächliche Bedeutung mancher Flagellaten für den Vaginalfluor der Frau erkannt wurde, konnte durch genaue Beobachtungen das Auftreten der gleichen Lebewesen auch in der männlichen Harnröhre mit Entzündungserscheinungen gesehen werden. Flagellaten werden zoologisch zur ersten Klasse der Protozoen gerechnet. Ihre Hauptvertreter in dem zu besprechenden Abschnitt sind die Trichomonaden. Daneben werden gelegentlich Giardiaarten (Giardia lamblia), Cercomonas und Bodo (Bodo urinarius) festgestellt sowie als andere Protozoen Amöben (Endamoeba histolytica), Balantidium coli und Ciliaten (CARO DIAZ, KARNAKY 1936, BAUER 1943, COUTTS u. Mitarb. 1951 u. v. a.).

Seit 1894 wissen wir, daß Trichomonas auch im Uroginitaltrakt des Mannes wohnen (MARCHAND, MIURA, DOCK) und hier Krankheitserscheinungen machen kann. Allerdings bestand lange Zeit keine einheitliche Meinung über die Frage der sexuellen Übertragung. Besonders von gynäkologischer Seite wurde letztere oft bestritten. Die Zahl der Männerfälle sei klein, sie stehe zur Infektionsquote in einem eklatanten Mißverhältnis. Demgegenüber wurden bis 1955 ungefähr $2^1/_2$ Tausend Erkrankungen beim Manne publiziert (BAUER).

Pathogene Trichomonasformen beim Tier sind unter anderem Tr. foetus (Erreger der bovinen Unfruchtbarkeit) und Tr. culumbae (Sterblichkeit junger Vögel steigernd). Beim Menschen kennt man drei Arten von Trichomonas, die nach WENYON (1922) wahrscheinlich nahe verwandt sind und deren Verschiedenheit vielleicht durch die Änderung ihres Milieus hervorgerufen wird. Es handelt

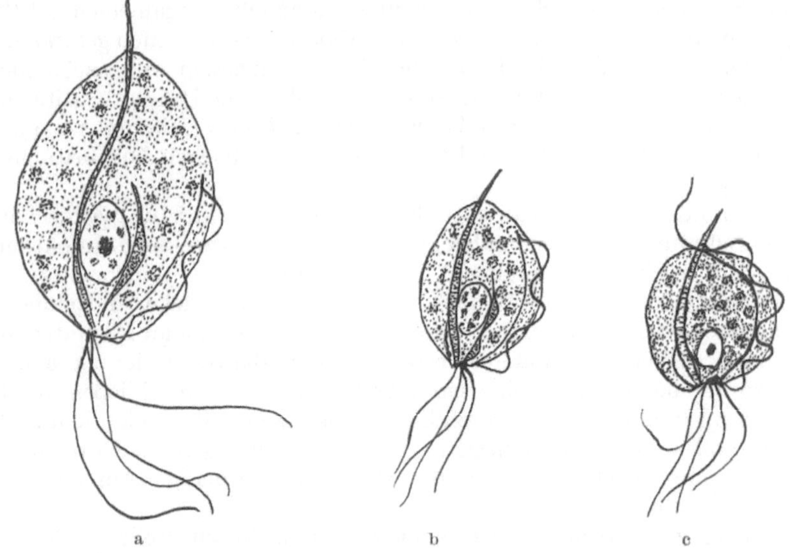

Abb. 1a—c. a Trichomonas hominis. b Trichomonas tenax. c Trichomonas vaginalis. (3000:1)

sich um Trichomonas hominis (s. intestinalis), Trichomonas tenax (s. elongata s. buccalis) und Trichomonas vaginalis, die sich durch ihre Größe und Zahl der Geißeln unterscheiden (Abb. 1).

Tr. vaginalis (von DONNÉ 1835 entdeckt) hat die ungefähre Größe eines Leukocyten (20—30 μ), ist birnenförmig oder oval, zeigt vier freie Geißeln und eine fünfte, die dem Rande einer undulierenden Membran (Organelle) aufsitzt, welche rund um den Körper geht. Neben dieser Schwimm- oder Vegetativform wird gelegentlich eine sog. Amöboidform, die eine unregelmäßige Gestalt aufweist, beobachtet. Der bläschenförmige Kern liegt in einer feingekörnten Leibsubstanz, abgegrenzt von einer Cuticula. Der Parasit vermehrt sich durch Einfach- oder Mehrfachteilung. In letzterem Falle erfolgt innerhalb des Flagellaten eine größere Zahl von Kernteilungen. Nach Größenzunahme platzt die Wand der Zelle und die jungen Trichomonaden werden frei.

Die Frage, ob Tr. vaginalis Cysten bilden kann, ist nicht entschieden. Die Entstehung von Cysten wäre imstande, unsere jetzigen Anschauungen über die Übertragungsmöglichkeiten umzustoßen, da dann der oft behauptete oral-intestinal-anal-genitale Infektionsweg erklärbar wäre. JIROVEC und PETER (1955) haben nur bei Tr. muris, caviae und criceti abgerundete, mit einer Schleimschicht umhüllte, geißellose Stadien gesehen, nicht aber bei Tr. vaginalis. Auch TRUSSELL (1947) lehnt Cystenformen bei Tr. vaginalis ab. DYROFF und MICHALZIK glauben, daß bei ungünstigen Milieuverhältnissen Dauerformen durch die geschilderte Mehrfachteilung entstehen können. Letztere sollen besonders therapieresistent sein und Behandlungsmißerfolge erklären.

1. Nachweis

a) Nativpräparat

Urin wird zentrifugiert, ein Tropfen Sediment wird unter dem Deckglas mikroskopisch untersucht. Der birnenförmige Flagellat wird durch die Bewegung leicht erkannt. Auf gleiche Weise kann er auch im Vaginalschleim, in der Cervix, den Ausführungsgängen der Bartholinischen Drüsen, in der Prostata, Samenblase, Vorhautsack festgestellt werden. Man muß wissen, daß der Erreger gegen Austrocknung sehr empfindlich ist, und daß in der Kälte die Beweglichkeit erlischt. Der Zeit- und Temperaturfaktor ist deshalb besonders bei Männern sehr zu beachten (BAUER 1952a). Auch im Urin ist die Lebensdauer herabgesetzt.

Das beste Resultat beim Manne ergibt die Untersuchung von Harnröhrengeschabsel wenigstens 2 Std vor und nach der Miktion. Da der Nachweis in der Vagina von Frauen, die häufig spülen, sehr erschwert ist, obwohl Trichomonaden vorhanden sind, soll man bei Männern, bei denen die Harnröhre durch öfteres Urinieren ausgespült wird, die Untersuchung zu verschiedenen Zeiten wiederholen. Das Material wird am besten mit Sekretlöffel entnommen, auf angewärmten Objektträger mit physiologischer Kochsalzlösung oder Ringerlösung verwischt und unmittelbar danach im Dunkel- oder Hellfeld untersucht. Frauen dürfen 3—4 Tage vor der Untersuchung nicht spülen. Auch nach Vollbädern ist der Nachweis hier schwieriger. Das Deckglas sollte nicht aufgedrückt sondern nur aufgelegt werden. Wo ein Brutschrank vorhanden ist, kann man das zu untersuchende Material in einem kleinen Röhrchen mit einigen ml physiologischer Kochsalzlösung kurzfristig aufbewahren. Aufbewahrung im Harn oder des Harns selbst ist unzweckmäßig. Mikroskop, Zentrifuge usw. sollten im selben Raum stehen, in dem die Gewinnung erfolgt, um Zeitverluste zu vermeiden.

b) Färbung

Gefärbte Präparate haben dem Nativpräparat gegenüber den Vorteil, daß die Untersuchung Zeit hat, daß unsichere Befunde des Nativpräparates gesichert werden können, daß der Unerfahrene Abstriche einsenden und der Patient selbst solche anlegen sowie die gleichzeitige Bakterienflora beurteilt werden kann. Beim Manne wurden Färbemethoden von ALLISON, KUCERA, SOREL, DUREL u. Mitarb., BALBI u. a. empfohlen. Bis 2 Monate alte Ausstriche, die nach GIEMSA und GRAM gefärbt waren, ließen auch da, wo der Parasit im frischen Material nicht festgestellt werden konnte, ihn noch finden. Bei Giemsa-Färbung treten die gerundete Konturierung der Achsenfäden und die Geißelfäden gut hervor Nach GRAM entfärbt sich der Parasit und nimmt stärker als die Zellelemente die Kontrastfarben auf. Der kleine ovale Kern mit dem Achsenfaden ist intensiver gefärbt als das Protoplasma. Der Parasit erscheint meist etwas größer als ein Leukocyt, aber bedeutend kleiner als eine Plattenepithelzelle. Neben der May-Grünwald-Giemsa-Färbung eignet sich die Methylviolettfärbung (FOWLER). Auch die Färbung nach LEISHMAN gibt gute Ergebnisse. Dabei wird der luftgetrocknete Ausstrich mit 0,5 ml der gesättigten Methylalkohollösung nach LEISHMAN (Leishmans-Eosin-Methylenblau-Merck) übergossen. Nach $^1/_2$—1 min wird mit 1 ml destilliertem Wasser verdünnt und durch Hin- und Herbewegen des Ausstrichs gemischt. Nach 5 min wird mit Wasser abgespült, wobei man etwa

20 Tropfen Wasser auf dem Präparat stehen läßt und leicht bewegt. Eine bläuliche Farbwolke geht in das Wasser über, das Präparat nimmt einen hellroten Farbton an. Es wird dann nochmals gespült und getrocknet. Im allgemeinen geben bei allen Färbemethoden dünne Lösungen mit verlängerter Einwirkung die schönsten Bilder (Abb. 2).

Die Verwechslung mit Epithelzellen und Eiterzellen wird nach einiger Übung vermeidbar. Als Vitalfarbstoff kann Fluorescin Anwendung finden (COUTTS u. a.). Die Anwendung der Phasenkontrastapparatur verbessert die Ergebnisse, manchmal auch der Gebrauch des Fluorescenzmikroskops.

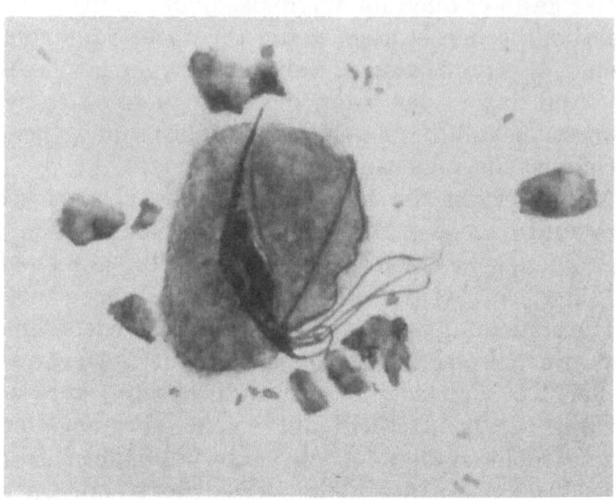

Abb. 2. Trichomonas vaginalis (2000:1). Färbung nach GIEMSA

c) Kultur

Von einer großen Zahl von Untersuchern (WESTPHAL 1935, FUKAMATSU 1938, KUPFERBERG 1940) wird der Kulturmethode besonderes Gewicht beigelegt. Bei der vaginalen Trichomoniasis ist sie bei Gebrauch empfindlicher Nährböden dem ungefärbten und gefärbten Präparat überlegen (japanische Autoren, Literatur bei BAUER). Vergleichsuntersuchungen bei Männern liegen in genügender Zahl noch nicht vor, jedoch deuten die Befunde von WHITTINGTON, 1951a u. b, KNIGHT und SHELANSKI (BAUER), von PENTTINEN-RAURAMO u. a. auf den großen Wert der kulturellen Untersuchungen auch beim Manne hin. Die Ansicht von LANCELEY, die Kultur gelinge nur dann, wenn Trichomonas vorher mikroskopisch nachgewiesen sei, und ihr diagnostischer Wert sei deshalb gering, wird nicht bestätigt. In Serum-Ringernährböden bleibt der Erreger bei 37° bis zu einer Woche lebensfähig. In Passagen, bei denen er jeden 3. Tag auf frische mit Serum-Kochsalzlösung beschickte Röhrchen übertragen wurde, konnte LÜTZENKIRCHEN eigene Stämme bis zu 6 Wochen lebend halten. Nährmedien mit Cysteinhydrochlorid, Pepton und Maltose sowie ihre Modifikationen (FEINBERG) haben sich als günstig erwiesen. Japanische Autoren haben etwas Reisstärke zugesetzt. Zur Unterdrückung des Bakterienwachstums wird Penicillin oder Streptomycin hinzugefügt. Normalerweise müssen die Kulturen alle 3 bis 4 Tage überimpft werden. Bei Überschichtung mit Paraffinöl ist die Überimpfung alle 2—3 Wochen nötig.

Als Nährboden wird nach JIROVEC und RADOVÁ folgender verwandt:

1. Herstellung von gepufferter, modifizierter Ringerlösung:

Kochsalz	6,0 g
Kaliumchlorid	0,1 g
Magnesiumsulfat	0,1 g
Monokaliumphosphat	3,0 g
Aqua dest.	1000 ml
n-NaOH bis p_H 7,4	18—22 ml

2. Mit 95 ml dieser Lösung verdünnt man 5 ml Menschen- oder Tierserum, füllt zu je 4—6 ml in Röhrchen ab und sterilisiert im Dampftopf an drei aufeinanderfolgenden Tagen bis 100° C. Keine höhere Temperatur! Besseres Wachstum, wenn jedem Röhrchen eine

Messerspitze steriler Reisstärke zugesetzt wird. An Stelle der modifizierten Ringerlösung läßt sich auch 0,6%ige Kochsalzlösung verwenden.

Eigene Versuche mit dem Fertignährboden des Baltimore Biol. Labor, dem 5% steriles menschliches Serum zugesetzt wird, ergaben gute Resultate.

Zusammenfassend wird man praktisch Nativpräparat und Färbung durchführen und die Kultur zur Unterstützung heranziehen müssen.

d) Serologischer Nachweis und Tierversuch

Von geringerem diagnostischen Wert scheint die Agglutinationsprobe zum Nachweis von Serumantikörpern gegenüber Trichomonaden zu sein (LANCELEY). Eine Übereinstimmung zwischen ihrem Ausfall und dem Protozoenbefall läßt sich oft nicht finden.

Im Tierversuch ließen sich Tr. vaginalis zur genitalen Ansiedlung bei weiblichen Affen bringen. Jedoch traten dabei keine pathologischen Erscheinungen auf. Bei anderen Tieren ließen sich genitale Infektionen nicht erreichen (TRUSSELL, TRUSSELL u. MCNUTT), dagegen von SCHNITZER, KELLY u. SCHNITZER, INOKI u. HAMADA durch subcutane, intramuskuläre und intraperitoneale Inoculation aus bakterienfreien Kulturen eine Infektion bei Mäusen. Die Pathogenität war jedoch bei Tr. vaginalis geringer als bei Tr. foetus und Tr. gallinacei. Für die Diagnose ist das Tierexperiment noch ohne Bedeutung.

2. Pathogenität

Wichtig sind die Versuche, bei denen Inoculationen bei Männern und Frauen durchgeführt wurden. Sie wurden mit Tr. foetus (HEES), Tr. hominis (KARNAKY-HEES, KESSEL u. GAFFORD, STABLER, FEO u. RAKOFF, BAUER 1952b, 1953a u. a.) sowie mit Tr. vaginalis von zahlreichen Autoren angestellt. Man wollte sehen, ob die verschiedenen Trichomonasarten im menschlichen Genitale ansiedelbar seien und welche eine besondere Pathogenität zeigten. Die Angaben von HEES, daß bei Frauen Infektionen mit Tr. foetus gelangen, wurden bisher nicht nachgeprüft. Dagegen ergaben Impfungen mit Tr. hominis und Tr. tenax keine Bestätigung früherer Befunde. Nach ein- bis fünfmaliger vaginaler Inoculation konnten die genannten Erreger nur kurzfristig und selten nachgewiesen werden. Tr. tenax zeigte häufigeres und längeres Überleben. Alle Arten machten jedoch keine klinischen Erscheinungen, so daß die Annahme berechtigt erscheint, daß die erwähnten Trichomonasarten keine Genitalerkrankungen beim Menschen machen können. Verwertbar dabei sind nur die mit bakterienfreien Kulturen vorgenommenen Tr. vaginalis-Übertragungen (TRUSSELL, PLAHS, HESSELTINE, LANCELEY, RODECURT, CANDIANI u. a.).

Je nachdem trichomonashaltiges Vaginalsekret, nichtbakterienfreies oder bakterienfreies Kulturmaterial übertragen wurde, war das Resultat verschieden. Bei Tr. vaginal.-Sekret wurden 81% Treffer, bei nichtbakterienfreiem 60% Treffer, bei bakterienfreiem Kulturmaterial nur 19,5% positive Ergebnisse erzielt. Danach ist eine deutliche Pathogenität anzunehmen. Für die verschiedenen Ergebnisse werden nach BAUER hormonelle Einflüsse, synergistische Faktoren wie Begleitbakterien, PPLO u. a., sowie Virulenzdifferenzen der Tr. vaginalis-Stämme angeführt.

Mit den eben geschilderten Versuchen bei Frauen stehen die bei Männerinoculation gefundenen in Übereinstimmung. Hier sind die Arbeiten von BAUER 1954a u. b am wichtigsten. Endourethrale Inoculationen mit Tr. hominis und tenax ergaben in 53% kein Haften der Protozoen in der männlichen Harnröhre.

Bei 26 Tr. vaginalis-Inoculationen wurden elf Infektionen bei neun verschiedenen Männern erzielt. Die Infektion war frühestens am 3. Tag nachweisbar. Die kürzeste beobachtete Infektionsdauer betrug 11, die längste 75 Tage. Eine völlig latente Infektion bestand 16 Tage.

In letzterem Falle bestanden weder Beschwerden noch Ausfluß, keine Veränderungen im Sekret nach angehaltenem Urin, keine Veränderungen im Harn, keine pathologischen Veränderungen im Schleimhautgeschabsel aus der Urethra. Nur wenige Erreger waren in der Urethra festzustellen. Die übrigen Versuchspersonen zeigten geringe, meist nur mikroskopisch festzustellende Erscheinungen einer Urethritis, jedoch keine solchen im üblichen Sinne mit stärkerem Ausfluß. Ähnliche Versuche wurden von PETSCHERSKJI, RODECURT, LANCELEY u. a. vorgenommen.

Danach ist die natürliche Infektion nicht mit dem sofortigen Einsetzen einer akuten Urethritis anzunehmen, sondern mit einer schleichenden, pseudolatenten Erkrankung. Vielleicht ist zum Haften eine bakterielle Begleitflora nötig. Jedenfalls ist durch die beschriebenen Versuche die Pathogenität der Tr. vaginalis für den Mann sicher. Wegen der Überträgerrolle des Mannes, der sich die Infektion praktisch nur durch den normalen oder perversen Geschlechtsverkehr zuziehen kann, ist die Erkrankung wenigstens beim Manne als Geschlechtskrankheit zu bezeichnen. Bei der Frau ist dies anders. Wenn auch bei der Frau die meisten Erkrankungen zwischen dem 20. und 30. Lebensjahr vorkommen, so wird gerade von gynäkologischer Seite auf die nichtsexuelle Infektion (gemeinsames Badewasser, Klosettinfektion) hingewiesen. Immerhin weisen die Ergebnisse der Trichomonasforschung darauf hin, daß auch bei der Frau in der Mehrzahl der Fälle mit einer sexuellen Entstehung der Infektion zu rechnen ist.

Die Frage, ob der beim Mann zu beobachtende Alterskurvenverlauf des Vorkommens mit einer ersten Spitze vom 21.—25. Lebensjahr und einer zweiten vom 36.—40. Lebensjahr auf sexuelle Aktivitätsperioden zurückzuführen ist, ist noch nicht entschieden. Wieweit perverser Geschlechtsverkehr (Coitus oralis oder analis) dabei mitwirkt, ist gleichfalls noch nicht erforscht. Dies ist wichtig, wenn vorher durch andere Partner Tr. vaginalis schon deponiert war. HARKNESS weist auf die Bedeutung dieser Frage besonders hin. Erkrankungen bei Knaben und jungen Mädchen wurden als Infektion durch Pflegepersonen (Mutter, weibliches Personal) gedeutet.

3. Klinisches Bild

Die Inkubationszeit ist nicht bekannt. Die Feststellung ist infolge des bei Männern und Frauen oft latenten Verlaufes schwer. Auch die bei Impfungen festgestellten Zeiten lassen sich nicht verwerten.

Ein typisches Bild läßt sich bei der Trichomonasurethritis des Mannes nicht festlegen. Der Verdacht auf Vorhandensein von Tr. vaginalis wird jedoch durch besondere Zeichen gerechtfertigt. So ist der Ausfluß bzw. das auspreßbare Sekret oft weißlich, milchig, dünnflüssig, manchmal ins Graue oder Gelbliche spielend, gelegentlich schaumig oder übelriechend. BAUER spricht von einem Geruch nach Art faulenden Holzes. Doch können auch schleimig-eitrige und reineitrige, rahmige Sekrete gesehen werden. Ein rein schleimiges Sekret ist kaum zu finden.

Bei der Gläserprobe sind hier meist, aber nicht immer, klare Portionen in Glas 2 und 3 festzustellen. Im Glas 1 sieht man häufig kleine, helle, kurze, aus zahlreichen Epithelzellen bestehende Fäden, langsam sinkende Flöckchen, selten aber auch typische Filamente. Bei schwereren Fällen sind auch stärkere Trübungen des Urins zu finden. Mikroskopisch abakterielle Sekrete sind in der großen Mehrzahl nicht vorhanden. Meistens findet man bakterielle Mischinfektionen. Trotzdem können auch abakterielle Fälle ein gonorrhoeähnliches, eitriges Sekret aufweisen. Im allgemeinen tritt aber dieser Charakter gegenüber dem mit milchigem Sekret zurück. Die Trichomonadenurethritis kann also von akuten, klinisch leicht erkennbaren Formen bis zu fast erscheinungsfreien nur mikroskopisch nachweisbaren gehen. Auffallend ist der oft intermittierende Charakter chronischer Fälle, der, wie die Ergebnisse von Impfversuchen zeigen, nicht mit Reinfektion erklärbar ist.

Auf das gemeinsame Vorkommen von Trichomonas mit Condylomata acuminata sowie Trichomonas mit Carcinom, mit Strikturen ist hingewiesen worden. Es besteht kein Antagonismus zwischen Gonorrhoe und Trichomoniasis. Gelegentlich werden die Erreger auch gemeinsam mit PPLO festgestellt, ferner mit Pilzen, Hefen und Spirillen.

Die Beschwerden sind die bei der Urethritis üblichen: Jucken und Kitzeln in der Harnröhre, Brennen, Nykturie, Pollakisurie. Bei Beteiligung der Adnexe werden die hier üblichen Beschwerden geklagt. Fertilitätsminderung ließ sich beim Menschen nicht feststellen.

Urethroskopisch ist ein typischer Befund nicht zu erheben. Bauer konnte bei 48 Erkrankungsfällen im Endoskop fleckförmige Rötungen, entzündlich erweiterte Morgagnische Lacunen, Littréitiden, Gefäßinjektion, Blutungen und andere weniger häufige Veränderungen finden.

Von den Adnexen ist die Prostata sehr häufig befallen. Nach unseren Erfahrungen ist die Prostatainfektion ohne gleichzeitigen Befall der Urethra sehr selten. Bauer steht auf demselben Standpunkt, obwohl Fälle von anderen Autoren angeführt wurden. Palpatorisch bietet die Prostata oft keinen besonderen Befund. Meist ist sie aber ein- oder doppelseitig vergrößert, druckschmerzhaft, prall elastisch oder höckerig. Knötchen sind fühlbar. Erreger sind im Sekret, in dem die Leukocyten immer vermehrt sind (bis 80—100 Ek. i. G.), leicht feststellbar. Es kann ferner, allerdings selten, zu einem Befall der Samenbläschen kommen mit allen Zeichen einer Vesiculitis seminalis. Selten werden auch die peri- und paraurethralen Drüsen oder Gänge, die Cowperschen Drüsen, Nebenhoden, Harnblase, Nierenbecken usw. ergriffen, Epididymitis wird ebenso wie Arthritis äußerst selten beobachtet. Eine weite Öffnung der Harnröhre oder eine Hypospadie schaffen keine besondere Disposition für die Infektion. Häufig findet man den Erreger auch im Vorhautsack, besonders wenn eine Balanitis besteht. Eine aufsteigende Trichomoniasis beim Manne wurde von Keutel beschrieben.

4. Behandlung

Wenn auch manche Infektionen, nicht nur die experimentellen, spontan erlöschen können, ist im allgemeinen nicht damit zu rechnen, zumal bei ständiger Exposition immer wieder Erreger einwandern können. Infolgedessen ist neben der eigenen Erkrankung auch die Behandlung des Partners dringend nötig.

Die lokale Behandlung wird mit den üblichen Einspritzungen und Spülmethoden durchgeführt. Ein spezifisches Mittel gegen den Erreger ist noch nicht vorhanden. Dabei sind Mittel, die Essig-, Milch- oder Citronensäure enthalten, nicht mehr oder nicht weniger wirkungsvoll als solche mit Alkalien. Auch die örtliche Zuckerapplikation ist ohne besonderen Wert. Antibiotica wie Penicillin, Streptomycin, Bacitracin, Terramycin, Aureomycin, Chloromycetin und Tyrothricin sind nach Kulturversuchen ohne wesentliche Wirkung. Dagegen zeigten sich organische Lösungsmittel wie reiner Alkohol, Propylenglykol und Polyglykolen in Verdünnung von 1:100 trichomonacid. Dasselbe konnten Frank

u. REINER, LÜTZENKIRCHEN bei Fettsäuren mit einer Kettenlänge von 7—12 Kohlenstoffatomen feststellen. Bei niedrigen p_H-Werten soll die abtötende Wirkung stärker sein (FRANK u. REINER). Trichomycin (HOSOYA, MAGARA, ISHIKAWA, ASMANI, SATO), ein von Streptomyces hachijoënsis isoliertes Antibioticum, soll wirksam sein. Bei Anwendung von Vaginaltabletten mit 50 g Trichomycin und gleichen Mengen Penicillin wurden Erfolge erzielt. Wichtig dabei ist die gleichzeitige, antibakterielle Behandlung. Das Einbringen von Trichomycinsalbe in die Harnröhre wurde versucht, leichte Reizungen waren die Folge. Die Einführung des Gelée von Roquessine (Alkaloid von Halarrhena africana, das gegen Amöbiasis gebraucht wird, in 2,4%) nach jeder Miktion wurde von DUREL u. SIBOULET vorgeschlagen.

Uns selbst hat sich Devegan (= 3-Acetylamino-4-oxyphenylarsinsäure) bewährt. Allerdings ist die Anwendung bei Arsenempfindlichen nicht möglich. Eine Suspension von zwei Pastillen in 20 ml destilliertem Wasser kann in Harnblase- und Harnröhre eingebracht werden. DUREL u. SIBOULET empfehlen Stovarsol in 5—10%iger Lösung, wobei der Patient die Ampulle zur Injektion gebraucht. Auch Stovarsolglycerin wurde empfohlen.

Ein gutes Trichomonacidicum muß die Schleimhaut durchdringen und ohne Schädigung der entzündeten Schleimhaut den Erreger abtöten können. DAVIS hat bei Kumulation von Natriumdioctyl-sulfosuccinat mit einem Netzmittel (Polyoxyäthylennonylphenol und mit Natriumäthylendiamintetraacetat) Trichomonaden auch in Anwesenheit von Serum in 30 sec abtöten können. Auch vaginale Infektionen konnten mit dem Mittel innerhalb von 4 Wochen geheilt werden (Carlendiacid).

Yatrenstäbchen und Yatrenlösung, Zephirol wurden von RODECURT empfohlen. COUTTS u. Mitarb. haben 5% Argyrol, $1^0/_{00}$ Acriflavin, Nitrofusanderivate, Aureomycin 250 mg in 5—10 ml Aqua dest. bei vorheriger Anaesthesierung der Harnröhre vorgeschlagen. EVANS gibt Aureomycin oral viermal 750 mg 3 Tage lang und dann fallende Dosen. Nach GOLDEROS bewährt sich Marfasid intravenös (sechs Injektionen zu 0,06 g jeden 4. Tag). REICH schlägt Trockenbehandlung bei Frauen vor, und zwar mit einem 20%igen Argyrolpuder, mit Zerstörung der Buchten, der Skeneschen Gänge. Verschmutzungen vom Rectum her sind zu vermeiden. Spülrohre und Spülgeräte müssen besonders sauber gehalten werden. OTTOLENGHI-PRETI macht Scheidenspülungen mit quartären Ammoniumverbindungen 0,01 g mit 9 g NaCl auf 1 Liter Wasser, oder gibt Vaginalovula. KÖRBER u. FLECKENSTEIN hatten mit Neosalvarsan, Acridinfarbstoffen, Myxal, Gentianaviolett, Tyrothricin Erfolge. Da eine starke Widerstandsfähigkeit gegen niedrige Temperaturen und Wasser besteht, sind Badeinfektionen bei Frauen zu meiden. Von KITJAN und NIKOLAEV wurde Allysat zur Behandung vorgeschlagen.

Leider können viele Mittel nicht in die Schlupfwinkel des Erregers eindringen. Versuche mit chemotherapeutischen Präparaten ergaben, daß infizierte Vögel mit 2-amino-5-nitrothiazol symptomfrei, aber nicht keimfrei gemacht werden konnten. Beim Menschen kommt dieses Präparat wegen seiner Toxicität nicht in Betracht (MCENTEGART).

Die orale Behandlung wurde zuerst durch fünfwertige Arsenpräparate wie Stovarsol oder Spirocid versucht. Die Erfolge waren nicht überzeugend. Das gleiche gilt für Chinin und Hexymethylentetramin. 1955 glaubten die Amerikaner CUCKLER, KUPFERBERG und MILLMAN mit Aminitrozol (2-acetylamino-5-nitrothiazol) in vitro und in vivo bei Frauen gute Erfolge zu erzielen. PERL, GUTTMACHER und RAGAZZONI hatten bei 124 Patienten in 35% Erfolg. Zu gleicher Zeit berichteten PLENTYL, GRAY, NESLEN und DALALI über ähnliche Ergebnisse.

Nebenerscheinungen wie Leibschmerzen, Erbrechen, Appetitlosigkeit und dunkler Urin ließen sich bei kleinen Dosen (dreimal 100 mg täglich) vermeiden. Demgegenüber hatten englische Nachuntersucher wie BARNESU u. Mitarb., CATTERALL u. NICOL, WILLCOX keinerlei Erfolg.

Es gibt also viele Methoden, die empfohlen wurden, die aber noch nicht nachgeprüft bzw. bestätigt werden konnten. Eine Standardtherapie steht demnach noch nicht zur Verfügung. Die Behandlung, auch die der Adnexe, verlangt Geduld von Patienten und Arzt. Urethroskopie und Arbeit mit dem Kauter dürfen in den entsprechenden Fällen nicht versäumt werden. Vor Bestätigung der Heilung sind 4—6 Wochen lang exakte Nachuntersuchungen (Harnröhre, Urin, Prostata usw.) nötig, da Scheinheilungen und Rückfälle vorkommen. Auf Reinfektion von ungenügend beobachteten Partnern ist dabei besonders zu achten.

Neuerdings scheint mit der Einführung von Imidazolpräparaten ein wesentlicher Fortschritt erreicht worden zu sein. Das französische Präparat *Flagyl* [1'(hydroxy-2-äthyl)-1-methyl-2-nitro-5-imidazol] und das deutsche *Clont* [1β-Hydroxyäthyl)-2-methyl-5-nitroimidazol] sind bei Trichomoniasis des Mannes und der Frau mit Erfolg gebraucht worden. Als Tagesdosis kommt für den Erwachsenen 500 mg per os in Frage. Das Präparat steht inTabletten zu 0,25 g und in Vaginaltabletten zu 0,1 g zur Verfügung (Bayer). Bei der Frau gibt man neben der innerlichen Darreichung von zwei Tabletten zusätzlich eine Vaginaltablette täglich. Die Kurdauer beträgt im allgemeinen 6 Tage. Eine zweite Kur kann angeschlossen werden, wenn durch die erste nicht das dauernde Verschwinden des Erregers erreicht wird. Bei der Frau führt man die Kur zweckmäßig nach der nächsten Menstruation, bei dem Manne nach einem Intervall von 14 Tagen durch. Die Behandlung ist auch während der Schwangerschaft möglich. Der Ehepartner soll, sofern auch nur geringe Zeichen einer Infektion bestehen, mitbehandelt werden.

Günstige Erfahrungen liegen von DUREL, SYLVESTRE u. Mitarb., WILLCOX, BRET, LEGROS u. Mitarb., LAURENT, POPCHRISTOV u. BERON, THIERY u. Mitarb., BAUER, FORTIER, PRAETORIUS, KEUTEL u. ROTHE u. a. vor.

III. Urethritiden durch Viren. PPLO und L-Formen

Ob durch Viren eine Urethritis entstehen oder unterhalten werden kann, ist noch nicht sicher entschieden. Partnererkrankungen sprechen für die Übertragung durch den intimen Verkehr.

1. Einschlußblennorrhoe

Schon 1884 hat KRONER bei der Blennorrhoe der Neugeborenen, bei der keine Gonokokken nachweisbar waren, an einen Erreger gedacht, der im Geburtskanal der Mutter vorhanden sein müßte. Die Einschlußconjunctivitis oder Einschlußblennorrhoe als klinische Einheit wurde zuerst 1903 von MORAX beschrieben. HALBERSTÄDTER und v. PROWAZEK stellten 1907 Einschlüsse in dem Cytoplasma von Epithelzellen in der Conjunctiva von Trachomfällen fest. Sie glaubten, daß die kleinen, rot gefärbten Granula, welche sie Elementarkörperchen nannten, die Ursache des Trachoms seien. 1909 fand STARGARDT ähnliche Einschlußkörperchen in Conjunctivalepithelien von Kindern, die frei von Gonokokkeninfektionen waren. HEYMANN 1909 a u. b sah 1907 dieselben Körperchen in vier Fällen von gonorrhoischer Blennorrhoe bei Neugeborenen. Er konnte sie aber auch in der Urethral- und Cervicalmucosa der Eltern solcher Kinder feststellen. HALBERSTÄDTER und v. PROWAZEK machten 1910 gleichartige Beobachtungen bei kindlicher Blennorrhoe und schlossen daraus, daß eine spezifische Infektionskrankheit bestünde. Ähnliche Einschlüsse wurden in der Genito-Urinarpassage bei einigen der Mütter und dem Urethraltrakt von Männern gefunden, die an nichtgonorrhoischer Urethritis erkrankt waren. Diese Befunde wurden 1910 von LINDNER bestätigt. FRITSCH, HOFSTÄDTER und LINDNER konnten die Krankheit experimentell in den Augen von Affen reproduzieren mit Material, das von Männern nichtgonorrhoischer Urethritis und der Vagina von Müttern mit Kindern mit Einschlußblennorrhoe gewonnen worden war. SIEBERT fand 1910 in drei Fällen von Harnröhrenentzündung, bei der die Erkrankung auffallend lange bestand und hartnäckig war, bei denen ferner niemals Gonokokken und andere Bakterien nachgewiesen werden konnten, Epithelien mit blauen pfropfartigen Einschlüssen. Filtrationsexperimente wurden von BOTTERI, GEBB, THYGESON 1934a u. b, TILDEN und GIFFORD durchgeführt. Andere Beobachter wie WILLIAMS und BENGSTON glaubten, daß die Einschlüsse nur durch phagocytierte Bakterien entstünden, während andere wie MCKEE annahmen, die Einschlüsse würden nach Phagocytose von Bakterien, die sehr wahrscheinlich das Virus trugen, auftreten. Wieder andere wie GIFFORD und LAZAR behaupteten, daß sie identische Einschlüsse durch Chemikalien oder Bakterien erzeugen konnten bei Patienten, die nichts mit Trachom oder Einschlußblennorrhoe zu tun hatten.

Die allgemeine Ansicht indessen neigte dazu, die Einschlußblennorrhoe als eine wirkliche Viruserkrankung anzusehen, bei der die kleinen Granula, die rotblau nach GIEMSA gefärbt werden, die freien Elementarkörperchen darstellten. Die Einschlußkörperchen müßten als intracelluläre Viruskolonien betrachtet werden.

Nach den Befunden und nach dem biologischen Verhalten ihrer Erreger faßt v. PROWAZEK Vaccine, Lyssa, Scharlach, Trachom, Gelbsucht der Seidenraupen und Hühnerpest in eine Gruppe zusammen, deren Erreger er unter dem Namen Chlamydozoa (Chlamys-Mantel, Hülle, zoon = Lebewesen) zwischen Bakterien und Protozoen einreiht. LIPSCHÜTZ hat den Vorschlag gemacht, diese Virusarten mit der Bezeichnung Strongyloplasmen zu belegen. Im Gegensatz zu Bakterien und Protozoen sind Chlamydozoen echte Zellparasiten. Sie vollführen den wichtigsten Teil ihres Lebenscyclus in der Zelle, meist im Protoplasma.

Schon HALBERSTÄDTER und v. PROWAZEK haben die Einschlußkörperchen und ihre Entwicklung exakt beschrieben. Sie konnten in dem leicht blau gefärbten Protoplasma tiefblaue, unregelmäßig geformte, unhomogene Einschlüsse feststellen, die am Nucleus saßen. Die Körperchen waren gewöhnlich schmal und rund oder oval, wurden allmählich größer, nahmen Maulbeerformen an und begannen sich vom Zentrum aus zu verstreuen. Anschließend formten sie eine Kappe über dem Kern. Dann erschienen innerhalb der Einschlüsse ganz kleine rot gefärbte Körperchen, welche sich sehr schnell vergrößerten. Die blau gefärbten Massen verschwanden. Zum Schluß nahmen die rot gefärbten Granula den größeren Teil des Protoplasmas ein, während die blau gefärbten Substanzen nur als kleine Inseln dazwischen lagen.

Die charakteristischen Zeichen der Kolonie wurden von LINDNER geschildert. Kolonien entwickeln sich auf Kosten des Cytoplasmas der Epithelzelle, wodurch eine cytoplasmatische Vacuole entsteht. Die Höhle der Vacuole wird durch verhältnismäßig größere Granularformen begrenzt, die Anfangskörperchen, während das Zentrum der Vacuole mit kleineren Elementarkörperchen ausgefüllt ist. Infolge der hohen Refraktion der Elementar- und Initialkörperchen sind die Viruskolonien leicht durch durchgehendes Licht in ungefärbten Präparaten zu sehen. LINDNER nimmt an, daß die Elementarkörperchen Degenerationsprodukte der Initialkörperchen sind, aber THYGESON und MENGERT glauben, das Virus der

Einschlußblenorrhoe gehe durch einen morphologischen Cyclus, ähnlich dem des Psittacosisvirus. Während sie eine geeignete Zelle befallen, teilen sich die Elementarkörperchen und zur selben Zeit vergrößern sie sich, um Initialkörperchen zu bilden. Diese teilen sich, indem sie zuerst Elemente gleicher Größe zeigen. Die Teilung setzt sich fort. Die Granula werden progressiv kleiner bis der Elementarkörperchenzustand wieder erreicht ist. Die intracellulären Kolonien können bei Trachom und Einschlußblennorrhoe morphologisch nicht unterschieden werden, aber die letztgenannte Krankheit unterscheidet sich vom Trachom deutlich. THYGESON fand, daß das Virus der Einschlußblennorrhoe durch Kollodiummembranen mit einer durchschnittlichen Porengröße von 0,46—0,62 μ hindurchgingen. Die Filtrate erzeugten cytoplasmatische Einschlüsse in der menschlichen Conjunctiva und bei Affen.

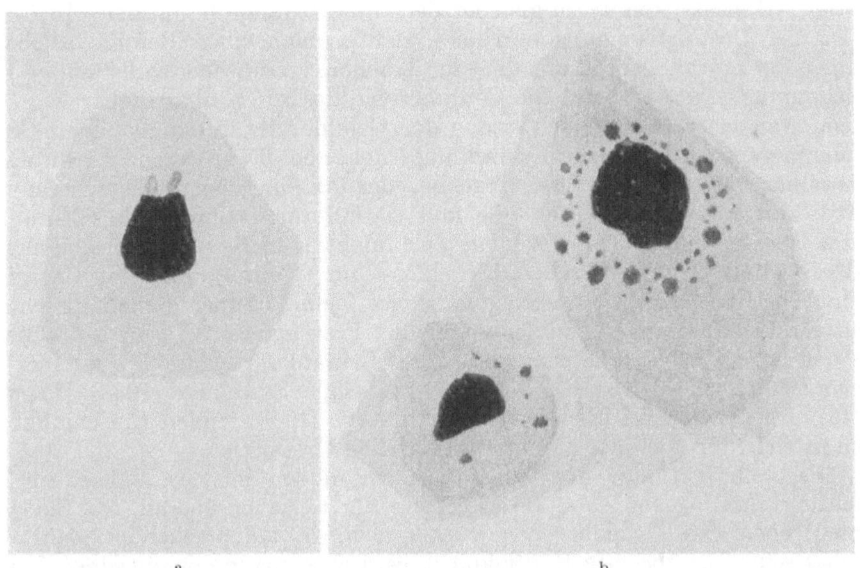

Abb. 3a u. b. a Initialkörperchen. b Einschlußkörperchen (1000:1). Färbung nach GIEMSA

Nach HARKNESS sieht man die 233 $\mu\mu$ (THYGESON 1934b) großen Elementarkörperchen entweder in dem Cytoplasma der Epithelzellen, meist in Form eines Halbmondes um den Nucleus angeordnet oder frei in dem Exsudat zwischen den Zellen. Ältere Einschlüsse bestehen meistens ganz aus Elementarkörperchen. Die Initialkörperchen stellen meistens junge Einschlüsse dar, sie finden sich entweder allein oder vereint mit Elementarkörperchen und liegen gewöhnlich frei (Abb. 3a). Wenn ein Elementarkörper eine Zelle infiziert hat, entsteht ein Initialkörperchen, das rot oder purpurfarben erscheint und gelegentlich von einem blaugefärbten Ring umgeben frei in dem Cytoplasma der Epithelzelle liegt. Manchmal entsteht aber ein größerer homogener Körper, der den Zellkern etwas eindrücken kann. Anschließend entwickeln sich kleine Granula, die sich zu einer Kolonie auswachsen (Abb. 3b). Dabei scheint der kleinere und häufigere Typ des Initialkörperchens wiederholter Teilung zu unterliegen. Die Granula sind fast gleichgroß, man kann aber ganz kleine Größenunterschiede in den Granula getrennter Kolonien erkennen. Das weitere Wachstum führt zu Einschlüssen von zwei Typen. Der eine ist ein sphäroidähnlicher Körper, der den Kern durch seinen Druck eindellt. Der andere scheint halbmondförmig mit seiner Konkavität auf dem Kern zu sitzen. Diese Typen sind durch die Lage in der Zelle, in der sich der Initialkörper festgesetzt hat, bestimmt. Liegt letzterer frei im Cytoplasma, entsteht eine sphäroidähnliche Kolonie, in der Nähe des Kernes wächst sie halbmondförmig. Ist das Cytoplasma der Zelle mit Elementarkörperchen voll, kommt es zum Bruch und zum Freiwerden einer großen Zahl von Elementarkörperchen, die das Cytoplasma anderer Zellen infizieren und somit den Entwicklungscyclus vollenden.

1910 hatte LINDNER Gelegenheit, Sekretpräparate von Männern mit gonokokkenfreier Urethritis zu studieren, die kurz vorher von GROSS veröffentlicht worden waren. Bei dieser zuerst von WAELSCH als klinisch wohlbegrenztes einheitliches Krankheitsbild charakterisierten Erkrankung (lange Inkubation, stets negativer Gonokokkenbefund, chronischer Beginn und Verlauf als hervorstechendsten Merkmalen) dachte LINDNER an ein Trachom der Geschlechtswege und vermutete in jeder gonokokkenfreien Urethritis das bisher unbekannte Trachom der Urethra. SIEBERT konnte zu gleicher Zeit diese Befunde bestätigen. In frischen Fällen der Urethritis non gonorrhoica glaubte man einen Befund erheben zu können, der morphologisch mit dem für Trachom spezifischen vollständige Übereinstimmung zeigte und auf die Conjunctiven des Affen übertragbar war. Auffallend war das rasche Verschwinden der Gebilde, die in einigen Erkrankungsfällen nur ganz zu Beginn der Erkrankung, nicht aber bei späteren Überimpfungen feststellbar waren. Auch beim Trachom der Conjunctiven verschwinden nach relativ kurzer Zeit die Einschlüsse und Initialformen, obwohl die Erkrankung weiter besteht und sicher noch lange Zeit infektiös bleibt. Das Vorkommen der Halberstädter-v. Prowazekschen Einschlüsse im Genitale der Frau, der gleiche Befund bei der Urethritis non gonorrhoica beim Manne, die entsprechenden positiven Überimpfungen von der Vagina der Frau und der Urethritis des Mannes auf den Affen ließen erkennen, daß diese Erkrankungen durch dasselbe Virus hervorgerufen sind. AUST hat dies 1930 bestätigt. SCHERBER (1935), HARKNESS (1945), JOHNSTON u. MCEWIN (1945), WILLIAMS (1946) fanden Einschlußkörperchen in vielen Formen der nichtgonorrhoischen Urethritis.

Einschlußinfektionen des Auges beruhen in den meisten Fällen auf einer Infektion vom eigenen Genitale. Letztere dürfte daher überall, wo Einschlußblennorrhoen des Neugeborenen vorkommen, in entsprechender Zahl nachweisbar sein. Die absolute Häufigkeit ihres Auftretens in den einzelnen Ländern hängt aber nicht nur von der Zahl der Einschlußblennorrhoen bzw. der genitalen Einschlußinfektionen ab, sondern auch vom Stand der Hygiene bei der Bevölkerung des einzelnen Landes. Für die Schwimmbadconjunctivitis kommen mehrere Ursachen in Betracht. Eine dieser Ursachen ist das Einschlußvirus aus genitaler Quelle.

1935 hat FRANZ HAMBURGER die Rolle des Einschlußvirus am Auge des Neugeborenen und am Genitale der Frau erneut geschildert. Danach beschränkt sich die Einschlußerkrankung des Genitale der Mutter im allgemeinen aufs äußere Genitale und Vagina, sie kann hier zu Erscheinungen führen, die sich vom klinischen Bild einer subakuten Gonorrhoe nicht unterscheiden. Als Erreger von akuten Adnexentzündungen kommt das Einschlußvirus nicht in Betracht, doch wäre es möglich, daß es den Erreger einer schleichenden Adnexerkrankung, der sog. Salpingitis lenta adhaesiva, deren Genese bis jetzt ungeklärt ist, darstellt. 1942 prüften THYGESON u. STONE die Cervicalabstriche von 184 nichtschwangeren Frauen, die an nichtgonorrhoischen Frauenkrankheiten litten und von 53 Frauen mit Cervixgonorrhoe. In jeder Serie konnten sie fünfmal das Virus finden. 1944 stellten SORSBY, HOFFA und YOUNG bei 27 Fällen mit Einschlußblennorrhoe der Kinder unter 25 Müttern derselben fünfmal Einschlüsse fest. SORSBY fand 1945 unter 32 Müttern neunmal Einschlußkörperchen in Cervicalabstrichen.

1955 und 1956 haben DUREL und SIBOULET über den Nachweis von charakteristischen Einschlußkörperchen im Harnröhrenepithel und in der Haut bzw. in Schleimhautläsionen von zehn Patienten, die neben einer abakteriellen Urethritis noch Haut- und Schleimhauterscheinungen aufwiesen, berichtet. Fünf Patienten hatten ein urethro-conjunctivo-synoviales Syndrom und eine Ectodermosis erosiva pluriorificialis. Drei Patienten hatten das Syndrom und genitale Ulcerationen und zwei eine Urethritis mit Mundschleimhautveränderungen. Die bei all diesen Patienten sowohl im Harnröhrenepithel als auch im Haut- und Schleimhautepithel nachgewiesenen Einschlußkörperchen waren morphologisch von denen bei anerkannten Viruskrankheiten vorkommenden nicht zu unterscheiden. Für die Pathogenität dieser Einschlußkörperchen spricht nach Ansicht von SIBOULET einmal ihr Verschwinden nach erfolgreicher abgeschlossener Behandlung mit Tetracyclinen, zweitens ihr Persistieren bei Versagen der Therapie, drittens ihr Wiederauftreten nach erneutem Geschlechtsverkehr mit einem oder mehreren nicht behandelten Partnern und ferner ihr Verschwinden nach wirksamer antibiotischer Behandlung sowohl des Patienten als auch des Partners und schließlich das Fehlen der Einschlußkörperchen bei 150 Kontrollen mit einer klinisch erscheinungsfreien Urethra.

THYGESON u. MENGERT berichteten 1936 über einen Mann, der 7 Tage nach dem Verkehr Ausfluß bekam, in dem 3 Monate später Einschlußkörperchen feststellbar waren. THYGESON u. STONE untersuchten 100 Patienten mit unbehandelter gonorrhoischer und nichtgonorrhoischer Urethritis im Abstrich und durch Affenimpfung (Cerviximpfung bei Pavianen). Einschlußkörperchen wurden im Tierversuch zweimal bei unspezifischer, sechsmal bei gonorrhoischer Entzündung gefunden. Die Autoren glaubten, daß die Mehrzahl der Väter von Kindern mit Einschlußblennorrhoe unspezifische Urethritis hatten. JOHNSTON u. MCEWIN stellten bei zwei Erkrankungsfällen von nichtgonorrhoischer Urethritis, bei denen sie Einschlußkörperchen fanden, auch pleuropneumonieähnliche Organismen fest. WILLIAMS veröffentlichte 1946 zehn Erkrankungsfälle (von australischen Soldaten in Borneo), bei denen Einschlußkörperchen zu finden waren.

Das Chlamydozoen oculo-genitale ist morphologisch von dem des Trachoms und dem der Lymphogranuloma-Psittacosis-Pleuropneumoniegruppe nicht zu unterscheiden. Als die Ätiologie des Lymphogranuloma inguinale geklärt war, lag es nahe, das Virus dieser Erkrankung auch für die Ursache der abakteriellen Urethritis verantwortlich zu machen. 1938 haben BIZZOZERO u. MIDANA, 1939 MIDANA durch gekreuzte Intracutanimpfungen mit Frei-Antigen und mit Urethralsekret den Eindruck gewonnen, eine Anzahl der Katarrhe werde durch Lymphogranuloma inguinale-Virus erzeugt. 1952 sind MIDANA u. MURTULA zu einem ähnlichen Ergebnis gekommen. Mit Urethralsekret waren 45% der Frei-positiven Fälle positiv, immer negativ reagierten die Frei-negativen. Zustimmend äußerte sich KATZ. Im Tierexperiment (Impfung von Mäusen mit Sekretmaterial der Waelschschen Urethritis) ließ sich aber keine Meningoencephalitis hervorrufen, wie es durch Impfung von Lymphogranuloma inguinale-Material immer möglich ist (ROSS). HARRISON u. WORMS verneinten deshalb die Identität beider Erkrankungen, ebenso wie WILLCOX 1957b. Hautteste mit Psittacosis und Katzenkratzkrankheitsmaterial brachten ähnliche verneinende Ergebnisse (WILLCOX 1955a). Die Versuche von BEZECNY führten zu dem gleichen Schluß. Auch Komplementbindungsreaktionen sowohl von MACREA u. WILLCOX als auch die von WILLCOX u. STAMP (mit Material von Schafseuche) sprachen nicht für den vermuteten Zusammenhang.

Der Nachweis erfolgt im Nativpräparat, durch intravitale Färbung, im gefärbten Ausstrichpräparat, im histologischen Schnitt und schließlich in kulturellen

Ausstrichen. Er ist in Abstrichen von Conjunctiva und Cervix leichter als in solchen aus der männlichen Urethra. Nach HARKNESS ist dies durch die Schwierigkeiten bedingt, tiefergehende Schabungen von der empfindlichen Urethralschleimhaut machen zu können. Untersuchungsmethoden s. S. 893.

2. PPLO und L-Phase

Die pleuropneumonieähnlichen Organismen (pleuropneumonia-like organisms, PPLO) lassen sich auf künstlichen Nährböden züchten und unterscheiden sich dadurch von den Viren. Da sie aber morphologisch den Viren der Psittakose-Gruppe ähnlich sind und auch in ihrem Vermehrungsmechanismus eine gewisse Übereinstimmung besteht, werden sie meistens mit den Viren zusammen abgehandelt. Es sind sowohl parasitäre als auch freilebende Formen bekannt.

1898 wurde von NOCARD, ROUX u. Mitarb. der Erreger der Lungenseuche der Rinder (Pleuropneumonia bovis contagiosa) entdeckt, der der ganzen Gruppe ihren Namen gegeben hat. Dieser Erreger ist etwa 25 Jahre lang der einzige bekannte Vertreter seiner Art geblieben. Erst 1923 wurden von BRIDRÉ und DONATIEN ein Keim mit ähnlichen Eigenschaften beschrieben als Erreger der Agalaktie, einer bei Schafen und Ziegen mit entzündlichen Erscheinungen mancher Gelenke, der Augen und bei weiblichen Tieren der Milchdrüsen einhergehenden Krankheit. Im Jahre 1934 wurden gleichartige Organismen bei staupekranken Hunden (SHOETENSACK) gefunden und 1935 konnten KLIENEBERGER und später noch andere Autoren PPLO bei gesunden oder an Bronchopneumonie bzw. Arthritis erkrankten Ratten, Mäusen und Meerschweinchen feststellen. In den folgenden Jahren wurden bei zahlreichen Tieren PPLO gefunden. Saprophytäre pleuropneumonieähnliche Organismen wurden 1936 von LAIDLAW und ELFORD aus dem Londoner Abwasser und 1937 von SEIFERT aus Kompost, Jauche und anderen Abfallprodukten gezüchtet.

Während der letzten 20 Jahre wurden etwa 20 verschiedene Organismen, die zu den PPLO gehören, beschrieben. Abgesehen von der verschiedenen Herkunft ähneln sich alle Stämme und Typen sowohl in der Form ihrer Kolonien als auch in ihrer Mikromorphologie, ihrer Färbbarkeit und in den physikalischen Eigenschaften. DIENES steht auf dem Standpunkt, daß die PPLO, da es sich nach seiner Meinung im Anfangsstadium um stäbchenförmige Bakterien handelt, dieselben Eigenschaften wie Bakterien aufweisen. Deshalb stellt er die PPLO im System der Mikroorganismen neben die Pasteurella- und Influenza-Bakteriengruppe. Demgegenüber fassen RUSKA und POPPE die PPLO in einer als Cysticeten bezeichneten Klasse von Mikroorganismen zusammen und belegen sie mit dem Genusnamen Cystidium, weil sie in ihrer bläschenartigen Struktur den Virusarten der Psittakose-Lymphogranulomagruppe ähnlich scheinen. Die Bläschenform der großen Virusarten ist jedoch in der letzten Zeit bezweifelt worden (PETERS). Wenn Morphologie und Art der Vermehrung Unterschiede erkennen lassen, fragt es sich, ob die Zugehörigkeit von PPLO und großen Virusarten zu einer Gruppe noch behauptet werden kann. LIEBERMEISTER hielt es für eher gerechtfertigt, die PPLO mit den Psittakose-Lymphogranuloma-Viren in einer Gruppe zu vereinen, als sie zu den Bakterien zu stellen. Er möchte sie jedoch zu einer eigenen abgegrenzten Gruppe zusammenfassen. TULASNE und BRISON möchten in die Lücke zwischen Bakterien und Viren eine neue Ordnung der „Pleuropneumoniales" stellen, mit dem einzigen Genus Pleuropneumonia und darunter die Erreger der Pleuropneumonie der Rinder, Ziegen usw. verstehen. Eine systematisch benachbarte Gruppe (Bactepneumoniales) sollen stabile wie instabile L-Formen der Bakterien umfassen und dazu alle diejenigen PPLO, bei denen serologisch wie biochemisch verwandtschaftliche Beziehungen zu Bakterien feststellbar sind.

Die L-Organismen (L von Lister-Institut, an dem die Untersuchungen vorgenommen wurden) wurden als eine besondere Phase des Bakterienwachstums zum ersten Male von KLIENEBERGER 1935 beschrieben. Es wurde von ihr gezeigt, daß von Streptobacillus moniliformis ein in Reinkultur fortzüchtbares bakterienfreies Wachstum gewonnen werden konnte, welches ausschließlich aus weichen zellwandfreien Formen verschiedener Größe und Gestalt bestand. Inzwischen hatten eine ganze Reihe von Forschern und ganz besonders DIENES gefunden, daß viele Bakterien solches Wachstum produzieren können. Es hat sich für diese Phase der Bakterien der Buchstabe L als Bezeichnung allgemein eingebürgert. Sie zeichnet sich wie die PPLO durch eine Kolonie mit dunklerem Zentrum und einer helleren peripheren Zone aus, ist aber im ganzen mehr strukturiert als die Kolonie der PPLO. Trotzdem ist die Ähnlichkeit der L-Phase und der PPLO in der Form der Kolonien, der Weichheit und dem Pleomorphismus ihrer Einzelformen auffallend. KLIENEBERGER hat bereits 1935 angenommen, die L-Phase sei eine PPLO-Art, die in Symbiose mit den Streptobacillen in den Streptobacillus moniliformis-Kulturen lebe. DIENES hat jedoch gezeigt, daß die L-Phase aus den

Bakterien entsteht. KLIENEBERGER konnte das später bestätigen. Heute wird von den meisten Autoren die L-Phase ganz allgemein als eine besondere Wachstumsart der Bakterien aufgefaßt. Die Ähnlichkeit des Kolonietypus und auch die der Einzelelemente haben zu der Annahme geführt, die PPLO könnten L-Phasen der Bakterien sein, deren bakteriellen Ursprung wir nicht mehr erkennen können, eine Ansicht, die von TULASNE und einigen anderen Autoren vertreten wird. Aber da wir zur Zeit weder die Feinstruktur der Elemente der PPLO noch die der L-Phase der Bakterien ausreichend kennen, scheint es angebracht, ihre Ähnlichkeiten und ihre Verschiedenheiten zu studieren, um so herauszufinden, inwieweit eine solche Annahme begründet ist. Frau KLIENEBERGER-NOBEL hat vergleichende Untersuchungen des Wachstums, der Filtrierbarkeit und der elektronenoptischen Bilder beider Gruppen durchgeführt. Sie hat dabei große Verschiedenheiten gefunden. Elektronenoptisch bringt die PPLO eine große Menge einheitlicher kleinster Elemente hervor, die in der L-Phasenkultur der Bakterien bisher nicht gefunden werden konnten. Nach den vorliegenden Befunden scheinen die PPLO nicht L-Formen unbekannter Bakterien zu sein. Beide werden vielmehr von der Verfasserin als eine besondere Klasse von Mikroben angesehen.

In Weiterentwicklung der Ruskaschen Einteilung möchte LIEBERMEISTER vorschlagen, bei den Cysticeten zwischen einer serophilen und einer cytotropen Gruppe zu unterscheiden. Während für die serophilen Bläschenorganismen ein geeigneter Name noch anzugeben wäre, läge ein solcher für die cytotrope Gruppe in Cystidium bereits vor. Die Bezeichnung Virus sollte man erst von der Vaccinegruppe an verwenden. Zur Charakterisierung eines Virus müsse man die Eigenschaft „nicht empfindlich gegen Antibiotica" hinzunehmen. Als klare und feste Definition des Virusbegriffes sagt er: Ein Virus ist ein filtrierbares, obligat zellparasitäres, gegenüber Antibiotica unempfindliches infektiöses Agens.

Die ersten PPLO wurden von Tieren isoliert. Es erregte daher Aufsehen, als im Jahre 1937 DIENES und EDSALL erstmals PPLO aus dem Bartholinischen Absceß einer Laborantin, die mit Ratten umzugehen hatte, in Reinkultur züchteten. Seit dieser Zeit konnten von zahlreichen Autoren PPLO aus dem menschlichen Urogenitaltrakt und aus verschiedenen Körperflüssigkeiten und auch aus Hautläsionen gewonnen werden.

Es lag nahe, daß dabei auch die Aufmerksamkeit auf die Ätiologie der unspezifischen Urethritis gelenkt wurde. So wurde die Rolle der PPLO bei der unspezifischen Urethritis des Mannes, dem Vaginalfluor der Frau, bei Gelenkerkrankungen und nicht zuletzt beim Reiterschen Syndrom erforscht. Aus diesen Untersuchungen ist über die Pathogenität der PPLO keine Klarheit zu erhalten. 1940 berichtete DIENES über positive PPLO-Befunde im Cervicalsekret von Patientinnen, deren Mehrzahl an bakteriellen Infektionen erkrankt war. 1942 wies SMITH als erster bei einer unspezifischen Urethritis PPLO nach. Später konnten DIENES und SMITH bei 129 männlichen und weiblichen Patienten aus der Cervix und Vagina bzw. Prostata und Urethra in 28 Fällen PPLO isolieren. Die Autoren diskutierten auf Grund ihrer Befunde als erste die Möglichkeit der Übertragung durch den Geschlechtsverkehr. KLIENEBERGER-NOBEL untersuchte 50 schwangere Frauen und fand nur bei 14% PPLO, während sie aus der Vagina von Patientinnen mit pathologischen Veränderungen des Urogenitaltraktes bei 40% PPLO isolieren konnte. HARKNESS fand bei 839 Fällen von unspezifischer Urethritis in 16,8% PPLO. BEVERIDGE konnte bei 67 gesunden Medizinstudenten in keinem einzigen Fall aus der Urethra PPLO isolieren. Bei 101 anscheinend gesunden Frauen hingegen erhielt er aus dem Cervical- und Vaginalsekret 17mal positive Kulturen. Bemerkenswerterweise züchteten MELÉN und ODEBLAD bei keiner von 13 gesunden Virgines PPLO. In einer andern Untersuchungsreihe konnten MELÉN u. LIMROS bei zehn gesunden Männern aus der Urethra PPLO isolieren und schließen daraus, daß diese Organismen in der männlichen Urethra vorkommen können, ohne irgendwelche Symptome hervorzurufen. Allerdings sahen sie das Verschwinden einer unspezifischen Urethritis, als PPLO nach Streptomycinbehandlung nicht mehr isoliert werden konnten.

RUITER und WENTHOLT 1953a u. b isolierten bei je einem Fall von primärer fusospirochätärer Penisgangrän, von fusospirochätärer Vulvovaginitis und bei einer ulcerösen Balanitis

PPLO. Die Stämme waren sich sehr ähnlich. Sie wuchsen jedoch nur unter anaeroben Bedingungen optimal, wiesen eine Reihe morphologischer Merkmale auf, die von denen der bisher beschriebenen humanen PPLO-Stämme deutlich abwichen, und zeigten eine deutliche Pathogenität bei jungen weißen Mäusen. Nach Edward kommt diesem Mikroorganismus auf Grund seiner antigenen Eigenschaften und seines Gärungsvermögens gegenüber bestimmten Zuckerarten eine Sonderstellung zu. Ruiter und Wentholt bezeichneten ihre Stämme als G-Stämme. Dienes und Madoff untersuchten verschiedene PPLO-Stämme, die aus dem menschlichen Urogenitaltrakt und aus der Mundhöhle isoliert werden konnten. Die aus der Mundhöhle stammenden Mikroorganismen unterschieden sich von denen, die aus dem Urogenitaltrakt gezüchtet wurden, im Aussehen ihrer Kolonien, in ihren serologischen Eigenschaften und bis zu einem gewissen Grade auch in ihren Nährbodenanforderungen. Ob es sich bei den aus der Mundhöhle isolierten Stämmen um Varianten handelte, konnte nicht geklärt werden. Shepard, der 38 Neger mit unspezifischer Urethritis auf PPLO untersuchte, konnte in 53% positive Befunde erhalten. Bei 215 gesunden Negern fanden sich in 46% PPLO in der Urethra. Morphologische Unterschiede im Kolonietypus der PPLO von Gesunden und von Patienten mit unspezifischer Urethritis fanden sich nicht. Shepard vertritt auf Grund dieser Befunde die Ansicht, daß den PPLO wohl kaum eine pathogene Rolle zukomme. Slingerland, Ward und Morgan konnten einen PPLO-Stamm aus dem Blut einer Patientin post partum isolieren. Die Verff. lehnen eine pathogene Bedeutung ab. Demgegenüber betrachtet Borel die PPLO bei der unspezifischen Urethritis als selbständige Erreger und macht sie für viele Krankheitszustände verantwortlich, besonders dann, wenn sie im Verlauf einer behandelten chronischen Gonorrhoe auftreten.

Röckl und Nasemann haben die Möglichkeiten der Pathogenität beim Menschen eingehend untersucht. Ihre Arbeit ist für den Venerologen von größtem Wert. Unter 443 Patienten konnten sie bei 115 Männern, bei denen sich keine Zeichen einer Urethritis oder irgendwelcher Urogenitalerkrankungen feststellen ließen, in 22 Fällen (= 19,1%) von der Urethralschleimhaut kulturell PPLO isolieren. Eine weitere Untersuchungsreihe betraf 120 Männer mit unspezifischer Urethritis. Hier fanden sich in 32 Fällen (= 27%) PPLO im Urethralsekret. Bei fünf Patienten fanden sich weder Bakterien noch PPLO, bei einem mit negativem bakteriologischen Befund massenhaft PPLO und bei sechs Patienten konnten sowohl PPLO als auch Trichomonaden nachgewiesen werden. Von 20 Patienten mit chronischer Prostatitis konnten in drei Fällen aus dem Prostataexprimat PPLO isoliert werden. Bei 22 männlichen Patienten mit akuter Gonorrhoe waren in einem einzigen Fall PPLO nachweisbar.

Bedeutend höher war die Zahl der positiven Kulturen bei den Frauen. Von den 117 untersuchten Frauen, bei denen der Reinheitsgrad unterschiedlich zwischen I und IV schwankte, waren bei 73 = 62% sowohl die Kulturen aus der Cervix als auch diejenigen aus der Urethra positiv. Trichomonaden fanden sich in 20%. In 19 Fällen konnten PPLO mit Trichomonaden gleichzeitig nachgewiesen werden. Bei 31 Mädchen mit häufig wechselndem Geschlechtsverkehr ließen sich bei 23 = 74% PPLO und bei acht Trichomonaden finden.

Danach bestand kein deutlicher prozentualer Unterschied von positiven PPLO-Befunden zwischen gesunden und an unspezifischer Urethritis erkrankten Männern. Von wenigen Ausnahmen abgesehen halten Röckl und Nasemann die PPLO für harmlose Saprophyten des Urogenitaltraktes. Auch Freundt, der bei 240 männlichen Patienten und Kontrollen auf PPLO untersuchte, fand zwischen klinischem Bild und bakteriologischem Befund keine Zusammenhänge. Bemerkenswert waren erstens die große Häufigkeit positiver Kulturen bei Patienten, deren Harnröhrenabstrich zahlreiche Bakterien aufwies, ferner der verhältnismäßig niedrige Prozentsatz positiver Kulturen bei lang bestehenden Harnröhrenaffektionen und schließlich das häufigere Vorkommen bei Patienten mit nichtentzündeter Harnröhre als bei solchen mit nichtgonorrhoischer Urethritis oder Gonorrhoe. Er bezeichnet die PPLO als Mycoplasma hominis und betrachtet sie als gewöhnliche Saprophyten der männlichen Harnröhre. Die Tatsache, daß Mycoplasmen bei der nicht gonorrhoischen Urethritis und bei der Gonorrhoe seltener nachweisbar sind als bei den übrigen Patienten der Untersuchungsreihe, scheint für eine Unterdrückung der normalen Harnröhrenflora durch die sich in der Urethra abspielenden Entzündungen zu sprechen.

Nach DIENES stellen L-Organismen Saprophyten dar. Nach DIENES und SMITH besteht aber auch die Möglichkeit, daß sie besondere Entwicklungsstufen von Bakterien, vielleicht sogar von Gonokokken sind. Nach BEVERIDGE können sie sowohl saprophytischer Natur sein als auch verantwortlich für eineErkrankung. Als Saprophyten könnten sie im weiblichen Genitaltrakt leben, beim Manne aber nach Übertragung eine Urethritis erzeugen. JOHNSTON und MCEWIN führten zwei Fälle von nichtgonorrhoischer Harnröhrenentzündung auf L-Organismen zurück. Vielleicht handelte es sich hier um eine Mischinfektion von L-Organismen und einem Virus. SALAMAN fand L-Organismen nur in 7% von nichtgonorrhoischen Erkrankungen. Er hält folgende Möglichkeiten für gegeben. Entweder könnten Gonokokken durch L-Formen infiziert sein, oder beide lebten in Symbiose, oder aber die L-Formen stellten einen besonderen Entwicklungscyclus des Gonococcus dar. HARKNESS konnte L-Formen 36mal bei 230 Fällen nichtgonorrhoischer Urethritis finden. KLIENEBERGER-NOBEL fand sie auch in Fällen von frischer Syphilis. Kulturelle Untersuchungen bei 50 normalen Männern waren negativ (HARKNESS). Andererseits fand SALAMAN diese Form in vier von 28 normalen Männern. EDWARD u. Mitarb. konnten die Organismen bei 18 von 24 Kühen mit Fertilitätsstörungen feststellen und ähnliche Organismen bei sechs Bullen finden.

a) Nachweis

Zuerst werden zwei gewöhnliche Abstriche des Urethralausflusses gemacht, nachdem man Meatus und Fossa navicularis mit Spiritus gut gereinigt hat. Dann werden mit einer Platinöse oder besser mit Sekretlöffel von der Schleimhaut Schabeabstriche vorgenommen. Der eine wird auf Protozoen, der andere nach der Gram-Methode gefärbt. Kulturen vom Ausfluß sollten dem Abstrich vorangehen. Die Urethralabstriche werden ziemlich tief aus der Urethra entnommen, wobei mit einer schnellen Bewegung herausgezogen wird, so daß die Öse oder der Löffel die Schleimhautoberfläche richtig abstreift.

α) Färbung

Die Präparate werden sofort in acetonfreiem Äthylalkohol 1—2 min fixiert und in 1/10 Giemsa 24 Std gefärbt. Wichtig ist, sofort nach der Abstrichentnahme zu fixieren, da die Verzögerung ungenügende Resultate ergibt. Nach Herausnahme aus dem Äthylalkohol wird das Präparat mit ganz mildem Druck zwischen zwei Stück Filtrierpapier getrocknet (Abb. 4). HARKNESS zieht die langfärbende Giemsa-Methode vor, um Einschlußkörperchen oder PPLO-Organismen zu finden. Die kurzzeitige Giemsa-Methode gibt weniger befriedigende Resultate, da die Einschlußkörperchen schneller verblassen. HARKNESS hat auch einige Präparate mit der Modifikation von CASTANEDA gefärbt.

Bei der Erklärung der Einschlüsse nach ihren färbbaren Eigenschaften muß man sehr vorsichtig sein. Die früheren Untersucher wie LINDNER legten mehr Wert auf die Morphologie, als auf die Färbung im Gegensatz zu den modernen Viruskennern. HARKNESS hat bei demselben Patienten an einem Tag in Harnröhrenabstrichen einwandfreie halbmondförmige Haufen mit purpurgefärbten Elementarkörperchen gefunden, an einem anderen Tag junge, innerhalb des Cytoplasmas liegende Kolonien mit kleinen rot gefärbten Granula. WEISS hat 1949 bei dem Virus der Meningopneumonitis der Mäuselunge (ein Virus derselben Gruppe) purpur und blau gefärbte Bläschen mit deutlich eosinophil gefärbten Granula, die sich in Initialkörperchen entwickelten, gesehen.

Es ist möglich, Einschlußkörperchen von Purpur zu Rot zu färben, indem man die Differenzierung des Abstriches in Aceton oder durch Änderung der p_H der Färbemischung vornimmt. Letztere kann man durch Gebrauch eines Puffers einstellen. HARKNESS zieht vor, möglichst stark zu entfärben, um die völlige Abwesenheit von Farbniederschlägen sicherzustellen. So nehmen bei ihm die Einschlußkörperchen mehr rote als blaue Farbe auf. Form der Einschlüsse und der Vergleich der Färbung mit diesen und anderen im selben Abstrich liefern die besten Möglichkeiten der Identifizierung, wenn irgendwelche Zweifel entstehen. Die Farbe des Virus läßt sich ändern, nicht aber die Form. Das Ergebnis der Arbeiten von WILLCOX, HOWARD u. FINDLAY, die auf die färberischen Unterschiede besonderen Wert

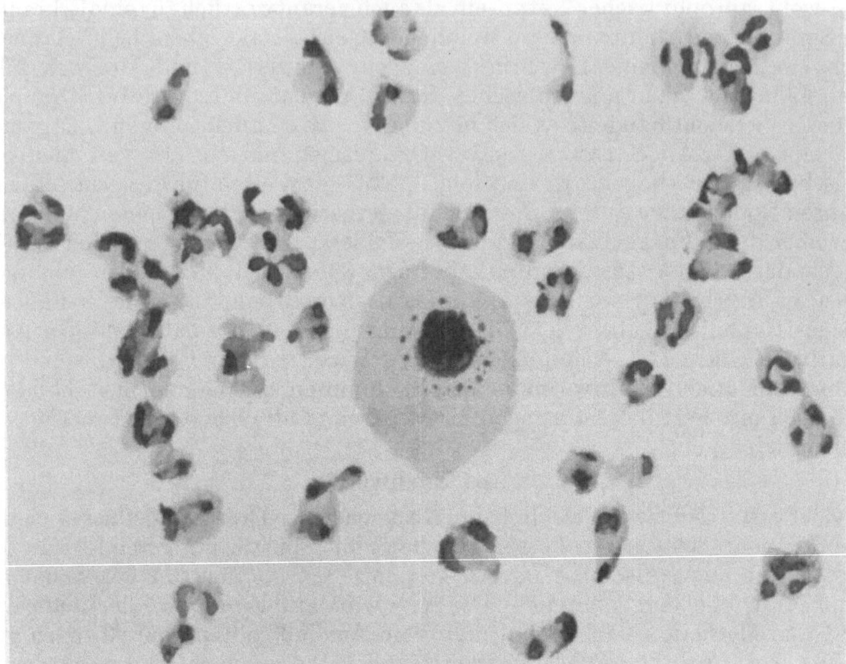

Abb. 4. PPLO (500:1). Färbung nach GIEMSA

legten, bedarf deshalb einer zurückhaltenden Beurteilung. WILLCOX 1955b unterscheidet blaue Kolonien, blaue Granula, rote Kolonien und rote Granula, gibt aber keine Erklärung für die verschiedene Färbbarkeit.

Es ist schwierig, Einschlußkörperchen und PPLO im gefärbten Präparat zu unterscheiden. Die Differenzierung von PPLO und L-Formen ist nur kulturell möglich.

β) Kulturmethoden zur Züchtung von PPLO und L-Phase

αα) Nährboden nach LIEBERMEISTER

Zur Zusammensetzung und Herstellungsweise des Nährsubstrates werden folgende Bestandteile benötigt: Verdauungsbrühe aus Pferdeherz und Pankreas, 1% Tryptose Difco, 0,5% Dextrose, 0,3% NaCl, 0,2% primäres Kaliumphosphat, 1,8% Fadenagar (Agarkonzentration bezieht sich auf das Grundsubstrat ohne Serum), 20% Pferdeserum.

Die Herstellung der Verdauungsbrühe erfolgt nach HERRMANN.

Fettfreier Herzmuskel vom Pferd wird durch den Fleischwolf gedreht und zu 1 kg gemahlenem Fleisch 1 Liter Leitungswasser gegeben. Das Ganze bleibt in einem Kolben über Nacht zur Extraktion stehen. Am nächsten Tag erfolgt im Dampftopf Erhitzen auf 100° 15 min. Anschließend Abgießen des überstehenden Wassers in einen zweiten Kolben, wobei der gekochte Fleischrückstand gut ausgedrückt wird. Das abgegossene Fleischwasser gilt als doppelt konzentriert.

Der Fleischrückstand wird gewogen. Auf 10 Teile kommt 1 Teil rohes, durch den Fleischwolf gedrehtes, einen Tag bei 18—20° abgelagertes Schweinepankreas. (Bei Verwendung von Rinderpankreas ist das Verhältnis Fleisch: Pankreas = 10:3 zu wählen.) Das Pankreas ist vorher von Fett, Lymphdrüsen usw. so gut als möglich zu befreien, nur das Drüsengewebe ist zu verwenden. Der Fleisch-Pankreas-Brei wird in einem etwa 25 cm ∅ großen Kochkessel gemischt.

Zu 1000 g der Mischung kommen 1,5 Liter Leitungswasser von 40—45° C. Der Kochkessel wird mittels Gasflamme unter ständigem Umrühren auf einer Temperatur von 45° C gehalten. Günstiger ist es, den Topf in ein Wasserbad mit automatischer Regelung einzuhängen, das so eingestellt ist, daß der Verdauungsbrei eine Temperatur von 45° erhält. Ständig ist umzurühren, besonders in der 1. Std, was am besten mittels eines elektrischen Rührwerkes geschieht (z. B. durch das RG 14 der Firma Janke & Kunkel). Durch Zusatz von nKOH wird der Brei mit Hilfe der Bayer-Indicatorpapiere Nr. 7, 8 und 9 auf p_H 8,2—8,4 eingestellt.

Während der ersten Zeit der Verdauung sinkt der p_H-Wert außerordentlich rasch ab, so daß laufend kontrolliert und nKOH nachgegossen werden muß. Nach der 1. Std ist eine p_H-Korrektur nur mehr in Abständen von 20—30 min notwendig.

Im allgemeinen ist nach 3 Std die Verdauung abgeschlossen und der Fleischbrei bis auf bindegewebige Reste verflüssigt. Die Verdauungsbrühe wird jetzt durch Zusatz von nHCl auf p_H 7,0 eingestellt, in Flaschen abgefüllt und 40 min bei 100° C fraktioniert sterilisiert. Die sterilisierte Stammbrühe bewahrt man in hohen Vorratsflaschen mit kleiner Bodenfläche und etwa 200 ml Inhalt auf. Bei der Lagerung scheidet sich über einem dicken Sediment die Stammbrühe als klare, gelbe Flüssigkeit ab.

Präparation des Pferdeserums. Von dem Trockenpferdeserum (Behringwerke) werden 7,5 g in 100 ml Wasser gelöst. Die Lösung läßt man langsam eintreten ohne den Vorgang zu forcieren. Anschließend Filtration durch Seitz-Ek-Filter. Das Pferdeserum wird am besten in Mengen von 200—500 ml in Erlenmeyer-Kolben aufbewahrt. Bei längerer Lagerung ist es zur Vermeidung von Verunreinigungen zweckmäßig, so viel Chloroform zuzugeben, daß der Boden der Flasche bedeckt ist. Zur Herstellung des Nährbodens wird das über Chloroform aufbewahrte Serum vorsichtig mit der Pipette abgehoben, die benötigte Menge in ein frisches Gefäß ohne Chloroform gegeben und im Wasserbad auf 40—50° C angewärmt. Beim Gießen der Platten wird das vorgewärmte Serum zum flüssigen, auf etwa 50—60° C temperierten Agarnährboden gegeben.

Herstellung des Nährbodens. Von der Stammbrühe wird die über dem Bodensatz stehende klare, gelbe Flüssigkeit verwendet. Man benötigt zu 1 Teil Stammbrühe 2 Teile doppelkonzentriertes Fleischwasser und 2 Teile Leitungswasser. Das Fleischwasser ist beim Ansetzen der Verdauung angefallen. Zu dem mit Wasser verdünnten Fleischwasser wird dann auf die gesamte Endmenge (Fleischwasser und Stammbrühe) berechnet zugegeben: 1% Tryptose Difco, 0,5% Dextrose, 0,3% NaCl, 2% primäres Kaliumphosphat und 1,8% Fadenagar. Dabei werden Fleischwasser und sonstige Zutaten auf p_H 7,8 eingestellt und im Autoklav sterilisiert. Die Stammbrühe wird dann steril zugefügt. Beim Gießen der Platten wird schließlich 20% Pferdeserum beigemischt, das vorher auf eine Temperatur von 40—50° C angewärmt worden ist.

RÖCKL und NASEMANN verwenden einen Nährboden folgender Zusammensetzung: 2% Fleischwasseragar, 30% Pferdeserum („Equiserin", Behringwerke, Eiweißgehalt 7—8 g-%) mit Zusatz von 7—8 iE/ml Penicillin für die Erstkultur. Die Bebrütung erfolgte bei 37° C in „feuchter Kammer", die Beurteilung des

Wachstums nach 2—6tägiger Bebrütung mit Hilfe des kleinen Trockensystems eines Mikroskops im durchfallenden Licht, wobei besonders dünne bzw. niedrige, handgeblasene Schalen zur Verwendung gelangten. Die unter Penicillinzusatz gezüchteten PPLO-Stämme wurden mehrmals, zum Teil über Wochen in Subkulturen auf penicillinfreien Nährböden weitergezüchtet. Damit konnte eine eventuell unter Penicillin-Zusatz erfolgte Umwandlung von Bakterien in L-Formen, die fälschlich als PPLO gegolten hätten, weitgehend ausgeschlossen werden. Überimpfung erfolgte mit Hilfe der Agarblock-Methode nach Klieneberger.

ββ) Allantoiskulturen

Verwendet werden 11 Tage lang bei 37° C vorbebrütete Hühnereier. Öffnung der Kalkschale (1 cm²) und Entfernung der unter dem Fenster liegenden Kalkhaut. Beimpfung der dann zum Vorschein kommenden Chorionallantoismembran mit einem aus einer Serumagarplatte ausgestanzten Stück von etwa 6×8 mm Kantenlänge. Dabei die zahlreiche PPLO-Kolonien tragende Schichtseite nach unten. Verschluß mit Vaselinring und sterilem Deckgläschen. Nachbebrütung bei 37° C. Nach 3—6 Tagen Entnahme der Chorionallantoismembranen. Sterilitätskontrolle. Beimpfung von Serumagarnährböden mit Eihautstückchen zur Beurteilung der PPLO-Vermehrung.

γγ) Dottersackkulturen

Beimpfung der Dottersäcke in der üblichen Weise in 6 Tage lang inkubierten Eiern. Bohrung eines kleinen Loches über der Mitte der Luftblase durch die Kalkschale, senkrechte Einführung einer Kanüle etwa 3—3,5 cm tief und Injektion einer Suspension von PPLO und Ektromelievirus bzw. PPLO allein. Verschluß mit Paraffin. Nachbebrütung in vertikaler Lage.

Klieneberger-Nobel stellte fest, daß die Nährbodenansprüche der PPLO sehr groß sein können, und daß manche Typen und oft sogar einzelne Stämme besondere Wuchsstoffe brauchen, oder daß ihr Wachstum verhindert werden kann durch Substanzen, die von anderen gut vertragen werden. So wachsen z. B. einige Stämme von menschlicher Herkunft sehr gut auf Pferdeserum, andere wachsen ausschließlich auf Menschenserum. Thalliumacetatzusatz, der von Edward empfohlen und von mehreren Autoren mit Erfolg zur Unterdrückung banaler Keime benutzt wurde, kann gelegentlich in der üblichen Konzentration das Wachstum eines einzelnen Stammes verhindern. Man darf daher nicht a priori annehmen, daß bisher mit Erfolg benutzte Kulturmethoden auch mit neuen, bisher noch nicht isolierten Typen gute Resultate geben werden. Sie ersetzte das Pferdeserum durch ein Gemisch von inaktiviertem Menschenserum und setzte 0,5% Oxoid-Hefeextrakt und 20 μg/ml Desoxyribonucleinsäure zu. Weiter wird der Zusatz des Filtrates eines Staphylokokkenstammes empfohlen.

Turner benutzte eine sog. VF-Brühe; es handelt sich im wesentlichen um ein peptisch verdautes Gemisch von Ochsenleber und Ochsenfleisch. Das Substrat wird mit 10% Rinderseum angereichert und durch Filtration mit Seitz-Filter sterilisiert. Dienes führte seine Untersuchungen mit einem sedimentierten Kochblutagar aus; das Grundsubstrat ist mit 30% Ascitesflüssigkeit oder 20% menschlichem Serum ergänzt. Beveridge verwendete das Substrat von Turner mit einem Zusatz von 30% Pferdeserum und 250 mg-% Sulfanilamid zur Hemmung der Begleitkeime. Gilmore und Sprince gaben einen flüssigen Nährboden an, auf dem sie einige Laborstämme von PPLO menschlichen Ursprungs nach Einsaat eines Agarblockes mit Kulturmaterial in zehn Passagen weitergeführt haben. Das Substrat bestand aus Rinderhämoglobin, sowie den reduzierenden Substanzen Cystein, Thioglykolsäure und Gluthathion. Diese Stoffe wurden durch Filtration sterilisiert und einer Rinderherzbrühe zugesetzt. Die Verfasser weisen darauf hin, daß es sich hier um ein Medium handelt, auf welchem es ohne Serum und Ascitesflüssigkeit möglich sein soll, PPLO-Stämme menschlichen Ursprungs zur Vermehrung zu bringen.

Normann und Kuhn teilten einen halbfesten „Cystin-Trypticase-Agar“ mit 0,5% Hefeextrakt und 25% Kaninchenserum mit. Schaub und Guilbeau benutzten zur Isolierung ein asciteshaltiges Thioglykolat-Substrat. Siboulet arbeitete zur Isolierung von PPLO mit einem Substrat, das als wesentliche Bestandteile 1% Pepton, 2% Dextrose, 0,5% NaCl, 0,1% Sulfothiazol, 0,0125% Thalliumacetat, 20% Pferdeserum und 100 E/ml Penicillin enthält. EDWARD beschrieb einen Selektivnährboden zur Isolierung von PPLO, dessen Grundmedium er aus Rinderherzinfusionsbrühe mit 1% Pepton bereitet. Nach seinen Angaben nimmt das Medium bei Lagerung allmählich an Qualität ab und liefert nur gutes Wachstum, wenn es innerhalb von 8—10 Wochen verwendet wird. Er setzte dem Nährboden noch 20% Pferdeserum und 10% Hefeextrakt zu. Außerdem fügte er nach Prüfung von Kaliumtellurit, Thalliumacetat, Gentianaviolett und Brillantgrün auf ihre Eignung als Hemmstoff Penicillin und Thalliumacetat zur Hemmung von Begleitkeimen zu. EDWARD und FITZGERALD machten in späteren Arbeiten die Feststellung, daß Cholesterinzusatz das Wachstum der PPLO fördert und diese Keime überhaupt nur zur Entwicklung kommen, wenn das Medium Cholesterin oder ein anderes Sterin enthält. Die Bakterien-L-Form kann sich ohne Anwesenheit von Cholesterin entwickeln. EDWARD stellte dies als einen grundsätzlichen Unterschied in den Wachstumsbedürfnissen von PPLO und der L-Form heraus. MORTON, SMITH und LEBERMAN machten die Erfahrung, daß zur Züchtung der PPLO die Bacto-Rinderherzbrühe, angereichert mit 1% Bacto-Pepton und 0,5% NaCl, ein gut geeignetes Grundsubstrat ist, dem bei der Herstellung noch 25% Ascitesflüssigkeit oder 10% Serum zugegeben werden. SMITH und MORTON haben unter Eliminierung eines toxischen, das Wachstum der PPLO hemmenden Prinzips eine Serumfraktion gewonnen und den für die PPLO notwendigen Wuchsstoff charakterisiert. Der Wuchsfaktor ist in der Serumfraktion angereichert, die 14%ig dem Grundsubstrat zur Ergänzung beigegeben ist. Die Difco Laboratories bringen das Grundsubstrat und die Serumfraktion in der bekannten, einfach zu handhabenden Form zur Herstellung eines Spezialnährbodens unter der Bezeichnung „Bacto PPLO-Agar“ und „PPLO-Serum-Fraktion“ in den Handel; dazu ist neuerdings noch eine „PPLO-Enrichment-Broth“ mit Kristallviolett als Hemmstoff gekommen (MORTON, SMITH, WILLIAMS und EICKENBERG).

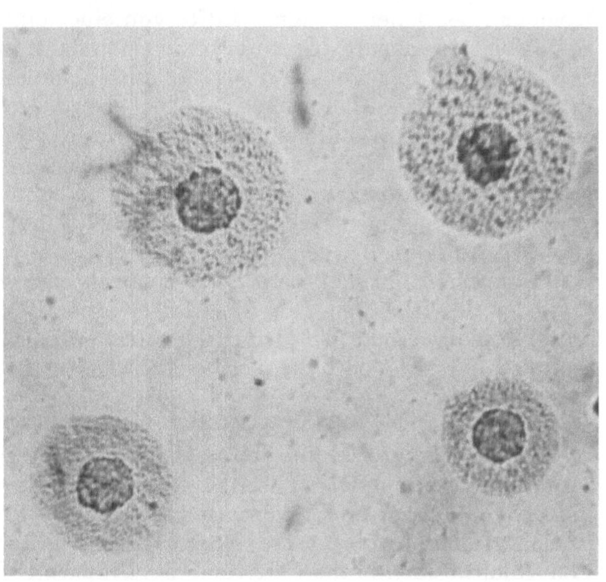

Abb. 5 PPLO-Kolonien auf Serumagar nach 4tägiger Bebrütung. Vergr. etwa 160:1. (Nach RÖCKL u. NASEMANN)

BUSHBY benutzte ein Kulturmedium folgender Zusammensetzung: 1% Pepton, 3% Glucose, 0,5% Kochsalz, 1% „Marmite“, 0,1% Sulphathiazol, 0,0125% Thalliumacetat. p_H 8,0. Nach Abkühlung werden 20% Pferdeserum, 10% Blut, 100 E/ml Penicillin und 100 E pro ml Polymycin zugesetzt. Will man mit festen Nährböden arbeiten, so wird das Medium mit 2% Agar angesetzt.

Uns selbst hat sich der von RÖCKL und NASEMANN angegebene Nährboden mit einem Zusatz von 0,5 Hefeextrakt und 20 μg/ml Desoxyribonucleinsäure bewährt.

b) Untersuchung der Kulturen

Es ist unbedingt notwendig, für die Kulturen besonders dünne bzw. niedrige, handgeblasene Schalen zu verwenden, da nur diese eine einwandfreie Betrachtung erlauben. Man beobachtet im durchfallenden Licht mit dem kleinen Trockensystem.

PPLO benötigen zur Koloniebildung etwa 2—7 Tage (Abb. 5). Mit wenigen Ausnahmen lassen sich die meisten Stämme sowohl aerob als auch anaerob züchten. Die PPLO-Kolonie hat ein verhältnismäßig typisches Aussehen (RÖCKL u. NASEMANN). Sie ist rund und zeigt ein etwas dunkleres und dichteres brustwarzenähnliches Zentrum, das in die Tiefe des Agars hineinwächst, so daß das Zentrum tiefer als die Randpartie liegt. Um dieses Zentrum beobachtet man einen je nach Bebrütungsdauer mehr oder minder breiten, zarten, aber deutlich granulierten, der Nährbodenoberfläche flach anliegenden Hof. Die Begrenzung der Kolonie ist verhältnismäßig scharf. Die Größe schwankt zwischen 10 und 600 μ. Stehen die Kolonien dicht zusammen, so sind sie verhältnismäßig klein, während sich die großen Kolonien am Rand des Impfstriches befinden. Die Kolonien lassen sich mit der Öse nur sehr schwer abstreifen. Neben dieser mehr oder minder gleichmäßig und einheitlich granulierten Form gibt es Kolonien, die von Anfang an ein ausgesprochen vacuolenartiges, schaumähnliches, wie aus zahlreichen Ballons zusammengesetztes Netzwerk erkennen lassen. Mitunter sieht man kleinere Kolonien, bei denen die eine Hälfte von einer einzigen homogenen Vacuole ausgefüllt zu sein scheint. Granula finden sich dann im Zentrum der Kolonie und in den zwischen den Vacuolen als Septen imponierenden Stellen. Die in erster Linie bei Bakterien-L-Formen beschriebenen large bodies können also scheinbar auch bei PPLO vorkommen, wobei die Frage, ob es sich hier um anormale Entwicklungsformen unter ungünstigen Wachstumsbedingungen handelt, nicht beantwortet werden kann. Auf Fehlerquellen bei der Begutachtung von Kulturen und mikroskopischen Präparaten von PPLO hat in jüngster Zeit PRITTWITZ-GAFFRON aufmerksam gemacht.

Bei unseren eigenen Versuchen beobachteten wir das Wachstum der PPLO entweder direkt, indem wir die Platten mit Hilfe des kleinen Trockensystems mikroskopierten, oder wir fertigten Klatschpräparate an, die entweder im Phasenkontrastmikroskop oder gefärbt betrachtet wurden.

c) Elektronenoptische Präparation

Bei Kulturmaterial werden einfache Tupfpräparationen durchgeführt. Die befilmten Platinnetzträger werden vorsichtig auf die Oberfläche der Agarplatte gedrückt und zwar an Stellen mit zahlreichen PPLO-Kolonien. Nach Trocknen bei 65° im Thermostaten werden die Präparate gründlich in Aqua dest. gewaschen. Von Allantoismembranen werden die Präparate entweder durch direktes Abtupfen oder durch eine indirekte Tupfmethode gewonnen.

Über die morphologische Beschaffenheit der PPLO liegen ganz unterschiedliche Beschreibungen vor. Dies rührt wahrscheinlich daher, daß die PPLO im Gegensatz zu den meisten Bakterien nur eine geringe Affinität zu den in der Bakteriologie üblichen Farbstoffen zeigen. Sie besitzen ein außerordentlich weiches Cytoplasma, eine kompakte Zellmembran fehlt. Dadurch ist die Gefahr von Artefakten bei der Präparation sehr groß. DIENES u. a. beschreiben bakterienähnliche, LEDINGHAM und FREUNDT mycelartige, BORREL und DUJARDIN-BEAUMETZ ballonähnlich aufgetriebene, NELSON kokkobacilläre Formen. Erst Bachdem die Hinfälligkeit dieses Organismus feststeht, scheint man sich immer mehr dahingehend zu einigen, daß den PPLO im wesentlichen ein einheitliches Bauprinzip zukommt.

RÖCKL und NASEMANN beschreiben die elektronenoptisch untersuchten PPLO wie folgt: die Mehrzahl der Organismen hatte einen Durchmesser zwischen 200 und 500 mμ, nur wenige waren kleiner oder wesentlich größer. Nach Schwermetallbedampfung zeigten besonders die kleineren (200—350 mμ) Organismen eine schneeballartige Beschaffenheit (Abb. 6). Bei den größeren Teilchen kommt die Grundstruktur der plastischen rundlichen Blase (LIEBERMEISTER) auch in diesen sekundären Veränderungen noch zum Ausdruck. Morphologische Unterschiede zwischen den verschiedenen PPLO-Stämmen wurden nicht ermittelt.

Auf ein eigenartiges Phänomen, das für die Vermehrung der PPLO von Bedeutung sein kann, machten zuerst SCHAUWECKER (1947) und später MOOSER (1951 und 1952) aufmerksam.

Letzterer beobachtete, daß nach Infektion auf intraperitonealem Wege einige murine PPLO-Stämme im Mäuseorganismus nur spärlich zur Vermehrung kamen. Im Peritonealexsudat ließen sie sich häufig nur mit Hilfe der Kultur nachweisen. Wurden diese Organismen aber mit dem Ektromelievirus gemeinsam verimpft, setzte eine rapide Vermehrung der PPLO ein. MOOSER konnte auch zwei menschliche PPLO-Stämme durch Koppelung mit dem Ektromelievirus in der Peritonealhöhle weißer Mäuse züchten. KLIENEBERGER-NOBEL (zitiert

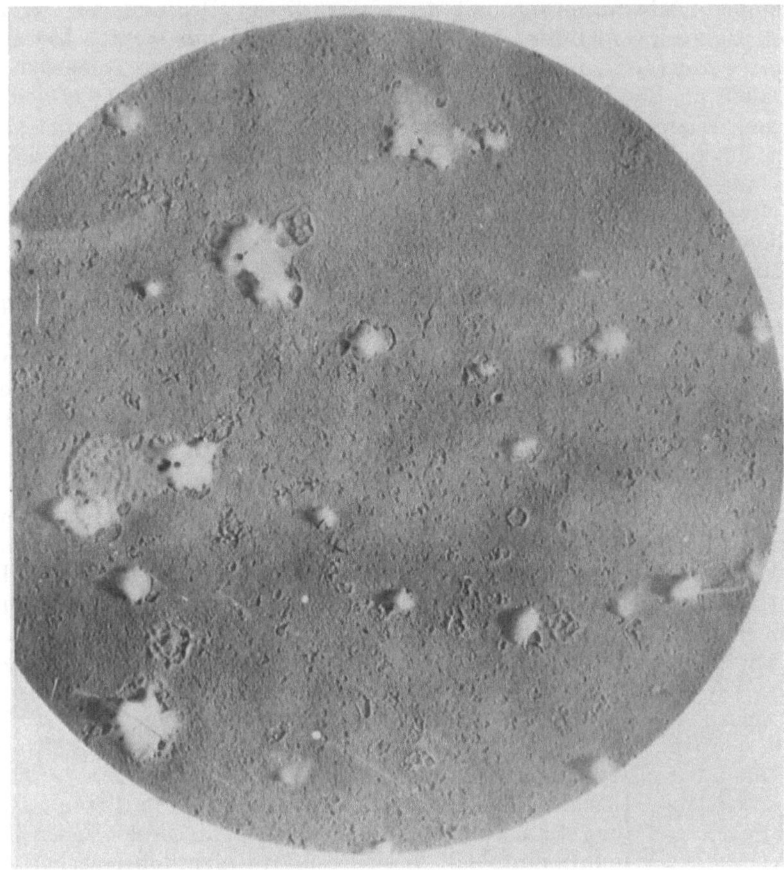

Abb. 6. Einzelne PPLO. Vergr. 10000:1. (Nach RÖCKL u. NASEMANN)

nach POETSCHKE) glaubt, daß nur solche PPLO-Stämme, die noch gewisse pathogene Merkmale erkennen lassen, durch das Ektromelievirus bei der Vermehrung unterstützt werden können („Ammenphänomen").

NASEMANN, RÖCKL und HUBER zeigten 1954, daß es nach alleiniger Beimpfung von Bruteiern mit PPLO-Material nur bei etwa 54% zu einer nachweisbaren Vermehrung der Organismen kommt. Kaum 13% der Eier enthielten größere PPLO-Mengen.

Nach gleichzeitiger Inoculation von PPLO und dem Ektromelievirus tritt viel häufiger eine reichliche Vermehrung der ersteren auf. Bei solcher Mischinfektion vermehren sich die PPLO in 86% der beimpften Eier. In 77% aller Chorioallantoismembranen kommt es sogar zu reichlicher Vermehrung der Organismen. Das Ammenphänomen scheint kein zweiseitiger Effekt zu sein. Nur die PPLO-Vermehrung wird gefördert.

Da für die Erstkultur der PPLO stets ein Zusatz von hemmenden Substanzen (Penicillin u. a.) notwendig ist, um das Wachstum der Bakterien weitgehend zu unterdrücken, verschiedene Bakterienarten aber dazu neigen, besonders unter Penicillinzusatz L-Phasen zu bilden, muß man bei der Beurteilung der PPLO-Kulturen daran denken, die eventuellen L-Phasen von Bakterien auszuschließen.

Zwischen den PPLO und der L-Phase der Bakterien besteht sowohl in der Weichheit und dem Pleomorphismus ihrer Einzelformen als auch in der Koloniebildung eine auffallende Ähnlichkeit, deshalb erscheint es notwendig, auf die Unterscheidungsmöglichkeiten besonders hinzuweisen. Man muß zur Weiterzüchtung der PPLO stets Nährböden verwenden, die weder Penicillin noch andere bakterienhemmenden Substanzen enthalten. Unter diesen Bedingungen wachsen die meisten Bakterien in ihrer gewöhnlichen Form und nur wenige lassen sich als L-Phase weiterzüchten. Letztere stellt aber weit geringere Ansprüche an den Nährboden als die PPLO. Sie wächst ohne die für die PPLO unbedingt notwendigen Wuchsstoffe, so daß eine Züchtung auf gewöhnlichem Nährboden genügt, um sich zu vergewissern, ob es sich um PPLO oder um die L-Phase eines Bacteriums handelt.

Weiter sei auf die verschiedene Größe der PPLO und der L-Phase hingewiesen. Aus diesen Größenunterschieden ergibt sich die verschiedene Filtrierbarkeit der PPLO und der L-Phase. KLIENEBERGER-NOBEL stellte fest, daß die PPLO eine große Menge kleiner Formen bilden, die noch durch Membranen von 300 mμ DPW (durchschnittliche Porenweite) und weniger hindurchgehen. Im Gegensatz hierzu erzeugen die L-Phasen beträchtlich kleinere Mengen filtrierbarer Formen. Sie gehen zwar durch bakteriendichte Filter hindurch, aber wenn Gradocol-Membranen benutzt werden, so liegt der Endpunkt der Filtration zwischen DPW 500—400 mμ.

d) Serologie der PPLO

EDWARD und FITZGERALD (1951) gelang es, vom Respirationstrakt des Hundes isolierte PPLO in drei Typen zu trennen (α-, β-, γ-Typ). Diese drei Typen konnten auch serologisch voneinander unterschieden werden und zwar mit Hilfe von Agglutination, Agglutinin-Adsorptionstest und Komplementbindungsreaktion. NORMANN u. Mitarb. vermochten die serologische Identität fünf menschlicher PPLO-Stämme, die von der Genitalschleimhaut isoliert worden waren, nachzuweisen. Im menschlichen Serum sind bisher von verschiedenen Autoren noch keine spezifischen komplementbindenden Antikörper gegenüber PPLO festgestellt worden, die vom Menschen isoliert wurden (NORMANN u. Mitarb. 1950, KLIENEBERGER-NOBEL 1954, BEVERIDGE u. Mitarb. 1946 u. a.). Zwar fand BEVERIDGE einige positive Reaktionen, doch ergaben sich in diesen Fällen keine Beziehungen zwischen klinischen Befunden und dem serologischen Ergebnis. KLIENEBERGER-NOBEL meint, daß diese Resultate nicht überraschen, da nicht geklärt ist, ob die PPLO Krankheiten des Menschen verursachen können.

e) Klinisches Bild

Das klinische Bild entspricht dem von WAELSCH beschriebenen. Verlängerte Inkubationszeit von 5—16 Tagen, ein über Monate oder Jahre sich erstreckender Verlauf mit Besserungen und Verschlechterungen, eine meist nur geringfügige Absonderung schleimiger Art von grauweißem oder gelblichgrauem, teils zähem, teils flüssigem Sekret mit einer mäßigen Zahl von Eiterkörperchen und gelegentlichem Gehalt an uncharakteristischen Bakterien, die große Seltenheit von Komplikationen seitens der Anhangsorgane, die Hartnäckigkeit gegen die verschiedensten Therapiemaßnahmen sind die typischen Symptome. GLINGAR hat das urethroskopische Bild geschildert: eine gerötete Schleimhaut mit diffusen oder umschriebenen Infiltraten in der Anterior, in deren Bereich hirsekorn- bis stecknadelkopfgroße graue oder gelblichgraue etwas durchscheinende Knötchen ähnlich denen des Trachoms sich befinden. Amerikanische Autoren haben dieses Bild als „millet seed“ oder „sago grans“ beschrieben (CALLOMON).

f) Behandlung

Wenn auch die Lokalbehandlung allein oft erfolglos ist, darf sie auch bei den abakteriellen Urethritiden nicht außer acht gelassen werden. Spülungen mit Lösungen von Kal.-per. (1:5000), Argent. nitr. (1:5000), Targesin (1:1000), Hydrargyrum oxycyanatum (1:5000), Instillationen vor allem mit Zinc. sulfur (0,25—1%), Cupr. sulf. (0,1—1%), Mercurochrom (0,5—2%) u. a. unterstützen die Behandlung mit innerlich gegebenen Mitteln.

Durel und Siboulet instillieren Salbe mit einem Antibioticum, am besten 1% Aureomycinaugensalbe, die wirkungsvoll sein soll.

Innerlich wurden vor der antibiotischen Ära Sulfonamide in ihren verschiedenen Formen gegeben. Deren Wirkung steht in Parallele zu der Behandlung der Einschlußkörperchenconjunctivitis, die sich ebenso wie das Trachom mit Sulfonamiden besonders gut beeinflussen läßt. Nach Thygeson sind alle Sulfonamide bei der Einschlußkörperchenerkrankung besonders wirksam. Friedrich und Rasp haben zur Behandlung der Stauungszustände an der Endstrombahn das Antihistaminicum Nilhistin empfohlen. Ballarini hat Streptosil (Paraaminophenylsulfamid, 3 g täglich, insgesamt 50 g) einige Male erfolgreich angewandt. Allerdings ist es nicht sicher, ob es sich bei seinen Fällen immer um abakterielle Erkrankungen gehandelt hat. Auch die Behandlung durch Antibiotica enthaltende Bougies muß bei der Lokalbehandlung erwähnt werden. Ross hat Sulfarsphenamin 0,3 i.m. bei der Hirse- oder Sagokornurethritis ebenfalls mit Erfolg versucht.

Nach Liebermeister sind die PPLO nicht auf Penicillin, jedoch auf Streptomycin empfindlich, während die großen Virusarten (Lymphogranuloma inguinale, Psittacosis u. a.) auf Sulfonamide sowie auf Penicillin ansprechen sollen. Man kann also mit diesen Mitteln einen Versuch machen. Nach Callomon sind gerade bei den Einschlußkörperchenerkrankungen Aureomycin und Chloromycetin wirksam. Für Aureomycin sprechen sich auch Sikorski, Sannino, Leoni, Santori, Willcox, Jensen, Laidig und Berg, Randazzo und Sapuppo sowie Cottini aus. Besonders auf Viren wirksam scheinen aber Erythromycin und Carbomycin zu sein. Wir selbst hatten bei einigen Fällen, die jahrelang erfolglos behandelt worden waren, gute Erfolge mit Erythromycin. Auch Willcox hatte mit Tagesdosen von viermal 100 mg (Gesamtdosis 2,4 g) Gutes gesehen. Von 53 Patienten wurden 42 geheilt. Allerdings mußten die Dosen etwas erhöht werden (viermal täglich 0,6, 6 Tage lang). Über die Streptomycinanwendung wurden bei den abakteriellen Erkrankungen nicht gleich günstige Ergebnisse berichtet. Von weiteren Antibiotica wurde Terramycin (Ferguson und Dudlay, Wagner, Morse und Kuhns, Willcox 1953b u. c, 1954d, 1957a) empfohlen. Harkness

	Oxytetracyclin	Chlorotetracyclin	Tetracyclin	Erythromycin	Streptomycin	Chloramphenicol
Harkness	85	63	84	60	40	34
Willcox	79	78	73	71	58	—

(s. Tabelle) hat bei Streptomycin 40%, bei Chloramphenicol 34%, bei Chlorotetracyclin 63%, bei Oxytetracyclin 85%, bei Tetracyclin 84% und bei Erythromycin 60% Erfolge. Die Ergebnisse von Willcox 1954a, c u. d, 1955e sind ähnlich. Bei Oxytetracyclin gab es 79,4%, bei Chlorotetracyclin 77,9%, bei Erythromycin 72,9%, bei Tetracyclin 72,7%, bei Sulfonamiden 64,5%, bei Chloramphenicol 59,7%, bei Streptomycin 57,9%, bei Placebos 31,8% Erfolge. Er hat insgesamt 786 Erkrankungsfälle beobachten können. Alle Patienten, die vorher nicht behandelt waren, zeigten bessere Erfolge, als diejenigen, die schon eine Behandlung mit den gleichen Präparaten durchgemacht hatten. Die Größe der Dosis betrug 5,0—6,0 g. Bei kleineren Dosen von gesamt 4,0 g waren die Erfolge geringer. Die Gesamtdosis wurde in 5—6 Tagen gegeben. Von den stark behandelten Patienten konnten 298 unter Beobachtung gehalten und nachuntersucht werden. Bei den nur 66 Mißerfolgen gab es augenscheinlich zahlreiche Reinfektionen während der 3 Monate, die der Behandlung folgten. Die einzelnen Verbindungen lassen sich nach ihrer Wirksamkeit in folgende Reihe ordnen, wobei die erfolgreichsten beginnen: Oxytetracyclin (Terramycin), Chlorotetracyclin (Aureomycin), Tetracyclin, Erythromycin, Streptomycin, Chloramphenicol. Nach Mascherpa sind die Antibiotica am wirksamsten, welche vorwiegend durch den Harn ausgeschieden werden. Dieser Hinweis dürfte aber nur dann richtig sein, wenn das Antibioticum selbst spezifische Wirkungen ausübt.

Literatur

I. Allgemeines (s. auch Nachtrag S. 914)

Agostini, A.: In tema di uretriti non gonococciche: relievi psicosessuologici nei pazienti. Minerva derm. **30**, 700 (1957). — Ambrose, S.: Pathogénèse de l'urétrite non gonococcique. In: Les urétrites non gonococciques. Paris 1957. — Ambrose, jr., S. R., and W. M. Taylor: A study of the etiology, epidemiology, and therapeusis of nongonococcal urethritis. Amer. J. Syph. **37**, 501 (1953). — Auckland, G.: Urétrite non-specifique role de l'infection mycosique. In: Les urétrites non gonococciques. Paris 1957.

Bellantini, F., e R. Vannugli: Le uretriti non gonococciche, nuova malattia spoiale. Minerva derm. **32**, 136 (1957). — Bord, G. G. De: Organisms invalidating diagnosis of gonorrhea by smear method. J. Bakt. **38**, 119 (1939). — Breakey, R. S.: Non specific urethritis: a new veneral disease, to date no; a prelimenary note. J. Mich. med. Soc. **52**,865 (1953). — Brisou, J.: Les urétrites non gonococciques. In: Les urétrites non gonococciques. Paris 1957.

Cottini, G. B.: Untersuchungen zur Pathogenese der nicht-gonorrhoischen Urethritis. Hautarzt **7**, 552 (1956). — I problemi terapeutici delle uretriti non gonococciche. Minerva derm. **32**, 196 (1957). — Cuilleret, P., J. E. Pellerat, O. Thivolet et M. Murat: Les urétrites non gonococciques en dehors urétrites à virus. Bull. Soc. franç. Derm. Syph. **58**, 125 (1951).

Dold, H.: Nachweis tuberkelbazillenfeindlicher Stoffe im normalen menschlichen Harn und Untersuchungen über die Natur dieser Stoffe. Z. Hyg. Inf.-Kr. **127**, 304 (1947). — Dold, H., u. F. Deek: Über antibakterielle Hemmungsstoffe (Inhibine) im normalen frischen menschlichen Harn. Z. Hyg. Inf.-Kr. **123**, 383 (1941). — Dorn, H.: Nicht gonorrhoische Urethritiden. Z. Haut- u. Geschl.-Kr. **18**, 365 (1955). — Durel, P., e A. Siboulet: Les urétrites à virus. Leur place parmi les autres urétrites non gonococciques. Arch. Biol. (Fr.) 183 (1956). — Sur les urétrites non gonococciques. Presse méd. **63**, 1435 (1955). — Conduite de l'examen d'un atteint d'U.N.G. In Les urétrites non gonococciques, Paris 1957.

Faust, J., and M. Hood: Fulminating septicemia caused by mima polymorpha. Amer. J. clin. Path. **19**, 1143 (1949). — Felke, H.: Konjugale urethritis. Derm. Wschr. **1931**, 353. — Flarer, F.: L'uretrite non gonococcica come sindrome. Minerva derm. **32**, 200 (1957). — Frühwald, R.: Pseudogonorrhoe. Handbuch der Haut- und Geschlechtskrankheiten, **21**, 478 (1927).

Grisolia, M., F. Bellanti e R. Vannugli: Le uretriti non gonococciche, nuova malatti sociale. Minerva derm. **32**, 136 (1957).

Harkness, A. H.: Non gonococcal urethritis. Edinburgh, Livingstone 1950. — Harkness, A. H., et S. R. M. Bushby: Nature et extension des urétrites non gonococciques. In: Les urétrites non gonococciques. Paris 1957. — Hecht, H.: Urethritis abacterica infectiosa. Derm. Wschr. **84**, 146 (1927). — Zbl. Haut- u. Geschl.-Kr. **22**, 594 (1927). — Hunt, C. L.: Non-specific urethritis. Canad. J. publ. Hlth **44**, 456 (1953).

Klika, M.: Die mikrobielle Flora der vorderen Harnröhre und ihre biologische und klinische Bedeutung. Münch. med. Wschr. **38**, 1255 (1955).

Manganotti, G.: Rilievi sulla psicologia di sogetti con uretriti non gonococciche. Minerva derm. **32**, 184 (1957). — Marchionini, A., u. H. Röckl: Ätiologie, Diagnose, Therapie der gonorrhoischen und nichtgonorrhoischen Urethritiden. Münch. med. Wschr. **99**, 173 (1957). — Mascherpa, P.: Chemioterapici e antibiotici nella attuale frequenza delle uretriti non gonococciche. Minerva derm. **32**, 163 (1957). — McCrea, L. E.: The electrocautery in the treatment of chronic anterior urethritis of the glandular type. Penn. med. J. **32**, 9 (1928). — McKay, J., and W. P. Kennedy: Einige Fälle von Urethritis non gonorrhoica im Nahen Osten. J. Army med. Cps (Poona) **66**, 194 (1936). — Memmesheimer, A. M.: Die Bedeutung der Urethritis non gonorrhoica für den Venerologen. Derm. Wschr. **135**, 105 (1957). —

MIDANA, A., e F. SERRI: La situazione epidemiologica delle uretriti non gonococciche in Italia. Minerva derm. **29**, 12 (1954). — In: Les urétrites non genococciques. Paris 1957. — MONACELLI, M.: Considerazione sulla patogenesi delle uretriti non gonococciche. Minerva derm. **32**, 159 (1957).

NARDELLI, L.: Le uretriti allergiche. Minerva Derm. **32**, 208 (1957). — NITSCHKE, P. H.: Trichomonas vaginalis infestation in the male. J. Amer. med. Ass. **107**, 12 (1936). — Comments of trichomonas vaginalis infestation in the male. Ur. cutan. Rev. **41**, 190 (1937).

PROPPE, A.: Zur truppenärztlichen Diagnostik und Therapie der Gonorrhoe. Münch. med. Wschr. **1943**, 215.

SAPUPPO, A.: Le uretriti non gonococciche maschili. Catania 1956. Le inhibine urinarie nelle uretriti non gonococciche. Minerva derm. **32**, 212 (1957). — SCHERBER, G.: Nichtgonorrhoische Urethritis. In ARZT-ZIELER, S. 525. 1935.

TERRANOVA, T.: Le forme microbiche nelle uretriti non gonococciche. Minerva derm. **32**, 152 (1957).

VOS SAUS Y FERNANDEZ NAFRICA, R.: Intrês sanitario de las uretritis no gonocócicas. Med. colon. **28**, 175 (1949).

WILDE, H.: Diagnose und Behandlung der chronischen Prostatitis. Dtsch. Gesundh.-Wesen **23**, 915 (1949). — WILLCOX, R. R.: Recherches entreprises dans le but de prouver ou d'éliminer l'étiologei virale des U.N.G. In: Les urétrites non gonococciques. Paris 1957.

II. Urethritis durch Trichomonas vaginalis (s. auch Nachtrag S. 916)

ACKERMANN, A.: Die Trichomonas vaginalis-Infektion. Derm. Z. **71**, 132 (1935). — ADAIR, F. L., and H. C. HESSELTINE: Histopathology and treatment of vaginitis. Amer. J. Obstet. Gynec. **32**, 1 (1936). — ADLER, S., and R. J. V. PULVERTAFT: The use of penicillin for obtaining bacteria-free cultures of trichomonas vaginalis Donné, 1837. Ann. trop. Med. Parasit. **38**, 188 (1944). — ADLER, S., u. A. SADOWSKY: Intracutanreaktion bei Trichomonasinfektion. Ref. Derm. Wschr. **121**, 44 (1950). — ALLEN, E., and S. BUTLER: Studies of the origin and treatment of recurrent trichomonas-vaginitis. Amer. J. Obstet. (Gynec. **51**, 387 (1946). — ALLEN, E., L. B. JENSEN and J. H. WOOD: Clinical and bacteriologic observations in trichomonas vaginitis. Amer. J. Obstet. Gynec. **30**, 565 (1935). — ALLISON, G. G.: Trichomoniasis in the male. Sth. med. J. **36**, 821 (1943). — ALVES GUIRMAREAES, J. R.: Infestacao por "trichomonas" em urologia. Arch. Cirurg. clin. exp. **3**, 247 (1938). — AMBROSE jr., S. R., and W. M. TAYLOR: A study of the etiology, epidemiology and therapeusis of nongonococcal urethritis. Amer. J. Syph. **37**, 501 (1953). — AMOIA, R.: Tricomonidi nell'uretra maschile. Pathologica **24**, 717 (1932). — ANTHONY, W. D.: Trichomonas prostatitis. Southwestern Med. **22**, 417 (1938). — ARVAY, A., T. KOVACS u. L. LAMPÉ: Versuche zur chemotherapeutischen Beeinflussung der durch Trichomonas vaginalis hervorgerufenen Infektionen. Zbl. Bakt., I. Abt. Orig. **171**, 355 (1958). — ASAMI, K.: Bakterienfreie Züchtung von Trichomonas vaginalis. Ref. Zbl. Haut- u. Geschl.-Kr. 88, **342** (1954). — Physiological studies on trichomonas vaginalis. Keio J. Med. **5**, 169 (1956). — ASAMI, K., and M. NAKAMURA: Experimental inoculation of bacteria-free trichomonas vaginalis into human vaginae and its effect on the glycogen content of vaginal epithelia. Amer. J. trop. Med. **4**, 254 (1955). — AYER, E. W., and J. M. MCNEIL: Protozoa in the urinary tract. J. Amer. med. Ass. **94**, 1489 (1930).

BAERNSTEIN, H. D.: Aldolase in trichomonas vaginalis. Exp. Parasit. **4**, 323 (1955). — BAINES, G. H.: Relation of abacterial pyuria to Reiter's syndrom. Brit. med. J. **1947I**, No 4528, 605. — Abacterial pyuria from a new angle. Brit. J. Ur. **19**, 6 (1947). — BALBI, E.: Tricomoniasi. Dermatologica (Basel) **3**, Nr 6/7 (1952). Uretriti maschinli da trichomonas vaginalis. Minerva derm. **28**, 12 (1953). — BALKOW, H.: Zur Bedeutung der Trichomonas vaginalis etc. Münch. med. Wschr. **82**, 331 (1953). — BANERJEE, B. N.: Trichomonas vaginalis infestation in a couple. Calcutta med. J. **41**, 303 (1944). — BÁNK, E. A.: A trichomonaskolpitis uj gyógyitása. Magy. Nöorv. Lap. **15**, 175 (1952). — BARBELLION, P.: Les urétrites à trichomonas chez l'homme. Clinique (Paris) **47**, 458, 4—7 (1952). — BARNES, J., A. BOUTWOOD, E. HAINES, W. LEWINGTON, E. LISTER and B. J. HARAM: Oral treatment of trichomonas vaginalis with aminitrozole. Brit. med. J. **1957I**, No 5028, 1160. — BAUER, H.: Zur Ätiologie der Urethritis non gonorrhoica. Derm. Wschr. **115**, 1021 (1942). — Aussprache zum Vortrag HÄMEL: Fortschritte in der Erkennung des Trippers. Arch. Derm. Syph. (Berl.) **184**, 327 (1943). — Zur Herkunft der Urogenitaltrichomonaden, besonders beim Manne. Z. Urol. **39**, 14 (1945). — Die Trichomoniasis des Urogenitaltraktes, besonders beim Manne. Ref. Derm. Wschr. **119**, 635 (1947). — Zur Symptomatologie der urogenitalen Trichomonadenkrankheit des Mannes. Z. Urol. **45**, 293 (1952a). — Zur Herkunft der Urogenitaltrichomonaden bei der Frau. Zbl. Gynäk. **74**, 246 (1952b). — II. Mitt. Zbl. Gynäk. **75**, 102 (1953a). — Neuere Arbeiten auf dem Gebiete der urogenitalen Trichomoniasis des Mannes. Fortschr. Med. **71**, 397 (1953b). — Trichomonas vaginalis. Z. Haut- u. Geschl.-Kr. **16**, 151 (1954a). — Die urogenitale Trichomoniasis des Mannes im Lichte der neuesten Trichomoniasis-Monographien. Derm. Wschr. **130**, 1199 (1954b). — L'urétrite a trichomonas chez l'homme. In: Les Urétrites non gonococciques. Paris 1957. — BAUMEISTER, C., and N. HOLLINGER: Trichomonas infection of the male genito-urinary tract. Arch. Surg. 43, 433 (1941). — BECHTHOLD, E., u. N. B. REICHER: Die Beziehungen der Trichomonaden-Infektion zur Fehldiagnose Plattenepithel-Carcinom der Cervix. Cancer (N.Y.) 5, 442 (1952). — BERNHARD, P.: Über die Ursachen der Sterilität der Frau. Zbl. Gynäk. 76, 793 (1943). — Die Sterilität des Weibes. Stuttgart: Ferdinand Enke 1947. — Die Chemotherapie der Genitalinfektion der Frau. Stuttgart: Ferdinand Enke 1951. — BLAND, P. B., and A. E. RAKOFF: The incidence of trichomonads in the vagina, mouth and rectum. J. Amer. med. Ass. 108, 2013 (1937). — Trichomonas infestation of the female urinary tract. Urol. cutan. Rev. 44, 698 (1940). — BOMMER, W.: Phasenkontrastmikroskopische Untersuchungen an Trichomonas vaginalis. Z. Hyg. Infekt.-Kr. 138, 455 (1954). — BONHOMME, J.: Vaginite à trichomonas. Presse méd. 63, 267 (1955). — BORDO, R. F.: Trichomonaden-Urethritiden bei Männern (Titel übersetzt). Vestn. Vener. Derm. 1, 54 (1951). — BOTTLER: In Diskussion zu FELKE, Über die unspezifische Urethritis. Zbl. Haut- u. Geschl.-Kr. 38, 740 (1931). — BOUCHER, H., u. J. SCHNEIDER: Cystite á trichomonas vaginalis chez l'homme. Lyon méd. 179, 393 (1948). — BRICENO-IRAGORRY, L., u. D. R. IRIARTE: Breve nota acerca de un caso de uretritis tricomoniásica masculina. Bol. Lab. Clin. [Luis Razetti] 6, 322 (1945). — BRILL, E.: Beobachtungen und Erfahrungen bei der Urethritis non gonorrhoica. Derm. Wschr. 114, 369 (1942). — BUXTON, R. L., and H. A. SHELANSKI: Trichomonas vaginalis vaginitis. Amer. J. Obstet. Gynec. 33, 842 (1937).

CALLOMON, F. T.: Urethritis non-gonorrhoica (Waelsch). Hautarzt 2, 97 (1951). — CANDIANI, G. B.: La trichomoniasi vaginale. Firenze: Scientif. Salpietra 1953. — Sulla biologia del trichomonas vaginalis. Monit. ostet.-ginec. 22, 218 (1951). — Su aleuni aspetti anatomo-patologici nell'infezione da trichomonas vaginalis. Riv. Ostet. Ginec. 7, 325 (1952); 8, 281 (1953). Referat: J. Amer. med. Ass. II 153, 1131 (1953). — CANDIANI, G. B., e P. SORA: La trichomoniasi vaginale nelle disfunzioni sessuali. Riv. Ostet. Gynec. 7, 559 (1952). — CAPEK, A.: Die Flagellaten-Urethritis des Mannes. Med. Klin. 23, 1535 (1927). — Trichomonas vaginalis bei Harnröhrenentzündungen. Čs. Derm. 9, 248 (1928). — CARO DIAZ, A.: Infestación genito-urinaria por protozoos tesis. Santiago/Chile 1946. — CASTELLANI, A.: Notes on non gonorrhoal urethritis. J. trop. Med. Hyg. 28, 250 (1925). — Non-gonorrhoal urethritis. Urol. cutan. Rev. 34, 147 (1930). — CASTREJON, A.: Simbiosi di tricomonas e di gonococcichi come cause della uretrite cronica nell'uomo. VI. Congresso Internazionale di Microbiologia Roma (1953). Atti VI. Congr. Internaz. Microbiol. 6, 87 (1955). — Simbiosis de tricomonas y gonococcos como causa de uretritis crónicas en el hombre. Rev. mex. Cienc. méd. 11, 353 (1953). — CATTERALL, R. D., and C. S. NICOL: Systemic treatment of trichomonas infections. Brit. med. J. 1957, No 5035, 29. — CELLA, C.: Il trichomonas vaginalis nell' uretra maschile. Urologia (Treviso), Nr 1, 44 (1935). — CHAPPAZ, G., et X. CHATÉLLIER: Les oestrogènes dans le traitement de la vaginite á trichomonas. Gynéc. et Obstét. 47, 765 (1948). Vaginites à trichomonas. Paris: G. Doin & Cie. 1951. — COLCHERO ARRUBARENA, F.: Uretritis masculina por trichomonas. Rev. Med. Ateneo Ramon y Cayal 2, 49 (1946). — CORDERO, A., e M. JORI: Sul valore della ricerca colturale del „trichomonas vaginalis". Primi rilievi comperativi con la ricerca diretta. Minerva derm. 30, Suppl. 2, 103 (1955). — CORNELL, E. L., L. J. GODDMAN and M. M. MATTHIAS: The culture, incidence and treatment of trichomonas vaginalis. Amer. J. Obstet. Gynec. 22, 360 (1931). — CORNELL, E. L., e L. W. RIBA: Treatment of trichomonas vaginalis and trichomonas in the male. Surg. Gynec. Obstet. 63, No 4 (1936). — CORREA-FUENZALIDA, O.: Infecciones genito urinarias no becktericas. Santiago/Chile: Stanley 1950. — COUTTS, W. E.: Importance des rélations sexuelles anormales. Ann. Mal. vénér. 721 (1936). — Non bacterial infection of the urinary tract. Brit. J. vener. Dis. 24, 109 (1948). — Tratamiente de la tricomoniasis uretral aguda no complicada. Rev. Urol. Chil. 12, 62 (1949). — COUTTS, W. E., et O. MONETTA: Les maladies „para-veneriennes". Ann. Mal. vénér. 33, 65 (1938). — COUTTS, W. E., and E. SILVA: Microorganic non bacterial urethritis in male. Acta. derm.-venereol. (Stockh.) 32, 228 (1952). — Dark-ground illumination of unstained smears and tissue sections. Brit. J. vener. Dis. 28, 97 (1952). — Vital staining of trichomonas vaginalis with fluorescin. Brit. J. vener. Dis. 30, 43 (1954). — COUTTS, W. E., E. SILVA-INZUNZA and G. MORALES-SILVA: Dark-ground illumination of unstaind smears and tissue sections for the diagnosis of treponema pallidum. Brit. J. vener. Dis. 28, 97 (1952). — COUTTS, W. E., R. VARGAS-ZALAZAR and E. SILVA-INZUNZA: Fungal, viral, spirochetal, prot-or metazoan infection or infestation of the urinary tract. Urol. cutan. Rev. 55, 148 (1951). — Contribución al estudio y significado de tricomonas vaginales en el epidemio. Rev. Urol. Chil. 15, 48 (1952). — COUTTS, W. E., R. VARGAS-ZALAZAR, E. SILVA-INUNZA, R. OLMEDO, R. TURTELTAUB and J. SAAVEDRA: Tricomonas vaginalis infection in the male. Brit. med. J. 1955 II, No 4944, 885. — CUCKLER, A. E., A. B. KUPFERBERG and N. MILLMAN: Chemotherapy and telerance of amino-nitrothiazole (Durel). Antibiot. and Chemother. 5, 540 (1955). — CUPPINI, R.: Sul reporte di Trichomonas nelle vie urinarie maschili. Arch. ital. Sci. med. colon. 21, 6 della nuova seria, 105 (1940).

DASTIDAR, S. K. G.: Trichomonas infection in the urine. Indian. med. Gaz. **60**, 160 (1925). — DAVIS, C. H.: Trichomonas vaginalis infections, a clinical and experimental study. J. Amer. med. Ass. **157**, 126 (1955). — Trichomonas vaginalis infections. Use of Carlendacide in treatment. West. J. Surg. **63**, 53 (1955). — DIEM, E.: Aphorismen zur Urethritis simplex (mit Diskussion). Dermatologica (Basel) **105**, 239 (1952). — DOCK, G.: Flagellated protozoa in the freshly passed urine of a man. Med. News. (N.Y.) **65**, 690 (1894). — Trichomonas vaginalis as a parasite of man. J. med. Sci. **111**, 1 (1896). — DOS SANTOS, A. F.: Trichomoniase vaginal e seu tratamento. An. bras. Ginec. 167 (1943). — DRABKIN, CH.: P-carbamino phenyl arsonic acid in the treatment of trichomonas vaginalis vaginitis. Amer. J. Obstet. Gynec. **33**, 846 (1937). — DRUMMOND, A. C.: Trichomonas infestation of the prostate gland. Amer. J. Surg. **31**, 98 (1936). — DUREL, P.: Réflexions sur le traitement actual des blennorragies. Prophyl. sanit. morale **26**, 48 (1954). — DUREL, P., V. ROIRON-RATNER, A. SIBOULET et C. SOREL: Importance des urétrites masculines non gonococciques. Bull. Acad. nat. Méd. (Paris) 65 (1954). — DUREL, P., et A. SIBOULET: Conduite de l'examen d'un sujet atteint d'U.N.G. In: Les urétrites non gonococciques. Paris 1957. — DYROFF, R., u. K. MICHALZIK: Untersuchungen über die Biologie von Trichomonas vaginalis. Geburtsh. u. Frauenheilk. **14**, 36 (1954).

ESSÉN, L. E.: Eosinophilic trichomonal cystitis. Acta allerg. (Kbh.) **3**, 39 (1950).

FEINBERG, J. G.: Trichomonas vaginitis. Brit. med. J. **1957 I**, No 5034, 1533. — Nature (Lond). **117**, 1165 (1953). — FEO, L. G.: The incidence and significance of trichomonas vaginalis infestation in the male. Amer. J. trop. Med. **24**, 195 (1944). — In vivo susceptibility of trichomonas vaginalis to antibiotic therapy. Amer. J. trop. Med. Hyg. **1**, 623 (1952). — Concurrent association of trichomonas vaginalis, the filiform bacillus of Döderlein und syringospora in pregnancy. Amer. J. Obstet. Gynec. **65**, 1330 (1953). — FEO, L. G., A. E. RAKOFF and R. M. STABLER: Inoculations of intestinal and vaginal trichomonads into human vagina. Amer. J. Obstet. Gynec. **42**, 276 (1941). — FEO, L. G., and R. M. STABLER: Implantation of trichomonas tenax (buccalis) into the human vagina. Amer. J. Obstet. Gynec. **45**, 529 (1943). — FEO, L. G., N. R. VARANO and TH. R. FETTER: Trichomonas vaginalis in urethritis of the male. Brit. J. vener. Dis. **32**, 233 (1956). — FRANK, H. G., u. L. REINER: Action of fat-acids on trichomonas vaginalis. J. Immunol. **72**, 191 (1954). — FREED, L. F.: Two cases of trichomonas vaginalis infestation of the male. S. Afr. med. J. **19**, 73 (1945). — Trichomoniasis the seventh venereal disease. S. Afr. med. J. **22**, 223 (1948). — FRÜHWALD, R.: Behandlungsaussichten der nichtspezifischen Urethritiden (Pseudogonorrboen). Therapeutische Umfrage. Derm. Wschr. **93**, 1553/1556 (1931). — Unspezifische Uretbritiden beim Manne und ihre Behandlung. Ther. d. Gegenw. **82**, 409 (1941). — Entstehung und Behandlung der aseptischen Urethritis. Med. Welt **47**, 1142 (1942). — Trichomoniasis beim Manne und bei der Frau. Arch. Derm. Syph. (Berl.) **191**, 466 (1949). — Trichomonas-Infektion bei Mann und Frau. Derm. Wschr. **121**, 493 (1950). — FUKAMATSU, F.: Biologische Untersuchungen der Trichomonas vaginalis. I. Mitt. Experimentelle Betrachtungen über die Kulturen der Trichomonas vagin. Mitt. jap. Ges. Gynäk. **33**, 6 (1938).

GALLIARD, H.: A propos des urétrities „à trichomonas vaginalis" chez l'homme. Presse méd. **60**, 771 (1952). — GAMARRA, D.: Nuevos aportes a la tricomoniasis genital masculina. Act. Congr. nac. Med. (Arg.) 295 (1947). — GHORMLEY, K. O., E. N. COOK and G. M. NEEDHAM: Chronoc prostatitis, a urologie quandary. J. Amer. med. Ass. **153**, 915 (1953). — GLEN jr., J., and R. BAILEY: Trichomonas infestation in the male. J. Urol. (Baltimore) **66**, 294 (1951). — GOLDEROS, A. F.: Infección y tratamiento de las trichomonas en el hombre. Arch. méd. Cuba **5**, 468 (1954). — GOLUB, L. J., and H. A. SHELANSKI: Silver picrate treatment of vaginal-trichomoniasis. J. Lab. clin. Med. **22**, 1155 (1937). — GOODALL, J. R., F. O. ANDERSON and F. L. MCPHAIL: Trichomoniasis. J. Obstet. Gynec. Brit. Emp. **45**, 597 (1938). — GRAGERT, O.: Kongr.-Ber. Mschr. Geburtsh. Gynäk. **64**, 37 (1923). — Wochenbettmorbidität bei ante partum nicht behandelten und behandelten Fällen von Trichomonadenkolpitis. Arch. Gynäk. **20**, 1 (1923). — GRAU, G.: Beitrag zur Frage der Trichomonas-Kolpitis und Partner-Infektion. Inaug.-Diss. München (Univ.-Biblioth.) 1940. — GREENE, H. J.: Terramycin in the treatment of trichomonas vaginalis vaginitis. Antibiot. and Chemother. **2**, 119 (1952). — GRIMM, O.: Die Trichomonas vaginalis -Urethritis beim Manne. Derm. Z. **59**, 314 (1930). — GRIMMER, H.: Trichomonas vaginalis. Z. Haut- u. Geschl.-Kr. **7**, 1 (1949); 8, 188 (1950).

HABER, H.: Zit. nach HARKNESS. — HAMADA, Y.: Bacteria-free culture of t.v. Osaka Daigaku Igaku Zasshi **5**, 429 (1953). — Trichomondicidal and trichomonastatio activity of some antibiotics in vitro. Biological studies of trichomonas vaginalis. Osaka Daigaku Igaku Zasshi **5**, 437 (1953). — HAMMER, J. M., and J. A. PEARSON: Trichomonas infestation in the male. Harper Hosp. Bull. **7**, 318 (1949). — HANOT: Zit. nach KUCERA. — HARKNESS, A. H.: Non-gonococcal urethritis. Brit. J. vener. Dis. **9**, 173 (1933). — Non-gonococcal urethritis. Edinburgh: E. & S. Livingstone Ltd. 1950. — Therapeuties of non-gonococcal urethritis. Brit. J. vener. Dis. **29**, 134 (1953). — HASSELMANN, C. M.: In Diskussion zu Vortrag MICHALZIK. Physik. Med. Soz. 1952. — HAUPT, W.: Untersuchungen über die Pathogenität der Trichomonas vaginalis. Münch. med. Wschr. **71**, 204 (1924). — HECKEL, N. J.: A study of the pathologie alterations in the bladder. J. Urol. (Baltimore) **35**, 520 (1936). Ref. Zbl. Haut- u. Geschl.-Kr. **55**, 492 (1937). — Trichomoniasis of the genito-urinary system. Med. Clin. (Chic.) 319 (1937). — HEES, E.: Das Trichomonasproblem (Das Fluorproblem). I—IV. Klin. Wschr. **1931**, 1176, 1224; **1933**, 1697, 1939; **1935**, 240. — Epidemic trichomonad infections and experimental studies there on. J. med. Ass. Egypt. **21**, 813 (1938). — Gynéc. et Obstet. 191 (1936). — HEGYI, E.: Kotazco diagnostiky a terapie nespecifickych uretritid. Lék. Obz. **9**, 3 (1952). — HELPERN, G.: Trichomonas urethritis in the male. J. Amer. med. Ass. **150**, 527 (1952). — HESSELTINE, H. C.: Evaluation by controlled series of vaginal trichomoniasis therapies. J. Amer. med. Ass. **109**, 768 (1937). — HESSELTINE, H. C., S. L. WOLTERS and A. CAMPBELL: Experimental human vaginal trichomoniasis. J. infect. Dis. **71**, 127 (1942). — HIBBERT, G. F.: The significance of the streptococcus in trichomonas vaginalis vaginitis. Amer. J. Obstet. Gynec. **25**, 465 (1933). — HIBBERT, G. F., and F. H. FALLS: Further observations on the role of streptococcus in so-called trichomonas vaginalis vaginitis. Amer. J. Obstet. Gyne. **36**, 219 (1938). — HILLMANN, H.: Sulfonamid-Fluorbehandlung und Trichomoniasisproblem. Z. Tropenmed. Parasit. **3**, 180 (1951). — HOEHNE, O.: Trichomonas vaginalis als häufiger Erreger einer typischen Colpitis purulenta. Zbl. Gynäk. **40**, 4 (1916). — Die Behandlung der Trichomonas-Kolpitis. Arch. Gynäk. **125**, 453 (1925). — HOGUE, M. J.: Trichomonas in urine. Amer. J. trop. Med. **7**, 327 (1927). — HOLTORFF, J.: Trichomonadennachweis in der Praxis. Dtsch. Gesundh.-Wesen **12**, 994 (1957). — HOSOYA, S., N. KOMATSU, M. SOEDA u. Y. SONODA: Trichomycin a new antibiotic produced by streptomyces hachijoensis with trichomonacidal and antifungal activity. Jap. J. exper. Med. **22**, 505 (1952). — HOSOYA, S., M. SOEDA, N. KOMATSU, K. OKADA u. S. WATANABE: Studies on trichomycin II; antibiotic activities against trichomonas, candida and treponema pallidum. J. Antibiotics **6**, 92 (1953). — III. Excretion of trichomycin in the urine by oral or parenteral administration. J. Antibiotics **6**, 98 (1953).

INOKI, S., and Y. HAMADA: Experimental transmission of trichomonas vaginalis (pure cultur) into mice. J. infect. Dis. **92**, 1 (1953). — INOKI, S., Y. HAMADA, E. CHUMA and J. FUJIWARA: Animal experiments of trichomonas foetus. Experimental transmission with pure cultured T.f. into mice. Osaka Daigaku Igaku Zasshi **4**, 1 (1952). — ISHIKAWA: J. Gynaec. Obstet. **2**, 4 (1950). — ISMAIL-ZADE, J. M.: Trichomonadnie urogenitalnie zabolevanija muzcin. Vracevnoje delo **10**, 905 (1954).

JELISTRATOW, M. F.: Trichomonaden-Vaginitis. Vestn. Vener. Derm. **6**, 615 (1937). — JENKINS, P. K.: Zit. nach BAUER. — JIROVEC, O., V. BREINDL, K. KUCERA u. V. SEBEK: Zur Kenntnis der Trichomonas vaginalis. Zbl. Bakt., I. Orig. **148**, 338 (1942). — JIROVEC, O., u. R. PETER: Chemotherapie der Trichomonas vaginalis-Infektionen. Dermatologica (Basel) **91**, 319 (1945). — Über die Resistenz der Trichomonaden gegen einige Umweltfaktoren. Schweiz. Z. Path. **11**, 146 (1948a). — Cistá kultura biéikovce posevniho (Trichomonas vaginalis). Čas. Lék. čes. **87**, 93 (1948b). — Trichomoniasis vaginalis etc. Gynaecologia (Basel) **129**, 145 (1950). — Zum Problem der Trichomoniasis vaginalis. Prophylaxe **1**, 285 (1953). — JIROVEC, O., R. PETER u. J. MALEK: Neue Klassifikation der Vaginalbiocoenose auf sechs Grundbildern. Gynaecologia (Basel) **126**, 77 (1948). — JIROVEC, O., u. RADOVÁ: Über die Züchtung der Trichomonaden. Zbl. Bakt. I. Orig. **145**, 351 (1940). — JULICH, H.: Enuresis nocturna bei Trichomonadeninfektion der Harnblase. Ther. d. Gegenw. **93**, 240 (1954).

KARNAKY, K. J.: Trichomonas vaginalis-Vaginitis. Urol. cutan. Rev. **38**, 173 (1934). — Bodo urinarius (caudatus) in urine often called trichomonas vaginalis. Urol. cutan. Rev. **40**, 823 (1936). — Why does the trichomonas vaginalis recur? Report of 38 cases. Urol. cutan. Rev. **42**, 812 (1938). — Some gynecological observations. Med. Rec. 539 (1943). — Trichomoniasis. A twelve year study. W. J. Obstet. Gynec. **54**, 61 (1946). — Amer. J. Obstet. Gynec. **61**, 229 (1951). — KATSUNUMA, S.: Présence de trichomonas vaginalis dans l'urine d'un jeune garçon. Bull. Soc. Path. exot. **17**, 216 (1924). — KESSEL, J. F., and J. A. CAFFORD: Observations on the pathologie of trichomonas vaginitis and on vaginal implants with trichomonas vaginalis and trichomonas intestinalis. Amer. J. Obstet. Gynec. **39**, 1005 (1940). — KEUTEL, H. J.: Ascendierende Trichomoniasis beim Mann. Z. Urol. **48**, 492 (1955). — KITJAN, N. N., u. N. M. NIKOLAEV: Therapie der Trichomonaden-Urethritiden bei Männern mit Allysat. Vestn. Vener. Derm. **6**, 47 (1954) [Russisch]. Ref. Zbl. Haut- u. Geschl.-Kr. **91**, 218 (1955). — KITTSTEINER, W.: Die Trichomonadenurethritis des Mannes. Inaug.-Diss. München 1945 (Universitätsbibliothek München). — Dtsch. med. Wschr. **71**, 135 (1946). — KLEEGMAN, S. J.: Trichomonas vaginalis vaginitis. In: Progress in Gynecology v. J. V. MEIGS u. S. H. STURGIS, S. 294. New York: Grune & Stratton 1946. — KNIGHT, F., and H. A. SHELANSKI: Treatment of acute anterior urethritis with silver pierate. Amer. J. Syph. **23**, 201 (1939). — KÖRBER, K., u. E. FLECKENSTEIN: Experimentelle Untersuchungen über die Resistenz der Trichomonas vaginalis. Hautarzt **5**, 316 (1954). — KOLANKOWSKI, J.: O rzesistkowym niezycie cowki moczowej u. mezezyzn. Pol. Tyg. lek. **6**, 754 (1951). — KOLESSOFF, A. P.: Phagozytose von Spermatozoen durch Vaginaltrichomonaden. Akush. i.

Ginek. 6, 46 (1950). — KOZLOWSKI, J.: Zakazenia rzesistkeim ukladu moczowego mezczyzny. Przegl. Derm. Wener. 1, 274 (1951). — KRATER, E. J., J. J. KAGANOWIC u. KACENSCHENBAUM: Urologiya 17, 78 (1940). — KREJCI, J., u. V. DELONG: Trichomoniasy u muzu. Prakt. Lék. Praha 22, 507 (1953). — KRENTZEL, F. I.: Ein Fall von Trichomonadenurethritis mit Pseudoabsceßbildung beim Weibe. Vestn. Vener. Derm. 8, 850 (1937) [Russisch]. Ref. Zbl. Haut- u. Geschl.-Kr. 59, 362 (1938). — KUCERA, K.: Trichomoniasa mocové roury u muzu. Cas. Lék. čes. 89, 508 (1950). — KÜNSTLER, J.: Analyse microscopique des urines d'un malade atteint de pyélite. J. Méd. Bordeaux 13, 21, 249 (1883). — KUNSTMANN, H.: Trichomonadeninfektion der männlichen Harnröhre und der Prostata. Z. Urol. 43, 248 (1950). — KUPFERBERG, A.: Physiology of pure culture of trichomonas vaginalis. Proc. Soc. exp. Biol. (N.Y.) 45, 220 (1940).

LANCELEY, F.: Trichomonas vaginalis infections in the male. Brit. J. vener. Dis. 29, 213 (1953). — Laboratory aspects of trichomonas vaginalis. Brit. J. vener. Dis. 30, 163 (1954). — LANCELEY, F., and M. G. MCENTEGART: Trichomonas vaginalis in the mále. Lancet 1953I, 264, 668. — LARSEN, K., u. W. LARSSEN: Trichomoniasis vaginae. Ugeskr. Laeg. Nr 39, 1131 (1939). — Acta derm.-venereol. (Stockh.) 22, 35 (1941). — LEBERMANN, P.: A study of the etiological factors in 500 cases of non-gonorrhoel urethral discharge. Urol. cutan. Rev. 40, 584 (1937). — LECA, J.: Urétrite et trichomonas chez l'homme. J. Urol. méd. chir. 57, 511 (1951). — LISTON, W. G., and R. LEES: Trichomonas vaginalis infestation in male subjects. Brit. J. vener. Dis. 16, 34 (1940). — LÜTZENKIRCHEN, A.: In vitro-Prüfung von Antibioticis gegenüber Trichomonas vaginalis. Z. Haut- u. Geschl.-Kr. 13, 307 (1952). — Trichomonadeninfektionen. Med. Klin. 1955, 1537. — LYDON, F. L.: Trichomonas vaginalis infection in the male. Brit. med. J. 1945I, 384; 1955II, No 4953, 1447.

MACDONALD, E. M., and A. L. TATUM: In vitro action of various chemical agents etc. J. Immunol. 59, 301 (1948). — The differentation of species of trichomonas by immunological meth. J. Immunol. 59, 309 (1948). — MADSEN, A. C.: A case of trichomonas infection of kidney pelvis. W. Va. med. J. 29, 356 (1933). — MAGARA, M., E. AMINO and E. YOKOUTI: One method for the pure culture of trichomonas vaginalis. Amer. J. trop. Med. 2, 267 (1953). — MAGARA, M., E. YOKOUTI, T. SENDA and E. AMINO: The action of a new antibiotic trichomycin upon trichomonas vaginalis, candida albicans and anaerobic bacteria. Antibiot. and Chemother. 4, 433 (1954a). — MAILOW: Zit. nach BORDO. — MAKARA, G., u. K. RECHNITZ: Trichomonas vaginalis Donné 1836. Magy. orv. Arch. 39, 19 (1938). — MANWELL, E. J.: Urinary symptoms in relation to trichomonas vaginalis infestation. New Engl. J. Med. 211, 567 (1934). — MARCHAND, F.: Über das Vorkommen von Trichomonas im Harne eines Mannes etc. Zbl. ges. Hyg. 15, 709 (1894); 16, 74 (1894). — MARCOZZI, A.: Zit. nach NAZZARO u. PASCARELLA. Dermatologia (Napoli) 3, 255 (1952). — MARX, R.: Streptomycin bei unspezifischen Prostatitiden, Urothritiden und Epididymitiden. Z. Haut- u. Geschl.-Kr. 10, 14 (1951). — MASCALL, N.: Some reflections on the trichomonas vaginalis. Brit. J. vener. Dis. 30, 156 (1954). — MASSE, M. L., u. D. PERRIN: La vulve vaginitio á trichomonas est-elle une maladie vénérienne? Ref. Presse. méd. 58, 954 (1950). — MATSUDA, K.: Zit. nach TRUSSELL, S. 76. — MATWEJEW, W. N.: Über Trichomonaden-Urethritiden bei Männern. Vestn. Vener. Derm. 11, 42 (1939). — MAY, F.: Prostatitis verursacht durch Trichomonas vaginalis-Infektion. Z. Urol. 26, 407 (1932). — Trichomonas vaginalis-Infektion der Harnwege. Z. urol. Chir. 35, 213 (1952). — Ärztl. Prax. 4, 4 (1952). — MCENTEGART, M. G.: The application of a haemagglutination technique to the study of trichomonas vaginalis infections. J. Path. 5, 275 (1952). — MCGREER, CH. F., and E. MCNEIL: Experimental inoculation of trichomonas from man into the prostata gland of rats. Proc. Soc. exp. Biol. (N.Y.) 36, 587 (1937). — MCVAY jr., L. V., L. EVANS and D. H. SPRUNT: Aureomycin in male trichomoniasis. St. med. J. (Bgham, Ala.) 44, 1122 (1951). — MELVIN, P. D. Urinary infestations with trichomonas vaginalis in the male. Florida med. Ass. J. 24, 391 (1938). — MENOLASINO, N. J., and E. HARTMANN: Immunology and serology of some parasitic protozoan flagellates. I. Trichomonas vaginalis and trichomomonas foetus. J. Immunol. 72, 172 (1954). — MILLER, N. F.: Clinical and bacteriologic. Observations in trichomonas vaginitis. Amer. J. Obstet. Gynec. 30, 736 (1935). — MINSKER, S. M.: Über Affektionen an den äußeren Geschlechtsorganen bei Trichomonaden-Vaginitis. Vestn. Vener. Derm. 6, 24 (1954) [Russisch]. Ref. Zbl. Haut- u. Geschl.-Kr. 92, 274 (1955). — MIURA, K.: Trichomonas vaginalis im frisch gelassenen Urin eines Mannes. Zbl. ges. Hyg. 16, 67 (1894). — MOFFET, M., J. L. YOUNG and R. D. STUART: Centralized gonococcus culture for dispersed clinics. Brit. med. J. 1948II, No 4573, 421. — MORROW jr., R. P., J. R. MCDONALD and J. L. EMMET: Condylomata accuminata of the urethra. J. Urol. (Baltimore) 68, 909 (1952).

NAKABAYAI, T.: Immunological studies on the parasitic trichomonas with special reference to the analytical comparsion between agglomeration and agglutination. Osaka Daigaku Igaku Zasshi 4, 5 (1952). — NAKANO, MASAO: On trichomonas vaginalis infestation in the male genito-urinary tract. Nippon Hinyokika Gakkai Zasshi 43, 444 (1952). — NAZZARO, P.: La cultura del trichomonas vaginalis col terreno di Johnson e Trussel modificato da Penttinen e Rauramo. Arch. ital. Derm. **25**, 64 (1952). — Le uretriti non gonococciche etc. Minerva derm. **27**, 19 (1952). — NAZZARO, P., e L. PASCARELLE: L'incidenza della trichomoniasi nei coabitani con donne affette da trichomoniasi vaginale. Ann. ital. Derm. Sif. **8**, 459 (1953). — NAZZARO, P., e A. VALENTI: Le uretriti da trichomonas vaginalis. Minerva derm. **28**, 1 (1953). — NETLER, R. J.: Trichomonas uretrit nos man etc. Nord. Med. **42**, 1674 (1949). — NIELSEN, H. A.: Om Trichomonas vaginalis. Ugeskr. Laeg. **110**, 1419 (1948). — NITSCHKE, P. H.: Trichomonas vaginalis infestation in the male. J. Amer. med. Ass. **107**, 12 (1936). — Urol. cutan. Rev. **41**, 190 (1937).

OCKULY, E. A.: Trichomonas vaginalis infestation in the male genito-urinary-tract. Ohio St. med. J. **32**, 1086 (1936). — OTTOLENGHI-PRETI, G. F.: Sulle possibilitá d'impiego dei composti ammonici quaternari nella terapia delle vaginiti da trichomonas vaginalis. Ann. Ostet. Ginec. **75**, 81 (1953).

PACES: Zit. nach JIRA. — PÄTIÄLÄ, R.: La forme kystique des trichomonas vaginalis. Ann. Med. exp. Fenn. **26**, 73 (1948). — PÄTIÄLÄ, R., u. A. HELVE: Hiivasieni ja trichomonastartunnvista lapsilla Duodecim (Helsinki) **65**, 974 (1949). — PATTYSON, R. A.: Trichomonas vaginalis vaginitis. N. Y. State J. Med. **37**, 41 (1937). — PAULSON, M.: The numerical determination of trichomonas homonis in urine etc. J. Lab. clin. Med. **22**, 646 (1937). — PAWLOWSKIJ: Zit. nach BORDO. — PEČERSKIJ, B. F.: Über Epididymitiden im Verlaufe von Trichomonaden-Urethritiden. Vestn. Vener. Derm. 6, 38 (1954) [Russisch]. Zbl. Haut- u. Geschl.-Kr. **91**, 218 (1955). — Trichomonaden-Urethritiden bei Männern. Sovetsk. Med. **15**, 21 (1951). — Zbl. Haut- u. Geschl.-Kr. **80**, 214 (1952). — PELOUZE, P. S., and A. L. CLARK: Zit. nach RIBA: Trichomonas urethritis. J. Amer. med. Ass. **96**, 2100 (1931). — PENA, DE LA A., y E. DE LA PENA: Las prostatovesiculites per trichomonas vaginales. Rev. clin. esp. **2**, 157 (1941). — PENTTINEN, K., and L. RAURAMO: Cultivation of trichomonas vaginalis as a diagnostic method. Ann. Med. exp. Fenn. **26**, 38 (1948). — PÉREZ, M. L., and O. BLANCHARD: Trichomoniasis vaginal. Buenos Aires: El Ateneo 1944. — PÉRIN, L., R. SISSMANN u. I. SENGKOR: Die Trichomonas vaginalis bei Prostituierten und bei Urethritiden im allgemeinen. Bull. Soc. franç. **58**, 364 (1951). — PERL, G., A. F. GUTTMACHER and H. RAGAZZONI: Male and female trichomoniasis, diagnosis and oral treatment. Obstet. Gynec. Surv. **7**, 128 (1956). — PERMANYER, J. J.: Zit. nach PUIG y L. ROYG. — PETER, R.: Nákaza bicikovcem posevnim (trichomonas vaginalis) u. panen, deti a mladistvych. Prag: Prometheus-Verlag 1945. — Klassifikace vytoku z. detskych rodidel. Cs. Gynek. **15/29**, 4—5, 247. — PETER, R., O. JIROVEC u. K. VESELY: Chemotherapie der Trich. vag.-Infektionen, II. Dermatologica (Basel) **102**, 11 (1951). — PETSCHERSKJI, B. F.: Trichomonadenurethritis des Mannes. Sovetsk. Med. **3**, 21 (1951). — Zbl. Haut- u. Geschl.-Kr. **80**, 214 (1952). — Über Epididymitiden im Verlaufe von Trichomonaden-Urethritiden. Vestn. Vener. Derm. H. 6, 38 (1954) [Russisch]. — Zbl. Haut- u. Geschl.-Kr. **91**, 218 (1955). — PICINELLI, G.: Ricerche, biologische e clinische sull'infestione da trich. vag. Ann. Ostet. Ginec. **74**, 29 (1952). — PLENTYL, A., M. J. GRAY, E. D. NESLEN and S. J. DALALI: The clinical evaluation of 2-acetylamino-5-nitro-thiazole, an orally effective trichomonacide. Amer. J. Obstet. Gynec. **71**, 116 (1956). — POISNER, B. S., u. A. A. KULAKOBA: Über Infektionsquellen und Übertragungsarten der Trichomoniasis des Menschen. Akush. i. Ginek. **6**, 47 (1952). — POKORNY: Zit. nach KUCERA. — POLLAK: Zit. nach PENA y PENA. — POMOROY, E. S.: The seventh yeneral disease? Urol. cutan. Rev. **52**, 72 (1948). — POWELL, A., and A. J. KOHIYAR: A Bodo-like flagellate persisting in the urinary trakt etc. Proc. roy. Soc. Med. **30**, 1 (1919). — PUIG, y L. ROIG: Trichomoniasis vaginal. Acta ginec. (Madr.) **2**, 313 (1951). — PURCELL, F. W. F.: Zit. nach TRUSSELL. Southwestern Med. **17**, 122 (1933).

REICH, W. J., H. A. BUTTON and M. J. NECHTOW: Behandlung der Trichomonas-Vaginitis. Ref. Dtsch. med. Wschr. **1947**, Nr 47/48. — Surg. Ginec. Obstet. **84**, 891 (1947). — RIBA, L. W.: Trichomonas urethritis. J. Amer. med. Ass. **96**, 2100 (1931). — Chronic trichomonas skeneitis. J. Urol. (Baltimore) **62**, 503 (1949). — Trichomonas vaginalis (minor notes). J. Amer. med. Ass. **154**, 1148 (1954). — RIBA, L. W., and R. M. HARRISON: Strikturen der männlichen Harnröhre und Trichomonas vaginalis. Surg. Gynec. Obstet. **71**, 369 (1940). — RIBA, L. W., and E. PERRY: Trichomonas prostato-vesiculitis. J. Urol. (Baltimore) **22**, 563 (1929). — RIECK, G. W.: Die Ascorbinsäure als Wachstumsfaktor für Trichomonas genitalis. Zbl. Vet.-Med. **1**, 204 (1953). — RIFF, M.: Le trichomonas vaginalis, agent pathogène. Bull. Soc. Obstét. Gynéc. Paris **21**, 308 (1942). — ROCH, F.: Trichomonas vaginalis als Erreger von Cystitiden bei Männern. Z. Urol. **35**, 448 (1941). — RODECURT, M.: Trichomonadenurethritis beim Manne durch Infektion bei der an Trichomonadenfluor leidenden Frau. Derm. Z. **74**, 254 (1936). — Die tägliche gynäkologische Sprechstunde, 2. Aufl., S. 36—77. Leipzig: Georg Thieme 1942. — Zbl. Gynäk. **74**, 1056 (1942). — Konzentrische Trichomonadenbekämpfung? Münch. med. Wschr. **99**, 731 (1957). — RØNNIKE, F.: Om trichomoniasis hos maend. Ugeskr. Laeg. **115**, 463 (1953). — ROSENTHAL, D. B.: Urinary infection with trichomonas vaginalis in male. Med. J. Aust. **18**, 782 (1931). — ROTH, R. B.:

Trichomonas urethritis and prostatitis: a preliminary report of incidence and an analysis of forty-four cases of common venereal infection. J. vener. Dis. Inform. **25**, 163 (1944). — ROZNITZKI, A. D.: Trichomonadenurethritis bei Männern (Titel übersetzt). Urologiya **15**, 104 (1938).

SANGREE: Zit. nach HOGUE. — SANTORI, G.: Cura delle uretriti non gonococciche. Ann. ital. Derm. Syph. 8, 81 (1953). — SANTOS, C.: Trichomonas vaginalis na urina de diabetice Brasil. méd. **58**, 87 (1944). — SATO: J. Gynaec. Obstet. Pract. **5**, 9 (1950). — SCANDURRA, S.: Due casi di trichomoniasi uretro-prostato-vesiculo-uretrale. Atti. Soc. ital. Urol. 168 (1933). — SCHNITZER, R. J., and D. R. KELLY: Short persistence of T.v. in reinfected immune mice. Proc. Soc. exp. Biol. (N.Y.) **82**, 404 (1953). — Interference phenomenon of Browning and Gulbransen in experimental infection of mice with Tr. vag. Proc. Soc. exp. Biol. (N.Y.) **85**, 123 (1954). — SCHNITZER, R. J., D. R. KELLY and B. LEIWANT: Experimental studies on trichomoniasis. I. The pathogenicity of trichomonad species for mice. J. Parasit. **36**, 343 (1950). Siehe auch KELLY, D. R., and R. J. SCHNITZER: Exp. stud. on trichomoniasis, II. Immunity to reinfection in tr. vag.-infections of mice. J. Immunol. **69**, 337 (1952). — SCHÖNFELD, W.: Die Trichomonas-Urethritis des Mannes in der Sprechstunde. Med. Welt Nr **16**, 186 (1942). Aussprache zu HÄMEL: Fortschritte auf dem Gebiete des Trippers. Arch. Derm. Syph. (Berl.) **184**, 326 (1943). — SENECA, H., and D. IDES: The in vitro effect of various antibiotics on trichomonas vaginalis. Amer. J. trop. Med. Hyg. **2**, 1045 (1953). — SEN SARMA, K. L.: Pathogenecity of trichomonas. Indian. Med. **319**, 320 (1953). — SHINOZUKA, A.: Growth and life cycle of trichomonas vaginalis and the mechanism of recurrence of trichomonas vaginalis vaginitis. J. Jap. Obstet. **2**, Nr 1 (1955). — SIKORSKI, H.: Z. Haut- u. Geschl.-Kr. **10**, 423 (1951). — SILVA-INZUNZA, E.: Infecciones no bacterianas de la prostata. Tesis, Santiago (Chile) 1948. — Trichomoniasis vesical. Rev. chil. Urol. **13**, 93 (1950). — SILVA-INZUNZA, E., and W. E. COUTTS: Infecciones venereas por protozoes. Bol. San. Panamer. **35**, 178 (1953). — SMITH, J. F.: Trichomonas vaginalis in the prostata. Urol. cutan. Rev. **37**, 615 (1933). — SOMOGYI, Z., u. J. A. KIRIMOV: A férfi trichomonas urethritiséröl. Orv. Lapja 7 (1945). — SOREL, C.: Trichomonas vaginalis chez l'homme. J. Urol. med. chir. Fr. **58**, 109 (1952). — Trois techniques de recherche du trichomonas vaginalis, leurs valeurs comparées. Press. méd. 602 (1954). — Gynéc. prat. **5**, 425 (1954). — Aperçu sur le trichomonas vaginalis chez l'homme critique des méthodes de recherches du parasite exposé des techniques. In: Les urétrites non gonococciques. Paris 1957. — SOUBIGOU, DULISCOUET e GAUDIN: Balanite ulcereuse á trichomonas vaginalis. Bull. Soc. Path. exot. **31**, 52 (1938). — SPINOLA, P., u. A. APARICIO: Zit. nach CASTREJON 1957. — STABLER, R. M.: Further studies on trichomonas columbae. J. Parasit. **23**, 554 (1937). — Trichomonas gallinae, pathogenic trichomonad of birds. J. Parasit. **33**, 207 (1947). — Variation in virulence of strains of trichomonas gallinae in pigeons. J. Parasit. **34**, 147 (1948). — Protection in pigeons against virulent trichomonas gallinae acquired by infection with milder strains. J. Parasit. **34**, 150 (1948). — STABLER, R. M., and L. G. FEO: Survival time of intravaginally implanted trich. hom. Amer. J. trop. Med. **22**, 635 (1942). — Inoculation of the oral trichomonad (tr. tenax) into the human vagina. Amer. J. trop. Med. **22**, 639 (1942). — STABLER, R. M., L. G. FEO and A. E. RAKOFF: Studies on the transfer of trichomonas hominis from the intestine to the vagina in man. J. Parasit. **26**, 22 (1940). — Implantation of intestinal trichomonas (tr. homonis) into the human vagina. Amer. J. Hyg. **34**, 114 (1941). — STABLER, R. M., and H. A. SHELANSKI: Trichomonas columbae as a cause of death in the hawk. J. Parasit. **22**, 537 (1936). — STEIN, J. F., and E. J. COPE: Trichomonas vaginalis Donné. Amer. J. Obstet. Gynec. **22**, 368 (1931); **24**, 348 (1932); **25**, 819 (1933). — STRAIN, R. E.: Trichomonas in the male. J. Urol. (Baltimore) **54**, 483 (1945). — STUHLER, L. G.: Trichomonas vaginalis-infection of the prostata gland. Proc. Mayo Clin. 8, 221 (1933).

TATSUKI, T.: Stud. on Trichom. vaginalis. I. Clinical observation of Trichom. vag. infect. (Japan). Nagasaki med. J. Obstet. **31**, **73** (1950). — THOMPSON, R. F.: Trichomonas vaginalis infestation in the male. Soutwesternh med. J. **22**, 133 (1938). — TRABUCCO, A.: Trichomoniasis prostatica. Rev. argent. Urol. **12**, 231 (1943). — TRUSSELL, R. E.: Trichomonas vaginalis and trichomoniasis. Springfield (Ill.): Ch. C. Thomas 1947. — TRUSSELL, R. E., and G. JOHNSON: Physiology of pure culture of trichomonas vaginalis III. Proc. Soc. exp. Biol. (N.Y.) **47**, 176 (1941). — TRUSSELL, R. E., and R. F. MCDOUGAL: Vaginal acidity in late pregnancy and its relation to the vaginal flora. Amer. J. Obstet. Gynec. **39**, 77 (1940). — TRUSSELL, R. E., and S. H. MCNUTT: Animal inoculation with pure culture of trichomonas vaginalis and trichomonas foetus. J. infect. Dis. **69**, 18 (1941). — TRUSSELL, R. E., and E. D. PLASS: The pathogenicity and physiology of pure culture of trichomonas vaginalis. Amer. J. Obstet. Gynec. **40**, 883 (1940). — TRUSSELL, R. E., M. E. WILSON, F. H. LONGWELL and K. A. LAUGHLIN: Vaginal trichomoniasis; complement fixation, puerperal morbidity and early infections of newborn infants. Amer. J. Obstet. Gynec. **44**, 292 (1942).

UENO: Zit. nach HOSEA.

VALENTI, A.: La tetracitina nelle uretriti non gonococciche. Minerva urol. **5**, 76 (1953). — VALINA, FR.: Trichomonas vaginalis jake pricina zánetu roura mocové u muzu. Čs. Derm. **25**, 51 (1950). — VAZQUEZ-COLET, A., and M. TUBANGUE: The identity and incidence of a flagellated protozoon parasite found in human urine. J. Philipp. Isl. med. Ass. **16**, 231 (1936).

WAGNER, O.: Trichomonaden als Krankheitserreger. Med. u. Chem. **3**, 77 (1936). — WAGNER, O., u. E. HEES: Der kulturelle Nachweis von Trichomonas vaginalis und anderen Trichomonasarten. Zbl. Bakt., I. Orig. **135**, 310 (1935). — 156 positive Trichomonasblutbefunde bei Mensch und Tier. Zbl. Bakt., I Orig. **138**, 273 (1937). — WAHLIN, O. S.: Ein Fall von Urethritis beim Manne, verursacht durch Trichomonas vaginalis. Acta derm.-venereol. (Stockh.) **15**, 243 (1934). — Ein Fall von Urethritis beim Mann durch Trichommonas vaginalis. Svenska Läk.-Tidn. **1935**, 613. Ref. Ber. ges. Gynäk. Geburtsh. **30**, 100 (1936). — WALTHER, H.: Beitrag zur Kenntnis und Therapie des Trichomonaden-Fluors. Med. Mschr. **4**, 754 (1950). — Der Fluor vaginalis als Symptom der Trichomoniasis der Frau und Ursache der Urethritis beim Mann. Ther. d. Gegenw. **93**, 458 (1954). — Trichomonaden-Fluor bei Frau und Mann im Hinblick auf seine Rolle im Rahmen der Hygiene. Med. Kosmetik **6**, 292 (1957). — WENDLBERGER, J.: Zur Pathogenität der Trichomonas vaginalis. Arch. Derm. Syph. (Berl.) **174**, 583 (1936). — WENYON, C. M.: Protozoology. London: Baillière, Tindall & Cox 1926. — WESTPHAL, A.: Das Verhalten von Trichomonas vaginalis in der Kultur. Arch. Schiffs- u. Tropenhyg. **39**, 106 (1935)—WHITTINGTON, M. J.: The occurence of trichomonas vaginalis in semen. J. Obstet. Gynec. Brit. Emp. **58**, 614 (1951a). — The incidence of trichomonas vaginalis in semen. J. Obstet. Gynaec. Brit. Emp. **58**, 398 (1951b). — The survival of trichomonas vaginalis at temperatures below + 37° C. J. Hyg. (Lond.) **49**, 400 (1951). Ref. Excerpta med. (Amst.) Sect. IV, **5**, 596 (1952). — WILKEY, L.: Zit. n. CHAPPAZ-CHATÉLLIER. — WILLCOX, R. R.: Non specific urethritis: some general observations. S. Afr. med. J. **1953**, 1132. — Researches in non-specific urethritis. Brit. J. vener. Dis. **29**, 225 (1953). — Researches in aetiology of non specific urethritis. Brit. med. J. **1954 I**, No 4852, 13. — Treatment of vaginal trichomoniasis with 2-acetylamino-5-nitrothiazole (aminitrozole) given orally. Brit. J. vener. Dis. **33**, 115 (1957). — WILLCOX, R. R., and G. M. FINDLAY: Further studies on the treatment of nonspecific urethritis with terramycin. Amer. J. Syph. **36**, 388 (1952). — WILLCOX, R. R., E. M. HOWARD and G. M. FINDLAY: Attempts to passage the "virus" of non-specific urethritis. Brit. J. vener. Dis. **30**, 31 (1954). — WINKLE, ST.: Mikrobiologischeund serologische Diagnostik, 2. Aufl. Stuttgart: Gustav Fischer 1955. — WINSTEAD, G. A.: Urine and prostatic fluid, a study of 50 normal cases. Urol. cutan. Rev. **54**, 705 (1950). — WRIGHT, F. R.: Trichomonas vaginalis in the male urethra. Urol. cutan. Rev. **37**, 335 (1933).

YOUNG, R. L.: Trichomoniasis in the male. Rocky Mtn med. J. 928 (1949).

ZAHN, E.: Die Trichomonadenurethritis des Mannes etc. Derm. Wschr. **116**, 238 (1943). — ZANFT: Chronische Urethritis beim Mann, hervorgerufen durch Trichomonas vaginalis. Clujul med. **17**, 522 (1936) [Rumänisch]. — Zbl. Haut- u. Geschl.-Kr. **54**, 636 (1937). — ZETTELMAN, H. J.: Infecciones vaginales comunes. Gac. med. esp. **27**, 704 (1953). — ZINSER, H. K.: Das Verhalten der Trichomonas vaginalis während des Zyklus. Inaug.-Diss. Jena 1941. — Geburtsh. u. Frauenheilk. **3**, 188 (1941). — Hippokrates (Stuttg.) **3**, 52 (1942). — Ein neuer Hinweis zur Diagnosestellung der Trichomonas vaginalis. Zbl. Gynäk. **69**, 148 (1947).

III. Urethritiden durch Viren, PPLO und L-Formen (s. auch Nachtrag S. 918)

ALLEGRA, F.: Terapia delle uretriti non gonococciche con una associazone di streptomicina e cloroamfenicolo succinato. Dermatologia (Napoli) **8**, 54 (1957). — Minerva derm. **32**, 202 (1957). — AUST, O.: Beiträge zur Trachomforschung (Einschlußinfektion, Einschlußblennorrhoe, Schwimmbadconjunctivitis und ihre Beziehungen zueinander). Albrecht v. Graefes Arch. Ophthal. **123**, 93 (1929).

BELLAFIORE, V.: La privina-cibazol nella cura delle uretriti non gonococciche. Dermatologia (Napoli) **4**, 73 (1953). — BELLARINI, M.: Sulla terapia delle uretriti batteriche con i preparati amido sulfamidici. Atti. Soc. ital. Derm. **1**, 463 (1938). — BENGSTON, J.: Epithelial cell inclusions of trachoma: experimental studies. Amer. J. Ophthal. **12**, 637 (1929). — BEVERIDGE, W. I. B.: Isolation of pleuropneumonia-like organisms from the male urethra. Med. J. Aust. **2**, 479 (1943). — BEVERIDGE, W. I. B., A. D. CAMPBELL and P. E. LIND: Pleuropneumonialike organisms in cases of non gonococcal urethritis in man and in normal female genitalia. Med. J. Aust. **1**, 179 (1946). — BEZECNY, R.: Gekreuzte Überempfindlichkeitsreaktion bei Lymphogranuloma inguinale und Urethritis Typus Waelsch. Med. Klin. **1934**, 121. — BIZZOZERO, E., et A. MIDANA: Sur la localisation urétrale de la maladie de Nicolas et Favre. Ann. Derm. Syph. (Paris) **9**, 849 (1938). — BOREL, L. J.: Zit. nach H. RÖCKL u. TH. NASEMANN, Biol. méd. (Niterói) **41**, 379 (1952). — BORELLI, G., e P. MORONI: Uretriti batteriche non gonococciche e postgonococciche: tentaviti di cura con tirotricina. Dermatologia (Napoli) 2, 139 (1951). — BORREL, A.: Epithélioses infectieuses et épithéliomas. Ann. Inst. Pasteur 17, 81 (1903). — BOTTERI, A.: Klinische, experimentelle und mikroskopische Studien über Trachom, Einschlußblennorrhoe und Frühjahrskatarrh. Klin. Mbl. Augenheilk. 50, 653 (1912). — BRIDRÉ, J., and A. DONATIEN: La microbe de l'agalaxie contagieuse et sa culture en vitro. C.R. Acad. Sci. (Paris) 177, 841 (1923). — BUSHBY, S. R. M.: Personal communication 1949.

CALLOMON, F. T.: Urethritis non-gonorrhoica chronica (Waelsch). Ätiologie und Behandlungsaussichten im Lichte neuzeitlicher Forschung. Hautarzt 2, 97 (1951). — CHU, H. P., e W. J. B. BEVERIDGE: Balono chronique du chien avec présence de P.P.L.O. In: Les urétrites non gonococciques. Paris 1957. — COSTE, FL., e M. BOUREL: Intéret des urétrites non gonococciques en rhumatologie. In: Le urétrites non gonococciques. Paris 1957. — COTTINI, G. B.: I problemi terapeutici delle uretriti non gonococciche. Minerva Derm. 32, 196 (1957).

DIENES, L.: Morphologic elements in half of subtilis colonies. Certain properties of bacterial mucus. Soc. exp. Biol. (N.Y.) 29, 1205 (1933); 31, 388, 1211 (1934). — L. organisms of Klieneberger and streptobacillus moniliformes. J. infect. Dis. 65, 24 (1939). — Genital organs. Proc. Soc. exp. Biol. (N.Y.) 44, 468 (1940). — Electron micrographs made from L forms of proteus and human strains of pleuropneumonia-like. J. Bact. 50, 441 (1945). — Some new observations on L forms of bakteria. J. Bakt. 66, 274 (1953). — DIENES, L., et L. R. BERG: Observations récentes sur le caractère pathogène des mikro-organisms du groupe P.P.L.O. dans l'appareil génito-urinaire humain. In: Les urétrites non gonococciques. Paris 1957. — DIENES, L., and G. EDSALL: Observations on the L-organisms of Klieneberger. Proc. exp. Biol. (N.Y.) 36, 740 (1937). — DIENES, L., and S. MADHOFF: Differences between oral and genital strains of human pleuropneumonia-like organisms. Proc. Soc. exp. Biol. (N.Y.) 82, 36 (1953). — DIENES, L., M. W. ROPES, W. E. SMITH, S. MADHOFF and W. BAUER: The role of pleuropneumonia-like organisms in genito-urinary and joint diseases. New Engl. J. Med. 238, 509, 563 (1948). — DIENES, L., and W. E. SMITH: Relationship of pleuropneumonia-like (L) organisms to infections of human genital tract. Proc. Soc. exp. Biol. (N.Y.) 50, 99 (1942). — DUREL, P., et L. J. BOREL: Role des virus et des formes „L“ dans la blennorragie. Bull. Derm. (Paris) 58, 144 (1951). — DUREL, P., et A. SIBOULET: Les urétrites à virus. Leur place parmi les autres urétrites non gonococciques. Arch. Biol. méd. 183 (1956). — Conduite de l'examen d'un sujet atteint d'U.N.G. In: Les urétrites non gonococciques. Paris 1957.

EDWARD, D. G.: The pleuropneumonia group of organisms: a review together with some new observations. J. gen. Microbiol. 10, 27 (1954). — A selective medium for pleuropneumonia-like organisms. J. gen. Microbiol. 1, 238 (1947). — Occurence in normal mice of pleuropneumonia-like organisms capable of producing pneumonia. J. Path. Bact. 50, 409 (1940). — EDWARD, D. A., and W. A. FITZGERALD: Zit. nach RÖCKL u. NASEMANN.

FERGUSON, CH., and C. DUDLEY MILLER: Bedeutung des Terramycins bei unspezifischer Urethritis. J. Urol. (Baltimore) 67, 762 (1952). — FREUNDT, E. A.: Occurence and aetiology of mycoplasma species (pleuropneumonia-like organisms) in the male urethra. Brit. J. vener. Dis. 32, 188 (1956). — Colloque sur les urétrites non gonococciques, Monaco 21.—24. 9. 1954. Acta path. microbiol. scand. 31, 508, 561 (1952). — FRIEDERICH, H., u. K. F. RASP: Beitrag zur Behandlung der unspezifischen Urethritiden. Z. Haut- u. Geschl.-Kr. 16, 114 (1954). — FRITSCH, H., A. HOFSTÄTTER u. K. LINDNER: Experimentelle Studien zur Trachomfrage. Albrecht v. Graefes Arch. Ophthal. 76, 547 (1910). — FORD, D. K.: Human tissue culture studies of non-gonococcal urethritis. Brit. J. vener. Dis. 32, 184 (1956).

GAY PRIETO, J.: Beitrag zum Studium der nichtgonorrhoischen Urethritiden. Bull. Soc. franç. Derm. Syph. 58, 357 (1951). — GEBB, H.: Experimentelle Untersuchungen über die Beziehungen zwischen Einschlußblennorrhoe u. Trachom. Z. Augenheilk. 31, 475 (1914). — GIFFORD, S. R., and N. K. LAZAR: Inclusion bodies in artificially induced conjunctivitis. Arch. Ophthal. 4, 468 (1930). — GILMORE, E. L., and H. SPRINCE: Growth of human pleuropneumonia-like organisms in simplified fluid medium. J. Bact. 57, 473 (1949). — GLINGAR, A.: Endoskopie der Harnröhre, Diagnostik und Therapie. Wien. Beitr. Urol. 1, 68 (1947). — Über Urethritis non-gonorrhoica. Wien. med. Wschr. 64, 591 (1914). — GRAHAM, R. S.: Nongonococcal urethritis. Amer. J. Syph. 38, 599 (1954). — GRIMBLE, A., and G. W. CSONKA: Skin testing in 246 patients with non-specific urethritis with a review of the important literature. Brit. J. vener. Dis. 31, 228 (1955). — GROSS, S.: Über nichtgonorrhoische Urethritis. Arch. Derm. Syph. (Berl.) 75, 39 (1905).

HALBERSTAEDTER, L., u. S. v. PROWAZEK: Zur Ätiologie des Trachoms. Berl. klin. Wschr. 46, 1110, 1138, 1839 (1909). — Über die Bedeutung der Chlamydozoen bei Trachom und Blennorrhoe. Berl. klin. Wschr. 47, 661 (1910). — HAMBURGER, F.: Die Rolle des Einschlußvirus am Auge des Neugeborenen und am Genitale der Frau. Albrecht v. Graefes Arch. Ophthal. 133, 90 (1935). — HARKNESS, A. H.: Non gonococcal urethritis. Edinbourgh: Ed. Livenstone 1950. — HARRISON, L. W., and W. WORMS: Relation between some forms of nongonococcal-urethritis, lymphogranuloma inguinale, trachoma and inclusion blennorrhoea.

Critical Review. Brit. J. vener. Dis. **15**, 237 (1939). — HERRMANN, W.: Eine einfache Methode der Herstellung tryptischen Peptons mittels frischer Pankreas-Drüsen. Z. Hyg. Infekt.-Kr. **127**, 692 (1948). — HEYMANN, B.: „Über die Trachomkörperchen." Dtsch. med. Wschr. **39**, 1692 (19009a). — Internat. med. Kongr. in Budapest 1909b. — Über die Fundorte der Prowazekschen Körperchen. Berl. klin. Wschr. **47**, 663 (1910). In W. KOLLE u. A. WASSERMANN, Handbuch der pathogenen Mikroorganismen, Bd. 7, S. 623. Jena 1913.

JAEGER, H.: Etat actuel du problème des urétrites non gonococciques. Dermatologica (Basel) **110**, 342 (1955). — JENSEN, T.: Nichtgonorrhoische Urethritis behandelt mit Aureomycin. Acta derm.-venereol. (Stockh.) **34**, 82 (1954). — Amer. J. Syph. **38**, 125 (1954). — JOHNSTON, G. A. W., and J. MCEWIN: Non-gonococcal urethritis. Consideration of aetiology. Findings in two cases. Med. J. Aust. **1**, 368 (1945). — JUNG, F.: Über die Behandlung chronischer, unspezifischer Harnwegsinfektionen mit Aristocillin. Med. Klin. **1956**, 772. — JUON, M., et ALLEMANN: Urétrites non gonococciques avec examens bacteriologiques et epreuves des resistence. Leur traitement par batonnets urétraux à base d'antibiotiques sélectionnés. Minerva derm. **30**, 713 (1956).

KALZ, F.: Lymphogranuloma inguinale und Urethritis Typus Waelsch. Med. Klin. **1933**, 1678. — KLIENEBERGER, E.: The colonial development of organisms of pleuropneumonia and agalactia on serum agar and variations of morphology under different conditions of growth. J. Path. Bact. **39**, 409 (1934). — J. Hyg. (Lond.) **38**, 458 (1938). — The natural occurence of pleuropneumonia-like organisms in apparent symbiosis with streptobacillus moniliformis and other bacteria. J. Path. Bact. **40**, 93 (1935). — Pleuropneumonia-like organisms of diverse proveniance; some results of enquiry into methods of differentiation. J. Hyg. Cam. (Lond.) **38**, 458 (1938). — KLIENEBERGER, E., and J. SMILES: Some new observations on developmental cycle of organisms of bovine pleuropneumonia and related microbes. J. Hyg. (Lond.) **42**, 110 (1942). — KLIENEBERGER-NOBEL, E.: Microorganisms of the pleuropneumonia group. Biol. Rev. Pleuropneumonia-like organisms in the human vagina. Lancet **1945**, 46. — Filterable forms of bacteria. Bact. Rev. **15**, 77 (1951). — Micro-organisms du groupe pleuropneumonique, nature, pouvoir pathogène et modes d'infection, considérés du point de vue du danger qu'ils peuvent représenter dans les maladies génito-urinaires de l'homme. In: Les urétrites non gonococciques. Paris 1957. — KRONER, T.: Zur Ätiologie der Ophthalmoblennorrhoea neonatorum. Zbl. Gynäk. **8**, 643 (1884). — KRÜCKEN, H.: Urethritis non gonorrhoica. Ärztl. Wschr. **46**, 1085 (1954). — KUMER, L.: Zur Behandlung der Urethritis non specifica. Hautarzt **2**, 470 (1951).

LAIDIG, C. E., and P. BERG: The effect of antibiotics upon the course of non-gonococcal urethritis. J. Urol. **77**, 457 (1957). — LAIDLAW, P. P., and W. J. ELFORD: A new group of filtrable organisms. Proc. roy Soc. Lond. Soc. **120**, 292 (1936). — LEDIGHAM, J. C. G.: Development of agglutinius for Paschen bodies in experimental vaccinia with illustrative charts. J. Path. Bact. **36**, 425 (1933). — LEONI, A.: L'aureomicina nelle uretriti non gonococciche. Minerva derm. **27**, 56 (1952). — LEYMAN, K.: Sur la présence de phénomènes du type L.E. et autres types d'inclusions dans les frottis vagineaux de pertes blanches et uréthraux, dans les urétrites non gonococciques chez l'homme. Acta derm.-venereol. (Stockh.) **35**, 151 (1955). — LIEBERMEISTER, K.: Versuche mit Streptomycin, Penicillin und Sulfonamiden bei filtrierbaren Organismen der Pleuropneumoniagruppe. Klin. Wschr. **25**, 64 (1949). — Z. Naturforsch. 8b, 755 (1953). — Ein Nährsubstrat zur Züchtung von Organismen der Pleuropneumonia-(PPLO)-Gruppe. Z. Hyg. Infekt.-Kr. **140**, 423 (1954). — LINDNER, K.: Übertragungsversuche von gonokokkenfreier Blennorrhoea neonatorum auf Affen. Wien. klin. Wschr. **22**, 1554, 1659 (1909). Zur Ätiologie der gonokokkenfreien Urethritis. Wien. klin. Wschr. **23**, 283 (1910). — S.-B. der Wien. Ophthal. Ges. 27. 10. 1909. — LIPSCHÜTZ, B.: Chlamydozoen-Strongyloplasmenbefunde bei Infektionen mit filtrierbaren Erregern. In Handbuch der pathogenen Mikroorganismen, Bd. VIII/1, S. 311. 1929.

MACRAE, A. D., and R. R. WILLCOX: Complement-fixation test for lymphogranuloma venereum in non-specific urethritis. Brit. J. vener. Dis. **29**, 231 (1953). — MASCHERPA, P.: Chemioterapici e antibiotici nella attuale frequenza delle uretriti non gonococciche. Minerva derm. **32**, 163 (1957). — MCKEE, S. H.: Inclusions blennorrhea. Amer. J. Ophthal. **18**, 36 (1935). — MELÉN, B., and B. LINNROS: Pleuropneumonia-like organisms in cases of non-gonococcal urethritis in man. Acta derm.-venereol. (Stockh.) **32**, 77 (1952). — MELÉN, B., and E. ODEBLAD: Pleuropneumonia-like organisms in the genitourinary tract of healthy women. Acta derm.-venereol. (Stockh.) **32**, 74 (1952). — MEMMESHEIMER, A. M.: Die Bedeutung der Urethritis non gonorrhoica für den Venerologen. Derm. Wschr. **135**, 105 (1957). — MIDANA, A., e G. MURTULA: Uretriti virosiche e virus della malattia di Nicolas e Favre. Minerva derm. **27**, 9 (1952). — MOOSER, H.: Two varieties of murine PPLO strains distinguishable from each other by their mode in vivo growth, when associated with the virus of ectromelia. Arch. ges. Virusforsch. **4**, 207 (1951). — MORAX, V.: Sur l'étiologie des ophtalmies du nouveau-né et la déclaration obligatoire. Ann. Oculist. (Paris) **129**, 346 (1903). — MORTON, H. E., P. F. SMITH and P. R. LEBERMAN: The cultivation of pleuropneumonia-like organisms from the human genitoury tract with reference to their possible venereal transmission. Amer. J. Syph. **35**, 14 (1951). — MORTON, H. E., P. F. SMITH, V. B. WILLIAMS and C. F. EICKENBERG: J. dent. Res. **30**, 415 (1951).

NASEMANN, TH., H. RÖCKL u. O. HUBER: Die pleuropneumonieähnlichen Organismen; Verhalten in der Eikultur und im Resistenzversuch. Klin. Wschr. **32**, 717 (1954). — NELSON: Zit. nach RÖCKL u. NASEMANN. — NICOL, C. S., and D. G. EDWARD: Role of organisms of the pleuropneumonia group in human genital infections. Brit. J. vener. Dis. **29**, 141 (1953). NOCARD, E., and P. ROUX: Le microbe de péripneumonie. Ann. Inst. Pasteur **12**, 240 (1898). NORMANN, M. C., and L. R. KUHN: Envided semisolid medium for human strains of pleuropneumonia-like organisms. J. Bact. **58**, 270 (1949). — NORMANN, M. C., S. SASLOW and L. R. KUHN: Zit. nach RÖCKL u. NASEMANN.

PETERS, D.: Morphologie und Biochemie tierpathogener Virusarten. Verh. Dtsch. Ges. Path. 38. Tagg., Hamburg, 1954, S. 14. — PIGUET, B., et L. FOERSTER: Essaie de traitement de 100 cas d'urétrites par une association auréomycine-sulfamides à faibles doses. Sem. Hôp. (Paris) **1954**, 2232. — POETSCHKE, G.: Untersuchungen zur Pleuropneumoniegruppe und ihrem Vorkommen beim Menschen. Zbl. Bakt., I. Abt. Orig. **158**, 317 (1952). — PRITTWITZ-GAFFRON, J. v.: Das Verhalten eines Stammes von Proteus vulg. und seiner L-Phase gegenüber homologen Antiseren. Zbl. Bakt., I. Abt. Orig. **163**, 313 (1955).

RANDAZZO, S. D., e A. SAPUPPO: Osservazione comparativa sullázione di alcuni antii biotici nel trattamento delle uretriti non gonococciche e indagine sull'incidenza di uretritpostgonococciche. Minerva derm. **32**, 209 (1957). — RÖCKL, H., u. TH. NASEMANN: Die Pleuropneumonie-ähnlichen Organismen (PPLO) und ihre Bedeutung für die unspezifische Urethritis. Zbl. Hyg. Infekt.-Kr. **165**, 313 (1956). — RÖCKL, H., TH. NASEMANN u. E. STETTWIESER: Untersuchungen zur Pathogenität der Pleuropneumonie-ähnlichen Organismen im Urogenitaltrakt des Menschen mit besonderer Berücksichtigung der unspezifischen Urethritis. Hautarzt **5**, 340 (1954). — ROSS, A. O. F.: Millet seed or sago grain urethritis. Brit. J. vener. Dis. **15**, 147 (1939). — RUITER, M.: Role possible des „Pleuropneumonia like Organisms" (P.P.O.L.) dans l'étiologie de l'urétrite non gonococciques. In: Les urétrites non gonococciques. Paris 1957. — RUITER, M., and H. M. M. WENTHOLT: Incidence, significance and bacteriological features of pleuropneumonia-like organisms in a number of pathological conditions of the human genitourinary tract. Acta derm.-venereol. (Stockh.) **33**, 130 (1953a). — Isolation of a pleuropneumonia-like organism (G-strain) in a case of fusospirillary vulvovaginitis. Acta derm.-venereol. (Stockh.) **33**, 123 (1953b). — Isolation of a pleuropneumonialike organism from a skin lesion associated with fusospirochaetel flora. J. invest. Derm. **24**, 31 (1955). — RUSKA, H., u. K. POPPE: Elektronenmikroskopische Untersuchungen. Z. Hyg. **127**, 201 (1948). Z. Naturforsch. **2**b, 35 (1947).

SALMAN, M. H.: Non-specific genital infections. Isolation of organisms of pleuropneumonia group from genital tract and their relation to gonococcus. Brit. J. vener. Dis. **22**, 47 (1946). — SANNINO, M.: Ricerche batteriologiche ed esperienze terapeutiche nel campo delle uretriti. Minerva derm. **27**, No 1, 24 (1952). — SANTORI, G.: Cura delle uretriti non gonococciche. Ann. ital. Derm. **8**, 81 (1953). — SCHAUB, I. G., and J. A. GUILBEAU: Occurrence of pleuropneumonia-like organisms in material from postpartum uterus; simplified methods for isolation and straining. Bull. Johns Hopk. Hosp. **81**, 1 (1949). — SCHAUWECKER, R.: Zit. nach RÖCKL u. NASEMANN. — SCHERBER, G.: In L. ARZT u. K. ZIELER: Haut- und Geschlechtskrankheiten, Bd. 5, S. 640. Berlin 1935. — SEIFFERT, G.: Über das Vorkommen filtrabler Mikroorganismen in der Natur und ihre Züchtbarkeit. Zbl. ges. Hyg., Abt. I, **139**, 337 (1937); I **140**, 168 (1937). — SHEPHARD, M. G.: Présence d'organismes de type pleuropneumonia chez l'homme atteint d'urétrite non-gonococciques. In: Les urétrites non gonococciques. Paris 1957. — Amer. J. Syph. **38**, 113 (1954). — SHOETENSACK, H. M.: Pure cultivation of filtrable virus isolated from canine distemper. Kitasato Arch. exp. Med. **11**, 277 (1934). — SIBOULET, A.: Infections urogénitales à ultragermes. Presse méd. **31**, 630 (1951). — Urétrites á virus et á organismes "L". J. Urol. med. chir. **58**, 16 (1952). — SIEBERT, G.: Zur Antibiotika-Behandlung der sogenannten unspezifischen Urethritiden. Med. Klin. **21**, 910 (1951). — SIEBERT, W.: Zelleinschlüsse bei Urethritis non gonorrhoica. Münch. med. Wschr. **57**, 1297 (1951). — SIKORSKI, H.: Die orale Behandlung der unspezifischen Urethritis mit Aureomycin. Z. Haut- u. Geschl.-Kr. **10**, 423 (1951). — SLINGERLAND, D. W., and H. R. MORGAN: Sustained bacterima with pleuropneumonia-like organisms in a postpartum patient. J. Amer. med. Ass. **150**, 1309 (1952). — J. Hyg. (Lond.) **61**, 395 (1951). — Arch. Biol. (Liège) **38**, 23 (1952). — SOREL, CL.: Remarques sur les pleuropneumonia like organisms et les bactéries en forme "L" en vénéréologie. In: Les urétrites non gonococciques. Paris 1957. — SORSBY, A., E. E. HOFFA and E. N. YOUNG: Virus ophthalmia neonatorum. Brit. J. Ophthal. **28**, 451 (1944). — STARGARDT, K.: Epithelzellveränderungen beim Trachom und anderen Conjunktivalerkrankungen. Albrecht v. Graefes Arch. Ophthal. **69**, 3 (1908); **70**, 525 (1909). — Vers. Ophthal. Ges., Heidelberg 1908.

THYGESON, P.: Etiology of inclusion blennorrhea. Amer. J. Ophthal. **17**, 1019 (1934a). — Nature of elementary and initial bodies of trachoma. Arch. Ophthal. **12**, 307 (1934b). — Inclusion blennorrhea. In Amer. Public Health Ass., Diagnostic procedures for virus and rickettsial diseases. New York 1948. — Urétrite et cervicite a inclusions. In: Les urétrites non gonococciques. Paris 1957. — THYGESON, P., and W. F. MENGERT: Virus of inclusion conjunctivitis. Further observations. Arch. Ophthal. **15**, 377 (1936). — THYGESON, P., and W. STONE: Epidemiology of inclusion conjunctivitis. Arch. Ophthal. **27**, 91 (1942). — TILDEN, E. B., and S. R. GIFFORD: Filtration experiments vith virus of inclusion blennorrhea. Arch. Ophthal. **16**, 51 (1936). — TULASNE, R.: Les formes L des bactéries. Rev. Immunol. (Paris) **15**, 223 (1951). — TULASNE, R., e J. BRISON: Les Pleuro pneumoniales. Toxonomie des PPLO et des formes L. Ann. Inst. Pasteur **88**, 237 (1955). — TULASNE, R., et R. MINCK: Rapports entre les P.P.L.O. et les formes L des bactéries. Diagnostic bactériologique des P.P.L.O. dans les voies génitales humaines et ses causes d'erreur. In: Les urétrites non gonococciques. Paris 1957. — TURNER, A. W.: A study of the morphology and life cycles of the organism of pleuropneumonia contagiosa bovum. J. Path. Bact. **41**, 1 (1935).

WAELSCH, L.: Über nicht-gonorrhoische Urethritis. Arch. Derm Syph. (Berl.) **70**, 103 (1904). — WAGNER, B. M., W. H. MORSE and D. M. KUHNS: Recent studies on nonspecific urethritis. Amer. J. publ. Hlth **43**, 853 (1953). — WAKSMAN, S. A.: Streptomycin. Baltimore 1949. — WEISS, E.: The extracellular development of agents of psittacosis-lymphogranuloma group (chlamydozoaceae). J. infect. Dis. **84**, 125 (1949). — WILLCOX, R. R.: Researches in non specific urethritis. 11. Treatment. Brit. J. vener. Dis. **29**, 225 (1953a). — A comparison of terramycin streptomycin and penicillin in the abortive treatment of nonspecific urethritis. Amer. J. Syph. **37**, 383 (1953b). — Treatment of non-specific urethritis with penicillin. S. Afr. med. J. **1953**c, 1036. — Erythromycin in non-specific urethritis. Lancet **1954 II** (a), 684. — Researches in aetiology of nonspecific urethritis. Brit. med. J. **1954 I** (b), No 4852, 13. — Treatment of non-specific urethritis by streptomycin and chloramphenicol. Med. Press **1954**(c), No 5988, 131. — The orally administered antibiotics in the treatment of non-specific urethritis. III. Oxytetracycline. Antibiot. and Chemother. **4**, 173 (1954d). — Skin tests for psittacosis and cat scratch fever in non-gonococcal urethritis. Acta derm.-venereol. (Stockh.) **35**, 174 (1955a). — The bacterial flora of the urethra in non-specific urethritis. Canad. med. Ass. J. **72**, 220 (1955b). — Erythromycin in non-gonococcal urethritis. Antibiot. Med. **1**, 139 (1955c). — Treatment of non-gonococcal urethritis with spiramycin. Brit. J. vener. Dis. **32**, 115 (1956). — The orally administered antibiotics in the treatment of non-gonococcal urethritis. Med. Press. **1957**(a) No 6144, 113. — Recherches entreprises dans le but de prouver ou d'éliminer l'étiologie virale des U.N.G. In: Les urétrites non gonococciques. Paris 1957 (b). — WILLCOX, R. R., G. M. FINDLAY and E. M. HOWARD: Further studies on the treatment of non-specific urethritis with terramycin. Amer. J. Syph. **36**, 388 (1952). — WILLCOX, R. R., and J. T. STAMP: The complement fixation test for enzootic abortion in ewes in nonspecific urethritis with a comparison of the complement fixation test for lymphogranuloma venereum. Amer. J. Syph. **38**, 459 (1954). — WILLIAMS, S.: Non-gonococcal urethritis in australian troops in Borneo. Med. J. Aust. **1**, 693 (1946). — WOLF, F. S., M. J. THOSHINSKY, S. CHODOSH and J. O. ARRINGTON jr.: Therapy of non-gonococcal urethritis: comparison of oral and intramuscular terramycin. U.S. armed Forces med. J. **7**, 258 (1956).

I. Allgemeines. Nachtrag

ANDREEV, A.: Certain studies on the mikroflora of nonspecific urethrites. Vestn. Derm. Vener. **33**, 65 (1959). — Zbl. Haut- u. Geschl.-Kr. **104**, 82 (1959).

BORELLI, S.: Psychogen unterhaltene Pseudo-Urethritis. Proc. 11. internat. Congr Dermat., Stockholm **1957**, **3**, 1023 (1960). — BOYD, J. T., G. W. CSONKA and J. K. OATES: Epidemiology of non-specific urethritis. Brit. J. vener. Dis. **34**, 40 (1958). — BURGESS, J. A.: Non-gonococcal urethritis contacts. Brit. J. vener. Dis. **35**, 24 (1959).

CARUSO, L. J.: Nystatin in the office treatment of vaginal moniliasis. N.Y.St. J. Med. **58**, 1688 (1958). — CATTERALL, R. D.: Uveitis, arthritis and non-specific genital infection. Brit. J. vener. Dis. **36**, 27 (1960). — CHIARENZA, A.: La roentgenterapia delle uretriti non gonococciche. Minerva derm. **34**, 122 (1959). — CSONKA, G. W.: Treatment of non-specific urethritis with tri-acety-oleandomycin. Brit. J. vener. Dis. **35**, 262 (1959).

DOYLE, J. O., A. J. GILL and S. M. LAIRD: Treatment of non-gonococcal urethritis. Brit. J. vener. Dis. **33**, 100 (1957). — DUREL, P.: Comment se presente actuellement la pathologie vénérienne en France. Vie méd. **40**, 15 (1959).

EDWARDS, C.: Clinical experience with "Furadantin". Urol. Soc. of Australasia, Surfers Paradise 1956. — Med. J. Aust. **1**, 503 (1957). — EPSTEIN, E.: Failure of penicillin in treatment of acute gonorrhea in american troops in Korea. J. Amer. med. Ass. **169**, 1055 (1959).—

FIDALGO-DIAZ, M. A.: Urethritis no gonocócicas. Rev. Sanid. Hig. publ. (Madr.) **32**, 493 (1958). — FORD, D. K.: Further tissue culture studies of non-gonococcal urethritis and

Reiter's syndrome. Brit. J. vener. Dis. **34**, 53 (1958). — FOWLER, W.: Candida albicans urethritis. Report of a case. Brit. J. vener. Dis. **34**, 166 (1958). — FRETZ, H. Z.: Granular urethritis in women. J. Amer. med. Ass. **169**, 933 (1959).

GARTMANN, E.: Studies in prostatitis. Brit. J. vener. Dis. **34**, 181 (1958).

HAADEM, F., u. J. MURI: Furadantinbehandlung von Infektionen der Harnwege (niedrige Dosierung von Furadantin). T. norske Laegeforen. **77**, 1048 (1957). — Zbl. Haut- u. Geschl.-Kr. **100**, 264 (1958). — HANCOCK, J. A. H.: The relationship between relapsing non-gonococcal urethritis in the male urethral stricture. 1. Canad. Symp., Montreal 1959. Urol. int. (Basel) **9**, 258 (1959). — HANDFORTH, C. P.: Non-specific urethritis. Brit. J. vener. Dis. **34**, 44 (1958). — HARTIG, D.: Ein Beitrag zur Behandlung von Harninfektionen mit Uro-Gantrisin. Med. Klin. **54**, 2222 (1959).

ILYIN, I. I.: Mykotic urethritis in men. Urologiya **24**, 41 (1959) [Russisch]. — Zbl. Haut- u. Gesehl.-Krk. **3**, 248 (1960). — INO, J., D. L. NEUGEBAUER and R. N. LUCAS: Isolation of mima polymorpha var. Oxidans from two patients with urethritis and clinical syndrome rescmbling gonorrhea. Amer. J. clin. Path. **32**, 346 (1959).

JELINEK, G.: Treatment of non-gonococcal urethritis from the point of view of cost and efficiency. Brit. J. vener. Dis. **33**, 156 (1957). — Treatment of non-gonococcal urethritis. A further report on its efficiency and cost. Brit. J. vener. Dis. **35**, 252 (1959).

KELEMEN, Z.: Zur Bakteriologie von nichtgonorrhoischen Urethritiden und über ihre Behandlung mit Primicin. Börgyögy. vener. Szle **12**, 129 (1958) [Ungarisch]. — Zbl. Haut- u. Geschl.-Kr. **103**, 83 (1959). — KIRSCH, E., u. H. HERING: Zur Frage der Zunahme der unspezifischen Nebenhodenentzündung während der letzten drei Jahre. Dtsch. Gesundh.-Wes. **9**, 1518 (1954). — KNEŽEVIĆ, V.: Contribution à l'étude de l'urétrite non gonococcique. Proc. 11. internat. Congr., Stockholm 1957, **3**, 1020 (1960). — KNIGHT, G. H.: Veneral disease in England today. Med. Press **1958**, Nr 6243, 1248. — KOCVARA, S., u. J. KOLÁCEK: Eine neue Methode der lokalen Anwendung von Antibiotica in der Therapie unspezifischer Urethritiden. Z. Urol. **50**, 662 (1957). — KRÄMER, H., u. H. GEISENHOFER: Über den Candida-Fluor und seine Behandlung mit Moronal. Med. Klin. **54**, 1432 (1959). — KRONIG, O. J. G.: Gyno-sterosan in the treatment of non-gonorrhoeal vulvo-vaginitis and cervicitis. Ned. T. Geneesk, 1898 (1958) [Holländisch]. — Zbl. Haut- u. Geschl.-Kr. **103**, 83 (1959).

LEACH, W.: Treatment of non-gonococcal urethritis with sigmacin. A controlled method of investigation. Brit. J. vener. Dis. **35**, 223 (1959). — LITVINENKO, V.: Nonspecific urethrites in men. Vestn. Derm. Vener. **33**, 81 (1959) [Russisch]. — Zbl. Haut- u. Geschl.-Kr. **104**, 82 (1959). — LOMUTO, G.: A proposito dell'antibiogramma nelle uretriti non gonococciche. Considerazioni eziologiche e terapeutiche. Dermatologia (Napoli) **8**, 108 (1958).

MACFARLANE, W. V., and H. M. JOHNS: Acute gonococcal and non-gonococcal urethritis. Some aspects of their medoco-social pattern. Brit. J. vener. Dis. **34**, 101 (1958). — MASON, R. M., R. S. MURRAY, J. K. OATES and A. C. YOUNG: Prostatitis and ankylosing spondylitis. Brit. Med. J. **1958I**, No 5073, 748. — MAYNE, G. O.: Non-gonococcal urethritis in the male treated with tetracycline. Brit. J. vener. Dis. **33**, 244 (1957). — MEMMESHEIMER, A. M.: Die nichtgonorrhoische Harnröhrenentzündung des Mannes. Arch. klin. exp. Derm. **213**, 779 (1961). — MORTON, R. S., and L. READ: Non-gonococcal urethritis. An investigation to determine factors in the host influencing response to treatment and recurrence of symptoms. J. Vener. Dis. Inform. **33**, 223 (1957). — MUSGER-GRAZ, A.: Therapie der nichtgonorrhoischen Urethritis beim Mann. Arch. klin. exp. Derm. **213**, 784 (1961). — MUSUMECI, V., e C. FRAGALE: Sulla possibile essistenza di stati flogistici uretrali ignorati. Minerva derm. **33**, 233 (1958).

NAGEL, R.: Beitrag zur Therapie chronischer Harnwegsinfekte mit Furadantin. Med. Klin. **53**, 508 (1958). — NARDELLI, L.: Le uretriti allergiche. Minerva derm. **32**, 208 (1957). — Allergische Entzündungen der Urethra. Arch. klin. exp. Derm. **213**, 817 (1961). — NASEMANN, TH., u. R. NAGAI: Vgl. Urethritis der Viren usw.

OATES, J. K.: Trial of sigmamycin in non-specific urethritis. Brit. J. vener. Dis. **34**, 38 (1958). — The role of the prostata in non-specific urethritis. Proc. 11 internat. Congr. Dermat., Stockholm 1957, **3**, 994 (1960).

PASTINSZKY, I.: The allergic diseases of the male genitourinary tract with special reference to allergic urethritis and cystitis. 1. Canad. Symp., Montreal 1959. Urol. int. (Basel) **9**, 298 (1959). — PIGUET, B.: Les urétrites microbienne non gonococciques et leur traitement. Vie méd. **40**, 45 (1959). — PREBBLE, E. E.: Treatment of non gonococcal urethritis. Brit. J. vener. Dis. **33**, 43 (1957).

RAJAM, R. V., P. N. RANGIAH, C. W. CHACO u. A. S. THAMBIAH: Vgl. Urethritis der Viren usw. — RAUHUT, K.: Zur Streptomycin-Behandlung der Gonorrhoe und der unspezifischen Urethritis in der täglichen Sprechstunde. Z. Haut- u. Geschl.-Kr. **25**, 162 (1958). — RÁVNAY, T.: Die nichtgonorrhoische Urethritis und ihre Behandlung. Börgyögy. Szemle **12**, 1 (1958). Zbl. Haut- u. Geschl.-Kr. **102**, 221 (1958). — RIMBEAUD, P., e J. A. RIOUX: Une nouvelle maladie: la balanoposthite à candida albicans. Minerva derm. **34**, 438 (1959). —

ROSEDALE, N.: Female consorts of men with non-gonococcal urethritis. Brit. J. vener. Dis. 35, 245 (1959). — RUTISHAUSER, G.: Die unspezifische Urethritis. Praxis 48, 898 (1959).

SEBASTIANI, F.: Considerazioni cliniche e terapeutiche sulle uretriti non gonococciche in psiconevrosici. Arch. ital. Derm. 30, 78 (1960). — SHEPARD, M. C.: Non gonococcal urethritis in the Camp Lejeune area. 1. Canad. Symp., Montreal 1959. Urol. int. (Basel) 9, 252 (1959). — SIBOULET, A.: Conceptions actuelles et traitement des urétrites non microbiennes. Vie méd. 40, 57 (1959). — STOYANOV, ST., u. I. IVANOV: Non-gonococcal urethritis. Izv. Inst. klin. obšč. Med. (Sofia) 3, 271 (1959) [Bulgarisch]. Zbl. Haut- u. Geschl.-Kr. 105, 340 (1960). — SVIHUS, R. H., E. M. LUCERO, R. J. MIKOLAYCZYK and E. E. CARTER: Gonorrhea-like syndrome caused by penicillinresistent mimeae. J. Amer. med. Ass. 177, 121 (1961). — SYLVESTRE, L., et J. ETHIER: Traitement des urétrites non gonococciques par la rovamycine. 1. Symp. Canad., Montreal 1959. Urol. int. (Basel) 9, 335 (1959).

WILDE, H.: Die Bedeutung der chronischen Prostatitis für die chronische nichtgonorrhoische Urethritis. Arch. klin. exp. Derm. 213, 825 (1961). — WILLCOX, R. R.: Furacin urethral suppositories in the treatment of chronic non-gonococcal urethritis. Brit. J. vener. Dis. 32, 246 (1956). — Treatment of non-gonococcal urethritis with novobiocin. Brit. J. vener. Dis. 33, 52 (1957). — Spiramycin in the treatment of non-gonococcal urethritis. Antibiot. Med. 4, 343 (1957). — Novobiocin, spiramycin and aminitrozole in the treatment of non-gonococcal urethrites. Brit. J. vener. Dis. 33, 180 (1957). — Treatment of non-gonococcal urethritis with 2-acetylamino-5-nitrothiazole. Acta derm.-venereol. (Stockh.) 37, 327 (1957). — The treatment of non-gonococcal urethritis with tetracycline and oleandomycin in combination (sigmamycin). Med. Press 1957, 6188, 562. — Furacin urethral suppositories in the treatment of non-gonococcal urethritis. Further observations. Acta derm.-venereol. (Stockh.) 38, 68 (1958). — Antibiotic and chemotherapie of non-gonococcal urethritis. Acta Derm.-venereol. (Stockh.) 38, 215 (1958). — Treatment of non-gonococcal urethritis with triacetyl-oleandomycin. Brit. J. vener. Dis. 35, 264 (1959). — The treatment of methyl prednisolone on the outcome of the treatment of uncomplicated non-gonococcal urethritis with tetracycline. 1. Canad. Symp., Montreal 1959. Urol. int. (Basel) 9, 329 (1959).

II. Urethritis durch Trichomonas vaginalis. Nachtrag

ANDREICHUK, I. E.: DDT therapy of trichomonad urethritis in men. Vestn. Derm. Vener. 34, 1244 (1960). — Zbl. Haut- u. Geschl.-Kr. 109, 275 (1961).

BAUER, H.: Zur Epidemiologie der urogenitalen Trichomoniasis. Derm. Wschr. 136, 991 (1957a). — La fréquence de la trichomonase uro-genitale chez l'être humain. Gynéc. prat. No 6, 361 (1957b). — Les infestations à trichomonas. 1. Internat. Symp. Franz. Ges. f. Gynäk., Reims (Marne) 1957. Z. Urol. 51, 200 (1958). — Mikroskopischer Nachweis der manifesten und latenten Trichomoniasis urogenitalis beim Manne. 1. Canad. Symp., Montreal 1959. Urol. int. (Basel) 9, 154 (1959a). — Zur peroralen Behandlung der urogenitalen Trichomoniasis des Mannes. 1. Canad. Symp., Montreal 1959. Urol. int. (Basel) 9, 344 (1959b). — Trichomoniasis urogenitalis. Medizinische II, 1401 (1959c). — Zur Behandlung der urogenitalen Trichomoniasis bei Männern und Frauen mit „Bayer 5360“ (Flagyl). Zbl. Gynäk. 82, 1625 (1960). — Die urogenitale Trichomoniasis, insbesondere die Trichomonadenurethritis des Mannes. Arch. klin. exp. Derm. 213, 794 (1961). — BAUER, O., u. H. KELLER: Behandlung der Trichomoniasis der Frau mit Clont. Med. Klin. 56, 1051 (1961). — BEDOYA, J. M.: Algunos problemas en relación con la tricomoniasis genital humana. Bol. cult. Cons. Col. méd. Esp. 20, 27 (1957). — BEDOYA, J. M., L. R. RICO et G. RIOS: Problemas de la tricomoniasis genital femenina. Modo de adquisición de la enfermedad. Toko-ginec. prákt. 16, 361 (1957). — Trichomonadenbefall der Genitalien: venerische Erkrankung. I. Ergebnisse von Untersuchungen an Ehemännern, deren Frauen an Trichomonas vaginalis leiden. Geburtsh. u. Frauenheilk. 18, 989 (1958). — Trichomoniasis der menschlichen Genitalien: venerische Erkrankung, II. Trichomonadenbefall bei Dirnen und Jungfrauen. Geburtsh. u. Frauenheilk. 18, 994 (1958). — Befall der Urethra bei der Ansteckung der Frau durch Trichomonas vaginalis. III. Geburtsh. u. Frauenheilk. 18, 996 (1958). — BRET, A. J., R. LEGROS, A. PONS et P. LAURENT: Traitment des vaginites à trichomonas par le TC 109. Presse méd. 68, 727 (1960). — BURCH, TH. A., CH. W. REES and D. E. KAYHOE: Laboratory and clinical studies on vaginal trichomoniasis. Amer. J. Obstet. Gynec. 76, 658 (1958).

CAPRIOARA, D., E. FANEA, M. BORNUZ et S. DORCA: Recherches sur le pathogénie de la trichomonase vaginale. Journées Gynéc. Franco-Roumaines, Paris 1957. C.R. Soc. franç. Gynéc. 27, 273 (1957). — CARETTA, G., e S. FURESZ: Azione della tricomicina e della nistatina sulle candidae e sul trichomonas vaginalis. G. Mal. infett. 10, 742 (1958). — CATTERALL, R. D.: Diagnosis and treatment of trichomonal urethritis in men. Brit. med. J. 1960 II, 113. — CATTERALL, R. D., and C. S. NICOL: Is trichomonal infestation a veneral disease? Brit. med. J. 1960 I, 1177. — Systemic treatment of trichomonal infections. Brit. med. J. 1957 II, No 5178, No 5035, 29. — CHAPPAZ, G.: Les infestations a trichomonas. 1. europ. Symp.

Reims 1957, S. 381 (Buchbesprechung). Paris: Masson & Cie. 1957. — COUTTS, W. E., E. SILVA-INZUNZA and B. TALLMAN: Genito-urinary complications of non-gonococcal urethritis and trichomoniasis in males. 1. Canad. Symp., Montreal 1959. Urol. int. (Basel) **9**, 189 (1959).

DECKER, A.: Vagisec in the therapy of trichomonas vaginalis vaginitis. N.Y. St. J. med. **57**, 2237 (1957). — DE METRY, J. P., and R. R. HANSEN: Treatment of vaginitis with triclobisonium chloride. Obstet. and Gynec. **16**, 189 (1960). — DEPOORTER, L.: Recherches cliniques et expérimentales sur la signification clinique de purétrite à Trichomonas vaginalis Donné chez la femme. Bull Soc. roy. belge Gynéc. Obstét., N.S. **29**, 81 (1958). — DUNLOP, E. M. C., E. PHILIPP and J. D. WATT: Oral treatment of trichomonal vaginitis with 2-acetyl-amino-5-nitrothiazole (tritheon). Brit. J. vener. Dis. **34**, 57 (1858). — DUREL, P.: Le traitement des urétrites non gonococciques et de de la trichomonase chez l'homme. 1. Symp. Canad., Montreal 1959. Urol. int. (Basel) **9**, 306 (1959). — Les problèmes qui restent posés par la blennorragic. Minerva derm. **34**, 184 (1959). — État actuel du traitement de la trichomonase chez l'homme. Gynéc. prat. **8** (1957). — DUREL, P., et V. ROIRON: La trichomonase est-elle une maladie venerienne? Gynéc. prat. **8**, 381 (1957). — DUREL, P., V. ROIRON, A. SIBOULET and L. J. BOREL: Systemic treatment of human trichomoniasis with a derivative of nitroimidazole 8823 R.P. Brit. J. vener. Dis. **36**, 21 (1960).

FEINBERG, J. G., and M. J. WHITTINGTON: A cultur medium for trichomonas vaginalis donné and species of candida. J. clin. Path. **10**, 327 (1957). — FILADORA, F., and N. ORSI: Cultivation of trichomonas vaginalis on a solid medium and its application to the assay of trichomycin potency. Antibiot. and Chemother. **8**, 561 (1958). — FORTIER, L.: Traitement de la trichomonase chez la femme par un nouveau dérivé de l'imidazole. 1. Canad. Symp., Montreal 1959. Gynaecologia (Basel) **149**, 158 (1960). — FRÜHWALD, R.: Trichomonaden-Urethritis. Proc. 11. internat. Congr. Dermat., Stockholm 1957, **3**, 987 (1960).

GARZA, L. A.: Trichomonas vaginalis urethritis in male patients and its treatment with local oxophenarsine hydrochloride (mapharsen). Antibiot. Med. **5**, 36 (1958). — GIORLANDO ST. W., and M. L. BRANDT: A new treatment of trichomonas vaginitis. N. Y. Amer. J. Obstet. Gynec. **76**, 666 (1958). — GOSSELIN, O.: Les vaginites à trichomonas et les vaginites mycotiques. Rev. méd. Liège **8**, 803 (1958).

HARRISON, L. W.: Diagnosis of trichomonad infestation by examination of stained films. Brit. J. vener. Dis. **35**, 38 (1959). — HOLTORFF, J.: Bedeutet die orale Anwendung des Aminitrozoles einen Fortschritt in der Behandlung der Trichomonadenkolpitis? Dtsch. Gesundh.-Wes. **13**, 861 (1958). — Beitrag zur Therapie der Trichomonadenvaginitis. Med. Klin. **54**, 360, 365 (1959). — Zur Problematik der sogenannten Trichomonadenkolpitis. Dtsch. Gesundh.-Wes. **15**, 1076 (1960).

IONESCO, V., G. BUSTEA et R. MOISA: De l'usage de la chloroquine dans le traitement de la trichomonase vaginale. C.R. Soc. franç. Gynéc. **27**, 279 (1957).

JENEY, E., T. ZSOLNAI u. L. CSOKONAY: Versuche zur chemotherapeutischen Beeinflussung der durch Trichomonas vaginalis hervorgerufenen Infektionen. Zbl. Bakt., I. Abt. Orig. **171**, 342 (1958). — JIRA, J.: Zur Kenntnis der männlichen Trichomoniase. Zbl. Bakt., I. Abt. Orig. **172**, 310 (1958). — JIROVEC, O., V. BREINDL, K. KUCERA u. V. SEBEK: Zur Kenntnis der Trichomonas vaginalis. Zbl. Bakt., I. Abt. Orig. **148**, 338 (1942).

KAIDANOVSKAYA, S. I.: Trichomoniasis in women. Vestn. Derm. Vener. **33**, 74 (1959). — Zbl. Haut- u. Geschl.-Kr. **105**, 251 (1960). — KERNER, J. A., and A. J. MARGOLIS: Trichomonal vaginitis. The problem of chronic or recurring infection. Calif. Med. **89**, 191 (1958). — KEUTEL, H. J.: Trichomonas vaginalis-Infektion beim Mann. Z. Urol. **51**, 25 (1958). — Trichomonase — eine durch Geschlechtsverkehr übertragbare Parasitose. Hautarzt **10**, 212 (1959). — KEUTEL, H. J., u. A. ROTHE: Perorale Behandlung der Trichomonase beider Geschlechter mit Clont (Bayer 5360). Med. Welt Nr 41, 2171 (1960). — KING, A. J.: Nongonococcal urethritis and trichomoniasis in the male. 1. Canad. Symp., Montreal 1959. Urol. int. (Basel) **9**, 127 (1959). — KORTE, W.: Untersuchungen bei Trichomonas vaginalis. Arch. Gynäk. **189**, 407 (1957). — KOSTIĆ, P.: Symbiose von Trichomonas vaginalis und Monilia albicans im Urogenitalapparat der Frau. Arch. Gynäk. **189**, 410 (1957). — Importance de l'étude du trichomonas chez l'homme. 1. Canad. Symp., Montreal 1959. Urol. int. (Basel) **9**, 171 (1959).

LANCELEY, F.: Serological aspects of trichomonas vaginalis. Brit. J. vener. Dis. **34**, 4 (1958). — LAUGIER, P.: A propos de la fréquence actuelle de la trichomoniase vaginale et de son traitement. Presse therm. clim. **94**, 69 (1957). — LONGHIN, S., u. T. TEODOSIU: Trichomonaden-Urethritis beim Manne. Derm.-Vener. (Buc.) **3**, 241 (1958). — Zbl. Haut- u. Geschl.-Kr. **102**, 222 (1959). — LUNDSTRÖM, P.: The principles of treatment in vaginal trichomonas infestation in women with trifurox (furoxone) cream. Acta obstet. gynec. scand. **39**, 222 (1960). — Criteria of cure in vaginal trichomonas infestation in women with vaginitis with special reference to the trichomonacidal drugs. Acta obstet. gynec. **39**, 198 (1960). — LYAKHOVITSKY, N. S., and G. A. VOSKRESENSKAYA: Asymptomatic trichomoniasis in men. Vestn. Derm. Vener. **32**, 67 (1958) [Russisch]. — Zbl. Haut- u. Geschl.-Kr. **101**, 310 (1958).

McENTEGART, M. G., C. S. CHADWICK and R. C. NAIRN: Fluorescent antisera in the detection of serological varieties of trichomonas vaginalis. Brit. J. vener. Dis. **34**, 1 (1958). — MAGARA, M., E. YOKOUTI, T. SENDA u. E. AMINO: Anwendung von Trichomycin bei Trichomonadenfluor und Vaginalsoor. Antibiot. and Chemother. **4**, 433 (1954). — MICHALZIK, K.: Zur Färbung von Trichomonas vaginalis und anderer Bestandteile des Vaginalinhaltes. Derm. Wschr. **136**, 999 (1957).

NICOL, C. S.: Diagnosis of trichomonas vaginalis urethritis in the male as a routine clinic procedure. Brit. J. vener. Dis. **34**, 192 (1958). — NICOL, C. S., and J. M. WHITTINGTON: Diagnosis by culture of trichomonas vaginalis urethritis in the male as a routine clinic procedure. Proc. 11. internat. Congr. Dermat., Stockholm 1957, **3**, 989 (1960).

OSTERGAARD, E.: The effect of trichomycin in trichomonas vaginitis. Ugeskr. Laeg. **121**, 835 (1959 [Dänisch]. Zbl. Haut- u. Geschl.-Kr. **104**, 342 (1959).

PALAZZETTI, P.: Le lokalizzazioni del trichomonas vaginalis nell'apparato urinario femminile. Minerva ginec. **11**, 421 (1959). — PÉREZ, M. L., u. O. BLANCHART: La frecuencia de las colpitis por trichomonas vaginales. Obstet. Ginec. lat.-amer. **15**, 183 (1957). — PERJU, A.: La valeur comparative des méthodes de diagnostic dans la trichomonase uro-génitale. 1. Canad. Symp., Montreal 1959. Urol. int. (Basel) **9**, 178 (1959). — PIRINGER, W., u. E. PIRINGER: Prostatitis chronica-Trichomonas vaginalis. Wien. med. Wschr. **107**, 609 (1957). — POPCHRISTOV, P., and VL. BERON: Treatment of trichomonas urethritis and vaginitis with flagyl. Čs. Derm. **35**, 372 (1960). — POPCHRISTOV, P., and S. NEYTCHEFF: Dysbactérie urétrale et urétrites dysbactériennes. 1. Canad. Symp., Montreal 1959. Urol. int. (Basel) **9**, 220 (1959). — PRAETORIUS, M.: Die Trichomoniasis in urologischer Sicht. Med. Klin. **56**, 1049 (1961).

RODECURT, M.: Konzentrische Trichomonadenbekämpfung? Münch. med. Wschr. **52**, 731 (1957). — RÖCKL, H., u. TH. NASEMANN: The influence of bacteria, PPLO, cysticetes and trichomonas in the genital tract on non-gonococcal urethritis. 1. Canad. Symp., Montreal 1959. Urol. int. (Basel) **9**, 266 (1959).

SAKAI, S., H. KOBAYASHI, G. SAITO u. N. OKOTI: Zur Chemotherapie der Trichomonadeninfektionen. I. In vitro-Untersuchungen über Thiuramdisulfide und dithiocarbaminsaure Salze. J. Sci. Res. Inst. (Tokyo) **51**, 28 (1957). — Zbl. Haut- u. Geschl.-Kr. **100**, 75 (1958). — SAVEL, J.: La culture de trichomonas vaginalis Donné, 1837. C.R. Soc. franç. Gynéc. **27**, 159 (1957). — SCHOOG-LÜTZENKIRCHEN, A.: Neuere Aspekte bei der Trichomoniasis. Med. Klin. **53**, 1521 (1957). — SCHUPPIUS, A.: Zur Bedeutung, Diagnostik und Therapie der Partnerinfektion für die Trichomonaden-Kolpitis. Med. Klin. **52**, 894 (1957). — SHAH, S. R.: Incidence of trichomonal vaginitis and its treatment with nystatin. J. Obstet. Gynaec. India **9**, 129 (1959). — Zbl. Haut- u. Geschl.-Kr. **106**, 92 (1960). — SHINTANI, H.: Studies on gonococcal and non-gonococcal urethritis. Acta urol. (Kyoto) **4**, 63 (1958) [Japanisch]. Zbl. Haut- u. Geschl.-Kr. **101**, 309 (1958). — SIBOULET, A.: Urétrites non gonococciques masculines: à propos des urétrites à trichomonas vaginalis et des urétrites avec inclusions virales. Proc. 11. internat. Congr. Dermat., Stockholm 1957, **3**, 998 (1960). — STEWART, H. C., W. H. HUGHES, E. G. THOMAS u. W. C. W. NIXON: Trichomonas vaginitis: Clinical trial of a mixture of an antiseptic with local anaesthetics. Lancet **1957II**, 1028. — SYLVESTRE, L., P. GALLAI et J. ETHIER: Traitement de la trichomonase chez l'homme par un nouveau dérivé de l'imidazole. 1. Canad. Symp., Montreal 1959. Urol. int. (Basel) **9**, 356 (1959). — SYLVESTRE, L., M. BELANGER and P. GALLAI: Urogenital trichomoniasis in the male: Review of the literatur and report on treatment of 37 patients by a new nitroimidazole derivate (flagyl). Canad. med. Ass. J. **83**, 1195 (1960).

THIERY, M., G. ONGHENA, J. CASPARI et A. WAEFELAER: Traitement de la vaginite à trichomonas à l'aide de dérivés de l'amino-2, nitro-5, thiazol. 1. Canad. Symp., Montreal 1959. Gynaecologia (Basel) **149**, 154 (1960).

WALTHER, H.: Dermatologischer Beitrag zu einigen klinischen Erscheinungsbildern bei gleichzeitiger Trichomoniasis. Z. Haut- u. Geschl.-Kr. **23**, 83 (1957). — WANG, T. K., and T. F. HSIA: Treatment of trichomonas vaginitis infection with plant germicides and medicinal herbs. Chin. med. **77**, 363 (1958). — Zbl. Haut- u. Geschl.-Kr. **103**, 334 (1959). — WHITTINGTON, M. J.: Epidemiology of infections with Trichomonas vaginalis in the light of improved diagnostic methods. Brit. J. vener. Dis. **33**, 80 (1957). — WILLCOX, R. R.: Treatment of vaginal trichomoniasis with 2-acetyl-amino-5-nitrothiazole (aminitrozole) given orally. Brit. J. vener. Dis. **33**, 115 (1957). — Treatment of vaginal trichomoniasis with gynosterosan. Brit. J. vener. Dis. **35**, 35 (1959).

III. Urethritiden durch Viren, PPLO und L-Formen. Nachtrag

CARD, D. H.: PPLO of human genital origin serological classification of strains and antibody distribution in men. Brit. J. vener. Dis. **35**, 27 (1959).

KLIENEBERGER-NOBEL, E.: Possible significance of PPLO in human genital infection. Brit. J. vener. Dis. **35**, 20 (1959). — KRÜCKEN, H.: Mykoplasma species (PPLO) bei Paraurethritis. Derm. Wschr. **140**, 1341 (1959).

MELCZER, N., u. P. VÁSÁRHELYI: Pleuropneumonieähnliche Organismen in der Hautbesiedelung bei verschiedenen Dermatosen. Arch. Derm. Syph. (Berl.) **207**, 431 (1958). — Pleuropneumonieähnliche Organismen unter den Anflugkeimen der normalen Haut. Hautarzt **10**, 202 (1959).—MOUSTARDIER, G., et J. F. BRISON: Signification des inclusions observées dans des urétrites dites «amicrobiennes». 1. Canad. Symp., Montreal 1959. Urol. int. (Basel) **9**, 209 (1959).

NASEMANN, TH.: Intraurethral herpes simplex. 1. Canad. Symp., Montreal 1959. Urol. int. (Basel) **9**, 280 (1959). — Die Bedeutung der Viren für die Ätiologie der nichtgonorrhoischen Urethritis. Arch. klin. exp. Derm. **213**, 824 (1961). — NASEMANN, TH., u. R. NAGAI: Die Urethritis herpetica (Herpes simplex urethralis). Münch. med. Wschr. **101**, 475 (1960); **102**, 475 (1960). — NASEMANN, TH., u. H. RÖCKL: Bericht über den New Yorker Kongreß über die Biologie der Pleuropneumonie-ähnlichen Organismen (PPLO) vom 14.—16. 1. 1959. — NERMUT, M. V., u. J. UHER: Über das Vorkommen und die Bedeutung der sog. L-Organismen (PPLO) in weiblichen Geschlechtsorganen. Zbl. Gynäk. **80**, 669 (1958).

RAJAM, R. V., P. N. RANGIAH, C. W. CHACO and A. S. THAMBIAH: Is herpes progenitalis a veneral contagion? (A preliminary study with a review of herpes simplex infection.) J. Indian Med. Prof. **4**, 1789 (1957). — RÖCKL, H.: Bakterien und Pleuropneumonie-ähnliche Organismen (PPLO) und ihre Bedeutung für die nichtgonorrhoische Urethritis. Arch. klin. exp. Derm. **213**, 819 (1961). — RÖCKL, H., u. TH. NASEMANN: The influenca of bacteria, PPLO, cysticetes and trichomonas in the genital tract on non-gonococcal urethritis. 1. Canad. Symp., Montreal 1959. Urol. int. (Basel) **9**, 266 (1959).

SAINT-MARTIN, M., J. M. DESRANLEAU et L. SYLVESTER: Technique courante pour l'isolement de PPLO dans le tractus uro-génital. 1. Canad. Symp., Montreal 1959. Urol. int. (Basel) **9**, 283 (1959). — SIBOULET, A.: Contribution á léliologie des urétrites non gonococciques masculines. 1. Canad. Symp., Montreal 1959. Urol. int. (Basel) **9**, 146 (1959).

TRMIGLIOZZI, G.: Ulteriori osservazioni e considerazioni sulle uretriti „da inclusioni". Ann. ital. Derm. Sif. **12**, 160 (1957).

Granuloma venereum (Donovanosis)

Von

Robert D. G. Ph. Simons-Amsterdam

Mit 4 Abbildungen

1. Name

Die Krankheit, die zuerst von MacLeod als „serpiginous ulceration of the genitals" beschrieben worden ist, hat eine Anzahl Synonyme, wie ulcerating granuloma of the pudenda, granuloma venereum, granuloma inguinale, Donovanosis. In der Literatur kommt wiederholt Verwechslung vor mit dem Lymphogranuloma inguinale oder der Krankheit von Nicolas Favre Durand. Das venerische Granulom ist ein stark granulierender (vegetativer) Prozeß, der durch von einer Kapsel umgebene Kokken oder Bacillen erregt wird, welche zu den Klebsiella aus der Friedländer Gruppe oder Donovania gerechnet werden. (Das Lymphogranuloma inguinale von Nicolas Favre Durand kennzeichnet sich wenig oder nicht durch Granulation oder Vegetationen, doch ist primär eine Krankheit der Lymphdrüsen, die durch Pararickettsiae verursacht wird.) Es ist ziemlich sicher, daß zwischen dem Erreger der Donovanosis und dem Bacillus rhinoscleromatis eine enge Verwandtschaft besteht.

2. Geschichte

Nach dem Erscheinen des 21. Bandes des Handbuches der Haut- und Geschlechtskrankheiten im Jahre 1927 sind über das venerische Granulom einige wichtige Daten zu erwähnen. Die Geschichte der Krankheit kennzeichnet sich durch folgende Jahreszahlen:

1882. Erste Beschreibung durch MacLeod in Madras[1]. Nach 1896 als Krankheit sui generis beschrieben von Conyers, Daniels; Galloway in Britisch-Guyana und den Britischen Westindischen Inseln. 1905. Donovan in Madras findet den später nach ihm genannten Mikroorganismus in dem Munde eines Patienten, den er selber Calymatobacterium granulomatis nennt.

1912. Aragao und Vianna taufen den Erreger um und geben ihm den Namen Klebsiella granulomatis, wodurch sie in der Gruppe der Friedländer-Bacillen untergebracht wird.

1913. Aragao und Vianna züchten die Klebsiella granulomatis.

1918. Walker beschreibt die Übereinstimmung mit dem Bacillus mucosus rhinoscleromatis.

1926. Goldzieher und Peck finden die Klebsiella granulomatis im Gewebe der kranken Haut.

1939. Es gelingt Greenblatt u. a. einen Freiwilligen durch Subcutaninjektion zu infizieren.

---

[1] In diesem Jahr entdeckt v. Frisch den Erreger des Rhinoskleroms, der später von Flu (1911), Vianna und Arago (1913) und Snijders (1931) für identisch oder eng verwandt mit dem Erreger des venerischen Granuloms gehalten wurde.

1943. DIENST und GREENBLATT teilen den Erreger bei den Protozoa ein. In diesem Jahre gelingt es ANDERSON, DE MOMBREUN und GOODPASTURE, den Erreger in dem Dottersack des befruchteten Hühnereis zu züchten. ANDERSON gibt dem Erreger den Namen Donovania granulomatis.

1944. KORNBLITH beschreibt eine Hautreaktion auf Antigen aus Eiter und Anderson c.s. auf Kulturmaterial.

1948. RAKE teilt die Donovania bei den Escherichae ein. MARMELL führt den Namen Donovanosis ein, um der Verwechslung mit dem Lymphogranuloma inguinale von NICOLAS FAVRE DURAND ein Ende zu machen.

1953. GOLDBERG u. a. finden komplementbindende Körper in dem Serum von mehr als der Hälfte der von ihnen untersuchten Patienten.

1954. GOLDBERG und CHARLESTON finden, daß von fünf kulturell identischen Stämmen der Donovania granulomatis nicht alle antigenisch identisch sind.

3. Verbreitung

Die Krankheit ist überall in den Tropen, besonders unter unhygienisch lebenden Stämmen oder Gruppen verbreitet und in bestimmten Regionen epidemisch. Auch in gemäßigteren Zonen, z. B. im Süden der Vereinigten Staaten von Amerika kommt sie fallweise vor. Endemische Herde findet man in Südindia und in Neu- und Australisch-Guinea, wo THIERFELDER und THILLOT Tausende von Fällen beschrieben haben. 1930 beschrieb HVAL einen autochthonen Fall in Norwegen, aber der Patient war ein Seemann, der aus Südamerika kam. 1932 fand ROTNES Donovanosis bei einer Frau, die Oslo nicht verlassen hatte.

Alle Rassen können befallen werden. Daß die Krankheit am meisten bei *Farbigen* und bei *Hindus* vorkommt, ist nur auf den Umstand zurückzuführen, daß die endemischen Herde von diesen Menschen am meisten bewohnt sind. Daß *Circumcisio* irgendwelchen Einfluß auf die Verbreitung hat, läßt sich nicht aus der Tatsache schließen, daß die Krankheit weniger bei Moslems vorkommt, weil diese in den endemischen Herden auch die kleinste Bevölkerung bilden und demgemäß auch eine niedrigere Ziffer in der Ansteckung aufweisen. (Von einer Prozentsatzuntersuchung, die hierin Licht bringen kann, ist nichts bekannt.) Die *Altersgruppe* ist 20—40 Jahre. Die Erkrankung kommt aber auch in jüngerem oder höherem Alter vor. Siehe auch den folgenden Paragraphen.

4. Ist die Krankheit eine Geschlechtskrankheit?

Obwohl man allgemein annimmt, daß das venerische Granulom eine Geschlechtskrankheit ist, sind zwei Punkte nicht vollständig klargestellt worden. 1. Ist die Krankheit eine Geschlechtskrankheit oder nur eine Krankheit des Geschlechtsorgans und 2. ist die Genitalstelle eine porte d'entrée oder eine Prädilektionsstelle? (Vgl. dasselbe Problem bei der Nase bei der Lepra.)

Für die Geschlechtskrankheit spricht, daß die Krankheit beinahe nur im geschlechtsreifen Alter auftritt und an den Genitalien vorkommt, nebst einer Anzahl Partnerinfektionen. RATTNER fand, daß beinahe in all seinen Fällen Pediculosis pubis vorangegangen war. Obwohl RAJAM und RANGIAH auf 250 Fällen nur 30 angesteckte Partner fanden, sind sie der Meinung, daß Partnerinfektion viel mehr nachgewiesen werden könnte, wenn der Partner auch besser untersucht würde. Es ist möglich, daß der Mann ein kleines unscheinbares Papel am Penis hat, wovon seine Frau eine schnell und üppig wachsende Granulomatosis bekommt.

Gegen eine Geschlechtskrankheit spricht, daß die Krankheit im Verhältnis zu den Geschlechtskrankheiten wenig vorkommt (noch nicht 2%), daß man, sogar bei Ehepaaren, wenig Partnerinfektion findet, ferner, daß eine große Anzahl der Fälle nicht genital, sondern paragenital beginnt (der Primäraffekt der Krankheit von NICOLAS FAVRE DURAND läßt sich auch selten finden) und die Identitätsmöglichkeit mit dem Rhinosklerom, das die Nase und eventuell den Mund angreift.

Ob die Frau mehr angegriffen wird als der Mann, ist verschieden beschrieben worden. In vielen Ländern wird die Frau erst beim Arzt vorsprechen, wenn sie ausgedehntere Granulationen hat und wird der nackter lebende Mann sich eher über seine Krankheit beklagen.

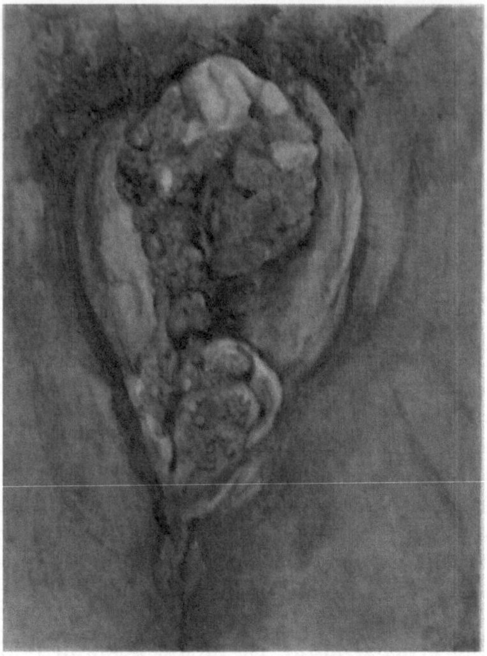

Abb 1. Donovanosis, Granuloma venereum, Granulationstumor der Vulva. Nach SIMONS-AMSTERDAM

RAJAM und RANGIAH fanden viermal soviel Männer als Frauen mit perianalen Granulomen, was sie der Päderastie zuschreiben, doch ist heterosexuelle Päderastie nicht selten. Überdies ist es nicht ausgeschlossen, daß die Analstelle auch eine porte d'entrée oder eine Prädilektionsstelle ist, die — wie oben erklärt — eher vom Manne berichtet wird als genitale und anale Abweichungen von der Frau.

5. Inkubationszeit

Von der Inkubationszeit ist noch nicht genug bekannt. Diese wird von jedem Autor anders angegeben. Die Zeiten variieren zwischen 1 bis 8 Wochen und länger. In Infektionsversuchen fanden GREENBLATT c. s. und MCINTOSH eine Inkubationszeit von 6—7 Wochen; RAJAM und RANGIAH von rund 17 Tagen.

6. Klinisches Bild

Das klinische Bild des venerischen Granuloms in vollem Ornat ist das eines gewaltigen vegetativen Wuchses, wobei die Anogenitalstelle und Umgebung durch grillig begrenzte Granulationstumoren, die miteinander in Verbindung oder wie Inseln lose voneinander stehen, überwuchert wird. In den Krypten der Tumoren, die oft serös oder purulent nattend sind, wimmelt es von pathogenen und nichtpathogenen Mikroorganismen. In einigen Fällen gibt es eine (beginnende) Ulceration, doch höchstwahrscheinlich ist die Ulceration die Folge einer anderen Krankheit, die dem venerischen Granulom vorangeht oder es kompliziert. MAYER und DA ROCHA LIMA schreiben in dem Handbuch, Bd. 21: „In manchen Fällen entwickeln sich die Geschwüre auf der Grundlage von Verletzungen oder Operationswunden der Genitalien oder auf vereiterten Bubonen."

Die Bezeichnung „serpigineus", wie sie zuerst von MACLEOD und auch von SOUZA ARAUJO (s. Handbuch der Haut- und Geschlechtskrankheiten, Bd. 21, 1927) gebraucht worden ist, ist nicht glücklich gewählt, wenn man unter serpigineus versteht, daß ein Krankheitsprozeß einerseits weiterschreitet und andererseits Heilung eintritt und weil in vielen Fällen von Genesung an dem einen Ende beim venerischen Granulom meistens keine Rede ist. Die Erkrankung muß man denn auch als einen sich ausbreitenden solitären oder multiplen fungoiden (blumenkohlartigen) Granulationstumor definieren: papuleus bis papillomateus. In manchen Fällen kommt noch eine Ulceration vor. Es gibt verschiedene klinische Einteilungen nach der Form des Prozesses, wie hypertrophisch-verrukös, sklerotisch-narbend, ulcerös und papillomatös oder papillomato-ulcereus. Das nichtschmerzhafte Ulcus hat dann stark granulierende und mitunter unterminierte Ränder. In den Krypten befinden sich zahlreiche Donovaniae und Eosinophile. In einigen Fällen entsteht auch Nekrose. Die Zerstörung kann so weit gehen, daß das Genitale des Mannes ganz abgestoßen wird.

7. Primäraffekt

Obwohl in der Literatur Bläschen, Pusteln und Erosionen an oder in der Nähe der Genitalien als Primäraffekt genannt werden (lies: vermutet), ist von dem venerischen Granulom kein spezifischer Primäraffekt bekannt. Die Muttereffloresсenz ist das Granulom in Miniatur und vielleicht auch ein Ulcus von jeder Form und Beschaffenheit. Oft wächst das Papillom äußerst langsam und bleibt beschränkt auf eine Papel oder ein kleines Papillom. In anderen Fällen kommt ein sehr schnelles Wachstum zu gewaltigen Granulationstumoren vor. Die Oberfläche des hellblutenden Granulationsgewebes ist rot und in den Krypten befinden sich Detritus und die Donovaniae mit noch einer Menge anderer Mikroorganismen. In seltenen Fällen beginnt schon bald eine stinkende Nekrose. Das Granulationsgewebe betrifft beinahe nur die Haut und Schleimhäute; die untenliegenden Lymphdrüsen, Testes und Urethra bleiben beinahe unangegriffen, doch können sie auch von dem Prozeß betroffen werden. Die Labia majora können dick geschwollen sein, aber in solchen Fällen muß man vor allem untersuchen, ob kein Primäraffekt von Syphilis besteht. Werden die Lymphdrüsen angegriffen, so muß man diese unterscheiden von den Bubonen der Krankheit von NICOLAS FAVRE DURAND. Das Zusammengehen beider Krankheiten ist sehr gut möglich. In solchen Fällen wird leicht eine von beiden übersehen. Dies ist besonders der Fall bei subcutaner Induration und Pseudobubonen des venerischen Granuloms. Nach GREENBLATT c.s. wird der Pseudobubo überraschend häufig gefunden. DIENST, GREENBLATT und SANDERSON fanden in geschlossenen Pseudobubonen Reinkulturen von Donovania. (Sie halten die Donovania für nicht zu der Friedländer-Gruppe gehörig.)

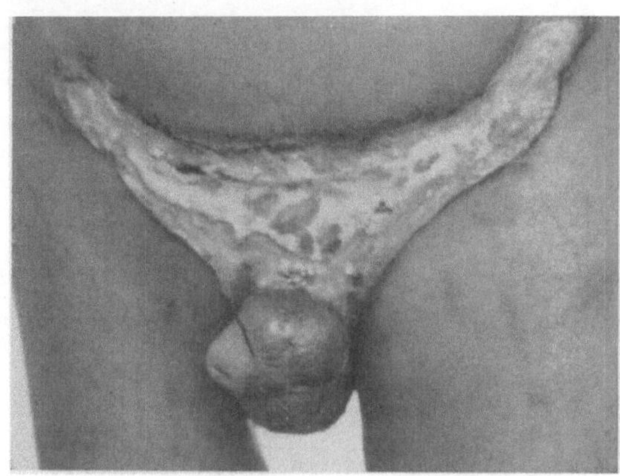

Abb. 2. Donovanosis ausgebreitet über die Leisten. Narbenbildung. Nach RAJAM und RANGIAH

Das extragenitale venerische Granulom ist zu wiederholten Malen beschrieben worden. Der Entdecker des Erregers fand den Mikroorganismus in dem Munde eines Patienten. Die extragenitalen Primäraffekte befinden sich hauptsächlich im Gesicht. ARAUJO beschrieb Donovanosis von Operationsnarben.

In ungefähr der Hälfte der Fälle ist das venerische Granulom lokalisiert an den Genitalien, in 15—20% genitoinguinal und in 4% anal oder peri-anal (RAJAM und RANGIAH). Mitunter ist nur der Cervix uteri angegriffen worden, was zu der unrichtigen Diagnose von Carcinom führen kann.

8. Weitere Ausbreitung

In manchen Fällen bleibt die Krankheit auf eine kleine Papel oder ein kleines Granulom beschränkt, doch in den meisten Fällen breitet sich das Granulom über das ganze Genitalorgan, die Leisten und die Gesäßfurche aus. Inseln von „Metastasen" können entfernt auf dem Körper vorkommen. GREENBLATT c.s. sprechen von einer lymphogenen Ausbreitung, doch RAJAM und RANGIAH bezweifeln dies auf Grund der Tatsache, daß die Lymphdrüsen wenig angegriffen seien, welcher Grund aber nicht genügt.

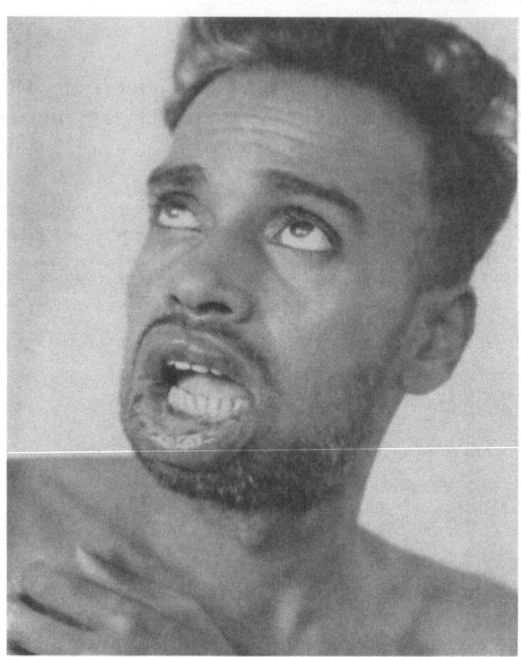

Abb. 3. Extragenitale Donovanosis im Mund. Nach RAJAM und RANGIAH

THIERFELDER beschrieb ein Tertiärstadium von Donovanosis an der Nase und in den Gelenken (Knorpel), doch inwieweit auch Syphilis im Spiele war, ist nicht bekannt. THIERFELDER beschrieb auch einen Leberabsceß mit Granulomen über den ganzen Körper verbreitet. In einem Fall von Ascites fanden RAJAM und RANGIAH Donovania in dem Punktat. In einem anderen Falle fanden sie die Leber und das Skelet angegriffen. Sie fanden Donovaniae in Reinkultur in der Leber und den Knochen. Donovaniae in dem peripherischen Blut sollen von THIERFELDER gefunden worden sein. Dieser Autor spricht auch von einem vierten Stadium als einer Neurodonovanosis mit Lähmungen der Extremitäten und des Zwerchfells (Zwerchfellähmung), wobei punktförmige diffus zerstreute Blutungen auf den Rückenmarkquerschnitten gefunden wurden. Diese Erfahrungen sind später niemals bestätigt worden. Selten werden die Knochen angegriffen: LIPP und BIBBY fanden auf 2000 Fällen während 20 Jahren nur einen Fall. LYFORD c. s. beschrieben eine Polyarthritis und Osteomyelitis durch (bei ?) Donovanosis. PACKER, TURNER und DULANEY beschrieben venerisches Granulom des Cervix und der Vagina mit Metastasen in dem Skelet einer 19jährigen Negerin. Sie hatte auch eine positive Kahn-Reaktion des Blutes. In dem Gewebe fanden sie Donovaniae und in der Blutkultur donovaniae-ähnliche Mikroorganismen.

Auch RHINEHART und BAUER fanden disseminierte Metastasen in dem Skelet mit Donovaniae in den Herden. Die von ihnen beschriebenen röntgenologischen Osteolysis des Cortex zeigten übrigens röntgenologisch nichts Spezifisches, wovon man sagen kann, daß sie perse venerisches Granulom sind. Nur Konstatierung der Donovaniae ist für die Diagnose von Skeletdonovanosis entscheidend.

9. Verlauf und Dauer

Die Donovanosis ist eine chronische Krankheit, die 10—12 Jahre dauern kann. Manchmal ist der Verlauf langsam, manchmal schnell, wobei die obengenannten Folgen relativ schnell auftreten. Es können spontane Remissionen und Rezidive vorkommen. Mitunter findet spontane Genesung oder Stillstand wohl oder nicht nach mutilationes von (nekrotisierenden) Defekten statt. Manchmal folgt der Tod, doch dieser tritt in der Regel durch interkurrente Krankheiten, Anämie oder Intoxikation von der Behandlung ein. In 15—20% der Fälle entsteht eine Pseudoelephantiasis der Genitalien, besonders bei der Frau, wohl oder nicht mit Striktur der Urethra. Carcinomatöse Entartung ist äußerst selten. Die Literatur über das Carcinom und das venerische Granulom ist verworren, und es lassen sich aus ihr keine wichtigen Folgerungen ziehen. Die wichtigste Veröffentlichung ist wohl die von Beerman und Sonck auf dem 10. internationalen Dermatologenkongreß in London. Sie weisen auf die vielen Verwirrungen und die große Möglichkeit der Verwechslung des Carcinoms und des venerischen Granuloms hin. Das pseudocarcinomatöse Wachstum des venerischen Granuloms kennzeichnet sich durch Akanthosis und eine starke Plasmazellreaktion in der Cutis mit polynucleären Leukocyten, Eosinophilen und großen mononucleären Zellen wohl oder nicht mit den Donovaniae. In alten Fällen von venerischem Granulom kann eine starke Hyperplasie und Proliferation der Epidermis stattfinden, deren Ausläufer tief in die Cutis dringen, mitunter sogar mit Perlbildung, so daß kaum ein Unterschied mit Carcinom möglich ist. Die Behandlung wird mitunter erst ex juvantibus Aufschluß geben. Inwieweit Carcinom *auf* einem venerischen Granulom entsteht, läßt sich schwer beurteilen, weil auf zwischen 1 und 6% von verschiedenen Hauterkrankungen (tertiäre Lues, Brandwunden, anorectale Lymphopathia venerea Nicolas Favre Durand, präcarcinomatöse Hautkrankheiten usw.) Carcinom folgt. Überdies kommt Carcinom des Penis viel mehr in den unteren Schichten der Bevölkerung vor und mehr bei Negern als bei armen Weißen (Lenowitz u. Graham, Bleich, Clarke). Beerman und Sonck folgern, daß Carcinom auf venerischem Granulom entstehen kann, doch selten und nicht mehr als bei anderen Hautabweichungen oder auf der normalen Haut.

10. Allgemeinbefinden

Das Allgemeinbefinden ist wenig gestört. Es ist kein Fieber dabei, doch manchmal Anämie, aber Anämie durch Helminthiasis, chronische Malaria kommt in den Tropen viel vor. Allgemeines Kranksein kann ferner auf Dysenterie, Malaria, Tuberkulose usw. beruhen.

11. Mischinfektionen

Eine Mischinfektion mit Syphilis und der Krankheit von Nicolas Favre Durand und auch mit Gonorrhoe, Condylomata acuminata und lata usw. ist möglich. In dem ulcerierenden venerischen Granulom findet man eine große Anzahl von Kokken und Mischflora.

12. Ätiologie

Die im Jahre 1905 von Donovan entdeckten intracellularen Körperchen hält man allgemein für die Erreger des venerischen Granuloms. Sie sind polymorph, manchmal kokkoid, manchmal bacilliform, wohl oder nicht von einer Kapsel umgeben (die jungen Formen sind ohne Kapsel), und sie kommen in den polynucleären, doch hauptsächlich in den mononucleären Zellen vor. In frühen

Fällen liegen sie auch extracellular. Das Präparat wird am besten gemacht, indem man Serum aus dem Granulationsgewebe nimmt. Oberflächlich liegender Eiter oder Exsudat gibt kein Donovania und höchstens sekundär anwesende Mikroben. Auch aus den Bubonen kann der Erreger gezüchtet werden. In sehr jungen Efflorescenzen kann man die Donovania nicht finden und ebensowenig in fibrös vernarbten alten Stellen. Die Donovaniae kommen auch in der Gewebecoupe vor, worin sie von PUND und GREENBLATT u. a. gefunden worden sind.

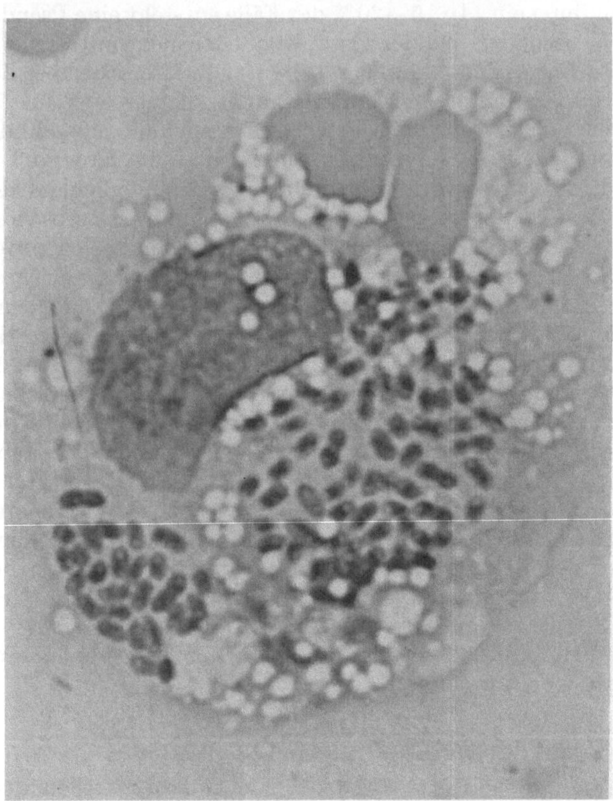

Abb. 4. Kokkoide und bazilliforme Donovania wohl oder nicht von einer Kapsel umgeben. Nach ROBERT B. GREENBLATT W.G.O.

Färbung der Donovaniae im Eiter der Granulome kann nach GIEMSA und nach LEISHMAN (= WRIGHT) geschehen. GREENBLATT c.s. färbten die Donovania nach 2 min Färben mit 1% Pinacyanol- und Methylalkohol. Die Donovaniae wurden hierdurch rosaviolett, das Chromatin dunkelblau.

Experimentelle Infektion bei Freiwilligen ist unter anderem GREENBLATT, RAJAM und RANGIAH u. a. gelungen. Nicht so mit den Kulturen, die zuerst auf dem wachsenden Embryo zustande gebracht worden sind (ANDERSON c. s. 1943). Keines der bekannten Versuchstiere ist bis jetzt künstlich infiziert worden. GOLDBERG und CHARLESTON haben bei fünf Stämmen von Donovania granulomatis (ANDERSON, FRANKLIN, ALLAN, ZACHARY und CHARLESSTAM) wohl kulturelle Identität, doch keine antigenische Identität gefunden.

Die Donovania wurde von DONOVAN u. a. zuerst zu den Protozoen gerechnet, welche Einteilung DIENST c. s. im Jahre 1938 wieder einführten. GOLDZIEHER, PECK, DE MOMBREUN und GOODPASTURE rechneten die Donovania zu den Bakterien. ANDERSON (1943) rechnet die Donovania zu den Bacillen. Mit ihren Mitarbeitern führte sie jedoch ein neues Genus Donovania, wobei als Species die Donovania granulomatis ein.

RAKE (1948) rechnete die Donovania zu den Escherichae. Er meinte, daß der Erreger hauptsächlich in den Faeces und deshalb bei unhygienisch lebenden Menschen vorkomme. RAJAM und RANGIAH weisen darauf hin, daß jedoch nicht die Anal-, sondern Genitalstelle primär angegriffen worden ist, und ich möchte noch hinzufügen, daß sich das unhygienische Leben gewöhnlich nicht auf die analen und genitalen Regio erstreckt, die nach Defäkation in den Tropen gewaschen werden.

13. Diagnostische „Tests"

In dem Serum von Patienten mit Donovanosis haben ANDERSON, DE MONBREUN und GOODPASTURE, DUNHAM und RAKE u. a. Komplementbindungsfaktoren gefunden. KORNBLITH beschrieb eine Cutanreaktion auf Antigen, das er aus Eiter gemacht hatte. ANDERSON c. s. fanden positive Reaktionen auf Antigen, das man von einer Eidotterkultur bekommen hatte.

14. Histologie

Im Anschluß an und als Resümee der Beschreibung in dem Handbuch von 1927 kann man von der Histologie des venerischen Granuloms folgendes sagen. Es handelt sich hauptsächlich um einen Cutanprozeß mit weitreichender Cellularreaktion von Leukocyten, Eosinophilen, Lymphocyten, Plasma und Mastzellen in der umgebenden Haut. Manchmal ist der Prozeß ziemlich scharf begrenzt als ein gefäßreiches Plasmazellen-Infiltrat. In der Cutis fallen uns die starke poly- und mononucleäre Zellarreaktion auf. Mitunter ist eine Absceßbildung vorhanden. Es gibt keine Riesenzellen. In alten Fällen findet man Fibroblasten und Fibrosis. Die großen mononucleären Zellen halten PUND und GREENBLATT für fast spezifisch. In dem Gewebe kann man durch die Delafield-Färbung (PUND und GREENBLATT), durch Giemsa-Färbung (PARISER und BEERMAN) oder durch Dieterle-Silberimprägnation die Donovaniae finden. Auch die Epidermis ist an dem Prozeß durch Akanthosis mit Plasmazellen beteiligt. Von großer Bedeutung ist die pseudoepitheliomatöse Wucherung des Gewebes, wodurch die Krankheit manchmal für ein schnell wachsendes Carcinom gehalten wird.

15. Differentialdiagnose

Die Erkrankungen, von denen man das venerische Granulom unterscheiden muß, sind die primäre und tertiäre Syphilis, ausgebreitete Condylomata acuminata, die cutane Amöbiasis, das Ulcus molle und (hauptsächlich nach der Terminologie!) das Lymphogranuloma inguinale oder Lymphopathia venerea von NICOLAS FAVRE DURAND, tiefen Mykosen und dem Carcinom. All diese Erkrankungen lassen sich durch Laboratoriumsuntersuchungen leicht ausschließen. Die meisten Schwierigkeiten kommen bei der Differentialdiagnose der Donovanosis und des Carcinoms vor, besonders bei dem pseudo-epitheliomatösen Wachstum des venerischen Granuloms. Das venerische Granulom des Mundes und der Nase muß man von dem Rhinosklerom unterscheiden, insofern es sich nicht als identisch mit dieser Krankheit erweisen wird! (GRAIG beschrieb einen Fall von venerischem Granulom bei dem Hund, wobei es sich zeigte, daß es ein Rundzellensarkom war. GLEASON aber meint, daß es sich doch um ein venerisches Granulom des Hundes handelt, das nur einem Sarkom ähnlich sieht.)

16. Therapie

Es ist eine Sisyphusarbeit, aus der Weltliteratur alle Fälle zu sammeln behufs der angewendeten Behandlung eines oder vereinzelter Fälle. Es ist daher das beste, die Therapie des venerischen Granuloms folgendermaßen einzuteilen:

1. Antimonbehandlung: diese hat man ziemlich allgemein aufgegeben.
2. Sulfanilamid-Derivate: diese haben nicht befriedigt.
3. Antibiotica: hiervon kommen vor allem das Streptomycin, Chloramphenicol, Aureomycin, Oxytetracyclin in Betracht.

Die Streptomycinbehandlung besteht nach der Methode von BARTON, GREENBLATT aus 4 g täglich während 5 Tagen. Die Fälle, die nicht reagieren oder die rezidivieren (10%), bekommen eine zweite Kur. RAJAM und RANGIAH geben während 5—20 Tagen 1—2 g täglich (durchschnittlich 10 Tage).

Die Nebenerscheinungen von Streptomycin, nämlich vestibuläre Störungen, allgemeines Kranksein, Urticaria und Kopfschmerzen sahen sie selten. Sie zitieren DIENST c. s., die streptomycinresistente Donovanosis beobachtet haben. Es bedarf keiner näheren Ausführung, daß ein interkurrent auftretendes sekundäres syphilitisches Exanthem nicht als eine Toxikodermie eines der Heilmittel betrachtet werden muß.

GREENBLATT c. s. fanden Chloromycetin effektiv bei sehr ausgebreiteten Fällen. Sie gaben 20—40 g innerhalb von 12 Tagen.

CHEN, DIENST und GREENBLATT fanden die folgende „Hierarchie" in Aktivität: Streptomycine, Dihydrostreptomycine, Aureomycine, Chloromycetine, Bacitracine. Kombination von zwei dieser Mittel hat mehr Effekt, außer die Kombination von Streptomycine und Aureomycine. Die Chlortetracycline- (Aureomycine)-Behandlung ist nach ROBINSON und CRONK am besten bei einer Dosierung von 4 g täglich während 10 Tage. Rezidiv ist allerdings möglich. Sie fanden Chloramphenicol effektiver wie Aureomycine. Die Dosierung ist 4 g täglich während 10 Tage. Rezidiv ist relativ selten. Seltene Nebenerscheinungen sind eine akute Pharyngitis, Stomatitis und Glossitis, welche schnell nach Aufhören mit der Behandlung verschwinden. HENDRICKS c. s. fanden Terramycine (1 g pro Tag) effektiv. Penicillin hat keinen Effekt.

Es ist von Wichtigkeit, daß der Patient zur Behandlung in ein Krankenhaus aufgenommen wird, wenn die Möglichkeit besteht, daß er sich nicht richtig an die Behandlung hält oder wegbleiben wird. Dies ist für die Tropen nämlich sehr wichtig. Operatives Eingreifen kommt nur in Betracht bei geheilten Fällen, die noch chirurgischer Korrekturen bedürfen. RAMA AYYANGAR schlagt Röntgentherapie vor bei resistente Fällen (Grenz oder Röntgen 1000 R in 2—3 Tage in 15 Behandlungen; u. E. eine riskante Dosierung!)

Literatur

ALEXANDER, L. J., and A. G. SCHOCH: Granuloma inguinale. Amer. J. Syph. **24**, 180 (1940). — ALEXANDER, L. J., and T. L. SHIELDS: Squamous cell carcinoma of the vulva, secondary to gr. inguin. Arch. Derm. Syph. (Chic.) **67**, 395 (1953). — ARENAS, N.: Venerisches Granulom der Vulva, auf Vagina und Urethra übergehend. Sem. méd. (B. Aires) **1**, 1143 (1933). — ARNELL, R. E., and J. S. POTAKIN: Granuloma ing. of the cervix. Amer. J. Obstet. Gynec. **39**, 626 (1940). — AYYANGAR, M. C. RAMA: J. Indian med. Ass. **2**, 904 (1955).

BEERMAN, H., and C. E. SONCK: The epithelial changes in gr. ing. Excerpta Med. (Amst.) Sect. XIII abstr. 1563 (1952). — The epithelial changes in gr. ing. Amer. J. Syph. **36**, 501 (1952). — BERRI, J. C.: Ein neuer Fall von vener. Granulom an Vulva, Anus und Weiche. Bol. Inst. Clin. quir. (B. Aires) **3**, 715 (1927). — BEVERIDGE, W. I. B.: The action of antimony and some other bacteriostatic substances on D. granulomatis isolated in the chick-embryo. J. Immunol. **53**, 215 (1946). — BIRCH, C. A.: Gran. inguin. resembling a primary chancre. Brit. med. J. **1929**, No 3581, 345. — BRANDT, R., and T. SCHLEY GATEWOOD: Early diagnosis of gr. ing. Amer. J. Syph. **25**, 48 (1941).

CAMPBELL, M. F.: Etiology of gran. inguin. with report of 18 cases. Amer. J. med. Sci. **174**, 670 (1927). — CARTER, R. M., G. BAYARD, L. JONES and E. M. THOMAS: The attempted cultivation of donovan bodies etc. J. infect. Dis. **64**, 314 (1939). — CHEN, C. H., R. B. DIENST and R. B. GREENBLATT: Skin reaction of patients to donovanosis granulomatosis. Amer. J. Syph. **33**, 60 (1949). — Antibiotics versus donovania granulomatis. Amer. J. Syph. **35**, 383 (1951). — COLE, H. N., H. G. MISKJIAN and J. RAUSCHKOLB: Granuloma inguinale. Its spread in USA. Derm. Z. **53**, 127 (1928). — COSTA, OSV. G.: SIMONS Handb. of rop. dermat., I, p. 633. 1952.

D'AUNOY, R., D. E. RIGNEY and F. EMMERICH VAN HAAM: The pathology of granuloma venereum. Amer. J. Path. **14**, 39 (1938). — DEFINA, A. F., and A. A. CUNHA: Total destruction of the penis by gr. ven. treatment with streptomycin. O Hospital, Rio de Janeiro **36**, 363 (1949). — DEMANCHE, R., et M. LEVY-BRUHL: Granuloma des organes génitaux avec réaction de fixation complement positive en présence du calymato bacterium. Bull. Soc.

franç. Derm. Syph. **42**, 978 (1935). — DIENST, R. B., C. H. CHEN and R. B. GREENBLATT: Granuloma inguinale. Urol. cutan. Rev. **35**, 537 (1949). — DIENST, R. B., R. B. GREENBLATT and C. H. CHEN: Laboratory diagnosis of gr. ing. and studies on the cultivation of donovan bodies. Amer. J. Syph. **32** (4), 301 (1948). — Experimental transfer of chemoresistant gr. ing. Amer. J. Syph. **34**, 189 (1950). — DIENST, R. B., R. B. GREENBLATT and E. S. SANDERSON: Cultural studies on the donovan bodies of gran. ing. J. infect. Dis. **62**, 112 (1938). — DUNLOP, E. M. C., and R. C. V. ROBINSON: Intravenous terramycin in the treatment of early syphilis and gr. ing. Amer. J. Syph. **38** (1), 24 (1954).

EISENBERG, A. A.: Extragenital gr. ing. Amer. J. Syph. **32**, 458 (1948).

FOX, H.: Granuloma inguinale. Occurrence in the USA. 15 cases in New York. J. Amer. med. Ass. **87**, 1785 (1926). — Epithelioma resembling granuloma inguinale. Arch. Derm. Syph. (Chic.) **15**, 495 (1927).

GAGE, I. M.: Gran. inguinale. Preliminary report on the culture of donovan bodies. Arch. Derm. **19**, 764 (1929). — GAULT, E. I.: Venereal granuloma. J. Indian med. Ass. **25**, 157 (1955). — GIGLIOLI, G.: The differential diagnosis of phagedaenic chancroid and gran. ing. Trans. Soc. trop. Med. Found. **23**, 579 (1930). — GLEASON, L. N.: Infectious venereal granuloma in grey-hounds. Vet. Med. (Chic.) **42**, 299 (1947). — GOLDBERG, J., and S. C. CHARLESTON: Studies on gr. ing. antigenic heterogeneity of donovania granulomatis. Shinshu med. J. **4**, 329 (1954). — GOUGEROT, J., E. BARTILLON et F. ROGUES: Gr. vénéreum français ou phagédénisme Mc. Leod-Donovan. Rev. Prat. des Maladies der. payo chauds **7**, 693 (1927). — GREENBLATT, R. B.: Antibiotics in treatment of lymphogranuloma venereum and gr. ing. Annals New York Acad. of Sciences **55**, 1082 (1952). — GREENBLATT, R. B., and W. L. BARFIELDS: Newer methods in the diagnosis and therapy of gr. ing. Brit. J. vener. Dis. **28**, 123 (1952). — GREENBLATT, R. B., W. L. BARFIELDS and R. B. DIENST: Terramycin in the treatment of Gr. ing. J. vener. Dis. Inform. **32**, 113 (1951). — GREENBLATT, R. B., R. B. DIENST, E. R. PUND and M. TORPIN: Experimental and clinical gran. inguin. J. Amer. med. Ass. **133**, 1109 (1939). — GREENBLATT, R. B., V. S. WAMMOCK, R. M. WEST, R. B. DIENST and C. H. CHEN: Oral aureomycin in the therapy of gr. ing. Amer. J. Syph. **33**, 593 (1949). — GREENWOOD, F. G.: The treatment of granul. inguin. by diathermic fulguration. Brit. J. Radiol. **4**, 448 (1931).

HALL, T. B.: Gr. inguin. Report of a case involving the upper lip and depigmentation and edema of the vulva. Arch. Derm. **38**, 245 (1938). — HALTY, M.: Les formes cliniques du gran. vénérum. Ann. Derm. Syph. (Paris) **4**, 1101 (1933). — Le gr. vénérien. Ses characterstiques en Uruguay. An. Fac. Med. Montevideo **20**, 29 (1935). — HANNA, C. B., and H. R. PRATT-THOMAS: Extragenitalgr. ing. Review of literature. Sth. med. J. (Bgham, Ala.) **41**, 776 (1948). — HEISEL, E. B., and H. E. FREEMAN: Gr. inguin. and secondary syphilis. Arch. Derm. **43**, 1082 (1941). — HILL, W. R.: Gr. inguin., lymphogr. venereum, latent syphilis toxic erythema. Arch. Derm. **39**, 924 (1939). — HOGE, R. H., and A. M. SALZBERG: Gr. inguinale of the cervix and vulva treated with streptomycin. J. Obstet. Gynec. **60**, 911 (1950).

JACOBY, A., F. ROSENTHAL and N. SOBEL: Ambulatory treatment of gr. ing. with streptomycin. Amer. J. Syph. **33**, 76 (1949).

KALTHOVEN, A.: Die Bekämpfung des venerischen Granuloms bei den Kaja Kajas usw. Geneesk. T. Ned.-Ind. **68**, 740 (1928). — KATZENELLENBOGEN, I.: Venereal granuloma in Palestine. Report of first case. Urol. cutan. Rev. **34**, 820 (1939). — Granuloma venereum in Palästina. Acta. med. orient. (Tel-Aviv) **5**, 12 (1946). — KERN, A. B.: Squamous cell carcinoma simulating gr. inguinale. Arch. Derm. Syph. (Chic.) **62**, 515 (1950). — KNIGHT, G. H., and W. FOWLER: Granuloma inguinale. Brit. med. J. **1956**, 980. — KUPPERMAN, H. S., R. B. GREENBLATT and R. B. DIENST: Streptomycin in the therapy gr. ing. J. Amer. med. Ass. **136**, 84 (1948).

MACKAY, C. R., and W. L. BUNCH jr.: Carcinoma of vulva following gr. inguinale. Amer. J. Syph. **36**, 511 (1952). — MARMELL, M., and E. SANTORA: Donovanosis: incidence nomenclature and diagnosis. Amer. J. Syph. **34**, 83 (1950). — MCINTOSH, J. A.: The donovan body of gran. inguin. Sth. med. J. (Bgham, Ala.) **21**, 434 (1928). — MENON, T. B., and T. K. KRISHNASWARNI: The nature of the donovan body of gr. ing. Trans. roy Soc. trop. Med. Found. **29**, 65 (1935). — MONBREUN, W. A. DE, and E. W. GOODPASTURE: Etiological studies of Gr. ing. Sth. med. J. (Bgham, Ala.) **24**, 588 (1931). — MORRIS, D. S., and G. E. BENNACK: Extragenital granuloma venereum. Tex. St. J. Med. **48** (1), 39 (1952).

NOVAK, E., and R. G. CRAIG: Infectious sarcoma (venereal granuloma) of the vagina in dogs. Arch. Path. Lab. Med. **3**, 193 (1927).

ODEGARD, K.: Gran. venereum (Donovanosis). T. norske Laegeforen. **22**, 709 (1954).

PARKER, H., and A. D. DULANEY: Diagnostic tests in gr. ing. Amer. J. Syph. **33**, 68 (1949). — PARKER, H., H. B.TURNER and A. D. DULANEY: Gr. ing. of the vagina and cervix uteri with bone metastasis. J. Amer. med. Ass. **136**, 327 (1948). — PANDALAI, D. G., and V. GOVINDAN NAN: Sensitization and anti-body production in gr. inguinale. Indian J.

med. Res. **21**, 731 (1935). — POINDEXTER, H. A.: Some studies on the etiology of granuloma inguinale. J. Lab. clin. Med. **20**, 353 (1935). — POLAYES, S. H., and Z. WILLIAMS: The diagnosis of gr. inguinale by examination of tissue stained with haematoxiline and eosine. Amer. J. Syph. **29**, 525 (1945). — PRIGOT, A., L. T. WRIGHT, M. A. LOGAN and F. R. DE LUCA: Anorectochemitale lymphogr. ven. and gr. ing. treated with aureomycin. N.Y. St. J. Med. **49**, 1911 (1949). — PUND, E. R., and S. H. ANERBACH: Granuloma venereum of uterus, tubes and ovaries. Urol. cutan. Rev. **48**, 562 (1944). — PUND, E. R., G. BRAWNER HUIE and V. A. GOTCHER: Gr. venereum of the cervix uteri. Amer. J. Obstet, Gynec. **37**, 477 (1939). — PUND, E. R., and V. A. GOTCHER: Granuloma venereum of the uterus, tubes and ovaries. Surg. Gynec. Obstet. **3**, 34 (1938). — PUND, E. R., and R. B. GREENBLATT: Gr. ing. of the cervix uteri simulating carcinoma. J. Amer. med. Ass. **108**, 1401 (1937).

RAJAM, R. V., and P. N. RANGIAN: Granuloma venereum and its relationship to epidermoid carcinoma. Indian. J. vener. Dis. **19** (1), 1 (1953). — Donovanosis. Nomenclature and history. World Health Org. Monogr. Ser. 1954, Monogr. 24, S. 9, 1954. — RAJAM, R. V., P. N. RANGIAH and V. C. ANGULI: Systemic donovaniasis. Brit. J. vener. Dis. **30**, 72 (1954). — RATTNER, V.: Arch. Derm. **37**, 926 (1938). — REED, A. C.: Gran. inguinale. Case report. New Engl. J. Med. **204**, 1364 (1931). — RHINEHART, W. J., and J. T. BAUER: Disseminated gr. ing. of the bones. Amer. J. Roentgenol. **57**, 562 (1947). — ROBINSON jr., H. M.: Recent advances in the diagnosis in the treatment in gran. ing. Ann. intern. Med. **27**, 1946 (1947). — ROBINSON R. C. V., and B. CRONK: Gr. ing. aureomycins and chloramphenicol. Amer. J. Syph. **35**, 378 (1951).

SCOTCH, C. W., D. MACHARPER, R. S. JASON and E. B. HELWIG: Neonatal granuloma venereum. Amer. J. Dis. Child. **85**, 308 (1953). — SERMA, J. S.: Gr. ing. A problem in Guntur. Indian J. Derm. Venereol. **23**, 1 (1957) und Indian. Practit. **15**, 525 (1962). — SHROPSHEAR jr., G.: Gr. ing. involving the buccal cavity and the inguinal region. Arch. Derm. **37**, 926 (1938). — SIDLICK, O. M.: Gr. ing. of the face and mouth. Arch. Derm. Syph. (Chic.) **15**, 793 (1927). — SILVA, F.: A case of buccal localisation of venereal granuloma. Case report. Urol. cutan. Rev. **37**, 611 (1933). — SIMONS, R. D. G. PH.: Siehe COSTA, OSV. G.: Handbook of Trop. dermat., I, p. 633. Amsterdam: Elsevier 1952. — Tropical dermatology today. Excerpta med. (Amst.), Sect. XIII, Abstr. 1409 (1952).

VOGEL, W. T. DE: La lutte contre le granulome venereum etc. Guinée Hollandaise. Bull. Soc. Path. exot. **21**, 354 (1928).

WOOD, C. E., S. OLANSKY and W. F. EDMUNDSON: Intramuscular chloramphenicol in outpatient treatment of severeal disease. Arch. Derm. Syph. (Chic.) **10**, 625 (1954). — WRIGHT, L. T., M. SANDERS, M. A. LOGAN, A. PRIGOT and L. M. HILL: The treatment of lympho-granuloma-venereum and gr. ing. with aureomycin. Ann. N.Y. Acad. Sci. **51**, 318 (1948).

Morbus Reiter

Von

Rudolf Maximilian Bohnstedt-Gießen

Mit 8 Abbildungen

I. Einleitung

Definition, Geschichtliches und Literaturüberblick, Nomenklatur

Bei der Reiterschen Krankheit handelt es sich um ein Syndrom unbekannter Ätiologie, das oft, jedoch nicht ausschließlich, nach überstandener Ruhr beobachtet wurde. Die häufigsten krankhaften Erscheinungen dieses Syndroms sind eine Arthritis, eine Conjunctivitis und eine Urethritis. Darüber hinaus können aber auch andere Organe und Organsysteme, darunter auch die Haut, befallen sein.

In Deutschland machte H. Reiter auf diesen Symptomenkomplex 1916 aufmerksam. Seine Veröffentlichung erregte insofern Aufsehen, als er aus dem Blut seines Kranken — es handelte sich um einen jungen Leutnant, der 8 Tage nach einem Durchfall eine Urethritis und Conjunctivitis bekam und einen Tag später an einer Polyarthritis erkrankte — eine Spitochäte züchtete, die Reiter für den Erreger dieser fieberhaften Erkrankung hielt und deswegen von einer *Spirochaetosis arthritica* sprach. Trotz vieler Bemühungen, worauf bei der Besprechung der Ätiologie der Krankheit näher eingegangen werden soll, ist es außer Reiter keinem späteren Untersucher gelungen, bei Kranken mit diesem Syndrom eine Spirochäte nachzuweisen.

Unabhängig von Reiter beobachteten in Frankreich in demselben Jahr Fiessinger u. Leroy sechs Krankheitsfälle mit den gleichen krankhaften Erscheinungen und nannten das Krankheitsbild „*Syndrome conjunctivo-urétro-synovial*".

Im Verlauf des ersten Weltkriegs wurde die Krankheit öfters beobachtet, und zwar bei Soldaten, die vorher eine Ruhr durchgemacht hatten. Dorendorf berichtete 1917 unter der Bezeichnung „*Ruhrrheumatismus*" über 59 Krankheitsfälle von Arthritis nach Ruhr. Er sah bei 25% der Fälle auch eine Conjunctivitis und bei drei Soldaten eine Urethritis. Stettner beobachtete 1917 30 Fälle von „Gelenkrheumatismus" nach Ruhr; rund ein Drittel seiner Kranken hatte außerdem eine Conjunctivitis und Urethritis. In einer „*Polyarthritis enterica*" überschriebenen Arbeit veröffentlichten Schittenhelm u. Schlecht 1918 ihre Beobachtungen an 140 Soldaten, von denen die meisten vorher eine Ruhr durchgemacht hatten. Außer der Polyarthritis bestand in 20% der Fälle eine Conjunctivitis und in 6% eine Urethritis. Als „*Ruhrrheumatoid*" bezeichnet Schemensky 1918 die nach Ruhr auftretenden arthritischen Erscheinungen. Im gleichen Jahr berichteten Sick über sechs, Sommer über drei Krankheitsfälle von M. Reiter nach Ruhr.

Komplikationen nach Ruhr in Form einer Arthritis waren zweifellos schon in früheren Zeiten den Ärzten bekannt. Nach Manson-Bahr finden sich entsprechende Angaben schon bei Caelius Aurelianus, der im 5. Jahrhundert lebte *(Arthritis intestinalis cum ulcere)*. Arthritis nach Ruhr ist laut Paronen ferner von Zimmermann (1765), Lepecq de la Clôture (1765 und 1767), Stoll (1776), Thomas (1835), Gauster (1869), Kräuter (1871), Korczynski (1874), Quinquand (1874), Rapmund (1874) und Remlinger (1898) beschrieben worden. Von einigen dieser Autoren werden, außer der Arthritis nach Ruhr, auch andere Krankheitserscheinungen beobachtet. Stoll erwähnt eine „Dysurie", Remlinger eine Nephritis, Kräuter eine Conjunctivitis. Unter den älteren Autoren muß aber vor allem Sir Benjamin Brodie genannt werden, der schon 1818 erkannte, daß eine Arthritis, Conjunctivitis und Urethritis möglicherwise eine Krankheitseinheit bilden. 1904 erwähnt Markwald ebenfalls alle diese drei Symptome. Huette (1869) bezeichnete die Krankheit als „*Arthritis dysenterica*". Auch von ophthalmologischer Seite wurde zu Beginn des 20. Jahrhunderts — Vossius 1904, Angélis 1909 — auf solche Komplikationen nach Ruhr hingewiesen.

Man kann also auf keinen Fall behaupten, daß Reiter als erster auf diesen Symptomenkomplex aufmerksam gemacht hat. Wenn die Krankheit trotzdem bis heute zumeist nach ihm als „Reitersche Krankheit" bezeichnet wird, so liegt es wohl daran, daß seine damalige Veröffentlichung, wie erwähnt, in Deutschland eine besondere Beachtung fand und verschiedene, vor allem deutschsprachige Autoren, durch Reiter aufmerksam geworden, über Beobachtungen ähnlicher Art berichteten (Fleischmann 1916, Michael 1917, Junghans 1918, Stühmer 1921, Paetzel, Frühwald, Ruge 1928, Tiemann 1932, Foerster 1933, Balban, Musger 1934). Foerster u. Musger wählten dabei als erste die Bezeichnung „*Reitersche Krankheit*". 1934 wies Wiedmann auf einer Sitzung der Österreichischen Dermatologischen Gesellschaft erstmalig darauf hin, daß beim Morbus Reiter auch die Haut in Form eines anfangs pustulösen, später keratotischen Exanthems beteiligt sein kann. 1936 und 1937 demonstrierte Naegeli in der Schweiz zwei weitere Fälle von M. Reiter mit den gleichen krankhaften Erscheinungen, und um dieselbe Zeit beschäftigte sich der Italiener Mastrojanni ebenfalls mit Exanthemen hyperkeratotischer Art bei nichtgonorrhoischer Arthritis *(„Poliartrite ipercheratosica infettiva")*. 1938 machte Postma in Holland als erster darauf aufmerksam, daß bei der Reiterschen Krankheit auch Hautveränderungen im Sinne einer Balanitis circinata vorhanden sein können[1]. Der Schüler Naegelis, Hans Kuske, hat sich dann 1939 eingehender mit dem klinischen und histologischen Bild der Hauterscheinungen beim M. Reiter befaßt und gleichzeitig die Frage aufgeworfen, inwieweit die sog. gonorrhoischen Hyperkeratosen zur Gonorrhoe gehören oder nicht vielmehr der Reiterschen Krankheit zuzuordnen sind. Weitere zwischen den beiden Weltkriegen erschienene Arbeiten über den M. Reiter sind die des Schweden Moltke (1936), der für die Krankheit die Bezeichnung „*Arthritis urethritica*" wählte, und die von Pfleger und von F. Beck (1937).

Insgesamt betreffen die erwähnten zwischen den Weltkriegen erschienenen Arbeiten nur 25 Fälle von M. Reiter, von denen fünfmal die Krankheit nach einer Enteritis ausbrach (Fälle von Pfleger u. Tiemann). Dies ist insofern bemerkenswert, als nach dem zweiten Weltkrieg, wie später ersichtlich wird, die Anzahl der veröffentlichten Fälle an die 1000 heranreicht, und die Zahl der im zweiten Weltkrieg beobachteten Erkrankungen, die man hauptsächlich nach Ruhr sah, rund 800 beträgt. Bei den meisten im zweiten Weltkrieg erfaßten

[1] In diesem Zusammenhang sei erwähnt, daß schon in der ersten Veröffentlichung von Hans Reiter Hinweise auf ein Mitbefallensein der Haut vorhanden sind. Bei den von Reiter beschriebenen Kranken bestand „eine Entzündung der Vorhaut" und an der linken Hüftbeuge waren zahlreiche „Eiterpusteln" zu erkennen. Da die Beschreibung der Hautveränderungen unvollständig ist, läßt sich jetzt nicht mehr entscheiden, ob beim Reiterschen Fall banale oder für die Krankheit charakteristische Hautsyptome vorlagen.

Fällen handelte es sich um eine oligosymptomatische Form im Sinne einer Gelenkaffektion; bei vielen waren aber auch außerdem eine Conjunctivitis oder andere Augensymptome, eine Urethritis, bei einigen Hauterscheinungen und eine Mitbeteiligung anderer Organe zu konstatieren.

Unter den Veröffentlichungen des zweiten Weltkrieges, die sich auf eine größere Anzahl von Beobachtungen stützen, sind folgende zu nennen:

WALTHER (1940): 188 Fälle mit Gelenkrheuma, Arthralgien und Muskelrheuma nach Ruhr, unter diesen in 3,4% Conjunctivitis, in 9% Urethritis.

GOUNELLE et al. (1941): 50 Fälle nach Ruhr und Enteritis, darunter in 47% Urethritis, in 68% Augenerkrankungen.

WACHSMUTH u. WIRTZ (1943): 38 Fälle nach Enteritis, alle mit den drei Kardinalsymptomen der Reiterschen Krankheit: Arthritis, Conjunctivitis, Urethritis.

CIMBAL (1943): 114 Fälle, darunter 62 mit ausgeprägter Symptomentrias.

PARONEN: 344 Fälle, die fast alle im Anschluß an eine in den Jahren 1943—1946 in Karelien bestandene Ruhrepidemie aufgetreten waren. In 97,3% der Fälle war eine Arthritis, in 89% eine Conjunctivitis und in 79,3% eine Urethritis vorhanden.

Hinzu kommen 42 Fälle, die von BEIGLBÖCK, HAMANN, JACOBI und DÖRSCHEL, KRUSPE, KARDUNG, OTTO, SCHUERMANN, WEPLER unter deutschen Soldaten nach Ruhr an verschiedenen Frontabschnitten beobachtet wurden.

In England wies 1943 MANSON-BAHR auf Komplikationen nach Ruhr im Sinne des Reiterschen Syndroms hin, wobei er sich auf länger zurückliegende Beobachtungen bei Ruhrepidemie auf den Fidschiinseln stützte (1897 und 1910).

In den USA machten BAUER u. ENGLEMAN erst 1942 auf die Reitersche Krankheit aufmerksam. Seitdem erscheinen im angloamerikanischen Schrifttum in ununterbrochener Reihenfolge Berichte über die Reitersche Krankheit, wobei von den meisten Autoren die Bezeichnung „Morbus Reiter“ bzw. „REITER's disease“ gewählt wird. Aus England und Amerika stammen auch die wichtigsten Arbeiten über den M. Reiter aus der Zeit nach dem zweiten Weltkrieg, die sich vor allem auf eine sehr große Anzahl von Fällen stützen. Als solche seien hervorgehoben die Arbeiten von HOLLANDER et al. (1945), HARKNESS (1949), GRAHAM u. OGRYZZLO (1950), HALL u. FINEGOLD (1953), FOWLER u. KNIGHT (1956), CAMERON (1956), CSONKA u. OATES (1957). In diesen angloamerikanischen Veröffentlichungen sind Beobachtungen an 449 Fällen der Reiterschen Krankheit verarbeitet. Im Schrifttum der Nachkriegszeit sind außerdem rund 400 weitere Fälle von M. Reiter erfaßt. Meist handelt es sich dabei um Einzelbeobachtungen, die aus allen Ländern der Welt stammen, wenn auch die Veröffentlichungen aus England, USA, Frankreich, Deutschland, Skandinavien überwiegen. In den Nachkriegsjahren sind auch verschiedene größere Übersichten über die Reitersche Krankheit erschienen. Als solche sind zu nennen die Arbeiten von DUNHAM et al. (1947), DIENES et al. (1948), die bereits erwähnte Arbeit von PARONEN (1948), ferner SCHUERMANN u. HAUSER (1949), MARCHE (1950), REICH, DAGUET (1952), KRITSCHEVSKIJ et al. (1954), BUCHAN, WEINBERGER u. BAUER (1955), LÖVGREN, SMOLIK (1956).

Wenn man nach den Veröffentlichungen von REITER und FIESSINGER u. LEROY zwischen den beiden Weltkriegen den Eindruck gewinnen mußte, daß dieses Syndrom nur selten vorkommt, so erweisen die zahlreichen Publikationen während und nach dem zweiten Weltkrieg, die kaum noch vollständig zu überblicken sind, das Gegenteil. Als eine ungewöhnliche Rarität kann man, wie es auch SCHUERMANN hervorhebt, den M. Reiter nicht auffassen. Man muß vielmehr annehmen, daß die Krankheit früher nicht ausreichend beachtet und deswegen auch nicht diagnostiziert wurde. Auffällig ist ferner, daß manche Autoren, im Vergleich zu anderen, besonders viele Krankheitsfälle beobachten konnten, Es ist anzunehmen, daß auch heute noch einzelne Kliniker die Krankheit nicht beachten, während andere, einmal aufmerksam geworden, immer wieder auf neue Kranke stoßen.

Selbstverständlich vermochten die zahlreichen Arbeiten des zweiten Weltkrieges und der Nachkriegszeit unsere Kenntnisse über die Symptomatologie und Klinik der Erkrankung wesentlich zu vertiefen. Es zeigte sich vor allem immer deutlicher, daß man nicht von einer Trias sprechen kann, daß vielmehr verschiedene andere Organe mitbefallen sein können. Ferner war anzunehmen, daß die Urethra sehr oft die Eingangspforte der Erkrankung bildet, denn die meisten der rund 850 nach dem Kriege veröffentlichten Fälle waren nicht nach Ruhr aufgetreten. Manche Autoren sprechen deswegen von einem „*venerischen Syndrom*" (Lövgren 1949) oder „*venereal arthritis*" (Ford 1949) und „*infectious uro-arthritis*" (Hollander 1949). Harkness, einer der besten Kenner der Krankheit, schlug 1947 vor, die Bezeichnung Reitersche Krankheit nur für die nach Ruhr auftretenden Fälle vorzubehalten („*dysenteric arthritis*") und die venerisch bedingte Form mit „*nongonococcal polyarthritis*" oder „*non gonococcal syndrom*" zu benennen.

Viele Mühe wurde in den letzten 10—15 Jahren darauf verwandt, die Ätiologie der Krankheit zu klären. Im Mittelpunkt der Diskussion stand dabei die Frage, inwieweit dem sog. „pleuropneumonia-like organism" eine ätiologische Bedeutung beizumessen ist (Baines, Dunham et al., Findlay et al., Harkness, Nicol u. Edward, Kritschevskij et al., Krücken, Schaffarzick u. Mankle, Siboulet, Wallerstein et al., Warthin, Willcox et al.). Diese Frage kann noch nicht als endgültig entschieden betrachtet werden, worauf bei der Besprechung der Ätiologie der Krankheit näher eingegangen werden soll.

Besonders die Untersuchungen von Kritschevskij et al. machen es wahrscheinlich, daß als Erreger der PPL-Organismus Asteromyces hominis in Frage kommt. Aus diesem Grunde schlagen sie vor, die Krankheit mit „*Asteromykose*" zu bezeichnen.

Zur Nomenklatur des Leidens wäre zu sagen, daß, solange seine Pathogenese und Ätiologie ungeklärt sind, die Bezeichnung *Morbus Reiter*, die sich international am meisten durchgesetzt hat, beizubehalten ist, obwohl Brodie und nicht Reiter das Verdienst zukommt, als erster auf den Gesamtsymptomenkomplex aufmerksam gemacht zu haben. Dabei ist ferner zu bedenken, daß schon im 5. Jahrhundert Caelius Aurelianus auf die Möglichkeit des Entstehens einer Arthritis im Anschluß an eine Enteritis hingewiesen hatte.

Übersichtshalber seien die bereits erwähnten anders lautenden Bezeichnungen des Symptomenkomplexes, die verschiedentlich verwandt wurden, ohne sich allgemein durchgesetzt zu haben, noch einmal zusammengestellt.

Synonyma:

Rheumatismus intestinalis cum ulcere (Caelius Aurelianus, 5. Jahrhundert),
Arthritis dysenterica (Huette 1869),
Spirochaetosis arthritica (Reiter 1916),
Syndrome conjunctivo-uretro-synovial (Fiessinger u. Leroy 1916),
Ruhrrheumatismus (Dorendorf 1917),
Polyarthritis enterica (Schittenhelm u. Schlecht 1918),
Ruhrrheumatoid (Schemensky 1918),
Reitersche Krankheit (Foerster 1933, Musger 1934),
Arthritis urethritica (Moltke 1936),
Poliartrite ipercheratosica infettiva (Mastrojanni 1936),
Dysenteric arthritis and non gonococcal polyarthritis bzw. non gonococcal syndrom (Harkness 1949),
Venerisches Syndrom (Lövgren 1949),
Infectious uro-arthritis (Hollander 1949),
Venereal arthritis and urethritis (Ford 1953),
Asteromykose (Kritschevskij et al. 1954).

II. Geographische Verbreitung

Wie im Literaturüberblick erwähnt, stammen die meisten Beobachtungen von Reiterscher Krankheit aus Deutschland, Frankreich, England, Skandinavien, Finnland, Österreich, Schweiz und den USA. Es sind aber, besonders nach dem zweiten Weltkriege, auch Krankheitsfälle aus nahezu allen Ländern Europas, ferner aus Südamerika, Nord- und Südafrika, Australien, Asien, speziell Indien und Indonesien, vereinzelt publiziert worden. Wenn es sich dabei auch um Einzelbeobachtungen handelt, so ist damit nicht gesagt, daß in den letzterwähnten Ländern der M. Reiter seltener vorkommt. Es ist vielmehr sehr wahrscheinlich, daß in diesen Gebieten die Krankheit bis vor kurzem zu wenig bekannt war und deswegen nicht diagnostiziert wurde. Es dürfte hier dasselbe gelten wie für die USA, wo der M. Reiter erst 1942 von BAUER u. ENGLEMAN „entdeckt“ wurde, wonach andere Autoren, durch diese Publikation aufmerksam geworden, über zahlreiche neue Krankheitsfälle berichteten. Ferner muß berücksichtigt werden, daß aus kleineren und weniger zivilisierten Ländern insgesamt nicht so zahlreiche Publikationen zu erwarten sind.

Aus allen diesen Gründen ist anzunehmen, daß der M. Reiter eine Erkrankung ist, die unabhängig von besonderen geographischen Verhältnissen und klimatischen Bedingungen in allen Ländern der Welt vorkommt. Da das Leiden bei Menschen verschiedener Rassen beobachtet wurde (Europäer, Neger, Inder, Malaien), ist nicht anzunehmen, daß irgendeine besondere Rassendisposition besteht.

III. Verteilung nach Geschlecht und Alter

Es unterliegt keinem Zweifel, daß Männer bevorzugt an M. Reiter erkranken. Frauen werden nur ausnahmsweise befallen. Relativ viele Erkrankungen beim Weibe sah PARONEN und zwar 34 unter insgesamt 344 Fällen (demnach in etwa 10%). In der Literatur ließen sich sonst nur 18 Fälle von Reiterscher Krankheit beim Weibe ermitteln (ZEWI sechs Fälle, FOWLER u. KNIGHT zwei Fälle, HADIDA u. TIMSIT, GÜLDEN, KUZELL et al., LAUDA, LEGER et al., REID, RINKOFF, RUIKKA, SCHAFFARZICK u. MANKLE, YOUNG u. MCEVEN je einen Fall). Berechnet auf die Gesamtzahl der bekanntgewordenen Krankheitsfälle bedeutet das etwa 1%.

Über die Altersverteilung der männlichen Erkrankungen macht PARONEN folgende Angaben:

Jahre	Anzahl der Fälle
16—20	29
21—30	166
31—40	102
41—50	9
	306

Bei Überprüfung der im übrigen Schrifttum veröffentlichten entsprechenden Angaben konnten wir die Zahlen von PARONEN bestätigen. Als Prädilektionsalter für die Reitersche Krankheit muß das dritte und mit gewissem Abstand das vierte Jahrzehnt angesehen werden. Bei über 40 Jahre alten Männern kommt die Krankheit sehr viel seltener und bei Männern um 50 und mehr Jahre nur ausnahmsweise vor. Frauen scheinen mehr als Männer, soweit man aus der relativ geringen Gesamtzahl von rund 50 Krankheitsfällen Schlußfolgerungen ziehen kann, im fortgeschrittenen Alter — 4., 5. und 6. Jahrzehnt — zu erkranken.

Selten werden auch Kinder befallen. Soweit wir die Literatur zu überblicken vermochten, sind 15 Fälle von M. Reiter im Kindesalter publiziert worden (BATSCHWAROFF, BLANKE, CORNER, FLORMAN u. GOLDSTEIN, GLAUNER, LATTAQUIÉ, HENCKEL, MUSUMECI, PARONEN, SCHOENEICH, ZEWI). Davon muß der von BLANKE veröffentlichte Fall unseres Erachtens ausgeschlossen werden, da es sich hierbei eher um eine gonorrhoische Arthritis bei einem 10jährigen Mädchen handelte (keine Untersuchung auf Gonokokken, schnelles Abheilen nach Penicillin!). Unter den restlichen 14 Fällen sind neun Jungen und fünf Mädchen. Von den Jungen standen zwei im 3. Lebensjahr, die anderen sieben waren 4—15 Jahre alt. Von den fünf Mädchen waren drei 6—12 Jahre, eines knapp 10 Monate, eines $2^1/_2$ Jahre alt. HENCKEL, der drei Fälle beobachtete, betont wohl mit Recht, daß der Morbus Reiter von Pädiatern meist nicht diagnostiziert wird. Er weist darauf hin, daß im Handbuch der Kinderkrankheiten von v. PFAUNDLER u. SCHLOSSMANN Angaben über Monarthritis und Balanitis nach Ruhr bei Kindern vorhanden sind, ohne daß dabei die Reitersche Krankheit differentialdiagnostisch in Erwägung gezogen wurde. Es erscheint deswegen nicht ausgeschlossen, daß in Wirklichkeit das Leiden bei Kindern häufiger vorkommt.

IV. Symptomatologie und Klinik

Die häufigsten Symptome des M. Reiter sind, wie erwähnt, eine Urethritis, eine Conjunctivitis und eine Arthritis. Diese drei Hauptmerkmale, die manche Autoren veranlaßten, von einer Reiterschen Trias zu sprechen, sollen vor den zahlreichen anderen Manifestationen besprochen werden. Da die Urethritis meist das Initialsymptom der Krankheit ist, erscheint es am sinnvollsten, mit diesem Symptom zu beginnen.

1. Urethritis und andere Symptome des Urogenitalsystems

Die Urethritis ist fast ausnahmslos bei der Reiterschen Krankheit vorhanden. Bei den wenigen, im Schrifttum veröffentlichten Fällen, in denen eine Urethritis nicht festgestellt wurde, ist zu bedenken, daß die Urethritis zuweilen in einer nur abortiven Form auftritt und deshalb sowohl vom Patienten als auch vom Arzt übersehen werden kann.

Die Urethritis beginnt in der Regel mit geringen Beschwerden. Die Kranken verspüren ein Brennen in der Harnröhre, vor allem während und nach der Miktion. Die Urethralmündung kann gerötet und geschwollen, das Orificium ektropioniert sein. Der Ausfluß ist anfangs klar, schleimig und von grauer Farbe, späterhin mehr gelblich, dick, schleimig oder schleimig-eitrig, ausnahmsweise auch hämorrhagisch. Allerdings kommt es auch vor, daß der Fluor von Beginn an eine mehr eitrige Beschaffenheit hat. Die Stärke des Ausflusses variiert sehr von Fall zu Fall, manchmal ist er so gering, daß die Kranken ihn kaum bemerken. Andere haben stärkeren Ausfluß und dementsprechend ein heftigeres Brennen beim Wasserlassen.

Urethroskopische Befunde sind nur in den wenigsten Fällen erhoben worden. Detailliertere Angaben darüber macht HARKNESS. Bei Kranken mit einer subakuten Urethritis und geringem Ausfluß ist nach HARKNESS das urethroskopische Bild relativ charakteristisch. Er sah „steingutartige“, oberflächliche Auflagerungen in dorsalen und lateralen Anteilen der Pars ant. urethrae. Nach einiger Zeit erscheinen diese Beläge flacher und erinnern dann mehr an „Pflastersteine“. Bei einer akuteren Urethritis mit stärkerem eitrigem Ausfluß waren dagegen im Urethroskop eine starke entzündliche Rötung der Gesamtschleimhaut und keine Infiltrate und Auflagerungen zu erkennen. KRITSCHEVSKIJ et al. sahen bei Urethroskopie ihrer 17 Fälle granulöse Veränderungen an der Schleimhaut, hauptsächlich im bulbären Anteil der Harnröhre und eine geringe Littréitis.

Im Urethralabstrich sind meist Schleim, Leukocyten, Epithelien und keine Bakterien zu finden. Vereinzelt wurden im Ausstrich Colibakterien (KUSKE), Staphylococcus aureus (FEIRING), Staphylococcus albus (NAEGELI), Enterococcus (PFLEGER, BALBAN, SCHUERMANN), öfters grampositive Kokken (MILLER u. MCINTYRE, NAEGELI, NAGYVARADI, REICH, ROBERT, SCHRECK, STÜHMER, WIEDMANN, YOUNG) ermittelt. Über die Bedeutung des positiven Nachweises von

PPL-Organismen im Urethralsekret, den verschiedene, vor allem angloamerikanische Autoren erbracht haben, soll im Abschnitt Ätiologie Näheres gesagt werden.

HARKNESS beobachtete auch Mischinfektionen. Er führt zwölf Kranke an, die nach seiner Auffassung sowohl an einer gonorrhoischen als auch an einer nichtgonorrhoischen, „abakteriellen" Urethritis erkrankt waren. Nach Darreichung von Penicillin schwand die erstere, während die letztere persistierte. Die einige Tage oder Wochen danach festgestellten Manifestationen im Sinne des M. Reiter — Conjunctivitis, Arthritis, Keratodermien — waren nach ihm nicht durch die Gonokokken, sondern durch die „abakterielle Komponente" bedingt.

Bei der überwiegenden Anzahl der Fälle bleibt die Erkrankung auf die Harnröhre beschränkt. Die Entzündung kann aber auch auf andere Anteile der Harnwege übergreifen. So kann es zu einer hämorrhagischen Cystitis kommen, die sich meist durch eine Pollakisurie ankündigt, oder auch zu einer Cystopyelitis (BAINES, CIMBAL, COLBY, PARONEN, PINCK, PIORA, MILLER u. MCINTYRE, WEINBERGER u. BAUER, SICK).

Cystoskopische Befunde bringen WEINBERGER u. BAUER und BAINES. Erstere sahen ein intensives Ödem der Blasenschleimhaut, oberflächliche membranöse Auflagerungen, diffuse petechiale Blutungen; letzterer außer dem Ödem auch multiple pflaumenfarbige Ulcerationen.

COLBY sah in einem Falle eine Dilatation des Nierenbeckens und des Ureters MILLER u. MCINTYRE ebenfalls eine Nierenbeckendilatation. COLBY berichtet auch über eine Hydronephrose. PARONEN beobachtete neunmal eine Nephropathie. Auf eine Mitbeteiligung der Nieren bzw. der ableitenden Harnwege auf Grund eines positiven Eiweißbefundes im Urin konnten TWISS u. DOUGLAS und WRIGLEY in je einem Fall, FEIRING und ZEWI in je zwei Fällen schließen.

Die Entzündung braucht nicht immer von der Urethra aus die oberen Harnwege ascendierend zu befallen. Auch der umgekehrte Weg ist beobachtet worden, vor allem bei solchen Kranken, bei denen der M. Reiter sich im Anschluß an eine Ruhr entwickelt hatte (CIMBAL).

Die männlichen Adnexe können auch ergriffen werden. Über Prostatitis beim M. Reiter berichten BAUER u. ENGLEMAN, HOLLANDER et al., KRITSCHEVSKIJ et al., MILLER u. MCINTYRE, PINCK, ROMANUS, TRIER, VALLEE, WEINBERGER u. BAUER, WIEDMANN. COLBY beobachtete einen Prostataabsceß. Eine Spermatocystitis stellten BROCKS, ROMANUS und TRIER, eine Epididymitis PARONEN, KRITSCHEVSKIJ et al., OLENICK u. SARGENT fest. SICK, TIEMANN, PARONEN sahen Fälle mit Orchitis. LATTAQUIÉ beschreibt eine Epididymitis und Orchitis bei einem 5jährigen Jungen. LÖVGREN nimmt an, daß die männlichen Adnexerkrankungen beim M. Reiter einen Focus bilden, der Rezidive hervorruft. Es ist durchaus möglich, daß diese Komplikationen nicht so selten sind, wie es aus den spärlichen Angaben im Schrifttum hervorzugehen scheint. Insbesondere dürfte eine Prostatitis öfters übersehen werden.

2. Conjunctivitis und andere Augensymptome

Die Augen werden in etwa 90% der Fälle bei der Reiterscher Krankheit befallen. CIMBAL beobachtete Augensymptome unter 114 Patienten in 82%, PARONEN unter 344 Kranken in 91%. Wir ermittelten bei Überprüfung der Angaben über 131 im Schrifttum einzeln publizierte Fälle diesen Prozentsatz mit 90%.

Das weitaus häufigste Augensymptom ist die *Conjunctivitis*. Ausnahmsweise hat diese einen nur flüchtigen, abortiven Charakter, so daß sie sich sowohl der objektiven als auch der subjektiven Beobachtung entziehen kann.

In der Regel tritt die Conjunctivitis an beiden Augen auf. Das Befallensein nur eines Auges ist als Ausnahme anzusehen. PARONEN sah eine unilaterale Conjunctivitis nur elfmal unter 239 Kranken mit Bindehautentzündung. Bei den

94 Kranken CIMBALs waren ausnahmslos beide Augen ergriffen. Er führt allerdings an, daß die Entzündung in bezug auf Heftigkeit an beiden Augen differieren kann. Auch tritt nach CIMBAL die Conjunctivitis nicht gleichzeitig binoculär auf. Gelegentlich wird das andere Auge erst nach 2—3 Tagen ergriffen.

Zunächst kommt es zu einer uncharakteristischen, katarrhalischen Conjunctivitis. Im Verlaufe von 2—3 Tagen entwickelt sich ein schwerer Reizzustand. Man erkennt eine extreme Blutfülle am conjunctivalen und episkleralen Gefäßnetz. Die bläulich-rote Blutsäule verleiht dabei dem Auge eine entsprechende charakteristische Verfärbung. An der Bindehaut ist eine Schwellung wahrzunehmen, vielfach auch ein umschriebenes Anschwellen der Episklera, so daß man oft von einer *Skleroconjunctivitis* sprechen kann. Die Präcapillaren in der Nähe des Hornhautrandes sind unregelmäßig erweitert, der Blutstrom in ihnen verlangsamt. Vielfach kann man in diesem Gebiet Hämorrhagien erkennen. Die geschwollene Bindehaut bedingt häufig eine die Lidspalte kissenartig ausfüllende *Chemose*. Zuweilen, mit Vorliebe nachts, kann es zu einem flüchtigen Ödem des Hornhautepithels kommen, das beim Aufwachen vorübergehend Sehstörungen hervorruft. Vielfach schwellen auch die Lider ödematös an. Die Sekretion kann beträchtliche Ausmaße erreichen und ist meist fibrinös. Die Bindehaut wird dann schleierförmig mit Fibrin überzogen, das man in Form von zarten Fäden abheben kann. Die Fibrinfäden werden wie Fremdkörper empfunden und rufen einen Tränenreiz hervor. Dagegen besteht meist keine Lichtscheu. Das Sekret kann auch leicht eitrig beschaffen sein. Mikroskopisch findet man in den Absonderungen Fibrin, Leukocyten, aber keine Keime.

Die ersten katarrhalischen Erscheinungen, die nicht immer so intensiv ausgeprägt zu sein brauchen — bei manchen Kranken ist nur eine angedeutete Gefäßinjektion an der Conjunctiva zu erkennen — klingen nach 4—6 Tagen ab. Die Sekretion läßt dann nach, die Chemose bildet sich zurück, während das Gefäßnetz noch längere Zeit erweitert bleibt. Nach wenigen Tagen kann es jedoch zu Rezidiven kommen, zuweilen nur an einem Auge. Während die Conjunctivitis jetzt mehr an eine gewöhnliche akute Bindehautentzündung erinnert — die Chemose ist meist nicht vorhanden, die Blutsäule in den Gefäßen nicht blaurot, sondern hochrot — sind jetzt vielfach charakteristische Veränderungen an der Hornhaut im Sinne einer *Keratitis superficialis* vorhanden. Es treten dann begrenzte $^3/_4$—$1^1/_2$ mm große, unregelmäßig angeordnete Trübungen in den tieferen Schichten des Hornhautepithels nahe der Bowmanschen Membran auf. Diese subepithelialen Herde sind nur im fokalen Lichte erkennbar. Sie verschwinden meist nach 2—3 Tagen und werden subjektiv nicht wahrgenommen. In anderen Fällen von Keratitis superficialis kommt es zu feinen Epithelabschürfungen, die dem Kranken mehr Beschwerden verursachen. Selten tritt die Keratitis superficialis auch in heftigerer Form auf. Die Hornhaut ist dann mehr diffus getrübt, die Epithelschichten sind stark aufgelockert, vielfach erodiert. Es kommt dabei neben der conjunctivalen auch zur ciliaren Injektion, zur Irishyperämie und zu Trübung des Kammerwassers. Der Kranke leidet an Lichtscheu und Lidkrampf.

Außer der Keratitis superficialis, die selbst, wenn sie in schwererer Form auftritt, nach 2—6 Tagen schwindet, kann die Hornhaut auch in all ihren Schichten ergriffen werden. Im Schrifttum sind einzelne solcher Fälle publiziert. So berichten über eine schwere *interstitielle Keratitis* CASS, CIMBAL, FEIRING, KRITSCHEVSKIJ et al., MATTSSON, PARONEN, THESLEFF, WRIGLEY. Das Entstehen eines *Ulcus corneae* sahen PARONEN, SICK, STÜHMER, VALLEE, die Bildung von *Katarakten* KATZIN, LEFKOVITS, GORDON et al.

Ein weiteres seltenes Augensymptom beim M. Reiter ist eine *Iritis* bzw. *Iridocyclitis*, die zu *Synechien* führen können. Eine solche beobachteten CIMBAL (vier Fälle), DORENDORF, GÜLDEN, HOLLANDER et al., KRITSCHEVSKIJ et al., LAFON et al., LINDSAY-REA, MARCHE, PARONEN (elfmal Iritis, einmal Iridocyclitis), REITER, SCHITTENHELM u. SCHLECHT, SMOLIK, STETTNER, STÜHMER, ZEWI. Bei dem Fall von ZEWI bestand außer einer Iritis auch eine leichte Neuritis des Opticusnervs. Letztere stellte ZEWI auch bei einem weiteren Kranken mit Conjunctivitis fest. KRITSCHEVSKIJ et al. sahen einmal eine schwere Uveitis, die zur Erblindung führte.

Einzelheiten über Augensymptome beim M. Reiter sind in der Arbeit CIMBALs nachzulesen, dessen Ausführungen wir in diesem Abschnitt vorwiegend gefolgt sind.

3. Arthritis

Die Gelenke werden fast ausnahmslos bei der Reiterschen Krankheit befallen.

Unter den 344 Kranken PARONENs hatten 316 = 97,2% eine Gelenkaffektion. Unter den von uns daraufhin angesehenen, im Schrifttum einzeln publizierten 132 Fällen waren die Gelenke ebenfalls in 97% der Kranken ergriffen. HARKNESS (126 Fälle) gibt den Prozentsatz der Gelenkbeteiligung mit 89, HOLLANDER et al. und HALL u. FINEGOLD (48 Fälle) mit 100%, CIMBAL (114 Fälle) mit 64,9% an. Bezogen auf alle diese Fälle — 764 — ergibt sich der durchschnittliche Prozentsatz mit 90.

In der überwiegenden Anzahl der Fälle werden mehrere Gelenke nach und nach befallen, so daß man in der Regel von einer Polyarthritis sprechen muß. PARONEN sah unter 325 Kranken nur neunmal (2,8%) eine Monarthritis. SCHITTENHELM u. SCHLECHT beobachteten eine Monarthritis nur in 10% ihrer 124 Fälle.

Nicht alle Kranken weisen das voll ausgeprägte klinische Bild einer Arthritis auf. Ein Teil, wenn auch nur ein relativ geringer, hat nur Beschwerden im Sinne einer Arthralgie. PARONEN gibt den Prozentsatz der Arthralgien unter seinen 325 Kranken mit 17,5% an.

Aus allen größeren statistischen Erhebungen (PARONEN, HARKNESS, SCHITTENHELM u. SCHLECHT, CIMBAL), auch wenn sie sich nicht ohne weiteres miteinander vergleichen lassen, da sie unter verschiedenen Kautelen angestellt wurden, geht eindeutig hervor, daß beim M. Reiter die Gelenke der unteren Extremitäten am häufigsten befallen werden, und zwar in erster Linie die Knie-, dann die Sprung-, Metatarsal- und Zehengelenke. Etwa ebensooft wie die Zehen werden die Schulter-, Hand- und Fingergelenke ergriffen. Es folgt das Sacrum, die Sakroiliacalgelenke und das Ellenbogengelenk. Aber auch an allen übrigen Gelenken: Hüft-, Sterno- und Acromioclavicular-, Vertebral-, Temperomandibular-, Metakarpalgelenken sind, wenn auch seltener, krankhafte Veränderungen wahrgenommen worden.

HUETTE und DORENDORF meinten, daß die Gelenke der rechten Körperhälfte häufiger befallen werden als die der linken, was PARONEN an seinem großen Krankengut nicht bestätigen konnte.

Anfangs ist das befallene Gelenk leicht druckempfindlich und nur beim Bewegen schmerzhaft. Nach 2—3 Tagen nimmt die Arthralgie zu, so daß der Kranke auch bei Ruhigstellung des Gelenkes Schmerzen empfindet. Am Kniegelenk sind die ersten Veränderungen nach CIMBAL meist im Bereich der inneren Gelenkspalte und über dem Epicondylus femor. med., am Fußgelenk, am vorderen und unteren Umfang der Knöchel, an den Finger- und Zehengelenken über den Seitenbändern wahrzunehmen. Schon in den ersten Tagen nach dem Einsetzen der Gelenkbeschwerden ist in der Regel ein Anschwellen der Gelenke festzustellen. Krankheitsfälle, bei denen es erst Wochen nach der Arthralgie zu Gelenkschwellungen kommt, gehören zu den Ausnahmen. Zunächst ist nur eine umschriebene, teigige Schwellung zu erkennen, in deren Bereich die Haut nur wenig gerötet ist. In der Folge nimmt die Schwellung zu und es entwickeln sich, besonders an den großen Gelenken, umfangreichere Ergüsse, während an den kleineren Gelenken mehr ein periarticuläres Ödem festzustellen ist. Im übrigen ist die Stärke des Ergusses weitgehend vom anatomischen Bau des jeweiligen Gelenkes abhängig. Die Intensität der Hautrötung ist im Bereich der verschiedenen befallenen Gelenke ebenfalls Schwankungen unterworfen. So ändert sich nach PARONEN das Kolorit der Haut nicht über den Kniegelenken, wogegen an den Metakarpal- und Fingergelenken und ganz besonders an den Sprung-, Metatarsal- und Zehengelenken eine stärkere Rötung der Haut zu erkennen ist. PARONEN gibt ferner an, daß in den meisten Fällen die Schmerzempfindlichkeit an den Gelenken relativ gering ist, so daß die Kranken in der Lage sind, selbst geschwollene Gelenke zu bewegen und trotz Arthritis der Knie- oder Fußgelenke zu stehen. Nach demselben Autor werden die aktiven Bewegungen stets schmerzhafter empfunden als die passiven. Einzelne Patienten haben allerdings so heftige Schmerzen, daß es zum völligen Funktionsausfall des Gelenkes kommt, wobei dann die passiven Bewegungen nicht mehr ausführbar sind. Nachts sind in der Regel die Beschwerden größer als am Tage. Im weiteren Verlauf sind nach CIMBAL auch an den größeren Gelenken nicht sosehr die Ergüsse, als vielmehr die capsulären und pericapsulären Anschwellungen von Bedeutung.

Das *Exsudat* — meist wurde das Kniegelenkpunktat untersucht — ist in der Regel graugelblich verfärbt und hat eine leicht klebrige Beschaffenheit. Es enthält auch Fibrin und zwar um so mehr, je länger es besteht. Das spezifische Gewicht schwankt nach PARONEN zwischen 1020 und 1022, die p_H-Werte betragen 7,5—10, der Eiweißgehalt wechselt zwischen 1,3—4%; PARONEN fand auch vereinzelt Eiweißwerte bis 12%. Meist enthält das Exsudat vorwiegend neutrophile Leukocyten (nach BEIGLBÖCK 1000—5000, nach HOLLANDER et al. 9000—14000 Leukocyten pro mm^3), manchmal können auch Lymphocyten überwiegen (PARONEN, VALLEE). Bakterien wurden im Exsudat nicht gefunden.

Pathologische Anatomie. Da die Arthritis beim M. Reiter nach einigen Monaten abklingt, und die Krankheit nicht tödlich endet, sind unsere Kenntnisse über die pathologische Anatomie der Gelenkaffektionen lückenhaft. WEPLER sezierte einen an M. Reiter erkrankten und an einer akuten Magenblutung verstorbenen Mann 18 Std nach dem Tode und fand bei Eröffnung des rechten Kniegelenks ein Ödem im periartikulären Gewebe ohne Hyperämie. Die Oberfläche der Synovialis erschien samtartig rauh, war deutlich gerötet und nicht mit Fibrin belegt, der Gelenkknorpel war glatt. Histologisch fanden sich eine ödematöse Schwellung der Synovialis und in den Nischen zwischen den Zotten gelapptkernige Leukocyten, eine vorwiegend perivasculäre, aber auch diffuse lymphocytäre Infiltration in der inneren Kapselschicht und in der Tiefe der Kapsel eine Vermehrung der histiocytären Elemente.

Andere Autoren: BAUER u. ENGLEMAN, HOLLANDER et al., WEINBERGER et al. untersuchten excidiertes Synovialgewebe. Sie fanden eine ödematöse und polymorphkernige, leukocytäre Infiltration, kleine Blutungen und eine Hyperplasie der Synovialzellen. Eine Proliferation der fixen Bindegewebszellen und der Blutgefäße sprachen für eine chronische Entzündung.

Die im Schrifttum niedergelegten *röntgenologischen* Befunde sind uneinheitlich, da sie an verschiedenen Zeitpunkten seit Bestehen der Arthritis vorgenommen wurden.

PARONEN konnte bei zahlreichen Aufnahmen, die etwa einen Monat seit Beginn der Erkrankung vorgenommen wurden, keine wesentlichen, von der Norm abweichenden Befunde erheben. Im späteren Verlauf wurden meist eine Osteoporose, Decalcifikationen und mehr oder weniger ausgeprägte Zeichen von Destruktion an Knochen und Knorpel festgestellt. LEVER u. CRAWFORD sahen eine fleckige Atrophie, SCHUERMANN im fortgeschrittenen Stadium Wulst- und Zackenbildungen. An kleinen Gelenken fällt röntgenologisch eine Verschmälerung der Gelenkspalten (PAETZEL, HARKNESS) und später eine Ankylose auf. KUSKE und neuerdings Bonse heben hervor, daß beim M. Reiter nach Jahren irreparabele Schädigungen der befallenen Gelenke entstehen können. Bonse sah bei einem Kranken „schwerste reaktive Veränderungen im Sinne einer sekundären Arthritis deformans“ an den Kniegelenken, eine erhebliche Osteoporose mit Spangenbildungen zwischen den Wirbelkörpern an der Wirbelsäule und „eigenartige Veränderungen am Calcaneusanteil, die an Befunde beim M. Bechterew erinnerten“.

4. Veränderungen an Knorpel, Muskeln und Sehnen

Außer den Gelenken sind verschiedentlich Veränderungen an den Syndesmosen (Symphyse, Artic. sacroiliaca) wahrgenommen worden. Zuweilen bestehen auch perichondrale Erscheinungen, insbesondere an knorpeligen Anteilen des Brustkorbs. Ferner liegen vereinzelte Beobachtungen vor, daß der Kehlkopf- (Schuermann) und der Nasen- und Ohrmuschelknorpel (Cimbal) ergriffen wurden.

Ein Teil der Kranken Paronens hatte Myalgien, insbesondere in der Schulterblattgegend, die vor allem während der Nacht Beschwerden machten. Sehnenscheidenentzündungen kommen auch vor (Cimbal). Zuweilen werden auch die Ansatzstellen der Sehnen, insbesondere der Achillessehne, ergriffen. Vielfach entwickelt sich an den befallenen Extremitäten eine beträchtliche Muskelatrophie.

5. Veränderungen am peripheren und zentralen Nervensystem

Vereinzelt wurden im Verlauf der Erkrankung *Neuralgien* beobachtet (Rose, Walther), die hauptsächlich im Bereiche der Kopf- und Intercostalnerven sowie an den Nerven der Extremitäten auftraten. Über eine *Neuritis* berichten Cahn, Holler, Schittenhelm u. Schlecht, Steenis, Walther, Zewi (N. opticus! s. Augensymptome), über eine *Polyneuritis* Wilke. Letzterer untersuchte auch den Liquor und fand eine leichte Eiweißvermehrung, jedoch keine Erhöhung der Zellzahl. Lafon et al. glauben, daß die bei ihrem Kranken beobachtete vorübergehende Hemiplegie, die sich nach 14 Tagen spontan zurückbildete und der eine Urethritis, Conjunctivitis und Arthritis folgten, mit diesen Kardinalsymptomen der Krankheit in Zusammenhang stand.

Bei einigen Patienten sind Kopfschmerzen und Erbrechen beobachtet worden (Bourel, Cimbal). Im Sinne des letzteren sind sie wohl als *meningeale Reizerscheinungen* aufzufassen. Lauda stellte bei einer 59jährigen Patientin 3 Monate nach Beginn der Erkrankung eine *Meningo-Encephalitis* fest, die zum Exitus führte, und die er als ein Teilsymptom der nach seiner Auffassung dem M. Reiter zugrunde liegenden „allergisch-anaphylaktischen Allergie“ deutet.

6. Veränderungen am Herzen

Veränderungen am Herzen dürften beim M. Reiter keineswegs selten vorkommen, wenn man genügend darauf achtet. Lövgren u. Masreliez konnten in 27% ihrer 30 Fälle EKG-Veränderungen passagèrer Art beobachten. Unter dem großen Krankengut Paronens war das Herz in 6,5% der Fälle beteiligt (23mal unter 344 Patienten). Csonka u. Oates führten bei 128 Kranken 25mal EKG-Untersuchungen durch und ermittelten dreimal eine Perikarditis. Sie glauben, daß sie bei manchen anderen Kranken, die über Brustschmerzen klagten, Herzerkrankungen übersehen haben könnten. Es ist anzunehmen, daß das Herz in der Mehrzahl der Fälle nur vorübergehend und in leichter Form mitbefallen wird und daß im Schrifttum nur ernstere Herzkomplikationen erfaßt sind. Ferner geht aus dem Schrifttum hervor, daß bei einigen Kranken die eigentlichen Herzveränderungen sich erst nach Jahren einstellen können, so daß solche späteren Alterationen des Herzens den meisten Autoren entgangen sind.

Über Myokarditis berichten BEIGLBÖCK, BOLGERT et al., DORENDORF, FEIRING, OTTO, NYFOS, PARONEN (16 Fälle), SCHEMENSKY, TRIER, VALLEE, WARTHIN über Perikarditis CSONKA u. OATES, PARONEN (drei Fälle), MAYNE, über Endokarditis BERGMARK, GAMP, SCHUERMANN, SICK. Im Falle GAMP trat die Endokarditis 11 Jahre nach Beginn der Erkrankung auf, und es entwickelte sich später ein Mitral- und Aortenvitium. Eine gleichzeitige Myo- und Perikarditis sah PARONEN bei vier Kranken. STETTNER beobachtete eine Endo-Myokarditis, LEVER u. CRAWFORD einen Myokardinfarkt.

Die EKG-Veränderungen entsprechen dem klinischen Bild. Einzelheiten bringen CSONKA u. OATES, MAYNE, PARONEN, SCHUERMANN, VALLEE, WARTHIN.

7. Veränderungen am Respirationstrakt

Zweifellos kann beim M. Reiter auch der Respirationstrakt befallen werden. Manche Autoren (CIMBAL, FEIRING, SCHUERMANN, VALLEE) beobachteten eine *Rhinitis*, die verschiedentlich gleichzeitig mit Conjunctivitis auftrat und die CIMBAL mit einer Heuschnupfenrhinitis vergleicht. Im Gegensatz dazu bezweifelt PARONEN, der unter 334 Kranken 29mal eine Rhinitis beobachtete, daß es einen spezifischen Schnupfen beim M. Reiter gibt.

Verschiedentlich wurde eine *Epitaxis* beim Beginn der Krankheit gesehen (GOUNELLE et al., MAIGNIEN-COURARD, SOMMER, SCHITTENHELM u. SCHLECHT). PARONEN stellte unter seiner großen Anzahl von Kranken nur einmal ein Nasenbluten fest.

FEIRING sah eine *Pharyngitis*, MAZUREK eine *Laryngitis*, WALTHER beobachtete in 13,8% seiner 188 Fälle eine *Bronchitis*. Die Lungen selbst dürften äußerst selten befallen sein, und es erhebt sich die Frage, ob die spärlichen, im Schrifttum niedergelegten Angaben über Lungenbeteiligung als spezifisch für den M. Reiter anzusehen sind. LAFON et al. beobachteten multiple Infiltrate in den Lungen, die nach 14 Tagen wieder verschwanden, bei einem Manne, der später das typische Bild des Syndroms bot. Über Lungenbeteiligung berichten weiterhin THIERS u. SIBOULET. Dagegen kann sich im Verlauf der Krankheit häufiger eine *Pleuritis* entwickeln (BAINES, CIMBAL, HOLLER, ORLOWSKI, PARONEN, SCHITTENHELM u. SCHLECHT, SICK, THIERS u. PINET). PARONEN konnte mit Sicherheit eine trockene und umschriebene Pleuritis bei 26 Kranken (7,8%) feststellen. Bei weiteren 48 Patienten war die Pleuritis mit größter Wahrscheinlichkeit anzunehmen. Auf Grund seiner röntgenologischen Untersuchungen hebt er hervor, daß die Pleuritis möglicherweise sehr viel häufiger vorkommt, denn ihr Verlauf ist stets mild, und es ist sehr wohl möglich, daß sie sich der Beobachtung entzieht. Die Pleuritis kann doppel- und einseitig auftreten.

8. Veränderungen an anderen inneren Organen. Drüsenveränderungen

Wenn man von der Enteritis, die dem M. REITER vielfach vorausgeht, absieht, wird der *Digestionstrakt* während der Erkrankung in der Regel nicht befallen. WENGEN berichtete über eine peritoneale Reizung und ein pseudoappendicitisches Bild. Eine Peritonitis erwähnt auch SMOLIK. Die Leber wird wohl nicht befallen SCHITTENHELM u. SCHLECHT, TIEMANN, HOFF beobachteten zwar Gelbsucht, es ist aber, wie PARONEN mit Recht hervorhebt, wahrscheinlich, daß es sich zufällig um ein Zusammentreffen beider Krankheiten handelte.

Über eine Beteiligung der *Milz* berichten BALBAN, HALL u. FINEGOLD, KORB u. BROWN, REITER, SCHITTENHELM u. SCHLECHT. Diese Autoren fanden die Milz perkutorisch bzw. palpatorisch vergrößert. Inwieweit dieses Symptom als spezifisch anzusehen ist, ist schwer zu sagen, da die meisten Autoren anscheinend auf dieses Organ nicht geachtet haben.

Über *Lymphknotenbeteiligung* liegen nur wenige Berichte vor. BAUER u. ENGLEMAN, FEIRING, MOLTKE, STORM-MATHISEN, TWISS u. DOUGLAS, USSEGLIO u. ZANCAN beobachteten, daß während der Krankheit die Cervical-, Axillar-, Epitrochlear- oder Inguinalknoten geschwollen sein können. Ob es sich hierbei um für den M. Reiter spezifische Veränderungen handelte, sei dahingestellt, zumal TWISS u. DOUGLAS und STORM-MATHISEN bei der histologischen Untersuchung solcher Lymphknoten keinen besonders kennzeichnenden Befund erheben konnten. Dagegen dürften die ebenfalls einzelnen Beobachtungen über Mitbeteiligung drüsiger Organe für einen echten Zusammenhang mit der Krankheit sprechen. So berichten über *Parotitis* BOUREL, GOUNELLE et al., HOFF, HOLLER, MANSON-BAHR, OTTO, über eine *Mastitis* PARONEN u. SICK. Eine Entzündung der *Tränen-* und *Meibohmschen Drüsen* stellte SICK, eine Entzündung der *Glandulae submandibulares* SICK u. KOKKO fest. Ob die von NAGYVARADI in seinem Falle erwähnte Tonsillitis mit dem M. Reiter in Zusammenhang steht, erscheint zweifelhaft.

9. Allgemeine Krankheitserscheinungen

In der Regel haben die Kranken im akuten Stadium der Krankheit Fieber septischer Art, meist zwischen 38 und 39^0 C. Dieses fieberhafte Stadium dauert bei der Mehrzahl der Fälle nicht länger als 2—3 Wochen an. Mitunter aber hat das Fieber von Beginn an nur einen subfebrilen Charakter. Manche Patienten neigen zu Schweißausbrüchen, besonders nachts. Schüttelfrost ist selten.

Die Blutsenkungsgeschwindigkeit (BSG) nach WESTERGREN ist in der Regel beträchtlich erhöht und erreicht nicht selten Werte über 100 mm in der Stunde. Die BSG ist besonders während des akuten Stadiums der Arthritis erhöht.

Nicht selten besteht eine normochrome Anämie, die allerdings meist nur geringfügig ist (PARONEN sah eine leichte sekundäre Anämie in 42% seiner 344 Fälle).

Die Anzahl der Leukocyten ist in der Regel auf 8000—10000 erhöht, zuweilen findet man auch höhere Leukocytenwerte bis zu 18000 (nach PARONEN in etwa 15,8%). Oft ist während der Schübe eine Linksverschiebung vorhanden. Die Zahl der Eosinophilen kann erhöht sein. Im großen Krankengut PARONENs war eine Eosinophilie von 5—11% in etwa einem Drittel der Fälle festzustellen. In der Regel überschreitet die Anzahl der Eosinophilen nicht 4%. Nach SMOLIK kann die Gerinnungszeit verkürzt sein.

10. Hautveränderungen

Die Haut kann beim M. Reiter in charakteristischer Weise in Form eines gruppierten bzw. lokalisierten, pustulös-keratotischen Exanthems befallen werden. Wie häufig diese Komplikation vorkommt, ist schwer zu entscheiden, da, wie SCHUERMANN hervorhebt, dieses Symptom möglicherweise vielfach übersehen wird. PARONEN konnte unter seinen 344 Kranken nur zweimal Hautveränderungen erkennen. Wir sahen weitere 336 im Schrifttum veröffentlichte — es handelte sich fast ausschließlich um Einzelbeobachtungen — Fälle durch und fanden, daß unter diesen bei 47 Kranken (etwa 14%) die Haut in charakteristischer Weise befallen war.

Der häufigste Lokalisationsort der Hauterscheinungen sind die Füße, insbesondere die Sprunggelenke und Sohlen. Am nächst häufigsten werden die Handflächen befallen. Hautveränderungen können aber, wenn auch seltener, in anderen Regionen vorkommen: Ober- und Unterschenkel (KUSKE, HOLLANDER), Handgelenke (KUSKE), Rücken (KUSKE), Nabel (ROBERT), Scrotum, Penis (KUSKE, LUTZ, WILLCOX). Vielfach entwickeln sie sich über einem befallenen

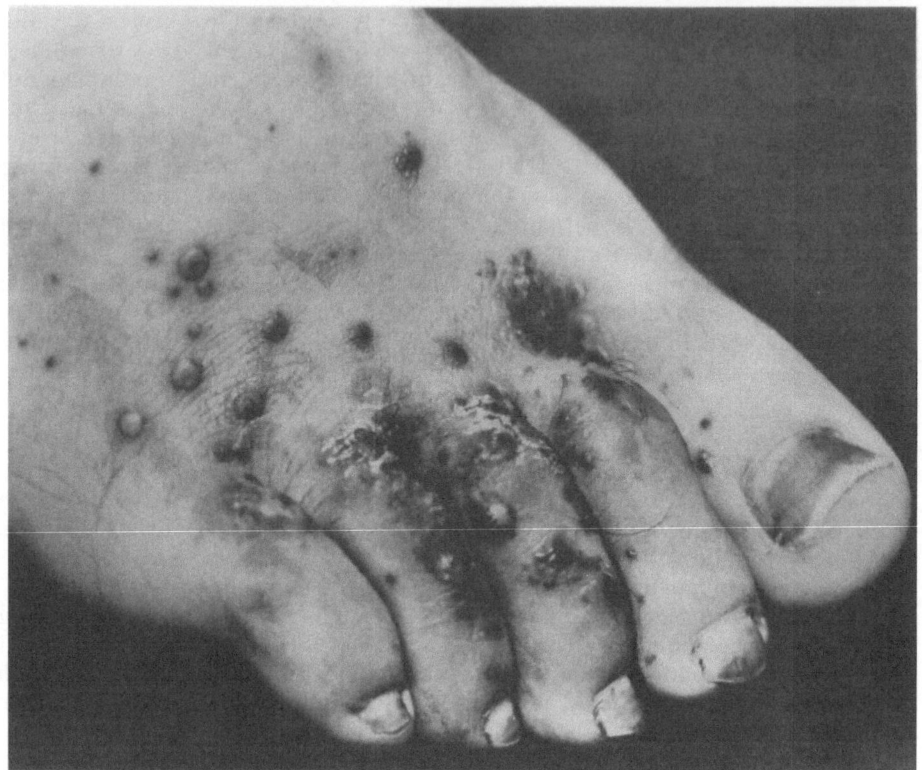

Abb. 1. Pustulöse Efflorescenzen am Fußrücken. Abb. 1—7 aus Arbeit von H. KUSKE, Archiv f. Derm. 179, 58 (1939), wiedergegeben mit freundlicher Genehmigung des Verfassers

Gelenk und können hier im Sinne eines isomorphen Reizeffektes durch mechanischen Druck (Zugpflaster) und durch Ichthyol- und Wärmeapplikation provoziert werden.

Zuerst entwickeln sich an der Haut etwa linsen- bis kirschkerngroße, gruppiert angeordnete Flecke oder flache papulöse Efflorescenzen. Diese wandeln sich bald in Pusteln um, die einen gelblichen, rahmigen Eiter enthalten und von einer schmalen entzündlichen Randzone umgeben sind (s. Abb. 1). Danach trocknet die Pustel ein und bedeckt sich mit einer Schuppenkruste (s. Abb. 2 und 3). Die Schuppenkrusten lagern sich konzentrisch austernschalenförmig an, so daß rupiaartige Gebilde entstehen, die einen Durchmesser von etwa 1 cm und mehr haben können. Wenn mehrere eng beieinanderliegende Pusteln sich mit Schuppenkrusten bedecken, entstehen Veränderungen, die sich mit einem Bergrelief vergleichen lassen. Einzelnstehende Efflorescenzen wurden oft treffend mit Tapeziernägeln verglichen (s. Abb. 4—6).

Das histologische Bild ist nach KUSKE durch folgende Merkmale charakterisiert.

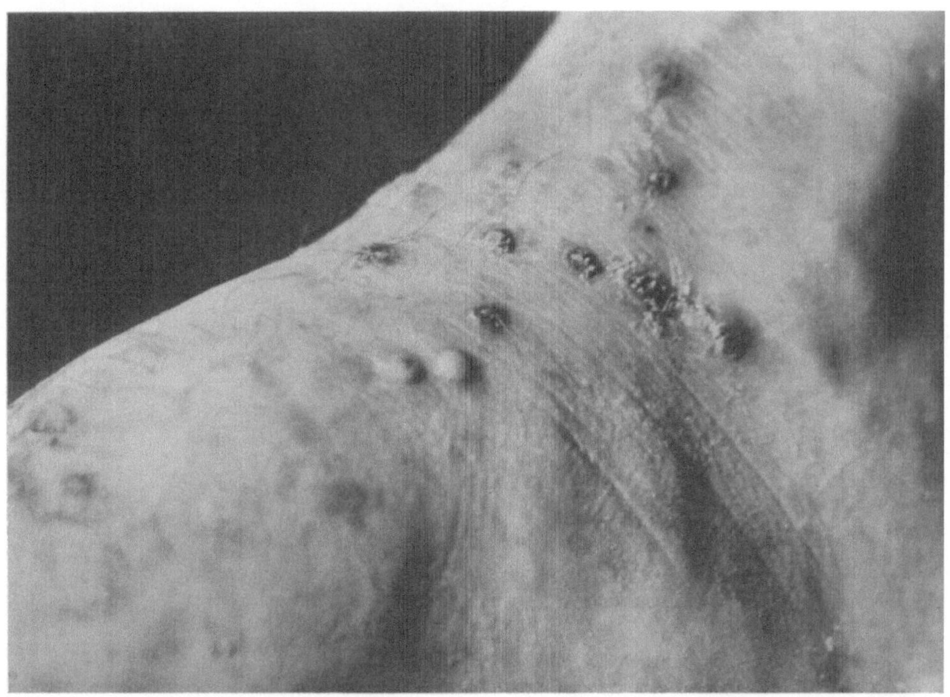

Abb. 2. Pustulöse Efflorescenzen über dem Fußrücken, teilweise sich in Keratosen umwandelnd

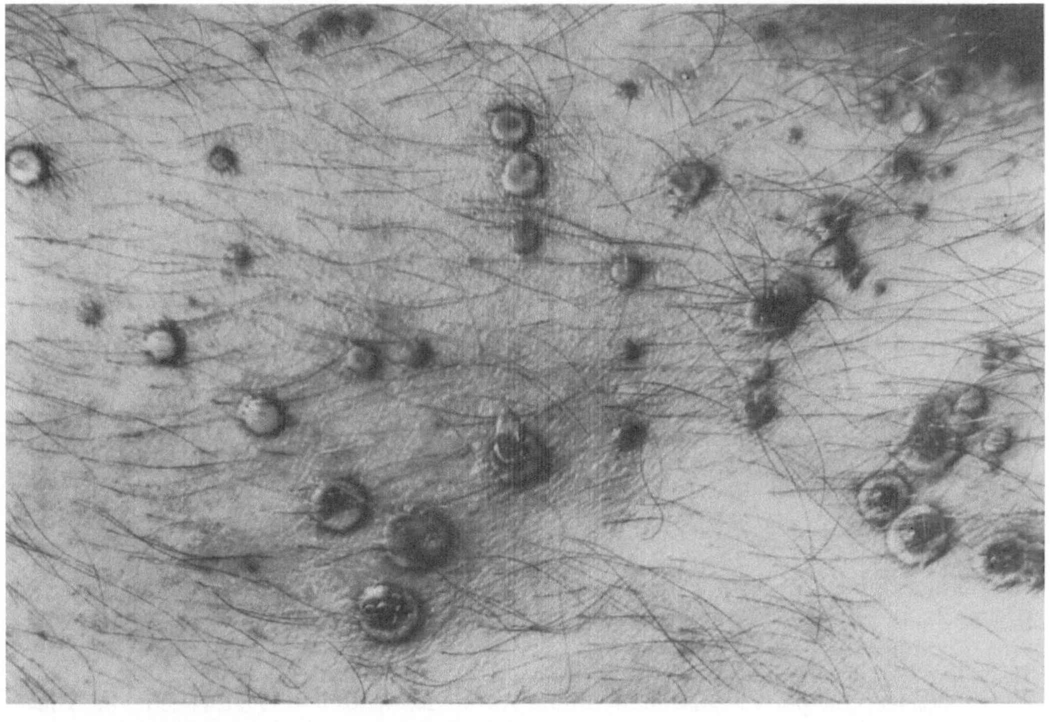

Abb. 3. Nahaufnahme pustulöser Efflorescenzen, die zum Teil in Umwandlung begriffen sind

Die Epidermis erscheint ödematös aufgelockert und von ausgewanderten polymorphkernigen Leukocyten durchsetzt. Im Stratum spinosum und dicht

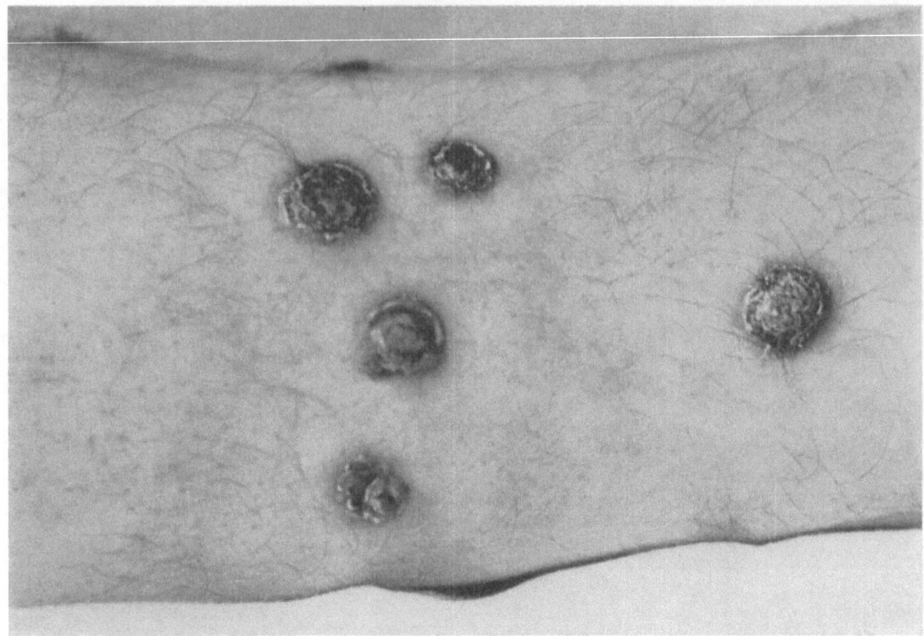

Abb. 4. Tapeziernägelförmige parakeratotisch-krustöse Efflorescenzen am Unterschenkel

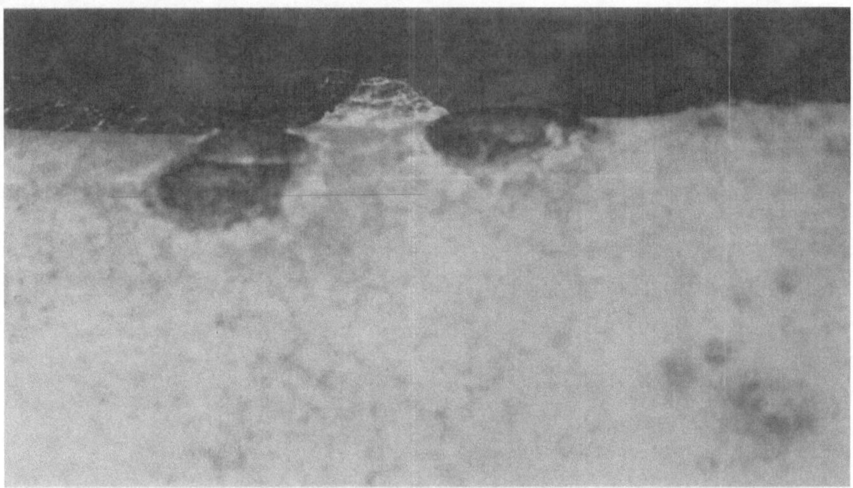

Abb. 5. Nahaufnahme der rupiaartigen, bergreliefförmigen Efflorescenz

unterhalb des Stratum corneum sind Mikroabscesse zu finden. In der Hornschicht sind parakeratotische Hornlamellen zu erkennen, die mit geronnenem Serum und Leukocyten durchsetzt sind. Stets ist eine deutliche Akanthose vorhanden. Im Papillarkörper sieht man ein starkes Ödem. Das subpapilläre Gefäßnetz ist von perivasculären, lymphocytären Infiltraten und zuweilen von Blutungen (LOJANDER, LEVER u. CRAWFORD) umgeben (s. Abb. 7).

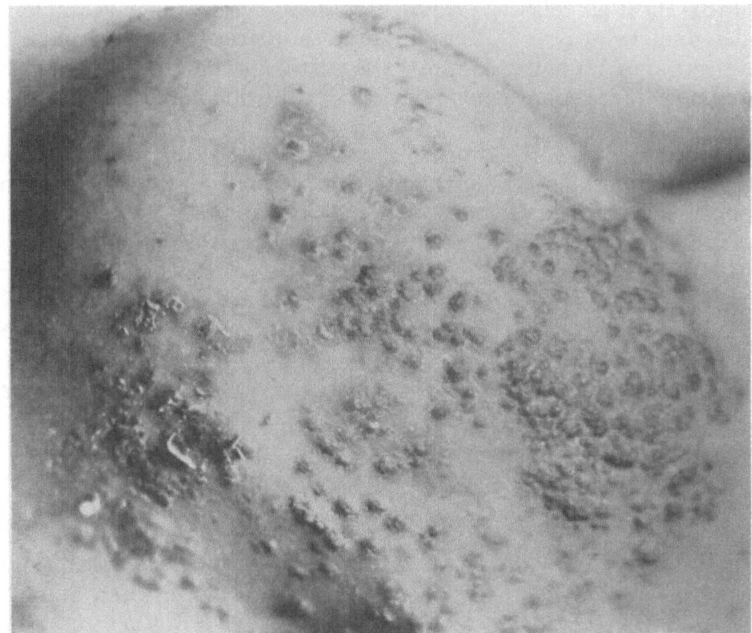

Abb. 6. Keratotisches Endstadium des Exanthems an der linken Schulter

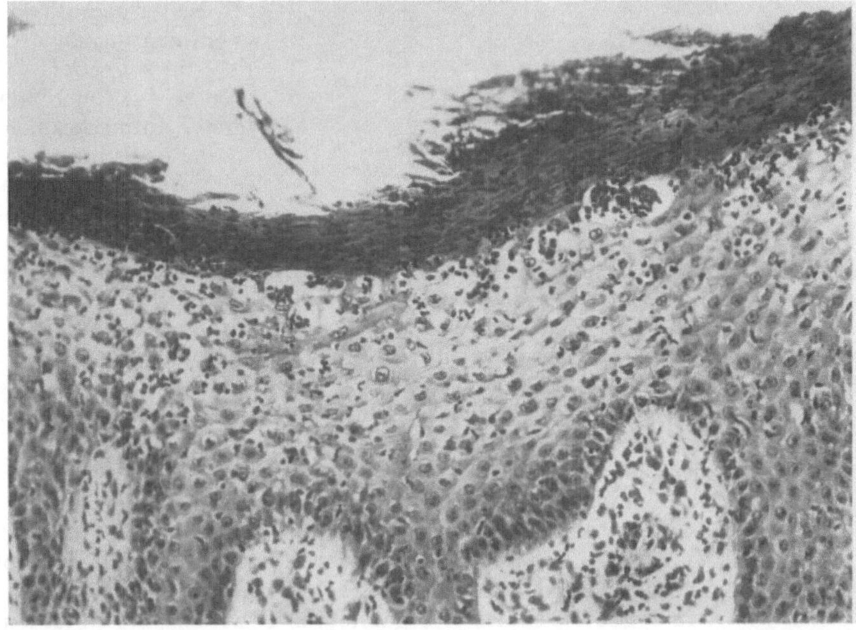

Abb. 7. Mikroaufnahme der parakeratotischen Auflagerung und der darunter liegenden Mikroabscesse. Vergr. 200mal

KUSKE erwähnt noch eine weitere Form von Hautveränderungen beim M. Reiter, die er an einem Kranken mit chronisch-rezidivierendem Verlauf auch in den sonst symptomlosen Intervallen beobachtete. An den Handflächen, am medialen Fußrand und am Sprunggelenk des betroffenen Kranken sah er „kreisrunde, in die Haut eingelassene Elemente, die z. T. von einem schmalen Schuppensäumchen umgeben waren". Der Durchmesser dieser Herde betrug an den Händen 2—3 mm, an den Füßen 6—8 mm. Die histologische Untersuchung ergab einen Befund, der sich im wesentlichen mit dem deckte, den man bei akuten Exanthemen findet.

Außer diesem, für die Krankheit typischen und an die sog. Keratosis blennorrhagica erinnernden Exanthem, sind beim M. Reiter vereinzelt auch psoriasiforme (BOLGERT, HADIDA) und makulopapulöse (EVANG, JACKSON) Hautveränderungen beobachtet worden. Ob es sich bei letzteren um spezifische Erscheinungen der Haut handelte, ist mit Sicherheit nicht zu entscheiden. Dasselbe gilt für Einzelbeobachtungen über das Vorkommen einer Urticaria (CAHN, ROSE), eines Erythema exsudativum multiforme (CAHN, ROSE) und das Auftreten hämorrhagischer Eruptionen (CAHN, MAKARI, SCHITTENHELM u. SCHLECHT) während einer Reiterschen Krankheit.

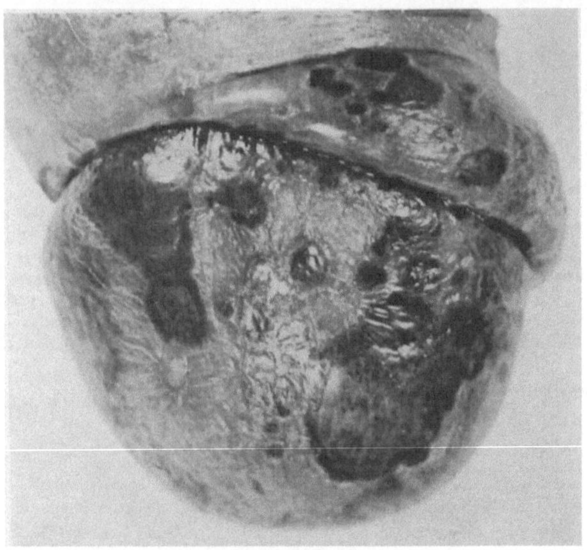

Abb. 8. Balanitis circinata („Reiter-Balanitis"). Sammlung Prof. SCHUERMANN, Bonn, wiedergegeben mit freundlicher Genehmigung des Verfassers

Eine weitere für den M. Reiter charakteristische Veränderung an der Haut ist die sog. *Balanitis circinata*, auf die POSTMA als erster aufmerksam machte und die REICH vorschlägt, als „*Balanitis* circinata parakeratotica" bzw. „Reiter-Balanitis" zu bezeichnen. Sie wird zweifellos öfters übersehen, dürfte aber in Wirklichkeit bei mindestens einem Viertel der Kranken vorkommen. PARONEN sah sie in 26,1% seiner 344 Fälle, CIMBAL bei 84 Kranken in 21%, HARKNESS bei 126 Patienten in 43%, SCHUERMANN siebenmal unter elf Fällen. Wir sahen weitere 292 im Schrifttum niedergelegte Krankenbeobachtungen daraufhin durch und fanden, daß die Balanitis 80mal (in etwa 27,4% der Fälle) vermerkt war.

Die Balanitis circinata ist in der Regel an der Glans penis und am inneren Vorhautblatt lokalisiert (s. Abb. 8).

Vereinzelt wurden auch Veränderungen an den Nägeln festgestellt. Die Nagelplatte kann eine brüchige, rissige, verdickte Beschaffenheit bekommen und sich besonders am distalen Rande gelblich verfärben (EVANG, HALL u. FINEGOLD, STORM-MATHISEN, WEINBERGER u. BAUER. KUSKE sah unter den Nagelplatten isolierte, entzündliche Herde auftreten, die als rotbraun durchschimmernde Flecken von etwa 2 mm Durchmesser begannen, z. T. wieder verschwanden, z. T. in eine Keratose unter dem Nagel sich umwandelten. Auch Paronychien sind beobachtet worden (WEINBERGER u. BAUER).

11. Veränderungen an der Mundschleimhaut

Die Angaben über die Häufigkeit der Veränderungen an der Mundschleimhaut beim M. Reiter sind nicht einheitlich. Während PARONEN unter seinen 344 Kranken nur neunmal eine Stomatitis feststellte und sogar gewisse Zweifel hegt, ob es sich hierbei um spezifische Veränderungen handelte, betonen WEINBERGER u. BAUER, daß die Mundschleimhaut bei einem Drittel der Kranken befallen wird. HALL u. FINEGOLD sahen unter ihren 23 Fällen in 48% Veränderungen im Mund, FOXWORTHY et al. unter 38 Fällen fünfmal eine Beteiligung der Mundschleimhaut. Besonders erwähnenswert ist die Beobachtung von ABRAHAMSEN. Bei seinem Kranken rezidivierte der M. Reiter dreimal. Jedesmal traten 14 Tage vor dem Ausbruch der Kardinalsymptome Blasen und Ulcerationen an der Zunge auf. Über Veränderungen an der Mundschleimhaut berichten ferner CAHN, FEIRING, HADIDA, HOFF, HOLLANDER, MAYNE, NYFOS, OLENICK u. SARGENT, ROSE, SCHITTENHELM u. SCHLECHT, SEIRO, TWISS u. DOUGLAS, WARTHIN.

Ein Teil der Autoren sah zunächst grau-rötliche, leicht erhabene Plaques, die 2—10 mm im Durchmesser groß waren und die bald erodierten. Andere Autoren (HALL u. FINEGOLD, ABRAHAMSEN, FEIRING) beobachteten Bläschen mit erythematösem Hof, aus denen sich bald oberflächliche Ulcerationen bildeten. Histologisch fand ABRAHAMSEN ein ausgeprägtes intraepitheliales Ödem und eine starke lymphocytäre und plasmacelluläre Infiltration.

V. Verlauf und Prognose

Die Krankheit beginnt, auch in den Fällen, in denen keine Enteritis bzw. Ruhr vorausgegangen ist, bei der überwiegenden Anzahl der Kranken mit einer Urethritis. Einige Tage, selten längere Zeit danach, kommt eine Conjunctivitis und eine Arthritis dazu, meist in Abständen von wenigen Tagen, zuweilen auch gleichzeitig. Wenn eine Ruhr vorausgeht, pflegen die ersten Symptome sich 2 bis 4 Wochen nach Beginn der Dysenterie einzustellen.

Während die Urethritis und Conjunctivitis in 1—4 Wochen abklingen (im Krankengut von PARONEN heilte die Urethritis in diesem Zeitraum in $^4/_5$ der Fälle, die Conjunctivitis bei 87% der Kranken ab) und ein längeres Bestehen, das mehrere Monate anhalten kann, zu den Ausnahmen gehört, pflegt die Arthritis längere Zeit, meist 4 Monate, zu persistieren. In $^2/_3$ der Krankheitsfälle PARONENs dauerte die Arthritis 1—5 Monate an.

Selbstverständlich verzögert sich der Krankheitsverlauf, sobald andere Organe des Urogenitaltraktes ergriffen werden, oder wenn die Conjunctivitis durch eine hinzukommende Iritis oder Keratitis kompliziert wird. Ebenso kann sich der Verlauf des Leidens über Monate und Jahre erstrecken, wenn das Herz mitergriffen wird.

Die Hauterscheinungen pflegen nach einigen Wochen zu schwinden, können aber auch längere Zeit bestehen bleiben.

Die Krankheit hat die Neigung zu Rezidiven. HOLLANDER schätzt, daß in etwa 15% der Fälle mit Rückfällen zu rechnen ist. Unter den 31 Patienten von LÖVGREN erlitten 21 Kranke Rezidive, und zwar 13 zwei bis drei Rückfälle und acht mehr als drei.

LÖVGREN hebt hervor, daß bei sechs von 21 Kranken, die Rückfälle hatten, diese stets 8—14 Tage nach einem Geschlechtsverkehr ohne Condom mit einem neuen, oft nicht näher bekannten Partner auftraten.

In der Literatur sind mehrere Beobachtungen niedergelegt, daß Rückfälle selbst nach vielen Jahren (FREUND nach 10 Jahren, HOLLANDER, KARDUNG, VALLEE nach 15—16 Jahren, THIERS u. JOLY, KLEINE-NATROP sogar nach 20 Jahren) auftreten können. Manche Kranke haben in diesen Zeiträumen vier und mehr Rezidive erlitten (LÖVGREN, MILLER u. MCINTYRE, THIERS u. LOLY, VARA-LOPEZ, WILLCOX u. FINDLAY). Bei den Rückfällen brauchen nicht alle Symptome zur Entwicklung zu gelangen. Besonders leicht rezidiviert die Iritis, aber auch die

Conjunctivitis kann während einer noch persistierenden Arthritis immer wieder aufflackern. Es ist interessant, daß zuweilen eine Balanitis wieder zum Vorschein kommt und einen schweren Rückfall ankündigt (REICH, STORM-MATHISEN).

Bei einem Teil der Kranken besteht eine Neigung zu Spondylarthrose, und es wird neuerdings immer wieder diskutiert, inwieweit Beziehungen zwischen der Bechterewschen Krankheit und dem M. Reiter bestehen (BUCKLEY, COSTE et al., FORD, KRÜCKEN u. FABRY, LÖVGREN, MARCHE, ROMANUS). Bei der Röntgenuntersuchung der Ileosacralgelenke seiner Kranken, die Rezidive hatten, fand LÖVGREN mehr oder weniger deutliche Veränderungen im Sinne einer Sklerosierung und Ankylose. BUCKLEY wies darauf hin, daß beim Manne, im Gegensatz zum Weibe, venöse Anastomosen zwischen dem venösen Plexus der Prostata und den vertebralen Venen bestehen, und FORESTIER hebt hervor, daß auch die Lymphgefäße beim Manne anders als beim Weibe verlaufen und von der Prostata und Samenblase aus zu beiden Seiten der Wirbelsäule zu den Sakroiliacalgelenken hinziehen. Da sowohl der M. Reiter als auch der M. Bechterew mit wenigen Ausnahmen nur beim Manne vorkommen, werden diese besonderen anatomischen Verhältnisse als Stütze für die Annahme herangezogen, daß zwischen diesen beiden Leiden besondere Beziehungen bestehen.

Die Prognose des M. Reiter muß quoad vitam als gut bezeichnet werden, denn abgesehen von dem Kranken WEPLERS, der an einer akuten Magenblutung, und der Kranken LAUDAS, die an einer Meningoencephalitis ad exitum kamen, sind im Schrifttum keine Beobachtungen niedergelegt, daß ein M. Reiter tödlich endigte. Die Prognose quoad sanationem muß aber, wie aus der Schilderung der Klinik und des Verlaufs der Krankheit hervorgeht, mit Vorsicht gestellt werden. Gewiß kommt es bei der größeren Anzahl der Kranken zur restitutio ad integrum. Mit Rezidiven ist aber auch nach Jahren stets zu rechnen. Ferner ist zu berücksichtigen, daß bei manchen Patienten die Arthritis bleibende Veränderungen hinterläßt, woraus eine beträchtliche Beeinträchtigung der Gelenkfunktion resultieren kann. Bei Mitbefallensein des Herzens und schweren Komplikationen von seiten der Augen und des Urogenitalsystems kann der Kranke ebenfalls zeitlebens behindert bleiben.

VI. Ätiologie und Pathogenese

Trotz vieler Untersuchungen und Überlegungen muß die Ätiologie und Pathogenese der Reiterschen Krankheit als nicht restlos geklärt angesehen werden.

Besonders schwierig ist die Frage zu beantworten, warum die Krankheit bei einem großen Teil der Patienten im Anschluß an eine Enteritis, insbesondere Ruhr, auftritt, während bei anderen eine Darmaffektion klinisch und anamnestisch nicht zu eruieren ist und zuweilen vorher eine Urethritis besteht. In ersterem Falle dürfte die Darmschleimhaut, im letzteren die Harnröhre bzw. andere Anteile des Urogenitaltraktes die Eintrittspforte der Erkrankung bilden. Es unterliegt keinem Zweifel, daß die Krankheit auch durch Geschlechtsverkehr übertragen werden kann (HARKNESS, KRISTJANSEN, KRITSCHEVSKIJ et al., LÖVGREN). Andererseits steht fest, daß in beiden Fällen das klinische Bild und der Verlauf der Krankheit sich in keiner Weise voneinander unterscheiden, so daß wir es wohl bestimmt mit ein und demselben Leiden zu tun haben.

Man könnte, wie es HARKNESS, KRÜCKEN u. FABRY vorschlagen, in den Fällen, in denen eine Enteritis dem Ausbruch der Krankheit vorausgeht, von einem „postdysenterischen“ bzw. „Reiterschen Syndrom im engeren Sinne“ sprechen, da im Falle Reiter die Enteritis das Initialsymptom bildete. Für Fälle dagegen, die mit einer Urethritis beginnen, sei es mit einer abakteriellen Urethritis oder auch einer gonorrhoischen im Sinne der Mischinfektion von HARKNESS, müßte dann die Bezeichnung „venerisches Syndrom“ bzw. „Urethro-oculo-synoviales Syndrom“ vorbehalten bleiben. Nachdem aber die Bezeichnung M. Reiter, wenn auch mehr zufällig (s. Einleitung), sich international eingebürgert hat und auch solche Krankheitsfälle, denen keine Enteritis vorangeht, mit M. Reiter bezeichnet werden, wird sich eine solche Differenzierung kaum mehr durchführen lassen. Sie erscheint auch letzten Endes unnötig, da es sich zweifelsfrei, wie gesagt, um denselben Symptomenkomplex handelt. An eine Änderung der Bezeichnung wäre nur bei völliger Klärung der Ätiologie zu denken. Sollte sich bestätigen, daß die Krankheit durch einen PPL-Organismus (Asteromyces hominis) hervorgerufen wird, so dürfte die von KRITSCHEVSKIJ et al. vorgeschlagene Bezeichnung Asteromykose die sinnvollste sein.

Es ist naheliegend, daß diejenigen Autoren, die das Leiden nach einer Ruhr auftreten sahen, in erster Linie an Zusammenhänge mit Ruhr gedacht haben. Agglutinationen auf Ruhrerreger (vorwiegend Bact. Flexneri) fallen bei Kranken, die den M. Reiter anschließend an eine Dysenterie bekommen, meist positiv aus. Trotz zahlreicher Versuche ist es dagegen nur ganz vereinzelt gelungen, Ruhrerreger im Blut, Urin oder Gelenkexsudat zu ermitteln. Im Stuhl fanden STEENIS, SICK den *Shiga-Kruseschen* Bacillus in je einem Fall, YOUNG u. MCEVEN das B. paradysenteriae bei drei Kranken. Manche, besonders ältere Autoren (REMLINGER), nahmen an, daß die Krankheit durch Toxine der Dysenteriebacillen hervorgerufen wird (DORENDORF, STEENIS); andere, insbesondere WALTHER, denken an allergische Reaktionen. Letzterer nimmt an, daß Erregertoxine, Zelleiweißkörper der Ruhrbacillen und auch Eiweißkörper anderer Bakterien als Allergene in Frage kommen. Nach WALTHER besteht der „Frührheumatismus" nach Ruhr auf einem parallergischen, der „Spätrheumatismus" auf einem spezifischen allergischen Vorgang. Einen Beweis dafür konnte WALTHER allerdings nicht erbringen, weswegen SCHITTENHELM u. SCHLECHT, die nie eine allergische Reaktion nach Injektion von Dysenterievaccine oder Toxin beobachteten, dieser Ansicht widersprachen.

Allerdings konnte PASTINSKY in zwei von sieben Fällen verstärkte katarrhalische Reaktionen und einen Anstieg der Eosinophilen im Blut beobachten, wenn er in die Urethra und den Conjunctivalsack Dysenterietoxin vom Typ Flexner in einer Verdünnung von 1:400 und 1:800 instillierte.

Manche Autoren (MARCHE) nehmen an, daß es sich bei dem Leiden um ein polyätiologisches Syndrom, um eine „Zweitkrankheit" nach Ruhr, Gonorrhoe usw. handelt.

Immer wieder wird auch erörtert, inwieweit man die Pathogenese aller Krankheitsfälle, auch solcher, die unabhängig von Ruhr auftreten, im Sinne der Allergie deuten kann (BEIGLBÖCK u. HOFF, GROSS u. MATTIL, LAUDA). SCHOENEICH faßt die beim M. Reiter entstehenden Krankheitssymptome als „eine hyperergisch-allergische Reaktionsweise des Organismus auf Erreger verschiedener Art" auf. GÜLDEN sieht die Krankheit ebenfalls als allergisch im relationspathologischen Sinne an und berücksichtigt bei der Besprechung ihrer Pathogenese auch die Disposition und äußere, insbesondere metereologische Einflüsse. SCHUERMANN, REICH messen bei der Erörterung der Pathogenese der Neigung zu Blutungen eine besondere Bedeutung bei. Es liegt nach SCHUERMANN „mindestens zeitweise ein peristatischer Kreislaufzustand bei der Reiterschen Krankheit vor, dem Serodiapedese (aber auch Leuko- und Erythrodiapedese) zugeordnet ist. Die (gegebenenfalls hämorrhagischen) Schwellungszustände an verschiedenen Organsystemen, aber auch die Schleimhautveränderungen, sind damit pathogenetisch verständlich".

Ob die Behauptung von THIERS und JOLY, daß im Urin von Kranken mit M. Reiter ein Allergen enthalten ist — diese Autoren beobachteten nach intradermaler Injektion von mit Wasser verdünntem und mit Formollösung versetztem Urin ein Aufflackern der arthritischen Beschwerden und Fieberreaktionen — richtig ist, erscheint zweifelhaft, denn es könnte sich auch um eine Reaktion im Sinne der Reiztherapie handeln, zumal nach SCHUERMANN und CIMBAL bei der Reiterschen Krankheit eine Empfindlichkeit gegen artfremdes Eiweiß vorzuliegen scheint. Aus demselben Grunde ist es auch zweifelhaft, inwieweit die von STORM-MATHISEN angegebene Intracutanprobe zuverlässig ist, zumal größere Versuchsreihen fehlen

[STORM-MATHISEN verwandte zur Intracutanprobe eine Lymphknotenemulsion, die von einem Kranken mit M. Reiter stammte. Die Probe fiel bei fünf Kranken, im Gegensatz zu Kontrollversuchen, positiv aus (rötliches Infiltrat nach 48 Std!)].

CREECY u. BEAZLIE nehmen an, daß der M. Reiter durch eine Fokalinfektion bedingt sein könnte.

Im Gegensatz zu allen bisher zitierten Anschauungen, die den M. Reiter als ein polyätiologisches Syndrom oder als eine allergisch bedingte Krankheit ansehen, glauben andere Autoren, daß das Leiden durch einen spezifischen Erreger, und zwar entweder direkt oder indirekt — indem alle in Betracht kommenden Affektionen als Wegbereiter fungieren — verursacht wird. REITER züchtete aus dem Blute seines Kranken eine Spirochäte (Spirochaeta forans) und sah diese als den Erreger der Krankheit an.

Die Züchtung erfolgte aus dem Venenblute auf Blutascitesfleischbrühe nach vorheriger Defibrinierung. Aus äußeren Gründen gelang es nicht, die Reinkultur fortzuzüchten. Die Spirochäte färbte sich gut mit Giemsa-Lösung und Löffler-Methylenblau. Im Dunkelfeld zeigte die Spirochäte „bohrende" Rotations- und Flexionsbewegungen (deswegen die Bezeichnung „Spirochaeta forans"). Länger ausgewachsene Spirochäten mit 7—10 Windungen bewegten sich langsam, kleinere mit 1—3 Windungen schnell. Bei 4 Tage alten Kulturen zeigten die Spirochäten regelmäßige, mittelstark verlaufende Windungen. An ihren Enden waren spitz zulaufende, kurze, geradlinige Stücke zu erkennen. Für Meerschweinchen erwies sich die Spirochäte als nicht pathogen. Mäuse gingen nach 8 Tagen unter starker Schweißsekretion zugrunde.

Keinem späteren Untersucher (SICK, STÜHMER) ist es gelungen, die Befunde REITERs zu bestätigen, weswegen es höchst unwahrscheinlich ist, daß eine Spirochäte den Erreger der Krankheit darstellt.

Nur MACFIE fand in Westafrika bei einem Neger, der an einer fieberhaften Urethritis, Conjunctivitis und Arthritis erkrankt war, im Harnröhrenabstrich eine Spirochäte, die morphologisch der Spirochaeta forans allerdings in keiner Weise glich. Es ist anzunehmen, daß es sich in diesem Falle um eine tropische Erkrankung handelte. KRÜCKEN weist darauf hin, daß ausnahmsweise Spirochäten, Lamblien und Amöben eine parasitäre Urethritis verursachen können. .Spirochäten vom Typus der Spir. dentium sahen COUTTS u. VARGAS-ZALAZAR in Südamerika im Harnröhrenabstrich bei Urethritis. Nach Salvarsan klang die Urethritis ab.

SIBOULET gelang es in einigen Fällen von M. Reiter ein Virus, und zwar das *Chlamydozoon oculo-genitale* zu finden, das auch das Virus der Einschlußconjunctivitis der Neugeborenen und der Schwimmbadconjunctivitis ist. Das Chlamydozoon oculo-genitale wurde auch verschiedentlich bei nicht bakterieller Urethritis ermittelt (HARKNESS, SIBOULET). Es ist wenig wahrscheinlich, daß diesem Virus eine pathogene Bedeutung beim M. Reiter zukommt, denn es ist, wie gesagt, nur vereinzelt bei einigen Kranken im Harnröhrenabstrich gefunden worden.

Manche Autoren glauben, daß die Reitersche Krankheit durch ein dem Erreger der Nicolas-Favreschen Krankheit nahestehendes Virus verursacht wird, da bei Kranken mit M. Reiter die Freische Probe verschiedentlich positiv ausfiel (COUTTS). Man könnte daraus höchstens die Schlußfolgerung ziehen, daß die Krankheit durch irgendein größeres Virus bedingt ist, denn nach BAINES ist die Freische Probe nicht ganz spezifisch, da antigene Beziehungen zur gesamten Gruppe der großen Viren bestehen.

Am meisten wurde in den letzten Jahren die Frage erörtert, ob der M. Reiter nicht durch einen Mikroorganismus hervorgerufen wird, der dem von NOCARD u. ROUX 1898 ermittelten Erreger der Pleuropneumonie des Rindes (Asterococcus mycoides bzw. Asteromyces bovis) nahesteht.

Es war naheliegend daran zu denken, da bei dieser Krankheit die Rinder, außer einer Pneumonie und Pleuritis, oft auch eine Gelenkentzündung bekommen und bei experimentell inoculierten Milchkälbern eine multiple Synovitis regelmäßig auftritt. Weiterhin konnten BRIDRÉ u. DONATIEN (1923) zeigen, daß auch die Agalaktie der Schafe und Ziegen, die durch eine Entzündung des Euters und eine Iritis, Keratitis und Arthritis charakterisiert ist, durch einen Erreger hervorgerufen wird, der dem der Pleuropneumonie des Rindes in morphologischer und kultureller Beziehung gleicht. Einen ähnlichen Erreger konnten FINDLAY et al. (1939) bei Ratten finden, die an einer spontanen infektiösen Arthritis litten, wie schon 1938 COLLIER beobachten konnte. Weitere Untersuchungen (KLIENEBERGER-NOBEL, FINDLAY, SABIN) zeigten, daß Mikroorganismen dieser Art auch bei der Maus zu finden sind, und daß man bei der Maus mit solchen Erregern experimentell eine Arthritis hervorrufen kann.

Im angloamerikanischen Schrifttum hat es sich eingebürgert, alle dem Erreger der Pleuropneumonie des Rindes nahestehenden Organismen PPLO (pleuropneumonia-like-organisms) zu nennen. Die Bezeichnung ist heute allgemein gebräuchlich.

Der PPLO nimmt eine Zwischenstellung zwischen Bakterien und Viren ein. Er passiert, wie die Viren, bakteriendichte Filter, läßt sich aber im Gegensatz zu diesen auch auf zellfreien Nährmedien züchten. Die Größe der kleinsten Reproduktionseinheiten schwankt zwischen 125 und 250 mμ.

Das Studium des PPLO stößt insofern auf Schwierigkeiten, als, wie es KLIENEBERGER-NOBEL zeigen konnte, zahlreiche Bakterien unter ungünstigen Kulturbedingungen Wachstumsformen annehmen können, die dem PPLO morphologisch und kulturell außerordentlich ähneln. Diese besonderen Wachstumsformen, auf die Miss KLIENEBERGER-NOBEL als erste im Lister-Institut in London 1935 aufmerksam machte, werden nach ihrem Vorschlag als L-Formen bzw. L-Organismen bezeichnet (L = Lister-Institut!). Auf die Darstellung der Morphologie, Biologie des PPLO und der Technik seiner Kultivierung soll im Rahmen dieses Handbuchartikels nicht näher eingegangen werden. Angaben darüber finden sich in den Arbeiten von BEEUWKES u. COLLIER, DIENES, DUNHAM et al., KLIENEBERGER u. SMILES, KRITSCHEVSKIJ et al. SABIN, SALAMAN, SIBOULET, SMITH, SULLIVAN u, DIENES RÖCKL, et al. RUSKA, WALLERSTEIN et al.,

1937 isolierten DIENES u. EDSALL aus dem Absceßeiter einer Bartholinischen Drüse PPLO in Reinkultur. Seitdem haben zahlreiche Autoren die Frage untersucht, ob und unter welchen Bedingungen PPL-Organismen im männlichen und weiblichen Genitale vorkommen.

HARKNESS fand unter 839 Kranken mit nicht gonorrhoischer Urethritis den PPLO in 16,8%. Zu ähnlichen Ergebnissen kamen NICOL u. EDWARD, MELÉN u. LINNROS. KLIENEBERGER-NOBEL wies bei Frauen mit pathologischen Veränderungen am Urogenitaltrakt den PPLO in 40% und bei 50 Graviden nur in 14% nach. DIENES u. SMITH, SALAMAN isolierten den PPLO aus dem Prostatasekret bei einigen Fällen von Prostatitis. RUITER u. WENTHOLT züchteten den PPLO von einem Kranken mit fuso-spirochätärer Penisgangrän. Nachdem diese abheilte, war der Erreger nicht mehr zu finden. Bemerkenswert ist, daß der Erreger verschiedentlich auch bei akuter Gonorrhoe und Trichomonadenurethritis isoliert werden konnte (HARKNESS, NICOL u. EDWARD, SALAMAN).

Während man zunächst geneigt war, auf Grund der positiven Befunde, speziell bei Urethritis, dem PPLO eine gewisse pathogene Bedeutung auch für den Menschen zuzumessen, erwies es sich später, daß der PPLO auch beim gesunden Mann, Weib und auch bei Kindern zu finden ist (BEVERIDGE et al., NICOL u. EDWARD, RÖCKL et al.). Deswegen ist man heute wohl allgemein der Meinung, daß der PPLO nicht obligat menschenpathogen ist. Dagegen kann man die Frage noch nicht eindeutig beantworten, ob nicht der PPLO für den Menschen eine fakultative Pathogenität besitzt.

Eine besondere Bedeutung hat diese Frage für die Reitersche Krankheit. SMITH konnte 1942 als erster aus der Urethra eines Mannes mit einer oligosymptomatischen Form des M. Reiter (Urethritis und Arthritis) den PPLO züchten. HARKNESS u. HENDERSON-BIGG gelang es, unter sieben Patienten mit vollentwickeltem Krankheitsbild zweimal den Organismus zu isolieren. HARKNESS hebt hervor, daß dies um so leichter gelingt, je akuter die Erscheinungen sind. Weitere Züchtungen aus dem Urethralsekret gelangen DIENES et al. neunmal, WARTHIN zweimal in vier Fällen, WEINBERGER et al. zwölfmal in 31 Fällen und LOWAN u. BOUCEK dreimal in vier Fällen mit Urethritis, Prostatitis und Arthritis.

Von besonderer Bedeutung sind die positiven Züchtungsfälle des PPLO aus der Gelenkflüssigkeit von Kranken mit M. Reiter. Dies gelang DIENES et al.

erstmals 1948. Nach DIENES isolierten den PPLO aus der Gelenkflüssigkeit noch WARTHIN und WEINBERGER et al. in je einem Fall. KUZELL u. MANKLE isolierten den PPLO bei fünf weiteren Kranken sowohl aus dem Gelenkexsudat als auch aus Abstrichen von Conjunctiva und Urethra und KRÜCKEN u. FABRY bei einem Kranken aus Urethrasekret und Gelenkflüssigkeit.

WALLERSTEIN et al. stellten 1946 Agglutinationsversuche mit dem Antigen aus einem Stamm des PPLO bei 102 Kranken mit verschiedenen Arten von Arthritis und Colitis ulcerosa an. Interessanterweise konnten positive Ergebnisse nur viermal, und zwar bei zwei Patienten mit ausgeprägtem M. Reiter, bei einer Kranken mit Cervicitis, Colitis und Arthritis und einer weiteren mit Arthritis, Cervicitis und Conjunctivitis ermittelt werden. Allerdings war die Agglutinationsprobe auch in vier Fällen von M. Reiter negativ.

Besonders beachtenswert in bezug auf den PPL-Organismus beim M. Reiter ist die Arbeit von KRITSCHEVSKIJ et al. Da sie 1954 in russischer Sprache veröffentlicht wurde, scheint sie den westlichen Autoren nicht bekannt geworden zu sein. Aus diesem Grunde sei sie etwas ausführlicher referiert.

KRITSCHEVSKIJ et al. fanden bei 17 Kranken mit M. Reiter 14mal in Harnröhrenabstrichen kleinkörnige Gebilde vom Typus der Elementarkörperchen. Die gleichen Organismen sahen sie in allen von acht Kranken entnommenen Conjunctivalabstrichen, ferner einmal im Gelenkpunktat, einmal im Sputum und einmal im Sekret einer Peniserosion.

Zur mikroskopischen Darstellung dieser Organismen wandten sie eine bis zu 72 Std verlängerte Färbung nach ROMANOWSKY-GIEMSA und anschließend eine Versilberungsmethode nach MOROSOW an. Bei einer 700—1000fachen Vergrößerung sahen sie intensiv rot und rotviolett gefärbte, etwa 150 mμ große runde Körnchen. Die Granula lagen dicht beieinander innerhalb und außerhalb der Epithelzellen. Zuweilen lagen sie auch in Ketten aus drei, fünf und mehr Gliedern in Form körniger Fäden.

Es gelang ihnen, diese Organismen dreimal aus der Urethra, viermal von der Conjunctiva und einmal aus der Cervix kulturell zu züchten (als Nährboden diente Martinow- oder Hottinger-Bouillon unter Zusatz von 10—20% Pferdeserum bei einem p_H von 8). In Abstrichen von der Kultur boten die Mikroorganismen mikroskopisch dasselbe Bild wie in den direkten Abstrichen von Urethra und Conjunctivitis.

Die Autoren machten dann folgende Tierversuche: Sie brachten das aus dem Krankheitsherd gewonnene Material (fünfmal Urethral-, einmal Conjunctivalsekret, einmal Gelenkflüssigkeit) in die Vorderkammer des Auges eines Kaninchens (das Material wurde vorher 1:10, 1:30 mit steriler physiologischer Kochsalzlösung verdünnt und mit 5000 E Penicillin auf 1 ml versetzt und 24 Std in den Kühlschrank gestellt). Bei jedem Inoculationsversuch konnte am Kaninchenauge eine Uveitis verschiedener Intensität erzielt werden. Ein Kaninchen bekam eine Urethritis, bei einem weiteren trat nach 10 Monaten eine Phlegmone im Bereich des Halses auf, die klinisch an eine Unterkieferphlegmone der Rinder erinnerte. Bei der mikroskopischen Untersuchung des Vorderkammerinhaltes und einer Suspension, die aus der Regenbogen- und Hornhaut der entfernten Augen gewonnen wurde, konnten dieselben Mikroorganismen wie bei den erkrankten Menschen gefunden werden. Es konnte festgestellt werden, daß das Virus noch 6 Monate seine Pathogenität und Virulenz in der Vorderkammer behält.

Mäuseversuche: 14 Mäuse wurden intraperitoneal mit einer durch das Seitzsche Filter passierten Suspension (0,2 ml) aus den Kaninchenaugen inoculiert. Von den 14 injizierten Mäusen erkrankten fünf; drei gingen ein ohne Zeichen einer Infektion, sechs blieben gesund. Bei weiteren Mäusepassagen wurden die Mäuse durch das Virus häufiger infiziert. In der ersten Passage erkrankten fünf von 14 infizierten Mäusen, in der zweiten alle fünf und in der dritten vier von fünf Mäusen. Dies wird als eine Adaption des Virus an den Mäuseorganismus gedeutet. Bei den erkrankten Mäusen entwickelte sich eine ein- oder doppelseitige Conjunctivitis, bei einigen traten phlegmonöse Entzündungen in der Umgebung der Ohren, unterhalb der Kiefer und im Bereich der Beingelenke und des Schwanzes auf. Die Lokalisation und der Charakter der Phlegmone erinnerten sehr an die Erscheinungen, die man bei Rindern nach Impfung mit dem Pleuropneumonieerreger beobachtet.

Von den Kulturen konnten sowohl Kaninchen als Mäuse infiziert werden. Die Morphologie, die pathogenen Eigenschaften des Erregers in bezug auf die Maus und das Kaninchen und seine Antigenbesonderheiten waren bei allen Stämmen identisch. Daraus wird der Schluß gezogen, daß man es immer mit ein und demselben Erreger zu tun hatte und daß es sich mikroskopisch nicht um L-Formen irgendeiner Bakterienart handelte. Die morphologischen Eigenschaften des Mikroorganismus (sein Polymorphismus, feinste Granula- bis Fadenbildung!) und die pathogenen in bezug auf die Maus (Fähigkeit eine Conjunctivitis, Arthritis und eine Phlegmone hervorzurufen) erinnern stark an solche des Erregers der Pneumonie der Rinder. Verff. fassen deswegen den von ihnen isolierten Erreger als den Asteromyces hominis auf.

Komplementbindungsreaktionen, die mit allen Stämmen, die von den Kranken gewonnen waren, angestellt wurden, ergaben positive Reaktionen mit dem Serum von Kranken mit M. Reiter. Kontrollen mit dem Serum von Gesunden und von Personen mit Gonorrhoe und anderen Infektionskrankheiten waren negativ.

Auf Grund der Untersuchungen KRITSCHEVSKIJs et al. und der verschiedenen im angloamerikanischen Schrifttum erhobenen positiven PPLO-Befunde im Urethral- und Conjunctivalsekret und in der Gelenkflüssigkeit, ist es außerordentlich wahrscheinlich, daß der PPLO bei der Ätiologie des M. Reiter eine wichtige Rolle spielt. Dafür sprechen auch andere Beobachtungen. So sind bei Frauen, von denen sich die an M. Reiter erkrankten Männer durch Geschlechtsverkehr infiziert zu haben scheinen, PPLO-Organismen gefunden worden (KRITSCHEVSKIJ et al.).

DIENES et al. beobachteten den M. Reiter bei einem jungen Ehepaar. Beim Manne trat die Krankheit 8, bei der Frau 2 Wochen nach der Hochzeit auf. HARKNESS teilt mit, daß eine Frau, bei der er im Cervicalsekret den PPLO nachgewiesen hatte, mit drei Männern Geschlechtsverkehr hatte, von denen zwei an einer Urethritis und einer an einem M. Reiter mit Hautveränderungen erkrankte.

In bezug auf die Krankheitsfälle, die nach Ruhr und Enteritis auftreten, sind folgende Befunde von Bedeutung. LAIDLAW u. ELFORD konnten 1936 PPL-Organismen aus dem Kloakenwasser, SEIFFERT 1937 aus dem Dünger, BEVERIDGE 1943 aus den Faeces und HARKNESS, NICOL u. EDWARD aus Rectalabstrichen züchten (1949 bzw. 1953). HARKNESS ist der Meinung, daß die Ruhrerreger das infektiöse Agens „wecken". Es ließe sich auch annehmen, daß die im Darm saprophytierenden PPLO-Organismen durch die hinzukommende Schleimhautentzündung pathogen werden. Dasselbe könnte auch für die Fälle gelten, bei denen der Symptomenkomplex sich im Anschluß an eine oder gleichzeitig mit einer Gonorrhoe entwickelt (Mischinfektionen im Sinne von HARKNESS). Die entzündete Harnröhrenschleimhaut würde dann erst die Bedingungen dafür schaffen, daß der PPLO virulent wird. Man könnte auch im Sinne von HARKNESS daran denken, daß in der Urethra Gonokokken, Enterokokken, Trichomonaden usw. die Bahner der Infektion sind.

Weiteren Untersuchungen muß es vorbehalten bleiben, die ätiologische Bedeutung des PPLO für den M. Reiter endgültig klarzustellen. Im Vergleich zu anderen Überlegungen über die Ätiologie der Krankheit erscheint aber auf jeden Fall die Annahme, daß der M. Reiter durch einen spezifischen Erreger der PPLO-Art verursacht wird, am meisten fundiert zu sein. Unter Zugrundelegung einer solchen Konzeption läßt sich auch am ehesten die schwierige Frage beantworten, warum das postdysenterische und venerische Syndrom sich in bezug auf das klinische Bild und den Verlauf nicht unterscheiden.

VII. Diagnose und Differentialdiagnose

Wenn der M. Reiter relativ selten diagnostiziert wird, so liegt dies wohl nicht so sehr daran, daß die Diagnose auf besondere Schwierigkeiten stößt, sondern daß die Krankheit nicht genug bekannt ist und viele zu wenig an dieses Leiden denken. Dies wurde schon einleitend ausführlich hervorgehoben.

Der voll entwickelte Symptomenkomplex mit den drei Kardinalsymptomen Urethritis, Conjunctivitis, Arthritis, insbesondere wenn er im Anschluß an eine Enteritis auftritt, ist leicht zu erkennen und ist kaum mit einer anderen Krankheit zu verwechseln. Schwieriger ist die Diagnose, wenn die Symptome nicht alle voll entwickelt sind. Am häufigsten wird man auf eine Oligosymptomatische Arthritis bzw. Polyarthritis stoßen, denn die Arthritis bleibt vielfach nach Abklingen der Urethritis und Conjunctivitis bestehen, während letztere nur selten isoliert auftreten; in der Regel kommt sehr bald eine Arthritis dazu. Bei oligosymptomatischer Arthritis ist es wichtig, eine genaue Anamnese zu erheben. Vielfach wird es sich dabei herausstellen, daß der Kranke eine abortiv verlaufene Conjunctivitis oder Urethritis hatte. Besonders letztere wird vom Patienten oft übersehen, und erst bei genauerer Untersuchung stellt es sich heraus, daß der Kranke Fluor hat. Nicht selten wird man dabei auch eine Balanitis circinata entdecken, die ebenfalls vielfach vom Patienten nicht beachtet wird. Ferner ist zu berücksichtigen, daß die Gelenkerkrankung beim M. Reiter meist subakut beginnt, und daß häufig anfangs die Haut über dem befallenen Gelenk nicht gerötet ist und nur eine geringe Hyperthermie besteht. PARONEN hebt hervor, daß die Kranken beim M. Reiter in der Regel anhaltende Schmerzen in einem der Gelenke haben, während bei rheumatisch bedingter Polyarthritis die Schmerzen bald in dem einen, bald in dem anderen Gelenk auftreten. Notfalls wird man die Diagnose ex juvantibus stellen können, denn die Arthritis beim M. Reiter ist salicyl- und pyramidonrefraktär.

In jedem Falle von Reiterscher Erkrankung ist es wichtig, daran zu denken, daß es sich nicht nur um eine Symptomen-Trias handelt. Man soll deswegen alle Organe, insbesondere das Herz, genauer untersuchen und auch ein EKG anstellen, was CSONKA u. OATES besonders hervorheben.

Das gruppiert und lokalisiert auftretende pustulös-keratotische Exanthem ist in der Regel leicht zu erkennen. Es gleicht allerdings völlig der sog. Keratosis blennorrhagica. Damit berühren wir eine Frage, die seit langem in der Dermatologie diskutiert wird. KUSKE hat 1939 als erster Zweifel geäußert, ob die Ende des vorigen Jahrhunderts zuerst in Frankreich beschriebenen Fälle von „gonorrhoischer" Keratodermie tatsächlich durch eine Gonorrhoe bedingt waren oder nicht vielmehr dem M. Reiter zuzuordnen sind. Diese Zweifel sind berechtigt, denn bei vielen als „gonorrhoische" Keratose deklarierten Fällen lag die Gonorrhoe viele Jahre zurück. Es ist sehr wahrscheinlich, daß es sich bei diesen Kranken um einen M. Reiter oder auch eine Psoriasis arthropathica gehandelt hat. Daß man allerdings deswegen alle im Schrifttum unter der Bezeichnung Keratosis blennorrhagica veröffentlichten Fälle der Reiterschen Erkrankung zuordnen soll, erscheint uns zu gewagt.

Wir verweisen in diesem Zusammenhang auf die 1946 von LADANY u. HUGHES verfaßte Arbeit, die sich mit der Ätiologie der Keratosis blennorrhagica an Hand von 166 im Schrifttum gesammelten Fällen und einigen eigenen Beobachtungen befaßt. Diese Autoren fanden 17 Berichte (etwa 10% von 166 Fällen) über den Nachweis von Gonokokken in den Keratosen und kommen zu dem Ergebnis, daß man nicht mit Sicherheit die Möglichkeit des Zustandekommens von Hyperkeratosen bei Gonorrhoe ausschließen kann. Im Gegensatz zu LADANY u. HUGHES vertritt REICH in einer Arbeit über Balanitis circinata, in der auch zum Problem der Hauterscheinungen bei M. Reiter und der Gonorrhoe Stellung genommen wird und die ein umfangreiches diesbezügliches Literaturverzeichnis enthält, die Meinung, daß die sog. gonorrhoische Hyperkeratose zur Reiterschen Krankheit gehört. Wir möchten uns an diesem Streit nicht beteiligen. Wir haben auch bewußt darauf verzichtet, die gesamte ältere Literatur über Keratosis blennorrhagica in bezug darauf zu überprüfen, ob und wieviele der unter dieser Bezeichnung veröffentlichten Fälle zum M. Reiter bzw. zur Psoriasis arthropathica gehören, da LADANY u. HUGHES und REICH sich dieser schwierigen und undankbaren Aufgabe bereits unterzogen haben.

Die Frage muß man auch unter dem Aspekt der Mischinfektion im Sinne von HARKNESS betrachten, wodurch sie allerdings noch komplizierter wird.

Da man morphologisch die beim M. Reiter auftretenden Hautveränderungen von (wahrscheinlich doch!) vorkommenden gonorrhoischen Keratosen nicht unterscheiden kann, wird man die Gonorrhoe stets dann ausschließen können, wenn die Urethralabstriche keine Gonokokken enthalten und die Gonorrhoe-Komplementbindungsreaktion negativ ausfällt. Dies wird in der weitaus überwiegenden Anzahl der Kranken mit Arthritis, Urethritis und Conjunctivitis der Fall sein. Insofern gehören zweifellos die meisten Fälle mit „Keratosis blennorrhagica" zum M. Reiter. Nur die wenigen mit Hauterscheinungen, in denen Anzeichen von Gonorrhoe im Urogenitaltrakt bestehen und bei denen der Nachweis von Gonokokken in den Keratosen, und zwar möglichst auch kulturell erbracht ist, sind als durch Gonorrhoe bedingt anzusehen.

In der Praxis wird man unter Umständen auch zur Diagnose ex juvantibus schreiten können. Denn es finden sich in der Literatur Angaben darüber, daß die Keratosis blennorrhagica nach Anwendung von Penicillin schnell abheilte (L. Beck, du Bois, Hagemann et al., Prakken). Da der M. Reiter in der Regel durch Penicillin nicht zu beeinflussen ist, wird ein Ansprechen auf Penicillin eher für eine echte gonorrhoische Hauterkrankung sprechen.

Ausnahmsweise könnte es Schwierigkeiten bereiten, einen M. Reiter mit Hautveränderungen von einer Psoriasis exsudativa bzw. pustulosa mit Gelenkbeteiligung zu unterscheiden. Man muß dabei differentialdiagnostisch festhalten, daß bei der Psoriasis die Urethritis und Conjunctivitis nicht vorhanden sind. Die Psoriasis pustulosa tritt mehr generalisiert, selten gruppiert auf. Meist wird man bei der Psoriasis pustulosa, besonders wenn man sie eine Zeitlang lokal und mit Cortison behandelt hat, an einigen Stellen auch Veränderungen im Sinne von Psoriasis vulgaris sehen, was beim M. Reiter nicht der Fall ist. Letzten Endes werden die Anamnese und der klinische Verlauf für die Differentialdiagnose dieser beiden Krankheiten von Bedeutung sein.

Gewisse Überschneidungen symptomatologischer Art gibt es zwischen dem M. Reiter und den multiformen Erythemen (Syndroma muco-cutaneo-oculare Fuchs, Ektodermosis pluriorificialis erosiva, Steven-Johnson-Syndrom), wie es besonders François, Lockwood, Robinson und Robinson u. Crumb hervorheben. In der überwiegenden Anzahl der Fälle werden sich jedoch keine besonderen differentialdiagnostischen Schwierigkeiten ergeben, denn die Arthritis kommt beim M. Reiter in über 90% aller Fälle vor, während bei multiformen Erythemen in der Regel nur Arthralgien bestehen. Auch die Hautveränderungen sind beim M. Reiter andere. So „multiform" das Bild beim Syndroma mucocutaneo-oculare auch ist, so wird man dabei kaum auf rupiaförmige Efflorescenzen stoßen. Vor allem aber unterscheiden sich die beiden Krankheiten recht deutlich in bezug auf ihren klinischen Verlauf. Dasselbe gilt auch für die Differentialdiagnose zwischen dem M. Huhsi-Behcet und dem M. Reiter. Der klinische Verlauf ist beim M. Behcet ein anderer; die Hautveränderungen haben einen mehr ulcerösen Charakter, meist ist ein Erythema nodosum an den Unterschenkeln vorhanden, was bei der Reiterschen Krankheit nicht der Fall ist. Vor allem aber gehört die Arthritis nicht zum typischen klinischen Bild des M. Behcet.

In bezug auf Gelenkbeteiligung steht das Sjögrensche Syndrom dem M. Reiter eher nahe. Nach Beiglböck u. Hoff haben $^3/_4$ aller Kranken mit dem Sjögrenschen Syndrom eine Arthritis, die eine gewisse Ähnlichkeit mit den Gelenkveränderungen bei der Reiterschen Krankheit hat. Sonst sind, symptomatologisch gesehen, deutliche Unterschiede zwischen den beiden Leiden vorhanden. Beim Sjögrenschen Syndrom bestehen an den Augen eine Keratoconjunctivitis sicca und ein Versiegen der Tränensekretion. Da die Funktion der Speichel- und Schweißdrüsen ebenfalls herabgesetzt ist, erscheinen die Mundschleimhaut und die Haut trocken, ferner stehen Magen-Darmstörungen mit einer durch Schleimdrüsenunterfunktion bedingten Achylie im Vordergrund — alles Erscheinungen, die für den M. Reiter nicht charakteristisch sind.

VIII. Therapie

Wenn man das Gesamtschrifttum über den M. Reiter überblickt, so zeigt es sich, daß eine eindeutig wirksame Therapie dieses Leidens bis heute nicht bekannt ist. Es wird mit wenigen Ausnahmen (Lauda) hervorgehoben, daß im Gegensatz zum Rheumatismus die Arthritis beim M. Reiter salicylrefraktär ist. v. Pein glaubte Besserungen, besonders der Augensymptome, bei Anwendung von Atophanyl gesehen zu haben. Einige Autoren empfehlen Irgapyrin (Gsell u. Müller, Lange), Gülden 10% Pyramidonlösung intravenös (5—10 cm^3).

Aus der Erwägung heraus, daß es sich bei der Reiterschen Krankheit um ein allergisches Geschehen handeln könne, geben manche Antihistaminica (Bruns, Lange) und glauben, Besserungen der Conjunctivitis und Balanitis beobachtet zu haben. Andere Autoren halten diese Therapie für erfolglos.

Als weitere Behandlungsmöglichkeit gelten Fieber und Reiztherapie (Beiglböck: Arthigon; Kardung: Fieber; Kobs: Omnadin; Dawidowicz: Insulin als Schocktherapie; Strachstein: Milch).

Robert hat in einem Falle 40 cm^3 Rekonvaleszenten-Serum angewandt und anschließend Pyrifer gegeben.

Azzolini u. Pascussi, Sabin geben Gold, Kuzell et al. Kupferpräparate. Azzolini u. Pascussi glaubten, daß Gold weniger in der akuten Phase als bei persistierender Arthritis angebracht sei. Thompson u. Rowe empfehlen, die Goldtherapie mit Cortison zu kombinieren, um die Nebenwirkungen des ersteren zu mildern.

Verschiedentlich wurden Sulfonamide, jedoch ohne durchschlagenden Erfolg angewandt.

In den letzten Jahren wurden die Antibiotica zur Behandlung herangezogen. Übereinstimmend wird betont, daß Penicillin unwirksam ist. Dagegen scheinen Streptomycin (Appleyard, Azzolini u. Pascussi, Hepburn, Ravina et al., Warthin), Aureomycin (Cameron, Calmettes et al., Brocks Korb u. Brown, Loevgren), Terramycin (Brocks, Calmettes et al., Nagyvaradi, Willcox u. Findlay), Chloramphenicol (Findlay et al., Wheatley) und Erythromycin (Loevgren) eine gewisse Wirkung zu haben. Wenn man die Meinung vertritt, daß der PPLO-Organismus beim M. Reiter eine Rolle spielt, so ist dies wahrscheinlich, da Tier- und in vitro-Versuche in diesem Sinne sprechen (Hepburn, Leberman et al.).

Neuerdings wurden ACTH und Cortison beim M. Reiter angewandt. Cappabelli, Goldbeck u. Donat, Graham u. Ogryzzlo äußern sich recht optimistisch. Andere Autoren, Evang, Foxworthy et al., Larson u. Zoeckler, Marche, Reid, sind skeptischer. Es dürfte außer Zweifel sein, daß ACTH und Corticosteroide die entzündlichen Symptome unterdrücken. Ob jedoch der Krankheitsverlauf im ganzen abgekürzt wird, erscheint fraglich. Selbstverständlich wird auch verschiedentlich eine Kombination von Antibiotica mit Nebennierenrindenpräparaten empfohlen.

Zusammenfassend ist zu sagen, daß keine Therapie als restlos befriedigend angesehen werden kann. Besonders aufschlußreich ist die Arbeit von Fowler u. Knight, die auf Grund von verschiedenen Behandlungsverfahren bei 75 Kranken — angewandt wurden Sulfonamide, Penicillin, Streptomycin, Chloramphenicol, Aureomycin, Terramycin, Fieber, Salvarsan, Antihistaminica, Salicylate, Butazolidin, Gold, ACTH — zu der Überzeugung kommen, daß keine Therapie, im Vergleich zu unbehandelt gebliebenen Fällen, den Krankheitsverlauf wesentlich abkürzte.

Zur Behandlung der Hauterscheinungen werden meistens Salben empfohlen, die Antibiotica (Aureomycin, Terramycin usw.) enthalten.

Literatur

ABRAHAMSEN, A. F.: Reiter's syndrome with biopsy from recurrent glossitis. Acta rheum. scand. **2**, 75 (1956). — ANASCHKINA, V. J.: Results of the treatment of nonspecific infectious polyarthritis associated with cystitis and conjunctivitis (Reiter's disease). Sovetsk. Med. **20**, 73 (1956). — ANGÉLIS: Zit. nach CIMBAL. — APPLEYARD, O. B.: Streptomycin and Reiter's syndrome. Brit. med. J. **1950**, 1435. — ARNING, E., u. H. MEYER-DELIUS: Beitrag zur Klinik der Hyperkeratosen. Arch. Derm. Syph. (Berl.) **108**, 3 (1911). — AZZOLINI, V., and F. PASCUSSI: Streptomycin and gold in the therapy of Reiter's disease. G. ital. Oftal. **3**, 17 (1950).

BAINES, G. H.: Relation of abacterial pyurie to Reiter's syndrome. Brit. med. J. **1947** (a), 605. — Abacterial pyuria from a new angle. Brit. J. Urol. **19**, 6 (1947 b). — BALBAN, W.: Zur Kenntnis der sog. „Spirochaetosis arthritica" (Reiter). Derm. Z. **68**, 305 (1934). — BALLIEN, T. A.: A case for diagnosis: Keratoderma blennorrhagica vs. Reiter's syndrome. Arch. Derm. Syph. (Chic.) **64**, 375 (1951). — BANG, O.: Gonorrhoeal myocarditis. Brit. med. J. **1940**, 117. — BARDHAN, P. N.: Reiter's disease. Brit. med. J. **1947**, No 4513, 32. — BARRETT, C. C.: Keratoderma blennorrhagicum. Arch. Derm. Syph. (Chic.) **22**, 627 (1930). — BATSCHWAROFF, B.: Morbus Reiter, Krankenvorstellung 7. 6. 1941 Hautklinik Sofia. Derm. Wschr. **116**, 186 (1943). — BAUER, W., and E. P. ENGLEMAN: A syndrome of unknown etiology characterized by urethritis, conjunctivitis and arthritis (so called Reiter's disease). Trans. Ass. Amer. Phycns **57**, 307 (1942). — BAVER, J., and O. ANDRAL: Arthritic syndromes Reiter's disease followed by endocarditis and lupus erythematosus disseminatus after sulfathiazole treatment. Med. Rec. **159**, 277 (1946). — BAXTER, C. R.: Reiter's disease. Brit. med. J. **1946**, 858. — BECK, F.: Ein Beitrag zur sog. Spirochaetosis arthritica Reiter. Med. Klin. **1937 II**, 1162. — BECK, L.: Keratosis blennorrhagica — or Reiter's syndrome? N.Y. St. J. M. **54**, 1801 (1954). — BEEUWKES, G. H., and W. A. COLLIER: Studies on arthrotropic pleuropneumonia-like microorganisms. J. infect. Dis. **70**, 1 (1942). — BEIGLBÖCK, W.: Zur Behandlung der Reiterschen Krankheit (Ruhrrheumatismus). Dtsch. med. Wschr. **1943**, 803. — BEIGLBÖCK, W., u. H. HOFF: Über das Sjögrensche Syndrom. Dtsch. med. Wschr. **1952 I**, 7, 42. — BELZ, A.: Propos d'un cas de syndrome de R.F.L. Bull. Soc. Ophthal. Fr. No 3, mars 53, p. 333—339. — BERARDINELLI, W.: Sindrome de Reiter. Med. Cirurg. Farm. No 214/215 (Febr./März 54), 61—63. — BERGMARK, G.: Nord. Med. **29**, 44 (1946). Zit. nach PARONEN. — BEVERIDGE, W. J. B.: Med. J. Aust. **1943 II**, 479. Zit. nach HARKNESS. — BEVERIDGE, W. J. B., A. D. CAMPBELL and P. E. LIND: Med. J. Aust. **1946 I**, 179. Zit. nach KRÜCKEN u. FABRY. — BICKEL, G.: A propos de deux cas de syndrome de Reiter (Urétro-conjunctivo-arthrite non gonococcique). Rev. méd. Suisse rom. **11**, 756 (1946). — BLANKE, K.: Zur Penicillinbehandlung des Reiterschen Syndroms. Med. Klin. **35**, 1116 (1949). — BOAS, H.: Blennorrhoische Hyperkeratosen. Verh. Dän. Dermat. Ges. 3. 10. 1923. Ref. Derm. Wschr. **81**, 1543 (1925). — BOAS, H., u. V. GENNER: Gonorrhoische Hyperkeratosen ohne Gonorrhoe. Zbl. Haut- u. Geschl.-Kr. **32**, 321 (1930). — BOLGERT, M., G. LÉVY et P. BENAIM: Syndrome urétro-conjonctivo-synovial dit de Reiter avec manifestations cutanées extensives et atteinte cardiaque. Bull. Soc. frç. dermat. syph. **5**, 486 (1955). — BONNET, P., et P. G. MOREAU: Syndrome de Reiter. Bull. Soc. ophtal. Fr. No **3**, mai 55, p. 181—182. BONSE, G.: Über Skelettbeteiligung bei der Reiterschen Krankheit. Fortschr. Röntgenstr. **85**, 675 (1956). — BOUREL, M.: Le syndrome de Fiessinger-Leroy-Reiter; syndrome conjunctivo-uretero-synovial. Rev. Rhum. **21**, 249 (1954). — BRIDRÉ, J., u. A. DONATIEN: Le microbe de l'agalaxie contagieuse et sa culture in vitro. C.R. Acad. Sci. (Paris) **177**, 841 (1923). — Le microbe de l'agalaxie contagieuse du mouton et de la chèvre. Ann. Inst. Pasteur **39**, 925 (1925). — BROCKS, H.: Morbus Reiter — Spermatocystitis. Ugeskr. Laeg. **1952**, 115. — BRODIE, B.: Pathological and surgical observations on diseases of the joints. London: Longman 1818. — BRUNS, W.: Reitersche Trias. Med. Klin. **1949 I**, 624. — BUCHAN, J. F.: Reiter's disease: a review of the present position. Proc. roy. Soc. Med. **48**, 432 (1955). — BUCKLEY, C. W.: Textbook of the rheumatic diseases. Edinburgh: Livingstone 1948. — BUSSALAI, L.: Über einen Fall gonorrhoischer Hyperkeratosen. Pathologica **16**, 365 (1924).

CAHN, A.: Berl. klin. Wschr. **1916**, 642. Zit. nach PARONEN. — CAIRO, A. A.: Reiter's syndrome. Bull. Georgetown Univ. med. Cent. 8 (3), Jan. 55, p. 86—89. — CAJANDER, B.: Observations on a cortisone-like effect on injection of desoxycorticosteronacetate (DOCA) in combination with ascorbic acid in rheumatic diseases. Acta med. sknad. **147**, 53 (1953). — CALMETTES, DEODATI et BAZEX: Bull. Soc. Ophthal. Fr. **1951**, 432. Zit. nach SCHRECK. — CAMERON, J. M.: Keratoderma blennorrhagica. Brit. J. vener. Dis. **32**, 7 (1956). — CANDEL, S., and M. C. WHEELOCK: Acute non-specific myocarditis. Ann. intern. Med. **23**, 309—337 (1945). — CAPPARELLI, V.: Reiter's disease successfully treated with cortisone. Rev. bras. Med. **11** (5), p. 331—333, May 54. — CARR, J. L., and M. FRIEDMAN: Keratodermia blennorrhagicum. Amer. J. Path. **20**, 709 (1944). — CASS, E. E.: Interstitial Keratitis occurring in a case of Reiter's disease. Brit. J. Ophthal. **33**, 454 (1949). — CECIL, R. L., MCDERMOTT and H. G. WOLFF: Textbook of medicine, p. 1438, Reiter's disease. Philadelphia and London: W. B. Saunders Company 1948. — CHEVALLIER, P., et J. BOURGEOIS: Les purpuras gonococciques. Sang **1**, 333 (1927). — CIMBAL, O.: Das Reitersche Syndrom als Nachkrankheit der Ruhr. Albrecht v. Graefes Arch. Ophthal. **145**, 142 (1943). — COLBY, F. H.: Renal complications of Reiter's disease. J. Urol. (Baltimore) **52**, 415 (1944). — COLLIER, W.: Geneesk. T. Ned.-Ind. **78**, 2845 (1938). Zit. nach FINDLAY, MACKENZIE, MACCALLUM u. KLIENEBERGER. — *Concours medical:* Le syndrome de Reiter. **73**, 885 (1951) (Übersicht). — COOK, E. N.: Amicrobic pyuria. Bull. N.Y. Acad. Med. **20**, 588 (1944). — CORDERO, A.: Klinischer Beitrag zum Studium der Reiterschen Krankheit. Arch. ital. Derm. **22**, 259 (1949). — CORNER, B. D.: Reitersches Syndrom bei Kindern. Arch. Dis. Childh. **25**, 398 (1950). — COSTE, F.: Traitement hormonal du rhumatisme articulaire aigu. VIII. Congr. internat. mal. Rhumat. 24—28 août, Genève 1953, p. 72. — COSTE, F., M. MOUZON et H. BOISSIÈRE: Aspects actuels de la spondylarthrite ankylosante. Bull. Soc. méd. Hôp. Paris **1947**, 493. — COUTTS, W. E.: Associated gonorrhoea and lymphogranuloma venereum urethral infection in males. Brit. J. vener. Dis. **19**, 37 (1943). — COUTTS, W. E., and R. VARGAS-ZALAZAR: Abacterial pyuria. Brit. med. J. **1946**, 982. — CREECY, A. A., et BEAZLIE: Reiter's syndrom and focal infection. J. Urol. (Baltimore) **59**, 234 (1948). — CSONKA, G. W., and J. K. OATES: Pericarditis and electrocardiographie changes in Reiter's syndrome. Brit. med. J. **1957**, 866. — CZEKALOWSKI, J. W., and G. O. HORNE: Abacterial cystitis. Brit. med. J. **1951 II**, 879. — CZUKRASZ. J.: Contribution to the Reiter's syndrome. Ophthalmologica (Basel) **119**, 99 (1950).

DAQUET, G.: Moderne Ansichten über das Syndrom: Urethritis — Conjunctivitis — Arthritis. Ann. Derm. Syph. (Paris) **79**, 144 (1952). — DAVIES, W.: Keratoderma blennorrhagicum nach Reiterscher Krankheit. Bericht über einen erfolgreich mit massiven Penicillindosen behandelten Fall. Brit. J. vener. Dis. **25**, 155 (1949). — DAWIDOWICZ, A.: Arthritis with simultanaeus suppurative conjunctivitis and urethritis (so called Reiter's syndrome) treated with slight insulin hypoglycemias. Polski Tyg. lek. **1953**, 1700. — DIENES, L.: Cultivation of pleuropneumonia-like organisms from female genital organs. Proc. Soc. exp. Biol. (N.Y.) **44**, 468 (1940). — DIENES, L., and G. EDSALL: Observations on the L-organism of Klieneberger. Proc. Soc. exp. Biol. (N.Y.) **36**, 740 (1937). — DIENES, L., M. W. ROPES, W. E. SMITH, S. MADHOFF et W. BAUER: The role of pleuropneumonia-like organisms in genito-urinary and joint diseases. N. Engl. J. Med. **238**, 509, 563 (1948). — DIENES, L., and W. E. SMITH: Relationship of pleuropneumonia-like (L) organisms to infections of human genital tract. Proc. Soc. exp. Biol. (N.Y.) **50**, 99 (1942). — DÖLLKEN, H.: Beitrag zur Behandlung der Reiter-Nachkrankheiten. Fortschr. Therap. **19**, 37 (1943). — D'OELSNITZ, M. A., et M. ROMETTI: Syndrome entero-oculo articulaire guéri par l'auromycine et la vaccination specifique. Rev. Rhum. **19**, 681 (1952). — DÖRING, G.: Über intravenöse Pyramidonbehandlung. Klin. Wschr. **1947**, 577. — DONOVAN, H.: Abacterial pyuria. Brit. med. J. **1945 I**, 12. — DORENDORF: Der Ruhrrheumatismus. Med. Klin. **1917 I**, 519. — DU BOIS: Gonorrhoische Keratosen oder Dermatitis gonorrhoica. Acta derm.-venereol. (Stockh.) **5**, 1 (1924). — DUNHAM, J., J. ROCK and E. BELT: The isolation of a filterable agens pathogenic for mice from a case Reiter's disease. J. Urol. (Baltimore) **58**, 212 (1947). — DUREL, P., G. OFFRET, A. SIBOULET et P. PLESSIER: Conjonctivite et urétrite à ultra-germes. Bull. Soc. Ophtal. Fr. **1950**, 566.

Editorial: "Non-specific" genital infections. Brit. J. vener. Dis. **29**, 121 (1953). — EISNER, E.: Hyperkeratosis (gonorrhoica ?). Zbl. Haut- u. Geschl.-Kr. **22**, 604 (1927). — ENGLEMAN, E. P.: Ann. rheum. Dis. **9**, 402 (1950). — EPSTEIN, E.: Reiter's disease (?), psoriasis (?). Arch. Derm. Syph. (Chic.) **56**, 191 (1947). — EPSTEIN, E., and S. O. CHAMBERS: Keratosis blennorrhagica with corneal lesions. Arch. Derm. Syph. (Chic.) **36**, 1044 (1937). — EVANG, E.: Cortison bei Reiter's Syndrom. Nord. Med. **47**, 123 (1952).

FAHLBUSCH, W., u. R. ZIERL: Gekreuzte Überempfindlichkeitsreaktion bei der Urethritis non specifica „Typ Waelsch" und bei Lymphogranuloma inguinale. Derm. Wschr. **105**, 1177 (1937). — FEIRING, W.: Reiter's disease with prolonged auriculo-ventricular conduction. Ann. intern. Med. **25**, 498 (1946). — FIELDSEND, A. B.: Abacterial pyuria presenting as "urethritis". Brit. med. J. **1946 I**, 493. — FIESSINGER, N., et E. LEROY: L'étude d'une épidémie de dysenterie dans la somme. Bull. soc. méd. Hôp. Paris **40**, 2030 (1916). — FINDLAY, G. M., E. KLIENEBERGER, F. O. MACCALLUM and R. D. MACKENZIE: Rolling disease. New syndrome in mice associated with a pleuropneumonia-like organism. Lancet **1938 II**, 1511. — FINDLAY, G. M., R. D. MACKENZIE, and F. O. MACCALLUM: Chemotherapeutic experiments on pleuropneumonia-like organisms in rodents. Brit. J. exp. Path. **21**, 13 (1940). — FINDLAY, G. M., R. D. MACKENZIE, F. O. MACCALLUM and E. KLIENEBERGER: The aetiology of polyarthritis in the rat. Lancet **1939** (a), 7. — The etiology of polyarthritis in the rat. Lancet **1939** (b), 7. — FINDLAY, G. M., R. R. WILLCOX and E. M. HOWARD: Die Behandlung der unspecifischen Urethritis — darunter ein Fall von Reiterscher Krankheit — mit Chloramphenicol. Amer. J. Syph. **35**, 583 (1951). — FLEISCHMANN: Aussprache i. d. Berl. ver. ärztl. Ges. v. 15. 11. 1916. Dtsch. med. Wschr. **1916 II**, 1529. — FLORMAN, A. L., et H. M. GOLDSTEIN: Arthritis, conjunctivitis and urethritis (so called Reiter's syndrome) in a four years old try. J. Pediat. **33**, 172 (1928). — FLYNN, J. W.: Keratodermie blennorrhagique. Med. J. Aust. **2**, 680 (1927). — FOERSTER, R.: Zwei Fälle von Reiterscher Erkrankung. Med. Welt **1933**, 700. — FORBES, D.: A case of Reiter's disease. Brit. med. J. **1946 I**, 859. — FORD, D. K.: Arthritis and venereal urethritis. Brit. J. vener. Dis. **29**, 123 (1953). — FOREST, A.: Le syndrome de Reiter. Rev. Rhum. **21**, 517 (1954). — FORESTIER, J.: Zit. nach KRÜCKEN u. FABRY. Radiology **33**, 389 (1939). — FORSYTH, B. T., and J. C. PLOUGH: The protein-sparing effect of carbohydrate with and without testosterone. J. Lab. clin. Med. **46**, 840 (1955). — FOWLER, W., and G. H. KNIGHT: Value of treatment in Reiter's disease. Brit. J. vener. Dis. **32**, 2 (1956). — FOXWORTHY, D. T., R. M. POSKE, E. M. BARTON, L. A. BAKER and M. M. MONTGOMERY: Adrenocorticotropin and cortisone in the treatment of severe Reiter's syndrome. Ann. intern. Med. **44**, 52 (1956). — FRANCESCHETTI, A., R. MACH et G. CHANAL: Deux cas de maladie de Nicolas-Favre avec iritis et arthralgies. Praxis **2**, 22 (1951). — FRANÇOIS, J.: Les ectodermoses erosives pluriorificielles. Acta opthal. (Kbh.) **32**, 5 (1954). — FREIRICH, A. W., S. SCHWARTZ and O. STEINBROCKER: Penicillin in the treatment of Keratosis blennorrhagica with polyarthritis. Arch. intern. Med. **79**, 234 (1947). — FRÜHWALD, R.: So-called spirochaetosis arthritica (Reiter). Urol. cutan. Rev. **32**, 7 (1928a). — Beitrag zur sog. Spirochaetosis arthritica. Derm. Z. **51**, 35 (1928b). — Unspezifische Urethritiden beim Manne und ihre Behandlung. Ther. d. Gegenw. **82**, 409 (1941).

GADRAT, J.: Kératose symétrique et polyarthrite soi-disant blennorrhagique (syndrome de Vidal) hors de toute gonococcie. Ann. Derm. Syph. (Paris) **7**, 1040 (1933). — GADRAT, J., and L. MOREL: Zit. nach CSONKA and OATES. Bull Soc. franç. Derm. Syph. **42**, 1849 (1935). — GÄNNSLEN, M.: Erfahrungen aus der internistischen Beratertätigkeit. Dtsch. med. Wschr. **1941**, 455. — GAGER, E. C.: Keratodermia blennorrhagica. J. Amer. med. Ass. **78**, 941 (1922). GAMP, A.: Zur Klinik und Prognose der Reiterschen Krankheit. Münch. med. Wschr. **98**, 334 (1956). — GARCIA FAURE, M.: Auf Gonorrhoe beruhende Keratodermie. Pren. méd. argent. **12**, 739 (1925). — GAUSTER, M.: Zit. nach PARONEN. — GELPERIN, A.: Morphologie, kulturelle Charakteristika und eine Methode zur Massenzüchtung der Reiterschen Spirochaete. Amer. J. Syph. **33**, 101 (1949). — Immunochemical studies of the Reiter spirochete. Amer. J. Syph. **35**, 1 (1951). — GENKIN, S., u. W. LJACHOWSKY: Die Klinik der gonorrhoischen Polyarthritis; Allergisches und Infektiöses in ihrer Pathogenese. Dtsch. Arch. klin. Med. **177**, 420 (1935). — GIARDULLI, A.: Reitersche Krankheit. Rev. bras. Oftal. **10**, 219 (1952). — GIOMI, C., e P. CHIAPPARA: Su un caso di sindrome die Reiter. Minerva ortop. **5**, 11, 467—476 (1954). — GLAUNER, W.: Ist die postinfektiöse Trias: Arthritis, Urethritis und Conjunctivitis eine Erkrankung sui generis? Dtsch. med. Wschr. **1947**, 552. — Reitersche Trias. Med. Klin. **44**, 624 (1949). — GOLDECK, H., u. K. DONAT: ACTH-Effect beim Reitersyndrom. Ärztl. Wschr. **7**, 672 (1952). — GOLDEROS, A. F.: Abacterial urethritis, abacterial pyuria and Reiter's syndrome. Trans. s.-east. Sect. Amer. urol. Ass. 82 (1954). — Abacterial urethritis, abacterial pyuria and Reiter's syndrome. J. Urol. (Baltimore) **73**, 536 (1955). — GOLDSCHMID, K. L.: Gonorrhoische Hyperkeratose. Acta derm.-venereol. (Stockh.) **12**, 129 (1931). — GOLDSTEIN, A. E., and S. W. RUBIN: Reiters disease followed by true infective abacterial pyuria. Brit. J. Urol. **19**, 32 (1947). — GORDON, D. M., J. M. McLEAN, A. KOTEEN, F. P. BOUSQUET, W. D. McCUSKER, J. BAKAS, P. WETZIG and E. W. D. NORTON: The use of ACTH and cortisone in ophthalmology. Amer. J. Ophthal. **34**, 1675 (1951). — GOUNELLE, H., A. BOHN, C. KOSKAS et J. MARCHE: Sur la maladie rhumatismale post-dysenterique. Bull. Soc. méd. Hôp. Paris **56**, 821 (1941). — GRAHAM, W., u. M. A. OGRYZZLO: Reiters Syndrom. Beobachtungen während der Verabreichung von ACTH. Ann. rheum. Dis. **9**, 401 (1950). — Syndrome de Reiter. Effet de l'hormone adrénocorticotropique pituitaire (ACTH) et de la cortisone. VIII. Congr. internat. méd. rhumat. 24.—28. août, Genève 1953, p. 28. — GROOT, A. L., u. D. M. VAN SCHOUWEN: Het syndrome arthro-cutané. Med. Wschr. geneesk. **96**, 2868 (1952). — GROS, H., u. W. TILLING: Klinische Erfahrungen mit Cortison bei der Behandlung akuter Infektionskrankheiten. Dtsch. med. Wschr. **1955**, 223. — GROSS, A., u. MATTIL: Infektallergische Reaktionen an Gelenken und Myalgien bei Infektionskrankheiten, insbesondere bei Ruhr. Z. Rheumaforsch. 4 (1944). — GSELL, O., u. W. MÜLLER: Parenterale Pyramidon-Pyrazolidin-Therapie von Rheumatismus und Infekten mittels Irgapyrin. Schweiz. med. Wschr. **1950 I**, 310. — GÜCK, I. K., u. I. WOLF: Monartikuläre und destruierende Arthropathie beim Reiterschen Syndrom. Amer. J. Med. **224**, 635 (1952). — GÜLDEN, W. F.: Über das Reitersche Syndrom und seine Behandlung. Med. Mschr. **4**, 186 (1950). — GUNDEL, M., u. F. SEEBER: Die klinische Bedeutung der Enterokokken im Magen-Darmkanal. Dtsch. Arch. klin. Med. **164**, 190 (1929).

HAARR, M.: Acta ophthal. (Kbh.) **23**, 143 (1945). Zit. nach PARONEN. — HADIDA, E., et E. TIMSIT: Syndrome de Fiessinger-Leroy-Reiter. Bull. Soc. franç. Dermat. Syph. **1**, 32

(1956). — Presse méd. **64**, 618 (1956). — HAGEMANN, P. O., A. HENDIN, H. H. LURIE and M. STEIN: Therapy of gonococcal arthritis. Ann. int. Med. **36**, 77 (1952). — HALL, W. H., and S. F. FINEGOLD: 23 Fälle von Reiterschem Syndrom; eine Studie. Ann. intern. Med. **38**, 533 (1953). — HAMANN: Reitersches Syndrom nach Ruhr. Demonstration. Derm. Wschr. **116**, 338 (1943a). — Reitersches Syndrom nach Ruhr. Zbl. Haut- u. Geschl.-Kr. **69**, 622 (1943b). — HARKNESS, A. H.: Reiter's syndrome. Brit. med. J. **1947**, No 4504, 611. — The significance pleuropneumonia-like or "L" organisms in non-gonococcal urethritis; Reiter's disease and abacterial pyuria. Brit. J. vener. Dis. **24**, 50 (1948). — Reiter's disease. Brit. J. vener. Dis. **25**, 185 (1949a). — Discussion on Reiter's disease. Brit. J. vener. Dis. **25**, 199 (1949b). — Therapeutics of non-gonococcal urethritis. Brit. J. vener. Dis. **29**, 134 (1953). — HENCKEL, H.: Das Reitersche Syndrom bei Kindern und seine Therapie. Z. Kinderheilk. **74**, 3 (1954). — HEPBURN, K. H.: Erfolgreiche Behandlung des Reiter-Syndroms mit Dihydrostreptomycin. J. Urol. (Baltimore) **64**, 413 (1950). — HERSPERGER, G. H.: Gold therapy for rheumatoid arthritis: a current evaluation. Ann. intern. Med. **36**, 571 (1952). — HOFF, F.: Zit. nach PARONEN. — HOLLANDER, J. L.: The diagnosis and treatment of Reiter's syndrome. Med. Clin. N.Amer. **30**, 716 (1946). — Arthritis and allied conditions. Philadelphia: Lea & Febiger 1949. — HOLLANDER, J. L., C. W. FOGARTY jr., N. R. ABRAMS and D. M. KYDD: Arthritis resembling Reiter's syndrome. J. Amer. med. Ass. **129**, 593 (1945). — HOLLER, G.: Erfahrungen über Bazillenruhr. Berlin u. Wien: Urban & Schwarzenberg 1941. — HOMBOURGER, P.: Syndrome oculo-articulaire d'origine dysentérique. Soc. Méd. milit. franç. Bull. **22**, 33 (1928). — HUETTE.: Zit. nach PARONEN.

JACKSON, W. P. V.: The syndrome known as Reiter's disease. Brit. med. J. **1946**, No 4466, 1197. — JACOBI, J., u. W. DÖRSCHEL: Beobachtungen in einem Ruhrlazarett, Sommer 1942. Münch. med. Wschr. **30/31**, 440 (1943). — JAEGER, H.: Syndrome uréthro-conjunctivo-synovial de Reiter. Dermatologica (Basel) **98**, Nr 4—6, 327 (1949). — JANSON, PH.: Beiträge zur Pathogenese der Reiterschen Krankheit. Z. Haut- u. Geschl.-Kr. **9**, 475 (1950). — JUNGHANNS, D.: Ein weiterer Fall von Urethritis non gonorrhoica und sept. Allgemeininfektion. Dtsch. med. Wschr. **1918 II**, 1304.

KARDUNG: Ein unter dem Bilde der Reiterschen Erkrankung verlaufender Fall von Urethritis, Arthritis und Conjunktivitis. Med. Welt I, 403 (1931). — KATZIN, H. M., and B. L. VALLEE: Reiter's disease. Amer. J. Ophthal. **30**, 203—205 (1947). — KHOURY, E. N.: Reiter's syndrome: A report of two cases with response in one to large doses of mapharsen. J. Urol. (Baltimore) **58**, 268 (1947). — KINSELL, L. W.: The clinical application of pituitary adrenocorticotropic and adrenal steroid hormones. Ann. intern. Med. **35**, 615 (1951). — KLEINE-NATROP, H. E.: Reitersche Krankheit — gonorrhoische Allgemeininfektion. Ein differentialdiagnostischer und ätiologischer Beitrag. Arch. Derm. Syph. (Berl.) **187**, 431 (1948). — KLIENEBERGER, E.: The pleuropneumonia-like organisms; further comparative studies and a descriptive account of recently discovered types. J. Hyg. (Lond.) **40**, 204 (1940). — KLIENEBERGER, E., and J. SMILES: Some new observations on the developmental cycle of the organism bovine pleuropneumonia and related microbes. J. Hyg. (Lond.) **42**, 110 (1942). — KLIENEBERGER-NOBEL, E.: Pleuropneumonia-like organisms in the human vagina. Lancet I, 46 (1945). — KOBES, R.: Das Reitersche Syndrom. Med. Klin. **44**, 624 (1949). — KOKKO, U. P.: Zit. nach PARONEN. — KORB, G.: Reitersche Trias. Med. Klin. **44**, 624 (1949). — KORB, H., and E. A. BROWN: Reitersche Krankheit. Ein mit Aureomycin erfolgreich behandelter Fall. Arch. Derm. **62**, 391 (1950). — KORCZYNSKI, E.: Zit. nach PARONEN. — KOTLEWSKI, M.: Recent concepts of Reiter's disease, report of two cases. Pol. Arch. Med. wewnet. **26**, 801—808 (1956). — KRÄUTER, J.: Zit nach PARONEN. — KRISTJANSEN, A.: Urethritis mit Arthritis und Conjunktivitis ohne Gonokokken. Tag der dän. derm. Ges. 6. 3. 29. Zbl. Haut- u. Geschl.-Kr. **31**, 165, 166 (1929). — Nichtgonorrhoische Urethritis mit Conjunktivitis und Arthritis. Ugeskr. Laeg. **1930 I**, 276. — KRITSCHEVSKIJ, A. M., D. V. MICHAILOVA, M. J. MARGOLINA, J. D. KUSNETSOW, M. G. BOGDANOWA and S. M. ROTINA: Data on etiology, clinical aspects and therapy of so called urethro-oculosynovial syndrome. Vestn. Vener. Derm. **4**, 6—15 (1954). — KRÜCKEN, H.: Urethritis non gonorrhoica. Ärztl. Wschr. **9**, 46, 1085 (1954). — KRÜCKEN, H., u. H. FABRY: Pleuropneumonia-like organisms bei Morbus Reiter und verwandten Syndromen. Ärztl. Wschr. **10**, 294 (1955). — KRUSPE, M.: Zur Ätiologie der Reiterschen Erkrankung. Dtsch. Milit.-Arzt **6**, 369 (1941a). — Zur Ätiologie der Reiterschen Erkrankung. Derm.-Wschr. **112**, 457 (1941b). — KUMER, L.: Diskussionsbemerkung zur Reiterschen Erkrankung. Wien. klin. Wschr. **1934**, 1245. — KUSKE, H.: Über die Hauterscheinungen bei Morbus Reiter. (Ein Beitrag zur Differentialdiagnose der sog. gonorrhoischen Keratosen). Arch. Derm. Syph. (Berl.) **179**, 58 (1939). — Die Reitersche Krankheit. Schweiz. Rdsch. Med. **37**, 1 (1944). — Eine besondere Verlaufsform des Morbus Reiter. Dermatologica (Basel) **106**, 157 (1953). — KUZELL, W. C., u. E. A. MANKLE: Zit. nach KRÜCKEN u. FABRY. Proc. Soc. exp. Biol. (N.Y.) **74**, 677 (1950). — KUZELL, W. C., R. W. SCHAFFARZICK, E. A. MANKLE and G. M. GARDNER: Copper treatment of experimental and clinical arthritis. Ann. rheum. Dis. **10**, 328 (1951).

LADANY, E., and J. P. HUGHES: Etiologic considerations of keratosis blenorrhagica. Arch. Derm. Syph. (Chic.) **54**, 150 (1946). — LAFON, R., P. PAGES, J. ROUX, J. P. TEMPLE et J. MINOIELLE: Syndrome de Fiessinger-Leroy-Reiter avec infiltrats pulmonaires labiles et hémiplégie regressive; organismes L dans les sécrétions urethrales. Rev. neurol. **92**, 6, 611—614 (1955). — LAIDLAW, P. P., and W. J. ELFORD: A new group of filterable organisms. Proc. roy. Soc. Med. **120**, 292 (1936). — LANDES, R. R., and CH. L. RANSOM: Abacterial pyuria: Possible relationship to Reiter's syndrom. J. Urol. (Baltimore) **60**, 666 (1948). — LANGE, F.: Reitersches Syndrom. Dtsch. med. Wschr. **82**, 326 (1957). — LARSON, E., and S. J. ZOECKLER: ACTH in Reiter's syndrome; four cases, with review of the literature. Amer. J. Med. **19**, 307—317 (1953). — LATTAQUIÉ, Z.: Un cas de syndrome dit de Reiter guéri par l'aureomycine. Bull. Soc. franç. Derm. Syph. **II**, 595 (1950). — LAUDA, E.: Zur Klinik und Therapie des Reiterschen Syndroms. Wien, klin. Wschr. **58**, 55 (1946). — LEBERMANN, P. R., P. F. SMITH and H. MORTON: The susceptibility of pleuropneumonia-like organisms to the in vitro action of antibiotics: Aureomycine, Chloramphenicol, dihydrostreptomycine, streptomycine and sodium penicilline G. J. Urol. (Baltimore) **64**, 167 (1950). — LEFKOVITS, A. M.: Triad of urethritis, conjunctivitis and arthritis. Amer. Practit. **3**, 619—625 (1949). — LEGER, L., L. OGLIASTRI et PH. CARAGE: Arthrite, conjonctivite et uréthrite non gonococciques. Syndrome de Reiter. Presse méd. No 60, 710 (1948). — Reiter-Syndrom. Pren. méd. argent. **1949**, 206. — LEPECQ DE LA CLÔTURE: Zit. nach PARONEN, LEVER, W. F., and G. M. CRAWFORD: Keratosis blennorrhagica without gonorrhea (Reiter's disease?). Arch. Derm. Syph. (Chic.) **49**, 389 (1944). — LINDEBOOM, G. A.: Reiter's syndrome. Geneesk. Gids **32**(4), 70—72 (1954). — LINDNER, K.: Zur Ätiologie der gonokokkenfreien Urethritis. Wien. klin. Wschr. **29**, 283 (1910). — LINDSAY-REA, A.: A case of Reiter's disease. Trans. ophthal. Soc. U.K. **67**, 241—244 (1947). — LOCKWOOD, J. H.: Reiter's disease, Behcet's syndrome and Stevens-Johnson-disease. U.S. nav. med. Bull. **49**, 41 (1949). — LÖVGREN, O.: Aureomycinbehandlung bei gewissen Fällen von rheumatischen Gelenkaffektionen. Z. Rheumaforsch. **9**, 297 (1950). — Syndroma Reiter. Acta rheum. scand. **2**, 11—16 (1956). — LÖVGREN, O., u. H. KARNI: Etiologiska problem cid Morbus Reiter. Nord. Med. **44**, 1528 (1950). — LÖVGREN, O., u. N. MASRELIEZ: Morbus Reiter — eine Geschlechtskrankheit? Z. Rheumaforsch. **8**, 234 (1949). — Reitersche Krankheit (eine Nachuntersuchung). Nord. Med. **42** (31), 299 (1949). — LOJANDER, W.: Über Keratodermien im Anschluß an Gelenkaffektionen gonorrhoischen und nichtgonorrhoischen Ursprungs. Acta derm.-venereol. (Stockh.) **8**, 227 (1927). — LOWMAN, E. W., and R. J. BOUCEK: Reiter's disease. Report of 5 cases including 2 successfully treated with hyperthermia. Ann. intern. Med. **28**, 1075 (1948). — LUCAS, R. L., and H. WEISS: Gonorrheal syndrome without gonorrhea: Reiter's disease. Arch. Ophthal. **34**, 97 (1945). — LUTZ, W.: Morbus Reiter. Dermatologica (Basel) **97**, 132 (1948). — LYALL, T.: A comprehensive treatment for gonococcal and non-gonococcal urethritis. Brit. J. vener. Dis. **29**, 151 (1953).

MACFIE, J. W. S.: Urethral spirochaetosis. Parasitology **9**, 274 (1917). — MAIGNIEN-COURARD, Mme.: Les manifestations oculares dans le cadre d'un aspect particulier de maladie rhumatismale; syndrome de F.-L. et de Reiter. Ann. Oculist. (Paris) **183**(8), 660—683 (1950). — MAKARI, J. G.: Reiters Syndrom mit anaphylaktischer Purpura. J. trop. Med. Hyg. **53**, 39 (1950). — MANSON-BAHR, P.: The dysenteric disorders. London: Canel & Co. Ltd 1943. — MARCHE, J.: Le syndrome dit de Reiter; une forme particulière de la maladie rhumatismale. Gaz. méd. Fr. **57**, 11—16 (1950a). — L'atteinte des articulations sacro-iliaques dans le syndrome dit de Reiter. Rev. Rhum. **17**(8), 449—451 (1950b). — Syndrome de Fiessinger-Leroy-Reiter et spondylarthritis ankylosante, parentés et place nosologique. Rev. Rhum. **21** (4), 320 (1954a). — Les infections urogenitales à virus et ultra-germes; recherche des inclusions cellulaires. Gaz. méd. Fr. **61**, 8, 567 (1954b). — Spondylarthrite ankylosante et syndrome de Fiessinger-Leroy-Reiter; deux aspects de la même maladie rhumatismale. France méd. **18**(1), 7—30 (1955a). — Spondylarthrite ankylosante et syndrome de Fiessinger-Leroy-Reiter; deux aspects de la même maladie rhumatismale. France méd. **18** (2), 5—32 (1955b). — Spondylarthrite ankylosante et syndrome de Fiessinger-Leroy-Reiter. France méd. **18**(4), 43—47 (1955c). — MARKWALD, B.: Zit. nach PARONEN. Z. klin. Med. **53**, 321 (1904). — MARSHALL, J.: Die moderne Behandlung der Geschlechtskrankheiten. 3. Nichtgonorrhoische Urethritis beim Mann. S. Afr. med. J. **23**, 135 (1949). — MASBERNARD, A., et J. L. VERLOMME: Le traitment du syndrome de Fiessinger-Leroy-Reiter par l'acide diacétyl-pyrocatéchol-carboxylique. Tunis. méd. **43**(8), 821—850 (1955). — MASTROJANNI, D.: Beitrag zum Studium der infektiösen hyperkeratotischen Polyarthritis. Arch. ital. Derm. **12**, 105 (1936). — MATTSSON, R.: Recurrent retinitis in Reiter's disease. Acta ophthal. (Kbh.) **33**(4), 403—408 (1955). — MAYNE, G. O.: Electrocardiographic changes in Reiter's syndrome. Brit. J. vener. Dis. **31**(4), 238—241 (1955). — MAZUREK, L.: Die Reitersche Krankheit. Polski Tyg. lek. **5**, 1017 (1950). — McDOWELL, F. J.: Keratosis blennorrhagica or gonorrheal keratosis. N.Y. med. J. **115**, 518 (1922). — MELÉN, B., and B. LINNROS: Pleuropneumonia-like organisms in cases of non-gonococcal urethritis in man. Acta derm.-venereol. (Stockh.)

32, 77 (1952). — MEYER, K.: Über Enterokokkensepsis. Klin. Wschr. **1927**, 2045. — MICHAEL, M.: Beitrag zur Kasuistik und Differentialdiagnose seltener frühluetischer und gonorrhoischer Komplikationen. Derm. Z. **24**, 406 (1917). — MILLER, C. D., and D. W. MCINTYRE: A syndrome termed Reiter's disease (urethritis, conjunctivitis and arthritis). Ann. int. Med. **23**, 673 (1945). — MOLTKE, O.: Polyarthritis urethritica. Acta med. scand. **89**, 606 (1936). — MOORE, T.: Sterile pyuria with special reference to true infective abacterial pyuria. J. Urol. (Baltimore) **49**, 203 (1943). — MORRISON, R. J. G., and M. THOMPSON: Reitersche Erkrankung; Bericht über neun Fälle. Lancet **1948I**, 636. — MUSGER, A.: Über Ursache und Wesen der Reiterschen Erkrankungen. Derm. Z. **68**, 310 (1934) — MUSUMECI, V.: Studio clinico-interpretativo sulla sindrome di Reiter (a proposito di un caso clinico). G. ital. Derm. **89**, 391 (1948).

NAEGELI, O.: Reitersche Erkrankung. Schweiz. med. Wschr. **1937I** (a), 63. — Demonstrationen. Derm. Wschr. **104**, 131 (1937b). — Morbus Reiter. Schweiz. med. Wschr. **1938II** (a), 793. — Demonstration. Derm. Wschr. **106**, 228 (1938b). — NAGYVARADI, J.: Terromycin-therapy of Reiter's disease. Orv. Hetil. **94**, 106—108 (1953). — NEUMANN. E.: Extensive symptomatology of Reiter's disease with bacteriological findings of pleuropneumonia-like organisms. Čs. Derm. **29**, 354—357 (1954). — NEUSTADT, D. H., and O. STEINBROCKER: Observations on the effects of intraarticular phenylbutazone. J. Lab. clin. Med. **47**(1), 284 (1956). — NICOL, C. S., and D. G. HEDWARD: Role of organisms of the pleuropneumonia-group in human genital infections. Brit. J. vener. Dis. **24**, 141 (1953). — NOCARD, E., and E. ROUX: Le microbe de la péripneumonie. Ann. Inst. Pasteur **12**, 240 (1898). — NUTT, A. B.: The association of ocular and articular disease. Trans. ophthal. Soc. U.K. **71**, 149 (1952). — NYFOS, L.: Reiter's syndrom. Nord. Med. **46**, 51 1868—1871 (1951).

OGRYZZLO, M. A., and W. GRAHAM: Reiter's syndrome: Erfolg mit ACTH und Cortison. J. Amer. med. Ass. **144** 1239 (1950). — OLENICK, E. J., and J. W. SARGENT: Urologic and ophthalmologic observations in two cases of Reiter's syndrome. U.S. nav. med. Bull. **47**, 657 (1947). — ORLOWSKI, K. A.: Zur Symptomatik und Ätiologie der Reiterschen Krankheit. Z. Haut- u. Geschl.-Kr. **6**, 345 (1949). — OTTO, H.: Flexner-Ruhr in der Bretagne und ihre Behandlung. Dtsch. med. Wschr. **1941**, 205, 233.

PAETZEL, H.: Med. klin. **1928**, 134. Zit. nach PARONEN. — PARONEN, J.: Reiter's disease; a study of 344 cases observed in Finland. Med. Diss. Helsinki 1948. Acta med. scand. Suppl. **131**, 1 (1948). — PASTINSKY, E.: Recherches sur létiologie de la maladie de Reiter, un syndrôme conjonctivo-urétro-synovial. Acta derm.-venereol. (Stockh.) **27**, 415 (1947). — PEIN, H. v.: Reitersche Trias. Med. Klin. **44**, 624 (1949). — PETERS, J. H.: Reiter-Syndrom mit keratotischer Dermatitis; Bericht über einen Fall. Arch. Derm. Syph. (Berl.) **59**, 217 (1949). — PFLEGER, R.: Ein Fall von Reiterscher Erkrankung. Klin. Wschr. **1936**, 327. — Zur Ätiologie der Reiterschen Erkrankung. Med. Klin. **1937I**, 465. — PINCK, B.: Reiter's syndrome. Amer. J. med. Sci. **214**, 76 (1947). — PIORA, J.: Cystitis and hematuria as the predominant symptoms of Reiter's disease. Acta med. scand. **144**, 284—289 (1953). — POSTMA, C.: Morbus Reiter. Ned. T. Geneesk. **1937**, 3509. — POWELL, H. M., and R. M. RICE: Ineffective penicillin chemotherapy of arthritis rats infected with pleuropneumonia-like organisms. J. Lab. clin. Med. **29**, 372 (1944). — PRAKKEN, J. R.: Hautausschläge bei Gonorrhoe. Ned. T. Geneesk. **1947**, 243. — PRAMANIK, S.: Reiter's disease. Indian med. Gaz. **I**, 304 (1950). — PRESTON, W.: Arthritis in rats caused by pleuropneumonia-like mikroorganisms and the relationship of similar organisms to human rheumatism. J. infect. Dis. **70**, 181 (1942). — PRESTON, W. S., W. D. BLOCK and R. H. FREYBERG: Chemotherapy of chronic progressive arthritis in mice. Role of sulfur in gold containing compounds. Proc. Soc. exp. Biol. (N.Y.) **50**, 253 (1942).

QUINQUAND: Zit. nach PARONEN.

RAPMUND: Zit. nach PARONEN. — RASCHEWSKAJA, A.: Die Klinik der „Polyarthritis enterica"; Allergisches und Infektiöses in ihrer Pathogenese. Dtsch. Arch. klin. Med. **178**, 136 (1936). — RAVINA, A., Y. PECHER, J. AVRIC et B. PÉPIN: Syndrôme de Reiter à rechutes éloignées très ameliorées par la streptomycine. Bull. Soc. méd. Hôp. Paris **65**, 13/14, 539—541 (1948). — REICH, H.: Balanitis circinata bei Reiterscher Krankheit. Arch. Derm. Syph. (Berl.) **194**, 1 (1952). — REID, H. A.: Reiter's syndrome and cortisone. Ann. rheum. Dis. **13**. 161 (1954). — REITER, H.: Über eine bisher unbekannte Spirochäteninfektion (Spirochaetosis arthritica). Dtsch. med. Wschr. **1916II**, 1535. — Eine bisher unbekannte Spirochäteninfektion. Dtsch. med. Wschr. **1917I**, 302. — Über die Spirochaete forans. Zbl. Bakt., I. Abt. **79**, 176 (1917). — Über die sogenannte „Spirochaetosis arthritica (Reiter)". Münch. med. Wschr. **1921I**, 950. — Über die Reitersche Krankheit. Münch. med. Wschr. **1941**, 1295. — Die Reitersche Krankheit. Dtsch. med. Wschr. **33**, 1336 (1957). — REMLINGER, P.: Zit. nach PARONEN. — RINKOFF, S.: Bericht über einen Fall von Reiterscher Erkrankung bei einer Frau. J. Amer. med. Ass. **148**, 740 (1952). — ROBERT, P.: Auffallend rasche Besserung eines Morbus Reiter durch Rekonvaleszentenserum. Dermatologica (Basel) **97**, 110 (1948). — ROBINSON, H. M.: The ocular-mucous membrane syndrome. Med. Clin. N. Amer. **35**, 315 (1951). — ROBINSON jr., H. M., u. F. R. MCCRUMB jr.: Vergleichende Betrachtungen über Schleimhaut-Augen-Syndrome. Arch. Derm. Syph. (Chic.) **61**, 539 (1950). — RÖCKL, H.,

TH. NASEMANN u. E. STETTWIESER: Untersuchungen zur Pathogenität der Pleuropneumonie-ähnlichen Organismen im Urogenitaltrakt des Menschen mit besonderer Berücksichtigung der unspezifischen Urethritis. Hautarzt **5**, 340 (1954). — ROMANUS, R.: Reiters Syndrom und Prostatitis und ihre Beziehung zur infektiösen abakteriellen Pyurie. Nord. Med. **48**, 1024 (1952). — Pelveo-spondylitis ossificans in the male (ankylosing spondylitis, Morbus Bechterew-Marie-Strümpell) and genito-urinary infection. Acta med. scand. **145**, Suppl. 280 (1953). — ROSE, C. W.: Berl. klin. Wschr. **1918**, 646. Zit. nach PARONEN. — ROSENBLUM, H. H.: So-called Reiter's disease. U.S. nav. med. Bull. **44**, 375 (1945). — ROTH, V.: Zur Kasuistik des „hyperkeratotischen" gonorrhoischen Exanthems. Münch. med. Wschr. **1905 I**, 1041. — RUGE, H.: Bemerkungen zu der Arbeit FRÜHWALD: Spirochaetosis arthritica. Derm. Z. **54**, 98 (1928). — RUIKKA, J.: Die Beziehungen zwischen Reiters Syndrom und Gonorrhoe, beleuchtet an einigen Hautsymptomen. Nord. Med. **1953**, 976—977. — RUITER, M., and H. M. M. WENTHOLT: A pleuropneumonia-like organism in primary fusospirochaetae gangrene of the penis. J. invest. Derm. **15**, 301 (1950). — RUSKA, H.: Handbuch der Virusforschung, Ergänzungsband S. 392. Wien: Springer 1950.

SABIN, A. B.: Isolation of a filtrable transmissible agent with neurolytic properties from toxoplasma infected tissues. Science **88**, 189—190 (1938). — The filtrable mikroorganism of the pleuropneumonia group. Bact. Rev. **5**(1), 67 (1941a). — The filtrable mikroorganisms of the pleuropneumonia group (appendix to section on classification and nomenclature). Bact. Rev. **5**, 331 (1941b). — A new gold salt for the treatment of rheumatoid arthritis; experimental and clinical studies. Proc. Mayo Clin. **17**, 542 (1942). — SABIN, A. B., and B. JOHNSON: Pathogenic pleuro-pneumonia-like mikroorganisms in tissues of normal mice and isolation of new immunological types. Proc. Soc. exp. Med. (N.Y.) **44**, 569 (1940). — SABIN, A. B., and J. WARREN: The therapeutic effectiveness of a practically non toxic compound (calcium aurothiomalate) in experimental, proliferative, chronic arthritis of mice. Science **92**, 535 (1940a). — The curative effect of certain gold compounds on experimental, proliferative, chronic arthritis in mice. J. Bact. **40**, 823 (1940b). — Curative effect of gold salts in experimental chronic arthritis of mice with special reference to the properties of calcium aurothiomalate. J. Amer. med. Ass. **117**, 1561 (1941). — SALAMAN, M. H.: Non specific genital infections. The isolation of organisms of the pleuropneumonia group from the genital tract and their relation to the gonococcus. Brit. J. vener. Dis. **22**, 47 (1946). — SARGENT, J. C.: Reiter's syndrome. J. Urol. (Baltimore) **54**, 556 (1945). — SCHAFFARZICK, R. W., and E. A. MANKLE: Reiter's disease and pleuropneumonia-like organisms; report of two cases. Stanf. med. Bull. **11**, 202—205 (1953). — SCHEMENSKY: Ruhrkomplikationen und ihre Behandlung. Münch. med. Wschr. **1918**, 1150. — SCHINZ, H. R., W. E. BAENSCH, E. FRIEDL u. E. UEHLINGER: Lehrbuch der Röntgen-Diagnostik, Bd. II, S. 1314. Stuttgart: Georg Thieme 1952. — SCHITTENHELM, A., u. H. SCHLECHT: Über Polyarthritis enterica. Dtsch. Arch. klin. Med. **126**, 329 (1918). — SCHLOSSMANN, A.: Reiter's syndrome. Eye, Ear, Nose Thr. Monthly **35**, 796—797 (1956). — SCHOENEICH, P.: Zur Symptomatik und Ätiologie der Reiterschen Krankheit. Z. Haut- u. Geschl.-Kr. **8**, 48 (1950). — SCHRECK, E.: Über einander zugeordnete Erkrankungen der Haut, der Schleimhäute und der Deckschicht des Auges (cutaneo-muco-oculoepitheliale Syndrome). Arch. Derm. Syph. (Berl.) **198**, 221 (1954). — SCHRÖDER, E.: Beitrag zur Reiterschen Krankheit. Ärztl. Prax. VI, **32**, 2 (1954). — SCHUERMANN, H.: Zbl. Haut- u. Geschl.-Kr. **64**, 305 (1940) (Demonstration). — Reitersche Krankheit mit Hauterscheinungen. Dermat. Wschr. **1940 II**, 932 (Demonstration). — Reitersche Krankheit mit Endocarditis und Myocarditis. Med. Klin. **1943**, 237. — SCHUERMANN, H., u. W. HAUSER: Reitersche Krankheit. Med. Klin. **40**, 1269 (1949). — SEIFFERT, G.: Über das Vorkommen filtrabler Mikroorganismen in der Natur und ihre Züchtbarkeit. Zbl. Bakt., I. Abt. **139**, 337 (1937). — SEIRO, J.: Keratoderma blennorrhagica with Reiter's disease. Duodecim (Helsinki) **71**, 436—442 (1955). — SHAPIRO, E., M. L. LIPKIS, J. KAHN and J. B. HEID: Electrocardiographic changes in acute gonococcal arthritis and myocarditis simulating acute rheumatic polyarthritis. Amer. J. med. Sci. **217**, 300 (1949). — SHERMAN, W. L., F. BLUMENTHAL and J. HEIDENREICH: Blennorrhagic balanitiform keratoderma. Arch. Derm. **39**, 422 (1939). — SIBOULET, A.: Infections uro-génitales à ultragermes. Presse méd. **31**, 630 (1951). — Beitrag zur Ätiologie des Syndroma Fiessinger-Leroy anläßlich eines sog. Reiterschen Syndroms. Bull. Soc. franç. Derm. Syph. **59**, 19 (1952). (Sitzung vom 10. 1. 52.) — Inclusion bodies in non-gonococcal urethritis also skin lesions with inclusions. Brit. J. vener. Dis. **31**, 235 (1955). — SICK, K.: Über einen einheitlichen Symptomenkomplex unter den Nachkrankheiten der Ruhr. Münch. med. Wschr. **1918**, 1152. — SIEFF, B.: Drei Fälle von Reiters Syndrom. S. Afr. med. J. **22**, 67 (1948). — SILLION, A., et L. R. BARAN: Particularités de deux syndromes de Fiessinger-Leroy-Reiter suivis parallèlement. Bull. méd. (Paris) **68**, 13—14 (1954). — SMITH, W. E.: Isolation of pleuropneumonia-like (L) organisms from man. J. Bact. **43**, 83 (1942). — SMOLIK, H.: Le syndrome oculo-uréthro-synovial, Fiessinger-Leroy-Reiter. Rev. méd. Suisse rom. **76**, 713—721 (1956). — SOMMER, A.: Drei wahrscheinlich als „Spirochaetosis arthritica" (Reiter) anzusprechende Fälle. Dtsch. med. Wschr. **1918 I**, 403. — STEENIS, P. B., van: Zit. nach PARONEN. — STETTNER, E.: Gelenkrheumatismus und Ruhr. Münch. med. Wschr. **1917**, 854. — STOLL: Zit. nach PARONEN. — STORM-MATHISEN, A.: Hauttests für die Reitersche Erkrankung. Acta derm.-venereol. (Stockh.) **26**, 547 (1946). — STRACHSTEIN, A.: Reiters Erkrankung. N.Y. St. J. Med. **45**, 2190 (1945). — STÜHMER, A.: Über die sog. „Spirochaetosis arthritica" (Reiter). Münch. med. Wschr. **1921 I**, 769. — Über die sog. „Spirochaetosis arthritica" (Reiter). Münch. med. Wschr. **1921 II**, 1053. — SUCHANOVÁ, M., M. ÚBLOVÁ and V. HANUSOVÁ: Etiology of Reiter's syndrome. Čas. Lék. čes. **91**, 1250—1255 (1952). — SULLIVAN, E. R., and L. DIENES: Pneumonia in white mice; produced by a pleuropneumonia-like mikroorganism. Proc. Soc. exp. Biol. (N.Y.) **41**, 620 (1939). — SYLVESTRE, L.: Syndrome de Reiter. Un. méd. Can. **82**, 8 (1953).

TENGROTH, S.: Zit. nach PARONEN. Nord. Med. **27**, 1984 (1945). — THESLEFF, C. H.: Zit. nach PARONEN, Finska Läk.-Sällsk. Handl. **80**, 411 (1937). — THIERS, H.: Les rhumatismes d'origine intestinale. Le syndrome de Fiessinger et Leroy. Le syndrome de Reiter. Sem. Hôp. Paris **26**, No 73, 3819 (1950a). — Les rhumatismes d'origine intestinale. Le syndrome de Fiessinger-Leroy. Le syndrome de Reiter. J. Méd. Lyon **739**, 863 (1950b). — Les parentés morbides du syndrome «urétrite à inclusions»; le syndrome de Reiter, les pneumonies atypiques, les pneumopathies à sérologie syphilitique positive, type Fanconi. Bull. Soc. franç. Derm. Syph. **2**, 206 (1950c). — THIERS, H., et L. JOLY: Etude de l'allergie au cours du syndrome de Reiter: existence d'un allergène dans le pus urétral amicrobiens. Rev. Rhum. **15**, 11 (1948). — THIERS, H., et PINET: Syndrome de Reiter avec urétrite à inclusions infiltrat pulmonaire labile et Keratodermie. Rev. Rhum. **17**, 590—592 (1950). — THOMAS: Zit. nach PARONEN. — THOMPSON, H. E., and H. J. ROWE: Cortisone and gold therapy in chronic rheumatoid arthritis. Ann. intern. Med. **36**, 992 (1952). — TIEMANN: Über die Polyarthritis rheumatica enterica. Z. klin. Med. **122**, 724 (1932). — TRABUCCO, A., y R. J. BORZONE: Un caso de entermedad de Reiter, premier cas sud-américain de Reiter. Rev. argent. Urol. **17**, No 1—6, 67 (1948). — TRIER, M.: On Reiter's syndrome with special reference to cardial complications familiar occurence of the syndrome. Acta med. scand. **239**, 123—128 (1950). — TWISS, J. R., and M. R. DOUGLAS: Reiter's disease; a report of two cases. Ann. intern. Med. **24**, 1043 (1946).

USSEGLIO, G., e B. ZANCAN: Il morbo di Reiter. Arch. Sci. med. **69**, 79 (1940).

VALLEE, B. L.: Reiter's disease: Review of literature, with presentation of case. Arch. intern. Med. **77**, 295 (1946). — VARA LOPEZ, R., and J. L. INCLAN BOLADO: Reiter's syndrome; its treatment with succinic acid. Rev. clin. esp. **46**, 75—81 (1952). — VENTURA, B.: Sindrome di Reiter da infezione focale odontogena. Minerva stomat. **3**, 195—200 (1954). — VOSSIUS: Zit. nach CIMBAL.

WACHSMUTH, H. D., u. K. WIRTZ: Beitrag zur Symptomtrias Conjunktivitis-Urethritis-Arthritis nach Enteritis. Dtsch. Milit.-Arzt **I**, 258 (1943). — WALLERSTEIN, R., B. L. VALLEE and L. THURNER: The possible relationships of pleuropneumonia-like organisms to Reiter's disease, rheumatoid arthritis and ulcerative colitis. J. infect. Dis. **79**, 134 (1946). — WALTHER, G.: Beiträge zur Klinik der Bazillenruhr. Z. klin. Med. **138**, 310, 654, 663, 674 (1940). — Nachkrankheiten in der Ruhr-Rekonvaleszenz als Ausdruck allergischer Vorgänge. Münch. med. Wschr. **14**, 381 (1941). — Bazillenruhr. In Handbuch der inneren Medizin, Bd. I, Teil 2, S. 24, G. v. BERGMANN, W. FREY u. H. SCHWIEGK. Berlin-Göttingen-Heidelberg: Springer 1952. — WARTHER, J., e H. PREBAY: Syndrome der Reiter. Strasbourg méd. **1**, 509—12 (1950). — WARTHIN, T. A.: Reiter's syndrome: a report of four patients treated with streptomycin. Amer. J. Med. **4**, 827 (1948). — WEINBERGER, H. J., and W. BAUER: Diagnosis and treatment of Reiter's syndrome. Med. Clin. N. Amer. 587—599 (1955). — WEINBERGER, H. J., L. DIENES and W. BAUER: Rheumatic diseases. Philadelphia: W. B. Saunders Company 1952. — WENGEN, H. C. á: Zur Frage der Reiterschen Erkrankung. Helv. chir. Acta **15**, 152 (1948). — WENTHOLT, H. M. M.: Non-specific urethritis and Reiter's disease. Ned. T. Geneesk., **98**, 356—364 (1954). — WEPLER, W.: Zur Morphologie und Pathogenese der postdysenterischen Polarthritis. Beitr. path. Anat. **106**, 289 (1942). — WHEATLEY, D.: A case of Reiters' syndrome treated with chloramphenicol. Brit. J. vener. Dis. **29**, 162—163 (1953). — WIEDMANN, A.: Demonstration. Derm. Wschr. **99**. 1596 (1934). — Reitersche Erkrankung. Wien. klin. Wschr. **1934 II**, 1245. — WILKE, G.: Polyneuritiden nach chronischer Enterocolitis, insbesondere nach Ruhr. Dtsch. med. Wschr. **1943**, 443. — WILLCOX, R. R., and G. M. FINDLAY: Terramycin bei nichtgonorrhoischer Urethritis und Reiterscher Krankheit. Publ. Hlth Rep. (Wash.) **67**, 196 (1952). — WILLCOX, R. R., G. M. FINDLAY and A. HENDERSON-BEGG: Behandlung des Reiter-Syndroms mit Goldsalzen. Brit. med. J. **1947 I**, 483. — WORMS, G., P. LESBRE et G. SOURDILLE: Syndrome oculo-articulaire au décours d'une épidémie de dysenterie à bacilles de Hiss. Soc. méd. milit. franç. **21—22**, 29 (1927—1928). — WRIGLEY, F.: Reiter's disease. Brit. med. J. **1946 I**, 199.

YOUNG, R. H., and E. G. MCEWEN: Bacillary dysentery as the cause of Reiter's syndrome. J. Amer. med. Ass. **134**, 1456 (1947).

ZEWI, M.: Morbus Reiter. Acta Ophthal. (Kbh.) **25**, 47 (1947). — ZIMMERMANN: Zit. nach PARONEN.

Namenverzeichnis

Die *kursiv* gesetzten Seitenzahlen beziehen sich auf die Literatur

Sachverzeichnis